Spezielle pathologische Anatomie

Ein Lehr- und Nachschlagewerk

Band 11

Herausgegeben von

Prof. Dr. Wilhelm Doerr, Heidelberg · Prof. Dr. Gerhard Seifert, Hamburg
Prof. Dr. Dres. h. c. Erwin Uehlinger, Zürich

R. Bässler

Pathologie der Brustdrüse

Mit 478 zum Teil farbigen Abbildungen

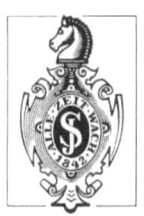

Springer-Verlag Berlin Heidelberg New York 1978

Professor Dr. Roland Bässler
Chefarzt des Pathologischen Institutes der Städtischen Kliniken
D-6400 Fulda, Pacelliallee 4

ISBN-13: 978-3-642-66847-0   e-ISBN-13: 978-3-642-66846-3
DOI: 10.1007/978-3-642-66846-3

Library of Congress Cataloging in Publication Data: Bässler, R., 1926 –, Pathologie der Brustdrüse.
(Spezielle pathologische Anatomie; Bd. 11) Bibliography: p. Includes index. 1. Breast-Diseases.
2. Anatomy, Pathological. I. Title. II. Series: Doerr, Wilhelm, 1914 , ed. Spezielle pathologische
Anatomie; Bd. 11. [DNLM: 1. Breast-Pathology. Breast neoplasms. QZ4 S752 Bd. 11] RB25.D55
Bd. 11 [RG491] 616.07s [618.1'9] 78-2760

Vorwort der Herausgeber

Auf dem Gebiete der interdisziplinären Forschung zeichnen sich in den letzten Jahren einzelne Schwerpunkte ab. Aus dieser Sicht gehören die Erkrankungen der Brustdrüse zu jenen Themen, wo der Erfahrungs- und Wissensstand eine enorme Ausweitung erfahren hat. In besonderer Weise waren Anatomen, Gynäkologen, Endokrinologen und Pathologen engagiert.

Bei einer zusammenfassenden Betrachtung lassen sich 4 Themenkreise unterscheiden. Die Basisforschung beschäftigte sich mit der *postnatalen Entwicklung* der *Brustdrüse*, ihrer *Biomorphose* und den damit verbundenen Sekretionsstörungen in besonderer Abhängigkeit auch vom Hormonstatus. Diese Forschungsrichtung ist durch experimentelle Studien untermauert worden, die zu einem besseren Verständnis der Krankheitsabläufe beim Menschen beigetragen haben. Eine besondere Aktualität kommt dieser Forschungsrichtung dadurch zu, daß seit der breiten Anwendung der Antikonzeptiva zusätzliche Eingriffe in die hormonale Regulation induziert werden, welche ihr morphologisches Substrat auch in der Brustdrüse finden.

Die *Mastopathie* mit ihren verschiedenartigen Erscheinungsformen stellt einen zweiten Forschungsschwerpunkt dar. Die in der Grundlagenforschung gewonnenen Erkenntnisse haben wesentlich dazu beigetragen, die Gestaltwandlungen der Brustdrüse bei der Mastopathie besser zu interpretieren. Neben der Abgrenzung der verschiedenen Mastopathieformen war es aufgrund der Häufigkeit dieser Erkrankung von großer praktischer Bedeutung, weitere Untersuchungen zu der Frage vorzulegen, ob bestimmte Stadien der Mastopathie als prämaligne Veränderungen anzusehen sind und in welchen Punkten Korrelationen dieser Alterationen zum Mammacarcinom bestehen.

Der Hauptpunkt der Forschung lag naturgemäß auf dem Gebiete des *Mammacarcinoms*. Die von zahlreichen internationalen Organisationen vorgelegten Klassifikationsvorschläge haben dazu beigetragen, die Nomenklatur zu vereinheitlichen, so daß auf diese Weise größere prospektive Studien zur Epidemiologie, Ätiologie und Pathogenese des Mammacarcinoms möglich sind.

Als Resultat aus den bisherigen Forschungsergebnissen haben sich neue Aspekte für die *Früherkennung* des *Mammacarcinoms* und seine *Behandlung* ergeben. Hierzu gehören nicht nur die Vorsorgeuntersuchungen, sondern auch die medikamentöse und operative Behandlung des Mammacarcinoms einschließlich der Polychemotherapie und der hormonalen Beeinflussung. Bezieht man in diese Betrachtung auch noch die plastische Mamma-Chirurgie ein, so ergibt sich ein großes Spektrum von neuen Erkenntnissen.

Es war nicht einfach, für ein so umfassendes Gebiet einen Autor zu finden, der die Ergebnisse der speziellen pathologischen Anatomie der Brustdrüse mit den Resultaten anderer Forschungsrichtungen integriert. Wir glauben, daß Herr Professor Dr. ROLAND BÄSSLER die schwierige Aufgabe gelöst und durch eine kontinuierliche Arbeit, die sich über zwei Jahrzehnte erstreckte, Baustein für Baustein zu einer umfassenden Analyse zusammengetragen hat. Die Darstellung des gesamten Komplexes aus einer Hand war naturgemäß mit einem erheblichen Zeitaufwand verbunden. Wir sind der optimistischen Auffassung, daß der Leser dieses Bandes in allen Abschnitten zuverlässig über den derzeitigen Wissensstand informiert wird und zugleich auch die Sorgfalt und Mühe erkennt, die zur Erfassung unzählig vieler Daten aufgewendet worden sind.

Im März 1978   W. DOERR
                                                                G. SEIFERT
                                                                E. UEHLINGER

Meiner lieben Frau

Vorwort

In einer Zeit häufiger Symposien und Kongresse, in einer Zeit mit einer unübersehbaren wissenschaftlich-publizistischen Aktivität ist es üblich und zweckmäßig geworden, lediglich Teilgebiete monographisch zu bearbeiten oder aktuelle Querschnitte eines einzigen Problems durch zahlreiche Autoren vorzulegen, um Trends in der Forschung kurzfristig zu fixieren und dem Kreise Fachkundiger zugänglich zu machen. Es mag daher fürs erste unzeitgemäß erscheinen, wenn angesichts unserer heutigen Kenntnisse und Erfahrungen versucht wird, die gesamte Pathomorphologie der Mamma und deren Grenzgebiete von einem einzigen Autor darzustellen, Fragen der Pathophysiologie, der Diagnostik und Therapie zu berücksichtigen und das umfangreiche Volumen epidemiologischer und statistischer Untersuchungen einzubeziehen. Dennoch besteht ein pragmatisches Bedürfnis, von Zeit zu Zeit Bilanzen wissenschaftlicher Entwicklungen aus einem Arbeitsgebiet vorzulegen, die der theoretischen Orientierung wie der praktischen pathohistologischen Organdiagnostik zu dienen haben. Derartige Zusammenfassungen sollen wie die Pfeiler einer Brücke die Spannungen ihrer Bögen aufnehmen, das heißt die Ergebnisse jahrelanger Forschungen sammeln und zugleich zum Fundament eines künftigen Weiterbauens werden. So sieht auch der Autor seine Monographie in eine Reihe gleichartiger Übersichten mit unterschiedlicher Akzentuierung gestellt, an deren Anfang die breit angelegte Darstellung von DAEVER und McFARLAND: "The Breast: Its Anomalies, its Disease and their Treatment" von 1918 steht. Dieser folgten die monographischen Bearbeitungen der Brustdrüsengeschwülste von DELBET (1927) sowie von CHEATLE und CUTLER (1931), die dreißig Jahre später von CUTLER (1961) neu herausgegeben worden ist. Die erste gründliche und für viele Jahre gültige Bearbeitung der gesamten pathologischen Anatomie der Erkrankungen der menschlichen Brustdrüse wurde von SCHULTZ und die Tumorpathologie von SCHULTZ-BRAUNS (1933) im Handbuch der speziellen pathologischen Anatomie und Histologie niedergelegt und stellt auch heute im deutschen Schrifttum die wichtigste Fundgrube für die ältere, vorwiegend europäische Literatur dieser Zeit dar. Hier sind auch jene seltenen Erkrankungen exakt beschrieben und vorzüglich dokumentiert, die heute kaum noch beobachtet werden. – Ein Meilenstein in der Geschichte der Mammapathologie ist die 12 Jahre später erschienene Monographie von GESCHICKTER in Zusammenarbeit mit COPELAND: "Diseases of the Breast" (1945; Neudruck 1948), in der in modernem Gewand neben der Pathomorphologie auch Klinik und Therapie sowie experimentelle Morphologie zur Sprache kommen. Wiederum 11 Jahre später (1956) erschien das nach 15 Jahren (1971) erneut aufgelegte Buch von C.D. HAAGENSEN: "Diseases of the Breast", das, auf jahrzehntelangen eigenen klinisch-chirurgischen und pathomorphologischen Erfahrungen fußend, bis heute die modernste und beste Darstellung dieses Gebiets ist, auf die auch ich dankbar in einer Reihe von Fragen zurückgegriffen habe. Der große Vorzug dieser Ergebnisse ist die über Jahrzehnte geübte homogene Diagnostik und Therapie sowie die geradezu ideale Kooperation mit den Pathologen A.P. STOUT, R. LATTES und N. LANE. Dieses Buch ist – so gesehen – nicht nur eine Monographie, sondern ein Monolith! Im Jahr 1961 erschien in England "Human and Experimental Breast Cancer" von BONSER, DOSSETT und JULL als eine reich illustrierte, vorwiegend pathohistologisch orientierte Beschreibung häufiger Brustdrüsenerkrankungen mit experimentell morphologischen Ergebnissen und unter besonderer Berücksichtigung des Mammakarzinoms. Wichtige Hilfen in der pathohistologischen Diagnostik brachten die Atlanten zur Tumorpathologie (STEWART, 1950; McDIVITT, STEWART und BERG, 1968; SCARFF und TORLONI, 1968) und klinischen Pathologie (WIDOW, 1968; BARTH, 1977) als eine Voraussetzung für eine einheitliche Klassifikation an Hand typischer Krankheitsbilder. Hinzu kommen eine Reihe von Monographien, die sich unter pathomorphologischen und prognostischen Aspekten (SCHIØDT, 1966; DENOIX, 1970), klinisch-diagnostisch sowie therapeutisch (SPRATT und DONEGAN, 1968; ZINSER, 1972) ausschließlich dem Mammakarzinom zuwenden.

Genau 45 Jahre nach der ersten zusammenfassenden Bearbeitung im deutschen Schrifttum durch SCHULTZ und SCHULTZ-BRAUNS erscheint die vorliegende Monographie mit dem Ziel einer übersichtlichen Darstellung und Sichtung des Schrifttums sowie einer Integration neuerer Untersuchungsergebnisse. Im Vordergrund steht die pathologische Anatomie und Histologie unter Berücksichtigung elektronenmikroskopischer, histochemischer und autoradiographischer Befunde. Ergänzend werden den einzelnen Kapiteln Daten zur Epidemiologie, Klinik, Pathophysiologie und Diagnostik zugefügt, ferner einige Leitsätze zur Therapie, die dem Pathologen eine kurze und aktuelle Orientierung ermöglichen und ihn in die Lage versetzen sollen, Fragen über Möglichkeiten und Ausmaß einer Behandlung zu beantworten. Es ist selbstverständlich, daß es sich hierbei nur um allgemeine Richtlinien und nicht um detaillierte Angaben handeln kann. Eine weitere Aufgabe erblickt der Autor in einer kurzen Darstellung wichtiger Ergebnisse der experimentellen Endokrinologie und Morphologie als Voraussetzung für das Verständnis pathologischer Umbauprozesse in der menschlichen Brustdrüse. Hinzu kommt eine Beschreibung der Morphologie der Mamma in physiologischen Funktionsphasen, da gerade auf diesem Gebiete große Fortschritte in Biochemie, Histochemie und Elektronenmikroskopie erzielt worden sind. Auf diesen Grenzgebieten haben sich seit etwa 15 Jahren neue Aspekte der Sekretionsmorphologie und Zytotopochemie ergeben, die in gestraffter Form mitgeteilt werden, da im gegenwärtigen pathologisch-anatomischen Schrifttum keine entsprechende Zusammenfassung vorliegt. Es steht jedoch außer Frage, daß sich trotz aller Bemühungen Ungleichgewichte in der Wertung einzelner Teile bilden, daß besondere Akzente gesetzt und vielleicht nicht alle Probleme ausgewogen und für jeden Suchenden ausführlich genug zur Sprache kommen. Angesichts des Umfangs, den ein solches Gebiet heute angenommen hat, sind auch bei redlicher Absicht Verlagerungen nicht zu vermeiden.

Wenn eine 20jährige wissenschaftliche Beschäftigung mit Fragen der Morphologie und Pathologie der Mamma im Experiment wie in seiner diagnostischen Anwendung in dieser Form ihren Niederschlag findet, so sei an erster Stelle meinem verehrten und freundschaftlich verbundenen Lehrer, Herrn Prof. Dr. BREDT, Mainz, gedankt. Seine Auffassungen und Konzeptionen und die auf einem langen gemeinsamen Weg erlebten und gleichsam assimilierten Deutungen morphologischer Sachverhalte finden hier ihren Ausdruck.

Ein großer Teil meiner Untersuchungen wurde am Pathologischen Institut der Universität Mainz, meinem früheren Tätigkeitsort, unter dem Direktoriat von Herrn Prof. Dr. BREDT, von 1959 bis 1972 durchgeführt. Meinen damaligen Mitarbeitern, vor allem Herrn Prof. Dr. A. SCHÄFER, Kaiserslautern, und meiner langjährigen technischen Assistentin und Laborleiterin, Frau STEPHANY WALTER-SCHNABEL, sei in Erinnerung an diese Jahre herzlich gedankt. Ein Gleiches gilt meinen Doktoranden, die in zahlreichen Studien, vorwiegend auf dem Gebiet der experimentellen Morphologie und Endokrinologie, Teilgebiete bearbeitet haben.

Zahlreiche Anregungen und eine Reihe von Sonderfällen zur Differentialdiagnose der Mammatumoren erhielt ich anläßlich von Diskussionen und diagnostischen Beratungen meiner Fachkollegen. Ihnen allen wie auch meinen klinischen Kollegen der Städt. Kliniken Fulda und meinem Oberarzt, Herrn Dr. G. FAUST, sei Dank gesagt; ebenso Herrn Prof. Dr. K. PRECHTEL, Starnberg, der freundlicherweise das Mastopathiekapitel kritisch durchgesehen und ergänzt hat.

Morphologie ohne einwandfreie Dokumentation hebt sich selbst auf. Daher möchte ich für die exakte Durchführung aller phototechnischen Arbeiten in den letzten Jahren Frau BRUNHILDE BÖHLE, Leiterin des Photolabors der Städt. Kliniken Fulda, besonders danken. Die graphischen Arbeiten führte Herr Oberpräparator W. MEYER, Mainz, nach meinen Entwürfen mit künstlerischem Geschick und Akribie zu meiner vollen Zufriedenheit aus. Für die sorgfältige Übertragung des Manuskripts, für die Übernahme einer Vielfalt von Schreibarbeiten und Korrekturen danke ich Frau MARIE KRAMER, Barsinghausen, die mir aufgrund jahrzehntelanger Erfahrung eine unersetzliche Hilfe war.

Ferner danke ich meiner Sekretärin, Frau MARIA HOHMANN und für die Durchsicht des Literaturverzeichnisses meiner Assistentin, Fräulein Dr. A. SIPPEL.

Dem Springer-Verlag gebührt aufrichtiger Dank für die gewissenhafte Drucklegung und großzügige Ausstattung dieses Bandes.

Fulda, im Juni 1978   ROLAND BÄSSLER

Inhaltsverzeichnis

A. Embryologie und Entwicklungsstörungen

Die Ergebnisse der morphologischen Embryologie der Brustdrüse bei Mensch und Säugetier sind in den letzten 2 Dezennien durch experimentelle Studien wesentlich bereichert und differenziert worden. Aus diesen Untersuchungen geht vor allem hervor, daß sich die Organogenese der Mamma schon in utero unter dem Einfluß von Geschlechtshormonen vollzieht und es möglich ist, experimentell Mißbildungen der Drüsenanlage zu induzieren.

I. Morphologische Embryologie

Die stufenweise Entwicklung der Brustdrüse vollzieht sich bei Monotremen, Marsupialiern und Plazentaliern in wesensgleicher Weise, und zwar unabhängig, ob ein oder mehrere Drüsenpaare angelegt sind. Auch in der Embryologie der Mamma des Menschen wird die Phylogenese nachgeahmt, wie aus den älteren deskriptivmorphologischen Studien von KOELLIKER (1852), REIN (1882), BROUHA (1905), BERK (1913), LUSTIG (1915) und v. EGGELING (1927) deutlich wird. Rekonstruktionen von LUSTIG (1915) und BROMAN (1927) sowie histologische Studien von NEUMANN und OING (1929), THÖLEN (1949) und GRAUMANN (1950) haben eine kontinuierliche Differenzierung der Drüsenanlage aufzeigen können, die bei menschlichen Föten in der 5. Keimlingswoche zunächst mit einer flächenhaften Epithelverdickung an der seitlichen Rumpfwand beginnt und in die Ausbildung von Einzelanlagen übergeht (Abb. 1). Dabei wird überein-

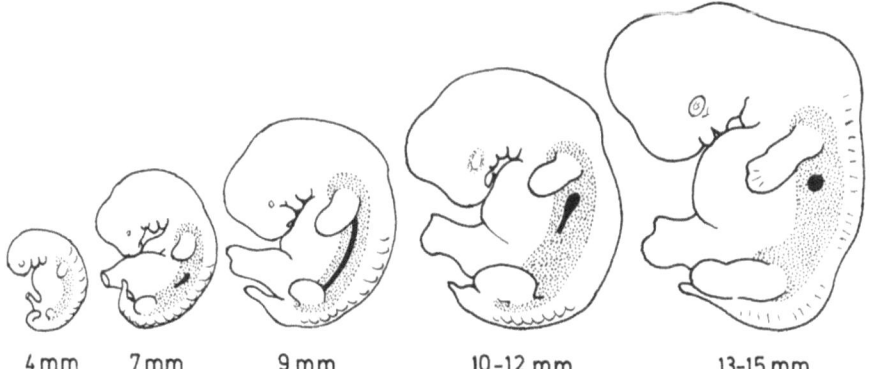

| 4 mm | 7 mm | 9 mm | 10–12 mm | 13–15 mm |

Abb. 1. Entwicklung der Brustdrüsenanlage beim menschlichen Embryo. Punktierte Flächen an der lateralen Rumpfwand stellen das Gebiet des Milchstreifens als Terrain überzähliger Anlagen dar, das Schulter-, Inguinal- und Genitalregion einbezieht. Homogen schwarz gezeichnet die Milchleiste, die sich beim 10–15 mm messenden Embryo zurückbildet. (Nach PORTER, 1974)

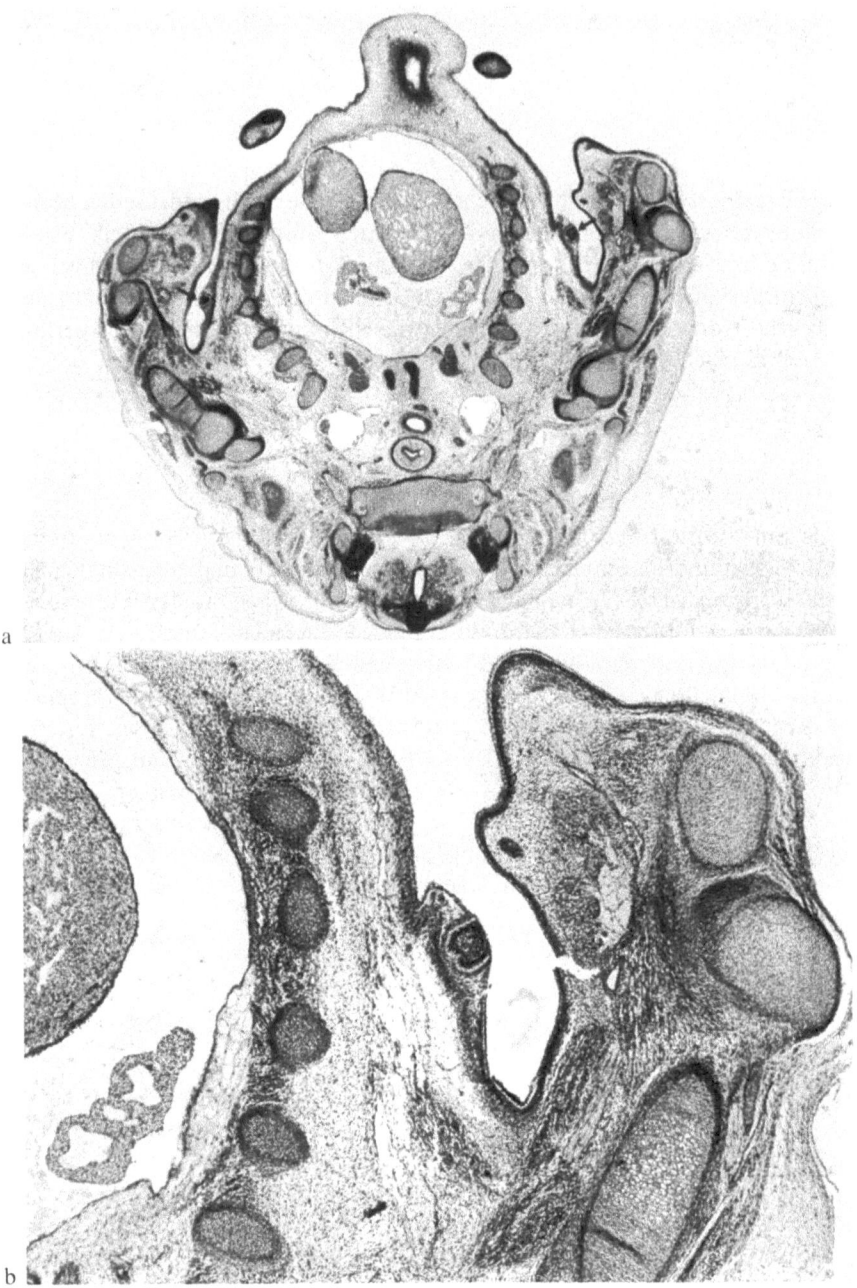

Abb. 2a u. b. Menschlicher Embryo von 22 mm Scheitel-Steißlänge. Serienquerschnitte mit Darstellung des Knospenstadiums der Mammaanlage an der seitlichen Thoraxwand. (a) Übersicht (b) Ausschnittsvergrößerung mit oberer Extremität rechts und Drüsenknospe. HE, Vergr. 7× und 70×

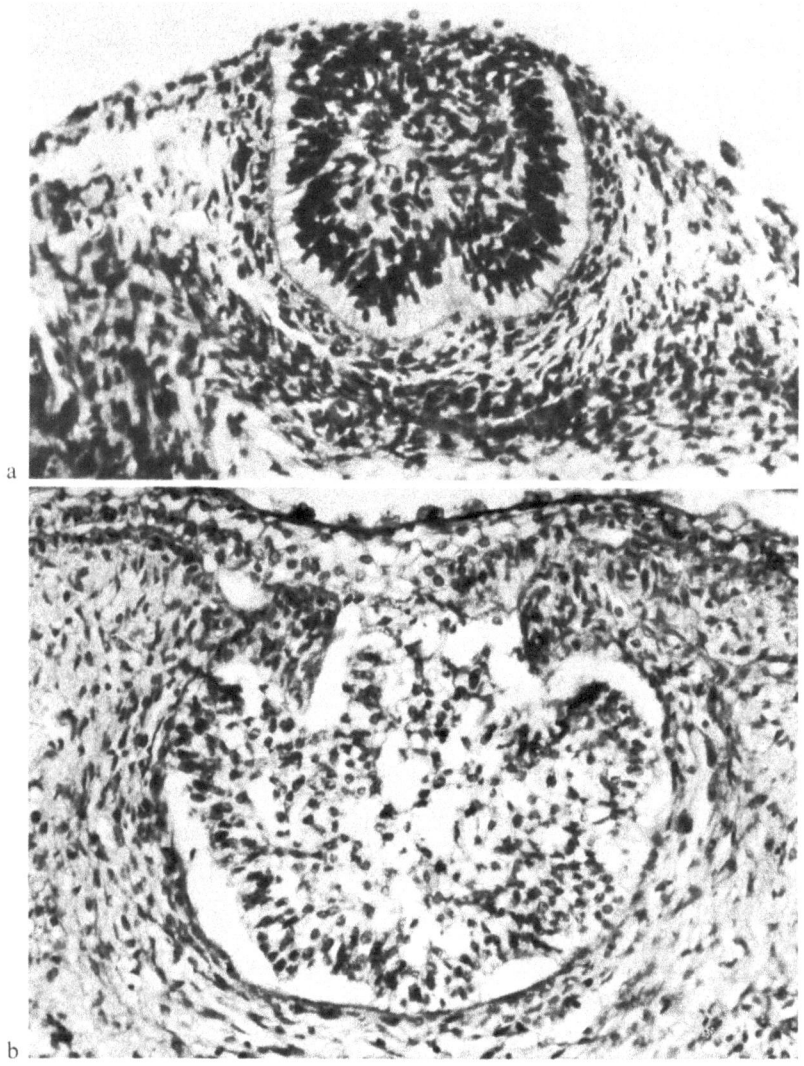

Abb. 3a u. b. Entwicklungsstufen der Drüsenanlage. (a) Knospenstadium bei Embryo von 22 mm SSL. (b) Früher Entwicklungszustand von Primärsprossen. Embryo von 30 mm SSL. HE, Vergr. 440 ×

stimmend die führende Rolle des Epithels bei der Differenzierung des angelagerten Mesenchyms unterstrichen. Es werden folgende Entwicklungsphasen unterschieden:

1. *Milchstreifen* (H. SCHMIDT, 1897; SCHMITT, 1898). Flächenhaft streifenförmige Epithelverdickung von 2–4 Schichten an seitlicher Thorax- und Bauchwand bei menschlichen Föten von 6–8 mm Scheitelsteißlänge (THÖLEN, 1949). Der Milchstreifen ist das Terrain überzähliger Mamma-Anlagen (Abb. 1).

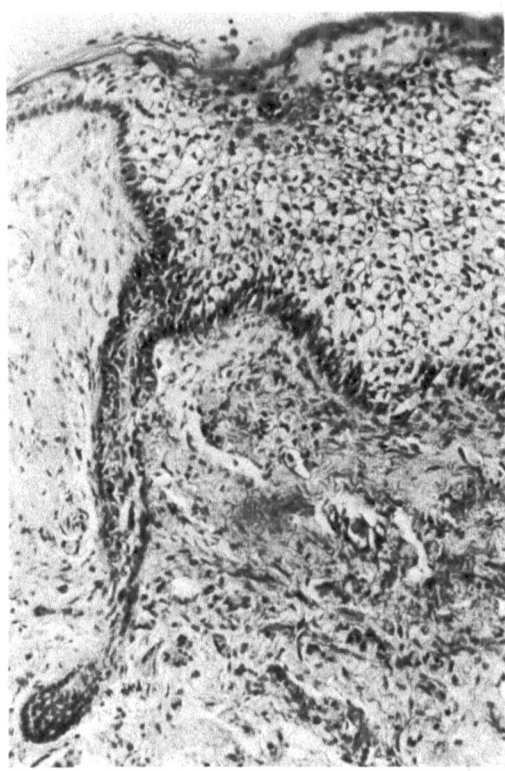

Abb. 4. Solide Epithelsprossung aus Drüsenanlage im 5. Lunarmonat. HE, Verg. 420×

2. *Milchleiste* (sog. Milchlinie; Brouha, 1905; Lustig, 1915). Zunehmende Epithelverbreiterung auf 4–6 Schichten im Gebiet der späteren Einzelanlagen und Rückbildung des Milchstreifens bei 9–15 mm messenden Föten. Die bei 9 mm langen Föten an der lateralen Rumpfwand entwickelte Milchleiste bildet sich bei 12–15 mm langen Föten bis auf die Region der bleibenden Anlage zurück (Abb. 1).

3. *Hügel-, knospen- oder kugelförmiges Stadium der Einzelanlagen.* Die aus dem kranialen Teil der Milchleiste sich entwickelnden Zellproliferationen bilden kleine prominierende Hügel und senken sich dann als Knospe oder Kugel in das Mesenchym ein. Dieser Vorgang des 3./4. Monats (ca. 14–22 mm Scheitelsteißlänge) ist mit einer Vermehrung der örtlichen Mesenchymzellen verbunden (Abb. 2).

4. *Ein zapfen- und kolbenförmiger Wachstumsabschnitt* (bei Scheitelsteißlänge von ca. 30 mm) mit Elongation der epithelialen Anlage schließt sich an. Oberflächliche Epitheldesquamationen lassen die Milch- oder Warzengrube entstehen, von der die späteren Ausführungsgänge, die sog. Primärsprossen, ausgehen (Abb. 3).

5. Die Entwicklung von soliden *Epithelsprossungen* läßt vom 5./6. Lunarmonat an eine Lumenbildung erkennen. Die Anlage vergrößert sich und reicht

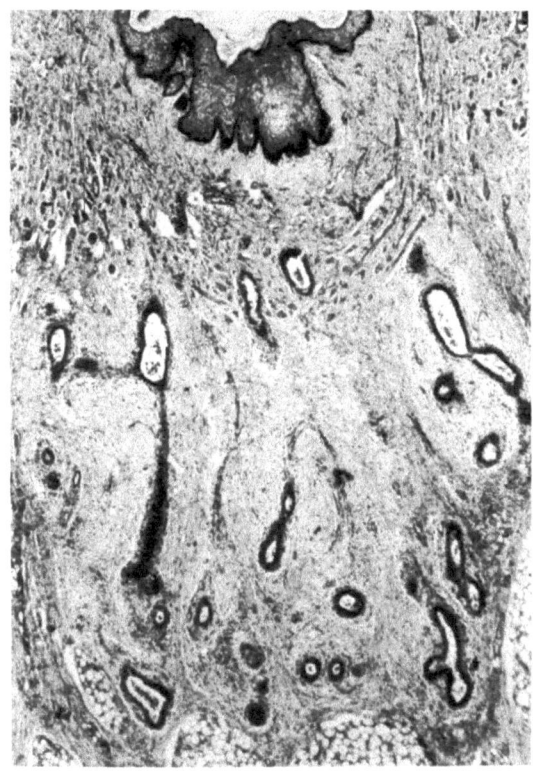

Abb. 5. Drüsenanlage im 8. Lunarmonat mit Lumenbildung und Differenzierung eines hellen zirkumduktalen Mesenchyms. HE, Verg. 280 ×

bei Feten von 15 cm Länge bis zur Subkutis. Am Ende der Gravidität weiten sich die peripheren Enden der Sprossen und bilden zumeist mit Sekret angefüllte Endbläschen (Abb. 4). – Über neue elektronenmikroskopische Befunde an der fetalen Mamma (13.–40. Woche) berichten TORBON und SALAZAR (1974). Diese morphologische Analyse der Mammaentwicklung ist durch zahlreiche neue experimentell-embryologische Beobachtungen vertieft worden, die initiale Entwicklungsabschnitte (BALINSKY, 1950a, b; GRAUMANN, 1950; HARDY, 1950) und Fragen des Sexualdimorphismus und der hormonalen Induktion von Mißbildungen betreffen (RAYNAUD, 1961).

Die Drüsenknospe im 3.–5. Fetalmonat besteht aus polygonalen Zellen mit chromatinreichen Kernen und wird von einer hochprismatischen Zellschicht (Abb. 5) umsäumt (SPULER, 1930; HUGHES, 1950). BALINSKY (1950a) unterscheidet eine Phase der Zellaggregation, einen Ruheabschnitt und ein stärkeres Wachstum während der Sprossungen, wobei auffällt, daß der Mitoseindex in der Anlage geringer ist als im umgebenden Epithel. Der Autor schließt daraus, daß die Knospenbildung lediglich durch eine Wanderung von Epidermiszellen in die Mammaknospe (morphogenetic movements) zustande kommt. Die Bildung der voneinander unabhängigen Individualanlagen ist auf die Wirkung eines mesenchymalen Induktors zurückzuführen, dessen RNS-reiche Zellen dem

topisch benachbarten Wolffschen Gang entstammen. Das zunächst ribonuklein-
säurereiche Gewebe verliert in kurzer Zeit seine RNS, deren Spiegel in der
Epidermis ansteigt. GRAUMANN (1950) deutet die Beziehungen im Knospenstadium zu dem umgebenden Mesenchym als Folge einer Verlagerung von Gewebsflüssigkeit, da die Epithelzellen des Knospenstadiums groß und transparent
sind, zugleich aber das Mesenchym an Zelldichte gewinnt (Abb. 3). Schon in
diesen frühen Entwicklungsphasen besteht eine Abhängigkeit des Wachstums
von hormonalen Einflüssen: In vitro liegt bei Explantaten von Mammagewebe
ein Bedarf an Insulin vor, später an Steroid- und Hypophysenhormonen im
Kulturmedium (ELIAS, 1959; ICHINOSE und NANDI, 1966). CERIANI (1970a, b)
ergänzte diese Beobachtungen und stellte fest, daß Insulin das fetale Wachstum
und die Lumenbildung der soliden Sprossen der Mammaanlagen fördert und
Prolaktin das insulininduzierte Wachstum stimuliert. Aldosteron regt die Gangentwicklung und Sekretion an, die von Progesteron gesteigert wird (PORTER,
1974).

II. Experimentelle Embryologie

Die Ergebnisse der grundlegenden Untersuchungen über die Histogenese
der Mamma bei Maus und Ratte von RAYNAUD (1947, 1961) besagen, daß
ein Sexualdimorphismus bei der Maus erst nach dem 15. Tag der intrauterinen
Entwicklung feststellbar ist. Die Anlagen der *weiblichen Tiere* sind durch Ausbildung eines schmaleren Halses zwischen Knospe und Epidermis gekennzeichnet,
der sich am 16./17. Tag wieder zurückbildet und die Knospe in die Epidermis
einbezieht. Dagegen besitzt die *männliche Anlage* eine stärkere zirkuläre Mesenchymreaktion, die für die weitere Entwicklung bedeutungsvoll ist und möglicherweise von fötalem Testishormon beeinflußt wird (RAYNAUD, 1947; RAINAUD,
1961).

Aus diesen experimentellen Studien kann geschlossen werden, daß *frühe
Stadien* (bis 10./12. Tag) der Mammogenese der Maus *von spezifischen Hormonen
unabhängig* sind. Zwischen *12. und 14. Tag* befindet sich die Drüsenentwicklung
in einer *sensiblen* Phase, die am 15. Entwicklungstag weitgehend erloschen ist.
Dafür sprechen folgende Beobachtungen.

1. Entwicklung nach Röntgenkastration

Nach lokaler Röntgenbestrahlung der Keimdrüsen mit 100000 bis 120000 R am 13.
Tag zeigten weibliche Föten einen den Kontrolltieren entsprechenden Entwicklungsgrad
der Brustdrüsenanlagen. Dagegen verhielten sich die Drüsen männlicher Föten nach Bestrahlung der Keimdrüsen wie die der weiblichen Tiere (RAYNAUD und FRILLEY, 1947, 1949).

Das bedeutet, daß die Testes für den Gang der normalen männlichen Entwicklung
mit Abtrennung der Epithelknospen von der Epidermis und für die fehlende Ausbildung
eines Warzenhofs verantwortlich sind. Gonadektomie beider Geschlechter hat eine weibliche
Differenzierung zur Folge, die demnach eine neutrale, nicht hormonale Form darstellt
(RAYNAUD, 1961).

2. Der Einfluß von Androgen und die Wirkung von Anti-Androgen

Physiologischerweise bilden nur weibliche, nicht aber männliche Mäuse und Ratten Saugwarzen aus. Werden bei männlichen Tieren Androgene aber nicht wirksam, so entstehen ebenfalls Saugwarzen. Das heißt, daß die Differenzierung der Mamma in die männliche oder in die weibliche Richtung davon abhängt, ob in einer bestimmten Zeit der Entwicklung Androgene wirksam wurden oder nicht. Die Beobachtungen über den steuerbaren Sexualdimorphismus gehen aus den Kastrationsstudien durch Röntgenbestrahlung der Föten von RAYNAUD (1961) hervor und sind seit wenigen Jahren in gezielter Form durch eine die Androgenwirkung hemmende Substanz, ein Anti-Androgen, möglich geworden.

Bei der Untersuchung synthetischer gestagener Steroide wurde eine als Cyproteronacetat (1,2α-Methylen-6Chloro-$\Delta^{4,6}$Pregnadien-17α-01-3,20-dion-17α-Acetat) bezeichnete Substanz isoliert, die sich durch anti-androgene Eigenschaften auszeichnete. Es ist damit möglich, Testosteron für die Geschlechtsdifferenzierung selektiv auszuschalten (HAMADA et al., 1963; NEUMANN und ELGER, 1966). – Cyproteronacetat bewirkt nach intrauteriner Applikation bei männlichen Föten der Ratte nach dem 13. Tag eine weibliche Differenzierung der Mamma mit intensiver Epithelsprossung und Ausbildung eines der Mamille entsprechenden Epithelwalls. Daraus geht hervor, daß *Androgene des fötalen Hodens allein die Brustdrüsenentwicklung in weiblicher Richtung hemmen* (NEUMANN und ELGER, 1966). Genetisch männliche Föten, die durch Anti-Androgene in utero feminisiert wurden, verhalten sich extrauterin bei kombinierter Hormonbehandlung wie genetisch weibliche Tiere und ergeben Milchsekretion und Zitzenbildung (NEUMANN et al., 1966).

Daraus geht hervor, daß *Östrogene* für die intrauterine Histogenese der Mamma offensichtlich keine Bedeutung haben. Die Mamma differenziert sich nach dem Prinzip des „basic femaleness" in der Säugetierentwicklung (NEUMANN et al., 1970) stets als weibliches Organ, es sei denn, daß Androgene eine männliche Prägung bewirken.

3. Hormonale Induktion von Fehlbildungen

a) Androgene

Injektionen von Testosteronproprionat in gravide Mäuse oder direkt in Feten rufen bei genetisch weiblichen Tieren eine Störung der Drüsendifferenzierung in dem Sinn hervor, daß sich die Anlagen von der Epidermis lösen, zugrunde gehen oder daß die Bildung der Mamille verhindert wird (RAYNAUD und RAYNAUD, 1956). Diesen Beobachtungen entsprechen neuere experimentelle Studien von NEUMANN und ELGER (1967), wonach Androgene normalerweise die Ausbildung der Saugwarzen und die Entwicklung einer größeren Drüsenanlage verhindern. Das könnte die Ursache von Fehlbildungen der Mamille, d.h. einer Athelie, sein (Abb. 6).

b) Östrogene

Östrogene stimulieren in Abhängigkeit von der Dosierung die Ausbildung der Drüsenanlage und Saugwarze, wenn die Wirkstoffe Muttertieren oder Föten appliziert werden. Es wurden auch Mißbildungen beobachtet, insbesondere Amastie, Mikromastie und Koilomastie, d.h. sog. Hohlwarzen; ferner kam es zur Ausbildung sekundärer Sprossungen. Bei dosierter Applikation von 40-150 mg Östradiolbenzoat treten nach RAYNAUD und RAYNAUD (1956) in 95% Mißbildungen der Mammaanlage auf, wenn die Applikation am 12.-14. Tag post conceptionem erfolgt war. Am 15. Tag war die Mißbildungsrate 5%. Bei materner Injektion in der sensiblen Phase werden Anlagestörungen in dosisabhängigen Verhältnissen beobachtet:

50 mg Östrogen	5% Fehlbildungen der Mamma
100 – 200 mg Östrogen	50% Fehlbildungen der Mamma
500–1 000 mg Östrogen	90% Fehlbildungen der Mamma

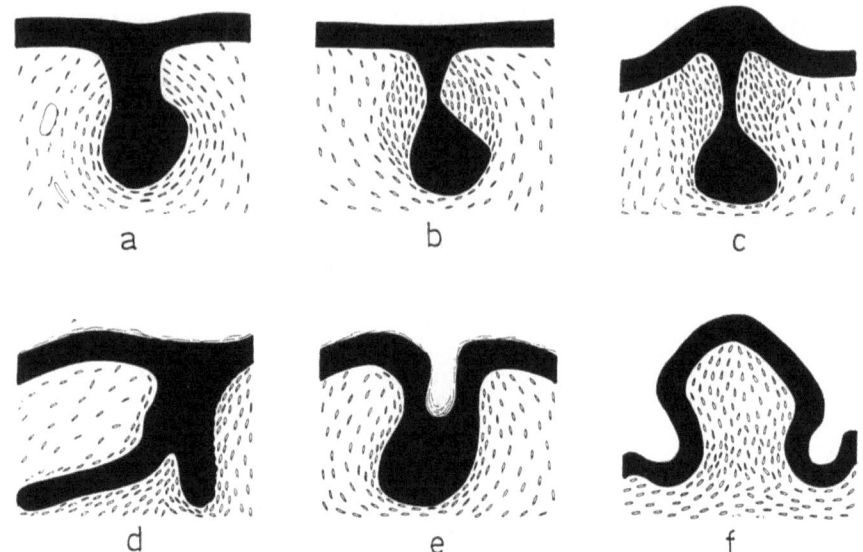

Abb. 6a–f. Schematische Darstellung von Entwicklungsstörungen der Mammaanlage im Experiment bei der Maus (modifiziert nach Raynaud). (a) Weibliche Maus, Mammaanlage am 15. Entwicklungstag. (b) Männliche Maus, gleicher Termin. (c) Weibliche Maus, 15. Tag; 16 Std nach Applikation von Testosteron in das Muttertier. Im Vergleich zu (b) Virilisierung der Anlage durch Ausbildung eines „Drüsenhalses". (d) Weibliche Maus, 18. Tag. Zustand nach Östradiolinjektion in den Föten am 13. Tag. Ausbildung von Epithelknospen. (e) Weibliche Maus, 18. Tag. Zustand nach Östradiolinjektion von 75 mg am 13. Tag mit Epithelknospe, Verhornung und Desquamation (Koilomastie). (f) Weibliche Maus, 18. Tag. Zustand nach Östradiolinjektion am 13. Tag mit Hemmung der Epithelproliferation im Sinn einer Amastie

Morphologisch sind diese Mißbildungen durch eine gehemmte Entfaltung der Anlage, durch Hauttaschen mit Hyperkeratose, undifferenzierte Zellproliferationen der epithelialen und mesenchymalen Anteile gekennzeichnet (Abb. 6).

c) Progesteron

Progesteron-Injektionen in gravide Mäuse bewirken bei ca. 3% weiblicher Föten eine Hemmung der Gangentwicklung aber keine Athelie. Die Reaktion männlicher Föten, die nahezu alle Tiere betrifft, ist vergleichbar dem Effekt der Anti-Androgene, wonach sich die Drüsenanlagen in weiblicher Richtung differenzieren (Hoshino, 1966).

d) Unterentwicklung bei angeborenem AGS-Syndrom

konnte nach Untersuchungen von Neumann et al. (1970) experimentell nachgeahmt werden. Das synthetische Steroid Cyanoketon (2α-Cyano-4,417-α-trimethyl-Δ5-Androsten-17β-01-3 on) ist in der Lage, den Synthesenschritt vom Pregnenolon zum Progesteron zu hemmen. Dabei tritt eine partielle Virilisierung der Milchdrüsen auf, wobei die Ausbildung der Saugwarzen bei weiblichen Föten nicht vollständig, sondern teilweise gehemmt wird. Diese Befunde sind der Hypoplasie der Brustdrüsen beim Menschen vergleichbar.

III. Angeborene und erworbene Entwicklungsstörungen beim Menschen

Defekt- und Überschußbildungen der Brustdrüse haben seit alters her eine morphogenetische, aber auch eine literarische und kunsthistorische Bedeutung gewonnen. Durch zahlreiche kasuistische Beiträge zu Mißbildungskombinationen und Genetik sind auf diesem Gebiet unsere Kenntnisse erweitert und neue Zusammenhänge aufgezeigt worden.

1. Defektbildungen

Als *Amastie* wird die Agenesie von Drüsenkörper und Mamille bezeichnet, die, wie alle anderen Entwicklungsstörungen, uni- oder bilateral auftritt. Beidseitige Amastie ohne andere Anomalien ist außerordentlich selten. Bisher wurden 14 Fälle publiziert (IMBACH, 1971), wobei diese wie auch die unilateralen Entwicklungsstörungen bevorzugt beim weiblichen Geschlecht im Verhältnis 4:1 zum männlichen festzustellen sind (BRANDS und SCHÜTZ, 1968). Aus dem älteren Schrifttum sind die Arbeiten von WYLIE (1888), WILLIAMS (1891), WALTHER (1913), VON DAEVER und MCFARLAND (1917) sowie von SCHULTZ (1933) mit Kasuistiken und Zusammenstellungen zu nennen, aus dem neueren die Übersicht von TRIER (1965).

Die *Athelie*, fehlende Anlage der Mamille, wird bei regelrecht angelegtem Drüsenkörper selten, jedoch häufiger bei Hypoplasie der Mamma beobachtet. Die Athelie ist bei Amastie obligat (WALTHER, 1913). Gelegentlich wird die fehlende Brustwarze durch eine fleckförmige Pigmentierung der Haut markiert (BATCHELOR, 1888).

Der Begriff *Amazie* als Ausdruck einer *Aplasie* findet bei Vorliegen einer rudimentären Anlage der Mamma Anwendung, wobei die Mamille angelegt sein kann, hypoplastisch ist oder völlig fehlt. Eine scharfe Trennung zwischen hochgradiger Hypoplasie und Aplasie ist klinisch in der Gravidität oder Laktation möglich. Ein hypoplastischer Drüsenkörper reagiert dann mit Größenzunahme und Sekretion, eine aplastische Mamma vermag das verständlicherweise nicht. Synonym mit *Hypoplasie* spricht man auch von *Mikromastie*, die beidseitig konstitutionell bedingt sein kann im Sinn eines Infantilismus oder Ausdruck einer genitalen Hypoplasie bei unzureichender hormonaler Stimulation.

Ungleich große Brustdrüsen werden als *Anisomastie* bezeichnet und auf eine einseitige Hypoplasie oder auf eine einseitige Makromastie zurückgeführt. Dabei handelt es sich lediglich um morphologische und quantitative Beschreibungen ohne ätiologische Aussage.

Entwicklungsstörungen der Brustdrüse sind häufig mit Hemmungsbildungen der Brustmuskulatur, der 2.–5. Rippe und Hautanomalien verbunden und Ausdruck einer Differenzierungsstörung der Somatopleura. Die teratogenetische Determinationsperiode liegt in den ersten Embryonalwochen, spätestens am Ende der 4. Woche (BINDER, 1927). Außer den beschriebenen Defektbildungen mit Athelie, Polythelie oder Dislokation der Brustwarze werden trophische Störun-

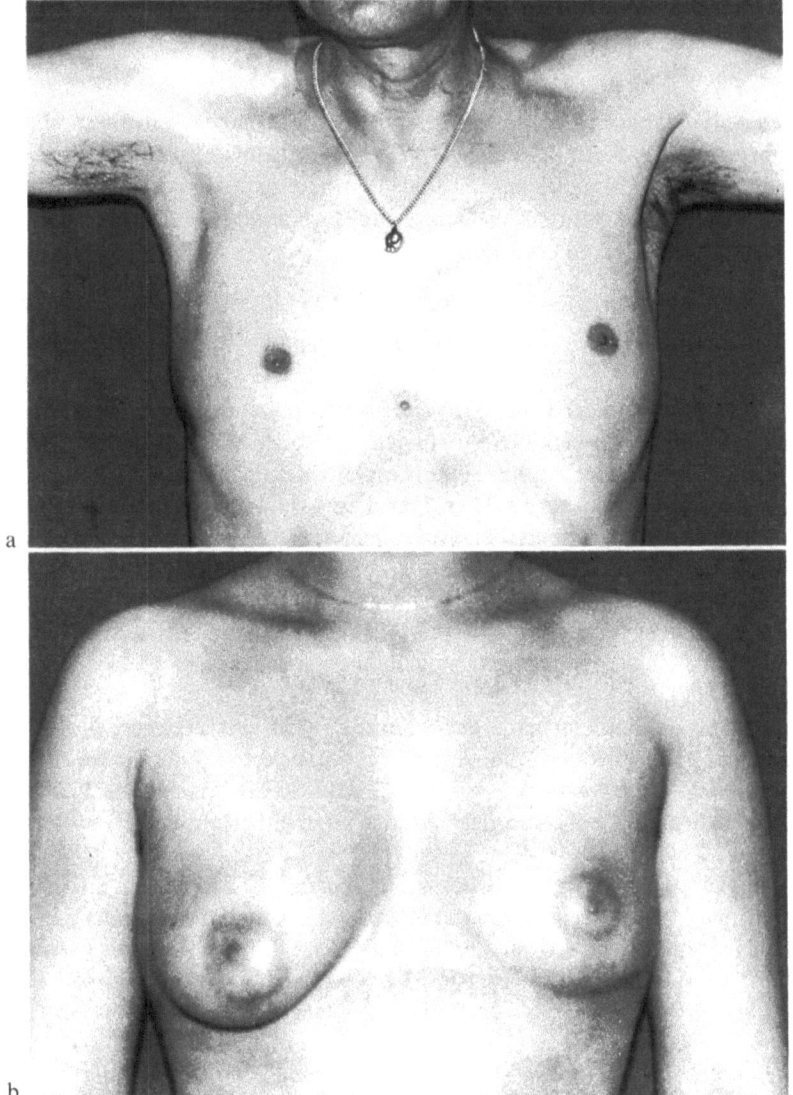

Abb. 7a u. b. Poland-Syndrom. (a) Vater mit Mikrothelie der rechten Mamma, Aplasie des M. pectoralis, mit fehlender vorderer Axillarfalte und Hypotrichose. (b) Tochter von (a) mit Hypoplasie der linken Mamma, Hypoplasie und Hochstand der Mamilla und Areola. Kein Muskeldefekt. (Nach FUHRMANN et al., 1971)

gen der Haut, ektodermale Dysplasien mit Hypotrichosis oder ipsilateraler Alopezie beobachtet (WALTHER, 1913; UPSHAW und MONTGOMERY, 1949; GOLDENRING und CRELIN, 1960/61).

Diese Merkmalkombinationen einer angeborenen und hereditären *masto-muskulo-ossären Dysplasie* sind im sog. Poland-Syndrom zusammengefaßt. Die nach Alfred POLAND (1841) benannte Entwicklungsanomalie geht auf den Sektionsbefund eines 27 Jahre alten

Mannes mit angeborenem Fehlen des sternalen Anteils des linken M. pectoralis major und Synbrachydaktylie zurück. In weiteren Studien wurden Kombinationen ähnlicher Fehlbildungen von wechselhafter Ausprägung beobachtet, die wahrscheinlich einem autosomaldominanten Erbgang folgen (FUHRMANN et al., 1971). Hauptsymptome sind homolaterale Hypoplasie, Hochstand der Mamma und der Mamille bei mangelhafter Pigmentation des Warzenhofs, einseitige Aplasie oder Hypoplasie des M. pectoralis major und benachbarter Rumpfmuskeln, Fehlen der Axillarbehaarung, homolaterale Hypoplasie der Armmuskulatur und Synbrachydaktylie (Abb. 7a, b). Gelegentlich treten Hypoplasien der seitengleichen 2. bis 5. Rippe hinzu. Nach PEARL et al. (1971) ergaben Chromosomenstudien einen Regelbefund, so daß eine genetische Ursache als fragwürdig bezeichnet wird. Dagegen wird pathogenetisch ein zeitweiliger Wachstumsstillstand in der 7. Fötalwoche vermutet. Weitere Beobachtungen an 10 Fällen liegen von DAVID (1971), an 7 Fällen, einschließlich einer Literaturübersicht, von MACE et al. (1972) vor. Eine ähnliche mit beidseitiger Athelie und Amastie gekennzeichnete Entwicklungsstörung beschreibt IMBACH (1971) bei einem 2^{1}/$_{2}$jährigen Mädchen, das ferner eine Hypoplasie der Mm. pectorales majores, einen glockenförmigen Thorax, Costae spuriae am 1. Thorakalwirbel und eine Subluxatio humeroscapularis aufwies. Der Autor vermutet eine genetisch-fixierte Dysplasie, zumal in der Familie dieses Kindes weitere Fehlbildungen aufgetreten waren.

Das *Pterygium-Syndrom* (Status BONNEVIE-ULLRICH-TURNER) kann mit einseitiger Hypoplasie des M. pectoralis und mit seitengleicher Hypoplasie der Regio mamillaris verbunden sein. Hier sind also ähnliche Merkmalkombinationen wie bei dem Poland-Syndrom möglich. MARTISCHNIG und SWOBODA (1951) beschreiben bei einem 9 Monate alten Knaben eine Hypoplasie der Mamillen mit Einziehung, Arthrogryposis multiplex congenita und Pterygium-Syndrom. Mamillen-Hyperplasie, selten Hyperthelie und geringgradige Hohlwarzenbildung hebt BÖRGER (1953) bei Status BONNEVIE-ULLRICH hervor.

Die Bedeutung der *genetischen Bindung und Heredität* wird aus weiteren Untersuchungen deutlich. FRASER (1956) beschreibt eine Familie mit Athelien und Amastien bei einem männlichen und 7 weiblichen Mitgliedern über 3 Generationen bei dominantem Erbgang. GOLDENRING und CRELIN (1960/61) beobachteten eine bilaterale konnatale Amastie mit spärlicher Achsel- und Schambehaarung, Hypertelorismus und hohem Gaumen. Auffällig hierbei ist, daß eine Biopsie der axillären Haut auch eine Aplasie von apokrinen Schweißdrüsen erbrachte. Über die bilaterale Amastie eines Mädchens bei Brustdrüsendefekt einer Seite und Hypoplasie der anderen berichtet FERENE (1963). Das Vorkommen von Athelie bei zwei Geschwistern aus einer Vetter-Base-Ehe ersten Grades mit offensichtlich rezessiver Vererbung geht aus einer Studie von KOWLESSAR und ORTI (1968) hervor.

2. Überschußbildungen

Die Ausbildung einer Überzahl von Brustwarzen und Brustdrüsen ist auf eine örtliche Persistenz von ektodermalen Blastomresten im Bereich des Milchstreifens zurückzuführen. Diese beim Föten bisexuelle Anlage macht verständlich, daß bei beiden Geschlechtern keine nennenswerten Häufigkeitsunterschiede bekannt sind. Im Vergleich zu den beschriebenen Minusvarianten der Drüsenanlagen sind Vermehrungen von Mamillen (Polythelie, Hyperthelie) und von Drüsenanlagen (Polymastie, Hypermastie) weit häufiger, und in Reihenuntersuchungen werden Frequenzen von 1–5% angegeben.

Den ersten mikroskopischen Nachweis polytoper Drüsenanlagen bei einem menschlichen Embryo von 28 mm Scheitelsteißlänge erbrachte H. SCHMIDT (1897), ferner BROMAN (1911). Neben der kolbenförmigen orthotopen Epithelknospe stellte er 8 weitere, das heißt überzählige Milchdrüsenanlagen fest, die sich nur nach Lage und Dimension der mehrschichtigen Zellproliferationen von der regulären Knospe unterschieden. Wenn angesichts dieses frühen Entwicklungszustandes auch erwartet werden kann, daß derartige Anlagen häufiger auftreten und sich zumeist zurückbilden, so zeigen sie eindeutig die Potenz der Mehrfachbildungen entlang der Milchleiste an. Reihenuntersuchungen und kasuistische Studien zu diesen Fragen sind vorwiegend im älteren Schrifttum niedergelegt und in einer umfangreichen Arbeit von KAJAVA et al. (1921) zusammengefaßt worden. Auch die nachstehende Einteilung ist an diesem Vorschlag orientiert.

a) Häufigkeitsrelationen, Seiten- und Geschlechtsverteilung

Nach der älteren, von SCHULTZ (1933) zusammengestellten Literatur werden Polythelie und Polymastie in 1–5% bei mehr als je 1000 Untersuchten angegeben. Allerdings differieren die Zahlen stark. Nach VON BARDELEBEN (1893) wurden bei Musterungen von Rekruten überzählige Brustwarzen und -drüsen in etwa 23,3% gefunden, wohingegen BOENHEIM (1919) 1% feststellte. In Japan wies IWAI (1907) bei Überwiegen des weiblichen Geschlechts 3,75% Polythelien nach, KAJAVA et al. (1921) in Finnland 2,8%. GUEST (1923) beobachtete jedoch bei 20000 Schulkindern nur 0,4% Polythelien mit einem Geschlechtsverhältnis von 2:1 von Mädchen zu Knaben. Diese Werte ändern sich offensichtlich unter dem Einfluß von Geschlechtsreife, Gravidität und Lebensalter. In der Adoleszenz fand DE CHOLNOKY (1939) 1–2%, HAMBLEN (1945) 1% und EVANS (1959) 5% mit der Feststellung, daß Seite der Überschußbildung und Geschlecht keine Bevorzugung ergeben. Im deutschen Schrifttum stellte DOETSCH (1948) in 4,6% Mikrohyperthelien fest, die als Atavismen und nicht als Mißbildungen i.e.S. gedeutet wurden. Aus der Breite des dermatologischen Krankenguts beobachtete BOAS (1955) bei 6456 Fällen in 1,87% akzessorische Brustdrüsenanlagen, und zwar in 70% bei Männern und in 30% bei Frauen. Im Vergleich zu der oben genannten Frequenz von KAJAVA et al. (1921) konnten bei Puerpera Hyperthelien und Hypermastien in 6,6% aufgedeckt werden, im nichtgraviden Zustand in 3–4%. Häufigkeitsdifferenzen beziehen sich vor allem auf Hypermastien, die während der Schwangerschaft und Laktation als palpable Anschwellungen imponieren. Eine Dominanz des *männlichen Geschlechts* lag in den umfangreichen Studien von LANDAUER (1938) vor.

Die *linke Körperseite* ist von der Polythelie und Polymastie gegenüber der rechten bevorzugt (LEICHTENSTERN, 1878; BRUCE, 1879; IWAI, 1907; HATHAWAY, 1909; LANDAUER, 1938), wobei der letzte Autor unter 2721 Untersuchten 54,2% auf der linken und 45,8% auf der rechten Körperhälfte feststellte. Im Hinblick auf die Symmetrie somatischer Anlagen ergaben Untersuchungen an Linkshändern von LANDAUER (1938) eine Häufung an Polythelien und ein Überwiegen der linken Körperhälfte gegenüber der rechten Seite, wobei diese Beziehung als Ausdruck einer einseitig besser differenzierten Hirnhemisphäre und einseitig bevorzugter nervaler Regulationen gedeutet werden.

In der Vielzahl liegt jeweils *eine* akzessorische Warze oder Drüse vor. GRAHAM-CAMPBELL (1936) berichtete über einen Fall mit 8 überzähligen Mamillen. Kombinationen von Polythelien mit weiteren Entwicklungsstörungen der Ohren, Pigmentanomalien, hohem Gaumen beschreibt BOENHEIM (1919). In vergleichenden Studien von Polythelien bei Mensch und Rhesusaffen von SPEERT (1942) wird hervorgehoben, daß die Häufigkeit der Polythelien bei beiden Species nahezu gleich ist.

b) Formen der Polythelie

α) Polythelia completa

Pseudomamma, bestehend aus *Mamille und Areola, jedoch ohne Drüsenparenchym.* Daher kommt es bei diesen Formen nicht zu einer Laktation. In der Areola können Talgdrüsen (Tubercula MORGAGNI) und Haare auftreten. Verwechslungen mit der Polymastia completa sind klinisch ohne weiteres möglich.

Eine sichere Trennung gelingt nur durch die mikroskopische Untersuchung. Nach KAJAVA et al. (1921) und KORTING (1963) weist die Mamille und das subkutane Bindegewebe schmale Drüsenschläuche auf, die z.T. Kontakt zu Haarbälgen haben und an der Mamillenspitze ausmünden. Bündel eines M. areolaris sind immer, aber in Abhängigkeit von der Mamillengröße ausgebildet. Von allen überzähligen Milchdrüsen ist nach den genannten Autoren die Polythelia completa mit 53% die häufigste Form.

β) Polythelia mamillaris

Ausbildung einer akzessorischen Mamille außerhalb oder innerhalb des Warzenhofs (Polythelia duplex mamillaris; Lit.: BRIGHTMORE, 1972). Kennzeichnend für diese Form ist die makroskopisch nicht leicht zu identifizierende Mamille. In der Regel erkennt man an der Mamillenspitze eine Öffnung oder Grube, einen Hornpfropf oder eine Verfärbung. Symmetrische Anlagen sprechen ebenfalls für eine Polythelie. Histologisch sieht man Epithelstränge, Verhornungen, jedoch kein Drüsenlumina, ferner glatte Faserbündel des M. areolaris. Nach KAJAVA et al. (1921) wurden sie unter der Gesamtzahl in 22,6% beobachtet.

γ) Polythelia areolaris

Brustwarzenanlage ohne Mamille und ohne Bestandteile eines Drüsenkörpers. In der Areola können Haare oder Talgdrüsen ausgebildet sein. Der Pigmentierungsgrad ist geringer als ein Nävus. Die Areola wölbt sich nicht oder sehr wenig über das Niveau der Haut vor und gestattet zumeist eine Abgrenzung gegenüber Pigmentnävi. Histologisch sind diese Formen durch eine stärkere Pigmentation der areolären Epidermis, durch Haare, Talg- und Schweißdrüsen, Drüsenrudimente und Verhornungen zu erkennen. Ferner liegen stärker ausgebildete bindegewebige Papillen des Koriums und Bündel des M. areolaris vor. Die glatte Muskulatur gilt als sicheres Markmal. Unter allen Typen der Hyperthelie wird die Polythelia areolaris mit 23% angegeben.

δ) Polythelia pilosa

Haarinseln als Äquivalent einer Areola, jedoch ohne Drüsenrudimente. Diese Haare unterscheiden sich von denen der umgebenden Haut durch ihre Stärke. Die Lage der Haarinseln entspricht der aller überzähligen Mammaanlagen; sie kommen symmetrisch vor und werden bevorzugt bei Männern gesehen. Prädilektionsort ist die Region unterhalb der Mamille, bis zum Nabel reichend (Th 5, 6). Bemerkenswert ist hierbei, daß die Polythelia pilosa häufiger mit anderen Polythelieformen kombiniert ist.

c) Formen der Polymastie (vgl. Abb. 8)

α) Mamma accessoria (Polymastia completa)

Vollständige Überschußbildung im Sinn einer *dystopen Mikromastie mit Mamille und Areola* als ein vom orthotopen Drüsenkörper getrenntes, verkleinertes Organ mit allen geweblichen Bestandteilen. Das Parenchym spricht auf hormo-

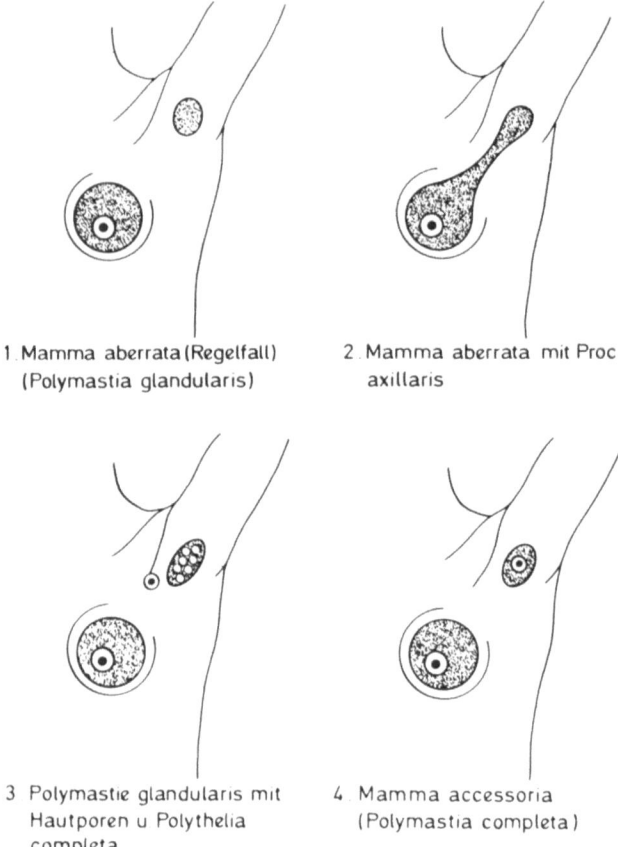

1. Mamma aberrata (Regelfall)
(Polymastia glandularis)

2. Mamma aberrata mit Proc.
axillaris

3. Polymastie glandularis mit
Hautporen u Polythelia
completa

4. Mamma accessoria
(Polymastia completa)

Abb. 8. Schematische Darstellung der Polymastieformen. (Modifiziert nach KAJAVA et al.,
1921)

nale Stimulationen wie die normale Brustdrüse an und führt zu Schwellungszuständen während der Pubertät, Gravidität und zur Laktation im Wochenbett.
Erst dann ist eine sichere Diagnose möglich. Eine differentialdiagnostische Abgrenzung gegenüber der Polythelia completa außerhalb von Gravidität und Laktation ist daher schwer. Die akzessorische Mamma ist selten und kommt ausschließlich bei Frauen vor.

β) Polymastia mamillaris

Neben einem zur Laktation fähigen dystopen Drüsenparenchym zeigt die
äußere Haut *nur eine Mamille ohne Areola.*

γ) Polymastia areolaris

Dystoper verkleinerter Drüsenkörper ohne Mamille, jedoch *mit Ausbildung
einer Areola,* an deren Oberfläche die Milchgänge ausmünden und Milch austre-
ten kann. Mamilläre und areoläre Polymastie sind seltene Formen.

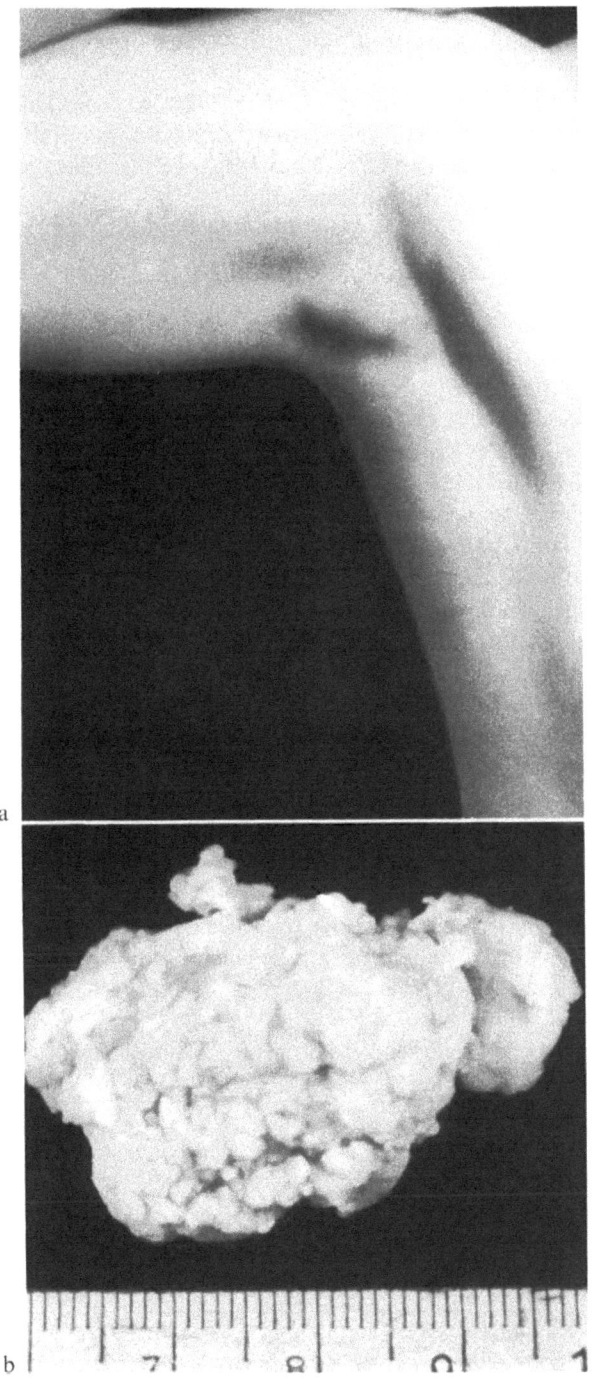

Abb. 9a u. b. Polymastia glandularis. (a) Regelfall einer Mamma aberrata mit Ausbildung eines walnußgroßen, weichen Tumors in der Axilla. (b) Operationspräparat

δ) *Mamma aberrata* (*Polymastia glandularis*)

Häufige Entwicklungsstörung, die durch eine dystope *parenchymatöse Drüsenanlage ohne Mamille und Areola* gekennzeichnet ist (Abb. 9). Diese Polymastieform ist als subkutaner, zumeist weicher Drüsenkörper palpatorisch nachweisbar und schwillt häufig vor der Menstruation, in Gravidität und Laktation an. Die bedeckende Haut kann Ausführungsgänge als feine Poren aufweisen, durch die im Wochenbett Milch aussickert.

d) Topik der Polythelie und Polymastie

Die überzähligen, zumeist rudimentären Organanlagen entwickeln sich überwiegend im Gebiet des ursprünglichen Milchstreifens und wurden daher als atavistische Reaktionen gedeutet (DOETSCH, 1948). Am häufigsten treten Polythelien an der Vorderseite des Thorax bis zum Abdomen hin auf, wobei die Region unterhalb der orthischen Mamille, etwa auf Nabelhöhe, überwiegt. Bei Japanern ist die obere Körperhälfte bevorzugt (IWAI, 1907). Aus der Anordnung dieser Überschußbildungen ergibt sich die Regel, daß akzessorische Anlagen *oberhalb* der regulären Mamma *lateral*, in Richtung Axilla lokalisiert sind, dagegen Anlagen *unterhalb* eine *mediale* Position zeigen. Die medialen (inferioren) Anlagen sind in der Regel Rudimente (JOHN, 1925), die superior-lateralen Anlagen zumeist größer und vollständiger, d.h. Mammae accessoriae et aberrantes. Gelegentlich treten akzessorische Mamillen und Brustdrüsen oberhalb *und* unterhalb der Mamma auf. Es liegt im Hinblick auf die vergleichende Anatomie und Entwicklungsgeschichte auf der Hand, diese verschiedenen, an die Ausdehnung der Milchleiste weitgehend gebundenen Lokalisationen in eine Ordnung zu fügen. Dazu stellte VON BARDELEBEN (1893) fest, daß Mehrfachbildungen einer Regeldistanz von 4 cm unterliegen. WILLIAMS (1891) bestimmte die überzähligen Brustdrüsenanlagen genauer und gab ein Schema an, ohne den Grad des Entwicklungszustandes zu berücksichtigen. Der physiologischen Anlage wird dabei die Position 4 zugemessen. Diese einzige im Schrifttum verzeichnete und anwendbare Ordnung gewinnt vor allem für vergleichende und systematische Untersuchungen Bedeutung (vgl. Tabelle 1).

Tabelle 1. Zur Topik und Häufigkeit der Polymastie in Ausdehnung der Milchleiste (nach WILLIAMS, siehe Text)

Pos. Nr.	Lokalisation	Symbol	Häufigkeit nach KAJAVA et al. (1921)
1	Axilla	Ax 1	43%
2	Plica axillaris anterior	Ax II	10%
3	Ober- und außerhalb der (normalen) Mamma	Th 3	1%
4	Mamma in physiologischer Position	Th 4	
5	Unter- und innerhalb der (normalen) Mamma	Th 5	26%
6	Rippenrand, zwischen (normaler) Mamma und Nabel	Th 6	12%
7	Abdomen	A 7	8%

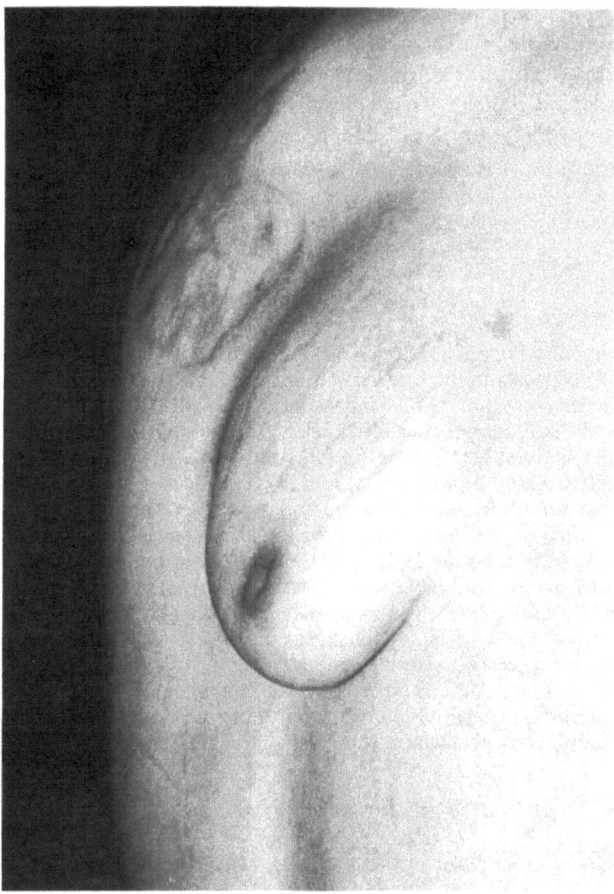

Abb. 10. Polymastia completa, sog. Mamma accessoria am Rücken über der Skapula bei einer 32 Jahre alten Frau. Histologisch ein knotiges Stützgewebe mit Gängen und Azini im Sinn einer fibrösen Mastopathie. Über dem Akromion Verbrennungsnarbe. (Nach Eckert u. Hammann, 1975)

Bei den überzähligen, mit Ausbildung eines Drüsenparenchyms verbundenen Brustdrüsen handelt es sich um kirsch- bis mandarinengroße, weiche Anschwellungen, die unter dem Einfluß physiologischer Stimulationen an Umfang zunehmen und bis Faustgröße erreichen. Nach dem Abstillen bilden sich diese Funktionszustände des Drüsenparenchyms völlig oder partiell zurück und können knotige Infiltrate infolge Sekretretention mit chronischer Entzündung hinterlassen. In der Regel werden Polymastien erst durch eine Gravidität aufgedeckt.

Polymastien außerhalb des Milchstreifens wurden über dem Akromion, am Rücken von Carella et al. (1971) in Verbindung mit Kyphoskoliose bei einer 42 Jahre alten Frau sowie von Eckert und Hammann (1975) (Abb. 10) beobachtet, des weiteren in der Regio lumbalis, glutealis und an der Außenseite des Oberschenkels und über dem Trochanter major, ferner am Kopf, am Ohrmuschelansatz und am Tragus. Zu Recht ist bei einem Teil der ungewöhnlichen

Lokalisationen anzunehmen, daß embryonal auch außerhalb des Milchstreifens gleichartige Epithelproliferationen auftreten können, die sich physiologischerweise zurückbilden und nur selten Ausgangsort einer Überschußbildung werden (Abb. 1). DABELOW (1957b) weist darauf hin, daß atypische Lokalisationen von akzessorischen Milchdrüsen mit den Gebieten übereinstimmen, in denen das Unterhautfettgewebe beim Föten zuerst angelegt wird.

e) Spezielle Pathologie

α) Die Polythelie des Warzenhofes

(Syn.: intraareoläre Polythelie, Polythelia duplex mamillaris) ist auf eine Verdoppelung der Anlage im Knospenstadium zurückzuführen, wodurch unabhängige Gangsysteme mit der Möglichkeit der getrennten Milchabgabe gegeben sind. BUTTS (1954) beschreibt eine Negerin mit Polythelia duplex und unabhängiger Funktion der Warzen beim Stillen. Mehrfachbildungen der Brustwarzen in der Areola werden als Mamilla tripartita oder trifida (intraareoläre Polythelie) von LEICHTENSTERN (1878) angegeben.

Über *familiäre Häufungen* der Polythelie und deren *Heredität* ist im älteren Schrifttum berichtet worden. Eine ungewöhnliche Inzidenz bei 11 Geschwistern und Eltern beobachtete MARIE (1893), und KLINKERFUSS (1924) fand Polythelien in 4 Generationen einer Familie. Identische Polythelien bei Zwillingen sahen WEITZ (1925) und BIRKENFELD (1932). Bemerkenswerterweise wurden Koinzidenzen zwischen *Polythelien und Häufung von Zwillingsgeburten* sowie vermehrter Fertilität festgestellt (SPEERT, 1942).

Histologisch weisen die knopfförmigen Warzenanlagen unter einem breiten pigmentierten Epithel Talg- und Schweißdrüsennester sowie Bündel eines M.areolaris auf. Es treten ferner hyperkeratotische Haarfollikel und Gangrudimente unterschiedlicher Weite hervor, gelegentlich eosinophile Epithelnester.

β) Pathologie der Mamma aberrata axillaris

Als halbkugeliger, flacher und weicher Knoten wölbt sich der verlagerte Drüsenteil zumeist in der vorderen Axillarfalte oder in der Achselhöhle vor und wird beim Anheben des Arms prominent (Abb. 9a, b). Selten werden beidseitige axilläre Polymastien beobachtet, wobei — abweichend vom Regelbefund dieser Fehlbildung — infraaxilläre Positionen oder asymmetrische Lokalisationen große Ausnahmen sind.

Die Achselhöhlenmamma ist — wie die Definition besagt — von äußerer Haut bedeckt, ohne daß auffällige Pigmentationen, Hautpapillen oder Mamillen zu sehen sind. Gelegentlich können in der Kutis 1 bis 6 unregelmäßig verteilte Milchporen mit Austritt von Sekret festgestellt werden. In etwa 15% treten gleichzeitig andere Formen von Hyperthelie und Hypermastie auf. Zumeist sind die aberrierenden Mammae isolierte, d.h. mit der Brustdrüse nicht in Zusammenhang stehende Anlagen von Erbs- bis Faustgröße (max. $18 \times 8 \times 7$ cm). Vereinzelt ist ein Processus axillaris vorhanden, eine Parenchymbrücke zur orthotopen Mamma (Abb. 8), so daß verschiedene Formen von Vorwölbungen im Gebiet der Plica axillaris anterior auftreten können.

Untersuchungen zur *Häufigkeit* von KAJAVA et al. (1921) an 3350 Puerpera ergaben in 3% eine Polymastie, davon bei knapp der Hälfte (42%) bilaterale Formen, die um so häufiger zu beobachten sind, je größer die einzelne Anlage ausgebildet ist. DE CHOLNOKY (1951) fand unter 2000 Frauen in 6% aberrierte Brustdrüsen.

In *Gravidität und Laktation* werden die meisten Mammae aberrata festgestellt, da das dystope Drüsenparenchym in derselben Weise wie in der orthotopen Milchdrüse proliferiert. Mit großer Regelmäßigkeit erreicht die gänseei- bis apfelgroße Anschwellung am 2.–4. Wochenbettag unter schmerzhafter Anspannung den Höhepunkt ihrer Ausdehnung, wobei infolge des Armdruckes oder bei Bewegung der Arme sehr heftige Schmerzen auftreten können. Am 6.–8. Tag setzt häufig eine spontane Rückbildung ein (KEHRER, 1896), die am 10.–12. Wochenbettag weitgehend abgeschlossen ist (KAYSER, 1908). Bei einer Mamma accessoria oder bei Vorliegen von Milchporen kann in dieser Zeit Sekret abgedrückt werden, dessen quantitativ-chemische Analyse denselben Wandel ergab, wie er vom Kolostrum zur reifen Milch in der laktierenden Brustdrüse bekannt ist. Über eine beidseitige akzessorische axilläre Brustdrüse mit synchroner Laktation beim Stillen der Neugeborenen berichtete KNAEBEL (1910). In der Zusammenstellung der älteren Literatur von KAYSER (1908) wird ferner über eine Schwangerschaftsmakromastie bei einer 18 Jahre alten Erstgebärenden berichtet, bei der die Makromastie beide Achselhöhlenbrustdrüsen mit erfaßt hatte, die die Größe je einer Männerfaust erreichten (SHARAN, 1968). Der Autor erwähnt ferner vorübergehende neuralgieforme Schmerzsensationen und *Anschwellungen während der Menstruation.*

Bilaterale Retentionszysten unter dem Bild einer zystischen Mastopathie beobachtete NORONHA (1936) bei einer 24 Jahre alten Frau in der 3. Gravidität. Die Anschwellung war schon bei Beginn der Schwangerschaft bemerkt worden und erreichte beiderseits gut Hühnereigröße. Histologisch wurden multiple Zysten, z.T. papilläre Epithelproliferationen und entzündliche Infiltrate gefunden. Die Veränderungen werden als Ausdruck der Sekretretention und der resorptiven Entzündung bei wiederholten Schwangerschaften gedeutet.

Mikroskopisch ist die Mamma aberrata durch ein mehr oder weniger lobulär differenziertes Parenchym gekennzeichnet, das der Brustdrüse alters- und funktionsgemäß entspricht (Abb. 11). Bei jüngeren Frauen sind die Lobuli gleichmäßiger als im zunehmenden Alter entwickelt. Dann steht eine Adenofibromatose im Vordergrund. Häufig findet sich ein dichtes kollagenes Bindegewebe mit Zeichen einer Lipomatose. Während der Gravidität und im Puerperium reagiert dieses Gewebe mit einer lobulären Proliferation und Sekretion, so daß bei fehlender Entleerung der Drüsen und Gänge Sekretretentionen und Zysten auftreten (Abb. 12). Diese Milchverhaltungen sind Anlaß zu rasch einsetzenden Schwellungszuständen, zu Schmerzen und chronischen Entzündungen. Nach dem Abstillen bildet sich das Parenchym auch in der Mamma aberrata zurück, das aber infolge resorptiv-entzündlicher Veränderungen häufig als eine Adenofibromatose uneinheitlichen Aufbaus mit residualen Zysten fortbesteht.

Tumoren der Mamma aberrata. Die Tatsache, daß das dystope Drüsengewebe dem gleichen Mutterboden entstammt und bei einer gleichartigen feingeweblichen Organisation denselben hormonalen Wachstumsimpulsen wie die Mamma unterliegt, macht verständlich, daß sich Neoplasien unterschiedlichen Reifegrades entwickeln. Der häufigste Tumor in der aberrierenden Mamma ist das

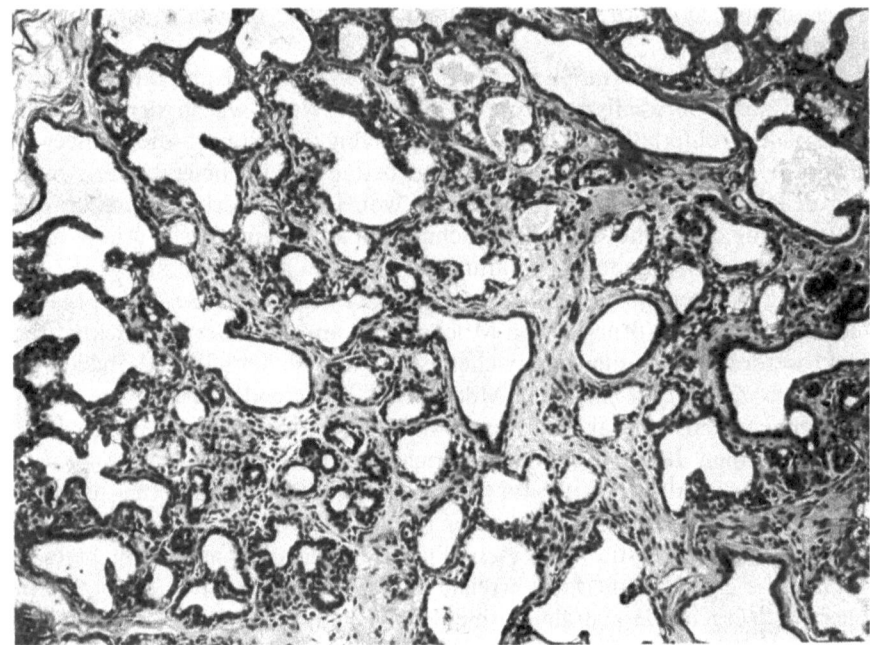

Abb. 11. Polymastia glandularis der linken Axilla einer 37 Jahre alten Frau bei rechtsseitiger Mastopathia cystica fibrosa. Gut taubeneigroße, rasch aufgetretene Anschwellung in der vorderen Axillarfalte. Keine Pille, keine Gravidität. Weiches, feinzystisches Präparat mit Sekretion und geringen Zellinfiltraten. HE, Vergr. 230 ×

Karzinom, an 2. Stelle steht das *Fibroadenom* (SEARCY u. PACK, 1928; WHITE, 1930). Unter 26 operierten Fällen fand DE CHOLNOKY (1951) in 3,8% ein Karzinom. RAZEMON und BIZARD (1929) stellten 76 Fälle mit 43 malignen (28 in axillärer, 10 in sternaler und 5 in infraklavikulärer Position) und 33 benignen (19 axilläre, 4 sternale) Tumoren zusammen. Hier ist differentialdiagnostisch an Tumoren der Haut und der Schweißdrüsen, an Atherome, Lipome und Lymphome unterschiedlicher Ätiologie zu denken. Im italienischen Schrifttum berichtet STRINGA (1951) über 6 eigene Beobachtungen und über neuere Literatur referieren COGSWELL und CZERNY (1961). Wenn auch die Zahl der malignen Tumoren in überzähligen Brustdrüsen absolut gesehen klein ist, so soll nach RAZEMON und BIZARD (1929), nach MATTI (1936), URIBURU und YOEL (1949) das aberrierte Drüsenparenchym in besonderem Maß zur Kanzerisierung neigen. Ätiologisch werden Retentionen von Sekret und Zelldetritus angegeben, die in gleicher Weise als Risikofaktoren bei Frauen bekannt sind, die nicht geboren und nicht gestillt haben. Daher wird empfohlen, das verlagerte Drüsengewebe – unabhängig davon, ob es symptomlos ist oder periodische Schmerzen auslöst – operativ zu entfernen. Die morphologischen und klinischen Besonderheiten der dystopen Mammakarzinome werden zusammenfassend in Kapitel T,VIII beschrieben.

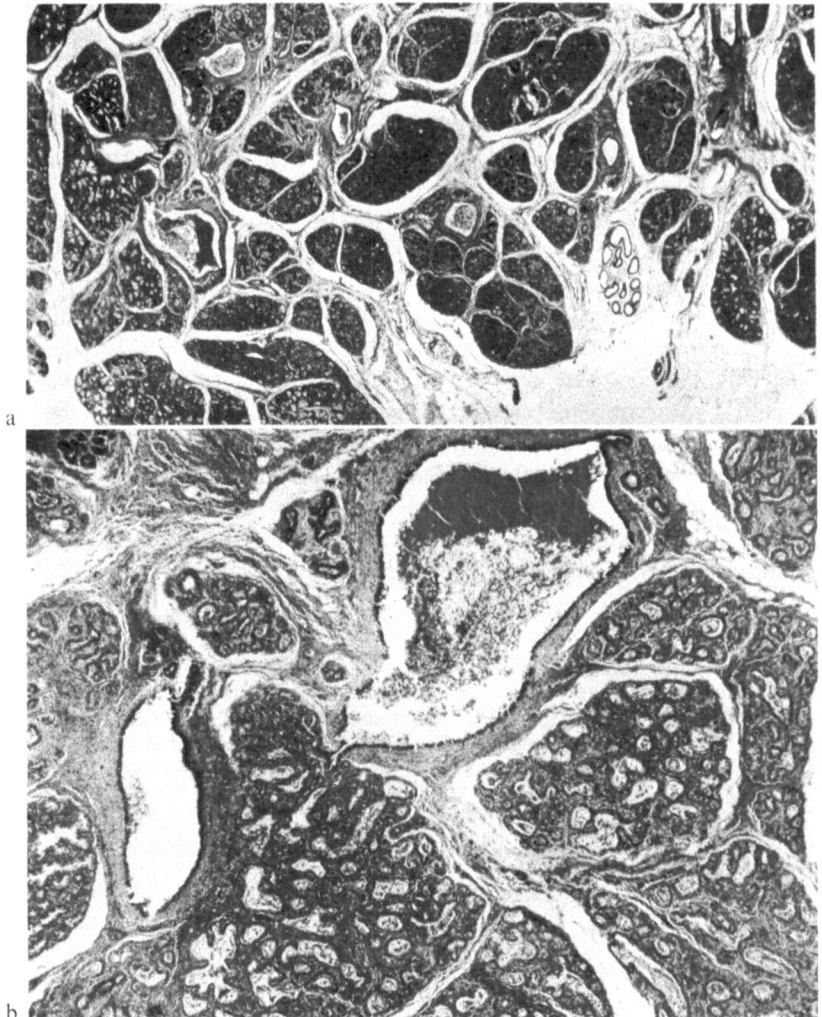

Abb. 12a u. b. Polymastia glandularis in der Schwangerschaft. (a) Lobuläre Hyperplasie, (b) Sekretretention in großen Milchgängen. HE, Vergr. 70× und 140×

Angaben zum neueren Schrifttum: PICCAGLIA (1938) Kasuistik mit 33 Fällen der Literatur; DICKINSON (1940) 2 Fälle; GRUNERT (1948); GESCHICKTER (1948) 7 Fälle; STREBER (1951) mit 1 Kasuistik und 9 Karzinomen der Literatur sowie 2 Adenomen aus dem Schrifttum von 1930–1942; CHIARI (1958) 3 Fälle; BACLESSE (1963): unter 1019 Mammakarzinomen 10 Fälle (0,98%).

γ) Pathologie der Mamma aberrata vulvae

Nächst der axillären Dystopie wird aberriertes Brustdrüsengewebe in der Vulva als runde, ovale oder pendelnde Neubildung von Kirsch- bis Hühnereigröße beobachtet und geht von den großen Labien aus. Das ektopische Drüsengewebe proliferiert unter dem Einfluß hormonaler Stimulationen und tritt vor allem während der Geschlechtsreife und Schwangerschaft als Knotenbildung auf. Bemerkenswerterweise erwähnen BELL (1926) und McFARLAND (1931), daß Drüsenanlagen der Vulva erst in der 3. und MENGERT (1935) in der 4. und 5. Gravidität festzustellen waren. Histologisch liegt Mammagewebe mit lobulärer Hyperplasie, Fibrose und Zystenbildung vor, die durch Sekretretention entstanden ist.

Die am Ende jeder Stillperiode einsetzende Involution der aberrierten vulvären Mamma ist dadurch unvollständig, und die Hyperplasie bei jeder folgenden Gravidität geht von diesem Zustand aus. Auf diese Weise nimmt das verlagerte Drüsengewebe von Schwangerschaft zu Schwangerschaft an Volumen zu und erklärt die „wachsenden" Anschwellungen.

Eine neuere Zusammenstellung von 15 Fällen liegt von TOW und SHANMUGA-RATNAM (1962) vor. Mikroskopisch werden unterschiedliche differenzierte Drüsenläppchen mit Bindegewebe, ektatische Gänge und Zysten beobachtet, die einer fibrös-zystischen Mastopathie entsprechen (DUBRAUSZKY, 1960). Es werden Zeichen einer Graviditätshyperplasie der Drüsenläppchen, Milchsekretion und rezidivierende Retentionszysten in Stillperioden gesehen (BERGNER, 1934), wobei die abpunktierte Flüssigkeit Fett, Milchzucker und Eiweiß enthält.

Über *Fibroadenome der Mamma aberrans vulvae* wird in 8 Fällen von PURVES und HADLEY (1927), FRIEDEL (1932), ROTH (1936), FISHER (1947), SIEGLER und GORDON (1951), BURGER und MARCUSE (1954) (2 Fälle) berichtet. Die Knotenbildungen traten zumeist im Verlauf mehrerer Jahre auf, waren z.T. mit Schmerzen verbunden, häufig pendelnd und bis apfelgroß. Über rezidivierende Fibroadenome der Vulva, die gleichzeitig mit einer Mammahypertrophie (6 kg Gewicht einer Brustdrüse) aufgetreten waren, referierte VAN DE BERG (1963). Der Autor führt die Proliferation des ortho- und dystopen Mammagewebes auf eine Hormontherapie von 3 Monaten wegen Amenorrhoe zurück.

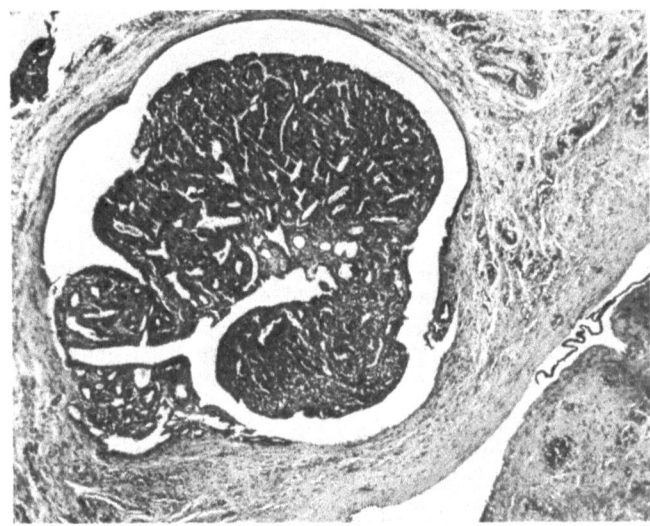

Abb. 13. Papilläres Adenom in einer Zyste bei Mamma aberrata der Vulva einer 31 Jahre alten Frau. Klinisch als kleiner, runder Tumor imponierend. HE, Vergr. 140×

Ein *intrazystisches Papillom* mit Gang- und Läppchenrudimention hatte bei einer 31 Jahre alten Frau zu einem haselnußgroßen Tumor im Labium majus geführt und gab Veranlassung zur Operation (Abb. 13).

Dysontogenetische Karzinome der Vulva auf dem Boden aberranten Mammagewebes sind sehr selten. GREENE (1936) beschreibt, unter Berücksichtigung des Schrifttums bis 1935, von 7 Fällen ein Adenokarzinom bei gleichzeitigem Bestehen eines Plattenepithelkarzinoms der Vulva. HENDRIX und BEHRMAN (1956) beobachteten ein wenig differenziertes Adenokarzinom neben Drüsenläppchen der Mamma bei einer 58 Jahre alten Frau mit Pruritus vulvae im Labium majus sinistrum. Für die Diagnose eines dysontogenetischen Karzinoms sollte stets der Nachweis heterotopen Mammagewebes gefordert werden.

3. Hypoplasien

Das Wachstum des Drüsenkörpers während der Geschlechtsreife vollzieht sich häufig nicht synchron oder symmetrisch, sondern beginnt zumeist mit einer Bevorzugung der linken Seite. Geringgradige Unterschiede in der Größe der Mamma haben in der Regel keine Bedeutung und werden bei auffälligen Seitendifferenzen als *Anisomastie* bezeichnet. Es kann pathogenetisch zu Recht angenommen werden, daß auffälligen, seitenungleichen Drüsenformen Störungen in der Anlage, in der Entwicklung und Differenzierung des Bildungsblastems zugrunde liegen. Demgegenüber kann eine Anisomastie zur Zeit der Geschlechtsreife Folge des überschießenden Wachstums einer Mamma sein, wofür einseitige Pubertätsmakromastien (virginelle Hypertrophie) oder Gynäkomastien sprechen. In den Jahren der Kindheit werden Entwicklungsstörungen der Brustdrüse im allgemeinen nicht erkannt, es sei denn, diese sind mit Defektbildungen des Thorax oder mit einer Athelie verbunden. Fehlende Entwicklungen (Aplasien) oder Unterentwicklungen (Hypoplasien, Hypomastie) treten gewöhnlich in der Geschlechtsreife in Erscheinung und können als schwerwiegender Mangel eines weiblichen Attributs empfunden werden, der Minderwertigkeitskomplexe und psychische Alterationen auslösen kann. Über Korrelationen zwischen Hypoplasie der Mamma und psychosozialen Verhaltensformen berichten VAN DE LANDE und LICHTVELD (1972). Unter dem Einfluß einer Gravidität und Laktation kommt es auch bei der unterentwickelten Mamma zu einer vorübergehenden Hyperplasie des Drüsenkörpers. Verbreiterung und Hyperpigmentation der Areola und Mamille sind oft einziges Symptom vorangegangener Schwangerschaften. Über rezidivierende postpartale Atrophien nach 3 Spontangeburten berichtete DÖRING (1974). Der Mehrzahl dieser Unterentwicklungen liegen endokrine Störungen zugrunde. In seltenen Fällen ist die Hypoplasie im Reifungs- und Erwachsenenalter auf eine direkte Schädigung des regelrecht angelegten Drüsenparenchyms zurückzuführen.

a) Primäre (angeborene) Ursachen

Die Formen der *Gonadendysgenesie* sind infolge des primären Hypogonadismus mit einer Hypoplasie oder Aplasie der Brustdrüsen verbunden, die gewöhnlich erst manifest wird, wenn in der Pubertät die erwartete Mammaentwicklung ausbleibt.

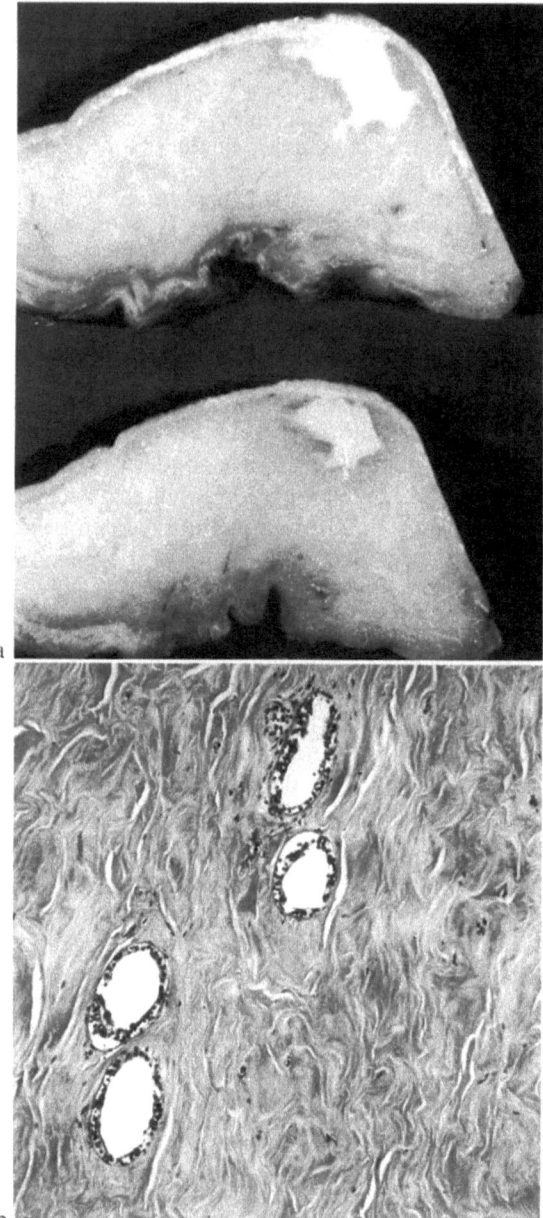

Abb. 14a u. b. Mamma bei Turner-Syndrom. 53 Jahre alte Frau mit hypoplastischem Genitale und Hypoplasie beider Brustdrüsen (a) Hypoplasie bei Turner-Syndrom mit homogener, grobfaseriger Fibrose und tubulär aufgebautem Parenchym, einer Mamma virilis ähnlich. (b) HE, Vergr. 240 ×

α) Hypoplasie der Brustdrüsen bei Turner-Syndrom

Die von TURNER (1938) beschriebene Defektkombination mit dem Karyotyp 45,X ist durch primäre Amenorrhoe bei Hypoplasie oder Aplasie der Ovarien („streaks"), durch infantile sekundäre Geschlechtsmerkmale, Zwergwuchs und Fehlentwicklungen des Skeletts sowie des Herz- und Gefäßsystems gekennzeichnet. Der Mangel an mammotropen Wachstumsimpulsen bei einer primären Ovarialinsuffizienz führt zu einer fehlenden Ausbildung des Drüsenkörpers der Mamma und zu kleineren, blassen Mamillen (Abb. 14a).

Eigene Beobachtung: 53 Jahre alte Frau mit Turner-Syndrom: Zwergwuchs, strangförmige Hypoplasie beider Ovarien, infantilhypoplastischer Uterus. Beide Brustdrüsen flach, klein, Mamille kaum hervortretend, blass-bräunlich. Auf den Schnittflächen durch beide Organe ein breites subkutanes Fettpolster mit einem weißen, umschriebenen, einer Mamma virilis vergleichbaren Drüsenkörper, der sich scharf von dem Unterhautfettgewebe absetzt (Abb. 14).

Histologisch zeigen beide Brustdrüsen ein dichtes, grobfaseriges, kollagenes Bindegewebe von geringem Zellgehalt, das teilweise verzweigte Drüsengänge umgibt. Diese Gänge werden von einem kubischen, zweireihigen Epithel ausgekleidet. Die Lumina sind etwas erweitert. Merkmale einer Sekretion fehlen. An keiner Stelle ist ein Mantelgewebe entwickelt, so daß, wie in der infantilen Mamma oder wie in der ruhenden Brustdrüse des Mannes, die Basalmembran der Tubuli unmittelbar vom kollagenen Stützgewebe umgeben wird (Abb. 14b).

Der chromosomale Hypogonadismus bei Turner-Syndrom erklärt die fehlende Entwicklung einer Differenzierung der Brustdrüsen, die bei Erwachsenen nur die Form und Größe einer Mamma virilis annehmen, in Wirklichkeit aber infantile Brustdrüsen im höheren Lebensalter darstellen, in denen es, wie vor der Pubertät, weder zu Adventivsprossen des Gangsystems noch zur Ausbildung eines Mantelgewebes gekommen ist. Dabei ist bemerkenswert, daß trotz dieser hochgradigen Hypoplasie der Panniculus adiposus eine polsterförmige Hyperplasie aufweist, wodurch die Form eines flachen Drüsenkörpers imitiert werden kann.

β) Hypoplasien bei Gonadendysgenesien

Gleichartige Hypoplasien werden auch bei selteneren Formen der reinen Gonadendysgenesie, bei dem sog. Swyer-Syndrom (PRADER, 1971), ferner bei Agonadismus (OVERZIER und LINDEN, 1956) beobachtet.

b) Sekundäre (erworbene) Ursachen

Ein- oder beidseitige Unterentwicklungen der Brustdrüsen sind in ihrer ätiologischen Konstellation nicht immer zu klären. Eindeutig ist die Pathogenese, wenn das Bildungsblastem direkt geschädigt worden ist, so daß mammotrope hormonale Impulse keinen Wirkungsort finden, um den Drüsenbaum zur Entfaltung zu bringen. Typisches Beispiel: Radiogene Schädigung bei Strahlentherapie von Tumoren des Thorax im Kindesalter. Nervale und hormonale Faktoren werden in Einzelbeobachtungen des älteren Schrifttums bei Erkrankungen des zentralen und sympathischen Nervensystems diskutiert. Zu dieser Frage konnte ERNST (1929) zeigen, daß eine Entnervung der Mamma durch Exstirpation des Grenzstranges des Sympathikus und der Interkostalnerven eine Atrophie des

Drüsenkörpers bewirkt. Einseitige Überfunktionszustände des Sympathikus bei halbseitigem Morbus BASEDOW können nach ANGELI und ALTSCHUL (1930) mit Anisomastie und einseitig-homolateraler Hypertrophie verbunden sein. Eine Hypoplasie der Mamma wurde bei traumatischer Thalamusschädigung auf der gelähmten Seite gesehen, ebenfalls nach Polioenzephalitis (OPPENHEIM, 1923). Dazu folgende eigene Beobachtung:

α) Beidseitige Hypoplasie der Brustdrüsen bei Zustand nach Poliomyelitis acuta anterior

17 Jahre altes Mädchen. Im 5. Lebensjahr an akuter Poliomyelitis mit Zwerchfellähmung erkrankt, lebte 12 Jahre lang in der „Eisernen Lunge".

Bei der Obduktion (S.-Nr.: 890/64 Mz.) wurden neben hochgradiger Unterentwicklung der Skelettmuskulatur und Inaktivitätsatrophie des gesamten Knochensystems ein infantiles Genitale mit schmalen, kleinen Ovarien und kleinem Uterus festgestellt. Beide Brustdrüsen erwiesen sich als flache, kleine Organe mit blasser Mamille. Der kleine, weiße Drüsenkörper von kindlichen Dimensionen war von Fettgewebe durchwachsen.

Histologisch fand sich ein grobfaseriges kollagenes Stützgewebe mit Einlagerung von Fettzellgruppen. Der Drüsenbaum bestand aus schmalen Gängen mit geringfügigen Adventivsprossen und einigen Läppchenanlagen (Abb. 15). Das Parenchym war in allen Teilen von diesem Stützgewebe unmittelbar umgeben. Ein Mantelgewebe hatte sich nicht differenziert. Im Bereich der größeren Milchgänge unter der Mamille wurde eine geringe Weitstellung festgestellt; es fanden sich jedoch keinerlei Zeichen einer zellulären Aktivität oder Sekretion.

Bemerkenswert sind die bisher allerdings nicht bestätigten Untersuchungen von KOKALJ-KOVALEVSKA (1929) an 166 Frauen mit Lungentuberkulose, von denen in 57% eine einseitige

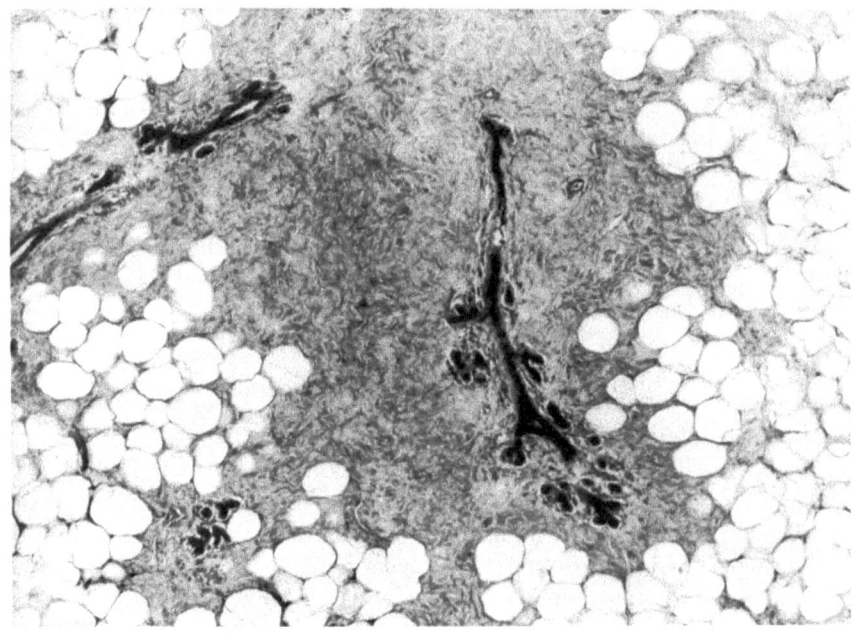

Abb. 15. Hypoplasie der Mamma bei Zustand nach Poliomyelitis. Infantiler Drüsenkörper mit Entwicklung geringfügiger Adventivsprossen aus schmalen Drüsengängen. HE, Vergr. 70 ×

Atrophie erkennbar war. Von 89 Frauen mit einseitiger Lungenerkrankung wurde in 75% eine homolaterale Atrophie oder Hypoplasie beobachtet. Pathogenetisch werden Reflexmechanismen des Sympathikus vermutet, die zu trophischen Störungen im Drüsenparenchym führen sollen. Wenn Zusammenhänge dieser Art bestehen sollten, dann sind diese nur verständlich, wenn die Regulationsstörungen in die pubertale Wachstumsphase eingreifen. Andererseits ist bei einer Volumenabnahme der Mamma bei konsumierenden Allgemeinkrankheiten vor allem an einen Abbau des subkutanen Fettgewebes zu denken.

β) Radiogene Hypoplasie

Eine Strahlentherapie von malignen Tumoren des Thorax, der Schulter-Oberarmregion oder die im Kindesalter angewendete Röntgen- und Radiumbehandlung von flächenhaften Hämangiomen kann zu Entwicklungshemmungen der Mamma Anlaß geben, wenn sich die Drüsenanlage im Bestrahlungsfeld oder in seiner Grenzzone befindet. Nach KOLAR et al. (1967) sind bei einer berechneten Tiefendosis bis zu 300 R für die Mammaanlage im 1. Lebensjahr keine Störungen zu erwarten, dagegen treten bei Dosierung über 300 R regelmäßig regressive Veränderungen auf. Diese zeigen sich erst in der Pubertät als Anisomastie, die von Wachstumsvarianten oder Anlagedefekten anderer Ätiologie durch das gleichzeitige Bestehen von radiogenen Skelet- oder Lungenveränderungen unterschieden werden kann (GREGL und WEISS, 1961). Im Schrifttum sind nach KOLAR et al. (1967) bisher 33 Fälle von strahleninduzierter Hypoplasie der Mamma bekannt geworden, wobei die Zahl in Wirklichkeit wesentlich höher liegen dürfte.

Im älteren Schrifttum wurden Hypoplasien der Brustdrüse mit infantiler Mamille nach Bestrahlung einer Hilusdrüsentuberkulose von HARMS (1925) und

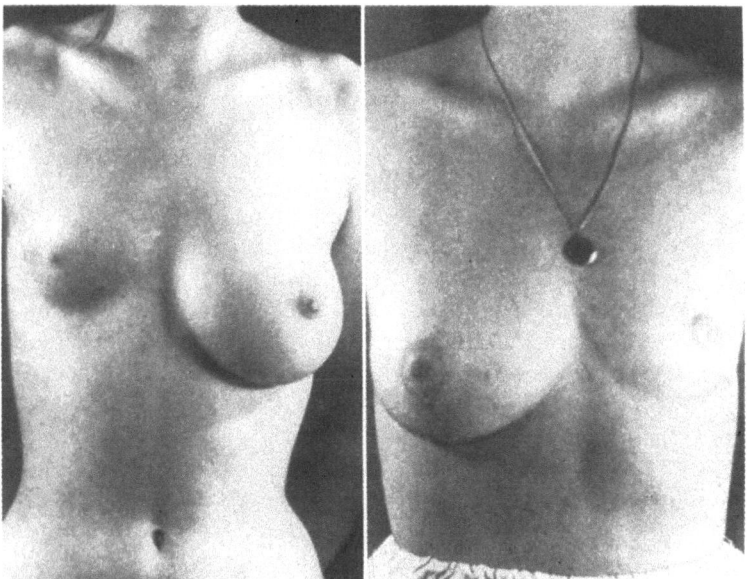

Abb. 16. Radiogene Hypoplasie der Brustdrüsen zweier Mädchen nach Bestrahlung von Hämangiomen der Brusthaut. (Nach KOLAR et al., 1967)

RICHARZ (1925) beschrieben. Radiogene Entwicklungsstörungen nach Strahlentherapie von Lungen-, Pleura- und Oberarmtumoren bei Kindern und Adoleszenten belegten MÜHLMANN (1924), WIERIG (1926) und HAENISCH (1934).

Bei angeborenen Hämangiomen der Haut des Thorax, der Brustdrüse, Areola, Mamille und des Schultergürtels ist bei den zusammengestellten Fällen die Behandlung in der Zeit vom 1.–16. Monat, d.h. im Säuglingsalter, vorgenommen worden. Während der Geschlechtsreife entwickelte sich nur die nichtbestrahlte Brustdrüse regelrecht, und die Mamma der kontralateralen Seite blieb hypoplastisch oder infantil (Abb. 16). In einem Teil dieser Fälle lagen gleichzeitig strahleninduzierte Atrophie, Depigmentation der Haut, Teleangiektasien, Skelettveränderungen und Muskelatrophien vor.

Lit.: UNDERWOOD und GAUL (1948), DIETHELM et al. (1952), RÜBE (1954), GROS und KEILING (1958), DEGNER und DÖRFFEL (1960), GREGL und WEISS (1961), WEIDMAN et al. (1966) 2 Fälle; KOLAR et al. (1967) 14 Fälle, RAUSCH (1975, Lit.).

Therapeutisch ist die unilaterale oder beidseitige Hypoplasie der Mamma durch Hormonbehandlung, d.h. konservativ, nicht zu beeinflussen. Daher werden mit großem Erfolg Augmentationsplastiken vorgenommen (REES und DU PUIS, 1968).

Über *Mammakarzinome auf dem Boden einer radiogenen Hypoplasie* der Mamma in 2 Fällen berichtet IKNAYAN (1975): 28 Jahre alte Frau war im 1. Jahr wegen eines Nävus der Mamille bestrahlt worden. In der unterentwickelten Mamma hatte sich 27 Jahre später ein Adenokarzinom gebildet. 27 Jahre alte Frau: Vor 11 Jahren Strahlentherapie wegen eines Lymphoms. Beidseitige Hypoplasie. Nach 15 Jahren linksseitiges Adenokarzinom.

B. Postnatale Entwicklung und Anatomie der Brustdrüse

I. Morphologie der Mamma des Neugeborenen und des Säuglings

Die Mamma des neugeborenen Kindes unterliegt in den ersten Tagen und Wochen post partum einer reversiblen Umgestaltung, die mit einer Organvergrößerung und der Bildung eines als „Hexenmilch" bekannten Sekrets verbunden ist. Dieser passagere, einer „Lactation en miniature" vergleichbare Zustand zählt zu der sog. Genitalkrise oder zu sog. Schwangerschaftsreaktionen des Neugeborenen und wird auf Einflüsse mütterlicher und kindlicher Hormone zurückgeführt. Das ältere Schrifttum referiert SCHULTZ (1933); neuere Ergebnisse liegen vor von FORSSELL (1938), THÖLEN (1948), PFALTZ (1949), SCHNURRBUSCH (1952) und BÄSSLER (1958a,b).

1. Klinische Daten

Nach MERZ (1946) zeigen 62,5% aller Neonaten zwischen dem 10. und 12. Wochenbettag Drüsenschwellungen, wobei in der Gruppe der stärksten Reaktionen die Mädchen prozentual überwiegen. Der Beginn der Drüsenvergrößerung wird von FORSSELL (1938) am 3./4. Tag und von HOLTERMANN (1960) zwischen dem 3. und 7. Tag gesehen. Das Maximum wird zwischen dem 8. und 12. Tag erreicht (NACHTIGALL, 1965). In der Untersuchungsreihe dieses Autors an 463 Säuglingen haben 95% aller Neonati eine Schwellung der Mamma. Dagegen fand HOLTERMANN (1960) bei 1000 Säuglingen nur in 12,4% Schwellungszustände, bei 28% der Kinder zwar Schwellungen, aber keine Sekretion. Mädchen reagieren zeitlich früher und stärker und weisen, in Übereinstimmung mit MERZ (1946), am häufigsten exzessive Vergrößerungen auf, wobei auch Anisomastien vorkommen. HOLTERMANN (1960) stellte ferner eine Abhängigkeit der Brustdrüsenvergrößerung bei Mädchen von der Muttermilchernährung fest, die stärker sei als bei Mischkost. Dieser Abhängigkeit wurde jedoch von NACHTIGALL (1965) widersprochen; der Autor fand auch keine Geschlechtsunterschiede.

Das *Alter der Mutter* beeinflußt die Frequenz der Drüsenhypertrophie nicht. Die *Parturität* äußert sich in dem Sinne, daß Kinder Erstgebärender prozentual häufiger Schwellungen haben. Dagegen werden bei Zweitgebärenden höhere Grade beobachtet. Mit zunehmender Geburtenzahl nimmt die Schwellungsgröße wieder ab (MERZ, 1946).

Die *Dauer der Drüsenschwellung* und Hexenmilchsekretion ist variabel, auch wenn keine Milch abgedrückt wird. Die Involutionsvorgänge der Mamma beanspruchen nach klinischen Kriterien mehrere Monate. Nach FORSSELL (1938) ist bei $^3/_4$ der Kinder noch im 3.–4. Monat Sekret in den Drüsen enthalten, $^1/_4$ weist sogar noch im 8.–9. Monat Sekretreste auf. Zu gleichen Ergebnissen kamen DIETRICH (1927) und BÄSSLER (1957). Die Vergrößerung der Mamma bei termingerecht geborenen Kindern ist so konstant, daß sie, in Übereinstimmung mit den klinischen Beobachtungen von MERZ (1946), als *Reifezeichen* bewertet wird.

2. Morphologie

Makroskopisch ist die Mamma des reifen und normalgewichtigen Neugeborenen ein umschriebener, kegelstumpfförmiger Drüsenkörper von etwa 10 mm Höhe. Selten werden pilz- oder scheibenförmige Drüsenformen beobachtet. Geschlechtsunterschiede ließen sich nicht feststellen. Die Farbe der frischen Brustdrüse post partum ist graurot oder dunkelrot (Abb. 17a). Mit Beginn der „Hexenmilchsekretion" nehmen die Drüsen, unter Abrundung des Organs, an Größe zu. Sie erreichen Haselnuß-, selten Walnußgröße und wölben sich nach außen vor, so daß sie mühelos palpiert werden können. Im Zustand der Rückbildung verkleinern sich die Drüsen und verwandeln sich im 2. Trimenon in einen kleinen, weißen, bindegewebigen Körper mit schmalen, strängigen Ausläufern im Panniculus adiposus.

Mikroskopisch besteht die Mamma des Neugeborenen aus den Anlagen der späteren Milchgänge mit angedeutet dichotomer Teilung und Ausbildung von Adventivsprossen. Diese werden mit dem späteren Längenwachstum der Gänge in diese einbezogen oder bleiben als Sprossenrudimente bis zur Geschlechtsreife erhalten (DABELOW, 1957), d.h. auch die peripheren läppchenartigen Strukturen stellen lediglich Gangabschnitte dar, deren zweireihiges Epithel die Fähigkeit der Sekretion gewinnt. Diese beginnt manchmal schon vor der Geburt (HOELAND, 1927). Nach eigenen Befunden weisen Neugeborene schon am 1. und 2. Tag in 66% Zeichen einer Sekretion auf (Abb. 17b, c).

Die Drüsen werden von einem faserarmen und kapillarreichen Mesenchym umhüllt, das zumeist kontinuierlich in ein dichteres kollagenes Bindegewebe zwischen den Drüsengängen und -sprossen übergeht, den rundlichen Drüsenkörper nach außen begrenzt und in den bindegewebigen Septen des Panniculus adiposus verankert ist. Während das zirkumtubuläre transparente Mesenchym

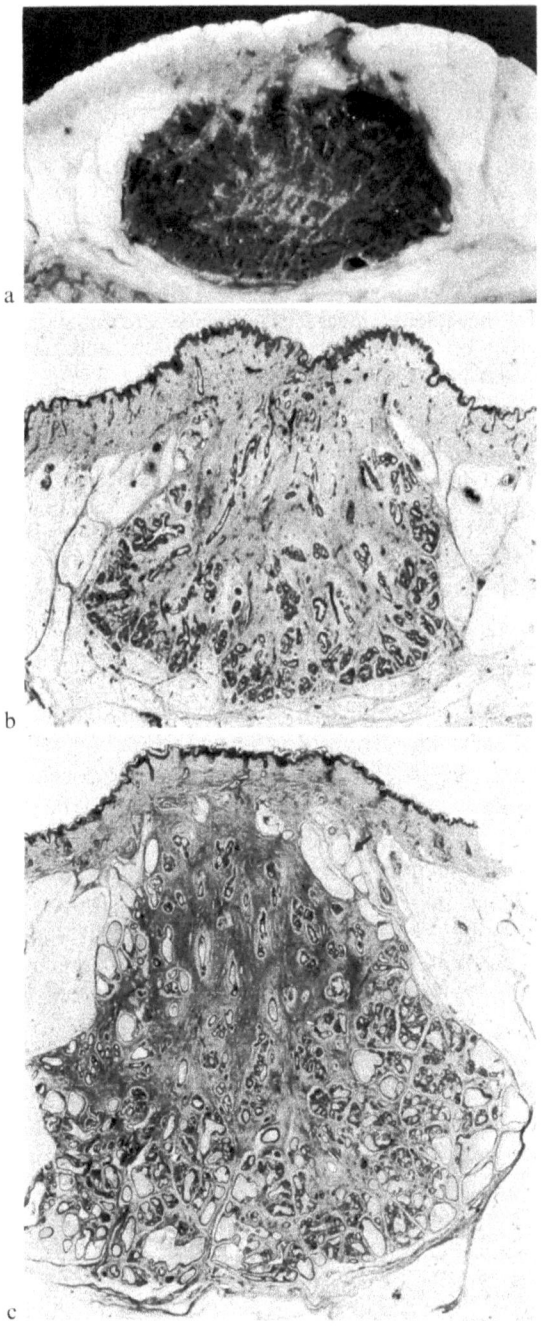

Abb. 17 a–c. Entwicklung der Brustdrüse bei Neugeborenen. (a) Makroskopisch ovaler Drüsenkörper mit Hyperämie und Blutung. Vergr. ca. 3 ×. (b) und (c) Übersichtspräparate mit z.T. schmalen und erweiterten Gängen. (c) Beginnende Sekretion mit zystischer Ausweitung peripherer Drüsengebiete am 3. Tage post partum. Unter der Areola ektatische Montgomerysche Drüsen → HE, Vergr. ca. 7 ×

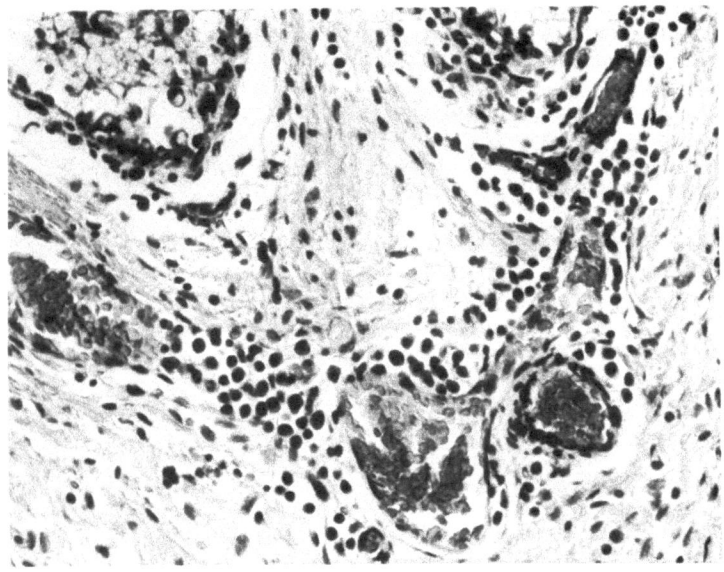

Abb. 18. Mamma des Neugeborenen mit Blutbildungsherden im zirkumvaskulären Bindegewebe. HE, Vergr. 360 ×

dem späteren Mantelgewebe der Drüsenläppchen im Sinn Berkas (1911) entspricht, bildet das noch lockere und wenig ausgeprägte kollagene Bindegewebe
das künftige Stützgewebe. Nach der Geburt ist regelmäßig eine starke Hyperämie
mit Ausbildung ektatischer Kapillarnetze um die Drüsengänge und -sprossen
festzustellen. Die Hyperämie erklärt die dunkelrote Frabe auf dem Anschnitt
und macht das häufige Auftreten von Erythrodiapedesen verständlich (Abb.
17a).

Gruber (1921) stellte Blutungen in der Häfte seiner Fälle fest. Im eigenen
Beobachtungsgut fanden sie sich bei 24% der Neugeborenen und bei 45% der
in den ersten Wochen verstorbenen Kinder. Herdförmige Abscheidungen von
Hämosiderin bei älteren Kindern weisen auf Residuen dieser Blutungen hin.

In der Fötal- und Neugeborenenperiode zählt die Brustdrüse zu den Organen,
in denen regelmäßig eine *extramedulläre Hämatopoese* festzustellen ist (Abb.
18). Physiologischerweise versiegt die Blutbildung in den ersten Tagen post
partum; persistierende Blutbildungsherde wurden vor allem bei Erythroblastosen
festgestellt (Bässler, 1957b).

3. Die sog. Hexenmilchsekretion

An die geweblichen Reaktionen der Neonaten-Brustdrüse im Zeitpunkt der
Geburt schließen sich Sekretions-, Resorptions- und Involutionsvorgänge an,
die einer Laktation ohne physiologische Entleerungsmechanismen entsprechen,
so daß in den nachfolgenden Wochen Phasen der Sekretstauung und Rückbildung stufenweise zu beobachten sind.

Der Begriff „Hexenmilch" ist im kinderärztlichen Schrifttum zuerst von GENSER (1876) bekannt geworden und wurde 1877 in Grimms Deutsches Wörterbuch aufgenommen. Synonyma für Hexenmilch (engl.: witch's milk; franz.: lait de sorcière): Drachen-, Zauber-, Teufels-, Hundsmilch; lac magicum, magical milk, obtained by incantations. Nach FORBES (1949/50) ist das Auftreten der Hexenmilchsekretion in Zusammenhang mit dem Anblick einer Hexe gebracht worden. Durch den auf das Baby gerichteten Blick werde die Sekretion induziert oder, wenn eine Sekretion trotz des Abdrückens nicht auftrete, werde das Kind von einer Hexe gestohlen. In der Schweiz heißt die Sekretion: „Er hat das Schratteli", soviel wie Teufel, weswegen ein Messer in die Wiege gelegt werden soll. Schließlich wurden Beziehungen mit der in Euphorbiazeen auftretenden „Wolfsmilch" und der Teufels- oder Hexenmilch gesehen.

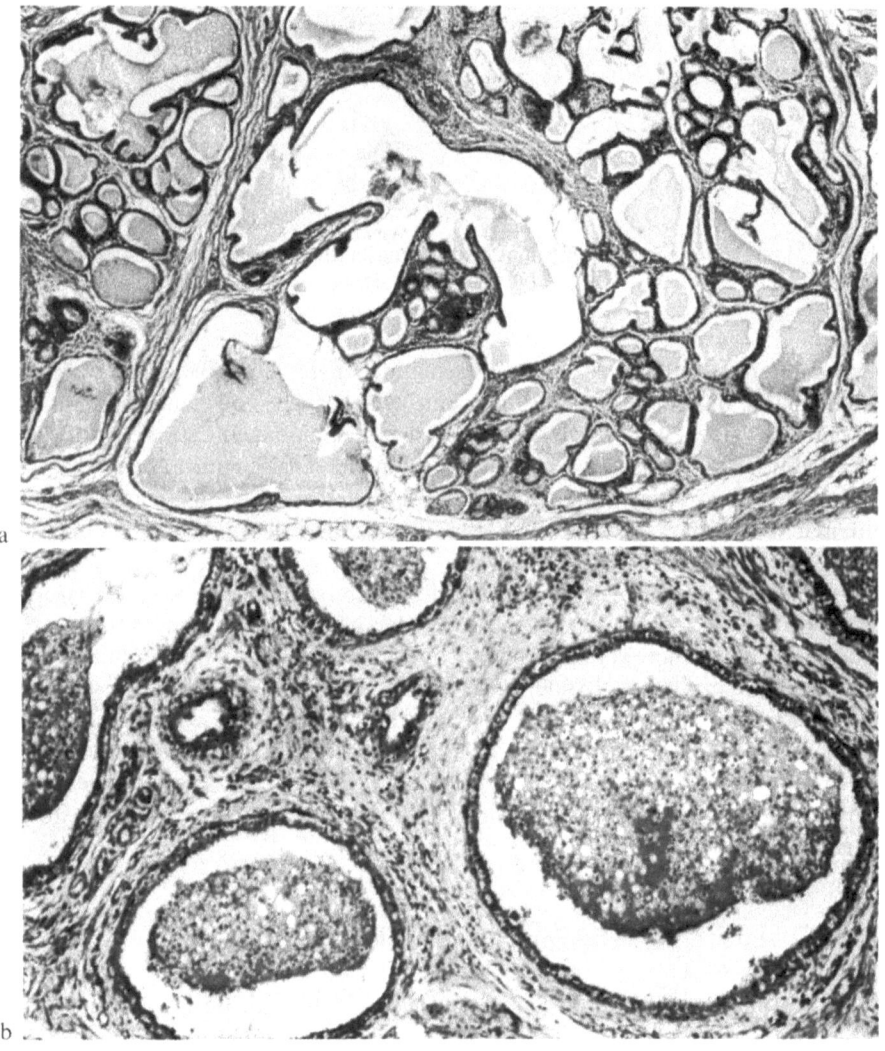

Abb. 19a u b. Hexenmilchsekretion und Sekretresorption. (a) Neugeborenenmamma in der 1. Woche post partum. (b) Galaktostase mit zellreichem Sekret und Ausbildung eines Resorptionsinfiltrats. HE, Vergr. 90× und 240×

Die *Sekretionsphase* der kindlichen Brustdrüse ist der klinisch als Anschwellung imponierende Zustand, der mit einer verstärkten Sekretion von zellreichem Kolostrum anfängt und in der 1. und 2. Woche zur Abgabe einer homogenen Milch führt. Dabei erweitern sich die Drüsenschläuche in zentripetaler Richtung zu einem kommunizierenden System zystisch umgeformter Gänge und zu Alveolen dilatierter Endsprossen (Abb. 17c und 19). Die zylindrischen Epithelzellen weisen die von GRYNFELTT (1937) lichtoptisch beschriebenen zytomorphologischen Merkmale der apokrinen Sekretion auf. Das Zellplasma enthält häufig runde, kugelförmige Einschlüsse, die gewöhnlich im apikalen Zellpol zu erkennen sind, sich halbkugelig in das Lumen vorwölben und von hier als Fetttropfen abgegeben werden. Die „Hexenmilch" ist somit das Produkt eines echten Sekretionsvorganges. Er ist hormonal induziert und setzt eine intrazelluläre Synthese der Bestandteile des Sekrets, d.h. von Fettkügelchen, Milcheiweiß und Kohlehydraten, voraus. Unter kolbiger Vorwölbung des apikalen Plasmalemm werden die Fetttropfen vom Zellplasma abgeschnürt und gelangen auf diesem Weg in das Drüsenlumen, wo sie, vermöge ihrer Haptogenmembran, wie in der Frauenmilch als isolierte Gebilde erkennbar bleiben.

Biochemische Untersuchungen über die Bestandteile der Hexenmilch von DAVIES und MONCRIEFF (1938) bei 5 Kindern vom 8.–14. Tag post partum ergaben an totaler fester Substanz 7,4–12,5%, und zwar überwiegend Laktose und Protein enthaltend. Im Vergleich zu normaler Milch wurde ein niedriger Laktose-, aber ein hoher Globulingehalt und Nicht-Eiweiß-Stickstoff nachgewiesen. Insbesondere weist der hohe Globulinspiegel auf die Ähnlichkeit mit dem Kolostrum der Frau hin. Ferner wurden Peroxydase und Phosphatase festgestellt. DOSSETT (1960) verglich das Verhalten von Hexenmilch und Frauenmilch in zwei verschiedenen Zeitpunkten (Tabelle 2).

Die morphologischen und biochemischen Untersuchungsergebnisse zeigen damit an, daß *Auftreten und Fortgang der Hexenmilchsekretion mit einer initialen Kolostrumphase und der nachfolgenden Milchbildung ganz dem Verhalten der laktierenden Mamma entspricht.*
Da in der Regel keine Entleerung des gebildeten Sekrets nach außen erfolgt, entwickelt sich eine *Galaktostase,* die zu einer von der Drüsenperipherie bis zur Mamille reichenden Dilation des gesamten Hohlraumsystems der kindlichen Brustdrüse führt (Abb. 19b). Durch den Flüssigkeitsdruck wird das Epithel abgeflacht und das umgebende Bindegewebe zu schmalen Septen komprimiert. In vergleichbarer Form wie bei der Milchstauung der laktierenden Mamma

Tabelle 2. Vergleichende Untersuchungsergebnisse von der Neugeborenen- und Frauenmilch. (Nach DOSSETT, 1960)

	Neonatus	Säugling	Laktierende Frau	
	5 Tage p.p.	4 Monate p.p.	1 Tag p.p.	6 Tage p.p.
Fett	+	+ + + +	+	+ + +
Kolostrumkörper	+ + +	+	+ + + +	+
Laktose (g/100 ml)	0,62	4,6	2,1	6,1
Ges.-Protein (g/100 ml)	7,8	–	7,3	1,5
Alk. Phosphatase KA-EH	35	42	35	40

der Frau entstehen infolge fortdauernder Zelldesquamationen, Lücken im Zellverband, durch die das gestaute Sekret in das Stroma gelangt und von hier
auf dem Lymphweg abtransportiert wird (DABELOW, 1931). Die anschließende
Involutionsphase ist durch eine zunehmende Verkleinerung der Drüsenalveolen
gekennzeichnet, die allerdings noch monatelang Sekretreste enthalten können.

Unter morphologischem Aspekt nehmen die Involutionsvorgänge nach der
Hexenmilchsekretion verhältnismäßig lange Zeiträume in Anspruch. Nach DIET-
RICH (1927), FORSSELL (1938) und BÄSSLER (1957a) ist die Rückbildung erst
im 6.-8. Monat nach der Geburt abgeschlossen. Ein während der Resorption
häufig vorkommendes zirkumtubuläres rundzelliges „Resorptionsinfiltrat" im
Bereich des ursprünglichen Mantelgewebes (Abb. 19 b) schwindet und macht
der gleichmäßigen Ausbildung eines kollagenen Bindegewebes Platz, das fortan
bis zur Pubertät die bestimmende und einzige mesenchymale Qualität des Mam-
mabindegewebes darstellt.

Als *geformte Bestandteile der Hexenmilch* treten häufig die als Kolostrumkörperchen bezeichneten Gebilde unterschiedlicher Form und Herkunft auf. In
der Sekretions- und Stauungsphase werden vor allem *desquamierte Epithelzellen*
und *phagozytierende Histiozyten (Makrophagen)* in Form von Schaumzellen
beobachtet. Ferner wandern *Granulozyten* in die Drüsenlumina ein. Die Corps
granuleux (DONNE, 1837), maulbeerförmige Fettkügelchen, sind wahrscheinlich
kernlose Schaumzellen.

4. Das Verhalten der Brustdrüse bei Frühgeborenen

Fallen die die Proliferation stimulierenden mütterlichen Hormone bereits
im 6., 7. oder zu Anfang des 8. Monats fort, so unterbleibt die Sekretion
einer Hexenmilch und das lockere undifferenzierte Mesenchym des reiskorn-
bis erbsgroßen, blassen Drüsenkörpers wandelt sich in ein kollagenes Bindegewebe um. Quantitativ sind die Brustdrüsen von Kindern des 7. und 8. Monats
etwa um die Hälfte kleiner als bei termingemäß geborenen Kindern. Die Frühgeborenen reagieren mit einer ganz allmählichen und geringgradigen Größenzunahme der Mamma in den ersten Wochen. Die Brustdrüsen bleiben mindestens
bis zum Ende des 1. Jahrs in ihrer Entwicklung hinter denen der reif geborenen
Kinder zurück. Klinisch sind Größenveränderungen bei Frühgeborenen zumeist
nicht feststellbar. KÄNDLER (1958) vermerkt, daß Schwellungszustände mitunter
erst wesentlich später, in Einzelfällen bis zum 100. Tag post partum, nachweisbar
seien.

Bei Kindern, die im 8. Monat geboren sind, ruft die Hexenmilchsekretion
im allgemeinen geringgradige Vergrößerungen des Drüsenkörpers hervor
(Abb. 20). Dabei steht das Ingangkommen einer Sekretion in Korrelation zum
Geburtsgewicht (FORSSELL, 1938). Liegt dieses unter 1500 g, so sind keinerlei
Absonderungen festzustellen, während 1600 bis 1700 g schwere Kinder schon
Sekretionszeichen erkennen lassen. Liegt das Geburtsgewicht über 2000 g, so
reagieren die Brustdrüsen, bis auf wenige quantitative Abweichungen, wie solche
bei regelrechtem Geburtstermin.

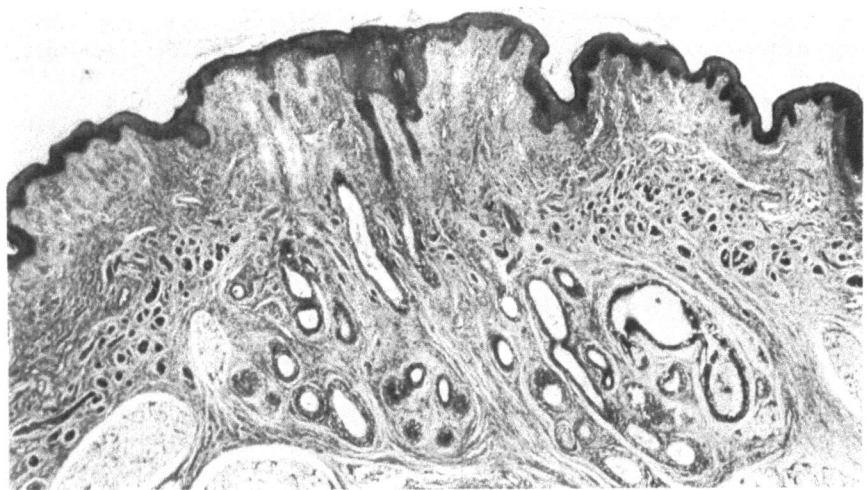

Abb. 20. Mamma eines im 7./8. Monat frühgeborenen Kindes mit Geburtsgewicht von 1900 g. Kleiner Drüsenkörper mit Gangektasie. Vgl. dazu Abb. 17 b und c. Vergr. 70 ×

5. Hormonale Regulationen

Die Wirkung mütterlicher Hormone auf die Mamma des Neugeborenen während und nach der Geburt stellt eine unvermeidbare Mitbeteiligung dieses Organs an einer bei der Mutter sich vollziehenden endokrinen Umstellung dar. Voraussetzung für die hormonale Ansprechbarkeit der Brustdrüse ist ein regelrechter Entwicklungszustand derselben. Nach übereinstimmenden Untersuchungen ist vor allem das mütterliche Follikelhormon für die Morphogenese der sog. Genitalkrise und damit für den partalen Entwicklungszustand der kindlichen Mamma verantwortlich zu machen (PHILIPP, 1938; MERZ, 1946). Nach KAISER et al. (1974) werden Östrogeneffekte vom 6., Progesteronwirkungen vom 8. Monat an im fötalen Endometrium erkennbar. Die schnellere Ausscheidung des Choriongonadotropins läßt das Follikelhormon allein zur Wirkung kommen, wodurch die Anschwellung der Brustdrüsen ausgelöst wird. So konnte in Mekonium und Urin bis zum 10. Tage p.p. Follikelhormon nachgewiesen werden (PHILIPP, 1938). Nach DICZFALUSY et al. (1957a, b) fanden sich bei Neonaten große Mengen von Östron, 17-Östradiol und Östriol im Urin, und zwar von der 2. Std. p.p. bis zum 6. Tag. In gleicher Weise fällt in der 1. Woche p.p. der Spiegel der Plasma-17-Ketosteroide auf nicht meßbare Werte ab (GARDNER und WALTON, 1954). Jedoch geht der Östrogenstoffwechsel beim Neugeborenen eigene Wege, da die Applikation von 500 µg Östrogen am 4. Tage p.p. keine Erhöhung der genannten Ausscheidungsprodukte bewirkt. Zeitdauer und Intensität der Hexenmilchsekretion läßt sich nach histologischen und klinischen Beobachtungen mit dem Zeitraum der Follikelhormonstimulation in der 1. Woche p.p. insofern nicht korrelieren, da die Sekretion keineswegs am 6./7. Tag p.p. beginnt oder kumuliert und andererseits über mehrere Wochen bis zum 2. Monat anhalten kann, wobei histologisch der Höhepunkt in der 2./3. Woche liegt. Für die anhaltenden Absonderungen der Hexenmilch ohne mechanische Entleerung der Drüsen werden daher *Synergismen* kindlicher Hormone angenommen (MERZ, 1946), insbesondere zwischen Follikelhormon und Prolaktin, wobei dieses im Hypophysenvorderlappen der Neugeborenen nachgewiesen worden sei (MORATO, 1939) und bei Fortdauer der Sekretion die Bildung einer reifen Milch erklären kann. Dafür spricht auch der Nachweis von Prolaktin (Mammotropin) im Urin von 4 Neugeborenen durch den Taubenkropftest, wobei 1 Kind mit „echter" Laktation die größten Hormonmengen (1 E in 0,5 cm^3 Urin) zeigte (LYONS, 1938).

Auch *experimentell* werden diese Beobachtungen erhärtet. ABRAHAM (1930) vermochte durch tägliche Injektionen von Ovarialhormon die Hexenmilchsekretion Neugeborener in Gang zu halten oder nach vorübergehender Stagnation erneut zu erwecken. Anschwellungen beider Brustdrüsen erzielte HIRST (1933) durch Östrogenapplikation, und v. DOBSZAY (1935) rief bei Säuglingen nach Injektion von 100000–150000 E Follikelhormon am 5./7. Tage p.p. eine „Mastitis physiologica neonatorum" hervor. Nach Vorbereitung durch Follikelhormon wurde durch Laktationshormon (Prolaktin, an 3 Tagen je 10 mg) eine Sekretionsphase eingeleitet, die zur Kolostrumbildung wie im Beginn der Hexenmilchsekretion führte.

Danach ist die sog. *Hexenmilchsekretion auf das Zusammenwirken mehrerer Hormone zurückzuführen,* wobei das *Follikelhormon* der Mutter für die *Initialphase* und das *Prolaktin des Kindes für die Fortdauer der Milchbildung und Abgabe* verantwortlich zu machen sind. Eine Steigerung der Sekretion ist durch regelmäßiges Auspressen der Milchdrüsen zu erreichen, wodurch auch beim Kind eine monatelange Laktation in Gang gehalten werden kann (BLUESTEIN und WALL, 1963). BONSER et al. (1961) berichten über ein 8jähriges Mädchen, das imstande war, ihren kleinen Bruder zu stillen.

II. Morphologie der Mamma in Kindesalter und Pubertät

1. Kindesalter

Die nach der Hexenmilchsekretion involvierte Brustdrüse stellt im Kleinkindes- und Schulalter ein kegelstumpf- oder tropfenförmiges Organ von weißer Farbe dar, das mit einem etwas verschmälerten Stiel im Korium der Mamillengegend verankert ist. Die Größe der Mamma ist variabel, nach PFALTZ (1949) etwa $5 \times 6 \times 7$ mm im Durchmesser. Die Oberfläche ist im Bereich der Areola mammae geringgradig oder trichterförmig eingezogen.

Der *Drüsenkörper* besteht überwiegend aus kollagenem, dichtgelagertem Bindegewebe, das die zu schmalen Gängen zurückgebildeten Tubuli unmittelbar umgibt. Zellige Infiltrate fehlen. Die Mamma ist in diesem Alter gut gegen den Panniculus adiposus abgegrenzt, wenngleich in den seitlichen Randgebieten gelegentlich, dagegen an der Basis häufiger Fettzellgruppen eingelagert sind. Dadurch wird die bindegewebige Textur aufgelockert und insbesondere basal eine für die spätere Drüsenentfaltung wichtige Verflechtung mit dem Fettgewebe vorbereitet. In den Drüsenschläuchen können bis zum Ende des 1. Jahres noch Rest eines gewöhnlich eingedickten Sekrets enthalten sein. In der Regel ist das Gangsystem schmal, dichotom geteilt, wobei die peripheren Enden etwas aufgetrieben sein können. In diesem ruhenden Zustand verharrt die Drüse bis zum Wirksamwerden der Geschlechtshormone zu Beginn der Pubertät.

Das Epithel dieses Altersabschnittes ist im genannten Drüsenbaum zweireihig und besteht aus einer gewöhnlich kubischen Zellreihe mit ovalen Kernen. Die basale Reihe weist flache, in der Zirkumferenz angeordnete Zellen auf, die sich als Myoepithel erweisen. Dessen Zellausläufer lassen sich vor allem bei schräger Schnittrichtung als eosinophile fädig-streifige Bänder unter der Basalmembran identifizieren. Die Begrenzung zum Lumen ist gewöhnlich glatt. An den Oberflächen des Epithels können Zellen oder Zellkerne im Zustand der Desquamation hervortreten. Es finden sich ferner schwach anfärbbare zytoplasmatische Zellfortsätze als lichtmikroskopischer Ausdruck einer geringgradigen sog. apokrinen Sekretion. Weitere Differenzierungsformen der Epithelzellen sind nicht festzustellen.

2. Entwicklung der weiblichen Brustdrüse in der Pubertät

Physiologische Pubertätsmakromastie der Mädchen

Beim weiblichen Geschlecht tritt von den sekundären Geschlechtsmerkmalen zuerst die Entwicklung der Brustdrüsen hervor (sog. Thelarche nach PRADER,

Tabelle 3. Stadien der physiologischen Brustdrüsenentwicklung nach TANNER (1962) und
PRADER (1971)

Alter in Jahren	Mamma	Allgemeine Pubertätsentwicklung	Stadium nach TANNER
vor 8	kleine palpable Drüse	infantile Verhältnisse	B 1
10-11	Brustknospe (Mamma areolaris; Thelarche): Areola vergrößert. Drüse im Warzenhof vorgewölbt	Längenwachstum, Reifung der Vaginalschleimhaut	B 2
12-13	Drüse größer als Warzenhof	stärkstes Längenwachstum	B 3
13	Knospenbrust (Mamma areolata): Drüse in Areolagebiet hebt sich vom übrigen Drüsenkörper ab	Menarche mit anovulatorischen Zyklen. Axillarbehaarung	B 4
14-15	Reife Brust (Mamma papillata): Einbeziehung der Knospenbrust und der Areola in den Drüsenkörper	Menses, ovulatorische Zyklen	B 5 B 5

1971), die nach klinischen Beobachtungen häufig einseitig, und zwar gewöhnlich links, beginnt, wobei unterschiedliche Dimensionen des Drüsenkörpers später erhalten bleiben können. Das Wachstum der Mamma durchläuft in 3–4 Jahren mehrere aufeinanderfolgende Entwicklungsabschnitte, die für die klinische Beurteilung der Pubertätsentwicklung und ihre krankhaften Störungen maßgebend sind (Tabelle 3).

Nach STRATZ (1941) und SCHMIDT-VOIGT (1941, 1945) bildet die ruhende, unentwickelte Mamma mit ihrer knopfförmig vorgewölbten Mamille eine kleine Zitze, die im Stadium der Brustknospe (Mamma areolaris) durch Proliferation und Dehnung des Drüsengewebes verstreicht. Bei Knaben ist die Zitze eine häufige Durchgangsstufe, während bei Mädchen zumeist ein rascher Übergang in die Knospenbrust (Mamma areolata) erfolgt, die auf der Gewebezunahme des Drüsenkörpers und des Panniculus adiposus beruht, wobei die verstrichene Zitze mit der gesamten Mamille vorgewölbt wird. Schließlich verstreicht auch die Areola mammae und wird in die gesamte vorgewölbte Oberfläche der Mamma aufgenommen, so daß sich nun wieder die Brustwarze vorwölbt. Das entspricht dem Zustand der reifen Brustdrüse, der Mamma papillata.

Etwa 2 Jahre vor der Menarche nimmt der Drüsenkörper bei Mädchen durch Vermehrung der bindegewebigen Anteile an Größe zu, wobei das in den Panniculus adiposus vordringende Corpus fibrosum das Fettgewebe verdrängt (Abb. 21a) und andererseits die Mamille knospenförmig vorwölbt. In der Areola zeichnet sich eine stärkere Pigmentierung ab. Zur Zeit der Menarche stellt die Mamma zumeist ein gut begrenztes kompaktes Organ dar, dessen überwiegende fibröse Anteile die feste Konsistenz wie auch die nahezu homogene Schattendichte im Röntgenbild erklären (GERSHON-COHEN, 1970).

Die Mamma hat eine dreieckige, kegelstumpfartige Form mit der Spitze an der Mamille und einer über der Fascie des M. pectoralis major ruhenden

Basis (Abb. 26). Dabei sind die umgebenden Fettgewebsschichten schmal. Während die Begrenzung des Corpus fibrosum retromammär weitgehend glatt und gleichmäßig ist, wird der Drüsenkörper nach der Oberfläche hin, d.h. hautwärts und nach lateral, bogenförmig durch Bindegewebszüge (Coopersche Bänder) verbunden, die das Unterhautfettgewebe in große Läppchen gliedern, und deren Anlage schon bei der Brustdrüse des Neugeborenen deutlich wird.

Die *morphologische Differenzierung* der Mamma vor und nach der Geschlechtsreife ist durch ein Längenwachstum der Drüsengänge mit zunehmender Verzweigung, aber noch fehlender Differenzierung zu Drüsenläppchen gekennzeichnet (Abb. 21a–c). Die duktale Architektur der juvenilen Mamma ist so zu verstehen, daß durch ein Auswachsen der von den großen Gängen abgehenden Adventivsprossen neue Milchgänge proliferieren, deren Kaliber sich verjüngt, je weiter der Gang die Peripherie des Drüsenkörpers erreicht. Der Teilungsmodus des Gangsystems folgt proximal mehr dem dichotomen Verzweigungstyp, während in den peripheren Anteilen sympodiale Teilungen stattfinden (DABELOW, 1934, 1957).

Zur Zeit der *Menarche* ist das Wachstum der parenchymatösen und mesenchymalen Anteile der Mamma durch folgende Partialvorgänge gekennzeichnet:

1. Gesteigertes Längenwachstum der Gänge.
2. Vermehrte Bildung sog. adventitieller Sprossungen am Gangsystem.
3. Ausbildung multipler knospen- oder kölbchenförmiger Endsprossen an den terminalen Gangsegmenten als Anlagen der späteren Drüsenläppchen.
4. Wachstum des gesamten Drüsenkörpers durch Ausbildung eines Corpus fibrosum. Metaplasie des Fettgewebes in Bindegewebe.

Histologisch ist in dieser Entwicklungsphase ein tubuläres System mit unterschiedlich weiten Gängen zu sehen, die von einem zweireihigen Epithel ausgekleidet sind. Das Gewebebild wandelt sich unter dem Einfluß der wirksam werdenden mammotropen Wirkstoffe und ist im 1. Jahr nach der Menarche noch sehr uneinheitlich. Das Epithel gewinnt an Höhe, es treten feintropfige apokrine Sekretionsvorgänge auf, die Epithelbasis zeigt hervortretende myoepitheliale Zellen. Während die großen Gänge unter der Mamille eine sternförmige, zumeist weite Lichtung haben, sind in den peripheren Drüsenzonen mehr und mehr Sprossungen erkennbar. Das zirkumtubuläre Mesenchym besteht aus gleichmäßig angeordnetem kollagenem Bindegewebe, das sich mit schmalen Ausläufern bis in das angrenzende Fettgewebe erstreckt. In der Drüsenperipherie finden Umbauvorgänge der mesenchymalen Anteile in dem Sinn statt, daß jeder proliferierende Drüsengang auch dann von kollagenen Fasern umhüllt ist, wenn er die Grenzzone des ursprünglichen Drüsenkörpers verläßt und in das Fettgewebe

Abb. 21a–c. Entwicklungsphasen der weiblichen Mamma in der Pubertät. (a) 14 Jahre altes Mädchen mit erweiterten Gängen ohne Lobulusbildung und homogener Fibrose. (b) 15 Jahre altes Mädchen, lobulusartige Sprossungen und geringgradige Sekretion, ohne Differenzierung eines Mantelgewebes. (c) 17 Jahre altes Mädchen mit erweiterten Adventivsprossen, Läppchenanlagen und intrakanalikulärer Epithelproliferation. Differenzierung eines Mantelgewebes. HE, Vergr. 90 ×, 240 × und 320 ×

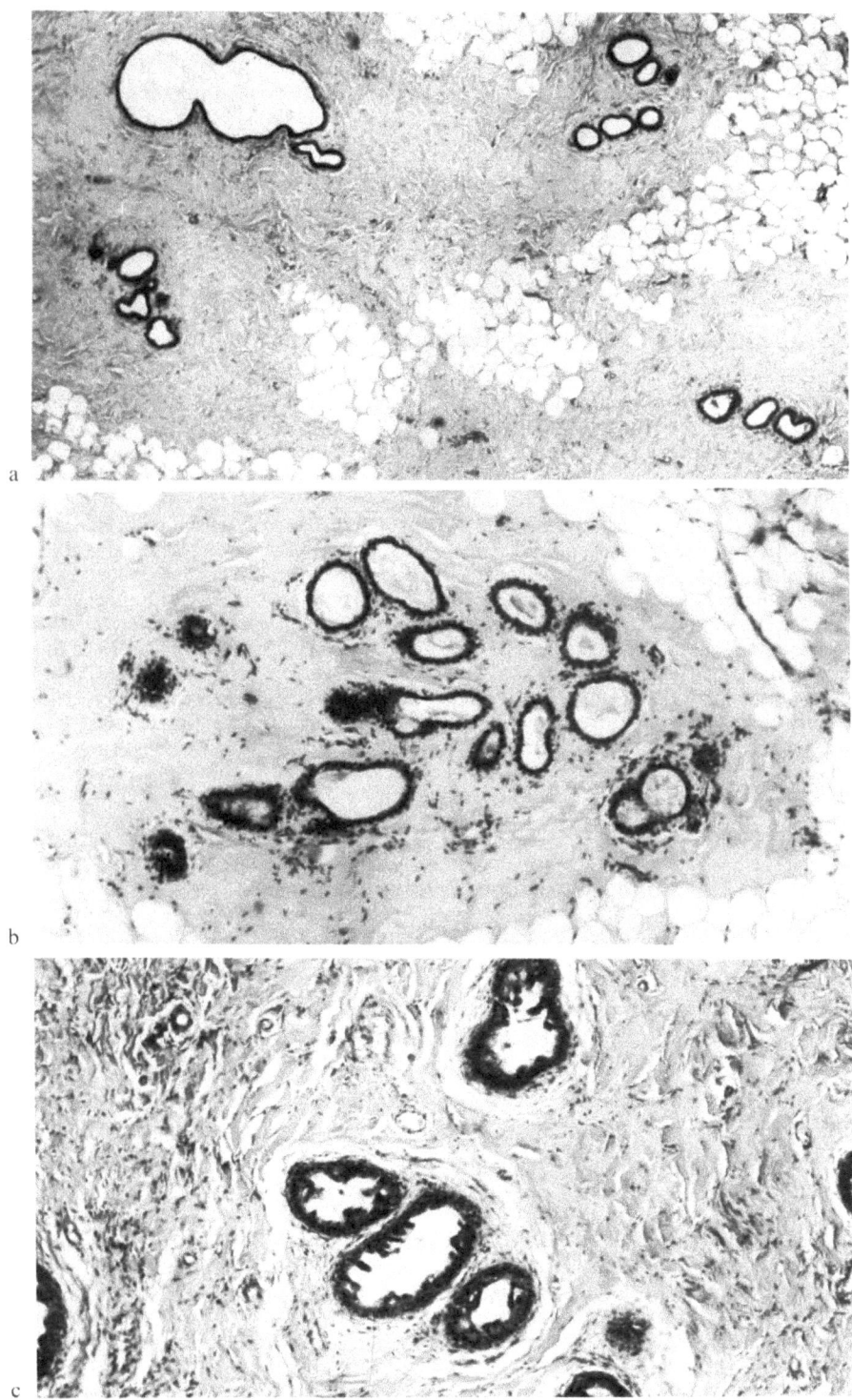

vordringt. Dieses zirkumtubuläre Mesenchym ist zellreicher und lockerer als das dichtgefügte kollagene Stroma der intertubulären Gebiete und weist häufig eingeschlossene Fettzellgruppen auf. Es vollzieht sich somit eine fortdauernde Umwandlung von Fettgewebe in kollagenes Bindegewebe unter dem Proliferationsimpuls der wachsenden Drüsen, wodurch sich der Drüsenkörper auf Kosten des Fettgewebes vergrößert. Auf diese Wachstumsvorgänge in der Mamma beim Tier wie beim Menschen hat DABELOW (1934, 1941) hingewiesen, indem er von einem „Platzhaltergewebe" für den „Entfaltungsmechanismus" des Parenchyms spricht.

3. Entwicklung der männlichen Brustdrüse im Reifungsalter

Die Brustdrüse des Knaben ist ein kleines, bindegewebiges und von Fettgewebe umhülltes Organ, dessen schmale Drüsenschläuche von DIETRICH und FRANGENHEIM (1926), v. GUSNAR (1928) und PFALTZ (1949) als rudimentär bezeichnet wurden. Der Drüsenkörper verliert sich mit schmalen Ausläufern und Strängen im Fettgewebe und enthält 14–18 Ausführungsgänge mit dichotomer und sympodialer Teilung (PFALTZ, 1949) (Abb. 22). Mit dem Einsetzen der Pubertät vergrößert sich die infantile Mamma durch Längenwachstum der Gänge und Entwicklung von kurzgestielten Endknospen, die mikroskopisch häufig durch eine Ektasie terminaler Gangabschnitte ausgezeichnet sind. Läppchen werden nicht ausgebildet; es liegt daher ein reines Gangwachstum vor (GRAUMANN, 1953). Das zweischichtige Epithel gewinnt an Höhe und weist geringe Grade einer apokrinen Sekretion auf. Der bindegewebige Drüsenkörper nimmt gleichermaßen an Größe zu, wobei das zirkumtubuläre Bindegewebe durch Proliferation von Histiozyten, Fibroblasten, vereinzelt auch von Lymphozyten und Mastzellen zellreicher wird. Die Differenzierung eines transparenten Mantelgewebes bleibt spärlich. Zahlreiche Gefäßanschnitte weisen auf eine verstärkte Vaskularisation im Mesenchym hin, das auch erweiterte Lymphspalten enthält. In der Umgebung des Drüsenkörpers treten gelegentlich Läppchengruppen des Fettgewebes hervor, die zu Bindegewebe metaplastisch umgewandelt und in den Drüsenkörper einbezogen werden (Abb. 23).

4. Physiologische Pubertätsmakromastie der Knaben

Die auch als „Pubertäts-Gynäkomastie" bezeichnete Hyperplasie der Brustdrüse während der Geschlechtsreife variiert in Größenordnung und klinischer Symptomatik von der kaum merkbaren subareolären knotigen Anschwellung des Drüsenkörpers über kirsch- und walnußgroße Formen bis zu Ausmaßen, die einer altersgleichen weiblichen Mamma entsprechen. Dann liegen Grenzformen der physiologischen und Übergänge zu pathologisch gesteigerten Hyperplasien vor, die auf besondere hormonale Reizwirkungen zurückzuführen sind. Die Korrelationen zwischen allgemeiner Entwicklung und Pubertätsmakromastie wird aus Tabelle 4 deutlich.

Unter historischem Aspekt hat die Vorstellung, daß die Brustdrüsenschwellung des Adoleszenten entzündlich bedingt sei, zu einer Vielzahl von Termini technici geführt: Mastitis adolescentium, Mastitis pubescentium, Mastitis praepubertalis, Mastitis chronica scrofulosa. Ferner wurden Mastopathia adolescentium (MOSZKOWICZ, 1926) und „akute schmerzhafte Brustdrüsenschwellung größerer Kinder" vorgeschlagen. Der heute weithin gebräuchliche Begriff „Pubertätsmakromastie" stammt von SCHMIDT-VOIGT (1941), und E. MAIER (1955) bezeichnet diese Hyperplasieformen als „physiologische Brustdrüsenschwellung des

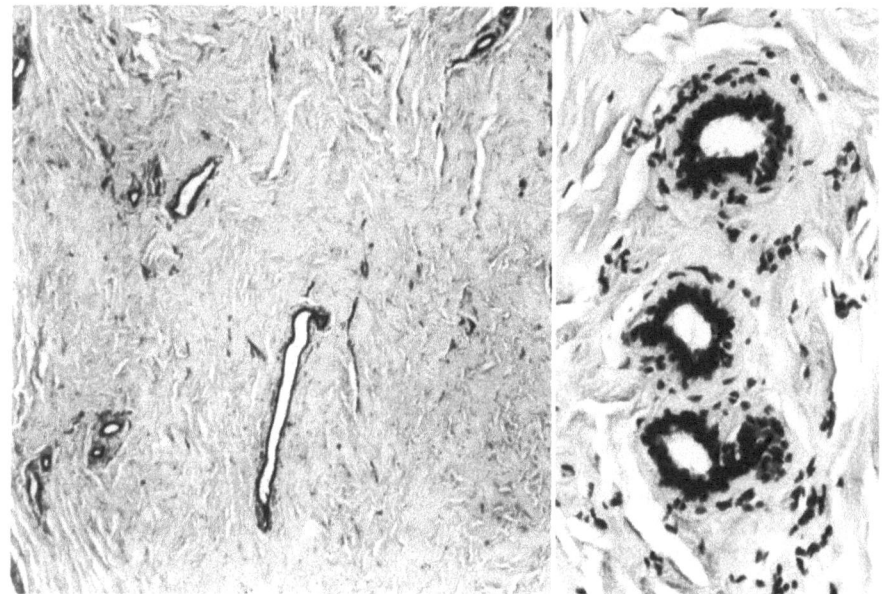

Abb. 22. Entwicklungsphasen der männlichen Mamma vor der Pubertät. 14 Jahre alter Knabe, schmale Drüsengänge und einheitliches Stützgewebe vor der Geschlechtsreife

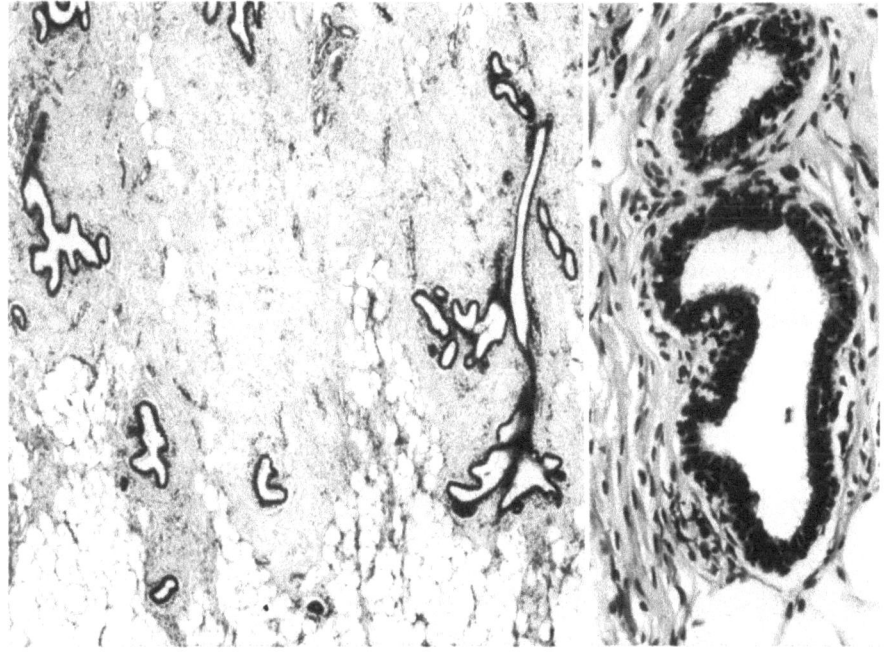

Abb. 23. 16 Jahre alter Knabe. Mamma während der Pubertät mit Erweiterung der Gänge und Ausbildung von Adventivsprossen im Sinne einer leichtgradigen Pubertätsgynäkomastie. HE, Vergr. 90 × und 320 ×

Tabelle 4. Stadien der männlichen Brustdrüsen- und Pubertätsentwicklung. Nach PRADER (1971) und TANNER (1962)

Alter in Jahren	Mamma	Allgemeine Pubertäts-entwicklung	Stadien der Pubarche nach TANNER
vor 10	infantil	infantil	P 1
11–12	infantil	Beginn des Wachstums der Hoden	P 1
12–13	infantil	Pubes, Peniswachstum, Längenwachstum	P 2
13–14	geringe Makromastie durch Proliferation des Gang-systems und des Stromas	Wachstum des Genitale, Längenwachstum, Daumen-sesambein	P 3
14–15	stärkere Makromastie, Proliferation und Verzwei-gung des Gangsystems, Vermehrung und Differen-zierung des Bindegewebes	Oberlippen- und Axillar-behaarung	P 4
15–16	Rückgang der Drüsen-schwellung	Genitale erwachsen, reife Spermien, Stimmbruch	P 5
17–19	kleiner Drüsenkörper	Gesichts- und Körper-behaarung, Epiphysen-schluß, Wachstums-stillstand	P 6

Jugendlichen". GESCHICKTER (1948) spricht von „early ripening" der Mamma zwischen dem 8. und 11. Jahr bei Vorliegen eines asymmetrischen Drüsenwachstums.

Epidemiologie und Klinik. Reihenuntersuchungen an Pubeszenten von SCHMIDT-VOIGT (1941, 1945) an 1250 männlichen Jugendlichen, von MAIER (1955) an 2500 Berufsschülern und von NYDICK, et al. (1961) an 1865 Knaben haben ein weitgehend zuverlässiges Bild über Vorkommen, Häufigkeit, Entwicklung und Involution der als Pubertätsmakromastie zu bezeichnenden Schwellungszustände der Mamma in der Geschlechtsreife ergeben. Danach tritt die Pubertätsmakromastie zwischen dem 10. und 16. Jahr in 41,5% auf. Der *Häufigkeits-gipfel* liegt nach eigenen pathomorphologischen Beobachtungen zwischen dem 13. und 14. Jahr (Abb. 24).

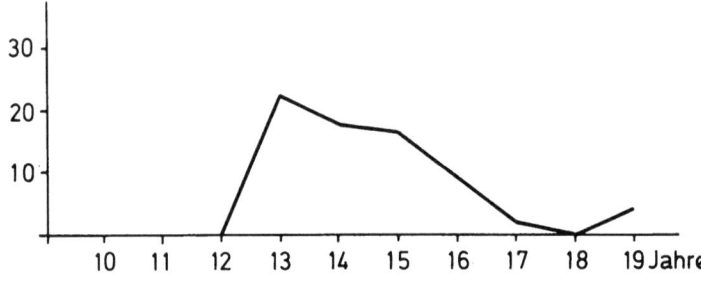

Abb. 24. Altersverteilung histologisch verifizierter Pubertätsmakromastien beim männlichen Geschlecht

Im Alter von $10^1/_2$ Jahren wird dieser Befund in etwa 20%, zwischen dem $13^1/_2$. und 15. Jahr in mehr als 50% erhoben, wobei das Maximum mit 64,6% bei 14 Jahren liegt. Neger zeigen nach den genannten Autoren nur in 28,9% (gegenüber 41,5% der Weißen) eine Makromastie. Die Anschwellung ist zumeist beidseitig (76,7%) und in einem Viertel unilateral. Bemerkenswert ist nach den statistischen Angaben von NYDICK et al. (1961) die Bevorzugung der rechten Seite mit 15,2%, gegenüber links mit 8,0%.

Während der Proliferation treten gewöhnlich Schmerzen auf. Die Haut der Areolae ist besonders sensibel und teilweise hyperämisch. Physiologischerweise bildet sich die Makromastie im Lauf eines Jahres zurück. Ein Persistieren über 2 Jahre kann in 27% und über 3 Jahre in 7,7% festgestellt werden. Verglichen mit anderen Reifungsmerkmalen kann die Pubertätsmakromastie als letztes Zeichen der Maturität auftreten. Im Gegensatz zu der physiologischen Pubertätsmakromastie bezeichnet SCHMIDT-VOIGT (1941) die seltenen stark hyperplastischen Formen, die hinsichtlich ihrer Form und Größe an die weibliche Mamma erinnern und in verschiedenen Altersstufen der Reife auftreten, als „Gynäkomastie". Die Zweckmäßigkeit einer solchen Differenzierung erscheint jedoch fraglich, zumal histopathologische Kriterien eine Unterscheidung nicht rechtfertigen. Eine zeitliche Korrelation ist mit der Größenzunahme der Testes, der Penislänge, der Schambehaarung und der Schilddrüse gegeben, deren Maximum mit dem Häufigkeitsgipfel der Pubertätsmakromastie zusammenfällt (NYDICK et al., 1961). Gegenüber dem Klinefelter-Syndrom ist die physiologische Makromastie dieses Alters differentialdiagnostisch durch Feststellung der Hodengröße und des Kerngeschlechts zu unterscheiden.

Ätiologisch ist eine verstärkte Bildung mammogener Steroide anzunehmen, insbesondere von Östrogen und Testosteron, obgleich eine vermehrte Ausscheidung der 17-Ketosteroide, von Östrogen und Gonadotropinen keineswegs regelmäßig nachweisbar ist oder auch gänzlich fehlt. Das Auftreten von Spider-Angiomen bei 10% der Knaben mit Pubertätsmakromastie läßt jedoch an eine Östrogenwirkung denken, als deren Quelle Hoden oder Nebennierenrinde vermutet werden. Der Einfluß von Androgenen ist im Anfang der Geschlechtsreife wegen des zu niedrigen Spiegels gering.

Untersuchungen der letzten Jahre haben den Akzent auf eine vermehrte Produktion hypophysärer Hormone gesetzt. JULL und DOSSETT (1964) stellten bei 24 Knaben mit Pubertätsmakromastie fest, daß die Ausscheidung von 17-Ketosteroiden mit zunehmendem Alter und Reifezustand ansteigt, der Östrogenspiegel hingegen niedrig bleibt, so daß eine primäre Östrogenwirkung unwahrscheinlich wird. Studien an 13 Knaben von FREILINGER et al. (1971) ergaben ebenfalls einen Anstieg der hypophysären Gonadotropine, insbesondere Prolaktin und STH als Ursache dieser Makromastie. BAUER (1972) vertritt den gleichen Standpunkt und erklärt die Unilateralität durch eine besondere anlagemäßige Beschaffenheit mit genetisch-chromosomaler Grundlage.

Histologisch ist die Pubertätsmakromastie durch ein Wachstum der Drüsengänge mit Entwicklung von Adventivsprossen sowie durch eine Proliferation des Stromas gekennzeichnet (Abb. 25). In Abhängigkeit von der Intensität der hormonalen Stimulation wird das Gewebebild geprägt, das alle Merkmale einer sog. tubulären Gynäkomastie aufweisen kann oder mehr als eine Fibrosierung des Drüsenkörpers mit geringgradiger epithelialer Reaktion hervortritt. In der Vielzahl der Beobachtungen wird ein zwei- oder mehrreihiges Epithel deutlich, das die Ganglumina als breite Zellmanschette umgibt und zu papillären Proliferationen neigt. Sekretionsvorgänge wurden nicht festgestellt. Im Bindegewebe finden sich, neben der Vermehrung des kollagenen Anteils zwischen den Gängen, zirkumtubuläre Mesenchymscheiden, die teilweise zu einem transparenten Man-

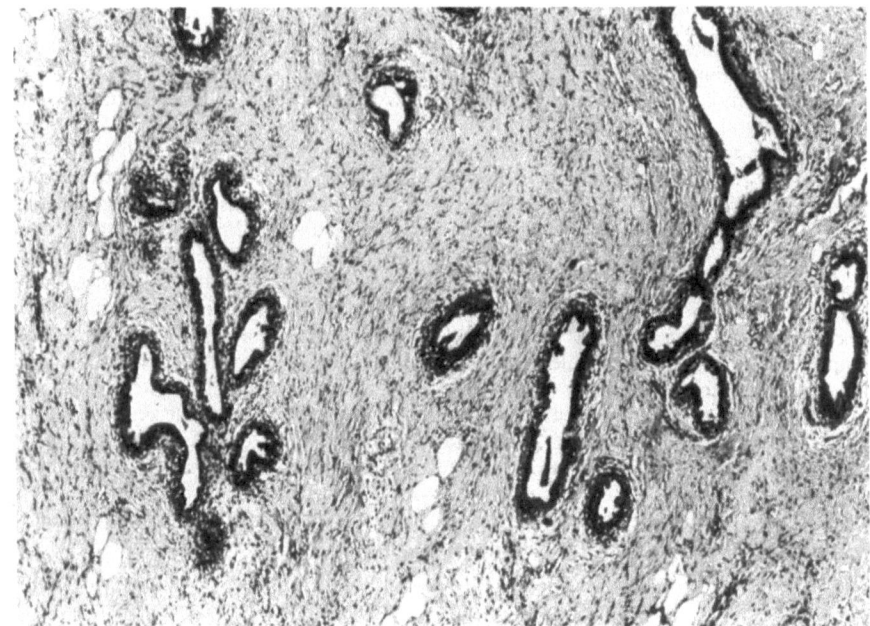

Abb. 25. Ausgeprägte Pubertätsgynäkomastie bei 13 Jahre altem Knaben mit bilateraler, etwa kirschgroßer Makromastie. Proliferiertes Gangsystem mit zellreichem Stroma und papillärer Epithelwucherung. HE, Vergr. 90 ×

telgewebe ausgebildet sind und damit Übergänge zu dem Bild der Gynäkomastie anzeigen. Der Drüsenkörper ist groß, weich und läßt schon auf den Schnittflächen durch unterschiedliche Tönung die einzelnen Bestandteile in ihrer Mengenverteilung erkennen (vgl. Kapitel V).

Morphologische Studien aus dem älteren Schrifttum liegen von STIEVE und STIEDA (1927) und ERDHEIM (1928) vor; aus dem neueren sind die Zusammenstellungen von GESCHICKTER (1948) und BÄSSLER (1966) zu nennen.

Ungewöhnlich ist die Beobachtung von MAGGI (1957), der bei einem 14-jährigen Knaben eine einseitige Gynäkomastie (Pubertätsmakromastie) und in der 2. Brustdrüse ein juveniles Mammakarzinom beschreibt.

Zur Therapie. Da sich mehr als 90% aller Pubertätsmakromastien im Verlauf von maximal 3 Jahren spontan zurückbilden, erübrigt sich in den meisten Fällen eine gezielte Behandlung. Eine solche ist jedoch bei besonders schmerzhaften Sensationen, bei auffällig stark ausgeprägten verweiblichenden oder längere Zeit persistierenden Formen angezeigt. Die Methode der Wahl ist die einfache Mastektomie bei Erhaltung der Mamille. Hormonbehandlungen erwiesen sich als erfolglos.

III. Morphologie der Mamma der geschlechtsreifen Frau

Das paarig angelegte Organ der Frau stellt physiologischerweise die einzige zur Entwicklung gelangte Anlage eines embryologisch ausgedehnten mastogenen

Terrains dar, die kaum 3 Jahrzehnte lang einen annähernd gleichbleibenden Aufbau besitzt. Aber auch in dieser Zeit, während der Geschlechtsreife, wandeln sich Feinbau und Funktion unter dem Einfluß mammotroper Hormone, so daß die Kenntnis der Biomorphose (M. BÜRGER, 1958/60) gerade dieser Drüse für die gewebliche Beurteilung unerläßlich ist. Dazu kommen eine Reihe individueller und konstitutioneller Varianten in Form und Größe, die seit vielen Jahrzehnten sowohl unter morphologischen wie unter anthropologischen und ethnologischen Aspekten Gegenstand zahlreicher Untersuchungen zur Aufstellung von Formtypen waren.

1. Makroskopische Anatomie

Topographisch projiziert sich die Brustdrüse auf der vorderen Thoraxwand in das Gebiet zwischen 2. und 6. Rippe, seitlich zwischen Parasternal- und mittlerer Axillarlinie. Etwa die Hälfte bedeckt den M. pectoralis major, der untere innere Quadrant den M. rectus abdominis und die restlichen Anteile die 4.-7. Zacke des M. serratus lateralis. Die vertikale Ausdehnung beträgt 10–12 cm, der radiale Durchmesser von der Mamille bis zur Drüsenbasis etwa 5–7 cm. Die Zirkumferenz an der Basis mißt etwa 40 cm.

Größe oder Volumen und Gewicht einer Brustdrüse sind während des Menstruationszyklus von DÖRING (1953), in der Gravidität von v. JASCHKE (1953) und HYTTEN (1954) mit verschiedenen Methoden gemessen worden. Die Erfolge der plastischen Chirurgie der Mamma brachten weitere Anregungen zur Bearbeitung dieser metrischen Probleme, über die es im älteren Schrifttum keine verbindlichen Angaben gibt. Nach Messungen des Drüsenvolumens durch Überlaufgefäße, mit Hilfe einer stereoskopisch arbeitenden Kamera oder durch einen das Organ aufnehmenden Meßzylinder mit beweglichem Stempel wurden nach STRÖMBECK (1964), unter Berücksichtigung einer Standardabweichung von ca. 25 ml, folgende Mittelwerte festgestellt:

Als *normale Größe* wird ein Gewicht oder Volumen von 150–400 g (ml) außerhalb der Gravidität bezeichnet. Drüsenkörper bis 200 g gelten als klein, von 200–400 g als mittelgroß, über 400 g als groß. Am Ende einer Gravidität besteht ein Gewicht von 400–600 g, während der Laktation von 600–800 g (VORHERR, 1974).

Mit zunehmender Fettleibigkeit steigt das Brustdrüsengewicht um 20 g/kg Körpergewicht an. Liegt eine Gewichtszunahme von 50% über dem als physiologisch bezeichneten Grenzwert vor, so ist die Feststellung einer Makromastie gerechtfertigt, d.h. bei einem Gewicht von über 600 g außerhalb von Schwangerschaft und Laktation (STRÖMBECK, 1964). Das *spezifische Gewicht* des Drüsengewebes beträgt nach diesem Autor 0,93 ± 0,03.

Form: Alter, Konstitution, Rasse, Geburtenzahl und akzessorische Hormonwirkungen beeinflussen Entwicklung und Form der Brustdrüse in vielfältiger Hinsicht. Als frühes Stadium der Brustdrüsenentfaltung gilt die Knospenbrust (Mamma areolata) mit kegelförmig vorgewölbtem Warzenhof. Dabei entsteht bei Eintritt der Pubertät aus einer Mamilla plana eine Mamilla protuberans (Brustknospe).

Mit Ausbildung eines Drüsenkörpers werden die prominente Areola und Mamille oder Mamma areolata wieder abgeflacht und in das Niveau der Brustdrüse einbezogen. So bildet sich die Form der Brustdrüse einer geschlechtsreifen Frau aus, mit flacher Areola und vorstehender Mamille, die Mamma papillata (STRATZ, 1904, 1923). In vergleichenden Studien an Frauen unterschiedlichen Lebensalters fand SIEMENS (1952) vorwiegend 3 Typen: eine halbkugelförmige *Stehbrust* (Mamma rigida) während der Pubertät und z.T. bei kinderlosen Frauen bis zum 25. Jahr, bei Müttern in 7% eine *Senkbrust* (Mamma descendens) und gelegentlich eine sog. *Flachbrust*. Bei allen anderen Frauen und in 10% schon vor und nach Erlangung der Geschlechtsreife dominiert die sog. Hängebrust (Mamma pendulans), die als normale Form der Mamma bei der erwachsenen Frau, vor allem als Brustdrüsentyp der jüngeren und der älteren Mutter gilt.

Für die Form der Mamma ist nicht nur der eigentliche Drüsenkörper verantwortlich,

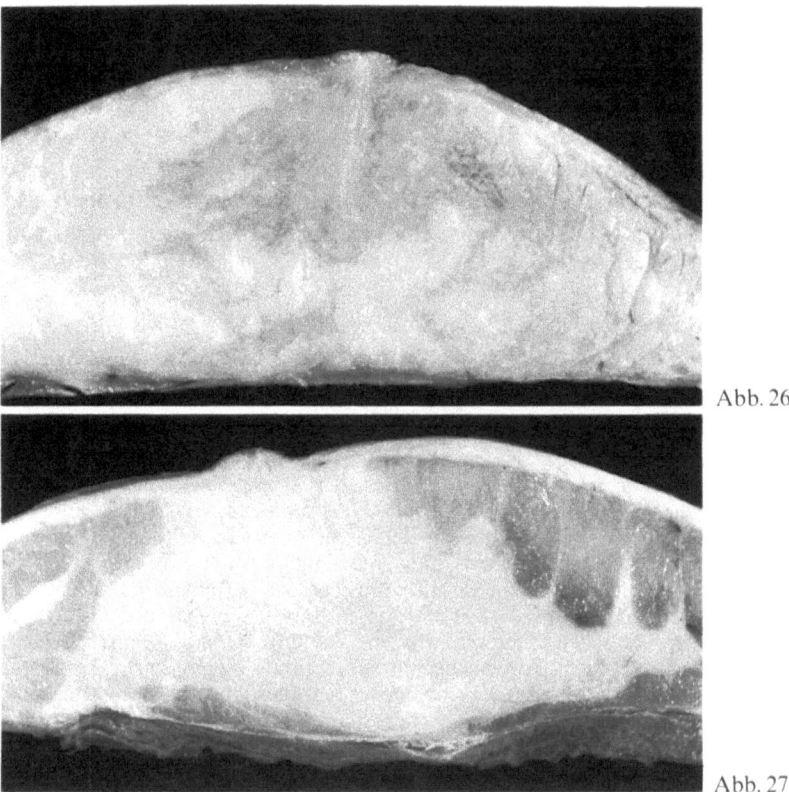

Abb. 26

Abb. 27

Abb. 26. Makromorphologie des Drüsenkörpers. Mamma während der Pubertät mit einem weitgehend geschlossenen Drüsenkomplex bei einem 16 Jahre alten Mädchen

Abb. 27. Homogener, gut begrenzter und fester Drüsenkörper bei einer 23 Jahre alten Frau mit hervortretenden Cooperschen Bändern. Scharfe Begrenzung an der Basis

sondern in besonderem Maße die Ausbildung des *Unterhaut-Fettgewebes*. Unter physiologischen Bedingungen wird das Corpus mammae bei jungen Frauen an seiner Oberfläche von einer 1–3 cm breiten Schicht eines gelben, zumeist groblappigen Fettgewebes umgeben. Das wird vom Korium der Haut, von der Oberfläche des Drüsenkörpers unscharf begrenzt und von den Retinacula mammae in grobe Fettläppchengruppen separiert (Abb. 26). Im Gebiet der Areola und Mamille schwindet der Panniculus adiposus entweder ganz oder bis auf kleine Läppchengruppen, die das zirkumduktale Stroma der großen Milchgangsegmente umgeben. An der Basis des Drüsenkörpers nimmt der Fettgewebsmantel ebenso stark ab und bildet nur eine schmale Zone oder fehlt völlig. Als ein wesentlicher und formbestimmender Anteil gehört das Fettgewebe der Mamma nach konstitutionspathologischen Untersuchungen von GÜNTHER (1956, Lit.) nicht nur zu den sekundären Geschlechtsmerkmalen, die sich nach der Pubertät ausbilden, sondern sogar zu den primären, schon im Neugeborenenalter erfaßbaren Sexualzeichen, die in der Erbkonstitution verankert sind.

Das *Corpus mammae* hat eine mehr oder weniger abgeflachte Kegelstumpfform und ist durch bindegewebigen Septen mit dem Korium verankert.

Radiologisch erfaßbare Wandlungen des Drüsenkörpers von der Zeit der Pubertät, der Geschlechtsreife bis ins höhere Alter sind in mammographischen Atlanten wiedergegeben (HOEFFKEN und LANYI, 1973; BARTH, 1977) und von GREGL et al. (1977) beschrieben worden.

Die *Retinacula mammae* sind als *Coopersche Bänder* (1845) bekannt und fixieren den Drüsenkörper bei Erhaltung der Verschieblichkeit auf der Thoraxwand. Die Cooperschen Bänder erheben sich z.T. zeltförmig von der Oberfläche des Corpus mammae; sie können Drüsenläppchen enthalten, führen Lymphgefäße und verjüngen sich zunehmend bis in die Insertionszone des Koriums (Abb. 27). Diese „Bänder" sind nicht etwa Ligamenten beweglicher Organe vergleichbar, sondern stellen Septen in flächenhafter und unregelmäßiger Ausdehnung dar, deren „Fächer" von Fettgewebe ausgefüllt sind. Die oberflächliche Verdichtung und Faserung dieser Retinakula im Korium hat unter chirurgischen Aspekten zum Bild einer „oberflächlichen Faszie" geführt, ebenso die retromammäre lockere Bindegewebsschicht („tiefe Faszie") auf der Thoraxwand, in der die operative Präparation bei Ablatio mammae erfolgt. Die direkte lymphangische Kommunikation dieses retromammären Raums mit der Thoraxwand und den Interkostalräumen erklärt die große Metastasierungsgefahr bei tiefen oder auf dieses Gebiet übergreifenden Karzinomen.

2. Histogenese und mikroskopische Anatomie

a) Entwicklung des Gangsystems und der Drüsenläppchen

Die weibliche Brustdrüse ist aus 15 bis 20 radiär angeordneten und zur Mamille konvergierenden Drüsenlappen aufgebaut, die von einem lockeren Mantel- und einem festeren Stützgewebe sowie von Blut- und Lymphgefäßen umgeben und zu einem während der Geschlechtsreife kompakten Drüsenkörper zusammengefügt sind. Diese Lobi leiten sich, wie das gesamte Organ, stammesgeschichtlich von den Drüsen der äußeren Haut, insbesondere von den tubulären Schweißdrüsen, ab (KOELLIKER, 1850, 1854; v. EGGELING, 1928) und unterliegen während des Wachstums einem differenzierten Teilungsmodus. Nach DABELOW (1934, 1957) vollzieht sich der Entfaltungsmechanismus des Drüsenbaums während der Pubertät durch ein Längenwachstum des angelegten Gangsystems, dessen Hauptgänge dichotom verzweigt sind. Doch bleibt ein Ast im Wachstum häufig zurück, während der zweite das Wachstum weiterführt und ein kräftigeres Gangsegment bildet. So entsteht ein System aufeinanderfolgender dicker Abschnitte eines scheinbaren Hauptstamms mit schmaleren Seitenästen (Abb. 28). Nach DABELOW handelt es sich, analog zu den Teilungsgesetzen bei der Pflanze (M. HEIDENHAIN, 1932), um ein „Sympodium auf dichotomer Grundlage". Die an den Ästen sich ausbildenden Adventivsprossen wachsen zu Langsprossen aus und bilden erst viel später, d.h. mit Erreichen der Geschlechtsreife, an den Enden der Gänge, Drüsenläppchen. Die wachsenden Milchgänge dringen mit ihren Drüsensprossen in das präexistente subkutane Bindegewebe ein, das nach DABELOW (1957) ein „Platzhaltegewebe" darstellt. Dabei wächst der epitheliale Sproß nicht unmittelbar zwischen Fettzellen oder Läppchen vor, sondern stets in einer Zone lockeren kollagenen Bindegewebes. Das bedeutet, daß unter dem Einfluß des Gangwachstums das Fettgewebe induktiv in Bindegewebe in dem Sinn umgewandelt wird, daß die Metaplasie des Mesenchyms der vordringenden Epithelknospe vorauseilt. Damit erfolgt eine Vermehrung des Bindegewebeanteils auf Kosten des präexistenten Fettgewebes, woraus sich mit zunehmender Geschlechtsreife ein kompakter Drüsenkörper entwickelt.

Die sympodiale Entfaltung des Drüsenbaums und die an zahllosen Stellen der sprossenden Epithelknospen erfolgende Bindegewebsmetaplasie erklärt, daß

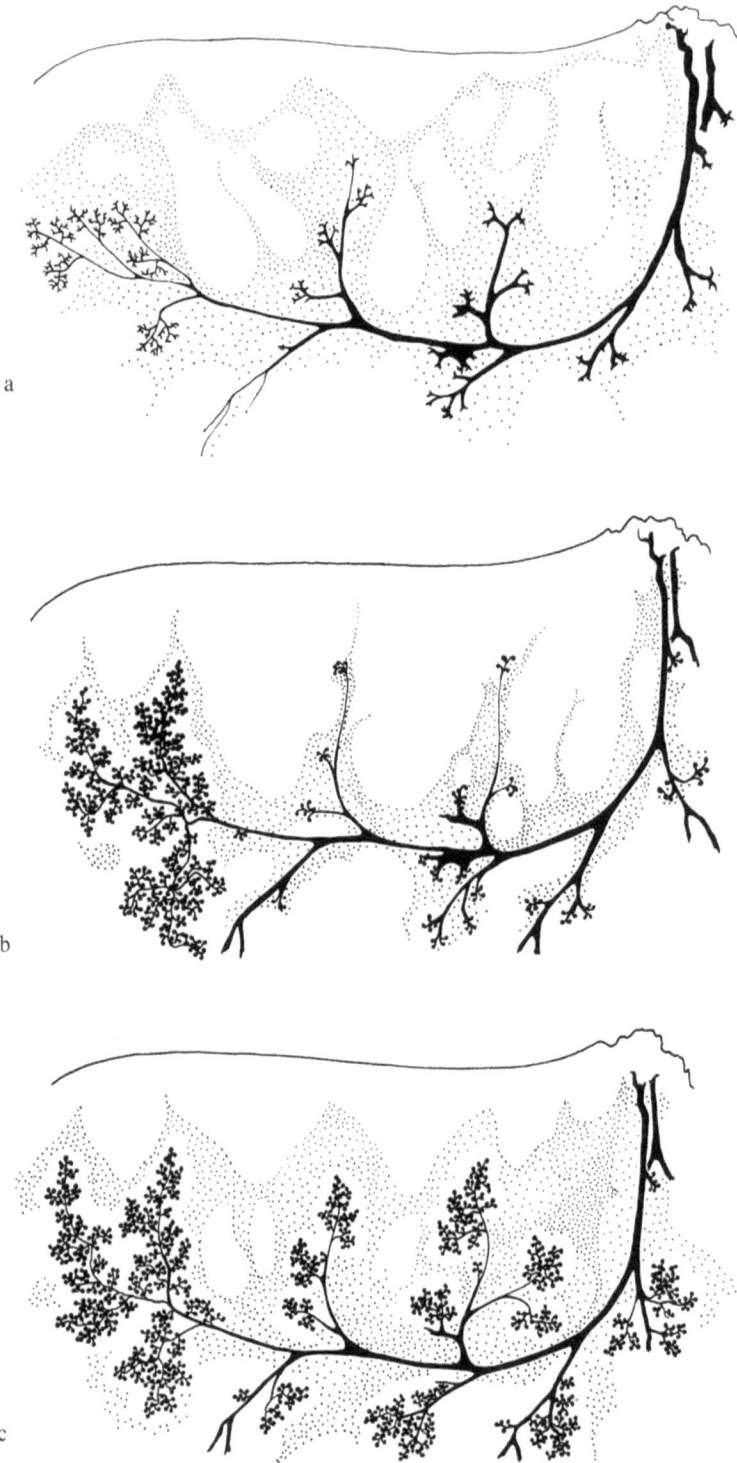

a

b

c

bei der Frau die Einzelanlagen der 15 bis 20 Drüsen nicht abgrenzbar, sondern von einem einheitlichen Corpus fibrosum umgeben sind.

Die Differenzierung der Milchgänge während des Wachstums und in der Geschlechtsreife ist vor allem von DABELOW (1933, 1941) und später von INGLEBY (1942) studiert und analysiert worden.

Vor der Pubertät sind die Milchgänge weitgehend parallel angeordnet und stellen Tubuli mit einzelnen Adventivsprossen, jedoch nur mit wenigen Verzweigungen dar. Vor der Menarche (etwa 12.–14. Jahr) weisen die Gänge stärkeres Längenwachstum, stärkere Verzweigungen und eine Proliferation von Adventivknospen an den Gängen auf, die etwas weiter sind. Der Drüsenbaum erhält „mehr Äste, aber noch keine Blätter!" (Abb. 28a).

Nach der Menarche bildet die Mamma ein reich verzweigtes Gangsystem mit starker Ausbildung von Lang- und Kurzsprossen, die wie kleine Knospen den Gängen anhaften. Drüsenläppchen entstehen erst nach etwa einjähriger Menstruation, wobei Zahl und Differenzierung der Lobuli mit zyklisch-fortdauernder hormonaler Stimulation bis zum 30. Jahr zunehmen (DIECKMANN, 1925; GESCHICKTER, 1948; DABELOW, 1957). Jetzt gewinnt der Drüsenbaum „seine Blätter", der in seinem Entfaltungsgrad jedoch starken individuellen Schwankungen unterliegt (Abb. 28b). An aufgehellten Totalschnitten der weiblichen Mamma wird deutlich, daß sich die Hauptmenge des lobulären Parenchyms in der Peripherie, d.h. an der der Pektoralisfaszie zugewandten Drüsenbasis, befindet, während größere Gangsegmente und Bindegewebe die parenchymärmere Zone bis zur Mamille einnehmen. Damit hat die Brustdrüse ihren höchsten physiologischen Entwicklungszustand erreicht, der nur durch Gravidität gesteigert und verändert werden kann (Abb. 28c).

Beim Vergleich zwischen dem Knospenzustand während der Drüsenentwicklung, der Mamma Neugeborener während der sog. Hexenmilchsekretion und der Mamma der geschlechtsreifen Frau wird vor allem deutlich, daß das *Gangsystem* der *Neonaten* zur Bildung von Kolostrum und Milch befähigt; ferner, daß das *lobuläre Parenchym* der Mamma eine *postpubertal* sich ausbildende „Zuwachszone" ist.

b) Anatomische Terminologie

In der Mamille gelegen ist der *Ductus excretorius*, der von Plattenepithel ausgekleidet ist, nach v. BARDELEBEN (1902) eine mittlere Weite von 2–4 mm hat und sich nach außen zu einer *Pars infundibularis* erweitert, die im *Porus excretorius* an die Oberfläche tritt. Eine spindelige Erweiterung des Gangs auf Höhe der Areola mammae wird als *Sinus lactifer* bezeichnet, mittlere Weite 4–6 mm. Daran schließt sich der *Ductus lactifer*, der Ausführungsgang, mittlere

◁ —————————————————————————————————

Abb. 28a–c. Schematische Darstellung der Entfaltung des Drüsenbaums während der Geschlechtsreife, gezeichnet nach Aufhellungspräparaten von DABELOW. (a) 15 Jahre altes Mädchen vor der Pubertät. Mamma überwiegend aus Gängen mit Adventivsprossen bestehend. (b) 18 Jahre altes Mädchen mit peripherer Lobulusbildung. (c) 22 Jahre alte Frau mit entfaltetem Drüsenbaum und allgemeiner Läppchenentwicklung. Punktierte Flächen stellen den bindegewebigen Drüsenkörper dar

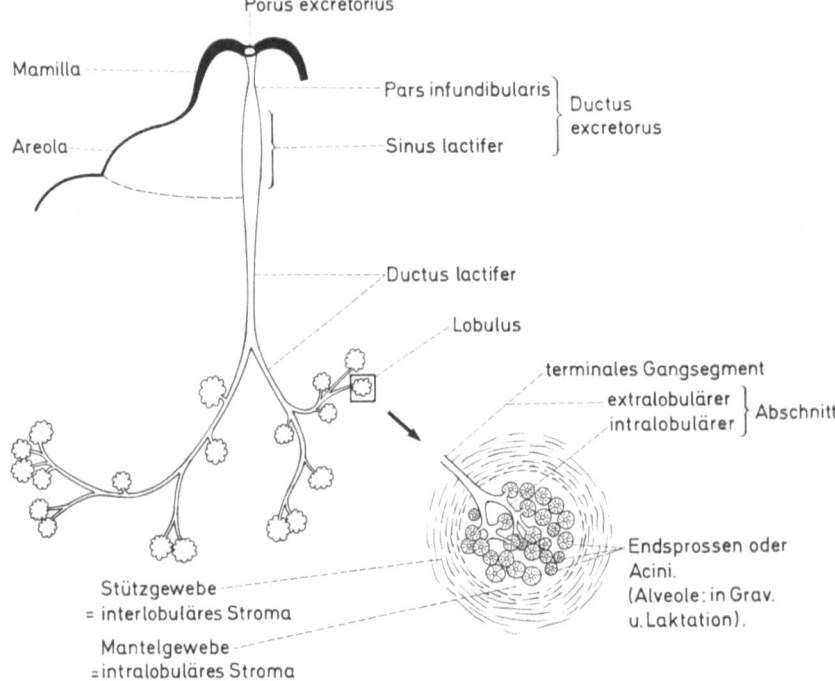

Abb. 29. Schematische Darstellung und Terminologie des Milchgangsystems

Weite 0,5 mm, mit seinen Verzweigungen an. Je weiter der Gang zur Peripherie vordringt, desto mehr verjüngt er sich und weist Sprossungen auf. Diese schmalen Abschnitte des Ganges tragen die Lobuli und werden als *terminale Gangsegmente* bezeichnet, die als *extralobuläres Segment* bis an die Peripherie des Lobulus vordringen (Läppchenstiel) und sich in ein *intralobuläres Segment* fortsetzen (Abb. 29).

Der schmalste und letzte Gangabschnitt wird wie bei einer Dolde von den Endsprossen, die das Läppchen bilden, allseitig umgeben. *Unter Drüsenläppchen (Lobulus)* verstehen wir daher gruppenförmig angeordnete, kurze Endsprossen des distalen Gangsystems, die parenchymatöse Einheiten darstellen und jeweils von einem eigenen Angiomesenchym mit terminaler Strombahn umgeben sind: Sog. Mastion nach Rahn (1972a, b) als funktionelles Histiosystem. Die von dem intralobulären Segment ausgehenden stummelförmigen und sich zum Teil dichotom aufzweigenden Fortsätze bezeichnen wir als *Endsprossen* oder *Azini*, die den parenchymatösen Anteil des Drüsenläppchens bilden. Auf mikroskopischen Schnitten imponieren diese Endsprossen als runde oder ovale Anschnitte, von kubischem Epithel gebildet und häufig einen kleinen Sekrettropfen enthaltend.

Die Terminologie gerade dieser peripheren Abschnitte des Gangsystems ist verwirrend: Endbläschen (Kölliker, 1880), Drüsenbläschen, Endstücke, -bäumchen, kolbige Knospen (Langer, 1851; Gusnar, 1928; Pfaltz, 1949).

Im Hinblick auf die Eigenart des Längenwachstums des Drüsenbaums mit den Begriffen der Lang-, Kurz- und Adventivsprossen ist die deskriptive Bezeichnung des *Endsprosses* oder *Azinus* richtig, die damit das kanalikuläre, periphere Ende des gesamten Hohlraumsystems in der Mamma angibt. Von einer *Alveole* wird in der Mamma erst während der Laktation gesprochen, wenn die Lichtung des Endsprosses *erweitert* ist und Sekret enthält.

c) Histologie der Milchgänge

Die Milchgänge bilden ein konzentrisch zur Mamille orientiertes Hohlraumsystem mit der funktionellen Aufgabe, die in den Drüsenläppchen synthetisierte und sezernierte Milch dem Säugling zuzuleiten. Die beim Saugakt mechanisch am meisten beanspruchten Teile der Milchgänge sind als Ductus excretorius in der Mamille gelegen und hier bis zur Ausmündung in den Porus excretorius von Plattenepithel ausgekleidet. Etwa auf Höhe des M. areolaris wird das Plattenepithel von einem zweireihigen Zylinderepithel ersetzt, dessen oberflächliche Reihe aus isomorphen zylindrischen Zellen mit ovalen Kernen und zumeist hellem Zytoplasma besteht (Abb. 30). Die basale Zellreihe ist kubisch und enthält zumeist dicht gelagerte Kerne. Dazu kommen vorwiegend in den kleineren Gängen Myoepithelzellen, deren Muskelbündel lichtmikroskopisch vor allem an Schrägschnitten hervortreten. Während auf Querschnitten zumeist eine runde Lichtung zu sehen ist, zeigen die Zonen des Ductus excretorius ein sternförmiges Lumen mit zahlreichen kleinen Ausbuchtungen. Die bindegewebige Hüllschicht ist hier besonders breit und für die einzelnen Gänge separat ausgebildet, während unterhalb der Areola der Milchgang von dem Stützgewebe des Drüsenkörpers umscheidet ist. Nur mit Hilfe von Elastika-Färbungen findet man um die Milchgänge elastische Faserschichten mit schraubenförmigen Verbindungen. Die netzartig angeordneten rhombischen Maschensysteme (DABELOW, 1957) haben für den Füllungs- und Entleerungsvorgang des Milchgangs Bedeutung und reichen bis zu den terminalen Segmenten.

Die *Mamille* als Ausmündung des Gangsystems hat die Aufgabe, dem Säugling die Milchentnahme zu ermöglichen, aber zugleich die Milchgänge vor eindringenden Bakterien zu schützen. Ein besonderes elastisch-muskulöses System umgibt ringförmig die Gänge in der Mamille und reguliert die Errektion der Papille. Anatomie und funktionelle Bedeutung dieses Systems wurden von NAGEL (1942) untersucht, die Verhältnisse im Alter von LEWICKA-KUS und KOSTOWIECKI (1969). Über die Drüsen des Warzenhofes: v. EGGELING (1905, 1927).

Beim Neugeborenen ist das Gangepithel befähigt, unter dem Einfluß der mütterlichen Hormone Kolostrum und Milch zu sezernieren. Die in diesem Entwicklungsalter dilatierten Gangabschnitte werden als *Sinus lactei* bezeichnet und entsprechen im Erwachsenenalter den großen mamillennahen Segmenten der Ductus lactiferi.

d) Histologie der Drüsenläppchen

Die aus 20–40 Endsprossen (Azini) und dem intralobulären Abschnitt des terminalen Milchgangs bestehenden Lobuli bilden den sekretorisch aktiven Apparat der Milchdrüse, der unter physiologischen Bedingungen das Rezeptororgan hormonaler Impulse ist. Daher unterliegt der Lobulus während des Genitalzyklus

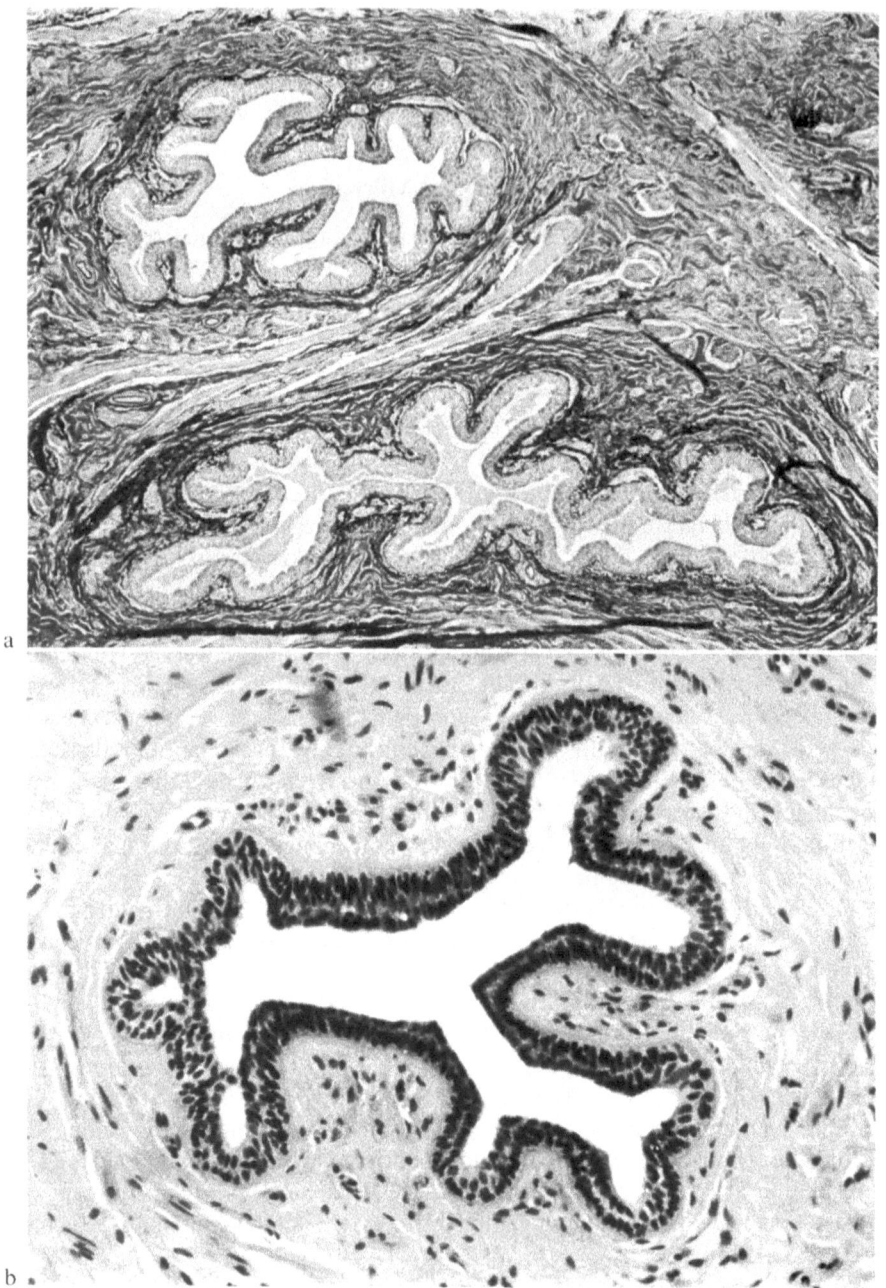

Abb. 30a u. b. Ausführungsgänge der Mamma in Höhe des M. arcolaris. (a) Sinus mit nahezu sternförmigem Lumen und mehrreihigem Epithel. Zirkumduktal kollagenes und elastisches Bindegewebe und glatte Muskulatur. El.-van Gie. b) Querschnitt durch einen Ductus lactifer. HE, Vergr. 90 × und 230 ×

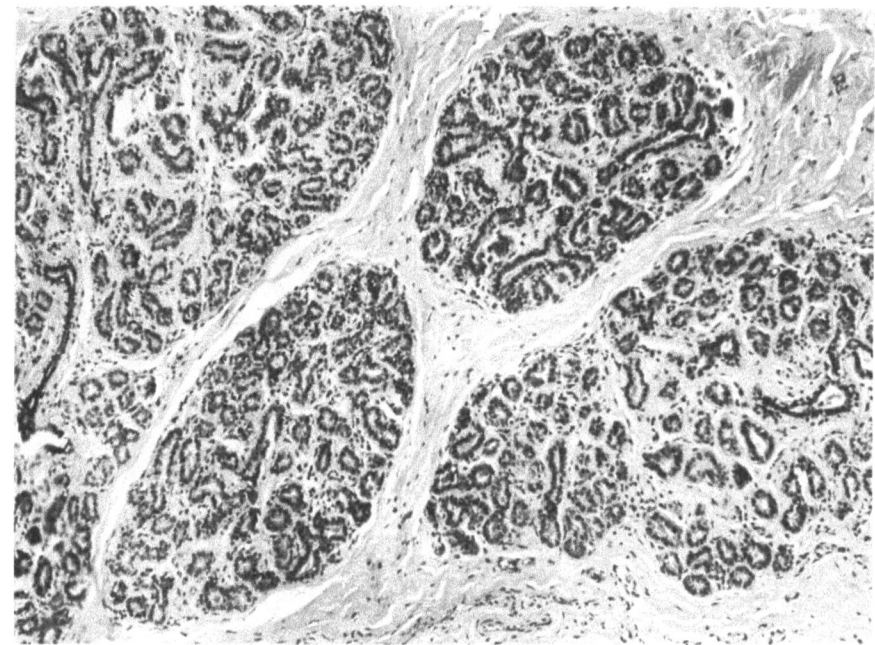

Abb. 31. Regelrecht differenzierte Läppchengruppe einer 28 Jahre alten Frau. HE, Vergr.
90 ×

reversiblen Veränderungen, die in folgendem Kapitel beschrieben sind. Schon
vom 2. Monat einer Gravidität an zeichnet sich hier eine lobuläre Hyperplasie
ab. Der mittlere Durchmesser der Läppchen bei geschlechtsreifen Frauen (außerhalb einer Gravidität) beträgt ca. 550 μm im Durchmesser. Das Epithel ist zweireihig und besteht aus einer oberflächlichen Zylinderzellschicht und aus einer basalen kubischen Zellzone. Dazu finden sich schmale, der Basalmembran aufliegende Myoepithelzellen. Die Basalmembran grenzt das Parenchym vom lockeren, den Lobulus der geschlechtsreifen Frau kennzeichnenden Mantelgewebe
ab, das nach außen von dichtem, kollagenem Stützgewebe begrenzt ist. So
sind die den Lobulus zusammensetzenden Endsprossen, gleichsam büschelför-
mig, in das transparente Mantelgewebe eingebettet, das Kapillaren enthält und
als „zytogenes" Stroma Histiozyten und Lymphozyten aufweist (Abb. 31). Es
kann als physiologisch bezeichnet werden, daß bei Frauen zwischen dem 20.
und 50. Jahr kleine Sekrettropfen in den Endsprossen und terminalen Gangsegmenten auftreten.

In der Regel umgibt der bindegewebige Drüsenkörper im genannten Altersabschnitt das gesamte Parenchym, doch ist die Abgrenzung des Corpus fibrosum
gegenüber dem Fettgewebe häufig nicht scharf, d.h. es bilden sich auch bei
jungen Frauen zwischen Stützgewebezonen und Lobuli Fettgewebsinseln. Auf
diese Weise können solitäre Lobuli oder kleine Läppchengruppen gänzlich von
Fettgewebe umgeben sein und außerhalb der zusammenhängenden Drüsenkörper – scheinbar – verlagert werden. Hinzu kommt, daß auch das Mantelgewebe

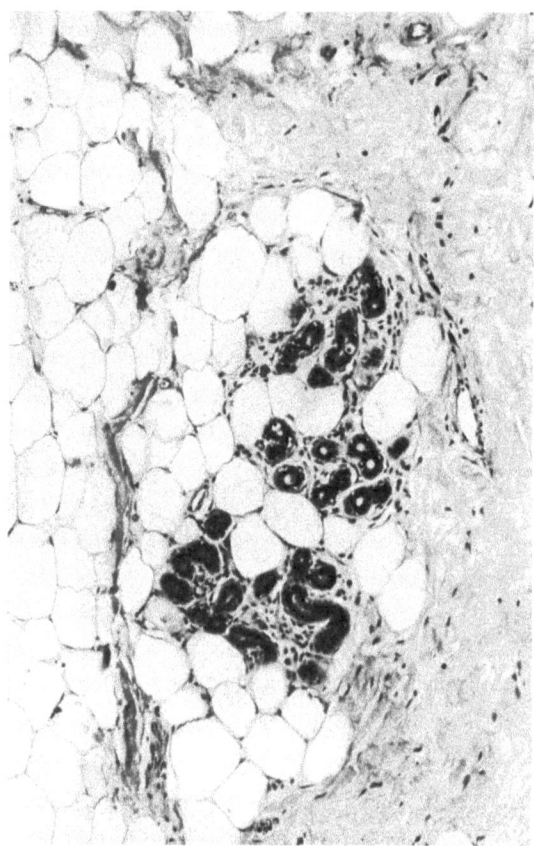

Abb. 32. Sogenanntes „stromafreies" Drüsenläppchen bei Fettgewebsmetaplasie am Rand eines Drüsenkörpers. Weitgehender Ersatz des Mantelgewebes durch Fettzellen. HE, Vergr. 90 ×

von Fettzellen ersetzt wird, so daß die Endsprossen mit den terminalen Gängen wie kleine Parenchyminseln gänzlich von Fettgewebe umgeben sind. Wir haben dieses morphologische Phänomen als *„stromafreies Läppchen bei Fettgewebsmetaplasie"* bezeichnet und führen die mesenchymale Transformation auf einen Umbau zurück, der sich bei einer Fibrolipomatose oder nach einer Gravidität ausbilden kann (Abb. 32).

e) Zytomorphologie

Das in der Regel zweireihige Epithel der Milchgänge und Drüsenläppchen ist aus der beschriebenen oberflächlichen prismatischen Zellschicht und aus einer nicht kontinuierlich vorhandenen basalen Reihe aufgebaut, die gegenüber dem Stroma von der Basalmembran begrenzt ist. In einer Anzahl elektronenmikroskopischer Untersuchungen sind nach Feinstruktur, Lage und Funktion verschiedene Zelltypen beschrieben worden (HAGUENAU, 1959a, b; HAGUENAU und

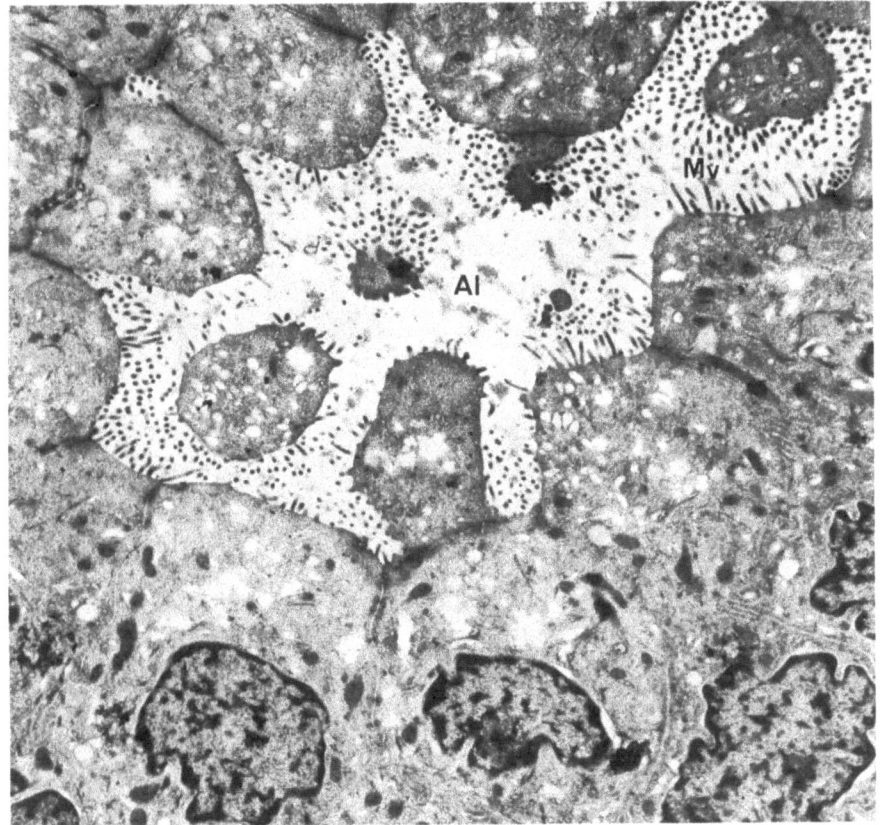

Abb. 33. Azinuslichtung (*AL*) mit elongierten Mikrovilli (*MV*) in prämenstrueller Phase. Gleichmäßig differenziertes Zytoplasma und isomorphe Kerne. Keine Sekretion. 40 Jahre alte Frau. EM, Vergr. 8000

ARNOULT, 1959; WAUGH und HOEVEN, 1962; OZZELLO, 1970, Lit.; BÄSSLER, 1970, Lit.; STIRLING und CHANDLER, 1976, 1977).

α) Drüsenepithel

Die Epithelzellen der oberflächlichen Lage überwiegen an Zahl und stellen die regelmäßig vorhandene Zellreihe dar, die ein helles Zytoplasma mit einem runden oder ovalen Kern und weitgehend glatten Zellmembranen besitzt (Abb. 33 u. 34). Die Verbindungen nach den Seiten werden durch Desmosomen gebildet, an der luminalen Oberfläche treten Mikrovilli hervor. Freie Ribosomen befinden sich locker im Zellplasma verstreut, ein endoplasmatisches Retikulum ist nur schwach entwickelt. Der Golgi-Apparat ist klein und besteht aus parallel angeordneten Zisternen. Es liegen wenige Mitochondrien mit dunkler Matrix vor, daneben unregelmäßig angeordnet Zytosomen, vereinzelt auf Fetttropfen und Filamentbündel, die teils lockere, teils dichtere Faserfilze bilden. Die Filamente entsprechen morphologisch weitgehend denen der myoepithelialen Zellen,

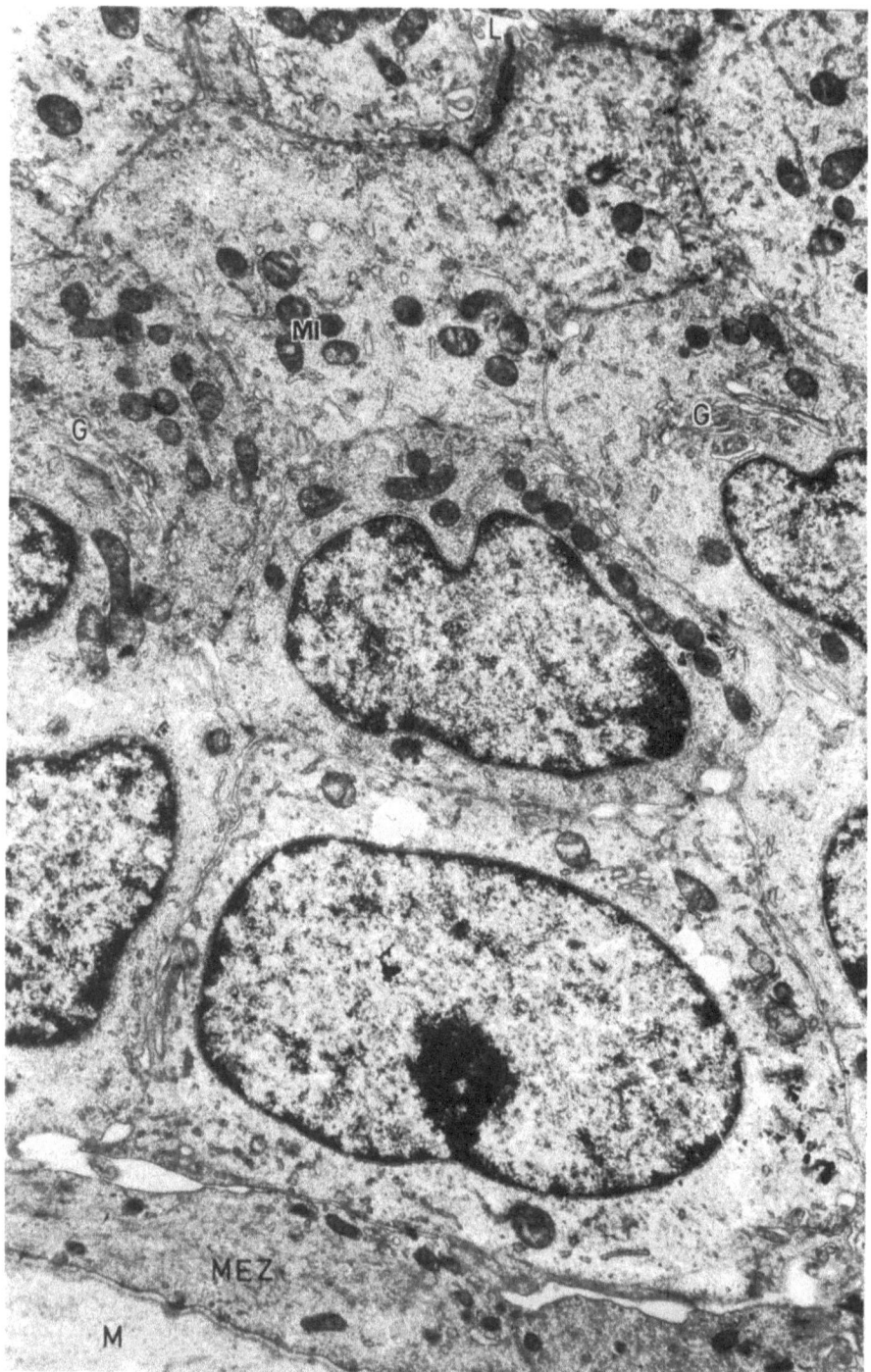

Abb. 34. Epithelgruppe eines Drüsenläppchens der weiblichen Mamma mit polygonalen isomorphen Epithelzellen. Mitochondrien (*MI*) klein, dunkel, Golgi-Felder (*G*) schmal und klein, frei von Sekretionsprodukten, Azinuslumen (*L*). An der Basis Myoepithelzelle (*MEZ*), Basalmembranen und am unteren Rand ein Teil des homogenen Mesenchyms (*M*). EM, Vergr. 10640×

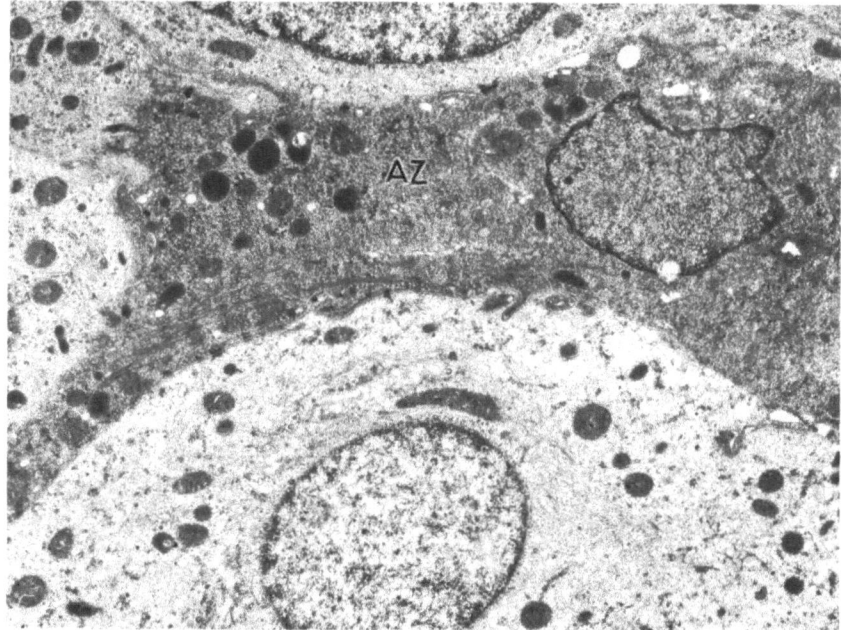

Abb. 35. Neben heller Hauptzelle an der Basis dunkle und ribosomenreiche A-Zelle mit Zytoplasmaeinschlüssen (AZ). In beiden Zellen ein fein- filamentäres Netzwerk. EM, Vergr. 9600 ×

in denen sie jedoch in wesentlich dichterer Lagerung angetroffen werden. In den epithelialen Zellen stellen die zytoplasmatischen Filamente — ähnlich wie im Endothel der Lymph- und Blutkapillaren (SCHIPP, 1968) — Bestandteile dar, die Tonofilamenten als Stabilisierungsstruktur entsprechen. Der Ribosomengehalt dieser Zellen kann erheblich differieren, so daß das Zytoplasma einmal heller oder dunkler erscheint. Dieser Sachverhalt hat vor allem HAGUENAU und ARNOULT (1959), ferner TOKER (1967a) und den Autor veranlaßt, verschiedene Zellformen zu unterscheiden: Die dominierende Epithelzelle der Oberfläche mit hellem Zytoplasma entspricht der *Hauptzelle oder B-Zelle* (Abb. 34 u. 35). Zahlenmäßig seltener und zwischen Haupt- und Myoepithelzelle gelagert ist die dunkle, *ribosomenreiche A-Zelle* (Abb. 35) mit ähnlicher Organellenausstattung wie die B-Zelle, jedoch mit massenhaft Ribosomen und zumeist mit dichterem Nukleoplasma. Es ist vermutet worden, daß die Eigenart der A-Zelle Ausdruck eines Kunstprodukts ist (WAUGH und HOEVEN, 1962) oder Folge supravitaler Reaktionen (BUSCH und MERKER, 1968). Jedoch widerspricht die Isomorphie des Zelltyps bei Fehlen anderer regressiver Veränderungen und Artefakte in eigenen Studien dieser Annahme. Die Topik der Zellen im Verband des Drüsenepithels weist eher auf Reaktionen hin, die unter dem Einfluß einer Proliferation entstanden sind und regressiven Alterationen bei einer Elimination aus der Zellreihe entsprechen. So lassen sich auch unterschiedliche, im Ribosomengehalt sich ausdrückende Übergangsformen der genannten Typen erklären.

Als *Superfizialzellen* werden regressiv veränderte B-Zellen im Zustand der

Elimination aus dem Verband oder während der Desquamation bezeichnet: weite Interzellulärfugen, ribosomenreiches, verdichtetes Zytoplasma mit weiten Spalträumen des endoplasmatischen Retikulums und häufig angeschwollenen Mitochondrien mit heller Matrix. Die Zellen oder Zellgruppen können mit den intakten Epithelzellen in Verbindung bleiben und Epithelknospen oder -brücken bilden, die nach Östrogenwirkung im Experiment oder bei Gynäkomastien in besonderem Maße auftreten. Die Superfizialzellen sind daher als Ausdruck einer gesteigerten Epithelproliferation unter hormonalen Einflüssen aufzufassen. Dabei ist die Intensität des Zellersatzes mit dem Grad regressiver Zytoplasmaveränderungen der Zellen korreliert, d.h. eine Vermehrung der Superfizialzellen zeigt einen gesteigerten Zellersatz an.

β) Myoepithel

Die basale Zellreihe wird allgemein als Myoepithelzellschicht bezeichnet und besteht in der Mamma aus kubischen, zum Teil aus abgeflachten, der Basalmembran aufliegenden Zellen, die Filamentbündel der glatten Muskulatur enthalten. Diese morphologische Eigenschaft gewinnen die basalen Zellen schon zwischen dem 4. und 6. Fetalmonat (TOBON und SALAZAR, 1974), wobei sie aus einer kleinen, hellen (undifferenzierten) Basalzelle hervorgehen, d.h. daß am Ende des 2. Trimenon Drüsen- und Myoepithelzellen als die bleibenden Zellformen in der Brustdrüse morphologisch determiniert sind.

In diesem Sinn spricht auch der histochemische Nachweis selektiver Enzymaktiviten im Myoepithel infantiler, 16 Tage alter Ratten (BÄSSLER und PAEK, 1968). Immunhistochemisch fanden LINE und ARCHER (1972) an der Gl. submandibularis der Ratte eine positive Fluoreszenz in der Basis des Epithels ca. 24 Std. post partum und nach 1 Woche filamentäre Myoepithelzellen. Die alkalische Phosphatase wird erst nach dem 3. Tag bis zur 5. Woche positiv.

Das Myoepithel als spezieller Zelltyp mit der Fähigkeit zur Kontraktion tritt außerhalb von hormonal-induzierten Sekretionsvorgängen in der Brustdrüse und unter physiologischen Bedingungen nur wenig hervor. Erst nach Anwendung geeigneter Färbemethoden wurden Zytomorphologie und Funktion genauer analysiert. Das kontraktile Gewebe ist zuerst und selektiv von RICHARDSON (1949/50) durch Silberimprägnation dargestellt worden, später mit einer ähnlichen Methode von LINZELL (1952, 1955), nachdem etwa 10 Jahre vorher HAMPERL (1939) das Verhalten der Myoepithelzellen in der Histopathologie indirekt, d.h. durch Versilberung des Grundhäutchens, beschrieben hat. Gleichartige Ergebnisse wie die Versilberungstechnik bringt der Nachweis der alkalischen Phosphase in diesem Zellsystem, das sich nach eigenen Erfahrungen bei Anwendung der Azofarbstoffmethode nach GOESSNER (1959) distinkt vom Drüsenepithel abhebt (Abb. 36). Dadurch war es möglich, den Strukturwandel der Zellen bei infantilen Tieren, in Gravidität, Laktation, Involution, unter dem Einfluß von Oxytocin (BÄSSLER und BRETHFELD, 1968) und als Proliferationsformen nach Applikation von Östrogen und Progesteron zu erfassen (BÄSSLER und PAEK, 1968). In der Pathologie der menschlichen Brustdrüse haben Wucherungen des Myoepithels nach den Studien von GÜNTHER (1937), vor allem durch die Untersuchungen von HAMPERL (1939) und von KUZMA (1943) an der Mamma wie auch an anderen Drüsen zunehmende Bedeutung erlangt. In einer vergleichenden Studie stellt HAMPERL (1970) die Vielfalt der regressiven und proliferativen Veränderungen der Zellen dar, die zwar als epitheliales Zellsystem ausgewiesen sind, aber die Potenz zur Produktion mesenchymaler Eigenschaften besitzen und in Mischtumoren und Sarkomen realisieren. Wesentlich häufiger und für die Histopathologie wichtiger sind örtliche Epithelproliferationen, die bei proliferativen Formen der Mastopathie von HAMPERL (1939, 1970) als „epimyotheliale Zellinseln" bezeichnet werden.

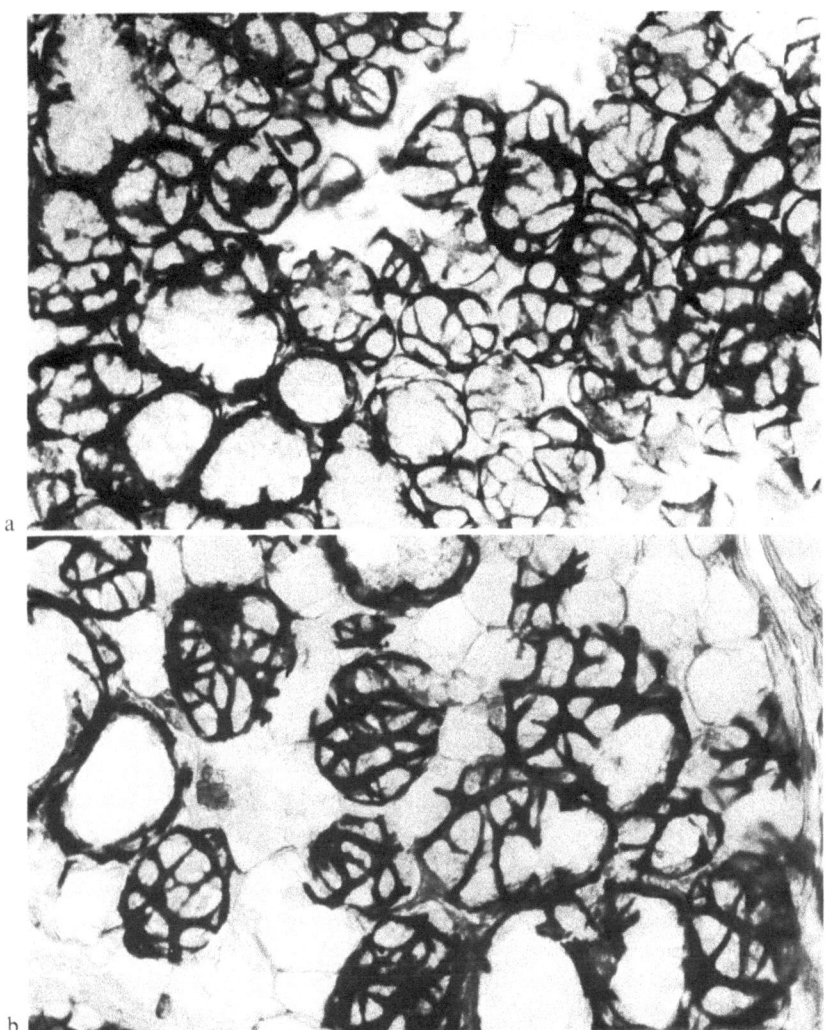

Abb. 36a u. b. Selektive Darstellung der Myoepithelzellen durch Nachweis der alkalischen Phosphatase nach der Azofarbstoffmethode. (a) Mamma in beginnender Laktation. (b) Späte Laktation mit Stauung. Hyperplasie der Faserstrukturen. Vergr. 240×

Die Frage, inwieweit die basale, myoepithelial differenzierte Zellreihe zugleich das epitheliale Keimlager für den Ersatz des Drüsenepithels darstellt, ist bisher nicht befriedigend beantwortet worden. Autoradiographische Untersuchungen von TRAURIG (1967) ergeben, daß mit Einsetzen der Laktation sowohl Myoepithel wie Drüsenepithel unabhängig voneinander proliferieren. Mitosen sind im Myoepithel sehr selten, Amitosen beim Tier nicht nachgewiesen worden (MAEDER, 1922/23; JEFFERS, 1935; DEMPSEY, BUNTING und WISLOCKI, 1947). Für regeneratorische Potenzen spricht die Tatsache, daß bei stärkerer Milchstauung das Drüsenepithel geschädigt und desquamiert wird. Dann bleiben nur die widerstandsfähigeren Myoepithelzellen erhalten. Daher ist unter diesen Bedingungen zu erwarten, daß von hier die Epithelregeneration ausgeht (BÄSSLER, 1961). Dafür könnten auch Einzelbeobachtungen herangezogen werden, die als Transformation zwischen Myoepithel und Drüsenepithel gedeutet wurden: HIBBS (1958, 1962) an Schweißdrüsen; MURAD und von HAAM (1967) über Myoepithelumwandlungen in der Schwangerschaft, VON RADNOR (1972a, b) jedoch für unwahrscheinlich gehalten, sowie von TANDLER (1965) am Myoepithel der Gl. submaxillaris. Von Bedeutung scheint vor allem die Beschreibung einer „indeterminate cell" durch OZZELLO (1970) an der Basalreihe, die Vorläufer der Myoepithel- wie der Drüsenepithelzelle sein könnte. Dazu auch TAKAHASHI (1958), TOKER (1967), TANNENBAUM, WEISS und MARX (1969). In der Mamma virilis konnte nach eigenen Befunden zwischen kubischen, basalen Zellen und lang ausgestreckten filamentreichen (typischen) Myoepithel-zellen unterschieden werden (BÄSSLER und SCHÄFER, 1969a). Jene entsprechen, wie die oberflächlichen Epithelien, den hellen Haupt-(B)-Zellen der weiblichen Brustdrüse, eine Tatsache, die anzeigt, daß in der basalen Zellreihe eine „Ersatzgarnitur" des zur Desquama-tion neigenden Oberflächenepithels vorkommt. Die intrazytoplasmatischen Filamente stellen ein häufiges Differenzierungsprodukt des Zellplasmas der Drüsenzellen dar, die es aber nicht rechtfertigen, *alle* diese Zellen als myo-epithelial-differenziert zu bezeichnen.

Eine sichere Darstellung der Proteine glatter Muskelfasern gelingt mit Hilfe markierter Antisera gegen Uterus-Myosin und -Aktomyosin. Nach ARCHER und KAO (1968) sowie nach ARCHER et al. (1971) ist es mit dieser Methode bei immunfluoreszenz-mikroskopischer Untersuchungen möglich, selektiv die glatte Muskulatur in den Myoepithelzellen zu erfassen.

Elektronenmikroskopische Untersuchungen am Myoepithel der Brustdrüse der Frau liegen von LANGER und HUHN (1958), TAKAHASHI (1958), HAGUENAU (1959), MURAD und von HAAM (1968), SCHÄFER und BÄSSLER (1969) sowie von OZZELLO (1970) vor; an der männlichen Brustdrüse von BÄSSLER und SCHÄFER (1969a).

Die Myoepithelzellen stellen sich mit ihren fingerförmigen Fortsätzen als stern- oder korbförmige Zellen dar, die die Drüsenendsprossen oder Alveolen umgreifen (Abb. 37). Kennzeichen sind die dicht gelagerten, der Zellmembran

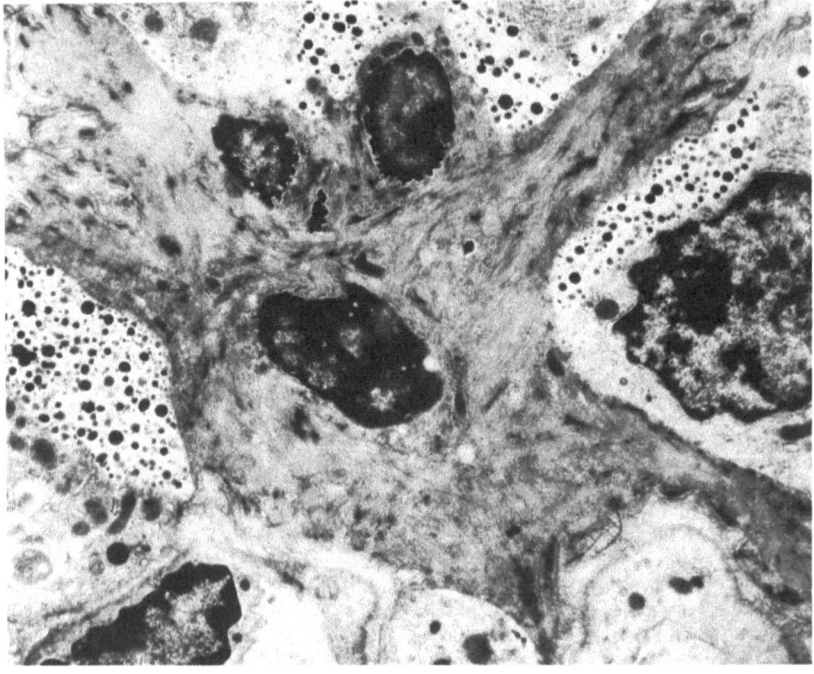

Abb. 37. Flachschnitt durch eine Myoepithelzelle der Mamma der Ratte mit sternförmigen Fortsätzen und bandförmigen Filamenten. EM, Vergr. 21 600 ×

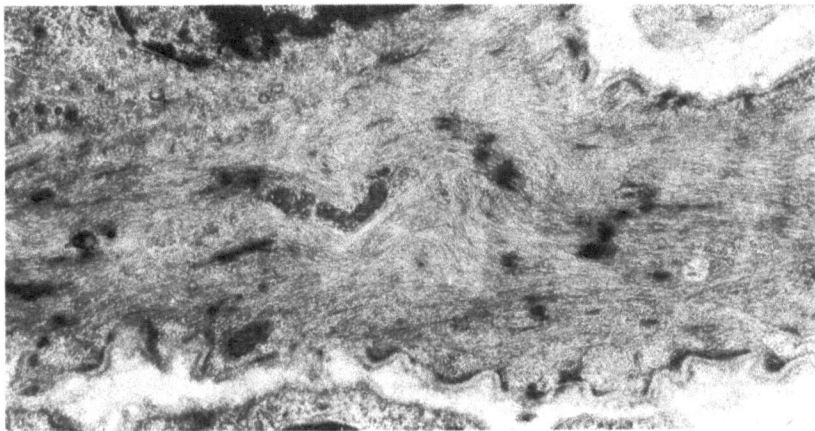

Abb. 38. Ausschnittsvergrößerung einer Myoepithelzelle mit dicht gelagerten Filamenten, Z-membranartigen Verdichtungen und Hemidesmosomen entlang der Basalmembran. EM, Vergr. 10120×

zumeist parallel verlaufenden oder gewellten Filamentbündel mit Z-Membranartigen Verdichtungen, die den Zelleib fast völlig ausfüllen (Abb. 38). Die Filamente haben einen mittleren Durchmesser von 50–80 Å und entsprechen den Messungen von NEEDHAM und SCHOENBERG (1964) an Aktinfilamenten. Eine Unterscheidung von Tonofibrillen allein aufgrund des Durchmessers ist schwierig, da Myofibrillen ca. 70 Å, Tonofilamente ca. 50 Å messen. Dagegen differiert die Periodik stärker, die bei diesen 220 Å, bei den Myofibrillen nur 70–80 Å beträgt (KALLMANN und WESSELS, 1969; CARTER et al., 1969). Myofilament-Durchmesser bis 100 Å fanden VON BOMHARD und VON SANDERSLEBEN (1975) in Mammamischtumoren der Hündin. Der Zellkern ist an der Unterseite zumeist eingekerbt, das umgebende Zytoplasma in der Regel fibrillenfrei und enthält Mitochondrien (Abb. 38). Die basale Zellmembran weist durch das Vorliegen von Vesikulationen von 500–600 Å im Durchmesser auf lebhafte Pinozytosevorgänge hin. An Stellen, an denen die Myofilamente an der basalen Zellmembran inserieren, sind kontrastreiche Hemidesmosomen entwickelt.

In der juvenilen Mamma der Ratte bilden die Myoepithelien einen schmalen, die Endsprossen umgreifenden Zytoplasmasaum mit einigen Verzahnungen gegen die Epithelbasis, aber faltenloser Zellmembran. Unter dem Einfluß experimentell verabreichter Östrogene oder während der Gravidität nehmen die Myoepithelzellen an Umfang zu und weisen vermehrt große Mitochondrien mit transparenter Matrix, reichlich freie Ribosomen, Ergastoplasma und kleine Vakuolen auf. Die beim juvenilen Tier glatte Zellmembran enthält nun zahlreiche Invaginationen, die einen gesteigerten Stoffaustausch anzeigen. Während die Masse der Myofilamente in gleichmäßiger Bündelung und Verteilung das Zellplasma ausfüllen, dominieren mit Einsetzen der *Laktation* die Myofilamente, die auch die Zellkerne umschließen. In diesem Funktionszustand erfährt das Myoepithel seine stärkste Entwicklung, indem sich Myofilamente zu kontrastreichen Bändern dicht zusammenlegen, die an Z-Membranen der quergestreiften Muskulatur erinnern.

Die Insertion der Filamente an der Zellmembran bewirkt unterschiedliche Einziehungen, wodurch der wellen- oder sägeförmige Verlauf der Membran zu erklären ist (Abb. 38). Die Fortsätze der Myoepithelzellen lassen keine festen

Beziehungen zu den Zellgrenzen oder bestimmten Strukturen der sezernierenden Epithelzellen erkennen, die sie teilweise überkreuzend umgeben. Auch an solchen Stellen sind die Filamentbündel durch Zell- und Basalmembran separiert. Ein synzytialer Verband des Myoepithels besteht weder an der Mamma noch an der Unterkieferdrüse (TAMARIN, 1966).

Kontraktionszustände des Myoepithels sind nach eigenen Beobachtungen im Experiment (BÄSSLER et al., 1967) daran zu erkennen, daß die Filamente eine starke Verdichtung und Verlagerung an das basale Plasmalemm zeigen, wobei die Zellmembran sägeartige Einziehungen durch Retraktion an den Insertionsstellen aufweist. Gleichzeitig tritt eine intrazelluläre Verlagerung der Zellen mit Aufwölbung des Zelleibs in die Basis der angelagerten Epithelzellen ein. Zwischen den sattelförmig eingeschnürten Myoepithelzellen können Teile der Epithelzellen hernienartig in das subepitheliale Bindegewebe vorgewölbt werden (vgl. Kapitel D).

γ) Helle Zellen

In den Epithelreihen der Ausführungsgänge und Lobuli kommen vereinzelt oder in kleinen Gruppen große, zumeist von der Lichtung abgerückte Zellen vor, die durch die Transparenz ihres Zytoplasmas imponieren. Hierbei handelt es sich nicht etwa um Myoepithelzellen, sondern um besondere Formen, die nach FEYRTER (1946, 1953) dem basilaren „Helle-Zelle-Organ" zuzurechnen sind. In der Mamma wurde auf diese Formen von VOGLER (1947) hingewiesen und bei Proliferationen endophytische Knospenbildungen festgestellt, die allerdings auch den epimyothelialen Rosetten nach HAMPERL (1970) entsprechen. In der kindlichen Brustdrüse hat BÄSSLER (1958) helle Zellen beschrieben. EHRENBRAND (1964) fand, daß in der weiblichen Brustdrüse diese Zellen weder versilberbar noch chromierbar sind und Färbemethoden sowie Fluoreszenzmikroskopie keine weitere Kennzeichnung gestatten. Bei elektronenmikroskopischen Studien an menschlichen Brustdrüsen wurden sehr auffällige, basal gelegene Zellen mit hellem Zytoplasma beobachtet, die sich eindeutig vom Epithel wie vom Myoepithel unterscheiden und bis auf wenig Ergastoplasma und Mitochondrien ein optisch leer und hell erscheinendes Zellplasma und Neurosekretgranula besitzen (Abb. 39). Eine Identität mit den hellen Zellen ist daher sehr wahrscheinlich. Besondere Proliferationsformen, etwa als „Adenom heller Zellen" oder die vor allem von der Darmschleimhaut bekannten Karzinoide, sind bislang in der Brustdrüse nicht bekannt. Über Ergebnisse neuer Untersuchungen vergl. Kapitel T,IV, 3i.

f) Histochemie des Epi- und Myothels

An der Brustdrüse sind histochemische Studien im Hinblick auf die Fermentaktivität im Epithel bei Dysplasien und Karzinomen vorgenommen worden, zum anderen und zumeist unter experimentellen Bedingungen in verschiedenen physiologischen Funktionsphasen oder nach hormonal induzierter Proliferation des Parenchyms. Dazu kommen die Untersuchungen zur Kohlehydrathistochemie des Bindegewebes (vgl. folgendes Kapitel).

Histochemische Befunde an normalen und krankhaft veränderten Brustdrüsen liegen vor von DEMPSEY et al. (1947), ANDRES und MILONOV (1951), FANGER und BARKER (1959), PAKDAMAN und STEIN (1963), HOLZNER und KAUFMANN (1965), GOLDBERG et al. (1967, Lit.) sowie von KORFSMEIER (1976) über die postpartale Involution. Untersucht wurden vor

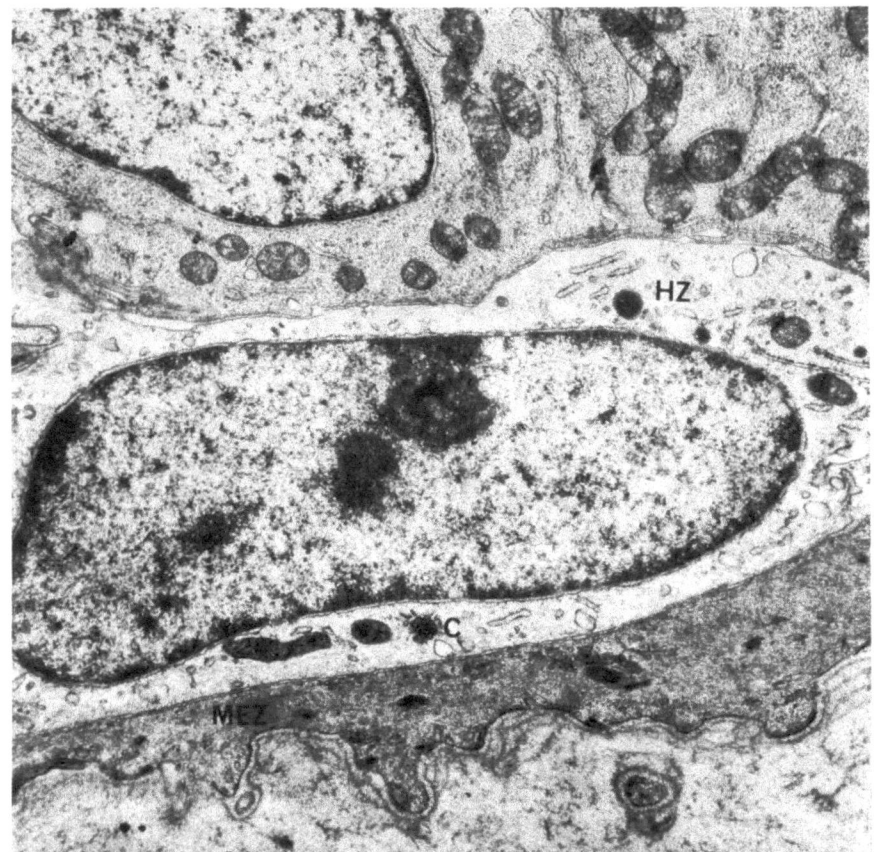

Abb. 39. Ausschnitt aus der Basis eines Lobulus einer weiblichen Brustdrüse. Sog. „helle Zelle" (*HZ*) zwischen den am oberen Rande sichtbaren Epithelzellen und dem Myoepithel an der Basis (*MEZ*), Zentriol (*C*). Neben dem Symbol ‚HZ' ein Sekretgranulum. EM, Vergr. 13 800 ×

allem Phosphatasen und Dehydrogenasen, wobei das histotopochemische Verhalten mit dem der Brustdrüse von Versuchstieren weitgehend übereinstimmt.

Die *alkalische Phosphatase* ist in der Mamma zuerst von DEMPSEY et al. (1947) dargestellt worden. Bevorzugte Lokalisation ist das Myoepithel der Lobuli und Gänge, z.T. auch die Kapillaren (FANGER und BARKER, 1960; LANI, 1968) und die Stromagefäße (HOLZNER und KAUFMANN, 1965). Im Alter und bei Parenchymatrophie vermindert sich die Aktivität. Positive Reaktionen treten bei infantilen und geschlechtsreifen Tieren in gleicher Form in der Epithelbasis auf, unter Östrogenwirkung ist mit Proliferation des Myoepithels ein Reaktionsanstieg zu verzeichnen. Die Lokalisation des Enzyms in der stoffwechselaktiven Grenzschicht an der Epithelbasis spricht für seine Mitwirkung bei der Aufnahme von Stoffen aus der Blutbahn (Abb. 40).

Die *saure Phosphatase* ist ebenfalls in der Epithelbasis lokalisiert, so daß Korbzellen dargestellt werden können. Starke Reaktionen stellten PAKDAMAN

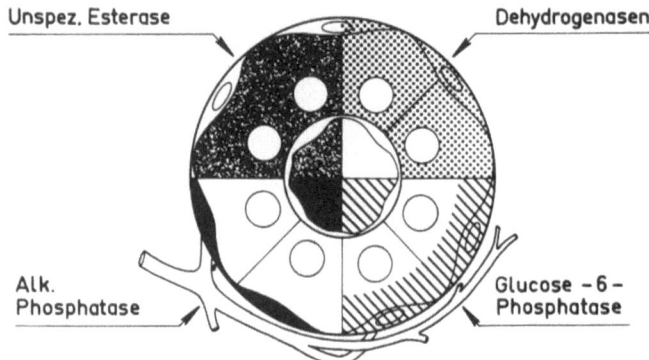

Abb. 40. Schematische Darstellung zur Enzymhistotopochemie des Drüsenläppchens der
Mamma

und STEIN (1963) sowie HOLZNER und KAUFMANN (1965) in den Epithelzellen
der Acini und Gänge fest.

Glukose-6-Phosphatase ist, ähnlich wie die Phosphatase, in der Epithelbasis
positiv, in einer Zone, in der das Myoepithel lokalisiert ist. Der Nachweis
dieses Glukose-6-Phosphat hydrohysierenden Enzyms im Grenzgebiet zwischen
kapillarführendem Mesenchym und sekretorisch tätigen Epithelzellen nach Hormonapplikation markiert das Gebiet, in dem Phosphatgruppen abgespalten werden und Glukose in die Drüsenzelle einströmt. Die Ausbildung von Fetttropfen
im Zytoplasma unter dem Einfluß von Geschlechtshormonen weist auf den
hohen Bedarf an Glukose hin, die die primäre Quelle für die Fettsäuresynthese
bildet (FOLLEY und McNAUGHT, 1961).

Adenosintriphosphatase. Übereinstimmend wurde eine fehlende Aktivität im
Drüsenepithel festgestellt; dagegen fanden WACHSTEIN (1962), PAKDAMAN und
STEIN (1965) sowie GARRETT und HARRISON (1970) in Speicheldrüsen Fermentak-
tivitäten im Myoepithel, die bei Versuchstieren nach Hormonwirkung auf die
Mamma wie unter physiologischen Gegebenheiten nicht nachweisbar waren.
Indes lag ein hoher Aktivitätsgrad in den mesenchymalen Bestandteilen, besonders in Gefäßwänden und Nerven vor, nicht jedoch im Fettgewebe. Die Intensität
kann sich bei proliferierenden Mastopathien und Karzinomen so steigern, daß
HOLZNER und KAUFMANN (1965) sowie MEIER-RUGE (1966) von einer Art Negativbild zum Tumorgewebe sprechen. Die Autoren weisen zu Recht darauf hin,
daß mit steigender Proliferationstendenz des Epithels und bei Tumorwachstum
die ATPase-Aktivität im Stroma zunimmt.

Glukose-6-Phosphat-Dehydrogenase, das Schlüsselenzym für den oxydativen
Pentosephosphatzyklus, hat vor allem für den Zellmetabolismus in der Laktation
große Bedeutung. Nach GLOCK und McLEAN (1954) steigt die Aktivität in
der Brustdrüse des Muttertiers post partum um den Faktor 100 an und fällt
schon am 2. Tag der Involution auf den Ausgangswert zurück. In der weiblichen
Brustdrüse stellten PAKDAMAN und STEIN (1963) Aktivitäten im Myoepithel und
Stroma fest, geringe Reaktionen in der Basalmembran und im Bindegewebe.
In eigenen Experimenten konnte eine Zunahme feingranulärer Formazankristalle

im Drüsenepithel nach Östrogen-Progesteronbehandlung gefunden werden (BÄSSLER und PEAK, 1968). COHEN (1964) fand bei Frauen mit intraduktalen Proliferationen und Karzinomen starke Aktivitätszunahme.

Sukzinodehydrogenase ergibt nach PAKDAMAN und STEIN (1963) eine positive Raktion nur im Drüsenepithel und zeigt in Gravidität, Laktation und Involution ein ähnliches Verhalten wie die Glukose-6-Phosphat-Dehydrogenase. In gleicher Form sind die Reaktionsprodukte der DPN-Diaphorase im Epithel lokalisiert.

Unspezifische Esterase wurde von den Autoren im Drüsenepithel, im Myoepithel in geringerem Grad und in Gefäßwänden erfaßt. Die Gangepithelien reagierten stärker als das lobuläre Epithel. Während der Laktation ist die Aktivität im Epithel am höchsten. Bei Stauung und Resorption der Milch ist im interlobulären Bindegewebe eine besondere Aktivität erkennbar, die offensichtlich mit dem Abtransport der Milch korreliert ist.

Weitere vergleichende Untersuchungen an normalem Gewebe, Dysplasien und Tumoren, insbesondere mit Darstellung der Dehydrogenasen liegen von HUSEBY und THOMAS (1954), GOLDBERG et al. (1967), GOLDBERG et al. (1967), VON MISFELDT et al. (1970) mit elektronenmikroskopischer Lokalisation der ATPase im Experiment vor, ferner von HARCOURT-WEBSTER und TRUMAN (1969) und RÖNSBERG (1972) über den Cholinesterase-Nachweis während der Entwicklung der Mamma und unter hormonalen Einflüssen.

g) Histologie und Histochemie des Bindegewebes

Die engen morphologischen und physiologischen Beziehungen zwischen dem epithelialen und mesenchymalen Anteil der Brustdrüse äußern sich schon während der Embryonalentwicklung in einer die knospenförmige Drüsenanlage umhüllenden Verdichtung des subepithelialen Bindegewebes. Während des Wachstums eilt den in das Fettgewebe eindringenden Epithelsprossen eine Metaplasie mit Ausbildung eines lockeren und gefäßreichen Bindegewebes voraus, das gleichsam zur ersten Mesenchymhülle der Drüsengänge wird. Zur Zeit der Geschlechtsreife differenzieren sich zwei Qualitäten des Bindegewebes: das an Menge überwiegende kollagene Stützgewebe als Halte- und Schutzapparat des Parenchymes und das zirkumduktale und intralobuläre Bindegewebe, das nach BERKA (1911) als *Mantelgewebe* bezeichnet wird.

α) Stützgewebe

Diese mesenchymale Komponente verleiht dem Drüsenkörper vor allem in den jüngeren Dezennien Form und Konsistenz. Die im Fettgewebe eingebetteten Retinaculae mammae (COOPERsche Bänder) stellen Fortsätze des Stützgewebes dar, die den Drüsenkörper im Unterhautfettgewebe verankern (Abb. 26). Den mechanischen Aufgaben entsprechend, besteht dieses Gewebe aus einem Flechtwerk kollagener Fasern, das mit zunehmendem Alter Verdichtungen und Homogenisationen zeigt. Bei gleichzeitiger Läppchen- und Gangatrophie werden die epithelialen Rudimente von breiten kollagenen Fasermänteln zirkulär umscheidet, wobei die Bindegewebshüllen häufig durch Fettzellgruppen abgrenzbar sind.

Makroskopisch imponieren die Veränderungen als derbe, gelb-weiße, streifigsträngige Fibrose. Wenn sich im Stützgewebe auch die größeren Arterienäste teilen, ist die kapilläre Vaskularisation wesentlich geringer als im zirkumlobulä-

ren Mantelgewebe. Die Gefäßnetze sind weitmaschig und unterliegen Alterns-
wandlungen (vgl. Kapitel B, III, 4).

Unter dem Einfluß hormonal-induzierter Mastopathien werden eiweißhaltige
Flüssigkeiten abgelagert, die zu einer Homogenisation des kollagenen Bindegewebes führen (RATZENHOFER, 1951).

Im Vergleich zum Mantelgewebe sind zyklische Veränderungen des Stützgewebes nicht bekannt. Bei Makromastie treten in den abhängigen Abschnitten
des Drüsenkörpers Saftstauungen und Lymphangiektasien auf, die zu einer Dissoziation der Fasertexturen im Stützgewebe führen (vgl. Kapitel I).

β) Mantelgewebe

Der von BERKA (1911) geprägte und im deutschen Schrifttum angewendete
Begriff des „Mantelgewebes" kennzeichnet eine besondere Mesenchymqualität
und enge topische Beziehungen zum sekretorisch aktiven Parenchym. Das intralobuläre und in der Peripherie des Drüsenbaumes zirkumduktale Stroma hat
in besonderem Maß an den hormonal induzierten Veränderungen des Drüsengewebes teil. Die an Injektionsversuchen erarbeitete Angioarchitektur zeigt, daß
die Lobuli im Mantelgewebe von dichten Kapillarnetzen umsponnen werden
(Abb. 47 u. 48), die die intensive Blutversorgung des lobulären Parenchyms auch
außerhalb von Gravidität und Laktation gewährleisten. Auf diesem Weg gelangen die mammotropen Wirkstoffe an das Parenchym, die über kurze „Transit-
strecken" zwischen Kapillarwand und Epithelbasis das Mantelgewebe und die
Basalmembran zu durchdringen haben. Das intralobuläre Mesenchym hat so
die Funktion einer Passage-Zone für epitheliotrope Substanzen, vor allem für
Hormone, aber auch für den lymphogenen Abtransport retinierter Sekrete
(Abb. 41). Aufgrund elektronenmikroskopischer Untersuchungen des inneren
Kompartiments des Mantelgewebes inaugurierte OZZELLO (1970) den Begriff
der „epithelial-stromal junction". Er versteht darunter eine Zone, die basale
Zellmembran, Epithel- und Myoepithelzellen, Interzellularspalten, Basalmembran, Bindegewebe und Fibroblasten umfaßt, die der Kapillarwand parallel
angelagert sind. Diese Schicht faßt der Autor als funktionelle Einheit auf, die
dem Substanztransfer dient. Hier sind histochemisch saure Mukopolysaccharide
deponiert, deren Menge von den Phasen des ovariellen Zyklus gesteuert wird
(OZZELLO und SPEER, 1958). Da der Substanzflux von der Polysaccharidkonzen-
tration abhängt (LAURENT, 1965), ist die hormonal-gesteuerte Mukopolysaccha-
ridkonzentration in der Lage, die Stoffpassage zu regulieren und zu kontrollieren.
Die sauren Mukopolysaccharide werden von den perikapillären Fibroblasten
gebildet. Bei Dysplasien sind die sauren Mukopolysaccharide vermindert, so
daß der Kontroll- und Transportmechanismus gestört wird, der sich elektronenoptisch vor allem in einer Verdickung oder Streckung der Basalmembran, im
Verlust an Hemidesmosomen, Dichtevermehrung der Interfibrillärsubstanz bei
Zunahme an kollagenen und elastischen Fasern äußert. Die Wandlungen in
Feinstruktur und histochemischem Verhalten drücken sich vor allem histologisch
in unterschiedlichen Quellungs- und Verfaserungszuständen aus, mit denen sich
im neueren Schrifttum NIZZE (1972a, b) befaßt hat. Danach sind 3 Formen
oder Fibrosierungstypen zu unterscheiden:

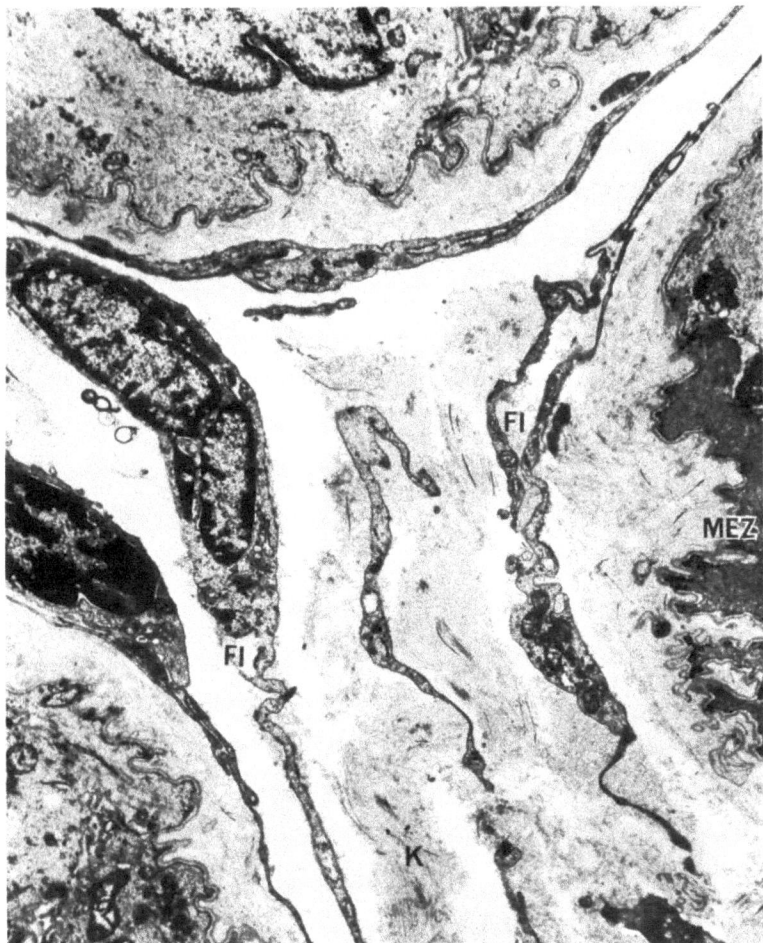

Abb. 41. Morphologische Bestandteile des Mantelgewebes einer normalen Brustdrüse in elektronenoptischer Darstellung. Anteile der Lobuli mit Myoepithelzellen (*MEZ*) am oberen rechten Bildrand. Im Interstitium Präzipitate der Grundsubstanz, kollagene Fasern (*K*) und schmale Fibrozyten (*FI*). EM, Vergr. 7360 ×

1. Ein *lockeres Mantelgewebe* im Sinn BERKA (1911) mit sog. Läppchenödem, reichlicher Kapillarsierung bei weitgehendem Fehlen kollagener Fasern. Bei Hämatoxylin-Eosin-Färbung nimmt diese Zone einen blaß-bläulichen Farbton an, die mit Methylenblau metachromatisch reagiert (KURU, 1909) (Abb. 42a).

2. Ein *dichtes Mantelgewebe* mit Vermehrung kollagener Fasern bei weitgehender oder völliger Rückbildung des Ödems, Verminderung des Kapillargehalts und Zunahme an Fibrozyten und Lymphozyten. Abgrenzung gegenüber dem Stützgewebe erhalten (Abb. 42b).

3. Eine *Sklerose des Mantelgewebes*, das durch Vermehrung an kollagenen Fasern vom Stützgewebe nicht unterschieden werden kann. Der Zellgehalt ist gering; es treten Hyalinisierungen auf, so daß WALCHSHOFER (1930) von einem „einartigen" Gewebe sprach (Abb. 42c).

Auch in der Geschlechtsreife verhält sich das Mantelgewebe in einer Brustdrüse uneinheitlich. Mit zunehmendem Lebensalter wird das Bild inhomogen,

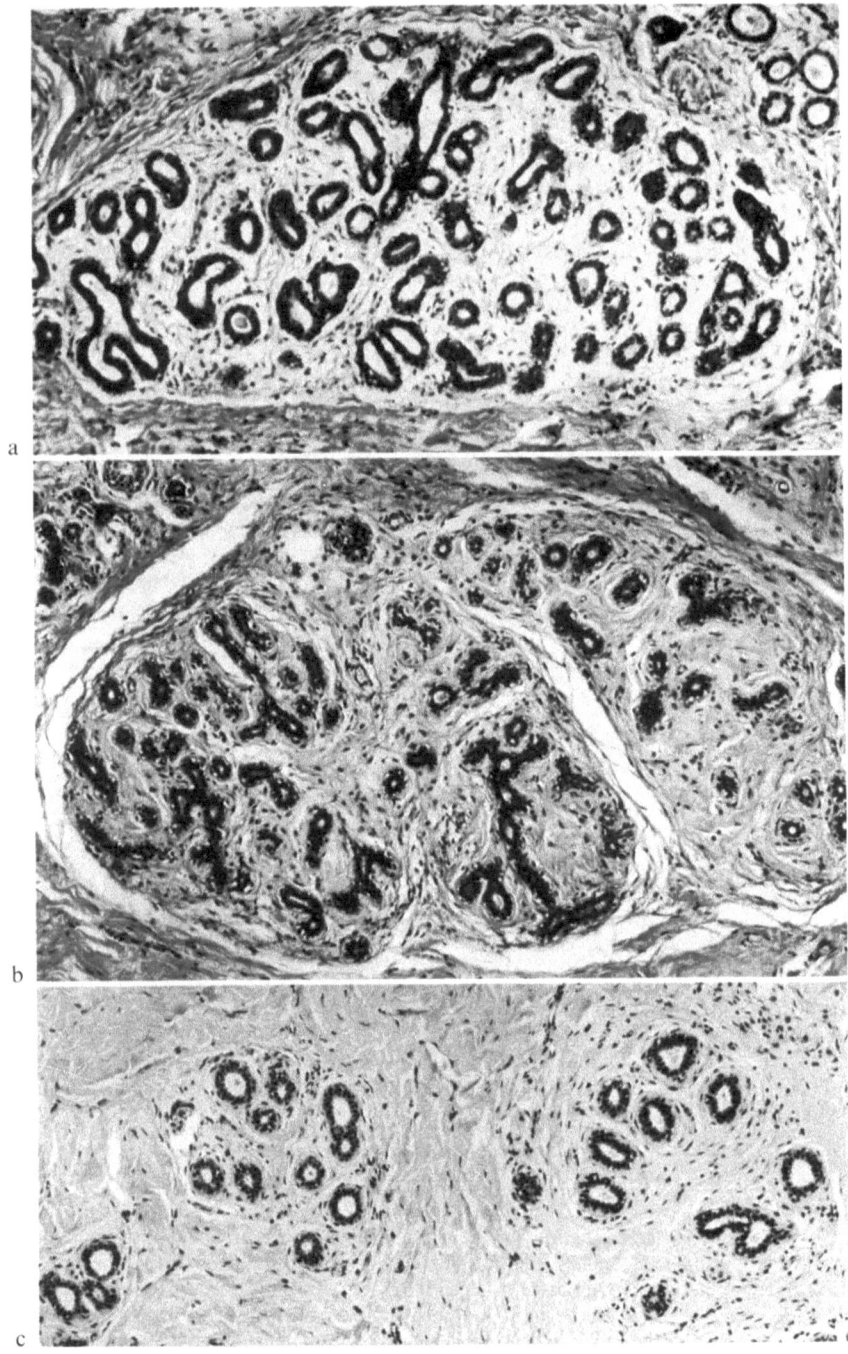

Abb. 42a c. Histologische Qualitäten des Mantelgewebes der Mamma. (a) Lockeres und transparentes Mantelgewebe einer 31 Jahre alten Frau. (b) Dichtes Mantelgewebe durch Vermehrung kollagener Fasern bei erhaltener Begrenzung des Lobulus bei einer 36 Jahre alten Frau. (c) Homogene Fibrose des Mantelgewebes ohne morphologischen Unterschied gegenüber dem Stützgewebe (sog. einartiges Bindegewebe). HE, Vergr. 240×

d.h. es treten immer mehr dichte und sklerosierte Formen in Erscheinung. Das typische Läppchenödem wird bei ungestörtem Genitalzyklus im 3. und 4. Dezernium beobachtet, wobei auffällig starke Verquellungen mit wasserklarer Transparenz auf besondere hormonale Einflüsse hinweisen (vgl. Kapitel I). Eine dem Mantelgewebe entsprechende Qualität der Verquellung zeigt die Brustdrüse der Neonaten während der Hexenmilchsekretion. Vom Kindesalter bis zur Pubertät besteht der Drüsenkörper nur aus einer Bindegewebsqualität. Erst mit Erlangung der Geschlechtsreife und Entwicklung von Drüsenläppchen differenziert sich allmählich das Mantelgewebe. Die Biomorphose wird in der schematischen Darstellung der Abb. 43 deutlich, in der die lockere, dichte und sklerosierte Form nicht differenziert wurde. Daraus geht hervor, daß das Mantelgewebe ein besonderes und reagibles Mesenchym ist, dessen Ausbildung und Regression die Phasen hormonaler Aktivität widerspiegelt und zugleich die Potenz der Zellbildung (zytogenes Stroma) besitzt. Das Gewebe hat folgende Eigenschaften:

1. *Reaktionsort* reversibler ödematöser Verquellungen während *des mensuellen Zyklus* (ROSENBURG, 1922; DIEKMANN, 1925; LUCHSINGER und CENTENO, 1927; KUECKENS, 1929; KNIBBE, 1947).

2. *Wachstumszone* (Leitbahn nach DABELOW, 1957) für proliferierende Gänge und Endsprossen nach Metaplasie des Fettgewebes in Bindegewebe. Ausbildung zirkumduktaler oder -lobulärer Mesenchymhülsen bei Gynäkomastie, virgineller Hypertrophie und Makromastieformen.

3. *.Terrain der Blutbildung*: physiologisch und vorübergehend als Blutbildungsherde in der Mamma Neugeborener, ferner intensiver und über längere Zeit persistierend bei Erythroblastose (GRUBER, 1921; BÄSSLER, 1958b) sowie bei Hämoblastosen unter Ausbildung umfangreicher Infiltrate (SEIFERT, 1952).

4. *Reaktionsort von Entzündungen*: unspezifisch mit lymphoplasmazellulären Infiltraten im zirkumduktalen und lobulären Mantelgewebe, bei sog. Plasmazellmastitis infolge Sekretretention und chronischer Mastitis, als Begleitbefund von bakteriellen Infektionen (Abszessen), Dysplasien, Tumoren; spezifisch bei Granulomatosen, insbesondere Miliartuberkulose.

5. *Ausgangsort von Neoplasien*: Fibroadenom der Mamma als tumorförmige Hyperplasie des Mantelgewebes, ferner von Hämangiomen und Sarkomen.

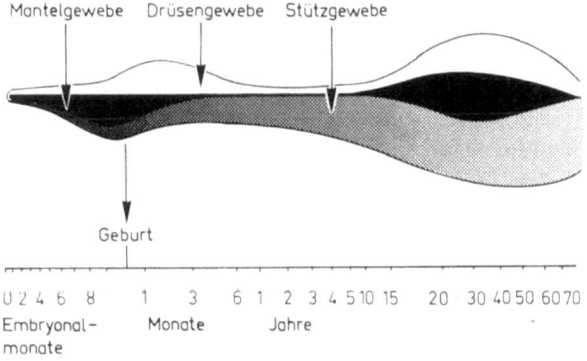

Abb. 43. Schematische Darstellung der Wandlungen der Gewebekomponenten der Mamma während des Alterns. (Nach BÄSSLER, 1970)

Die wechselhaften und hormonal-gesteuerten Reaktionen des Mantelgewebes waren Gegenstand zahlreicher feingeweblicher Untersuchungen, deren Ergebnisse seit Entwicklung der Kohlehydrathistochemie weiter präzisiert worden sind. Studien über die *Metachromasie der Grundsubstanz* sind am ältesten. KURU (1909) fand metachromatisches Verhalten mit polychromem Methylenblau, SYLVEN (1938) bei Anwendung von Toluidinblau im Mantelgewebe, ebenso WISLOCKI et al. (1947), DEMPSEY et al. (1947a, b), BUNTING (1950). Die Metachromasie erwies sich gegenüber Testishyaluronidase als sensibel und wurde als Mukopolysaccharid-Abscheidung gedeutet. In vergleichbaren Untersuchungen wiesen IHNEN und PEREZ-TAMAYO (1953) nach, daß die Metachromasie des Bindegewebes von der hormonalen Stimulation beeinflußt wird und vom Gehalt an Hyaluronsäure sowie Chondroitinsulfat abhängt. Nach OZZELLO und SPEER (1958) ergibt das Mantelgewebe eine positive PAS- und HALE-Reaktion und Metachromasie mit Toluidinblau. In der Proliferationsphase des mensuellen Zyklus reagiert das Bindegewebe mit PAS, Eisenbindung und Metachromasie unterschiedlich, in der Sekretionsphase einheitlich stärker, und post menstruationem wird ein völliges Verschwinden der PAS-positiven Substanzen mit Abfall der Farbintensitäten beobachtet. In der Menopause sind die Reaktionsausfälle vermindert, d.h., daß während der *stärksten Östrogenwirkung* im Organismus ein *Anstieg der sauren Mukopolysaccharide* im Stroma der Mamma vorliegt.

Unter diesen Aspekten ist das Mantelgewebe auch histochemisch die aktive und reagible Bindegewebskomponente und durch den Gehalt an sauren Mukopolysacchariden ausgezeichnet. Das interlobuläre Stroma ist histochemisch wenig aktiv und weist neutrale Mukopolysaccharide auf. Hormonale Impulse können sich zeitlich und örtlich unterschiedlich auswirken und auf ein unterschiedlich reagierendes Stroma treffen, so daß lokale Stromareaktionen mit einem vermehrten oder verminderten Mukopolysaccharidgehalt verständlich sind. Ergebnisse histochemischer Studien an Brustdrüsen von Ratten nach experimentell durch Östrogene und Progesteron induzierter Proliferation und Sekretion ergaben Einlagerungen von metachromatischen Substanzen im intra- und interlobulären Bindegewebe, vor allem während der Rückbildungsperioden, die mit Sekretretentionen verbunden sind und sich als saure Mukopolysaccharide und Glykolipide erwiesen (BÄSSLER et al., 1970). Ähnliche Befunde wurden in den Involutionsphasen nach Laktation beobachtet, die als eine Voraussetzung für die „physiologische" Fibrosierung des Drüsenkörpers bezeichnet werden (vgl. Kapitel P).

h) Die Angioarchitektur der Mamma

α) Blutgefäßsystem während der Embryonalentwicklung

Im Zustand des Kolben- und Zapfenstadiums (20–30 mm SSL) wird die Drüsenanlage von dem subepithelialen Gefäßnetz sowie von den Gefäßen des Fettgewebes umgeben. Die Primärsprossen durchstoßen zunächst „wie nackte Finger" (DABELOW, 1957) die Maschen des Gefäßnetzes. Dieses wird in Verlaufsrichtung der auswachsenden Gangsprossen „umgelenkt" und umgibt als mitlaufende Gefäße die epithelialen Drüsenanlagen. Die weitere Entwicklung der topischen Beziehungen zwischen Fettgewebe und Stroma ergibt sich aus Abb. 44. Die Übernahme des Gefäßsystems der Fettläppchen durch das Drüsen- und Bindegewebe bewirkt eine spitzwinkelige Ausrichtung des Arterienverlaufs (DABELOW, 1933, 1934, 1944). Die morphogenetischen Beziehungen zwischen hormonal induziertem Drüsenwachstum und Ausbildung eines Gefäßnetzes wurden erstmals von WAHL (1915) an der Milchdrüse von Kaninchen, später von DABELOW

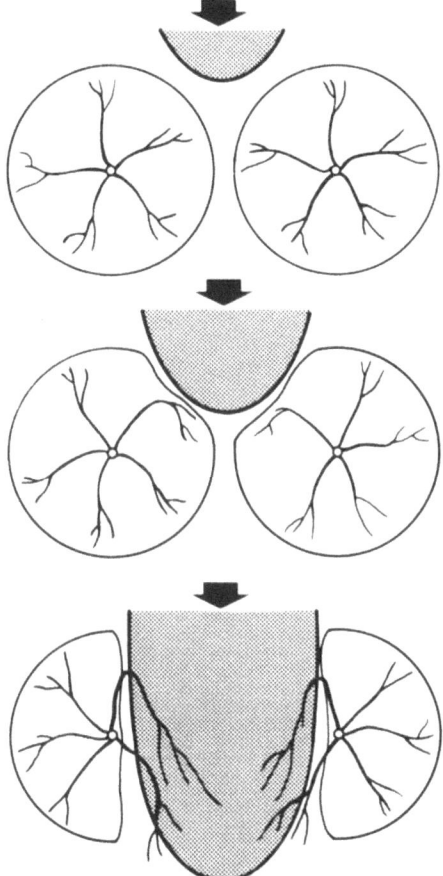

Abb. 44. Schematische Darstellung der Beziehungen zwischen Drüsengewebe (graue Schraffur), Fettläppchen und Vaskularisation. Das Einwachsen bewirkt eine Umlenkung der ursprünglichen Fettläppchengefäße und Einsprossung in die Drüsenanlage

(1934, 1944) sowie von SOEMARWOTO und BERN (1958) an der Brustdrüse der Maus untersucht.

β) Die arterielle Vaskularisation des Brustdrüsenkörpers

Das arterielle Gefäßsystem der weiblichen Brustdrüse wurde bei 16–88 Jahre alten Frauen mit verschiedenen Injektionsverfahren dargestellt: Tuscheinjektion, röntgenologische Angiographie und Kunststoff-Injektionen mit Technovit (WEITZEL und MEYER, 1970) mit nachfolgender Mazeration. Aufgrund eigener Untersuchungen (WEITZEL und BÄSSLER, 1971) wurde nachgewiesen, daß die Versorgungsgebiete der Brustdrüsenarterien erheblich variieren. Konstant sind an der Vaskularisation der Mamma die A. thoracica interna und A. axillaris beteiligt (Abb. 45).

Die *A. thoracica interna* versorgt die Mamma durch perforierende Zweige.

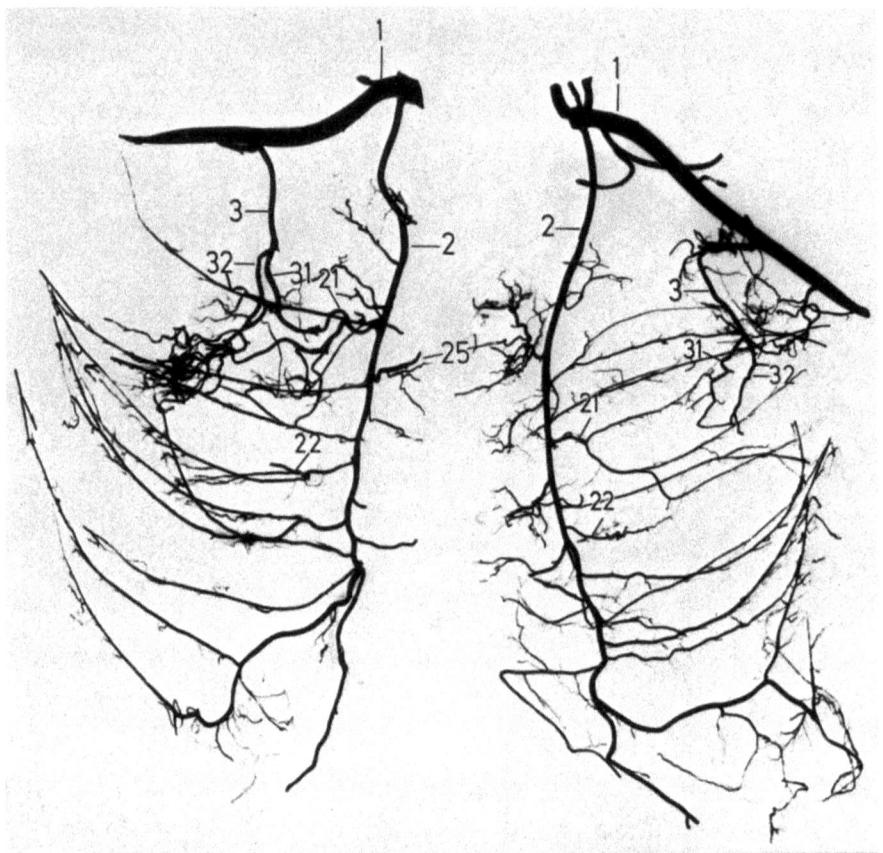

Abb. 45. Korrosionspräparat der vorderen Thoraxwand einer 65 Jahre alten Frau. Bemerkenswerte Seitendifferenzen bei gleicher Präparationstechnik. *1* A. subclavia, *2* A. thoracica interna, *21* oberer perforierender Ast, *22* unterer perforierender Ast, *25* Rami sternales, *3* A. thoracica lateralis, *31* medialer Ast, *32* lateraler Ast. (Nach WEITZEL und BÄSSLER, 1971)

Der obere geht meist durch den 2. oder 3. ICR und verläuft, im Panniculus adiposus liegend, von kranial medial nach kaudal lateral, schräg über die Brustdrüse. Die unteren Äste perforieren im 4. und 5. ICR und ziehen zum medialen unteren Quadranten. Sie gehen häufig nicht direkt aus der A. thoracica interna hervor, sondern aus den von diesem Gefäß stammenden Aa. intercostales.

Bei den Gefäßen der *A. axillaris* zeichnet sich die A. thoracica lateralis durch einen charakteristischen Verlauf aus. Ein oberflächlicher Ast zieht von kranial-lateral nach kaudal-medial, ein Zweig verläuft in der Nähe der Pektoralisaponeurose nach kaudal. Häufig nehmen weitere Gefäße der A. axillaris, A. thoracoacromialis und A. thoracodorsalis teil. Zahl und Ausmaß der Gefäße ist von Fall zu Fall verschieden. Die von der Aorta kommenden Aa. intercostales sind für die Versorgung der Brustdrüse unbedeutend.

Eine exakte Bestimmung der Versorgungsgebiete der A. thoracica lateralis et interna in der weiblichen Brustdrüse ist nicht möglich. Weder durch verschiedene Färbungen bei der Injektionstechnik mit Tusche noch aufgrund der Mazerationspräparate sind die Gefäßprovinzen sektorförmig im Einzelfall abzutrennen (WEITZEL, 1969). Aus dem Vergleich unserer Untersuchungen kann jedoch aufgezeigt werden, daß die *A. thoracica interna* mit ihren Ästen die *medialen* Abschnitte der Drüse *und die oberflächlichen Schichten* versorgt, während die *A. thoracica lateralis* und (atypische) Äste der A. axillaris mehr für die tieferen Zonen der *kranio-lateralen Hälfte* zur Verfügung stehen.

Nach VORHERR (1974) ist die A. thoracica interna mit ca. 60%, die A. thoracica lateralis mit ca. 30% an der Vaskularisation des Drüsenkörpers beteiligt. Neben der beschriebenen Variabilität der Gefäßverläufe in der Mamma und der unterschiedlichen Beteiligung der Arterien an der Blutversorgung dieses Organs sind Seitendifferenzen sehr auffällig, wobei die Vaskularisation der rechten Brustdrüse stärker von dem Regelbild abweicht als die linke. In diesem Sinn spricht die Einbeziehung von atypischen Arterien der A. axillaris in das Versorgungsgebiet der Mamma. Auch SALMON (1939) stellte präparatorisch variable Gefäßmuster fest und unterstreicht die Beziehungen zu den Arterien des Integuments.

Unterschiedliche Auffassungen wurden über die Beteiligung der Interkostalarterien an der Blutversorgung vertreten. KAUFMANN (1933) fand die Gefäße aufgrund röntgenologischer Untersuchungen bedeutungslos. Zu einem gleichen Urteil kamen ANSON und WRIGHT (1939) sowie FELDMANN et al. (1967). MALINIAC (1943) schränkt die Festlegung insofern ein, als den Zwischenrippenarterien zwar eine untergeordnete Rolle allgemein zukommt, aber als Varianten der arteriellen Hauptquellen aktiviert werden können. Wir interpretierten eigene Untersuchungsergebnisse in gleichem Sinn.

Die größte *Häufigkeit an Anastomosen* befindet sich zwischen beiden oberen Quadranten der Mamma und im unteren lateralen Viertel. Das Anastomosengebiet der oberen Hälfte weist eine oberflächliche, das der unteren seitlichen Quadranten eine tiefe, der Thoraxwand nahe Lage auf. Die zahlreichen arteriellen Anastomosen zwischen den Strombahnen der A. thoracica interna et lateralis einer Seite wie die Gefäßverbindungen zur Gegenseite gewährleisten eine kontinuierliche und örtlichen Kreislaufstörungen verschiedener Ursache gegenüber gesicherte Blutzirkulation. Das gilt vor allem für die arterhaltenden Funktionszustände des Organs während der Laktation.

Die Darstellung der arteriellen Gefäßversorgung zeigte an, daß die *größte Vaskularisationsdichte* in der *oberen und lateralen Hälfte* der Mamma besteht, d.h. in dem Gebiet der stärksten Häufung von Mastopathien, benignen und malignen Tumoren!

Der Wert der *Arteriographie der Mamma* als diagnostische Methode beruht vor allem auf der Darstellung einer verstärkten „pathologischen" Vaskularisation. Die Mammographie spielt nur eine akzessorische Rolle, vor allem bei differentialdiagnostischen Fragen. Das Schrifttum umfaßt wenige Publikationen: FELDMANN et al. (1967), ANACKER et al. (1970) zur Diagnostik des Mammakarzinoms; DENCK und OLBERT (1972), REINHARDT (1974) mit Erfahrungen über 65 Fälle und weiteren Literaturangaben.

Über die mammographische Darstellung verkalkter Arterien der Brustdrüsen bei chronischer Niereninsuffizienz (32 Dialyse-Patienten) berichten SCHNEIDER und GIESSAUF (1975).

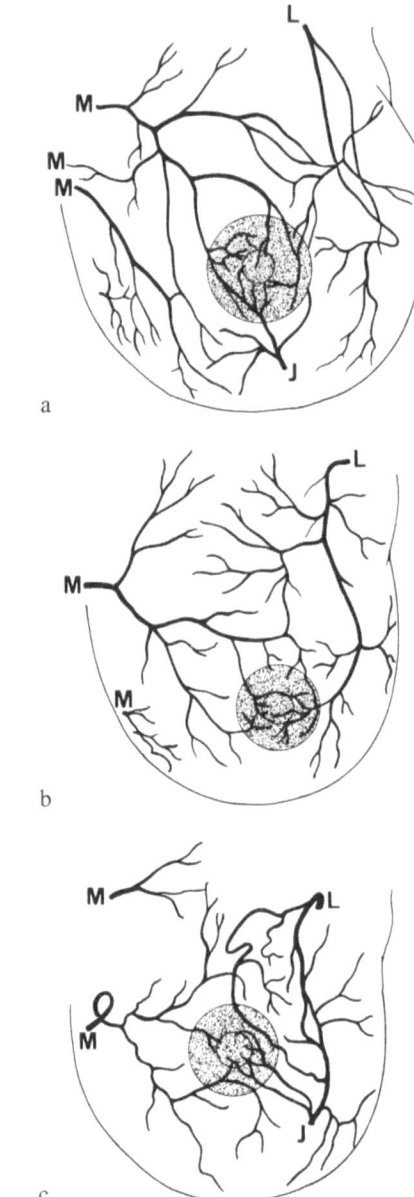

Abb. 46a–c. Arterielle Blutversorgung der Mamille. (a) Zirkulärer Plexus, vorkommend in 70 74%. (b) Schleifenplexus (in 20%). (c) Radiärer Plexus (in 6%). *M* A.thoracica interna, *L* A. thoracica lateralis, *I* Aa. intercostales. (Nach MARCUS, 1934)

γ) Die Arterien der Mamille

An der arteriellen Blutversorgung der Mamille sind durch periphere, zirkuläre oder radiäre Gefäßäste die A. thoracica interna und lateralis beteiligt. Sie bilden anastomosierende Strombahnen, die von MARCUS (1934) als „Plexus" bezeichnet wurden. Der Autor unterscheidet nach der Form der Ausbildung der zirkummamillären Arterien einen

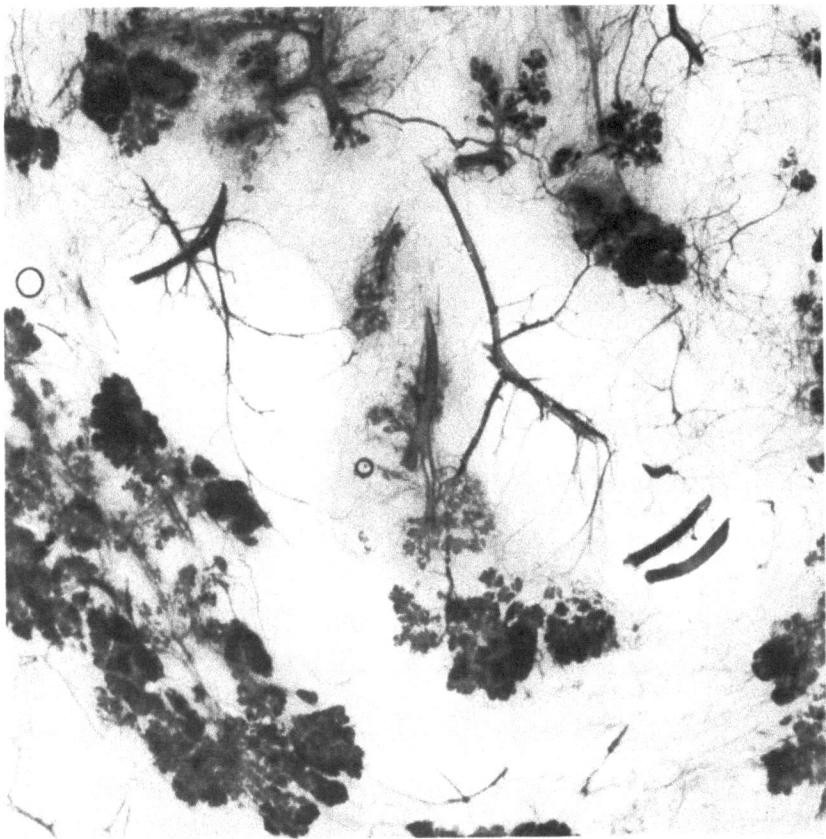

Abb. 47. Aufhellungspräparat der Mamma nach Gefäßinjektion bei 16 Jahre altem Mädchen. Zentrale Fettläppchenarterien sichtbar, Vaskularisation der umgebenden Parenchymbezirke. Vergr. 5,4×

a) zirkulären Plexus, überwiegend gebildet durch Äste der A. thoracica interna;
b) Schleifen-Plexus, vorwiegend versorgt von der A. thoracica lateralis;
c) radiären Plexus, dessen Quellen die A. thoracica interna et lateralis sind (Abb. 46a–c).

Aus der Anordnung der Arterienäste in der Umgebung der Mamille wird verständlich, daß die operative Zirkumzision der Areola mit Durchtrennung der kleinen Arterien des Plexus eine ischämische Nekrose der Mamille zur Folge haben kann.

δ) Mikroangioarchitektur der Mamma

1. Bei der jüngeren Altersgruppe (bis etwa zum 30. Lebensjahr) ist in den Läppchen des Fettgewebes eine zentrale Lage der kleinen Arterien mit radiären Arterienästen nachweisbar. In den Gebieten, in denen Fettgewebe an das Drüsenstroma grenzt, verändert sich das Gefäßbild in zweifacher Hinsicht: Die zentrale kleine Arterie des Fettläppchens verliert ihre zentrale Position dadurch, daß das Drüsengewebe zwischen die Fettläppchen einwächst und sich hier vermehrt. Die ursprünglich radiär und seitengleich im Fettgewebe liegenden Gefäße biegen beim Übergang in das Drüsengewebe in einem spitzen Winkel ab. Auch die

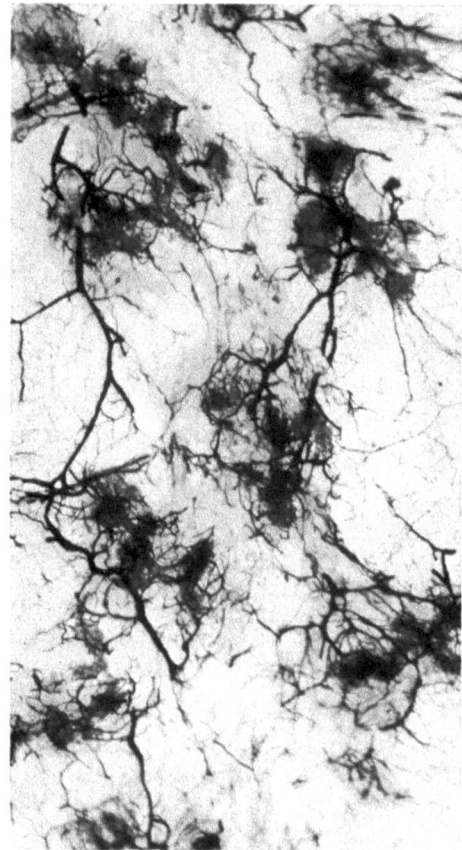

Abb. 48. Aufhellungspräparat nach Gefäßinjektion bei 25 Jahre alter Frau. Sichtbar die starke Vaskularisation des lobulären Parenchyms. Vergr. 24×

Drüsengänge werden nicht rechtwinkelig, sondern in einer spitzwinkeligen Verlaufsrichtung überkreuzt. Dabei ist auffällig, daß die Drüsengänge jeweils von mehreren Arterienästen segmental versorgt werden. Nur selten konnte festgestellt werden, daß eine Arterie einen Drüsengang kontinuierlich über größere Strecken begleitet. Die Endaufzweigungen der Arterien umspinnen die Drüsengänge unmittelbar in Form weitmaschiger Netze (Abb. 47 u. 48). Die zu den Lobuli führenden Gefäße liegen zum Teil wie der Stiel einer Traube zwischen diesen. An anderen Stellen treten von verschiedenen Seiten Gefäße an die Lobuli heran. Immer sind sie von einem dichten Gefäßnetz umsponnen (Abb. 47).

2. Die zweite Altersgruppe der Frauen von etwa 30–50 Jahren weist Übergangsformen des beschriebenen Gefäßmusters der jüngeren Gruppe auf und häufig gleichzeitig in unterschiedlichem Ausmaß Strukturen, die der folgenden Altersklasse eigen sind (Abb. 48).

3. Bei den Frauen jenseits des 50. Lebensjahrs ist anatomisch mit dem Eintritt der Menopause eine Involution des Drüsenkörpers mit zunehmender Einlagerung an Fettgewebe zu beobachten. Die Lobuli unterliegen in gleicher Weise

einer Atrophie. Die Mikroangioarchitektur spiegelt diese Rückbildungen in dem
Sinn wider, daß mit Atrophie der Drüsenläppchen eine Verminderung der Endaufzweigungen der kleinen arteriellen Gefäße im Drüsenstroma verbunden ist.
Dagegen bleiben die feinen Arteriennetze im Stroma und im Fettgewebe weitgehend erhalten. Auffällige Alterationen lassen sich dagegen in den angrenzenden
Fettläppchen des Drüsenkörpers bei Atrophie desselben erkennen. Hier sind
die injizierten Arterienäste nicht mehr als gradlinig verlaufende Gefäße vorhanden. Sie erscheinen in der höheren Altersgruppe von welligem Verlauf und
bilden dichtere Gefäßnetze als in der jüngeren Gruppe (Abb. 55). Die dadurch
imponierende Vermehrung von dargestellten Arterienästen ist als relativ zu verstehen und Ausdruck der Altersatrophie des Drüsen- und Fettgewebes.

Über Kapillardarstellung durch Nachweis der Aktivität von alkalischer Phosphatase unter physiologischen Bedingungen, bei Mastopathie, Gynäkomastie
und Tumoren berichten FANGER und BARKER (1960).

Die Ergebnisse der *Mikroangiographie* besagen, daß auch das Gefäßmuster
der Mamma eine Abhängigkeit von hormonaler Stimulation, von Funktionszuständen und Involution des Drüsenkörpers im Alter erkennen läßt. Die Beziehungen sind experimentell an Mäusen von SOEMAWOTO und BERN (1958) in
evidenter Weise belegt worden, indem die Autoren zeigten, daß die Vaskularisation der Mamma wie die bekannte Proliferation des Drüsenkörpers direkt von
Hormonwirkungen abhängt. Andererseits löst die Exstirpation endokriner Drüsen die Involution von Drüsenkörper und Gefäßnetz aus. In der weiblichen
Brustdrüse konnten freilich derart sinnfällige Neu- und Rückbildungen umfangreicher Gefäßnetze nicht festgestellt werden. Jedoch ergaben sich eindeutige
Unterschiede im Aufbau des Gefäßmusters im Fett- und Drüsengewebe zwischen
der untersuchten jüngeren und älteren Altersgruppe.

ε) Die Venen der Mamma

Die Venen begleiten zumeist das arterielle Gefäßnetz und lassen sich mit
Hilfe der Infrarotphotographie darstellen (MASSOPUST und GARDNER, 1950;
CHIAPPA et al., 1964; DRAPER und JONES, 1969). Eine venöse Hyperämie bei
Abflußstörungen oder in Gravidität und Laktation macht die Venenverläufe
unter der Haut deutlich, insbesondere in der Mamillenregion.

Die oberflächlichen Venen im subkutanen Fettgewebe bilden nach diesen
Studien ein *transversales Muster* mit Konvergenz zur Medianebene des Thorax
oder ein *longitudinales System* mit bevorzugt kranio-medialem Abfluß. Das venöse Blut der Mamma gelangt in den venösen Kreislauf über V. thoracica interna
oder über die Halsvenen in die V. jugularis. Die laterale Drainage erfolgt zur
V. axillaris.

i) Nerven der Brustdrüse

In gleicher Form wie die Vaskularisation erfolgt die sensorische Innervation
der Mamma von den Nerven der Thoraxwand, während für die sympathisch-
sensorische und -motorische Versorgung die postganglionären sympathischen
Nerven der thorakalen paravertebralen Ganglien verantwortlich sind. Dagegen

wird die Funktion der Myoepithelzellen über einen neurohormonalen Reflexbogen gesteuert.

α) Sensorische Innervation

Die Haut der Brustdrüse, einschließlich der Areola und Mamilla, erhält die Rami cutanei laterales der Nn. intercostales IV bis VI und von medial die Rami cutanei anteriores der Nn. intercostales II bis VI als sich verzweigende Äste. Die Mitte beider oberen Quadranten wird ferner von Hautästen der Nn. supraclaviculares aus dem Plexus brachialis versorgt. Die Interkostalnerven führen zugleich autonome Nerven für die glatte Muskulatur der Brustwarzenzone und sind, wie die supraklavikulären Äste in der Haut der Mamma, nahezu radiär zur Mamille hin orientiert. So ergaben sich 3 einander überlappende sensorische Innervationszonen des Integuments, während der Drüsenkörper selbst nur sehr wenige Nervenfasern enthält. Thermische und taktile Reize sowie Schmerzempfindungen werden von sensorischen Endapparaten perzipiert, die vor allem in der Haut der Areola und Mamille, aber auch in allen anderen Regionen vorkommen: freie sensorische Nervenenden, Meissnersche Tastkörper in den korialen Papillen, Vater-Pacinische Körperchen im subkutanen Binde- und Fettgewebe, Krausesche Endkolben um die großen Ductus lactiferi und Ruffinische Körperchen. Über die nervale Versorgung der Mamille und deren Beziehung zur glatten Muskulatur berichtet KNOCHE (1956).

Entsprechend dem Verlauf der sensorischen Nerven werden von der Brustdrüse ausgehende Schmerzen in der gesamten Thoraxwand, am Rücken, über dem Schulterblatt, entlang der Medialseite des Arms und im Nacken empfunden (VORHERR, 1974).

β) Autonome Innervation

Postganglionäre Nervenfasern des thorakalen Grenzstrangs des Sympathikus gelangen, zusammen mit den Interkostalnerven und gemeinsam mit den Arterien für die Mamma, in den Drüsenkörper zur Innervation der glatten Muskulatur von Areola, Mamille und Blutgefäßen. Der Kontraktionsreiz ruft einerseits die Erektion der Mamille, andererseits eine Engerstellung der Arterien mit Verminderung der Durchblutung hervor, wodurch Milchbildung und -abgabe beeinflußt werden können. Sensorische Anteile des Sympathikus sind in der Wand der großen Milchgänge der Warzen lokalisiert, sie kommen ebenso im Bereich der Schweißdrüsen und Haarfollikel des Warzenhofs vor.

Parasympathische Nerven und sekreto-motorische Nerven zur Stimulation der Sekretion oder Milchabgabe aus den Drüsenalveolen finden sich in der Brustdrüse nicht.

γ) Neuro-humoraler Reflexbogen und galaktokinetischer Effekt

Für die Entleerung der Milch aus den Drüsenalveolen bedarf es einer Visa tergo, die durch die Funktion des Myoepithels gegeben ist. Dieses Zellsystem ist Rezeptor und Transformator der Oxytocin-Wirkung. Die Abgabe des Wirkstoffs erfolgt über einen neurohormonalen Mechanismus, dessen afferenter Bogen aus sensorischen sympathischen Nervenfasern der Mamille besteht. Taktile Reize der saugenden Jungen werden dem Ncl. paraventricularis des Hypothalamus und von hier der Neurohypophyse zugeleitet (BERDE, 1959). Das dadurch freigesetzte Oxytocin greift humoral an den Myoepithelzellen an und bringt diese synergisch zur Kontraktion. Neben dem „motorischen Apparat" der Mamma unterscheidet ZAKS (1962) zwei weitere Reflexbögen: einen segmentalen, kurzen für die wechselnde Weit- und Engstellung der Drüsengänge beim Milchtransport und einen kortikalen Bogen zur Erklärung psychischer Einflüsse auf den Sekretionsablauf. Zur Physiologie und Pharmakologie der Oxytocinwirkung: VORHERR (1971, 1974); vgl. Kapitel D,V,3.

k) Lymphgefäße und regionale Lymphknotengruppen

Die Ausbildung des Lymphgefäßsystems der Mamma erfolgt embryologisch ähnlich wie die der arteriellen Blutversorgung in einer präformierten Thoraxwand, in der sich die Drüsenanlage entwickelt und Anschluß an ihre Vaskularisation gewinnt. Nach der eindrucksvollen Darstellung von SAPPEY (1885) ist sie primär von der Medianebene zur Axilla gerichtet, gewinnt aber sekundär in weit geringerem Umfang Verbindungen über mediale Gefäße zur ipsi- und kontralateralen Thoraxwand, zu Zervikalregion und zum Epigastrium. Quellgebiet der Lymphe und Ursprung der Lymphkapillaren in der Brustdrüse ist das lockere, die Drüsenläppchen umgebende Bindegewebe. Unter physiologischen Bedingungen werden von hier aus nach der Hexenmilchsekretion und Laktation Reste der gebildeten Milch abtransportiert, wobei das die Spalten ausfüllende Milchfett, entweder als Tropfen oder von Makrophagen gespeichert, auf seinem Weg bis in die Lymphknoten histologisch leicht erkennbar ist (DABELOW, 1957). Aber auch bei Hyperplasieformen der Mamma oder bei Dysplasien im weitesten Sinn, die mit einer Durchsaftung des Stromas verbunden sind, treten im Drüsenkörper weite Lymphgefäße hervor, in deren Umgebung sich gelegentlich Lymphozyten ansammeln. Reich an ektatischen Lymphgefäßen ist die Gynäkomastie der Mamma virilis. Unvergleichbar größer ist die Bedeutung der intramammären Lymphgefäße für die Ausbreitung maligner Tumoren, insonderheit für das Karzinom. Der Tumor dringt wie an allen anderen Lokalisationen aktiv in die Gewebsspalten des Bindegewebes, in die zirkumvaskulären oder neuralen Lymphgefäße ein und schafft die Voraussetzung zur häufigen lymphogenen und hämatogenen Metastasierung.

So ergibt sich, mit Ausnahme des äußeren unteren Sektors, eine fast zirkuläre und zentrifugale Abflußmöglichkeit mit Kommunikationen über Lymphknoten und Thoraxwand zum Ductus thoracicus und damit zum großen Blutkreislauf.

Die netzartig angeordneten Lymphgefäße der Brustdrüse wurden nahezu gleichzeitig Ende des 18. Jahrhunderts von CRUIKSHANK (1786) und unabhängig von MASCAGNI (1787) mit Hilfe von Quecksilber-Injektionen entdeckt. Beide Autoren beschreiben die Richtung der Lymphdrainage zu Axilla, Thoraxmitte und Epigastrium. Etwa 100 Jahre später fand SAPPEY (1874/1885) den nach ihm benannten Plexus. Durch Anwendung weiterer Verfahren, insbesondere mit Hilfe intravital gesetzter Farbstoffdepots zur Lymphangiographie, unter Anwendung von Kontrastmitteln und radioaktiver Isotope war es möglich, die Abflußwege und -richtungen der Brustdrüsenlymphe unter physiologischen und pathologischen Bedingungen zu untersuchen (GRANT et al., 1953; HULTBORN et al., 1955; TURNER-WARWICK, 1958; LEWIS und BEAL, 1963; HALSELL et al., 1965; DIETHELM et al., 1966; KUBIK, 1968; KETT et al., 1970; MEYER-BURG und WILHELMI, 1971).

Kurzschlußwege der Lymphbahnen können für die metastatische Tumorausbreitung Bedeutung gewinnen und Abweichungen von einer regelhaften Metastasierung verständlich machen. LUDWIG (1962) beschreibt, neben den in der Körperperipherie vorkommenden obligaten Filtertypen, 3 Formen mit perforierenden Lymphgefäßen, wodurch eine unmittelbare Füllung des Vas efferens durch das Vas afferens möglich wird, ferner perikapsuläre Gefäße und Lymphknoten zwischen Lymphgefäßen, gleichsam in „Nebenschluß". Dadurch ist ein „Überspringen" von Lymphknoten durch Tumorzellen und insbesondere eine direkte lymphovaskulär-venöse Kommunikation möglich.

α) Lymphgefäße

Die Drainage der Lymphe erfolgt über 3 Gefäßsysteme.

αα) Oberflächliche oder kutane Lymphgefäße

Dieser Plexus bildet den durch die Mamma vorgewölbten Teil des kutanen Lymphgefäßsystems, das aus einem subepidermalen, subkutanen und faszialen Geflecht besteht und im Bereich der Mamille mit dem subareolären Plexus (SAPPEY) kommuniziert (GRANT et al., 1953). Ferner bestehen Verbindungen zu den Lymphspalten der Cooperschen Ligamente und damit zum Drüsenkörper. Bei Karzinomen stellen sich die Gefäße manchmal als auffällig ektatische und von Tumorzellen austamponierte Abflußstraßen dar. Dieses System steht, bis auf den kaudalen Sektor, nach allen Seiten mit den großen Drainagewegen in Verbindung.

ββ) Plexus subareolaris Sappey

In der Mamille befindet sich unter dem oberflächlichen areolären Lymphgefäßnetz ein zweiter Plexus dichter Lymphgefäße, der die Mamille zirkulär umgibt. Die zentripetal aus dem Drüsenkörper abfließende Lymphe nimmt dieser Plexus auf und steht mit dem kutanen Plexus in Verbindung. GRANT et al. (1953) sprechen diesem Plexus die Funktion eines Lymph-Pools zu, dem alle Lymphe der Mamma zuströmt, während TURNER-WARWICK (1958) eine besondere Bedeutung dieses Geflechts bestreitet.

γγ) Tiefe Lymphgefäße des Drüsenkörpers

Die interlobulären und intraduktalen Lymphspalten befinden sich unmittelbar neben kleinen Arterien und Venenästen, von kollagenem Bindegewebe umhüllt, und streben von der Mitte des Corpus mammae zentripetal dem subareolären Plexus und von den tiefen Zonen den faszialen und interkostalen Lymphgefäßen zu. Die kleinen Gefäße sind um Läppchen und terminale Milchgänge angeordnet; sie konvergieren mit den größeren Gängen und treten unter physiologischen Bedingungen und vor allem in Probeexzisionen nur wenig in Erscheinung. Bei Lymphostase, während des Abtransports angestauter Milch und bei Vorliegen einer lymphangischen Karzinose wird erst das Ausmaß der Lymphdrainage des Organs deutlich.

δδ) Abflußwege und -richtungen der Lymphe

Wichtigstes Abflußgebiet sind die ipsilateralen axillären Lymphknoten, die nach TURNER-WARWICK (1958) von 75% der mammären Lymphe durchflossen werden, während die ipsilateralen Lymphknoten der Mammaria-interna-Kette etwa 25% aufnehmen. Es bestehen starke individuelle Unterschiede und bei Abflußstörungen viele Möglichkeiten der Umleitung. So soll nach dem Autor unter physiologischen Verhältnissen kein Abfluß zur kontralateralen Seite zu beobachten sein. Andererseits nehmen die sternalen Lymphknoten wie die axillären Lymphe aus allen Quadranten auf, ein Sachverhalt, der sich in der Frequenz der Tumormetastasen bei Mammakarzinomen ausdrückt (TURNER-WARWICK, 1958; HAAGENSEN et al., 1972, vgl. Kapitel T,V).

Die *axilläre Lymphknotengruppe* wird durch 2 oder 3 große Lymphgefäße erreicht, die vom Plexus subareolaris (SAPPEY) und von den kutanen Geflechten ausgehen und am unteren Rand des M. pectoralis entlang führen oder diesen

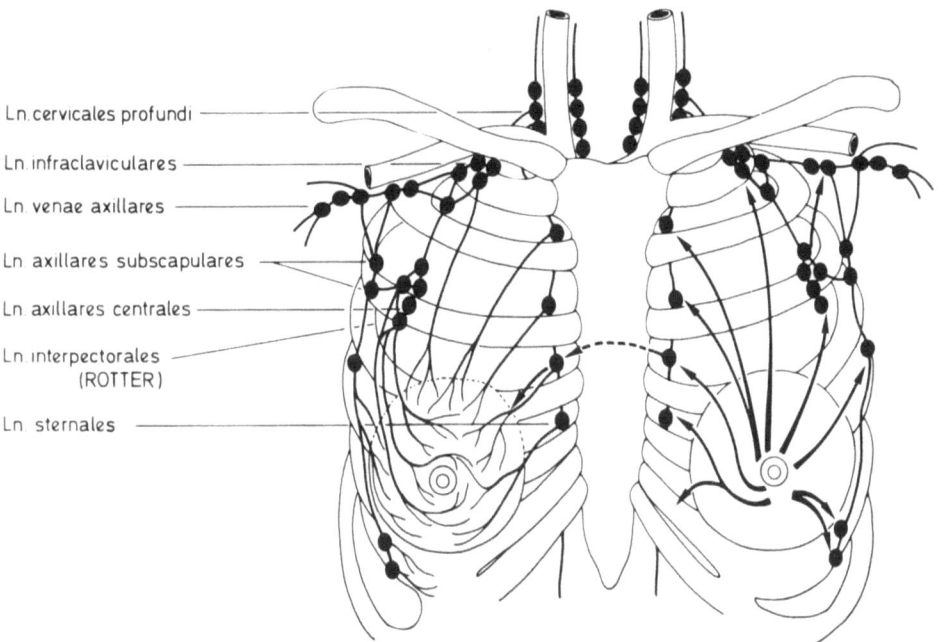

Ln. cervicales profundi
Ln. infraclaviculares
Ln. venae axillares
Ln. axillares subscapulares
Ln. axillares centrales
Ln. interpectorales
(ROTTER)
Ln. sternales

Abb. 49. Schematische Darstellung regionaler Lymphknotengruppen und Abflußwege der Lymphe in der weiblichen Brustdrüse

perforieren (Abb. 49). Das oberflächliche Netz steht sowohl mit den axillären wie mit den supraklavikulären, zervikalen und parasternalen Lymphknoten in Verbindung, ferner über retromanubriale Gefäße mit der kontralateralen Brustdrüse und Axilla (SANER, 1950). Über subdiaphragmatische Gefäße und Knoten werden Rektusscheide und Leber erreicht (Gerotascher Ausbreitungsweg, 1897).

Tiefe Lymphgefäße nehmen die Lymphe aus den tieferen Schichten des Drüsenkörpers auf und kommunizieren mit den zentralen axillären sowie den subskapulären und supraklavikulären Lymphknoten. Dazu kommen Verbindungen mit den interkostalen Gefäßen, so daß eine Kommunikation zur Thoraxwand, zu den interkostalen Lymphknoten an der Wirbelsäule, zu dieser selbst und zum Ductus thoracicus gegeben ist. Neben dem nach dorsal gerichteten Weg ist das mittlere Viertel der Drüsenregion mit den parasternalen Lymphknoten und diese mit der Gegenseite verbunden.

β) Regionale Lymphknotengruppen

Gemäß der aufgezeigten Lymphdrainage sind die tributären Lymphknotengruppen etwa in Form eines unvollständigen Kreisbogens mit offenem unteren Viertel angeordnet, wobei die an Zahl und Größe dominierenden Lymphknoten in der Axilla gelegen sind. Eine topische Differenzierung ist nur mit Hilfe gesonderter Angaben durch den Chirurgen möglich oder durch eine kontinuierliche Präparation des axillären Fettgewebes von der Thoraxwand bis zu den großen axillären Blutgefäßen und Fixpunkten der Faszie. In der Regel erhält der Pathologe die von Fettgewebe umgebenen Lymphknoten „aus der Axilla", zu denen folgende Gruppen zählen. Die Terminologie ist sehr unterschiedlich und orientiert sich an den Beschreibungen von ROUVIER (1932), PERNKOPF u. FERNER (1964) (Abb. 49).

Lymphonodi axillares ventrales (externe Lymphknotengruppe): Die auch als paramammäre Lymphknoten bezeichnete Gruppe liegt der seitlichen Thoraxwand zwischen 2. und 6. Rippe, am lateralen Rand des M. pectoralis major auf und befindet sich neben Faszie und Digitationen des M. serratus lateralis. Es sind wenige und zumeist kleine Lymphknoten mit Zustrom von den lateralen Quadranten.

Lymphonodi axillares subscapulares stellen eine kleine Gruppe dar, die neben und entlang der A.V. thoracodorsalis situiert ist. Bei Entfernung müssen die Gefäße, wie auch der N. thoracodorsalis, durchtrennt werden, ohne daß daraus nennenswerte Funktionsausfälle resultieren.

Lymphonodi axillares centrales bilden die größte und wichtigste Gruppe, die im axillären Fettgewebe eingebettet und bei metastasierenden Tumoren am häufigsten befallen ist. Die einzelnen Lymphknoten sind am größten, und hier findet sich mikroskopisch häufig eine lipomatöse Atrophie.

Lymphonodi interpectorales Rotter: Diese kleine, aus 1–4 Lymphknoten bestehende Gruppe ist zwischen beiden Brustmuskeln gelegen und wird in der Regel nicht mitentfernt, wenn bei Radikaloperationen nur Teile des M. pectoralis major entnommen werden.

Lymphonodi venae axillaris: Die lateral der V. axillaris befindlichen zahlreichen Lymphknoten sind nicht palpabel und liegen der Sehne des M. latissimus dorsi, medial vom Ursprung der V. thoracoacromialis an. Enthalten diese Lymphknoten Metastasen, sind sie zumeist mit der Venenwand verbacken und operativ nur durch Blockresektion und Abpräparation mit der Faszie zu entfernen.

Lymphonodi infra-, supraclaviculares et cervicales profundi ist die am höchsten in der Axilla gelegene Lymphknotengruppe, die überwiegend im Trigonum colli laterale lokalisiert ist. Topisch befinden sich die kleinen Lymphknoten zwischen der Sehne des M.subclavius, der V. jugularis und subclavia und haben bei Metastasierung für die Prognose große Bedeutung, weil eine operative Entfernung der Gruppe nicht praktikabel ist. Auf der rechten Seite nehmen die Trunci lymphatici die Lymphgefäße des Subclavia-, des Halsgebiets, des Mediastinum sowie des Trachebronchialbaums auf, von der linken Seite empfangen sie den Zufluß des Ductus thoracicus. Dieser Bezirk stellt daher den zentralen Lymphraum des Körpers dar (STRÄULI, 1960), der topographisch zwar nicht eindeutig festgelegt ist und überwiegend den supraklavikulären Lymphknoten entspricht. Die Konfluenz von Lymphgefäßen verschiedener Regionen, insbesondere aus der Umgebung der Brustdrüse, macht das Auftreten von Metastasen des Mammakarzinoms verständlich. Dazu kommt die enge Verbindung zu den großen Venen über die Anguli venosi und die damit gegebene Gefahr einer hämatogenen Generalisation. Daher sprechen HAAGENSEN et al. (1972) von einem „sentinel lymph node", d.h. von einem Schildwächter, der anzeigt, daß meistens auch die benachbarten Lymphknoten befallen sind.

Lymphonodus praepectoralis, ein kleiner, gelegentlich in subkutanem Bindegewebe über dem oberen äußeren Quadrant der Mamma lokalisierten Lymphknoten, der bei Anschwellung meistens einen benignen Hauttumor imitiert.

Lymphonodi praepericardiales subdiaphragmatici: Die Lymphe des unteren inneren Quadranten der Mamma und der angrenzenden Weichteile gelangt zu einem Teil über die Regio epigastrica in den M. rectus abdominis und von hier in kleine präperikardiale oder subdiaphragmatische Lymphknoten. Hier besteht eine Kommunikation zu den Lymphgefäßen der Mammaria-interna-Kette und zum anderen zur Leber und zum Peritoneum (GEROTA, 1896). Dieser Ausbreitungsweg gewinnt für Karzinome Bedeutung, die in den unteren und inneren Mammaquadranten entstehen.

Lymphonodi sternales (sog. Mammaria-interna-Kette): Die unter physiologischen Verhältnissen nur wenige Millimeter im Durchmesser großen Lymphknoten stellen für das nach medial gerichtete Abflußgebiet der Lymphe der beiden inneren Quadranten der Mamma wichtige Filterorgane dar. Ihre Bedeutung wurde vor allem vom Chirurgen W.S. HANDLEY

(1906, 1927) erkannt, nachdem von LEAF (1912) und STIBBE (1918) anatomisch auf ihr Vorkommen, ihre Größe und Zahl hingewiesen worden war. Danach stellte SOERENSEN (1951) anhand von 39 Obduktionen durchschnittlich 7 Lymphknoten, jederseits 3,5, fest und fand eine mittlere Lymphknotengröße von 1–2 bis 5–6 mm. Bevorzugt enthalten die oberen 3 Interkostalräume, jederseits der Arterie 1–2 Lymphknoten. PUTTI (1953) konnte bei 47 Obduktionen im Mittel 7,7 Lymphknoten in den oberen 3–4 Zwischenrippenräumen nachweisen und bei weiteren 62 Sektionen 31 Lymphknoten hinter dem Processus sternalis der Klavikula. ARÃO und ABRÃO (1954) kamen an ihrem Untersuchungsgut von 100 Fällen zu höheren Werten und zwar zu 16 Lymphknoten, wobei 8,9 auf der rechten Seite, 7,3 auf der linken Seite zu erkennen waren. Darüberhinaus fanden sie eine lymphangische Verbindung zwischen beiden Seiten hinter dem Manubrium sterni mit 5–6 Lymphknoten in 56,6% auf Höhe des 1. Interkostalraums (sog. retromanubriale Lymphknoten). Damit war die von OELSNER (1901) aufgezeigte, später von TURNER-WARWICK (1959) durch Tuscheinjektionen unter *physiologischen* Bedingungen bestrittene transsternale Verbindung dargestellt worden. Dafür sprechen lymphographische Befunde von BOBBIO et al. (1962). Nach den Untersuchungen von SLEDZIEWSKI (1931, 1937) befinden sich die sternalen Lymphknoten neben der A.thoracica interna, von Binde- und Fettgewebe umhüllt, der die Fascia endothoracica und die Pleura parietalis aufliegen. Über Technik und diagnostische Bedeutung der retrosternalen Lymphographie, MEYER-BURG (1973).

Für *Biopsien* wird im 2. Interkostalraum, am Rande des Brustbeins, eingegangen und nach Spaltung der Muskulatur Gefäße und Lymphknoten freipräpariert. Die enge Verbindung zwischen den Lymphknoten, den großen Trunci lymphatici und dem Angulus venosus erklärt den Wert der Feststellungen und die Gefahr einer hämatogenen Propagation bei vorliegender Metastasierung.

Über die Einteilung der axillären Lymphknoten nach BERG (1955) in 3 Ebenen vgl. Kapitel (T, V).

γ) Zahl und Größe der axillären Lymphknoten

Mit Hilfe der Aufhellungstechnik für das axilläre Fettgewebe, auf deren diagnostische Bedeutung in Kapitel T, V eingegangen wird, stellten MONROE (1948) pro Mastektomiepräparat 30,4 Lymphknoten fest, DAVIS und NEIS (1952) 31,4 Lymphknoten. PICKREN (1961) fand 35,3 bei einem Schwankungsbereich von 8 bis 87. Für die einzelnen Gruppen axillärer Lymphknoten ergibt sich nach HAAGENSEN et al. (1972) folgende Verteilung (Tabelle 5).

Das *Lebensalter* hat auf die *Zahl der Lymphknoten* keinen Einfluß, sie bleibt bis zum 8. Dezennium nahezu gleich. Allerdings ist in höherem Alter eine zunehmende Atrophie des lymphoretikulären Gewebes nachweisbar, so daß die

Tabelle 5. Zahl der Lymphknoten in axillären Lymphknotengruppen.
(Nach HAAGENSEN et al., 1972)

Topische Gruppe	Mittlere Zahl der festgestellten Lymphknoten
1. Ln. axillares ventrales (externe Gruppe)	1,7
2. Ln. subscapulares	5,8
3. Ln. centrales	12,1
4. Ln. interpectorales Rotter	1,4
5. Ln venae axillaris	10,7
6. Ln. infraclaviculares	3,5
Alle Gruppen	35,2

Lymphknoten unter der Kapsel nur einen schmalen Saum des erhalten gebliebenen Gewebes und im übrigen nur Fettgewebe und häufig eine Retikulofibrose
aufweisen.

Größe der Lymphknoten: Unter physiologischen Bedingungen haben die axillären
Lymphknoten der Frau nach SCHREMMER (1974) einen mittleren Durchmesser
von 6,5 mm (Häufigkeitsmaximum bei 5,9 mm). Die Schwankungsbreite von
6,0–37,6 mm besagt, daß die Dimension auch bei metastasenfreien Lymphknoten
sehr unterschiedlich ist und kleine Lymphknoten eine Metastasierung keineswegs
ausschließen.

3. Reaktionen der Brustdrüse im Menstruationszyklus

Es ist das Verdienst des Mannheimer Chirurgen ALBERT ROSENBURG (1922),
als erster auf wiederkehrende Veränderungen in den Läppchen der Brustdrüse
während des Genitalzyklus hingewiesen und den Phasen des Endometrium eine
,,zyklische Mammakurve'' gegenübergestellt zu haben. Diese erste morphologische Studie ist in den folgenden Jahren z.T. heftig diskutiert und kritisiert
worden, wobei die Alterationen am Epithel oder die des Bindegewebes im Vordergrund der zyklischen Veränderungen gesehen wurden.

Klinisch und subjektiv sind diese Beziehungen seit langem bekannt. Viele Frauen empfin-
den in der zweiten Zyklushälfte ein zunehmendes Spannungsgefühl und eine Anschwellung
der Mamma, gelegentlich kommt es zur Sekretion, die mit Einsetzen der Menstruation
rasch abklingt. Am 4.–7. Zyklustag ist die Brustdrüse am kleinsten.
Messungen des Brustdrüsenvolumens von PALLOT (1935), GRYNFELTT (1935), GESCHICK-
TER (1948), INGLEBY (1949), DÖRING (1953) und KLEISS (1963) ergeben Schwankungen
von 15–40 ml mit einem Minimum zwischen dem 4.–9. Tag und einem Maximum zwischen
20. und 24. Tag. Zyklische Veränderungen in der radiologisch erfaßbaren Flächenausdeh-
nung des Drüsenkörpers untersuchten FREIMANN und SEABOLD (1933).

Histologisch fand ROSENBURG (1922, 1926) im Prämenstruum weite Endspros-
sen, mit etwas Sekret ausgefüllt und ein einschichtiges Epithel, von schmaler
Basalmembran umsäumt. Im Postmenstruum kommt es zu Rückbildungen mit
Verbreiterung der Basalmembran und zu einer zunehmenden Verdichtung des
Mangelgewebes mit völliger Aufhebung der Drüsenfelder, in denen nur die
Milchgänge erhalten bleiben. Das hieße, daß die Lobuli mit jedem Zyklus Transformationen von einer Hyperplasie bis zu einer fast völligen Atrophie
durchlaufen, die dem Zustand der Drüsenentwicklung vor der Geschlechtsreife
entspräche. Die Befunde wurden weitgehend bestätigt von POLAND (1924), jedoch
mit der Einschränkung der subtotalen Rückbildung im Postmenstruum, ebenso
von SEBENING (1925) und ERNST (1925), der vor allem auf die lympho-plasmazelluläre Infiltration nach der Menstruation hinwies. LITTEN (1926) betont, bei
Übereinstimmung mit ROSENBURG, die prämenstruellen Sekretionsvorgänge.

Gegen die einseitige Auffassung der epithelialen Reaktionen wandte sich
zuerst DIECKMANN (1925), später MOSZKOWICZ (1926), KÜCKENS (1929), GE-
SCHICKTER (1948), LETTERER (1948) und betonten die Veränderungen des Stromas, das prämenstruell zu einem ,,Läppchenödem'' (DIECKMANN, 1925) an-
schwelle und postmenstruell durch Flüssigkeitsverlust wieder verdichtet würde.

Vor allem opponierte MOSZKOWICZ (1926) gegen die Auffassung, daß Drüsenfelder verschwinden würden. Ohne daß die Wandlungen des Epithels im Zyklus geleugnet werden, erblickt diese Gruppe in der Quellung und Entquellung des lobulären Stromas die wesentlichen Veränderungen während des Genitalzyklus. LUCHSINGER und CENTENO (1927) stehen zwischen beiden Gruppen und anerkennen sowohl epitheliale Sprossungen im Prämenstruum wie Stromaverquellungen und Involutionsvorgänge im Intervall, die mit einer Hyalinisierung einhergehen, wobei Unterschiede in derselben Mamma und in den verschiedenen Altersgruppen zu berücksichtigen sind. KLEISS (1963) vertritt anhand volumetrischer und histologischer Studien ebenfalls den Standpunkt reversibler epithelialer Sprossungs- und mesenchymaler Quellungsreaktionen, der auch unserer Auffassung entspricht.

Die Unterschiedlichkeit der Untersuchungsergebnisse ist z.T. dadurch zu erklären, daß es sich um Autopsiematerial und um Operationspräparate handelte, daß die Proben von 16jährigen Mädchen bis 49 Jahre alten Frauen und aus verschiedenen Sektoren der Brustdrüse stammten. Wie groß die Variabilität gerade des Drüsenlobulus unter physiologischen Bedingungen ist, weiß jeder, der täglich mit diesen Fragen konfrontiert wird. Dazu kommt die individuell sehr unterschiedliche hormonale Ausgangslage, die bei einer Frau mehr, bei einer anderen kaum spürbar zu zyklischen Reaktionen der Mamma führt. Angesichts dieser Einschränkungen können heute folgende Feststellungen getroffen werden, die sich auf zyklussynchrone Wandlungen der Feinstruktur in den Drüsenläppchen beziehen:

1. Prämenstruelle (postovulatorische) Reaktionen: Vergrößerung der Endsprossen mit Eröffnung von Lumina, Zeichen diskreter Sekretion mit Ablagerung kleiner Sekrettropfen. Vergrößerung der Zellkerne, Hervortreten von Nukleoli, seltenes Auftreten von Mitosen. Verdickung der Basalmembran nicht regelmäßig. Ödem des Stroma durch Wassereinlagerung (sog. Läppchenödem). Geringgradige Zellulation des Mantelgewebes (Abb. 50).

2. Postmenstruelle (präovulatorische) Reaktionen: Endsprossen eng zusammengelagert, keine oder nur angedeutete Lumina, keine Sekretion. Epithelzellen kleiner, dichter, Kerne oval, unregelmäßig. Resorption des Ödems nach der Menstruation, dichtes Mantelgewebe mit spindelzelligen Fibroblasten und Lymphozyten. Verbreiterung der Basalmembran (Abb. 51).

Elektronenmikroskopische Studien von WAUGH und HOEVEN (1962) ergaben lediglich unterschiedliche Formen und Größen der Mikrovilli bei weitgehend konstantem Organellengehalt der Epithelzellen. In einer neuen Untersuchung von FANGER und JUNG REE (1974) wurden die in Abb. 52 schematisch dargestellten Epithelveränderungen im Zyklus erarbeitet. In der präovulatorischen Phase I zeigt das azinäre Epithel einen einfachen Aufbau mit kurzen Mikrovilli, wenigen Organellen. Der Zellkern ist oval, Ribosomen sind gleichmäßig im Zellplasma verteilt, das Golgifeld ist ganz unauffällig. Die späte präovulatorische Phase (IA) ist zytomorphologisch der frühen postovulatorischen Phase sehr ähnlich. In Phase IA ist das Zellplasma hell, ebenso der Kern, infolge eingelagerter Flüssigkeit. Dieser Zustand entspricht dem Typ der B-Zellen.

In der frühen postovulatorischen Phase (IIA) finden sich längere Mikrovilli, Verzahnungen der Zellmembran, ungleichgroße Kerne und Glykogendepots im

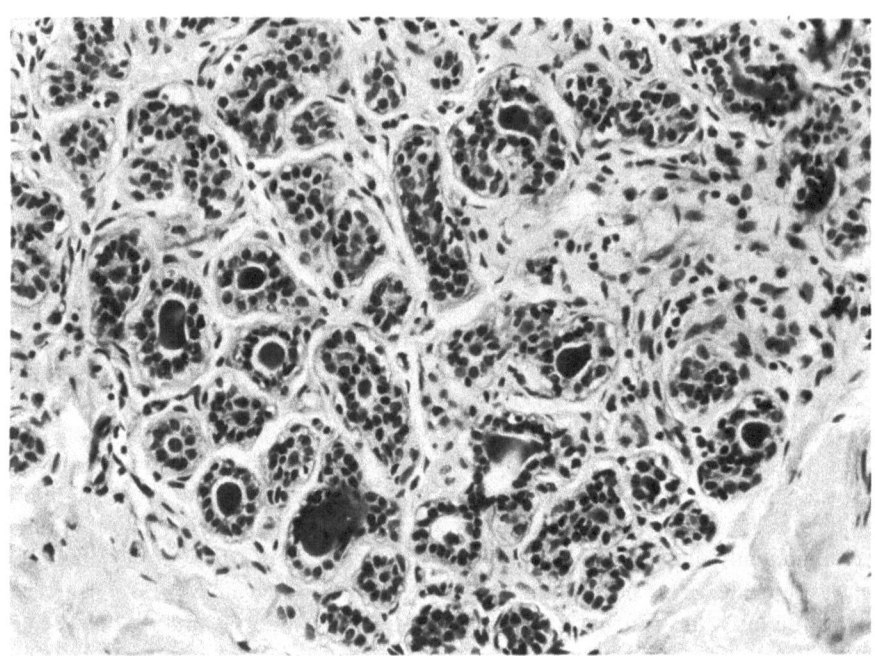

Abb. 50. Drüsenläppchen der Mamma im Zustand der prämenstruellen Schwellung einer 26 Jahre alten Frau. Aufgelockertes, etwas zellreiches Mantelgewebe, vermehrt Sekrettropfen in den Drüsenlumina. HE, Vergr. 320 ×

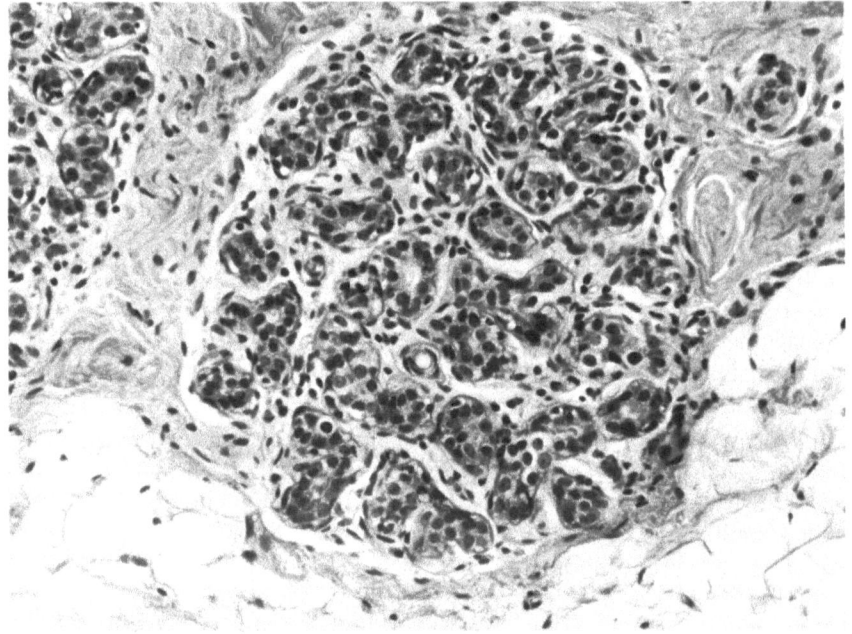

Abb. 51. Frühe postmenstruelle Reaktion des Lobulus bei 20 Jahre alter Frau. Kompakter Lobulus, wenig Mantelgewebe erkennbar, keine Sekretion. HE, Vergr. 320 ×

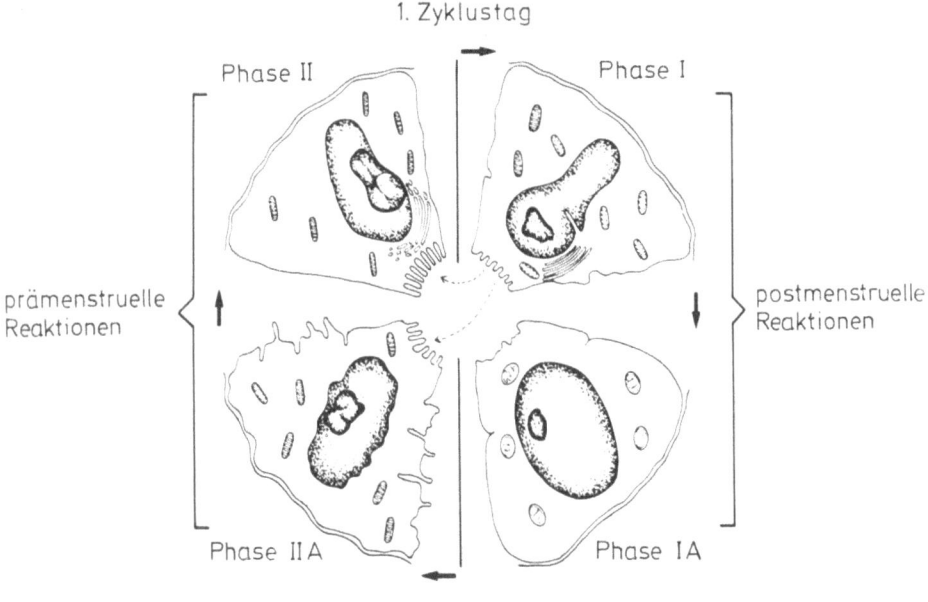

1. Zyklustag

Phase II   Phase I

prämenstruelle Reaktionen   postmenstruelle Reaktionen

Phase II A   Phase I A

15. Zyklustag

Abb. 52. Schematische Darstellung zyklisch bedingter Wandlungen des Drüsenepithels der Mamma. (Nach FANGER und JUNG REE, 1974, modifiz.)

Zellplasma. Ferner treten Tonofibrillen auf und dunkle, geschrumpfte Zellen, die dem Typ der A-Zellen entsprechen. Prämenstruell (II) sind die Mikrovilli weiter elongiert. Man findet ein erweitertes Ergastoplasma mit kleinen Zisternen, ein helles Zellplasma, Glykogenablagerungen, Polysomen, ein weites Golgifeld mit kleinen Sekrettropfen im apikalen Zytoplasma; schließlich Lysosomen und Tonofilamente. Die Autoren unterstreichen, daß es zwischen den Zelltypen Übergänge gibt und vor allem Umwandlungen von Phase I, II A oder II möglich sind.

Für die Entfaltung des Drüsenparenchyms der Mamma im Beginn der Geschlechtsreife haben die monatlich wirksam werdenden hormonalen Impulse zweifellos eine große Bedeutung, die sich nicht nur in einer gleichmäßigeren und vollständigen Differenzierung der Lobuli sondern auch in einer echten Parenchymzunahme (PRECHTEL, 1970) äußern, d.h. daß sich während der generativen biphasischen Funktion der Ovarien das Volumen des Parenchyms etwas vermehrt.

Ähnliche zyklische Wandlungen in den Lobuli wurden von INGLEBY (1932) in Fibroadenomen beschrieben und von REIMANN und SEABOLD (1933) röntgenologisch gemessen. LUCHSINGER und CENTENO (1927) fanden nach Kastration und in der Menopause dem Zyklus entsprechende Reaktionen in der Mamma, die nicht allein auf das Ovar, sondern auf die Wirkung anderer Hormone zurückzuführen seien.

4. Biomorphose und Altersatrophie der Mamma

Die altersabhängigen morphologischen Veränderungen des Drüsenkörpers sind ein Spiegel der hormonalen mammotropen Steuerungsvorgänge mit progressiven Entwicklungen in den ersten 3 bis 4 Dezennien und einer daran anschließenden involutiven Phase. Diese setzt mit Nachlassen der generativen Funktion der Ovarien verhältnismäßig rasch ein und klingt in der Postmenopause allmählich ab. Untersuchungen über Volumenschwankungen und Flächenprozentbestimmungen an Großschnitten von Brustdrüsen durch PRECHTEL (1970) haben eine Reihe offener Fragen beantwortet. Danach wird die größte Parenchymmenge (Milchgänge, Lobuli und Mantelgewebe) im 4. Dezennium erreicht. Im 5. Jahrzehnt bildet sich der Drüsenanteil in wenigen Jahren zurück und bleibt etwa von der 6. Dekade an konstant niedrig (Abb. 53). Das Bindegewebe füllt bis zum 5. Jahr etwas mehr als die Hälfte, danach etwas weniger von dem Drüsenkörper aus, der vom 6. Jahrzehnt an mehr und mehr von Fettgewebe eingenommen wird. Bis zur Zeit des Klimakteriums beträgt der Gehalt an Fettgewebe etwa ein Viertel bis ein Drittel, später etwa die Hälfte (Abb. 54). Bei Ermittlung absoluter Werte der Volumenschwankungen zeigt sich jedoch, daß das Fettgewebe in allen Altersklassen nahezu in gleicher Quantität vorliegt, dagegen Parenchym und Bindegewebe im Klimakterium vermindert sind. Im Alter konnte keine absolute Zunahme des Bindegewebes im Sinn einer physiologischen Fibrose festgestellt werden. Die Vermehrung des Stromas ist relativ und ergibt sich aus der Atrophie des Drüsenparenchyms. Die Meßergebnisse sprechen nach PRECHTEL (1970) gegen eine Metaplasie des Bindegewebes und Fettgewebes. Dennoch sind mikroskopisch Transformationen sichtbar, die sich in einer Substitution des inter- und intralobulären Bindegewebes der Lobuli und kleinen Milchgänge zeigen und von uns als „stromafreie Läppchen" (durch Fettgewebsmetaplasie) bezeichnet wurden. Es ist freilich denkbar, daß sich diese Mesenchymreaktionen durch Maß und Zahl nicht erfassen lassen.

Makroskopisch zeigen Großschnitte und Aufhellungspräparate nach DABELOW (1957) bei Frauen in der Menopause häufig eine groblappige Vermehrung des subkutanen Fettpolsters, das zu einer Elongation und Verschmälerung der Cooperschen Bänder führt. Der Drüsenkörper flacht sich in der Regel an der Drüsenbasis ab, ist parenchymarm und enthält Milchgänge mit Gangektasien. An radiologisch untersuchten Dickschnitten wird der Zustand der Involution des Drüsenkörpers mit Ersatz durch Fettgewebe besonders deutlich.

Histologisch ist die Brustdrüse im Alter durch eine Atrophie der Lobuli und durch die Weitstellungen der Milchgänge gekennzeichnet, die — bildhaft gesprochen — einer „Entlaubung des Drüsenbaums mit Hervortreten des Astwerks" entsprechen. Der Vergleich findet Ausdruck in Meßergebnissen an Drüsenlappen der Mamma von NIZZE (1973), wonach Zahl und Größe der Lobuli pro Flächeneinheit mit zunehmendem Alter abnehmen. Der Wendepunkt des Parenchymabbaus liegt im 5. Dezennium und korreliert mit dem Auftreten atrophischer Lobuli von 0,5 mm Durchmesser und Verminderung der Zahl auf 3 pro 38,5 mm^2 Drüsenfläche.

Die in der Prä- und Postmenopause fortwirkenden hormonalen Stimulationen bewirken durch Sekretion und Sekretretention jene häufigen Befunde in

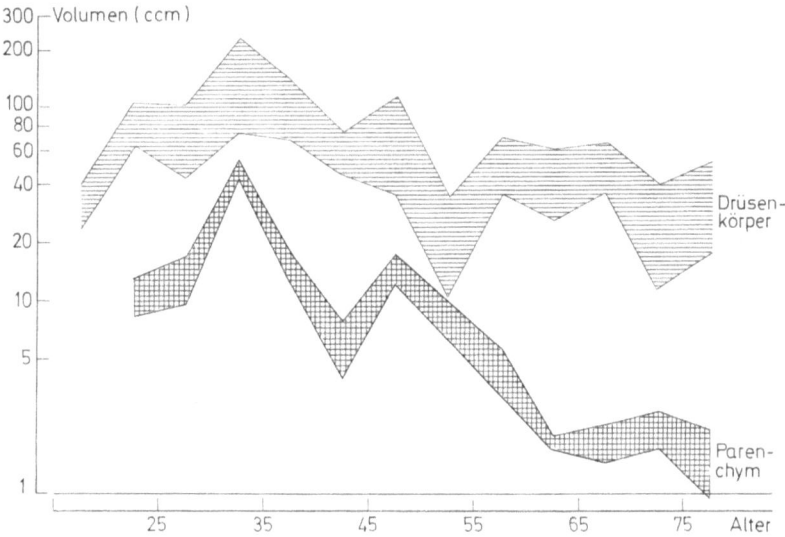

Abb. 53. Altersabhängige Volumenschwankung des Milchdrüsenkörpers und des Drüsenparenchyms. (Nach PRECHTEL, 1970)

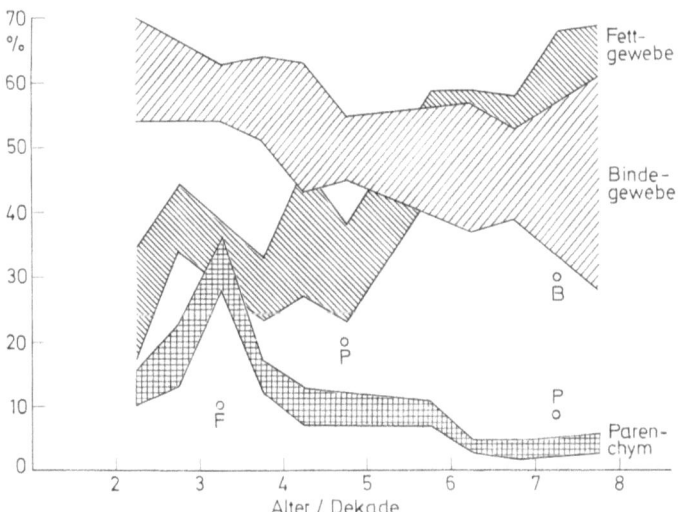

Abb. 54. Altersabhängige Progression und Regression von Fett-, Binde- und Drüsengewebe der Mamma. Flächenprozentbestimmung an Großschnitten. (Nach PRECHTEL, 1970)

den Brustdrüsen alter Frauen, die einer latenten zystischen Mastopathie entsprechen (Mastopathie als Symptom, vgl. Kapitel R,I). Die Schwierigkeiten der Abgrenzung werden in den älteren Arbeiten von TIETZE (1904) über die Häufigkeit epithelialer Proliferationen in der senilen Mamma deutlich, ferner von BERKA (1911), der eine vollständige und unvollständige Involution unterscheidet. Ähnlich unterteilt WALCHSHOFER (1930) in eine typische Altersinvolution (Früh-,

Spätstadium und fettige Degeneration) und in Formen atypischer Involutionen mit hypo- und hyperplastischen sowie präkanzerösen Veränderungen, die den proliferativen Mastopathieformen entsprechen. Dazu zählt der Autor „Krankheitsinvolutionen", d.h. Inanitionsatrophien bei konsumierenden Erkrankungen. Während früher in erster Linie die Tuberkulose als Ursache in Frage kam, werden *hochgradige Drüsenatrophien* auch bei Tumorkachexien beobachtet (Abb. 140). Unter extremen Bedingungen tritt zur Atrophie des Drüsenkörpers eine gallertige Atrophie des Fettgewebes hinzu, die mit einer starken Verkleinerung der ursprünglich Fett enthaltenden Zellen verbunden ist. GESCHICKTER (1948) fand einen mehrphasigen Abbau und Umbau des Drüsenkörpers im Alter mit Beginn von Gangdilatationen und Zystenbildung vom 46. Jahr an, mit Sklerose und Gangobliterationen jenseits des 50. Jahrs. Die Frequenz der Veränderungen in verschiedenen Altersstufen geht aus den Untersuchungen von FRANTZ et al. (1951), KIAER (1954) und SANDISON (1962) hervor (vgl. Kapitel R,I).

Von den *mesenchymalen Anteilen* unterliegt das Mantelgewebe zuerst der Rückbildung, die sich in einer Fibrosierung ausdrückt. Stütz- und Mantelgewebe werden „einartig" (WALCHSHOFER, 1930) und durch den Fasergehalt nicht zu unterscheiden (Abb. 42c). Ausdruck des Umbaus sind in der Regel hier befindliche Infiltrate aus Lymphozyten und Histozyten. Im Stützgewebe dominiert die grobfaserige Fibrose und Hyalinose, wobei Fettgewebsbezirke in unterschiedlicher Form und Ausdehnung eingeschlossen werden. Je stärker die Hyalinose ausgeprägt ist, desto fester wird die Konsistenz des gesamten Drüsenkörpers.

Das *elastische Gewebe* ist in der Mamma band- und netzförmig um die Milchgänge angeordnet und nach Involutionsvorgängen quantitativ vermehrt. Die Rückbildungen betreffen die Altersatrophie (BERKA, 1911), aber auch Zustände nach Schwangerschaften. Nach LUCHSINGER und CENTENO (1927) ist die Brustdrüse um so reicher an elastischen Fasern, je mehr die Frau Graviditäten durchgemacht hat. Für die Möglichkeit der Elastikazunahme durch Schwangerschaften und Alter spricht sich RIEDEL (1925) aus.

Die Anordnung dieser Fasern untersuchten v. EGGELING (1927) und DABELOW (1957), die eine dreifache elastische Faserschicht mit schraubenförmigen Verbindungen in den Zwischenschichten der Milchgänge beschrieben. Hier treten im Alter zuerst und am stärksten bandförmige Vermehrungen und Verdichtungen der Elastika auf, die auf die Umgebung übergreifende Fasernetze bilden (SCHULTZ, 1933). Derartige Elastosen markieren auch obliterierte Milchgänge und wurden bei verschiedenen Mastopathieformen ausführlich von CHEATLE (1922/23) beschrieben.

Die *Angioarchitektur der Mamma im Alter* spiegelt die Rückbildung des Drüsenkörpers in dem Sinn wieder, daß mit der Atrophie der Drüsenläppchen eine Verminderung der Endaufzweigungen der kleinen Arterien im Stroma verbunden ist, wobei jedoch die feinen arteriellen Netze weitgehend erhalten bleiben. Auffällige Veränderungen zeigen sich in den angrenzendennFettläppchen des Drüsenkörpers. Hier verlaufen die Gefäße nicht mehr gradlinig, sondern wellig und bilden verdichtete Gefäßnetze (Abb. 55), d.h. daß die während der Geschlechtsreife gewonnenen topischen Beziehungen zwischen der Vaskularisation des Fett- und Drüsengewebes im höheren Alter weitgehend gestört und aufgehoben sind. Die Involution des Parenchyms und die unterschiedliche Vermehrung

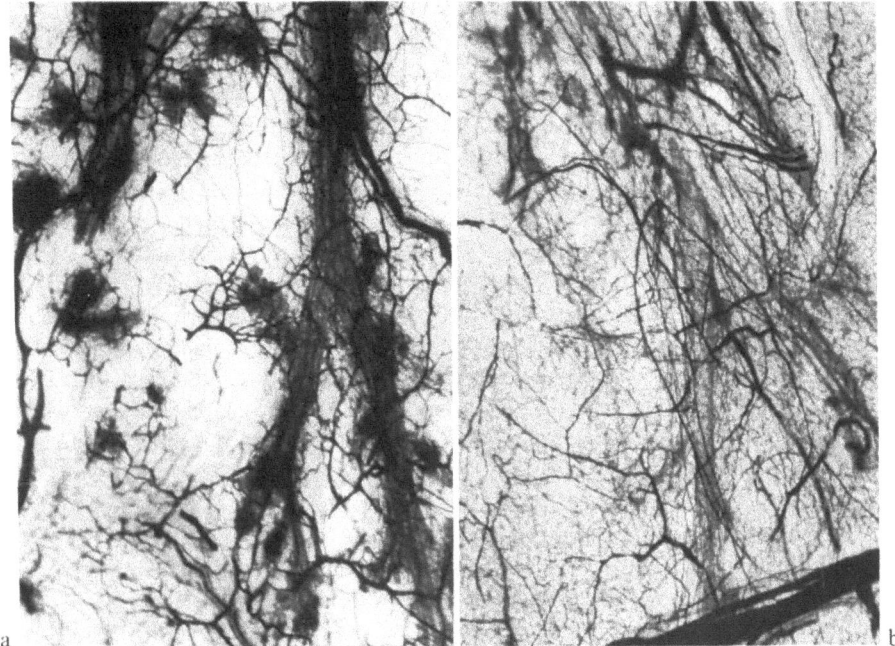

Abb. 55a u. b. Alterswandlung des Vaskularisationsmusters in der Mamma. (a) Gangsegmente von verschiedenen Arterienästen versorgt, dichtes zirkumduktales Netzwerk, 38 Jahre alte Frau. (b) Ungeordneter Gefäßverlauf bei weitgehendem Fehlen von Gefäßnetzen bei 88 Jahre alter Frau. Keine Vaskularisationsgrenze zwischen Fett- und Bindegewebe. Aufhellungspräparate nach Tuscheinjektion. Vergr. 10,8 ×. (Nach WEITZEL und BÄSSLER, 1971)

des Fettgewebes im Alter machen Verschiebungen der Gefäßmuster verständlich, wobei Verdichtungen der Gefäßnetze als relativ aufzufassen und durch den Zustand der Alters- oder Involutionsatrophie des Drüsen- und Fettgewebes der Mamma zu erklären sind.

C. Experimentelle Morphologie des Wachstums und der Differenzierung (Mammogenese)

Die weitgehende Aufklärung endokriner Regulationsmechanismen für Entwicklung und Funktion der Brustdrüse ist das Ergebnis zahlreicher morphologischer, physiologischer und biochemischer Untersuchungen. Sie erfuhren ihren entscheidenden Impuls durch die Synthese der Sexualhormone und deren Anwendung im Experiment, so daß die Geschichte von der Anwendung dieser Wirkstoffe zugleich die Geschichte von den Vorstellungen hormonaler Steuerungen der Mamma geworden ist. Systematische Studien haben Einzelfaktoren und Faktorenkombinationen für die physiologische Entfaltung des Drüsenbaums der Mamma, für seine sekretorische Funktion und Pathomorphologie aufzeigen können. Aus deren Kenntnis war es daher möglich, Reaktionstypen zu gewinnen und experimentelle Beobachtungen mit dem Verhalten der Brustdrüse des Menschen zu vergleichen. Dabei sind die seit langem bekannten Wirkungsprinzipien der Geschlechtshormone auf die Mamma durch neuere Einsichten auf dem Gebiet quantitativer Morphologie und Endokrinologie wesentlich erweitert worden, aus denen allgemeingültige Erscheinungen der hormonalen Regulationen für Wachstums- und Stoffwechselvorgänge abgeleitet werden konnten.

Seit etwa 1930 sind in einer kaum übersehbaren Zahl experimenteller Untersuchungen über die Endokrinologie des Milchdrüsenaufbaus die Gesetzmäßigkeiten der Proliferation und Sekretion bei den verschiedenen Spezies in vivo und in vitro erarbeitet worden. Zusammenfassungen des neueren Schrifttums liegen vor von JACOBSOHN (1961) in der zweibändigen Darstellung von KON und COWIE (1961) über Morphologie, Endokrinologie und Physiologie der Laktation sowie von ANDERSEN (1974) im dreibändigen Werk von LARSON und SMITH (1974) unter dem Titel „Lactation". Die umfassendste Zusammenstellung im deutschen Schrifttum stammt von STEINBECK (1969) und enthält 729 Titel von Einzelarbeiten. Eine stärkere Akzentuierung morphologischer und histochemischer Ergebnisse experimenteller Studien kommt in der Darstellung des Autors (1970) zum Ausdruck. Im Folgenden sollen für das Verständnis morphologischer Regulationen der Mammogenese beim Menschen wichtig erscheinende Konturen aufgezeigt werden, die aus Experimenten gewonnen wurden.

I. Hormone des Ovarium

Es ist heute unbestritten, daß die *Entwicklung des Gangsystems* der Mamma von *Östrogenen* gesteuert wird, während die *lobuloalveoläre Differenzierung* die *zusätzliche Wirkung von Progesteron* erfordert. Bei allen Spezies ist die Mammogenese an die Aktivität des Ovarium gebunden, wobei die Art des Wachstums von dem jeweiligen Zyklustyp abhängt. So zeigen nach STEINBECK (1969) Spezies mit kurzen Zyklen (Ratte und Maus) bei Dominanz der Follikelphase vorwiegend Gangwachstum, Kaninchen nur eine geringe Gangproliferation und während einer Scheingravidität eine Alveolenbildung, die einer normalen Schwangerschaft entspricht. Beim Hund, mit langer Lutealphase, bildet sich schon in einem normalen Zyklus eine lobuloalveolär differenzierte Milchdrüse aus, die einer Mamma in graviditate entspricht. So ist verständlich, daß sich sowohl beim Tier wie beim Menschen zykluskonforme Veränderungen im Drüsenparenchym feststellen lassen, die von den Ovarsteroiden gesteuert werden und deren Wirkungsdauer das Drüsenmuster bestimmt. Im Experiment ergab sich jedoch, daß die Wirkung der Steroiddosen bei kastrierten Tieren zu unterschiedlichen Proliferationsformen führt, wobei nach FOLLEY (1956) bei bestimmten Spezies bei konstanter Applikation gleichartige Östrogeneffekte zu erzielen waren. Von diesen weicht allerdings die gewebliche Antwort bei hoher Dosierung und prolongierter Anwendung der Wirkstoffe ab. Nach den Effekten konnten drei Gruppen gebildet werden:

1. Östrogene stimulieren das Wachstum der Milchgänge, eine lobuloalveoläre Proliferation kann nur durch kombinierte Östrogen-Progesteron-Applikation erreicht werden; vorkommend bei Ratte, Maus, Kaninchen, Katze.
2. Östrogene allein regen duktales wie lobuloalveoläres Wachstum an, wobei jedoch eine optimale Entfaltung des Drüsenbaums nur durch Kombination mit Gestagenen hervorgerufen wird; vorkommend bei Meerschweinchen, Affe, Ziege, Kuh.
3. Östrogene bewirken nur geringfügiges Gangwachstum und haben keinerlei Einfluß auf eine Proliferation des Drüsenparenchymes; vorkommend bei Hund und Frettchen.

Für Erfolg und Vergleichbarkeit der Proliferationsstudien sind eine Reihe weiterer Faktoren von Bedeutung: Alter und Gewicht der Tiere, Ernährung, Art und Zeit der Applikation, vorangehende Operationen wie Kastration, Tripeloperation, d.h. Ovar-, Adrenal- und Hypophysektomie.

1. Östrogene

Bei neugeborenen Ratten löst Östrogen in der 1. und 2. Woche post partum, trotz hoher Dosierung von 100 γ/d, kein Drüsenwachstum aus; aber in der 3. Woche treten bei 1/10 γ/d Knospenbildungen und Ektasien der Milchgänge auf (ASTWOOD et al., 1937). Einen morphologischen Test für die geringste Östrogendosis, die bei kastrierten adulten Ratten eine Proliferation der Drüsengänge auslösen kann, fanden LEWIS und TURNER (1941) mit 0,25–1 γ/d Stilboestrol und AHREN (1959) mit 1 γ/d, wobei 10 γ/d schon ein begrenztes Wachstum von Alveolen erkennen ließ. Ähnliche Beobachtungen machten TRENTIN und TURNER (1947) sowie CURTIS (1949) mit Östradiolpropionat, während die Versuche von REECE und LEATHEM (1945) bei gleicher Applikation erfolglos blieben.
Lokale Applikationen von Östradioldipropionat induzieren ein Drüsenwachstum wie nach Injektionen. Nach Hypophysektomie ist der gleiche Versuch wirkungslos (LEONHARD und REECE, 1942). Bei Kaninchen erzielte KUNERT (1951) durch einseitiges Einreiben von Follikelhormonen ähnliche Effekte.

Injektionen und Implantationen von Östrogen, die von der Mehrzahl der Untersucher an kastrierten und nichtkastrierten Tieren vorgenommen wurden, ergaben bei verschiedener Dosierung und Dauer der Behandlung eine Proliferation des Gangsystems mit Knospenbildung und Erweiterung zu Alveolen (Abb. 56) (FAUVET, 1941; JACOBSOHN, 1961, Lit.). Nichtkastrierte Ratten weisen eine betonte Sprossung und lobuloalveoläre Entfaltung auf, die mit einer Vermehrung des zirkumkanalikulären Bindegewebes verbunden ist (HEROLD und EFFKEMANN, 1936). Aus dem eigenen Arbeitskreis fand LIESER (1954) bei 5 γ/d Östradiolpropionat am 20. und 50. Tag eine stetige Entwicklung der Milchgänge mit Ektasie, Epithelproliferationen in Form kleiner Papillome. Bei 50 γ/d traten nach 20 Tagen multiple zystische Ektasien der Gänge auf (Abb. 56c).
Bei *höherer Östrogendosierung* und *Langzeitbehandlung* (20 bis über 300 Tage) reagiert das Drüsengewebe regelmäßig mit Proliferation und Ektasie des Gangsystems, mit Zystenbildung und Epithelwucherungen. Es treten Sekretretentionen

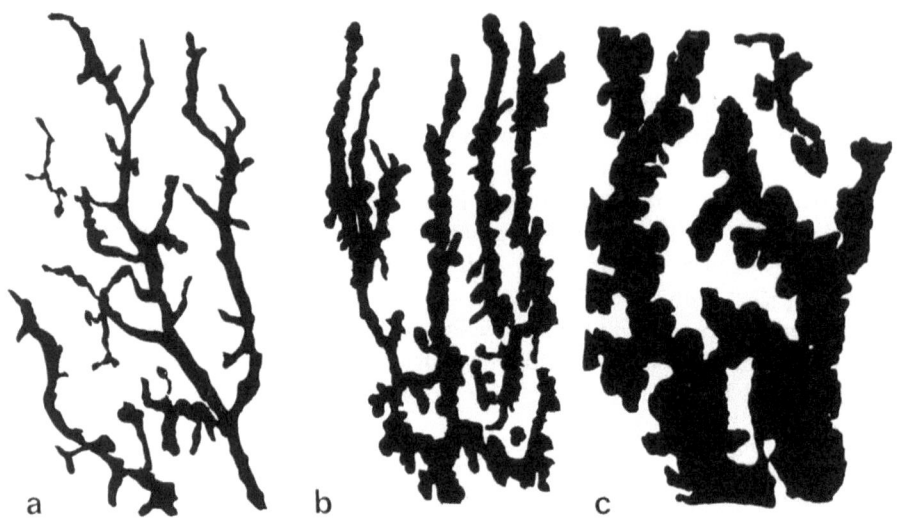

Abb. 56 a–c. Schematische Darstellung nach Aufhellungs-Totalpräparaten der Mamma von Ratten. (a) Kontrolle, kastriert. (b) Östrogen 5 γ/d, 20 Tage lang, (c) Östrogen 5 γ/d, 50 Tage lang

und zunehmend Sklerosierungen des zirkumduktalen Stroma auf, so daß beim Versuchstier Veränderungen resultieren, die einer fibröszystischen Mastopathie des Menschen ähneln (Abb. 57, 58).

Zu gleichen Ergebnissen führten die Studien von McEUEN et al. (1936), ASTWOOD et al. (1937), HEROLD und EFFKEMANN (1937), ASTWOOD und GESCHICKTER (1938), BIEDERMANN (1938), EMGE (1939), GUMBRECHT (1940). Zeitliche Beziehungen zwischen Östrogenwirkung und Morphogenese werden von EISEN (1942) angegeben (Östradiolpropionat-Implantation, 1–20 mg bis 27 Monate lang). Es folgen aufeinander:

Proliferation des Gangsystems	26. Tag
Sekretion	40.– 60. Tag
Dilatation der Gänge	60.– 90. Tag
Zystenbildung bis 1 cm Durchmesser	90.–150. Tag
Fibrosierung	150.–180. Tag

Die mammogene Wirkung eines Hormons, zum Beispiel des Östrogen, kann durch Kombination mit anderen Wirkstoffen gesteigert oder durch operative Entfernung endokriner Drüsen vermindert werden. Soll *ein* Hormon untersucht werden, so wird zunächst die physiologische Bildungsstätte operativ entfernt (Kastration, Hypophys-, Thyreoid-, Adrenalektomie) und danach der Wirkstoff substituierend appliziert. Aus Vergleichen zu Kontrollen kann der mammogene Effekt beurteilt werden.

Die Östrogenwirkung durch Progesteron, STH, Desoxykortikosteroide durch Thyroxin oder Prolaktin kann so in verschiedensten Kombinationen, vor allem bei der Ratte, intensiviert werden. Aus Aufbauversuchen des Drüsenbaums der Mamma sind mosaikartig die einzelnen Faktoren für die Mammogenese isoliert und in ihrer Dosis-Wirkungsbeziehung erkannt worden. Fast für jede Spezies liegen umfangreiche Untersuchungen vor, die hier im einzelnen nicht zitiert werden sollen (Lit.: JACOBSOHN, 1961; STEINBECK, 1969; BÄSSLER, 1970; ANDERSEN, 1974). Für das Verständnis der Morphologie und Pathologie der weiblichen und männlichen Mamma sei lediglich auf folgende Ergebnisse hingewiesen: Experimentelle Untersuchungen an der Mamma von *Affen* von FOLLEY et. al. (1939), GARDNER (1941), CHAMBERLAIN et al. (1941; lokale Applikation) und SPEERT (1948) zeigen, daß Östrogene

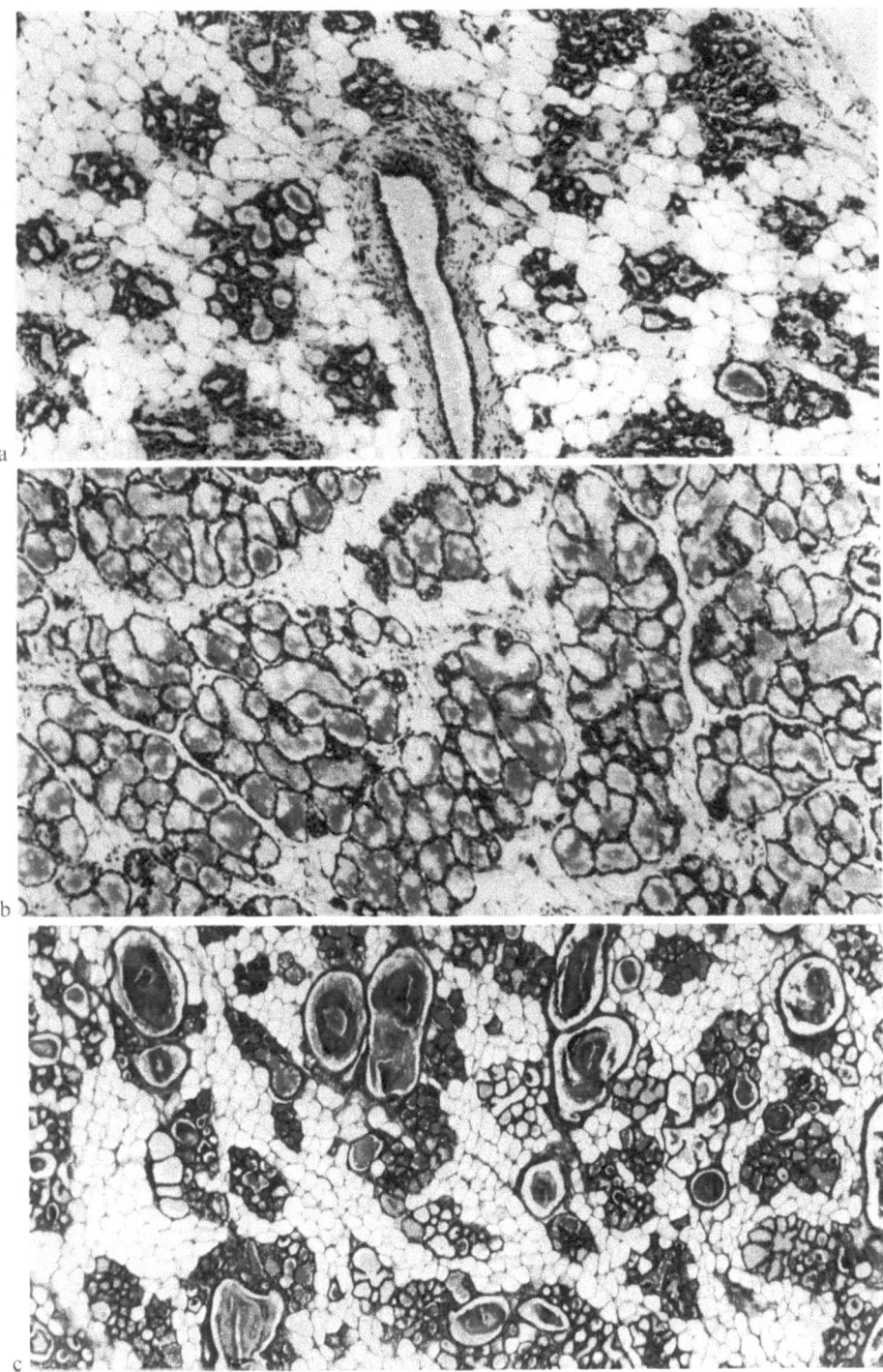

Abb. 57a–c. Drüsenentwicklung nach kombinierter Östrogen-Progesteron-Applikation kastrierter Ratten. (a) Nach 5tägiger Behandlung mit lobulärer Sprossung. (b) Nach 20tägiger
Behandlung mit starker Lobulusbildung und Sekretion. (c) Involution am 10. Tag nach
Beendigung der Behandlung mit starker Sekretretention und Dyschylie. HE, 35 × und
70 ×

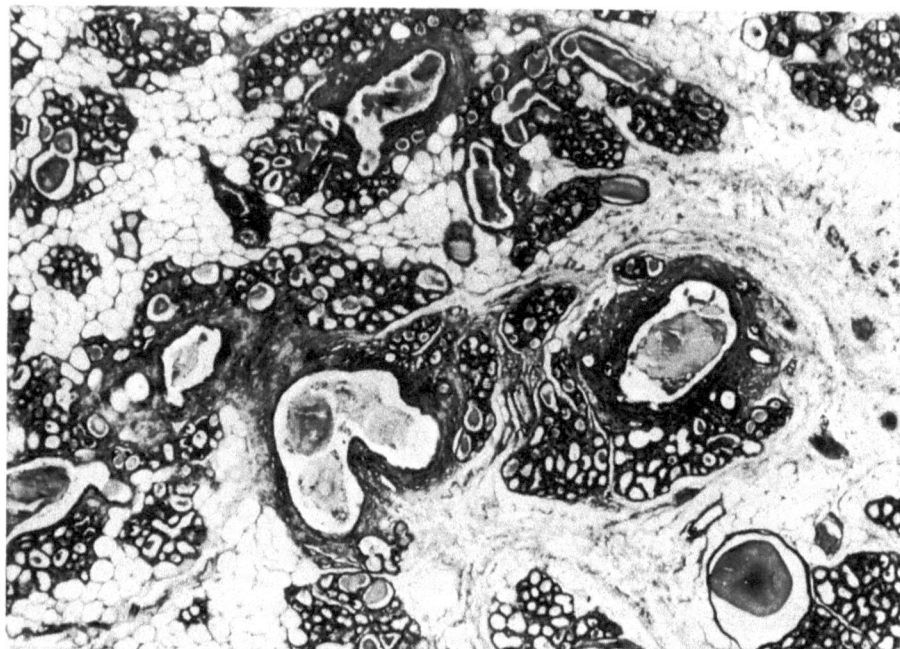

Abb. 58. Involutionszustand mit zystischer Fibrose und Sekretretention am 40. Behandlungstag. HE, Vergr. 70 ×

eine vollständige duktuläre und lobuloalveoläre Mammastruktur hervorbringen können. Es liegt nahe, diesem Verhalten bei Primaten eine besondere *Bedeutung für die Pathologie der Brustdrüse des Menschen* beizumessen. In Langzeitversuchen mit nichtkastrierten und kastrierten Rhesusaffen von GESCHICKTER und HARTMANN (1959) über 7 Jahre und 7 Monate blieb die lobuläre Struktur erhalten; es traten Inseln eines „blassen Epithels" auf, Gangektasien, Sekretion und Fibrosen. Trotz jahrelanger Stimulation durch Östrogene wurden keine Karzinome beobachtet.

An den *Brustdrüsen männlicher Ratten* stellten LYONS et al. (1955) fest, daß nach Hypophys- und Gonadektomie Östrogen, STH und Laktogen erforderlich sind, um Gangproliferationen auszulösen. Unter Laktogen, Progesteron und Hydrokortison kommt es zur lobuloalveolären Entwicklung und Sekretion. Nach MEITES (1965) erhalten Kombinationen von Prolaktin und STH die lobuloalveoläre Drüsenstruktur. Die Wirkung von Östrogen auf die Mamma männlicher Ratten wurde geprüft, um den Strukturwandel der sog. Gynäkomastie der männlichen Brustdrüse zu imitieren. In eigenen Versuchen (BÄSSLER und SCHÄFER, 1968) reagierten die Mammae männlicher juveniler Ratten unter dem Einfluß von Progynon (10 γ/d) nach 5 und 10 Tagen mit Gangwachstum und Adventivsprossung. Kastrierte Tiere weisen bei gleicher Behandlung dagegen intensivere Proliferationen mit Ausbildung kleiner Alveolen auf, die dem Bild der weiblichen hormonal stimulierten Mamma ähneln. Das Prinzip dieser Brustdrüsenentfaltung erlaubt eine Übertragung auf die Pathogenese der hormonal stimulierten Arborisation bei Gynäkomastie, der ein relatives oder absolutes Überwiegen von Östrogenen oder von Wirkstoffen mit östrogenem Effekt zugrunde liegt.

2. Progesteron

Die Bedeutung des Gelbkörperhormons steht in Verbindung mit Follikelhormon für die physiologische Entwicklung der Mamma außer Frage. Dagegen wird die Wirkung von Progesteron allein unterschiedlich beurteilt. Das Kriterium eines morphogenetischen Effekts auf das Mammaparenchym ist die Dosierung. Als wirksame Grenzdosis gaben SELYE (1940a, b) bei Ratten 5 mg/d (10 Tage) und BENSON et al. (1957) bei Meerschweinchen 2,4 mg/d (68 Tage) an. Es ist fraglos, daß diese Hormondosen weit über den physiologischen Mengen liegen, die in Kombination mit Östrogenen verwendet werden, um eine gleichmäßige lobuloalveoläre Differenzierung herbeizuführen. In diesem Sinn sprechen die Studien von LIESER (1964) an juvenil kastrierten weiblichen Ratten mit dem Ergebnis, daß nach 20tägiger Progesteronbehandlung von 1 mg/d die tubuläre Struktur der Mamma unverändert war. Lediglich das zirkumtubuläre Bindegewebe war vermehrt. In hoher Dosierung (10 mg/d) entstanden Läppchen in dichter Lagerung, die das Bild einer späten Gravidität imitierten.

Die differenten Befunde erforderten zahlreiche Untersuchungen seit 1930. Zwischen Zweifel an einem mammogenen Effekt und der Hervorhebung des Progesterons als *das* Steroidhormon mit der besten Azinusbildung (SELYE, 1940) wurde geschwankt. Bei Kaninchen und Meerschweinchen lagen die Dosisrelationen ähnlich wie bei der Ratte, indem nur relativ große Mengen mammogene Reaktionen hervorriefen.

3. Kombinierte Östrogen-Progesteron-Wirkung

Aufbaustudien der Mamma haben gezeigt, daß weder mit Östrogen noch mit Progesteron allein der Zustand einer gleichmäßig differenzierten lobuloalveolären Brustdrüse entwickelt werden kann. Es lag daher nahe, geeignete Wirkstoffkombinationen zu ermitteln, um für jede Spezies den physiologischen Verhältnissen angepaßte optimale Mengenverhältnisse der Hormone zu gewinnen. Die empirisch gewonnenen optimalen Relationen, die zu einer lobuloalveolären Entfaltung führen, gibt Tabelle 6 an.

Tabelle 6. Lobuloalveoläre Entfaltung der Brustdrüse

Spezies	Östrogen: Progesteron-Verhältnis	Autoren
Ratte	1:1000–5000 1:3000–5000 1:4000–5000	KIRKHAM und TURNER (1954) SMITH (1955) MCDONALD und REECE (1962)
Maus	1:75–250 1:3000	MIXNER und TURNER (1943) ANDERSON (1974)
Kaninchen	1:10–40–104 1:67	LYONS und MCGINTY (1941) SCHARF und LYONS (1941) YAMAMOTO und TURNER (1956)
Meerschweinchen	1:20–100	BENSON et al. (1957)
Ziege	1:140	BENSON et al. (1955)
Hund	1:1000	TRENTIN et al. (1952)
Kuh	1:1000	WILLIAMS und TURNER (1961)

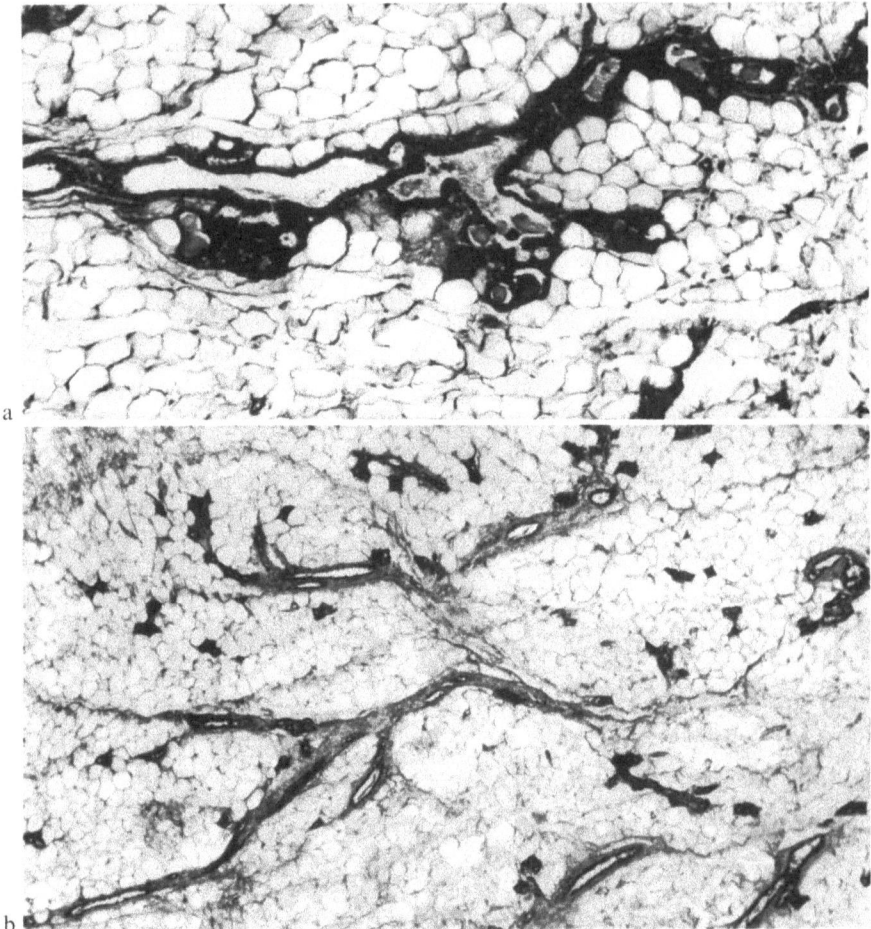

Abb. 59a. u. b. Involutionszustand am 10. Tag nach Östrogen-Progesteron-Behandlung mit Atrophie des Drüsenparenchyms und Ausbildung von Mikrolithen. (a) Am 40. Tag nach Behandlung Atrophie und Fibrose. (b) HE, Vergr. 70 ×

Morphologisch wirken sich die Kombinationen bei Maus, Ratte, Meerschweinchen und Kaninchen gleichartig aus. Während FAUVET (1940) der Ansicht war, daß mit Östrogenen allein eine ,,funktionsfähige Brustdrüse" aufgebaut werden könne, haben alle nachfolgenden Untersuchungen übereinstimmend ergeben, daß vor allem bei dem am häufigsten verwendeten Versuchstier, bei der Ratte, eine vollständige und regelrechte Entwicklung *nur* durch die kombinierte Hormonapplikation zu erzielen ist (CURTISS, 1949; LYONS, 1951; FOLLEY, 1940, 1947, 1952, 1956). Dieser Erkenntnis schlossen sich SMITH (1955), BENSON, et al. (1958), die auf die Gleichmäßigkeit des Wachstums verweisen, AHREN (1959), LINZELL (1959) und MEITES (1959) an. Auf besondere Faktoren für die Beurteilung der Versuche (Alter, Intervall der Injektionen, Dauer) verweisen MOON, et al. (1959). Dosierungsfragen erörtern MCDONALD und REECE (1962) sowie AHREN und JACOBSOHN (1956) und AHREN und ETIENNE (1958), KIRKHAM und TURNER (1954). SMITH und RICHTERICH (1959) verwendeten das Verhältnis von 3–5 mg Progesteron zu 1,0 γ Östradiolbenzoat und beobachteten bei optimaler Differenzierung, daß auch bei Fortdauer der Hormonapplikationen Enzym- und DNS-Werte nur geringfügig anstiegen. Im Zustand einer maximalen Differenzierung tritt eine Ruhepause der Proliferation ein. Hypophysektomierte Tiere reagieren auf die Hormonkombination nur, wenn sofort nach der Operation die Injektionsbehandlung eingeleitet wurde. Zusätzliches Desoxykortikosteron ergab keinen merkbaren Effekt (SMITHCORS und LEONHARD, 1943). LYONS (1951) konnte nach Hypophysektomie nur eine geringe Knospenbildung beobachten. Bei kastrierten und hypophysektomierten Ratten sind alle Dosierungsverhältnisse unwirksam (AHREN und JACOBSOHN, 1956; AHREN und ETIENNE, 1958; AHREN, 1959). Kastrierte, thyreoidektomierte und parathyreoidektomierte Ratten weisen nach 2 mg Östradiolbenzoat und 6 mg Progesteron in 19 Tagen einen Proliefrationszustand der Mamma mit DNS-Vermehrung auf (v. BERSWORDT-WALLRABE und TURNER, 1960).

Eigenen Studien zur Morphogenese der Östrogen-Progesteron-Wirkung sind die in Abb. 57–59 dargestellten Proliferationsstufen des Drüsenkörpers der Ratte entnommen, aus denen die Neigung zur Konfluenz der lobulären Proliferationen bis zum 20. Tag hervorgeht. Danach wandelt sich das gebildete Sekret in den Milchgängen und bildet dichte, manchmal kalkhaltige Abscheidungen. Schließlich treten unterschiedliche zirkumduktale und zirkumlobuläre Fibrosen auf. Die rasch einsetzende Involution führt zu einem Abbau der lobulären Einheiten bis auf Milchgänge, die Mikrolithen enthalten können (Abb. 58 u. 59). Nach 4o Tagen liegt eine diskrete Fibrosierung wie nach einer Gravidität vor.

4. Histometrie der Mammogenese

Die Mehrzahl histologischer Untersuchungen über den hormonal induzierten Drüsenaufbau beschränkt sich auf die morphologische Beschreibung und endokrinologische Deutung des Proliferationsprozesses. Demgegenüber erwächst die Notwendigkeit, auch auf diesem Gebiet biometrisch-vergleichbare Maßstäbe zu gewinnen, auf die im Zusammenhang mit der Evolution der Mamma in Gravidität und Laktation bereits eingegangen wurde (vgl. Kapitel D). In experimentellen und histometrischen Studien des eigenen Arbeitskreises hat BLUME (1970) die durch Östrogen und kombinierte Östrogen-Progesteron-Behandlung stimulierte Mamma juveniler Ratten mit Hilfe des Punktzählverfahrens nach CHALKLEY (1943) bearbeitet. Die Ergebnisse zeigen, daß Evolution und Involution von Parenchym, Fett- und Bindegewebe in Abhängigkeit von der Stärke des mammogenen Effekts und von einem Zeitfaktor stehen. Östrogene sowie Östrogen-Progesteron-Gemisch bewirken bei kastrierten wie bei nicht kastrierten Tieren in den ersten Tagen der Behandlung eine starke Vermehrung des Parenchymanteils und eine entsprechende Verminderung des Fettgewebes in der Flächeneinheit. Das Maximum der Parenchymvermehrung stellte sich bei alleiniger Östrogenbehandlung früher, d.h. am 10. Tag (Abb. 60), bei kombinierter Behandlung erst am 20. Tag ein (Abb. 61). Bei kastrierten Tieren hat die Östrogenbehandlung einen etwas geringeren Effekt als bei nichtkastrierten Tieren, da bei diesen die körpereigene Hormonproduktion hinzukommt. Eine Stimulation der lobuloalveolären Hyperplasie gelingt nur bis zu einem bestimmten Zeitpunkt. Bei Applikation im Verhältnis von 1 γ Östrogen zu 5 mg Progesteron fanden KIRKHAM und TURNER (1954) eine optimale Entwicklung bis zum 21. Tag; MOON, et al. (1959) bei 1 γ Östrogen zu 1 mg Progesteron bis zum 19. Tag. In eigenen Untersuchungen war die Mengenrelation 5 γ Östrogen zu 1 mg Progesteron; die größte Parenchymentfaltung lag zwischen dem 20. und 25. Tag.

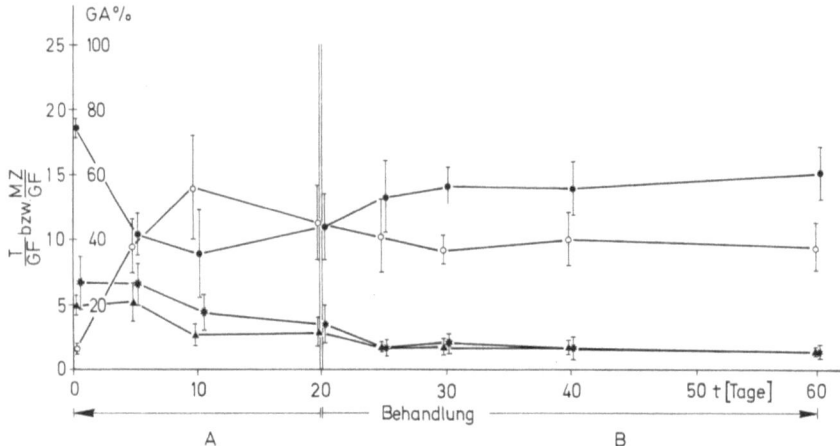

Abb. 60A u. B. Quantitative Strukturwandlungen der Mamma bei kastrierten weiblichen Albinoratten während 20tägiger (A) und bis zu 60 Tagen fortgeführter (B) Östrogenbehandlung. Ordinate: Treffer pro Gesichtsfeld T/GF, bzw. Mastzellen pro Gesichtsfeld MZ/GF und Gewebsanteil (GA), in Prozent; Abszisse: Zeit. ⊙——⊙ Parenchym, ●——● Fettgewebe, ▲——▲ Bindegewebe, ★---★ Mastzellen, ⚲ Standardabweichung

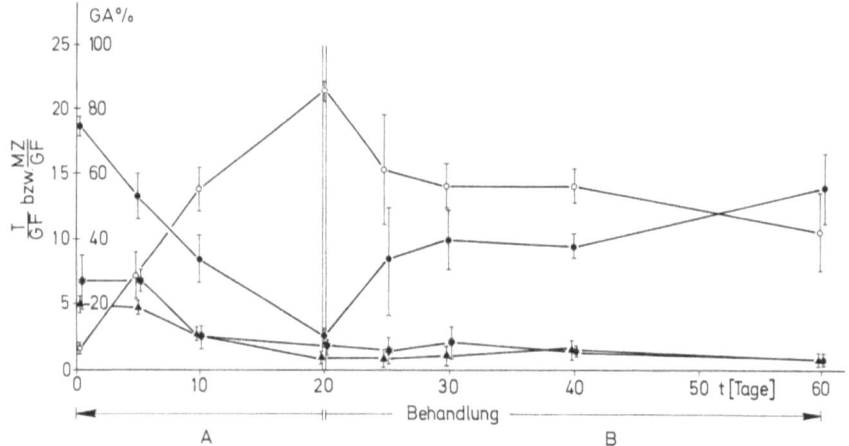

Abb. 61A u. B. Quantitative Strukturwandlungen der Mamma bei kastrierten weiblichen Albinoratten während 20tägiger (A) und bis zu 60 Tagen fortgeführter (B) kombinierter Östrogen-Progesteronbehandlung. Ordinate: Treffer pro Gesichtsfeld T/GF, bzw. Mastzellen pro Gesichtsfeld MZ/GF und Gewebsanteil (GA) in Prozent; Abszisse: Zeit. ⊙——⊙ Parenchym, ●——● Fettgewebe, ▲——▲ Bindegewebe, ★——★ Mastzellen, ⚲ Standardabweichung

Dieser dosisentsprechende maximale Zustand einer lobuloalveolären Proliferation kann durch weitere Applikation derselben Wirkstoffe mit derselben Dosis weder gesteigert noch aufrechterhalten werden. Bei Fortdauer der Hormonapplikation setzt nach alleiniger Östrogenapplikation bei kastrierten Tieren nach dem 10. Tag (Abb. 56), nach Östrogen-Progesteron-Behandlung nach dem 20. Tag eine fortschreitende Involution ein, die langsam beginnt und mit einer synchronen Proliferation des Fettgewebes verbunden ist (Abb. 57c), d.h. daß

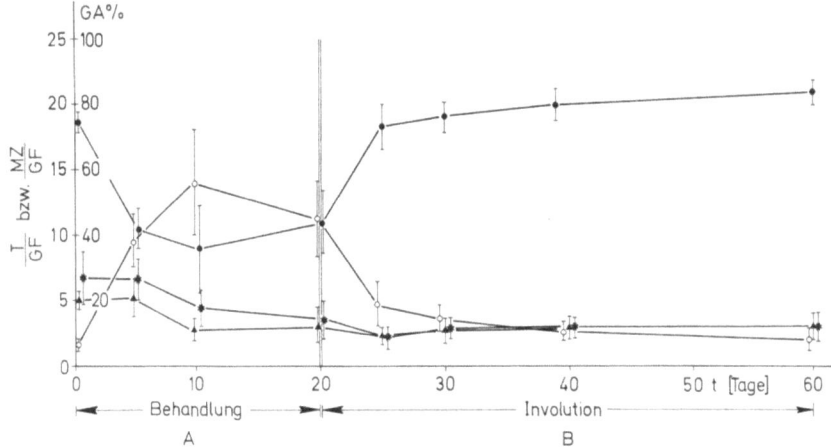

Abb. 62 A u. B. Quantitative Strukturwandlungen der Mamma bei kastrierten weiblichen Albinoratten während 20tägiger Östrogenbehandlung (A) und der sich anschließenden Involution (B). Ordinate: Treffer pro Gesichtsfeld *T/GF*, bzw. Mastzellen pro Gesichtsfeld *MZ/GF* und Gewebsanteil (*GA*) in Prozent; Abszisse: Zeit. ⊙----⊙ Parenchym, ●——● Fettgewebe, ▲——▲ Bindegewebe, ⋆ —⋆ Mastzellen, ⌀ Standardabweichung

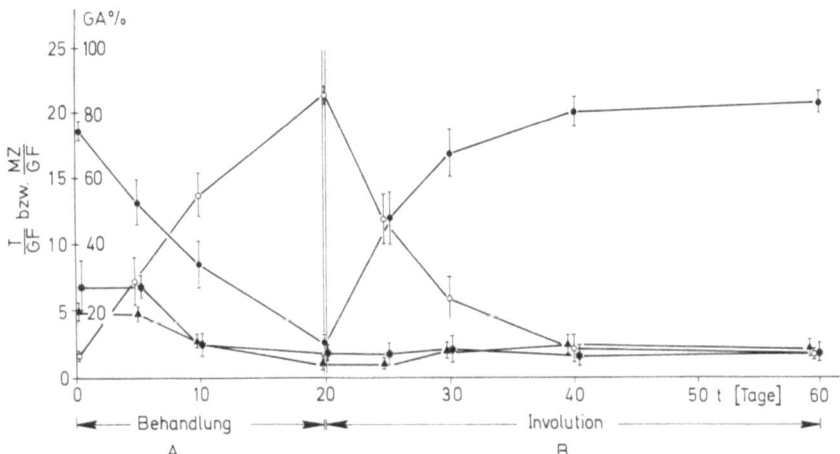

Abb. 63 A u. B. Quantitative Strukturwandlungen der Mamma bei kastrierten weiblichen Albinoratten während 20tägiger kombinierter Östrogen-Progesteronbehandlung (A) und der sich anschließenden Involution (B). Ordinate: Treffer pro Gesichtsfeld *T/GF*, bzw. Mastzellen pro Gesichtsfeld *MZ/GF* und Gewebsanteil (*GA*) in Prozent; Abszisse: Zeit. ⊙- -⊙ Parenchym, ●- - ● Fettgewebe, ▲- - ▲ Bindegewebe, ⋆——⋆ Mastzellen, ⌀ Standardabweichung

die Mamma nach ihrer optimalen Entfaltung in den Zustand einer „relativen hormonalen Insuffizienz" gerät, die nur dann behoben werden könnte, wenn weitere essentielle mammogene Hormone zur Wirkung kämen.

Wird nach 20 Tagen die Hormonapplikation abgesetzt, so beginnt in kurzer Zeit die Involution des Parenchyms, die vor allem nach kombinierter Behandlung und starker Parenchymhyperplasie sinnfällig ist und in einem rapiden Kurvenabfall zum Ausdruck kommt (Abb. 62 u. 63). In allen Versuchen werden die

Wechselbeziehungen zwischen Parenchym und Fettgewebe deutlich, denen DABE-LOW (1957) eine „Platzhaltefunktion" für das Drüsengewebe zuschreibt. Wie die Kurvenverläufe zeigen, verhält sich das Fettgewebe nahezu vollkommen spiegelbildlich zum Parenchym. Daher liegt es nahe anzunehmen, daß das Fettgewebe dem Wachstumsprozeß des Parenchyms ausweicht oder aufgelöst wird. Derartige „Ausbreitungsfaktoren" (spreading factors) als Ausdruck eines aktiven Prozesses, die im alveolären Epithel lokalisiert seien, nahmen ELLIOT und TURNER (1950, 1951) an und wiesen bei graviden Ratten ein noch unbekanntes Protein nach. Die Faktoren werden nach den genannten Autoren durch mammotrope Hormone und Relaxin erhöht. In eigenen Untersuchungen wurde beobachtet, daß bei graviden Ratten in der Grenzzone zwischen proliferierten Läppchen und Fettgewebe die unspezifische Esterase stark positiv ist (BÄSSLER und BRETHFELD, 1968). Hierbei handelt es sich um die Ausbreitungszone des Parenchyms auf Kosten des Fettgewebes, dessen Bestandteile wahrscheinlich durch eine Lipase aufgelöst werden, wofür die histotopochemischen Befunde sprechen, die im Zustand der Laktation nicht mehr zu erheben sind.

Die Schnittpunkte der Kurven für Drüsen- und Fettgewebe zeigen die Schnelligkeit der Proliferation und Involution an (Abb. 62 u. 63). Da zu diesen Zeitpunkten gleiche Flächenquantitäten von Parenchym und Fettgewebe vorliegen, schlägt BLUME (1970) vor, die Zeit des Umbauprozesses als „Gleichwertszeit" zu bezeichnen, die um so kürzer ist, je schneller Auf- und Abbau erfolgen (vgl. Abb. 60, 61 und 62, 63).

Die quantitativen Wandlungen des (kollagenen) *Bindegewebes* sind während der Östrogen- und Progesteron-Wirkung in diesen Versuchen stark. Es wurden im Zustand der Involution herdförmige Fibrosierungen in der Umgebung der Lobuli und Milchgänge festgestellt, die offensichtlich mit Sekretretention, gestörter Resorption und Reizwirkung auf das Mesenchym in Zusammenhang stehen. Jedoch drücken sich die mehr örtlichen Veränderungen nicht sinnfällig im Kurvenverlauf aus. Erst nach kontinuierlicher Hormonapplikation über mehrere Monate fanden ASTWOOD und GESCHICKTER (1938) sowie EISEN (1942) zystische Fibrosierungen mit Umbau des Drüsenkörpers, die dem Bild einer Mastopathia fibrosa et cystica ähnelten. Die Zahl der *Mastzellen* nimmt mit Beginn der Behandlung und Parenchymproliferation zunächst ab und bleibt konstant gering, so daß hormonal bedingte quantitative Verschiebungen nicht festzustellen waren.

5. Histologie und elektronenmikroskopische Morphologie

Die Gesetzmäßigkeiten der Mammogenese unter physiologischen wie unter experimentellen Bedingungen werden am deutlichsten an Totalpräparaten nach Aufhellung in Wintergrünöl oder in Xylol. Mit diesem Verfahren gewinnt man nicht nur einen Überblick über das gesamte Gangsystem mit seinen Verzweigungen sondern auch einen genauen Maßstab des Arborisationsgrades unter hormonalen Einflüssen (Abb. 56).

Bei kastrierten Tieren sind in der Regel sehr schmale Gangkonturen mit wenigen Sprossen vorhanden, wenn die Ovarektomie bei juvenilen Tieren vorgenommen wurde. Unter physiologischen Bedingungen finden sich an den Gängen

Sekundärsprossen und Läppchenanlagen. Bei längerer Östrogen-Wirkung kommt es zu Gangektasien mit starker Vergrößerung der Drüsen infolge zystischer Ausweitung der Gangsprossen, die mit Sekret angefüllt sind. Bei kombinierter Östrogen-Progesteron-Behandlung dominiert das lobuläre Muster mit Zysten und Sekretretention (Abb. 57).

Histologisch sind Evolution und Involution leicht zu erfassen, wobei allgemein festzustellen ist, daß mit zunehmender Dauer der Applikation mammogener Steroide eine konfluierende lobuläre Hyperplasie einsetzt, die stets mit Sekretbildung verbunden ist. Der fehlende Sekretabfluß führt zu Sekretretentionen mit Gangektasie und Viskositätsänderungen des Sekrets, mit Entwicklung von Inspissationen, die zur Matrix von Kalkablagerungen werden. Bei kombinierter Behandlung treten die lobuloalveolären Drüsenmuster schon nach wenigen Tagen in Erscheinung. Aber auch eine langanhaltende Östrogenapplikation kastrierter Tiere führt zu ähnlichen lobuloalveolären Proliferationen mit intensiver Sekretion. Als Beispiel der Morphogenese seien die in Abb. 57 dargestellten Reaktionen wiedergegeben, die kastrierten Ratten nach Östrogen-Progesteron-Behandlung entstammen.

Histochemische Studien zeigen, daß unter der Wirkung der Geschlechtshormone ein Anstieg der Enzymaktivitäten eintritt, wobei Östrogenen eine dominierende Rolle zukommt. Der Anstieg setzt in den ersten 5 Tagen nach Beginn der Hormonapplikation ein und erreicht eine nahezu gleichmäßige Reaktionsstärke (PAEK, 1968) (Abb. 64). Schon bei wenige Tage alten Ratten sind in der Basis der Gangsprossen Aktivitäten der alkalischen Phosphatasen festzustellen. Nach 3tägiger Östrogenbehandlung findet sich eine starke Aktivitätszunahme in der basalen Epithelzone, die die alkalische Phosphatase, Glukose-6-Phosphatase betrifft. Ähnlich verhalten sich die Dehydrogenasen, insbesondere Glukose-6-Phosphat-Dehydrogenase (BÄSSLER und PAEK, 1968).

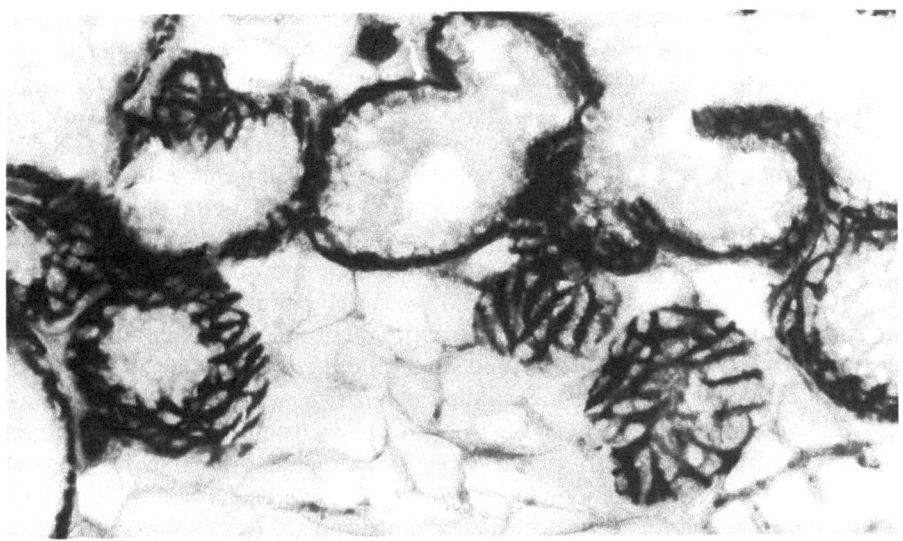

Abb. 64. Drüsenläppchen nach 10tägiger Östrogen-Progesteronbehandlung. Starke Aktivität der alkalischen Phosphatase und Hyperplasie des Myoepithels. Vergr. 240 ×

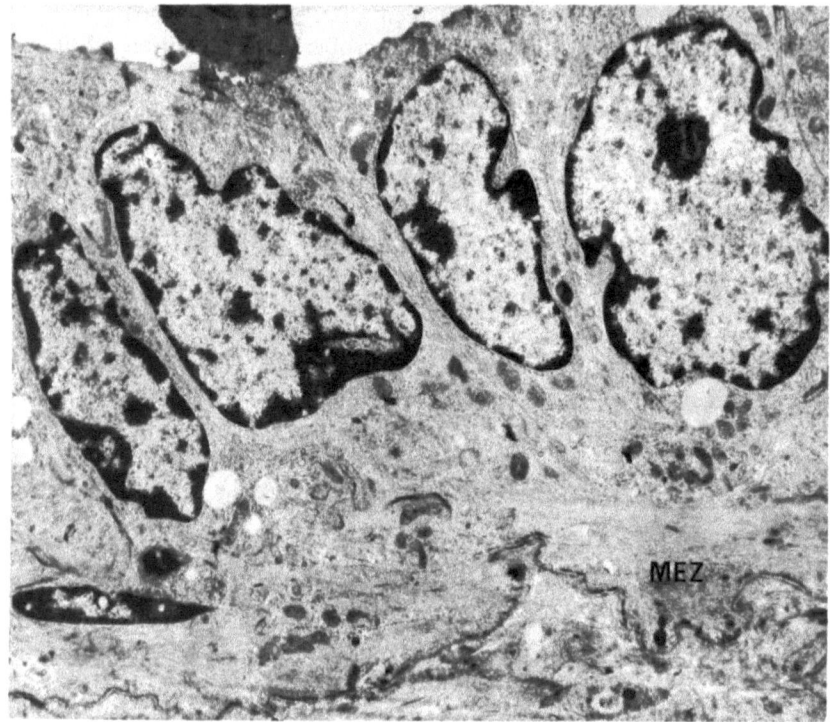

Abb. 65. Ausschnitt aus einem peripheren Gangsegment der Brustdrüse einer Ratte mit einem zweireihigen Epithel. An der Basis flache Myoepithelzellen (*MEZ*). EM, Vergr. 7560 ×

Elektronenmikroskopische Morphologie. Unter physiologischen Bedingungen sind die Drüsenzellen juveniler Tiere durch eine kubische, in der oberflächlichen Lage mehr prismatische Form gekennzeichnet. Das Zytoplasma ist an Differenzierungsprodukten verhältnismäßig arm und umgibt einen gewöhnlich ovalen Zellkern (Abb. 65). Die Epitheloberfläche kann sich halbkugelig, manchmal zungenförmig in die Lichtung vorwölben und zeigt unterschiedlich geformte Mikrovilli, deren größere sich häufig abschnüren und mit Bestandteilen abgelöster Zellen einen Detritus bilden, der die schmalen Lumina teilweise ausfüllt. Neben basalen Einfaltungen, Verzahnungen und Desmosomen der Zellmembranen befinden sich am apikalen Ende der Spalten Verdichtungen, die als Schlußleisten die Verbindung der Zellen untereinander dann noch erhalten, wenn durch Sekretion oder Retention Druck- und Zugkräfte den Zellverband deformieren. Im Ruhestand der Epithelzellen sind die Energieträger für synthetische Leistungen, die Mitochondrien, klein und spärlich in dem ribosomenreichen Zytoplasma verteilt. Neben dem Kern liegt das Golgifeld, das nur aus schmalen Spalten und kleinen Vesikeln besteht und optisch leer ist. Nahe der Epithelbasis können kleine Fettvakuolen, gelegentlich kurze Lamellenpaare des endoplasmatischen Retikulums auftreten.

Die Wirkung von *Östrogen* ist morphologisch nach etwa 2 Tagen durch

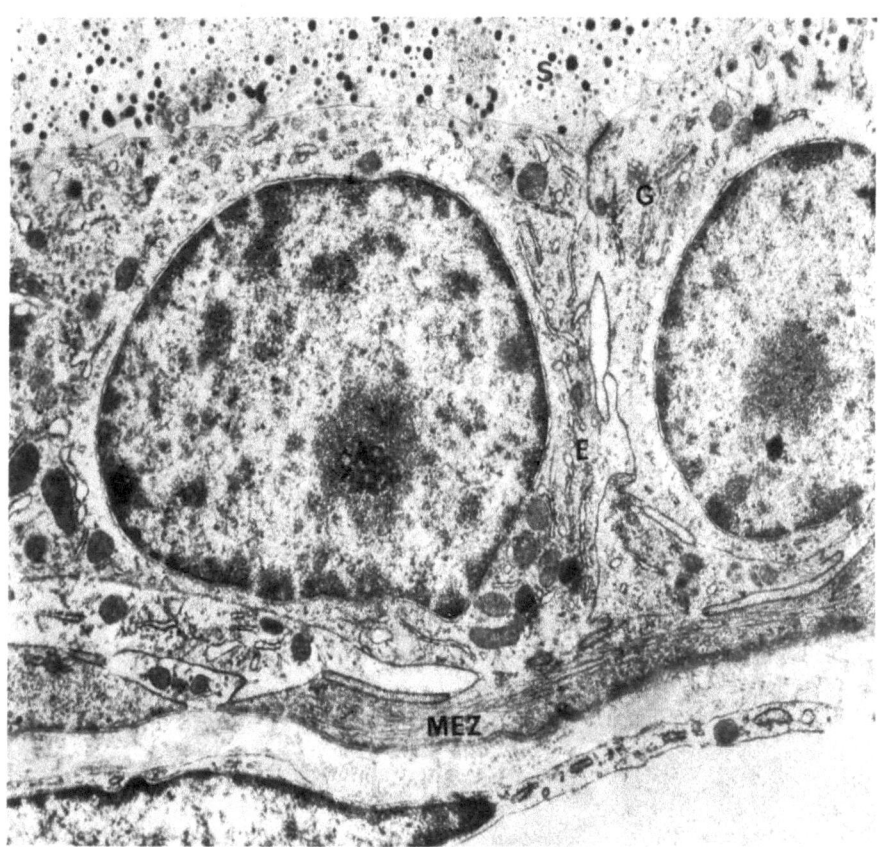

Abb. 66. Drüsenepithel der Rattenmamma nach Kastration und 20tägiger Östrogenbehandlung. Auflockerung der Kernstruktur, Ausbildung von Ergastoplasmalamellen (*E*), Entwicklung eines Golgifeldes (*G*) und Sekretablagerungen (*S*) im Lumen. An der Basis schmales Myoepithelband (*MEZ*). EM, Vergr. 14400 ×

eine Proliferation des Epithels, Ausbildung interzellulärer Spalträume und Desquamation oberflächlicher Zellen erkennbar. Im Zytoplasma ist der Ribosomengehalt vermehrt, in den Zellen hat sich ein Ergastoplasma mit weitgestellten Lamellen ausgebildet, die Zellkerne sind dunkel und besitzen einen großen Nukleolus. Nach mehrtägiger Östrogenbehandlung ist die Proliferation des Epithels mit einer zunehmenden Differenzierung des Zytoplasmas verbunden, das große, angeschwollene Mitochondrien zeigt. Das Zytoplasma gewinnt an Transparenz und enthält Fettvakuolen, die unmittelbar von Mitochondrien oder von endoplasmatischem Retikulum umgeben sind (Abb. 66). Hier befinden sich die regelmäßig unter Hormonwirkung auftretenden Lysosomen, Phagolysosomen und Siderosomen sowie Vesikelkörper. Nach 20tägiger Behandlung ist die Fettsynthese nahezu ubiquitär. In Form kleiner Tröpfchen erfolgt die Abgabe in die sich weitende Drüsenlichtung, die neben kleinen runden Fettpartikeln größere, konfluierende Ablagerungen dieser Art enthalten kann (Abb. 67). Das Golgifeld

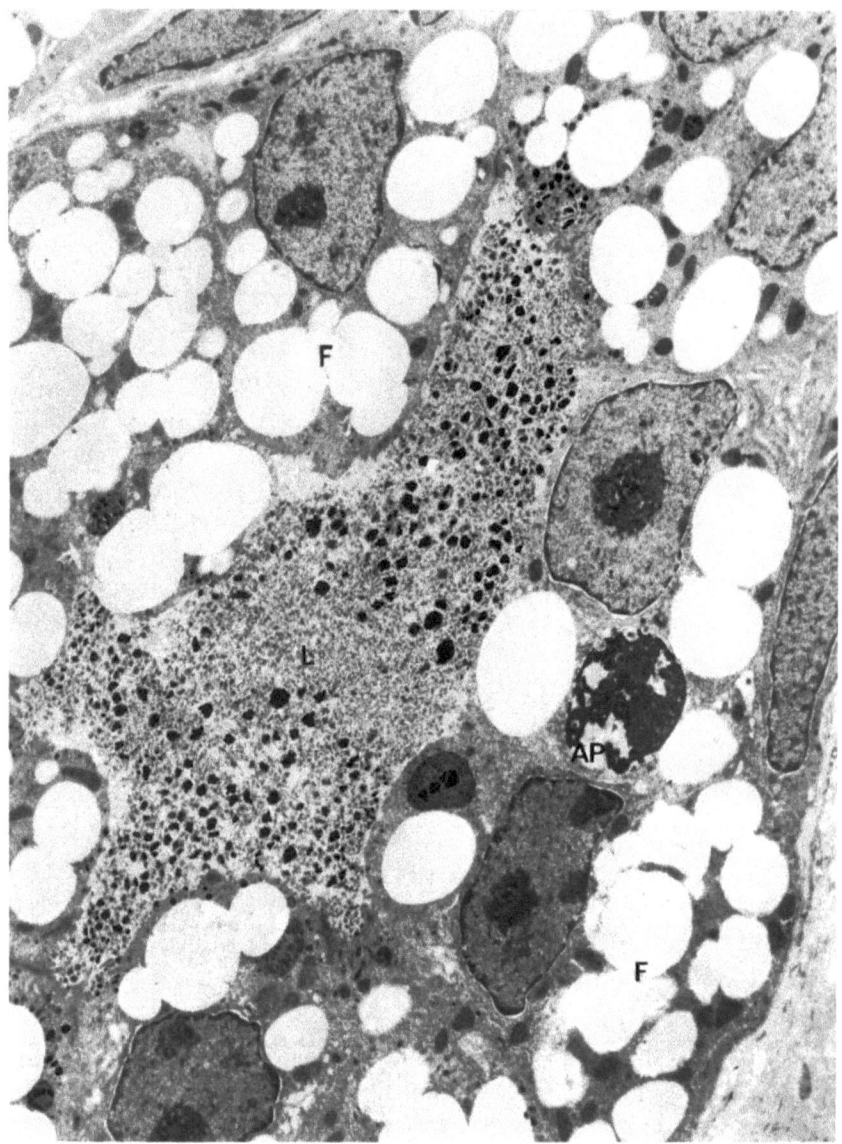

Abb. 67. Drüsenalveole einer Mamma der Ratte nach 15tägiger Östrogen-Progesteronbehandlung eines nichtkastrierten Tiers. Drüsenlumen (*L*) von Schollen eines inhomogenen
Sekrets ausgefüllt. Im Zytoplasma multiple runde Fetttropfen (*F*), daneben zahlreiche Autophagosomen (*AP*). EM, Vergr. 5 520 ×

nimmt zwar auch an Größe zu, bleibt aber frei von Sekretionsprodukten. Die
für die Laktogenese charakteristische Kaseinsynthese setzt nach experimenteller
Östrogen- und Progesteronbehandlung nicht ein.

Wirkstoffkombinationen von Östrogen und Progesteron unterscheiden sich
zytomorphologisch durch eine wesentlich stärkere Fettsynthese, die schon in

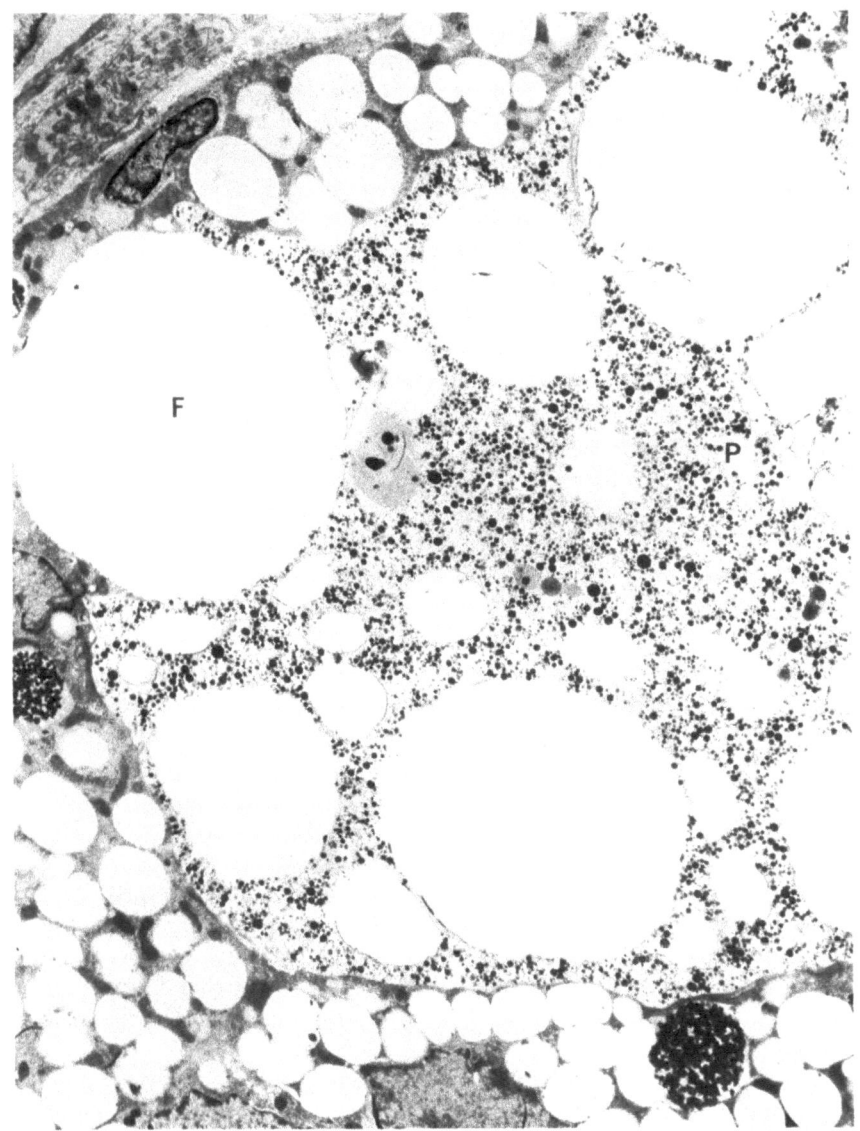

Abb. 68. Drüsenalveole nach Vorbehandlung mit Östrogen und Progesteron 15 Tage und zusätzlicher Gabe von Dihydrotachysterin. Erweiterung der Alveole, starke Sekretion von Fett (F) und Eiweiß (P) in die Drüsenlichtung. EM, Vergr. 4830 ×

den ersten Tagen nach Injektionsbeginn auftritt und nach 10 Tagen das gesamte Zellplasma durch kleine Tropfen ausfüllt. (Abb. 67). Dadurch werden Zellkerne deformiert, Azinuslichtungen eingeengt, so daß ein Zustand resultiert, der einer Gravidität entspricht (CHENTSOV und CHENTSOV, 1944; BÄSSLER und FORSSMANN, 1964; SUETINE et al. 1966). Nach Untersuchungen von MURAD et al. (1968)

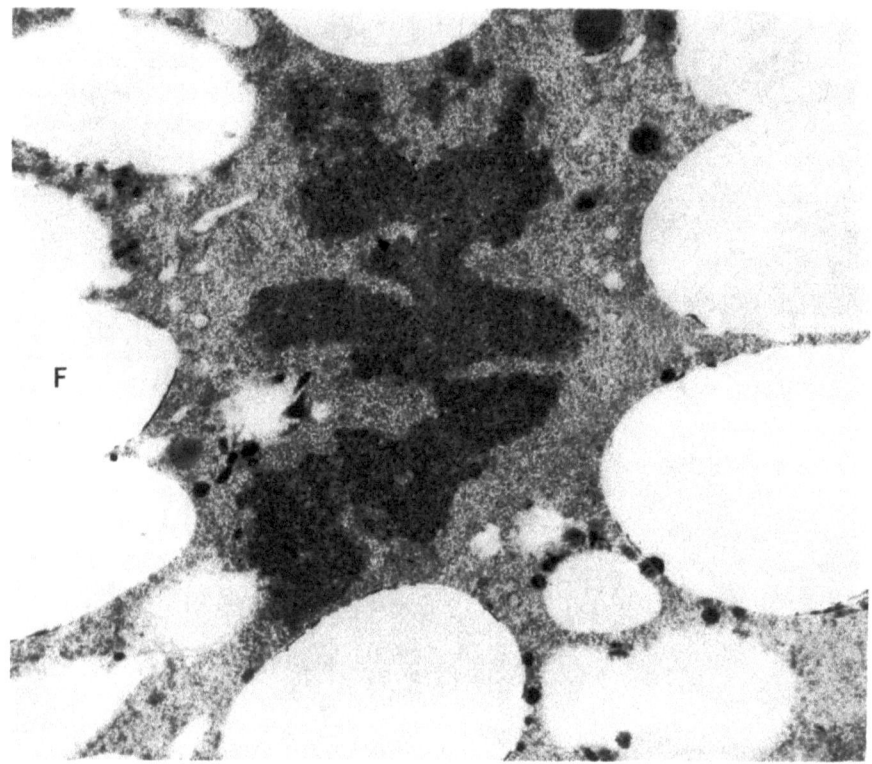

Abb. 69. Aus demselben Versuch Mitose einer Epithelzelle in früher Metaphase. Zellkern von großen Fettvakuolen (*F*) umgeben. EM, Vergr. 13 800 ×

ist es bei Mäusen nach Tripeloperation und Behandlung mit Östrogen, Progesteron, Kortisol STH und Prolaktin gelungen, das einer physiologischen Laktogenese entsprechende Zellbild mit Synthese von Milchproteinen hervorzurufen. Auch nach Östrogen, Progesteron, Dihydrotachysterin-Behandlung nicht kastrierter Ratten wurde eine starke Sekretion von Fett und Kasein ausgelöst (Abb. 68).

Nach MILLS und TOPPER (1969) ist Hydrokortison für die Ausbildung des rauhen endoplasmatischen Retikulums erforderlich und damit eine Voraussetzung für die Kaseinsynthese.

Zytomorphologisch ist über den Strukturwandel im Drüsenepithel der Mamma durch Ovarialhormone zu sagen, daß dieser in den ersten Tagen nach Applikation vor allem durch eine Vermehrung der Ribosomen, Mitochondrien mit Verdichtung der Ribonukleoproteine gekennzeichnet ist. Es folgen die Ausbildung eines endoplasmatischen Retikulum und die Synthese von Fetten, die an der Zellbasis beginnt und das gesamte Zytoplasma einnehmen kann. Sekretion des Fetts und Sekretretention können sich bei anhaltender Stimulation anschließen. Über die hohe Umsatzgeschwindigkeit der Triglyzeride in der Mamma geben Studien von STEIN und STEIN (1966) Auskunft. Die Proliferation des Epithels drückt sich im Vorkommen von Mitosen aus (Abb. 69). Bei Stillstand von Proliferation und Sekretion werden die gebildeten Sekrete und Zellstruktu-

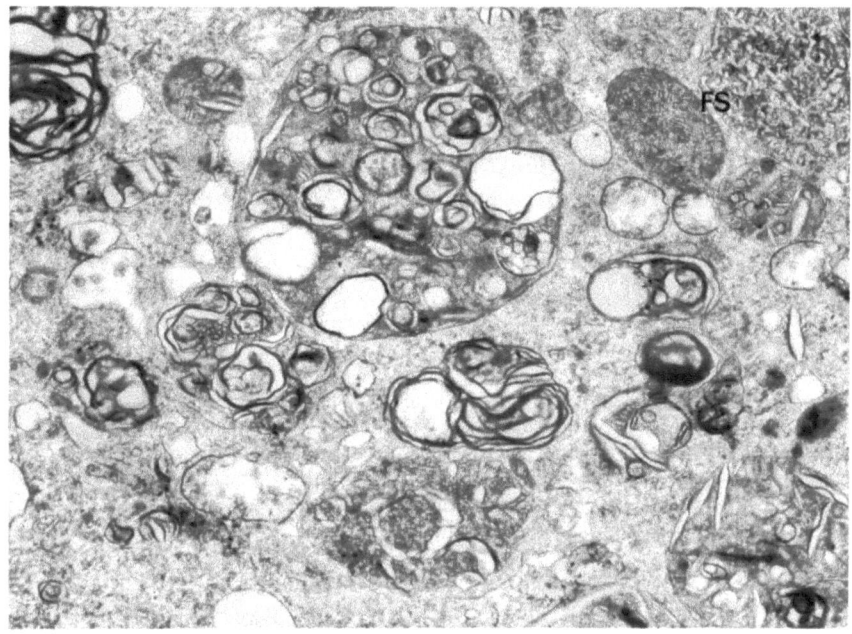

Abb. 70. Intensive intrazelluläre Autophagie mit Einschluß von Lamellenstapeln und kristallinen Partikeln (Fettsäure?) (*FS*). Zustand nach Östrogen-Progesteronbehandlung von 10tägiger Dauer. EM, Vergr. 13800 ×

ren, wie am Ende der Laktation, lysosomal abgebaut. Daher treten im Zytoplasma der Epithelzellen häufig Zytosomen unterschiedlicher Form auf, die schon während der Evolution kontrastreiche Einschlüsse enthalten (Abb. 70). Es werden ferner Autophagosomen mit Lamellenstapeln, mit kristallinen, wahrscheinlich fettsäurehaltigen Partikeln und Zellbestandteile beobachtet, die den starken Umsatz an Sekretionsprodukten und Zellorganellen signalisieren, der sich vor allem in den rapiden Involutionsphasen äußert.

Die biochemischen Wirkungsmechanismen der Östrogene sind in einigen wesentlichen Schritten bekannt geworden. Als Rezeptororgan wurden zumeist Uterus, Vagina, Hypophysenvorderlappen verwendet, in denen Östrogene einen Rezeptor-Hormon-Protein-Komplex bilden, der weitere metabolische Reaktionen auslöst. Im Vordergrund steht die Aktivierung einer RNS im Zielorgan mit Bildung einer spezifischen m-RNS, deren Information übertragbar ist. Die m-RNS stellt die Matrize für die Synthese spezifischer Proteine dar, die als Enzyme den Zellstoffwechsel zur Gewinnung von Energie und zur Synthese von Bausteinen steuern (LAURITZEN, 1965; DELLWEG, 1967).

II. Hormone der Hypophyse

1. Somatotropin (STH)

In früheren Untersuchungen über einen mammogenen Effekt des STH blieb die Frage unbeantwortet, ob dieser Wirkstoff direkt am Drüsenparenchym angreift oder nicht. Lyons et al. (1957) beobachteten eine lobulo-alveoläre Differenzierung der Brustdrüse kastrierter und hypophysektomierter Ratten, wenn zugleich Ovarialhormone, Prolaktin und STH zur Wirkung kommen. Spätere Untersuchungen dieser Autoren (1958) stellten eine gestufte Entwicklung der Mamma in Abhängigkeit voneinander ergänzenden Hormonkombinationen fest.

Danach übt *STH einen direkten stimulierenden Reiz auf Gangsystem und Endknospen* aus, der durch Östrogen auch nach Adrenalektomie gefördert wird. Eine vollständige Entfaltung der Drüsengänge erfolgt nach Tripeloperation durch Desoxykortikosteronazetat und ein Status praelactans tritt bei Applikation der genannten 6 Wirkstoffe ein, wobei Prolaktin den Impuls der Sekretion gibt (Lyons et al., 1958). Zu gleichartigen Ergebnissen kamen Cowie und Lyons (1959).

Talwalker und Meites (1961) behandelten 3-4 Monate alte virginelle Ratten mit Rinder-STH und Rinder-Prolaktin. Die Tiere waren zu einem Teil kastriert und adrenalektomiert und erhielten 10 Tage lang dreimal täglich Hormone. Nach 2 mg STH zeigte sich starkes Gangwachstum mit Arborisation der Drüsen und Knospenbildung. Nach 30 IE Prolaktin ebenfalls Gangwachstum. Kombinierte Applikation von STH und Prolaktin ergaben neben Proliferation der Milchgänge eine dichte lobuloalveoläre Entwicklung, einem Status graviditatis entsprechend. Die Ergebnisse nach Tripeloperation und gleicher Versuchsanordnung ergaben extensives Gangwachstum und lobuloalveoläre Entwicklung der Mamma. Meites (1965) gelangte zu ähnlichen Ergebnissen und stellte bei kastrierten und adrenalektomierten Ratten fest, daß STH vor allem für die Erhaltung des Gangwachstums Bedeutung hat; im Zusammenwirken mit Prolaktin fördere es die Ausbildung von Läppchen.

2. Adrenocorticotropin (ACTH)

Die Ergebnisse über den Einfluß des ACTH auf das Wachstum des Drüsenbaums der Mamma wurden unterschiedlich beurteilt. Nelson (1941 b) beobachtete bei Ratten nach ACTH-Behandlung eine Steigerung des Mammawachstums, nach Adrenalektomie hatte ACTH-Zufuhr keinen Erfolg. Diese Feststellungen wurden von Flux (1954 b) angezweifelt. Er vermutete, daß die ACTH-haltigen Rohextrakte verunreinigt waren, da bei kastrierten Mäusen unter ACTH-Behandlung mit 0,5 2,0 IE keine Veränderungen eintraten. Bei Östron-vorbehandelten Tieren, die Seitensprossen der Milchgänge entwickelt hatten, trat durch exzessorische ACTH-Injektionen eine Wachstumshemmung ein. Auch bei kastrierten Mäusen war nach 21tägiger Behandlung mit ACTH keine Veränderung nachweisbar (Flux und Munford, 1957). Dagegen fand Selye (1954 a) bei kastrierten Ratten nach Östradiolvorbehandlung unter hoher Dosierung von ACTH (25 IE 2mal tägl., 8 Tage lang) intensive Mammaentwicklung und Sekretion. In Fortführung dieser Studien konnten Johnson und Meites (1955) nach 10tägiger Behandlung kastrierter Ratten mit ACTH Verzweigung der Milchgänge, eine begrenzte lobuloalveoläre Differenzierung und Sekretion erkennen.

III. Nebennierenrinden-Hormone

Angesichts der unterschiedlichen experimentellen Ergebnisse über die Bedeutung von Nebennierensteroiden in Aufbauversuchen der Mamma nach Adrenalektomie besteht heute kein Zweifel, daß Kortikoide einen *wachstumsstimulierenden Effekt* auf die Brustdrüse haben. Diese Wirkstoffe sind vor allem erforderlich, wenn nach Vorbehandlung mit Östrogen, Progesteron, STH oder Prolaktin ein optimaler Proliferationsgrad erreicht werden soll (COWIE und LYONS, 1959). Es bestehen jedoch eine Reihe von spezies- und dosisbezogenen Unterschieden, andererseits eine Abhängigkeit von der chemischen Struktur des Steroidmoleküls. Ferner ist entscheidend, ob die Hypophyse funktionsfähig ist oder nicht, da bei hypophysektomierten Tieren die Ansprechbarkeit der Mamma auf Kortikoide stark herabgesetzt ist (AHREN und JACOBSOHN, 1957).

Die Bedeutung der Nebennierensteroide für die Mammogenese zeigte HÖHN (1957), wonach Meerschweinchen nach Östrogenapplikation mit Läppchensprossung reagieren, nach Adrenalektomie jedoch nur mit Proliferation von Gangstrukturen.

Die synergische Reaktion auf Kortisol (500 mg/d) und Östradiol (5 mg/d) bei ovarektomierten Ratten wies zuerst SELYE (1954a) nach und erzielte eine maximale Drüsenentwicklung und Sekretion, wobei die Alveolen, einer Laktationsphase entsprechend, maximal erweitert waren. Alleinige Zufuhr von Hydrokortisolazetat (0,5 mg/d) rief bei nichtkastrierten Ratten Gangproliferationen hervor, nach Gonadektomie und Adrenalektomie geringes Wachstum der Mamillen. Bei gleichzeitiger Applikation von Östradiol war eine starke Drüsenentfaltung eingetreten (SELYE, 1954b). Antagonistische und synergistische Reaktionen der Nebennierenrindenhormone beobachtete FLUX (1954). Kastrierte Mäuse zeigten nach Vorbehandlung mit Östron auf Kortison Wachstumshemmung, nach Applikation von Desoxykortikosteronazetat (DOCA) trat eine Intensivierung des Wachstumsimpulses ein, der durch Östrogen eingeleitet worden war. *Dosisabhängige Reaktionen* werden von MUNFORD (1957) mitgeteilt, wonach Kombinationen von Östron und kleinen Mengen Kortisol (12,5 mg/d) ein stärkeres Drüsenwachstum hervorrufen als hohe Kortisoldosen (50 mg/d). Hierbei handelt es sich offensichtlich um eine Hemmwirkung.

Nach JOHNSON und MEITES (1955) reagieren nichtkastrierte Ratten nach Behandlung mit Kortisol und Kortison mit Proliferation von Gängen und Läppchen, wobei der Impuls zur Sekretbildung und -absonderung nach Kortison stärker als nach Kortisol ist. In diesem Sinn sprechen die Befunde von JOHNSON (1956, 1957), daß nämlich Kortison die Laktation fördert und eine proliferierende Mamma in der Gravidität bei Anwendung von Hydrokortisonazetat am 16.-19. Tag zur Sekretion bringt (TALWALKER et al., 1961). Ferner kann eine Kortisonapplikation die Involution nach Abstillen verhindern (JOHNSON und MEITES, 1958). Für die Entwicklung der *fötalen Mamma* hat Aldosteron in Zusammenwirken mit Insulin, Prolaktin und Progesteron Bedeutung für die Proliferation des Gangsystems und seiner Verzweigungen (CERIANI, 1970).

IV. Parathormon

Die Regulation des Mineralhaushalts während der Laktation und die Höhe des Milchkalziumgehalts lassen direkte Einflüsse erwarten. In diesem Sinn sprechen die Studien von COWIE und FOLLEY (1945), wonach die Sekretion der Mamma nach Parathyreoidektomie wie nach gleichzeitiger Thyreoidektomie abnimmt. MUNSON (1955) beobachtete 24 Std nach Parathyreoidektomie einen Anstieg des Milchkalziums bei Abnahme des Serumkalziumgehalts. Eine vermehrte Kalziumausscheidung in die Milch nach künstlicher Auslösung der Laktation durch Östrogen beschreibt MOSIMANN (1955). Die gleichzeitige Vergrößerung der Kernvolumina in der Parathyreoidea weist auf eine simultane Aktivitätssteigerung unter hormonalem Einfluß hin. Nach DJOJOSOEBAGIO und TURNER

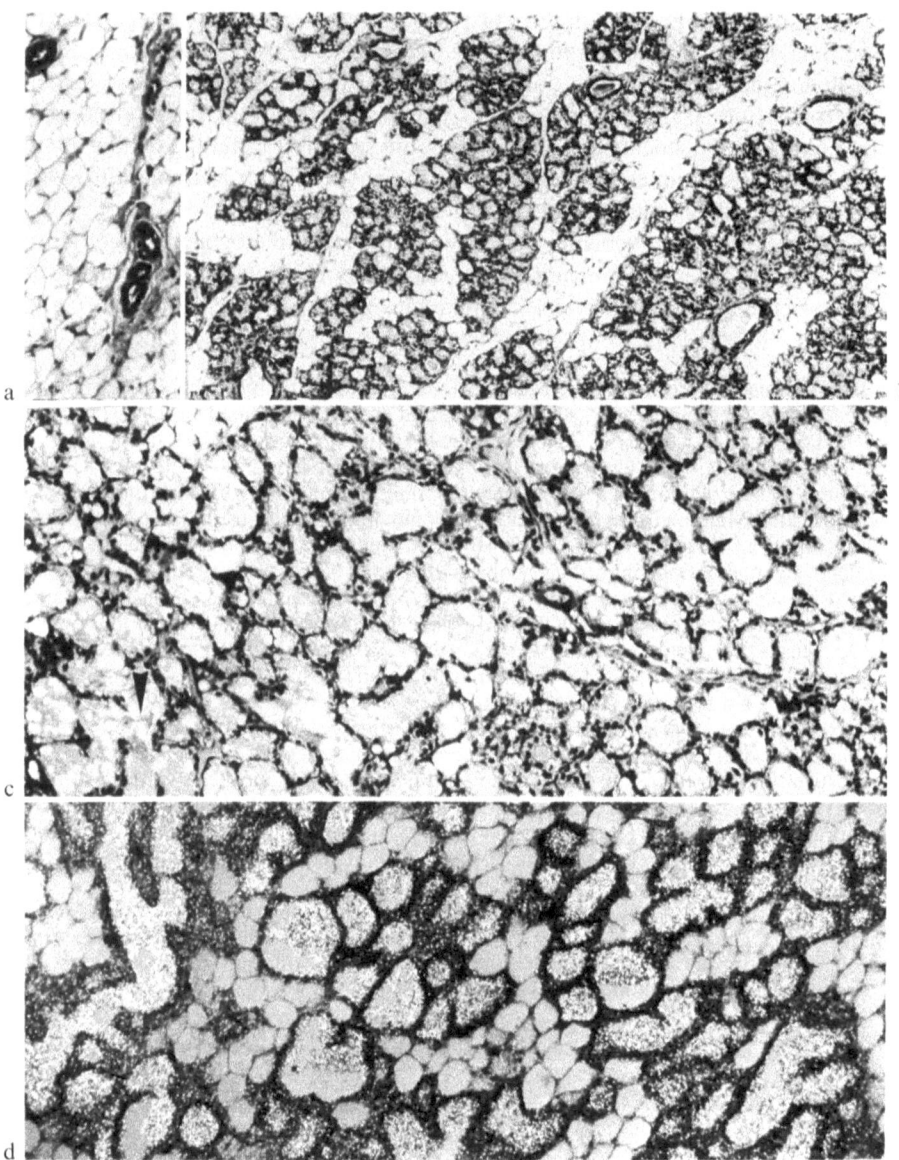

Abb. 71a–d. Wirkung von Östrogen, Progesteron und Dihydrotachysterin auf die Mamma. (a) Normale Drüsengänge bei Kontrolltier. Vergr. 230×. (b) Lobulärer Proliferationszustand nach 10tägiger Östrogen-Progesteronbehandlung. (c) Östrogen-, Progesteron- und Dihydrotachysterinwirkung am 15. Tag mit Zeichen einer vermehrten Sekretion. (d) Darstellung des Kalziums nach VOIGT, halbpolarisiert. Vergr. 70×

(1964a) ersetzt Dihydrotachysterol die Funktion der Glandula parathyreoidea. Vergleiche zwischen Parathyreoidea-Extrakten, Dihydrotachysterol und Kalziferol ergaben eine allgemeine Laktationserhöhung durch eine verstärkte Serumkalzium-Mobilisation und vermehrte Futteraufnahme (DJOJOSOEBAGIO und TURNER,

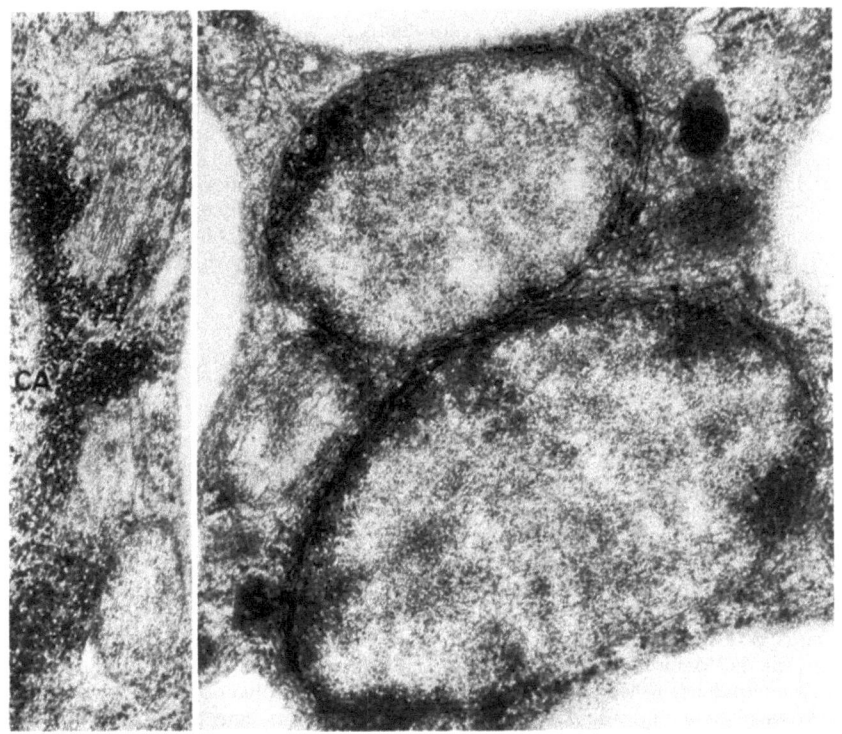

a   b

Abb. 72a u. b. Ausschnitt aus Drüsenepithel nach Östrogen-, Progesteron-, Dihydrotachy-sterinbehandlung. (a) Granuläre und polyzyklische Kalziumabscheidung im Zytoplasma, z.T. auf ein Mitochondrium übergreifend (*CA*). EM, Vergr. 15000 ×. (b) Vergrößerte Mito-chondrien mit aufgehobener Kristastruktur und starker Kalkablagerung an aufgesplitterten Außenmembranen und in der marginalen Mitochondrienmatrix. EM, Vergr. 34000 ×. (Nach BRANDT und BÄSSLER, 1972)

1964b). Wirkstoffkombinationen von Dihydrotachysterol (AT 10), Östrogen und Progesteron bei Ratten nach Ovarektomie, Thyreoid- und Parathyreoidektomie (v. BERSWORDT-WALLRABE und TURNER, 1960) und Parathyreoideaextrakte (DJOJOSOEBAGIO und TURNER, 1964c) bewirken eine Erhöhung des DNS-Gehalts der Mamma.

Über diese für die Mammogenese wichtigen Ergebnisse hinausgehend hat die Wirkung des Parathormons beziehungsweise von Dihydrotachysterin (DHT) für die Pathologie der menschlichen Brustdrüse beträchtlich an Bedeutung ge-wonnen. Hier sei nur auf 2 Störungen in der Kalziumhomöostase hingewiesen: die verschiedenen Formen von Mikrokalzifikationen bei Mastopathien und Tu-moren und auf die Hyperkalzämie im Rahmen metabolischer Störungen unter-schiedlicher Ätiologie bei metastasierenden Mammakarzinomen (MYERS, 1960; HAYWARD, 1970).

Die Wirkungsmechanismen des Parathormons auf die Brustdrüse sind heute nur teil-weise bekannt. Daher wurde der Einfluß von DHT auf die weibliche Mamma im Experiment von BRANDT und BÄSSLER (1972) mit folgendem Ergebnis untersucht: DHT hat bei juvenilen nicht kastrierten Ratten einen proliferativen Effekt, der einer mehrtägigen Östrogenapplikation vergleichbar ist, ohne daß eine Sekretion eintritt. Nach Vorbehandlung mit Östrogen und Progesteron wirkt DHT synergistisch sekretionsfördernd, indem es histometrisch zu einer Vermehrung der Parenchymflächen mit Ektasie der Drüsenalveolen und zu einer gesteigerten Sekretion kommt (Abb. 71). Die Wandlungen äußern sich elektronenmikroskopisch durch eine intensive Fett- und Kaseinsynthese mit Sekretion in die sich erweiternden Drüsenlumina. Dabei wurden herdförmige Kalzifikationen in den Drüsenzellen mit bevorzugter Lokalisation der Kristallite an Lipoproteidmembranen der Mitochondrien sowie im endoplasmatischen Retikulum beobachtet (Abb. 72). Die proliferations- und sekretionsfördernde Wirkung von DHT könnte bei der gegebenen sterischen Ähnlichkeit der Moleküle von DHT und Sexualsteroiden auf einen gemeinsamen Rezeptor in den Drüsenzellen der Mamma hinweisen.

V. Testosteron

Die Wirkung des Hormons männlicher Keimdrüsen auf die Mamma nichtkastrierter weiblicher Ratten demonstrierte zuerst LAQUEUR (1943), wobei er die im Versuch befindlichen Tiere (2,5 mg Testosteronpropionat alle 2 Tage, insgesamt 25 mg in 20 Tagen) mit Jungtieren im Alter von 6–10 Tagen zusammenbrachte. 4 von 6 Versuchstieren waren bereits am 2. und 3. Tag nach Injektionsbeginn in der Lage, ihre Pfleglinge zu nähren. In vergleichenden histologischen Untersuchungen weist der Autor auf die Ähnlichkeit der Mammastruktur während Gravidität, Laktation und Testosteron-Stimulation hin, wodurch ein Status praelactans erreicht wird. Nach 40 mg Testosteron und 10tägigem Stillen der Jungen war die Mamma von einer laktierenden Drüse nach physiologischer Entwicklung nicht zu unterscheiden. Mit zunehmender Dosierung und Applikationsdauer trat eine stärkere Azinusbildung und Sekretion hervor. Gleichzeitig war eine progrediente Atrophie der Corpora lutea zu beobachten, die zur Sekretionsleistung gegenläufig war. LAQUEUR und FLUHMANN (1942) untersuchten ferner den Einfluß von Testosteron auf den Genitalzyklus, wobei während des Östrus eine Proliferation von Gängen und Azini zu beobachten war. Nach FORBES (1942) bleibt der Testosteroneffekt bei präpubertalen Tieren aus. Studien an kastrierten Ratten liegen in größerer Zahl vor und gehen auf McEUEN, SELYE und COLLIP (1936) zurück.

Stellt man die bei ähnlicher Versuchsanordnung gewonnenen Ergebnisse des morphogenetischen Effekts von Testosteron auf die Mamma zusammen, so ergibt sich bei wachsender Einzeldosis und bei einer mittleren Versuchsdauer von etwa 20 Tagen eine fast graduelle alveoläre und alveolo-zystische Proliferation der Mamma mit Sekretion und Retention (vgl. Tabelle 7). In eigenen und mit MEYER (1967) durchgeführten Untersuchungen konnte bei hoher Dosierung von 2,5 und 5 mg/d schon am 5. Tage nach Injektionsbeginn eine intensive Proliferation und Sekretion ausgelöst werden.

Die Abhängigkeit der Stimulation des Drüsenparenchyms durch Testosteron von einer intakten Nebennierenrindenfunktion geht aus Studien von HAMBERGER und AHREN (1964) hervor: Nach Adrenalektomie vermochte erst zusätzlich verabreichtes Kortison den Effekt des männlichen Keimdrüsenhormons wieder herzustellen. Östrogen versagte als Substituent. Adrenal- und hypophysektomierte Tiere reagierten auf Kombinationen von STH und Testosteron. – Ähnliche Untersuchungen von JACOBSOHN und NORGREN (1965) an adrenal- und gonadektomierten Ratten ergaben erst dann lobuloalveoläres Wachstum, wenn zu Testosteron (0,1–0,2 mg) gleichzeitig Östrogen (0,05 mg) und Kortisonazetat (0,125 mg) gegeben wurde. Bei hypophysektomierten Ratten wurde übereinstim-

Tabelle 7. Morphogenetischer Effekt von Testosteron auf die Brustdrüse

Einzel-dosis (mg)	Appli-kations-dauer (Tage)	Alveolen	Zysten	Autoren
0,05	21	(+)	–	AHREN und ETIENNE (1959)
0,15	21–23	+	–	– AHREN und HAMBERGER (1962)
0,2	23	+		SELYE, et al. (1936)
	15	+ +		REECE und MIXNER (1939)
0,3	21–23	+ +		AHREN und HAMBERGER (1962)
0,4	18	+ +		McEUEN, et al. (1936)
0,5	8–30	+ +	(+)	AHREN und ETIENN (1959)
	60	+ + +	(+)	ASTWOOD, et al. (1937)
0,75	21–23	+ + +		AHREN und HAMBERGER (1962)
1,00	25	+ + +		NELSON und MERCKEL (1937)
1,50	21–23	+ + +		AHREN und HAMBERGER (1962)
2,50	30	+ + +	+	AHREN und ETIENNE (1959)
2,50	10	+ + +	+ +	MEYER (1967)
5,00	5	+ +	+ + +	MEYER (1967)

mend festgestellt, daß trotz sofortiger und hoher Dosierung eine Stimulation der Mamma ausbleibt (McEUEN, et al., 1937; LEONHARD und REECE, 1942; LEONHARD, 1943).

Nach Kastration, Hypophysektomie und Testosteronbehandlung werden differente Befunde mitgeteilt. REECE und LEONHARD (1942) und AHREN (1959) erwähnen hyperplastische Gänge und Epithelien, DONOVAN und JACOBSOHN (1960) darüber hinaus eine Sekretion. Die große Zahl weiterer Wirkstoffkombinationen ist nach den Voroperationen nicht in der Lage, die lobuloalveoläre Differenzierung der Milchdrüse zu induzieren, es sei denn, Testosteron wird in Verbindung mit STH gegeben (REECE und LEONHARD, 1942; AHREN, 1959). Zu einer Hyperplasie der Milchgänge, der Epithelzellen mit unterschiedlich ausgeprägter Sekretion führten Kombinationen von Testosteron mit Insulin, Kortison, Thyroxin und Prolaktin (AHREN, 1959; DONOVAN und JACOBSOHN, 1960). Über entsprechende Beobachtungen an Kaninchen verfügen BENGTSON und NORGREN (1961), an Mäusen vor allem HEUVERSWYN et al. (1939), über Mamma und Zitze des Meerschweinchens bei unreifen kastrierten und nichtkastrierten Tieren BOTTOMLEY und FOLLEY (1939). Neben einer Proliferation der Gänge und Ausbildung von Alveolen wird darauf hingewiesen, daß für die Ausbildung der Zitzen im Androgenmolekül die Stellung der Hydroxylgruppe an C_3 oder C_{17} sowie die Doppelbindung im Molekül Bedeutung hat.

Bei Rhesusaffen beobachteten FOLLEY, et al. (1939) nur bei höherer Dosierung (1,69 g über 151 Tage) Alveolenbildung. An kastrierten weiblichen Rhesusaffen kamen VAN WAGENEN und FOLLEY (1939) zu gleichen Resultaten.

VI. Thyroxin

Das Schilddrüsenhormon zählt zu den Wirkstoffen, die nicht direkt, sondern indirekt die Proliferation der Mamma oder die Intensität der Sekretion beeinflussen können. Thyroxin hat allein keinen unmittelbaren Einfluß auf die Drüsenentwicklung, wie experimentell-morphologische Studien von CHEN, et al. (1955) sowie LYONS, et al. (1958) gezeigt haben. Messungen der DNS (MOON und TURNER, 1960) bei kastrierten Ratten mit leichter Hyperthyreose ergaben in der durch Ovarialhormone stimulierten Mamma höhere Werte als die Kontrollen mit ungestörter Schilddrüsenfunktion. Über ähnliche wachstumsfördernde Impulse durch Thyroxin haben GRIFFITH und TURNER (1961) berichtet, die bei trächtigen Tieren eine um 22% stärkere Brustdrüsenentwicklung fanden als bei Ratten ohne Vorbehandlung mit Thyroxin. Eine vermehrte Gangentwicklung unter dem Einfluß von Thyroxin bei kastrierten und hypophysektomierten Ratten nach Applikation von Östron und Progesteron beschreibt JACOBSOHN (1960). Die Bedeutung hormonaler Synergismen für das Drüsenwachstum ist Gegenstand von Untersuchungen von DONOVAN und JACOBSOHN (1960). Nach GOMEZ und TURNER (1937) sind kleine Thyroxindosen bei hypophysektomierten Tieren wirkungslos. MIXNER und TURNER (1941 b) fanden bei Mäusen unter optimaler Dosierung des Thyroxins eine um 25% stärkere Drüsendifferenzierung als bei euthyreoten Kontrollen. Bei gleichbleibender Vorbehandlung kastrierter und thyreoidektomierter Ratten mit Ovarialhormonen hatte MOON (1962) durch eine gestufte Thyroxinbehandlung eine signifikante Erhöhung der DNS-Werte der proliferierten Mamma und einen morphologischen Strukturwandel erzielt. Östron, Progesteron und Thyroxin führten zur Sekretion in den Lobuli und damit zu einer beginnenden Laktation. Die synchrone Erhöhung des LTH-Spiegels unter der Thyroxinbehandlung rechtfertigt die Annahme, daß Thyroxin nicht nur die Produktion sondern auch die Sekretion von Laktogen wie auch von Somatotropin fördert. In diesem Sinn sprechen in vitro-Studien von NICOLL und MEITES (1963), die aus Explantatzellen der Adenohypophyse durch Thyroxin (nicht aber durch Insulin) die Prolaktinsekretion steigern konnten.

Neuere Beobachtungen über pathogenetische Beziehungen zwischen Erkrankungen der Mamma und der Schilddrüse des Menschen ergaben eine positive Syntropie von proliferierender Mastopathie und Schilddrüsenkrankheiten sowie eine erhöhte Überlebensrate des Mammakarzinoms (HUMPHREY und SWERDLOW, 1964). Epidemiologische Studien besagen, daß die Zahl der Mammakarzinome unter Jodmangel und Hypothyreose zunimmt (ESKIN et al., 1967). Experimentell stellten die Autoren fest, daß Jodmangel eine gleichzeitige Östrogenwirkung auf die Mamma der Ratte verstärkt. Statistisch wiesen die Autoren ferner nach, daß bei endemischer Kropfhäufigkeit mit Hypothyreose eine Zunahme des Mammakarzinoms zu beobachten ist. Umgekehrt wurde eine geringere Zahl Mammakarzinome bei Thyreotoxikose gesehen.

VII. Insulin

Zu den indirekt wirkenden mammogenen Hormonen zählt Insulin, das in Verbindung mit anderen Wirkstoffen Proliferation und Differenzierung der Mamma fördert. Aus experimentellen Untersuchungen geht hervor, daß neben Östrogen, Progesteron, Prolaktin und STH weitere Hormone notwendig sind, um eine komplette Drüsenentwicklung auszulösen (BENSON et al., 1959). Nach Beobachtungen von SALTER und BEST (1953) über einen möglichen mammogenen Effekt durch Insulin bei hypophysektomierten Ratten haben AHREN und JACOBSOHN (1956, 1957), AHREN und ETIENNE (1958) und AHREN (1959) gezeigt, daß Insulin bei langer Wirkungsdauer in der Lage ist, das Gangwachstum im Verein mit Ovarialhormonen zu stimulieren, wobei angenommen wird, daß Insulin in den allgemeinen Stoffwechsel begünstigend eingreift und die Reagibilität des Mammagewebes gegenüber Östron und Progesteron erhöht. Durch Kortison wird die Wirkung herabgesetzt, durch Thyroxin andererseits gesteigert (AHREN und JACOBSOHN, 1956; JACOBSOHN, 1959, 1961). Untersuchungen an Ratten nach Östrogen-Progesteronbehandlung und Alloxanapplikation ergaben gegenüber Ratten ohne Inselschädigung einen um 18% verminderten DNS-Gehalt in der proliferierten Mamma (KUMARESAN und TURNER, 1965). Bei graviden Ratten wirkt Insulin mit STH synergistisch mit Anstieg des DNS-Gehalts in den Drüsenzellkernen. In vitro bewirkt Insulin in den Drüsenanlagen von Föten eine Wachstumsstimulation der primären Sprossen und stellt für die weitere Differenzierung stets ein synergistisch wirksames Hormon dar (CERIANI, 1970a).

VIII. Relaxin

Das während der Gravidität zur Wirkung kommende und vorwiegend im Ovar gebildete Relaxin soll einen Einfluß auf die Entwicklung der Mamma haben (SMITH, 1954), dagegen ist wenig über die Bedeutung bei der Sekretion bekannt. Nach COWIE (1961) vermindert Relaxin den Milchertrag bei Ziegen nach Kastration und Vorbehandlung mit Östron und Progesteron. Ferner habe dieser Wirkstoff für die Kontraktion des Myoepithels bei Schafen, nicht aber bei Kühen und Ratten, Bedeutung. Nach WADA und TURNER (1959) sollen Östrogen und Progesteron in der Gravidität die Freisetzung von Relaxin bewirken, das auch zu einer Zunahme der DNS in den Drüsenzellen führt.

D. Morphologie, Physiologie und Pathologie der Mamma in Gravidität, Laktation und Involution

I. Terminologie und Endokrinologie

Der physiologische Funktionszustand der weiblichen Brustdrüse ist allein die Laktation, die -- einem phylogenetisch uralten Ernährungsprinzip folgend — der Aufzucht des Neugeborenen und damit der Arterhaltung dient. Die morphologischen Wandlungen des Organs von der Zeit der Geschlechtsreife bis zu Schwangerschaft, Laktation und Involution sind vom makroskopischen Aspekt her, wie im mikroskopischen Bereich weitgehend bekannt und haben durch die neuen Ergebnisse der Elektronenmikroskopie, der Histochemie und Autoradiographie eine wesentliche Bereicherung und Vertiefung erfahren. In Verbindung mit physiologischen und biochemischen Untersuchungen ist es ferner möglich geworden, wichtige Partialfunktionen in der Zelle und in den Zellorganellen zu lokalisieren und eine Topik des intrazellulären Stoffwechsels und Stofftransports zu entwickeln. Die Leistungen der Einzelzelle und des gesamten Organs unterliegen komplizierten hormonalen Steuerungen, die noch heute keineswegs vollständig überblickt werden können. Drüsenentwicklung und Funktion werden von Regulationsmechanismen verschiedener Wirkstoffe gesteuert, die sich in den einzelnen Phasen unterscheiden und für die folgende Begriffe angewendet werden:

1. *Mammogenese: Entwicklung des Drüsenkörpers* mit Beginn der vegetativen Funktion des Ovariums (ovarielle Phase). Wachstum und tubuloazinäre Diffe-

renzierung des Drüsenbaums unter dem Einfluß von Östrogen und Progesteron. In der Gravidität gesteigerte Proliferation, unter akzessorischer Wirkung von Prolaktin, STH, Kortikosteroiden, Thyroxin und plazentarem Laktogen.

2. *Laktogenese: Milchsynthese in der Drüsenzelle und Beginn der Sekretion* in die Alveolen in der 2. Schwangerschaftshälfte. Nach Ausstoßung der Plazenta kommt die Laktogenese voll in Gang und ist Voraussetzung der Galaktopoese.

3. *Galaktopoese* bedeutet *Erhaltung der Laktation,* d.h. der intrazellulären Milchsynthese und Abgabe (Laktogenese) aus den Alveolen in das Gangsystem durch Wirkung des Myoepithels. Endokrinologisch sind jetzt nicht nur laktogene Hormone, vor allem das Prolaktin erforderlich, sondern zusätzlich Oxytozin.

4. *Galaktokinese: Milchtransport von den Drüsenalveolen in das Gangsystem* durch Kontraktion des Myoepithels unter Oxytozin-Wirkung. Die Galaktokinese ist somit ein Partialvorgang der Galaktopoese, denn ohne diesen Ejektionsmechanismus versiegt die Sekretion; im angloamerikanischen Schrifttum bekannt als „milk ejection" oder „milk let down".

5. *Laktation* als Oberbegriff umfaßt die *Milchsynthese und -abgabe* (Laktogenese und Galaktopoese) *sowie den Transportvorgang* (Galaktokinese) als Antwort auf einen Saugreiz. Endokrinologisch bedeutet es das sukzedane oder simultane Zusammenwirken aller mammotropen und laktotropen Hormone.

Aus dem umfangreichen Schrifttum seien zur Orientierung folgende Zusammenfassungen genannt: COWIE, et al. (1951); FOLLEY (1940–1956); VOSS (1958); KON und COWIE (1961); MISCHEL (1965); WENNER (1966); STEINBECK (1969); VORHERR (1974).

Der gesamte mammogene Komplex (STEINBECK, 1969) besteht hauptsächlich aus 5 Wirkstoffen: 1. Gestagene (Progesteron), 2. Östrogene, 3. Prolaktin, 4. STH, 5. ACTH mit indirekter Wirkung über Kortikoide. Dazu kommen Insulin und Thyroxin, die ebenfalls indirekt durch eine allgemeine Stimulation des Stoffwechsel angreifen. Ein ähnlicher Mechanismus wird Kortikoiden und Thyroxin durch eine Förderung der Prolaktinsekretion zugeschrieben (METES und NICOLL, 1966). Ein vollständiger Aufbau der Milchdrüse gelingt nur bei einem Zusammenwirken des mammogenen Komplexes, nicht aber durch ein einziges Hormon. Dabei wird die *Proliferation des Gangsystems* synergistisch durch Östrogen, STH und Kortikoide gesteuert, die *lobuloalveoläre Differenzierung* als anatomische Voraussetzung der Milchsekretion durch Östrogen, Progesteron, STH, Kortikoide und Prolaktin.

Aus den zahlreichen Untersuchungen über die endokrinologischen Voraussetzungen der Laktogenese und Galaktopoese, die ganz überwiegend tierexperimentelle Studien betreffen, sollen die Wirkungsmechanismen des Prolaktins herausgegriffen werden, da dieses nicht nur für die Laktation, sondern nach neuen Studien für eine Reihe anderer metabolischer Vorgänge im Sinn eines „Breitbandhormons" zunehmend an Bedeutung gewonnen hat.

Prolaktin (LTH oder luteotropes Hormon). Die Physiologie der Milchsekretion erfuhr durch die Entdeckung von STRICKER und GRUETER (1928) und STRIKKER (1929) eine wesentliche Förderung, da es gelang, durch Totalextrakte der Adenohypophyse bei kastrierten, pseudograviden Kaninchen sowie bei Hündin, Schwein und Kuh eine der Laktation entsprechende Sekretion auszulösen. Identifikation, Isolierung und Benennung des laktogenen Proteins als „Prolaktin" erfolgten durch RIDDLE und BRAUCHER (1931). Die Autoren wiesen in der Adenohypophyse von Tauben einen Stoff nach, der die proliferative und sekretorische Aktivität des Kropfepithels reguliert. Daraufhin wurden von RIDDLE et al. (1932) experimentelle Grundlagen für die Wirkung des Prolaktins am Taubenkropf als Testobjekt erarbeitet. Noch heute gilt der „Taubenkropftest" als beste Methode zur Bestimmung von Prolaktineinheiten (JUNKMANN, 1957). Der Strukturwandel des Taubenkropfepithels stellt ein einfaches Modell der morphogenetischen Hormonwirkung dar, das sich auf ähnliche Wirkungsmechanismen in der Mamma übertragen läßt und durch Proliferation und Sekretion gekennzeichnet ist. Zur Histologie: WEBER (1962), elektronenmikroskopische Studien zur Kropfmilchbildung unter Prolaktinwirkung: FORSSMANN (1965); DUMONT (1965). Erste Ergebnisse über die laktationsfördernde Wirkung des Prolaktins bei Mammaliern wurden von LYONS und CATCHPOLE (1933, a, b), CATCHPOLE und LYONS (1933), CATCHPOLE, et al. (1933) mitgeteilt, die die gereinigte Substanz als „Laktationshormon" oder „Mammatropin" bezeichneten. In weiteren Untersuchungen wird der Terminus „Galaktin" und später „Laktogen" verwendet. Erst LYONS (1942) und später MEITES und TURNER (1947) sowie BRADLEY und CLARK (1956) ist es an pseudograviden Kaninchen durch intrakanalikuläre Instillation von Prolaktin in unterschiedlicher Dosierung überzeugend gelungen, einen direkten Einfluß auf das Drüsenparenchym zu demonstrieren. Die mit Prolaktin behandelten Drüsensektoren reagierten mit starker Sekretion und Ausweitung der Alveolen, jedoch nicht die unbehandelten. Da nicht sicher zu entscheiden war, ob endogene Hormone des Hypophysenvorderlappens für die Latogenese doch einen Einfluß haben, erhob sich die Frage, ob Prolaktin *das* laktogene Hormon ist oder nur Bestandteil eines laktogenen Wirkstoffkomplexes. Diese von FOLLEY und YOUNG (1941) vermuteten und von FOLLEY (1956) bekräftigten Vorstellungen wurden durch Versuche von NANDI (1958a, b) insofern erhärtet, als es bei Mäusen nach Tripeloperation durch STH und Kortisol möglich war, eine Milchsekretion auszulösen. FOLLEY (1956) sowie COWIE und FOLLEY (1961) sind daher der Auffassung, daß die Milchsekretion durch einen „hypophysären laktogenen Hormonkomplex" bedingt wird, deren wesentlicher und limitierender Bestandteil Prolaktin ist.

Die Erhaltung der Sekretion, die *Galakto- oder Laktopoese,* ist nur bei ungestörter Hypophysenfunktion möglich. Hypophysektomie führt innerhalb von 24 Std zu einem Sekretionsstillstand, jedoch schon nach 4–8 Std zu biochemisch erfaßbaren Alterationen des Stoffwechsels in vitro, die einer Involutionsphase der Mamma entsprechen (BRADLEY und COWIE, 1956). Eine experimentelle Galaktopoese durch Hormonkombinationen erreicht nur etwa 30% des Werts einer physiologischen Laktation (BENSON et al., 1959).

Proliferative Einflüsse von injizierten Hypophysenvorderlappenextrakten oder durch Hypophysenvorderlappentransplantate auf die Mamma sind durch zahlreiche weitere Untersuchungen belegt und durch eine Steigerung der Östrogenwirkung mit lobuloalveolärem Wachstum gekennzeichnet (MIXNER und TURNER, 1941; TALWALKER, 1964; BÄSSLER, 1970, Lit.). Nach TALWALKER und MEITES (1961) ist allein durch Prolaktin bei ovarektomierten und adrenalektomierten Ratten ein lobuloalveoläres Wachstum zu erzielen. Aus der großen Zahl der

Studien geht hervor, daß Prolaktin wie STH (bei der Ratte) für die Mammogenese wichtig sind und proliferative Potenzen besitzen.

Eine Übersicht über die vielfältigen physiologischen Funktionen und mammotropen Eigenschaften geben RIDDLE (1963) sowie WOLSTENHOLME und KNIGHT (1972).

Angesichts der zahlreichen experimentellen und physiologischen Untersuchungen zur Biologie der Prolaktinwirkung war die Frage nach der biochemischen Einheit und Wirkungsspezifität bis in die letzten Jahre offen geblieben. Heute wissen wir, nach den Studien von LI et al. (1966), in einer Übersicht dargestellt von LI (1972), daß Prolaktin ein einkettiges Peptidhormon mit 3 Disufidbrücken ist, dessen Aminosäuresequenz die genannten Autoren aufgeklärt haben. Schafprolaktin besteht aus 198 Aminosäuren mit einem Molekulargewicht von 23000, humanes Prolaktin hat 190 Aminosäuren bei einem Molekulargewicht von ca. 21000. Bildungsstätte ist der azidophile Zellkomplex des Hypophysenvorderlappens (sog. Schwangerschaftszellen), aus dem auch das Wachstumshormon (STH) hervorgeht.

Über den histologischen Nachweis berichten KRACHT et al. (1967), über die immunhistologische Darstellung zellulärer Antigendepots von STH und LTH bei verschiedenen Spezies WEIDNER (1972). Synthese und Ausschleusung der Sekretgranula und ihr lysosomaler Abbau werden von SMITH und FARQUHAR (1966) beschrieben: Eine Zusammenfassung der Prolaktinsekretion mit morphologischen und immunologischen Methoden gibt PASTEELS (1972). Die Identifizierung des Prolaktins und seine Abgrenzung vom Wachstumshormon war jahrelang nicht möglich und wurde bezweifelt, da auch STH eine laktogene Aktivität entfaltet. Heute besteht nach Extraktion und Reinigungsverfahren sowie aufgrund chemischer und immunologischer Untersuchungen kein Zweifel daran, daß neben dem STH ein humanes Prolaktin existiert (V. WERDER, 1975). Die Sekretion des Prolaktins wird durch einen Hemmfaktor gesteuert (PIF = prolactin inhibiting factor). Eine Aufhebung der Hemmung führt zur vermehrten LTH-Ausschüttung und wird durch Steroide, vor allem durch Östrogene, bewirkt, d.h. bei einem niedrigen Östrogenspiegel ist die Hemmwirkung gering, der Hemmfaktor gelangt zur Hypophyse, die Prolaktinabgabe ist niedrig. Ein hoher Östrogenspiegel führt zu einer starken Hemmung des PIF, und die Prolaktinproduktion und -sekretion kann ansteigen (NEUMANN, 1972). Ob die Rückkoppelungen allerdings beim Menschen die gleiche Bedeutung haben wie beim Tier, erscheint zweifelhaft und spielt eine Rolle in der heutigen Auffassung der Laktationstheorie. Prolaktin wird ferner durch den Saugreiz in der Laktation freigesetzt, ferner durch Pharmaka, die den PIF hemmen.

Bei Frauen wurde nach den Untersuchungen von BERLE und APOSTOLAUIS (1971a, b) sowie von BERLE (1972) Prolaktin im Blut während der Gravidität, im Wochenbett und bei pathologischer Laktation (Galaktorrhoe) nachgewiesen, bei geschlechtsreifen Frauen (außerhalb von Gravidität und Laktation) nur in 5–8% der Fälle. Der Prolaktinspiegel steigt von der 20. Woche (post menstruationem) in der Schwangerschaft an, unter der Geburt ist ein allmählicher Abfall und bis zum 3./4. Tag post partum wieder ein Anstieg festzustellen, d.h. mit Beginn der Laktogenese. Nicht nur experimentelle sondern auch klinische Erfahrungen haben die Kenntnisse der Prolaktinsekretion und Wirkung beträchtlich erweitert, über die im Kapitel über die Galaktorrhoe berichtet wird (vgl. S. 177).

Im aktuellen Schrifttum wird die Frage diskutiert, welchen Einfluß Katecholamine auf die Prolaktinsekretion haben, da eine durch Reserpin induzierte verminderte Katecholaminwirkung zu einem Anstieg des Prolaktin im Blutplasma führt (BOLT, 1975). Da bei Frauen mit Mammakarzinomen eine Hyperprolaktinämie vorkommt und Prolaktin einen direkten, proliferationsfördernden Einfluß auf die Mamma und auf das Mammakarzinom hat, erhob sich die Frage nach einem prädisponierenden Faktor, dessen Ursache-Wirkungsbeziehungen diskutiert werden, die jedoch nach neuen Untersuchungen an Frauen mit Mammakarzinomen offen blieben (WILSON et al. 1974).

Im Vordergrund aller physiologischen Wirkungen des Prolaktins stand stets die Funktion der Laktationsauslösung. Zahlreiche Experimente haben diese Eigenschaften deutlich gemacht, allerdings auch gezeigt, daß die Laktation ein kompliziertes Zusammenwirken zahlreicher hormonaler und metabolischer Faktoren darstellt, die auch gegenwärtig nicht befriedigend gedeutet werden können. So war die bisherige Vorstellung nicht aufrecht zu erhalten, daß der hohe Östrogenspiegel während der Schwangerschaft die Prolaktinsekretion hemme und diese Barriere erst durch die Geburt aufgehoben würde. Die Entdeckung, daß Östrogene in erhöhten Dosen keinen Hemmeffekt, sondern einen stimulierenden Einfluß auf die Prolaktinsekretion (durch Hemmung des PIF) haben, zwang zu einer Neuorientierung, die in einer Zwei-Schwellen-Theorie (COWIE, 1961) ihren Ausdruck fand. Danach stimulieren relativ niedrige Östrogenspiegel die Prolaktinsekretion, während hohe Östrogenspiegel hemmen. Hierbei wird für jede Spezies eine eigene Schwelle für den Stimulierungs- und Hemmeffekt angenommen. In Erweiterung dieser Vorstellung haben COWIE und FOLLEY (1961) die Konzeption einer „laktogenen Funktion der Hypophyse" mit direkter und indirekter Einwirkung auf die Milchdrüse entwickelt, um die noch offenen Probleme der Progesteronwirkung sowie der plazentaren luteotropen Aktivitäten zu berücksichtigen. STEINBECK (1969) hat das gesamte Schrifttum gesichtet und faßt nach MEITES (1966) die heute gesicherten Daten zusammen:

1. Während der Gravidität ist der Blutspiegel von Prolaktin oder von biologisch aktiven Kortikoiden oder von beiden zusammen zu gering, um eine Laktation auszulösen
2. Östrogene und Progesteron halten das Milchdrüsenparenchym gegenüber dem stimulierenden Einfluß von Prolaktin und Kortikoiden relativ refraktiv.
3. Bei der Geburt fallen Progesteron und Östrogenspiegel im Blut ab, gleichzeitig steigen Prolaktin und biologisch aktive Kortikoide an, wodurch die Laktation ausgelöst wird.

II. Biometrie des physiologischen Drüsenwachstums

Quantitative Maßstäbe sind unentbehrlich zur Erfassung der Größe der Milchsekretion, aber auch zur Erkennung der hormonal regulierten Entwicklungs- und Funktionsphasen. Im Hinblick auf die Laktation liegen von melkbaren Tieren, insbesondere von Kuh und Ziege, sowie von Laboratoriumstieren (Ratte, Maus) eine Reihe von metrischen Untersuchungen vor. Dagegen sind die histologischen Umbauvorgänge in der Milchdrüse während der Gravidität, Laktation und Involution bei der Frau quantitativ bisher noch nicht näher untersucht worden. Die große Ähnlichkeit der Entfaltung und Rückbildung der weiblichen Brustdrüse mit der zahlreicher Säugetiere rechtfertigt vergleichende Studien. Aus dem eigenen Arbeitskreis berichteten FLÖRCHINGER (1965) sowie BÄSSLER und FLÖRCHINGER (1966a, b) über 7260 Messungen an Brustdrüsen von Ratten während der Laktation, Involution, Milchstauung und bei erhöhtem Flüssigkeitsangebot durch Peristoninfusionen.

Frühe Ansätze quantitativer Untersuchungen gehen auf GARDNER und STRONG (1935), VAN HEUVERSWYN et al. (1939), FOLLEY et al. (1939), DUBOIS (1944) zurück, die in halbquantitativer Form versuchten, das Wachstum der Milchdrüse zu studieren. RICHARDSON (1947,

1949, 1953, 1966, 1967) hat die Methoden weiter entwickelt und angewendet. Dadurch konnten drei quantitative Gesichtspunkte ausgearbeitet werden: 1. die Feststellung des Wachstumsgrades der Mamma im Verhältnis zur Vergrößerung der Körperoberfläche; 2. die Analyse des Verzweigungsgrades des Drüsengangsystems mit 4 unterschiedlichen Arborisations- und Proliferationsstufen (NANDI, 1958a, b, 1959); 3. die Erfassung der Gesamtoberfläche der Milchdrüse. Die Beziehung zur Vergrößerung der Körperoberfläche ist in einer Formel ausdrückbar. Nach COWIE (1949) entwickelt sich die Mamma der Ratte bis zum 21./23. Tag im Verhältnis zur Körperoberfläche isometrisch. Danach setzt, unter Einfluß der Geschlechtshormone, ein um das 3–5fach gesteigertes allometrisches Wachstum ein, das durch Ovarektomie gehemmt werden kann. BENSON et al. (1957) bestimmen das Volumen des Drüsengewebes bei Untersuchung der induzierten Milchdrüsenentwicklung am Meerschweinchen. Die Schätzung der Gesamtoberfläche des sekretorischen Epithels basiert auf einer von SHORT (1951) zur Messung der Gesamtoberfläche der Lungenalveolen entwickelten Methode und wurde von RICHARDSON (1953) zur Untersuchung der Ziegenmilchdrüse verwendet. CHALKLEY (1943) ermöglichte eine ungefähre Schätzung der relativen Volumina der einzelnen Gewebskomponenten, indem er unter dem Mikroskop die einzelnen Gewebsbezirke histologischer Schnitte mit einem in bestimmter Weise angeordneten Punktsystem in Beziehung setzte. KIRKHAM und TURNER (1954) wandten biochemische Methoden zur quantitativen Erfassung des Drüsenparenchyms an. Aus der Zu- bzw. Abnahme der der Desoxyribonukleinsäure proportionalen Zahl der Zellkerne schlossen sie auf eine Vermehrung bzw. Verminderung des Parenchyms.

Die einzelnen quantitativen Methoden, soweit sie bisher benutzt wurden, gelangten vor allem bei der Erfassung der hormonellen Beeinflussung der Milchdrüse und ihrer morphologischen Reaktionen zur Anwendung. Hierher gehören die Arbeiten von FOLLEY (1952, 1955), MUNFORD (1957, 1964), BENSON et al. (1957), von BERSWORD-WALLRABE (1958a, b), der mit volumetrischen, karyometrischen und statistischen Verfahren die Drüsenrückbildung unter Östrogenwirkung an laktierenden Mäusen untersuchte.

Verglichen mit den quantitativen Untersuchungen nach Hormonwirkung sind Arbeiten, welche morphologische Strukturen der Milchdrüse unter physiologischen Bedingungen quantitativ zu erfassen suchen, spärlich. SCHAIRER (1936) unterschied durch Messungen die Zellkerne der ruhenden von denen der laktierenden Zelle. WEBER et al. (1955) bestimmten das Volumen der Drüsenläppchen in der Milchdrüse der Kuh und zählten die Alveolen in den einzelnen Läppchen. MOSIMANN (1957) stellte an der Ziege und Ratte Messungen an über das Zellkernvolumen im Milchdrüsenepithel in Abhängigkeit vom Funktionszustand und bei Stilböstrolzufuhr. Dazu kommen Meßverfahren von Enymaktivitäten und autoradiographische Methoden, die von STEINBECK (1969) zusammengestellt wurden.

III. Elektronenmikroskopische Untersuchungen im Überblick

Im Vergleich zur ruhenden Brustdrüse zeigen die Epithelzellen unter experimentellen wie physiologischen hormonalen Stimulationen in Gravidität und Laktation Wandlungen ihrer Feinstruktur an, die durch eine Evolution und Differenzierung der Zellorganellen gekennzeichnet sind. Die „Neuausstattung" der Drüsenzellen dient der Syntheseleistung während der Galaktopoese, in der in einer Zelle zugleich Milchfett, Milchproteine und Laktose gebildet werden. Die biochemischen und strukturellen Voraussetzungen für die Synthese der Milch ist bei verschiedenen Säugetierspezies weitgehend identisch, obgleich die chemische Zusammensetzung der Milch differiert. Gleichbleibend ist während der Laktation die starke Ausbildung eines rauhen endoplasmatischen Retikulums und Golgi-Apparats, die Vermehrung der Mitochondrien und Veränderungen an der basalen und apikalen Zellmembran. Während der Involution werden diese Organellen abgebaut, und bis auf intrazytoplasmatische Restkörper entspricht die Feinstruktur wieder dem Ruhezustand. Mit Hilfe der Elektronenmikroskopie und durch Anwendung der Autoradiographie gelang es gerade auf diesem Gebiet, die biochemisch bekannten Prozesse des Stoffwechsles in der Zelle zu lokalisieren und die zeitliche Folge der Synthesestufen zu erkennen.

Seit etwa 15 Jahren ist die Brustdrüse bei Tier und Mensch unter verschiedenen Aspekten elektonenmikroskopisch untersucht worden, wobei vor allem die zellulären Transformationen unter Hormonwirkung im Vordergrund standen. Zur Orentierung soll folgende Übersicht elektronenmikroskopischer Studien an der Mamma von Tieren dienen:

Maus: HOLLMANN (1959, 1960, Übersicht 1974); WELLINGS et al. (1960); WELLINGS et al. (1960); WELLINGS und DE OME (1961); BARGMANN et al. (1961); WELLINGS und PHILP (1964); VERLEY und HOLLMANN (1966); HOLLMANN und VERLEY (1967, 1971); ROHR et al. (1968); SEKHRI et al. (1967), KUROSUMI et al. (1968); HOLLMANN (1968, 1969); WELLINGS und NANDI (1968); WELLINGS (1969).

Ratte: BARGMANN und KNOOP (1959); BÄSSLER (1961, 1963, 1967, 1968, 1970); CHENTSU (1964); HOLLMANN und VERLEY (1967); GIRARDIE (1967, 1968); HELMINEN und ERICSSON (1968, a, b, c); HELMINEN et al. (1968); LIESER und BÄSSLER (1969); MURAD (1970).

Meerschweinchen: STOCKINGER und ZARZICKI (1962); GIRARDIE (1967, 1968); WOODING (1971).

Hamster: BARGMANN et al. (1961); EHRENBRAND (1964a).

Kaninchen: HOLLMANN (1966); HOLLMANN und VERLEY (1967); GIRARDIE (1967, 1968); BOUSQUET et al. (1969).

Schwein und Schaf: HOLLMANN (1974).

Kuh: FELDMANN (1961); WOODING (1971).

Elektronenmikroskopische Untersuchungen an der weiblichen und männlichen Brustdrüse des Menschen: WAUGH und VAN HOEVEN (1962); TOKER (1967); TANNENBAUM et al. (1969); SCHÄFER und BÄSSLER (1969); OZZELLO (1971; Übersicht 1974). Befunde an der Mamma virilis: BÄSSLER und SCHÄFER (1968, 1969a, b).

IV. Drüsenwachstum und -differenzierung in der Gravidität

1. Anatomie und Histochemie

Die weibliche Brustdrüse in der Gravidität ist makroskopisch durch eine allmähliche Größen- und Konsistenzzunahme gekennzeichnet, die auf einer Hyperplasie des Parenchyms, auf Hyperämie und auf Flüssigkeitseinlagerungen im Stroma beruht. Die auf Schnittflächen hervortretende granuläre Beschaffenheit zeigt proliferierte Drüsenläppchen und Läppchengruppen an, die im 3. Trimenon, bei Aussparung der subareolären Abschnitte, nahezu alle Teile des Organs einnehmen (Abb. 73). Der Architektur des Drüsenbaumes entsprechend, sind die peripheren Zonen am reichsten an Parenchym, doch ist seine Quantität wie Form und Größe der gesamten Brustdrüse anlage- und konstitutionsbedingt. Die Wandlungen des Auf- und Umbaus der Mamma haben DAWSON (1935), GESCHICKTER (1948) und vor allem DABELOW (1957) mit Hilfe der Methode des „dicken Schnitts" und Aufhellung in Wintergrünöl vortrefflich beschrieben und dokumentiert.

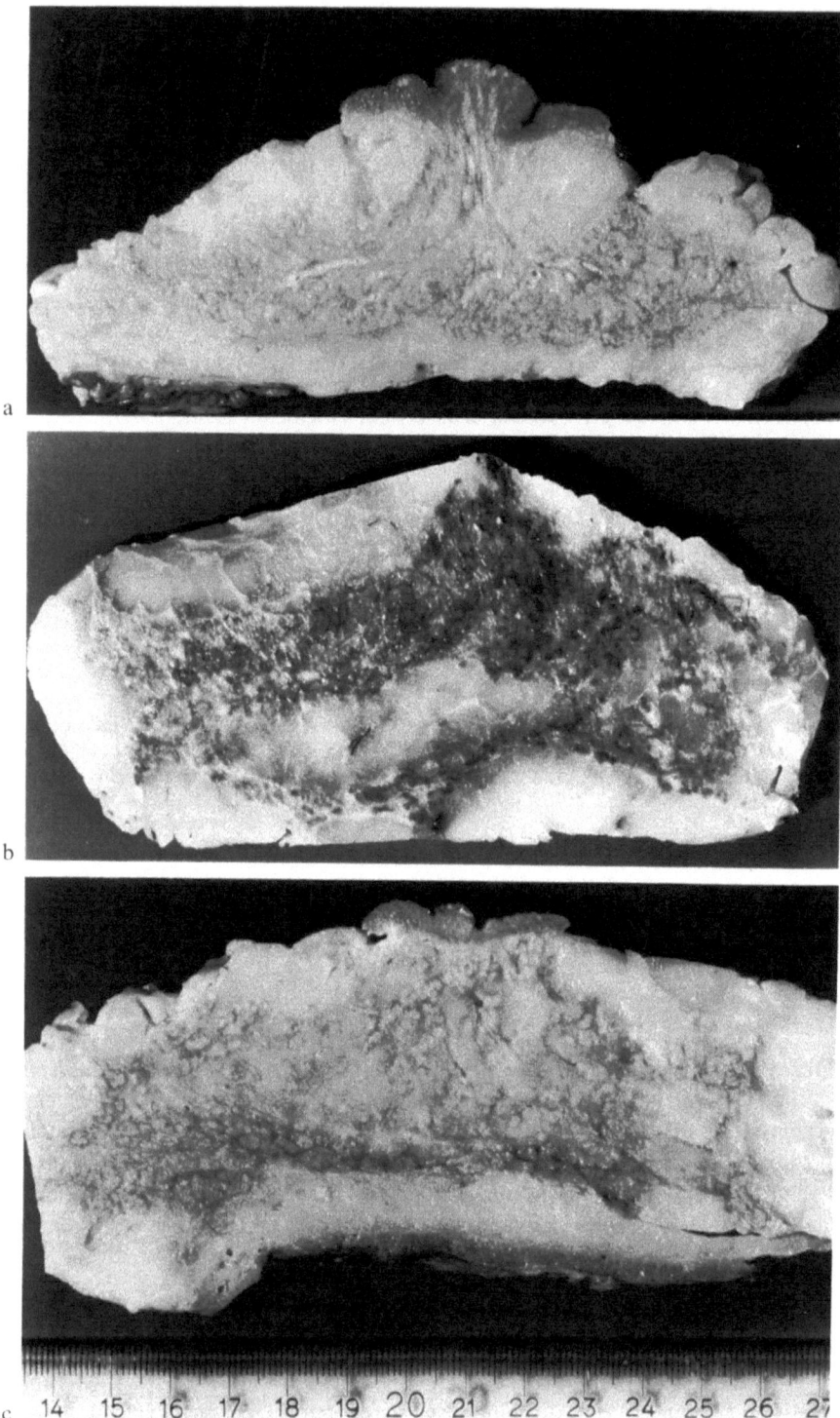

1. Trimenon: Etwa 3–4 Wochen nach Konzeption Epithelsprossungen der terminalen Milchgänge mit Ausbildung solider und kleinlumiger Azini. Vermehrung und Vergrößerung präformierter Lobuli, vor allem in der Peripherie des Drüsenkörpers. Beginnende Sekretion am Ende des 3. Monats. Hyperämie und Ödem des Mantelgewebes. Zwischen 5. und 8. Woche treten subkutane ektatische Venen hervor, gleichzeitig entwickelt sich eine Hyperpigmentation der Areola und der Mamille.

2. Trimenon: Ausbildung des tubuloalveolären Gewebsmusters durch zunehmende Proliferation der Endsprossen und Vergrößerung der Läppchen. Beginnende Erweiterung der engen Azinuslumina zu kleine Alveolen durch sekretorische Aktivität der Drüsenzellen. Diese enthalten kleine Fetttropfen. Vermehrung von Lymphozyten und Histiozyten im Mantelgewebe, Zunahme desselben auf Kosten des Stützgewebes.

3. Trimenon: Weitere Proliferation des Parenchyms mit Entwicklung großer Lobuli und Verminderung des Stromas. Ausbildung eines weitgehend einheitlichen lobulären Gewebsmusters. „Adenose der Gravidität" nach DABELOW (1957). Intrazelluläre Zeichen der Fettsynthese mit Akkumulation von großen Fetttropfen. Kolostrumkörper im Lumen der Alveolen. Weitgehende Verdrängung des Mantel- sowie des Stützgewebes zugunsten des Parenchyms (Abb. 73–75).

Die Ergebnisse *histochemischer Untersuchungen* werden im Zusammenhang mit den Reaktionen während der Laktation genauer besprochen. An dieser Stelle sei lediglich darauf verwiesen, daß die Enzymaktivitäten bei wachsender Größe der Drüsenläppchen wesentlich unter dem Niveau der Laktation liegen. Das bezieht sich auf die Dichte der Reaktionsprodukte der alkalischen und sauren Phosphatase, der unspezifischen Esterase, der Sukzinodehydrogenase sowie der Monaminooxydase. Bemerkenswert ist nach eigenen Ergebnissen (BÄSSLER und BRETHFELD, 1968; Lit.) eine Verteilungsumkehr der unspezifischen Esterase in Gravidität und Laktation: Während in der Schwangerschaft die Läppchen durch das Reaktionsprodukt scharf konturiert sind, stellen sich in der laktierenden Mamma nur kleine Gebiete zwischen den Alveolen dar. Das zeigt an, daß in der Peripherie der Lobuli und im angrenzenden Fettgewebe hydrolytische Enzyme wirksam sind, die vor allem während des Drüsenwachstums in der Schwangerschaft den Abbau des Fettgewebes kennzeichnen.

Biochemische Untersuchungen an Gewebshomogenaten über den Wandel von Enzymaktivitäten von FOLLEY und GREENBAUM (1947); MOORE und NELSON (1952); FOLLEY (1956), HANSEN und CARLSON (1961) und MUNFORD (1964) entsprechen weitgehend den Aktivitätsklassen unserer histochemischen Befunde.

◁―――――――――――――――――――――――――――――――――――――――

Abb. 73. (a) Weibliche Brustdrüse am Ende der Gravidität mit lobulärer Hyperplasie des Drüsenkörpers. Unscharfe Begrenzung gegenüber dem Fettgewebe. (b) Weibliche Mamma während der Laktation in der 1. Woche post partum. Starke lobuläre Hyperplasie, z.T. auch in den Retinacula, unterschiedlicher Sekretgehalt. (c) Weibliche Mamma 14 Tage post partum mit partieller Involution bei noch erhaltenem lobulären Muster

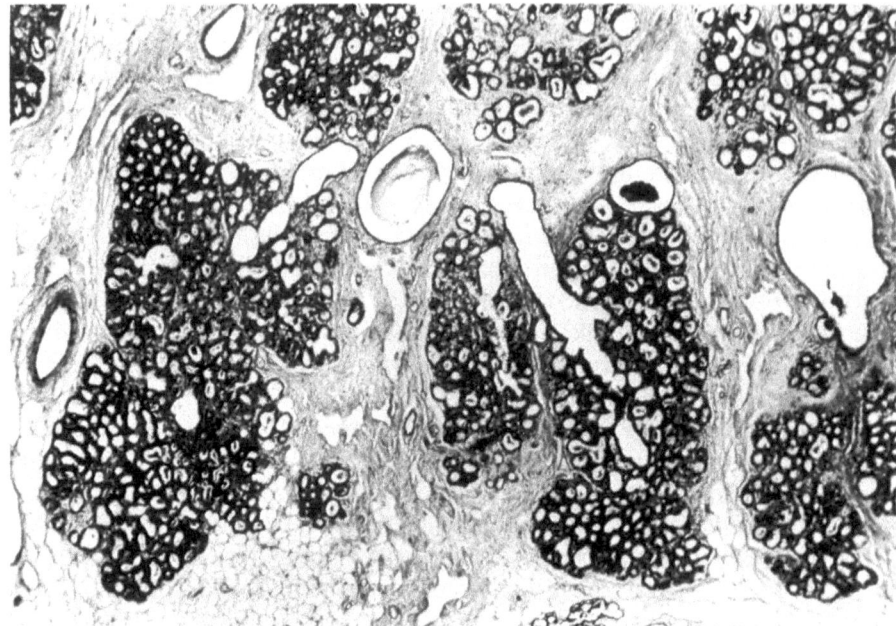

Abb. 74. Mamma im 2. Trimenon der Gravidität mit ektatischen Gängen und Merkmalen einer Sekretion. Lobuläre Hyperplasie mit Vordringen der Läppchen in das Fettgewebe. HE. Vergr. 70×

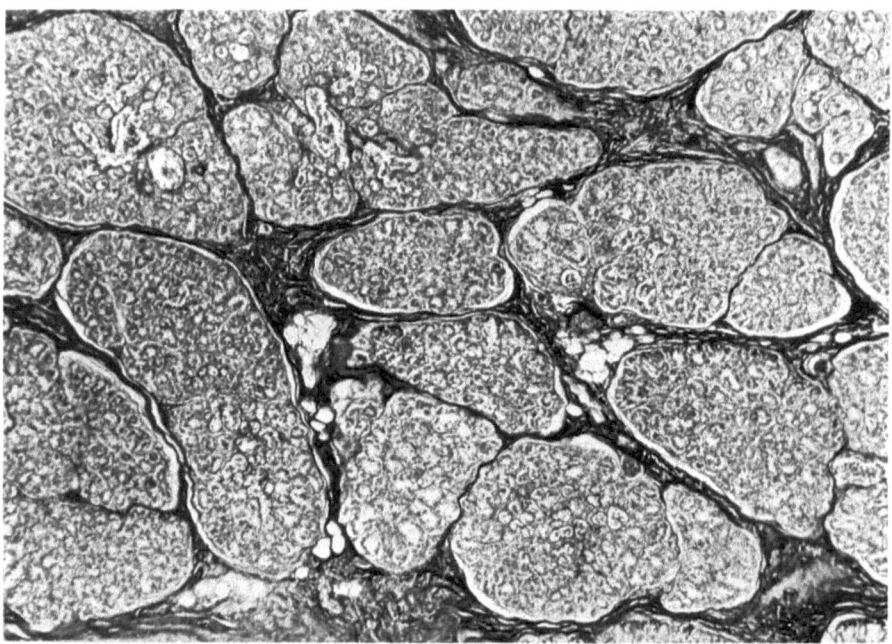

Abb. 75. Weibliche Mamma am Ende der Gravidität mit annähernd gleich großen hyperplastischen Drüsenläppchen und Entwicklung von Alveolen; v. Gieson, 70×

2. Proliferationsmodus des Drüsenepithels

Die Nukleinsäuren- und Proteinsynthese der Mamma unterliegt der hormonalen Steuerung und steigt schon mit beginnender Gravidität gegenüber dem Ruhewert an. Unter der Wirkung von Prolaktin, Kortisol und Insulin setzt post partum eine intensive Proliferation des Drüsenepithels mit Anstieg der DNS um das Drei- bis Vierfache ein. Die rapide metabolische Stimulation ist mit einer Vermehrung an Enzymaktivitäten verbunden, die für das Schlüsselenzym Glukose-6-Phosphat-Dehydrogenase in der Größenordnung von 1:100 in 24 Std ansteigt und die Umschaltung des Kohlehydratabbaus auf den oxydativen Pentosephosphatzyklus signalisiert (GLOCK und MC LEAN, 1954; RAPOPORT, 1962; BALDWIN und MARTIN, 1968). In der laktierenden Mamma von Ratten werden 60% der Glukose über den Pentosezyklus metabolisiert (ABRAHAM et al., 1954; BLACK et al., 1957). Die Steuerung des Intermediärstoffwechsels dient, neben der Bildung von $NADPH_2$ für die Fettsäuresynthese, der Notwendigkeit, Pentosen für den Nukleinsäurebedarf bereitzustellen. Auf diese Weise werden durch mammotrope Wirkstoffe metabolische Voraussetzungen für Zellersatz und Zelldifferenzierung geschaffen. Die Mamma ist unter hormonaler Stimulation und während physiologischer Funktionsphasen zu den labilen Elementen oder Wechselgeweben zu zählen, da Desquamationen in die Drüsenlichtung einen Zellersatz erfordern, der von den basalen Zellen ausgeht. Mitosen werden selten beobachtet (MAEDER, 1922; JEFFERS, 1935). Ein Anstieg an zweikernigen Zellen im Drüsenepithel der Maus vom Ende der Gravidität bis zum 21. Tag der Laktation deutet KRIESTEN (1965) als Ausdruck amitotischer Teilungen, deren Vorkommen bisher bezweifelt wurde.

Eine zeitliche Abgrenzung in eine Proliferations- und eine Differenzierungsphase nach ALTMANN (1966) legt den Vergleich mit dem Endometrium nahe. In der Brustdrüse sind Proliferation und zelluläre Differenzierung des Epithels in der Gravidität eng verbunden. Strukturunterschiede werden mit der Zeitdauer der Schwangerschaft gegenüber der Laktation zwar kleiner, bleiben aber durch die erst postpartal einsetzende Synthese der Milcheiweißkörper, des Milchfetts und der Laktose unter der Wirkung des Prolaktins prinzipiell. *Autoradiographische Untersuchungen* zur Bestimmung von DNS-Synthese und Generationszeit liegen aufgrund von Studien an Mäusen und Ratten vor. In der ruhenden Mamma fanden BRESCIANI (1964) 20,7 Std für die DNS-Synthese und im Hinblick auf den Brunstzyklus FÉAUX DE LACROIX et al. (1970) für den Diöstrus 12,8 Std, Proöstrus 8,9 Std, Östrus 7,2 Std bei einer stark schwankenden Generationszeit von 499 Std im Östrus und 1616 Std im Diöstrus. Nach 3tägiger Stimulation der Mamma mit Östradiol und Progesteron dauert die S-Phase nur noch 10,7 Std, nach 2–3wöchiger Vorbehandlung wurden 8,8 Std als Synthesezeit gemessen (BRESCIANI, 1965). Die Beobachtungen zeigen, daß Ovarialhormone die DNS-Synthese in der Mamma beschleunigen, wobei die Wirkstoffe über Cofaktoren die Synthese und auch die Synchronität der Chromosomenverdoppelung beeinflussen. Durch Östrogen wird nach JERVELL et al. (1958) die Einbaurate von $^{14}C-O_2$ in die Nukleotide Adenin, Guanin und Uridin erhöht, bevor ein quantitativer RNS-Anstieg erfolgt. Zytomorphologisch erklären sich dadurch die in hormonal stimulierten Brustdrüsen zu beobachtende Vermehrung des Chromatingehalts und die Vergrößerung der Zellkerne, in denen vermehrt Protein und RNS synthetisiert werden, wie modellhafte Studien über funktionelle Kernschwellungen von STÖCKER (1962, 1964), SANDRITTER et al. (1964) demonstriert haben. Vergleichende Untersuchungen mit doppelter Thymidinmarkierung von BANERJEE und WALKER (1967) ergaben folgende Übersicht (Tabelle 8).

Der um das 2–3fache vermehrten DNS-Synthese in der Milchdrüse während der Gravidität und Laktation entspricht die gegenüber der ruhenden Drüse gesteigerte Zellreproduktion

Tabelle 8. Dauer der DNS-Synthese in der Mamma

Drüsenzellen der Milchgänge	virginelle C_3H-Maus	20,7 Std[a] S-Phase
Mamma praelactans	8. Tag der Gravidität	14,1 Std S-Phase
	15. Tag der Gravidität	8,2 Std S-Phase
	15. Tag der Gravidität Mamma lactans	9,4 Std S-Phase
Mamma lactans	2. Tag	8,5 Std S-Phase
Mamma praelactans-Transplantat (15. Tag)	in virginelle Maus	21,5 Std S-Phase

[a] Nach BRESCIANI (1964).

und -proliferation. In autoradiographischen Studien von TRAURIG (1967a, b) war nachgewiesen worden, daß die Epithelproliferationen der Mamma während der Schwangerschaft eine bimodale Verteilung zeigen. Das Maximum liegt am 4. Tag, etwa im Zeitpunkt der Implantation. Eine zweite Häufung am 12. Tag fällt zeitlich mit der beginnenden Progesteronsekretion der Plazenta der Maus zusammen. Das Gangepithel unterscheidet sich vom Epithel der Läppchen in dieser Entwicklungsphase nicht. In der Laktationsperiode ist am 2. und 3. Tag die höchste markierte Zellzahl vorhanden (TRAURIG, 1967b) (Abb. 76). An diesen Tagen steigt die sekretorische Aktivität der Drüsenepithelien an, die mit einer Erweiterung der Endsprossen in den Läppchen und Ausbildung von Alveolen einhergeht. Auch Myoepithelzellen zeigen am 2., 3. und 5. Tag post partum die häufigsten Markierungen und damit ihre Fähigkeit zur Proliferation. Ebenso verhalten sich die Fibroblasten des intra- und interlobulären Stromas. Aus dem eigenen Arbeitskreis hat KLEIN (1971) die Wandlungen des Zellkerns und seines Stoffwechsels bei hormonaler Stimulation der Mamma karyometrisch und zytophotometrisch unter Anwendung der Akridinorange-Bindungskapazität an „freie" DNS-PO_4-Gruppen nach RIGLER (1966) untersucht. Karyometrisch konnte eine eindeutige Abhängigkeit der Kerngrößenklassen der Epithelzellen vom Funktionszustand der Drüse festgestellt werden, d.h. ein Anstieg von ca. 20 nm^2 bei juvenilen Ratten auf ca. 40 nm^2 bei graviden Tieren. Demgemäß fand sich zytophotometrisch eine sprunghaft

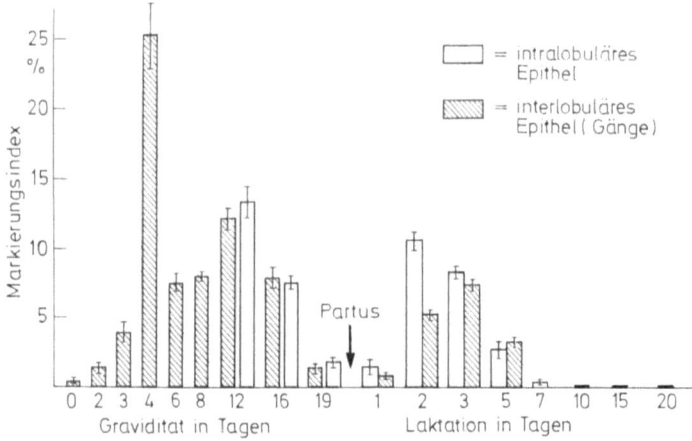

Abb. 76. Ergebnisse autoradiographischer Untersuchungen mit ^3H-markiertem Thymidin der Epithelzellen der Mamma gravider und laktierender Mäuse (modif. nach TRAURIG, 1967)

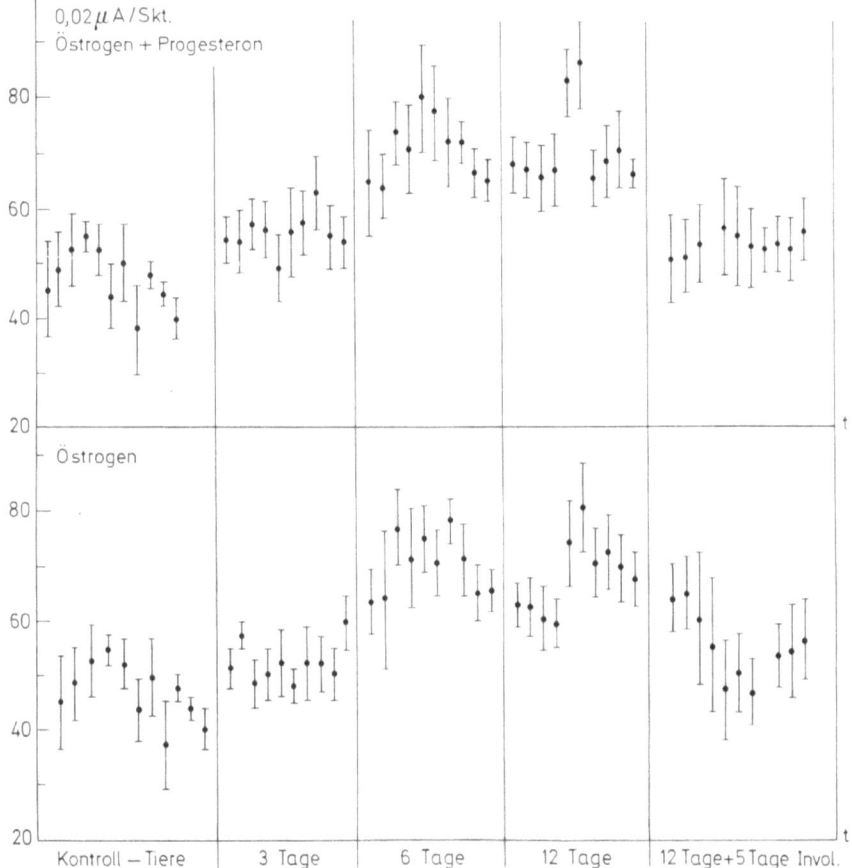

Abb. 77. Ergebnisse zytophotometrischer Untersuchungen an Epithelzellkernen bei Anwendung der Akridin-Orange-Bindungskapazität an freie DNS-PO$_4$-Gruppen nach RIGLER (nach KLEIN, 1971) unter hormonaler Stimulation mit Östrogen und Progesteron

erhöhte Fluoreszenzemission der „freien" DNS-Phosphatgruppen. Unter dem experimentellen Einfluß von Östrogen sowie Östrogen-Progesteron wurde während der proliferativen Phase ein kontinuierlicher Anstieg von Epithelhöhe und Kerngröße metrisch erfaßt. Mindestens 6 Tage nach Hormonapplikation fand sich ein niveaugleicher Anstieg der „freien" DNS-Phosphatgruppen, der nach dem 12. Tage, in der Involutionsphase, fast auf die Ausgangswerte zurückging. Die Beobachtungen weisen, in Übereinstimmung mit dem Schrifttum, auf den direkten Einfluß der Geschlechtshormone auf die Freisetzung von DNS-Phosphatgruppen als Ausdruck einer gesteigerten Syntheseaktivität hin (Abb. 77).

Studien an der weiblichen Mamma während der Laktation von IZUO et al. (1971) über den DNS-Gehalt der Epithelzellen in den Drüsenalveolen ergaben in 13% tetraploide Kerne, die in der ruhenden Mamma nur 0–2% ausmachen. Ähnliche Ergebnisse erzielten EMSON und KIRK (1967) im Vergleich zu Karzinomen.

Biochemische Studien über den DNS-Gehalt der Mamma während Gravidität und Laktation haben einen intensiven und kontinuierlichen Anstieg der Nukleinsäuren mit Maximalwerten in den ersten 5–8 Tagen der Laktation ergeben (Abb. 78) (GREENBAUM und SLATER, 1957; GRIFFITH und TURNER, 1961; MOON, 1962; NELSON et al. 1962; TUCKER und REECE, 1963a, b, c; MUNFORD, 1963, 1964). Bei lang anhaltender Laktation von 40–60 Tagen

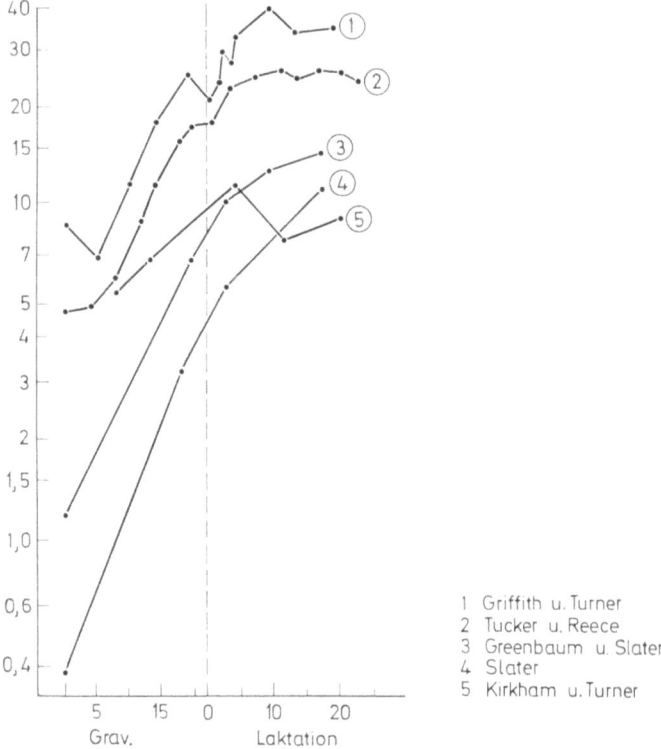

Abb. 78. Ergebnisse biochemischer Untersuchungen über den DNS-Gehalt der Mamma
während der Gravidität und Laktation (modif. nach MUNFORD, 1964)

bleibt der DNS-Gehalt gleich, wogegen die RNS abnimmt. Ebenso vermindert sich das
Körpergewicht der Jungtiere (TUCKER und REECE, 1963b). Während der Involution nehmen
DNS und RNS in wenigen Tagen stark ab, wobei gleichzeitig verabreichte Östrogene
einen fördernden, dagegen Östrogene und Progesteron einen hemmenden Einfluß ausüben
(TUCKER und REECE, 1963c; GRIFFITH und TURNER, 1961). Studien über experimentell
induziertes Wachstum von MOON et al. (1959), TUCKER und REECE (1963d) unterstreichen
die Bedeutung der Proteinsynthese. Diskrepanzen mit Ergebnissen autoradiographischer
Beobachtungen von TRAURIG (1967) sind auf den Modus der biochemischen Aufarbeitung
des Drüsengewebes zurückzuführen, da Beimengungen von Binde-, Fettgewebe, von intramammären Lymphknoten und Blutgefäßen bei der Homogenisation des Gewebes im allgemeinen nicht berücksichtigt werden. Über die hormonal induzierte Steigerung der DNS-
Synthese an Mamma-Explantaten der Maus durch Insulin und STH berichtet TURKINGTON
(1968), wonach die G_1-Phase beschleunigt, die S-Phase aber nicht beeinflußt wird. Nach
BANERJEE und BANERJEE (1971) wird die Synthese der ribosomalen Präkursoren in der
Laktogenese durch Glukokortikoide gesteuert.

3. Elektronenmikroskopische Zytomorphologie

Das zweireihige Epithel der *ruhenden Mamma* zeigt beim Menschen wie
beim Tier überwiegend kubisch geformte Drüsenzellen, die die kleinen Lumina

umgeben, und die an Zahl und Größe weit kleineren basalen, myoepithelialen Zellen. Das Epithel enthält außer dem häufig eingefalteten Kern nur wenig Zellorganellen. Man findet spärlich kleine Mitochondrien mit dichter Matrix, ein kleines Golgifeld mit schmalen Tubuli und an der Oberfläche wenige und ungleichmäßig angeordnete Mikrovilli. Die Zellen sind durch zahlreiche Desmosomen verbunden, oberflächlich sieht man eine Zonula occludens und eine Zonula adhaerens. Das Myoepithel bildet einen schmalen basalen, längs ausgestreckten Saum mit parallel eingelagerten Myofilamenten, die einen feinen Faserfilz darstellen. Bei Säugetieren wie beim Menschen sind die zytomorphologischen Merkmale der Zellen ohne sekretorische Funktion sehr ähnlich (Abb. 65) (HOLLMANN, 1974).

Am Anfang einer *Gravidität* zeigen Quantität und Qualität der Zellorganellen so gut wie keine Veränderungen. Ergastoplasma und Golgifeld entsprechen dem Ruhezustand und weisen keine Merkmale einer sekretorischen Aktivität auf. Die Drüsenlumina bleiben zunächst eng. Erst im Verlauf der 1. und 2. Woche nach der Konzeption und bis zum Partus zunehmend stellen wir eine Vermehrung der Mitochondrien, des Ergastoplasmas in den basalen Zellzonen fest, ferner eine Vergrößerung des Golgifeldes mit Ausbildung von Spalträumen und Zisternen. Zwischen dem 5. und 8. (10.) Tag wird die Fettsynthese durch Ausbildung runder Fetttropfen in der Zellbasis sichtbar (MURAD, 1970), und etwa gleichzeitig treten Proteingranula auf (GIRARDIE, 1968), die im Golgifeld zunächst retiniert und infolge einer nicht einsetzenden Sekretion durch Mechanismen der Degradation abgebaut werden. HOLLMANN (1974) beschreibt diesen Vorgang, wobei nach Auflösung der Golgimembranen die Proteingranula von mikrovesikulären Körpern aufgenommen, abgebaut oder zu dunklen Residualkörpern transformiert werden. So vollzieht sich, ähnlich wie am Ende der Laktation, ein permanenter Ab- und Umbau der in der Schwangerschaft bereits synthetisierten Milchbestandteile, die in der Studie von MURAD (1970) als „H- und Gr-Partikel" beschrieben worden sind. In der späten Gravidität nimmt die sekretorische Aktivität zu, wobei nun die Lumina erweitert sind und Proteingranula enthalten. Die Zahl der intrazytoplasmatischen Fetttropfen steigt an, basal sind die Tropfen noch klein, apikal gewinnen sie an Größe und füllen das Zytoplasma weitgehend aus, wobei es intrazellulär zu Kompressionen oder Verlagerungen des Kerns kommt. Hier werden enge topische Beziehungen zu Mitochondrien, Ribosomen und Ergastoplasma deutlich, da die Organellen die Fetttropfen z.T. flächenhaft und ohne jede Einschaltung anderer Strukturen umscheiden. Auf die intensive intrazelluläre Synthese des Fetts werden schollige, polygonale Ablagerungen zurückgeführt, die die Lumina der Azini weitgehend ausfüllen und am Ende der Schwangerschaft dem kolostralen Fett entsprechen. Im Gegensatz hierzu ist in den Drüsenzellen eine Synthese von Kasein bis kurze Zeit ante partum nicht nachzuweisen, obgleich die Golgifelder weite Zisternen enthalten (Abb. 79). In diesem Sinn spricht die langsame Ausbildung eines organisierten endoplasmatischen Retikulums, das erst am Ende der Gravidität stärker entwickelt ist. Im Vergleich zum Zellkern der Ruhephase ist das Nukleoplasma jetzt reicher an Ribonukleoproteiden, die durch zahlreiche Kernporen an das Zytoplasma abgegeben werden. Es treten auch Mitosen in Erscheinung. Schon unmittelbar vor der Geburt ändert sich das Zellbild durch Abgabe des Sekrets, vor

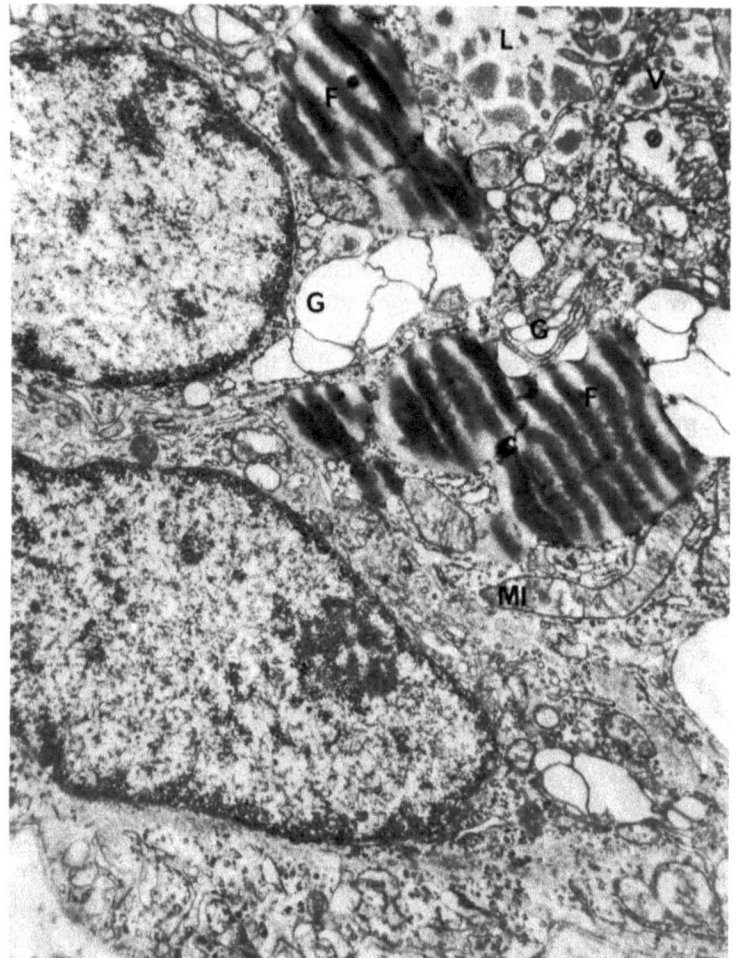

Abb. 79. Drüsenepithel der Mamma der Ratte am Ende der Gravidität mit Zeichen der Fettsynthese (*F*), mit großen Golgifeldern (*G*) und Zisternen. Zahlreiche Mitochondrien (*MI*) mit heller Matrix. Reichlich Ribosomen, wenig Ergastoplasma. In apikalen Vakuolen (*V*) und im Lumen (*L*) Sekretschollen. EM, Vergr. 15200

allem des Fetts, in die sich erweiternden Drüsenlumina, die Milchfett und Proteingranula aufweisen. Als Ausdruck der einsetzenden Eiweißsynthese zeigen die Epithelzellen dichte Stapel eines rauhen endoplasmatischen Retikulums und die Golgifelder feine Proteingranula.

V. Laktation

1. Anatomie, Histologie und Histochemie

Das von Mantel- und Stützgewebe umhüllte lobuläre Parenchym der menschlichen Brustdrüse ist bevorzugt und — der Arborisation des Drüsenbaums ent-

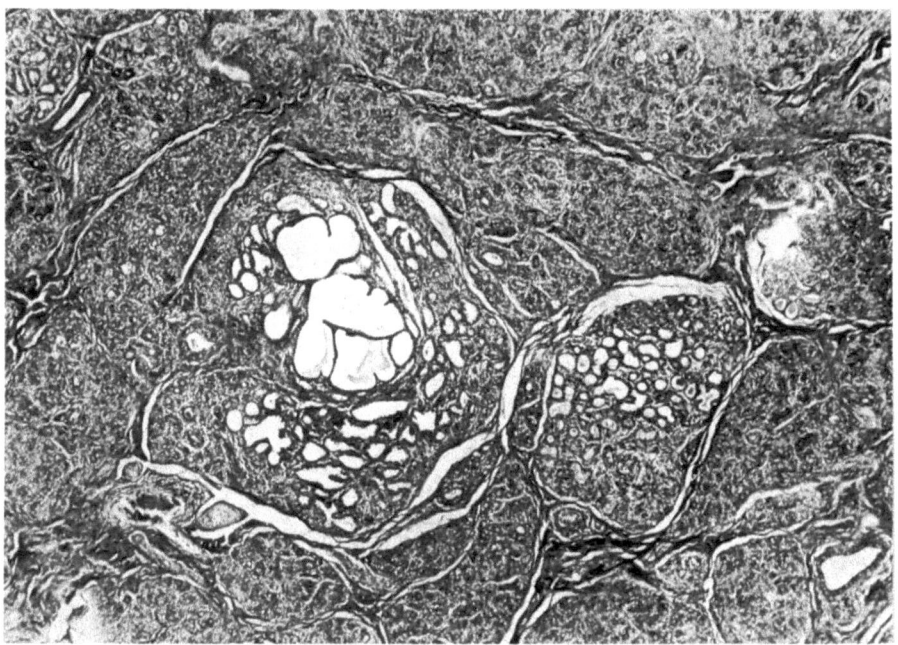

Abb. 80. Weibliche Mamma während der Laktation mit weitgehend homogen-proliferierten Drüsenläppchen. In der Mitte des Bildes ektatische Alveolen und kleine Zysten als Ausdruck einer (physiologischen) Milchretention. HE, Vergr. 70 ×

sprechend – in den peripheren Zonen des Drüsenkörpers lokalisiert. Daher treten gerade hier am sinnfälligsten die azinären und alveolären Proliferationen des Drüsenepithels in Erscheinung, wobei die subareolären Gebiete, die überwiegend Milchgänge und Stützgewebe enthalten, teilweise oder weitgehend ausgespart sind. Es besteht kein Zweifel, daß die Entwicklung der Mamma in Schwangerschaft und Laktation, wie die Entfaltung in der Pubertät, ganz unterschiedlich ist und von konstitutionellen wie endokrinen Faktoren beeinflußt wird. Daher ist zu verstehen, daß keine befriedigenden anatomischen Untersuchungen über Fragen der Quantität des Parenchyms in Beziehung zu weiteren wichtigen Parametern, wie Alter, Kinderzahl, Stillzeit, Milchmenge u.a., vorliegen. Auf morphologische Unterschiede weist DAWSON (1935) hin. ENGEL (1941) bildet durch Großschnitte die wechselhaften Entwicklungsgrade des Parenchyms von 26 Brustdrüsen ab, von denen 10 als unzureichend ausgebildet gelten. Hierbei handelt es sich allerdings um Frauen, die kurze Zeit post partum an Verblutung, Eklampsie verstarben, ohne daß eine Laktation über längere Zeit erfolgt war. Der eigenen Sammlung wurden die in Abb. 73 dargestellten Großschnitte entnommen, die in Verbindung mit den histologischen Präparaten (Abb. 80, 81) den Proliferationsgrad der Lobuli und die alveoläre Entwicklung darstellen. Obwohl es sich hierbei um nahezu gleichalte Frauen vom 20.–24. Jahr handelt, wird deutlich, daß das Parenchym sehr unterschiedliche Verteilungen zeigt, daß vor allem reichlich Fett- und Stützgewebe zwischen den Läppchen eingelagert sein kann. Dennoch ist all diesen Organen die flächenhafte Hyperplasie des Parenchyms mit Bevorzugung peripherer Areale eigen.

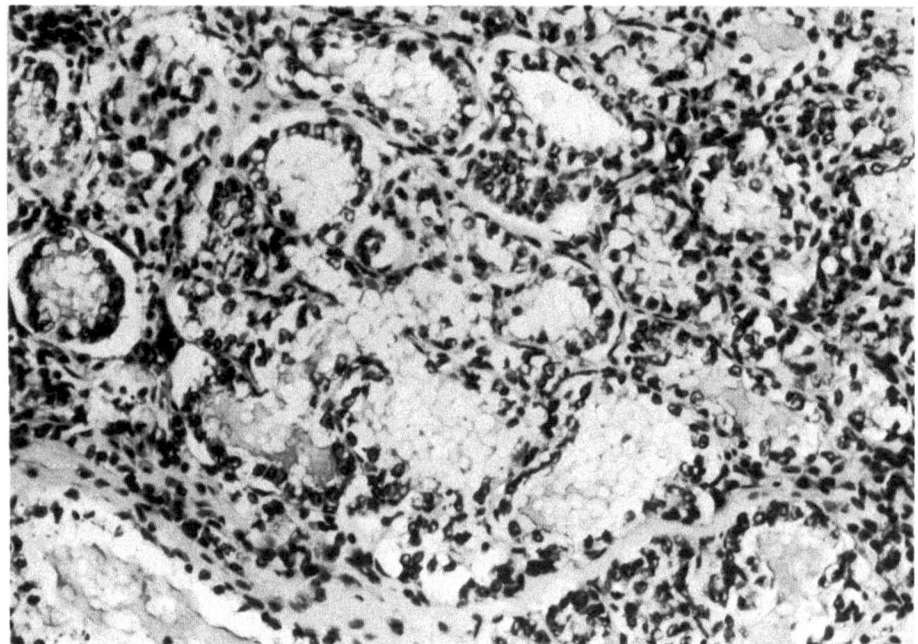

Abb. 81. Ausschnitt mit Alveolen während der Laktation und Zeichen einer intensiven Milchbildung und Sekretion. Vakuolen stellen Milchfett, homogene Ablagerungen vorwiegend Milcheiweiß dar. HE, Vergr. 230 ×

Die sekretorische Leistung des Parenchyms hängt erfahrungsgemäß nicht von der Größe einer Brustdrüse, nur zum Teil von der Quantität des Parenchyms, vor allem aber von der Permanenz der Anforderungen ab. Hinzu kommen fraglos endokrine Stimulierungen, so daß verständlich ist, daß Frauen mit einer kleinen, aber sekretorisch aktiven Mamma in der Lage sind, große Milchmengen über lange Zeit abzugeben.

Histologische Untersuchungen über Aufbau, Milchbildung, Sekretion und Rückbildung bei verschiedenen Spezies enthalten die älteren zusammenfassenden Arbeiten von LANGER (1851), UNGER (1898), ARNOLD (1905), BERTKAU (1907), BERKA (1911), MYERS (1916–1921), MAEDER (1922), V. EGGELING (1927), WEATHERFORD (1929), COLE (1934), JEFFERS (1935, 1940), GRYNFELTT (1973) sowie RICHARDSON (1947). Im neueren Schrifttum gibt es ausführliche Darstellungen von TURNER (1952), DABELOW (1957), MAYER und KLEIN (1961), MUNFORD (1964) sowie von EHRENBRAND (1964a, b) unter Anwendung zahlreicher optischer, physikochemischer und histochemischer Untersuchungsverfahren.

Die feingewebliche Beschaffenheit der Lobuli geht aus den Abb. 80–82 hervor und zeigt die Größenzunahme der Läppchen durch Ausbildung von Endsprossen, die aus einem kubischen Epithel bestehen, dessen Zytoplasma Fetttropfen enthält. Während am Ende der Gravidität noch bindegewebige Septen als Grenzzonen zwischen den Lobuli zu beobachten sind, tritt mit Beginn der Laktation häufig eine Vergrößerung der Lobuli durch Erweiterung der Alveolen hinzu, wodurch die Septen stark verschmälert werden (Abb. 83). Dagegen bleibt die

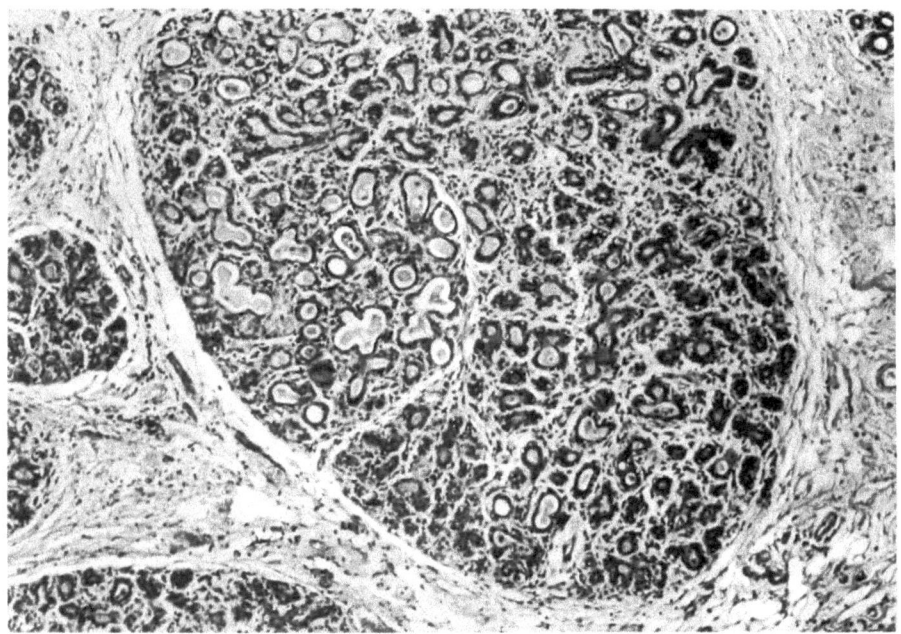

Abb. 82. Lobulus am Ende der Laktation einer weiblichen Brustdrüse mit beginnender Involution und Ausbildung eines rundzelligen Infiltrats im Mantel- und Stützgewebe. HE, Vergr. 70 ×

Einheit des Lobulus in stromareichen Zonen über die Laktation bis zur Involution erhalten. Das lockere Bindegewebe enthält ektatische Lymph- und Blutgefäße und in der Regel lymphozytäre und histiozytäre Infiltrate, die vor allem nach Galaktostase und mit Einsetzen der Involution auftreten.

Histometrische Studien an der laktierenden Ratte besagen, daß schon 2 Std p.p. eine Erweiterung der Alveolen durch die in Gang kommende Galaktopoese festzustellen ist. Diese ist nach 6 Std mit einer zunehmenden Verdrängung des interlobulären Mesenchyms verbunden (Abb. 83). Bis zum 2. Tag p.p. weiten sich die Alveolen vor allem in den zentralen Drüsengebieten. Danach setzt eine ganz allmähliche Verkleinerung bis zur Involution ein (Abb. 84). Die Rückbildung erfolgt, nach dem Kurvenverlauf, in der letzten Phase der Laktation schneller als vorher, ein Sachverhalt, der mit der selbständigen Futteraufnahme der Jungtiere vom 18. Tag p.p. zusammenhängt. Das Maximum der Alveolenentfaltung, das in wenigen Tagen unter dem Einfluß von Prolaktin erreicht wird, ist zugleich das Optimum der Drüsenentwicklung. TURNER (1956) erarbeitete eine analog verlaufende Kurve der Milchsekretion bei Kühen. Entsprechend verhalten sich Prolaktin- und Azidophilengehalt der Hypophyse (MEITES, 1959).

Zur Frage der Beziehungen zwischen Laktationsdauer und Alveolarstruktur wurde beobachtet, daß sich mit Fortschreiten der Laktation das Läppchenvolumen vermindert, das epitheliale Gewebe der Involution verfällt und das Zwischengewebe zunimmt. Mit der Dauer der Laktation tritt demnach ein schrittweiser Verlust der Drüsenstruktur und der sekretorischen Aktivität ein.

Die Alveolen in der Peripherie sind gegenüber denen des Zentrums erheblich kleiner und zeigen über sämtliche Laktationsstadien nur geringfügige Größenunterschiede. Der Drüsenperipherie kommt unter physiologischen Bedingungen im Funktionsablauf nur eine

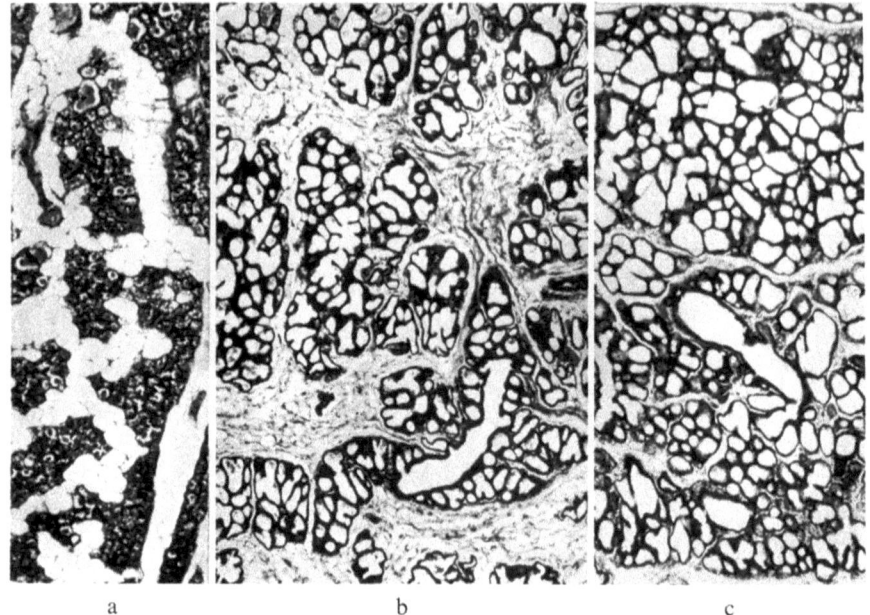

a   b   c

Abb. 83. (a) Milchdrüse der Ratte ante partum; (b) 6 Std post partum; (c) am 6. Tag
der Laktation. HE, Vergr. 35 ×

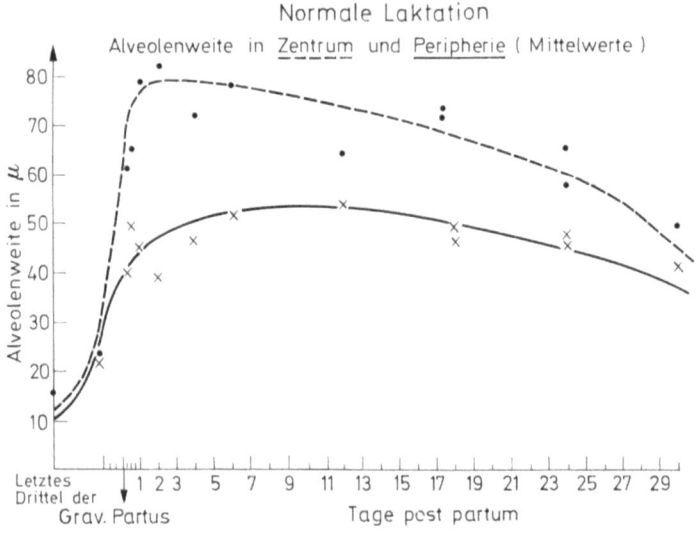

Abb. 84. Ergebnisse histometrischer Untersuchungen während der Laktation der Ratte.
(Nach BÄSSLER und FLÖRCHINGER, 1966)

Nebenrolle zu. Es handelt sich wahrscheinlich um ein „Reserveparenchym", dessen potentielle Sekretionsleistung physiologischerweise nicht beansprucht wird. Die Verhältniswerte
von Epithelhöhe und Alveolenweite bestätigen die Ergebnisse der Alveolenmessungen und
lassen eine Abnahme der mittleren Epithelhöhe in den späteren Laktationsstadien erkennen.
Der Grad der Epithelerniedrigung ist überall gleich. Das Interstitium im Drüsenzentrum

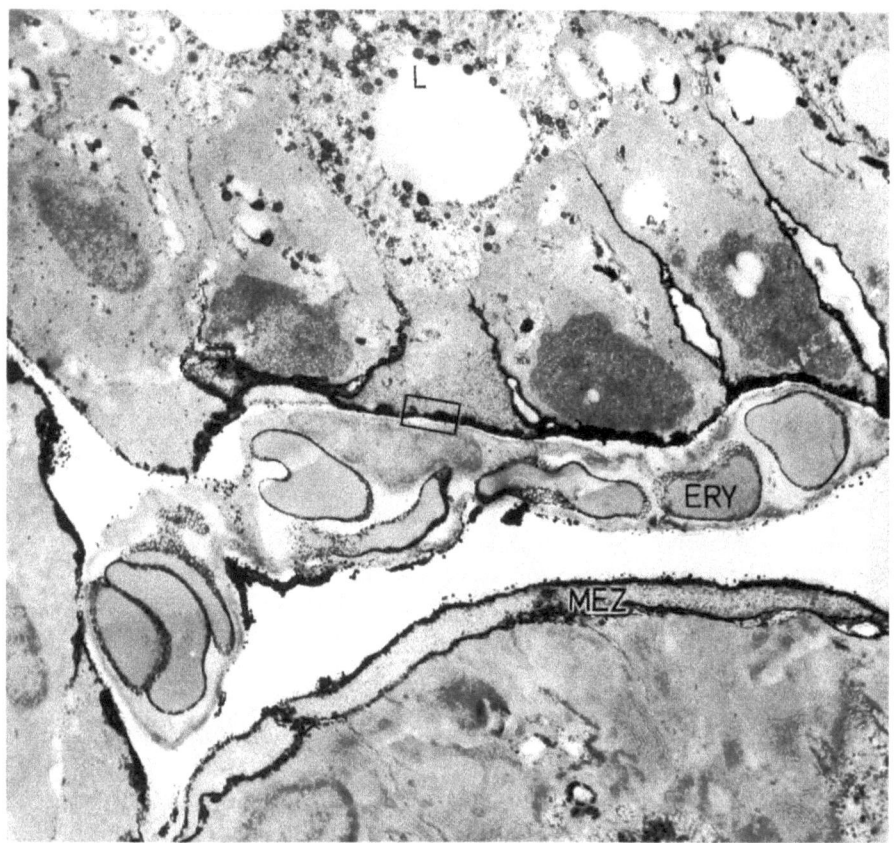

Abb. 85. Elektronenmikroskopische Darstellung der alkalischen Phosphatase (AZO-Methode) in der laktierenden Mamma einer Ratte. Reaktionsprodukte entsprechen schwarzen Niederschlägen entlang der Zellmembranen, im Myoepithel (*MEZ*) und z.T. in der Lichtung. Aktivitäten stellen sich ferner in den Membranen der Erythrozyten (*ERY*) dar. (Ausschnitt entspricht Abb. 90). EM, Vergr. 5520×

wird gekennzeichnet durch eine enge Abhängigkeit vom Parenchym. Der Zustand des Bindegewebes spiegelt die Veränderungen des Parenchyms in reziprokem Sinn. Das Interstitium der Peripherie ist gegenüber dem des Zentrums erheblich verstärkt. An die Stelle der Abhängigkeit der Septumbreite von der Alveolengröße tritt in der Peripherie eine größere Eigenständigkeit der Bindegewebsveränderungen.

Histochemie. Mit Beginn der Laktation verändern sich feingeweblicher Aufbau und Funktion der Drüsenzellen. Die intensiven Syntheseleistungen drücken sich enzymhistochemisch in einer Steigerung der fermentativen Aktivitäten aus, die sowohl biochemisch gemessen wie histologisch belegt worden sind. Darüberhinaus ist es bei einigen Enzymen gelungen, exakte topohistochemische Bestimmungen vorzunehmen. Zur Enzymhistochemie der Drüsenzelle vgl. Kapitel B (Lit: BÄSSLER, 1968; BÄSSLER und BRETHFELD, 1968) (Abb. 40).

Allgemein ist festzustellen, daß die Enzymaktivitäten während der Laktation über dem Niveau der Gravidität und Involution liegen, allerdings mit der Aus-

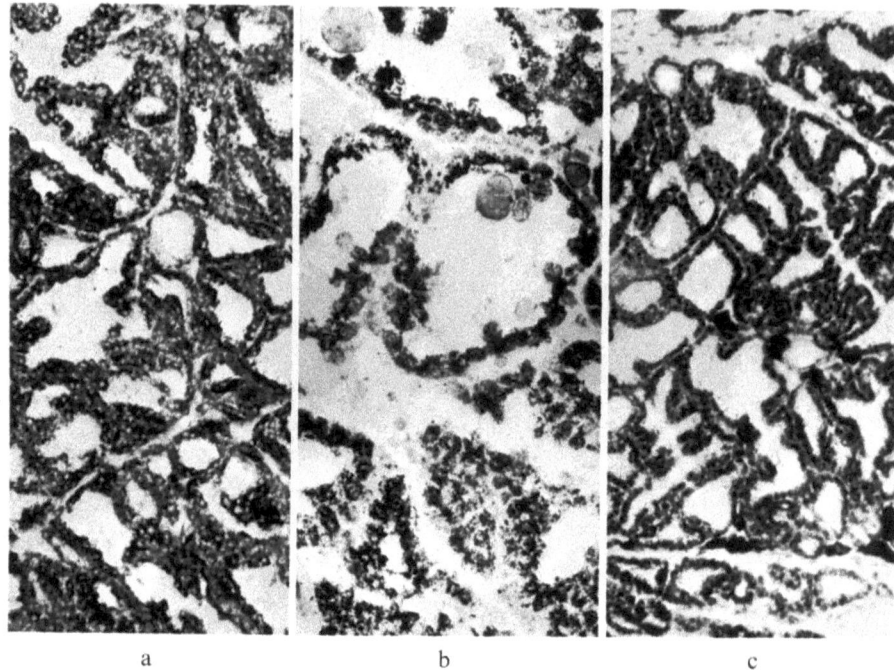

a   b   c

Abb. 86a–c. Enzymhistochemische Darstellung in der laktierenden Mamma. (a) Malat-Dehydrogenase. (b) Galaktosidase. (c) Glukose-6-Phosphat-Dehydrogenase. Vergr. 240 ×

nahme, daß in Rückbildung die lysosomalen Enzyme als Ausdruck der Autophagie ansteigen und zwischen 4. und 6. Tag das Maximum ihrer Aktivität erreichen (HELMINEN et al., 1968, KORFSMEIER, 1976, Lit.). Die *alkalische Phosphatase* ist stark positiv in der basalen Zellmembran, in den Einfaltungen wie in den seitlichen Zellmembranen und führt überdies zu einer exakten Darstellung des Myoepithels (Abb. 85). Das Zellsystem kann mit Hilfe der Azofarbstoffmethode (GÖSSNER, 1958) selektiv dargestellt werden. Auch die *saure Phosphatase* ist in der Epithelbasis und in den Korbzellen während der Laktation positiv, nicht aber in intrazellulären Einschlüssen. Die *Sukzinodehydrogenase* steigt, nach Studien an Homogenaten, biochemisch am Ende der Gravidität an (TUBA et al., 1950; MOORE und NELSON, 1952; SMITH und RICHTERICH, 1958). Histochemisch spiegeln die Dichte der Formazangranula diese Angabe wider. Eine Verminderung der Energiemobilisation bei Abnahme der Milchsynthese drückt sich in einem eindeutigen Aktivitätsverlust aus. Die *Monoaminooxydase* ist während der Laktation im Zytoplasma als granuläres Reaktionsprodukt erkennbar und vermindert bei Abflußstörungen zu beobachten. *Adenosintriphosphatase* findet sich auch während der Laktation nicht in den Epithelzellen, sondern nur in Gefäßwänden und Nerven. *5-Nukleotidase* konnte nur in Milchgängen, nicht aber im Drüsenepithel festgestellt werden. *Glukose-6-Phosphatase* stellt sich in Gravidität und Laktation als ein dichter, schwarzbrauner Niederschlag an der Basis der Epithelzellen dar und zeigt die Zone an, in der eine Hydrolyse von Glukose-6-Phosphat erfolgt, Phosphatgruppen abgespalten werden und Glukose

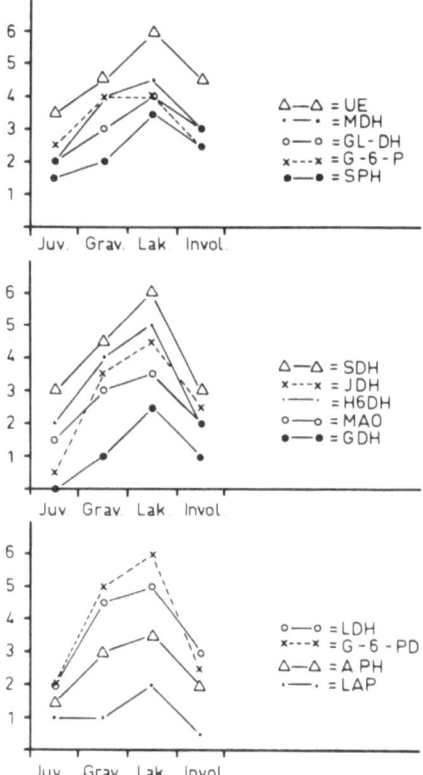

Abb. 87. Quantitative Korrelationen enzymhistochemischer Befunde in schematischer Darstellung. (Nach LEUN, 1974)

in das Drüsenepithel gelangt. Die intrazelluläre Fettsynthese beansprucht in großer Menge Glukose für den Aufbau von Fettsäuren (FOLLEY und MCNAUGHT, 1961). *Glukose-6-Phosphat-Dehydrogenase* steigt biochemisch auf das 60–100fache des Ausgangswerts der Tragzeit an und ist demgemäß während der Laktation im Drüsenepithel mit feingranulären Reaktionsprodukten in hohem Aktivitätsgrad erfaßbar. Ähnlich verhält sich die Aktivität der *Laktatdehydrogenase* (vgl. Abb. 86 und 87).

2. Sektretionsmechanismen und elektronenmikroskopische Zytomorphologie

Lichtmikroskopische Untersuchungen über die Sekretionsmorphologie der laktierenden Mamma haben bis zur Anwendung der Elektronenmikroskopie stets Zweifel daran gelassen, ob die Mamma eine Drüse mit apokriner Sekretion ist oder nicht. Das von DABELOW bis 1957 und von EHRENBRAND bis 1964 zusammengestellte Schrifttum macht deutlich, daß unterschiedliche Vorstellungen über die Sekretabgabe seit Jahrzehnten bestehen und das Bild einer

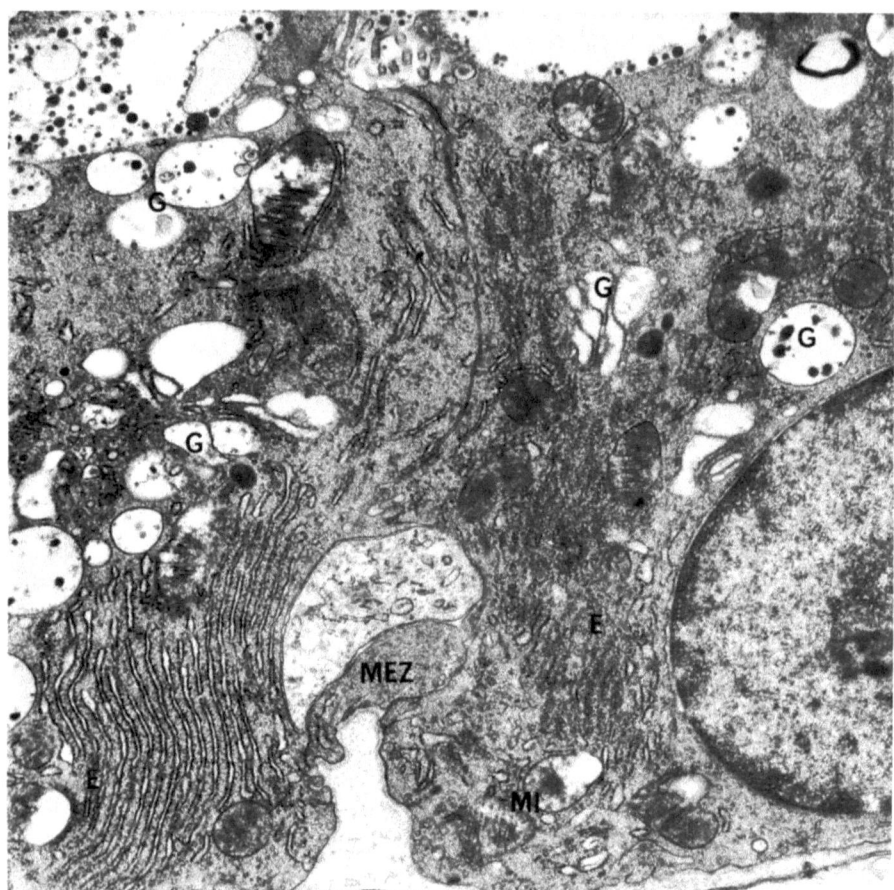

Abb. 88. Drüsenepithel der Mamma während der Laktation. Basal Ergastoplasmalamellen-
stapel (*E*). Große Golgifelder (*G*) mit Kaseingranula, zahlreiche Mitochondrien (*MI*). Eng
verzahnte Interzellularspalten. Myoepithelzelle (*MEZ*). EM, Vergr. 12650×

apokrinen Sekretion z.T. als manipulationsbedingter Artefakt aufgefaßt wurde
(DAWSON, 1935; GRYNFELTT, 1937a, b; RICHARDSON, 1947).

Wir verstehen, mit WATZKA (1955), unter apokriner Sekretion eine kuppenförmige, eiweiß- oder fetthaltiges Sekret enthaltende Vorwölbung des Zytoplasmas der Drüsenzellen, bei dessen Abschnürung von der Zelle das angesammelte
Sekret und das umgebende Zytoplasma in die Drüsenlichtung gelangt. Dieser
Modus mit „Dekapitation" ist für die Mamma keineswegs generell akzeptiert
worden. Dafür sprachen sich WEATHERFORD (1929), JEFFERS (1935), später STOK-
KINGER und ZARZICKI (1962) aus. Eine „Sekretion ohne Dekapitation" liegt
nach MAEDER (1922), DAWSON (1935), GRYNFELTT (1937) und RICHARDSON
(1947) vor. Diese Fragen sind erst nach Anwendung des Elektronenmikroskops
wieder bearbeitet und nach zahlreichen Untersuchungen zur Sekretionsmorphologie der Mamma (BARGMANN et al., 1961) neu formuliert und beantwortet

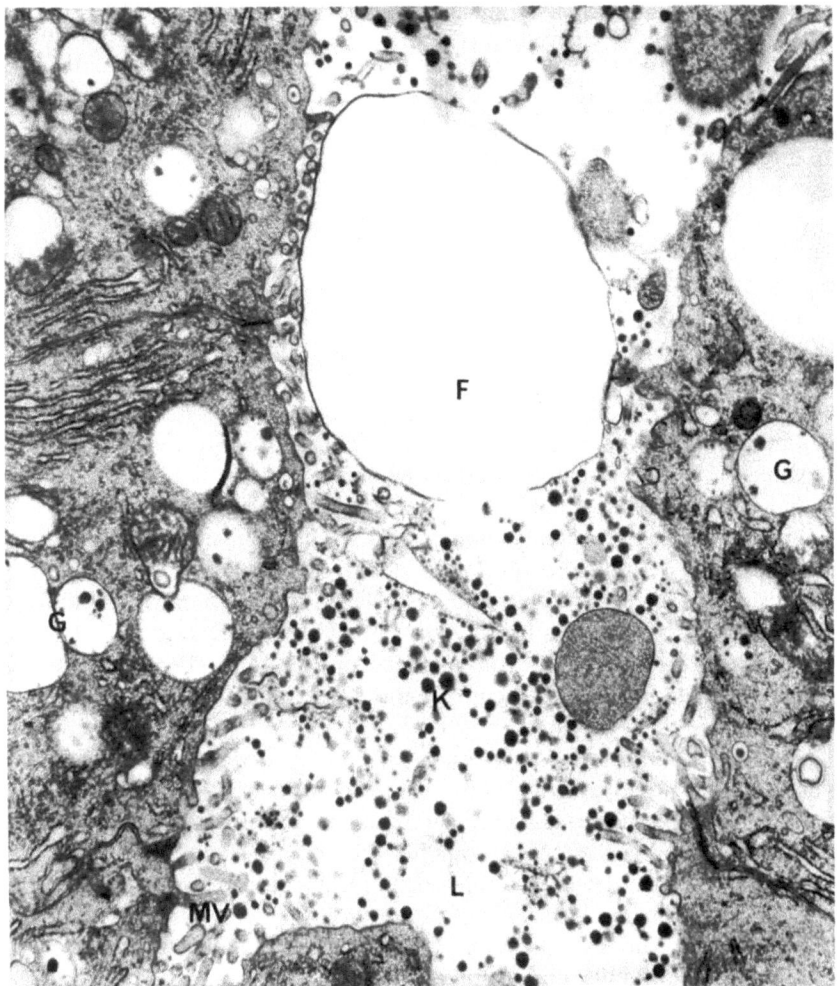

Abb. 89. Lumen einer Alveole (*L*) während der Laktation mit zahlreichen Kaseingranula (*K*), einem großen Fetttropfen (*F*) und Mikrovilli (*MV*) an der Oberfläche, Golgifelder (*G*). EM, Vergr. 16100 ×

worden, wobei sich eine Reihe definitorischer Probleme stellte, auf die abschließend eingegangen wird.

Die Drüsenzelle während der *Laktation* ist in Abhängigkeit von der Weite der Lichtung, d.h. vom Sekretgehalt der Alveole, von abgeflacht-kubischer Form und wölbt sich halbkugelig in das Drüsenlumen vor. Bei allen untersuchten Säugetieren ist die Feinstruktur durch dichte Ergastoplasmastapel, weite Golgifelder in der Umgebung des Zellkernes sowie im apikalen Zellpol und durch eine große Zahl an Mitochondrien mit aufgehellter Matrix, zahlreichen Cristae und mitochondrialen Granula gekennzeichnet (Abb. 88). Die Zelloberfläche zeigt bis 1 µm lange Mikrovilli (10–20 pro µm^2 nach BARGMANN et al., 1961) sowie die in Ausschleusung befindlichen Fetttropfen, die von einem Plasmalemm, z.T. von Zytoplasmabestandteilen umgeben sind (Abb. 89). Die Zellkerne enthalten große Nukleoli, ein am Rand verdichtetes grobgranuläres Chromatin sowie zahlreiche Poren. In dieser Phase besitzt die Epithelzelle der Mamma den höchsten Differenzierungsgrad, der mit einem Maximum an Syntheseleistung verbunden ist. Als besondere und während der Laktation vor allem hervortretende Strukturen beschreiben SANDBORN et al. (1964) *Mikrotubuli* von 220 Å Durchmesser in horizontaler und vertikaler Lage, deren Funktion bisher nicht geklärt werden konnte. Veränderungen der Zellmembranen und ihre Verbindungen im Interzellularraum fanden HOLLMANN (1966, 1967) sowie HOLLMANN und VERLEY (1967) in einem *Verlust* an *Desmosomen*, wodurch eine Erweiterung der Interzellularspalten möglich wird, die für den Wasser- und Elektrolyttransport sowie im Zustand der Galaktostase erforderlich ist. An der Basis des Drüsenepithels sind von BÄSSLER (1961) *basale Einfaltungen der Zellmembran* beschrieben worden, die von der Zellbasis in vertikaler, schräger oder horizontaler Richtung in das Zytoplasma vordringen und eine Einrichtung des Stofftransports darstellen (Abb. 90). Dafür spricht die starke Enzymaktivität von alkalischer Phosphatase und Glukose-6-Phosphatase, die elektronenmikroskopisch exakt in diesen Einfaltungen lokalisiert werden konnte. Topisch ergeben sich enge Beziehungen zu Kapillaren im Stroma, die durch eine lebhafte pinozytotische Aktivität ausgezeichnet sind. Die bei Stauungen und gestörtem Flüssigkeitstransport auftretenden Ektasien zu basalen Zisternen gibt Abb. 90c wieder. Rasterelektronenmikroskopische Untersuchungen von NEMANIC und PITELKA (1971) vermitteln ein dreidimensionales Bild und zeigen, daß die Alveolen der Mamma miteinander anastomosieren.

Quantitative Analysen elektronenmikroskopischer Befunde an den Drüsenzellen der Mamma in Gravidität und Laktation werden von HOLLMANN (1968) sowie von VERLEY und HOLLMANN (1971) mit folgenden Ergebnissen beschrieben: *Mitochondrien* als ein Symptom für die Intensität des Zellmetabolismus nehmen — bei Zugrundelegung des Mitochondrienvolumens zum Zytoplasmavolumen — in den ersten Tagen nach Konzeption bis zur Mitte der Schwangerschaft von 4,4% auf 8% zu. Vom Partus an bleibt das Volumen konstant und nimmt bei der Maus allmählich vom 20. Tag an ab.

Ergastoplasma als Ort und Ausdruck für die Stärke der Milcheiweißsynthese nimmt in der ersten Schwangerschaftshälfte allmählich zu, vor dem Partus erfolgt eine rapide und intensive Vermehrung bis zum 5. Tag p.p. Danach leichter Abfall und erneuter Anstieg am 20. Tag. Diesem Verhalten in der Mamma entspricht zeitgleich die Ergastoplasmaentwicklung in den prolaktinbildenden Zellen der Adenohypophyse und der Wandel der Kern-Plasmarelation in der Mamma selbst (HOLLMANN und VERLEY, 1971).

Golgi-Apparat. Als Speicher- und Synthese-Organelle für den Protein- und Laktosestoffwechsel zeigt das Golgifeld einen nahezu parallelen quantitativen Kurvenverlauf, wie das Ergastoplasma. Allmähliche Größenzunahme bis zum 10. Schwangerschaftstag, dann stärkeres Wachstum und weitgehend konstantes Verhalten in der Laktation.

Zu der eingangs gestellten Frage des *Sekretionsmechanismus* sei auf die Studien von BARGMANN et al. (1959, 1961) verwiesen, wonach der Milchfetttropfen, von Plasmalemm umhüllt, in die Alveolarlichtung abgegeben wird und zwar

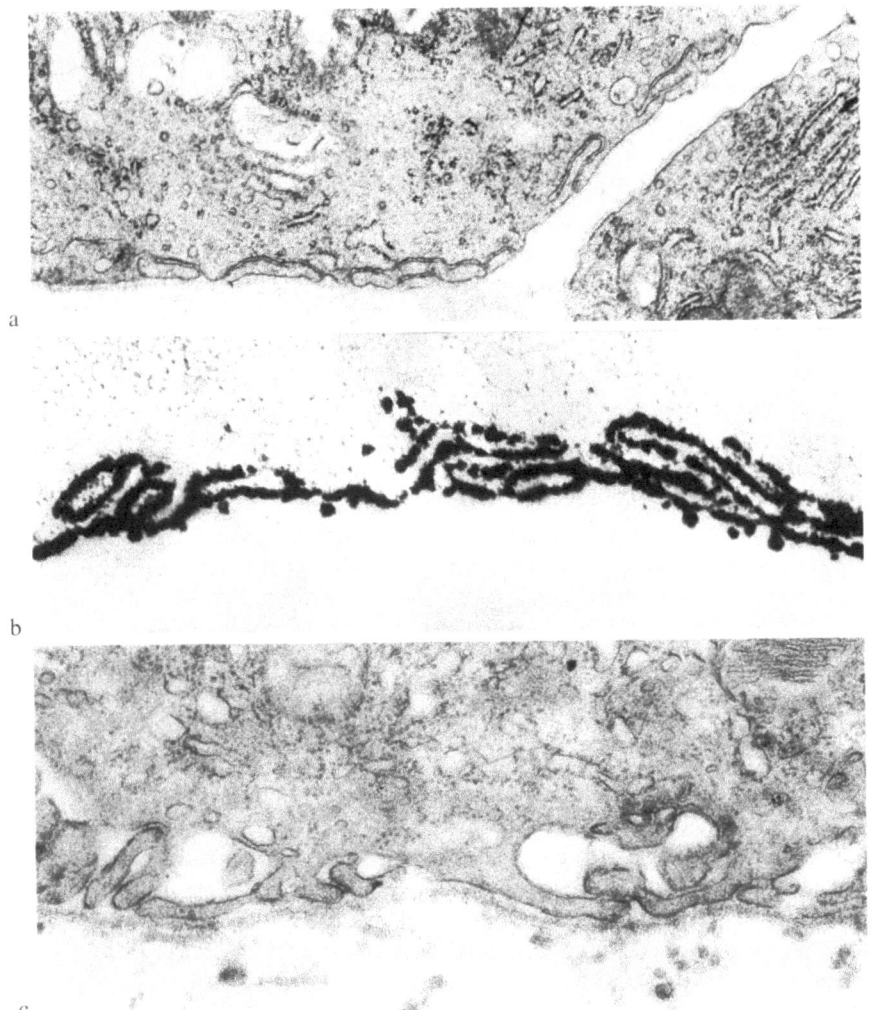

Abb. 90a- c. Basale Einfaltungen der Zellmembran im Epithel laktierender Ratten. (a) Geringfügige Faltenbildungen. EM, Vergr. 18450×. (b) Darstellung der alkalischen Phosphatase in den Falten. EM, Vergr. 31050×. (c) Ausbildung basaler Zisternen bei Milchstauung im Sinn eines basalen Labyrinths. EM, Vergr. 36000×

ohne Sequestration zytoplasmatischer Bestandteile. Dieser Vorgang schien jenen Recht zu geben, die am apokrinen Mechanismus ohnehin zweifelten, denn die Extrusion des Milchfetts im Sinn einer „Abnabelung" sei ein Novum ohne Parallele in der Sekretionsmorphologie. Weitere Untersuchungen kamen jedoch zu der Feststellung, daß durchaus zytoplasmatische Bestandteile in Form eines Halbmondes (Siegelringform) den Fetttropfen anhafteten und daß das Plasmalemm als ein zellulärer Bestandteil, zusammen mit dem Fett, abgegeben würde. Daher ist unter der neuen Dimension des Elektronenmikroskops der Begriff des „apokrinen Abgabemechanismus" neu belebt und beibehalten worden

(STOCKINGER und ZARZICKI, 1962; GIRARDIE, 1968; HELMINEN und ERICSSON, 1968; WOODING et al., 1970). Vor allem haben KUROSUMI et al. (1968) den apikalen Zytoplasmaverlust als Symptom des apokrinen Sekretionsvorgangs hervorgehoben und schematisch dargestellt.

Aber nicht nur die siegelringförmigen Zellplasmabestandteile an den Fetttropfen begründen diese Vorstellung, sondern auch die oben beschriebenen neuen Beobachtungen an der Milchfetttropfenmembran stützen die Forderung, wonach in jedem Fall schmale, 10–20 nm messende Zytoplasmabänder um die Tropfen und unter dem Plasmalemm abgegeben werden. Die Sekretion größerer Bestandteile in Form halbmondförmiger Anhängsel mit Ergastoplasmalamellen und Mitochondrien ist wahrscheinlich die Reaktion auf einen forcierten Sekretions- oder Abgabereiz und wird bei 1–5% der Fetttropfen beobachtet. Daher nehmen WOODING et al. (1970) an, daß es sich um den Ausdruck einer myoepithelialen Kontraktion mit gesteigerter Fetttropfenextrusion handelt.

Zusammenfassend ist, in Übereinstimmung mit HOLLMANN (1974), festzustellen, daß die Extrusion des Milchfetts in Form von membranumhüllten Tropfen mit zytoplasmatischen Bestandteilen dem Mechanismus der *apokrinen Sekretion* folgt, während die Abgabe des Kaseins als korpuskuläres und freies Sekretionsprodukt als *merokrin* und in der elektronenmikroskopischen Terminologie als „Exopinozytose" zu bezeichnen ist.

3. Morphologie der Galaktokinese

Der Sekretweg vom Bildungsort der Drüsenalveole bis zur Mamille hat bei Mensch und Tier eine Länge von mehreren Zentimetern. Der negative Saugdruck ist für die Überwindung dieser Strecke zu klein und beträgt beim menschlichen Säugling anfangs 4–14 cm, bei anhaltendem Saugreiz bis 140 cm Wassersäule (VOLKMANN, 1951), so daß vermöge des Saugens eine Milchentnahme nur aus den Ductus lactiferi und Sinus möglich ist. Für den Zufluß der größeren Sekretmenge aus der Drüsenperipherie bedarf es einer Vis a tergo, die durch die Funktion des Myoepithels der Alveolen und kleinen Milchgänge gegeben wird. Dieses aus dem Drüsenepithel hervorgegangene Zellsystem ist *Rezeptor und Transformator der Oxytozinwirkung* auf die Drüsenalveole. Für den *Abgabemechanismus der Milch* wurde bisher der Terminus „milk let down" (für den Oxytozineffekt „milk let down factor") verwendet, der aber nach FOLLEY (1947, 1956) und COWIE et al. (1951) durch *„milk-ejection-reflex"* ersetzt werden sollte, da diesem eine aktive Zelleistung vorausgeht.

Oxytozin, ein Oktopeptid, wurde 1953 in seiner Strukturformel erkannt und im gleichen Jahr von DUVIGNEAUD et al. (1953a, b) synthetisiert. Als Bildungsort gilt der Nucleus paraventricularis, woher der Wirkstoff als Neurosekret den Hypophysenhinterlappen erreicht (BERDE, 1959). Die kurze Wirkungsdauer, die sich in einer Halbwertzeit von etwa 3 min (SAAMELI, 1961) und nach Nierenblockade von 9,7 min ausdrückt (CHAUDHURY und WALKER, 1957), wird auf ein inaktivierendes Enzym, die Oxytozinase, zurückgeführt. Die oxytozinolytische Eigenschaft durch eine Aminopeptidase des Blutplasmas während der Schwangerschaft nimmt bis zur Geburt stark zu und fällt sofort wieder auf den Ausgangswert ab (BERDE, 1959). In pharmakologischen Dosen erzielten BERDE und CERLETT (1960) an der laktierenden Mamma zwei Reaktionstypen: Intravenöse Einzelinjektionen rufen einen

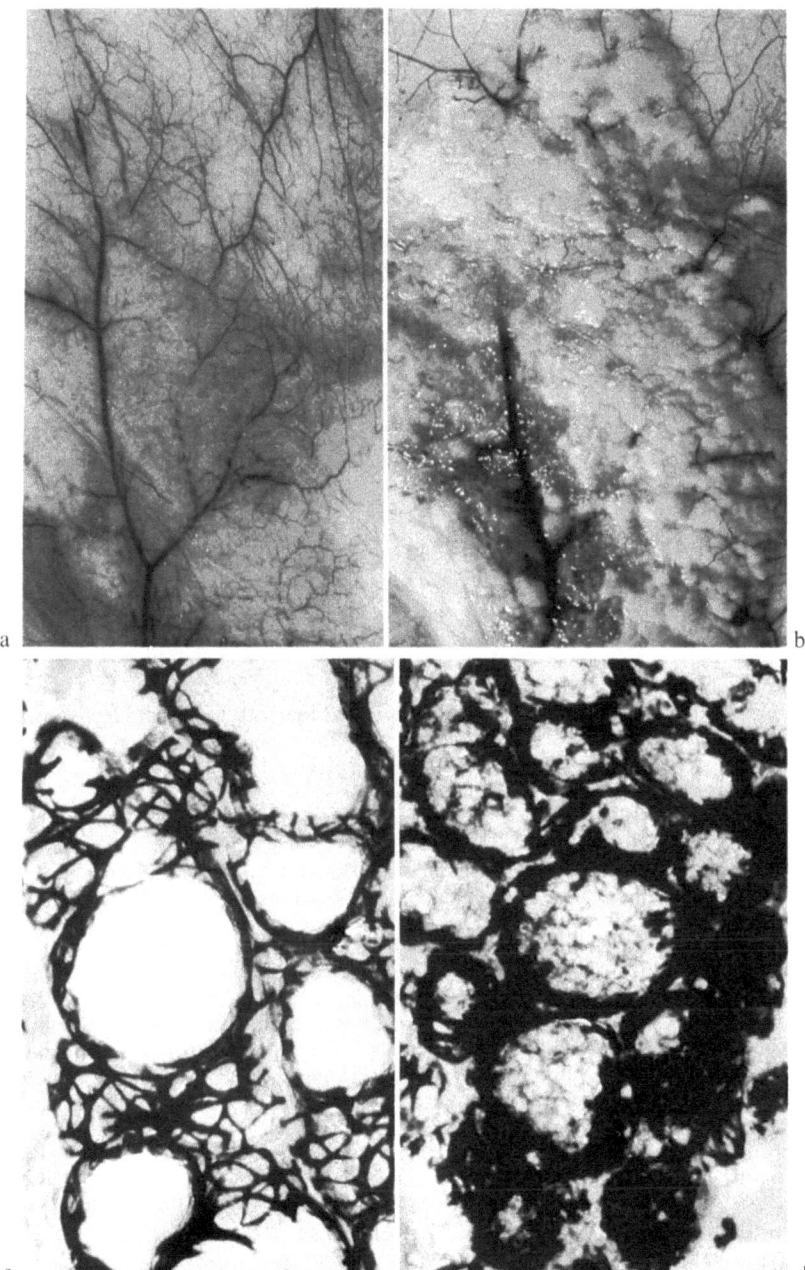

Abb. 91 a–d. Morphologie der Oxytozinwirkung. (a) Abdominale Mamma in normaler Laktation. (b) Darstellung des Myoepithels in der Laktation durch Markierung der alkalischen
Phosphataseaktivität. (c) Makroskopische Reaktion der Mamma 2 min nach Oxytozinwirkung. (d) Kontraktion des Myoepithels 2 min nach Oxytozinwirkung mit Vergröberung
der Zellstruktur und Verkleinerung der Alveolen. Vergr. 245 ×

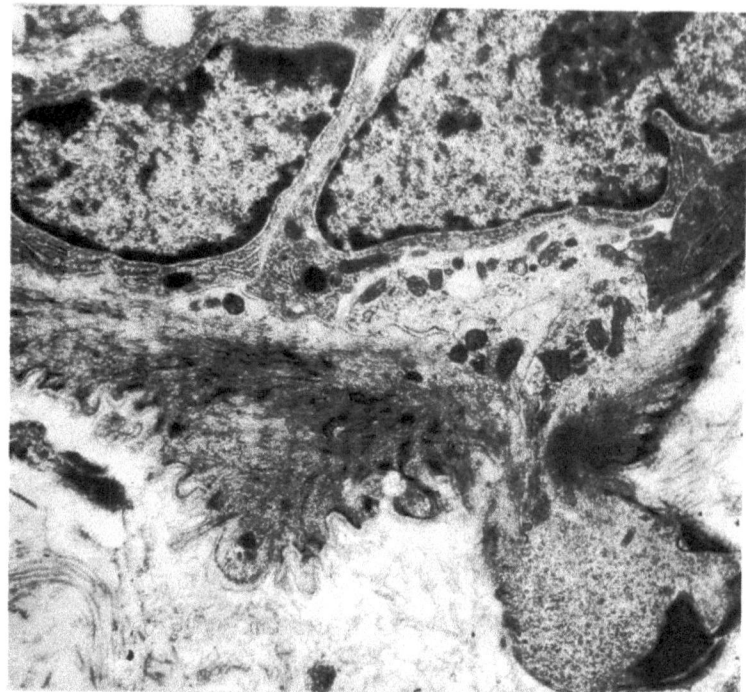

Abb. 92. Elektronenmikroskopisches Bild des Kontraktionszustandes bei Oxytozinwirkung mit Entwicklung dichter Muskelwülste, einem wellenförmigen Verlauf der Basalmembran und Ausbildung eines basalen Zytoplasmaprolapses. EM, Vergr. 12350 ×. (Nach BÄSSLER, et al., 1967)

kurzen Anstieg des Mamma-Innendrucks hervor, Dauerinfusionen nach einer Latenz von etwa 1 min eine tonische Reaktion mit anhaltendem Druckanstieg oder rhythmischen Druckschwankungen. Durch Adrenalin kann die Wirkung vorübergehend unterbrochen werden.

Sekretion und Wirkung des Oxytozins werden durch einen *neurohumoralen Reflexbogen* unterhalten, der durch taktile Reize der säugenden Jungtiere an der Mamille eingeleitet und als afferenter nervaler Bogen dem Hypothalamus zugeleitet wird. Hier erfolgt die Freisetzung von Oxytozin über die Neurohypophyse, das auf humoralen Wege an den Myoepithelien angreift, deren Gesamtheit ZAKS (1962) als „motorischer Apparat" der Mamma bezeichnet. Damit wird die synergische Wirkung erklärt. Zwei weitere Reflexbögen gibt ZAKS (1962) an: einen segmentalen, kurzen für die wechselnde Weit- und Engstellung der Drüsengänge beim Milchtransport und einen kortikalen Bogen zur Erklärung psychischer Einflüsse auf den Sekretionsablauf.

Die *Morphologie der Oxytozinwirkung* ist an die Kenntnis myoepithelialer Zellen und ihrer physiologischen Verhaltensweise gebunden. Eine Aufklärung ihrer Struktur war lichtmikroskopisch nur durch Anwendung selektiver Färbeverfahren oder durch in-vivo-Beobachtungen von LINZELL (1955) möglich. In Kapitel B wurden Feinstruktur und histochemisches Verhalten der Myoepithelzellen beschrieben. Danach zeigt der Strukturwandel der myoepithelialen Zellen in der Gravidität ein gleichmäßiges Muster mit zarten Zellfortsätzen, die während der Laktation an Größe zunehmen. Die Größenzunahme bei Milchstauung kann zu Rupturen der Zellfortsätze führen, die dann nur noch Sektoren der

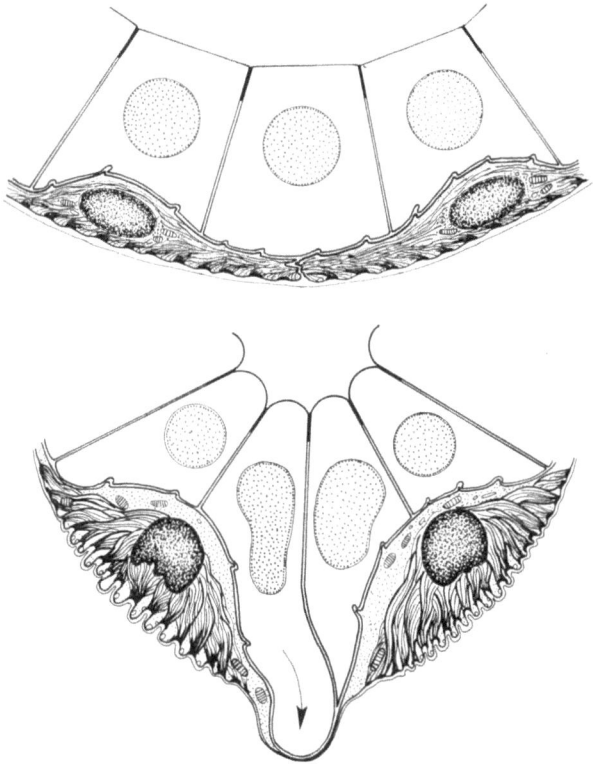

Abb. 93. Schematische Darstellung des experimentell ausgelösten Kontraktionsvorgangs des Myoepithels durch Oxytozin

Alveolenoberfläche umspannen. Auch unter dem experimentellen Einfluß von Geschlechtshormonen entwickeln sich Myoepithelzellen mit gleichen enzymhistochemischen und morphologischen Eigenschaften wie in physiologischen Funktionsphasen. Gleichlaufend mit der Vergrößerung der Alveolen in Gravidität, Laktation und bei akuter Milchstauung nimmt die von Myoepithelzellen eingenommene Fläche zu. Rückläufig ist das Verhalten während der Involution. Bei Kontraktion des Myoepithels tritt eine Verkleinerung der Alveolen mit Flächenzunahme des Myoepithels auf, die um etwa 1/3 gegenüber der Laktation vermehrt ist (BÄSSLER und BRETHFELD, 1968).

Unter experimenteller Oxytozinwirkung an der laktierenden Rattenmamma äußert sich der Kontraktionseffet makroskopisch durch Einziehung umschriebener Drüsenbezirke mit Verlagerung des Sekrets in Milchgänge, die dabei varizenartig erweitert werden können (BÄSSLER et al., 1967) (Abb. 91). Histologisch und histochemisch sieht man eine Verkleinerung von Alveolen und Läppchen mit Ausbildung eines interstitiellen Ödems. Unregelmäßigkeiten der Alveolenkontur erweisen sich elektronenoptisch als Zytoplasmaprolapse, die sich zwischen kontrahierten Myoepithelzellen vorwölben (Abb. 92). Die fehlende experimentelle Koordination zwischen Kontraktion und gleichzeitiger Sekretion läßt gerade diese Erscheinung stärker hervortreten, als unter physiologischen Bedingungen erwartet werden kann. Der Kontraktionsreiz äußert sich elektronenoptisch in einer Verdichtung der Myofilamente in den Myoepithelzellen, wodurch die Insertionsstellen an der Zellmembran sägeartig eingezogen werden (Abb. 92). Auf diese Weise verkürzen sich die Zellbänder in der Zirkumferenz der Alveolen und verkleinern deren Durchmesser (RICHARDS und BENSON, 1971). Der Entleerung der Alveole folgt die Neusynthese der Milchprodukte und ihre Abgabe in die Alveolarlichtung. Vergleichbare Reaktionen des Myoepithels während der Laktation und im Zustand vorübergehender Sekretretention mit Ausbildung wulstförmig kontrahierter Myoepithelzellen und von Zytoplasmaprolapsen, die schematisch in Abb. 93 wiedergegeben sind, lassen es gerechtfertigt erscheinen, die experimentell gewonnenen Vorstellungen auf physiologische Bedingungen zu übertragen.

4. Morphologie der Milcheiweißsynthese

Wie aus der tabellarischen Übersicht (Tabelle 9) hervorgeht, enthält die Milch eine Reihe biologisch aktiver und nutritiv hochwertiger Eiweißkörper, deren Quantität im Verlauf einer Laktationsperiode beträchtlichen Schwankungen unterliegt. Das Kolostrum der ersten Tage nach der Geburt weist den höchsten Proteingehalt auf, wobei die Globuline einen Maximalwert von 5 g% erreichen. Diese bewirken nach Resorption im Dünndarm des Neugeborenen die passive Immunisation, die auf den hohen Gehalt von IgA im Kolostrum zurückgeführt wird. In Studien von MICHAEL et al. (1971) wurde festgestellt, daß vom 1. Tag post partum (gemessen als mg/100 nl Kolostrum) der Immunglobulinspiegel von 600 IgA, 80 IgG, 125 IgM auf 80 IgA, 16 IgG und 30 IgM

Tabelle 9. Zusammensetzung der Milch-Eiweiße. (Nach MACY und KELLY, 1961)

Milch-Eiweiße	Frauenmilch			Reife Kuh-milch
	Kolostrum (1–5 Tage post partum)	Übergangs-milch (6–10 Tage post partum)	Reife Milch (30 Tage post partum und später)	
Gesamteiweiß (g%)	2,7	1,6	1,0	3,3
Kasein (g%)	1,2	0,7	0,4	2,8
Albumin (g%)	1,1	0,8	0,4	0,4
α-Lactalbumin	–	–	0,1	–
β-Lactoglobulin	–	–	0,3	–
Serum-Albumin	–	–	0,03	–
Globulin (g%)	5	0,5	0,2	0,2
Euglobulin	–	–	0,05	–
Pseudoglobulin	–	–	0,15	–
Molkenproteine (g%) (Albumine und Globuline)	1,5	–	0,6	0,5
Nichteiweiß, Stickstoff	47	42	32	21

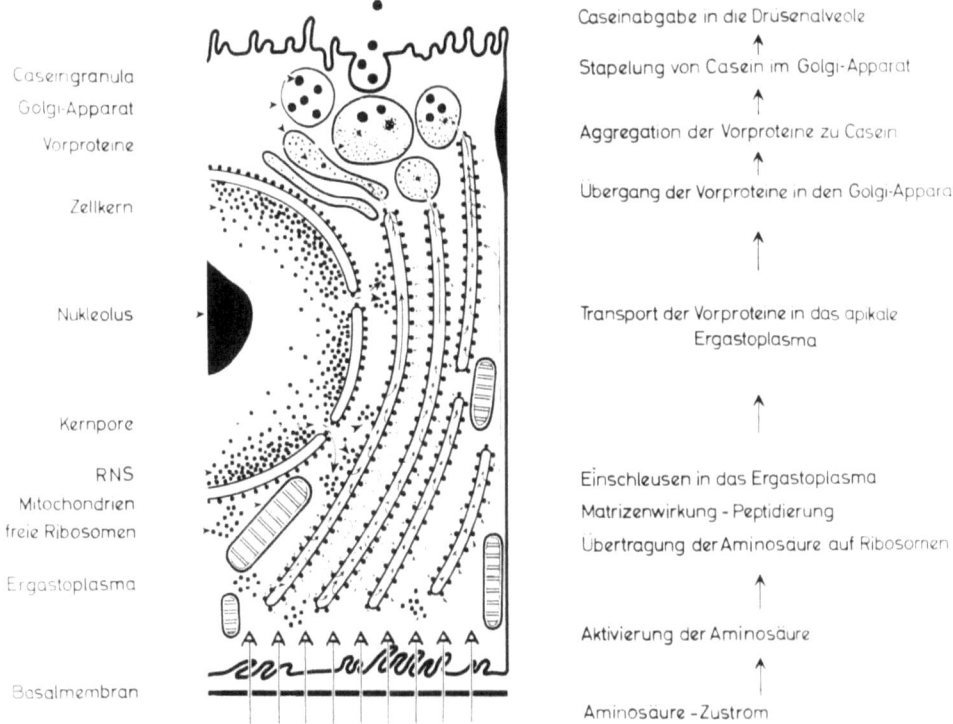

Abb. 94. Schematische Darstellung der Proteinsynthese in der sezernierenden Epithelzelle der Mamma

abfällt. Die Globuline enthalten Antikörper gegen Viren, Rickettsien, Bakterien und Protozoen und stellen einen natürlichen Schutzmechanismus für den Neugeborenen dar.

Milchproteine werden in der Drüsenzelle der Mamma de novo aus den Aminosäuren des Blutplasmas gebildet, wobei die Synthese unter Einfluß von Prolaktin, Insulin und Kortisol erfolgt. Die in die Zelle eingeströmte und aktivierte Aminosäure gelangt über die Messenger-RNS an die Ribosomen des Ergastoplasmas, in dessen Spalträumen der Transport der Vorproteine in die apikale Zytoplasmaregion erfolgt. Von hier aus werden die für den „Export" bestimmten Eiweißkörper über Vesikulationen (Golgi-Vesikel) dem Golgiapparat zugeführt, indem die Kaseingranula zu ihrer bleibenden Form agglomeriert werden (Abb. 94).

Bevor die Proteine das Ergastoplasma verlassen und über Vakuolen zum Golgifeld gelangen, bilden sich, nach HELMINEN und ERICSSON (1968), korpuskuläre Vorproteine in Form von Filamenten aus, die eine Größe von 80–90 Å haben (Abb. 95). Die Partikel im Golgiapparat sind wesentlich größer und kontrastreicher und stellen als bekanntestes Milchprotein das granuläre Kasein dar. Der Durchmesser desselben beträgt in der Frauenmilch 42 µm, in der Kuhmilch 93 µm, in der Ziegenmilch 133 µm (KNOOP und WORTMANN, 1960); bei der Ratte 150–300 µm, bei der Maus 100–300 µm (BARGMANN, 1904). Nach überein-

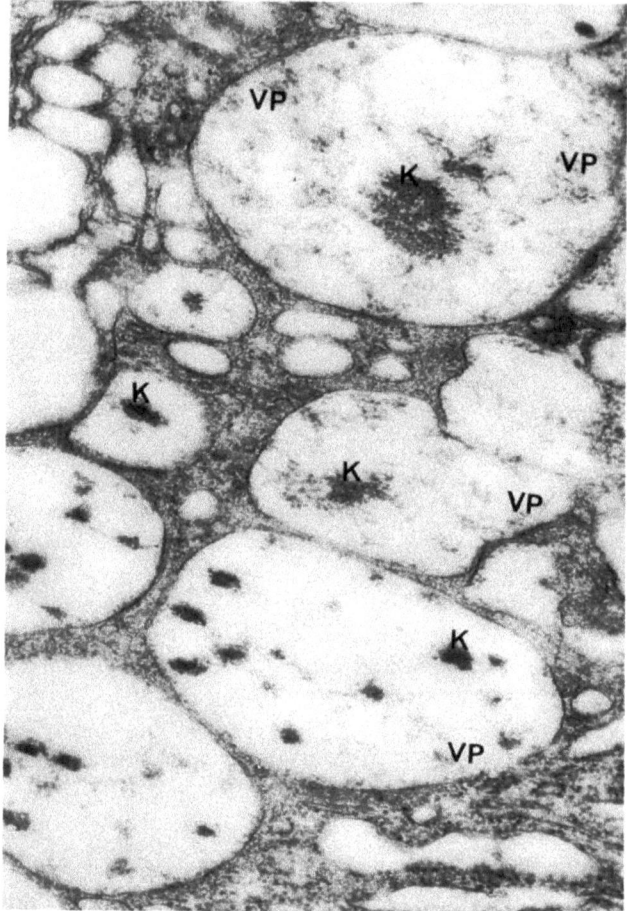

Abb. 95. Golgifeld einer laktierenden Mamma mit korpuskulären Vorproteinen (*VP*) und Kondensationsstufen zu Kaseingranula (*K*). EM, Vergr. 44000×

stimmenden Ergebnissen bei verschiedenen Spezies werden die korpuskulären Milchproteine unter physiologischen Bedingungen im Golgifeld beobachtet (BARGMANN und KNOOP, 1959; HOLLMANN, 1959, 1974; WELLINGS und DE OME, 1961). In den Zisternen befinden sich die Granula in der Regel ohne Kontakt zu den Membranen und erwecken den Eindruck, daß die Kaseinkörnchen in einer eiweißhaltigen, teils transparenten oder feinfleckigen Flüssigkeit schwimmen, die die beschriebenen filamenten Vorstufen der Milchproteine und des Kaseins enthält (HOLLMANN, 1959; WELLINGS und PHILP, 1964; GRILLMAIER und BÄSSLER, 1965; HELMINEN und ERICSSON, 1968a; HOLLMANN und VERLEY, 1971). Die endgültige Form des Kaseingranulums bildet sich somit durch eine Agglomeration von Kaseinmizellen, die mit Hilfe der Gefrierätztechnik von SCHMIDT und BUCHHEIM (1970) als kugelförmige Einheiten dargestellt worden sind. Laktalbumine und Laktoglobuline sind morphologisch intrazellulär bislang nicht identifiziert worden.

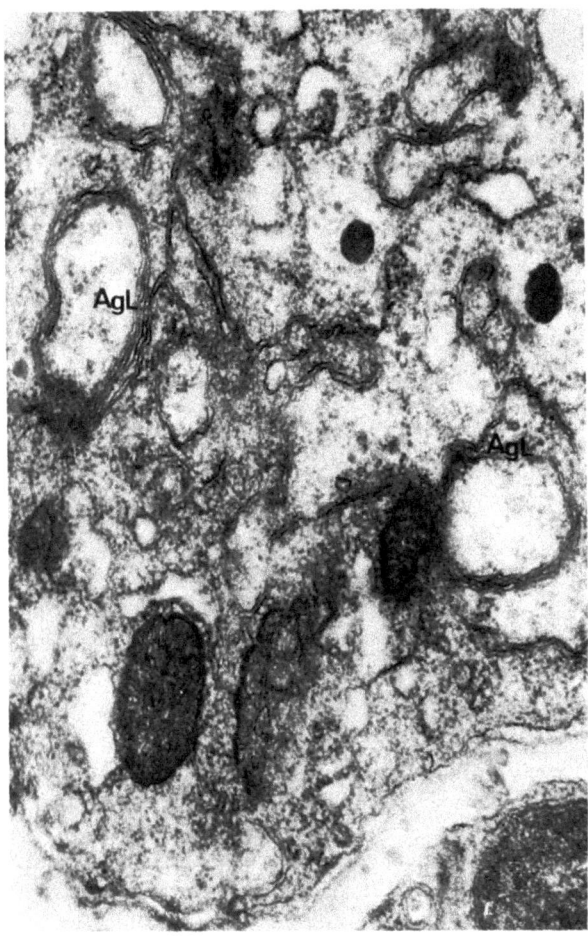

Abb. 96. Laktierende Mamma nach 3tägiger Äthioninbehandlung mit Ausbildung agranulärer Lamellen und Ringprofilen (*AgL*) des endoplasmatischen Retikulums. EM, Vergr. 34400 ×

Autoradiographische Untersuchungen von WELLINGS und PHILP (1964), VERLEY und HOLLMANN (1967), FISKE et al. (1967), ROHR et al. (1968) ergaben nach Injektion von ^{3}H-Leuzin eine Aktivität über dem rauhen endoplasmatischen Retikulum als primären Syntheseort. Nach 30 min fand sich die Aktivität im Golgifeld und nach 60 bis 240 min im Sekret in den Drüsenlumina. Als Halbwertszeit für die intrazelluläre Migration der markierten Proteine geben ROHR et al. (1968) 22 min im Ergastoplasma und etwa 3 Std in der Drüsenzelle an. Die mittlere Verweildauer der Proteine beträgt nach den Autoren etwa 4 $^1/_2$ Std.

Der *Sekretionsmodus* der korpuskulären Milchproteine geht nach dem Prinzip der „Exopinozytose", einer umgekehrten Pinozytose, (HOLLMANN, 1974) vor sich. Die von einer Membran des Golgifeldes umhüllten Kaseingranula wandern durch das apikale Zytoplasma zum apikalen Plasmalemm. Nach Verschmelzung der Vakuolenmembran mit dem Plasmalemm wird die Vakuole eröffnet und das Kaseingranulum wie auch der invisible, flüssige Inhalt werden in die Drüsenlichtung abgegeben, wonach der Membrananteil der Vakuole zu einem Bestandteil des Plasmalemms wird. Es wird angenommen, daß auf diese Weise der Membranverlust bei Abgabe der Milchfetttropfen kompensiert wird, wobei dem Golgifeld nicht nur die Bedeutung eines Transport- und Akkumulationssystems für großmolekulare Eiweißkörper zukommt sondern zugleich die eines Regenerators für Zellmembranmaterial.

Die sekretorische Aktivität der Drüsenzelle bleibt nach autoradiographischen Studien von VERLEY und HOLLMANN (1966) während einer Galaktostase bis 40 min erhalten.

Zur Pathologie der Milcheiweißsynthese. Experimentelle morphologische Studien an der laktierenden Mamma der Ratte nach parenteraler Applikation von *Methionin* ergaben vor allem grobschollige, dem Kasein entsprechende Eiweißpartikel im Golgifeld bei Vermehrung freier Ribosomen im Zytoplasma (GRILLMAIER und BÄSSLER, 1963). Der Antimetabolit des Methionins, *Äthionin* (α-Amino-γ-Aethylthiobuttersäure), führt zu einer Schädigung des Ergastoplasmas mit Entwicklung glatter Lamellen und Ringprofile bei Verminderung oder Stillstand der Kaseinsynthese (Abb. 96). Die Sekretion einer äthioninhaltigen Milch bewirkt ebenfalls toxische Leber- und Pankreasschäden der säugenden Jungtiere (BÄSSLER und GRILLMAIER, 1962a, b).

5. Morphologie der Milchfettsynthese

Verglichen mit dem Blutplasma, enthält die Milch ein Mehrfaches an Fettsäuren, die zum größten Teil in der Drüsenzelle synthetisiert werden. Die kurzkettigen Fettsäuren (C_4 bis C_{10}) werden hier aus Glukose über Azetyl- bzw. Malonyl-CoA aufgebaut, während die langkettigen Fettsäuren direkt aus dem Blutplasma stammen. LINZELL (1974) gibt hierzu einen Transfer von langkettigen freien Fettsäuren, Triglyzeriden und Glyzerin in die Drüsenzellen aus den Kapillaren an. Da in der Brustdrüsenlymphe sowohl Glyzerin wie Fettsäuren entdeckt wurden, wird angenommen, daß in den Endothelzellen eine Hydrolyse der Triglyzeride erfolgt, bevor diese von den Drüsenzellen aufgenommen und hier resynthetisiert werden. Des weiteren wird Glyzerin als Bestandteil der Triglyzeride aus der Glukose in der Zelle selbst gebildet. Zur Biochemie und Physiologie des Milchfettstoffwechsels s. STORRY (1970, Lit.).

Elektronenmikroskopisch imponiert Milchfett als ein homogener, rundlicher Einschluß von 1–5 µm Größe, dessen Kontrast von der angewendeten Fixierung weitgehend abhängt (Abb. 79, 89). Synthesezone ist die basale Zellhälfte, wo sich während der Gravidität feinfleckig homogene Ablagerungen entwickeln, die – unabhängig von Membranstrukturen – zwischen dem endoplasmatischen Retikulum eingelagert sind (BARGMANN und KNOOP, 1959; WELLINGS et al., 1960a, b; FELDMAN, 1961; HOLLMANN, 1974). Neuere Studien haben ergeben, daß die Fetttropfen z.T. schon intrazytoplasmatisch von zarten Membranen umgeben sein können, die von SAACKE und HEALD (1974) als Bestandteil eines glatten endoplasmatischen Retikulums aufgefaßt werden. Die Umhüllung verhindert eine Konfluenz des Fetts nach Abgabe aus der Zelle. Die Membran hat einen Durchmesser von 100 bis 250 Å und besteht nach WOODING (1971) aus einer „initial milkfat globule membran", die aus Plasmalemm und zytoplasmatischen Bestandteilen aufgebaut ist und den Fetttropfen während der Extrusion und kurze Zeit danach umgibt. Die sekundäre und bleibende Milchfetttropfenmembran ist ohne Strukturmerkmale und stellt eine einfache Phospholipoproteidschicht dar (WOODING, 1971). Neue Beobachtungen von BUCHHEIM (1970a, b, c) zeigten, daß Fettkügelchen nach Gefrierätzung eine gleichmäßige Hüllschicht von 50–100 Å besitzen und an der Außenseite anhaftend 300–2000 Å messende Lipoproteinmizellen haben, die dem Fetttropfen eine maulbeerförmige Oberfläche verleihen. Die Protuberanzen entsprechen den von WOODING (1971) beschriebenen Bestandteilen der sich ablösenden initialen Milchfetttropfenmembran.

Neue Vorstellungen über die Geschwindigkeit der Milchfettsynthese wurden durch Studien von STEIN und STEIN (1966) mit Hilfe der elektronenoptisch dokumentierten Autoradiographie gewonnen. Nach intravenöser Injektion von ^{3}H-Palmitin- und Oleinsäure wurden innerhalb 1 min 97% der Fettsäuren in veresterter Form, 95% davon als Triglyzeride nachgewiesen. Nach 1 bis 3 min fand sich eine starke Aktivität über dem Ergastoplasma, über einigen Mitochondrien und über Fetttropfen im Lumen. Daraus ist zu schließen, daß das rauhe endoplasmatische Retikulum in der Drüsenzelle der Ort der Fettsäureveresterung ist, die extrem schnell abläuft. Die Entstehung der Fetttropfen erfolgt durch Deponierung nach Neusynthese und durch Anlagerung an vorbestehende Fetttropfen im Sinn eines Wachstums der Fetttropfen.

Die Abgabe des Milchfetts in das Drüsenlumen ist nach BARGMANN et al., 1959, 1961) bei verschiedenen Spezies gleichartig. Nach Transport des Fetttropfens in das apikale Zytoplasma wölbt dieser das Plasmalemm zunehmend bis auf eine schmale Brücke vor, die schließlich einreißt, und wodurch der Tropfen in die Drüsenlichtung entlassen wird. Auf diese Weise wird das Fett nach außen vom Plasmalemm vollständig umhüllt. Die erforderlichen Membranflächen entstammen, nach neuen Studien von WOODING (1970, 1971), nicht nur der luminalen Oberfläche der Epithelzellen sondern sind auch Bestandteile von Golgi-Vesikeln, die die Tropfen umgeben und mit der Fetttropfenoberfläche verschmelzen. So werden die Vesikel zu Bestandteilen des apikalen Plasmalemms und damit der Hüllmembran der Fetttropfen. Wenn sich der Tropfen in das Lumen vorwölbt, verschmilzt die Oberfläche des Fetttropfens nicht mit dem Plasmalemm, sondern läßt einen Spaltraum von 10–20 nm frei (HOLLMANN, 1974), in dem manchmal Bestandteile des Zytoplasmas enthalten sind (WOODING, 1971). Der frisch sezernierte Tropfen wird dann von Plasmalemm und von der schmalen zytoplasmatischen Hülle umgeben, die beide die „initiale Milchfetttropfenmembran" darstellen. Diese erste Hüllschicht löst sich, unter Ausbildung von Lamellen, Vesikeln und kontrastreichen Präzipitaten, ab, die BUCHHEIM (1970) eindrucksvoll durch Oberflächenpräparation dargestellt hat. Erhalten bleibt eine sekundäre Milchfetttropfenmembran als eine strukturlose, lineäre, äußere Hüllschicht.

6. Topik der Milchzuckersynthese

Die Bildung von Milchzucker ist, im Gegensatz zu den großmolekularen oder geformten Bestandteilen der Milch, durch morphologische Methoden nicht zu erfassen. Der histochemische Nachweis von Glukose-6-Phosphatase in der basalen Zellmembran und in ihren Einfaltungen markiert die Zone, in der eine Hydrolyse von Glukose-6-Phosphat erfolgt, Phosphatgruppen abgespalten werden und Glukose in die Zelle einströmt. In Gravidität und Laktation wie nach experimenteller Wirkung von Geschlechtshormonen auf die Mamma sind die Reaktionen stark ausgeprägt und kennzeichnen den wichtigsten Weg der Kohlehydrataufnahme (BÄSSLER und BRETHFELD, 1968) Aus Untersuchungen mit Hilfe von Isotopen ist bekannt, daß die Glukose wie die Galaktose der Laktose aus der Glukose des Blutes stammt. Die Intensität des Kohlehydratstoffwechsels wird dadurch deutlich, daß die Konzentration der Laktose in der Milch (7,0 g/100 ml) gegenüber der Glukose des Bluts (0,1 g/100 ml) das Siebzigfache beträgt und ausschließlich durch Prolaktin stimuliert wird (VORHERR, 1974).

Die Lokalisation von Laktosesynthetase in den Lamellen des Golgifeldes weist darauf hin, daß in diesem Gebiet Laktose synthetisiert und in die Zisternen des Golgifeldes abgegeben wird. Für die Synthese haben 2 Proteine Bedeutung, die das Laktose-Synthetase-System darstellen: Protein A ist membrangebunden und im Golgifeld lokalisiert, Protein B wurde als α-Laktalbumin identifiziert, das im Ergastoplasma gebildet wird (EBNER und SCHANBACHER, 1974, Lit.). Die Vakuolen des Golgi-Apparats enthalten somit die Proteinmizellen des Kaseins sowie Laktose, die nach LINZELL und PEAKER (1971) osmoregulatorisch auf die Golgivakuolen einwirkt und Wasser in die Vakuolen einfließen läßt. Auf diese Weise soll ein osmotischer Ausgleich zwischen Zytoplasma und Vakuoleninhalt ermöglicht, die Weite der Zisternen erhalten und eine Bewegung der sekrethaltigen Vakuolen zum apikalen Plasmalemm gewährleistet werden. Nur 3% der synthetisierten Laktose gelangt nicht in die Drüsenlichtung, sondern über den extrazellulären Raum in Lymphgefäße und Kapillaren (VORHERR, 1974).

7. Mineralstoffwechsel und Morphologie des Kalziummetabolismus

Die wäßrige Phase der Milch enthält die für die Osmoregulation der Drüsenzelle wichtige Laktose und daneben eine Reihe von Kationen und Anionen, von denen für die gleiche Funktion, nämlich zur Erhaltung der Isosmose wie auch für die Synthese der Milch, Kalium, Natrium, Kalzium und von den Anionen Chloride, Phosphate und Zitrat große Bedeutung haben (vgl. Tabelle 10). Die Elektrolyte, ebenso wie Wasser, erreichen die Drüsenzelle nach Passage der Kapillarwand und des basalen Extrazellularraums auf dem Weg über Basalmembran und basales Plasmalemm, wobei die hier lokalisierten Faltenbildungen eine Bedeutung für den Wassertransport im Sinn eines Regulationssystems zu haben scheinen (vgl. Abb. 90). Die Wasserabgabe in die Alveolenlichtung erfolgt, ebenso wie die Elektrolytpassage, durch das apikale Plasmalemm und zwar durch Vesikulationen vom Golgifeld und wahrscheinlich in Verbindung mit der Proteinausschleusung. Es wird angenommen, daß — ähnlich wie beim intrazellulären Kalziumstoffwechsel — Pumpmechanismen, vor allem für die Chloridsekretion, erforderlich sind, um die intra- und extrazellulären Ionenkonzentrationen konstant zu halten (LINZELL und PEAKER, 1975). Daneben ist eine Wasser- und Elektrolytpassage in das Alveolarlumen durch die Interzellularräume gegeben. Nach VORHERR (1974) gelangen auf diesen beiden Wegen auch Pharmaka in die Milch, und zwar in der Regel nicht mehr als 1% der applizierten Drogendosis.

Tabelle 10. Zusammensetzung der Milch. (Nach VORHERR, 1974)

Milchbestandteile	Kolostrum (%)	Reife Frauenmilch (%)	Reife Kuhmilch (%)
Wasser	87,0 g	87,5 g	86,0 g
Laktose	5,3 g	7,0 g	4,8 g
Fett	2,9 g	3,7 g	4,3 g
Gesamteiweiß	5,8 g	1,2 g	3,3 g
Kasein	1,2 g	0,4 g	2,8 g
Laktalbumin	1,1 g	0,3 g	0,4 g
Laktoglobulin	3,5 g	0,2 g	0,2 g
Asche	0,3 g	0,2 g	0,7 g
Eisen	0,1 mg	0,15 mg	0,1 mg
Natrium	48 mg	15 mg	58 mg
Kalium	74 mg	57 mg	138 mg
Kalzium	31 mg	35 mg	125 mg
Magnesium	4 mg	4 mg	12 mg
Chloride	91 mg	43 mg	103 mg
Phosphat	14 mg	15 mg	120 mg
Schwefel	22 mg	14 mg	30 mg
Vitamin A	470 IU/100 ml	280 IU/100 ml	180 IU/100 ml
Vitamin D	–	5 IU/100 ml	2,5 IU/100 ml
Vitamin C	4,5 mg/100 ml	5 mg/100 ml	1,5 mg/100 ml
Spezifisches Gewicht	1050	1031	1033
Milch-pH	–	6,8–7,3	6,8
Bakterien	0	0	+
Kalorien	57 kcal/100 ml	65 kcal/100 ml	65 kcal/100 ml

Im Vergleich zu den detaillierten physiologischen Ergebnissen über den Wasser- und Elektrolythaushalt in der Mamma liegen nur wenige Untersuchungen mit morphologischen Methoden vor. Elektronenmikroskopische Studien über den Nachweis von Natrium, Kalzium und Chlorionen von BÖCK (1970) mit Hilfe der Antimon-, Oxalat- und Silberfällung der Ionen ergaben Reaktionsprodukte des Na im Plasma der Endothel- und Bindegewebszellen sowie im Zellkern; Kalzium-Aquivalente insbesondere an der Oberfläche von Fetttropfen und in der Mitochondrienmatrix, bemerkenswerterweise nicht im Golgifeld.

Kalziummetabolismus. Auf diesem Gebiet sind in den letzten Jahren eine Reihe neuer Ergebnisse über die Physiologie des Kalziumtransports und zur allgemeinen Pathologie der gestörten Kalziumhomöostase bei exo- und endokrinen Drüsen erzielt worden, deren Bedeutung für die Zellfunktionen in einer Übersicht von SEIFERT et al. (1975) beschrieben wurden. Für die sezernierende Brustdrüse spielt der Kalziumstoffwechsel in der Laktationsphysiologie eine Rolle und in der Humanpathologie die für die radiologische Diagnostik wichtigen Kalzifikationen im Drüsenkörper.

Der Kalziumgehalt in der Frauenmilch ist beträchtlich niedriger als in der Milch zahlreicher Säuge- und Nagetiere (vgl. Tabelle 11).

In der Frauenmilch beträgt der Kalziumspiegel im Mittel 35 mg%, der Magnesiumgehalt 4%. Dagegen liegt die intrazelluläre Konzentration bei 6 mg% Kalzium und bei 18 mg%

Tabelle 11. Milchkalziumgehalt verschiedener Spezies

Ratte (Nach LUCKEY et al., 1954)	
1. Laktationstag (Kolostrum)	99 mg%
3.–6. Laktationstag	225 mg%
13.–17. Laktationstag	275 mg%
20.–23. Laktationstag	237 mg%
Mensch	
Kolostrum	48,1 mg%
Transitorische Milch	46,4 mg%
Reife Milch	34,4 mg%
Esel	90 mg%
Büffel	180 mg%
Rind	120 mg%
Schaf	190 mg%
Pferd	100 mg%
Schwein	270 mg%
Ziege	170 mg%
(Nach LING et al., 1961)	

Magnesium. Von diesen Ionen sind 60–70% an Proteine gebunden. Aber auch die Konzentration in der wässrigen Milchphase liegt über der des Blutplasmas, woraus zu schließen ist, daß für die Konzentrationsgefälle aktive Transportmechanismen vonnöten sind. Unter physiologischen Bedingungen erfolgt die Bindung des Kalziums an das Kasein im Golgi-Apparat, d.h. bevor das Kaseingranulum ausgeschleust wird (SAACKE und HEALD, 1974). Hierdurch tritt ein permanenter Kalziumverlust ein, ohne daß das intrazelluläre Ionenmilieu gestört wird. Des weiteren haben für die intrazellulären Regulationen die kalzium-akkumulierenden Zellorganellen, d.h. Mitochondrien und endoplasmatisches Retikulum, Bedeutung, die in der Drüsenzelle der Mamma bei experimenteller Hyperkalzämie elektronenmikroskopisch erfaßbares Kalzium anreichern (BRANDT und BÄSSLER, 1972). Daraus ergeben sich Parallelen zu anderen Drüsenzellen (SEIFERT et al., 1975), wonach der Ort des intrazellulären Kalziumpools Mitochondrien und endoplasmatisches Retikulum ist und die Kalzium-Protein-Bindung im Kaseinmolekül in den Vakuolen des Golgifeldes erfolgt.

Bei schnell aufwachsenden Jungtieren ist der Milchkalziumgehalt höher als bei langsamer wachsenden Tieren wie auch beim Menschen (vgl. Tabelle 11). Für die physiologische Erhaltung der Laktation ist ein gleichmäßiger Parathormonspiegel und ein konstanter Blutkalziumgehalt erforderlich (COWIE und FOLLEY, 1961). Die Milchmenge nimmt nach Parathyreoidektomie ab (COWIE und FOLLEY, 1945). Dihydrotachysterin bewirkt eine verstärkte Laktation und Serumkalzium-Mobilisierung (DJOJOSOEBAGIO und TURNER, 1964) und in Kombination mit Geschlechtshormonen eine Stimulierung der Drüsenproliferation mit DNS-Anstieg (v. BERSWORDT-WALLRABE und TURNER, 1960). Diese Einflüsse fügen sich unter physiologischen Bedingungen in die hormonalen Regulations- und Resorptionsmechanismen so ein, daß während der Rückbildung der Brustdrüse und vorübergehender Galaktostasen keine Verkalkungen eintreten. Dagegen ruft eine DHT-Applikation während der Laktation eine Hyperkalzämie mit einem vermehrten Kalziumgehalt in der Milch hervor und bei den säugenden Jungtieren eine unspezifische Kalzinose der Haut des Schädeldaches, des Herzens und der Nieren (BRANDT und BÄSSLER, 1969). Unter diesen Veränderungen ist es

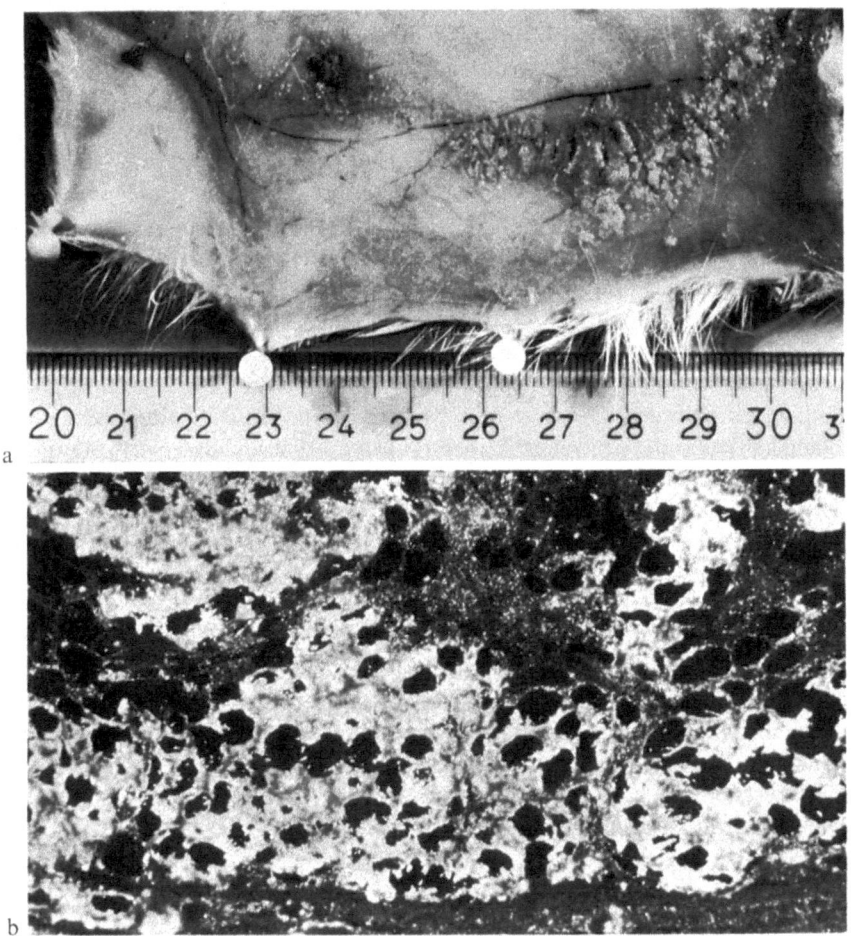

Abb. 97a u. b. Kalziphylaktische Reaktion der Mamma nach Dihydrotachysterin und metabolischer Zellschädigung durch Äthionin. (a) Schollige Verkalkungen in der gesamten Drüsenausdehnung. (b) Flächenhafte kalkige Inkrustationen des Drüsenkörpers mit Aussparung von Alveolen und Fettgewebe. Alkoholfix. VOIGT vollpolarisiert. Vergr. 70 ×. (Nach BRANDT und BÄSSLER, 1969)

möglich, in der Milch freies Kalzium mit Naphthalhydroxamsäure nach VOIGT (1957) im polarisierten Licht oder als Phosphat nach v. KOSSA (1901) nachzuweisen (Abb. 97). Unter sukzedaner Wirkung eines Challengers (Stauung, Eisen- oder Äthionininjektionen) treten starke intrakanalikuläre, intraalveoläre und interstitielle Kalzifikationen auf, die für die Deutung der herdförmigen Mikrokalzifikationen in der weiblichen Brustdrüse bei verschiedenen Dysplasien und Tumoren von Wichtigkeit sind. Danach rufen die durch mechanische Stauung ausgelösten kalziphylaktischen Reaktionen Kalkabscheidungen im retinierten Sekret hervor, während metabolisch-toxisch angreifende Challenger intraepitheliale und interstitielle Kalzifikationen induzieren.

Weitere eigene Studien zum Kalziumstoffwechsel ergeben, daß DHT bei juvenilen Ratten die Proliferation der Milchgänge anregt und nach Vorbehandlung mit Östrogen und Progesteron einen stimulierenden Einfluß auf die Sekretion ausübt. Dabei wurden herdförmige Kalzinosen des Drüsenparenchyms mit Kalkabscheidungen im endoplasmatischen Retikulum und in den Mitochondrien der Drüsenzellen beschrieben (BRANDT und BÄSSLER, 1972).

8. Morphologie des Eisenstoffwechsels

Eisenpigmentablagerungen in den Epithelzellen der Mamma werden unter physiologischen Bedingungen in der menschlichen Brustdrüse nicht beobachtet. Dagegen ist eine von hormonalen Einflüssen und von den Funktionsphasen abhängige granuläre Siderose in der Mamma von Maus, Ratte und Hündin seit langem bekannt. Als erste haben GIBSON (1930) sowie SCHULTZ (1934) und später in einer Reihe weiterer histologischer Studien RAWLINSON et al. (1949–1957a–i) auf eine fast zyklische Eisenpigmentation hingewiesen, wonach das virginelle Tier bis zu einem Alter von ca. 20 Wochen kein Siderin in der Mamma enthält. Auch in der ersten Gravidität und Laktation wurden Eisenabscheidungen nicht gesehen, dagegen nach dem Abstillen, bzw. nach dem Absetzen der Jungtiere. Je stärker sich die laktierende Mamma zurückbildet, desto deutlicher tritt die Siderose hervor. In der Tragzeit einer zweiten wie in jeder folgenden Gravidität schwindet das Eisen aus den Epithelzellen und bleibt während der anschließenden Laktation inapparent. In Übereinstimmung mit den Untersuchungen von DEMPSEY, et al. (1947), EHRENBRAND (1964) sowie nach eigenen Feststellungen ist die Mamma in der Laktation histologisch eisenfrei. Erst in der darauffolgenden Involutionsphase ergibt die Berlinerblau-Reaktion einen positiven Ausfall.

Bemerkenswerterweise reagieren die Brustdrüsen männlicher Ratten ebenfalls mit einer Siderose (SCHULTZ, 1934). Vom gleichen Autor, wie von RAWLINSON (1949, 1950) sowie RAWLINSON und PIERCE (1950) wurde im Prinzip ein gleichartiges Verhalten bei Ratte und Maus nachgewiesen, wobei die Maus mit einer vorzeitigen Siderphanerose in der Gravidität und Hervortreten des Eisens noch während der Laktation reagiert. Nach Absetzen der Jungtiere ist der Eisengehalt höher als nach physiologischer Involution, wobei nach 100 Tagen eine allgemeine Verminderung des Pigmentes zu erkennen ist. Auch in sog. hyperplastischen nodösen Proliferationen des Drüsenkörpers fand der Autor eine starke Siderose, dagegen nicht in Tumorzellen (RAWLINSON, 1956). Die genannten Parameter des histologisch erfaßbaren Eisenstoffwechsels ergaben Beziehungen zu hormonal induzierten Proliferations- und Sekretionszuständen, in deren Mittelpunkt die Östrogenwirkung auf die Drüsenzelle stehe (RAWLINSON, 1957).

Als wesentliche *Ursache der Eisenpigmentablagerung* in der Milchdrüse in den Involutionsphasen nach Laktation und hormonaler Stimulation hat der ungewöhnlich hohe Milcheisengehalt bei Hündin, Ratte und Maus zu gelten (vgl. Tabelle 12), d.h. bei Tieren, bei denen eine Siderose der Mamma festzustellen ist. Dabei ist nach KALDOR und EZEKIEL (1962) der Milcheisenspiegel der Ratte in der Laktation nicht konstant, sondern fällt parallel zum Lebereisenspiegel im Verlauf der Laktation kontinuierlich ab. In der Frauenmilch fanden MACY und KELLY (1961) im Kolostrum (1.–5. Tag p.p.) 90 γ%, zwischen 6.

Tabelle 12. Eisengehalt der Milch (unter Verwendung der Angaben von LINTZELL, 1957, und BLAXTER, 1961)

Hund	900 γ%
Ratte	400 γ%
Schwein	180 γ%
Ziege	100–200 γ%
Kaninchen	120 γ%
Mensch	100–150 γ%
Kuh	20– 50 γ%

und 10. Tag p.p. 40 γ% und nach 30 Tagen 150 γ%. Studien über die Verteilung von intravenös injiziertem ^{59}Fe von LOH (1970) ergaben eine Eisenanreicherung von 80% in fraktioniert zentrifugiertem Überstand in wahrscheinlicher Bindung an Kaseinogen der Vakuolen in den Epithelzellen. Ferrokinetische Untersuchungen von SINGH et al. (1973) unterstreichen die bisherigen Ergebnisse einer mobilisierbaren Speicherfunktion in den Drüsenzellen.

Das Milcheisen ist an sog. Noncasein-Eiweiß gebunden, das von SØRENSEN und SØRENSEN (1939) in der Kuhmilch entdeckt wurde und als Laktoferrin bezeichnet wird. Nach BLANC und ISLIKER (1961, 1963) stellt Laktotransferrin ein β'-Metalloglykoproteid dar, das später auch in anderen Sekreten nachgewiesen werden konnte und eine bakteriostatische sowie Transportfunktion hat, da es auch im Dünndarm und in der Gallenblase festgestellt werden konnte (DE VET und VAN GOOL, 1974). Die Frauenmilch enthält ca. 4 mg/ml Laktotransferrin (JENNESS, 1974). Es ist ferner bekannt, daß der Milcheisenspiegel weder diätetisch noch durch Eisengaben erhöht werden kann (HYTTEN und THOMSON, 1961; LINTZELL, 1957; NELSON und EVANS, 1961). MÜHLBOCK und v. EBBENHORST TENGBERGEN (1956) glauben, daß Unterschiede im Eisengehalt auf genetischen Bedingungen einzelner Mäusestämme beruhen.

Die *Pathogenese der Eisenpigmentablagerungen* entspricht dem Prozeß der Siderophanerose (GEDIGK, 1958), d.h. einer allmählichen Demaskierung dieses Elements aus einer organischen Matrix (Abb. 98). In der Involutionsphase der laktierenden Mamma enthält das Zytoplasma zumeist inhomogene, 2–6 μ große Sekrettropfen, die häufig unscharf begrenzt sind. Nach BÄSSLER (1963) treten im Innern des retinierten Materials in der 1. und 2. Rückbildungswoche kontrastreiche, etwa 40–60 Å große Partikel in großer Zahl auf, die sich außen häufig verdichten und über feingranuläre flächenhaft ausgedehnten Vorstufen zu umschriebenen Zelleinschlüssen kondensieren. Sie haben eine Größe von 500–1200 mμ, sind vorwiegend in der Zellbasis lokalisiert und stellen mithin *Siderosome* dar. Neben den beschriebenen kleinen Eisenteilchen, wurden in den Ablagerungen die 90–110 Å messenden Quadruplets des Ferritins dargestellt. Später imponieren die Siderosome als runde kontrastdichte Körper, die den lysosomalen „dense bodies" entsprechen. Nach MIYAWAKI (1965) enthalten diese außer Ferritin auch Lipofuszin als nicht trennbare Bestandteile sowie saure Phosphatase. Zu gleichen Befunden kam GIRARDIE (1967). Die Ergebnisse zeigen, daß das Eisenpigment in den Epithelzellen aus zelleigenen Sekretionsprodukten entsteht, und zwar im retinierten Sekret durch einen allmählichen Verlust der Bindungskapazität für das kolloidale Eisen, das in der aufgezeigten Weise „ausfällt". Die reversible Siderophanerose macht deutlich, daß auch in der Milch-

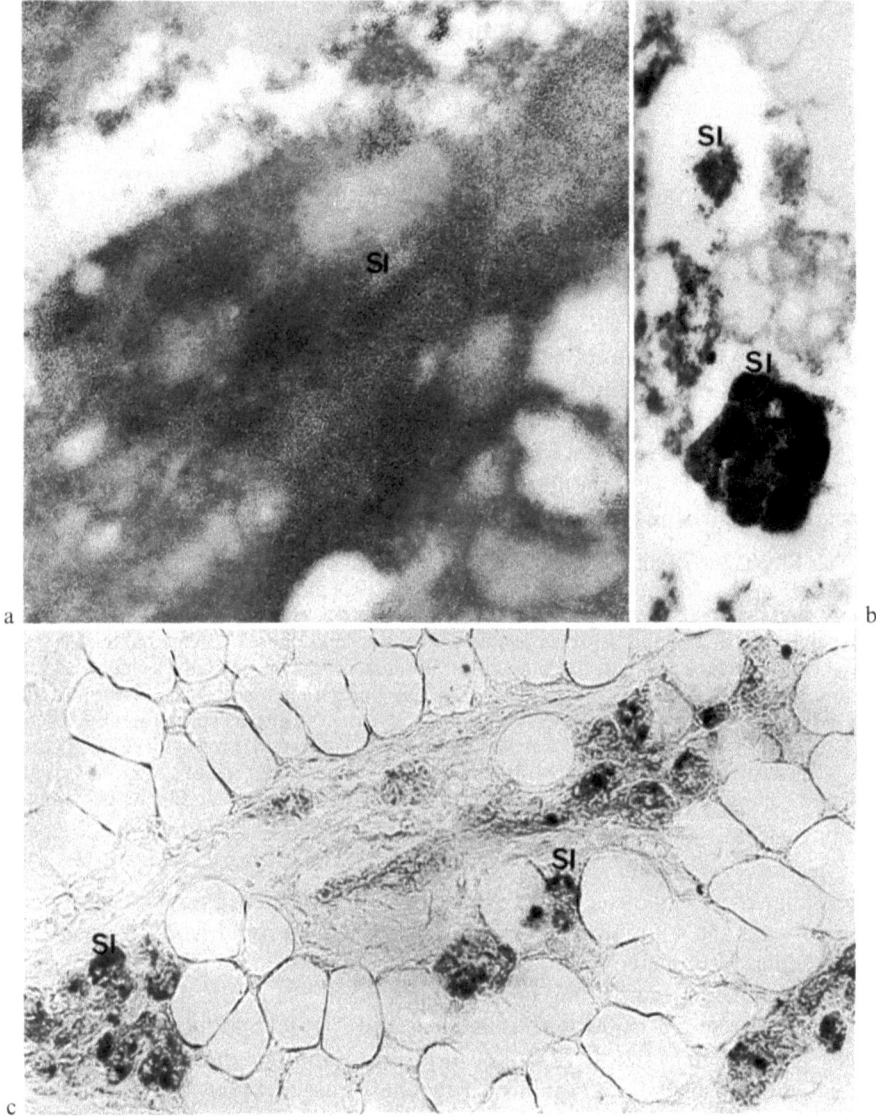

Abb. 98. (a) Ausschnitt aus einem retinierten Sekrettropfen der Epithelzelle einer Ratten-mamma am 14. Tage der Involution. Neben Residuen eines lipidhaltigen und PAS-posiven Sekrets treten kontrastreiche Sideringranula (*SI*) hervor. EM, Vergr. 50000 ×. (b) Sidero-some in Epithelzellen. EM, Vergr. 22000 ×. (c) Lichtmikroskopisch völlig zurückgebildete Mamma nach Laktation mit starker Siderose (*SI*). Berliner Blau, Vergr. 240 ×

drüse das Eisendepot mobilisierbar ist und in Gravidität sowie Laktation dem Stoffwechsel zur Verfügung steht. Das bezieht sich auf die Ausbildung von Atmungsfermenten in der Zelle selbst und auf die Biosynthese der Milch zur Absättigung des Eisenbedarfs des Säuglings.

9. Morphologie nach Infusionsbehandlung

Unter Periston-Infusionen erfolgt in den zentralen Regionen der Mamma eine Ausweitung der Alveolen, der eine Verbreiterung des Interstitiums parallel geht, die erheblich über den Normalwerten der laktierenden Drüse liegt. Die Alveolarweite der Drüsenperipherie nimmt in geringerem Maße zu (Abb. 99).

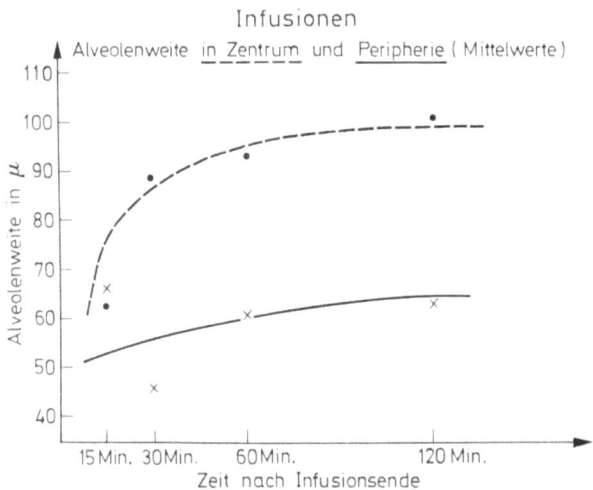

Abb. 99. Ergebnisse histometrischer Untersuchungen an der laktierenden Mamma nach Peristoninfusionen

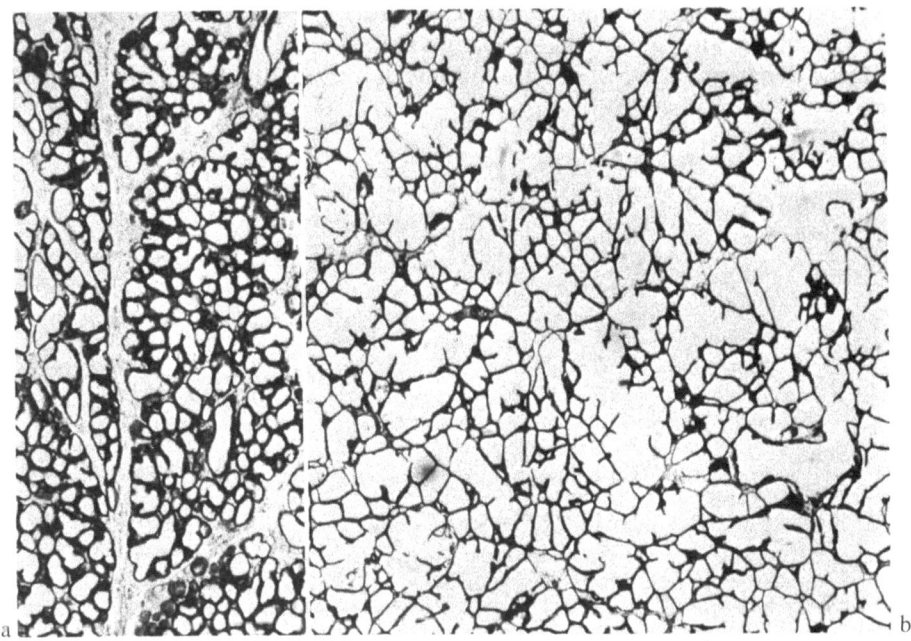

Abb. 100a u. b. Normale Laktation (a). Zustand nach Infusionsbehandlung von 120 min mit einem „emphysemartigen" Bild durch Erweiterung aller Alveolen und Milchgänge (b). HE, Vergr. 90 ×

Das Verhältnis von Epithelhöhe zu Alveolarweite bleibt in wachsenden Zeitabständen nach Infusionsende fast konstant. Die Veränderungen besagen, daß unter diesen Versuchsbedingungen die zugeführte Flüssigkeitsmenge nicht nur im Interstitium abgelagert wird, sondern schon nach kurzer Zeit in die Drüsenalveolen gelangt und sie erweitert (Abb. 100). Elektronenmikroskopisch weisen die Epithelzellen demgemäß ein transparentes Zytoplasma mit erweiterten Lamellen des endoplasmatischen Retikulums auf. Man sieht Lücken und Spalträume im Zellplasma sowie Erweiterungen der basalen Einfaltungen und der Interzellularräume. Die Kapillaren sind erweitert und lassen eine starke pinozytotische Aktivität erkennen. Schließlich treten Verquellungen der Mitochondrien unter Aufhellung ihrer Matrix hinzu. Die Reaktionen erwiesen sich nach Abtransport und Ausscheidung der infundierten Flüssigkeit als weitgehend reversibel.

VI. Milchstauung

1. Morphologie und Histometrie

Die Kontinuität der Milchsekretion und Milchsynthese während einer physiologisch ablaufenden Laktationsperiode findet ihren Ausdruck in einer weitgehend konstanten morphologischen Organisation der einzelnen Drüsenzelle. Je mehr die Säuglinge in die Lage kommen, selbständig Nahrung anderer Herkunft aufzunehmen, desto stärker stellen Teile der Brustdrüse ihre Funktion, d.h. Galaktopoese und Galaktokinese, ein. Erfolgt die Umstellung plötzlich oder in kurzer Zeit, so wird die Milch im Gangsystem und in den Alveolen retiniert, während der hormonale Sekretionsimpuls noch fortwirkt und die Milchsynthese

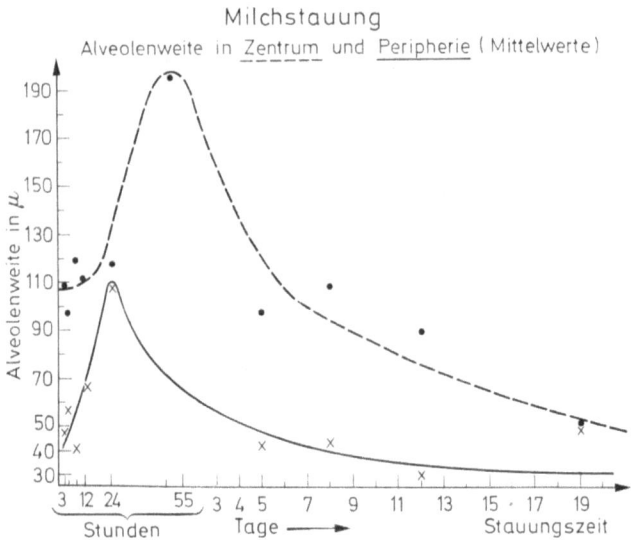

Abb. 101. Meßergebnisse bei akuter Milchstauung und nachfolgender Involution

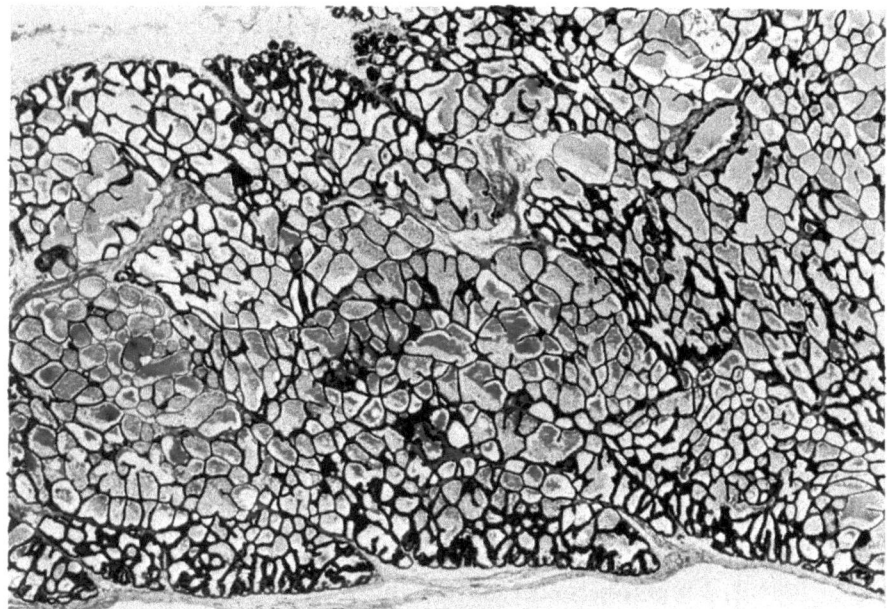

Abb. 102. Laktierende Mamma der Ratte bei akuter Milchstauung von 4 Std, die sich bevorzugt in den zentralen Drüsenpartien und weniger in der Peripherie äußert. HE, Vergr. 35×

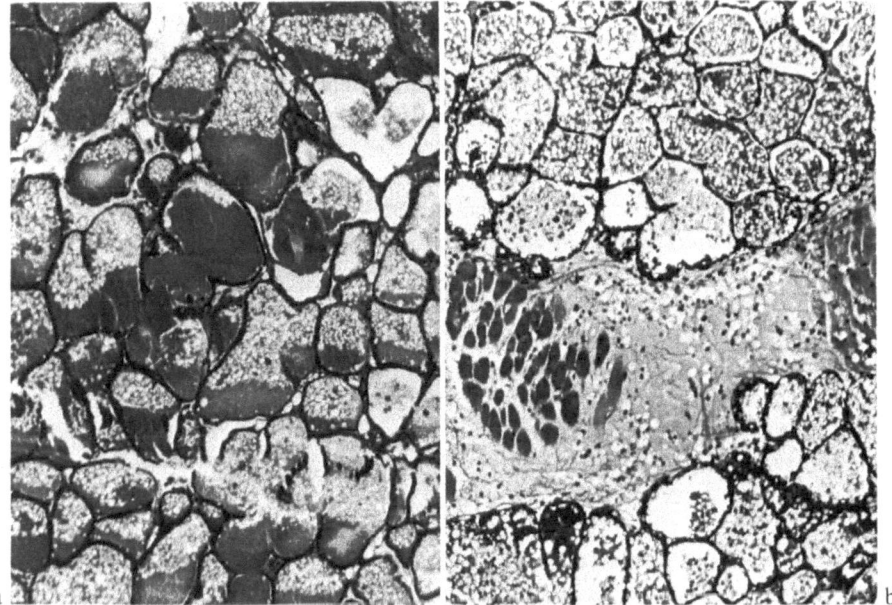

Abb. 103a u. b. Zustand nach Milchstauung von 24 Std mit Entmischung und Spiegelbildung in der Milch. Fetttropfen schwimmen auf dem dichten homogenen Milchplasma (a). Milchstauung von 55 Std mit Sekretaustritt in das Interstitium und starker leukozytärer Infiltration (b). HE, Vergr. 90×. (Nach BÄSSLER und FLÖRCHINGER, 1966)

und -abgabe unterhält. Der Zustand der Milchstauung tritt beim Absetzen der Jungtiere stets auf oder kann experimentell durch Ligatur der Zitzen provoziert werden.

Histometrische Studien an laktierenden Ratten mit 6–12 Jungtieren nach einseitiger Ligatur der Zitzen ergaben zunächst eine unbeeinträchtigte Fortsetzung der normalen Sekretion. Das Epithel sezerniert, bis die physiologische Kapazität des Alveolenlumens erschöpft ist. Das retinierte Sekret füllt die normalerweise nicht in Anspruch genommene Reservekapazität der Alveolen in der Drüsenperipherie aus (Abb. 101). Nach Erschöpfung auch dieser letzten Speicherungsmöglichkeit stellt die Drüse ihre sekretorische Tätigkeit allmählich ein. Die Druckschädigung und Lockerung des Gewebes mündet in eine unphysiologische Ausweitung der Alveolen mit folgender Ruptur, die von einem Austritt des Sekrets in das umgebende Interstitium gefolgt wird (Abb. 102, 103). Hier kommt es zu einer Aktivierung des Mesenchyms. In akuten Stauungsphasen mit maximal angefüllten Alveolen setzt sich gelegentlich das spezifisch schwerere Milcheiweiß unter Spiegelbildung vom Milchfett ab (RICHARDSON, 1947) (Abb. 103a).

2. Elektronenmikroskopische Zytomorphologie

Wie aus den Untersuchungen hervorgeht, erweitern sich die Drüsenalveolen unter Abflachung des Drüsenepithels in Abhängigkeit vom Stauungsdruck. Die weiten Alveolen enthalten massenhaft Fetttropfen und Kaseingranula, die mehr und mehr in der Zelle gestapelt werden. Zunächst bleibt die Feinstruktur erhalten. Mit zunehmender Zeitdauer setzt eine mechanisch und später lysosomal inaugurierte Degradation der Zellorganellen mit Übergang in den ursprünglichen (Ruhe-)Zustand ein. Studien über die Morphologie der Galaktostase unter experimentellen Bedingungen liegen vor von BÄSSLER (1961); nach Absetzen der Jungtiere bei Mäusen, Ratten und Kaninchen von HOLLMANN, 1966; VERLEY und HOLLMANN, 1966, 1967; HOLLMANN und VERLEY, 1967; HELMINEN und ERICSSON, 1968a, b, c, d. Im Zytoplasma treten schon nach 24 Std große Vakuolen auf, die zahlreiche Proteingranula enthalten und ektatischen Zisternen des Golgifeldes entsprechen. Nach Platzen der Membranen dringen die Partikel in das Zytoplasma ein. Es kommt zu Kondensationen und Degradationen in den Zisternen wie im Zytoplasma. Die Lamellen des Ergastoplasmas werden dissoziiert und dilatiert, die Zellkerne behalten dagegen weitgehend ihre Form und unterliegen später Schwellungszuständen durch ein Kernödem. Je heftiger die Stauung, desto deutlicher tritt die Disintegration hervor, wobei ein Reflux des geformten Sekrets in die Interzellularräume und in die perikapillären Gewebsspalten festzustellen ist (BÄSSLER, 1961; BENEDETTI und BARTOSZEWICZ, 1961; HOLLMANN, 1966, 1974). Wenn auch unter physiologischen Bedingungen derartige Refluxvorgänge vorkommen (HOLLMANN, 1974), tritt bei einer Galaktostase ein mechanischer Faktor hinzu, der für das Ausmaß der Veränderungen verantwortlich ist. Die Erweiterung der basalen Einfaltungen wie der Interzellularspalten ist wahrscheinlich Folge des gestörten Flüssigkeitstransports aus den Kapillaren in die Drüsenlichtung (Abb. 90c). Doch bleibt die sekretorische Akti-

vität der Mamma auch während der Stauung längere Zeit erhalten, wie autoradiographische Untersuchungen mit tritiummarkiertem Leuzin ergaben (VERLEY
und HOLLMANN, 1966). Histo- und biochemische Studien über die lysosomale
Aktivität bei Galaktostase von HELMINEN und ERICSSON (1971) zeigten mit Einsetzen der Stauung eine Zunahme von Kathepsin, saurer Phosphatase, Arylsulfa-
tase und β-Glukuronidase, mit Maximum am 3.–7. Tag. Die Autoren entwickeln
die Vorstellung, daß die gestaute Milch degenerative Zellschäden induziert, durch
die lysosomale Aktivität ausgelöst wird.

VII. Involution

1. Morphologie und Histometrie

Die Rückbildung des Drüsenkörpers und die Einstellung der Drüsenfunktion
erfolgen in der Regel dann, wenn die Milchentnahme bei Absetzen der Jungtiere
rasch abgebrochen wird oder wenn durch zunehmend selbständige Futteraufnahme der Jungen der Milchbedarf allmählich erlischt. Licht- und elektronenmikroskopische Untersuchungen zeigten, daß am Anfang der Involution die Drüsenalveolen zunächst weit und von Sekret angefüllt sind. Das bedeutet, daß
bei fehlender Galaktokinese, aber bei einem noch fortwirkenden hormonalen
Sekretionsimpuls die Milchsynthese und Sekretionsleistungen anhalten und eine
mehr oder weniger ausgeprägte Galaktostase bewirken. Die Alveolen sind weit;
sie enthalten Milch, und das Drüsenepithel ist abgeflacht. In diesem Zustand,
d.h. in der Phase eines verminderten Energiestoffwechsels, beginnt die Involution
durch eine in kurzer Zeit einsetzende Disintegration des Drüsenepithels mit
Abbau der für die Milchsynthese erforderlich gewesenen Zellorganellen und
die Resorption des retinierten Sekrets. Je abrupter die Involution einsetzt, desto
stärker treten mechanische Zellschäden mit Einrissen der Zellmembran und
Auflösung des Epithels in Erscheinung, je langsamer der Umbau, desto mehr
werden die zelleigenen lysosomalen Verdauungsmechanismen aktiviert (Abb. 104
u. 105). KORFSMEIER (1976) unterscheidet 3 Involutionsphasen, wobei die Rückbildung nach einer Milchstauung am 5. Involutionstag einsetzt.

Die bei Galaktostase und Involution auftretenden Zellen in den Alveolen
sind seit Jahrzehnten als *Kolostrumkörper* (DONNE, 1837) bekannt, wobei bis
heute nicht sicher zu entscheiden war, ob die Zellen epithelialer oder mesenchymaler Herkunft sind. Für den Abbau und Abtransport des Sekrets spielen imigrierte Makrophagen zweifellos eine große Rolle, die, mit Fettropfen beladen,
in den Lympfgefäßen und in den regionalen Lymphknoten festzustellen sind.
Der Abbauweg ist im Hinblick auf das ältere Schrifttum (GRUBER, 1924; v.
EGGELING, 1927) von DABELOW (1931, 1957) beschrieben und aufgezeigt worden
und entspricht dem heutigen Begriff der „Heterophagozytose", die sich lichtoptisch durch Fettfärbungen erfassen läßt.

Histometrische Untersuchungen bei physiologischer Rückbildung ergaben eine
Verkleinerung der Alveolarweite bei zunehmender Vereinheitlichung des Gewebsbildes. Die Verkleinerungsrate der Alveolendurchmesser ist im Anfang der

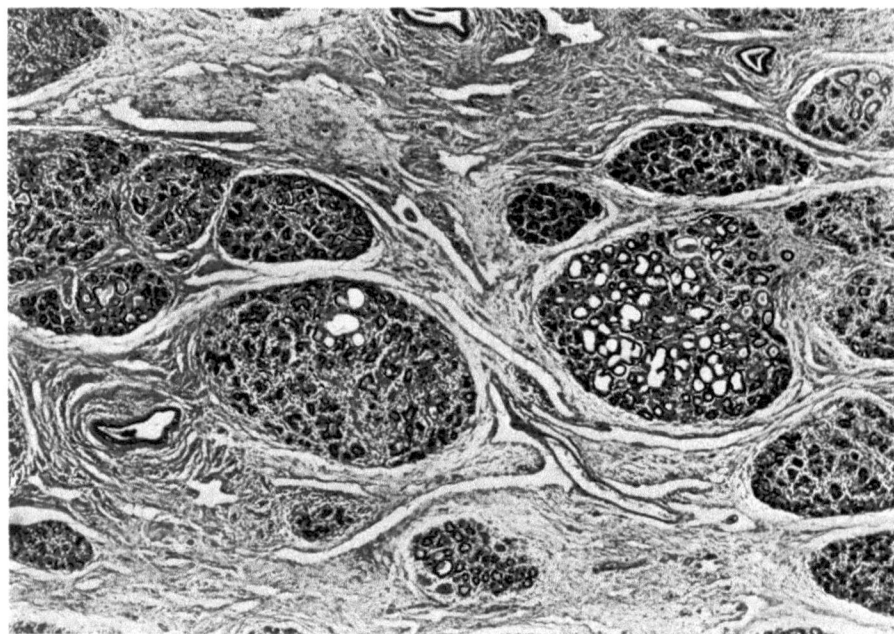

Abb. 104. Frühe Involutionsphase einer laktierenden weiblichen Brustdrüse mit partiellen intralobulären Zystenbildungen, mit resorptiver Entzündung, Lymphangiektasien und Fibrose. HE, Vergr. 90 ×

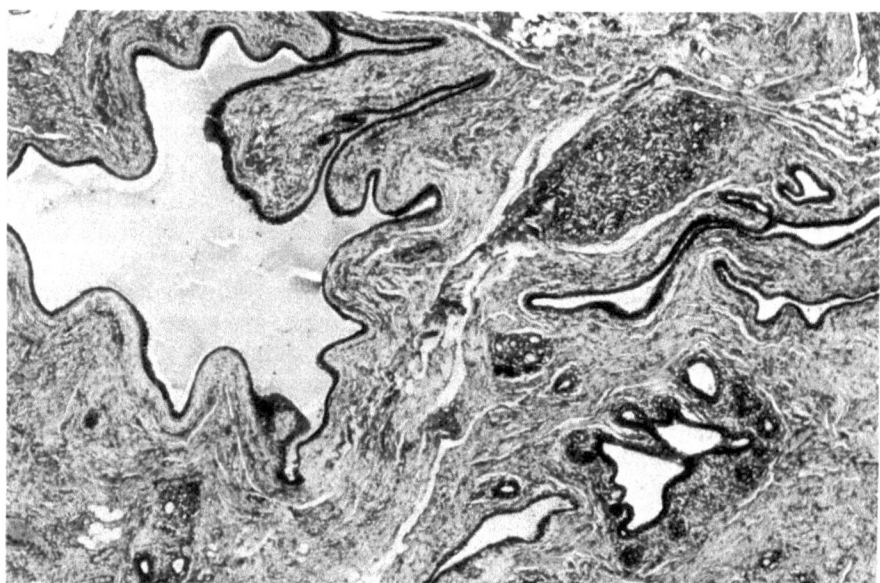

Abb. 105. Spätphase einer Involution nach Laktation mit weitgehender Atrophie des Parenchyms und Gangektasien sowie Zeichen einer Sekretretention. Geringere Zellinfiltration, stärker hervortretende Fibrose. HE, Vergr. 140 ×

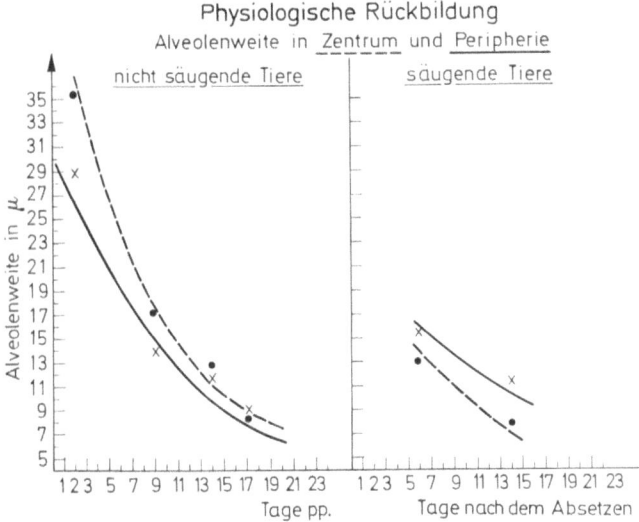

Abb. 106. Meßwerte der Alveolenweite bei physiologischer Involution der Mamma von Ratten nach Laktation

Rückbildung groß und wird im weiteren Verlauf immer kleiner. Es bestehen Unterschiede in der Rückbildungsintensität zwischen säugenden und nicht säugenden Tieren. Auf die initiale Stauung nach Abbruch der Laktation folgt ein Kollaps der Alveolen, der rasch in die Rückbildung überführt (Abb. 106). Es besteht ein deutlicher Unterschied zwischen der Rückbildung als Folge allmählich versiegender Sekretion und der durch gewaltsamen Abbruch der Laktation ausgelösten Involution. Säugende und nicht säugende Tiere unterscheiden sich in der Schnelligkeit der Rückbildung. Die interalveolären Bindegewebssepten unterliegen während der Involution einer kontinuierlichen Verbreiterung, und zwar ist die Bindegewebszunahme bei den säugenden Tieren stärker als bei den nicht säugenden (Abb. 106). Die Involution ist also dadurch gekennzeichnet, daß sie mit großer Intensität beginnt und in immer kleineren Schritten langsam in den Zustand der ruhenden Milchdrüse übergeht.

2. Elektronenmikroskopische Zytomorphologie

Am ersten und zweiten Tag der Involution entstehen im Golgifeld große Zisternen mit Kaseingranula unterschiedlicher Größe. Das Ergastoplasma verliert seine parallelen Stapel und löst sich in Fragmente und kleine Zisternen auf. Die Golgifelder verlieren zunehmend an Größe, die Proteinsynthese erlischt. In den Mitochondrien hellt sich die Matrix auf. Die Cristastruktur wird unregelmäßig. Das Zytoplasma ist flüssigkeitsreich und transparent. Basale Einfaltungen erweitern sich häufig zu kleinen Zisternen. Über die elektronenmikroskopische Morphologie berichten WELLINGS und DE OME (1963), HOLLMANN und VERLEY (1967a, b) sowie RICHARDS und BENSON (1971). Das Sekret aus den Alveolen

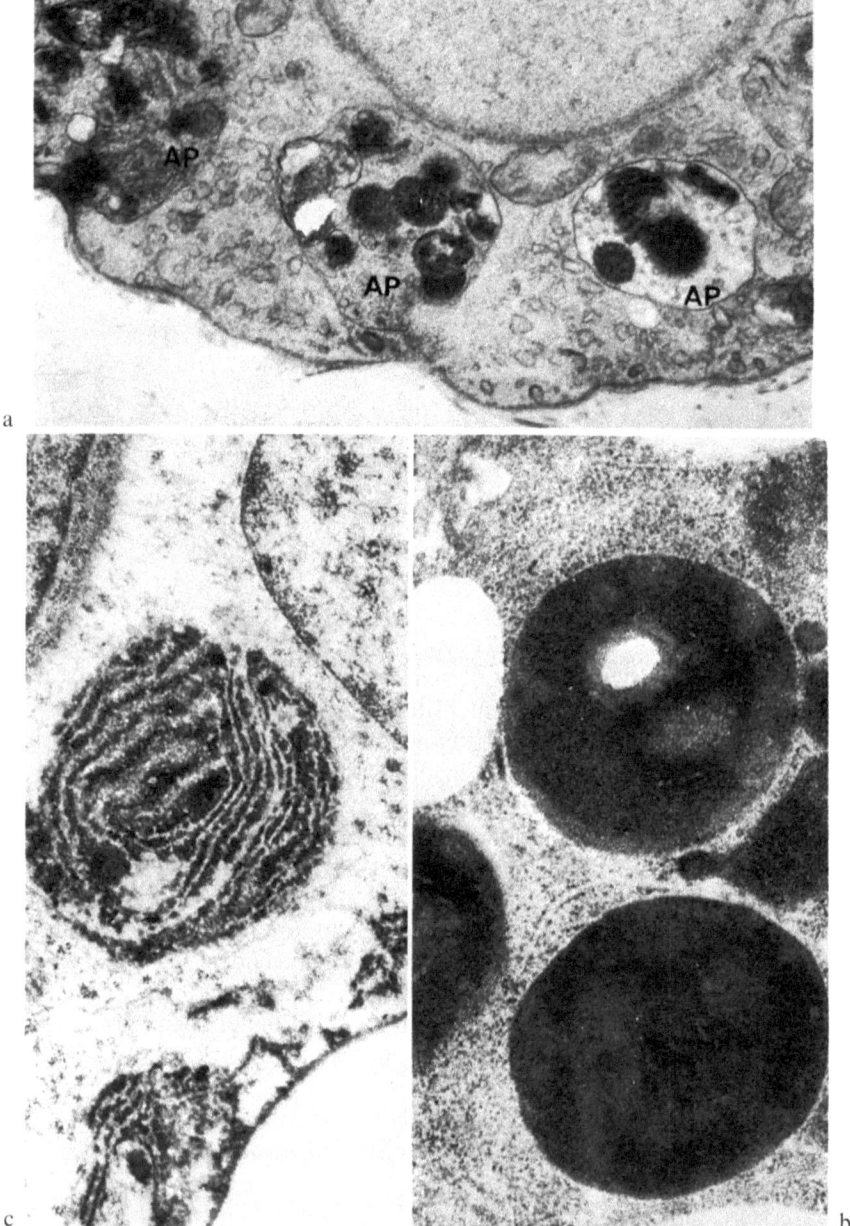

Abb. 107a–c. Zellausschnitte von Drüsenepithelzellen der Rattenmamma während der Involution in verschiedenen Phasen. (a) Autophagosomen mit heterogenem Material (*AP*). EM,
Vergr. 7600 ×. (b) Runde, dichte Residualkörper mit Lipo-Proteid-Lamellen. EM, Vergr.
32000 ×. (c) Lamelläre Einschlüsse im Zytoplasma mit Strukturen des Ergastoplasmas.
EM, Vergr. 35000 ×

fließt in das Bindegewebe ab, wofür der Nachweis von Kaseingranula im extra-zellulären Raum und in den Kapillaren spricht (BÄSSLER, 1961). Wege des Abflu-ßes sind die ektatischen Interzellularräume, die nach Verlust ihrer Desmosomen in dieser Phase auseinanderweichen (HOLLMANN, 1964). Das Myoepithel umgibt die Drüsenzellen und Alveolen als ein schmales Band und stellt häufig allein die Kontinuität zwischen den in Auflösung befindlichen Drüsenzellen dar.

Von besonderer Bedeutung für den Abbau der Zellbestandteile ist die *lysoso-male Aktivität* mit Entwicklung einer großen Zahl von Autophagosomen unter-schiedlicher Form und Größe (Abb. 107). An der Mamma haben WELLINGS und DE OME (1963), EHRENBRAND (1964), HOLLMANN und VERLEY (1967), GIRARDIE (1967), HELMINEN und ERICSSON (1968 b) sowie KORFSMEIER (1976) Zellein-schlüsse als multivesikuläre und dichte Körperchen, als autophage Vakuolen oder als Autophagosomen beschrieben. Diese sind nach heutiger Vorstellung für den Abbau der organellenreichen Drüsenzellen der Laktationsperiode verant-wortlich und mit einem Anstieg an lysosomalen Enzymen in den ersten Tagen der Drüseninvolution verbunden.

Die Aktivität *lysosomaler Enzyme für die Umbauprozesse* wurde durch biochemische Untersuchungen von GREENBAUM, et al. (1960 und 1965) nachgewiesen, die in den ersten Tagen der Involution einen Anstieg von Kathepsin, saurer Ribonuklease und β-Glukuroni-dase feststellten. In Verbindung mit elektronischen Befunden berichten BRANDES und ANTON (1966) sowie BRANDES, et al. (1969) über Aktivitätszunahmen hydrolytischer Enzyme und fokale Degradationen in der Involution und nach Behandlung mit Zytoxan und Vitamin A. In histo- und biochemischen Studien wurden die Angaben von HELMINEN et al. (1968) differenziert und erhärtet, wonach übereinstimmend saure Phosphatase, Kathepsin, Arylsul-fatase und saure Desoxyribonuklease während der Rückbildung ansteigen und zwischen 4. und 6. Tag ihr Aktivitätsoptimum erreichen. Die Autoren fanden Reaktionsprodukte in Epithelzellen und Makrophagen und glauben, daß die Enzymsynthese bei diesem Prozess in der ersten Phase der Involution induziert wird. Über quantitative Veränderungen berich-ten HELMINEN und ERICSSON (1970). Weitere Beobachtungen liegen von ZARZYCKI, et al. (1969) und KORFSMEIER (1976) vor.

Die von HELMINEN und ERICSSON (1968) aufgezeigte Heterophagozytose durch einwan-dernde Makrophagen wird von HOLLMANN (1974) in Zweifel gezogen, da die elektronenmi-kroskopischen Darstellungen nicht zwingend auf eine Imigration von Makrophagen hinwei-sen. Es könnte sich um alterierte Drüsenzellen mit lysosomalen Restkörpern handeln.

Eine *Hemmung der physiologischen Involution* ist durch mammotrope Wirkstoffe mög-lich. RICHARDS und BENSON (1971) studierten den Einfluß von Oxytozin, Reserpin, Prolaktin und Somatotropin, die allein oder in kombinierter Applikation in der Lage sind, eine signifikante Retardierung der Involution herbeizuführen, wobei es zur Akkumulation von Milchfett in der Zelle kommt.

Die *Regeneration des Epithels* geht von der basalen, erhalten gebliebenen Zellschicht aus, wobei häufig nur das Myoepithel mit seinen Fortsätzen persistiert. Welche Rolle die von OZZELLO (1970) beschriebene „indeterminate cell" als ambivalente epi- und myothe-liale Zelle spielt, ist bisher nicht geklärt worden.

Eine Übersicht zur Zytomorphologie der Mamma in den physiologischen Funktionspha-sen gibt Abb. 108 wieder.

VIII. Morphologie der hormonalen Laktationshemmung

Die hormonale Laktationshemmung hat in der geburtshilflichen Praxis das Ziel, den Beginn einer Sekretion der Brustdrüse zu verhindern oder eine bereits

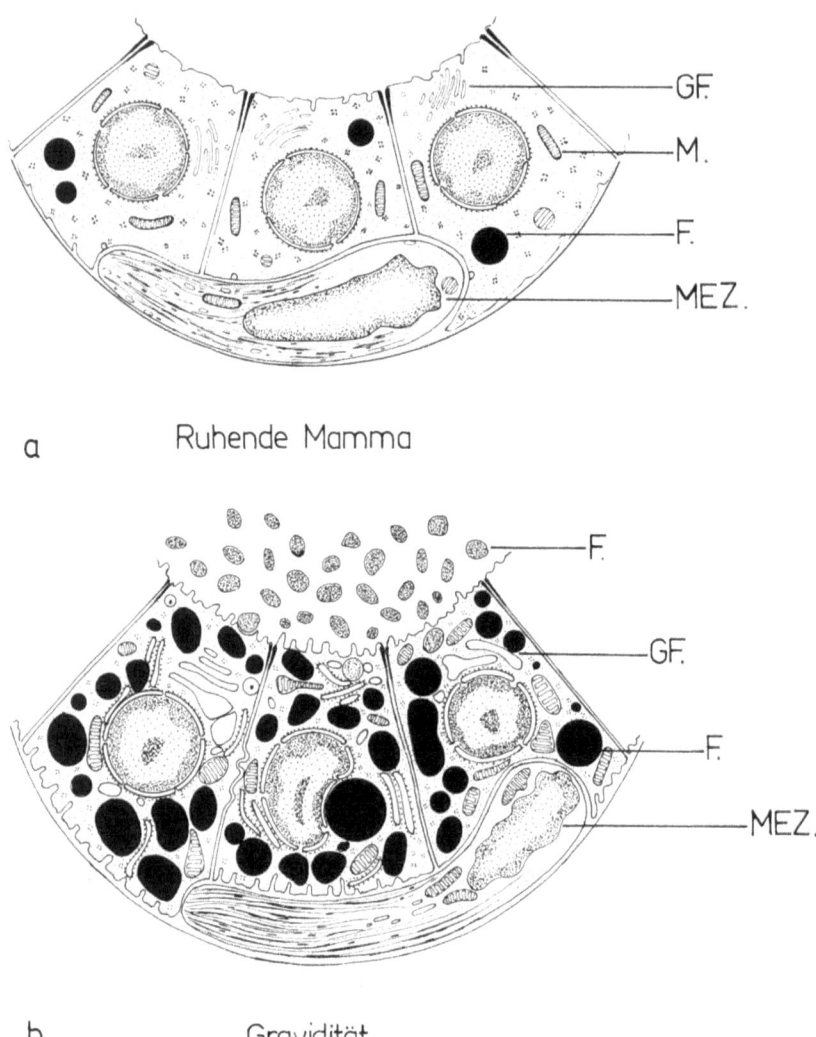

a   Ruhende Mamma

b   Gravidität

Abb. 108a–d. Schematische Darstellung der Zytomorphologie der Mamma im ruhenden Zustand (a), in Gravidität (b), während der Laktation (c) und bei akuter Milchstauung (d)

bestehende Laktation zu beenden. Die an Hypophyse und Mamma zugleich angreifenden Wirkstoffkombinationen sind in Abb. 109a schematisch dargestellt und zeigen, daß die Hemmung der Laktation auf einer Rückschaltung der endokrinen Steuerung der Mamma beruht, die der Spätphase der Gravidität entspricht. Zahlreiche klinische Untersuchungen der letzten Jahre haben die Eignung bestimmter Hormonkombinationen aufgezeigt (PRIMROSE und TREMBLEY, 1957; WATRONS et al., 1959; MARKIN und WOLST, 1960; ROSENBERG und POTS, 1962; SCHLEGEL und WARM, 1963; SCHOLZ, 1967). Zur Endokrinologie und Klinik: VORHERR (1974).

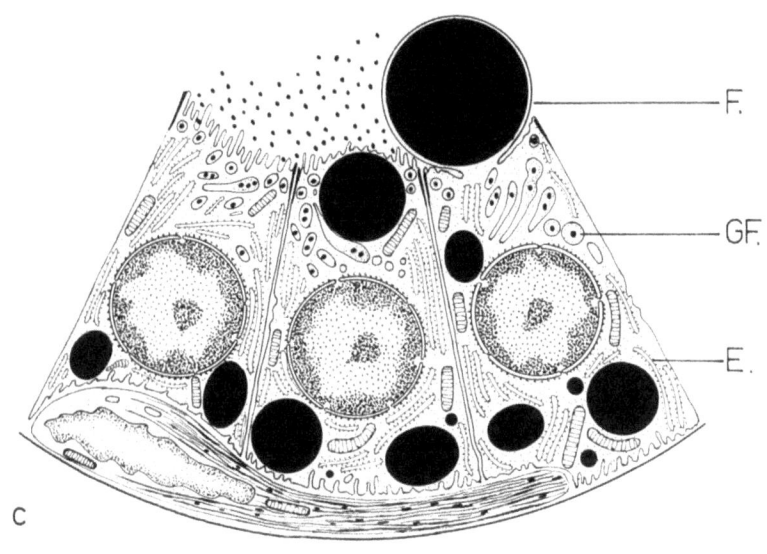

c

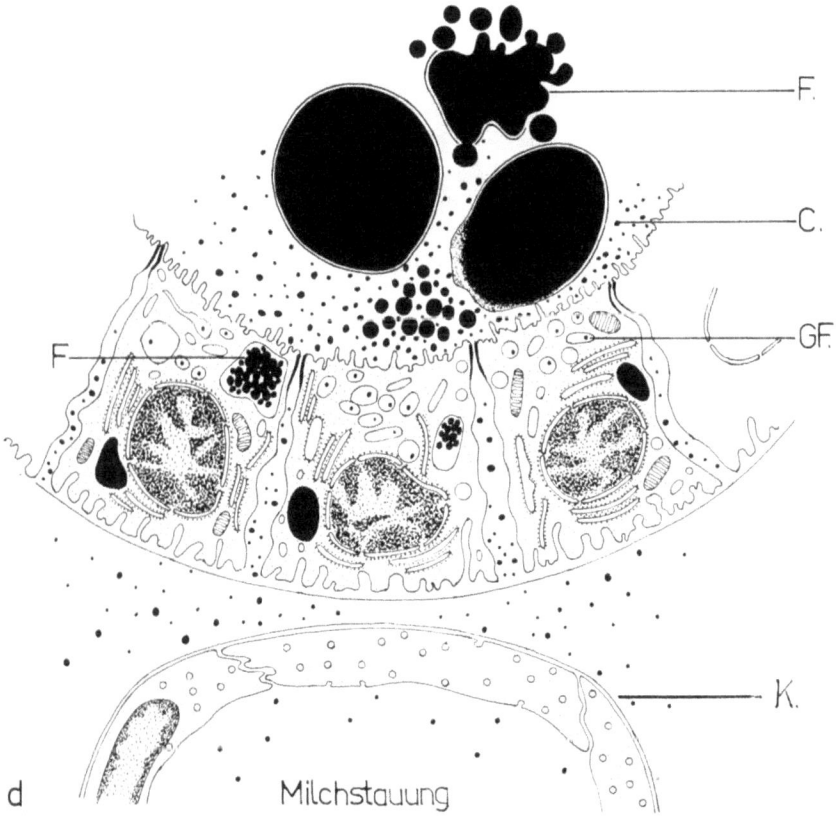

d   Milchstauung

Abb. 108c und d

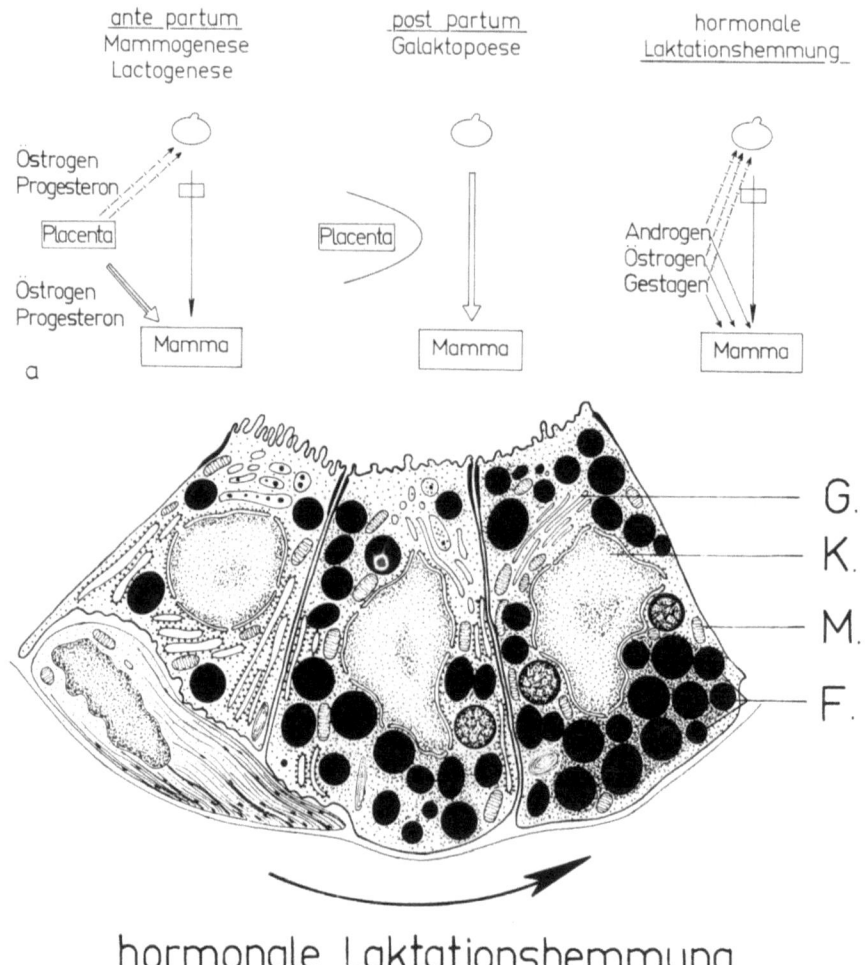

hormonale Laktationshemmung

b

Abb. 109a u. b. Schematische Darstellung der Hormonwirkungen ante und post partum und bei hormonaler Laktationshemmung (a). Schematische Darstellung des Strukturwandels der Drüsenzellen bei hormonaler Laktationshemmung bis etwa zum 10. Tag der Einwirkung (b). (Nach LIESER und BÄSSLER, 1969). Golgifeld (*G*), Zellkern (*K*), Mitochondrien (*M*), Fetttropfen (*F*)

   In experimentellen morphologischen Untersuchungen von LIESER und BÄSS-LER (1969) wurde nachgewiesen, daß nach Behandlung der Muttertiere mit dem aus 4 Komponenten zusammengesetzten Laktationshemmer Ablakton (SCHE-RING) das mittlere Körpergewicht der Jungtiere gegenüber Kontrollen nach 5 Tagen zurückbleibt, die Weite der Drüsenalveolen abnimmt und die Volumina der Epithelzellen ansteigen. Dabei kommt es lichtmikroskopisch zu einer Akkumulation von Fetttropfen in der Drüsenzelle. Elektronenmikroskopisch zeigt sich eine dosis- und zeitabhängige Vermehrung von Fett im Zytoplasma, das die Zellen weitgehend ausfüllt und einem Zustand der späten Gravidität entspricht. Dabei schwinden Ergastoplasma und Proteinsynthese. Das Golgifeld verkleinert sich und besteht schließlich nur aus schmalen Lamellen, die keine Kaseingranula enthalten. Der Gewichtsverlust der Jungtiere und die hohe Absterberate in dieser Phase sind als Folge des Eiweißmangels anzusehen. Des weiteren treten im Zytoplasma der Drüsenzellen zahlreiche und vielgestaltige Autophagosomen auf, die den beschriebenen lysosomalen Abbau der Zellorganellen aus der Zeit der Laktation sowie der Fetttropfen markieren. Die zytomorphologischen Veränderungen unter experimentellen Bedingungen an der Ratte gibt schematisch Abb. 109b wieder. An die frühe Phase einer Umstellung der Zellfunktion schließt sich eine allmähliche lysosomal induzierte und unterhaltene Involution an.

IX. Pathologie der weiblichen Mamma in Gravidität und Laktation

Unter physiologischen Bedingungen kann eine Laktationsperiode 5–9 Monate lang andauern, wobei das Mittel in Europa und in den Vereinigten Staaten zwischen 3 und 6 Monaten liegt. Das Maximum der Sekretion liegt am 8. und 9. Tag, an dem eine Milchmenge von 800–1 800 ml erreicht werden kann. Klinische Erfahrungen besagen, daß die Größe der Brustdrüse zur gebildeten Milchmenge in keinem proportionalen Verhältnis steht, da oftmals kleine Brustdrüsen zu einer intensiveren Galaktopoese fähig sind als große Organe. Von diesen sehr groben quantitativen Anhaltspunkten abgesehen, werden gelegentlich Funktionsstörungen der Brustdrüsen im Puerperium festgestellt, die sich auf die Quantität der Milch, auf die Dauer der Sekretion, jedoch nur selten auf die Qualität des Sekrets beziehen.

1. Laktationsanomalien

a) Agalaktie

Agalaktie als Zustand einer völlig fehlenden Milchsekretion, die bei Aplasie der Brustdrüsen organisch bedingt ist oder durch eine völlige Unterbrechung der hormonalen Voraussetzungen entsteht wie bei den postpartalen Hypophysennekrosen (Sheehan-Syndrom).

b) Hypogalaktie

Hypoglaktie kennzeichnet eine insuffiziente Milchsekretion, so daß der Säugling zu wenig Milch erhält. Die Ursachen können in der Beschaffenheit der Mamma liegen, beispielsweise in einem Mangel an sekretorisch aktivem Parenchym, an Milchabflußstörungen, Anomalien der Brustwarze, bei Zustand nach Mastitis. Ferner kommen funktionelle Gesichtspunkte in Betracht, wie Störungen des galaktokinetischen Effekts oder der Prolaktinsekretion. Des weiteren ist an psychologische Einflüsse, an psychische und metabolische Störungen, wie Hunger, Dehydration, Fehlernährung, toxische Einflüsse und Drogenwirkung, zu denken (DAVIS und CARTER, 1956).

Histologische Studien an Brustdrüsen zur Pathogenese der Hypogalaktie von RATZENHOFER (1967) ergaben zonale und flächenhafte Fibrosen im Drüsenkörper bei insulärer Parenchympersistenz ganz unterschiedlichen Grades. Die Vermehrung des Stützgewebes übersteige individuelle Schwankungen und erfolgt über ein interstitielles chronisches Ödem mit schleichender Atrophie des Drüsengewebes. Die in einem Drittel vorhandenen mastopathischen Veränderungen in diesen Fällen zeigen an, daß schon vor der Gravidität und Laktation eine fibrosierende Mastopathie vorgelegen hat und laktogene Hormone hier eine unzureichende Wirkung entfalten können. In dem Mangel an laktogenem Drüsengewebe ist die Ursache der therapieresistenten genuinen Hypogalaktie zu suchen.

c) Hypergalaktie (Polygalaktie)

Als Hypergalaktie verstehen wir eine exzessive Milchsekretion (Polygalaktie), die nach Beendigung des Stillens anhält. Über die Ursache ist wenig bekannt. Voraussetzung ist eine gesteigerte hormonale Aktivität und ein funktionsfähiges Parenchym. Im Hinblick auf die Laktationsphysiologie könnte diesen Formen eine adenomatöse Hyperplasie der azidophilen Zellen der Adenohypophyse zugrunde liegen.

d) Persistenz der Laktation

Die Persistenz oder Prolongation (Hyperlaktation) bedeutet eine Perpetuierung über den 9. Monat post partum hinaus, die in Europa und bei der weißen Bevölkerung ungewöhnlich ist. Folgen sind zumeist Asthenie, Gewichtsverlust, Amenorrhoe. Ätiologisch werden ovarielle und hypophysäre Dysfunktionen angenommen (REYNOLDS, 1972) (vgl. Kapitel E).

e) Veränderungen der chemischen Zusammensetzung

Veränderungen in der chemischen Zusammensetzung der Milch, die spontan auftreten und sich in quantitativen Verschiebungen oder in einem Mangel an Elektrolyten oder Vitaminen äußern, sind nach DAVIS und CARTER (1956) sehr selten. Häufiger und wesentlich wichtiger sind chemische Veränderungen der Milch, die durch mütterliche Diätfehler, Intoxikationen oder unter dem Einfluß von Pharmaka und Drogen entstehen.

Diese aktuellen Fragen hat VORHERR (1974) aufgegriffen und festgestellt, daß die Ausscheidung von Drogen in die Milch nur selten 1% der gesamten, von der Mutter aufgenommenen Drogenmenge überschreitet (vgl. Tabelle 13). Die Substanzen gelangen entweder durch Diffusion oder mittels aktiver Transportmechanismen in die Drüsenzelle und verlassen diese auf demselben Wege über das apikale Plasmalemm. In Tabelle 13 hat VORHERR (1974) Konzentrationen verschiedener Drogen in Blutplasma und Milch sowie den prozentualen Gehalt im Drüsensekret angegeben. Beispielsweise bewirken Antikoagulation der Mutter einen Abfall des Prothrombinspiegels beim Kind um 50%. Infolge eines Mangels an Glukuronyltransferase in der Leber des Kindes können Chloramphenikol, Morphin und andere Substanzen nicht zulänglich entgiftet werden und einen Ikterus herbeiführen. Dasselbe gilt für die Einnahme von Sexualsteroiden in Kontrazeptiva, die einen Milchspiegel von 1% erreichen und einen Neugeborenenikterus auslösen können. Über die Ausscheidung von Hormonen mit der Muttermilch berichten LAURITZEN und LEHMANN (1967).

Tabelle 13. Drogenausscheidung in der Milch. (Nach VORHERR)

Pharmaka	Wirkstoffspiegel in		Prozentualer Gehalt der aufgenommenen Substanz in der Milch
	Plasma oder Serum	Milch	
Chloralhydrat	0–30 mg%	0–1,5 mg%	0,6%
Chloramphenikol	4,9 mg%	2,5 mg%	1,3%
Erythromyzin	0,1–0,2 mg%	0,3–0,5 mg%	0,07–0,12%
Äthylbiscumazetat	2,7–14,5 mg%	0–0,17 mg%	0,1%
Folsäure	3 µg%	0,07 µg%	0,1%
^{131}Jod	0,002 µc%	0,13 µc%	4%
Isoniazid	0,6–1,2 mg%	0,6–1,2 mg%	0,5–1%
Lithium	0,2–1,1 mg%	0,07–0,4 mg%	0,15–0,8%
Methotrexat	3 µg%	0,3 µg%	0,01%
Novobiozin	1,2–5,2 mg%	0,3–0,5 mg%	0,1–0,2%
Penizillin	6–120 µg%	1,2–3,3 µg%	0,03%
Phenylbutazon	2–5 mg%	0,2–0,6 mg%	0,4%
Pyrazolon	2,3 mg%	2 mg%	1%
Quininsulfate	0,7 mg%	0,1 mg%	0,05%
Sulfanilamid	8 mg%	9 mg%	1,5%
Sulfapyridin	3–13 mg%	3–13 mg%	0,5–2%
Tetrazyklin	80–320 µg%	50–260 µg%	0,01–0,05%
Thiourazil	3–4 mg%	9–12 mg%	4,5–6%

2. Milchretention und Galaktozele

Milchsekretion und -synthese pendeln sich während einer physiologischen Laktation so ein, daß keine nennenswerten Rückstauungen erfolgen. Retentionen bei unzulänglicher Entnahme oder aus lokaler Ursache führen zum beschriebenen Zustand der Galaktostase, der entweder das gesamte Organ, Sektoren oder Läppchengruppen betrifft, wie in Abb. 110 dargestellt ist. Als Folge einer örtlichen Retention können im Drüsenkörper tumorförmige Resistenzen durch erweiterte Gänge und Lobuli entstehen, die differentialdiagnostisch zu klären sind. Histologisch werden in Exzisionen demgemäß ektatische Gänge und kleine Zysten festgestellt, die, je nach der Zeitdauer der Retention, von flüssiger, weißer oder inspissierter gelblicher Milch ausgefüllt sind. In der Umgebung der Hohlräume finden sich zumeist zellige Infiltrate, in den Zisternen Makrophagen und Schaumzellen.

Die *Galaktozele* stellt die Fortentwicklung der beschriebenen örtlichen Stauung mit zystischer Ausweitung von Milchgängen, eingedickter Milch und chronischer Entzündung der Wandschichten dar. Nach dem makroskopischen Aspekt spricht man auch von Butter-, Käse- oder Seifenzysten. Die Galaktozele wird heute nur ganz selten gefunden. Mittlere Größe nach GESCHICKTER (1948) 1–6 cm, klinisch als Tumor imponierend. Zumeist keine klinischen Symptome einer Entzündung. In der Regel liegen runde Zysten mit verdickter Wand vor; es werden aber auch multiple zystische Gangektasien beobachtet, die eingedickte Milch enthalten (SCHULTZ, 1933). Die Wand weist innen butterähnliche, fettreiche Massen mit Schaumzellen und Nekrosen auf, es folgt eine Zone der chroni-

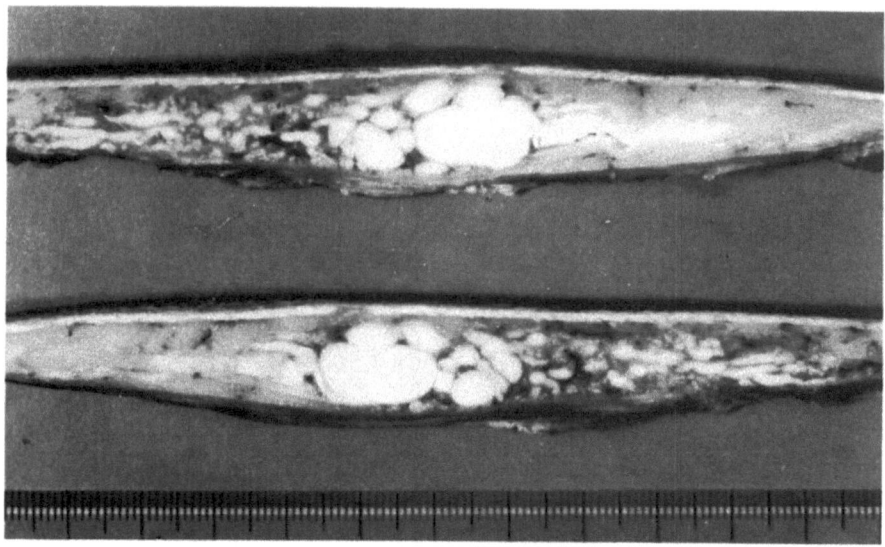

Abb. 110. Chronische Galaktostase mit Ausbildung multipler Käsezysten nach Hormontherapie wegen eines metastasierenden Mammakarzinoms der kontralateralen Seite

schen Entzündung und außen ein bindegewebiger Wall mit lymphozytären Infiltraten. Die angrenzenden Teile des Parenchyms sind entweder verdrängt oder
atrophisch. Bricht eine Galaktozele nach außen durch, kann eine *Milchfistel*
entstehen, die sich in der Regel zurückbildet, wenn die Mamma involviert.
Von Bedeutung ist für die klinische und pathomorphologische Diagnostik, daß
eine Galaktozele jahrelang bestehen kann und Umbauprozessen unterliegt, so
daß bei solitären Zysten mit verdickter Wand und eingedicktem Sekret (Fett,
Käse, Butter) bei jüngeren Frauen an diese Möglichkeit zu denken ist.
    Eine chronische Galaktostase mit Ausbildung von Käsezysten zeigt Abb. 110,
die von der Mamma einer 26 Jahre alten Frau mit metastasierendem Mammakarzinom der kontralateralen Seite nach Hormontherapie stammt.

3. Pathomorphose benigner Tumoren und Dysplasien unter dem Einfluß von Gravidität und Laktation

So, wie alle Anteile des regulär differenzierten Parenchyms der Brustdrüse
an den Umbauvorgängen mit Beginn der Schwangerschaft teilnehmen, werden
auch präexistente krankhafte Prozesse in diese Metamorphose einbezogen. Im
Vordergrund stehen während der Gravidität zumeist lobulär orientierte Epithelhyperplasien und im Puerperium, die Neigung zur Sekretion mit regressiven
Veränderungen. Bei der praktischen Diagnostik lassen in Exzisionsbiopsien auffällige, große Drüsenläppchen mit Zeichen der intrazellulären Fettsynthese und
Sekretion stets an die Möglichkeit einer bestehenden Gravidität denken.
    Das *Fibroadenom* weist während der Schwangerschaft intensive Proliferatio-
nen des Epithels auf, so daß im Verlauf einer Gravidität der Tumor so maskiert

wird, daß er von dem regulären Parenchym kaum zu unterscheiden ist und einem Adenoma purum gleicht. In der Involutionsphase demaskiert sich die Neubildung nach Atrophie der epithelialen Anteile. Über Wandlungen des Mesenchyms liegen keine Angaben vor. Es ist denkbar, daß diese Rückbildungen zu einer Sklerosierung des Fibroadenoms beitragen. Vgl. Kap. P und Abb. 219.

Mastopathia cystica fibrosa, Adenose und Mastodynie werden nach klinischen und pathomorphologischen Erfahrungen, ebenso wie das Fibroadenom, in den Umbauvorgang des gesamten Organs einbezogen und nicht mehr erkennbar (KILGORE, 1929; GESCHICKTER, 1948). Dabei handelt es sich nicht um eine Überlagerung durch den hyperplastischen Drüsenkörper, sondern offensichtlich um Reaktionen, die zu einer geweblichen Homogenisierung unter Aufhebung der zystischen oder papillären Struktur des Mastopathie führen. Inwieweit die Alterationen im Einzelfall zutreffen, hängt vom Ausmaß und Grad der vorbestehenden Mastopathie ab. Dasselbe betrifft die oben genannten Dysplasien. GESCHICKTER (1948) nimmt an, daß das Progesteron einen günstigen Einfluß auf die Mastopathie in der Schwangerschaft hat. In diesem Sinn sind die Empfehlungen von KAISER (1973) zu verstehen, wonach die Mastopathie durch Gestagene oder Gestagen-Östrogen-Kombinationen konservativ gebessert oder behandelt werden kann.

Unilaterale fibröse und tumorförmige Makromastien des Postpuerperiums beschreiben HOSEMAN und ÖSTBERG (1968). Bei 3 Frauen (20, 35 und 40 Jahre alt) hatte sich im Anschluß an eine Laktationsperiode eine einseitige Hyperplasie der Mamma entwickelt, die sich histologisch als eine Adenofibromatose mit kleinen Drüsenläppchen, Zysten und Stromafibrose erwies (i.S. einer fibroadenomatösen Makromastie; vgl. Kap. K). Die Autoren nehmen eine besondere gewebliche Reaktion auf Geschlechtshormone an.

Über die Beziehungen zwischen Gravidität und Laktation zu Mastitis vgl. Kap. J, zur Tuberkulose der Brustdrüse vgl. Kap. J, VII. und zum Mammakarzinom vgl. Kap. T.

E. Galaktorrhoe

Unter Galaktorrhoe verstehen wir die Sekretion einer milchähnlichen Flüssigkeit aus einer oder aus beiden Brustdrüsen außerhalb von Gravidität und Puerperium, wobei die Menge des spontan oder auf mechanischen Reiz hin abgegebenen Sekrets beträchtlichen Schwankungen unterliegt. Die pro Tag entleerte Milchmenge wird im Mittel mit 20–100 ml angegeben und kann ausnahmsweise sogar mehrere Liter betragen (FOBE, 1967; WYSS et al., 1971). Die Galaktorrhoemilch unterscheidet sich von der normalen Milch durch einen erhöhten Fett-, Eiweiß- und Natriumgehalt bei erniedrigtem Laktosespiegel (VORHERR, 1974). Voraussetzung der Galaktorrhoe ist, bei ungestörter Wirkung mammotroper Hormone, eine Hyperprolaktinämie, die zumeist mit einer Amenorrhoe verbunden ist.

Im Vergleich hierzu werden die geringfügigen spontanen Sekretabgaben bei regulär menstruierenden Frauen, die von WENNER (1967) sowie von FRIEDMAN und GOLDFIEN (1969b) in ca. 10–30% beobachtet wurden, nicht als Galaktorrhoe definiert. Dasselbe betrifft die diskreten, tropfigen Sekretionen aus der Mamille bei Erkrankungen des Milchgangsystems, die bei galaktographischen Studien von BARTH und HEUCK (1976) in 5,6% eines radiologisch-diagnostischen Krankenguts festzustellen waren. Pathophysiologisch ist es jedoch in diesen Fällen möglich, daß die „pathologische Sekretion", die auf eine sekretorische Aktivität des Drüsenepithels zurückzuführen ist, eine gesteigerte Prolaktinwirkung anzeigt.

Die *Frequenz* der Galaktorrhoe beträgt nach WYSS et al. (1971) 0,6% als einziges Symptom, 0,12% in Verbindung mit Amenorrhoe bei einem nicht ausgewählten gynäkologischen Krankengut. PERNOLL (1971) sowie GREENBLATT und GAMBRILL (1972) fanden als Mittelwert 1–2%.

I. Pathophysiologie und Pathogenese

Die in umfangreichen Untersuchungen gewonnenen Kenntnisse über Biochemie und Regulationsmechanismen des Prolaktins (WOLSTENHOLME und KNIGHT, 1972; v. WERDER, 1975; Lit.) sowie die Einführung der Prolaktinbestimmung in die endokrinologische Funktionsdiagnostik haben das klinische Symptom der Galaktorrhoe und die zahlreichen damit verbundenen Syndrome auf wenige pathophysiologische Modelle reduziert. So unterscheiden wir eine *primäre* (hypophysär-autonome) *Hyperprolaktinämie* bei prolaktinbildenden Hypophysentumoren von einer *sekundären* (hypothalamischen) *Hyperprolaktinämie* mit gleicher Symptomatik, wenn eine Störung des Prolactin-inhibiting-factors (PIF) oder eine Irritation des Hypothalamus mit stimulierendem Einfluß auf die Prolaktinzellen vorliegt (EL ETREBY und GÜNZEL, 1973; BOYAR et al., 1974; TOLIS et al., 1974; SAEGER, 1975). Nicht jeder Hyperprolaktinämie liegt indessen ein prolaktinproduzierendes Hypophysenadenom zugrunde. V. WERDER (1975) hat die pathogenetischen und klinischen Zusammenhänge aufgezeigt und unterscheidet als *Ursachen der Hyperprolaktinämie*:

1. Prolaktinproduzierendes Adenom mit Vergrößerung der Sella turcica.
2. Prolaktinproduzierendes Mikroadenom (adenomatöse Hyperplasie) ohne Ausweitung der Sella turcica.
3. Suprasellläre Hypophysentumoren mit Okklusion des hypophysären Portalsystems und Transporthemmung des Prolactin-inhibiting-factor (PIF) zum Hypophysenvorderlappen.
4. Suprasellläre Tumoren mit Störung oder Hemmung der Bildung von PIF.
5. Hypophysenstieldurchtrennung; gleicher Mechanismus wie 3.
6. Pharmaka mit hemmender Wirkung auf die PIF-Sekretion.
7. Vermehrte Sekretion hypothalamischer Faktoren mit verstärkter Stimulation der Prolaktinsekretion durch einen Prolactin-releasing-factor, der dem Thyreotropin-releasing-factor ähnlich oder mit ihm identisch ist.

Die unter 1 und 2 genannten pathogenetischen Möglichkeiten einer Hyperprolaktinämie würden daher als primäre Form allen anderen sekundären oder indirekten Hyperprolaktinämien gegenüberzustellen sein. V. WERDER (1975) spricht unter pathophysiologischen Aspekten lediglich von einem „Galaktorrhoe-Amenorrhoe-Syndrom", da die gesteigerte Prolaktinsekretion bei der fertilen Frau zu einer Hemmung der Ovulation und zur Amenorrhoe führt. Bei gleichzeitig bestehender Stimulierung der Drüsenzellen der Mamma durch Östrogene und Gestagene löst die Hyperprolaktinämie die Galaktorrhoe aus.

Untersuchungen über den Prolaktinspiegel im Blutserum ergaben nach VORHERR (1974) bei Kindern 5 ng/ml, bei adulten Mädchen 10 und 11 ng/ml, unter chirurgischem Streß 30 ng/ml. Bei Galaktorrhoe ohne Hypophysentumor 200 ng/ml, bei chromophobem Adenom mit Galaktorrhoe 1500 ng/ml. Nach JACOBS und DAUGHADAY (1973) liegt immer dann ein Hypophysentumor vor, wenn der Prolaktinspiegel im Serum über 500 ng/ml liegt.

II. Pathomorphologie der Mamma bei Galaktorrhoe

Den endokrinologischen Voraussetzungen entsprechend, zeigt die Mamma bei Galaktorrhoe unterschiedlicher Pathogenese eine Hyperplasie des Drüsenkörpers mit sekretorischer Aktivität. Das Ausmaß der lobulären Hyperplasie wie auch die Stärke der Milchbildung entsprechen zumeist nicht dem Zustand einer Brustdrüse während einer physiologischen Laktationsperiode. Bei Galak-

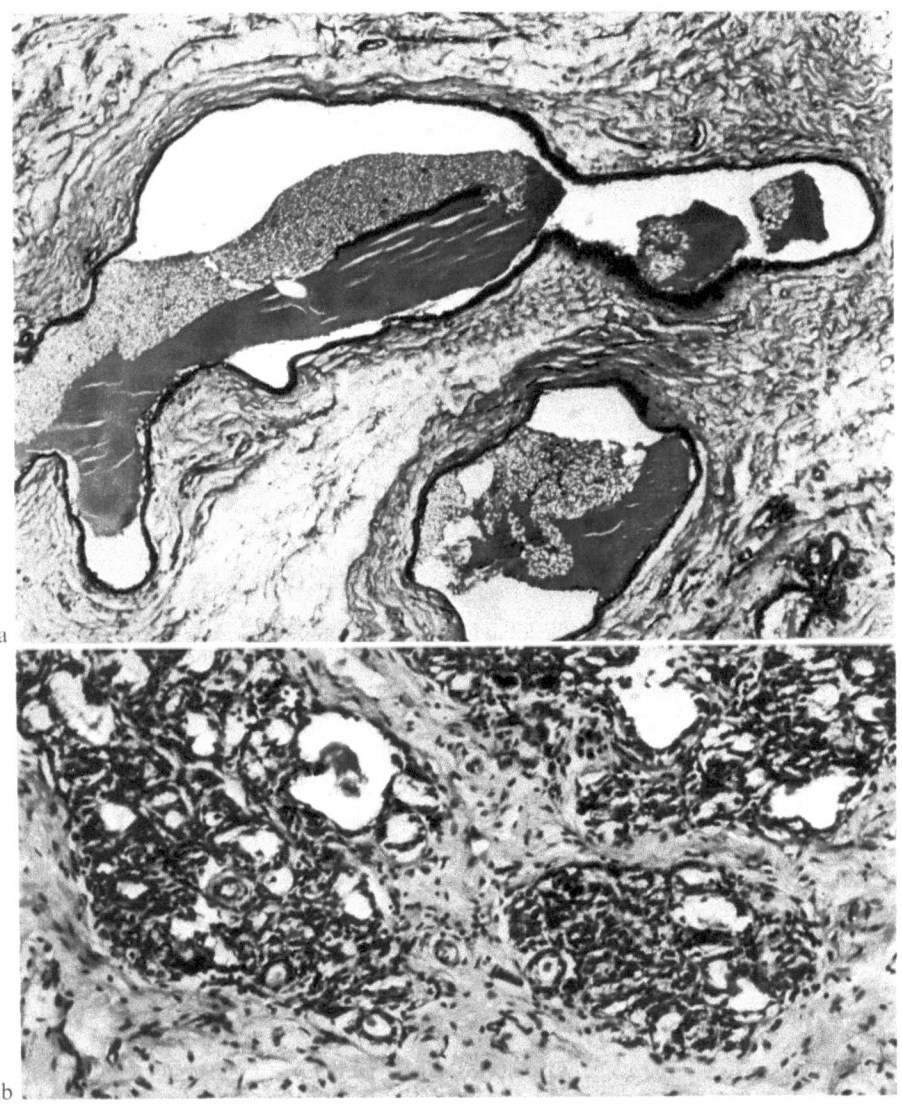

Abb. 111a u. b. Mamma bei Galaktorrhoe und Hyperkalzämie einer 47 Jahre alten Frau. (a) Erweiterte Milchgänge mit Sekret und Spiegelbildung: Milchfett von Milchplasma (unten) scharf abgesetzt. (b) Lobuläre Hyperplasie mit Sekretion. HE, Vergr. 90 × und 230 ×

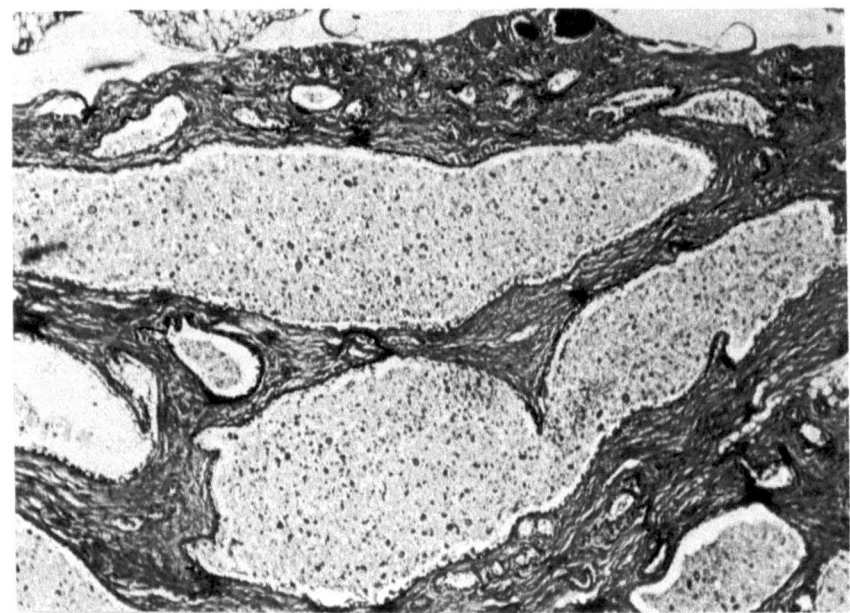

Abb. 112. Galaktorrhoe mit starker Galaktostase in größeren Milchgängen bei Phenazetinniere. HE, Vergr. 90 ×

torrhoe nehmen in der Regel nur Teile des Drüsenkörpers an der Sekretion
teil, während andere Läppchen unbeteiligt sind oder sich im Zustand einer
„Subinvolution" (LEVINE et al., 1962) befinden. Die aktiven Azini sind der
Laktation entsprechend vergrößert, die Epithelzellen prismatisch und von Fett-
tröpfchen angefüllt. Hier treten die bekannten Merkmale der apokrinen Sekretion in Erscheinung. Hinzu kommen stets Zeichen einer Sekretretention in den
Azini mit zystischer Ausweitung peripherer Gangsegmente und Endsprossen.
Die Ektasie großer Milchgänge ist Folge der Galaktostase, wobei sich „Spiegel-
bildungen", wie in Abb. 111a, mit einer Abtrennung der spezifisch schweren
eiweißhaltigen Bestandteile vom tropfigen Milchfett einstellen können. Ferner
wandern bei länger bestehender Retention Makrophagen ein. Es kommt zu
einer Desquamation des Epithels und mit zunehmender Dauer zu einer Alteration und Inspissation des gestauten Sekrets. In den myoepithelialen Zellen haben
LEVINE et al. (1962), wie in laktierenden Brustdrüsen, eine Aktivität der alkalischen Phosphatase nachgewiesen.

In zwei eigenen Beobachtungen wurden die beschriebenen Umbaureaktionen
des Drüsenkörpers mit lobulärer Hyperplasie, Sekretion und Retention festgestellt. Im ersten Fall (Abb. 111) einer Galactorrhoea hypercalcaemica (s.S. 186)
bei einer 47 Jahre alten Frau fand sich ein großer Drüsenkörper, der auf den
Schnittflächen ein gelbliches, weiches und saftreiches Parenchym aufwies; bei
Einschnitt und auf leichten Druck floß massenhaft gelblich-weiße Milch ab.
Das feingewebliche Bild entsprach dem einer laktierenden Mamma und Galaktostase.

Die zweite Beobachtung betrifft eine 35 Jahre alte Frau mit Galaktorrhoe bei chronisch-interstitieller Nephritis und chronischer Niereninsuffizienz (Phenazetinniere). Zustand nach Dialysebehandlung. Brustdrüsen groß, parenchymreich mit Zeichen einer Sekretion mit Galaktostase (Abb. 112). Keine pathologischen Veränderungen des Genitale oder der endokrinen Drüsen. Die Pathogenese der Galaktorrhoe konnte nicht geklärt werden.

III. Klinik und Galaktorrhoe-Syndrome

Die gegenwärtige Erarbeitung neuroendokrinologischer Voraussetzungen für die Galaktorrhoe hat zahlreiche neue Aspekte der Pathophysiologie aufgezeigt, so daß pathogenetisch im wesentlichen 2 Formen unterschieden werden: die primären, hypophysären und die sekundären, hypothalamischen Hyperprolaktinämien. Allerdings ist eine klinische Differenzierung oft nicht möglich, so daß VON WERDER (1975) als Oberbegriff „Galaktorrhoe-Amenorrhoe-Syndrom" vorschlägt.

Klinische Übersichten geben MYIRJESY (1968), WYSS et al. (1971), LEUTENEGGER et al. (1974) und LINQUETTE (1976, Lit.).

1. Galaktorrhoe bei Hypophysenadenomen: Forbes-Albright-Syndrom

In den Jahren 1951 und 1954 haben FORBES et al. ein von der Akromegalie zu unterscheidendes Krankheitsbild beschrieben, das durch Galaktorrhoe, Amenorrhoe und erniedrigten FSH-Spiegel gekennzeichnet war und unabhängig von einer vorangegangenen Geburt auftrat. Als Ursache dieser Symptome konnte in vielen Fällen ein Hypophysentumor festgestellt werden. Auf die Zusammenhänge hatte bereits KRAUS (1935) hingewiesen, und SUCHENWIRTH und BUES (1961) unterstreichen den Sachverhalt, daß die Galaktorrhoe das früheste endokrinologische Symptom eines hypophysären Tumors sein kann. Bis 1972 waren nach HUGHES et al. (1972) 40 Fälle mitgeteilt worden, wobei in 70–80% chromophobe Adenome festzustellen waren. ROBERT und HARDY (1975) stellten 47 Beobachtungen zusammen, die als chromophobe Adenome klassifiziert wurden und durch vermehrte Prolaktinsekretion zur Galaktorrhoe führten. Bei prolaktinsezernierenden Adenomen fanden FRIESEN et al. (1972) stark erhöhte Prolaktinwerte im Serum von 500–2000 ng/ml. MALARKEY und JOHNSON (1976) wiesen anhand von 8 prolaktinbildenden Hypophysenadenomen darauf hin, daß die höchsten Blutplasmakonzentrationen bei den größten Adenomen gefunden wurden.

Nach licht- und elektronenmikroskopischen Kriterien hat SAEGER (1975) von 108 Hypophysenadenomen 7 chromophobe Adenome mit Galaktorrhoe beobachtet, von denen 4 so wenig Ergastoplasma besaßen, daß eine endokrine Aktivität nicht anzunehmen war. Hier könnte es sich um hypophysäre (sekundäre) Beeinträchtigungen des Steuersystems des Prolaktins handeln, vermutlich durch Hemmung des PIF mit sekundärer Hyperprolaktinämie. 3 Adenome entsprachen histochemisch und immunhistologisch aktivierten Prolaktinzellen mit starker Entwicklung von Ergastoplasma und Golgifeldern. ROBERT und HARDY (1975) beschreiben gleiche Zelldifferenzierungen mit Exozytose von 500–600 mµ im Durchmesser großen Granula. Die prolaktinbildenden Adenomzellen sind elektronenmikroskopisch von den hypophysären Schwangerschaftszellen nicht zu unterscheiden, wohl aber von den somatotropen Zellen bei Akromegalie (HACHMEISTER et al., 1972). Daher schlägt SAEGER (1975) vor, die genannten Tumoren als „Prolaktinzell-Adenome" zu bezeichnen, die zu einer (primären) Hyperprolaktinämie führen. Die seltenen endokrin-aktiven Hypophysenadenome können ebenfalls mit einem Galaktorrhoe-Amenorrhoe-Syndrom verbunden sein, das jedoch gegenüber den Wachstums- und Stoffwechselstörungen in der Regel im Hintergrund steht (LABHART, 1971).

Bei *Akromegalie* mit eosinophilem Hypophysenadenom wird in 4% eine Galaktorrhoe und in 73% eine Amenorrhoe beobachtet; von v. WERDER (1975) werden 2% zu 43% angegeben. Die Gonadotropinausscheidung ist in der Regel normal, Serumphosphor regelmäßig erhöht. Aber auch bei akromegalen Männern wurde eine pathologische Laktation gesehen (NEIMEIER et al., 1959). Über Gynäkomastie und Laktation bei Hypophysenadenom berichten McCULLAGH et al. (1956).

Die sehr seltene Kombination von *Galaktorrhoe mit Cushing-Syndrom* beschreiben MAHESH et al. (1969). Bei einer 29 Jahre alten Frau hatte sich während einer postpartalen Galaktorrhoe im Sinn eines Chiari-Frommel-Syndroms ein Hyperkortizismus entwickelt.

Das Galaktorrhoe-Amenorrhoe-Syndrom (v. WERDER, 1975) tritt bei Frauen zwischen dem 25. und 40. Jahr auf und ist häufig mit einer Vergrößerung der Brustdrüsen verbunden. Von 18 Frauen der Untersuchungsreihe von v. WERDER (1975) lagen beide Symptome vor, wobei die Amenorrhoe in der Regel der Galaktorrhoe vorausging. Bei 12 von 18 Frauen bestand röntgenologisch eine Sellavergrößerung, in 2 Fällen eine suprasselluläre Extension des Hypophysentumors. Eine vergebliche Stimulation der Prolaktinsekretion durch thyreotropes Hormon und Insulinhypoglykämie deutet der Autor als Ausdruck einer hypophysär-autonomen Prolaktinsekretion.

Aber auch *andere Tumoren und Erkrankungen der Hypophyse, des Hypophysenstiels und des Hypothalamus* sind in der Lage, eine Galaktorrhoe auszulösen, wobei angenommen wird, daß es sich um Störungen in der PIF-Funktion handelt. Allerdings genügt die alleinige Erhöhung des Prolaktinspiegels nicht, um eine Galaktorrhoe hervorzubringen. Als Neubildungen sind bekannt: Kraniopharyngeome, Karzinommetastasen, ektopische Pinealome, seltene mesenchymale Tumoren dieser Region und als entzündliche Prozesse die epidemische Enzephalitis, Meningitis, Tabes dorsales, Sarkoidose, Histiozytosis X (NEIMEIER et al., 1959; GATES et al., 1973). Schließlich werden Folgen von Hirntraumen und Zustände nach Pneumoenzephalographie erwähnt. Auch bei Sheehan-Syndrom mit erhalten gebliebener Funktion der laktotrophen Zellen wurde Galaktorrhoe beobachtet (VORHERR, 1974, Lit.). Galaktorrhoe nach Durchtrennung des Hypophysenstiels bei metastasierendem Mammakarzinom beschreiben ECKLES et al. (1958).

2. Postpartale Amenorrhoe und Galaktorrhoe: Chiari-Frommel-Syndrom

Diese Form einer Galaktorrhoe tritt gewöhnlich nach der ersten Entbindung und unabhängig davon auf, ob das Kind gestillt wird oder nicht. Die Laktation persistiert über Monate und Jahre, ohne jede Stimulation durch eine physiologische Entleerung oder durch mechanische Einwirkungen (FROMMEL, 1881; SPEERT, 1958; NEIMEIER et al., 1959; DANOWSKI, 1962; RELKIN, 1965). Die Galaktorrhoe ist mit einer Amenorrhoe und häufig mit einer mäßigen Adipositas verbunden. Gonadotropin- und Östrogenspiegel sind erniedrigt. Infolge einer verminderten FSH- und LH-Sekretion kommt es zur Atrophie von Uterus und Ovarien (SCHREINER, 1971). In den meisten Fällen versiegt nach Monaten die Galaktorrhoe spontan. Menstruation und Rückbildung der Atrophie des inneren Genitale setzen wieder ein (NEIMEIER et al., 1959). Pathogenetisch wird eine gesteigerte Prolaktinsekretion angenommen, die wahrscheinlich auf einem Wegfall des „Prolactin-inhibiting-factors" (PIF) beruht. Das Krankheitsbild wird oft von psychischen Störungen begleitet: In der Vorgeschichte ist über Angstzustände und Depressionen berichtet worden, so daß für die Ätiologie des Galaktorrhoe-Amenorrhoe-Syndroms u.a. psychogen-bedingte Einflüsse diskutiert werden (SCHREINER, 1971). Von Bedeutung ist ferner, daß HUGHES et al. (1972) in fast 50% der Fälle des Schrifttums Hypophysentumoren fanden, woraus hervorgeht, daß keine exakte Trennung der einzelnen Syndrome möglich ist und Übergänge bestehen.

3. Galaktorrhoe und Amenorrhoe bei nichtgraviden Frauen und ohne Hypophysentumor: Ahumada-del Castillo-Argonz-Syndrom

Die Gonadotropinausscheidung ist erniedrigt oder fehlt. Es bestehen Zeichen einer Ovarialinsuffizienz mit Atrophie des inneren Genitale. Zumeist liegen gleichzeitig Adipositas, Hirsutismus und Seborrhoe vor (NEIMEIER et al., 1959). Diese Symptomgruppe wurde zuerst von AHUMADA und DEL CASTILLO (1932) beschrieben, später von ARGONZ und DEL CASTILLO (1953) sowie von FORBES et al. (1951 und 1954) und von DANOWSKI (1962). Es liegen ca. 70 Angaben aus dem Schrifttum vor. Pathogenetisch wird für die Auslösung einer Hyperprolaktinämie eine Erniedrigung des Östrogenspiegels angenommen. Auch bei diesem Galaktorrhoesyndrom sollen psychische Faktoren von Bedeutung sein. Beobachtungen an 5 Fällen von SPELLACY et al. (1968) ergaben normale Somatotropinwerte im Blut.

4. Galaktorrhoe bei Funktionsstörungen der Schilddrüse

a) Galaktorrhoe bei Hypothyreoidismus: Van Wyk-Grumbach-Syndrom

Die Autoren beschrieben 1960 einen bei 3 Mädchen im Alter von 7–12 Jahren beobachteten Symptomenkomplex von primärem Hypothyreoidismus (Myxödem), vorzeitiger Menstruation, juveniler Hyperplasie der Brustdrüsen bei fehlender Schambehaarung und Galaktorrhoe. Nach Applikation von Thyreoidea-Extrakten bildeten sich die Erscheinungen zurück. Auslösender Faktor ist wahrscheinlich die erniedrigte Serumkonzentration von Schilddrüsenhormon, die zu einer vermehrten TSH-Sekretion und zugleich zu einer vermehrten Abgabe anderer troper Wirkstoffe, so auch des Prolaktins, führt. Es wird angenommen, daß die hypothalamische PIF-Sekretion gehemmt wird. Durch BAYLISS und VAN'T HOFF wurden bis 1969 5 Fälle mitgeteilt. EDWARDS et al. (1971, Lit.) fanden 12 Fälle und fügten eine weitere Beobachtung mit hohem Prolaktinspiegel (von 2000 ng/ml) im Blut hinzu. Nach Thyroxintherapie trat eine wesentliche Besserung ein. Weitere Beobachtungen in Verbindung mit primärem Hypothyreoidismus erwähnt VORHERR (1974). Über eine Galaktorrhoe bei Postthyreoidektomiesyndrom mit Hypoparathyreoidismus berichtet JACKSON (1956).

b) Galaktorrhoe bei Hyperthyreoidismus: Zondek-Bromberg-Rozin-Syndrom

Das 1951 von den Autoren beschriebene „hyperhormonotrope Syndrom des Hypophysenvorderlappens" zeichnet sich durch eine gesteigerte Bildung von Gonadotropin, Prolaktin und Thyreotropin aus, wodurch sich hyperöstrogene, exzessive uterine Blutungen bei vergrößertem Uterus mit glandulär-zystischer Hyperplasie, Galaktorrhoe mit 50–100 ml Milch/d mit Hyperpigmentation der Brustwarzen erklären. An thyreotoxischen Symptomen können Exophthalmus, Gewichtsverlust, subfebrile Temperaturen hinzukommen. Es handelt sich um Frauen im Alter von 20–30 Jahren von geringer Körpergröße und mit Untergewicht. Ursache ist ein Überfunktionszustand der Adenohypophyse mit polytroper Wirkung, über dessen hypothalamische Steuerung bisher keine Angaben vorliegen.

5. Medikamentöse Galaktorrhoe

Im Vergleich zu den beschriebenen, im allgemeinen seltenen Galaktorrhoe-Amenorrhoe-Syndromen haben medikamentöse Ursachen des Milchflusses in den letzten Jahren eine wesentlich größere Bedeutung erlangt. Am häufigsten wird die Galaktorrhoe als Nebenwirkung von Psychopharmaka beobachtet, insbesondere nach Anwendung von Phenothiazinpräparaten, Reserpin und Methyldopa. Diese Wirkungen sind seit etwa 1955 durch Untersuchungen von SULMAN und WINNIK (1956), MARSHALL und LIEBERMAN (1956) sowie von PLATT und SEARS (1956), HOOPER et al. (1961) bekannt. Experimentelle und histologische Untersuchungen von MEITES (1957) sowie von BEN-DAVID et al. (1965) ergaben, daß durch Reserpin wie durch Phenothiazinderivate eine Laktation ausgelöst werden kann. In elektronenoptischen Studien von PIER et al. (1970) wurde gezeigt, daß Ratten nach Vorbehandlung mit Östrogen unter dem Einfluß von Phenothiazin eine evidente Wandlung der Zellstruktur erkennen lassen, die einer Laktation mit Fett- und Kaseinsynthese sowie mit apokrinem Sekretionsmechanismus gleicht.

In Untersuchungsreihen aus dem Schrifttum fanden NEIMEIER et al. (1959), daß bei einer mittleren Dosierung von Phenothiazinen in 15% Amenorrhoe, in 10% Galaktorrhoe auftritt, bei hohen Dosen (300–400 mg/d) die Frequenz auf 100% ansteigt. Bei Reserpin lag die Häufigkeit der festgestellten Galaktorrhoe bei einer Dosis von 10 mg/d bei 30%; bei 1000 mg/d hielt die Sekretion noch 6 Wochen nach Absetzen des Medikaments an. TURKINGTON (1972) stellte bei 70 psychiatrischen Kranken unter dieser Medikation fest, daß der Prolaktinspiegel im Blut sofort nach Applikation stark ansteigt und bei hoher Dosierung über mehrere Wochen erhöht bleibt, ein Sachverhalt, der für eine Bindung oder Speicherung der Substanzen im Gehirn, ähnlich wie für die Katecholamine, spricht. Angesichts der Hyperprolaktinämie bei diesen Kranken, wies TURKINGSTON (1972) nur in 2 Fällen eine Galaktorrhoe nach, wodurch deutlich wird, daß für die medikamentöse Laktogenese nicht allein Prolaktin, sondern weitere endokrine Faktoren erforderlich sind, um eine Sekretion hervorzubringen, d.h. die Drüsenzellen für das Prolaktin „ansprechbar" zu machen. APOSTOLAKIS et al. (1972) fanden bei 200 psychopharmakologisch behandelten Frauen in 50% eine Galaktorrhoe, insbesondere nach Chlorpromazin (100–250 mg/d), Thioridazin (100–250 mg/d) und Trifluoperazin-thioridazin (3–6 und 75–100 mg/d). Die tägliche Sekretmenge betrug 0,5–6,0 ml. Bevorzugt waren Frauen im fertilen Alter (20–45 Jahre), davon Frauen, die vorher nicht laktiert hatten. Auch bei Männern wurde in 10% eine Galaktorrhoe festgestellt. In den meisten Fällen lag eine Hyperprolaktinämie vor, die bei normalem Genitalzyklus und im Zusammenwirken mit Östrogenen und Progesteron für die hohe Galaktorrhoefrequenz verantwortlich ist.

Über Galaktorrhoe, kombiniert mit einem parkinsonähnlichen Syndrom, nach Applikation von α-Methyldopa bei einem 15 Jahre alten Mädchen mit chronischer Glomerulonephritis und Hypertension berichten VAIDYA et al. (1970).

Pathogenetisch wird die Galaktorrhoe auf eine Suppression der hypothalamischen PIF-Sekretion durch die genannten Medikamente zurückgeführt, die bei Fortfall des Hemmfaktors eine Hyperprolaktinämie unterhalten. Diese findet in der Brustdrüse dann Rezeptoren, wenn mammotrope Hormone, vor allem Östrogene und Gestagene, einen gleichzeitig wirkenden stimulierenden Einfluß ausüben.

a) Galaktorrhoe durch Kontrazeptiva

Orale Kontrazeptiva rufen gelegentlich eine geringgradige oder zyklische Galaktorrhoe hervor, wobei der FSH- und LH-Spiegel im Blutserum erniedrigt wird. Dazu kommt wahrscheinlich eine Verminderung des Prolaktinhemmfaktors mit Erhöhung des Prolaktinspiegels. In Tierversuchen konnte gezeigt werden, daß Östrogene und Gestagene eine Steigerung der Prolaktinsekretion hervorrufen (KAISER, 1973, Lit.). Beagle-Hunde reagieren nach Applikation des stark wirksamen Gestagens Chlormadinonazetat mit einer Sekretion in den Drüsenläppchen und Hyperplasie prolaktinbildender Zellen der Adenohypophyse (NEUMANN, 1969). Diese Reaktionen lassen sich freilich nicht auf die endokrinologische Situation der Frau während der Einnahme von Ovulationshemmern übertragen. Dennoch weisen sie auf mögliche Reaktionen im Brustdrüsengewebe hin, die bei fertilen, in der Regel jungen Frauen unter akzessorischen hormonalen Stimulationen gegeben sind und unterschwellig über lange Zeit fortwirken.

Im Jahre 1966 teilten GREGG, SCHACHNER sowie SHEARMANN und 1967 ROSEN und GAHRES Beobachtungen von Amenorrhoe-Galaktorrhoe-Syndrom nach Anwendung von oralen, mono- und biphasischen Kontrazeptiva mit. Danach wurden im Schrifttum weitere 54 Fälle von FRIEDMAN und GOLDFIEN (1969) sowie von GAMBRELL et al. (1971) beschrieben. KOSOWSKI et al. (1953) berichten über 2 weitere Beobachtungen einer Galaktorrhoe und Amenorrhoe nach langdauernder und Stoßtherapie von Ovosiston (Chlormadinonazetat und Mestranol) bei einer 27 Jahre und einer 29 Jahre alten Frau. Die endokrinologische Deutung der Galaktorrhoe ist nach Meinung der Autoren noch heute hypothetisch, und es wird eine hypothalamische Beeinflussung der Releasingfaktoren hypophysiotroper Wirkstoffe angenommen.

Eine besondere Form der *familiären Galaktorrhoe* bei 3 Geschwistern nach Anwendung von oralen Kontrazeptiva mit Oligoovulationen beschrieben WIDER et al. (1969).

6. Mechanische und nerval induzierte Galaktorrhoe

Mechanische und nervale Reize als Stimulus einer Laktation bei beiden Geschlechtern sind seit dem Altertum bekannt. Griechische Schäfer rieben den Ziegen, die noch nicht geworfen hatten, die Euter mit Nesseln ein, um die Milch herbeizulocken (WENNER, 1966). Von Aristoteles stammt die Beobachtung aus den Historia animalium: „Männer, die etwas Milch haben, geben ihrer in Menge, sobald man an den Brüsten saugt". A. v. HUMBOLDT beschreibt in „Reise in die Äquinoktialgegenden" (1889) einen Landmann namens Francisco Lozano, der infolge Erkrankung der Mutter sein Kind zu sich ins Bett nahm und es an die Brust drückte. Infolge einer Reizung der Mamille schoß Milch ein, so daß er seinen eigenen Sohn 5 Monate lang zwei- bis dreimal am Tage stillen konnte. Dazu gibt es noch einige weitere Beispiele, die von WENNER (1966) zusammengestellt wurden und die besagen, daß mechanisches Saugen, Drücken oder Pressen der Brustdrüse, insonderheit der Mamille, in der Lage ist, über afferente sensible Nervenfasern eines neurohormonalen Reflexbogens eine Galaktorrhoe oder Laktation auszulösen. Dafür sprechen die durch permanentes Abdrücken der sog. Hexenmilch fortdauernde Galaktorrhoe bei Kleinkindern (s. S. 36) oder die Fähigkeit von Ammen, auch nach der Menopause noch zu stillen (BLICKENSTORFER, 1952).

Ähnliche Stimulationen können nach Operationen der Thoraxwand, wie Thorakoplastik und Pneumektomie (SALKIN und PAVIS, 1949; 10 Fälle), sowie nach Mastektomie und nach Verbrennungen der Haut des Brustkorbs, Herpes zoster sowie bei Tabes dorsalis und Syringomyelie ausgelöst werden (WYSS et al., 1971).

Für die pathophysiologische Deutung der Phänomene ist wichtig, daß nach KOLODNY et al. (1972) durch manuelle Mamma- und Mamillenreizung in 5 min ein Prolaktinanstieg von 5–6 ng/ml auf 108 ng/ml hervorgerufen wird. Nach 5 weiteren Minuten fällt der Spiegel wieder auf 37 ng/ml ab. Bemerkenswert ist nach den Autoren, daß eine Selbststimulation erfolglos bleibt, dagegen eine Fremdreizung durch eine Frau den Prolaktinanstieg bewirke. Die Hyperprolaktinämie scheint in diesen Fällen Folge einer hypothalamischen Depression der PIF-Sekretion zu sein.

Zu den rein funktionellen und psychischen Ursachen der Galaktorrhoe zählen WYSS et al. (1971) psychische Streß- und Konfliktsituationen. Dazu kommen Beobachtungen bei Schizophrenie und endogenen Depressionen (VORHERR, 1974).

7. Seltene Ursachen einer Galaktorrhoe

Zu den polyätiologischen Faktoren, die eine Galaktorrhoe induzieren können, zählen Tumoren des Uterus und der Ovarien, Fibrome und Zysten mit und ohne eigene endokrine Aktivität, ferner Kastration (JAKOBOVITS, 1960; 2 Fälle) und Teilresektion der Ovarien, wodurch Störungen des hormonalen Gleichgewichts ausgelöst werden, und eine gesteigerte Sekretion der Sexualhormone über einen negativen Feedback-Mechanismus zu einer Verminderung von FSH und LH sowie des PIF führt.

Chronische Lebererkrankungen mit gestörtem Metabolismus der Steroidhormone können, wie die Gynäkomastie, mit Galaktorrhoe verbunden sein.

Hyperplasien und Karzinome der Nebennieren mit Hyperkortizismus sind in der Lage, ebenso wie der Morbus ADDISON, eine Hyperprolaktinämie und Galaktorrhoe hervorzubringen (REFETOFF et al., 1972; VORHERR, 1974).

Über eine *Galaktorrhoeahypercalcaemica* bei tertiärem Hyperparathyreoidismus berichten BRANDT und BÄSSLER (1972): 47 Jahre alte Frau (s. Nr. 494/71) mit beidseitigen Zystennieren und hochgradiger metastatischer Kalzinose. Klinik und Organpathologie der Kalzinose dieses Falles haben WAGNER und VENT (1975) beschrieben. Die *Brustdrüsen* zeigten eine lobuläre Hyperplasie, Zeichen der Sekretion mit Ektasie der Alveolen und Milchgänge, die von Sekret ausgefüllt waren. Beim Einschneiden floß reichlich gelblich-weißes Sekret ab, das aus einem fett- und eiweißreichen Anteil, wie die Milch unter physiologischen Bedingungen, besteht (Abb. 111).

Für die pathogenetische Deutung dieser Galaktorrhoe ist auf experimentelle Untersuchungen zu verweisen, wonach Dihydrotachysterin in der Mamma juveniler Ratten einen proliferativen Effekt hat, der einer mehrtägigen Östrogenapplikation entspricht. Nach Vorbehandlung mit Östrogen und Progesteron bewirkt DHT eine gesteigerte Sekretion mit intrazellulärer Fett- und Kaseinsynthese (BRANDT und BÄSSLER, 1972). In diesem Sinn sprechen Beobachtungen von v. BERSWORDT-WALLRABE und TURNER (1960) über eine Stimulation der Drüsenproliferation und von DJOJOSOEBAGIO und TURNER (1964) über eine verstärkte Laktation und Mobilisation von Serumkalzium durch DHT. Es ist möglich, daß die synergistische Wirkung von DHT und Sexualsteroiden durch die sterische Ähnlichkeit der Moleküle zu erklären ist.

8. Galaktorrhoe als paraneoplastisches Syndrom

Nach Beobachtungen von PERNOLL (1971) und TURKINGTON (1972) kann eine Galaktorrhoe in Verbindung mit Hypernephrom, Choriokarzinom, Bronchialkarzinom (FUSCO und ROSEN, 1966) oder pinealem Psammokarzinom auftreten. Die Autoren halten eine ektopische Prolaktinsynthese und -sekretion als Ursache dieser nicht erklärbaren Galaktorrhoe für wahrscheinlich.

Die ätiologische Vielfalt bereitet in der klinischen Diagnostik und Differentialdiagnose beträchtliche Probleme, zumal das früher sehr seltene und weniger beachtete Symptom heute eine breitgefächerte endokrinologische und radiologische Klärung erfordert. Hinzu kommt eine wachsende Frequenz medikamentös bedingter Galaktorrhoen und lokaler Erkrankungen des Drüsenkörpers der Mamma, die zu unterscheiden sind. Die Fortschritte der Neuroendokrinologie haben die *konservative Therapie* der Galaktorrhoe gefördert, da es möglich ist, durch L-Dopa sowie durch Bromergokryptin über die hypothalamischen Katecholamine die Sekretion von PIF, FSH und LH zu steigern und die Prolaktinsynthese und -abgabe zu senken. Über therapeutische Erfahrungen seit 1971 berichten BESSER et al. (1972), VORHERR (1974) sowie ROLLAND et al. (1974) über erfolgreiche Behandlung mit Bromergokryptin.

F. Pathologie der Mamma in Kindesalter und Adoleszenz

Die Brustdrüse dieser Altersabschnitte unterliegt, unmittelbar nach der Geburt und während der Pubertät, physiologischen Umbauvorgängen, die hormonale Wachstumsimpulse anzeigen. Grenzformen der Entwicklungsphasen, Dyschylien und prämature oder ins Krankhafte gesteigerte Proliferationen des Drüsenkörpers weisen stets auf endokrine Regulationsstörungen hin, für die morphologische Veränderungen der Mamma einen wichtigen Indikator darstellen. Die klinische Feststellung einer Brustdrüsenvergrößerung im Kindesalter, einer infantilen Makromastie, hat für den Arzt differentialdiagnostische Bedeutung, weil sich gerade in diesem Zeitabschnitt geringfügige Veränderungen der Größe, Form und Farbe des Organs mühelos erkennen lassen. Dagegen sind unilaterale, später bilaterale, tumorförmige Vergrößerungen der Mamma am Anfang der Pubertät in der Regel Ausdruck des physiologischen Wachstums (Pubertätsmakromastie).

I. Pathologie der postpartalen (Hexenmilch-) Sekretion

Dyschylien werden in der kindlichen Brustdrüse im Zusammenhang mit der Hexenmilchbildung und während der Involutionsvorgänge beobachtet. *Zystische Hyperplasien* von Walnußgröße mit Ausbildung großvolumiger Milchkammern werden auf intensive hormonale Reizwirkungen oder mechanische Stimulationen mit nachfolgender Galaktostase zurückgeführt (URBANEK, 1941; REUS, 1955; BLUESTEIN und WALL, 1963). Die bei Neugeborenen häufigen Blutungen im

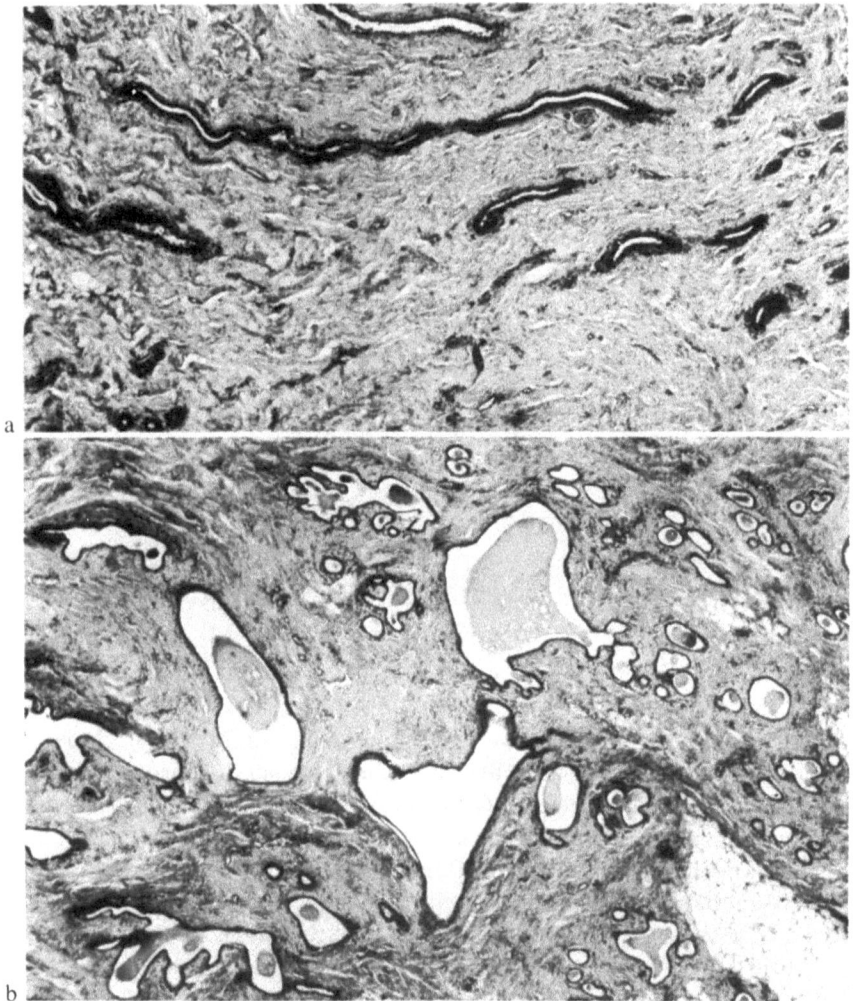

Abb. 113a u. b. Physiologischer (Involutions-) Zustand der kindlichen Brustdrüse am Ende des 1. Jahrs mit schmalen Gängen und einem gleichmäßig differenzierten Bindegewebe (a). Multiple Rentionszysten bei einem 9 Monate alten Mädchen mit Sekretresten und einem zellarmen dichten Stroma (b). HE, Vergr. 70×

kapillarreichen Drüsenparenchym können Anlaß zur Abgabe eines *sanguinolenten Kolostrums* werden.

Bei zystischer Pankreasfibrose fand HESLING (1955) in 2 Fällen eine Makromastie. STROUD und HEPPLESTON (1956) sahen bei 2 weiteren Beobachtungen über Wochen und Monate persistierende Drüsenhyperplasien, die sich erst unter dem Einfluß einer antibiotischen Therapie zurückbildeten. Histologische Studien des Autors (1957) ergaben bei einem 11 Wochen alten Kind mit diesem Grundleiden ein ungewöhnlich visköses, fädiges Sekret in erweiterten Alveolen.

Retentionszysten als Ausdruck einer gestörten Involution im 9. und 10. Monat können als umschriebene Anschwellung imponieren. DIETRICH (1927) beschreibt 2 Fälle. Dem eigenen Beobachtungsgut an 708 Brustdrüsen von Früh- und Neugeborenen, Säuglingen und Kindern können 5 Fälle mit zystischen Rückbildungsanomalien aus dem Zeitraum von 9 bis 18 Monaten entnommen werden (BÄSSLER, 1957b). Hierbei lagen chronische Erkrankungen, vor allem Dyspepsien mit Exsikkosen vor. Die Resorptionsbedingungen für retiniertes Sekret werden mit zunehmendem Alter ungünstiger, weil sich das zirkumduktale gefäßreiche Mantelgewebe in ein gefäßarmes kollagenes Bindegewebe umwandelt, das eine Resorption und einen lymphogenen Abtransport behindert oder nicht mehr ermöglicht (Abb. 113a, b).

Beobachtungen auffällig großer Retentionszysten und Ganghyperplasien unter dem Bild einer *infantilen Makromastie*:

1. Über die Ausbildung einer *Galaktocele infantis* bei einem 17 Monate alten Säugling berichten BESSMANN und LUCAS (1953): Vom 8. Monat an hatte sich bei normaler Involution

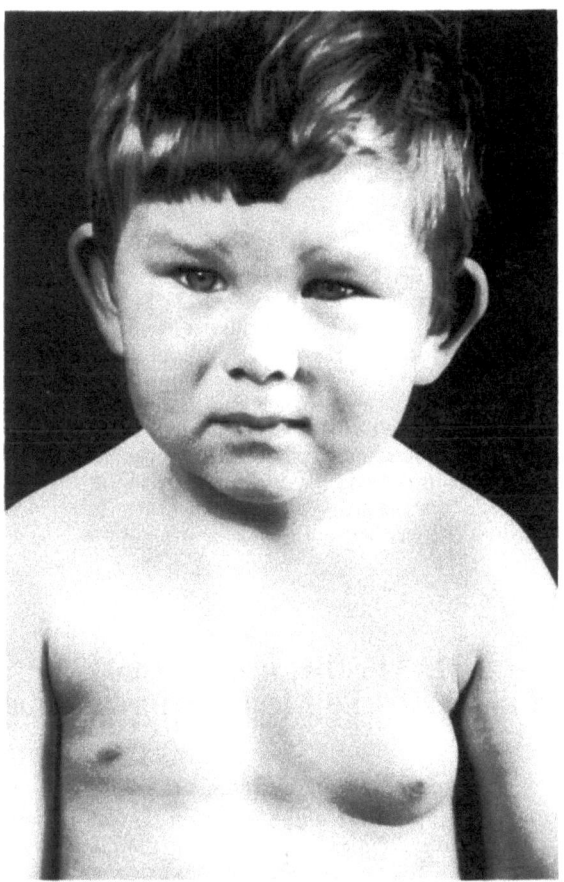

Abb. 114a. Einseitige infantile Makromastie infolge zystischer Ganghyperplasie mit Sekretretention bei gestörter Invlution der Mamma nach Milchsekretion. (Nach WIEDEMANN et al., 1973)

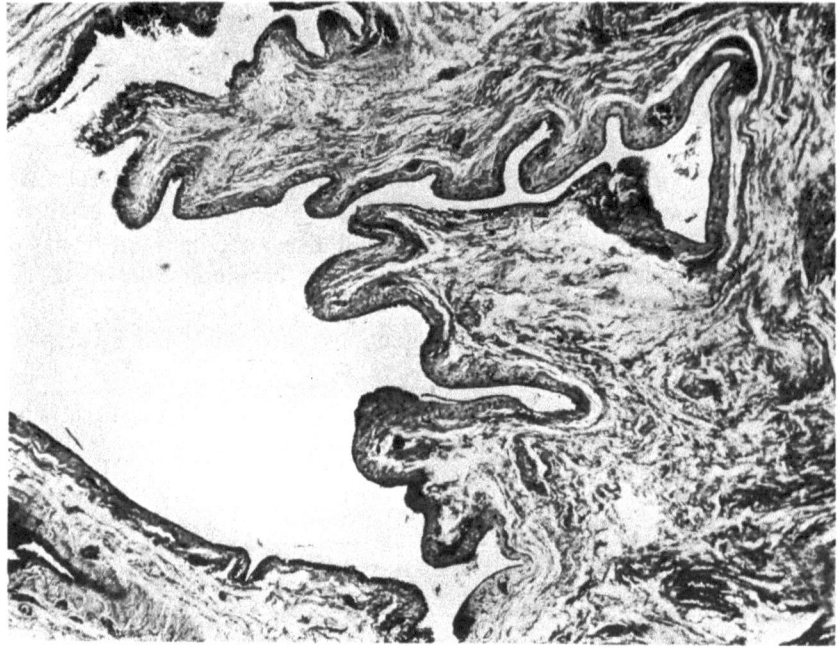

Abb. 114b. Histologische Übersicht zeigt das ektatische und zystisch umgeformte Gangsystem ohne entzündliche Reaktionen. HE, Vergr. 70×

der einen Mamma die andere zunehmend, bis zu einem Durchmesser von 5,5 cm vergrößert. Pathohistologisch erwies sich der Prozeß als unilokuläre Zyste, deren Inhalt von 25 ml milchiger Flüssigkeit 2,6% Fett, 2,4% Laktose und 1,1% Protein enthielt.

2. *Zystische Ganghyperplasien* mit Blutungen aus der Mamille bei einem 4 und 13 Monate alten Säugling beschrieben MYERS und KAPLAN (1956) und vermuten ursächlich hormonale Störungen, obgleich keine hormonale Therapie oder endokrine Erkrankung vorlag.

3. In einer dritten, sehr ähnlichen Beobachtung beschreiben WIEDEMANN et al. (1973) eine einseitige infantile Makromastie bei einem $2^1/_4$ Jahre alten Knaben, bei dem sich die beidseitige postpartale Brustdrüsenschwellung rechts vollständig, links aber nicht zurückbildete. Hier hatte sich zunehmend eine elastische und zystische Anschwellung entwickelt, die sich histologisch als *zystische Ganghyperplasie mit apokriner Sekretion und Sekretretention* erwies (Abb. 114). Endokrinologischer Status ergab Normalwerte.

II. Mastitis neonatorum
und unspezifische Mesenchymreaktionen

Mit der Sekretion von Hexenmilch treten erstmals exogene Gefahren für die Brustdrüse auf, da spontan austretendes Sekret sowie die bei den Sekretionsvorgängen sich dehnenden Ausführungsgänge Hautkeimen die Möglichkeit einer Ansiedlung oder Invasion geben. Diese wird erhöht, wenn das Sekret ausgedrückt wird und Rhagaden in der Areola mammae entstehen. Eine exogenkanalikuläre Mastitis neonatorum breitet sich vom Gangsystem auf das Paren-

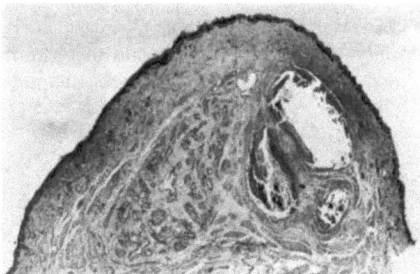

Abb. 115. Mastitis neonatorum mit Ausbildung eines Abszesses und Einschmelzung der gesamten re. Drüsenhälfte. 3 Monate alter Knabe mit Erythrodermie und Osteomyelitis der Wirbelsäule. (Nach BÄSSLER, 1957)

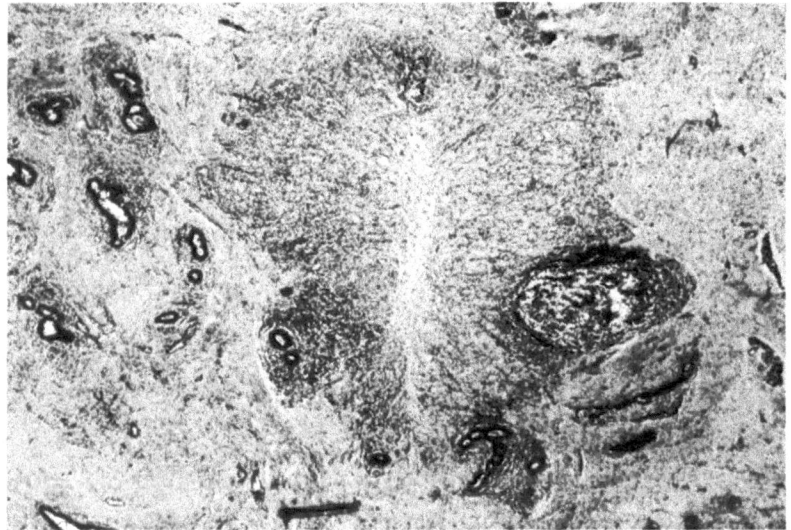

Abb. 116. Kindliche Mamma bei Zustand nach Inzision einer Mastitis neonatorum mit Ausbildung eines schaumzelligen Granulationsgewebes. HE, Vergr. 70 ×

chym aus und kann Teile desselben unter Ausbildung von Abszessen einschmelzen (Abb. 115). Nach operativer Behandlung bleiben kleine Granulome und Narben zurück (Abb. 116). Im älteren Schrifttum finden sich Beobachtungen von GIORGI (1936) und KOLBOW (1936) von fortgeleiteter phlegmonöser Entzündung der Brustwand mit nachfolgender Sepsis.

Heute bedeutet eine abszedierende Mastitis keine ernste Gefahr mehr, doch besteht die Möglichkeit, daß Teile des Drüsenkörpers durch Granulations- und Narbengewebe ersetzt werden. Nachfolgende Verziehungen des Parenchyms, der Gänge und der Mamille durch Narbenretraktionen können eine regelrechte Entfaltung der Mamma in der Pubertät, während der Gravidität oder Laktation stören und die Milchsekretion behindern (DIETRICH und FRANGENHEIM, 1926).

Unspezifische Mesenchymreaktionen der Mamma bei Allgemeinkrankheiten

Bei *akuten Infektionskrankheiten* ist das Gewebsbild der Mamma nicht verändert. Nur bei *interstitieller plasmazellulärer Pneumonie* wurden persistierende Blutbildungsherde und lymphoplasmazelluläre Infiltrate im Mantelgewebe beobachtet. Bei *angeborenen Herzfehlern* und bei *Erythroblastosen* kommt in Einzelfällen eine starke und persistierende Blutbildung im „zytogenen Stroma" der kindlichen Mamma vor.

III. Formen der infantilen Makromastie (Hypertrophie)

Eine nach Rückbildung der Hexenmilchsekretion auftretende Vergrößerung der Brustdrüse im Säuglings-, Kleinkindes- oder Schulalter ist stets eine ungewöhnliche Reaktion des kleinen und rudimentären, d.h. nicht palpablen Organs. Einer symmetrischen oder unilateralen Größenzunahme des Drüsenkörpers liegt in der Regel eine Stimulierung mit mammotropen Steroiden zugrunde. Diese können als passagere Funktionsstörungen der Ovarien eine Größenzunahme der Brustdrüse im Sinn einer Reifungsanomalie hervorrufen oder manifestes Teilbild einer polyätiologischen Pubertas praecox sein. In der schematischen Darstellung (Abb. 117) werden die wichtigsten Formen der physiologischen Entwicklung der Mamma gegenübergestellt.

1. Infantile Makromastie und sog. prämature Thelarche

Die im Säuglings- und Kindesalter auftretenden haselnuß- bis pflaumengroßen Hypertrophieformen der Brustdrüse wurden zuerst von DRESCH et al. (1960)

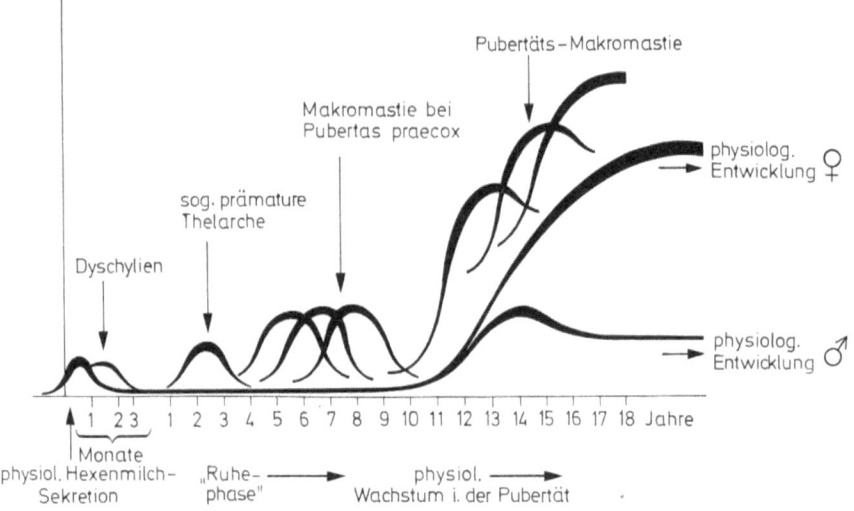

Abb. 117. Schematische Darstellung physiologischer und pathologischer Makromastieformen im Kindesalter und Adoleszenz. (Nach BÄSSLER, 1973)

unter klinischen Aspekten beschrieben und als Ausdruck einer „isolierten prämaturen Thelarche" bezeichnet. Diese wird als Partialform einer Pubertas praecox gedeutet, die sich als Makromastie, jedoch *ohne* vorzeitige Genitalentwicklung, d.h. ohne Pubes- und Axillarbehaarung, ausprägt. Die Areola mammae ist nicht vergrößert, es fehlt auch eine stärkere Pigmentation des Warzenhofs. Die infantile Hypertrophie bildet sich in der Regel nach 1–2 Jahren spontan zurück. Die Erfahrungen an 22 klinischen Beobachtungen von DRESCH et al. (1960) besagen, daß die prämature Thelarche desto rascher verschwindet, je später sie auftritt. Die mittlere Dauer der Makromastie wird mit $^1/_2$ bis 4 Jahren angegeben. STOLECKE (1971) kam zu gleichen Angaben, wobei zeitliche Übergänge bis in die Neugeborenenperiode und andererseits kontinuierliche Fortentwicklungen bis zur Pubertät möglich sind.

Nach eigenen Beobachtungen sollte die im Schulalter auftretende Mammavergrößerung als infantile Hypertrophie bezeichnet werden, wenn keine weiteren Merkmale der Geschlechtsreife zu beobachten sind, insbesondere, wenn das histologische Bild mit den frühkindlichen Formen übereinstimmt.

a) Klinik

Die prämature Thelarche tritt vom 1.–3. Lebensjahr, zum Teil im Schulalter, ein- und beidseitig auf. Der Drüsenkörper erreicht eine Größe von 5×5 cm (THAMDRUP, 1961) und kann in dieser Dimension persistieren oder sich allmählich zurückbilden. Dabei sind kontinuierliche Wachstumsphasen, von der Hexenmilchsekretion ausgehend oder nach der Involutionsperiode, in Form eines zweiten Schubes festzustellen. Längenwachstum, Knochenentwicklung, Körperproportionen sind normal, die Menarche tritt bei diesen Mädchen termingerecht ein. THAMDRUP (1961) beobachtete 6 Fälle, davon 2 Mädchen mit Veränderungen des Gehirns (Hydrocephalus internus und Epilepsie). Röntgenologisch: Normales Profil der Sella turcica, keine Nieren- und Nebennierenveränderungen.

Blutchemisch wurde eine normale 17-Ketosteroid-Ausscheidung im Urin, normale oder wenig erhöhte Serumwerte von LH und FSH festgestellt. Vaginalausstrich und Urinsediment weisen zum Teil geringe Östrogenwirkungen auf, so daß zu Recht angenommen wird, daß die infantile Makromastie des Kindesalters durch eine vorzeitige und geringgradige Östrogenproduktion der Ovarien verursacht wird.

Eigene Beobachtungen

1. Bei einem $1^1/_2$ Jahre alten Mädchen war im Bereich der rechten Brustdrüse ein flach-halbkugeliger Knoten mit einem schmalen, nach oben und außen gerichteten Ausläufer entstanden. Die Neubildung hatte sich teilweise um die Brustwarze wallartig ausgebildet.*

Histologisch: Proliferationen des Gangsystems mit reichlich Adventivsprossen und Ektasie derselben. Das Epithel ist zwei- und mehrreihig, zelldicht und bildet kleine papilläre Proliferationen. Die Ganglumina sind leer, keine Sekretion. Das zirkumtubuläre Bindegewebe ist etwas aufgelockert, zellreich und enthält mehr kleine Gefäße als das umgebende dichte kollagene Bindegewebe. Diagnose: Infantile Hypertrophie der Mamma (Abb. 118).

Nach klinischen Daten und morphologischem Befund entspricht diese Form ganz der sog. prämaturen Thelarche.

Als *infantile Makromastie* mit einem ähnlichen klinischen Aspekt, d.h. ohne Symptome einer Pubertas praecox und einem gleichartigen feingeweblichen Bild, sind folgende Beobachtungen zu bezeichnen:

2. 8 Jahre altes Mädchen von kindlichem Habitus, keine Menarche, flachknotiger Anschwellung unmittelbar unter der rechten Mamille. Histologisch, neben Fettläppchen und Bindegewebe, proliferierte Gangstrukturen mit Knospen, die von einem breiten Epithel

---

* Für klinische Angaben und Präparate sei Herrn Prof. Dr. Ruckes, Pathologisches Institut, Düren, vielmals gedankt.

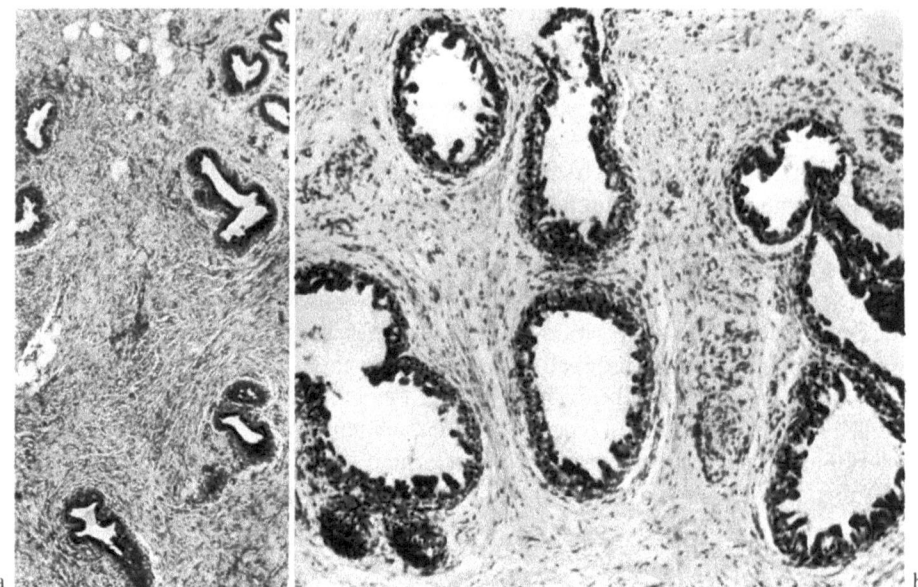

Abb. 118a u. b. Infantile Makromastie (sog. prämature Thelarche) bei 1 $^1/_2$ Jahre altem Mädchen mit tubulärer Proliferation des Gangsystems und intraduktalen pseudopapillären Epithelreaktionen. HE, (a) 40 ×, (b) 90 ×

ausgekleidet sind. Teilweise sind die Gänge ektatisch, papilläre Epithelproliferationen sind geringgradig ausgebildet. Das zirkumtubuläre Mesenchym ist aufgelockert, zell- und gefäßreich. Diagnose: Infantile Hypertrophie der Mamma.

3. 10 Jahre altes Mädchen, kindlicher Habitus, keine Menses.*Linke Mamma infantil. Rechte Brustdrüse: Seit $^1/_2$ Jahr allmählich zunehmende Vergrößerung in Form eines etwa 1 cm breiten Walls rund um die Mamille, die kraterförmig tief eingezogen ist. Gute Verschieblichkeit auf der Unterlage, keine entzündlichen Reaktionen.

Histologisch ein aufgelockertes kollagenes Bindegewebe, proliferierte Gänge mit Knospenbildung, Gangektasien und ein breites, teils papilläres Epithel. Keine Zeichen einer Sekretion. Diagnose: Infantile Hypertrophie der Mamma (Abb. 119).

4. u. 5. Weitere Beobachtungen gleicher klinischer und morphologischer Symptomatik liegen von einem 8 und 11 Jahre alten Mädchen vor.

b) Pathomorphologie

Die infantile Makromastie ist durch eine Proliferation des Drüsenkörpers gekennzeichnet, der sich flachknotig vorwölbt oder in Gestalt eines zirkulären Walls die Mamille umgibt. Das Gewebe ist zumeist weich und wird von Fettläppchen begrenzt. Dieser Sachverhalt hat offensichtlich zu der Vorstellung einer Vergrößerung oder Schwellung der „thele" = Brustwarze Anlaß gegeben. In Wirklichkeit liegt eine eindeutige Vergrößerung des Drüsenkörpers ohne Beteiligung von Areola oder Mamille vor, so daß es sachlich richtiger wäre, von einer infantilen Makromastie (Hypertrophie) zu sprechen.

Mikroskopisch liegen Proliferationen des Gangsystems sowie epitheliale

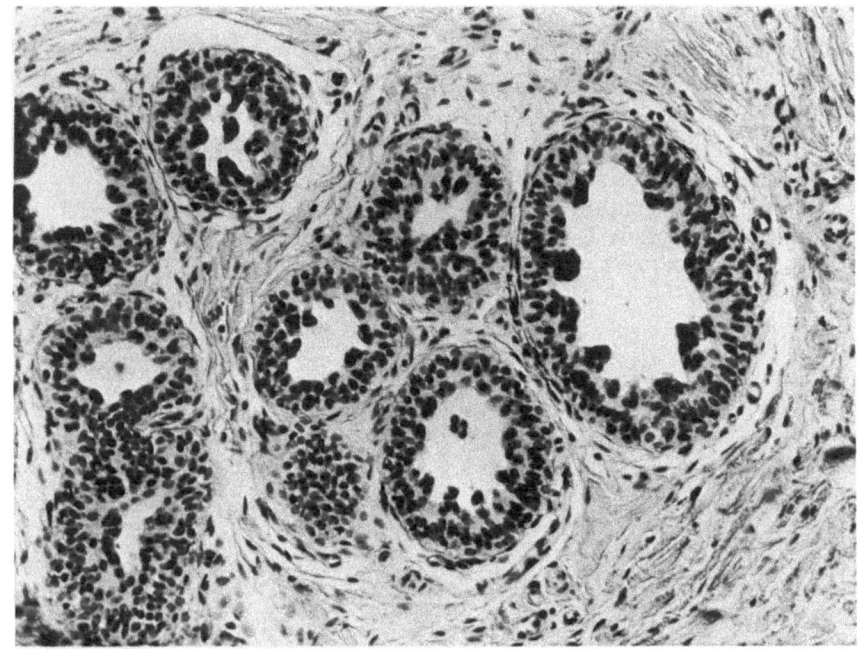

Abb. 119. Infantile Makromastie eines 10 Jahre alten Mädchens mit Proliferation des Gang-systems und intraduktalen pseudopapillären Epithelwucherungen. HE, 230×

Knospenbildung vor. Die Gänge sind etwas erweitert, selten zystisch umgeformt. Sekretionsvorgänge sind nicht festzustellen. Das mehrreihige Epithel weist eine dichte basale Zellreihe auf, darauf folgt eine zweite oder dritte Reihe mit Ausbildung der genannten Knospen.

Das Bindegewebe, das die Gänge unmittelbar umgibt, ist zumeist zell- und gefäßrcich, in seiner Textur aufgelockert und erinnert an das Mantelgewebe der Drüsenläppchen der Frau oder an die zirkumtubulären Mesenchymscheiden der Gynäkomastie. Intertubulär findet sich ein dem Kindesalter entsprechendes dichtes Flechtwerk kollagener Fibrillen.

Die *Proliferationen des Gangsystems,* verbunden mit Sprossungsvorgängen und *zur Papillenbildung neigenden Epithelhyperplasie* sowie die aufgezeigten mesenchymalen Reaktionen sind geweblicher Ausdruck der *infantilen Makromastie bzw. der prämaturen Thelarche.* Im Vergleich zur normalen Anatomie einer altersentsprechenden kindlichen Brustdrüse wird aus diesem Verhalten ein hormonal stimuliertes Wachstum der Drüsengänge deutlich, das aufgrund klinisch-chemischer Beobachtungen und patho-histologischer sowie experimenteller Erfahrungen auf eine *Östrogenwirkung* zurückzuführen ist. Die Östrogenwirkung wird pathogenetisch mit abortiven Reifungen der Oozyten im kindlichen Ovar in Zusammenhang gebracht. Während die größte Zahl der Follikel atretisch wird, reifen nur sehr selten größere Follikel heran, die Östrogene in wirksamer Konzentration bilden und eine Makromastie auslösen (SCHWENK, 1971).

c) Papillär-zystische Form einer infantilen Makromastie

In den Rahmen der infantilen Hypertrophie, die nur bei Mädchen beobachtet worden ist, soll eine ungewöhnliche einseitige Makromastie bei einem *11 Monate alten männlichen Säugling* gestellt werden*:

Der gut begrenzte Drüsenkörper mit lobulärer Gliederung besteht aus ektatischen Gängen und erweiterten Sprossen, deren Epithelauskleidung mehrschichtig und von einem papillären Muster ist. Man findet Sekretabscheidungen. Mit fortschreitender Ektasie der Gänge werden die Adventivsprossen gedehnt und in die größeren Gänge einbezogen. Das Stroma ist locker, transparent und zellreich (Abb. 120).

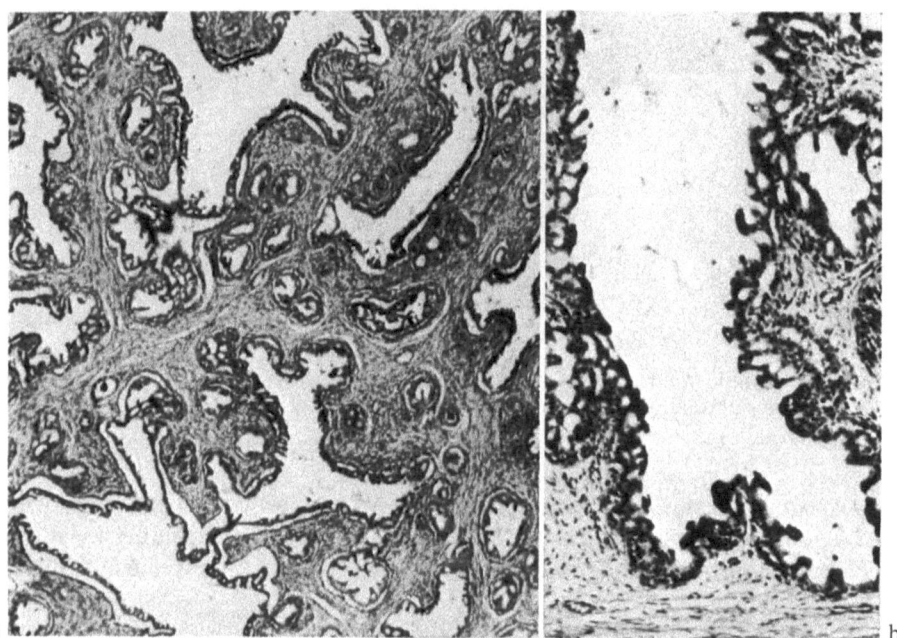

Abb. 120a u. b. Papillär-zystische Form einer infantilen Makromastie bei einem 11 Mon. alten männlichen Säugling. Ungewöhnlich starke intraduktale pseudopapilläre Proliferation. HE, (a) Vergr. 70×, (b) Vergr. 230×

Im Hinblick auf den Strukturwandel der kindlichen Mamma während der Hexenmilchsekretion weist diese Form einer infantilen Makromastie einen altersentsprechenden Bau auf, wobei allerdings die epithelial-drüsigen Anteile Merkmale eines ungewöhnlichen Proliferationsreizes erkennen lassen. Das ist pathomorphogenetisch so zu verstehen, daß ein Wachstumsimpuls die Drüse während oder kurze Zeit nach der Hexenmilchsekretions-Periode getroffen hat, wodurch sich die erhalten gebliebene läppchenartige Gliederung und eine residuale Sekretion erklären.

Die dem Regelbild entsprechenden tubulären Formen der infantilen Hypertrophie sind also das Ergebnis einer Proliferation *nach* Abschluß der Hexenmilchsekretion, wenn sich die Brustdrüse gänzlich zurückgebildet hat und lediglich schmale Gänge mit wenigen Adventivsprossen persistieren.

---

*   Für die Überlassung der Präparate sei Herrn Prof. Dr. Bohle, Pathologisches Institut der Universität Tübingen, vielmals gedankt.

2. Makromastie bei Pubertas praecox

Die am häufigsten bei Mädchen vorkommende echte *Pubertas praecox* wird durch eine vorzeitige Bildung und Abgabe des hypothalamischen, gonadotropen „releasing factor" bewirkt, der auf dem Weg einer Gonadotropinstimulierung die vorzeitige Reifung der Gonaden und damit die Pubertät im Kindesalter auslöst. Als *Pseudopubertas praecox* werden dagegen alle Formen vorzeitiger Reifung bezeichnet, denen keine hypothalamische Ursache, sondern Hormonquellen in Tumoren, Zysten, Hyperplasien der endokrinen Drüsen oder in Medikamenten und Externa zugrunde liegen (PRADER, 1971). Bei diesen Erkrankungen steht naturgemäß die Gesamtheit des klinischen Bildes so im Vordergrund, daß die Makromastie als Phänomen nicht allein und von anderen Symptomen unabhängig betrachtet werden kann. Da nur bei ungewöhnlichen und extremen Formen chirurgische Maßnahmen erforderlich sind, wird verständlich, daß patho-histologische Erfahrungen über dieses Teilgebiet der Makromastie weitgehend fehlen.

Bei *Pubertas praecox* kann die Brustdrüsenvergrößerung vom 3. Monat an auftreten, gewöhnlich jedoch entsteht sie im 4.–6. Jahr und kann Apfelgröße erreichen. Patho-physiologisch liegt eine Stimulierung des Drüsenwachstums durch Östrogene zugrunde, deren Ausscheidung im Urin stark erhöht ist (NOVAK, 1944; THIEL, 1965, Lit.). Laparoskopisch wurden in den Ovarien Follikel in verschiedenen Reifungsstadien beschrieben, teilweise Zysten und Corpora rubra. Histologische Untersuchungen an Brustdrüsen sind nicht bekannt.

a) Makromastie bei organischen Erkrankungen des Gehirns, sog. zerebrale Pubertas praecox

Diese seit Jahrzehnten bekannte Form wird auf entzündliche oder neoplastische Reizwirkungen im Gebiet des Tuber cinereum und des III. Ventrikels zurückgeführt. Die Abgabe von Gonadotropin kann eine infantile Makromastie auslösen, die bei Masern-Enzephalitis und Meningitis, bei Geschwülsten der Corpora mamillaria, der Epiphyse (Pinealome, Teratome, Gliome) und der Hypophyse (Primärtumoren und Metastasen) und schließlich bei Hydrozephalus des III. Ventrikels beobachtet wurden (Lit.: GESCHICKTER, 1948; THIEL, 1965; PRADER, 1971; SCHWENK, 1971; Lit.).

b) Makromastie bei Albright-Syndrom

Der fast nur bei Mädchen auftretende Symptomenkomplex der Pubertas praecox, der polyostotischen fibrösen Knochendysplasie und landkartenartiger, milchkaffee-farbener Hautpigmentierung wird heute als Ausdruck einer hypotholamischen Störung aufgefaßt. Die Entwicklung kommt im frühen Erwachsenenalter zum Stillstand und geht in der Kindheit mit einer Hypertrophie der Brustdrüsen einher.

c) Pubertas praecox bei hormonaler Überlappung und van Wyk-Grumbach-Syndrom

Kinder mit Hyperthyreose können infolge gesteigerter Gonadotropinproduktion gleichzeitig eine Pubertas praecox entwickeln, wobei Östrogene zu infantiler Makromastie und

Menses führen. Eine hinzutretende Galaktorrhoe, der vermutlich eine Prolaktinsekretion zugrunde liegt, vervollständigt das Krankheitsbild zum van Wyk-Grumbach-Syndrom (vgl. Kapitel D).

d) Makromastie bei Pseudopubertas praecox durch gonadotropinbildende Tumoren

Geschwülste mit diesen Eigenschaften sind gewöhnlich embryonale Teratome, die in den Gonaden lokalisiert sind und chorionepitheliale Anteile verschiedener Keimzellen-Tumoren als Bildungsstätte des Gonadotropins beherbergen. In einer Beobachtung von COTTIER (1957) lag ein Chorionepitheliom des linken Ovars bei einem 12 Jahre alten Mädchen vor, dessen vergrößerte Brustdrüsen eine Proliferation des Gangsystems mit Ausbildung von Endstücken zeigten, in denen es zur Sekretion eines fettreichen Kolostrums gekommen war (vgl. Tabelle 14).

Tabelle 14. Gonadotropinbildende Ovarialtumoren als Ursache einer infantilen Makromastie

Autor	Alter des Kindes	Mamma	Ursache	Besondere Befunde
1. HARRIS (1925)	$5^1/_2$ Jahre	wie nach der Pubertät, Pigmentation der Areola	karzinomatöses Teratom des re. Ovars	28tägiger Zyklus, postop. Rückbildung
2. FASOLD (1931)	8 Jahre	wie nach der Pubertät	Metastasierendes Chorionepitheliom des re. Ovars	Dysmenorrhoen, Pubertas praecox, Kachexie
3. FRANK (1932)	$9^1/_2$ Jahre	wie in der Pubertät	embryonales Teratom des re. Ovars	Dysmenorrhoen
4. COTTIER (1957)	12 Jahre	Makromastie, Kolostrumbildung	Chorionepitheliom des li. Ovars	Menses, 50000 E Prolan B/Serum

e) Makromastie bei hormonal-aktiven Ovarialtumoren und -zysten

Der vorangehenden Gruppe gonadotropinbildender Tumoren vergleichbar, sind die Formen der Pseudopubertas praecox, die durch Ovarialtumoren induziert werden, deren hormonale Aktivität in jedem Alter die Symptome eines (Hyper-) Östrinismus hervorbringen kann. Den Krankheitsbildern liegen am häufigsten Granulosazelltumoren (in 5% vor der Pubertät auftretend, MORRIS und SCULLY, 1958), seltener Thekazellgeschwülste und Ovarialzysten zugrunde.

α) Granulosazelltumoren

Diese Tumoren sind im Kindesalter gewöhnlich nicht maligne und variieren stark in der Größe. Von den bisher publizierten Beobachtungen gelten 60 als sicher, 30 als wahrscheinlich. Übersicht: EBERLEIN et al. (1960). Nicht selten sind Mischformen zwischen Granulosazell- und Thekazellgeschwülsten, deren Östrogenproduktion nacheinander die klinischen Symptome der vorzeitigen Pubertät entstehen läßt. Im Urin ist die Östrogenausscheidung zum Teil stark erhöht, die 17-Ketosteroide sind normal oder geringgradig erhöht (NOVAK, 1933; MENGERT, 1939; PRADER, 1971).

Klinisch geht die Entwicklung der Makromastie und die Ausbildung der sekundären Geschlechtsmerkmale in wenigen Monaten vor sich. PARKS (1938) und MENGERT (1939) berichten über eine Entwicklungszeit von 2 Monaten, MANNHEIMER (1938) gibt 6 Monate an. Dagegen wurde von TWEEDIE (1958) von einem 7jährigen Mädchen berichtet, dessen Brustdrüsen seit dem 4. Jahr allmählich und in den letzten 6 Monaten rasch an Volumen zugenommen hatten. Nach LULL (1941) kann die Ausbildung einer Makromastie schon im Alter von 9 Monaten beobachtet werden. Später kann sich die Mammahypertrophie mit der physiologischen Größenzunahme in der Pubertät überlappen und mißdeutet werden (WHITE, 1938; PEDOWITZ et al., 1955). Aus einem Altersprofil der infantilen Makromastie durch Granulosazelltumoren von 29 Fällen ist abzulesen, daß das 4. und 5. Lebensjahr bevorzugt ist.

Kasuistische Beobachtungen von *Makromastie durch Granulosazelltumoren:* KUSSMAUL (1862) 1 Jahr, NOVAK (1933) $3^1/_2$ Jahre, KLAFTEN (1934) 9 Jahre, BEST (1935) 6 Jahre, MANN-HEIMER (1938) 4 Jahre, HABBE (1931) 5 Jahre, PARKS (1938) 5 Jahre, WHITE (1938) 11 Jahre, STABLER und THOMSEN (1940) 6 Jahre, FULLER (1941) $1^1/_2$ Jahre, LULL (1941) 9 Monate, $3^1/_2$ Jahre, PEDOWITZ et al. (1955) 10 Jahre, TWEEDIE (1958) 20 Monate, EBERLEIN et al. (1960) $2^3/_4$ Jahre und $4^1/_2$ Jahre, MOLL (1961) 4 Jahre.

In allen Beobachtungen wird die Brustdrüse als eindeutig vergrößert beschrieben, wobei ihre Dimension allgemein einer Mamma in der Pubertät entspricht. Gleichzeitig bestanden bei fast allen Fällen uterine Blutungen und teilweise Schambehaarung (Abb. 121).

β) Dysgerminom des Ovars

Bei Dysgerminomen des Ovars beschreiben TIETZE (1931) bei einem 10 Jahre alten und HAIN (1949) bei einem 8 Jahre alten Mädchen eine halbkugelige Makromastie bei Pubertas praecox, die sich post operationem zurückbildete (dazu Kapitel J).

γ) Makromastie durch Thekazelltumoren

LIMBURG (1947) $2^1/_4$ Jahre, GORDON (1951) 1 Jahr, PEDOWITZ et al. (1955) 14 Monate, TWEEDIE (1958) 7 Jahre, EBERLEIN et al. (1960) $1^1/_4$ Jahre.

δ) Makromastie bei Ovarialzysten

Follikelzysten: LULL (1941) 22 Monate, KIMMEL (1947) 2 Jahre, MASON (1949) 4 Jahre, PRAY (1951) 5 Jahre, Follikel- und Luteinzyste. HOGE (1949) 7 Jahre mit Corpus-luteum-Zyste. MENGERT (1939) 5 Jahre mit Granulosazellzyste. GESCHICKTER (1948) hat aus dem Schrifttum 9 Fälle mit unterschiedlichen Ovarialzysten und Mammahypertrophie zusammengetragen und 4 eigene Kasuistiken von Follikelzysten mit Makromastie hinzugefügt.

Die Brustdrüsengröße entsprach bei den Kindern der Pubertät. In der Mehrzahl bestanden Dysmenorrhoe, z.T. Pubertas praecox, wodurch sich diese Fälle von der infantilen Hypertrophie ohne weitere Organbeteiligung unterscheiden lassen.

Pathohistologie. Bis auf die Beobachtung von COTTIER (1957), liegen von den aufgezeigten Fällen infantiler Makromastieformen keine Ergebnisse histologischer Untersuchungen vor. Aus der Art der hormonalen Stimulation durch

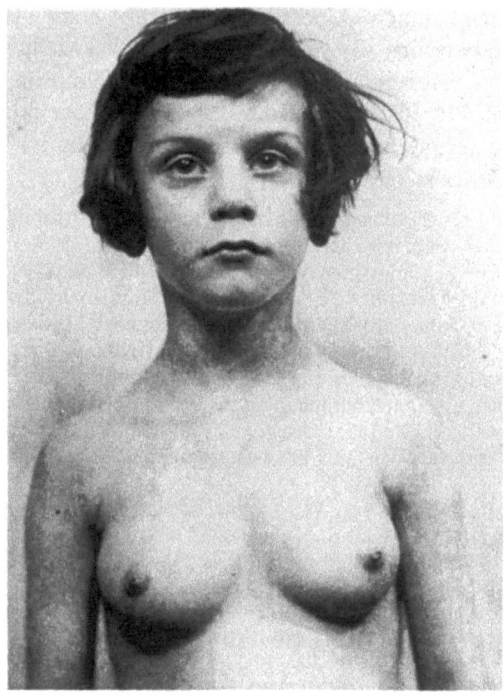

Abb. 121. Makromastie bei Granulosazelltumor des Ovars. 6 Jahre altes Mädchen. Seit 5 Jahren Entwicklung der Makromastie sowie Schambehaarung und Genitalblutungen. (Nach STAPLER und THOMPSEN, 1940)

Östrogene sind in der Vielzahl der Fälle Gewebemuster zu erwarten, die durch eine Proliferation des Gangsystems sowie durch Hyperplasie des Epithels und mesenchymalen Reaktionen charakterisiert sind und den in Abb. 118 u. 119 dargestellten infantilen Makromastien bei prämaturer Thelarche entsprechen. Bei gleichzeitiger Wirkung von Gelbkörperhormon können Lobuli ausgebildet werden, oder unter dem Einfluß von Prolaktin ist eine Kolostrum- oder Milchsekretion möglich.

Therapeutische Erfahrungen. Die Makromastie ist bei den endokrin-aktiven Neubildungen in den Gonaden durch Beseitigung der auslösenden Ursache zur Involution zu bringen. Dabei bilden sich die übrigen Symptome der vorzeitigen Pubertät zurück. Als Folge des absinkenden Östrogenspiegels kann eine Abbruchblutung auftreten (EBERLEIN et al., 1960). Der zytologische Östrogennachweis wird negativ (PEDOWITZ et al., 1955). War jedoch die Makromastie stärker ausgebildet, tritt nur eine unvollständige Rückbildung ein.

f) Makromastie bei Nebennierentumoren und AGS-Syndrom

In seltenen Fällen können Hyperplasien der Nebennierenrinde im Rahmen eines adrenogenitalen Syndroms zu einer Pseudopubertas praecox und damit zu Makromastien führen (Lit. GESCHICKTER, 1948; WILKINS, 1948).

Bei *adrenogenitalem Syndrom* fand THAMDRUP (1961) bei 4 Mädchen eine passagere Makromastie im Alter von 7 $^1/_2$–10 Jahren, die sich nach einigen

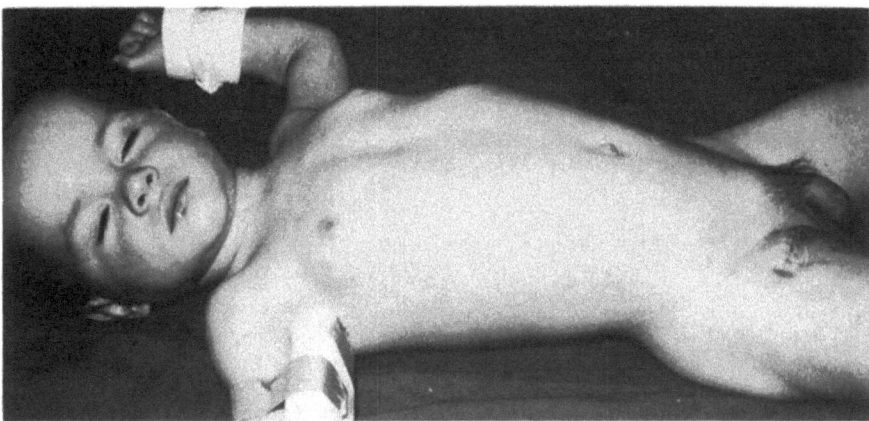

Abb. 122. Makromastie bei adrenogenitalem Syndrom. 1 $^1/_2$ Jahre alter männlicher Säugling mit Pubertas praecox, Hypertrophie beider Brustdrüsen bei trabekulärem Adenom der li. Nebenniere. (Nach HOFMANN und NEITHARDT, 1971)

Monaten zurückbildete. Mit Einsetzen der Menarche traten bei 2 Fällen erneute Makromastien auf.

HOFMANN und NEIDHARDT (1971) berichten über einen 1 $^1/_2$ Jahre alten Jungen mit beginnender Schambehaarung und Makromastie durch einen ping-pongball-großen Tumor der linken Nebenniere, der sich histologisch als ein trabekuläres, polymorphkerniges Adenom erwies. Gesamtkortikoide und 17-Ketosteroide waren erhöht (Abb. 122).

g) Medikamentöse Pseudopubertas praecox und Makromastie

Auch im Kindesalter kann die Anwendung von gonadotropen Wirkstoffen oder von Sexualhormonen zur vorzeitigen oder verstärkten Ausbildung der sekundären Geschlechtsmerkmale mit Hyperpigmentation der Mamille, der Linea alba und Pubesbehaarung führen.

Als Nebenwirkung einer Östrogentherapie bei gonorrhoischer Vulvovaginitis im Kindesalter beschreibt LEWIS (1933) Brustdrüsenhypertrophie bei Pubertas praecox. PROUTY (1952) beobachtete bei einem 4jährigen Knaben eine infantile Makromastie und bei seiner 10jährigen Schwester eine Makromastie und Menarche durch Stilböstrolwirkung, da die Mutter der Kinder in einem pharmazeutischen Betrieb arbeitete, in dem dieses Hormon hergestellt wird. Nach gründlicher Reinigung von Wohnraum, Bekleidung, etc. bildeten sich die Symptome zurück. Weitere infantile Makromastien wurden von HERTZ (1958) nach Einnahme von Vitamintabletten mit Östrogenäquivalenten, von HESSELVIK (1952) nach Salbenbehandlung und von DURAND et al. (1964) bei 4 Kindern nach Therapie mit Griseovulvin beobachtet. LANDOLT und MÜRSET (1968) sahen 4 Kinder nach Anwendung von Haarspiritus mit Stilböstrolgehalt.

Aus den Beispielen wird deutlich, daß beim Vorliegen einer Makromastie im Kindesalter an die Möglichkeit einer exogenen hormonal-medikamentösen Ursache gedacht werden sollte.

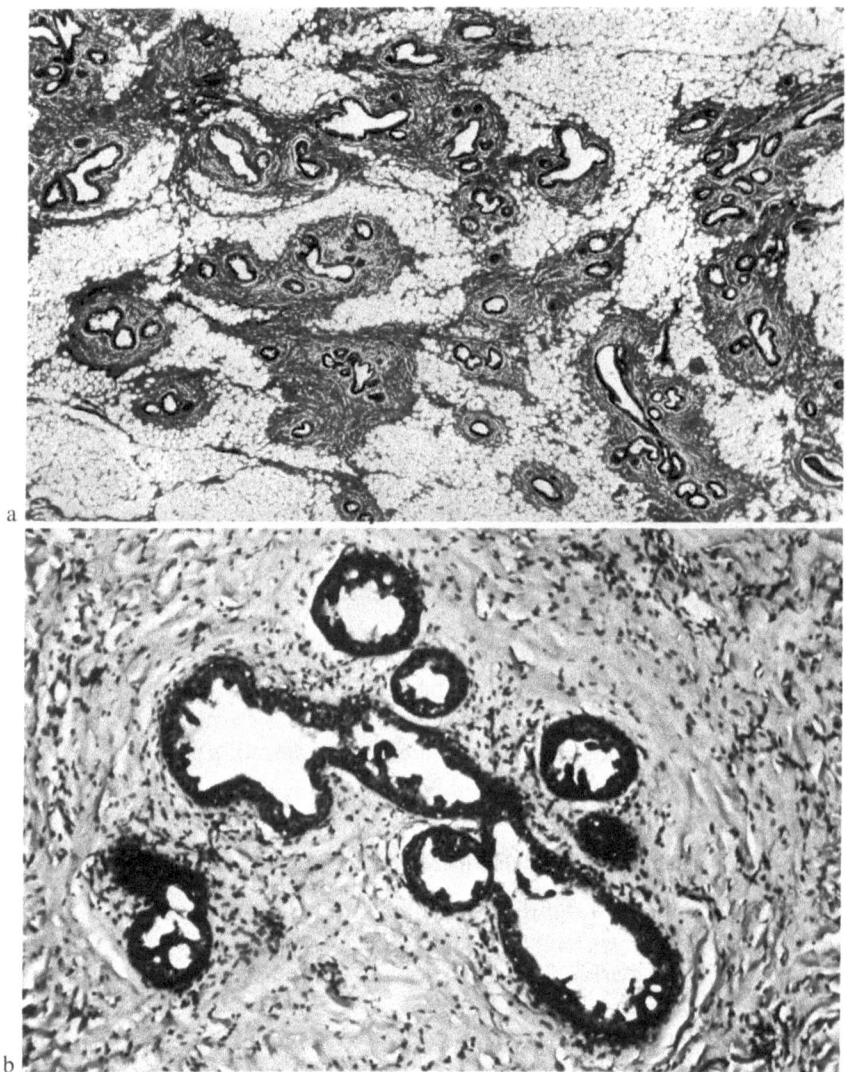

Abb. 123a u. b. Pubertätsmakromastie bei Mädchen (sog. virginelle Hypertrophie). (a) 11 ³/₄ Jahre altes Mädchen mit schmerzhaft proliferierenden Drüsenkörpern vor der Menarche. Tubuläre Differenzierung mit zirkumkanalikulärer Fibrose der Mamma. HE, Vergr. 15×. (b) 17 Jahre altes Mädchen, 2 Jahre nach der Menarche. Einseitig proliferierter Drüsenkörper mit tubulären Strukturen und Sproßbildung. Geringgradige pseudopapilläre Epithelproliferationen. HE, Vergr. 90×. (Nach BÄSSLER, 1966)

IV. Pubertätsmakromastie (sog. virginelle Hypertrophie)

Im Vergleich zu den physiologischen Proliferationsvorgängen der Brustdrüse während der Geschlechtsreife stellt die *pathologische* Pubertätsmakromastie eine überschießende Gewebsreaktion dar, die unterschiedliche Dimensionen einer Hypertrophie hervorbringt, zum Stillstand kommt, in den wachsenden Drüsenkörper einbezogen wird oder zu grotesken Formen führt. Nach übereinstimmenden Angaben bildet sich die Pubertätsmakromastie in der Regel zwischen dem 11. und 16. Jahr, vor und nach der Menarche aus und ist nicht selten mit dysmenorrhoischen Störungen verbunden (DAEVER und MCFARLAND, 1917, alte Lit.; BLOND 1921; SCHULTZ, 1933; GESCHICKTER, 1948; THIEL, 1965; BÄSSLER, 1966, Lit.). Da die Formen der Makromastie mit zunehmender Größe ein eigenes Krankheitsbild darstellen, werden in Kapitel J, Klinik, Diagnostik und Pathomorphologie gesondert beschrieben.

Die Zeit bis zur Ausbildung einer Makromastie steht offensichtlich in Abhängigkeit von der hormonalen Stimulation und beansprucht mehrere Monate oder 1-2 Jahre. Es sind auch mehrzeitige Formen und sukzedane Entwicklungen einer und hernach der zweiten Seite beobachtet worden.

Pathomorphologisch ist der unter einer gespannten Haut befindliche, weitgehend homogene Drüsenkörper von fester und elastischer Konsistenz und weißgrauer Farbe. Das Fettgewebe kann völlig verdrängt sein. In den abhängigen Partien zeichnen sich Blut- und Saftstauungen sowie regressive Veränderungen ab, die die Uneinheitlichkeit des mikroskopischen Gewebsbildes erklären. Die Makromastie unterscheidet sich vom Fibroadenom dieses Alters durch die Gleichförmigkeit der Veränderungen der *gesamten* Mamma, ohne daß umschriebene knotenförmige Strukturen herausgelöst werden können.

Das *pathohistologische Substrat* zeigt die geweblichen Folgen des hormonalen Proliferationsreizes und ist durch eine Reihe von Sekundärveränderungen überlagert. Aus der physiologischen Drüsenentwicklung kann abgeleitet werden, daß bei Makromastien junger Mädchen ein tubuläres Wachstum mit Adventivsprossen und Epithelproliferationen überwiegt, während unter dem Einfluß weiterer mammotroper Wirkstoffe lobuläre Strukturen hervortreten. Je stärker sich die Brustdrüsen vergrößern, desto mehr nehmen Stütz- und Mantelgewebe zu, so daß Bilder fibroadenomatöser Hypertrophien mit fehlender oder unvollständiger Läppchenbildung resultieren (Abb. 123) In dieser Sicht werden die unterschiedlichen Interpretationen histologischer Befunde und der Pathomorphogenese verständlich. Nach den morphologischen Kriterien der virginellen Hypertrophie ist eine fortdauernde Östrogenwirkung oder eine besondere Sensibilität des Drüsengewebes auf Steroide als primum movens anzusehen, wozu eine hereditäre Disposition treten kann.

V. Mammatumoren im Kindesalter

Während reife und unreife Neubildungen der Mamma im Kindesalter exquisite Seltenheiten darstellen, ist mit Beginn der Geschlechtsreife eine zunehmende Vermehrung der Dysplasien und Geschwulsterkrankungen der Brustdrüse zu beobachten. Die Tumoren unterscheiden sich pathomorphologisch nur graduell von den entsprechenden Formen des Erwachsenenalters und können differentialdiagnostische Schwierigkeiten bei der Abgrenzung gegenüber infantilen und Pubertäts-Makromastien (virginelle Hypertrophie) sowie Formen der Mastopathie bereiten.

Übersichten liegen von GUY (1936) unter Berücksichtigung der älteren Literatur vor, von KELLNER und GATI (1960) anhand von 456 Exzisionen bei Frauen unter 35 Jahren und Adoleszentinnen, ferner von SANDISON und WALKER (1968) an 64 Fällen unter 21 Jahren und von FARROW und ASHIKARI (1969). Die Autoren geben eine Übersicht von 237 Mammaerkrankungen bei Mädchen von 10–20 Jahren mit folgender Verteilung:

Fibroadenome in 76,4%; Mastopathie in 10,5%; Papillome in 5,5%; große Zysten in 3,4%; entzündliche Veränderungen in 2,9%; maligne Tumoren in 1,3%.

Nach SANDISON und WALKER (1968) wurden im Kindes- und Reifungsalter bis 21 Jahren vereinzelt Gangektasien, traumatische Fettgewebsnekrosen, Mastitis tuberculosa und kleine Abszesse gesehen. Die Quantität an Untersuchungsbefunden bis zum 21. Jahr beträgt nach den Autoren 3,1%, nach FARROW und ASHIKARI (1969) 2% unter allen Biopsien der weiblichen Mamma.

1. Benigne Geschwülste

a) Fibroadenome

Fibroadenome bei Mädchen sind die häufigsten Tumoren, die im Alter von 12–19 Jahren (Durchschnitt 17,6 Jahre) auftreten (FARROW und ASHIKARI, 1969; ASHIKARI et al., 1971; NAMBIAR und KANNAN KUTTY, 1974). Das Alter bei der Menarche wird mit 10–16 Jahren (Mittelwert: 12,4 Jahre) angegeben. Klinisch wird über geringe Schmerzhaftigkeit und Tumorwachstum geklagt. Die Tumorgröße schwankt zwischen 1 und 6 cm, wobei die Häufigkeit *bilateraler* Fibroadenome bemerkenswert ist. Die juvenilen Fibroadenome sind makroskopisch gewöhnlich solitäre, begrenzte, runde oder ovale Tumoren, beweglich und von einer Pseudo-Kapsel umgeben, die die operative Enukleation erleichtert (Abb. 124). Starkes Wachstum führt zu einer asymmetrischen Vergrößerung des gesamten Organs, so daß die Unterscheidung von einer asymmetrischen virginellen Hypertrophie klinisch nicht möglich ist (WULSIN, 1960).

Pathohistologische Kriterien von 12 eigenen Beobachtungen juveniler Fibroadenome bei Mädchen im Alter von 11–18 Jahren ergaben in der Mehrzahl die bekannten Merkmale des Tumors mit starker Aufquellung des Stromas, unterschiedlich verästelten Spalten, die von einem kubischen Epithel ausgekleidet sind (Abb. 125 u. 126). Daneben treten häufig Lymphangiektasien hervor, die die elastische Konsistenz der flüssigkeitsreichen Neubildungen verständlich machen und teilweise als Fibromyxome imponieren (MARKOWITZ und HOWEL, 1936). Das Auftreten der Tumoren in einer in Entwicklung befindlichen Brustdrüse und die dem Alter eigene starke Reagibilität des Gefäßbindegewebes erklärt das Vorkommen differenter Formen und Übergänge zur virginellen Hypertrophie, d.h. Pubertätsmakromastie. In diesem Sinn beschreiben SANDISON und WALKER (1968) diffuse Fibroadenomatosen bei Mädchen von 14–21 Jahren,

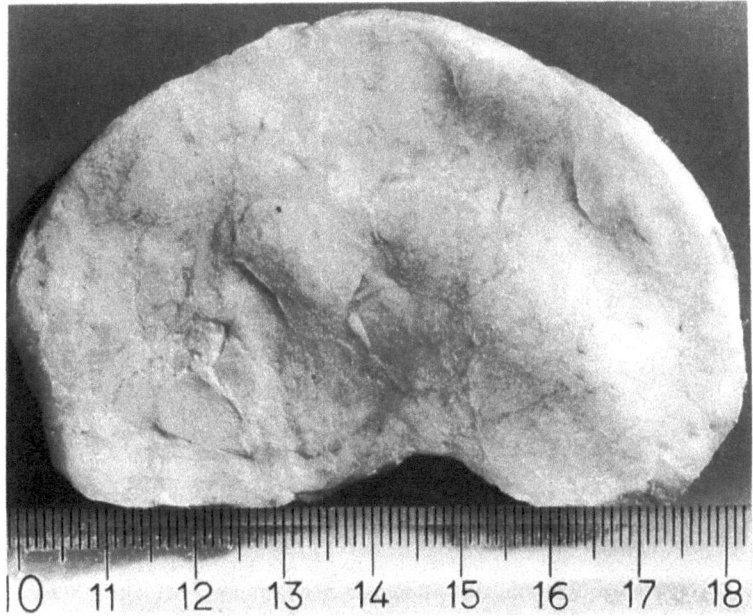

Abb. 124. Juveniles Fibroadenom der Mamma bei einem 16 Jahre alten Mädchen unter
dem Bild einer einseitigen diffusen Makromastie

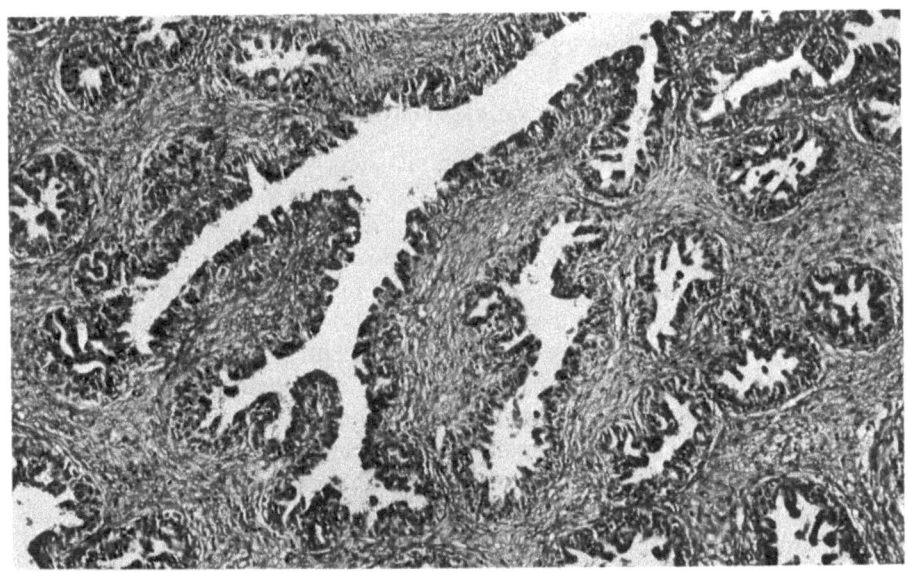

Abb. 125. Juveniles Fibroadenom der Mamma bei einem 11 Jahre alten Mädchen mit
starker Epithelproliferation in Gängen und Spalträumen und Entwicklung eines zellreichen
Mantelgewebes. HE, Vergr. 90 ×

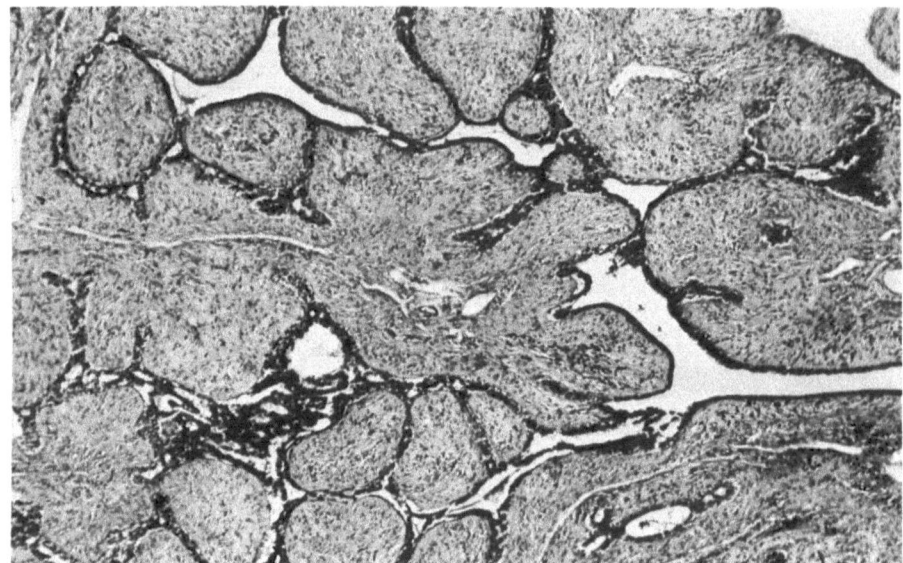

Abb. 126. Juveniles Fibroadenom der Mamma bei einem 15 Jahre alten Mädchen vom
Typ des intrakanalikulären Fibroadenoma phylloides. HE, Vergr. 70 ×

die beträchtliche Größen erreichten und rezidivierten. Feingeweblich wurden
intrakanalikuläre fibroadenomatöse Veränderungen und Formen einer einfachen
Mastopathie gesehen, die nach unseren Vorstellungen in die Gruppe der Pubertätsmakromastien einzureihen sind.

Die genannten Autoren erwähnen ferner ein echtes *Fibrom* bei einem 19
Jahre alten Mädchen, das als „forme fruste" eines Fibroadenoms gedeutet wird.

b) Cystosarkoma phylloides

Das Cystosarkoma phylloides des Pubertätsalters ist dadurch gekennzeichnet,
daß es häufiger bilateral auftreten kann und in wenigen Monaten eine gewaltige
Größe erreicht. Vor der Geschlechtsreife wird dieser Geschwulsttyp nicht oder
sehr selten beobachtet und tritt zumeist unmittelbar nach der Menarche auf.
Metastasierende Formen sind in diesem Alter nicht bekannt. Im Schrifttum
haben insbesonders TREVES und SUNDERLAND (1951), LESTER und STOUT (1954)
und AMERSON (1970) über diese Tumorform berichtet. WULSIN (1960) teilt 8
Beobachtungen von Cystosarkoma phylloides bei Mädchen im Alter von 12–19
Jahren mit, die durch einfache Mastektomie behandelt wurden. Da auch juvenile
Fibroadenome häufig zu starker Spaltbildung im Sinn des *Fibroadenoma phylloides* neigen (Abb. 13) und starke Stromaverquellungen aufweisen können, sind
Übergangsformen abgrenzbar, zumal Epithelmetaplasien wie im Zystosarkom
der Frau in diesem Alter nicht bekannt sind. Über ein Zystosarkom der Mamille
mit Ulzeration berichtet VERO BO (1949). Nach NAMBIAR und KANNAN KUTTY
(1974) ist die Prognose der Tumoren in der Adoleszenz gut; es wurden weder
Rezidive noch Metastasen beobachtet.

Der für das Erwachsenenalter gültige Begriff der *Mastopathie* ist in seiner

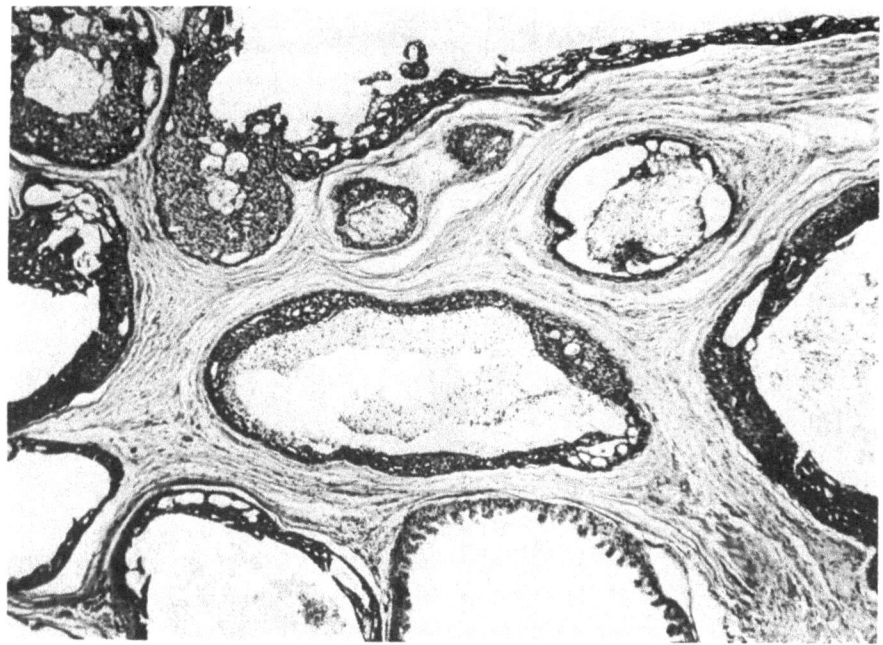

Abb. 127. Stark ausgeprägte proliferative Mastopathia cystica fibrosa bei einem 17 Jahre alten Mädchen mit soliden, kribriformen und papillären Epithelproliferationen. HE, Vergr. 70 ×

Anwendung auf das Pubertätsalter als Terminus verschiedener Veränderungen zu verstehen. Er trägt eher klinischen als patho-histologischen Kriterien Rechnung. Es werden Fibrosierungen, Adenofibromatose, sklerosierende Adenose und die nicht eitrige zirkumduktale (plasmazelluläre) Mastitis subsumiert, die mit ähnlichen Symptomen tumorartiger Verhärtungen im Drüsenkörper, Schmerzen in Abhängigkeit von der Menstruation (Mazoplasie, Mastodynie) verbunden sind. Eine Differentialdiagnose kann allein durch histologische Untersuchungen erfolgen. SANDISON und WALKER (1968) beschreibt 3 Fälle von 20–21 Jahren mit einer „echten hyperplastischen und zystischen Mastopathie" und Epitheliosen sowie apokriner Metaplasie. Dazu eigene Beobachtung (Abb. 127).

Solitärzysten der juvenilen Brustdrüse fanden FARROW und ASHIKARI (1969) in 8 Fällen zwischen dem 12. und 17. Jahr, von denen das jüngste Mädchen keine Menarche hatte. Einmal fand sich eine grünliche Sekretion aus der Mamille, 3 Mädchen wiesen bläuliche Verfärbungen der Haut über der Zyste auf, die bei der Operation gewöhnlich klare Flüssigkeit enthielt. Durch zirkumareoläre Inzisionen konnten die Zysten entfernt werden.

Zu unspezifisch-chronischen Entzündungen sind vereinzelte Abszesse zu zählen, ferner die zumeist traumatisch entstandenen herdförmigen Fettgewebsnekrosen (lipophage Granulome), die ihrem Pendant in der weiblichen Mamma entsprechen.

c) Papillomatosen

Über Papillomatosen der Milchgänge bei einem 17 Jahre alten Mädchen mit ausgedehnten Epithelproliferationen berichten WILLIS (1962), über 3 Fälle SANDISON und WALKER

(1968). FARROW und ASHIKARI (1969) teilen 13 weitere Beobachtungen mit, deren mittleres Alter bei 17 Jahren liegt. Nur 4 von 19 Mädchen hatten irreguläre Menses. Symptome: lokale Anschwellung, Schmerzhaftigkeit, in einigen Fällen Blutung aus der Mamille. Gegenüber der klinischen und histologischen Diagnostik dieser Tumoren ergeben sich für dieses Alter keine besonderen Gesichtspunkte.

Über eine ungewöhnliche bilaterale Hyperplasie der Mamillen bei einem $13 \frac{1}{2}$ Jahre alten Mädchen berichtet DAVID (1955).

Als *mesenchymale Tumoren* treten in der kindlichen Mamma, in ihrer Umgebung und Haut, Hämangiome, Lymphangiome und Lipome auf, deren Erkennung als isolierte Neubildungen oder als Teilbefunde systemgebundener Erkrankungen keine Probleme aufwirft.

2. Maligne Geschwülste

Im Kindes- und Adoleszentenalter treten unreife Tumoren der Mamma bevorzugt bei Mädchen auf.

a) Sarkome, Leukämien

Sarkome sind im Kindes- und Adoleszentenalter außerordentlich selten. Eine Zunahme wird nach dem 20. Jahr beobachtet. Kasuistische Angaben betreffen ein Lymphosarkom bei einem 15jährigen Mädchen und Mammametastasen eines embryonalen Rhabdomyosarkoms bei zwei 14jährigen Kindern.

Häufiger sind flächenhafte und gelegentlich mit Blutungen verbundene Infiltrate bei *Leukämien*. Das Drüsenparenchym wie das angrenzende Fettgewebe bis zur Pektoralisfaszie können von dichten Infiltraten durchsetzt sein, die zu einer beträchtlichen Prominenz des Drüsengebiets mit Hautverfärbung Anlaß geben können (Abb. 450). Die Gesetzmäßigkeiten der Reaktionen in der weiblichen Mamma wurden von SEIFERT (1952) beschrieben. Knotige Infiltrate eines *multiplen Myeloms in beiden Brustdrüsen* eines 13 Jahre alten Mädchens beschreiben MAEDA, et al. (1973).

b) Karzinome

Karzinome der Brustdrüse bis zum Alter von 20 Jahren konnten bei kritischer Sichtung des Schrifttums in ca. 80 Fällen festgestellt werden. In Tabelle 15a sind, zusammen mit SCHADLER (1972), die Tumoren bis zum 20. Jahr aufgeführt,

Tabelle 15a. Kasuistik des Mammakarzinoms in Kindesalter und Adoleszenz (bis zum 20. Lebensjahr)

Zahl der Fälle	Alter in Jahren	Autor	Anzahl der Beobachtungen	Bemerkungen
Mädchen:				
1.	3	HAAGENSEN (1957)	1	
2.	3	McDIVITT und STEWART (1966)	1	Tumorgröße: 1–2,5 cm $\varnothing$, keine Metastasen
3.	4	MILLER (1958)	1	28 Jahre später Pleuromesotheliom

Tabelle 15a (Fortsetzung)

Zahl der Fälle	Alter in Jahren	Autor	Anzahl der Beobachtungen	Bemerkungen
4.	4	OBERMAN und STEPHENS (1972)	1	Primärtumor mit 4 Jahren, Rezidiv mit 25 Jahren
5.	5	PIRQUET (1930)	1	1 Fall von 70 247 Karzinomen
6.	5	McDIVITT und STEWART (1966)	1	Tumorgröße: 1–2,5 cm, keine Metastasen
7.	7	McDIVITT und STEWART (1966)	1	Tumorgröße: 1–2,5 cm $\varnothing$, keine Metastasen
8.	7	HABIBI (1947)	1	
9.	8	McDIVITT und STEWART (1966)	1	Tumorgröße: 1–2,5 cm $\varnothing$, keine Metastasen
10.	9	HABIBI (1947)	1	
11.	10	DEAVER und McFARLAND (1917)	1	Adenokarzinom
12.	10	SEARS und SCHLESINGER (1940)	1	Adenokarzinom
13.	10	SMITHY (1944)	1	
14.	10	McDIVITT und STEWART (1966)	1	Tumorgröße: 1–2,5 cm $\varnothing$, keine Metastasen
15.	10	NORRIS und TAYLOR (1970)	1	
16.	11	THOMPSON (1908)	1	
17.	11	BATTLE und MAYBURY (1913)	1	
18.	11	WILLIAMS (1946)	1	Radikaloperation; 11 Jahre rezidivfrei
19.	11	PUENTE DUANY und RAMIREZ (1951)	1	undifferenziertes medulläres Karzinom
20.	11	HAAGENSEN (1957)	1	
21.	11	RAMIREZ und ANSFIELD (1968)	1	Anaplastisches Karzinom mit Lymphknoten-, Lungen- und Knochenmetastasen
22.	12	NICHINE et al. (1972)	1	metastasierendes inflammatorisches Karzinom
23.	12	LEVINGS (1917)	1	
24.	12	DeCHOLNOKY (1943)	1	
25.	14	CARNETT, et al. (1932)	1	
26.	14	CLOSE und MAXIMOV (1965)	1	undifferenziertes medulläres Karzinom
27.	10–14[a]	PIRQUET (1930)	1	1 Fall von 70 247 Karzinomen

Tabelle 15a (Fortsetzung)

Zahl der Fälle	Alter in Jahren	Autor	Anzahl der Beobachtungen	Bemerkungen
28.	15	DeCholnoky (1943)	1	1 Fall von 73 Karzinomen
29.	15	Daland (1945)	1	Adenokarzinom, keine Metastasen
30.	15	Geschickter (1948)	1	
31.	15	Luttinger (1949)	1	s. Chauvel und Renaud (1921)
32.	15	Haagensen (1957)	1	
33.	15	McDivitt und Stewart (1966)	2	Tumorgröße: 1–2,5 cm ∅, keine Metastasen
34.	10–15	Lefall, et al. (1965)	1	1 Fall von 36 Karzinomfällen bei jungen Negerinnen
35.	16	Brewer (1907)	1	karzinomatöses Adenopapillom
36.	16	Pfahler und Widman (1925)	1	1 Fall von 801 Karzinomfällen
37.	17	Daland (1945)	1	metastasierendes Karzinom rezidivfrei bis zum 46. Jahr
38.	17	Close und Maximov (1965)	1	
39.	$17\frac{1}{2}$ (19)	Fowler (1915)		Starkes Wachstum in Grav.
40.	17	Sato, Inoue		
41.	17	Heidenreich (1976)	1	
42.	18	Pfahler und Widman (1925)	1	
43.	18	Daland (1945)	1	metastasierendes Karzinom, 6 Monate später †
44.	18	DeCholnoky (1943)	1	
45.	19	Farrow und Ashikari (1969)	1	Metastasierung 2 Jahre nach Radikaloperation
46.–50.	15–19[a]	Pirquet (1930)	5	
51.	19	Crosby und Barclay (1971)	1	
52.–60.	20	Battle und Maybury (1913)	9	9 Fälle von 1209 Karzinomen
61.–62.	20	Pack und Lefevre (1930)	2	2 Fälle unter 2891 benignen Mammatumoren
63.–65.	20	DeCholnoky (1943)	3	
66.	20	Krauss und Kline (1926)		
67.	20	Heidenreich (1976)	1 1	bilaterales Karzinom, intraduktales Karzinom
68–213	20–29	Norris und Taylor (1970)	135	Übersicht
214–254	20–29	Crosby und Barclay (1971)	40	Übersicht

Tabelle 15b. Mammakarzinome bei Knaben

Zahl der Fälle	Alter in Jahren	Autor	Anzahl der Beob- achtungen	Bemerkungen
1.	$^1/_2$	BLANC	1	
2.	6	HARTMANN und MAGRISH (1955)	1	Adenokarzinom mit axillären Lymphknotenmetastasen
3.–4.	12	SACHS (1941)	2	
5.	13	SIMMONS (1917)	1	Adenokarzinom
6.	14	BRYAN (1914)	1	
7.	14	MAGGI (1956)	1	re. Karzinom, li. zystische Fibrose
8.	14	FOWLER (1915)	1	
9.	14,8	BLODGETT (1897)	1	Adenofibrom und szirrhotisches Karzinom

wobei deutlich wird, daß eine Häufung vom Zeitpunkt der Geschlechtsreife an einsetzt. Dagegen liegen nur 9 kasuistische Mitteilungen von Mammakarzinomen bei Knaben vor (Tabelle 15b).

Weitere Beobachtungen von Mammakarzinomen unter dem 20. Lebensjahr mit z.T. ungenauen Angaben: BUNTS (1942) 2 Fälle; GRECHI (1966) 1 Fall; HARNETT (1948) 1 Fall; HARRINGTON (1940) 5 Fälle; NUN (1937) 1 Fall.

Eine Zusammenstellung von Mamma-Karzinomen des Schrifttums seit 1900 liegt von HEIDENREICH (1976) vor, der 2 eigene Beobachtungen hinzufügt. Ein 17 Jahre altes Mädchen mit einem kleinen intraduktalen Karzinom terminaler Gänge mit beginnender Stromainvasion und von einer 20 Jahre alten Frau (vgl. Tabelle 15a).

G. Kreislaufstörungen, Infarkte und Angiopathien

Gemessen an der Häufigkeit und Dignität lokaler Erkrankungen der Mamma, stellen Kreislaufstörungen mit Ausbildung partieller oder totaler hämorrhagischer Infarkte, Nekrosen und gangräneszierender Entzündungen Seltenheiten der Brustdrüsenpathologie dar. Die Ursache dafür ist in der besonderen Angioarchitektur und in der Vielzahl der Anastomosen zwischen den einzelnen Gefäßprovinzen zu suchen, wobei die Ausbildung der Anastomosen dadurch erklärt werden kann, daß sich die Brustdrüse im Grenzgebiet zwischen den Strombahnen der A. thoracica interna und der A. thoracica lateralis entwickelt. Die bilaterale Blutversorgung und das Bestehen von Gefäßverbindungen zur Gegenseite gewährleistet eine kontinuierliche und örtlichen Kreislaufstörungen gegenüber gesicherte Blutzirkulation. Das gilt vor allem für die arterhaltende Funktion des Organs während der Laktation. Infarzierungen und Nekrosen sind in der Brustdrüse nur zu erwarten, wenn in zahlreichen Arterien, Arteriolen oder Venen Thromben auftreten und die Anastomosen funktionslos werden, ferner in Neubildungen mit einer eigenen Strombahn.

Aus Ergebnissen der Makroangiographie wird deutlich, daß das Gefäßmuster der Mamma eine eindeutige Abhängigkeit von der hormonalen Stimulation, von Funktionszuständen und Involution des Drüsenkörpers nach der Laktation und im Alter erkennen läßt (WEITZEL und BÄSSLER, 1971). Tuscheinjizierte Aufhellungspräparate zeigen sinnfällig die Verteilung feiner Gefäße im Stütz- und Mantelgewebe, wo die Kapillaren netz- oder korbförmig die Lobuli umschließen (Abb. 48). In Gravidität und Laktation verdichten und erweitern sich die Kapillargeflechte vor allem im Mantelgewebe und tragen, häufig vor der Menstruation, zu einer Volumenzunahme sowie zu Hyperthermie und Hyperämie bei. Experimentelle Untersuchungen finden sich bei WAHL (1915) an Kaninchen und bei SOEMARWOTO und BERN (1958) an der Maus.

In der weiblichen Brustdrüse sind ferner *altersabhängige Gefäßmuster* in dem Sinn nachweisbar, als bei jüngeren Frauen die Drüsengänge segmental von verschiedenen im spitzen Winkel kreuzenden Arterienästen versorgt und netzartig umsponnen werden. Im höheren Alter fehlt diese Orientierung, so daß weder in den Fettläppchen noch im Parenchym gesetzmäßige Gefäßverteilungen erkennbar sind (vgl. Kap. B).

I. Mamille

1. Postpartale Nekrose und Gangrän

Zirkumskripte Abstoßungen der Mamille mit Anteilen oder mit vollständigem Warzenhof werden nur im älteren Schrifttum als örtlich begrenzte Erkrankungen im Anschluß an Geburten oder als Ausdruck einer puerperalen Sepsis beschrieben. Der ersten Mitteilung von TONELÉ (1830; zit. nach WALLHART) über symmetrische Gangrän der Mamillen folgte die Kasuistik von WALLHART (1908) mit sukzedaner beidseitiger Mamillennekrose im Puerperium, die Ähnlichkeiten mit einer Raynaudschen Krankheit aufwies. Von KATZ (1924) liegt ein Bericht über eine 22jährige Wöchnerin vor, die nach manueller Plazentalösung und Blutverlust mit Ergotin, Adrenalin und Pituitrin behandelt worden war und vom 3. Wochenbettag zunehmend mit Schmerzen, Verfärbung, Partial- und Totalnekrose beider Mamillen erkrankte, wobei sich die Warzenhöfe mit kreisrunden Defekten ablösten. Die Nekrose wird als medikamentös bedingte Gefäßspasmen mit nachfolgender Ischämie und Nekrose gedeutet.

2. Postoperative Nekrose

An der arteriellen Blutversorgung der Mamille sind durch periphere, zirkuläre und radiäre Gefäßäste die A. thoracica interna und lateralis beteiligt. Diese bilden anastomosierende Strombahnen, die von MARCUS (1934) als „Plexus" bezeichnet wurden (vgl. Kap. B). Aus der Anordnung der Arterienäste in der

Umgebung der Mamille wird verständlich, daß die operative Zirkumzision der Areola mit Durchtrennung dieser kleinen Arterien eine ischämische Nekrose der Mamille zur Folge haben kann. Derartige Partialnekrosen der Mamma sind nach plastischen Operationen beobachtet worden (RENNER, 1954). STRÖM-BECK (1964) stellte in seinem großen chirurgischen Krankengut in einer Frequenz von 1,3% marginale oder totale Mamillennekrosen fest.

II. Kreislaufstörungen und Infarkte des Drüsenkörpers

1. Ischämische Infarkte während Gravidität und Laktation

Die beschriebene und durch Anastomosen vielfältig gesicherte Blutversorgung der menschlichen Brustdrüse macht verständlich, daß Infarkte oder Nekrosen in der hyperplastischen Mamma in Gravidität und Laktation nicht bekannt sind. Treten dennoch Durchblutungsstörungen und umschriebene Nekrosen auf, kann auf das Vorliegen einer parenchymreichen Hyperplasie oder eines Tumors mit eigener insuffizient gewordener peripherer Strombahn geschlossen werden.

Im neueren Schrifttum sind von HASSON und POPE (1961) 3 Fälle und von WILKINSON und GREEN (1964) 10 Beobachtungen mit ischämischen Mammainfarkten zusammengestellt worden. In 43 Jahren oder unter 126000 Operationspräparaten konnten lediglich 10mal hämorrhagische Koagulationsnekrosen in Mammatumoren während Gravidität und in der Laktation festgestellt werden. Am häufigsten sind die Infarkte im letzten Trimenon der Schwangerschaft. Aus dem neuen Schrifttum berichten PAMBAKIAN und TIGHE (1971) über 3 Fibroadenome, RICKERT und RAJAN (1974) über 2 Beobachtungen von infarzierten Knoten von 1,5 und 3 cm im Durchmesser. CONSIGLIO et al. (1967) beschreiben bei einer 22 Jahre alten Frau einen Infarkt der Mamma im 7. Schwangerschaftsmonat, der „funktionierendes" Drüsenparenchym betraf. LUCEY (1975) gibt in einer Übersicht 5 Fälle in Gravidität und post partum an.

Damit verteilen sich die partiell oder total ausgeprägten hämorrhagischen Brustdrüseninfarkte auf

    5 Fälle von Adenoma purum,
    6 Fälle von Fibroadenom,
    6 Fälle von adenomatöser lobulärer Hyperplasie,
    1 Fall mit rezidivierender Makromastie.

Die Frauen waren 16–30 Jahre alt, 9 von 13 Frauen waren Negerinnen. In 5 Fällen traten die Infarkte in der Schwangerschaft auf, 13mal post partum in der Zeit von 8 Tagen bis 6 Monaten nach der Geburt. Das Vorliegen eines Tumors war den Frauen mehrere Wochen und längstens 2 Jahre bekannt. Die mittlere Größe betrug 2–5 cm (min. 1,5, max. 10 cm im Durchmesser) (WILKINSON und GREEN, 1964).

Pathomorphologisch treten die Infarkte als umschriebene Areale von gelber, gelbgrauer und graubrauner Farbe und von weicher Konsistenz in Erscheinung. Retraktionen der Oberfläche oder gelbweiße Streifungen als makroskopisches

Symptom eines Karzinoms fehlen. Auf der Schnittfläche wird ein dunkles Infarktzentrum mit Koagulationsnekrosen und Blutungen von einem hellen Mantel aus Granulations- und Narbengewebe umgeben (RICKERT und RAJAN, 1974).

Histologisch können, angesichts fortgeschrittener Infarktnekrosen, die Strukturen der Tumoren oder Hyperplasien schattenhaft erkannt werden. In älteren Infarkten sind in den Randgebieten zellige Infiltrate und Makrophagen vorhanden. Man findet Blutungen in das nekrotische Gewebe mit Abscheidungen von Hämosiderin und als Ausdruck reparativer Prozesse eine zunehmende Fibrose. Diese Kenntnis gewinnt deshalb praktische Bedeutung, weil Nekrosen eines so parenchymreichen Organs in Verbindung mit entzündlichen Zellinfiltraten in den Grenzzonen im Schnell- oder Gefrierschnitt zu Fehldeutungen führen können.

Zur *Pathogenese* der Infarkte ist festzustellen, daß in keinem Fall entzündliche Gefäßveränderungen vorlagen. Die Nekrosen der Tumoren können daher auf zwei kausalen Faktoren beruhen: Die Blutversorgung in den umschriebenen Neubildungen ist ungünstiger als im Drüsenkörper, so daß die während der Laktation gesteigerten Stoffwechselleistungen in den parenchymreichen Tumoren und Hyperplasien zu einer relativen Mangeldurchblutung führen, wodurch die unterschiedlichen Intensitätsgrade und Muster erklärbar werden. Die Nekrosen sind Folge ischämischer Durchblutungsstörungen, die nach örtlichen Blutungen sekundär als hämorrhagische Infarkte imponieren (Abb. 128). Nach LUCEY (1975) haben Venenthrombosen ätiologische Bedeutung.

2. Totalnekrose und Gangrän bei puerperaler Sepsis

Über eine Gangrän der gesamten Brustdrüse als Teilbild einer puerperalen Sepsis liegen einige Beobachtungen aus dem älteren Schrifttum vor. BAMBERER (1912) beschreibt eine 26 Jahre alte Frau mit blauschwarzer Verfärbung der linken Mamma bei Puerperalfieber. Bei der Mammaamputation keine blutenden Gefäße, weswegen die Diagnose arterielle Embolie gestellt wurde. Tod an septischer Allgemeininfektion.

Eine akute, vollständige Mammanekrose mit Embolien in zahlreichen Arterien beschrieben SALEMBIER et al. (1951) und nehmen ein reflektorischen Gefäßspasmus bei latenter Infektion als Ursache der seltenen Nekroseform an. Eine weitere Kasuistik einer spontanen einseitigen embolischen Mammanekrose bei einer 23 Jahre alten Frau im Puerperium liegt von ISTVAN (1975) vor. Beobachtungen bei verschiedenen Formen der puerperalen Mastitis erwähnen CREYSSEL et al. (1946) sowie RAVINA und JAMAIN (1949).

3. Ischämische und hämorrhagische Infarkte in Mammatumoren

In großen Untersuchungsreihen von Mammatumoren werden solche mit ischämischer oder hämorrhagischer Infarzierung nur außerordentlich selten beobachtet. Dabei handelt es sich zumeist um fibroadenomatöse oder papilläre Neubildungen, die als zirkumskripte totale oder partielle Nekrose aus ihrer

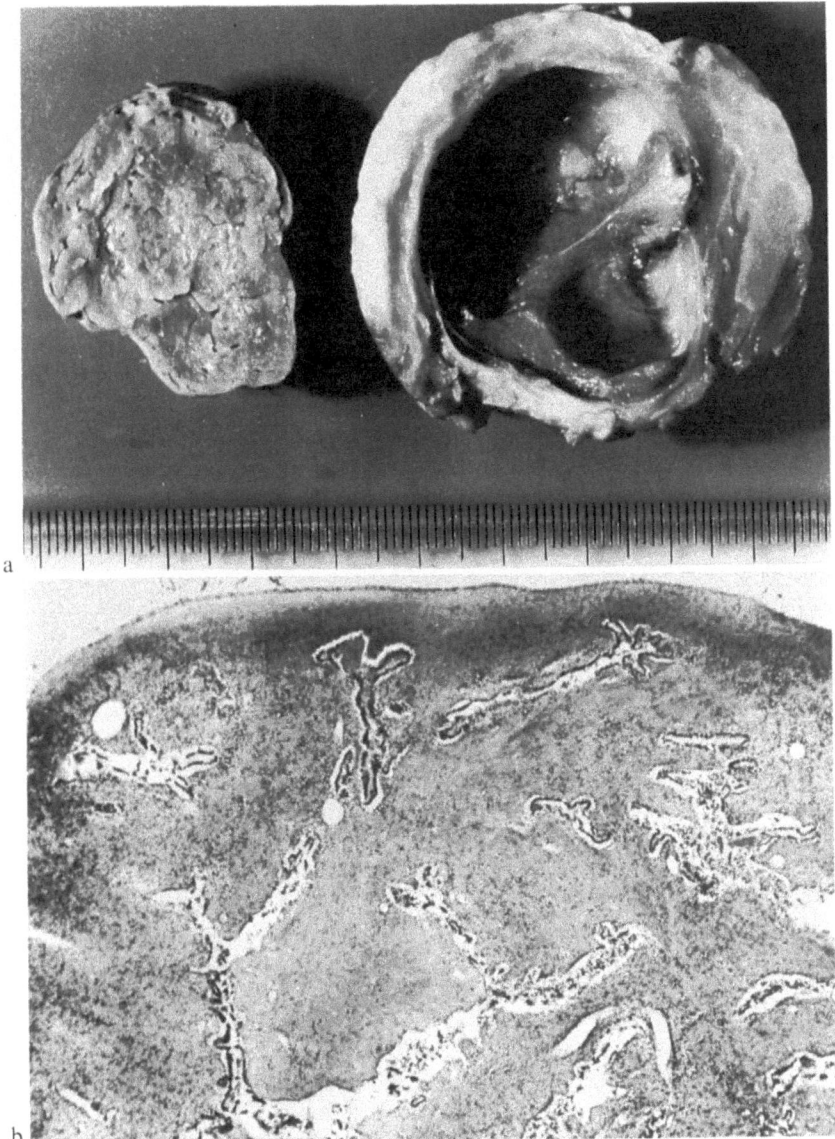

Abb. 128a u. b. Ischämisch infarziertes intrakanalikuläres Fibroadenom der Mamma mit sekundären herdförmigen Blutungen. (a) Enukleierter, braunrot verfärbter Tumor links, daneben die Tumorkapsel mit anhaftendem Binde- und Fettgewebe. (b) Fibroadenom mit Nekrobiosen, herdförmigen Blutungen und zelliger Infiltration. HE, Vergr. 70 ×

Umgebung sequestriert werden. Solange die Zirkulationsstörungen nicht durch rezidivierende Blutungen eine auffällige und zumeist rasch einsetzende Volumenzunahme eines Tumors bewirken oder eine sanguinolente Sekretion aus der Mamille auslösen, haben sie für die Diagnostik im allgemeinen keine Bedeutung.

Eine klinische Dignität erlangen die Kreislaufstörungen erst, wenn hämorrhagische Infarzierungen eines benignen Tumors ein rasches Wachstum vortäuschen.

In *Fibroadenomen* treten partielle und totale ischämische Nekrosen auf, die so beschaffen sein können, daß sich der Tumor als blaß-rötlicher Knoten aus einer kapselartigen Hüllschicht entfernen läßt. Hier befinden sich erweiterte Gefäße und Blutungen, während das Fibroadenom Nekrobiosen, Desquamation des Epithels, rundzellige Infiltrate und wechselnd weite Kapillaren enthält (Abb. 128).

DELARUE und REDON (1949) beschreiben 6 Fälle infarzierter Fibroadenome bei Frauen im Alter von 18 bis 28 Jahren mit frischen und alten Nekrosen durch den häufigen „infarctus rouge ou apoplectique" oder den „infarctus blanc". Über ein intrakanalikuläres Adenom mit endokanalikulärer Blutung und Ausbildung einer Blutungszyste berichten JOUANNEAU und LAUMONIER (1956). NEWMAN und KAHN (1973) beobachteten Infarkte in 5 Fibroadenomen, von denen 2 obturierende Venenthrombosen zeigten.

Aber auch bei älteren Frauen zur Zeit der Menopause können totale hämorrhagische Tumorinfarkte auftreten, wie eine eigene Beobachtung bezeugt, die unter dem Aspekt des raschen Wachstums eines malignen Tumors zur Mastektomie führte.

56 Jahre alte Frau: 2 Partus von 20 und 31 Jahren, keine Fehlgeburten. Bisher regelmäßige Menstruation. Vor 1 Jahr 9wöchige Amenorrhoe, danach Hypermenorrhoe. Abrasio. Histol.: Protrahierte Desquamationsphase, starke Sekretion, regressive Veränderungen. Keine kindlichen Teile. Danach wieder reguläre Menses. Gyn. o.B. Links Brustdrüse schon in der Jugend stärker als rechts. Vor 2 Jahren geringe Sekretion li., weißliche Flüssigkeit. Vor 1 Jahr erstmals ziehender Schmerz und rundliche Verhärtung festgestellt. Tumor von wachsender Größe. Eine Woche vor der Operation plötzlich auftretender starker Schmerz in der Geschwulst, die danach größer geworden sei.

Das in Abb. 129 wiedergegebene Amputationspräparat der Brustdrüse zeigt auf der Schnittfläche einen rundlichen, mandarinengroßen, völlig von Blut durchtränkten Tumor mit weitgehenden Nekrosen. Histologisch ein parenchymreiches Adenofibrom mit frischen und alten Blutungen, Hämosiderose und Riesenzellbildung im Stroma. Daneben Gangekta-

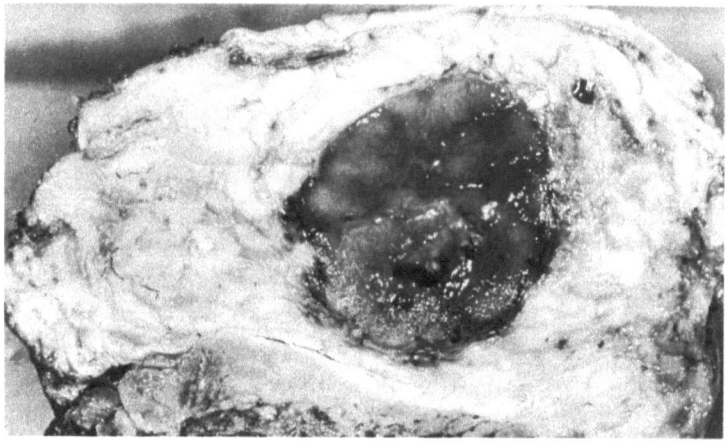

Abb. 129. Ungewöhnlicher hämorrhagischer Infarkt eines Adenofibroms mit Riesenzellbildung und obliterierender Mastitis

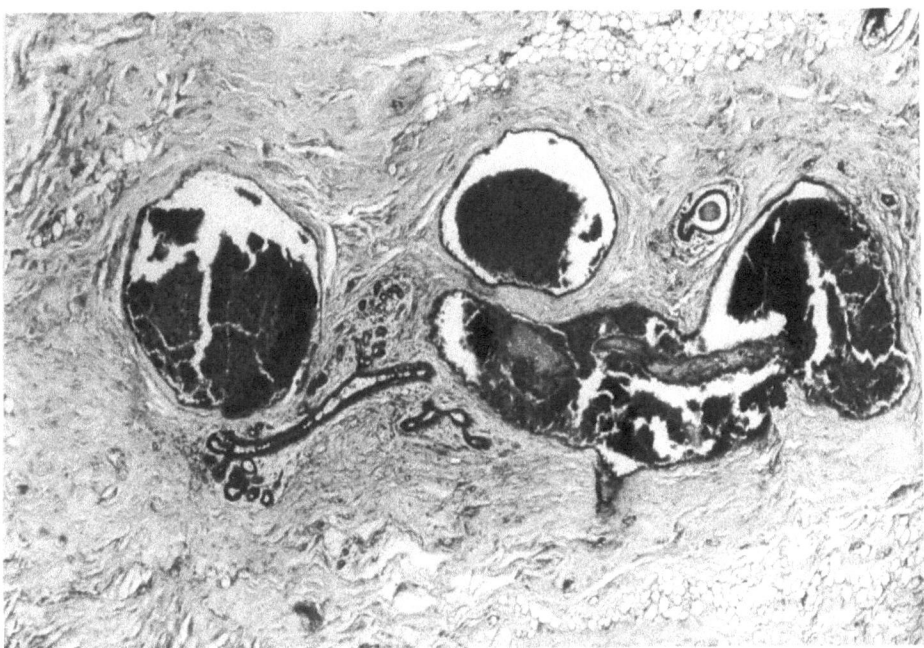

Abb. 130. Venöse Stauung mit Phlebektasien und intravasaler Gerinnung in der Umgebung eines großen Fibroadenoma phylloides. HE, Vergr. 70 ×

sien und obliterierende Mastitis. Lobuläre Hyperplasie des Drüsenkörpers. Keine Angiopathie oder Gefäßthrombosen.

Klinisch ist dieser Fall dadurch ausgezeichnet, daß durch einen *plötzlichen Schmerz* im vorbestehenden Mammatumor die *Infarzierung* begann und die zunehmende hämorrhagische Durchtränkung als Größerwerden des in seiner Struktur ungewöhnlichen Fibroadenoms imponierte.

Rezidivierende Blutungen in ektatische Milchgänge oder Zysten bei *papillären Karzinomen* können zu großen Blutungshöhlen führen, deren Wandschichten stark verdickt und von Hämosiderinabscheidungen inkrustiert sind.

Auch in schnell wachsenden Formen des Cystosarkoma phylloides (Abb. 130), in Sarkomen und medullären Karzinomen treten Kreislaufstörungen, vor allem Stasen mit Nekrosen und sekundären Blutungen auf. Hierbei handelt es sich in der Regel nicht um Infarzierungen eines Tumors in toto, sondern um sekundäre und partielle Wachstums- und Zirkulationsstörungen, die weder klinische noch therapeutische Konsequenzen nach sich ziehen.

An dieser Stelle ist eine eigene Beobachtung mit ausgedehnten ischämischen Nekrosen im Fettgewebe und fleckförmigen frischen Blutungen bei fibrös-zystischer Mastopathie einzufügen: 60 Jahre alte Frau mit starker, allgemeiner, zum Teil stenosierender Arteriosklerose. Mehrzeitige Infarzierung des Herzmuskels, Zeichen des akuten und chronischen Herzversagens. Mastopathia cystica fibrosa mit ausgedehnten Nekrosen in der rechten Mamma (Abb. 131) Histologisch: Neben Fettgewebsnekrosen frische Blutungen, insbesondere des Mantelgewebes (Abb. 131 b, c). Pathogenetisch sind die Reaktionen auf die allgemeine Arteriosklerose, auf rezidivierende kardiogene Schockzustände und auf einen lokalisierenden Faktor (periphere Arteriosklerose intramammärer Arterien, intravasale Gerinnung?) zurückzuführen.

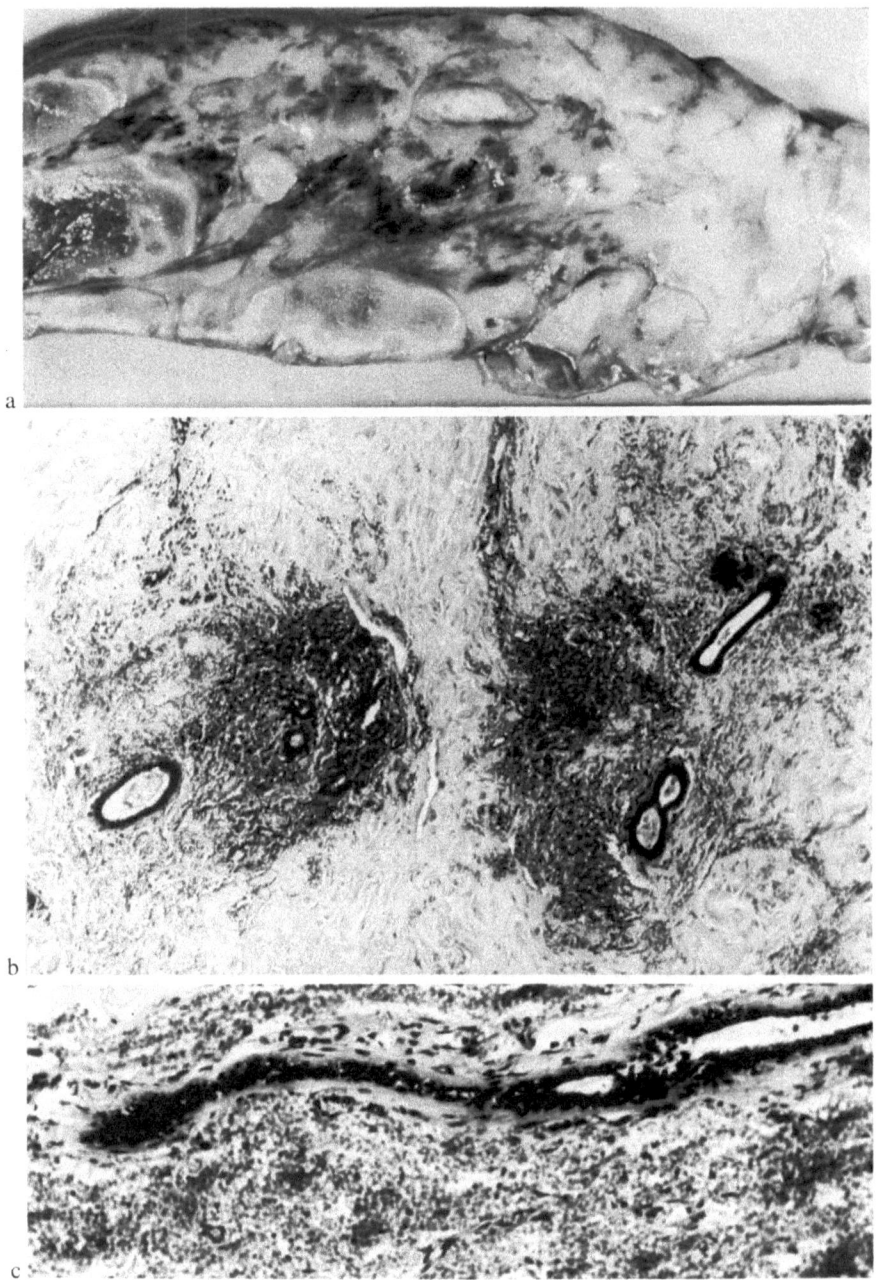

Abb. 131 a–c. Ischämische Fettgewebsnekrosen in der Mamma einer 60 Jahre alten Frau bei Mastopathia cystica fibrosa. (a) Markoskopische Schnittfläche mit Nekrosen und Blutungen. (b) Histologisches Bild mit frischen Blutungen im Mantel- und Stützgewebe. (c) Zirkumduktale Blutungen. HE, Vergr. 70 × und 230 ×

4. Hämorrhagische Infarzierung bei Venenthrombose

In Einzelfällen wird eine partielle oder totale Infarzierung der Brustdrüse erwähnt, in denen durch eine fortgeleitete Thrombose von den Halsvenen auf die V. subclavia, die V. axillaris und deren Äste oder von der A. thoracica interna so starke Abflußstörungen im Venensystem der vorderen Thoraxwand auftreten, daß sich Stauungsblutungen und Nekrosen im Drüsenkörper der Mamma ausbilden (Abb. 132)

1. GRUBER berichtete 1911 als erster über eine 42 Jahre alte Frau mit abgelaufener Endokarditis und Mitralstenose sowie mit Zeichen einer Herzinsuffizienz. Mit Ausbildung einer Thrombose der V. jugularis dextra, V. subclavia und axillaris traten im unteren äußeren Quadranten der Mamma blaurote Verfärbungen der Haut auf, die der Autor als Stauungsthrombose mit beginnender hämorrhagischer Infarktbildung deutete. Eine weitere vergleichbare Beobachtung bei einer 42jährigen Frau mit Mitralstenose liegt von CANIGGIA (1953) vor.

2. Beobachtungen von BOERSMA und ENGLER (1963): 45 Jahre alte Frau, seit vielen Jahren Varikose und Ulcera cruris, ferner Phlebitis beider Oberschenkel. 5 Tage vor Klinikaufnahme Schmerzen und Verfärbung der rechten Brustdrüse, Abkühlung und Empfindungslosigkeit. Kein Trauma, keine Antikoagulantien. Nach weiteren 3 Tagen Gangrän und Demarkation. Mastektomie. Bei der pathologischen Untersuchung wurden in vielen Venen ältere Thromben festgestellt. Die Autoren deuten auch diesen Fall als *Mammanekrose infolge fortgeleiteter venöser Thrombose* von der V. thoracia interna über die Vv. perforantes auf die Mamma.

3. Eigene Beobachtung: 34 Jahre alte Frau. Zustand nach Magenresektion und Relaparotomie wegen Dumping-Syndrom. Zeichen des protrahierten Schocks bei stattgehabter

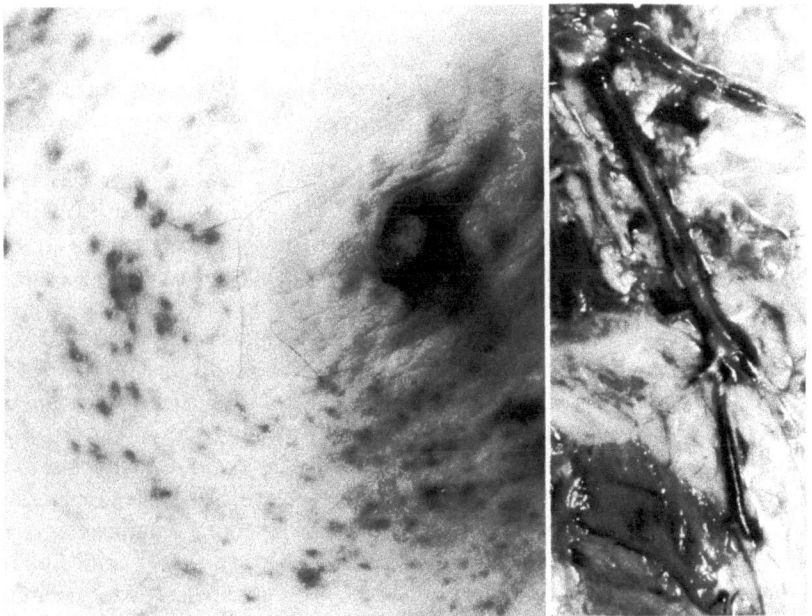

Abb. 132. Konfluierende Ekchymosen der Brustdrüsenhaut und partielle hämorrhagische Infarzierung der Mamille bei fortgeleiteter Thrombose von der V. axillaris auf die Venen der linksseitigen vorderen Thoraxwand. Rechte Bildhäfte zeigt Rückseite des Drüsenkörpers, am unteren Rand den M. pectoralis major und die thrombosierten Venen

Intensivtherapie und progressiver respiratorischer Insuffizienz: Schocknieren, Beatmungslungen, Endokarditis der Mitralklappe, ischämischen Nekrosen des Gehirns. Thrombose der A. subclavia dextra, der Vv. jugularis, subclaviae und axillares. Thrombose der Venen der linken Thoraxwand mit *partieller hämorrhagischer Infarzierung der linken Mamma mit petechialen Hautblutungen und Ekchymosen* (Abb. 132).

5. Sogenannte „Apoplexia mammae"

Unter dem Terminus „Apoplexie" berichtete erstmals E.C. CUTLER (1924) über rezidivierende Blutungen in der Brustdrüse einer 55 Jahre alten Frau mit Hypertension, die ursächlich auf Rupturen sklerosierter Arterienäste zurückgeführt werden konnten. 25 Jahre später fanden LEROUX et al. (1949) bei einer 52jährigen Frau, als knotige und schmerzhafte Anschwellungen in der Mamma, multiple organisierte Hämatome, ohne daß ein Trauma vorausgegangen oder eine entzündliche Gefäßerkrankung bekannt war. Die histologische Untersuchung des Mastektomiepräparats ergab auch in diesem Falle sklerosierte Arterien mit Wandrupturen als Blutungsursache. Schließlich erwähnt M. CUTLER (1961) in seiner Monographie 3 Fälle von intramammären Blutungen bei Hypertension, die mit einer sanguinolenten Sekretion aus der Mamille (blutende Mamma) verbunden waren.

Diese 5 klinisch und pathomorphologisch untersuchten Beobachtungen runden das Bild der seltenen sog. Apoplexie der Mamma in dem Sinn ab, als darunter *plötzlich auftretende oder rezidivierende hypertensive Massenblutungen aus sklerosierten Arterien der Brustdrüse* verstanden werden, die zu solitären oder multiplen Hämatomen führen.

6. Akute Teil- oder Totalnekrose nach Therapie mit Antikoagulantien

Als Nebenwirkung der Behandlung mit Antikoagulantien sind eine Reihe pathophysiologischer Mechanismen bekannt geworden, die sich häufig als Folge einer Überdosierung oder eines zu starken Absinkens des Prothrombinspiegels ergeben (KUSCHINSKY und LÜLLMANN, 1967). Dazu kommt, daß Kumarine die Permeabilität und Fragilität der Kapillaren steigern und experimentell eine Neigung zur Abscheidung von Plättchenthromben nachgewiesen wurde (DOMRES et al., 1969), die im Sinn eines lokalen Shwartzman-Sanarelli-Phänomens das Auftreten von Nekrosen erklären. Derartige sog. Kumarinnekrosen werden nach banalen Traumen, nach geringgradiger Druckwirkung oder Kontusion der Weichteile in der Haut der Ober- und Unterschenkel, in Bauchdecken und Gesäß beobachtet und sind eine der Ursachen der seit etwa 20 Jahren in Kasuistiken mitgeteilten medikamentös bedingten Partial- oder Totalnekrosen der Mamma. Es ist das Verdienst von FÖDISCH und ÖRTLI (1967) und FÖDISCH (1968) die verschiedenen Formen dieser Nekrosen in der Brustdrüse zusammengestellt und unter dem pathogenetischen Aspekt der Wirkung von Antikoagulantien analysiert zu haben.

Nach bisherigen Mitteilungen sind etwa 25 antikoagulative akute Totalnekrosen bekannt, davon sind die genau beschriebenen Fälle in Tabelle 16 aufgenom-

Tabelle 15. Hämorrhagische Nekrosen und Gangrän der Mamma nach Therapie mit Antikoagulantien

Autor	Jahr	Alter (Jahre)	Ursache der Therapie	Applizierte Medikamente	Beginn der Nekrosen	Patho-morphologie	Therapie der Nekrosen und Ausgang
1. FLOOD et al.	1943	49	Thrombophlebitis der Vena saphena und iliaca, Lungenembolie	Dicumarol	3 Tage	Gangrän re.	Amputation
2. KUDR et al.	1952	53	Zustand nach Hysterektomie	Oxycumarinyl-Präparat	4 Tage	Nekrose bds.	Abstoßung, Spontanheilung
3. KRESBACH	1955	55	Thrombophlebitis li. Unterschenkel	Thrombeton	4 Tage	Gangrän re.	Ablatio mammae
4. SAILER et al.	1960	58	Herzinfarkt	Heparin u. Marcumar	4 Tage	Gangrän bds.	Exitus
5. KIPEN	1961	65	Herzinfarkt	Phenylindanedion	3/4 Tage	Gangrän re.	Exitus
6. KIPEN	1961	46	Thrombophlebitis re. Arm	Cumarin	2 Tage	Gangrän re.	Mastektomie
7. LÖWENSTEIN	1961	62	Thrombophlebitis re. Bein	Cumarin	1/2 Tage	hämorrhagische Nekrose re.	Mastektomie (zit. nach KIPEN)
8. LEYPOLD et al.	1961	56	Herzinfarkt	Heparin	9 Tage	Nekrose und Gangrän li.	Mastektomie
9. ROBIN et al.	1963	54	Thrombose, Lungenembolie	Heparin, Pheniodon	3 Tage	Gangrän li.	Mastektomie, Heilung
10. NUDELMAN et al.	1966	72	Mesenterial-Arterien-Thrombose	Heparin, Cumarin	5 Tage	hämorrhagische Nekrose	Fibrinoide Angionekrosen
11. NUDELMAN et al.	1966	44	Hysterektomie, Thrombophlebitis	Dicumarol	5 Tage	Totalnekrosen	
12. FÖDISCH et al.	1967	61	Thrombophlebitis beider Unterschenkel	Sintrom	4 Tage	hämorrhagische Nekrose li.	Spontanheilung
13. MASON	1970	53	Cholezystektomie, tiefe Venenthrombose	Heparin und Warfarin	3 Tage	hämorrhagischer Infarkt u. Gangrän	Spontanheilung
14. MASON	1970	60	Hysterektomie, Thrombose, Lungenembolie	Heparin und Dinderon	3 Tage	Gangrän li. Mamma	Spontanheilung nach 4 Wochen
15. MASON	1970	78	Koronarthrombose	Heparin und Warfarin	3 Tage	Gangrän li. Mamma	Heilung nach 6 Wochen
16. DAVIS et al.	1972	61	Ulcus cruris, Zellulitis, Verschluß der A. fem., Venenthrombose	Heparin	4 Tage	Nekrose li. Mamma	Mastektomie, Heilung
17. DAVIS et al.	1972	73	Lungenembolie- und infarkt	Heparin	4 Tage	Totalnekrose re. Mamma	Mastektomie, Heilung

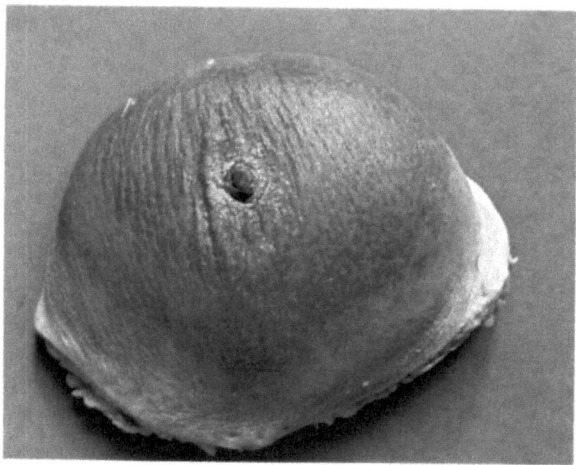

Abb. 133. Hämorrhagische Totalnekrose der Mamma nach Therapie mit Antikoagulantien.
(Nach FÖDISCH, 1968)

men. Weitere Beobachtungen liegen vor in der Übersicht von FÖDISCH (1968) sowie von JOVINO et al. (1964).

a) Klinik

Die hämorrhagischen Totalnekrosen der Mamma setzen zumeist schlagartig unter Anschwellung, Abkühlung und heftigen Schmerzen der Brustdrüsen ein. Dieses Krankheitsbild wird begleitet von Fieber, schwerem Krankheitsgefühl und gelegentlich von Verwirrtheitszuständen. Unter anfänglicher herdförmiger livider Verfärbung der Brustdrüsenhaut kommt es zu einer Konfluenz der Herde, zu Ekchymosen und schließlich zu einer homogenen blauschwarzen Nekrose des gesamten Drüsenkörpers, die sich scharf vom umgebenden gesunden Gewebe demarkiert (Abb. 133). Es bilden sich kutane Blasen, Mumifikationen, und im Verlauf von 1 oder 2 Wochen stößt sich die nekrotische Mamma auch ohne chirurgische Maßnahmen ab.

Die Totalnekrosen wurden bei Frauen in der Menopause oder Postmenopause festgestellt und traten in der Regel am 3. oder 4. Tag nach Beginn der Antikoagulatien-Therapie auf. Auffällig ist die Tatsache, daß alle erkrankten Frauen zugleich an infektiös-toxischen Vorkrankheiten litten (Thrombophlebitis, Cholangitis, Grippe, Kolitis, u.a.), denen FÖDISCH (1968) für die Pathogenese der Nekrosen Bedeutung beimißt.

b) Pathomorphologie und Pathogenese

Die Aussagefähigkeit feingeweblicher Untersuchungsbefunde ist bei Totalnekrosen abhängig von der Zeitdauer der Erkrankung und vom Ausmaß des Gewebsuntergangs. In einer Reihe von morphologischen Untersuchungen an abgestoßenen oder amputierten Brustdrüsen sind von FLOOD et al. (1943), KRESBACH (1955), SAILER und WAGNER (1960) und FÖDISCH und ÖRTLI (1967) frische und ältere Venenthrombosen, thrombotische Arterienverschlüsse, entzündliche Venenveränderungen, Gewebsnekrosen mit lipophagen Granulomen und Blutaustritte festgestellt worden. Nach DAVIS et al. (1972) besteht eine Triade aus nekrotisierender Arteriitis, Venenthrombose und Weichteilnekrosen.

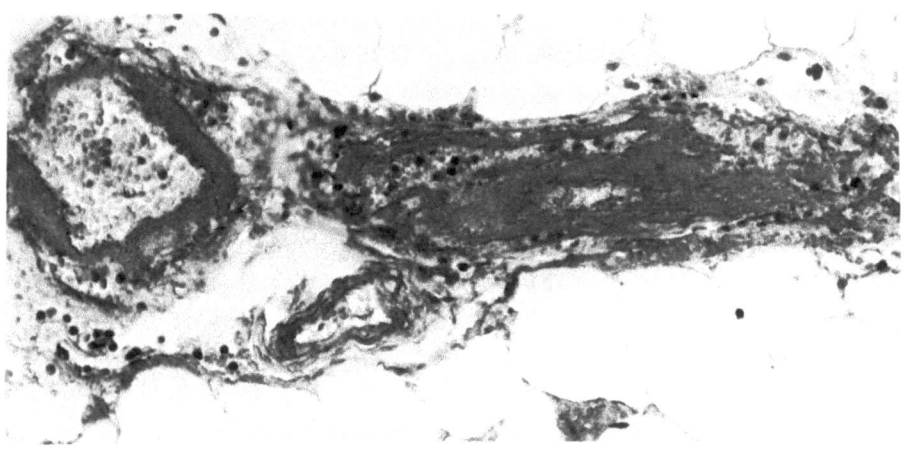

Abb. 134. Starke intravasale Gerinnung mit Ausbildung großer Fibrinthromben bei hämorrhagischer Totalnekrose der Mamma (Fall Födisch, 1968). HE, Vergr. 230 ×

Von besonderer Bedeutung für die Pathogenese der Erkrankung ist der Nachweis einer die gesamte venöse Endstrombahn völlig ausfüllenden Thrombose durch leukozytenarme Fibrinthromben (Abb. 134).

Der schlagartige Beginn der Totalnekrose und das häufige Vorbestehen infektiöser (bakterieller) Vorkrankheiten veranlaßte Födisch (1968), den pathogenetischen Mechanismus als Ausdruck eines lokalen Shwartzman-Sanarelli-Syndroms zu deuten.

Therapeutisch führt eine rechtzeitige einfache Mastektomie zur Heilung.

7. Weitere Infarkt- und Nekroseformen

Über ein- und beidseitige spontane hämorrhagische Nekrosen der Brustdrusen liegen einige Berichte vor. Ätiologie und Pathogenese konnten bisher nicht befriedigend geklärt werden.

Kasuistik:

1. Beobachtung Tesar (1951): 64 Jahre alte Frau. Angina. Tablettenbehandlung mit Dipronu. Besserung. Nach wenigen Tagen erneut Temperaturen, geringe Schmerzen am Rippenbogen. 4 Tage später 2 dunkle Flecken an der rechten Mamma. *Zunehmende dunkelblaue Verfärbung der rechten Zehen.* Gangrän rechtes Bein. Amputation. Exitus (zit. nach Födisch, 1968).

2. Beobachtung Napiraski (1960): 60 Jahre alte Frau. Grippaler Infekt. Penizillin, Chinin. Keine Antikoagulantien! Am 7. Tag unter Spannungsgefühl blauschwarze Verfärbung der rechten Mamma. Blasenartiges Abheben der Haut, Mumifikation. Haut wie vertrocknete Schale. Amputation. *Nekrose des Drüsenkörpers* (zit. nach Födisch, 1968).

3. Beobachtung Šusteršič (1962): 70 Jahre alte Frau. Chronisches Herzleiden. Angina. Sulfonamide und Penizillin. 12 Stunden später Übelkeit. Medikation abgesetzt. Nach 5 Tagen Schwellung der Augenlider. Danach brennende Schmerzen in der rechten Brustdrüse. Bei Klinikaufnahme tiefblaue Suffusion des rechten Augenlids, dunkelblaue Infarzierung der rechten Mamma. 3 Tage später gleiche Reaktionen der linken Brustdrüse. *Nach Demarkation Abstoßung* des nekrotischen Gewebes und *Spontanheilung* (Abb. 135).

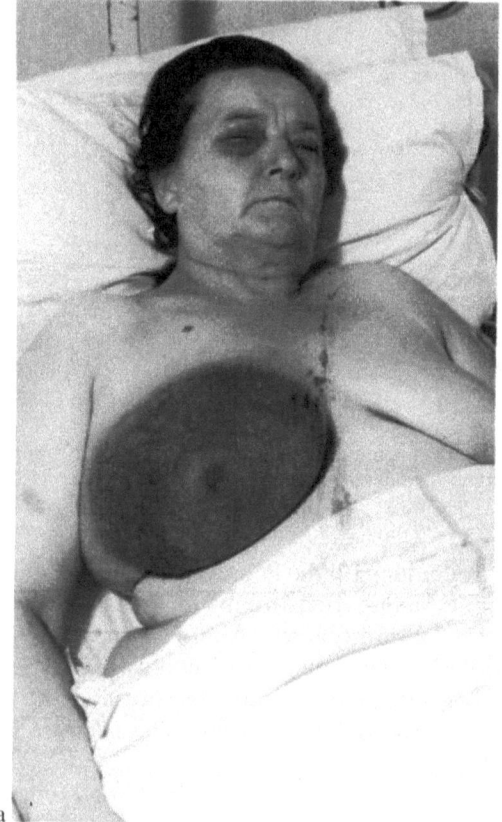

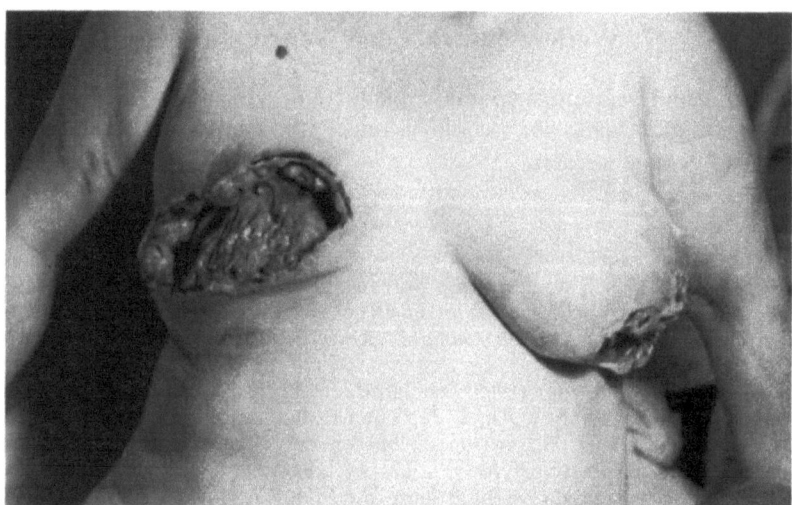

Abb. 135a u. b. Spontane hämorrhagische Nekrosen beider Brustdrüsen einer 70 Jahre alten Frau nach Angina und antibiotischer Therapie (Fall ŠUSTERŠIČ). (a) Zustand nach 5 Tagen mit Blutungen und Nekrosen der re. Mamma und des rechten Augenlids. (b) Zustand nach 8 Tagen mit Demarkation und Abstoßung des nekrotischen Gewebes

Als gemeinsame Faktoren in den 3 Beobachtungen sind Infektionen (Angina, Grippe) zu nennen, die mit Sulfonamiden und Penizillin behandelt wurden und den Nekrosen der Brustdrüsen zumeist mehrere Tage vorausgegangen waren. Die ein- und beidseitige, unter Spannungsgefühl, Schmerzen und blauschwarzer Verfärbung eingetretene Nekrose der Mamma erlaubt daher eine ähnliche Deutung als lokales Shwartzman-Sanarelli-Phänomen. Auch bei diesen Formen ist eine disseminierte intravasale Gerinnung als Voraussetzung eines totalen Gewebstodes anzunehmen, wodurch sich die Akuität des Krankheitsbildes und das völlige oder weitgehende Fehlen von Blutungen bei der spontanen Abstoßung oder Operation erklären lassen. An dieser Stelle könnten die puerperalen Nekrosen mit gangräneszierender Mastitis eingeordnet werden, sofern es sich nicht um lokale, fortgeleitete Entzündungen in der Brustdrüse handelt, sondern um Teilbilder eines allgemein-septischen Zustandes mit Endotoxinschock und intravasaler Gerinnung.

III. Angiopathien der Brustdrüse

Erkrankungen der Blutgefäße des Drüsenkörpers sind sehr selten und kündigen sich klinisch durch schmerzhafte Sensationen, strängige Resistenzen oder knotige Infiltrate an. Die wenigen im neueren Schrifttum verzeichneten Formen dieser Angiopathien werden beschrieben. Dagegen treten arteriosklerotische Veränderungen intramammärer Arterien in Amputations- und Exzisionspräparaten älterer Frauen häufiger hervor. Nicht selten weisen sie Merkmale einer Mediaverkalkung auf. Über eine besondere obturierende und thrombosierte Form wird im folgenden referiert.

1. Mönckebergsche Mediaverkalkung

Von ABBISS und INTOSH (1951) stammt die Kasuistik einer 56 Jahre alten Frau, die mit spontanen und Berührungsschmerzen in der rechten Brustdrüse erkrankt war, ohne daß ein Knoten festgestellt werden konnte. Wegen Verdachts auf chronische Mastitis erfolgte Mastektomie. Histologisch keine Entzündungen, sondern auffällige Mediaverkalkungen, Hyalinosen und Intimahyperplasien kleiner Arterien mit herdförmig älteren, in Organisation befindlichen Thromben. Da bei allgemeiner schwerer Arteriosklerose derartige Gefäßwandveränderungen in der Mamma unbekannt sind, heben die Autoren diese Besonderheiten hervor und führen die Mastodynie auf sekundäre Thrombosen zurück.

2. Bilaterale Riesenzellarteriitis

Unter dem klinischen Aspekt karzinomverdächtiger Tumoren kann sich nach einer Beobachtung von WAUGH (1950) eine doppelseitige, der Arteriitis temporalis vergleichbare Gefäßwandentzündung verstecken, die ausschließlich perforierende Äste der Aa. mammariae internae befallen hatte.

Eine 64 Jahre alte Frau bemerkte einen schmerzhaften, 1,3 cm im Durchmesser großen Knoten in der rechten Mamma, der sich im Lauf von 2 Monaten entwickelt hatte. Wegen Verdachts auf Karzinom wurde eine einfache Mastektomie vorgenommen. 2 Monate später traten in der linken Brustdrüse, medial von der Mamille, eine weitere 2–3 cm im Durchmesser große Neubildung auf. Mastektomie. Auf eine generalisierte Gefäßkrankheit kein Hinweis, blutchemische Untersuchung unauffällig.

Pathohistologisch wies das Operationspräparat eine auf der rechten Seite frischere, auf der linken Seite fortdauernde Arteriitis auf, die durch Zellinfiltrate in allen Wandschichten, durch eine mantelförmige Fibrose der Adventitia und Fragmentation sowie Verkalkung der Elastika gekennzeichnet war. Riesenzellen traten nur auf der linken Seite in Erscheinung, ebenso starke Intimaproliferationen, Organisationsvorgänge von Thromben und Lichtungsverschluß. Die ältesten Reaktionen waren in der Adventitia lokalisiert.

Danach handelt es sich um eine auf symmetrische Provinzen kleiner muskulärer Arterien beschränkte Arteriitis mit Elastikodiairese und Riesenzellbildung, die zu knotenförmigen Infiltraten in den mittleren Quadranten beider Brustdrüsen geführt hatte.

3. Periarteriitis nodosa

Über die Beteiligung intramammärer Arterien bei generalisierter Periarteriitis liegt lediglich ein kurzer kasuistischer Bericht von SCHULTZ (1933) vor: Eine 27 Jahre alte Frau zeigte subkutane Knötchen in Brust- und Bauchhaut sowie in beiden Brustdrüsen, die sich als floride Periarteriitis nodosa mit Ausbildung von Angionekrosen und Aneurysmen erwies.

Unter dem Terminus „*Vaskulitis der Brustdrüse*" beschreiben McCARTY et al. (1968) sowie DEGA und HUNDER (1974) Manifestationen einer Polyarteriitis (nekrotisierenden Panarteriitis) in der Mamma. Diese äußerte sich klinisch ebenfalls in knotigen, nicht schmerzhaften, bilateralen Infiltraten, die in der Beobachtung von DEGA und HUNDER (1974) die Initialsymptome der später generalisierten Krankheit darstellten.

Über eine partielle ischämische Infarzierung unter dem Bild eines Mammakarzinoms bei unspezifischer Panarteriitis und obliterierender Endarteriitis referieren ROBITAILLE et al. (1974).

4. Mondorsche Krankheit
(Thrombophlebitis obliterans der V. thoracoepigastrica
und ihrer Äste)

Der französische Chirurg H. MONDOR hat im Jahre 1939 in der Académie de Chirurgie Paris auf ein Krankheitsbild aufmerksam gemacht, das er als „tronculite sous-cutanée subaigu de la paroi thoracique antérolatéral" und einige Jahre später (1944) als „Thrombophlébites et périphlébites de la paroi thoracique antérieure" bezeichnete. Von FAVRE (1953) stammt der Terminus Phlebitis „fil de fer". Damit waren die wesentlichen Kriterien für das Krankheitsbild hervorgehoben, das sich nach den Ergebnissen pathohistologischer und klinischer Untersuchungen als thrombosierende und zur Obliteration führende Panphlebitis der V. thoracoepigastrica und ihrer Äste erwies. Die Erkrankung ist selten und heilt spontan. Pathogenetische Beziehungen zu Mammatumoren sind nicht bekannt.

Der Begriff „Mondorsche Krankheit" stammt von LEGER (1947), einem Schüler Mondors. Seither sind unter diesem Terminus zahlreiche Studien und Untersuchungsreihen zur Klinik, Diagnostik und Pathologie publiziert worden. Zusammenfassungen über 55

Beobachtungen liegen von FARROW (1955), über 65 Fälle von KARLAN und TRAPHAGEN (1957), über 78 Fälle von ZSCHOCH (1958) und über 45 Erkrankungen von POLUEKTOV (1965) vor. Dazu kommt eine Reihe weiterer Publikationen von Kasuistiken: FISSINGER und MATHIEU (1922); WILLIAMS (1931); DANIELS (1932); NYLANDER (1941); WERNER (1949); HUGHES (1952); FELDMANN et al. (1954); LUNN und POTTER (1954); FUCHS (1954); JÖNSSON et al. (1955); BRAUN-FALCO (1953, 1955, 1957); BECKER (1954, 1957); GREWE (1957); THURNER und HASENÖHRL (1957); HONIG und RADO (1961); MUSGROVE (1961); HEDINGER (1962); OLDFIELD (1962); JOHNSON et al. (1962); GROW und LEWISON (1963); KAUFMANN (1968).

a) Klinik

Die Krankheit befällt überwiegend Frauen im Alter von 21–55 Jahren, wogegen die Erkrankung bei Männern nach HONIG und RADO (1961) etwa ein Drittel, nach ZSCHOCH (1958) etwa die Hälfte ausmacht. Bei Kindern und Greisen wurde die Mondorsche Krankheit nicht gesehen. Die linke Thoraxseite ist bevorzugt. In der Anamnese werden gelegentlich lokale Tumoren, Druckwirkungen und Überlastungen angegeben, auch entzündliche Prozesse und Zustände nach lokalen operativen Eingriffen. Die phlebitischen Stränge rufen Druck- und Spontanschmerzen hervor, die bis in das Hypochondrium ausstrahlen. Beim Heben des gleichseitigen Arms werden rinnenartige Einziehungen sichtbar, da die Periphlebitis zu Verwachsungen zwischen Korium und Faszie führt und ein Zerrungsgefühl auslöst (BECKER, 1957; HEDINGER, 1957). Werden die gespannten Venen bei einer Probeexzision durchtrennt, dann schnappen sie wie ein gespanntes elastisches Band zurück (HONIG und RADO, 1961). Palpatorisch handelt es sich um drahtartige, an Stricknadeln, Urethralkatheter oder Bleistifte erinnernde, schmerzhafte Stränge, die 3–4 mm unter der Haut liegen und vom lateralen Quadranten der Brustdrüse die vordere Axillarfalte und die seitlichen Anteile des Hypochondriums erreichen. Im Differentialblutbild ist mehrmals eine Leukozytose, Eosinophilie, Monozytose und relative Lymphopenie gesehen worden (LEGER, 1947).

Eine besondere, ein Mammakarzinom vortäuschende Form der Mondorschen Erkrankung beschreiben PATT und DORFMAN (1962).

b) Pathohistologie

Der Mondorschen Krankheit liegt eine obliterierende Panphlebitis der V. thoracoepigastrica zugrunde. Die Endo- und Mesophlebitis ist gewöhnlich mit einer Thrombose verbunden, die Media häufig in den entzündlichen Prozeß einbezogen (HONIG und RADO, 1961) (Abb. 136). Die fortgeleitete Periphlebitis erklärt die aus Verwachsungen mit dem umgebenden Bindegewebe resultierenden Strangbildungen und die in der Haut sichtbaren rinnenförmigen Einziehungen. Während der akuten und schmerzhaften Phase der Phlebitis besteht das entzündliche und perivaskuläre Infiltrat vorwiegend aus cosinophilen Leukozyten und Lymphozyten, ferner treten ein Ödem der Venenwand mit Fibrinabscheidungen in der Intima und lympho-histiozytäre Zellinfiltrate etwa am 4. Tag der Erkrankung auf (BRAUN-FALCO, 1955). Dagegen beschreiben MONDOR und BERTRAND (1951) eine Thrombose ohne entzündliche Reaktion, aber mit endovaskulärer Gefäßneubildung. Nach 3–4 Wochen bilden sich die entzündlichen Reaktionen zurück. Dann ist die Elastica weitgehend oder gänzlich zerstört, die Thrombose

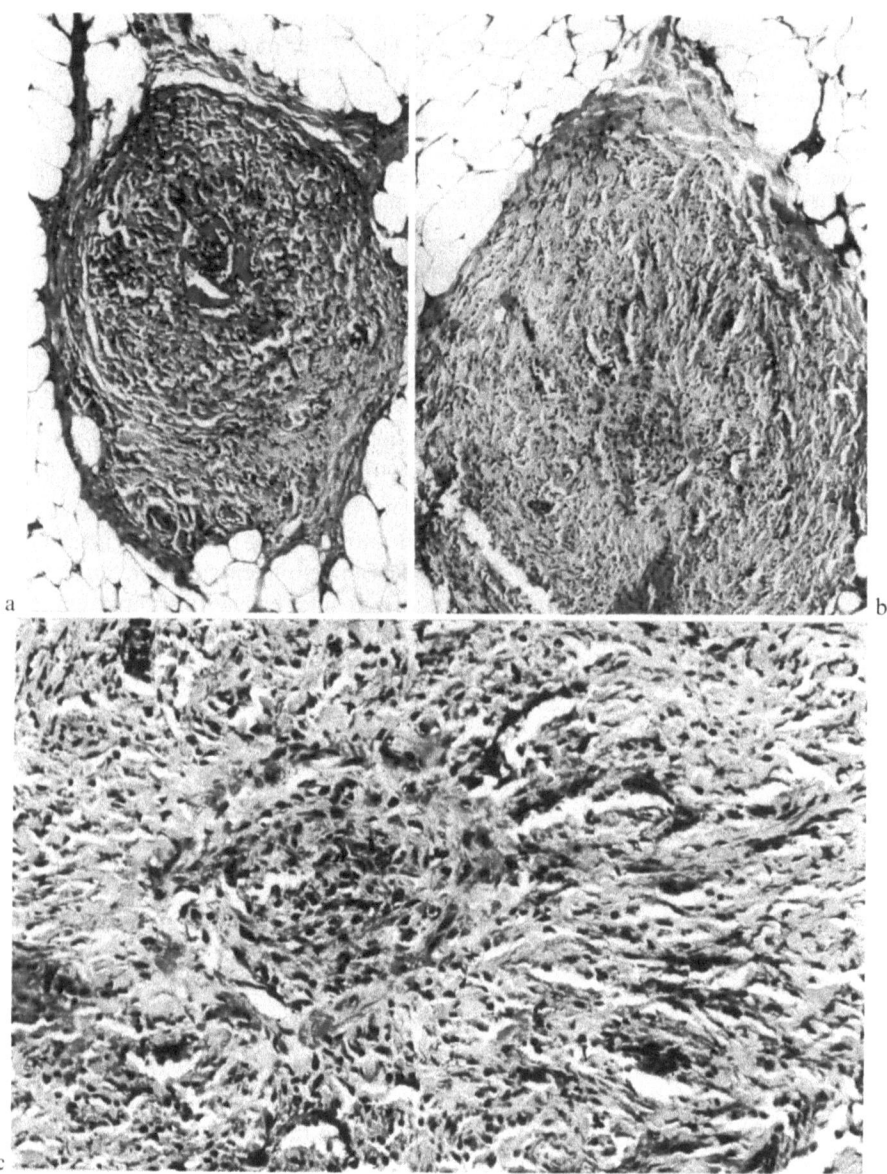

Abb. 136a–c. Mondorsche Krankheit: Obliterierende Thrombophlebitis der V. thoracoepigastrica. (a) und (b): Querschnitte von zwei voneinander entfernten Venensegmenten.
(c) Ausschnittsvergrößerung mit Zeichen einer chronisch fortdauernden Panphlebitis.
44 Jahre alte Frau mit strangförmiger und schmerzhafter Einziehung lateral der linken
Mamma. HE, Vergr. 70 ×, 90 ×, 240 ×

wird organisiert, und unter Einlagerung von sauren Mukopolysacchariden wan-
delt sich die Vene in einen derben und das Krankheitsbild kennzeichnenden
Strang im Unterhautfettgewebe um. Eine Fortleitung der Phlebitis auf kleinere
Venenäste macht netzartige Strangbildung ohne weiteres verständlich.

Die genannten Stränge sind von MOSCHCOWITZ (1933) als „Vestigial Mastitis" im Zusammenhang mit Residuen der Milchleiste gebracht worden. JÖNSSEN et al. (1954/55) vermuteten eine produktive Lymphangitis.

Die Ursache der Mondorschen Krankheit ist noch heute nicht bekannt. Es wird an pathogenetische Zusammenhänge mit vorangegangenen Infektionen gedacht, wobei örtliche krankhafte Gewebsveränderungen (Eiterungen, Tumor, Operationen) nach ZSCHOCH (1958) ursächlich weniger wahrscheinlich sind als allgemeinwirksame infektiös-toxische Gefäßwandschäden (Herdinfekte, allergische Reaktion), die zu einer Thrombose führen.

c) Therapie

Die Neigung zur spontanen Rückbildung und die Eindeutigkeit der Symptome erübrigt eine gezielte Therapie. Probeexzisionen sollten jedoch bei diagnostischer Unsicherheit und vieldeutigen Krankheitserscheinungen vorgenommen werden, zumal die Durchtrennung der Stränge rasch eine Lösung der Spannung und damit eine Rückbildung der Symptome, ja sogar Heilung bewirkt.

H. Pathologie der Interzellularsubstanzen

In diesem Abschnitt soll nicht über Formen und Pathogenese der Fibrose des Drüsenkörpers die Rede sein (vgl. Kapitel R), sondern von krankhaften Veränderungen der Interzellularsubstanzen durch organfremde oder organeigene Bestandteile, die im Rahmen von Allgemeinerkrankungen oder als Ausdruck örtlicher Störungen beobachtet werden.

I. Amyloidose der Mamma

1. Periretikulärer Typ

Den heute gültigen Einteilungsprinzipien folgend, unterscheiden wir in der Brustdrüse den *periretikulären Typ* mit diskreten Abscheidungen, die entlang der Basalmembran der Milchgänge, selten im Bereich der Drüsenläppchen lokalisiert sind und erstmals von ASKANAZY (1923) beschrieben wurden. Der Autor unterstreicht, daß in diesen Fällen das Amyloid auch in den zirkumkanalikulären Kapillar- und Venenwänden auftritt, die Amyloidose der Arteriolen in der Mamma gegenüber anderen Organen selten und von untergeordneter Bedeutung ist. Daneben fanden sich häufig Ablagerungen im Fettgewebe des Drüsenkörpers (Abb. 138b), selten in der Mamille, Areola und glatten Muskulatur. Grundleiden stellten die seinerzeit häufige Tuberkulose und Lues dar. Es ist anzunehmen, daß durch systematische Untersuchung der Brustdrüse bei allgemeiner Amyloidose die Ablagerungen wesentlich häufiger gefunden werden als aus dem gegenwärtigen Schrifttum entnommen werden kann.

2. Perikollagene Amyloidosen

Sie sind selten und können als tumorförmige gelblich-graue und bröckelige Ablagerungen im Stroma imponieren, die histologisch eine völlige Homogenisation des Gewebsbildes mit Atrophie des Parenchyms bewirken oder Verdrängungserscheinungen hervorrufen. Die Amyloidtumoren oder massiven Amyloidosen sind in der Brustdrüse öfter beschrieben worden als die reine periretikuläre Form. Der Autor verfügt über 3 Beobachtungen.

FERNANDEZ und HERNANDEZ (1973) fanden bei einer 62 Jahre alten Frau in der rechten Brustdrüse einen im Durchmesser ca. 3 cm großen beweglichen Tumor, nahe der Areola situiert, der mammographisch als homogene Schattenbildung mit Mikrokalzifikation erkannt wurde und klinisch an einen malignen Tumor denken ließ. Lymphknoten unverändert. Keine bemerkenswerte Vorerkrankung. Keine Zeichen einer Dysproteinämie, keine Symptome einer Allgemeinerkrankung. *Mikroskopisch* lagen Amyloidablagerungen im Stroma, bevorzugt zirkumduktal, vor, zum Teil in Gefäßwänden und in Verbindung mit Plasmazellen und Infiltraten aus Lymphozyten. Herdförmige Amyloidphagozytose mit Entwicklung von Riesenzellen. Kongorotfärbung und Polarisation ergab grüne Doppelbrechungsfarbe, elektronenoptisch typische fibrilläre Amyloidstruktur.

Damit wurde die Diagnose einer *primären, unilokulären Amyloidose der Mamma vom perikollagenen Typ* gestellt.

Eigene Beobachtungen

1. 60 Jahre alte Frau mit therapierefraktärer Herzinsuffizienz, Albuminurie, starker Dysproteinämie bei Hypoproteinämie von 5,2 g% und Niedervoltage und infarktähnlichen hypoxämischen Veränderungen im EKG. Später Hypogammaglobulinämie, Zeichen eines Antikörpermangelsyndroms; Plasmozystose des Knochenmarks. Paramyloidtumor eines supraklavikulären Lymphknotens. Die Obduktion ergab generalisierte, diffuse, teils tumorförmige Amyloidose des Herzens, der Lungen, der Leber und der endokrinen Organe. Die *Brustdrüsen* enthielten unregelmäßige, feste, bröckelige, gelbgraue Ablagerungen im Binde- und Fettgewebe von Pflaumen- bis Walnußgröße und mittelfester, elastischer Beschaffenheit

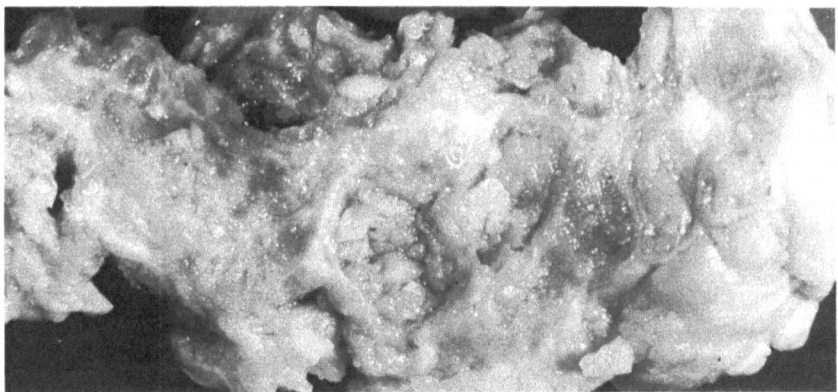

Abb. 137. Tumorförmige primäre Amyloidose der Mamma einer 60 Jahre alten Frau mit Abscheidung glasiger Massen im Drüsenkörper

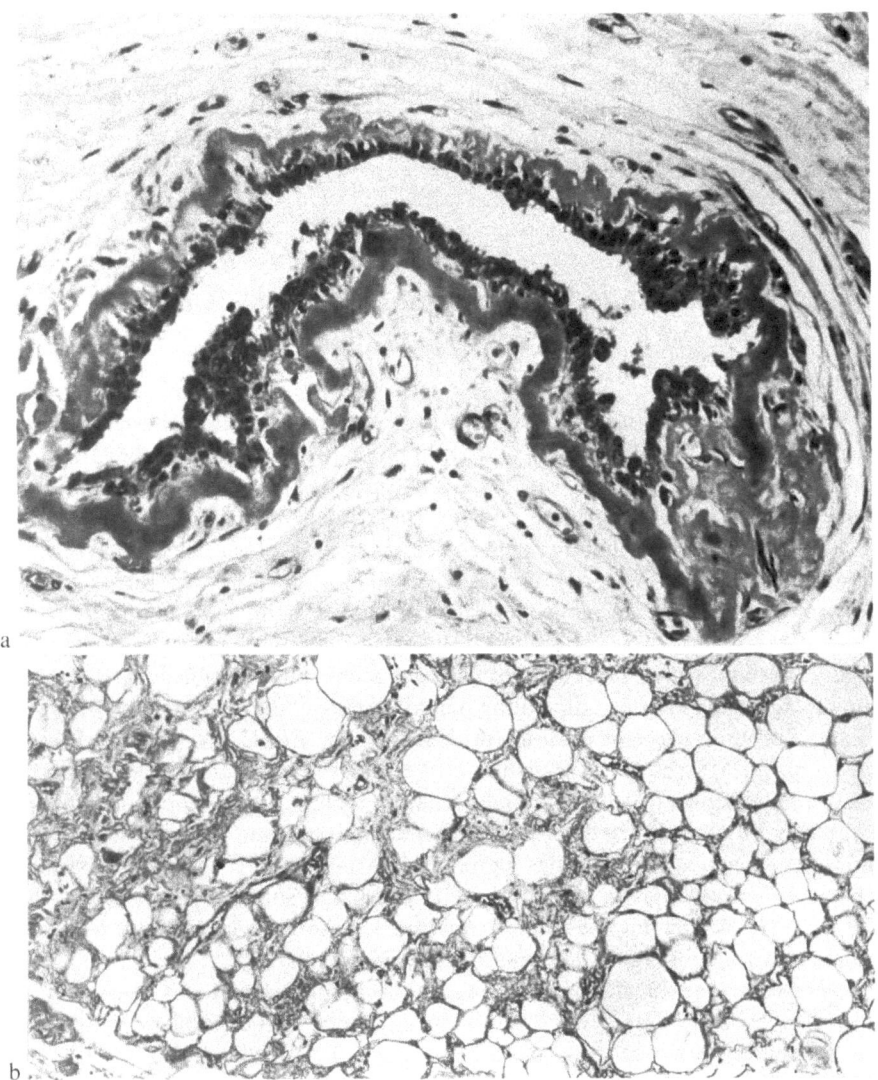

Abb. 138a u. b. Amyloidose der Mamma virilis. (a) Bandförmige Abscheidung entlang der Basalmembran eines Drüsengangs der Mamma eines 69 Jahre alten Mannes. (b) Amyloidose des umgebenden Fettgewebes mit Verbreiterung der Fettzellwände. Kongorot. Vergr. 240 × und 160 ×

(Abb. 137). Unscharfe Begrenzung der Ablagerungen. Histologisch und histochemisch: homogene schollige Amyloidabscheidungen in beiden Mammae, bevorzugt im Stroma abgelagert. Amyloidose des zirkumduktalen Gewebes, Altersatrophie der Drüsenläppchen.

Diagnose: Primäre multilokuläre, teils perikollagene, teils periretikuläre Amyloidose mit Ausbildung von tumorförmigen Amyloidmassen in beiden Brustdrüsen.

In zwei weiteren Fällen lag eine starke *Amyloidose der Mamma virilis* vor.

2. 69 Jahre alter Rentner mit therapieresistenter Herz- und Niereninsuffizienz. Path.-anat. Diagnose: primäre generalisierte Amyloidose, vorwiegend des Herzens, des Pharynx,

Larynx, der Nieren und der Milz. In beiden Brustdrüsen starke homogene, teils schollige Amyloidabscheidungen im Stützgewebe und bandförmige Amyloidose der Drüsengänge mit Verbreiterung der Basalmembran und konzentrischen Depots (vgl. Abb. 138).

3. 76 Jahre alter Pfarrer mit gastrointestinalen Symptomen, Tenesmen, Durchfällen, Kachexie, undeutlicher Sprache und Herzinsuffizienz. Path.-anat. Diagnose: Plasmozytom und perikollagene generalisierte Amyloidose der Zunge, des Magen-Darmtrakts und des Herzens. In den Brustdrüsen herdförmig schollige Amyloidose im Stütz- und Fettgewebe.

II. Elastose (Elastic-Amyloid, Pseudo-Amyloid) der Milchgänge

Die elastischen Fasern in der Brustdrüse sind als dreischichtiges Geflecht um die Milchgänge (DABELOW, 1957), um die Blutgefäße und bevorzugt in der Mamille (NAGEL, 1942; LEWICKA-KUS und KOSTOWIECKI, 1969) zu einem feinnetzigen System angeordnet, das den funktionellen Belastungen des Organs Rechnung trägt. Mit zunehmendem Alter tritt eine „physiologische" Vermehrung der elastischen Fasern auf (BERKA, 1911; RIEDEL, 1925; BOHLE, 1951), die von der Zahl vorausgegangener Geburten weitgehend unabhängig ist.

Bemerkenswerterweise enthalten duktale, invasive und szirrhöse Karzinome band- und ringförmige, feinkörnige, teils homogene oder feinfibrilläre, bräunlichrote Ablagerungen in der Umgebung der Milchgänge, die sich bei Resorzin-van-Gieson-Färbung als eine besondere Form einer *Elastose* erweisen. Die als schwarzgraue Massen leicht erkennbaren Veränderungen begleiten oder umscheiden die eingeengten Milchgänge und enthalten da und dort Tumor- oder Mesenchymzellen (Abb. 139). In der Regel sind die Ablagerungen zellarm bzw. zellfrei, und nach Elastase-Behandlung stellten LUNDMARK (1972) sowie SÜMEGI und RAJKA (1972) kein Elastin, sondern eine eiweißartige Substanz fest, die an Amyloid erinnert, weswegen die zuletzt genannten Autoren von „Elastic-Amyloid" sprechen. Kongorot ergibt eine braunrote Farbe, Methylviolett und Toluidinblau violette und blaue Anfärbbarkeit, Kongorot im polarisierten Licht keine Doppelbrechung, bei Fluoreszenz nach Akridinorange eine grüne, nach Kongorot eine rote Färbung. Ferner enthält das „Elastic-Amyloid" saure und neutrale Mukopolysaccharide sowie Glykoproteine. Diese Substanz unterscheidet sich somit von Amyloid und fibrinoider Nekrose prinzipiell, sie ist am ehesten der senilen Elastose vergleichbar. Über Ergebnisse biochemischer Untersuchungen und über die elastolytische Aktivität des Mammakarzinoms berichten HORNEBECK et al. (1977).

Das Vorkommen bei Karzinomen wurde zuerst von SCHEEL (1906), von MUIR und AITKENHEAD (1934), später von DE MINJER (1949), in einer umfangreichen und vergleichenden Studie von BOHLE (1951) sowie von JACKSON und ORR (1957) und von SCHIØDT (1966) untersucht. Anhand von 414 Karzinomen stellte LUNDMARK (1972) folgendes fest: Die Karzinom-Elastose ist weitgehend unabhängig vom Alter des Tumorträgers. Sie tritt etwas vermehrt nach Strahlentherapie auf und wird nach dem Autor bei verschiedenen Differenzierungsformen duktaler wie invasiv-lobulärer Karzinome beobachtet. Nach eigenen Befunden

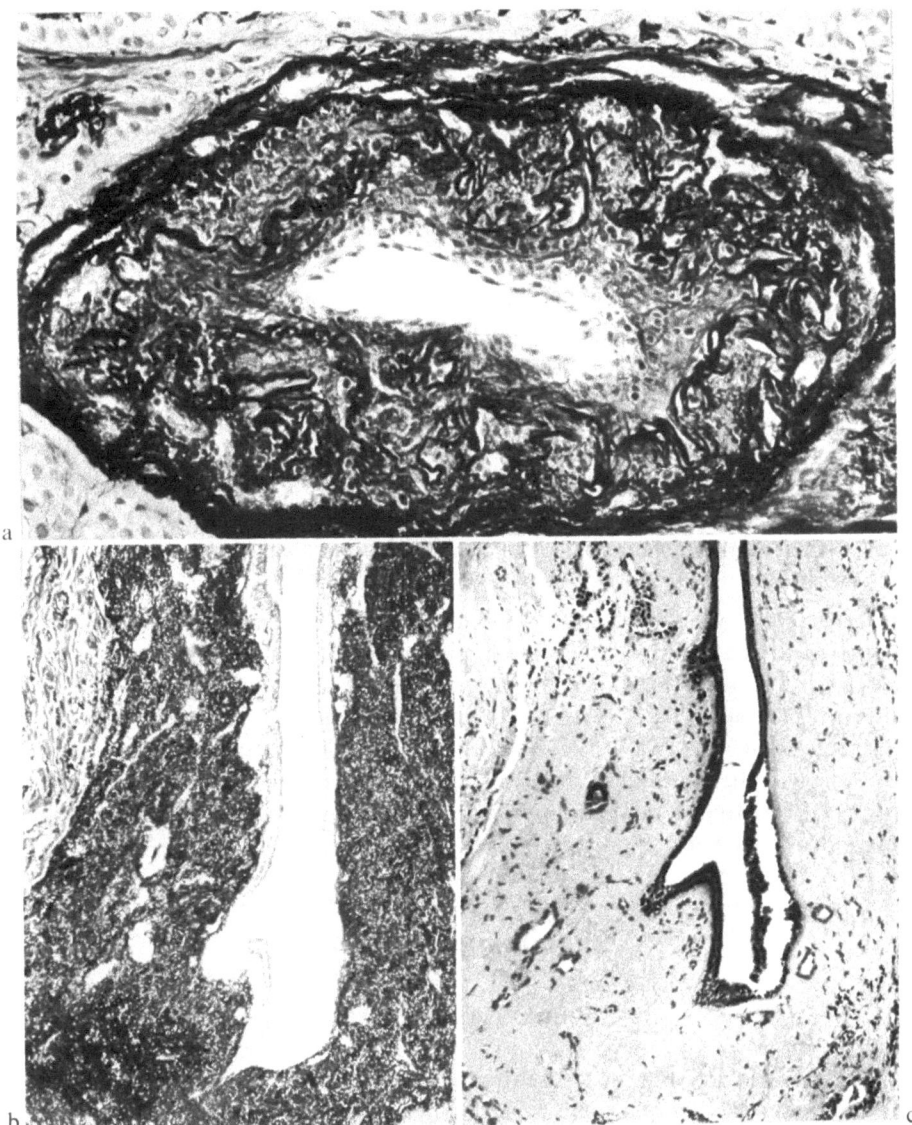

Abb. 139a–c. Zirkumduktale Elastose in Mammakarzinomen. (a) Milchgang mit unregelmäßigen Faserverläufen und Verdichtungen (früher Entwicklungszustand). (b) Nahezu homogene körnig-faserige Elastose in einem Karzinom mit scharfer Begrenzung nach außen
und Aussparung des Epithels. Resorzinfärbung. (c) Derselbe Gang wie (b) bei HE-Färbung.
Zwischen der elastischen Substanz erkennbare mesenchymale Zellen und Tumorzellen.
Vergr. 240 × und 160 ×

tritt die Elastose mit zunehmender Sklerosierung des Karzinomzentrums in Erscheinung, d.h. bei den weniger differenzierten duktalen, invasiven sowie szirrhösen Krebsen (Abb. 139 u. 293). SHIVAS und DOUGLAS (1972) sehen in der Elastose
sogar ein prognostisch günstiges Symptom. Es wird ferner diskutiert, ob die

„Elastic-Amyloidose" Ausdruck eines immunologischen Prozesses ist. Im gleichen Jahr fanden SCHIØDT et al. (1972) in den Ablagerungen keinerlei enzymhistochemische Aktivitäten und elektronenmikroskopisch ungeordnete elastische Fibrillen und breite kollagene Faserbündel in enger Durchflechtung, die von den Autoren als Ausdruck einer Abwehrreaktion gegen Tumorgewebe interpretiert werden. — Über kongorot-positive zirkumduktale Ablagerungen in einem szirrhösen Karzinom berichten PATIL et al. (1970).

III. Zirkumduktale Hyalinose, Mukopolysaccharide und Mastzellen

MERRIAM und SOMMERS (1957) stellten bei 35% autoptisch untersuchten Brustdrüsen von Frauen mit Diabetes mellitus eine bandförmige zirkumduktale Hyalinose von 20–200 Å Breite fest, die sie als Ausdruck der veränderten Stoffwechsellage mit dem Grundleiden in Zusammenhang bringen. Bei Ultraviolettabsorption ergaben die hyalinen Bänder gleiche Eigenschaften wie die der intrakapillären Glomerulosklerose. Eine Bestätigung oder Ergänzung der Befunde durch Anwendung weiterer Methoden steht aus.

In der Umgebung von Karzinomen der Mamma treten ödematöse Verquellungen im Mantelgewebe des Drüsenläppchens in der Umgebung der Schweißdrüsen der äußeren Haut mit mehr oder ausgeprägter Zellulation auf. Deponierungen von sauren Mukopolysacchariden im Bindegewebe bei Karzinomen beschreiben MAJEWSKI et al. (1963). Ähnliche Befunde erhob LEUSCHNER (1969) bei invasiven, überwiegend szirrhösen Karzinomen und stellte, ebenso wie HIGUCHI (1930), im Grenzgebiet zwischen Tumor und ortsständigem Gewebe vermehrt Mastzellen fest (Abb. 305a).

IV. Pathologie des Fettgewebes

1. Lipomatose und Atrophie

Die Größe einer Mamma wird nur zu einem Teil vom Volumen des Drüsenkörpers bestimmt. Bei allgemeiner Fettleibigkeit und bei Neigung zur örtlichen Lipomatose wird das drüsige Organ von einem breiten Fettgewebsmantel umhüllt. Zudem tritt eine Einlagerung von Fettgewebe zwischen die bindegewebigen und parenchymatösen Strukturen, die bei älteren Frauen weitgehend zurückgedrängt werden, so daß schließlich eine weitgehende Fettgewebssubstitution unter dem Bild der diffusen *Lipomatosis mammae* resultiert (Abb. 27c, 170). In der Regel handelt es sich um symmetrische Makromastien, die zu einer Reihe weiterer klinischer Symptome Anlaß geben (vgl. Kapitel K).

Involutionen des Fettgewebes bei allgemeiner Kachexie betreffen in ganz unterschiedlicher Form die Brustdrüsen, die angesichts fortgeschrittener Phasen der Auszehrung in ihrer Form wenig verändert sein können und Fettgewebe enthalten. Andererseits schwindet auch hier der Panniculus adiposus und das intersti-

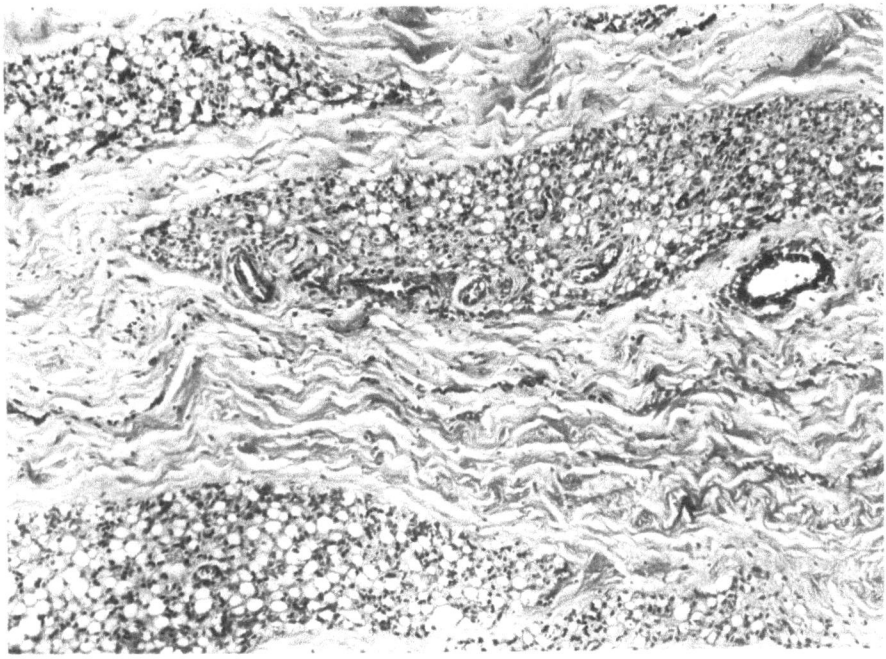

Abb. 140. Starke Atrophie des Fettgewebes (bei Kachexie) in der Mamma in Form schmaler Gewebszonen neben kollagenem Stützgewebe. HE, Vergr. 230 ×

tielle Fettgewebe, das sich braungelb verfärbt. Beide Organe bestehen dann nur aus einem derben bindegewebigen Drüsenkörper. Mikroskopisch sieht man eine lipomatöse und gallertige Atrophie mit kleinen Fettzellen von runder und spindeliger Form, Einlagerungen eines lockeren Bindegewebes und Lipofuszinose verbunden mit einer Volumenverminderung aller Bestandteile gleichsam einem „Gewebe-Kollaps" entsprechend (Abb. 140).

2. Lokale Lipochromphanerosen

Diese treten im Fettgewebe der Mamma als ring- oder herdförmige, intensiv-gelbe bis orangefarbene Veränderungen auf, die sich in der unmittelbaren Umgebung von Fettgewebsnekrosen, insbesondere nach Probeexzisionen und traumatischen Schäden ausbilden. Mikroskopisch entspricht diese Zone den Lipophagenproliferationen, wobei nach Anwendung der Paraffintechnik keinerlei Farbablagerungen erkennbar sind.

Besondere Bedeutung gewinnt der „Lipochromsaum" in der Umgebung der Karzinome, auf dessen diagnostische Bedeutung BAHRMANN (1954) hingewiesen hat. Die intensiv-gelbe Zone entspricht dem Invasionsgebiet des Tumors zwischen den Fettzellen und kann für Ausmaß und topische Orientierung einer Exzisionsbiopsie praktische Bedeutung gewinnen. Die Stärke der Lipochromphanerose hängt nach BAHRMANN (1954) von ihrem Abbaugrad durch die vordringenden

Tumorzellen ab und kommt auch bei anderen, in das Fettgewebe vordringenden Karzinomen in unterschiedlicher Stärke vor. Bei Fibroadenomen und Mastopathien wurde ein Lipochromsaum nicht gefunden, bei Mammakarzinomen in geringer Intensität in 80%, in stärkerer Form in 40% (Abb. 315).

Beteiligungen der Brustdrüsen bei Thesaurismosen, passagere oder permanente Ablagerungen von Eisenpigment bei Hämochromatosen, bei Störungen des Kupferstoffwechsels und anderen entsprechenden Erkrankungen sind bisher nicht bekannt geworden.

V. Ossäre Stromametaplasie

Metaplasien des Bindegewebes in der Mamma sind bisher nur aus der Tumorpathologie dieses Organs bekannt und dort beschrieben worden (vgl. Kapitel U). Knochenbildungen im Stützgewebe der Brustdrüse ohne das Vorliegen einer Neubildung sind ganz ungewöhnlich und nur aus 2 Beobachtungen bekannt. Als ein *ossifiziertes Hämatom* ist ein im Durchmesser 3,5 cm großer Herd mit zentraler Hohlraumbildung ohne Entwicklung von Knochenmark zu bezeichnen, der von LANG und STEWART (1955) bei einer 67 Jahre alten Frau operativ entfernt wurde.. Über eine *herdförmig bilaterale Ossifikation und Verkalkung* der Brustdrüsen berichten FRANCE und O'CONNELL (1970). Bei einer 62 Jahre alten Frau hatte sich während eines Jahrs eine nicht schmerzhafte, diffuse Induration in beiden Mammae entwickelt, die mammographisch als extensive, fast über den gesamten Drüsenkörper ausgedehnte, herdförmige und bizarre Einlagerung schattendichter Hartsubstanzen imponierte. Histologisch lag eine Hyalinose des Stützgewebes mit herdförmiger Knochenbildung im Sinn einer desmalen Ossifikation und Verkalkung des Bindegewebes vor. Serumkalzium, Serumphosphor, alkalische Phosphatase normal. Zur Pathogenese wird angenommen, daß die Metaplasie eine Reaktion auf eine bilaterale unspezifische Mastitis darstellt. Angesichts der Häufigkeit von chronischen Entzündungen und der exquisiten Seltenheit dieser ossären Stromareaktionen erscheint diese Deutung fragwürdig. Eher ist an allgemeine metabolische Störungen in der gefäßarmen hyalinen Fibrose und an einen lokalisierenden Faktor für die Entstehung der symmetrischen Ossifikation und Verkalkung zu denken.

I. Fettgewebsnekrosen, traumatische Veränderungen und Fremdkörperreaktionen

I. Nekrosen des Fettgewebes und lipophage Granulome

Das Fettgewebe der menschlichen Brustdrüse besteht nicht nur aus einer subkutanen Schicht, die das Organ nach seiner Oberfläche hin umgibt und formt, sondern auch aus Läppchengruppen, die in wechselhaftem Ausmaß im Drüsenkörper und zwischen den Cooperschen Bändern eingelagert sind. Der Anteil des Fettgewebes kann bei allgemeiner Adipositas die Größe der Brustdrüse wesentlich beeinflussen (lipomatöse Makromastie) und bildet damit jene Textur, in der sich neben der Haut Druckwirkungen oder Verletzungen zuerst

Tabelle 17. Klinische Symptomatologie bei Fettgewebsnekrosen der Brustdrüse

Symptome und klinische Daten	HADFIELD (1930)	ADAIR und MUNZER (1949)	HAAGENSEN (1971)
Zahl der Fälle	45	110	44
Trauma in Anamnese	40%	44%	32%
Schmerzen	+	34%	32%
Ekchymosen	+	22%	27%
Tumor	100%	100%	100%
Retraktion der Haut	52%	58%	41%
Lymphadenitis axillaris		29%	7%
Klinische Karzinomdiagnose	26%	27%	32%
Unnötige Mastektomie	26%	2%	0

manifestieren. Aber auch bei operativen Eingriffen bildet das Fettgewebe Teile der Wundränder mit umschriebenen Gewebsnekrosen und wird in den Wundheilungsvorgang einbezogen. Die exogen entstandenen und traumatisch ausgelösten Alterationen des Fettgewebes unterliegen im Verlauf von Wochen und Monaten gesetzmäßig einem Gestaltwandel zu einem sog. lipophagen Granulom (Fettgranulom, ABRIKOSSOFF, 1926) und Narbenfeld, dessen tumorartige, zumeist knotige und feste Beschaffenheit nicht selten Anlaß diagnostischer Fehldeutungen ist. In der Untersuchungsreihe von ADAIR und MUNZER (1949) sprach das klinische Bild solcher Reaktionen in 45% für ein Karzinom, in 55% für einen benignen Tumor und nur in 20% wurde aufgrund des klinischen Befundes die richtige Diagnose gestellt (vgl. Tabelle 17). Aus diesem Sachverhalt ergibt sich die zwingende Notwendigkeit einer mammographischen und pathohistologischen Sicherung.

1. Altersverteilung und Häufigkeit

In den Untersuchungsreihen von ADAIR und MUNZER (1949) an 110 Fällen wurde eine breite zeitliche Streuung vom 14. bis zum 80. Jahr gefunden. Zu gleichen Feststellungen kam HAAGENSEN (1971), wobei die jüngste Frau 27 und die älteste 80 Jahre alt war. Eine Prädominanz im 5./6. Jahrzehnt geht aus diesen wie aus den Angaben von HADFIELD (1930) und MENVILLE (1935) hervor. Da ein ursächliches Trauma und die Entwicklung einer Fettgewebsnekrose häufig nicht bemerkt werden, ist die absolute Frequenz der lokalen Erkrankung nicht sicher zu ermitteln. Für ein häufiges Vorkommen spricht die mammographische Erfassung verkalkter Fettzysten in 10% der radiologisch untersuchten Brustdrüsen von LEBORGNE (1967).

2. Klinik

Im Vordergrund des Krankheitsbildes steht der zumeist überraschend bemerkte Tumor mit einer allmählichen, gewöhnlich Tage und Wochen beanspruchenden Größenzunahme. Der Eindruck einer Geschwulst wird von allen Frauen angegeben, wobei sich, in Abhängigkeit von der Topik des Prozesses und von den pathohistologischen Umbauvorgängen, Retraktionen der Haut und der Brustdrüse erklären. In den genannten Untersuchungsreihen (Tabelle 17) werden derartige Retraktionen und sogar eine „Peau d'Orange" durch oberflächliche Nekrosen in etwa der Hälfte der Fälle erwähnt. Ein evidenter Hinweis auf die traumatische Genese sind Ekchymosen oder Hyperämie der Haut, die zirkumareolär oder in der Mitte der Brustdrüse auftreten. Die Größe der Mamma und der Umfang des subkutanen Fettpolsters bei allgemeiner Adipositas und bei Mammae pendulantes stellen eine Disposition für lokale traumatische Schäden dar. Nach MENVILLE (1935) erkrankt die linke Brustdrüse bevorzugt. HADFIELD (1930) stellte im oberen äußeren Quadranten die meisten Fettgewebsnekrosen fest. In etwa einem Viertel werden lokale Schmerzen oder gesteigerte Empfindlichkeit über einen Zeitraum bis zu 3 Jahren angegeben. An der zunehmenden Konsistenz der Nekrose durch progrediente Fibrosierung oder Kalkabscheidung ist in vielen Fällen die Erkennung und Lokalisation palpatorisch möglich. Größere Nekrosen mit zentraler Erweichung und Ausbildung von sog. Ölzysten können bei oberflächlicher Lage einen Abszeß vortäuschen.

Die differentialdiagnostische Abgrenzung von nichteitrigen Formen der Pannikulitis ergibt sich daraus, daß die Fettgewebsnekrosen der Mamma im allgemeinen solitäre Knoten bilden, die Pannikulitis dagegen als Allgemeinkrankheit durch ein schubweises Auftreten multipler Knoten im subkutanen Fettgewebe gekennzeichnet ist.

Für die klinische *Diagnostik* wird aus Tabelle 17 deutlich, daß die angegebenen Symptome eine sichere Abgrenzung von einem malignen Tumor nicht erlauben, zumal auch bei oberflächlich situierten Karzinomen lokale Kreislaufstörungen auftreten können. Während sich die Prozentzahlen der klinischen Karzinomdiagnosen von 1930 bis 1971 kaum verändert haben, konnte eine (irrtümliche) Mastektomie oder Radikaloperation wegen Fettgewebsnekrosen nach der Zusammenstellung von HAAGENSEN (1971) vermieden werden. Die Vieldeutigkeit der Symptome bei Fettgewebsnekrosen und die häufige anamnestische Unsicherheit über ein stattgehabtes Trauma zeigen, daß allein das klinische Bild keine differentialdiagnostische Entscheidung gestattet. Daher ist in *allen* diesen Fällen die Probeexzision und, wenn möglich, die Exstirpation der gesamten Gewebsnekrose angezeigt.

3. Pathogenese und Histologie

Die Nekrosen des subkutanen Fettgewebes sind Folgen einer mechanischen Läsion der Zellmembran der Fettzellen. Das gestapelte Neutralfett wird von seiner isolierenden Hülle entblößt und kann zu größeren Tropfen konfluieren. Reizwirkungen auf das ortsständige Mesenchym setzen Phagozytosevorgänge in Gang und damit eine Umwandlung der Histiozyten in Lipophagen. So entsteht in Frühstadien der Fettgewebsnekrose ein Herd, der Fettvakuolen enthält, die von lipidhaltigen Makrophagen (Schaumzellen) umsäumt sind, wobei sich häufig Toutonsche Riesenzellen ausbilden. Ferner treten Leukozyten auf (Abb. 141a). In größeren Fettvakuolen geht die marginale Fettresorption langsam voran, so daß die konfluierten Herde zentral verflüssigt werden und sog. Ölzysten bilden. Makroskopisch sind die gelbgrauen Herde von einem oder mehreren

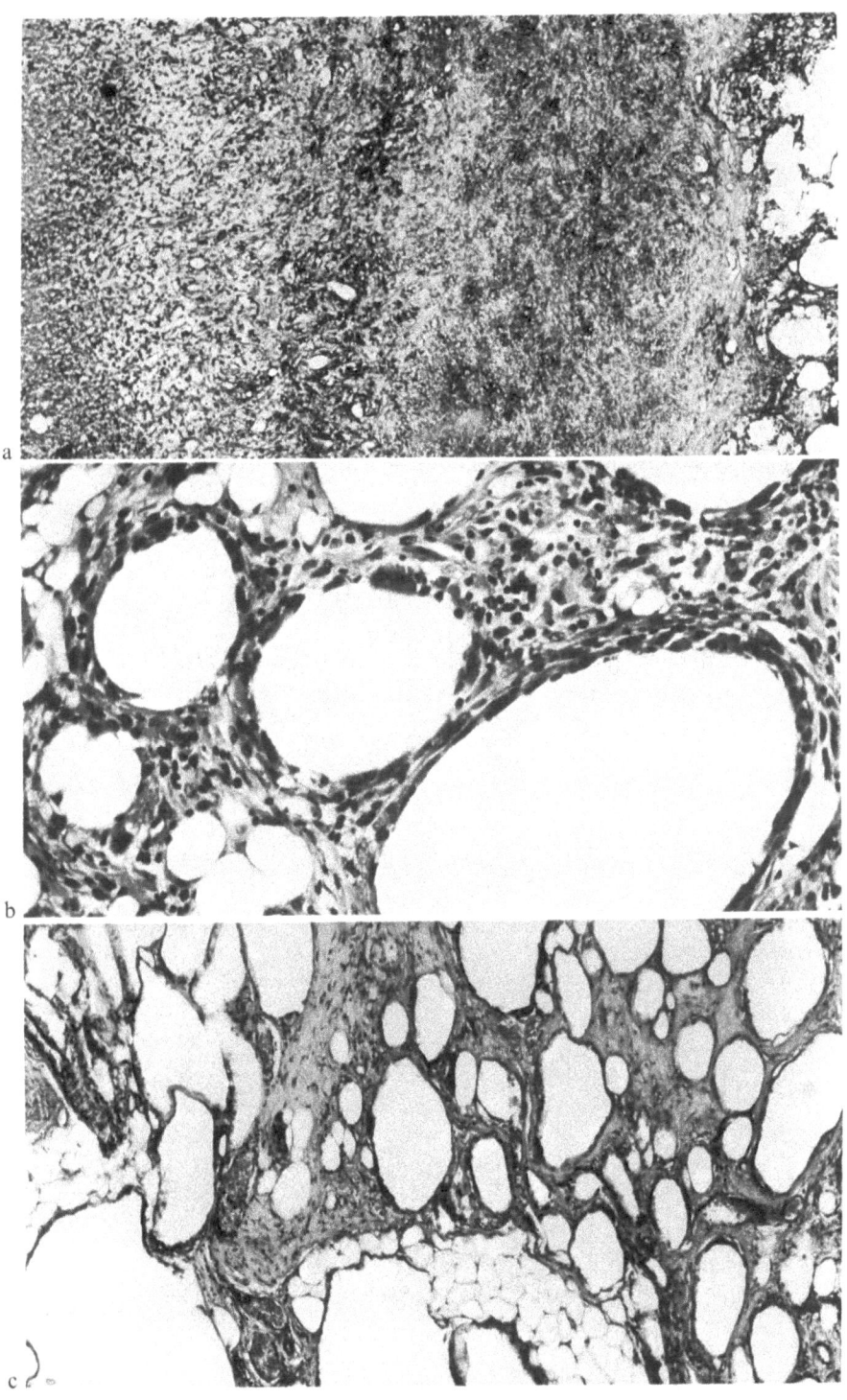

Abb. 141 a–c. Wandlungen von Fettgewebsnekrosen in der Mamma. (a) Frische Nekrose mit Blutungen, entzündlichen Reaktionen und frischen Nekrosen in den Randgebieten. HE, Vergr. 70 ×. (b) Ausbildung sog. Ölzysten mit Fremdkörperreaktion und Entwicklung von Riesenzellen. (c) Ältere Nekrose mit residualen Ölzysten, Rückbildung des zelligen Infiltrats und Fibrose. HE, Vergr. 230 ×

Hohlräumen durchsetzt, aus denen sich auf der Schnittfläche graugelbe, ölige Flüssigkeit entleert (Abb. 141 b). Mit zunehmender Resorption des Fetts prolife- rieren in den Randzonen Histiozyten und Fibroblasten als Voraussetzung für eine zirkumfokale Fibrosierung und Abgrenzung (HARBITZ, 1935; VITAGLIANO, 1955). Nach mehreren Monaten ist eine weitgehende bindegewebige Durchflech- tung der ursprünglichen Nekrose zu sehen, die als retrahierter und indurierter narbiger Herd imponiert (Abb. 141 c). Kalksalzabscheidungen in alten oder zy- stisch umgewandelten Nekrosen können als Herd- oder Ringschatten dem Ra- diologen ein wichtiger Hinweis auf diese Erkrankung sein (LEBORGNE, 1967, SCHMIDT-HERMES und LOSKANT, 1975). Begleitende Blutungen rufen in der Peri- pherie des Herdes eine Hämosiderose hervor. Es treten auch Hämatoidinkristalle auf. Ferner werden büschelförmige Fettsäurekristalle gesehen, die zumeist von Fremdkörperriesenzellen umgeben sind (Abb. 142).

Zur *pathohistologischen Differentialdiagnostik* sei darauf verwiesen, daß ma- krophagenreiche Granulome mit Schaumzellen, Riesenzellen und Abscheidun-

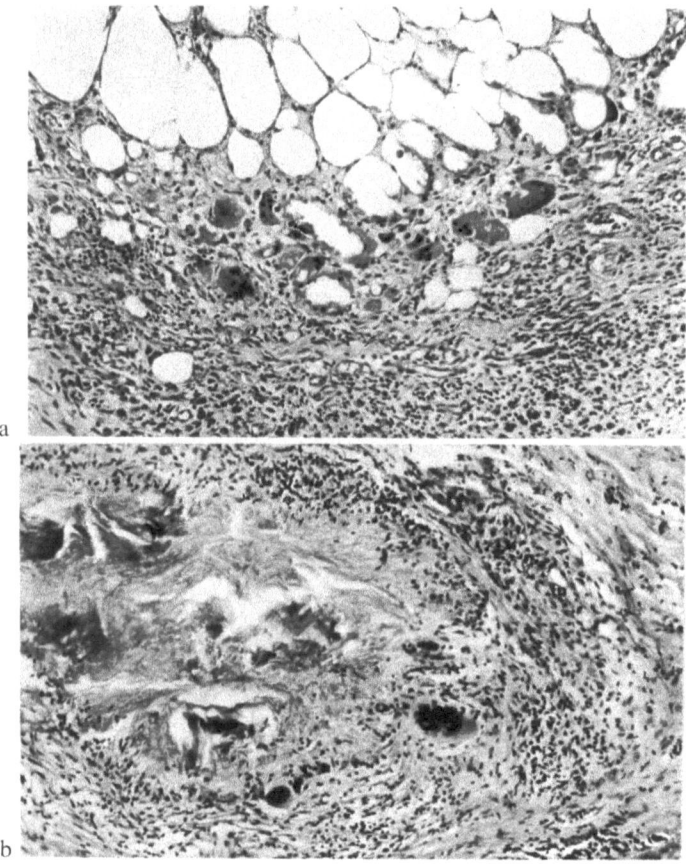

Abb. 142a u. b. Ältere riesenzellreichere Nekrosen im Fettgewebe (a) und in der Umgebung in homogener, z.T. kristalliner Ablagerung eines retinierten Sekrets, zumeist in Verbindung mit Gangektasien und Galaktophoritis. Keine Tuberkulose! HE, Vergr. 230×

gen von Fettsäurenadeln in der weiblichen Brustdrüse in Verbindung mit anderen Erkrankungen oder Ereignissen auftreten können:

1. bei Gangektasie der Mamma mit Sekretretention und resorbierender Entzündung (Abb. 142 b);
2. nach Ruptur von Zysten bei Mastopathie;
3. nach Probeexzisionen und Amputationen im Narbengebiet;
4. bei ischämischen oder hämorrhagischen Nekrosen;
5. nach Fremdkörper-Implantationen oder -Injektionen.

Der Morphogenese entsprechend und im Hinblick auf die klinischen Angaben, könnte in der Vielzahl der Beobachtungen die Angabe eines lokalen Traumas erwartet werden. Wenn das Trauma auch fraglos der wichtigste Faktor ist, wird es in der Serie von HADFIELD (1930) nur in 40%, bei ADAIR und MUNZER (1949) in 37%, nach HAAGENSEN (1971) in 32% angegeben. Haben alle anderen Fälle eine besondere, nicht traumatische Ätiologie? Bei der Gleichartigkeit der geweblichen Reaktionen und der Ähnlichkeit der anamnestischen und klinischen Parameter der hier eingeordneten Fälle von lokalen Fettgewebsnekrosen ist die Annahme sog. „stiller Traumen" gerechtfertigt, d.h. lokaler Druck- oder Quetschwirkung, die die betroffene Frau als pathogenetisches Ereignis nicht gewertet und somit häufig vergessen hat. So erscheint es angezeigt, die Vielzahl lokaler Nekrosen des Fettgewebes in der Mamma auf traumatische Einflüsse allgemeiner Art zurückzuführen, wozu u.a. Injektionsfolgen, Residuen operativer oder kosmetischer Maßnahmen zu zählen sind.

Über *spontan aufgetretene beidseitige Fettgranulome der Brustdrüsen* von etwa Faustgröße berichtet ZEITLHOFER (1953) und hebt als disponierendes Moment eine Lipomatose des Drüsenkörpers hervor. Bei einer lipomatösen Makromastie und Mastoptose können als Folge von Zirkulationsstörungen herdförmige Nekrosen auftreten, die sich im beschriebenen Fall mit einem ungewöhnlichen Umfang und bilateral manifestiert hatten.

4. Die nichteitrige Pannikulitis der Mamma (Pfeifer-Weber-Christiansche Erkrankung)

Die differentialdiagnostische Abgrenzung der lipophagen Granulome von einer bevorzugt in den Brustdrüsen lokalisierten nodulären, nichteitrigen Pannikulitis gewinnt Bedeutung, weil sich klinische Symptomatik und Gewebsbild ähneln. Während das lipophage Granulom als Traumafolge in der Regel solitär ist, stellt die Manifestation einer nichteitrigen Pannikulitis in der Mamma das Teilbild einer Allgemeinerkrankung des rheumatischen Formenkreises dar, gekennzeichnet durch das schubweise Auftreten multipler Knoten im Unterhautfettgewebe. Die febrilen, akut-entzündlichen Reaktionen der Erkrankung können jedoch im Fettgewebe der Brustdrüsen beginnen, nacheinander beide Organe befallen und als multiple Tumoren imponieren (BINKLEY, 1939). Die nichteitrige Pannikulitis der Mamma erweist sich pathohistologisch als „entzündliche noduläre Fettgewebsnekrose", die weitgehend der traumatischen Form entspricht und von stärkeren Zellreaktionen mit Infiltraten von Leukozyten, Lymphozyten und Makrophagen, unter Ausbildung multipler Granulome, begleitet ist

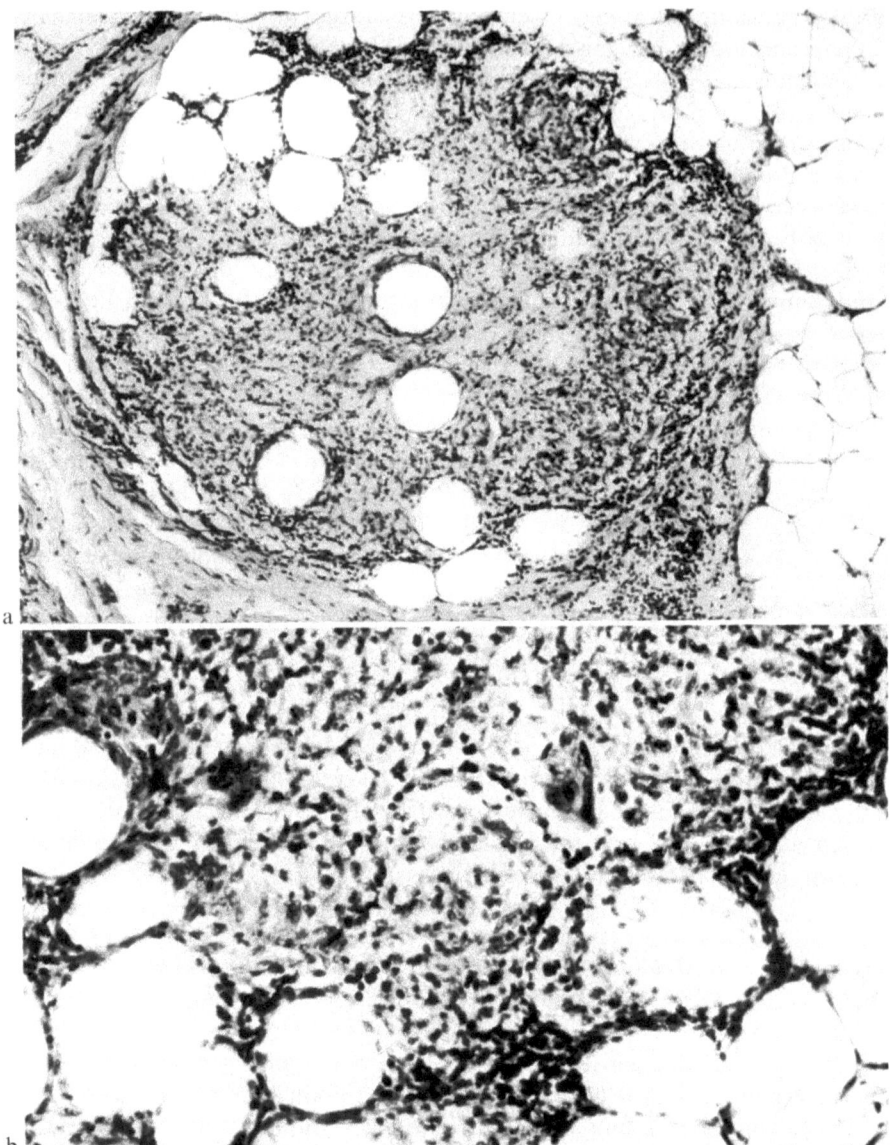

Abb. 143a u. b. Nicht eitrige granulomatöse Pannikulitis der Mamma mit Ausbildung multipler, teilweise epitheloidzelliger Granulome im Fettgewebe. Entzündliches (a) und lipophages Stadium (b). HE, Vergr. 70 × und 230 ×

(Abb. 143). Der Verlauf einer nichteitrigen Pannikulitis mit bevorzugter Lokalisation in den Brustdrüsen geht aus einer Beobachtung von BINKLEY (1939) hervor.

36 Jahre alte Frau, seit Jahren wegen rheumatoider Arthritis in ärztlicher Behandlung. Plötzliches Auftreten roter Flecken und Tumorknoten in der linken Mamma, örtliche

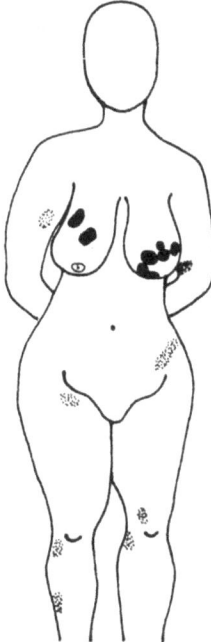

Abb. 144. Topik der Herde einer nicht eitrigen Pannikulitis der Mamma. (Nach BINKLEY, 1939)

Schwellung und Schmerzhaftigkeit. Zwei Wochen später gleichartige Symptome in der rechten Mamma mit Hyperämie, Schwellung und Hyperästhesie. Die Pannikulitis bildete sich 3 Wochen später spontan zurück, trat aber im folgenden Jahr mit unterschiedlicher Lokalisation und Ausprägung in 2 Schüben erneut auf. Der Knoten in der rechten Mamma betrug 2,5 3 cm im Durchmesser, in der linken Brustdrüse wurden 3 Herde von 2–3 cm im Durchmesser festgestellt. Histologisch: Entzündliche Fettgewebsnekrosen.

Die Topik der Herde in den Brustdrüsen und die Ausdehnung der knotigen Infiltrate gibt Abb. 144 wieder, die Histologie einer eigenen Beobachtung Abb. 143.

Daneben sind von FISCHER (1961) akute diffuse Fettgewebsnekrosen in 2 Fällen ohne Trauma und von OPPERMANN et al. (1964) bilaterale lipophage Granulome beschrieben worden, die die Autoren als Ausdruck einer Pannikulitis ROTHMANN-MAKAI deuten.

II. Gewebliche Folgen der Probeexzision bzw. Exzisionsbiopsie

An Mastektomiepräparaten lassen sich bei vorangegangener Tumorexzision die Reaktionen des Binde- und Fettgewebes untersuchen, die in der Regel denen der traumatischen Nekrosen entsprechen. Sowohl nach Probeexzision wie nach der heute gebräuchlichen Exzisionsbiopsie eines Tumors zeigt das Operationsgebiet herdförmige oder ausgedehntere Blutungen, die den entstandenen Hohlraum ausfüllen oder Stützgewebe und angrenzendes Fettgewebe durchsetzen. In

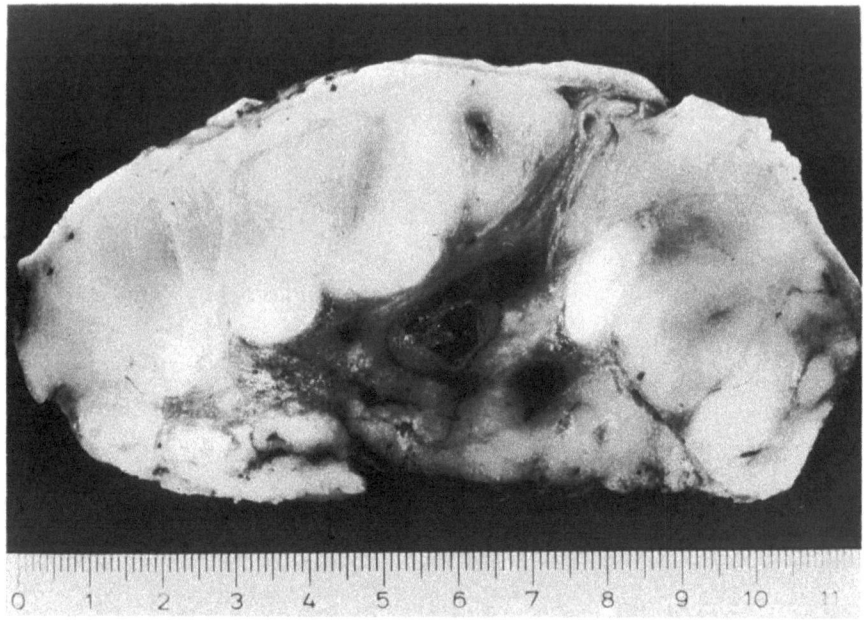

Abb. 145. Mamma bei Zustand nach Exzisionsbiopsie wegen eines Karzinoms 4 Tage vor der Amputation. Auf der Schnittfläche kirschgroße Operationshöhle mit frischer Blutung

Abb. 145 ist der frische Zustand nach Exzision eines haselnußgroßen, etwa in der Mitte des Drüsenkörpers lokalisiert gewesenen Karzinoms dargestellt. Neben der angeschnittenen Wundhöhle befindet sich ein ausgedehntes Hämatom. Einige Tage danach beginnen Resorption und Abbau der Blutmassen. In der Höhle liegt Zelldetritus, eiweiß- und fetthaltiges Exsudat, aus dem Fettsäurenadeln ausfallen (Abb. 146). An den Rändern treten Fettgewebsnekrosen, Schaumzellen und von Tag zu Tag leukozytäre, rundzellige und histiozytäre Infiltrate auf. Schließlich bildet sich ein Granulationsgewebe, das das kleiner werdende Exzisionsgebiet umgibt und mehr und mehr ausfüllt. In den Randzonen bildet sich der bräunliche Saum einer Hämosiderose aus. Es treten auch Lipopigmente auf, insbesondere Zeroid und in der Umgebung der Blutungen Hämatoidin. Mit Entwicklung fibroblastenreicher Granulationen und eines kollagenen Bindegewebes verkleinert sich die Entnahmestelle, je nach ursprünglicher Größe, zu einem schmalen Spaltraum, der nach etwa 2–4 Wochen obliteriert. Die Hämosiderose und fortbestehende ältere Nekrose im Fettgewebe kennzeichnen auch später das ursprüngliche Operationsgebiet. Im Vergleich zu Wundheilungen anderen Standorts spielen in der Brustdrüse vor allem die unvermeidbaren Fettgewebsnekrosen für den Reparationsprozeß eine Rolle.

Bei der heute zu gutem Recht propagierten und angewendeten Exzisionsbiopsie von umschriebenen und kleinen Tumoren entstehen häufig größere Wundhöhlen als bei einer kleineren Probeexzision. Damit wird der Gefahr vorgebeugt, in situ die Geschwulst zu inzidieren und unmittelbar angrenzende abführende Lymphgefäße und Venen zu eröffnen. Bei Anwendung des diagnostischen

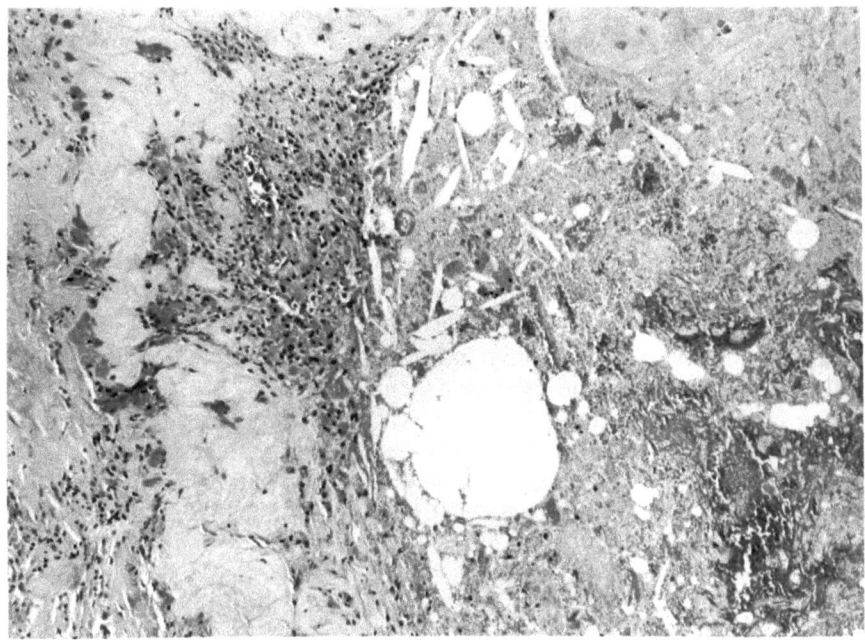

Abb. 146. Wundgebiet nach Probeexzision mit Zelldetritus, Fettsäurenadeln und eiweißhaltigem Exsudat. Am Rand frische Zellulationen. HE, Vergr. 70 ×

Schnellschnittverfahrens bleibt die Wunde nur wenige Minuten offen, da sich zumeist eine Form der Mastektomie anschließt. Besteht keine Möglichkeit des Schnellschnitts, bringt die histologische Untersuchung nach Paraffineinbettung in 24–48 Std die Entscheidung über das weitere Vorgehen. Die Frage, welche *Bedeutung das Zeitintervall* zwischen histologischer Untersuchung und Operation für die Prognose eines Karzinoms hat, ist im deutschen Schrifttum von GREGL und THORWIRTH (1967) mit dem Ergebnis geprüft worden, daß negative Einflüsse auf den Krankheitsverlauf *nicht* festgestellt werden, *wenn die Mastektomie oder Radikaloperation eines Karzinoms 1–6 Tage später vorgenommen wird.* Zwischen Schnellschnitt und Probeexzision (Exzisionsbiopsie) im genannten Intervall besteht hinsichtlich der Überlebensrate kein Unterschied. Ein Zeitintervall von mehr als 6 Tagen soll sich allerdings ungünstig auf die Lebenserwartung auswirken. Zu ähnlichen Ergebnissen gelangten HARRINGTON (1935), HAAGENSEN und STOUT (1951) sowie BURKHARDT (1959) (vgl. Kapitel T.XIII,1).

III. Paraffin-Granulom (Paraffinom)

Die gute Verformbarkeit und die scheinbar gute Verträglichkeit des Paraffins im Gewebe brachten es mit sich, daß das Material seit der Jahrhundertwende in die plastische Chirurgie eingeführt und jahrzehntelang angewandt wurde. Indikationsgebiete waren zunächst die Lungenchirurgie (sog. Thoraxplomben), später die kosmetische Chirurgie. Hier fanden Paraffininjektionen, ungeachtet der kanzerogenen Eigenschaften der Kohlenwasserstoffe, jahrelang als Augmentationsmaterial Anwendung.

Nach experimentellen und histologischen Untersuchungen von VAN GELDEREN (1925) erzeugt Paraffin im Gewebe eine leichte, chronisch-fortdauernde Entzündung, die mit Entwicklung eines riesenzellhaltigen, z.T. schaumzelligen Granulationsgewebes verbunden ist. In den Randzonen bildet sich ein kollagenes Bindegewebe, dessen Schrumpfung zur Deformierung des injizierten Organs führt. Das Paraffin wird im Verlauf von Jahren resorbiert und durch Granulome und Narben ersetzt, wodurch der kosmetische Erfolg im Lauf der Zeit immer mehr aufgehoben wird (SCHULTZ, 1933). Ähnlich wie bei Fettgewebsnekrosen, rufen die an der Oberfläche sichtbaren Retraktionen oder tumorförmigen Deformationen den Eindruck eines malignen Tumors hervor.

Der lymphogene Abtransport in die axillären Lymphknoten löst Fremdkörperreaktionen mit Atrophie des lymphoretikulären Gewebes aus (SCHMORL, 1922). Über Komplikationen viele Jahre nach der Injektion und über klinische und morphologische Befunde berichten ROSE (1925), KROHN (1930), DE CHOLNOKY (1939) über ein Paraffingranulom bei einem 34 Jahre alten Mann, SCHWEITZER (1951), TINCKLER und STOCK (1955). KÜBLER (1955) fand eine extrapleurale Paraffinplombe, die durch Entwicklung von Granulationsgewebe als Mammatumor imponierte.

SALZMANN (1966) beschreibt ein durch Eigeninjektion hervorgerufenes Paraffinom bei einer 44 Jahre alten Frau, die im Krieg als Hilfsschwester tätig war und wegen kleiner Brustdrüsen Injektionen vornahm. Unter Verdacht auf ein „beidseitig metastasierendes Mammakarzinom" kam die Frau zur stationären Behandlung. Nach Klärung des Sachverhalts wurde die beidseitige Mammaamputation ausgeführt, die ein bilaterales altes Paraffinom mit Nekrosen und Narben ergab.

IV. Silikon-Granulom (Silikonom)

Mit dem gleichen Ziel wie Paraffininjektionen wurde flüssiges Dimethylpolysiloxan verwendet, das sog. Silikonome hervorruft. NOSANCHUK (1968) beschreibt die Folgen einer beidseitigen Injektion bei einer 31 Jahren alten Chinesin, die einen Monat danach einen schmerzhaften, beweglichen und harten Knoten in den Brustdrüsen feststellte. Nach operativer Entfernung fand sich im umgebenden Stroma ein festes, vakuolisiertes Bindegewebe mit Histiozyten, Fremdkörperriesenzellen mit runden Einschlüssen des Silikons. Das angrenzende Parenchym zeigte eine lobuläre Hyperplasie.

V. Weitere Fremdkörper

Folgen von *Vaseline-Injektionen* in die Mamma mit zahlreichen vernarbten Injektionsstellen beschreibt HAAGENSEN (1971). Histologisch: Nekrosen, Fremdkörperreaktion und chronische Entzündung.

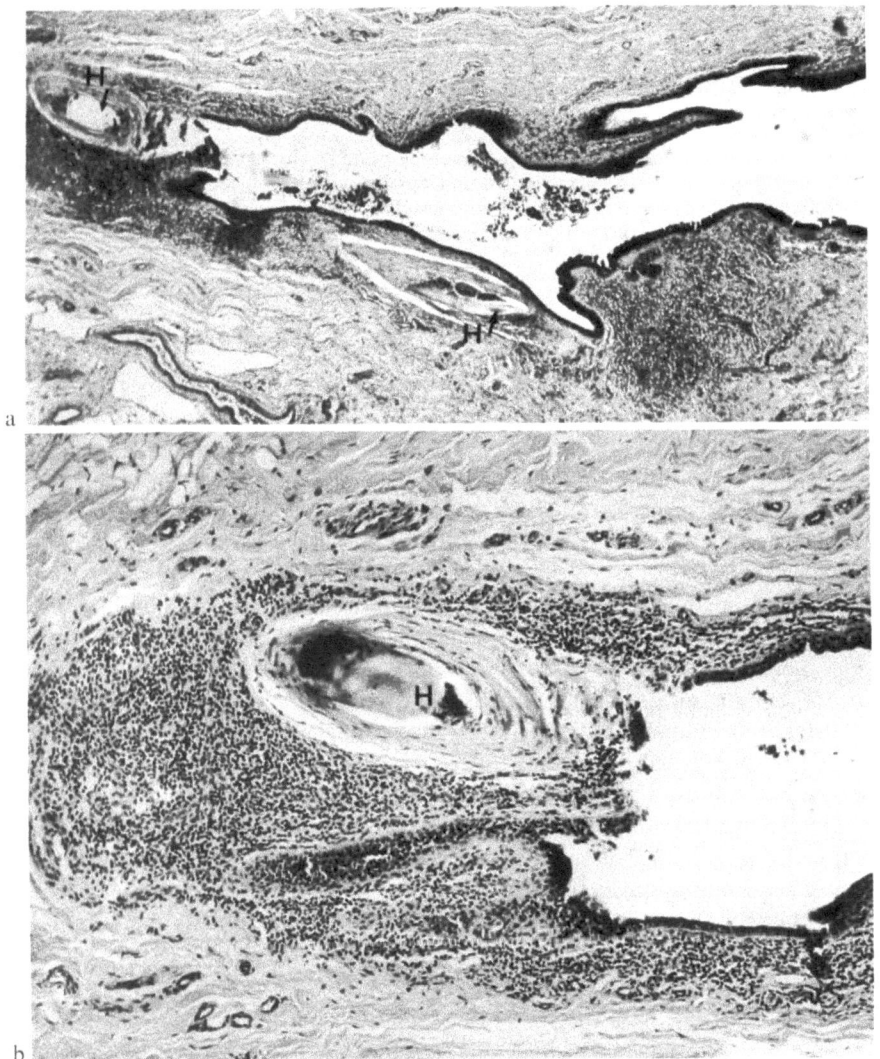

Abb. 147a u. b. Längs geschnittener Ausführungsgang der Mamma mit einem längs einge-
spießten Haar (*H*), Fremdkörperreaktion und chronischer Galaktophoritis. (a) Zwei Schräg-
schnitte des Haars mit Verletzung der Wand des Ganges. (b) Ausschnittsvergrößerung
mit Anschnitt des Haarschafts. HE, Vergr. 60 × und 230 ×

Aus dem älteren Schrifttum erwähnt SCHULTZ (1933) *Haare*, die bis in die Ausführungsgänge eingespießt waren und hier zu einer chronischen Galaktophoritis mit Fremdkörperreaktion geführt hatten.

Dazu eine eigene Beobachtung: 47 Jahre alte Frau mit tumorförmigem Infiltrat in
der Mitte der linken Mamma, subareolär gelegen (Abb. 147).

Ferner wurden *Pflanzenteile* und Stärkekörner beobachtet.

Über *Nadeln*, die in den Drüsenkörper implantiert worden waren, berichten BALCH
(1949) sowie WALKER und HAMER (1961/62). Bei einer 60 Jahre alten Frau mit einem
schmerzhaften Knoten in der rechten Mamma wurde im unteren äußeren Quadranten

röntgenologisch eine fast 4 cm lange Nadel festgestellt, die in ihrer ganzen Länge und ohne Wissen der Patientin in die Mamma gelangt war. Der bis nahe an die Oberfläche reichende Fremdkörper konnte ohne größeren Eingriff extrahiert werden. LISZKA und DEKKER beschreiben 1967 einen durch eine Nähnadel in der Mamma vorgetäuschten Tumor. Die Nadel war, ebenso wie in der oben genannten Beobachtung, unbemerkt in den Drüsenkörper gelangt.

Ein *retinierter Mulltupfer nach Probeexzision* wurde 11 Jahre später unter dem röntgenologischen Aspekt eines intrazystischen Fremdkörpers oder Tumors pneumozystographisch von NÖCKER (1973) dargestellt. Die Exzision des Gebildes ergab eine derbwandige, walnußgroße Höhle mit einem vollständig erhaltenen Mulltupfer, Gewebsnekrosen, Makrophagen und chronische Entzündung.

J. Mastitis

Wie bei allen mit einer natürlichen Oberfläche kanalikulär verbundenen Drüsen, neigt auch die Mamma zu bakteriellen Entzündungen, die in der Regel über die Mamille zu einer Galaktophoritis führen und von hier auf das lobuläre Parenchym und auf das Mantel- und Stützgewebe übergreifen. Dabei bietet das während der Laktation weitgestellte und von Sekret angefüllte Gangsystem für eingedrungene Keime günstige Möglichkeiten der Ausbreitung und Vermehrung. Diese „Mastitis puerperalis" stellte in früheren Jahrzehnten die häufigste Form aller Entzündungen der Brustdrüse dar, die als akute, eitrige, abszedierende oder phlegmonöse Mastitis imponierten. Gegenüber dem wichtigsten Erreger, dem Staphylococcus pyogenes aureus, wurden eine Reihe weiterer Bakterien, aber auch Viren als Ursache eitriger und nichteitriger Mastitiden erkannt, die als selbständige Erkrankung oder als Begleitbefund bei allgemeinen Infektionen oder Neoplasien nachgewiesen werden konnten. Hinzu kommt die große Gruppe spezifischer Entzündungen und spezifischer Granulome mit Manifestation im Brustdrüsengewebe, wobei primäre, häufig durch Kontakt entstandene Infektionen bekannt sind.

Abakterielle, chronische und granulierende Entzündungen stellt der Pathologe heute ungleich häufiger als eitrige Mastitiden fest. Ursache der Prozesse sind zumeist chemische Reize eines retinierten Sekrets, deren Eiweißkörper und Fettsäuren intensive mesenchymale Reaktionen auslösen. Die Entzündungsformen sind primär im Bereich des Gangsystems lokalisiert und greifen auf das zirkumduktale Bindegewebe über, das mit einer starken Produktion von Lymphozyten und Plasmazellen reagieren kann (sog. Plasmazell-Mastitis). Gelegentlich bewirkt die Entzündung eine subepitheliale Mesenchymproliferation in den Milchgängen, deren Lichtung eingeengt oder völlig obturiert ist.

Lymphozytäre Infiltrate treten häufig bei Mastopathia cystica fibrosa und in der Umgebung von Karzinomen oder im Tumorgewebe selbst auf und werden als Ausdruck immunologischer Abwehrmechanismen aufgefaßt. Die Reaktionen sind bei Mammakarzinomen ganz unterschiedlich. Unter allgemeinen Gesichtspunkten kann festgestellt werden, daß die Mehrzahl der invasiven duktalen Karzinome keine oder nur geringgradige Zellulationen auslöst. Den höchsten Gehalt an diesen Zellen hat das „medulläre Karzinom mit lymphoidem Stroma" als verhältnismäßig seltener Tumor mit günstigerer Prognose. Bis heute ist jedoch nur sehr wenig über die Bedeutung der lymphozytären Proliferationen des mesenchymalen Tumorbetts in der Brustdrüse bekannt.

I. Mastitis puerperalis

Die Ursache der während der Laktation auftretenden Mastitis ist, nach übereinstimmenden Untersuchungen, eine bakterielle Infektion, die überwiegend durch den Staphylococcus aureus haemolyticus, Phagengruppe I, Lysotyp 80/81 und 52/52 A ausgelöst wird. Die Frequenz der puerperalen Mastitis vor Entdeckung der Antibiotika lag bei 1–4,5%, nach Einführung der Penizillinbehandlung wurde vorübergehend eine Senkung bis 1,6% erreicht (NOACK, 1955). Durch Infektionen mit penizillinresistenten Staphylokokken stieg die Häufigkeit später erneut an. Die Spitalmastitis erreichte nach NOACK (1954) 7%, wogegen Wöchnerinnen nach Hausentbindungen nur in 1% erkrankten. Von besonderer Bedeutung für diese Erhebungen ist die Erfassung der sog. Spätmastitis, die zwei Drittel ausmacht. Am häufigsten tritt die Mastitis in der 3.–4. Woche nach Entbindung auf, wobei Erstgebärende dominieren. Sehr selten ist eine Mastitis während der Gravidität und bei nichtstillenden Wöchnerinnen. SHERMAN (1956) fand bei 19612 Geburten der Jahre 1950–1954 in 161 Fällen (=0,82%) puerperale Abszesse.

1. Klinik und Mikrobiologie

Der akuten puerperalen Mastitis geht häufig eine Schmerzhaftigkeit der Mamille voraus (Rhagaden, Thelitis). Nach einer Inkubationszeit der Erreger von 6 Std bis zu 3 Tagen treten lokalisierte Schmerzen oder allgemeine Schmerzhaftigkeit im Drüsenkörper, Indurationen, Hyperämie der Haut, Fieber und Leukozytose auf, wobei eine Seitenbevorzugung nicht festgestellt werden konnte. Nach NOACK (1955) waren von 1100 klinischen Fällen und 500 Frauen aus Mütterberatungsstellen 24% bilateral erkrankt. Die lateralen oberen und unteren Quadranten sind fast doppelt so häufig befallen wie die anderen, die Zentralregion in 10%. Geburtsdauer, Gebäralter, Geburtrauma und Geschlecht des Kindes hatten keinen Einfluß. Von allen Mastitiden waren unter der damaligen antibiotischen Therapie über 50% eingeschmolzen.

In einer weiteren klinischen Studie an 37 puerperalen Abszessen von SOLTAU und HATCHER (1960) dominierten zu zwei Dritteln Primiparae gegenüber Pluriparae. Mittleres Alter: 26 Jahre. Die Geburt war in 90% innerhalb von 24 Std nach Klinikaufnahme erfolgt. 25 Frauen wiesen vor Klinikentlassung keine Symptome einer Mastitis auf. Das Zeitintervall zwischen Geburt und Inzision des Abszesses lag in 85% zwischen dem 15. und 35. Tag.

Bakteriologische Untersuchungen besagen, daß die Mehrzahl der Wöchnerinnen auf den Mamillen und in den Milchgängen Staphylokokken trägt. Nach der Zusammenstellung von NEWBOULD (1974) haben 50% der laktierenden Frauen Staphylokokken (S. epidermidis) in den Milchgängen. Studien an 100 Müttern zwischen dem 4. und 10. Tag post partum ergaben in der Milch in 4% Staphylococcus aureus und in 47% Staphylococcus epidermidis. Früher hatten DUNCAN und WALKER (1942) in den ersten 10 Tagen post partum sogar in 92,7% Staphylococcus aureus in der Milch festgestellt. Daraus ist zu entnehmen, daß ein Teil der laktierenden Frauen (analog zu Milchkühen) latent mit Staphylokokken infiziert sind. Keimquelle ist zumeist der Nasen-Rachenraum von Gesunden und Kranken, von wo die Keime auf Haut, Hände, Kleider und Pflegepersonen und von hier auf die Mamille

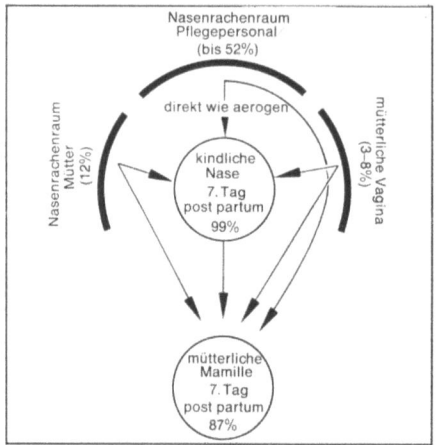

Abb. 148. Schematische Darstellung des Übertragungsweges des Staphylococcus aureus haemolyticus. (Nach EKLUND-GRELL)

gelangen. Der Übertragungsvorgang des Staphylococcus aureus haemolyticus geht aus einer schematischen Darstellung von EKLUND-GRELL (1975) hervor (Abb. 148). In der Therapie der puerperalen Mastitis und des puerperalen Brustdrüsenabszesses stehen seit Jahren Fragen der wachsenden und bestehenden Resistenz der Staphylokokken gegenüber Antibiotika im Vordergrund. SAWY und WALKER (1954) isolierten aus 50 Mammabszessen Staphylokokken und fanden lediglich 4 nichtresistente Stämme gegenüber Penizillin vom Phagentyp III, 52A. MONRO und MARKHAM (1958) untersuchten 27 Mammabszesse und stellten Staphylokokken mit Phagen des Lysetyps 80/81 fest, die vom Pflegepersonal auf das Kind und von Kind zu Kind übertragen wurden. In einer Untersuchung von KNIGHT und NOLAN (1958) an 100 Fällen von puerperaler, abszedierender Mastitis ergab sich eine Keimresistenz in 93% gegenüber Penizillin, in 55% gegenüber Streptomyzin und in 40% gegenüber Oxytetrazyklin. Die Mehrzahl der Abszesse wurde inzidiert, die mittlere Krankheitsdauer betrug 50 Tage. Rezidive im Sinn einer fortdauernden Mastitis oder erneuten Einschmelzung wurden ipsilateral bei 24, kontralateral bei 10 Frauen beobachtet. Die Autoren berichten, daß im Jahr 1957 bei allen in Krankenhäusern von Edinburg entbundenen Frauen in 3–4% ein puerperaler Abszeß der Brustdrüsen aufgetreten war. SOLTAU und HATCHER (1960) gaben eine Frequenz von 2,1% bei laktierenden Frauen an. Bei 75 Mammabszessen lagen nur in 5% nicht resistente Staphylokokkenstämme vor. HUTCHINSON (1959) untersuchte 75 Fälle mit abszedierender Mastitis, durch Staph. aureus, Phagentyp 52/52A/80. Von den puerperalen Abszessen waren nur 5%, von den nichtpuerperalen Formen jedoch alle sensitiv gegenüber Antibiotika.

Über neue Aspekte der *Therapie* durch Hemmsubstanzen der Prolaktinsekretion (Bromocriptin) berichten PETERS und BRECKWOLDT (1977).

2. Pathogenese und Pathomorphologie

Die puerperale Mastitis stellt eine kanalikulär von der Mamille auf den Drüsenkörper fortgeleitete eitrige Entzündung dar, deren Leitschiene das von Sekret angefüllte und weitgestellte Gangsystem ist. Massivität der Erregerinvasion, Keimresistenz und örtliche Gegebenheiten beeinflussen Ausmaß und Stärke der Mastitis und die häufige Neigung zur Abszedierung.

Die für die Ausbildung einer derartigen Mastitis verantwortlichen geweblichen und humoralen Faktoren sind in vivo vor allem bei Kühen, Ziegen und Schafen untersucht worden, experimentell bei Ratten, Mäusen und Meerschweinchen. NEWBOULD (1974) beschreibt die Bedeutung der polymorphkernigen Leukozyten mit Bildung vasoaktiver Polypeptide und Pyrogene aus Leukozytenmembranen sowie die Rolle der Phagozytose und der Blutproteine mit Anstieg von IgG_1 und IgG_2 in der Milch 24 Std nach experimenteller Staphylokokken-Mastitis als Ausdruck einer gesteigerten Gefäßpermeabilität. Immunglobuline werden nach bisherigen Studien von lymphoplasmazellulären Infiltraten im interalveolären Bindegewebe über einen längeren Zeitraum während des Entzündungsprozesses gebildet. Eine Bedeutung haben antibakterielle Faktoren in der Milch, vor allem das Laktotransferrin gegen Bact. stearothermophilus, Bact. subtilis, Staphylococcus aureus et epidermidis sowie Pseudomonas aeruginosa. Biochemische Veränderungen der Milch im Verlauf einer Mastitis ergaben eine Verminderung des gesamten Gehalts an Fett, Kasein und Laktose und einen Anstieg von Natrium, Chloriden sowie einen geringgradigen Anstieg des pH. Analysen der Frauenmilch bei Mastitis (RAMADAN et al., 1972) ließen ein ähnliches Verhalten erkennen: Verminderung des Gesamteiweißes, obgleich Immunglobuline, α-Laktalbumin, Serumalbumin angestiegen, β-Laktalbumin dagegen abgefallen war. Alle Kaseinfraktionen lagen 20% unter dem Normalwert.

Trotz der häufigen Antibiotikaresistenz der Staphylokokken, sind akute Mastitiden sowie phlegmonös-eitrige, nekrotisierende und abszedierende Entzündungsformen, im Vergleich zu Frequenz und Ausmaß früherer Jahrzehnte (DIETRICH und FRANGENHEIM, 1926; COHN, 1932; SCHULTZ, 1933), heute weitgehend aus dem Gesichtskreis des Pathologen verschwunden. Dagegen beobachten wir eher chronisch-fortdauernde, zum Teil auch abszedierende und rezidivierende Mastitiden, die unter dem Symptom eines tumorförmigen Infiltrats im Drüsenkörper exzidiert werden. In einem Teil der Fälle handelt es sich um Spätphasen einer puerperalen Infektion, in einem anderen Teil liegen derartige Zusammenhänge nicht vor. Hier ist die Ätiologie des Entzündungsprozesses häufig nicht zu klären. In der überwiegenden Zahl der Fälle ist anzunehmen, daß kanalikuläre Infektionen bestehen.

Lymphogene, vom Integument ausgehende Entzündungen, sind ebenso wie *hämatogen-metastatische Mastitiden* bei Septikopyämie große Ausnahmen und nur zu erwarten, wenn das Gefäßsystem in Gravidität und Laktation eine besondere Ausdehnung erfährt.

Histologisch treten in den akuten Phasen flächenhafte Infiltrate aus neutrophilen Granulozyten auf, die Milchgänge, Lobuli- und Stromaanteile völlig oder weitgehend überdecken (sog. parenchymatöse und interstitielle Mastitis; SCHULTZ, 1933). Insbesondere zeigt das Mantelgewebe, neben ödematöser Verquellung, leukozytäre Infiltrate besonderer Dichte. Mit zunehmender Dauer der Entzündung wandelt sich das Zellbild, indem Lymphozyten, Plasmazellen, Monozyten und Mastzellen hinzukommen. In den Gängen befindliches Sekret wird, unter Ausbildung von massenhaft Schaumzellen, in den Ganglichtungen und im zirkumduktalen Stroma phagozytiert. Ältere Abszesse demarkieren sich durch ein Granulations- und Narbengewebe.

II. Eitrige und abszedierende Mastitis

Die auf kanalikulärem Weg sich ausbreitende Galaktophoritis purulenta und die seltenere phlegmonöse Mastitis neigen zu multiplen Einschmelzungen unterschiedlicher Größe und Lokalisation. Aus der Konfluenz von Mikroabszessen entstehen große Eiterhöhlen, die das gesamte Parenchym und Bindegewebe einnehmen können und als eiternde Fisteln nach außen durchbrechen. Nach solch einer spontanen Entleerung, nach Exzision und unter entsprechender antibiotischer Therapie heilt die abszedierende Mastitis mit Entwicklung eines Granulations- und Narbengewebes aus, das bei einem Übergreifen auf die äußere Haut zu Retraktionen und Deformationen des Drüsenkörpers wie auch zu narbigen Indurationen führen kann. Diese gewinnen für die klinische und mammographische Diagnostik und Differentialdiagnose gegenüber Tumoren Bedeutung.

Topisch unterscheiden wir den subareolären, den intramammären und den retromammären Abszeß.

Der *subareoläre Abszeß* ist in der Umgebung der Brustwarze lokalisiert und Folge einer traumatischen Schädigung der äußeren Haut, einer Entzündung der Drüsen des Warzenhofs, einer Galaktophoritis, vor allem während der Gravidität und Laktation. Fisteln der Milchgänge entstehen durch Ruptur der Sinus und führen bei eitriger Infektion zur Abszedierung (vgl. Kapitel K).

Intramammäre Abszesse in Ein- und Vielzahl und von unterschiedlicher Größenordnung sind herdförmig angeordnet und können Faustgröße erreichen. Zumeist werden in Exzisaten Mikroabszesse mit unscharfen Rändern angetroffen. Ältere Abszesse sind von Granulationen und Narben begrenzt und daher leichter operativ zu entfernen. Zur mammographischen Differentialdiagnose s. HOEFFKEN und LANYI (1973).

Retromammäre Abszesse, zwischen Drüsenkörper und Faszie des M. pectoralis major lokalisiert, stellten wegen der möglichen Ausbildung einer Thoraxwandphlegmone oder eines Pleuraempyems eine ernste Gefahr dar.

Gleich wie die puerperale Mastitis heute selten geworden, sind *abszedierende Mastitiden außerhalb von Gravidität und Laktationsperiode* sowohl unter klinischem wie pathomorphologischem Aspekt als lokale Erkrankung in jedem Falle ungewöhnlich. Dazu 2 eigene Beobachtungen.

1. E.J. 37 Jahre alte Hausfrau. 5 Kinder. Im Wochenbett nach der ersten Geburt (1952) eitrige Mastitis mit Abszedierung. Inzision. Nach 3 Monaten komplette Heilung. Reizlose Narbe. Letzte Geburt 1961. Seit ca. 3 Jahren Hypermenorrhoe. Konservative Behandlung. Dann Kontrazeptiva genommen, ca. 1 Jahr lang. In letzter Zeit Anschwellung der linken Mamma, plötzlich Rötung der Haut, Sekretion aus der Mamille und Schmerzhaftigkeit. Klin. Befund: vergrößerter Drüsenkörper der linken Brustdrüse, starke Hyperämie, Hyperästhesie und Sekretion aus der Mamille (Abb. 149). Operation. Schnellschnitt: Phlegmonös-eitrige Entzündung, kein Tumor. Mastektomie.

Makroskopisch: Amputationspräparat der linken Mamma von 15 × 10 cm Größe mit 4 cm langer frischer Probeexzisionswunde und mandarinengroßer Wundhöhle. Mamille und Haut der Areola ödematös angeschwollen, Haut der zentralen Region gerötet. Auf der Schnittfläche ein Drüsenkörper mit unscharfer Begrenzung von graugelblicher Farbe, mit hohem Saftgehalt und multiplen herdförmigen, reiskorn- bis fast erbsgroßen eitrigen Einschmelzungen. Die Peripherie der Drüse erscheint parenchymreich und von lobulärer Gliederung. Große Milchgänge etwas weit, sekrethaltig. Keine eingedickten Sekretmassen

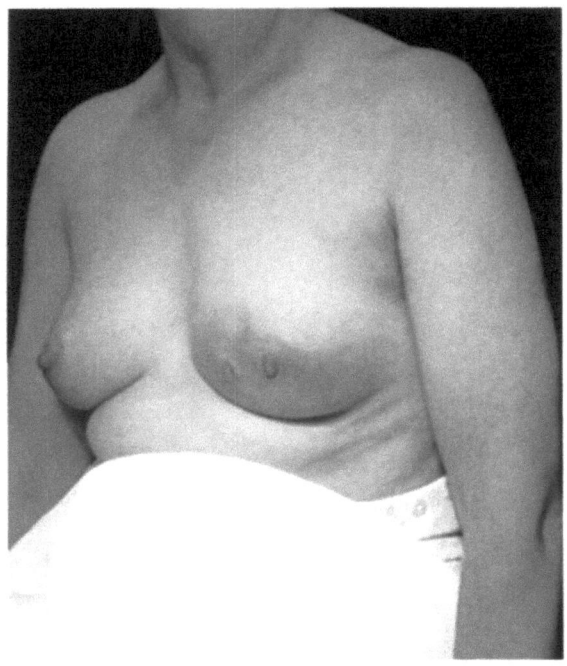

Abb. 149. Phlegmonös-eitrige und abszedierende Mastitis der linken Mamma einer 37 Jahre alten Frau

oder komedonenartige Sekretzylinder. Beigefügte Lymphknoten haselnußgroß, weich und von grauroter Farbe.

Mikroskopisch finden sich ausgedehnte leukozytäre und rundzellige Infiltrate im gesamten Drüsenkörper, es treten die in Abb. 150 dargestellten Abszedierungen hervor, in kleinen Zysten ebenfalls Ansammlungen von Leukozyten mit eiweißhaltigem Sekret, bzw. Exsudat. Auch in den Gängen und Lobuli ein gleichartiges leukozytenreiches Sekret. Der entzündliche Prozeß greift auf das Fettgewebe über und läßt in der Peripherie parenchymreiche Zonen weitgehend frei. Hier liegt eine Hyperplasie von Lobuli vor, deren Endsprossen erweiterte Lichtungen haben, die Sekret enthalten; weiter finden sich kleine Zysten als Ausdruck einer geringgradigen Mastopathia cystica fibrosa mit papillären Epithelproliferationen.

Diagnose: Stark ausgedehnte, phlegmonös-eitrige und abszedierende, unspezifische Mastitis bei lobulärer Hyperplasie, Zeichen der Sekretion und Mastopathia cystica fibrosa mit papillären Epithelproliferationen.

Der pathohistologische Befund zeigt, neben den entzündlichen Veränderungen, eine lobuläre Hyperplasie, d.h. einen Proliferationszustand des Parenchyms mit Sekretbildung, welche auf die vorangegangene Hormontherapie zurückzuführen ist. In diesem Sinn könnten die papillären Proliferationen bei fibrös-zystischer Mastopathie gedeutet werden. Die Weitstellung des Gangsystems bei induzierter Sekretion ist in diesem Fall als Voraussetzung der eitrigen, kanalikulären Infektion zu werten. Die Beobachtung zeigt, wie die folgende, daß auch heute — und zwar außerhalb von Schwangerschaft und Wochenbett — mit dem Auftreten einer eitrigen oder chronisch-fortdauernden Mastitis zu rechnen ist, wenn prädisponierend hormonale Stimulationen mit Sekretion und Sekretretention bestehen.

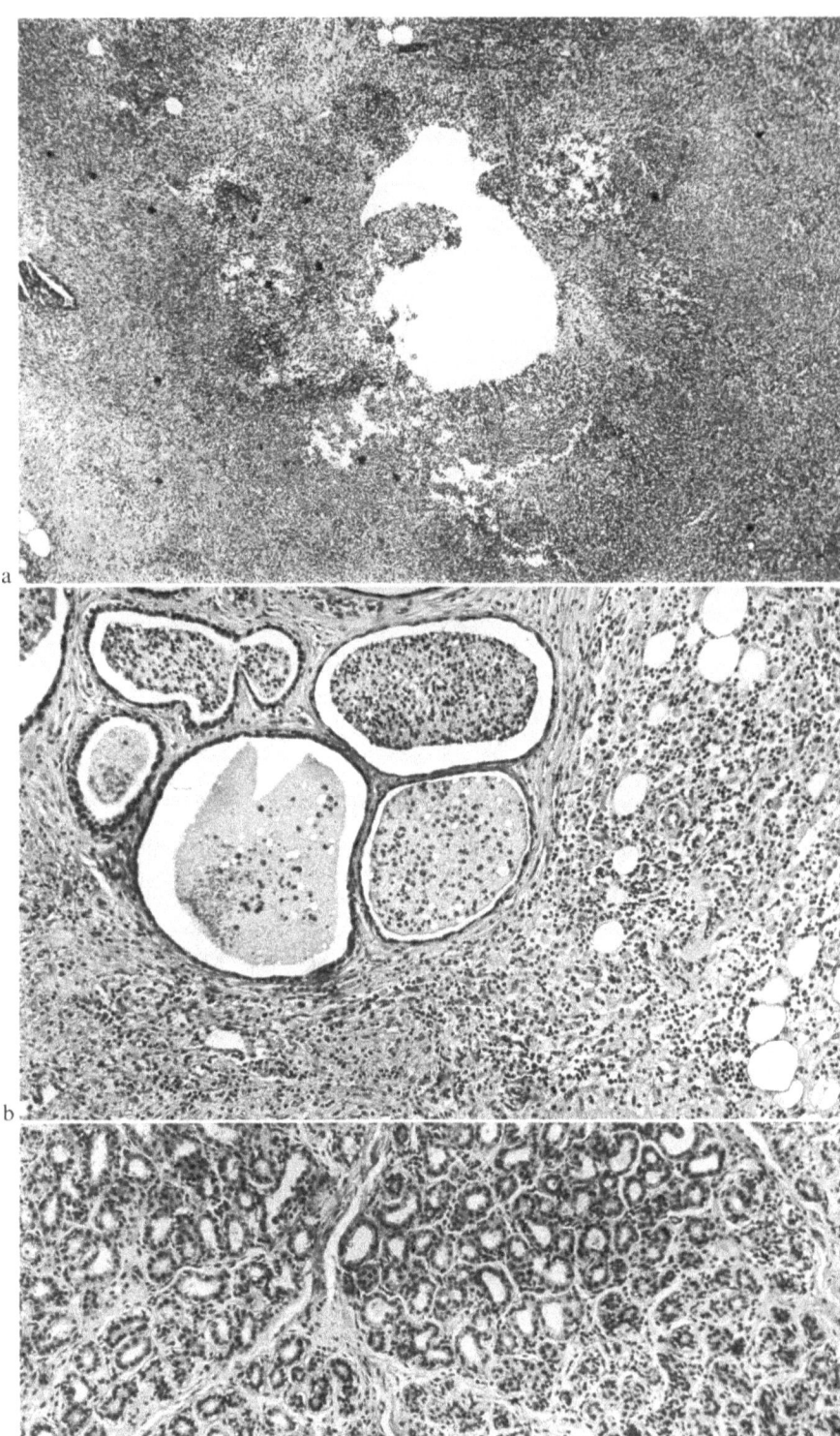

Abb. 150

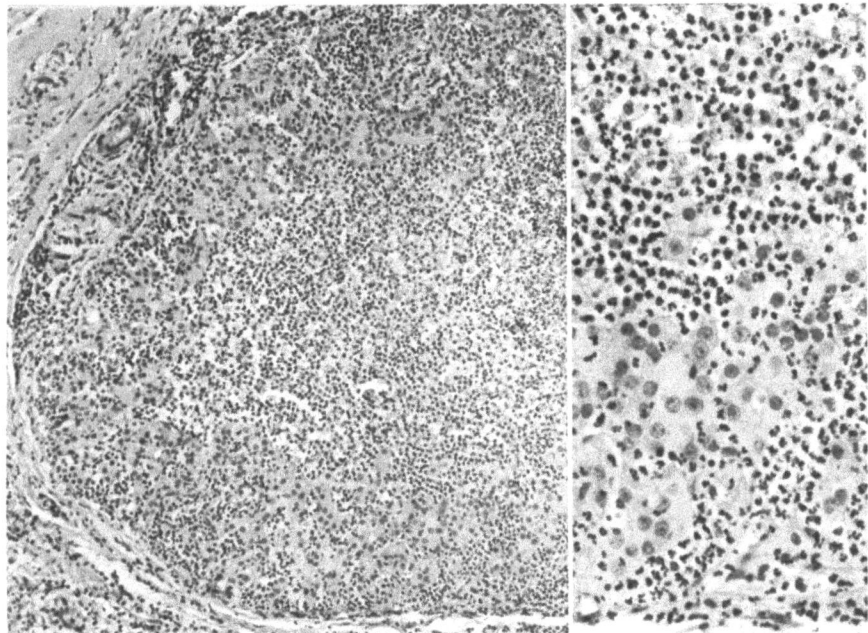

Abb. 151. Eitrige Mastitis und Galaktophoritis 6 Jahre nach der letzten Geburt. Von Leukozyten durchwandertes Gangepithel der rechten Bildhälfte. HE, Vergr. 70 × und 240 ×

2. 43 Jahre alte Sekretärin. 2 Kinder. 6 Jahre nach dem letzten Partus Anschwellung der linken Mamma in den areolären Bezirken bis zum oberen äußeren Quadranten reichend. Hyperämie und Schmerzhaftigkeit dieses Gebiets. Keine spontane Besserung. Nach 3 Wochen ärztliche Konsultation: umschriebene Induration und Entzündung der Brustdrüse. Geringe Anschwellung axillärer Lymphknoten. Stationäre Behandlung, Exzisionsbiopsie und antibiotische Therapie.

Mikroskopisch zeigt das walnußgroße Präparat starke, nahezu diffuse leukozytäre und lymphozytäre Infiltrate, kleine Einschmelzungen, weite Milchgänge und neben eiweißreicher Flüssigkeit auch hier massenhaft Leukozyten (Abb. 151).

Diagnose: Phlegmonös-eitrige Mastitis und Galaktophoritis mit Ausbildung von Mikroabszessen. Ektasie einiger Milchgänge und Sekretion.

Hierbei liegt eine kanalikulär-eitrige Infektion mit Galaktophoritis und Mastitis vor, die sich außerhalb von Gravidität und Laktation ausgebildet hat.

III. Unspezifisch-chronische Mastitis

Diskrete lymphozytäre Infiltrate stellen einen häufigen Begleitbefund bei nahezu allen Mastopathieformen und bei zahlreichen malignen Tumoren dar,

Abb. 150a–c. Eitrig abszedierende Mastitis zu Abb. 149. (a) Abszeß mit massenhaft Leukozyten. (b) Erweiterte Gänge mit leukozytenreichem Sekret. (c) Lobuläre Hyperplasie bei Einnahme von Kontrazeptiva. HE, Vergr. 70 × und 230 ×

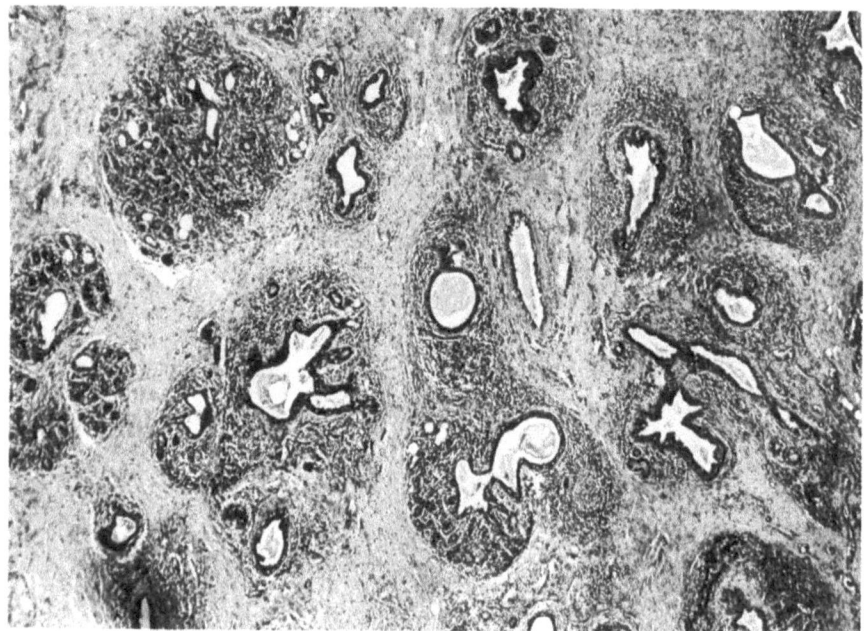

Abb. 152. Unspezifisch chronische Mastitis unter dem Bild eines Mammatumors einer 54 Jahre alten Frau. Entzündliche Reaktionen um Milchgänge, die z.T. etwas Sekret enthalten

die in der Diagnostik im allgemeinen keine Wertung erfahren. Dichte und das pathohistologische Bild bestimmende Infiltrate aus Lymphozyten, Plasmazellen und Histiozyten rechtfertigen die deskriptive Diagnose einer chronischen, nicht eitrigen Mastitis, über deren Pathogenese und Ätiologie ohne anamnestische Angaben zumeist keine Aussage möglich ist. Nach Schwangerschaften oder Fehlgeburten weisen zellige Infiltrate in hyperplastischen Drüsenläppchen mit sekretorischer Aktivität auf resorptive Prozesse hin. Nur selten werden wir chronische Stadien einer puerperalen Mastitis untersuchen. Häufiger sind dagegen *chronische Entzündungen des Drüsenparenchyms*, die sich *im Zusammenhang mit einer Gangektasie* entwickeln, wobei der Prozeß auf die parenchymreichen peripheren Zonen fortgeleitet wird. In Abb. 152 sehen wir dichte lymphozytäre Infiltrate, die sich um kleine, etwas erweiterte und sekrethaltige Gänge ausgebildet haben und auf die Läppchen kontinuierlich übergreifen. In diesen zirkumduktalen „Mantelinfiltraten" entstehen stellenweise kleine Lymphknötchen. Die Lobuli weisen Infiltrate im „zytogenen Stroma", d.h. im Mantelgewebe auf. Das intralobuläre Stützgewebe ist weitgehend unbeteiligt (Abb. 153). Klinisch imponieren diese Formen einer chronischen Mastitis als knotiges oder diffuses Infiltrat oder als Tumor. Daher erscheint es wichtig, bei derartigen Formen einer chronischen und ausgeprägten Mastitis, insbesondere, wenn sie Frauen im 5. Dezennium betrifft, an Folgen eines *Retentionssyndroms* mit fortgeleiteter chronischer Galaktophoritis zu denken.

In einer Reihe chronischer Entzündungen des Drüsenparenchyms ist es, nach eigenen Erfahrungen, nicht möglich, Entstehung und Ursache befriedigend zu

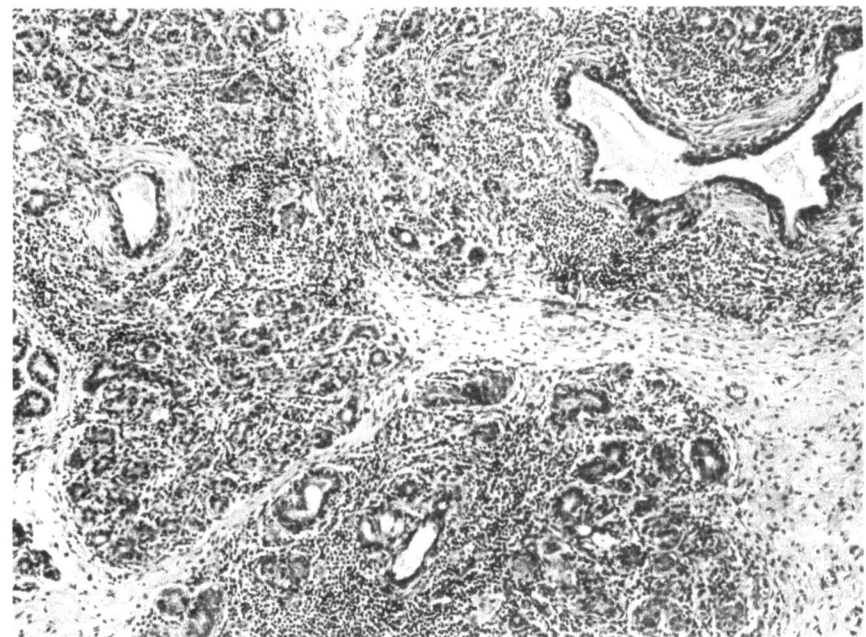

Abb. 153. Starke Entzündung des lobulären Parenchyms bei weitgehendem Freisein des Stützgewebes. HE, 70 × und 230 ×

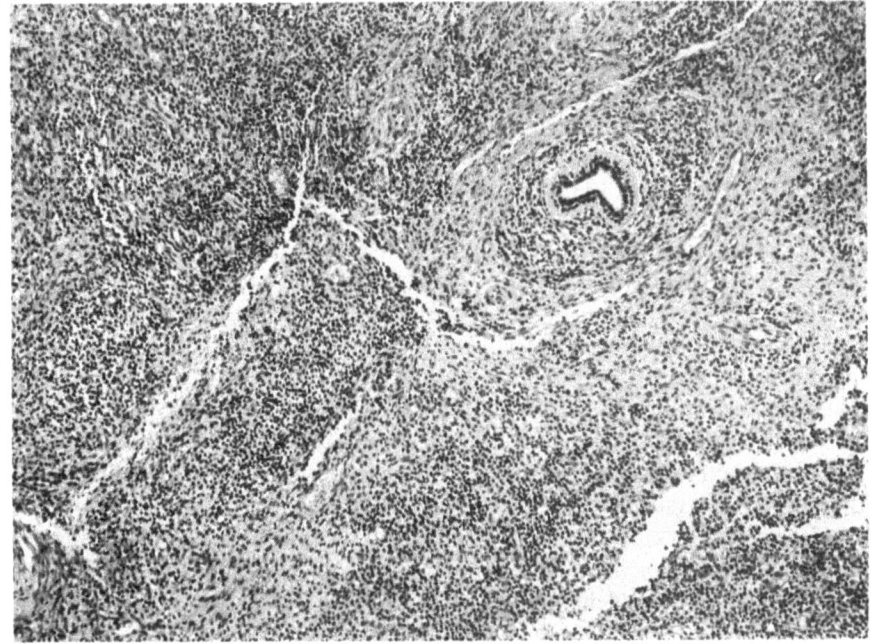

Abb. 154. Diffuse, subakute und chronische Mastitis unbekannter Ätiologie. HE, 70 ×

klären. Auch chronisch-eitrige Mastitiden mit monate- oder jahrelangem Krankheitsverlauf zählen zu dieser ätiologisch uneinheitlichen Gruppe (Abb. 154).

Als „Restknötchen einer Mastitis" können im Mantelgewebe feinnoduläre lymphadenoide Infiltrate persistieren, die aus kleinen, isomorphen Lymphozyten bestehen und Reaktionszentren bilden (Abb. 155).

Immunpathologische Aspekte dieser Formen der chronischen Mastitis sind im Schrifttum bislang nicht erwähnt.

IV. Retentionssyndrom: Gangektasie und chronische Galaktophoritis (sog. Plasmazellmastitis)

Die seit etwa 50 Jahren als besondere Erkrankung des Gangsystems der weiblichen Brustdrüse bekannte chronische Mastitis ist durch eine Ektasie der subareolären Segmente der Milchgänge, Sekretretention und eine abakterielle, chronisch-granulierende und sklerosierende Galaktophoritis gekennzeichnet, die zu Gangobliterationen (Mastitis obliterans) führen kann.

Aus der definitorisch skizzierten Pathogenese werden verschiedene Phasen desselben Krankheitsprozesses deutlich, die in der vielfältigen Terminologie und Begriffsentwicklung Ausdruck gefunden haben. Die Weite der Milchgänge, ihr angestauter Inhalt und die wurmartig auspreßbaren Massen (Abb. 156–158) veranlaßten BLOODGOOD (1923) zu der Bezeichnung „Varikozele-Tumor". Die entzündliche Komponente mit der Anhäufung von Plasmazellen im zirkumduktalen Stroma stellten, auf Vorschlag von EWING, zuerst CHEATLE und CUTLER (1931) sowie ADAIR (1933) mit dem auch heute noch geläufigen Begriff der „Plasmazellmastitis" in den Vordergrund. Wir wissen allerdings, daß in den entzündlichen Infiltraten Plasmazellen nur selten dominieren und diese keine wesenseigentümliche Reaktionen darstellen, sondern nur eine Form oder Spätphase der chronischen zirkumduktalen Entzündung oder „periduktalen Mastitis" sind (GESCHICKTER, 1948). Die Inspissation des Sekrets in den Gängen und deren Ausdrückbarkeit haben TICE et al. (1948) zum vergleichbaren Terminus der „Comedomastitis" geführt, deren besondere Eigenschaften aus Abb. 158 hervorgehen. Die der Galaktophoritis vorangehende duktale Stase und Dilatation wurde von FOOTE und STEWART (1945) hervorgehoben und von HAAGENSEN (1951) als „Mammary Duct Ectasia" zur Bezeichnung der Erkrankung vorgeschlagen. Dieser Begriff wurde von BONSER et al. (1961), von SANDISON und WALKER (1962) sowie von SEILLÉ und DE BRUX (1958) als „L'ectasie galactophorique sécrétante" übernommen. Da die Gangektasie als Folge einer Sekretion und Retention aufzufassen ist, plädiert GERSHON-COHEN (1970) aufgrund galaktographischer Untersuchungen für den Terminus „Secretory Disease".

Ein weiteres Merkmal, das nur bei einem Teil der Erkrankungen und in Spätphasen angetroffen wird, ist eine „Verengung und schließliche Obliteration der Milchkanäle durch Wucherung von Bindegewebe auf und in ihren Wänden", die Theodor LANGHANS (1873) zuerst beschrieben hat. Im Jahre 1910 wies Alexandra INGIER auf eine „Mastitis obliterans" hin, die histologisch zwar der

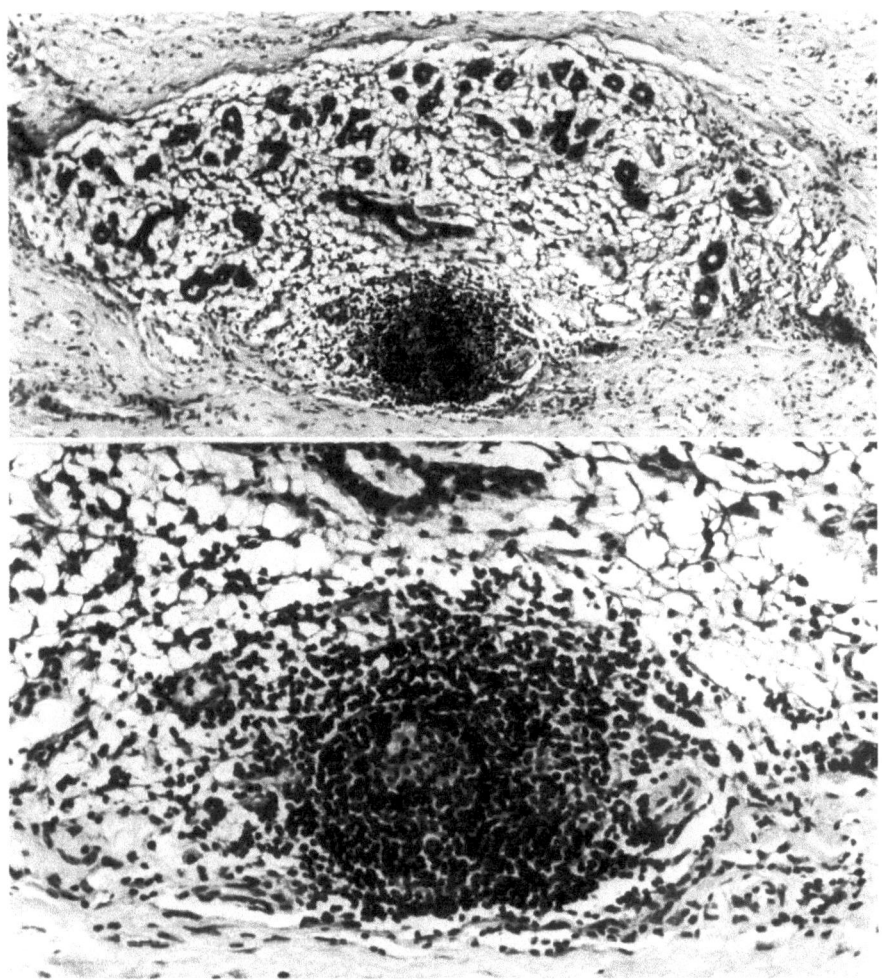

Abb. 155. Noduläres lymphadenoides Infiltrat im Mantelgewebe eines Drüsenläppchens als „Restknötchen einer Mastitis". HE, Vergr. 70 × und 230 ×

sog. Plasmazellmastitis entspricht, aber im Anschluß an eine abszedierende Mastitis entstanden war und damit pathogenetisch und klinisch dem in Rede stehenden Krankheitsbild nicht ohne weiteres zugeordnet werden sollte. Aus dem gleichen Jahr stammt die Beobachtung von Hörz (1910), bei der es sich um eine posttraumatische Mastitis (Fettgewebsnekrosen) handelt. Payne, Strauss und Glasser (1943) sehen zwischen plasmazellulärer und obliterierender Mastitis keine prinzipiellen Differenzen, sondern einen mehrzeitigen Entzündungsprozeß mit unterschiedlichen Aspekten.

Zusammenfassende Arbeiten und Kasuistiken des neueren Schrifttums: Adair (1933) 10 Fälle; Lepper und Weaver (1937) 8 Fälle beobachtet in 6 Jahren; Rodman und Ingleby (1939) 1 Fall; Lübschitz (1943) 1 Fall; Parsons et al. (1944) 5 Fälle; Gaston (1947) 3 Fälle; Halpert et al. (1948) 3 Fälle; Tice et al. (1948): Bericht über 172 Fälle der Mayo Clinic

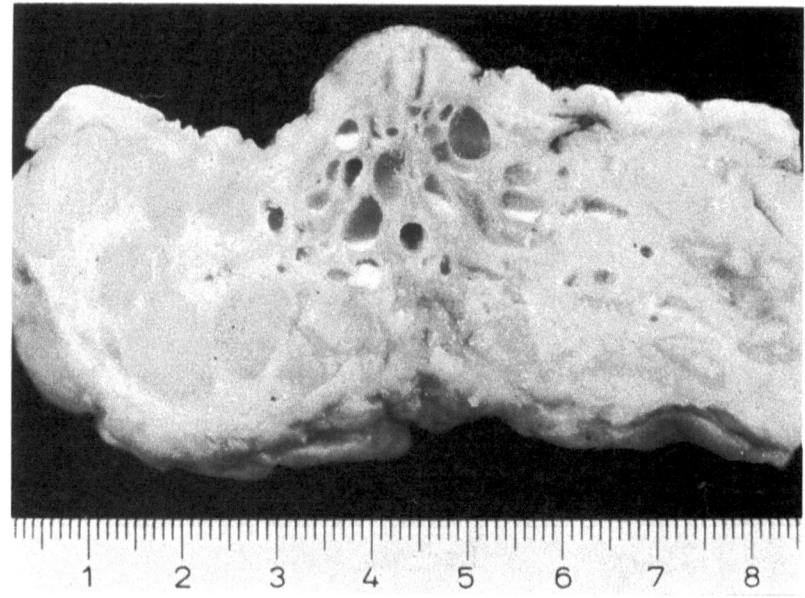

Abb. 156. Retentionssyndrom: Gangektasie mit chronischer Galaktophoritis. Schnittfläche
mit erweiterten und sekrethaltigen Gängen (Spiegelbildung)

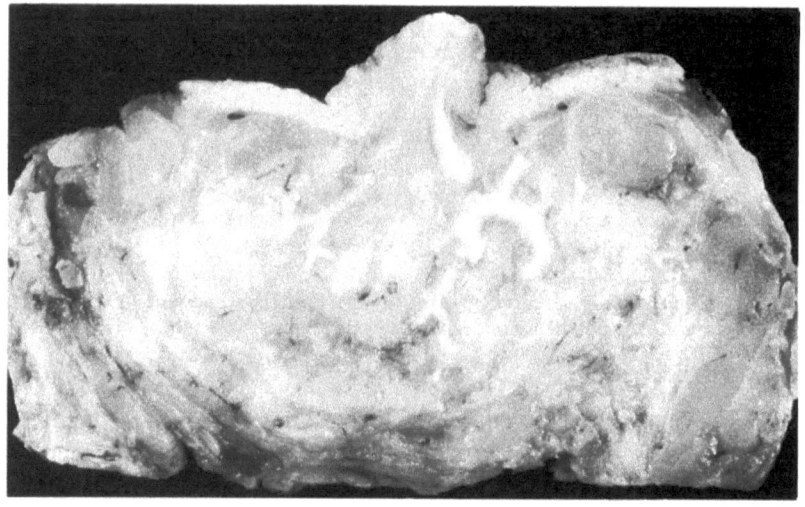

Abb. 157. Varikös erweitertes Gangsystem mit retiniertem Inhalt

von 1925–1942; CUTLER (1949) 1 Fall; NEWTON (1949) 2 Fälle; SHEEHAN und GEOGHEGAN
(1950): Übersicht über 65 Fälle; BRUMMELKAMP (1951) 1 Fall; CROMAR und DOCKERTY
(1951) 24 Fälle; HAAGENSEN (1951) 20 Fälle; MANOIL (1952) 1 Fall; BYNUM und ROWE
(1952): Übersicht und 54 Fälle; CASSIE (1953) 1 Fall; PATELLANI (1955) 3 Fälle; BOFFI und
MASSIMO (1958) 4 Fälle; SEILLÉ und DE BRUX (1958) 1 Fall; BONSER et al. (1961): 125 Fälle
mit unterschiedlicher Pathogenese; DYSON (1961) 1 Fall: Periduktale Mastitis mit sukzeda-

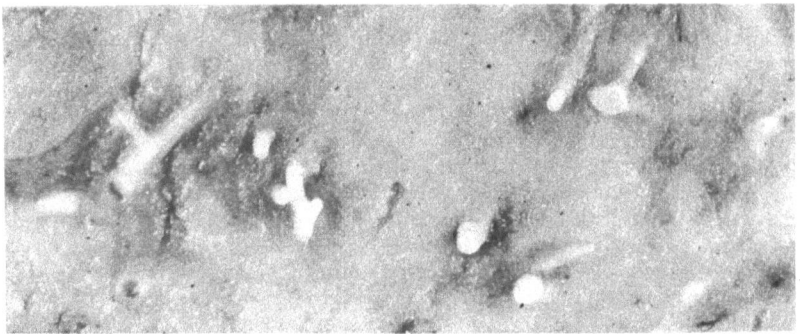

Abb. 158. Komedonenartig ausgedrücktes Sekret aus erweiterten Milchgängen

nem Retikulumzellsarkom; SANDISON und WALKER (1962) 66 Fälle; TEDESCHI et al. (1963): 6 chirurgische, 12 Sektionsfälle; WALKER und SANDISON (1964) 34 Fälle; VERONESI et al. (1966) 9 Fälle; ABRAMSON (1969) 21 Fälle. – Eigene Beobachtungen an 40 Fällen.

1. Häufigkeit und Altersverteilung

Die Frequenz der Gangektasie nach der Sektionsstatistik von FRANTZ et al. (1951) an 225 Frauen mit symptomlosen Brustdrüsen liegt bei 25%, wobei Frauen in der Menopause bevorzugt sind. SANDISON (1957) stellte bei 800 Frauen in 72% Gangektasien und in 11% stärkere Formen mit Wandverdickung und Sekretretention fest. Hierbei waren Brustdrüsen mit Lipomatose häufiger als mit Fibrose des Drüsenkörpers befallen. Die Unterschiede der Angaben zeigen an, daß Gangektasien ein häufiges morphologisches Symptom in höherem Alter sind und nur relativ selten durch entzündliche Komplikationen nosologische Bedeutung gewinnen. Daher liegt die Frequenz anhand des chirurgischen Krankenguts niedriger. SANDISON und WALKER (1960) fanden Gangektasien unter 390 Mammaerkrankungen in 4,1%, wobei die Hälfte unkompliziert war, ein Drittel entzündliche Veränderungen und ein Fünftel lipophage Reaktionen aufwiesen. WALKER und SANDISON (1964) fanden 34 Gangektasien bei 283 nichtmalignen Brustdrüsenerkrankungen, das sind 12%.

Unter diesem Aspekt werden Schwankungen in der Altersverteilung verständlich, die sich zwischen 28 und 79 Jahren bewegen. Während ADAIR (1933) ein mittleres Alter von 36,3 Jahren, CROMAR und DOCKERTY (1951) von 40 Jahren angaben, fanden TICE et al. (1948) 45 Jahre und HAAGENSEN (1971) im Mittel 55 Jahre, d.h. zur Zeit des involutiven Umbaus des Drüsenkörpers mit Einsetzen der Menopause.

2. Klinik

Die Erkrankung tritt ein- und beidseitig, simultan wie sukzedan auf. Gewöhnlich handelt es sich um verheiratete Frauen nach mehrfachen Graviditäten, wobei die letzte Geburt mehrere Jahre vor Auftreten einer Gangektasie zurückliegt. Das Vorkommen bei 4 Nullipa-

rae erwähnen TICE et al. (1948). Beziehungen zu Menstruationsstörungen oder Hormonbehandlung sind nicht bekannt; die gen. Autoren geben in 10,4% Störungen der Laktation
bei Anomalien der Mamille an. Wichtigste klinische Symptome sind nach ADAIR (1933),
CROMAR und DOCKERTY (1951) und HAAGENSEN (1951) *tumorförmiges Infiltrat im Drüsenkör-*
per in 70–100%, *Retraktion der äußeren Haut* in 50–83%, *Retraktion der Mamille* in ca.
45%, wodurch ein Karzinom vorgetäuscht wird; dazu Ödem oder Induration der äußeren
Haut unter dem Bild der peau d'orange. Gleichzeitig kommt es zur *Sekretion aus der*
Mamille, in 20–30%. Zytologisch ist es ein eingedicktes Sekret mit Fetttropfen, bestehend
aus Schaumzellen und Histiozyten. Viskositätsveränderungen und Ausfällung von Kalzium-
salzen macht das Auftreten von *Mikrokalzifikationen* verständlich, die der radiären Anordnung der Milchgänge folgen. Daher werden streifige oder lanzettförmige Verkalkungen
im Mammogramm als typisch für die Gangektasie bezeichnet (GERSHON-COHEN, 1970;
HOEFFKEN und LANYI, 1973).

Die Retentionsfolgen erklären das Auftreten von *Schmerzen* in 40–79% der Fälle und
die Anschwellungen axillärer Lymphknoten in etwa 15%. Klinisch unterscheiden WALKER
und SANDISON (1964) eine okkulte Gangektasie mit spontaner Sekretion aus der Mamille,
Fälle mit einem weichen subareolären Tumor, mit schmerzhafter sub- oder intraareolärer
Induration und Formen, die durch eine feste, tumorartige Verdichtung gekennzeichnet
sind und in Verbindung mit weiteren Symptomen an ein Karzinom erinnern. Nach CUTLER
(1949) und CASSIE (1953) können im Verlauf einer „Plasmazellmastitis" eine *akut-entzünd-*
liche Phase mit rasch einsetzenden Schmerzen, Fieber, Schüttelfrost, Hyperämie und Hyperthermie der Brustdrüse, ein *subakuter Zustand* in der 3. Woche und eine *chronische Phase*
unterschieden werden. Es ist jedoch möglich, daß die akuten Symptome eher Ausdruck
einer eitrigen oder abszedierenden Mastitis waren.

3. Pathomorphologie und Pathogenese

Bei der als „Gangektasie" bezeichneten Erkrankung liegt eine zylindrische,
spindel- oder sackförmige Erweiterung der großen Milchgänge in den subareolären Segmenten vor, die von einer gelbweißen, kremeartigen Masse teilweise
oder völlig ausgefüllt sind. Die Gänge erreichen eine Weite von 3–5 mm, maximal
bis 10 mm im Querschnitt. In Abb. 156 ist ein stark ausgeprägter Zustand
in typischer Lokalisation getroffen. In Abb. 157 weisen die tangential angeschnittenen erweiterten Gänge wurmförmige Konfigurationen auf, die BLOOD-
GOOD (1923) beschrieb und die Anlaß zu dem Terminus des „Varikozeletumors"
waren. Schließlich zeigt Abb. 158 die komedoartig ausgedrückten Sekretzylinder („Komedomastitis"!), die glatte Ausgüsse darstellen und sich dadurch von
den Nekrosepfröpfen des Komedokarzinoms unterscheiden. Die Umgebung der
weiten Gänge verhält sich makroskopisch und in Abhängigkeit von den entzündlichen Komplikationen unterschiedlich: Der bindegewebige Drüsenkörper ist
zumeist verdichtet und fest, wenn lokale Kompressionen wirken. Unter dem
Einfluß von Entzündung, Phagozytose des Sekrets und Entwicklung eines Granulationsgewebes treten graurote oder intensiv gelbe, d.h. xanthomatöse Bezirke
auf, die an Folgen traumatischer Fettgewebsnekrosen erinnern. Je stärker der
Prozeß auf das umgebende Gewebe übergreift und zu Indurationen führt, desto
deutlicher demarkiert sich ein tumorförmiges Infiltrat, das Mamille, Areola
sowie äußere Haut einbeziehen und einen Durchmesser von 2–5 cm erreichen
kann. Dadurch werden wichtige klinische Symptome eines Karzinoms imitiert.
Für die makroskopische Differentialdiagnose ist zu beachten, daß die Gangektasie subareolär lokalisiert ist und von hier auf angrenzende Gänge kontinuierlich

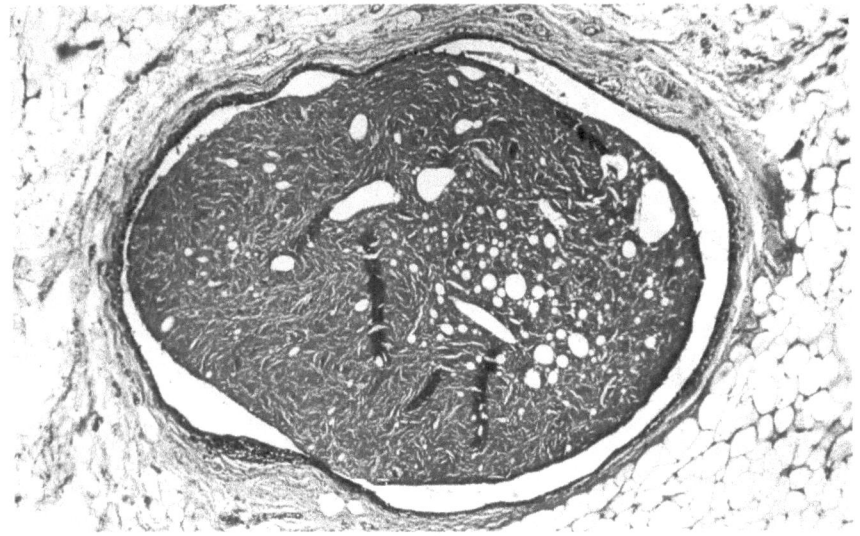

Abb. 159

Abb. 159 u. 160. Pathomorphogenese der Galaktophoritis bei Retentionssyndrom. 159 Retiniertes, eingedicktes und chemisch alteriertes Sekret mit Gangektasie. 160a Umschriebener Epitheldefekt, Einfließen des Sekrets in das zirkumduktale Mesenchym. Fettsäurekristalle (*FS*). 160b Ausgelöste chronisch fortdauernde Galaktophoritis mit Übergreifen auf das umgebende Mesenchym. HE, Vergr. 70 ×

übergreift, während die Mastopathia cystica fibrosa gruppenförmige oder disseminierte Zysten in unregelmäßiger Verteilung aufweist. Dabei fehlt das pathognomonische eingedickte Sekret.

Mikroskopisch ist die Erkennung des Prozesses auf Querschnitten durch die Gänge am leichtesten: weite, von homogenem oder inhomogenem Sekret mit scholligen oder kristallinen Verdichtungen ausgefüllte Gänge, deren Epithel abgeflacht ist (Abb. 159). Die mesenchymalen Anteile der Milchgänge verhalten sich unterschiedlich. Die Regel sind konzentrische Ringe kollagener und elastischer Fasern, die sich vom angrenzenden Stroma gut abgrenzen und von lymphoplasmazellulären Infiltraten durchsetzt oder umgeben sind. Bei älteren Frauen werden Gangektasien ohne auffällige Fibrosierungen oder Entzündungen beobachtet, ein Sachverhalt, der Beziehungen zur Altersinvolution anzeigt. In diesem Sinn ist die Feststellung von SANDISON und WALKER (1962) zu werten, wonach die Gangektasie häufiger bei Lipomatose der Mamma als in fibrösen Brustdrüsenkörpern vorkommt. Es handelt sich um Formen, die symptomenarm bleiben.

Von besonderer Bedeutung sind die zellulär-entzündlichen Reaktionen, die terminologisch als Plasmazellmastitis jahrzehntelang im Vordergrund standen. Nach heutiger Auffassung stellen die Zellinfiltrate die gewebliche Antwort auf das retinierte Sekret in den Gängen dar („chemische Mastitis"), das histologisch erfaßbaren Wandlungen unterliegt. Die als Präzipitat im Schnittpräparat zu beurteilende Flüssigkeit ist aufgrund des Eiweißgehaltes homogen und dicht. In unterschiedlicher Zahl werden Fetttropfen gesehen, und mit zunehmender Dauer bilden sich Inhomogenitäten mit Ausfällung von kristallinen Körpern

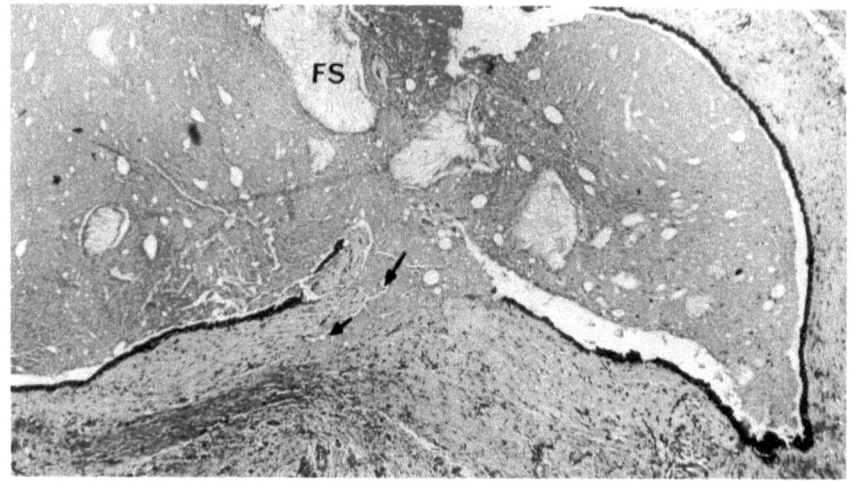

Abb. 160a

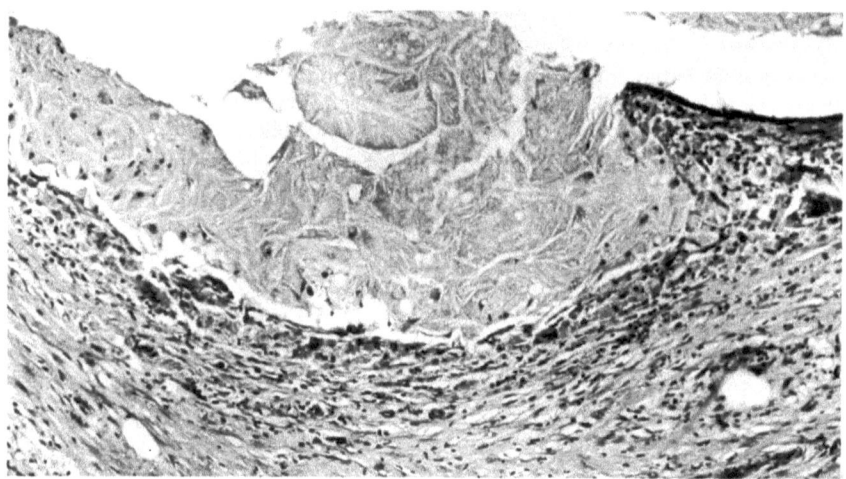

Abb. 160b

aus, die ein nadelförmiges Muster annehmen und an Fettsäurekristalle in pan-
kreatitischen Fettgewebsnekrosen erinnern (Abb. 160a). Nach Ruptur der
Milchgänge werden die Kristalle auch im Stroma gesehen. Die Resorption des
Sekrets erfolgt zu einem Teil durch einwandernde Phagozyten, zum anderen
im Verlauf der zirkumduktalen Entzündung, die ganz in den Vordergrund treten
kann (Abb. 160b). Die Infiltrate bestehen aus Lymphozyten, Plasmazellen, Histiozyten. Man sieht zeroidhaltige Fluorozyten und Riesenzellen unterschiedlicher Form. Zumeist handelt es sich um gemischtzellige Infiltrate, die — je
nach dem Alter des Entzündungsprozesses — lympho-plasmazellulär oder histio-
zytär-fibroblastisch determiniert sind und ein zellreiches, häufig xanthöses Granulationsgewebe bilden (Abb. 161). Eine bemerkenswerte Dominanz von Plasmazellen im zirkumduktalen Infiltrat wurde in eigenen Fällen nicht festgestellt.
Zahl und Verteilung der Riesenzellen wechseln. Häufig bilden diese in den

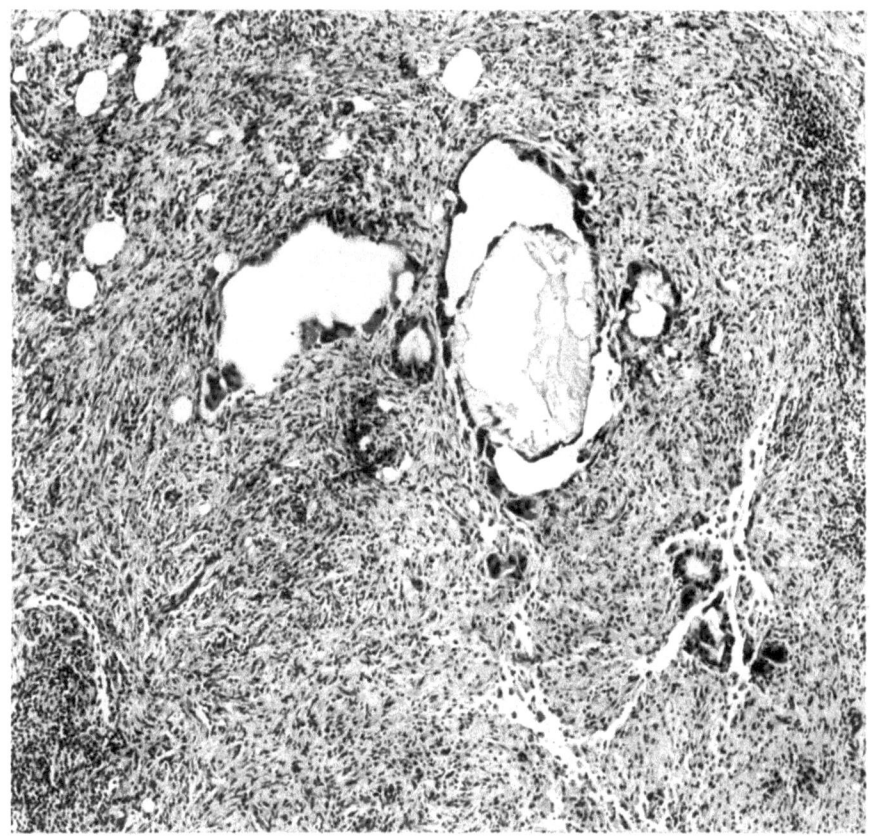

Abb. 161. Granulationsgewebe mit schaumzelligen Reaktionen, Sekretresten und zahlreichen Fremdkörperriesenzellen bei Retentionssyndrom. Völlige Auflösung präformierter Gangstrukturen. HE, Vergr. 90×

Granulomen kleine Gruppen um die kristallinen (Fettsäure-)Partikel, die als Fremdkörper abgebaut werden (Abb. 162).

Die Milchgänge werden vom Entzündungsprozeß in dem Sinn ergriffen, daß nahezu alle Bestandteile — bis auf die Elastika — zerstört und von Granulationsgewebe ersetzt und ausgefüllt werden. Andere Gänge sind weniger stark beteiligt und weisen unter dem Epithel Proliferationen eines zellreichen Mesenchyms auf. Die äußeren, erhaltenen Wandschichten sind durch eine Hyalinose und Elastose verbreitert, wobei Restlumina sternförmige Konfigurationen annehmen. SCHULTZ (1933) hat Entwicklungsstadien dieser Art beschrieben, die in 3 Phasen aus Abb. 164 hervorgehen und als Spätphasen einer Gangektasie mit produktiver Galaktophoritis aufzufassen sind.

Formal-pathogenetisch stehen nach meinem Dafürhalten die Bildung eines Sekrets und der offensichtlich behinderte natürliche Abfluß aus der Mamille im Vordergrund. Das Sekret wird im Gangsystem, und zwar in den Segmenten vor der Mamille, retiniert und bewirkt eine allmähliche Erweiterung der Milchgänge (Abb. 160a). Diese setzt sich, in Abhängigkeit von der Quantität des

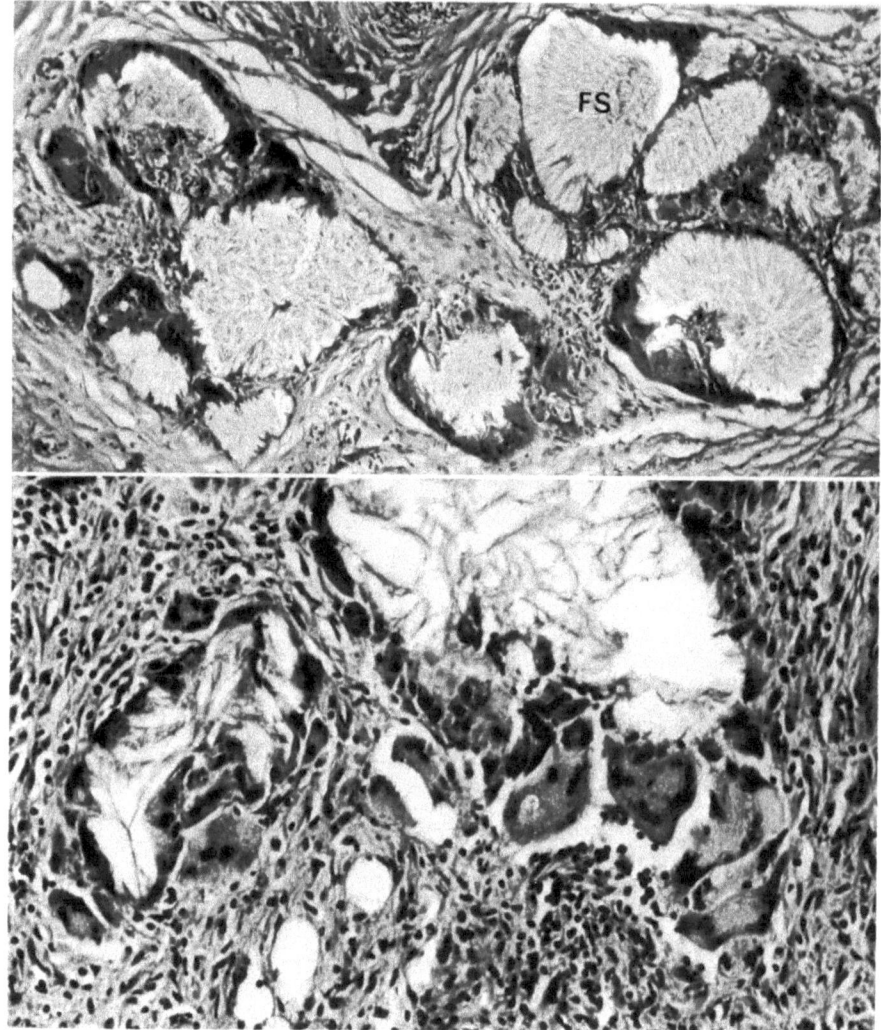

Abb. 162. Fremdkörperreaktion um Fett-Säure-Abscheidungen (*FS*) und chronische Entzündungen bei Retentionssyndrom. HE, Vergr. 230 × und 240 ×

nachfließenden Sekretes, mehr oder weniger bis in periphere Milchgänge fort. Übersteigt der Stauungsdruck das Fassungsvermögen der Milchgänge, treten Wandrupturen auf, durch die Flüssigkeit in das zirkumduktale Mesenchym eindringt (Abb. 160b). Die retiniert gewesene und chemisch alterierte Flüssigkeit mit hohem Eiweiß- und Fettgehalt löst einen chronischen Entzündungsprozeß mit Phagozytose, Fremdkörperreaktion und Entwicklung eines Granulationsgewebes aus, das zu einer weitgehenden Zerstörung der Milchgänge, zu pseudo-tuberkulösen Granulomen (PARSONS et al., 1944), Narben und einer obliterierenden Galaktophoritis führt (Abb. 164). In Fällen, in denen die Voraussetzungen für die chemische Pathogenese der Galaktophoritis erfüllt sind, stellt die Gangek-

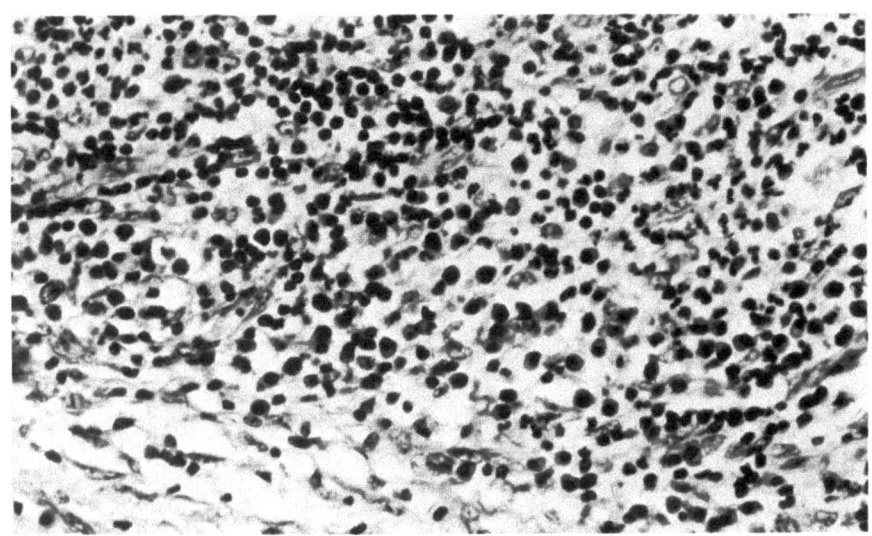

Abb. 163. Infiltrat einer sog. Plasmazell-Mastitis in der Umgebung eines Milchgangs. HE, Vergr. 240 ×

tasie die Folge einer Sekretion („secretory disease", GERSHON-COHEN, 1970) und Retention dar, weswegen wir von einem *„Retentionssyndrom"* als primum movens sprechen.

Die *erste Phase* der Erkrankung ist daher durch eine Sekretbildung und Akkumulation in den Milchgängen mit Gangektasie gekennzeichnet.

Die *zweite Phase* ist Folge einer Gangruptur mit zirkumduktaler chronisch-fortdauernder Galaktophoritis und Mastitis. Erfolgt keine Ruptur der Wand des Milchganges, dann sehen wir nur eine Gangektasie mit Sekretretention oder lediglich eine diskrete, lympho-plasmazelluläre Galaktophoritis, sog. Plasmazellmastitis (Abb. 163).

In der *dritten oder Spätphase* dominiert die chronisch-granulierende Mastitis mit Ausbildung phagozytenreicher und riesenzellhaltiger Infiltrate mit Proliferation von Fibroblasten sowie Entwicklung retikulärer, kollagener und elastischer Fasern. Die präformierten Strukturen (Milchgänge und Stützgewebe) sind überlagert oder weitgehend zerstört, wobei der Prozeß häufig das Fettgewebe einbezieht. Infolge Abbaus des Sekrets, einschließlich der kristallinen Körper, schwinden wichtige histologische Kriterien, die auf ein Retentionssyndrom hinweisen, so daß dann nur von einer *chronisch-granulierenden* oder *granulomatösen Mastitis* gesprochen werden kann. Der tuberkuloide Aspekt der konfluierenden Herdreaktionen war früher häufig Anlaß zu Fehldeutungen im Sinn einer „Pseudotuberkulose" (PARSONS et al., 1944) oder Tuberkulose, beispielsweise in 11 von 24 Fällen von CROMAR und DOCKERTY (1951). Ob jedoch alle Formen, die als eine „granulomatöse Mastitis" imponieren, Spätphasen einer Gangektasie mit Galaktophoritis sind, erscheint fraglich und wird im neuen Schrifttum bezweifelt (vgl. S. 271).

Die *Mastitis obliterans* INGIER (1910), besser *Galaktophoritis obliterans*, ist

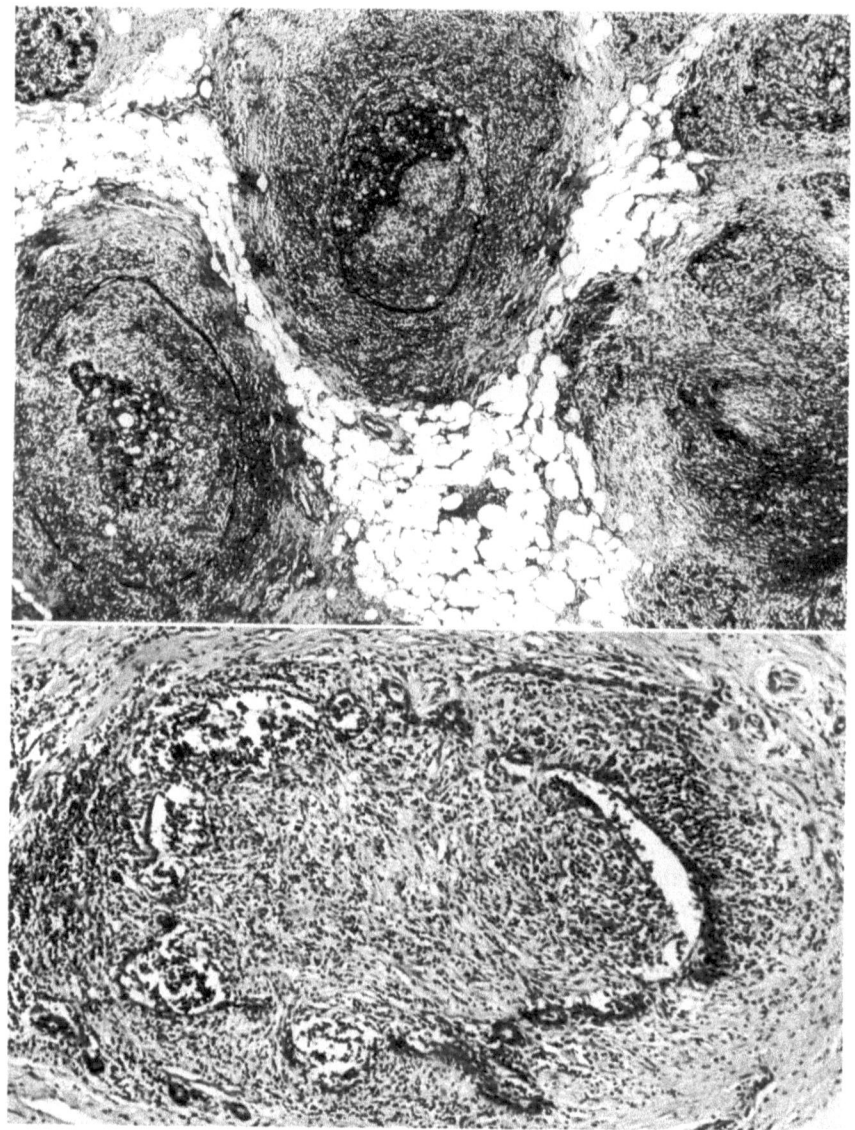

Abb. 164. Chronisch fortdauernde und obliterierende Galaktophoritis mit partieller Zerstörung der Wandschichten und Ausbildung eines intraduktalen Granulationsgewebes (‚Bron-
chiolitistyp'). HE, Vergr. 70 × und 230 ×

ätiologisch vieldeutig und stellt nach eigenen Beobachtungen eine verhältnismäßig häufige Reaktionsform der Milchgänge dar, die bei Anwendung der Elastika-
van Gieson-Färbung mühelos zu erkennen ist. Nach abszedierender Mastitis
(INGIER, 1910), wie auch als spätes Symptom bei Gangektasie und Entzündung,
treten derartige Obliterationen auf, die durch örtliche Wandschäden (Epitheldefekte, Ulzerationen) ausgelöst werden. Man gewinnt allerdings den Eindruck,

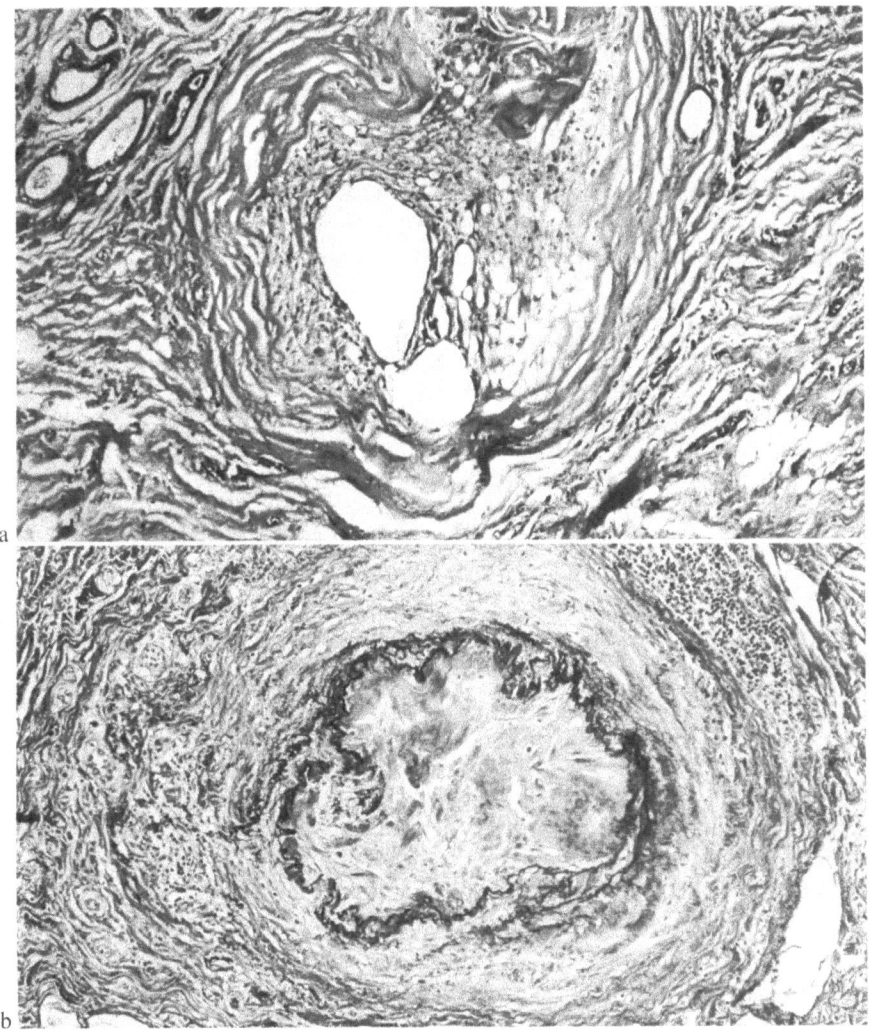

Abb. 165a u. b. Galaktophoritis obliterans bei Karzinom mit Fibrohyalinose der Wand-schichten und Ausbildung eines lockeren Narbengewebes in der ursprünglichen Lichtung (‚Endarteriitistyp'). (a) unvollständige, (b) komplette Obliteration. HE und Elastica-van Gieson, 230 ×

daß beileibe nicht jede Form eines Retentionssyndroms mit einer obliterierenden Entzündung reagiert, sondern, daß es einer schweren oder besonderen Galakto-phoritis bedarf, um durch Granulationsgewebe die Obliteration zu bewirken (Bronchiolitis-Typ) (Abb. 164). Gangobliterationen in szirrhösen Karzinomen gehen mit einer derartigen Entzündung nicht einher. Hier proliferiert das subepi-theliale Mesenchym ähnlich wie die Intima einer Arterie bei produktiver Endarte-riitis (Endarteriitis-Typ) (Abb. 165). Über die Frequenz der Gangobliterationen in Verbindung mit Hyperelastose bei Karzinomen und Dysplasien berichtet

DAVIES (1973). Strahlige narbige Atrophien in der Umgebung der obliterierten Milchgänge werden als „obliterierende Mastopathie" von HAMPERL (1975) beschrieben.

Experimentelle Studien zur Pathogenese der Gangektasie und chronischer Galaktophoritis von TEDESCHI et al. (1962) sowie aus dem eigenen Arbeitskreis ergeben nach hormonaler Stimulation und Ligatur der Mamille eine Sekretretention und Gangektasie, aber keine chronische Galaktophoritis. Die mesenchymalen Reaktionen in der Mamma der Ratte sind diskret, auch wenn bei induzierter Milchstauung reichlich Sekret in das Stroma gelangt (BÄSSLER et al., 1970; BLUME, 1970).

Die *Ätiologie* der mit Sekretretention und Gangektasie verbundenen Erkrankung der Mamma ist nicht befriedigend geklärt und offensichtlich nicht einheitlich. Wir kennen einige kausale Faktoren.

1. In Aufhellungspräparaten von Brustdrüsen älterer Frauen finden sich Kaliberschwankungen der großen Milchgänge. Es bilden sich Gangektasien offensichtlich auch ohne Sekretionsdruck, lediglich infolge der *Altersinvolution* aus, insbesondere dann, wenn bei lipomatöser Atrophie das „bindegewebige Lager" des Gangsystems durch das elastischere Fettgewebe substituiert wird.

2. Bei Frauen *vor* der Menopause sind *hormonale Stimulationen* als Ursache des Sekretionsreizes anzunehmen, die sich nach eigenen Beobachtungen auch in einer lobulären Hyperplasie mit Sekretion äußern. Hierbei ist an Einflüsse durch Kontrazeptiva und Hormontherapie aus anderer Indikation zu denken. Die histologischen Befunde am Parenchym sind allerdings sehr uneinheitlich, worauf BONSER et al. (1961) hinweisen. Die Autoren diskutieren ferner die Frage einer blockierten Resorption des Sekrets, d.h. seiner resorbierbaren Bestandteile im Gangsystem.

3. Als *Kofaktoren* kennen wir vorangegangene Graviditäten und Laktation, Entwicklungsstörungen der Mamille mit unphysiologischem Abfluß des Sekrets, gleichzeitig bestehende Dysplasien und Tumoren, die BONSER et al. (1961) in 113 von 125 Fällen angaben.

4. Diagnostik und Therapie

Da die klinische Symptomatik in erster Linie auf das Vorliegen eines Karzinoms hinweist, sollte in jedem Fall keine Mastektomie oder Radikaloperation *ohne* histologische Untersuchung am Schnellschnitt oder nach Paraffineinbettung vorgenommen werden. Wenn die entzündlichen Reaktionen nicht stark ausgeprägt und die Sekretretention mit Kristallkörpern nicht oder wenig hervortritt, imponieren diese Fälle im Schnellschnitt zumeist als zystische Mastopathie. Zur Differentialdiagnose sind die subareoläre Lage, die Beschaffenheit des Sekrets, die Fibrose der Gangwände und das chronisch-entzündliche Infiltrat mit Ausbildung eines riesenzellhaltigen Granulationsgewebes wichtig. Das Granulationsgewebe kann alle anderen Bestandteile überdecken und als „pseudotuberkulöse, granulomatöse Mastitis" imponieren. Ein häufiger Teilbefund ist die Galaktophoritis obliterans. Greift der Entzündungsprozeß, mit Ausbildung von Granulationsgewebe, auf das Fettgewebe über, dann treten Veränderungen einer

(traumatischen) Fettgewebsnekrose auf. Epithelproliferationen in den erweiterten Gängen sind für die Gangektasie nicht typisch. In der Regel ist das Epithel
abgeflacht oder herdförmig zerstört. Dieser Sachverhalt erlaubt die Abgrenzung
gegenüber einer Mastopathia fibrosa cystica und dem Komedokarzinom.

Therapeutisch empfiehlt vor allem HAAGENSEN (1951, 1971) die Exzision im gesunden
Gewebe, d.h. die Präparation der Gänge, bzw. des tumorförmigen Infiltrates bis zur Grenze
des umgebenden gesunden Gewebes, das konusartig ausgeschnitten werden soll.

V. Granulomatöse Mastitis

Im Schrifttum der letzten Jahre werden chronisch-fortdauernde Entzündungen im Drüsenkörper der Mamma, die durch Entwicklung multipler, riesenzellhaltiger und z.T. epitheloidzelliger Granulome ausgezeichnet sind, als „granulomatöse Mastitis" bezeichnet. Da Ätiologie und Pathogenese dieser Prozesse
nicht bekannt sind, stützen sich Definition sowie klinische und pathomorphologische Konturierung lediglich auf Erfahrungen, die bisher nur an verhältnismäßig
wenig Einzelbeobachtungen gewonnen werden konnten. Wir verstehen mit KESS-
LER und WOLLOCH (1972) unter „granulomatöser Mastitis" eine chronische
Brustdrüsenentzündung, die bei jüngeren Frauen auftritt und sich von der akuten
oder chronisch-eitrigen, der tuberkulösen Mastitis, von Fettgewebsnekrosen und
von der Gangektasie mit periduktaler, sog. Plasmazellmastitis unterscheidet.
Der Vorschlag von MILWARD und GOUGH (1970), Plasmazellmastitis und Fettgewebsnekrosen zusammen als „granulomatöse Mastitis" zu bezeichnen, ist un-
zweckmäßig und erscheint überflüssig, solange eine histologische Differenzierung
möglich ist. Das ist in der Vielzahl dieser Erkrankungen der Fall. Allen diesen
chronischen Mastitiden ist jedoch ein Symptom gemeinsam, nämlich das des
tumorförmigen und karzinomverdächtigen Infiltrats, das stets Anlaß zu einer
Exzisionsbiopsie sein sollte. Zur Diagnostik und Symptomatologie s. FINLEY
(1971) sowie MILLER et al (1971).

Dazu folgende Beobachtung:* 34 Jahre alte Dentistin mit diffuser Infiltration der
rechten Mamma unter den Symptomen einer eitrigen Mastitis. Exzision am 29.8.1973.
Histologisch unspezifisch-eitrige Mastitis mit Entwicklung kleiner Abszesse, die von einem
epitheloidzelligen Granulationsgewebe umgeben sind. In den Randzonen lymphozytäre,
dichte Infiltrate. Diese Reaktionen sind multipel, in der Peripherie und insbesondere im
Gebiet der Lobuli, nicht der Milchgänge lokalisiert. Keine Zeichen einer Sekretretention,
keine kristallinen Körper. An mehreren Stellen mehrkernige Riesenzellen, teilweise dem
Langhans-Typ entsprechend. Bakteriologische und serologische Untersuchungen: Tuberku-
lin-Test 1:1000 positiv. Tuberkelbakterien nicht nachweisbar, keine Verkäsungen. Katzen-
kratzkrankheit, Tularämie negativ, keine Pilze oder Sporen erkennbar. Es wurde an besondere Fremdkörperreaktionen auf Kunststoffpartikel gedacht, die in der zahnärztlichen Technik verwendet werden und kanalikulär in die Mamma gelangt sein könnten. Die Schnittprä-
parate ergaben allerdings keinen Hinweis auf derartige Zusammenhänge.

---

* Herrn Dr. Wolfmüller, Karlsruhe, danke ich für die Überlassung dieses Falles.

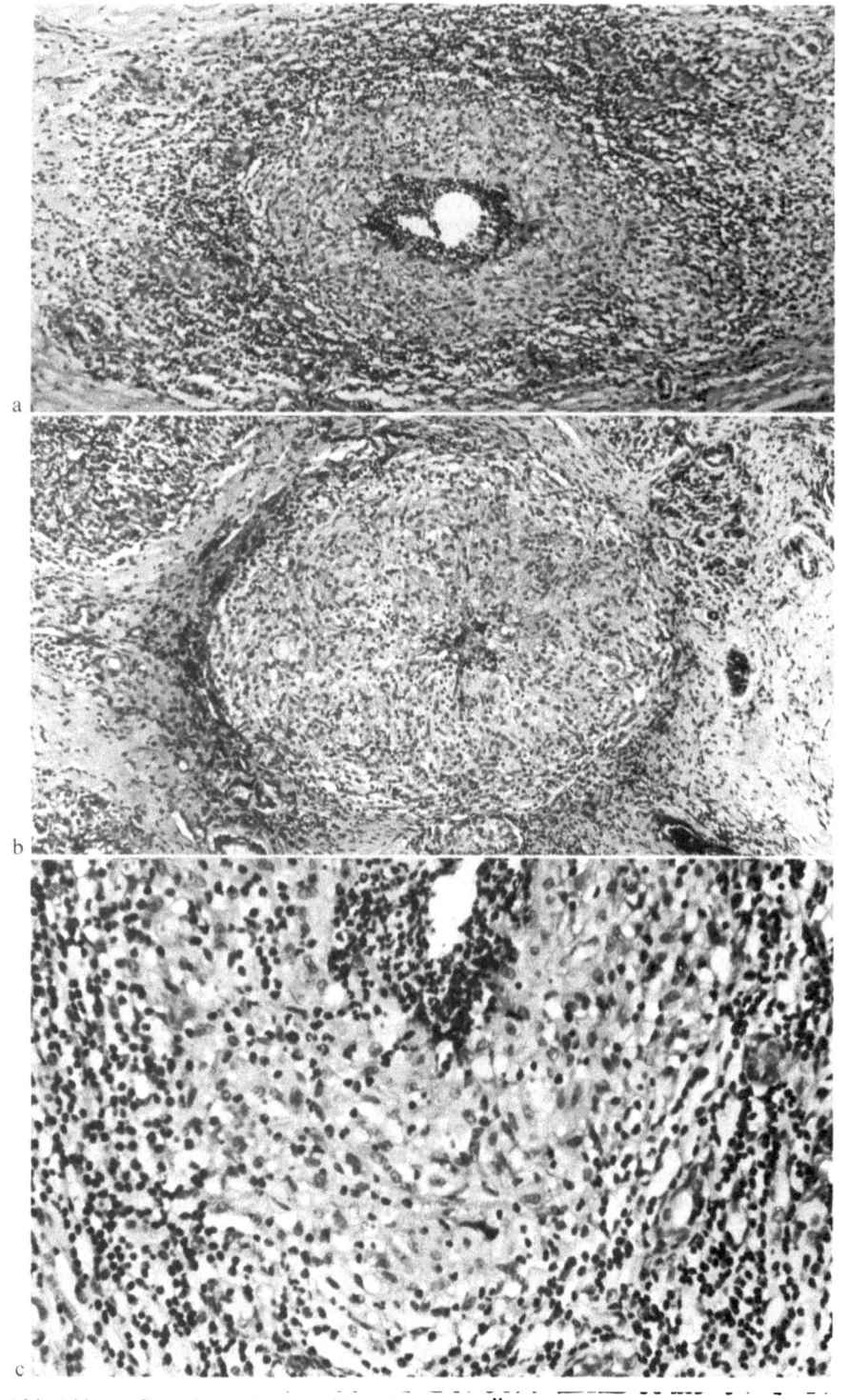

Abb. 166a–c. Granulomatöse Mastitis unbekannter Ätiologie mit Mikroabszessen und epitheloidzelligen Reaktionen. (a) Erhaltene Restlichtung. (b) Obliterierter Zustand. (c) Mikroabszeß mit Epitheloidzellproliferation. HE, Vergr. 70×, 90×, 230×

Pathohistologisch ist die Mastitis durch Ausbildung von kleinen Granulomen charakterisiert, die folgenden Aufbau haben (Abb. 166). Zentral: Leukozyten, z.T. mit einer kleinen runden Aussparung, die in Abb. 166c sichtbar ist. Geformte Bestandteile als Inhalt dieses „Loches" wurden nicht gesehen. Um den Mikroabszeß hat sich ein breiter Wall epitheloidzelliger Reaktionen entwickelt, gebildet aus ovalen, hellen, mesenchymalen Zellen mit runden Nukleoli und Kernen. In diesen Zonen befinden sich Riesenzellen in sehr unterschiedlicher Verteilung. Nach außen folgt ein Lymphozytenwall. Das präexistente Gewebe ist im Bereich der Granulome zerstört, Nekrosen wurden nicht beobachtet.

Diagnose: Granulomatöse Mastitis unbekannter Ätiologie mit Mikroabszessen und epitheloidzelliger Reaktion.

Diese Kasuistik entspricht den klinischen und morphologischen Untersuchungsbefunden an 5 Fällen von KESSLER und WOLLOCH (1972). Danach tritt diese Form einer Mastitis, wie auch der eigene Fall zeigt, bei jungen Frauen zwischen dem 27. und 40. Jahr auf, etwa $1^1/_2$–5 Jahre nach der letzten Geburt und unter den Symptomen eines knotigen Infiltrats im Drüsenkörper. Wegen Tumorverdachtes erfolgten bioptische Untersuchungen, z.T. antibiotische Vorbehandlungen und in 2 Fällen der genannten Autoren Kobaltbestrahlungen. In den 5 Beobachtungen war das Feingewebsbild sehr ähnlich und beim Fehlen von Schaumzellen, Lipidkristallen, Sekretion und plasmazellulären Infiltraten von der Gangektasie und Galaktophoritis abzugrenzen. Während das Retentionssyndrom mit sog. Plasmazellmastitis subareolär lokalisiert ist und bei älteren Frauen auftritt, wurde die granulomatöse Mastitis bisher nur bei jüngeren Frauen festgestellt. Ob es sich um Folgen einer Infektionskrankheit der Mamma handelt, deren Erreger nicht bekannt ist, um Reaktionen auf anorganische Fremdkörper oder um den Ausdruck eines immunpathologischen Prozesses, in Analogie zur granulomatösen Thyreoiditis oder Orchitis, muß vorerst offen bleiben.

1. Wegenersche Granulomatose

Angesichts der Seltenheit der Wegenerschen Granulomatose sollte diese Erkrankung bei granulomatösen Entzündungsformen in der Brustdrüse, bei herdförmigen Nekrosen, Infarkten sowie bei Arteriitis mit fibrinoiden Nekrosen in die differentialdiagnostischen Erwägungen einbezogen werden. Die Wahrscheinlichkeit eines Übergreifens auf den Brustdrüsenkörper ist groß, wenn die äußere Haut beteiligt ist oder bei Bestehen einer generalisierten Krankheit (ELSNER und HARPER, 1969). Ungewöhnlich sind Erst- oder Frühmanifestationen in der Mamma, über die PAMBAKIAN und TIGHE (1971) anhand von 2 Fällen berichten. Ein tumorförmiges Infiltrat in der rechten Mamma einer 40 Jahre alten Frau erwies sich als nekrotisierende Granulomatose mit Vaskulitis, der 3 Monate später eine Ausbreitung folgte. In einer zweiten Beobachtung fand sich als Sekundärlokalisation ein tumorförmiges, im Durchmesser 2,5 cm messendes Granulom in der linken Mamma mit den beschriebenen Kriterien. Da die mit Riesenzellen durchsetzten Granulome im Stützgewebe vieldeutig sind, ist vor allem auf das Verhalten des Gefäßsystems hinzuweisen, das diesen Prozeß von infektiösen Granulomen, von der Weber-Christianschen Pannikulitis, Fettgewebsnekrosen und von der Periarteriitis nodosa abgrenzen hilft.

VI. Ätiologisch seltene Formen der Mastitis

Streptokokkeninfektionen der puerperalen Mamma sind nach dem Schrifttum sehr selten. Die Erreger stammen entweder aus der Mundhöhle des Säuglings oder von einem Erysipel. Epitheldefekte der Mamillen stellen die Eintrittspforte der Keime dar, die ein *Erysipel der Mamma* oder eine *phlegmonöse Mastitis* auslösen können. SCHULTZ (1933) erwähnt das Vorkommen von Mamma-Totalnekrosen (vgl. Kapitel F). SHERMAN (1956) berichtet über Entzündungen durch β-hämolysierende Streptokokken und Mischformen.

Eine bilaterale *Pneumokokken-Mastitis* bei einer 26 Jahre alten Frau, im Anschluß an eine Pneumonie, beschreibt ERDMANN (1911); eine eitrige Mastitis durch *Klebsiella pneumoniae* (FRIEDLÄNDER) DOMANIG (1927).

In früheren Jahrzehnten hatte die metastatische Mastitis bei Typhus abdominalis Bedeutung. Trotz des häufigen Vorkommens dieser Allgemeinkrankheit wurde die *Mastitis typhosa* nur selten gesehen, die bei jüngeren Frauen, vereinzelt auch bei Männern, auftrat und klinisch durch eine schmerzhafte Induration imponierte. Einschmelzungen mit Entwicklung großer Abszesse, die nach SCHULTZ (1933) einen dünnen, grünlichen Eiter mit Reinkulturen von Typhusbazillen enthielten, sind nach älteren klinischen Darstellungen bekannt. Das neuere Schrifttum enthält lediglich die Beobachtung von CETIN und ANG (1964) über eine abszedierende Mastitis durch *Salmonella dublin* bei einer 54 Jahre alten Frau. FAILES und POSNEY (1965) beschreiben eine eitrig-abszedierende Mastitis bei gleichzeitigem Lungenabszeß durch *Nocardia asteroides*, SYMMERS (1966) eine ähnliche Mastitisform durch *Cryptococcus* sp. Über eine Mastitis bei zwei Kindern durch gramnegative Keime berichten BURRY und BEEZLEY (1972), über *Bruzellosemastitis* NEWBOULD (1974, Lit.). Weitere und ältere Angaben über begleitende Mastitiden unter klinischen Aspekten bei der Ruhr, Fleckfieber, Rückfallfieber, Maltafieber, Paratyphus enthält der Beitrag von SCHULTZ (1933).

Virusinfektionen als Ursache einer Mastitis sind bisher nur vom *Mumpsvirus* bekannt. HAPPEL (1965) diagnostizierte bei bestehender Parotitis epidemica bei einem Mann eine Mastitis. WEAVER und PETRY (1958) beobachteten eine Virusmastitis bei Mumps in der Laktation.

VII. Spezifische Granulome, Mykosen und parasitäre Erkrankungen

1. Tuberkulose

Die Brustdrüse zählt zu den Organen, die auch in Zeiten mit hohem tuberkulösen Durchseuchungsgrad verhältnismäßig selten erkranken. Pathologisch-anatomische Erfahrungen gründen sich, nach der ersten Beschreibung durch Sir A. COOPER (1829) als „scrofulous swellings in the bosom", auf Untersuchungen nach dem 1. Weltkrieg (DIETRICH und FRANGENHEIM, 1926; SHIPLEY und SPENCER, 1926; SCHULTZ, 1933, Lit.) und auf Beobachtungen der letzten Nachkriegsjahre (SCHULTZE-JENA, 1951). Im neueren Schrifttum werden vor allem Fragen der Pathogenese, der klinischen und morphologischen Differentialdiagnose, der Therapie sowie der Aktivierung des spezifischen Prozesses unter dem Einfluß einer antineoplastischen Behandlung erörtert.

a) Häufigkeit der Mastitis tuberculosa

Bis zum Jahr 1931 stellte MORGAN in der Literatur 439 Fälle zusammen, von denen lediglich ein Viertel bakteriologisch bestätigt wurde. In früheren

Jahrzehnten lag die Frequenz zwischen 0,5–1,4%, bezogen auf alle operativ entfernten krankhaften Veränderungen der Brustdrüse (SHIPLEY und SPENCER, 1926; BERGER und MANDELBAUM, 1936; MCKEOWN und WILKINGSON, 1952), im Jahr 1955 (SCHAEFER) bei 0,1%. Heute ist das Auftreten einer Tuberkulose der Mamma sicher unter diesem Wert einzuschätzen. Dabei ist zu betonen, daß ein Zusammentreffen mit fortgeschrittenen Stadien einer Lungentuberkulose zumeist nicht besteht. RAW (1924) fand in 30 Jahren in einem Lungensanatorium unter mehr als 10 000 Patienten nur in 7 Fällen (4 Frauen, 3 Männer) eine gleichzeitige tuberkulöse Mastitis; KLOSSNER (1944) 50 Fälle auf 75 000 Frauen; SCHAEFER (1955) auf mehrere Tausend tuberkulöse Patienten lediglich 2 Fälle. CARINCI (1956) stellte unter 1 500 Biopsien der Mamma viermal eine Tuberkulose fest. Im deutschen Schrifttum gibt VIERITZ (1971) anhand von 14 eigenen Beobachtungen eine Übersicht und stellte seit 1955 188 Fälle mit Brustdrüsentuberkulose zusammen. Erkrankungen der Mamma virilis sind durch 21 Beobachtungen bekannt.

b) Alters-, Geschlechtsverteilung und prädisponierende Faktoren

Die Mehrzahl der Erkrankten befindet sich in der fertilen Phase zwischen dem 20. und 50. Jahr, wobei das 20.–40. Jahr bevorzugt ist. Der jüngste Fall ist ein 6 Monate alter männlicher Säugling; die oberste Grenze liegt im 8. Dezennium. Stark überwiegend erkranken Frauen. Das männliche Geschlecht ist nach MORGAN (1931) mit 20 unter 439 Fällen in 4,5% beteiligt. Über 29 bisher publizierte Fälle und je eine eigene Beobachtung berichten SAMPINATO (1950), ROMANO und PROVENZANO (1950). Eine weitere Kasuistik liegt von FIOCCHI und PISTACCHI (1961) vor.

Gravidität und Laktation wurden früher als besondere Disposition für eine Mammatuberkulose bezeichnet, da die Mehrzahl der erkrankten Frauen Kinder geboren hatte (WEBSTER, 1939). Ferner bestand die Vorstellung, daß eine hyperämische, stark vaskularisierte Mamma in diesen Phasen eine hämatogene Metastasierung begünstigen würde. Da die Erkrankungen in der Mehrzahl *nach* Schwangerschaften und Stillzeiten auftraten, konnte eine hierdurch bedingte besondere Disposition nicht bewiesen werden (SCHAEFER, 1955). Unspezifischeitrige Mastiden wurden vereinzelt als Vorläufer oder nachfolgend bei Mastitis tuberculosa gesehen. Einem örtlichen Trauma wurde eine lokalisierende Rolle bei der Tuberkulose zugesprochen, ein Sachverhalt, der nur in Einzelfällen von Belang sein kann.

c) Klinik und Diagnostik

Die Mastitis tuberculosa wird heute bei Frauen in gutem Allgemeinzustand angetroffen, wobei der obere äußere Quadrant und die mittleren Zonen bevorzugt sind. Die Regel ist eine einseitige Erkrankung; bilaterale Formen sind sehr selten. MEDICI (1954) fand bis 1954 16 Fälle. Eine beidseitige tuberkulöse Galaktophoritis beschreiben ROUX et al. (1973). Das häufigste Symptom ist ein schmerzloses knotiges Infiltrat (in 65–75% festgestellt), das an Größe zunehmen und nach Kontakt mit der äußeren Haut zu Retraktionen führen kann. Das zweite wichtige Symptom ist die in 50–75% nachweisbare Vergrößerung axillärer Lymphknoten, die dem Infiltrat in der Mamma häufig vorangeht. Die Dauer dieser Erscheinungen wird mit mehreren Monaten bis zu 2 und mehr Jahren angegeben (SCHAEFER, 1955). In Spätphasen treten Kavernen, mischinfizierte Abszesse und tuberkulöse

Fisteln hinzu. Sklerosierungen führen zu derben, knotigen und flächenhaften Infiltraten, zu eingezogenen Narben und Deformierungen der Drüsenkörper. Weitere Daten zur Klinik anhand von 8 eigenen Beobachtungen geben OVERBECK und BETHGE (1963).

Mammographisch werden, in Abhängigkeit von Form und Ausmaß der Erkrankung, Verschattungen festgestellt, die zuerst an ein Karzinom denken lassen. Destruktionen, Defekte infolge von Nekrosen, Kavernen, Fisteln und Kalzifikationen sind nach MOORE und HAMILTON (1953) Symptome dieser Infektionskrankheit. Weitere Angaben: TABÁR et al. (1976).

Für die *Diagnostik* ist nicht nur der bioptische Befund sondern die bakteriologische Verifizierung erforderlich. Da wir erfahren haben, daß auch bei unspezifischen Mastiden granulomatöse Reaktionen mit Riesenzellen unterschiedlicher Form auftreten, die Tuberkulose dieses Organs heute eine Besonderheit mit therapeutischen Konsequenzen darstellt, ist die bakteriologische Untersuchung mit Kultur und Tierversuch unerläßlich. Allerdings ist das nach einer Exzisionsbiopsie oft nicht mehr möglich. Dann sollte entweder Wundsekret (Punktion) verwendet oder der bakterioskopische Nachweis mit Hilfe der Ziehl-Neelsen-Färbung am Schnitt oder mit Hilfe der Fluoreszenzmikroskopie versucht werden, durch die SCHULTZE-JENA (1951) in allen 24 Fällen den Erreger feststellen konnte.

d) Pathogenese und Pathomorphologie

Wie an allen anderen Organen und insonderheit an der Lunge, unterscheiden wir auch hier eine *primäre Tuberkulose* und eine *postprimäre oder sekundäre Tuberkulose.*

α) *Primäre Tuberkulose*

Unter strengen Kriterien der Tuberkuloselehre im Sinn RANKES ist es noch heute nicht sicher, ob Erstinfektionen mit Ausbildung eines typischen tuberkulösen Primärinfekts in der Brustdrüse vorkommen, wenn von einigen Formen einer Inokulationstuberkulose abgesehen wird. Für den Ausschluß eines latenten primären Herdes wäre allein die Obduktion beweisend. Dennoch werden im Schrifttum einige Beobachtungen als primäre Tuberkulose aufgeführt.

Als *Inokulationstuberkulose* ist der Fall DEMME, zitiert nach SCHULTZ (1938), zu nennen: Mastitis neonatorum, Sekundär- und Superinfektion durch tuberkulös-infizierte Taschentücher. Nach 6 Monaten ein zweimarkstückgroßes Ulkus mit unterminierten Rändern als Ausdruck einer Mastitis tuberculosa bei einem Säugling. DAEVER und MCFARLAND (1917) erwähnen eine Inokulationstuberkulose bei einer Krankenschwester nach Injektion durch ein infiziertes Instrument; ferner liegen Einzelfälle von Infektionen nach Hautverletzung vor (SCHULTZ, 1933).

Als primäre Mammatuberkulosen beschreiben MCKEOWN und WILKINSON (1952) 2 Frauen unter 30 Jahren mit Mastitis tuberculosa bei Gravidität, ohne weitere Symptome einer Tuberkulose. Die Autoren nehmen eine primäre duktale Infektion über die Mamille an, in deren Nähe die Herde lokalisiert waren. WILSON und MAC GREGOR (1963) stellten bei 3 von 5 Fällen eine primäre Form fest. Es liegt auf der Hand, daß der mit klinischen Methoden geführte Ausschluß weiterer tuberkulöser Manifestationen in diesen Fällen nicht ausreicht, mit Sicherheit eine primäre Tuberkulose zu diagnostizieren.

β) *Postprimäre (sekundäre) Tuberkulose*

Die Seltenheit und Unsicherheit in der Zuordnung primärer Tuberkulosen zeigt, daß so gut wie alle Fälle als postprimäre Form bei einer aktiven Tuberkulose eines anderen Organs aufzufassen sind. Während früher (SCHULTZ, 1933) nimmt man heute einen lymphogen-retrograden Übertragungsmodus an. Die Brustdrüse kann somit auf 3 Wegen bei einer bestehenden Tuberkulose erkranken.

γ) *Lymphogen-retrograde Infektion*

Bei Tuberkulose der weiblichen Mamma besteht in 50–75% eine Lymphadenitis tuberculosa axillaris. Ebenso erkranken zervikale und mediastinale Lymphknotengruppen *vor* der tuberkulösen Mastitis. Die Tatsache, daß die der Axilla benachbarten Regionen (oberer äußerer Quadrant) bevorzugt befallen sind, hat dazu geführt, dem lymphogenen Weg besondere Bedeutung beizumessen. Heute gilt die lymphogene tuberkulöse Mastitis als die häufigste Form. Die verschiedenen Wege dieses Infektionsmodus wurden von Mc KEOWN und WILKINSON (1952) aufgezeigt und machen deutlich, daß sich Tuberkulose und Karzinom umgekehrt verhalten: Die *Lymphbahnen der Tumormetastasierung stehen in Gegenrichtung zu den Infektionswegen der Tuberkulose!*

δ) *Kontinuierlich-fortgeleitete Mastitis tuberculosa*

Von der Lunge, Pleura und Thoraxwand ausgehende Tuberkulosen bei Empyem, Karies, Weichteiltuberkulose können direkt oder lymphogen auf die Mamma übergreifen und hier zunächst die Drüsenbasis erreichen und zu tiefen, kalten Abszessen führen. Ebenso kann eine Osteomyelitis tuberculosa der Klavikula, des Sternums und der Rippen Ausgangsort sein. Bei Infektion der Mamille oder eines peripheren Drüsensegments kann eine kontinuierliche Ausbreitung im Gangsystem erfolgen. Diese Galaktophoritis tuberculosa ist vor allem von DELARUE et al. (1947) beschrieben worden.

ε) *Hämatogener Infektionsweg*

Das Auftreten einer tuberkulösen Mastitis als einzige Manifestation dieser Krankheit schien anzuzeigen, daß es sich um hämatogene Streuungen handelt, ohne jedoch die Quelle zu kennen. Systematische Untersuchungen an Brustdrüsen von 34 obduzierten Frauen, die an Miliartuberkulose verstorben waren, ergaben, daß selbst bei starker Generalisation dieser Krankheit, die Brustdrüsen stets frei waren (NAGASHIMA, 1925). Das betrifft nicht nur die histologisch erfaßbare Manifestation sondern auch das bakteriologische Verhalten und zeigt, daß die Brustdrüse bei tuberkulöser Bakteriämie eine gewisse Resistenz besitzt. Ob diese Schlüsse für jedes Lebensalter Gültigkeit haben, ist zu bezweifeln, da typische Miliartuberkulosen der Mamma gerade im älteren Schrifttum und bei graviden und laktierenden Frauen bekannt sind. Auch Tierversuche von GRANZOW (1929) sprechen eindeutig dafür, daß im Vergleich zu nichtträchtigen Tieren bei graviden und säugenden Meerschweinchen die hämatogene Tuberkulose zunimmt.

e) Pathologisch-anatomische Formen

α) *Miliartuberkulose* mit Ausbildung epitheloidzelliger Granulome bevorzugt im Mantelgewebe ist sehr selten.

β) Noduläre (fein- und grobknotige) und konfluierende Mastitis tuberculosa als häufigste Form mit produktiven und verkäsenden Herden, die zu örtlichen Zerstörungen im Drüsenkörper, zum Übergreifen auf die Haut, zu Einschmelzungen, Ulzerationen und Fisteln führen. Aus der Konfluenz käsiger Herde entstehen Kavernen und kalte Abszesse. Diese schweren Formen werden heute nicht mehr beobachtet. Die Tuberkulose der Lobuli („Lobulite mammaire", DELARUE et al., 1947) greift als Galaktophoritis auf das duktale System über und kann sich, ähnlich wie im Bronchialbaum, von hier ausbreiten. Das widerstandsfähigere Stützgewebe wird erst zuletzt angegriffen und stellt die Matrix der Sklerosierungen dar.

Literatur: COPPITZ, 1950; BERNARD et al., 1961; DeLAVIERRE, 1962; LISZKA et al., 1974.

γ) Als sklerosierende oder indurative Tuberkulose der Brustdrüse ist der durch Narbenbildung, Verschwielung und Deformierung gekennzeichnete Prozeß gemeint, der vor allem bei älteren Menschen beobachtet wurde. Retraktionen der Haut und Verhärtungen im Drüsenkörper können klinisch ein szirrhöses Karzinom imitieren. Diese indurativen Formen werden auf eine gute Abwehrlage zurückgeführt, wodurch Verkäsungen oder Einschmelzungen nur selten auftreten, dagegen eine Neubildung kollagenen Bindegewebes im Vordergrund steht.

Differentialdiagnostisch ist in erster Linie an unspezifische Formen der *granulomatösen Mastitis* mit Entwicklung vielkerniger Riesenzellen zu denken (vgl. S. 271), ferner an unspezifische *subareoläre Abszesse*, oftmals im Zusammenhang mit Milchgangsfisteln, schließlich an *Aktinomykose*, Lues und klinisch wie radiologisch an das *Karzinom*.

f) Tuberkulose und Karzinom der Mamma

Beide Erkrankungen treten in der Brustdrüse unabhängig voneinander simultan und sukzedan, uni- und bilateral auf, wobei eine Minderung der Abwehrlage durch den Tumor oder infolge einer medikamentösen Therapie die Aktivierung und Generalisation der Tuberkulose auslöst. Aus dem älteren Schrifttum haben SMITH und MASON (1926) 17 Fälle zusammengestellt und eine eigene Beobachtung hinzugefügt, bei der die Tuberkulose dem Karzinom folgte. Weitere Kasuistiken und Übersichten liegen vor von VILLARD und MARTIN, 1933; SCHERER (1943): rechtsseitig Karzinom, linksseitig Tuberkulose bei einer 70 Jahre alten Frau; GRAUSMAN und GOLDMAN (1945): 2 Fälle mit kombinierten Erkrankungen von 9 mit alleiniger Mastitis tuberculosa; FICK (1949): haselnußgroßes Karzinom und Tuberkulose; LOTTI (1955) 3 Fälle.

Von aktueller Bedeutung sind Untersuchungen von KAPLAN et al. (1974) an 201 Fällen mit aktiver Tuberkulose bei Tumorkranken, die unter dem Einfluß der antineoplastischen Therapie (Zytostatika, Antimetabolite, Kortikosteroide) aufgetreten war. Bei 28 Mammakarzinomen ging die Tuberkulose vor allem von der Lunge und von den Adnexen aus und führte in 5 Fällen (18%) unmittelbar zum Tode.

g) Zur Therapie

Übereinstimmend wird gegenwärtig die kombinierte medikamentöse und chirurgische Behandlung empfohlen (SCHAEFER, 1955; WILSON und MAC GREGOR, 1963; OBERBECK und

BETHGE, 1963; MESTWERDT, 1969). Unter prä- und postoperativer antibiotischer und chemo-therapeutischer Behandlung wird die Exzision des spezifischen Prozesses je nach seiner Ausdehnung vorgeschlagen und zwar durch gezielte Exzision, Segmentresektion oder subku-taner und einfacher Mastektomie. Zur Beseitigung des Streuherdes sollen auch vergrößerte axilläre Lymphknoten entfernt werden. Nach VIERITZ (1971) ist die Chance einer Dauerhei-lung um so größer, je intensiver und konsequenter die Tuberkulose behandelt wird.

2. Morbus Boeck

In zwei Beobachtungen des Schrifttums wird die Miterkrankung der Mamma bei genera-lisierter Sarkoidose erwähnt. SCOTT (1938) beschreibt als Fall 3 eine 38 Jahre alte Frau mit einem 5 × 4 cm messenden Knoten, der, wie ein Lymphknoten, eine typische epitheloid-zellige Granulomatose aufwies. Weitere Kasuistik: 44 Jahre alte Frau mit Sarkoidose der zervikalen Lymphknoten, der Haut, der Augen und beider Brustdrüsen in Form von knoti-gen, festen Infiltraten. Hier wie in den axillären Lymphknoten sprach der histologische Befund eindeutig für Morbus BOECK (STALLARD et al., 1939). Weitere Fälle beschreiben DALMARK (1942), SCADDING (1967) und HAAGENSEN (1971), so daß bisher insgesamt 6 Beobachtungen einer Sarkoidose der Mamma vorliegen.

3. Lepra

FURNISS (1952) beschreibt ein ulzeriertes Leprom von 0,5–1 cm Größe bei einer 30 Jahre alten multiparen Hindufrau mit Schwellung der axillären Lymphknoten, das als Karzinom imponiert hatte. Histologisch: Granulationsgewebe mit Histiozyten, Plasmazel-len, Lymphozyten, Schaumzellen und Riesenzellen vom Langhanstyp. Bakterioskopisch: säurefeste Leprabazillen.

4. Lues

Zu den heute kaum noch auftretenden Erkrankungen der Brustdrüse zählt die Lues, über deren gummöse Form im Schrifttum zuletzt vor mehr als zwanzig Jahren berichtet wurde. Dagegen enthält die ältere, vor allem von SCHULTZ (1933) gesammelte Literatur zahlreiche Beobachtungen, wobei allerdings histolo-gische Befunde verhältnismäßig spärlich sind. Die Syphilis kann in allen Stadien die Brustdrüse erfassen.

Der *Primäraffekt* ist an Mamille und Areola lokalisiert und mit einer axillären Lymph-adenitis verbunden. Unter allen extragenitalen Primäraffekten ist die Mamma mit 5–10% beteiligt und kam früher bei stillenden Frauen mit Rhagaden oder kleinen Wunden an der Mamille vor, die als Eintrittspforte für Spirochäten dienten.

Das *Sekundärstadium* wurde auch früher sehr selten gesehen und äußerte sich in einer diffusen oder umschriebenen syphilitischen Mastitis. Hierbei traten multiple, abgrenzbare, knotige Infiltrate von Bohnen- bis Walnußgröße mit Übergängen zu verkästen Gummen auf.

Die *tertiäre Lues* in Form des als Tumor imponierenden Gumma ist unter allen syphiliti-schen Manifestationen in der Brust am häufigsten beobachtet und beschrieben worden. Unter 4000 Fällen mit Mammaerkrankungen fanden PACK und ADAIR (1929) in 0,05% eine Lues III. ADAIR (1924) stellte 45 Fälle seit der Erstbeschreibung durch SAUVAGE (1768) zusammen. Heute beträgt die Zahl publizierter Fälle etwa 80 (KOMORI, 1939; KAMP-MEIER, 1947; WHITAKER und MOORE, 1954). Die tertiäre Syphilis kann sich als die seltene *diffuse, interstitielle Mastitis* äußern, über die keine zuverlässigen mikroskopischen Untersu-chungsbefunde vorliegen.

Die *Mastitis gummosa*, das Gumma der Brustdrüse, tritt in der Regel 5–12 Jahre nach dem Primäraffekt auf. Die Mehrzahl der Frauen befindet sich im Alter von 20–60 Jahren (ADAIR, 1924). In 4 Fällen ist ein Gumma in der Mamma virilis gesehen worden, in weiteren 4 Fällen bei Kindern (KOMORI, 1939). Das Gumma ist im Mittel kirsch- bis walnußgroß, von harter Konsistenz, scharf begrenzt, schmerzlos und neigt durch Einwachsen in die Haut zu Retraktionen und Peau d'orange. Daher hat dieser „Pseudo-Szirrhus" der alten Literatur stets große differentialdiagnostische Bedeutung erlangt. Unter klinischen Aspekten imponiert das Gumma vor allem als Karzinom, pathohistologisch dagegen eher als verkäsende Tuberkulose. Neben der typischen solitären, knolligen Form sind multiple kleine Gummata und diffuse, totale gummöse Mastitiden bekannt, wodurch die gesamte Brustdrüse infiltriert und induriert sein kann. Lymphoplasmazelluläre Infiltrate und Riesenzellen vom Langhans- und Fremdkörpertyp sowie epitheloide Zellen umsäumen die Koagulationsnekrosen, die nach der Umgebung von Narbenfeldern begrenzt sind. Die beste Beschreibung der feingeweblichen Reaktionen einer Mastitis gummosa liegt von BRAUNSTEIN und WOOLSEY (1940) vor.

5. Aktinomykose

Die sog. Strahlenpilzkrankheit der Brustdrüse ist sehr selten und tritt zumeist unter dem Bild eines rezidivierenden subareolären Abszesses oder als festes Infiltrat im Drüsenkörper auf, wodurch Symptome eines szirrhösen Karzinoms nachgeahmt werden. Die Zahl kasuistischer Mitteilungen beträgt gegenwärtig 16. Die Aktinomykose tritt vor der Menopause auf (Altersschwankung 24–47 Jahre); 6 Frauen waren Multipara. Nach dem älteren Schrifttum galt als Infektionsquelle Gras, Getreide, Weidevieh, weswegen das Vorkommen bei Landarbeiterinnen und Bäuerinnen hervorgehoben wurde (SCHULTZ, 1933, Lit.). Die Tatsache, daß nach heutiger Kenntnis der Erreger der Krankheit, der Actinomyces israelii, ein Anaerobier und Saprophyt der normalen Schleimhäute bei Mensch und Tier ist und bevorzugt in der Mundhöhle vorkommt, hat für die Aktinomykose der Brustdrüse neue Aspekte ergeben, die zu folgender pathogenetischen Einteilung führten:

Primäre Aktinomykose der Mamma. Die Erreger gelangen von der Mamille in die Sinus und in das Gangsystem, wo sie eine eitrig-abszedierende Mastitis hervorrufen. Die Anaerobier stammen aus der Mundhöhle, insonderheit von defekten Zähnen der Männer oder auch von Kindern. In Indien wurde bei prolongierter Laktation an säugenden Kindern, die bereits defekte Zähne hatten, diese Feststellungen gemacht (DAVIES, 1950/51).

Sekundäre Aktinomykose: Eine fortgeleitete Strahlenpilzerkrankung von Lunge, Thoraxwand, Rippen und Brustbein kann über den M. pectoralis major als „fungöse Masse" auf die Mamma übergreifen und zu retromammären Abszessen führen. Derartig schwere oder auch hämatogen-metastasierende Formen, wie im älteren Schrifttum, sind heute kaum noch zu beobachten.

Aufgrund der von DAVIES (1950/51) ausgewerteten Einzelfälle des Schrifttums und der zuletzt beschriebenen primären Aktinomykose der Mamma von TREMPE (1958) bei einer 48 Jahre alten Frau sowie von GEORGIADES und ANEZYRIS (1961) bei einer 46 Jahre alten multiparen Griechin unterscheiden wir drei Erscheinungsformen der Mamma-Aktinomykose:

Die *diffuse und harte Anschwellung* der Brustdrüse mit *Retraktion* von Mamille und Haut.

Der *rezidivierende aktinomykotische Abszeß* als Frühstadium mit Induration, Einschmelzung und bevorzugter Lokalisation unter der Mamille und Areola. Von hier aus greift die Entzündung auf den Drüsenkörper über. Das frühe Infiltrat ist schmerzlos und kann monate- oder jahrelang, ohne weitere Symptomatik, bestehen. Erst die Exazerbation weist auf die Entwicklung einer abszedierenden Mastitis hin. Gelingt es, bei spontaner Entleerung aus der Mamille oder durch Punktion Eiter zu gewinnen, so kann durch den mikroskopischen oder makroskopischen Nachweis gelber Drusen, ohne Inzision, die Diagnose gestellt werden. Das histologische Bild leukozytenreicher Abszesse, eines xanthösen Granulationsgewebes und ausgedehnter Narben entspricht in der Mamma den geweblichen Reaktionen anderer Standorte bei dieser Krankheit und wurde in der Brustdrüse von SEHRT (1907) und von RISEL (1909) beschrieben.

Die *Narbenbildung mit Einschluß von Fisteln* als Spätphase kann zu einer Deformation des Drüsenkörpers führen und ist im Vergleich zu dem oben erwähnten Frühstadium nur in 2 von 14 Fällen von DAVIES (1950/51) beobachtet worden. Die Fixierung der Mamma mit M. pectoralis, Faszie und Haut erklärt das makroskopische Verhalten. In den residualen Abszessen befindet sich dünnflüssiger Eiter oder Blut. Hinzu treten Sekundärinfektionen. Je mehr der Entzündungsprozeß zur Ruhe kommt, desto stärker tritt die Narbenbildung in den Vordergrund, deren unscharfe Begrenzung und Härte ein szirrhöses Karzinom vortäuscht. Daher ist differentialdiagnostisch bei allen rezidivierenden subareolären Abszessen, bei chronisch-rezidivierenden und narbenbildenden Mastitiden an diese Möglichkeit zu denken, insbesondere, wenn die klinische Symptomatik auf eine fortbestehende, indurierende Entzündung hinweist. Angeschwollene axilläre Lymphknoten ergaben unspezifische entzündliche Veränderungen.

Die *Diagnose* ist aus dem Eiter zu stellen, der auch ohne Inzision gewonnen werden kann. In der Mehrzahl der Fälle ist jedoch eine Operation erforderlich.

Therapie. In Frühstadien wird Eröffnung und Drainage des Abszesses bei hochdosierter antibiotischer Behandlung empfohlen, in Spätstadien Exzision oder einfache Mastektomie.

6. Typhus abdominalis

Über konkomitierende und offensichtlich metastatisch entstandene Formen einer Mastitis bei Abdominaltyphus berichtet GESCHICKTER (1948). Die Mastitis typhosa wurde überwiegend während des Fieberstadiums beobachtet und entspricht klinisch durch Schmerzen, Induration und Fluktuation wie pathologisch-anatomisch der akuten (puerperalen) Mastitis. Über Mastitis durch Salmonella dublin referieren CETIN und ANG (1964).

7. Mykosen

Primäre oder fortgeleitete granulomatöse Mykosen der Mamma zählen zu den größten Seltenheiten in der Pathomorphologie der Brustdrüse.

a) Sporotrichosen

Sporotrichosen mit gummösen Granulomen, Fisteln und Ulzerationen stellte SCHULTZ (1933) aus dem französischen Schrifttum zusammen und fügte eine eigene Beobachtung hinzu. Als 6. Fall beschreibt JUNG (1950) ein Sporotrichom der rechten Mamma bei einer 23 Jahre alten Frau mit latentem Diabetes mellitus. Klinisch lag ein knotiges Infiltrat im oberen inneren Quadranten vor, das sehr schmerzhaft war. Bei Inzision entleerte sich eine Menge eitrig-fadenziehendes Exsudat. Die Verdachtsdiagnose lautete: Lues III, Gumma. Durch Tierversuch gelang die Züchtung und Kultur von Sporotrichum.

b) Blastomykose

Diese Mykose ist vor allem eine Erkrankung jüngerer Männer, die endemisch und sporadisch auftreten kann. Von einem aus Kriegsgefangenschaft heimgekehrten 45 Jahre alten Mann mit einer Hand-, Axilla-, Brust- und Schulterregion einnehmenden Dermatose berichtete JUNG (1950). Durch histologische Untersuchungen und Tierversuch war es möglich, die Erkrankung, die offensichtlich primär nur die Haut der Brustdrüse befallen hatte, als Gilchristsche Blastomykose zu erkennen. Eine biologisch und mikroskopisch nachgewiesene Blastomykose des Drüsenkörpers beschreiben KÖHLMEIER und KREITNER (1953): 25 Jahre alte Studentin mit indolentem, taubeneigroßem Knoten im oberen, äußeren Quadranten der rechten Mamma. Allmähliche Vergrößerung des Infiltrats, Fluktuation, Exzision; 3 Monate später unterhalb der Narbe kirschgroßer Abszeß, Punktion des Eiters; im Ausstrich Sproßzellen einer Blastomykose.

Histologisch ist der Prozeß durch ein tuberkuloides Granulationsgewebe mit Epitheloidzellen, Riesenzellen, aber auch durch Mikroabszesse und ellipsoide Sproßzellen gekennzeichnet, die bei Gramfärbung eine dunkelblaue Farbe zeigen und von den hell tingierten Zellkernen zu unterscheiden sind. Zur Differentialdiagnose sei vermerkt, daß Torulopsis neoformans an einem Pol *runde* Sprossen entwickelt. Bei fehlendem Pilznachweis ist die Differenzierung von einer Tuberkulose oder Lues allein histologisch sehr schwer. Wichtig ist daher bei allen mit Einschmelzung oder Abszedierung verbundenen Mastitiden die mikrobiologische Untersuchung, für deren Erfolg eine rechtzeitige Materialentnahme bei Inzision oder Exzision Voraussetzung ist.

Über eine *Chromoblastomykose*, die wahrscheinlich durch Cladosporidium hervorgerufen und mit riesenzellhaltigen Granulomen in der Mamma verbunden war, berichteten HENRY und ROSS (1967).

8. Parasitäre Erkrankungen

a) Echinokokkus

Die Echinokokkose der Mamma ist nicht nur in Europa sondern auch in stark verseuchten Ländern sehr selten, wo auf mehrere hundert Erkrankungsfälle jeweils nur ein Brustdrüsenechinokokkus kommt. Bis zum Jahre 1926 stellten DIETRICH und FRANGENHEIM insgesamt 45 Beobachtungen aus dem älteren Schrifttum zusammen, weitere Angaben: SCHULTZ (1933). TAIANA und STARACE (1942) fanden in der südamerikanischen Literatur 7 Fälle und fügten einen weiteren hinzu. VICARI (1967) beschreibt einen walnußgroßen Echinococcus cysticus in der linken Mamma einer 26 Jahre alten Frau. Der Eigenart und Ausbreitung der Erkrankung entsprechend, kann davon ausgegangen werden, daß bei Besiedelung der Gefäße der Mamma mit Larven auch andere Organe, vor allem Leber und Lunge, erkranken. Die Infektion erfolgt somit ausschließlich hämatogen. Das mittlere Alter der Frauen liegt vor der Menopause (20.–50. Jahr). Es kann angenommen werden, daß die gesteigerte Durchblutung des Organs (Menstruation, Gravidität) die Implantation der Larven im Mantelgewebe begünstigt. In der Mamma ist bisher nur der Echinococcus cysticus festgestellt worden, dessen Blasen sehr langsam wachsen und nur unter Einfluß der Laktation rasch an Größe zunehmen (SCHULTZ, 1933). TAIANA und STARACE (1942) fanden eine im Durchmesser 5 cm große Zyste im oberen äußeren Quadranten der linken Brustdrüse einer 24 Jahre alten Argentinierin, die klinisch als benigner Tumor (Adenom, Adenofibrom) imponiert hatte. In diesem wie in anderen Fällen waren die axillären und supraklavikulären Lymphknoten angeschwollen. Mikroskopisch wiesen die Wände der Zysten die bekannten Merkmale einer Chitinhülle und einer Parenchymschicht mit Scolices und Tochterblasen auf. Bei einem isolierten Befall des M. pectoralis kann ein retromammärer Tumor vorgetäuscht werden. Die operative Entfernung der Zyste mit Hüllgewebe dient der Diagnostik wie der lokalen Therapie.

b) Zystizerkose

Das Vorkommen von Finnen in der menschlichen Brustdrüse ist, wie alle parasitären Erkrankungen, eine Ausnahme. SCHULTZ (1933) erwähnt aus der alten Literatur 3 Beobachtungen, wobei anzunehmen ist, daß die Zystizerkose primär im M. pectoralis angesiedelt war und auf das retromammäre Gewebe übergriff.

c) Filariasis

Die zu den Nematoden gehörende Wucheria bancrofti hat in der weiblichen Mamma bisher in 2 Fällen tumorförmige Granulome hervorgebracht. MAC FEE (1931) beschreibt eine Frau aus Britisch Guinea, die im Alter von 14 Jahren infiziert wurde und nach dem 2. Kind, im Alter von 26 Jahren, eine Induration in der rechten Mamma verspürte, die von der Mamille bis zur Axilla, also entlang der Lymphabflußwege, reichte. Bei Punktion einer fluktuierenden Resistenz konnten mikroskopisch aktive embryonale Filarien erkannt werden. Wegen der Ausdehnung des Prozesses wurde keine Operation vorgenommen. Einen zweiten Fall einer 36 Jahre alten Inderin beschreiben SEN GUPTA et al., (1967). Die Mikrofilarien hatten zu einem Granulom mit Nekrosen, Makrophagen, eosinophilen Granulozyten und Fremdkörperriesenzellen geführt.

d) Bilharziose

Kausale Beziehungen zwischen Bilharziose, Leberfibrose, Hyperöstrogenismus und Karzinom der Mamma virilis erörtern EL-GAZAYERLI und ABDEL-AZIZ (1963). Da in Ägypten die Bilharziose häufiger als in anderen Ländern ist, wird der Erkrankung eine besondere Bedeutung für die Häufigkeit des Mammakarzinoms beim Mann zugesprochen.

K. Makromastie

I. Definition und Nosologie

Unter den deskriptiven Begriffen „Makromastie", „gutartige diffuse Mammahypertrophie" oder „Gigantomastie" sollen Veränderungen der weiblichen Brustdrüse verstanden werden, die durch eine *excessive Vermehrung der geweblichen Bestandteile des Drüsenkörpers* gekennzeichnet sind, das *altersbezogene Regelmaß* überschreiten und *Besonderheiten der Textur* aufweisen.

Das Wesentliche dieser Erkrankung ist somit die für einen bestimmten Altersabschnitt ungewöhnliche, ein- oder beidseitige Hypertrophie der Brustdrüse, die im Kindesalter viel eher und auffälliger in Erscheinung tritt als nach der Geschlechtsreife und besondere endogene oder exogene Wachstumsimpulse anzeigt. In diesem Zusammenhang sollen nur Makromastieformen beschrieben werden, denen besondere Hormonwirkungen in bestimmten Entwicklungsphasen, bei Erkrankungen der endokrinen Drüsen, bei hormonal-aktiven Geschwülsten zugrunde liegen oder die im Anschluß an Graviditäten, Geburten und Aborten auftreten. Die als Grenzformen aufzufassenden passageren Schwellungszustände der Mamma in der Pubertät (die physiologische Pubertätsmakromastie), die vorübergehenden Makromastieformen im Kleinkindesalter (prämature Thelarche) und die als Symptom der Pubertas praecox auftretenden Makromastien werden bei den Erkrankungen der Brustdrüse im Kindesalter besprochen (Kapitel F). Ausgenommen werden die mit einer starken Volumenzunahme der Mamma verbundenen reifen oder unreifen Tumoren der Mamma und die infolge massiver Infiltrate zu Makromastien führenden Systemkrankheiten des blutbildenden Gewebes, wie Leukosen, Retothelsarkomatosen und Burkitt-Tumoren (SEIFERT, 1952; GÜSS, 1960; DAMMINGER und WOLFMÜLLER, 1967; SHEPHERD und WRIGHT, 1967). Insbesondere bereiten gutartige fibroadenomatöse Geschwülste differential-diagnostische Schwierigkeiten, wenn große Teile der Mamma in die Neubildung einbezogen sind oder der ursprüngliche Drüsenkörper weitgehend verdrängt und komprimiert wird. Daher erfordert die Diagnose „Makromastie" eine differentialdiagnostische Aufschlüsselung unter Einbeziehung histopathologischer, radiologischer und hormonal-biochemischer Untersuchungsverfahren.

Unter Berücksichtigung der aufgezeigten normal-anatomischen Parameter soll die Brustdrüse einer Frau als Makromastie bezeichnet werden, wenn eine Gewichts-(Volumen-)Zunahme von 50% über dem als physiologisch bezeichneten oberen Grenzwert liegt, d.h., daß bei einem *Mammagewicht über 600 g eine Makromastie* vorliegt.

Umfang und Gewicht einer Makromastie machen eine Reihe von physikalischen und psychischen *Symptomen* verständlich. So leiden unter den 1 042 Frauen mit Makromastie nach STRÖMBECK (1964) 85% an psychischen Störungen, 94% unter Größe und Gewicht mit Schulterschmerzen, 64% an Rückenschmerzen und 33% an Intertrigo.

Morphologische Untersuchungen haben bisher zu keiner befriedigenden Systematik der Makromastieformen geführt, da nur in wenigen Fällen charakteristische Gewebebilder als Ausdruck bestimmter pathogenetischer Mechanismen ausgebildet waren. Übersichten finden sich bei SCHULTZ (1933), GESCHICKTER (1948), CUTLER (1960) und BÄSSLER (1966). In der Regel verbinden sich bei den Makromastien die Reaktionen auf den hormonalen Impuls mit zahlreichen sekundären Strukturwandlungen, wodurch die Beurteilung außerordentlich erschwert wird. Nach den ersten Untersuchungen über diffuse Hyperplasien der Milchdrüse von BILLROTH (1880) und SCHÜSSLER (1892) hat BLOND (1921) eine Einteilung der Mammahypertrophien nach dem Zeitpunkt der möglichen Entwicklung vorgeschlagen und spricht von Mammavergrößerungen im Kindesalter, bei Frühreife, im Vorpubertätsalter, in der Pubertät, ohne Gravidität, nach Schwangerschaft und als Rezidiv bei jeder einsetzenden Gravidität. DIETRICH (1927) legt seiner Ordnung den Zustand der Läppchenentwicklung zugrunde, indem er von einer Hypertrophie mit kindlichem Bau, mit unreifen funktionierenden und nicht funktionierenden Acini spricht. Im neueren Schrifttum hat sich MALINIAC (1950) diesen Fragen zugewandt. Nach dem Zeitpunkt des Beginns unterscheidet MALINIAC die infantile und juvenile Hypertrophie, die echte oder virginale der Pubertätszeit, die Hypertrophie der Gravidität und die gewöhnliche Makromastieform der Erwachsenen, die häufig mit allgemeiner Adipositas verbunden ist. Vom Standpunkt der klinischen Chirurgie berichtete WINKLER (1958) über Makromastien und Deformationen der weiblichen Brustdrüse.

Aber auch die nosologischen und pathomorphologischen Untersuchungsreihen an 726 untersuchten Präparaten von STRÖMBECK (1964) haben zu keiner histologisch orientierten Klassifikation geführt. Im Vordergrund stehen die klinischen Aspekte mit den 3 häufigsten Formen:

1. Pubertätsmakromastie in 81%, teilweise in Verbindung mit Gravidität und Adipositas,
2. Graviditätsmakromastie in 11% und
3. adulte, fibroadenomatöse Makromastie in 7%.

Bei der morphologischen Beurteilung wurde festgestellt, daß $^2/_3$ der Präparate teilweise oder überwiegend Fettgewebe enthielten und in 75% fibroadenomatöse Strukturen. Eine weitergehende morphologische Analyse liegt nicht vor.

Für die Pathomorphogenese der Makromastien ist von Bedeutung, ob eine hormonale Stimulierung im Zustand der tubulären oder lobulären Differenzierung des Milchdrüsenparenchyms beginnt oder während der Gravidität einsetzt und in welcher Stärke und Qualität der hormonale Impuls wirksam wird.

Das Auftreten von Makromastien nach der gegebenen Definition setzt voraus, daß das Brustdrüsengewebe für Wachstumsimpulse empfänglich ist. Die Makromastie kann dann 1. die abnorme Antwort (Überschußbildung) auf einen physiologischen Reiz darstellen und 2. eine adäquate Reaktion auf eine ungewöhnliche Stimulierung sein.

Zu der ersten Gruppe sind vor allem die Hypertrophieformen der Mamma in der Geschlechtsreife und in der Schwangerschaft zu zählen, während die Makromastien bei hormonalaktiven Geschwülsten, bei Krankheiten der endokrinen Drüsen und nach medikamentöser Induktion als Folgen besonderer Reizwirkungen zu gelten haben.

Neben diesen endokrinen Wachstumsstörungen spielen genetische Faktoren bei einzelnen Makromastieformen eine Rolle. In der Untersuchungsreihe von STRÖMBECK (1964) wurden große Brustdrüsen in der näheren Verwandtschaft von Makromastiekranken insgesamt in 61% beobachtet (in 41% bei Geschwistern, in 54% bei Müttern). Hereditäre Einflüsse haben ferner für die Manifestation der Pubertätsmakromastie Bedeutung, da eine Disposition bei 66% der Erkrankten nachzuweisen war. Über Makromastie bei monozygoten Zwillingen berichtete BIRKENFELD (1932), über das Auftreten bei mehreren Geschwistern FOGED (1953). Nach diesem Autor lag in 33% von 736 Makromastien eine familiäre Disposition vor.

II. Formen der Makromastie

1. Pubertätsmakromastie bei Mädchen (virginelle Hypertrophie)

In diesem Abschnitt soll über Formen berichtet werden, die wegen ihrer Größe zu einer Reihe von Sekundärveränderungen und Komplikationen Anlaß geben und zumeist einer chirurgischen Behandlung zugeführt werden müssen.

a) Klinik

Die Zeit bis zur Ausbildung einer Makromastie wird unterschiedlich beurteilt und steht offensichtlich in Abhängigkeit von der hormonalen Stimulation. Im allgemeinen wer-

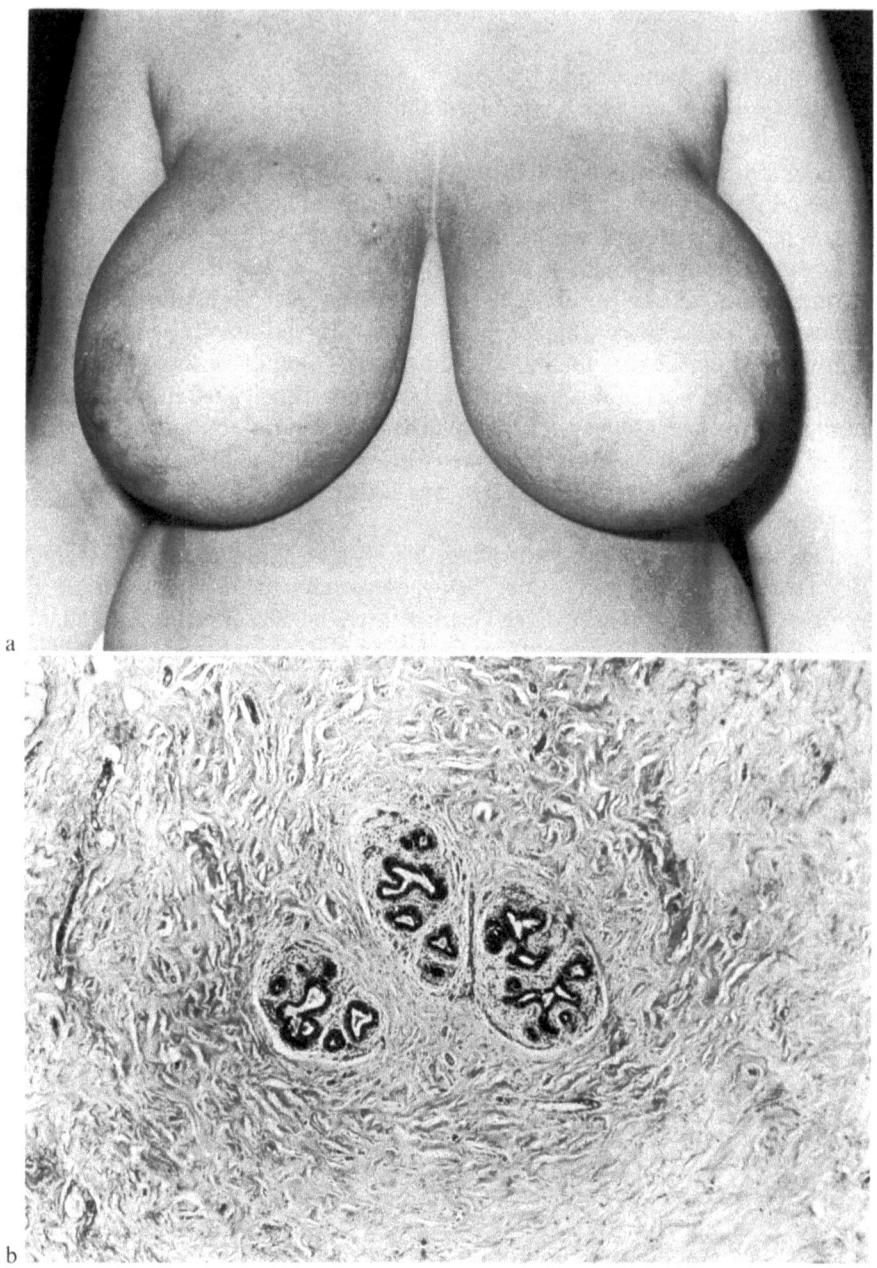

Abb. 167a u. b. Pubertätsmakromastie (virginelle Hypertrophie der Mamma) eines 16 Jahre alten Mädchens mit symmetrischer Vergrößerung beider Organe und weitgehender Verstreichung der Areolae und Mamillen (a). Histologisch nahezu homogene Fibrose mit Einschluß kleiner Drüsenläppchen (b). HE, Vergr. 90 ×

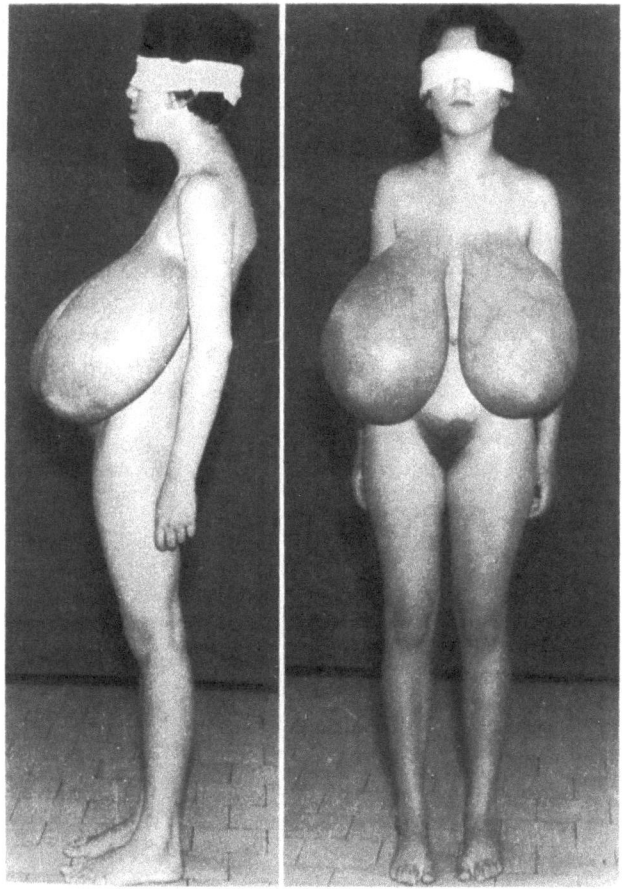

Abb. 168. Pubertätsmakromastie (virginelle Hypertrophie) eines 14 Jahre alten Mädchens mit hochgradiger, symmetrischer Vergrößerung beider Organe und livider Verfärbung der äußeren Haut. (Nach GROSS, 1963)

den mehrere Monate angegeben, selbst wenn eine Makromastie ungewöhnlicher Größe zur Ausbildung kommt (GROSS, 1963). Dagegen stehen langsamere Entwicklungen von 1-2 Jahren, die auch schubweise ablaufen können (BLOND, 1921; HEYN, 1923; PLUMMER, 1927). Mehrzeitige Verlaufsformen (SCHMINCKE, 1924; WILKINSON und GREEN, 1964; Fall 1) und sukzedane Makromastie der rechten und linken Seite sind bekannt geworden, wie die persistierende Linksseitigkeit der Pubertätsmakromastie (i.S. einer Anisomastie) in einer Reihe von Beobachtungen verzeichnet ist. In ausgeprägten Fällen kommt es zu grotesken Formveränderungen der Mammae, wobei diese als Mamma pendulans bis zum Schambein oder noch tiefer herabhängen können (Mastoptose). Dadurch werden Difformitäten des Drüsenkörpers und seiner mikroskopischen Textur verständlich. In solchen Fällen wird eine verstärkte *Venenzeichnung* beobachtet, die abhängigen Partien sind ödematös oder livide verfärbt, so daß auch trophische Störungen mit Ausbildung von *Hautulzerationen*, intertriginöscr Dermatitis und sekundären Entzundungen die Makromastie komplizieren können (PLUMMER, 1927; GAINES, 1937). In der Beobachtung von GREIG (1922) war bei Mastektomie eine eitrig-abszedierende Mastitis und tödliche Sepsis eingetreten. Makromastiebedingte *statische Belastungen der Wirbelsäule* junger Mädchen können Anlaß zu einer Kyphose der Brustwirbelsäule und Lordose der Lendenwirbelsäule sein. Starke Gewichtsbelastungen rufen anhaltende ziehende Schmerzen in Thorax- und Schulterregion hervor. Von besonderer Bedeutung ist für die Betroffenen die psychische Auswirkung durch grotesk vergrößerte Brustdrüsen, die zu Hemmung und Arbeitsunfähigkeit führen können. Über eine Kombination von Pubertätsmakromastie und Gingivitis hypertrophicans berichtet GROSS (1963).

b) Pathomorphologie

Die Drüsenkörper sind stark vergrößert und wölben sich unter einer gespannten Haut vor (Abb. 167 u. 168). Nahezu in allen Beobachtungen wird von einer Vergrößerung der Warzenhöfe berichtet. Die Mamillen sind als Folge starker Dehnungen fast immer verstrichen. Um einen Maßstab der Makromastieformen und für die Belastungen zu gewinnen, werden die Gewichte einiger Operationspräparate wiedergegeben (vgl. Tabelle 18).

Tabelle 18. Gewichte amputierter Brustdrüsen bei Pubertätsmakromastie

Nr.	Autor	Alter (Jahre)	Gewicht (kg) der Brustdrüsen	
			rechts	links
1.	ROTTMANN (1896)	15	7,0	5,5
2.	BARTEL (1900)	14	1,8	1,8
3.	HEYN (1923)	17	3,5	2,5
4.	HÜBENER (1923)	14	2,5	3,0
5.	PLUMMER (1927)	20	4,0	4,0
6.	GESCHICKTER (1948)	15	3,75	5,5
7.	CONOLLY (1955)	15	7,0	6,0
8.	KOECHLIN (1958)	15	5,0	4,75
9.	GROSS (1963)	14	5,5	4,5
10.	WILKINSON u. GREEN (1964)	13	1. Op. 2,5 ⎫ 2. Op. 2,0 ⎬ 6,8 3. Op. 2,3 ⎭	2,5 ⎫ 2,0 ⎬ 6,5 2,0 ⎭

Die Schnittflächen der Mamma bei virgineller Hypertrophie ergeben weitgehend homogene Strukturen. Das Gewebe ist weiß, fest, man erkennt drüsigbindegewebige Bezirke, selten knotige Strukturen, ohne Sekretion oder Zystenbildung.

Histologisch steht zumeist eine tubuläre Proliferation mit Weitstellung des Gangsystems und Hyperplasie des Epithels im Vordergrund, das zu kleinen Knospen und Epithelbrücken wuchern kann (Abb. 123). In den Zonen, in denen die Drüsengänge mit ihren Adventivknospen in das Fettgewebe vordringen, hat sich in zirkulären Lagen ein kollagenes, zumeist zellreiches Mesenchym gebildet, das u.a. lockere Infiltrate aus Histiozyten, Lymphozyten und Mastzellen enthält. Acini sind gewöhnlich nicht oder unvollständig, dem Alter entsprechend ausgebildet (KIRCHHEIM, 1902; HÜBENER, 1923; GILLESPIE und HARTER, 1949). Ebenso wie im Fall von GESCHICKTER (1948) bei einem 15jährigen Mädchen, lag in einer eigenen Beobachtung (Abb. 167) sowie beim Fall GROSS (Abb. 169a) eine beginnende Differenzierung von Drüsenläppchen vor. Ferner wurden kleine

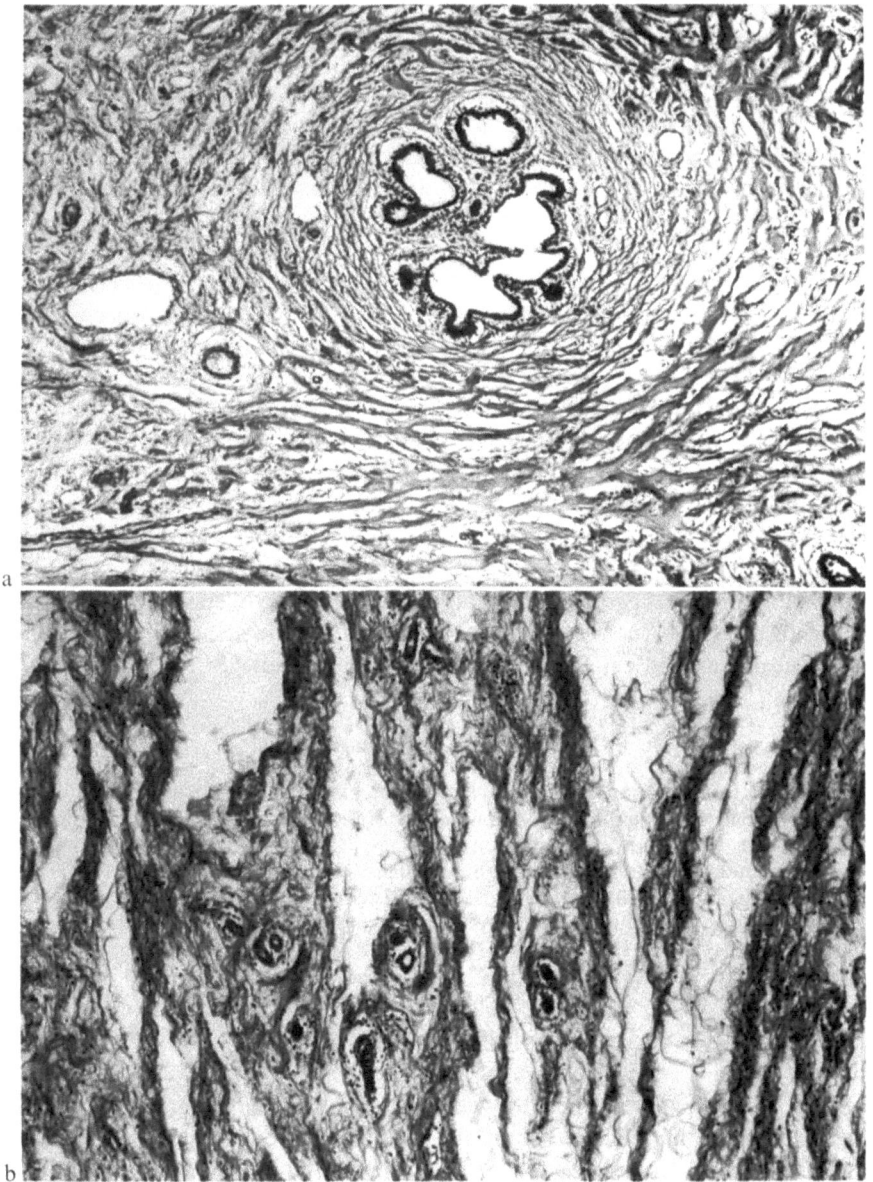

Abb. 169a u. b. Pathohistologischer Befund zu Abb. 168 mit unvollständiger Läppchenbildung, tubulären Strukturen und Sprossungen sowie Ektasie derselben. Zellulation im Mantelgewebe, grobfaserige Fibrose. HE, Vergr. 90× (a). Chronisches, hochgradiges Ödem aus den unteren Anteilen des Drüsenkörpers mit Dissoziation der Faserstrukturen (b). HE, Vergr. 240×

Adenome (WAKELY, 1934) und fibroadenomatöse Neubildungen erwähnt (FROMMEL, 1926). Wie aus dem makroskopischen Eindruck zu entnehmen ist, spielt die Zunahme an Bindegewebe für viele Formen der Pubertätsmakromastie eine große Rolle.

Eine Dominanz des Stützgewebes soll die Makromastie der Fälle von Wolowelsky (1926), Gillespie und Harter (1949) und Conolly (1955) auszeichnen,
die als Folge einer fortdauernden Fibroplasie aufgefaßt wird.

Je größer die Brustdrüsen sind, desto stärker treten Saftstauungen mit Dissoziation der kollagenen Fasern auf, so daß Ödemsklerosen entstehen (Abb. 169).
Diese Veränderungen sind im Stützgewebe lokalisiert, in dem zahlreiche Lymphangiektasien hervortreten (Abb. 169b). Über diffuse Sklerosierungen berichtet
Kickelhayn (1941).

c) Pathogenese

Die pathohistologischen Merkmale der Pubertätsmakromastie oder virginellen Hypertrophie sind weithin uneinheitlich. Das erklärt sich aus dem Zeitpunkt, in dem der Proliferationsreiz wirksam wird, sowie durch das Auftreten
von Sekundärveränderungen. Aus der physiologischen Drüsenentwicklung vor
der Pubertät kann abgeleitet werden, daß bei den Makromastien jüngerer Mädchen ein tubuläres Wachstum mit Adventivsprossen und Epithelproliferationen
überwiegt, während später, unter dem Einfluß von Corpus-luteum-Hormon,
lobuläre Strukturen zu erwarten sind (Abb. 167). Je stärker sich die Brustdrüsen
vergrößern, desto mehr nehmen Stütz- und Mantelgewebe zu, so daß Bilder
fibroadenomatöser Hypertrophien mit fehlender oder unvollständiger Läppchenbildung resultieren. Aus dieser Sicht werden unterschiedliche Interpretationen
des Gewebsbildes und der Pathomorphogenese verständlich.

d) Therapeutische Erfahrungen

Alle konservativen Bemühungen, durch gegengeschlechtliche Hormone einen Stillstand
der Proliferation oder eine effektive Involution zu erreichen, haben keinen befriedigenden
Erfolg gebracht. Auch andere Hormonkombinationen (Corpus-luteum-Hormon, Thyroxin,
Hypophysen- und Ovarextrakte) blieben ohne nennenswerten Einfluß (Daniel, 1940; Jenan-
neney und Magendie, 1944/45). Daher ist die Mastektomie bzw. Ablatio mammae oder
Plastik nach wie vor die Therapie der Wahl. Über neuere Erfahrungen und Operationsmethoden s. Strömbeck (1964) und Grewe (1970).

2. Graviditätsmakromastie

Diese Form der fast immer doppelseitigen Mammahypertrophie tritt in der
Regel im 2.–5. Monat der Gravidität auf und wird auf eine gesteigerte Stimulierung des Milchdrüsenwachstums durch mammotrope Hormone des Hypophysenvorderlappens oder der Plazenta zurückgeführt. Die Brustdrüsen vergrößern
sich gewöhnlich in einem Zeitraum von 6–12 Wochen, manchmal mit rapider
Wachstumstendenz (Herczel, 1894), und zwar nicht nur nach der 1. Gravidität,
sondern häufig nach der 2. oder nach mehreren vorangegangenen Schwangerschaften (Aymerich, 1926; Burslem und Dewhurst, 1952; Blaydes und Kinnebrew, 1958; Lewison et al., 1960; Moss, 1968). Eine vorbestehende Pubertätsmakromastie kann durch eine Schwangerschaft zu weiterem Wachstum angeregt
werden (Engländer, 1901; Erdheim, 1913; Wilkinson und Green, 1964). Aufeinanderfolgende Schwangerschaften sind in der Lage, Rezidive der Graviditäts-

makromastie auszulösen, auch dann, wenn sich die Brustdrüsen postpartal wieder verkleinert haben (LEWISON et al., 1960). In einem Fall trat die Makromastie nur bei der 1. Schwangerschaft auf, bei späteren nicht mehr (JESSING, 1960).

In den Zusammenstellungen von DEAVER und MCFARLAND (1917) wurden unter 182 „echten" Mammahypertrophien 29 als Gigantomastien bezeichnet. Nach Übersichten von THIEL (1965) und von MOSS (1968) sind 72 Beobachtungen aus dem älteren und neuen Schrifttum kasuistisch bearbeitet worden.

a) Klinik

Das Krankheitsbild wird durch die ungewöhnliche Größe und das hohe Gewicht bestimmt, das die Brustdrüsen erreichen können. Die der Gravidität eigene hormonale Ausgangslage macht die besondere Proliferationsneigung des Drüsengewebes und die Ausbildung gigantischer Formen verständlich. Die Gewichte amputierter Brustdrüsen bei Graviditätsmakromastie gehen aus Tabelle 19 hervor.

Tabelle 19. Gewichte amputierter Brustdrüsen bei Graviditätsmakromastie

Nr.	Autor	Gewicht (kg) der Brustdrüsen	
		rechts	links
1.	ROUTIER (1904)	6,5	—
2.	WISSHAUPT (1908)	5,7	6,5
3.	GHOSH (1926)	9,0	7,0
4.	WILLIAMS (1957)	6,3	6,3
5.	BLAYDES und KINNEBREW (1958)	4,0	5,35
6.	MOSS (1968)	5,5	6,18

Selten sind *einseitige Formen* der Graviditätsmakromastie, ohne daß sich Verhalten und Krankheitsablauf von den beidseitigen Makromastien unterscheiden (ZARUKOWY, 1901; ROUTIER, 1904; ENGLÄNDER, 1901; ZEITLHOFER, 1954). Über eine auffällig asymmetrische Makromastie berichten LEWISON et al. (1960). Bei Graviditätsmakromastie kann eine *akzessorische Mamma* an der Proliferation teilnehmen und bis Faustgröße erreichen. Derartige Beobachtungen liegen von HERCZEL (1894) und KÖHLER (1919) vor. Eine symmetrische Mamma accessoria hyperplastica fand ERDHEIM (1913) als kinderkopf- und walnußgroßen Tumor. ZEITLHOFER (1954) beschreibt eine übermannsfaustgroße, isolierte Mamma accessoria mit Merkmalen einer Schwangerschaftshypertrophie (vgl. Kapitel A). Die Haut über den vergrößerten Brustdrüsen ist gespannt, die Warzenhöfe sind vergrößert und die Mamillen abgeflacht. Es tritt eine auffällige Venenzeichnung hervor. An den abhängigen Partien bilden sich Hautgeschwüre, Nekrosen und Entzündungen aus, deren Fortentwicklung und Fortleitung das Leben bedrohen können (HERCZEL, 1894; WILLIAMS, 1957; NOLAN, 1962). Über begleitende Anämien berichten ROUTIER (1904), WISSHAUPT (1908) und LEWISON et al. (1960), über Kachexie bei fortdauernder Makromastie DIETEL (1902), HUGUIER und LORRAIN (1914) und KÖHLER (1919). Blutungen aus rupturierten Phlebektasien teilen BLAYDES und KINNEBREW (1958) mit. Eine hämorrhagische Infarzierung und Nekrose der Brustdrüsen beschreiben JELLINGHAUS (1933), WILKINSON und GREEN (1964). Das Drüsengewicht verursacht statische Beschwerden und Schmerzen.

Die *Geburt der Kinder* verlief beim Vorliegen einer Gigantomastie regelrecht, wenn bis zum Ende der Schwangerschaft keine Operation vorgenommen worden war. Die Neugeborenen waren gesund. Auch nach einer Ablatio mammae in der Schwangerschaft traten keine Komplikationen auf. Postpartal bildet sich die Gigantomastie häufig spontan zurück (LEWISON et al., 1960). Die *Sekretionsleistung* der hypertrophierten Brustdrüsen ist, im Gegensatz zu ihren Dimensionen, gering, da es zumeist nicht zur Milchsynthese kommt. Gewöhnlich bilden die Drüsenalveolen Kolostrum. Eine mit abnehmender Milchsekretion stärker werdende Schwangerschaftshypertrophie der Brustdrüse mit 3jähriger Persistenz beschreibt GHOSCH (1928).

b) Pathomorphologie

Die Graviditätsmakromastie ist durch ihre Dimension und starke Verformung des Drüsenkörpers gekennzeichnet, dessen Oberfläche einen lappigen oder angedeutet knotigen Aufbau verrät. Das histologische Bild entspricht dem Funktionszustand der Mamma mit lobulärer Hyperplasie im Sinn einer graviden oder laktierenden Brustdrüse (JESSING, 1960). Die Anteile des Binde- und Fettgewebes verhalten sich quantitativ sehr unterschiedlich (ENGLÄNDER, 1904; ERDHEIM, 1913; DIETEL, 1902; BLAYDES und KINNEBREW, 1958; LEWISON et al., 1960). Auffällige Vermehrungen des Stromas mit Einschluß der Drüsenläppchen haben KÖHLER (1919), DIETEL (1902) und WARD (1907) beobachtet.

Bei der Analyse von etwa 10 histologisch untersuchten Fällen von Graviditätsmakromastie ergibt sich somit, daß das der Schwangerschaftsreaktion in der Mamma eigene Muster einer lobulären Hyperplasie erhalten sein kann oder dominiert. Andererseits werden uncharakteristische Fibrosierungen des Drüsenkörpers beschrieben, die als Ausdruck regressiver Metamorphosen zu verstehen sind.

c) Pathogenese

Die Graviditätsmakromastie wird als Beispiel dafür angeführt, daß dem Drüsengewebe eine besondere Ansprechbarkeit auf physiologischerweise gegebene hormonale Reize innewohnt. Diese Deutung findet in der Beobachtung von JESSING (1960) eine Stütze, da angesichts einer stark ausgeprägten und histologisch charakteristischen Schwangerschaftsmakromastie Gonadotropine, Androgene, 17-Ketosteroide und Kortikoide normale Werte ergaben. Demgemäß ist die Tendenz zur Rückbildung bei Interruptio graviditatis und post partum groß, ebenso wie die Neigung zu Rezidiven bei erneuter Schwangerschaft (HUGUIE und LORRAIN, 1914; AYMERICH, 1926; LEWISON et al., 1960).

d) Therapie

Eine *Interruptio graviditatis* führte in zahlreichen Fällen (AYMERICH, 1926; LEWISON et al., 1960) zur vollständigen Rückbildung. *Hormonbehandlungen* mit Testosteronpropionat (LEWISON et al., 1960), mit Progesteron und Follikulin (JÄÄMERI, 1948) erwiesen sich in Einzelfällen ebenfalls als erfolgreich. Durch *Röntgenbestrahlung* konnte ebenfalls eine Involution erzielt werden. Als sicherste Therapie gilt heute die *Ablatio mammae* oder eine *plastische Operation*, da nahezu alle konservativen Maßnahmen von Rezidiven gefolgt sind.

3. Makromastie nach wiederholten Fehlgeburten und bei Sterilität

Im gedanklichen Zusammenhang mit der Schwangerschaftsmakromastie stehen die von BANKHOFF (1948) beschriebenen Beobachtungen von Makromastie nach rezidivierenden Aborten.

Die Frauen im Alter von 25–31 Jahren hatten mehr als 3 Fehlgeburten, danach oft 2 normale Geburten und wiesen eine beidseitige starke Hypertrophie der Brustdrüsen auf, die histologisch nicht näher definiert worden ist. Bei diesen Makromastieformen ist als Ursache des Drüsenwachstums die mehrmals rezidivierende Stimulation durch die Schwangerschaften anzunehmen. – Starke beidseitige Makromastien fand der Autor auch bei jahrelanger *Sterilität*.

4. Lipomatöse Makromastie

Ungewöhnlich starke Massenzunahmen der weiblichen Brustdrüse im Erwachsenenalter werden häufig durch Einlagerungen von Fettgewebe im Panniculus adiposus sowie im Drüsenkörper verursacht. Die umfangreichen Fettlager in Form wechselnd großer Fettläppchen führen unter weitgehender Verdrängung zu einer Dissoziation der Anteile des Drüsenkörpers, der mit zunehmendem Lebensalter zu einem verkleinerten Residualorgan wird. Die zur Haut strebenden Cooperschen Bänder bilden dann ausgedehnte schmale Septen und auch an der Basis der Mamma entwickelt sich häufig über der Fascie des M pectoralis major ein breites Fettpolster. Diese Formen der Makromastie sind heute im Krankengut der plastischen Chirurgie häufig und machen nach STRÖMBECK (1964) etwa zwei Drittel seiner operierten Fälle aus (Abb. 170).

Pathogenetisch handelt es sich entweder um lokale Fettverteilungsstörungen im Sinn einer auf die Brustdrüse beschränkten Proliferation des Fettgewebes oder um Teilaspekte der häufigen allgemeinen Adipositas. Dafür spricht, daß STRÖMBECK (1964) bei 73% seines Krankenguts ein Übergewicht von mehr als 6 kg, davon in 45% mehr als 10 kg, feststellte. Es ist daher verständlich, daß mit der Parenchymatrophie eine fortschreitende lipomatöse Metaplasie des Stromas verbunden ist.

Pathohistologisch ist der Vorgang der lipomatösen Metaplasie und Atrophie der Mamma in den Randgebieten des Drüsenkörpers zu erkennen, wenn sich zwischen die Drüsenläppchen und Fibrillen des Stützgewebes Fettzellgruppen einlagern. Bei jungen Frauen mit einem kompakten und in der Regel gut begrenzten Drüsenkörper können Umbaureaktionen dieser Art ebenfalls festgestellt werden. Dabei bilden sich anfänglich einzelne Fettzellen um die Drüsenläppchen im Stützgewebe, deren Mantelgewebe zunächst erhalten bleibt. Als Parenchyminseln erscheinen diese Lobuli von Fettgewebe umgeben und vom Stützgewebe isoliert. Schließlich erfolgt die Metaplasie im Mantelgewebe selbst. Diese „stro-

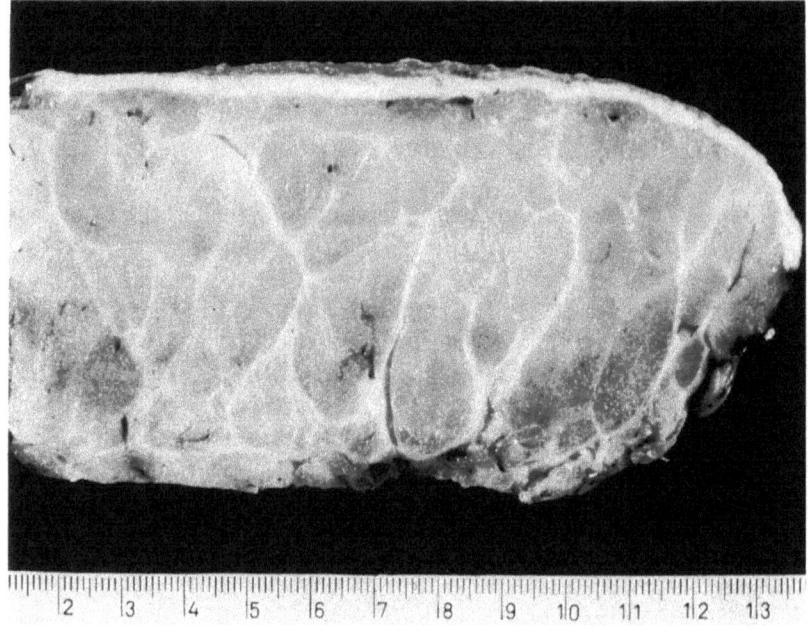

Abb. 170. Schnittfläche einer Mamma bei lipomatöser Makromastie mit einem nahezu
vollkommenen Ersatz des Drüsenkörpers durch Fettgewebe

mafreien" Läppchen fallen nunmehr der Atrophie anheim und stellen Partialvorgänge der fortschreitenden Lipomatose des Drüsenkörpers dar. Für die Histogenese der lipomatösen Makromastie sind die geweblichen Umbaureaktionen in
gesteigerter Form verantwortlich zu machen. Dazu kommen, infolge Ptose über-
gewichtiger Brustdrüsen, Verstärkungen des bindegewebigen Aufhängeapparats
in Form grobfasriger Fibrosierungen.

Bei der lipomatösen Makromastie wird, wie bei allen Formen dieser Erkran-
kungsgruppe, davon ausgegangen, daß eine das *gesamte* Organ betreffende
krankhafte Störung vorliegt. Jedoch können Fettgewebseinlagerungen durch
Lipome oder *Adenolipome* hervorgerufen werden. Adenolipome als umschriebene
Neubildungen sind selten und gutartig. Die histologische Differentialdiagnose
zwischen lipomatöser Makromastie und Adenolipom ist nur möglich, wenn
sich das exzidierte Gewebe als umschriebener, kapsulierter Tumor erweist.

5. Fibroadenomatöse Makromastie

Die unabhängig von Pubertät und Schwangerschaft ausgelösten diffusen
Mammahyertrophien der Frau beruhen ätiologisch auf verschiedenartigen Regulationsstörungen. Da diesen Formen weder eine bestimmte physiologische Ent-
wicklungs- oder Funktionsphase vorausgeht oder eigen ist, erscheint es zweckmä-

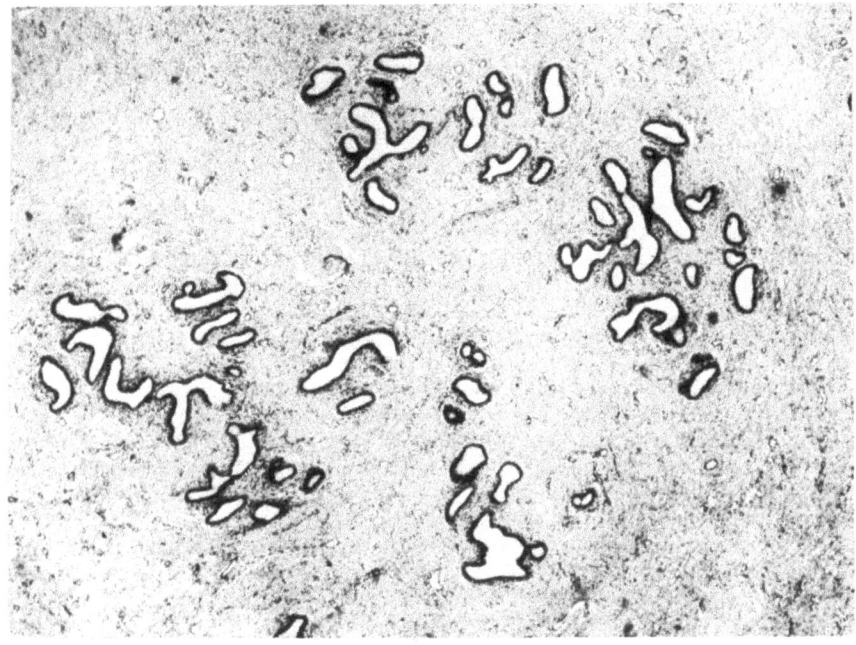

Abb. 171. Fibroadenomatöse Makromastie mit starker Vermehrung des Stützgewebes, Gangproliferationen und unvollständig differenzierten Drüsenläppchen. HE, Vergr. 90 ×

ßig, die „Hypertrophien im nicht graviden Zustand" nach histologischen Kriterien zu benennen. Als Resultante aus differenter endokriner Reizwirkung und Reagibilität des Mammaparenchyms gehen Strukturen mit unvollständig differenzierten Läppchen, Erweiterungen der Endsprossen und Milchgangswucherungen hervor (KEYSER, 1921; WINKLER, 1936). Zumeist entwickeln sich in den Proliferationsfeldern um neu entstandene Tubuli breite Säume eines zell-, kapillar- und saftreichen Mantelgewebes. Da eine ätiologische Klärung der Fälle in der Regel nicht gelingt, sprechen wir deskriptiv von einer *fibroadenomatösen Form der Makromastie* (BÄSSLER, 1966, Abb. 171).

Vielen dieser Makromastien gehen anamnestisch monate- oder jahrelange *Amenorrhoen* oder *Dysmennorrhoen,* als Ausdruck ovarieller Funktionsstörungen, voraus. Von Intensität und Art der hormonalen Stimulation der Mamma hängen Zeitraum der Ausbildung, Größenordnung, Gewebsbild und Prognose ab. Die Hormonwirkung kann simultan zur Hypertrophie dystopen Mammagewebes in der Axilla oder in der Vulva Anlaß geben und dort zu rezidivierenden Fibroadenomen führen (VAN DEN BERGH, 1963). Nach Beseitigung einer bekannten auslösenden Ursache kann sich die Makromastie zurückbilden. Davon berichten HABBE (1931) bei Granulosazelltumoren, MÜLLERHEIM (1928) bei Ovarialkarzinom und nach Digitalistherapie LEWINN (1963), CALOV und WHITE (1954) und BLOCH (1961). Auch nach beidseitiger Leukotomie wegen Schizophrenie (ROTTER-POOL, 1954) wurde eine einseitige Makromastie gesehen.

6. Sonderformen

a) Angiomesenchymale Makromastie bei Morbus Cushing

Bei Morbus Cushing ist die Entwicklung einer beidseitigen diffusen Makromastie eine ganz ungewöhnliche Gewebsreaktion.

Eine 19 Jahre alte Frau (R.B.) erkrankte mit dem Vollbild des Morbus Cushing. Untersuchungen des Steroidstoffwechsels führten zur klinischen Diagnose eines Nebennierenrindenadenoms. Nach Epinephrektomie Exitus an Lungenembolie. Pathologisch-anatomische Diagnose (gekürzt): Zeichen des Cushing-Syndroms durch bilaterale kleinknotige Adenomatose der Nebennierenrinde bei Inaktivitätsatrophie des eigentlichen Nebennierenrindengewebes beidseitig. Extreme Hyperplasie der Brustdrüsen beidseitig. An Hypophyse, Schilddrüse, Pankreas, Ovarien und Uterus histologisch kein bemerkenswerter Befund.

Die Größenzunahme der Brustdrüsen beruht nicht auf einer Reaktion des drüsigen Anteils, sondern auf der Einlagerung eines eiweißarmen Ödems im Stützgewebe mit Dissoziation und Kompression von Faserstrukturen sowie des Mantelgewebes und der Lobuli. Hiermit stehen Hyperämie und die Ausbildung von Phleb- und Lymphangiektasien im Zusammenhang, die als Abflußwege der extrazellulären Flüssigkeitsmengen dienen. Das histologische Bild dieses Typs ist ganz ungewöhnlich (Abb. 172).

Die *Pathogenese* der angiomesenchymalen Makromastieform wird durch eine vermehrte Produktion von Steroiden mit Glukokortikoidwirkung verständlich, die als Voraussetzung des M. Cushing gilt. Wenn auch Glukokortikoide eine verhältnismäßig schwache Elektrolytwirkung haben und eine vermehrte Aldosteronsekretion nicht vorlag (KRACHT und TAMM, 1961), könnte sich in dem fortgeschrittenen Stadium des M. Cushing eine besondere Stoffwechsellage mit metabolischer Azidose und Retention von Natrium ausgebildet haben. Die Vermehrung und Retention des Gewebswassers im Bindegewebe des Drüsenkörpers

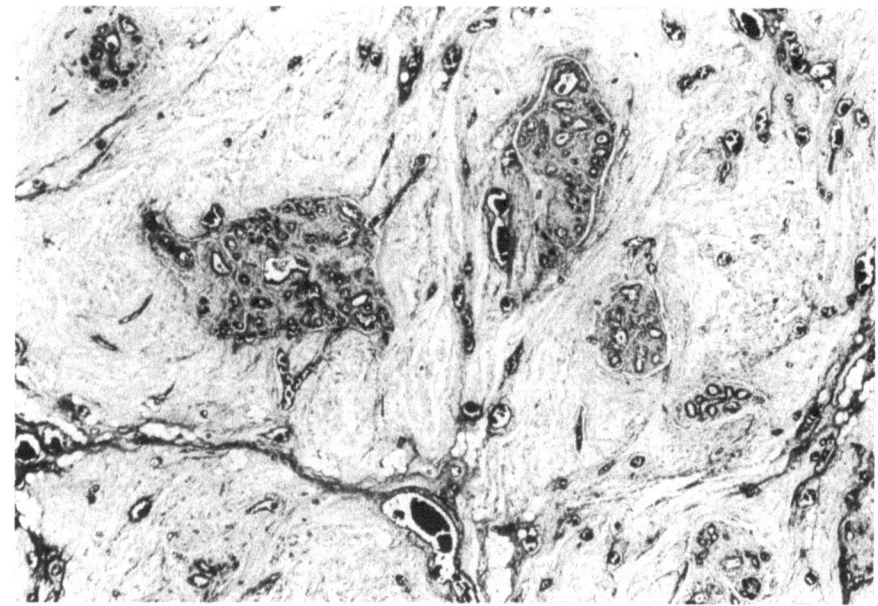

Abb. 172. Angiomesenchymale Makromastie bei Morbus Cushing mit hochgradigem Ödem des Stützgewebes und Lymphangiektasien. Erhaltung der lobulären Strukturen. HE, Vergr. 60 ×

ohne Epithelreaktion wäre Ursache und besonderer Ausdruck dieser Makromastieform. Es ist durchaus möglich, daß die angiomesenchymalen Reaktionen als interkurrente Phasen nur selten erfaßt werden und später als ubiquitäre Fibrosierungen imponieren, die ätiologisch nicht näher aufgeklärt werden können.

b) Makromastie bei metastasierendem Disgerminom und Akromegalie

Diese Form einer beidseitigen Makromastie ist Ausdruck einer kombinierten ungewöhnlichen Hormonwirkung durch einen tubulären Umbau der Drüsenarchitektur mit intrakanalikulärer Papillomatose und apokriner Sekretion (BÄSSLER, 1966). In den axillären Schweißdrüsen und in den Montgomeryschen Drüsen des Warzenhofs waren ähnliche Epithelproliferationen und Sekretionsvorgänge wie in der Mamma zu beobachten (kasuistische Beschreibung vgl. Kapitel N über diffuse Papillomatose des Gangsystems).

Beim Vergleich der Entwicklungsphasen dieser Makromastie steht am Anfang eine als auffällige Transparenz imponierende Durchsaftung des Mantelgewebes und Sekretion in den Endstücken der Drüsenläppchen. Infolge zunehmender Dehnung des Gangsystems werden die Drüsenläppchen dilatiert und in die Milchgänge einbezogen, die eine das gesamte Hohlraumsystem in gleicher Form einnehmende Papillomatose aufweisen (Abb. 197).

Als ein häufiges Begleitsymptom der Akromegalie gilt die Galaktorrhoe (LABHART, 1957; DANOWSKI, 1962), wohingegen Hypertrophien der Brustdrüse im Schrifttum nicht bekannt sind. Daher liegt es nahe, daß das metastasierende Disgerminom als Tumor der undifferenzierten Zellen der Keimdrüsen eine endokrine Wirkung entfaltet. Von etwa 300 Disgerminomen (HAIN, 1949) wurde bisher in 8 Fällen Gonadotropin nachgewiesen. Einen weiteren Fall mit Pubertas praecox und Makromastie beschrieb TIETZE (1931).

FAUVET (1933) faßt die Gonadotropinvermehrungen bei Disgerminom als Ausdruck unspezifischer Wechselbeziehungen zwischen Geschwulst und Hypophyse auf, während HAIN (1949), unter Hinweis auf FSH-bildende Seminome, der Vorstellung einer *hormonbildenden Potenz im Geschwulstgewebe* zuneigt, die wahrscheinlich in der beschriebenen Beobachtung Ursache der Sonderform einer Makromastie darstellt.

7. Medikamentöse Makromastie bei Digitalistherapie

Unter dem therapeutischen Einfluß von *Digitalisglykosiden* wegen Herzinsuffizienz wurde bei Frauen über die Ausbildung von Brustdrüsenhypertrophien berichtet. Nach dem ersten Hinweis von LEWINN (1953) über östrogenartige Effekte von Digitoxin, das bei 14 behandelten Männern zur Gynäkomastie geführt hatte, liegen Beobachtungen von Makromastien bei Frauen von CALOV und WHYTE (1954), ISHIKAWA (1940) und im deutschen Schrifttum von BLOCH (1961) vor. In diesen Fällen entwickelte sich die Makromastie in kurzer Zeit und bildete sich nach Absetzen der Digitalisbehandlung zurück. Da eine direkte Hormonwirkung der Aglykone im Sinn von Östrogeneffekten nicht wahrscheinlich ist, wird bei der Ähnlichkeit der chemischen Molekularstruktur von Digitoxingenin und Steroidhormonen eine biosynthetische Umwandlung der Genine in Östrogene angenommen und so die ungewöhnliche Nebenwirkung erklärt. Direkte Östrogen-Effekte durch Glykoside werden von HOFMANN et al. (1975) bezweifelt und auf eine adrenale Stimulation bezogen.

L. Pathologie der Mamilla und Areola mammae

Erkrankungen der Brustwarze und des Warzenhofs sind für die klinische wie für die pathomorphologische Diagnostik von Bedeutung, weil sie häufig Erkrankungen des Drüsenkörpers anzeigen, die von dort auf die Mündungszone des Gangsystems fortgeleitet werden. Damit sind vor allem chronische Entzündungen der Milchgänge und des Morbus Paget der Mamille gemeint, denen eigene Kapitel gewidmet sind. In diesem Abschnitt werden nur örtliche Erkrankungen und einige wichtige Komplikationen der vom Gangsystem übergreifenden Prozesse dargestellt.

I. Klinische Diagnostik

Für die Erkennung wie für die pathomorphologische Beurteilung der Mamille und Areola am Operationspräparat spielen Größe, Form und Pigmentation des Warzenhofs eine wichtige Rolle und zeigen die einleitend erwähnten Beziehungen zu einer Reihe von Erkrankungen oder von physiologischen Funktionsphasen der Mamma. Dabei sind zwei mühelos erfaßbare diagnostische Phänomene zu beachten, die bei narbenbildenden, schrumpfenden Prozessen als *Retraktion* oder bei raumfordernden Erkrankungen in den Milchgängen und im subareolären Bindegewebe als *Protrusion* imponieren (Abb. 180). Dazu Übersicht in Tabelle 20.

Tabelle 20. Retraktion oder Protrusion der Mamille bei verschiedenen Erkrankungen

Retraktion der Mamille	Protrusion der Mamille
Karzinome[a] bis 5 cm⌀ in 21% über 5 cm⌀ in 90%	*Adenom der Mamille* und Papillome der großen Milchgänge Karzinome der Mamille
benigne Tumoren und chronische Mastitis (sog. Plasmazellmastitis) in 1–3%	fortgeleitete Karzinose und chronisches Ödem bei Tumoren
Hohl- und Schlupfwarze	Morbus Paget
Narben nach Mastitis neonatorum	benigne Tumoren

[a] Zahlenangaben nach GESCHICKTER (1945).

II. Entwicklungsstörungen

(Über Athelie und Polythelie vgl. Kapitel A.) In diesem Zusammenhang sollen die Formvarianten aufgezeigt werden, die zu Störungen beim Saugakt führen können. Als Hemmungsmißbildungen gelten abnorme Kleinheit der Mamille, die *Mikrothelie* und die als Hypoplasie zu bezeichnende *Mamilla plana* mit unzureichendem Erektionsmechanismus.

Selten sind geteilte Anlagen der Brustwarze, die aus zwei oder auch aus drei Lippen bestehen können, die sog. *Mamilla fissa* oder *Mamilla bifida s. trifida* (LEICHTENSTERN, 1878).

Die nicht selten auftretenden Hohl- oder Schlupfwarzen, die *Mamilla circumvallata* (syn. Papilla invertita), können den Stillmechanismus erschweren oder unmöglich machen. Dabei wird die Brustwarze ringartig von der Areola umgeben und kann erigierbar sein (unechte Hohl- oder Schlupfwarze) oder aber als hypoplastische Mamille in der Tiefe einer Areolartasche als sog. *Mamilla circumvallata obtecta* liegen.

III. Entzündungen

1. Die akute Thelitis

Die durch Hyperämie, Ödem und Schmerzsensationen klinisch gekennzeichneten Entzündungen von Brustwarze und Warzenhof entstehen zumeist traumatisch und sind nur selten Ausdruck einer fortgeleiteten Mastitis. Während der Gravidität und vor allem in der Laktationsphase wird die Mamille am häufigsten zum Ausgangsort akuter Entzündungen, die sich über das Gangsystem in den Drüsenkörper als puerperale Mastitis fortsetzen, die Regio areolaris und die äußere Haut in Form einer phlegmonösen Entzündung einbeziehen oder als Erysipel imponieren. Hyperämie und Durchsaftung von Mamille und Areola während der Laktation und eine ungewohnt starke mechanische Beanspruchung beim Stillen durch das Erfassen der Mamille sowie durch Zugwirkungen führen leicht zu Exkoriationen, Fissuren und Rhagaden. Diese Zusammenhangstrennungen des Integuments sind Orte der Keiminvasion, wobei nach klinischen Erfahrungen zu sagen ist, daß derartige Vulnerationen an der Mamille wesentlich häufiger auftreten als akute eitrige Entzündungen.

Zur Klinik und Mikrobiologie vgl. Kapitel J (Akute Mastitis).

Ungewöhnlich ist die *akute, eitrige Thelitis beim Mann* und auf äußere traumatische Einflüsse mit sekundärer Infektion zurückzuführen. Schmerzen, einseitige Anschwellung und eitrige Absonderungen sind auch hier die Symptome, die zur ärztlichen Konsultation führen.

2. Chronische und eitrige Entzündungen

Im Vergleich zu der heute ganz in den Hintergrund getretenen spezifischen Thelitis hat eine Form der chronischen, auf die Regio mamillaris et areolaris fortgeleiteten Mastitis an Bedeutung gewonnen, die als *Plasmazellmastitis*, obliterierende Mastitis oder Ductectasie bezeichnet wird. Pathogenetisch handelt es sich um eine resorptive Entzündung bei Sekretretentionen im Gangsystem, deren Ursache eine Obturation im Mündungstrichter der Milchgänge ist (vgl. dazu Kapitel J, chronische Mastitis).

In einer Zone, die etwa der Ausdehnung der Areola entspricht, konfluieren die kleineren und mittelgroßen Milchgänge zu den Ductus lactiferi, die sich an der Basis der Mamille zu Sinus erweitern und als englumige Ductus excretorii nach außen münden. Die proximalen Gangsegmende sind von Plattenepithel

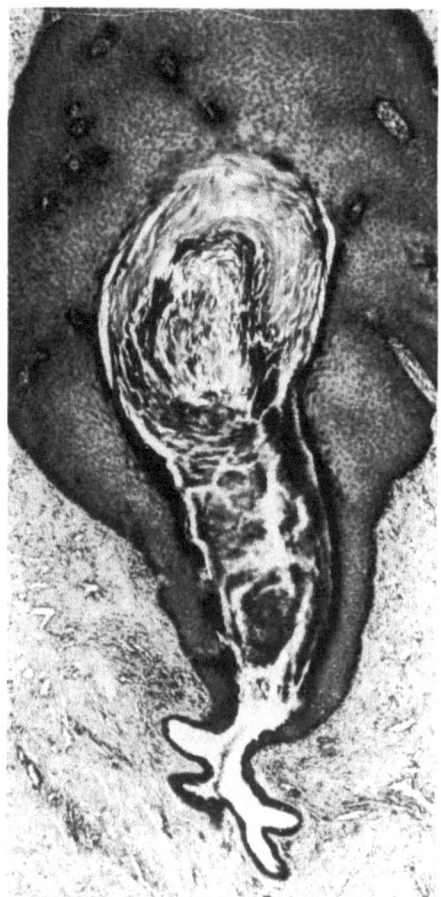

Abb. 173. Hornpfropf in einem großen Milchgang mit Obturation desselben bei Gangektasie und chronischer Mastitis. HE, Vergr. 70 ×

ausgekleidet, dessen Desquamationsneigung und Ausdehnung im Gangsystem für diese Erkrankungen von Bedeutung ist. Durch Ausbildung von obturierenden Hornpfröpfen (Abb. 173) oder stenosierenden Epithelmetaplasien in der Mamille werden Retentionen mit Gang- und Sinusektasien hervorgerufen, die im Gebiet der Mamille und Areola folgende Komplikationen auslösen:

a) Milchgangfisteln

Unter diesem Begriff berichten ZUSKA et al. (1951) über 5 Beobachtungen, die als Komplikation der Komedomastitis gedeutet wurden. ATKINS (1955) beschreibt 28 Fälle unter dem Terminus „Mammillary Fistula". PATEY und THACK-RAY (1958) behandelten 7, HADFIELD (1960) 10, SANDISON und WALKER (1962) 38, KLEINFELD (1966), ABRAMSON (1969) 6 von 61 Fällen mit Duct-ectasie. Dem eigenen Untersuchungsgut wurden 8 Fälle entnommen. Die Erweiterung der

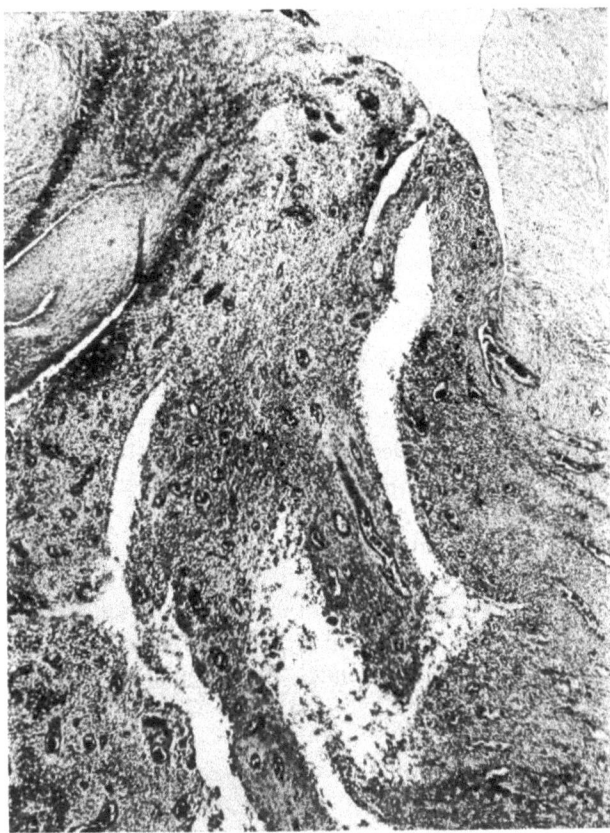

Abb. 174. Mündungsgebiet einer Milchgangfistel mit Plattenepithelverbänden und einer chronisch granulierenden Entzündung mit Fremdkörperreaktion. HE, Vergr. 70 ×

Milchgänge unter der Mamille können tastbar sein und wie „Würmer" imponieren, so daß BLOODGOOD (1923) den anschaulichen Begriff des „Varikozele-Tumors" wählte.

Klinisch stehen Zeichen einer chronisch-rezidivierenden Entzündung mit Ödem der Areola im Vordergrund, wobei die Mamille häufig retrahiert ist (Abb. 174). Durch sorgfältige Palpation ist es möglich, aus der Mamille wie aus den Fistelöffnungen der Areola ein visköses, lipidreiches, gelbgraues Sekret abzudrücken, das einer eingedickten Milch entspricht. Chronisch-narbenbildende Prozesse führen auch hier zu Indurationen.

Das mittlere *Alter der Erkrankten* liegt nach ATKINS (1955) bei 34 Jahren, nach ABRAMSON (1969) bei 38 Jahren (Altersspanne 21–63 Jahre). Die Mehrzahl der Frauen ist verheiratet. ATKINS (1955) berichtet über 7 bilaterale Erkrankungen, und in 19 Fällen lagen Hohlwarzen vor. Die Kommunikation zwischen Epidermis und Milchgangsystem durch den Fistelgang führt zu chronisch-fortdauernden und eitrigen Entzündungen und erklärt die im Schrifttum verzeichneten Krankheitsrezidive und die Zahl an Rezidivoperationen (nach ATKINS, 1955,

20 Operationen bei einer Frau!) sowie eine Häufung von Fehldeutungen. Die umschriebenen Schwellungszustände und das trügerische Bild der Mamillenretraktion hat, in Unkenntnis dieser Erkrankungsform, häufig zu Mastektomie wegen Karzinomverdachts Anlaß gegeben. Es ist keine Frage, daß bei exakter Exzision aus der Mamille oder Fistel die Entzündung im Schnellschnitt erkannt werden kann.

b) Subareoläre Abszesse

Durch Ruptur eines Sinus oder Milchgangs greift die Entzündung auf das Mesenchym der Areola über und schafft die wesentliche Veraussetzung für eine eitrige Einschmelzung (Abb. 175). Derartige subareoläre Abszesse sind von KILGORE und FLEMING (1952) bei 64 Frauen mit dem Hinweis beschrieben worden, daß die konservativ-antibiotische *Therapie* wenig erfolgreich ist und die Abszesse wie die Fisteln einer sorgfältigen operativen Behandlung zu unterwerfen sind (dazu HADFIELD, 1960). Von HAAGENSEN (1971) wird eine zirkumareoläre Inzision mit Freilegung der Warzenbasis und Präparation des erweiterten Sinus und seiner Fistel mit Exzision angewandt.

Pathohistologie: Wie einleitend hervorgehoben, ist die pathogenetische Kette durch Obturation oder Stenose im Mündungsgebiet der Milchgänge, durch Retention und Entzündung gegeben und mit ihren Formen schematisch in Abb. 176 dargestellt. Das Wirksamwerden von Staphylokokken oder einer Mischflora erklärt die lokalen eitrig-abszedierenden Entzündungen. Vereinzelt wurden in

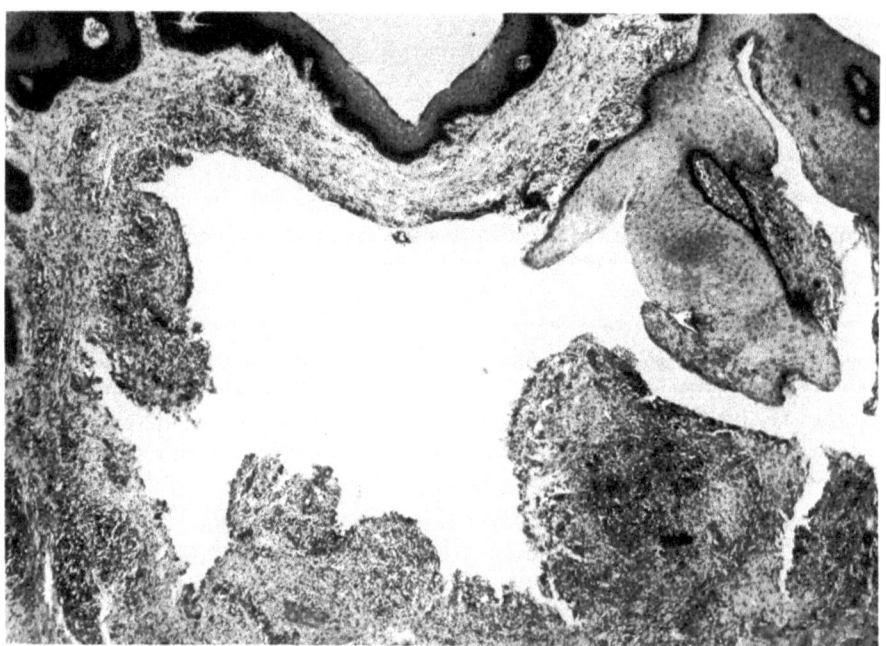

Abb. 175. Subareolärer Abszeß mit chronisch eitriger Thelitis und Galaktophoritis. HE, 70 ×

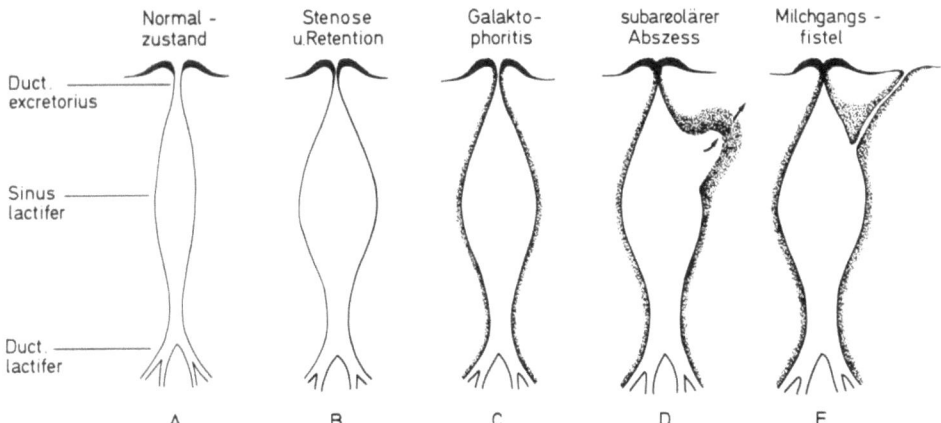

Abb. 176. Schematische Darstellung zur Pathomorphogenese des subareolären Abszesses und der Milchgangfistel. Durch Stenose und Obstruktion des Mündungstrichters der großen Gänge (*B*) entstehen zystische Gangektasien mit chronischer Entzündung (*C*). Bei vollkommener Obstruktion und Infektion fortgeleitete Entzündung mit subareolärer Abszedierung (*D*) und Fistelbildung mit Ausmündung in der Haut am Rand der Areola mammae

den Lumina der areolären Sinus auch Haare gesehen (SANDISON und WALKER, 1962). Nach Abklingen der floriden Phase sind unspezifisch-granulomatöse Reaktionen festzustellen, ferner Narben, die zu einem Umbau der Feinstruktur der Mamille und damit zu weiteren Stenosierungen der Milchgänge führen. Auf diese Weise kann die chronische Retentionsmastitis perpetuiert werden.

Die pathohistologische *Diagnostik* soll sich auf das Vorliegen einer chronisch-granulierenden Thelitis stützen, die sich auf das Gebiet der M. areolaris ausdehnt (Abb. 177). Ferner liegen bei Gangfisteln Plattenepithelverbände oder geschlossene Fistelkanäle vor, die von einem zelligen Infiltrat umgeben sind. Je mehr die Entzündung abklingt, desto mehr treten Sklerosierungen und epithelialisierte Fistelgänge hervor, die einer *Epithelzyste* gleichen.

Für die Deutung der *Pathogenese* bleibt die Frage offen, weshalb diese Komplikationen bei Plasmazellmastitis nur selten beobachtet werden. Hierfür ist ein lokalisierender Faktor verantwortlich zu machen, der zu einer Retention in den Sinus führt, ohne daß die gesamte Brustdrüse erkrankt (Abb. 176). Die von den Grenzzonen zwischen Drüsen- und Plattenepithel bekannte Metaplasieneigung des Deckepithels gewinnt, wie an Cervix, Analregion und Speicheldrüsen, für die Mamille und für das proximale Segment des Gangsystems der Mamma Bedeutung. Unter entzündlichen oder hormonalen Einflüssen kann sich die Epidermisierung über die Ampulla auf die großen Milchgänge fortsetzen und die Umwandlung des zunächst nicht verhornenden Plattenepithels in ein verhornendes Epithel vollziehen. Die Desquamation von Epithel- und Hornmassen stellt die Voraussetzung der Gangobstruktion und Sekretretention dar (TOKER, 1962). Ein weiterer Aspekt wird von PATEY und THACKREY (1958) durch den Nachweis von Plattenepithel und Talgdrüsen im Gangsystem diskutiert. Die Autoren deuten diese Meta- und Dysplasien als Ausdruck einer konnatalen

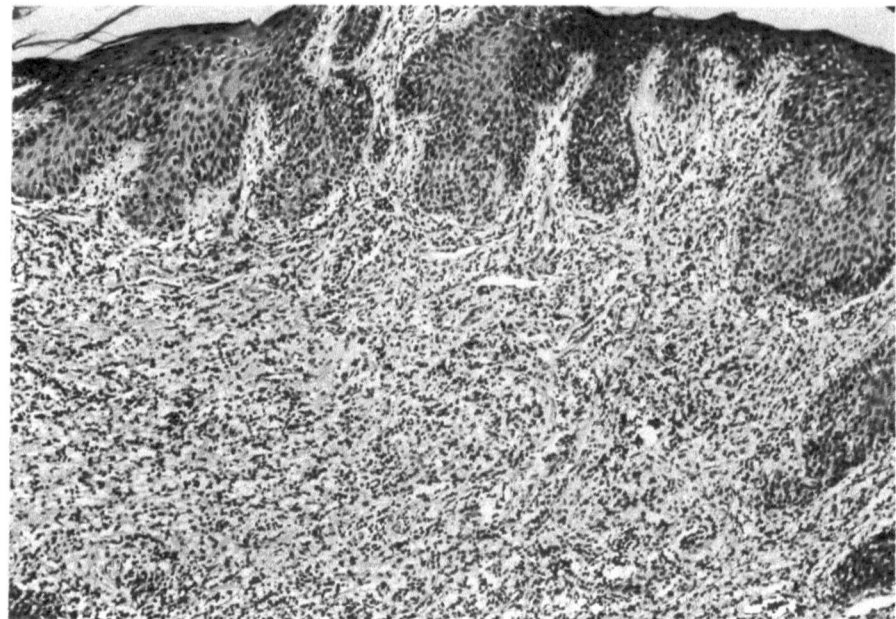

Abb. 177. Unspezifische chronische Areolitis mit lympho-plasmazellulären Infiltraten, die zu einer Dissoziation des M. areolaris führen können. HE, Vergr. 230×

Entwicklungsstörung, woran das oben erwähnte Vorkommen von Haaren erinnert. Serienuntersuchungen oder Bestätigungen dieser Auffassung stehen jedoch aus.

3. Entzündungen der Areola

Die *Areola mammae* wird, in Abhängigkeit von Akuität und Ausdehnung, sekundär in die Entzündungsprozesse einbezogen. Eine offensichtlich bevorzugt oder primäre, im Warzengebiet lokalisierte, chronische Entzündung unbekannter Ätiologie beschrieb GÖGL (1948).

a) Areolitis chronica

Die *Areolitis chronica* ist morphologisch durch dichte lympho-plasmazelluläre Infiltrate sowie durch Ausbildung von Lymphfollikeln mit Reaktionszentren gekennzeichnet und wurde bei 3 Frauen (Alter 46, 46 und 56 Jahre) beobachtet (Abb. 177). Klinisch imponierte die Entzündung als tumorartige Induration des Warzenhofs. Ob dieses Krankheitsbild Beziehungen zu der erwähnten Plasmazellmastitis im Sinn einer ungewöhnlichen Lokalisation hat oder de facto eine Entität darstellt, bleibt offen.

Bei einem Teil der Reaktionen könnte es sich um Manifestationen der *Lymphocytosis benigna cutis Bäfverstedt* handeln, die in dieser Region von ZIPPEL (1974) beschrieben wurde. In einer eigenen Beobachtung (Abb. 178) bemerkte eine 58 Jahre alte Frau seit

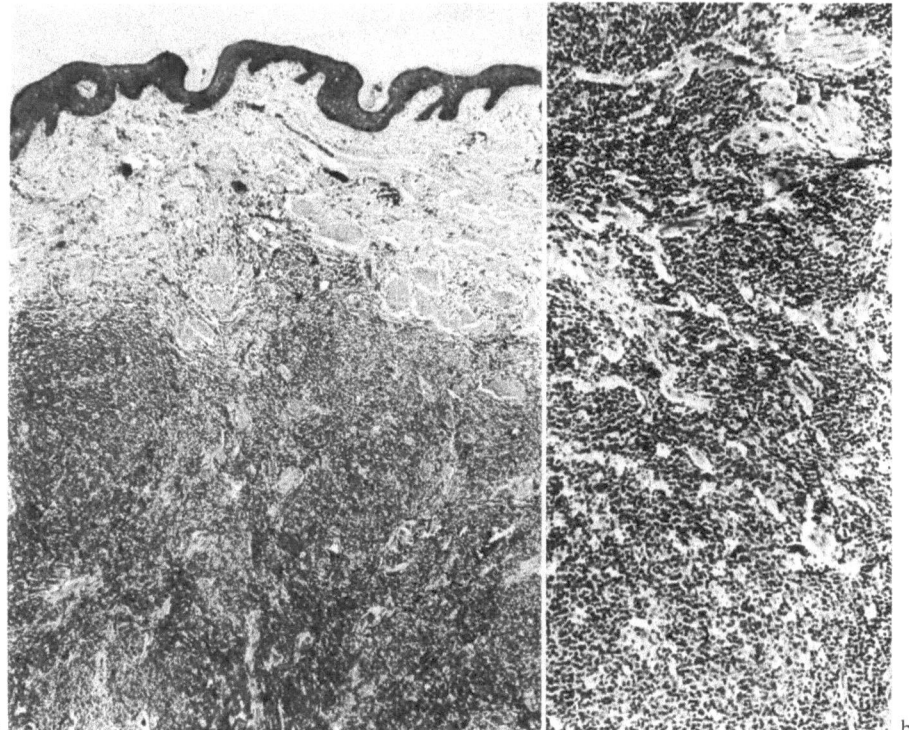

Abb. 178a u. b. Lymphocytosis benigna cutis Bäfverstedt der Mamille einer 58 Jahre alten Frau. (a) Übersicht mit lymphadenoidem Infiltrat in Mamilla und Areola und Dissoziation der Faserstrukturen sowie des M. areolaris. (b) Ausschnittsvergrößerung. HE, 60 und 230 ×

einigen Wochen eine Verdickung des Warzenhofs der linken Mamma mit Hyperämie und Hyperthermie. Lymphknoten, Leber, Milz unauffällig. 6500 Leukozyten, 46% Lymphozyten, 54% Segmentkernige. BSG 25/46 mm n.W.

b) Spezifische Entzündungen

Spezifische Entzündungen der Mamille und Areola entstehen als fortgeleitete Thelitis oder Areolitis bei der Galactophoritis tuberculosa oder als exogene Kontaktinfektion beim syphilitischen Primäraffekt (SCHULTZ, 1933; weitere Lit.; vgl. Kapitel J: Mastitis).

4. Hyperkeratose und Hyperpigmentation

Sie ist durch eine dunkelbraune, pflastersteinartige Hyperkeratose der Areola und der Warze ohne entzündliche Veränderungen charakterisiert, die bei Frauen im geschlechtsreifen Alter vorkommt. Von OBERSTELEHN und KÜHL (1953) wurden 2 Beobachtungen publiziert, aus deren Anamnese eindeutig hervorgeht, daß die pigmentreichen Hyperkeratosen die Antwort auf Applikationen von Follikelhormon sind, gleichsam eine ins Pathologische gesteigerte Schwangerschaftreaktion des pigmentbildenden Epithels. Eine weitere Beobachtung liegt von PROVENZANO und QUIROGA (1951) vor.

Hyperpigmentation der Areola und Mamilla beim Mann tritt nach Östrogenbehandlung bei Prostatakarzinom auf.

IV. Tumoren

1. Das Adenom der Mamille

Unter dem allgemein angewendeten Terminus „Adenom der Mamille" werden benigne, zumeist einseitig auftretende, drüsig-papilläre Neubildungen verstanden, die zu umschriebenen Protrusionen in der Regio mamillaris führen und differentialdiagnostische Schwierigkeiten für Klinik und Pathomorphologie bereiten können. Diese Tumoren sind selten. Von KINDERMANN und RUMMEL (1973) wurden insgesamt 199 Beobachtungen zusammengestellt.

a) Terminologie

Die Terminologie dieses Tumors ist weitgehend einheitlich und wechselt zwischen den Begriffen Adenom, Papillom und Erosion. In der Arbeit von HANDLEY und THACKRAY (1962) wird der heute bevorzugte Begriff des „Adenoms der Mamille" geprägt. Von einer Mamillen-Adenomatose sprachen DEGOS et al. (1964), und das klinische Symptom der Erosion kommt als „erosive Adenomatose" zum Ausdruck (LE GAL et al., 1959; MILLER und BERNIER, 1965; PELOUX und FRANCO, 1965; PRATT-THOMAS, 1968; SMITH et al., 1970). Dem papillären Charakter wird von HAAGENSEN (1971), PERZIN und LATTES (1972) als „papilläres Adenom" oder als „Papillomatose" der Mamille oder Milchgänge Rechnung getragen (JONES, 1955; MOULONGUET, 1960; NICHOLS et al. (1958), SHAPIRO und KARPAS, 1965). McDIVITT et al. (1968) sprechen von „subareolärer Gangpapillomatose".

b) Altersverteilung

Das Durchschnittsalter beträgt etwa 45 Jahre. Die Verteilung schwankt von 9 Jahren (MILLER und BERNIER, 1965) bis zu 87 Jahren (TAYLOR und ROBERTSON, 1965).

Ganz vereinzelt werden Mamillenadenome bei Männern festgestellt (vgl. Kapitel V; SHAPIRO und KARPAS, 1965; MILLER und BERNIER, 1965).

c) Klinik

Das Adenom führt zu einer totalen oder partiellen Vergrößerung der Mamille mit Ausbildung einer höckerigen, hyperämischen Oberfläche (Abb. 179). Das Einwachsen des Tumors in das subepitheliale Stroma, Entzündung, Erosion und Ulzeration erklären die Symptome der Schmerzhaftigkeit, des Juckreizes, der sanguinolent-serösen Exsudation aus der Mamille und der gesteigerten Vulnerabilität und Neigung zur Blutung beim Berühren (KINDERMANN und RUMMEL, 1973). Der teilweise ekzematöse Charakter der Hautveränderungen und das Übergreifen auf angrenzende Bezirke der Areola macht Verwechslungen mit dem Morbus Paget verständlich. Das Adenom ist in der Mehrzahl der Fälle eine einseitige Erkrankung.

Bilaterale Adenome der Mamille sind bisher in 5 Fällen beschrieben worden, wobei es sich bei HANDLEY und THACKRAY (1962), McDIVITT et al. (1968) und HAAGENSEN (1971) um sukzedane Neubildungen handelte. Gleichzeitig bestehende bilaterale Adenome fanden BERGDAHL et al. (1971) bei einer 50 Jahre alten Frau, die 6 Jahre lang intermittierende Sekretion und Blutungen aus beiden Mamillen festgestellt hatte. Beide Warzen waren symmetrisch vergrößert und ulzeriert. CITOLER et al. (1973) berichten über ein klinisch latentes bilaterales Adenom einer 49 Jahre alten Frau bei doppelseitigem Mammakarzinom.

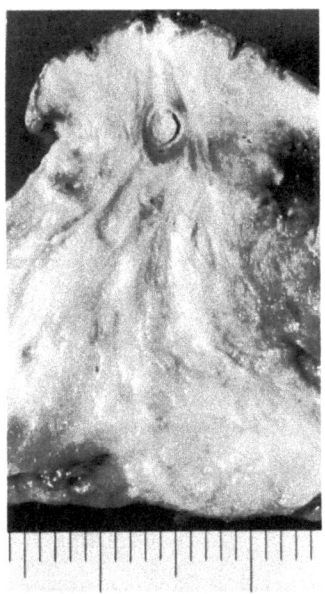

Abb. 179. Kleines, rundliches Adenom der Mamille auf der Schnittfläche einer Mamma. Klinische Mamillensekretion, diskrete Blutungen

d) Pathomorphologie

Pathomorphologisch handelt es sich zumeist um senfkorn- bis erbsgroße, grau-rote, nicht scharf begrenzbare Tumoren ohne Kapsel, die in Höhe der Milchgangssinus bis zur Mamillenkuppe lokalisiert sind. Protrusionen in der Mamillenachse oder nach einer Seite zeigen makroskopisch die Topik des raumfordernden Prozesses (Abb. 180).

Histologisch ist das Mamillenadenom aus unterschiedlich weiten, teils zystischen Drüsenschläuchen aufgebaut, die von einem mehrreihigen Epithel, mit Differenzierung einer flachen Basalschicht, umsäumt sind (JONES, 1955; HANDLEY und THACKRAY, 1962; PERZIN und LATTES, 1972). In nahezu allen Adenomen dieser Art besteht eine Neigung zu papillären und pseudopapillären Epithelproliferationen, die die einleitend genannte Terminologie verständlich machen. Das Epithel bildet auch solide oder kribriforme Muster, die sich bis in die großen Milchgänge fortsetzen können (Abb. 181 u. 182). Die Ausbreitungsneigung des Tumors und das in den Proliferationsgebieten hervortretende Epithel mit hyperchromatischen Zellkernen erklärt die differentialdiagnostischen Probleme bei der Abgrenzung von hochdifferenzierten Adenokarzinomen. Vor allem in Gebieten, in denen stärkere Sklerosierungen vorliegen, können pseudoinfiltrative Epithelproliferationen entstehen, die aber in Wirklichkeit Teilbild einer sklerosierenden Adenose sind. Diese wird häufig festgestellt (McDIVITT et al., 1968). Hier sind Fehldeutungen ohne weiteres möglich! Für das Vorliegen eines Karzinoms spricht die Aufhebung der zweireihigen Epithelstruktur, die Uniformität der Tumorzellen in Verbindung mit Pleomorphie, Mitosen und den bekannten zyto-

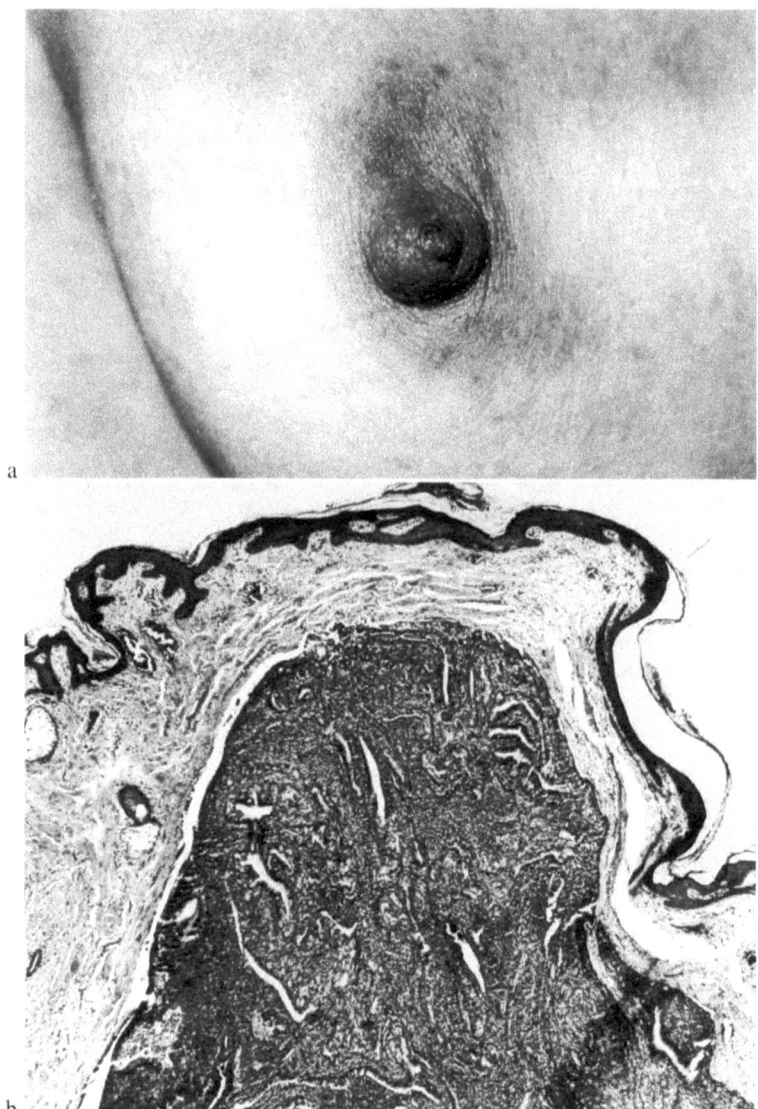

Abb. 180a u. b. Adenom der Mamille mit Protrusion derselben. (a) Makroskopisches Bild.
(b) Histologische Übersicht eines papillären Mamillenadenoms. Klinisch: Sekretion und
Blutungen. HE, Vergr. 40×

morphologischen Kriterien der Malignität. Über ein histologisch ungewöhnliches
Adenom mit Plattenepithelmetaplasien und möglichem Ausgang von einem
Haarfollikel berichten VAKIL und SIRSAT (1965). Im Stroma des Adenoms finden
sich rundzellige Infiltrate, Sklerosierungen und eine unterschiedlich ausgeprägte
Elastose.

Für die *Diagnostik* ist wichtig, daß der Abstrich für die Zytologie nur positiv

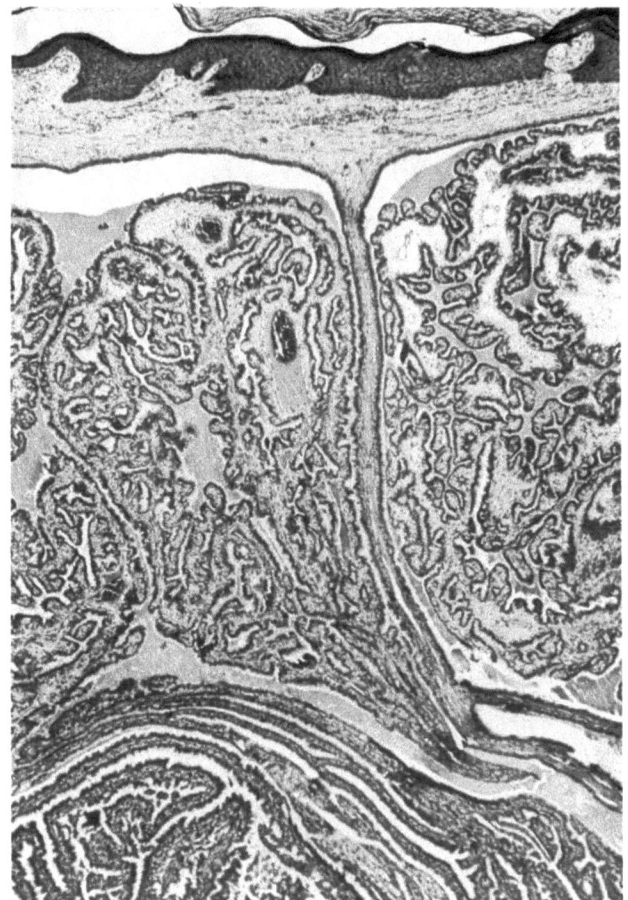

Abb. 181. Papilläres Adenom der Mamille mit Zystenbildung und Sekretion. HE, 70×

sein kann, wenn eine Ulzeration vorliegt und Tumorzellen desquamierbar sind. Ein negatives Ergebnis bedeutet keinen Ausschluß. Die Inzisionsbiopsie wie der Schnellschnitt sind wegen der topischen Verhältnisse und der damit verbundenen Unsicherheit nicht zu empfehlen. Als geeignete Maßnahme für *Diagnose und Therapie* wird die *diagnostische Exzisionsbiopsie* im Gesunden empfohlen, die eine sorgfältige Aufarbeitung des Gewebes und eindeutige Aussagen gestattet.

e) Prognose

Die Prognose wird wegen der Benignität und Begrenzbarkeit des Adenoms übereinstimmend günstig beurteilt. Eigenschaften einer Präkanzerose kommen dem Adenom nicht zu, obwohl in Einzelfällen Koinzidenzen mit Mammakarzinomen festzustellen waren (JONES, 1955; MCDIVITT et al., 1968; HAAGENSEN, 1971). Dabei liegen allerdings Tumoren ohne topische Beziehungen vor (CITOLER et al., 1973), die nicht für ein Entartungsrisiko des Adenoms sprechen.

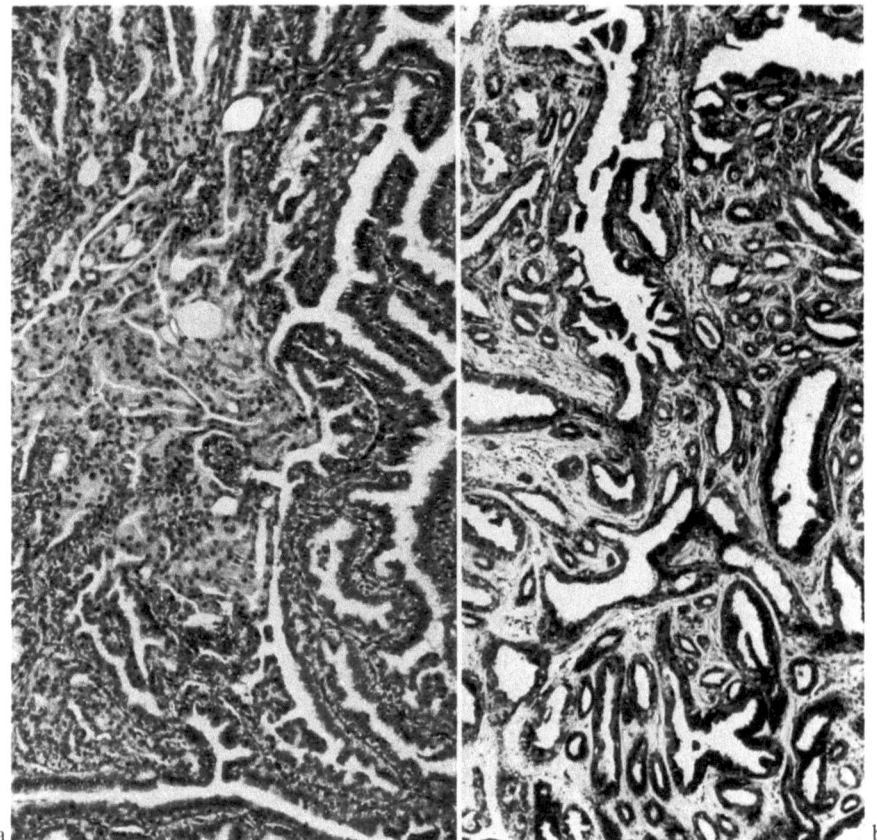

Abb. 182a u. b. Ausschnittsvergrößerung benigner papillärer Adenome der Mamille. (a) mit apokriner Metaplasie (aus Abb. 181), (b) proliferierter Typ eines atypischen papillären Adenoms mit zellreichen Pseudopapillen, jedoch ohne invasives Wachstum. HE, Vergr. 240 × und 230 ×

2. Das Mamillenkarzinom

Eine sichere Abgrenzung dieser sehr seltenen Neubildung gegenüber dem formvariablen Adenom der Mamille ist bei soliden und szirrhösen Karzinomen und bei Plattenepithelkrebsen ohne weiteres möglich. Fraglich bleibt jedoch, ob die im älteren Schrifttum häufig als Adenokarzinom bezeichneten Neoplasien heute noch als solche oder eher als Mamillenadenom klassifiziert würden.

Die erste zusammenfassende Darstellung primärer Tumoren der Brustwarze und des Warzenhofs von LINDFORS (1900) umfaßt 37 Neubildungen des älteren Schrifttums seit COOPER (1836) mit 27 Mamillen- und 10 Areolatumoren, wovon 16 als Mamillenkarzinome bezeichnet sind. SCHREINER (1912) beschrieb ein Zylinderzellkarzinom und fand im Schrifttum weitere 37 benigne und maligne Neubildungen. BATTLE und MAYBURY (1913) beobachteten ein Plattenepithelkarzinom der Mamille bei einem 11 Jahre alten Mädchen. Von KÖRBLER (1955) liegt eine Kasuistik vor. Die gegenwärtig beste pathohistologisch orientierte Übersicht von 29 Beobachtungen aus einer Serie von 10000 malignen Mammatumoren der Mayo-Klinik seit 1910 stammt von CONGDON und DOCKERTY (1956). Im deutschen Schrifttum berichteten DREWES und POCHE (1969) über 3 Fälle.

a) Klinik

Klinisch tritt das Karzinom der Mamille, ähnlich wie das Adenom, als kleiner, umschriebener Tumor mit Neigung zur Ulzeration und Exsudation in Erscheinung und wird überwiegend beim weiblichen Geschlecht beobachtet. Das *Durchschnittsalter* liegt bei 54,9 Jahren, mit einer Schwankung von 11 Jahren (BATTLE und MAYBURY, 1913) bis zu 83 Jahren. Die Mehrzahl der Erkrankten ist verheiratet und hat mehr als eine Gravidität oder Geburt gehabt. Eine familiäre Karzinombelastung wurde von CONGDON und DOCKERTY (1956) in der Hälfte der Fälle festgestellt. Wie beim Mammakarzinom, tritt der Krebs der Brustwarze bevorzugt auf der linken Seite auf. Die mittlere *Dauer der Symptome* beträgt bei Frauen etwa 1 Jahr, bei Männern etwa 8 Monate. Im Vordergrund stehen Anschwellung und Prominenz der Mamille, Sekretion einer serösen und sanguinolenten Flüssigkeit, Retraktion der Mamille, ekzematöse Effloreszenzen und Ulzerationen, teilweise Schmerzen und axilläre Lymphknotenschwellungen, wobei – nach den genannten Autoren – nur in 17% der Fälle Metastasen nachweisbar waren. Einleuchtend ist, daß bei diesen kleineren Tumoren gelegentlich nur ein einziges Symptom an der Mamille oder eine axilläre Metastase auf den Primärtumor hinweist. Bei den sog. okkulten Karzinomen sollte differentialdiagnostisch ebenfalls an diese Möglichkeit gedacht werden.

b) Pathomorphologie

Pathomorphologisch zeigen die Karzinome Dimensionen von Reiskorn- bis Kirschgröße, die sich histologisch als szirrhöse, papilläre oder schleimbildende Adenokarzinome erweisen. Es kommen auch Komedokarzinome und Plattenepithelkarzinome vor, wobei die Metastasierungsrate bei den szirrhösen Karzinomen am höchsten ist. Von CUTLER (1961) ist auf die wichtige Tatsache hingewiesen worden, daß der kleine Primärtumor weitgehend oder ganz in eine Ulzeration einbezogen werden kann. Ausgangsorte der Tumoren sind die Epidermis und die von Plattenepithel ausgekleideten Mündungstrichter der Mamille, ferner die Milchsinus und die großen Gänge, aus denen Übergangszell-Karzinome, papilläre und intraduktale Karzinomformen abzuleiten sind. Metastasen in den axillären Lymphknoten wurden bei 9 von 27 Fällen von CONGDON und DOCKERTY (1956) festgestellt, wobei in 5 Fällen klinisch keine Vergrößerung der Lymphknoten nachzuweisen war.

Zur *Therapie* wird in der Regel die einfache Mastektomie vorgeschlagen. Eine Radikaloperation mit Nachbestrahlung ist erst bei metastasierenden Karzinomen angezeigt.
Über 3 *endotheliale Sarkome* der Mamille berichten LOUVET und LE GAL (1965).
Basalzellkarzinome der Mamille werden von DAVIS und PATCHEFSKY (1977) mitgeteilt; bisher wurden 3 Fälle bei Frauen und 4 bei Männern beobachtet.

3. Tumoren der Areola mammae

In der Haut des Warzenhofs treten naturgemäß alle Zysten und Neubildungen auf, die von schweißdrüsenreichen Arealen des Integuments bekannt sind. In der ältesten Zusammenstellung von LINDFORS (1900) und später in der Monographie von GESCHICKTER (1948) werden als rundliche Anschwellung imponierende *Epithelzysten* (Atherome), *Fibroepitheliome* (Abb. 183), subepitheliale Fibrose, *Hämangiome, Leiomyome* der Mm. arrectores pilorum und des M. areolaris beschrieben. In der Areola können multiple Knoten Teilbild einer *Neurofibromatose* sein (Abb. 184; vgl. Kapitel M).

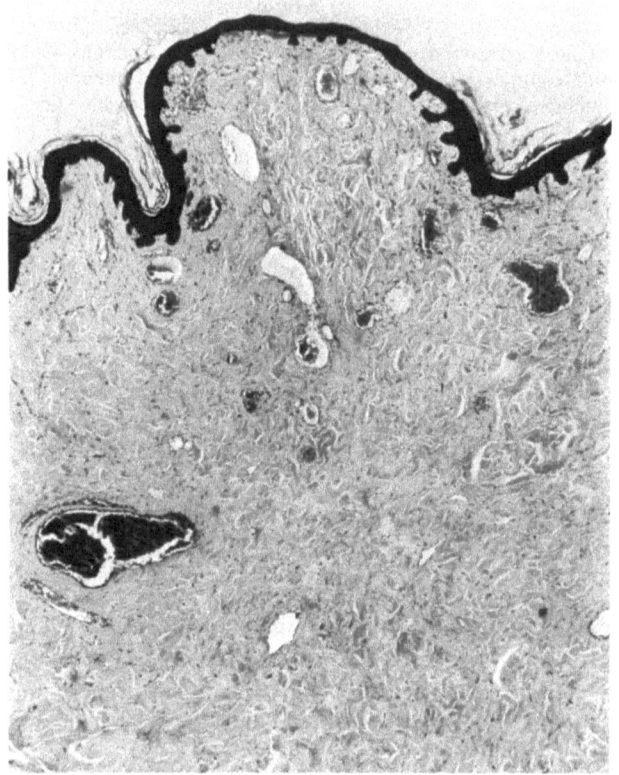

Abb. 183. Fibroepitheliom der Mamille einer 53 Jahre alten Frau. HE, 40×

Von den in der Areola mammae vorhandenen Drüsen könnten unter hormonalem Einfluß *zystische Hyperplasien* entstehen. Bei Neugeborenen treten, synchron mit der Hexenmilchsekretion, im Bereich der Gl. areolares Montgomery zystisch erweiterte Drüsennester mit Zeichen einer lebhaften Sekretion auf, die sich nach Abklingen des hormonalen Impulses spontan zurückbilden (BÄSSLER, 1958). Ähnliche Hyperplasien finden sich in Gravidität und Laktation.

Von den ekkrinen und apokrinen Schweißdrüsen ausgehend, führen papilläre *Syringozyst-Adenome* zu umschriebenen Tumoren und weisen hier wie in der Haut unterschiedliche Formvarianten, aber auch Übergänge zu Schweißdrüsenkarzinomen oder Zylindromen auf (LEE et al., 1933; PUENTE DUANY und VIDAURRETA, 1958).

4. Metastatische Karzinose der Mamilla und Areola mammae

Die durch das Gangsystem und die Lymphabflußrichtung vorgezeichnete enge Verbindung zwischen Drüsenkörper und Warzenregion erklärt häufige Miterkrankungen dieses Gebiets bei malignen Mammatumoren. Oberflächlich oder zentral lokalisierte Neubildungen führen zum bekannten Bild der Retraktion

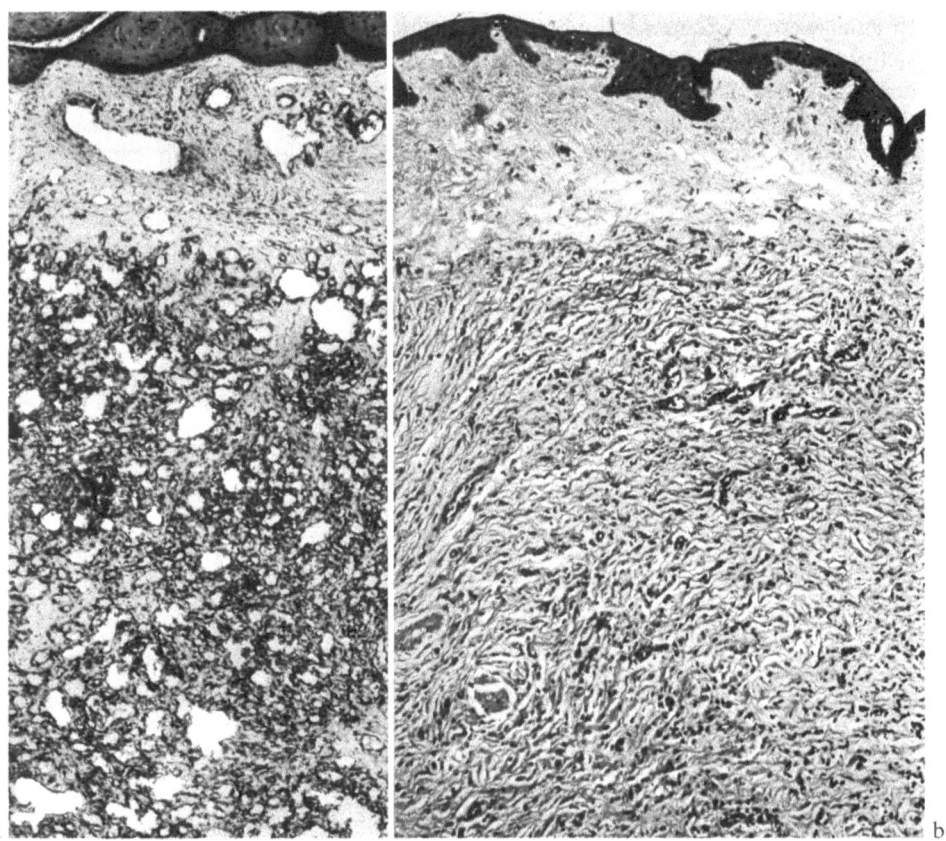

Abb. 184a u. b. Kapilläres und kavernöses Hämangiom der Mamille. (a) Neurofibrom der Mamille bei Morbus Recklinghausen (b). HE, Vergr. 90× und 140×

der Warze, zu einer Nivellierung des Hautreliefs oder zu einem chronischen Ödem. Bei Untersuchung von Operationspräparaten in Stufenschnitten zeigt sich eine fortgeleitete Karzinose in Gestalt feiner, weißer Stränge zwischen Drüsenkörper, Fettgewebe, Areola und Haut, die als eine grauweiße, derbe, 0,5–1,0 cm breite Schicht imponiert. Mikroskopisch tritt der Tumor zumeist als wenig differenziertes, solides oder szirrhöses Karzinom mit feinherdiger Ausdehnung in Erscheinung, das per continuitatem vom Primärtumor vordringt oder die Haut als lymphangische Karzinose erreicht. Dabei ist das Korium durch ein chronisches Ödem, häufig in Verbindung mit einer Ödemsklerose verbreitert (Abb. 306). Mit zunehmender Entfernung des Mammakarzinoms von der Mamille nimmt die Frequenz der Absiedelungen in die Mamillenregion ab. Häufigkeitsrelationen zu dieser Frage von CITOLER, ZIPPEL und BALDUS (1972) besagen, daß von einer Serie von 500 Mammakarzinomen in 30,6% die Mamille befallen war, und zwar in 19% durch eine diffuse, fortgeleitete Karzinose, in 13,6% durch eine Lymphangiosis carcinomatosa, in 13% durch eine duktale Karzinose, wobei das infiltrierende, undifferenzierte, duktale Karzinom in 32% beteiligt war. In 4,4% wurde ein Morbus Paget diagnostiziert. In einer weiteren Untersuchung von CITOLER und ZIPPEL (1974) wurde festgestellt, daß die Frequenz einer Karzinose der Mamille am niedrigsten ist, wenn der Primärtumor kleiner als 1 cm oder 5 cm von der Mamillenkuppe entfernt ist. Bei Vorliegen einer Mamillenretraktion lag in 61,9% eine Karzinose der Mamille vor. Bei normaler Konfiguration der Mamille fand sich ein Tumor in diesem Bereich nur in 15,6%.

Über die prognostische Bedeutung der Karzinose des Plexus areolaris der hier geflecht- und netzartig ausgebildeten Lymphgefäße liegen Beobachtungen von VOGT-HOERNER (1960) mit dem Ergebnis einer hohen Koinzidenz zwischen lymphangischer Karzinose der Mamilla mit Areola und axillären Lymphknotenmetastasen vor. Nur bei 4 von 100 Fällen waren die Lymphknoten der Achselhöhle tumorfrei.

Ein ungewöhnliches, bohnengroßes, *polypöses Adenokarzinom* der *Mamille*, das sich als Metastase eines papillären Karzinoms des Gangsystems erwies, beschrieb KÜTTNER (1924).

M. Seltene benigne Tumoren

In dieser Gruppe werden Neubildungen zusammengefaßt, die im Untersuchungsgut nur in Einzelfällen auftreten und nicht selten differentialdiagnostische Probleme aufwerfen. In der Regel handelt es sich um solitäre, langsam wachsende Tumoren des Drüsenkörpers oder des Integuments der Brustdrüsenregion, die – von Manifestationen generalisierter Erkrankungen abgesehen – eine gute Prognose haben. Die der Haut entstammenden Neoplasien und Hyperplasien gehen häufig von der Areola und Mamille aus. Die geweblichen Bestandteile und die Architektur der Brustwarzenzone erklären das Vorkommen einer Reihe von mesenchymalen sowie epithelialen Tumoren und von Epithelzysten (Atheromen) unter dem klinischen Aspekt einer kleinen Geschwulst. Hier lokalisierte ekkrine und apokrine Schweißdrüsen bilden das Terrain für Hidradenome verschiedener Form (GESCHICKTER, 1948), die – wie ihre malignen Pendants – sehr selten sind (vgl. Kapitel L). Über pathomorphologische und klinische Aspekte gutartiger Geschwülste und Krankheitsprozesse der Mamma berichten in Übersichten GREGL (1969), SELBERG (1971) und ZÄNGL (1971).

Tumorförmige *Epithel- oder Dermoidzysten* der Mamma in oberflächlicher oder tiefer Lage beschreiben GESCHICKTER (1948) sowie BAYON (1950). Sie führen die Epitheleinschlüsse auf dysontogenetische Störungen im Gebiet der Milchleiste zurück. Wie an anderen Stellen werden starke Desquamationen des Epithels, Cholesterinkristalle (Cholesteatom der Mamma), Fremdkörperreaktionen und sekundäre Infektionen beobachtet. GESCHICKTER (1948) erwähnt 2 von Epithelzysten ausgehende Plattenepithelkarzinome der Brustdrüse.

I. Angiome

Reife Tumoren des Gefäßsystems der Mamma sind sehr selten und werden in Untersuchungsreihen von mehreren tausend Fällen nur vereinzelt festgestellt, wobei Hämangiome etwas häufiger sind als Lymphangiome. Bei dieser Gruppe von Neubildungen treten die *intramammären Angiome* gegenüber den *paramammären*, insbesondere in der Kutis gelegenen Tumoren (kutane und subkutane Angiome), weit zurück.

Hämangiome imponieren *klinisch* nur als Tumoren, wenn sie durch ihre Farbe in der Haut oder Subkutis bemerkt werden. Doch dann handelt es sich zumeist um paramammäre Formen des subkutanen Fettgewebes, um Naevi flammei oder um Hämangiome der Mamille. Durch Druck kann das Blut zumeist exprimiert werden; danach strömt das Blut zurück und färbt den abgeblaßten Tumor wieder an. Intramammäre Hämangiome sind klein und symptomlos. Die Tumoren werden bei Exzisionen oder Mastektomiepräparaten zufällig entdeckt und stellen die anhand von 3 Fällen von HAMPERL (1973) beschriebenen lobulären Angiome dar. Ein multiples Auftreten würde den Begriff einer „Hämangiomatose der Mamma" rechtfertigen.

Eine ungewöhnliche flächenhafte *para- und intramammäre Hämangiomatose* zeigt Abb. 185. Hier sind Subkutis und Teile des lateralen Drittels der Mamma mit dem Processus axillaris von venösen Gefäßkonvoluten durchwachsen, die teilweise thrombosiert sind.

Beispiel: 56 Jahre alte Frau: Mesaortitis syphilitica mit Ausbildung eines faustgroßen Aortenaneurysmas. Aortenklappeninsuffizienz. Tod an Herzversagen. Laterale Quadranten der rechten Mamma und Processus axillaris sowie das Unterhautfettgewebe werden von einem flächenhaften Hämangiom eingenommen, das aus bluthaltigen, z.T. aus thrombosierten Gefäßkonvoluten besteht (Abb. 185). Der Prozeß ist lateral in den Drüsenkörper eingedrungen, während an anderen Stellen nur die Subkutis beteiligt ist. Histologisch: kavernöses Hämangiom, z.T. mit Entwicklung venöser Gefäßgeflechte. Keine bemerkenswerten Endothelproliferationen, keine sarkomatöse Komponente, keine Metastasen.

1. Primär intramammäre Hämangiome

Sie liegen in der Zusammenstellung von SCHULTZ-BRAUNS (1933) in 14 Fällen vor. Aus dem gleichen Jahr stammt die Studie von MENVILLE (1933) über 7 Hämangiome und 1 Lymphangiom. DAHL-IVERSEN (1933) beschreibt ein intramammäres Hämangiom der rechten Brustdrüse, das er als angeborene Fehlbildung deutete. DE CHOLNOKY (1939) fand 9 Hämangiome und 2 Lymphangiome. Eine Kasuistik liegt von MADDING und HERSHBERGER (1949) über ein kavernöses Hämangiom einer 23 Jahre alten Frau vor, deren Mamma nach jeder von 2 Schwangerschaften an Größe zugenommen hatte. Ein „kavernöses Fibroangiom" in der Mamma eines 12jährigen Mädchens erwähnt AMADEI (1949). GOZZETTI und VIO (1963) fanden im Schrifttum seit 1891 22 Fälle mit reinen intraglandulären Hämangiomen. Als „angiogenes Leiomyofibrom" mit venösen Gefäßen, deren Muskulatur kontinuierlich in das umgebende Stroma des Tumors

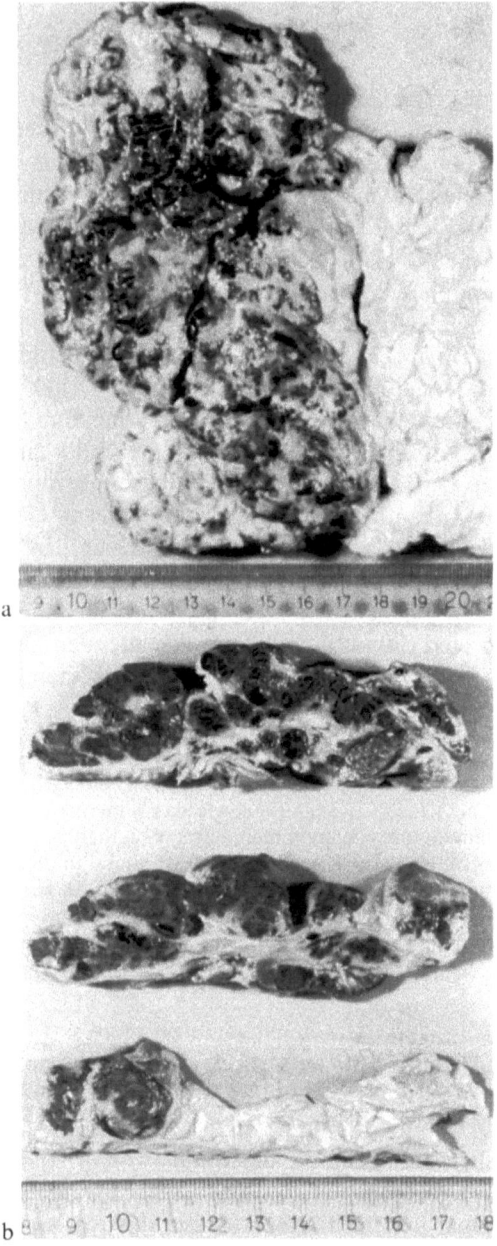

Abb. 185a u. b. Para- und intramammäres kavernöses Hämangiom mit großen venösen, z.T. thrombosierten Gefäßkonvoluten in den lateralen Quadranten der re. Mamma einer 56 Jahre alten Frau. (a) Aufsicht, (b) Querschnitte

übergeht, deuteten KLEIN und BANDŽÁK (1950) die Knotenbildung in der linken Mamma einer 51 Jahre alten Frau.

Pathohistologisch handelt es sich um kapilläre und kavernöse Hämangiome, wobei eine exakte Unterscheidung beider Formen zumeist nicht möglich ist.

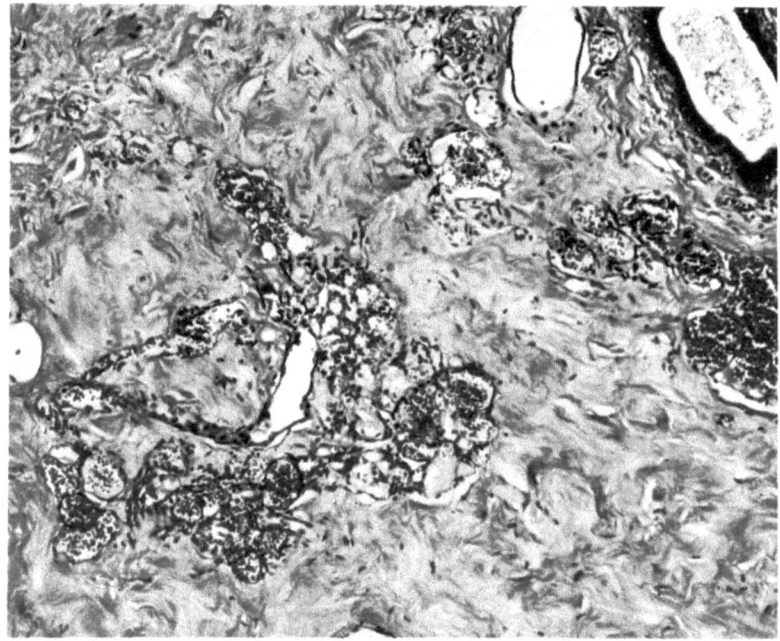

Abb. 186. Kleines, intramammäres kavernöses Hämangiom einer 56 Jahre alten Frau als Nebenbefund bei einer fibröszystischen Mastopathie. HE, Vergr. 140 ×

Wie von HAMPERL (1973) zu Recht beschrieben sind diese kleinen Angiome im Mantelgewebe der Drüsenläppchen lokalisiert (sog. lobuläres Hämangiom) und bestehen aus ektatischen Kapillaren, die die Acini der Läppchen dissoziieren oder weitgehend verdrängen (Abb. 186). Je intensiver die Kapillarsprossung, desto tiefer dringt der kleine Tumor in das angrenzende Stütz- oder Fettgewebe ein. Die primäre Lokalisation der Angiome wird aus Injektionspräparaten verständlich, wodurch schon physiologischerweise im Mantelgewebe dichte, korbförmige Kapillargeflechte vorliegen, die die einzelnen Acini umschließen. Eine Hyperplasie der Gefäße, Durchströmungsverlangsamung und Stauungen machen das feingewebliche Bild ohne weiteres verständlich. Die Ähnlichkeit der Angiome mit differenzierten Anteilen der Angiosarkome der Mamma macht wahrscheinlich, daß hier der Ausgangsort für Sarkome liegt.

Bestehen angioendotheliomatöse Proliferationen, die die Grenze des Mantelgewebes überschreiten, sollte *differentialdiagnostisch stets* and Teilstrukturen eines angioplastischen Sarkoms gedacht werden (dazu Abb. 436 und Kapitel U)!

2. Hämangiome der Mamille

Sie imponieren klinisch als blaurote Nävi oder als keulenförmige, z.T. pendelnde Tumoren. SCHULTZ-BRAUNS (1933) erwähnt 3 Fälle. INNOCENTI (1949) berichtet über 3 „Angiohamartome" der Mamille. SCHWARTZ und WAGNER-KOLB (1975) beschrieben ein daumendickes, livides, kavernöses Mamillenhäman-

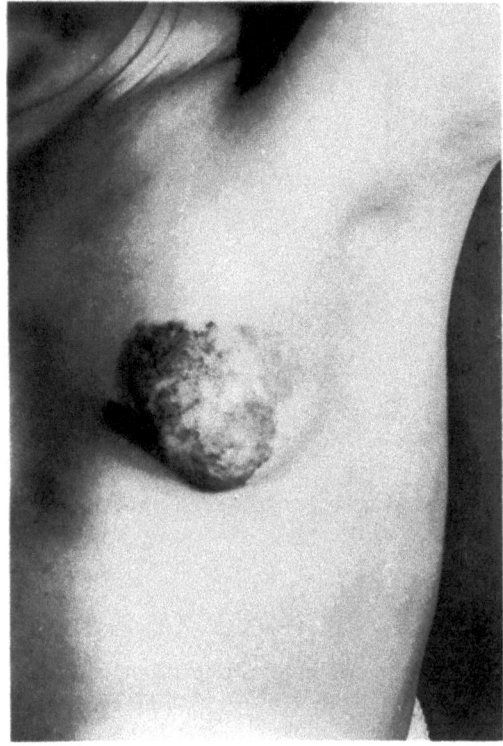

Abb. 187. Flächenhaft ausgedehntes Hämangiom der Mamille, der umgebenden Haut der Mamma sowie des subkutanen Binde- und Fettgewebes bei einem 4 Jahre alten Knaben

giom bei einer 27 Jahre alten Frau, das sich etwa 4 Monate nach der letzten Entbindung entwickelt hatte. Ein flächenhaftes, von der Haut der Areola auf den Drüsenkörper übergreifendes, kapilläres und kavernöses Hämangiom bei einem 4 Jahre alten Knaben zeigt Abb. 187.

3. Lymphangiome der Mamma

Sie sind als isolierte Tumoren große Seltenheiten. Häufiger ist die Brustdrüse bei einer flächenhaften oder zystischen Lymphangiomatose (Lymphangiomatosis colli) einbezogen, wobei zumeist nur das Integument oder das Fettgewebe beteiligt ist. Älteres Schrifttum: SCHULTZ-BRAUNS, 1933; MENVILLE, 1933; DE CHOLNOKY, 1939; HESSLER (1967): Radiologisch-dokumentiertes zystisches Lymphangiom der Mamma. Dazu eine eigene Beobachtung eines cavernösen Lymphangioms bei mukoider Stromaverquellung in der rechten Mamma einer 44 Jahre alten Frau.*

---

* Herrn Prof. Dr. Löhr, Oldenburg, danke ich für die Überlassung dieses Falles.

II. Fibroepitheliome, Fibrome, Neurofibrome, Histiozytome

1. Fibroepitheliome

Fibroepitheliome von papillärer und polypöser Form werden in der Areola und Mamille als flache, gestielte oder pendelnde Neubildungen beobachtet. Die Haut weist eine vergröbert-warzige Oberfläche, zumeist eine bräunliche Pigmentation auf. Die Konsistenz ist elastisch oder weich. Die Neubildungen entstehen im Verlauf mehrerer Jahre aus kleinen flachen Tumoren, die unter dem Einfluß von Graviditäten stärkere Wachstumsperioden haben. OTTOW (1939) beschreibt ein taubeneigroßes, lappiges Fibroepitheliom an einem 3 cm langen Stiel der rechten Brustwarze bei einer 21 Jahre alten Frau und erwähnt 3 weitere Beobachtungen aus dem alten Schrifttum.

Eine ganz ungewöhnliche Tumorform dieser Art wurde von SCHILLING (1940) beobachtet: 74 Jahre alte Frau mit einem 26 cm langen polypösen und papillären Fibroepitheliom des linken Warzenhofs, das im Verlauf von 10 Jahren aus einer Hautwarze hervorgegangen war. Innerhalb der letzten 2 Jahre rasches Wachstum bis Faustgröße. Oberfläche braunpigmentiert, maulbeerartig, lappig und von derber Beschaffenheit. Histologisch lag ein gutartiges Fibroepitheliom vor. Von diesen grotesken Beobachtungen abgesehen, werden auch heute im Einsendungsgut kleinere Fibroepitheliome und subepitheliale Fibrosen gesehen, wobei u.a. an Folgen abgelaufener Entzündungen oder Verletzungen zu denken ist.
Ein Teil der Neubildungen wurde früher (SCHULTZ-BRAUNS, 1933) als „Fibrome der Brustwarze" bezeichnet.

2. Mamma-Fibrome

Im älteren Schrifttum (DAEVER und MAC FARLAND, 1918; DIETRICH und FRAGENHEIM, 1926; SCHULTZ-BRAUNS, 1933) liegen nicht nur unterschiedliche sondern auch widersprechende Angaben zu dieser Frage vor, die heute dahingehend zu beantworten ist, daß es sich bei den Tumoren wohl ausschließlich um *sklerosierte Fibroadenome mit völliger Epithelatrophie* handelt (Abb. 216). Der geflechtartige und knollige Aufbau, die zumeist erhaltenen, wenn auch stark komprimierten Spalträume in derartigen Fällen, rechtfertigen diese Deutung. Daher erscheint der Begriff des „Fibroms der Brustdrüse" in den neueren Monographien von GESCHICKTER (1945), CUTLER (1961) und HAAGENSEN (1971) nicht. Fibrome konnten im eigenen Untersuchungsgut an 4026 Exzisionsbiopsien nicht festgestellt werden, wenn definitionsgemäß damit ein ganz umschriebener und homogen aufgebauter mesenchymaler Tumor verstanden wird. Unscharf begrenzte, gewöhnlich drüsige Anteile enthaltende Sklerosierungen des Stützgewebes entsprechen der Fibrosis mammae.
Eine *bilaterale Fibromatose* der Mamma bei *Gardner-Syndrom* beobachteten HAGGIT und BOOTH (1970).

3. Sklerodermie

Die Sklerodermie der Mamma wurde anhand von 2 Fällen von COLEMAN (1937) beschrieben. Bei einer 32 und einer 40 Jahre alten Frau lagen zirkumskripte Formen in der Haut unter der Mamille, bzw. im unteren inneren Quadranten vor, die klinische Lokalsymptome, insbesondere Retraktionen, Verfärbungen der Haut und Verdichtungen des Gewebes unter dem Aspekt eines Mammakarzinoms erzeugt hatten. Mikroskopisch wurden eine plattenfömige,

subepitheliale Fibrose bei Atrophie der Epidermis, Verminderung der Schweißdrüsen sowie perivaskuläre lymphozytäre Infiltrate bei erweiterten Gefäßen gefunden. Elastische Fasern wiesen eine Fragmentation auf. Die Kenntnis der
lokalen Hautreaktionen als Ausdruck einer Sklerodermia circumscripta hat vor
allem für die Klinik bei der Differentialdiagnose eines Tumors in der Brustdrüse
und einer fortgeleiteten lymphangischen Karzinose Bedeutung.

4. Neurofibrome

Neurofibrome werden in der Haut der Mamma bei Neurofibromatose (Morbus Recklinghausen) beobachtet. Die Tumoren sind in und unter der Haut
leicht fühlbar und können sich flachknotig nach außen vorwölben.

Im Schrifttum berichtet OTTOW (1939) über eine 28 Jahre alte Frau mit Neurofibromatose. Unter dem Einfluß einer Gravidität waren die Knoten rasch gewachsen und hatten
beide Warzenhöfe mit multiplen weichen Fibromen durchsetzt. In einer eigenen Beobachtung bei einem 22 Jahre alten Mann stellten wir eine Neurofibromatose der Areola fest.
Ein solitäres, plexiformes Neurofibrom von 0,7 cm Durchmesser hatte zu Tumorsymptomen
und Schmerzen im unteren äußeren Quadranten, nahe der Brustwand, der rechten Brustdrüse einer 36 Jahre alten Frau geführt. Das mikroskopische Bild zeigt Abb. 188. Über
einen metastasierenden malignen und sehr wahrscheinlich neurogenen Tumor in der Mamma
eines 14 Jahre alten Knaben mit Neurofibromatose berichten CHEATLE und CUTLER (1931).

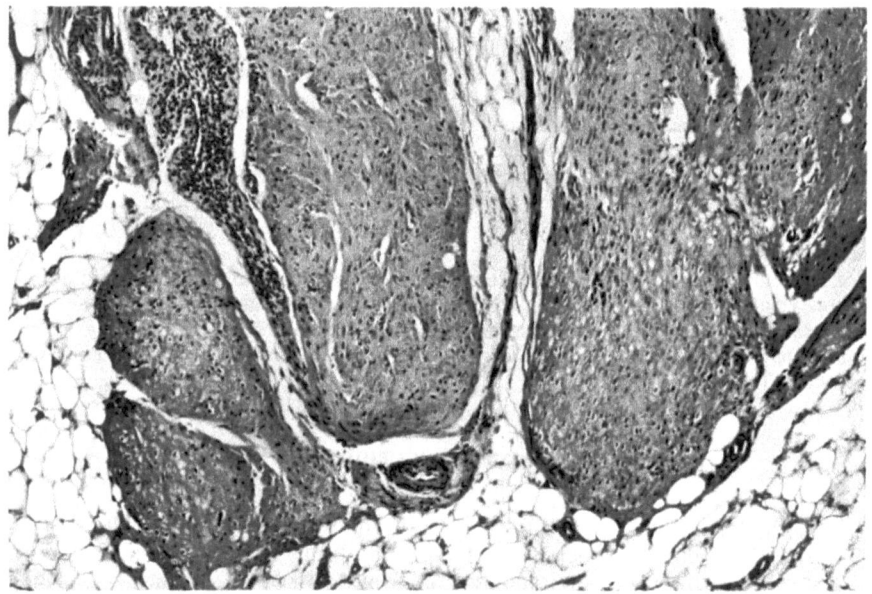

Abb. 188. Neurofibrom der Mamma einer 36 Jahre alten Frau mit lokalen Tumorsymptomen und Schmerzen. HE, Vergr. 120 ×

5. Histiozytome (fibröses Xanthom, Dermatofibrom)

In der Haut der Mamma werden gelegentlich die von Extremitäten bekannten kleinen Tumoren beobachtet, die Erbs- bis Haselnußgröße erreichen und eine elastische, zumeist fest Konsistenz haben. Die Schnittflächen sind grauweiß und infolge von Lipidspeicherung und Siderose gelb oder braungelb gefärbt. Tumorförmige fibröse Xanthome der Mammaregion bei einer Negerin beschreiben SEVERANCE und VAN AUKEN (1964). Fibröse, aus einem zellreichen Bindegewebe aufgebaute Histiozytome sind in der Brustdrüse von OBERMAN (1966) anhand von 2 Beobachtungen und von HAAGENSEN (1971) an 3 Fällen diagnostiziert worden. Prädilektionsalter oder bevorzugte Lokalisationen sind nicht bekannt. Die Tumoren können in das angrenzende Fettgewebe vorwachsen, ohne daß dieser Eigenschaft der Rang der Malignität zuzusprechen wäre. Die Exzisionsbiopsie zur operativen Entfernung ist ausreichend. Rezidive oder Metastasen sind nach dem Schrifttum von den benignen Formen nicht bekannt.

Unter 1516 fibrösen Histiozytomen (Xanthomen) fanden O'BRIEN und STOUT (1964) 15 atypische, mitosereiche Formen mit invasivem Wachstum und Metastasierung. Von den *malignen fibrösen Histiozytomen* war ein Tumor bei einer 49 Jahre alten Frau in der Mamma lokalisiert gewesen. Nach Exzision bildete sich 10 Monate später ein hühnereigroßes Rezidiv. Keine Metastasen.

III. Leiomyome

Glatte Muskulatur ist in der Brustdrüse als ein umschriebenes Flechtwerk im M. areolaris und in disseminierter Form in der Wand von Blutgefäßen wie in den Myoepithelzellen der Acini und Milchgänge lokalisiert. Leiomyome treten daher im Bereich von Areola und Mamille als oberflächlich lokalisierte Tumoren auf, ferner in der Tiefe des Drüsenkörpers, ohne topische Beziehungen zur Brustwarzenregion. Während die Pathogenese der „areolären Leiomyome" keine Probleme aufwirft und als Ausgangsort hierfür der M. areolaris gilt, ist es wahrscheinlich, daß die „tiefen Leiomyome" von der Gefäßmuskulatur ausgehen. Ob Myoepithelzellen als Tumormatrix in Frage kommen, erscheint theoretisch zwar möglich, konnte bislang aber nicht bewiesen werden. Morphologische Erfahrungen (HAMPERL, 1970) besagen, daß tumorförmige Hyperplasien dieses Zellsystems zumeist und zugleich epitheliale Aspekte oder besondere mesenchymale Differenzierungsprodukte hervorbringen. Dagegen sind Leiomyome durch die bekannte Isomorphie der geflechtartig angeordneten Faserbündel gekennzeichnet. Als dritter Ausgangsort sind die glatten Muskelbündel der Hautanhangsgebilde, insbesondere die Mm. arrectores pili des Integuments der Mamma, zu nennen.

1. Areoläre Leiomyome

Sie können als kirschkern- bis walnußgroße, erhabene Knoten imponieren, die sich unter der Haut vorwölben und sich klinisch nicht von Epithel- oder Retentionszysten der Drüsen des Warzenhofs oder der Haut unterscheiden lassen.

Aus dem älteren Schrifttum liegen Übersichten und Kasuistiken von LINDFORS (1900), LIEBER (1915) mit 2 mamillären und einem tiefen Myom vor. DRIAK und STERNBERG (1927) fanden 7 Beobachtungen im damaligen Schrifttum und fügten 2 eigene Fälle (56 Jahre alte Frau und 62 Jahre alter Mann) mit paraareolären Myomen hinzu. Weitere Angaben bei SCHULTZ-BRAUNS (1933). In der neuen Literatur gibt nur LIBCKE (1969) ein 1 × 2 cm großes Leiomyom der Mamille bei zystischer Mastopathie an. Der Autor verfügt über eine sehr ähnliche Beobachtung.

Tiefe Leiomyome befinden sich einige Zentimer von der Areola entfernt im Drüsenkörper und können beträchtliche Größe erreichen.

Die erste Kasuistik liegt von STRONG (1913) vor, danach 1 Fall von LIEBER (1915). SCHAUDER (1927) fand im damaligen Schrifttum insgesamt 4 Beobachtungen. Sein eigener Fall jedoch würde eher als riesenzellhaltiges myoblastisches Sarkom zu deuten sein. MELNICK (1932) fand ein grapefruit-großes Fibromyom. Ein vieljähriges Bestehen der Myome geben LEBOWITCH und LENZ (1940; 17 Jahre) an. STEIN (1942) beschreibt einen 26jährigen Verlauf. HAAGENSEN (1971) verfügt über 2 Beobachtungen. CRAIG (1947) fand ein Leiomyom bei einer 40 Jahre alten Frau von 10 × 8 × 4 cm und 162 g Gewicht. Die Geschwülste sind vor der Menopause (40.–54. Jahr) festgestellt worden und durch ein jahrelanges Bestehen mit langsamer Vergrößerung oder schnellen Wachstumsschüben bekannt.

Pathomorphologisch stellen sich die Neoplasien als elastische, z.T. feste, grau-weiße oder gelbliche Knotenbildungen dar, die von einer Faserkapsel umhüllt sind. Im Inneren werden regressive Veränderungen, Nekrosen und Zysten beschrieben. Makroskopisch wie feingeweblich steht das dichte Geflecht myogener Fibrillen im Vordergrund, das kollagene Fasern (Fibroleiomyom) wie Gefäße enthält. Es ist ohne weiteres vorstellbar, daß diese Tumoren die Matrix der sehr seltenen Leiomyosarkome sind.

IV. Lipome

Das Fettgewebe als ein wichtiger und formgebender Bestandteil der Brust-drüse unterliegt beträchtlichen, von Konstitution und Ernährungszustand abhän-gigen Einflüssen. Während in der Mamma junger Frauen das Fettgewebe vom Drüsenkörper ohne weiteres abgrenzbar ist, erfolgt mit zunehmendem Alter physiologischerweise eine Metaplasie des Stromas, wodurch sich zahlreiche Fett-gewebsinseln zwischen Binde- und Drüsengewebe entwickeln. Eine Hyperplasie mit Dominanz des Fettgewebes, die mit *starker* Vergrößerung des *gesamten* Drüsenkörpers verbunden sein kann, entspricht dem klinischen und pathomor-phologischen Bild der *lipomatösen Makromastie* (vgl. Abb. 170). Unscharf be-grenzte sektorielle Vermehrungen des Fettgewebes, das Stütz- und Mantelgewebe substituiert und die epithelialen Bestandteile der Drüsenläppchen und der Milch-gänge unmittelbar umgibt, werden als *Adenolipomatose* (Pseudolipom) bezeich-net. Diese Reaktionen stellen somit Hyperplasien des Fettgewebes dar, die mit einer Metaplasie des Stromas verbunden sind und nicht als umschriebene Tumo-ren imponieren (vgl. Abb. 32).

Adenolipome stellen, im Gegensatz hierzu, umschriebene Neoplasien dar, gleichsam Lipome mit Einschluß drüsiger Anteile. Der Tumor wurde von SPAL-DING (1954) bei einer 56 Jahre alten Frau beschrieben. HAAGENSEN (1971) fand in 25 Jahren 22 Fälle von unterschiedlicher Größenordnung, bevorzugt im 42.

Lebensjahr. Die Bemerkung, daß es sich in der Tat um zirkumskripte und bewegliche Geschwülste handelt, zeigt, daß diese Form nicht mit den diffusen adenolipomatösen Hyperplasien zu identifizieren ist.

1. Intra- und paramammäre Lipome

Lipome der Mamma im Sinn einer scharf begrenzten, von einer Faserkapsel umhüllten reifen Neubildung sind selten. Nach ihrer Lokalisation unterscheiden wir:

a) *intramammäre Lipome,* ausgehend vom Fettgewebe des Drüsenkörpers,

b) *paramammäre Lipome,* ausgehend vom subkutanen, retromammären, subpektoralen und axillären Fettgewebe.

Eine Reihe von Beobachtungen des älteren Schrifttums gibt SCHULTZ-BRAUNS (1933) an. ADAIR et al. (1932) beobachteten 15 Lipome der Brustdrüse. MENVILLE (1935) stellte aus dem Schrifttum 24 Fälle zusammen. DE CHOLNOKY (1939) fand 27 Lipome der Mamma. GESCHICKTER (1945) beschreibt weitere 6 Fälle und berichtet insgesamt über 30 Lipome. Ein ungewöhnlich großes Lipom von 14 × 9 × 8 cm und 360 g Gewicht geht aus einer Kasuistik von HALPERT und QOUNG (1947) hervor. TEDESCHI (1948) nimmt anhand von 11 Fällen zu Fragen der Pathomorphogenese Stellung und unterscheidet zwischen einem reifen, nur aus Fettgewebe bestehenden Typ und einer Mischform mit bindegewebigen und epithelialen Anteilen. Ein großes retromammäres Lipom wurde von FORCONI und MOSTACCI (1948) festgestellt. ANDRETTA (1963) konnte bei 7 lipomatösen Tumoren der Mamma 2 kapsulierte Lipome und 5 Pseudolipome differenzieren, die alle in der linken Brustdrüse entstanden waren. HAAGENSEN (1971) berichtet über 186 Fälle, KRUSCHWITZ und SCHUBEL (1975) fanden bei 351 gutartigen Dysplasien und Tumoren der Mamma 7 Lipome (2%).

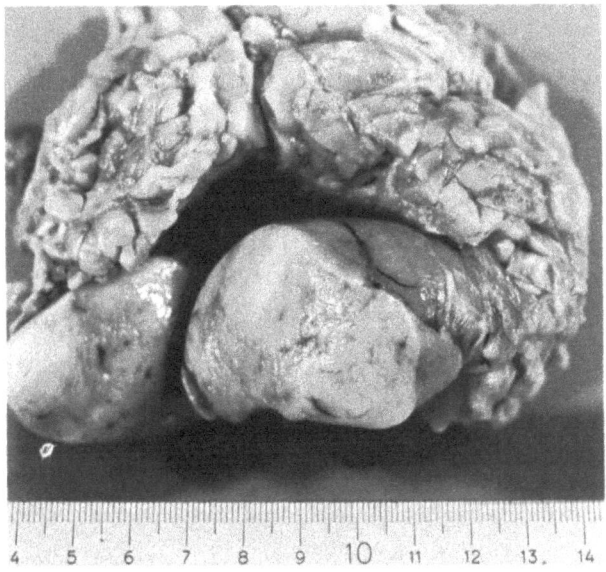

Abb. 189. Lipom der Mamma von 5 cm Durchmesser mit homogener gelbgrauer Schnittfläche in der rechten Mamma einer 71 Jahre alten Frau. Klinisch umschriebener Tumor

Klinisch imponieren die Lipome, in Abhängigkeit von ihrer Größe, als weiche, rundliche und bewegliche Mammatumoren, die sich, je nach ihrer Lage, mehr oder weniger an der Oberfläche vorwölben. Die paramammären Lipome sind nach Cutler (1961) häufiger als die intramammären Formen. Mittleres Alter 42–45 Jahre; Symptomendauer in der Regel mehrere Jahre.

Pathomorphologie: Lipome treten als zirkumskripte Tumoren in Einzahl auf. Sie haben eine glatte, manchmal gelappte Oberfläche und eine zarte Faserkapsel. Dadurch sind die Lipome enukleierbar (Abb. 189). In der Regel ist die Farbe gelbweiß und homogen; mittlere Größe 2–5 cm, maximal über 10 cm im Durchmesser. Intensivgelbe Verfärbungen weisen auf xanthöse Reaktionen und lipophage Granulome nach stattgehabtem Trauma hin. Histologisch bereiten die Neubildungen keinerlei Schwierigkeiten. Ein hoher Gefäßgehalt mit organoider Verflechtung zwischen Fettzellen und Kapillaren zeigt ein *Angiolipom* an. Diese Tumoren kommen nach Howard und Helwig (1960) an den Extremitäten und an der vorderen Thorax- und Bauchwand vor. Mittlere Größe der Angiolipome 0,8–3,8 cm.

Differentialdiagnostisch ist stets an hochdifferenzierte Typen des Liposarkoms und an das Cystosarcoma phylloides zu denken.

2. Xanthome

Xanthöse, d.h. schaumzellige Reaktionen im Stroma der Mamma werden bei traumatischen Fettgewebsnekrosen, bei der Resorption von Lipiden und chronischer Mastitis in unterschiedlicher Form beobachtet.

Primäre, tumorförmige Ablagerungen (primäre Xanthome) treten bei generalisierten Störungen des Lipidstoffwechsels als lokal manifestierte Erkrankung auf und wurden von Haagensen (1932) anhand von 3 Fällen und von Cutler (1961) beschrieben. Die knotigen Ablagerungen von 1 bis mehreren Zentimetern Größe sind durch eine intensivgelbe Farbe gekennzeichnet, sind gut begrenzt und weisen keine Kapsel auf. Histologisch: dicht gelagerte Schaumzellen von 30–50 µ Durchmesser mit Ausbildung von Cholesterinkristallen im Zytoplasma. Keine entzündlichen Infiltrate.

V. Granularzell-Tumor (-Myoblastom)
(granuläres Neurom Feyrter)

Der als Myoblastenmyom ursprünglich von Abrikossoff (1926, 1931) gedeutete Tumor wurde durch Untersuchungen von Feyrter (1935) als ein neurogenes Blastom erkannt und als „granuläres Neurom" bezeichnet. Neue Studien zur Pathogenese von Garancis et al. (1970) ergaben als Ausgangsort die Schwannschen Zellen peripherer Nerven, die bei dieser Erkrankung fokale Zytoplasmadegradationen und eine Aktivität an saurer Phosphatase aufweisen. Daher nehmen die Autoren an, daß dem Tumor ein herdförmiger lysosomaler Defekt zugrunde liegt.

In der Brustdrüse sind Granularzelltumoren sehr selten und gewinnen besondere Bedeutung, weil sie wegen ihrer weißgrauen Farbe und unterschiedlichen

Begrenzung makroskopisch wie ein szirrhöses Karzinom imponieren (Abb. 190 a). Aber auch im Schnellschnitt kann die Differentialdiagnose schwer sein und zu Fehlentscheidungen führen. Von den an verschiedenen Stellen vorkommenden granulären Neuromen werden nach MURPHY et al. (1949) unter 229 Fällen 7,9% in der Mamma beobachtet; COLBERG und HUBAY (1963) geben 6%, STRONG et al. (1970) unter 110 Tumoren 6,6% an.

Intramammäre Granularzelltumoren wurden beschrieben von ABRIKOSSOFF (1935) 1 Fall; MEYER (1932) 1 Fall; GESCHICKTER (1934) 3 Fälle; GRAY und GRUENFELD (1937) 1 Fall; HAAGENSEN und STOUT (1946) 5 Fälle; SIMON (1947) 1 Fall; ZUCOTTI et al. (1949) 1 Fall; TOLIO (1949) 1 Fall; LOWBEER (1953) 1 Fall; CRAWFORD und DE BAKEY (1953) 2 Fälle, davon 1 metastasierender Tumor; MAIOLI (1953) 1 Fall bei einem 36 Jahre alten Mann. JERNSTROM und FRY (1956) 1 Fall; SCHMIDT et al. (1959) 1 Fall; BYRNE und DEAN (1960) 2 Fälle; KIRSCHNER (1962) 1 Fall mit maligner Entartung; STEIN (1963) 4 Fälle; COLBERG und HUBAY (1963) 4 Fälle; SIRSAT und VAKIL (1964) 1 Fall bei einem 17 Jahre alten Mädchen; ROCCAMONTE (1965) 1 Fall; FRIEDMAN und HURWITT (1966) 1 Fall; GREENBERG (1967) 1 Fall; PUGH et al. (1967) 1 Fall; MULCARE (1969) 15 Fälle (identisch mit HAAGENSEN, 1971); PICKENS et al. (1968) 1 Fall; UMANSKY und BULLOCK (1968) 17 Fälle bei Frauen, 2 bei Männern; VANCE und HUDSON (1969) 7 Fälle; VIDYARTHI (1969) 2 Fälle, 1 bei einem Mann; STRONG et al. (1970) 6 Fälle; TOTH (1972) 2 Fälle, 1 bei einem Mann.

Unter Berücksichtigung einiger weiterer kasuistischen Angaben (TOTH, 1972) und von 3 eigenen Beobachtungen liegen 96 beschriebene Fälle bei Frauen und 7 Fälle an der Mamma virilis vor.

Klinik. Die Granularzelltumoren treten vor der Menopause, im Alter von 20–45 Jahren auf. Eine Seitenbevorzugung konnte nicht festgestellt werden. Überwiegende Lokalisation ist der obere innere Quadrant (MULCARE, 1968). Die Tumoren sind teilweise mit der Pektoralisfaszie verwachsen. Selten kommen Retraktionen der äußeren Haut vor. Das Wachstum is gering, die Symptomendauer wird mit 2–7 Jahren angegeben. Koinzidenzen mit anderen Erkrankungen sind nicht bekannt. Die Härte des Tumors weist auch klinisch auf ein Karzinom hin.

Pathomorphologie. Die Größe der Neoplasien wird mit 1,5–4,0 cm im Durchmesser angegeben, wobei die Größenklasse von 2–3 cm überwiegt. GRAY und GRUENFELD (1937) beschreiben ein granuläres Neurom von 10 cm im Querschnitt. Der Tumor hat eine weißgraue, manchmal gelbliche Farbe und weist auf der Schnittfläche ein homogenes oder granuläres Muster auf. Im Vergleich zu Karzinomen ist das granuläre Mammaneurom schärfer gegenüber dem Binde- und Fettgewebe abgegrenzt. Dennoch kann der Tumor typischen Karzinomen sehr ähneln (Abb. 190 a).*

Mikroskopisch liegen große (20–60 µ Durchmesser), polygonale Zellen vor, die in Gruppen oder großen Verbänden angeordnet und von einem sehr unterschiedlich ausgebildeten gefäßführenden Stroma umgeben oder abgegrenzt sind (Abb. 190). Die Zellkerne sind klein, zumeist pyknotisch und variieren von 7 bis 10 µ im Durchmesser. Das Zytoplasma ist eosinophil und enthält isomorphe Granula in weitgehend gleicher Verteilung, die PAS- und Sudan-positiv reagieren. Ferner wurde eine starke Aktivität an saurer Phosphatase nachgewiesen

---

*Herrn Dr. Placzek, Bad Brückenau, danke ich für Überlassung dieses Falles.

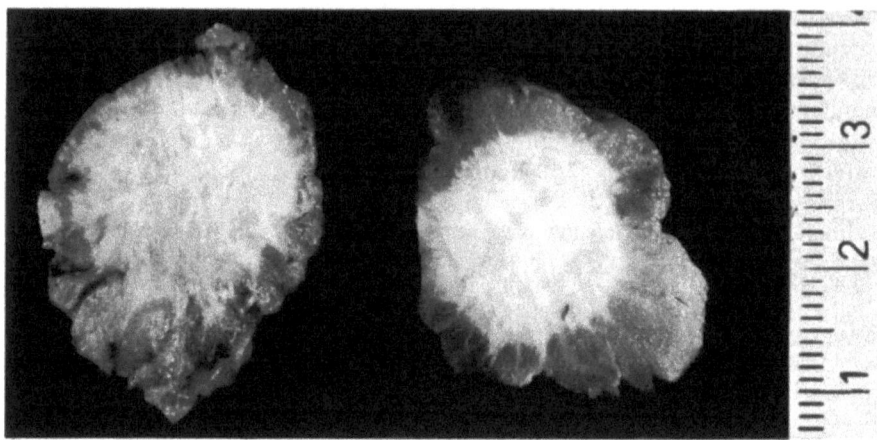

Abb. 190a. Makroskopischer Aspekt eines Granularzelltumors der Brustdrüse

(GARANCIS et al., 1970). THORÉN (1950) konnte intrazellulär Zerebroside und Ganglioside feststellen. Elektronenmikroskopisch beobachteten FISHER und WECHSLER (1962) sowie GARANCIS et al. (1970) zytoplasmatische Vakuolen und Enzymmuster, die die Herkunft der Elemente des Tumors von der Schwannschen Scheide anzeigen.

Die Eigenschaft einer leichten Granulierung des Zytoplasmas großer ovaler Zellen besitzt die bei Mastopathien anzutreffende Zeroidzelle oder der Fluorozyt (HAMPERL). Auch hier ist die PAS-Reaktion positiv. Diese Zellen bilden keine Tumoren, sondern mehr oder weniger dichte Infiltrate. Zur Unterscheidung: MARTIN et al. (1954).

Die *Schnelldiagnostik* (im Gefrierschnitt) bereitet differentialdiagnostische Probleme. Nach MULCARE (1968) wurden von 9 Fällen 6 im Gefrierschnitt richtig diagnostiziert. Ein Karzinom ist in 2 Fällen, eine benigne andersartige Geschwulst einmal irrtümlich angenommen worden. Bei Myoblastenmyomen anderer Standorte hat EICKHOFF (1939) auf die Möglichkeiten einer Fehldiagnose hingewiesen, vor allem auch unter dem Eindruck des makroskopischen Bildes. JERNSTROM und FRY (1956) erwähnen in diesem Zusammenhang apokrine Hidradenome und Xanthome.

Angesichts der Neigung zur Multiplizität der Tumoren sind die als *metastasierende Formen* gedeuteten Fälle zurückhaltend zu bewerten (CRAWFORD und DE BAKEY, 1953; SCHMIDT et al., 1959 sowie VIDYARTHI, 1969 und KIRSCHNER, 1962. Bei KIRSCHNERs Beobachtung handelt es sich offensichtlich um verschiedene Differenzierungsformen. Das Vorkommen von Lymphknoten- und Fernmetastasen weist jedoch auf die Möglichkeit des Umschlags in Malignität hin.

Therapie. Da die Geschwülste als benigne gelten, klein und umschrieben sind, wird zur Entfernung lediglich die Exzisionsbiopsie vorgeschlagen. HAAGENSEN (1971) fand bei einer Nachbeobachtungszeit bis zu 36 Jahren keine Rezidive oder Metastasen. Gegenüber einer Strahlentherapie besteht Resistenz (OBIDITSCH-MAYER und SALZER-KUNTSCHIK, 1965; GREENBERG, 1967).

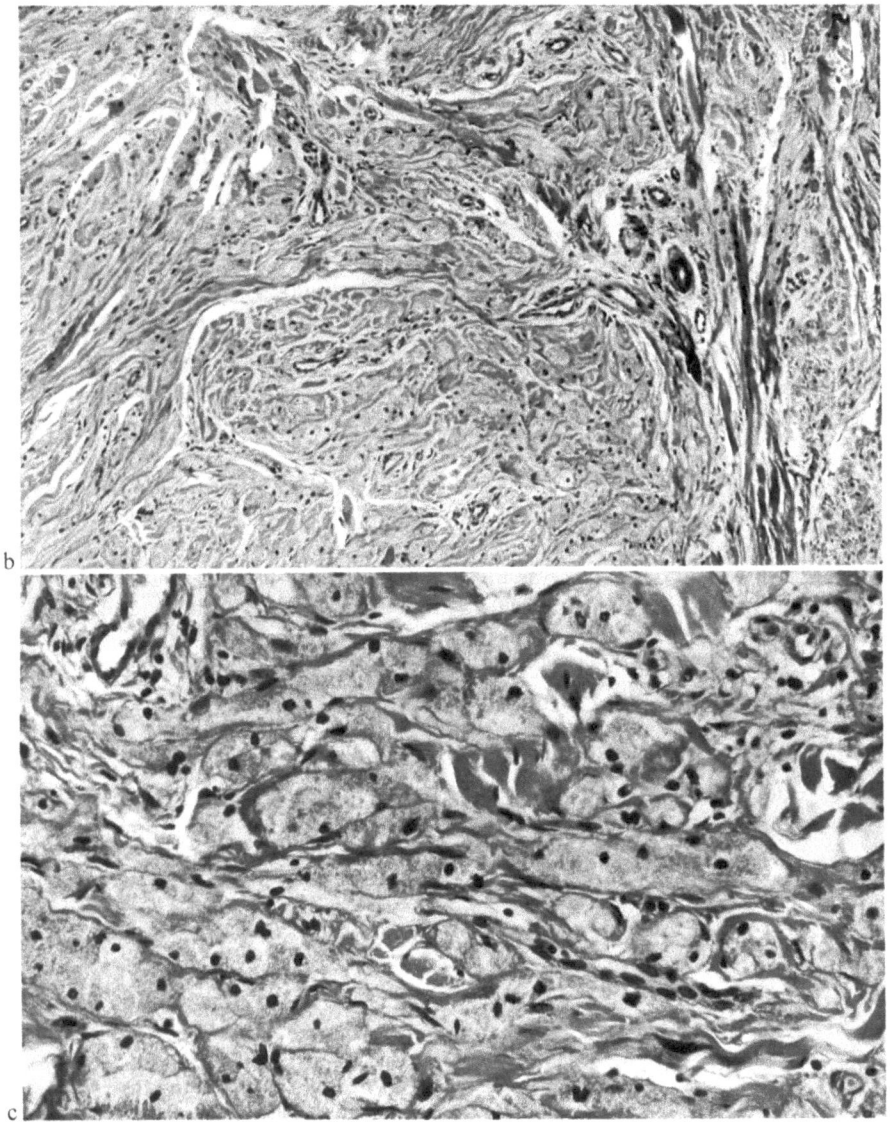

Abb. 190b u. c. Granularzelltumor der Mamma mit Verbänden großleibiger Zellen mit feinkörnigem Zytoplasma und kleinen, runden Kernen. Dazwischen kollagene Fasern und atrophische Drüsenläppchen. (b) Übersicht, Vergr. 70×, (c) Vergr. 230×, HE

VI. Chondrome und Osteome

Benigne mesenchymale Tumoren mit Bildung von Hartsubstanzen sind an der Brustdrüse außerordentlich selten. ROTTINO und WILSON (1945) haben aus dem gesamten Schrifttum 7 Enchondrome, neben zahlreichen Sarkomen, zusammengestellt. Eine weitere Beobachtung bei einer 70 Jahre alten Frau stammt von CATUCCI (1964). Für die Diagnostik der Tumoren ist wichtig, daß es sich um rundliche, gut begrenzte und in ihrem Aufbau homogene Neubildungen aus hyalinem Knorpel handelt. Häufiger sind Mischtumoren mit knorpeligen Anteilen oder herdförmige Knorpelbildungen im Stroma von Zystosarkomen. Auch bei den von SCHULTZ-BRAUNS (1933) sowie von GESCHICKTER (1945) und CUTLER (1961) erwähnten Chondromen oder Knorpelknötchen handelt es sich überwiegend um lokale Metaplasien in fibroadenomatösen Mammatumoren. Auffällig starke Knorpelbildungen, die teilweise zu einer weitgehenden Homogenisation des Tumorstromas führen, weisen die Mischgeschwülste der Brustdrüsen von Hunden auf.

Als „benigne chondrolipomatöse Mammatumoren" fassen KAPLAN und WALTS (1977) metaplastisch entstandene Kombinationsgeschwülste auf und geben neben 1 eigenen Fall 7 Kasuistiken des alten Schrifttums an.

Ein Gleiches gilt für die *Osteome* der Brustdrüsen. Knochenbildung wird ebenso in Mischtumoren und Sarkomen festgestellt (vgl. Kapitel U). ROBINSON und SPENCER (1950) beschreiben ein Osteom durch Stromametaplasie bei chronischer Mastitis. Im Hinblick auf das ältere und neue Schrifttum erscheint das Vorkommen von „reinen" Osteomen in der Brustdrüse als solitäre benigne Tumoren fraglich. Die kasuistischen Mitteilungen enthalten überwiegend Angaben über Metaplasien oder präexistente Tumoren mit nachfolgender Knochenbildung. Hierzu zählt auch die Beobachtung von LING und STEWART (1955) an einem umschriebenen Mammatumor bei einer 67 Jahre alten Frau, von 3,5 cm im Durchmesser, bestehend aus einem inaktiven, fibrösen Bindegewebe und zentraler spongiöser Knochenbildung.

Die früher als *Myxome* bezeichneten Mammatumoren werden heute als Fibroadenome oder Zystosarkome mit starker Stromaverquellung aufgefaßt. Alte Lit. bei SCHULTZ-BRAUNS (1933).

N. Papilläre Adenome: Intraduktales Papillom, papilläres Zystadenom und Papillomatose

I. Begriffsbestimmung und Klassifizierung

Die von den Schleimhäuten der Hohlraumsysteme unseres Organismus ausgehenden reifen Tumoren sind in ihren morphologischen, klinischen und prognostischen Gesetzmäßigkeiten einander ähnlich und lassen sich auch auf die weibliche Brustdrüse übertragen. Hier treten in den großen Milchgängen solitäre oder multiple Adenome von polypöser und papillärer Feinstruktur auf, die in Ein- oder Mehrzahl die Gänge ausfüllen und zu einer zystischen Ektasie des jeweiligen duktalen Segments führen können. Die parenchym- und gefäßreichen Adenome neigen zu Sekretion und Exsudation. Sie sind in besonderem Maße vulnerabel, so daß die häufige Abgabe von seröser, milchiger Flüssigkeit oder von Blut aus der Mamille der wichtigste klinische Ausdruck des Krankheitsbildes ist. Im Vergleich zu diesen in der Regel lokalen oder segmental-begrenzten Erkrankungen der subareolären, zentralen Milchgänge kann unter dem Einfluß besonderer hormonaler Wachstumsimpulse das gesamte Gangsystem der Mamma, von der Mamille bis zu den terminalen Abschnitten, mit einer papillären, gleichsam rasenförmigen Epithelproliferation reagieren und die sehr seltene „diffuse Papillomatose" hervorbringen. Handelt es sich hierbei um pathomorphologisch und klinisch ungewöhnliche Erkrankungen des Organs, so werden wesentlich häufiger papilläradenomatöse Proliferationen des Gangepithels mit Entwicklung von papillären Zystadenomen als Teilbild einer Mastopathia cystica fibrosa beobachtet, deren Prognose von der Intensität der Epithelproliferationen wesentlich beeinflußt wird.

Das im Folgenden zitierte Schrifttum spiegelt die vielfältigen Bemühungen um eine Klassifizierung und prognostische Wertung der papillären Brustdrüsentumoren wider.

Es berichten GREENOUGH und SIMMONS (1907) über 20 benigne Papillome, MILLER und LEWIS (1923) über 40 Patienten mit seröser und blutiger Sekretion, von denen 32% ein Papillom, 68% ein Karzinom hatten. JUDD (1917) fand 57% Karzinome bei 1800 Frauen mit „blutender Mamma". DAEVER und MAC FARLAND (1917) stellten 40 Fälle zusammen, und HART (1927) beschreibt in einer fundierten Studie 104 Milchgangspapillome und 24 Karzinome unter klinischen und morphologischen Aspekten. ADAIR (1930) gibt unter 108 Fällen in 47% maligne Entartungen und in 52% benigne Formen an. SCHULTZ-BRAUNS (1933) beschreibt die Pathomorphologie, und SAPHIR und PARKER (1940) geben anhand von 58 Fällen eine neue Einteilung in einen fibrösen, glandulären und Übergangstyp. WARREN berichtet im gleichen Jahr über 21 Fälle mit 3 folgenden Karzinomen nach lokaler Exzision und 1946 über die prädisponierende Bedeutung des Papilloms für ein Karzinom. ESTES und PHILIPS (1949) halten die einfache Mastektomie bei Papillom für angezeigt (87 Fälle). HAAGENSEN et al. (1951) beschreiben anhand von 367 intraduktalen Papillomen, die von 1916 bis 1941 im Presbyterian Hospital der Columbia Universität, New York, beobachtet wurden, das gesamte Krankheitsbild und die therapeutischen Richtlinien. Die Autoren unterscheiden das solitäre Papillom des terminalen Segments der Hauptgänge und die multiplen Adenome, die überall auftreten können. Dazu kommt das papilläre Adenom der Mamille. Diese Ergebnisse dienten als Grundlage für das Papillom-Kapitel in der Monographie von HAAGENSEN (1956, 1971). WINSHIP und GODWIN (1953) stellten unter 434 Papillomen in 9% Malignität und unter diesen Fällen 3 Karzinome fest. Für die histologische Differentialdiagnose sollten Gefrier- bzw. Schnellschnitte nicht verwendet werden. SNYDER und CHAFFIN (1955) beobachteten in einer Langzeitstudie von 1–30 Jahren 135 papilläre Erkrankungen, die sie in 4 Gruppen einteilen: 1. Milchgangspolyp, 2. papilläres Zystadenom, 3. duktale Papillomatose bei zystischer Mastitis, 4. papilläres Karzinom in situ und als invasives Karzinom. HOWARD und ROSENBLATT (1956) stellten unter 159 intraduktalen Papillomen nur einmal Veränderungen eines Carcinoma in situ fest, in einem weiteren Fall waren atypische Zellreaktionen vorhanden. Therapeutisch werden segmentale Resektion oder einfache Mastektomie angewendet. HENDRICK (1957) analysierte 208 Fälle über 5 bis 18 Jahre und ermittelte kein Karzinomrisiko bei intraduktalen Papillomen. Nur bei 2 Patienten war kontralateral ein Karzinom aufgetreten. MADALIN et al. (1957) fanden bei Untersuchung von 100 wegen Sekretion und Blutung aus der Mamille amputierten Brustdrüsen 58mal ein zentrales intraduktales Papillom. MOORE et al. (1961) wiesen bei 8 von 125 wegen eines intraduktalen Papilloms behandelten Frauen ein Karzinom nach, das sich in der Umgebung der Narbe, nach vorangegangener Exzision, entwickelt hatte. Obgleich die Abgrenzung im Einzelfall schwierig ist, sind die Autoren der Meinung, daß eine Kanzerisierung des Papilloms nicht wahrscheinlich ist. McLAUGHLIN et al. (1961) beurteilten 109 Frauen mit Mastopathia chronica cystica und diagnostizierten in 31,2%

multiple nicht invasive papilläre Karzinome. Von Bedeutung für die Differentialdiagnose zwischen Papillom und papillärem Karzinom ist die Arbeit von Kraus und Neubecker (1962) an 33 Papillomen der Mamma, die 7 $^1/_2$–14 Jahre beobachtet wurden. In einer katamnestischen Studie an 267 papillären Mammakarzinomen von McDivitt et al. (1968) wurden 9 Fälle gefunden, die als benignes Papillom beurteilt worden waren und sich später als Karzinom erwiesen. Die Autoren nehmen den Standpunkt ein, daß die Gangpapillome als präkanzerös zu bewerten sind. Buhl-Jørgensen et al. (1968) kommen zum Schluß, daß von 183 Papillomen und Papillomatosen auffällig viele mit einem Karzinom verbunden sind. Während die Erwartungsrate für ein Karzinom der Mamma 1,27% beträgt, ist die ipsilaterale Karzinomhäufigkeit bei Papillomen eindeutig höher. Haagensen (1971) verfügt über 160 Fälle bei 1669 Mammakarzinomen in 25 Jahren und stellt eine Häufigkeitsrelation von 1:10 fest. Pelletriere (1971) nimmt aufgrund von Untersuchungen an 97 Frauen mit verschiedenen Papillomformen zu Fragen des Krebsrisikos nach lokaler Exzision Stellung. Die Papillome werden in arboreszente (typisch papillär), solide und in Mischtypen eingeteilt und eine häufige Kombination mit dem lobulären Karzinom in situ sowie ein bilaterales Auftreten nachgewiesen. Es besteht ein zunehmendes Risiko der Kanzerisierung im höheren Lebensalter und bei Vorliegen des Mischtyps eines Papilloms.

Die vorliegenden pathomorphologischen und klinischen Erfahrungen der *papillären Brustdrüsengeschwülste* lassen sich in nachstehender Einteilung zusammenfassen:

1. *Intraduktales Papillom*, solitär oder multipel, in *großen* Milchgängen, sub- und zirkumareolär in der Mamma lokalisiert (vgl. Abb. 191).
2. *Papilläres Zystadenom und multiple Papillome* als Teilbefund einer Mastopathia chronica cystica, in peripheren *kleinen* Milchgängen (vgl. Kapitel R und Abb. 195 u. 196).
3. *Diffuse intraduktale Papillomatose* als seltene Systemerkrankung des gesamten Gangsystems (vgl. Abb. 197 u. 198).
4. *Papilläres Adenom der Mamille* (vgl. Kapitel L).
5. *Papilläres Karzinom* (vgl. Kapitel T).

II. Das intraduktale Papillom

Die vom Epithel der großen Milchgänge ausgehenden Papillome sind in einer subareolären zentralen Zone des Drüsenkörpers lokalisiert, die das zur Mamille konvergierende Gangsystem enthält. Die papillären Adenome kommen solitär und multipel vor, gelten als reife Neubildungen und führen gelegentlich zu Schwierigkeiten in der histologischen und prognostischen Beurteilung.

1. Häufigkeit und Altersverteilung

Nach Schultz-Brauns (1933) kommen Papillome in etwa 5% unter fibroepitheliomatösen Tumoren vor und in 1,3–1,5% unter allen Mammatumoren. Haagensen (1971) gibt eine Relation von Papillomen zu Karzinomen von 1:10 an. Sehr selten werden Papillome in der Mamma virilis (Buhl-Jørgensen et al., 1968) oder in aberrierenden Brustdrüsen beobachtet.

Das *Durchschnittsalter* benigner Papillome liegt nach KRAUSS und NEU-
BECKER (1962) bei 39 Jahren (16–71 Jahre), beim papillären Karzinom bei 50
Jahren. HAAGENSEN (1951; 1971) gibt für die gutartige Form 48 (18–85 Jahre)
an; für alle Karzinome 54,4 Jahre. Ein unterschiedliches Altersspektrum zwischen Papillom und Papillomatose fanden BUHL-JØRGENSEN et al. (1968) insofern, als die zweite Form ein schmales Maximum zwischen 40. und 50. Jahr
zeigt, die Papillome eine breiter gestreute Verteilung zwischen 30. und 55. Jahr
haben, die damit eher den Karzinomen entspricht. Es handelt sich überwiegend
um verheiratete Frauen. Angaben über Kinderzahl, Stillgewohnheiten oder zur
geographischen Pathologie fehlen. Eine intraduktale Papillomatose bei einem
10 Jahre alten Mädchen beschreiben DIETHRICH et al. (1966).

2. Klinische Symptome

Die Tatsache, daß die Mehrzahl der Milchgangspapillome nur einige Millimeter oder
wenige Zentimeter im Durchmesser betragen und eine weiche Konsistenz haben, erklärt,
daß das häufigste Symptom, der palpable Tumor, zumeist fehlt. Ebenso werden Beziehungen
zur äußeren Haut in Form von Retraktionen oder Anschwellungen nur ausnahmsweise
gesehen. Schmerzen sind ebenso selten und werden durch Distension der Milchgänge hervorgerufen, wobei als Ursache der Tumor selbst oder Sekretretentionen anzuschuldigen sind.
Größere Papillome und papilläre Zystadenome projizieren sich freilich als Tumor mit örtlichen Verdrängungssymptomen auf die Haut, wo sie die bekannten Phänomene eines
raumfordernden Prozesses hervorrufen. Nach HENDRICK (1957) wurden in 46% Tumoren,
in 20% Schmerzen, in 16% deformierte Mamillen und in 12% Hautretraktionen bei intraduktalen Papillomen nachgewiesen.

Nur bei gezielter Inspektion und Palpation der Warzenhofregion kann es gelingen,
die in den Ductus lactiferi oder in der Milchgangsampulle befindlichen kleineren Neubildungen abzugrenzen, wobei diese, dem Verlauf der Gänge folgend, radiär zur Mamille situiert
sind. Erst von einer bestimmten Größe an projizieren sich die Papillome auf die Haut
der Areola und bewirken eine Abflachung des Oberflächenreliefs oder eine Vorwölbung
(Abb. 180). Auf leichten Druck ist es möglich, Sekret oder blutige Flüssigkeit aus der
Mamille abzudrücken. In Serien von Frauen mit seröser und blutiger Sekretion aus der
Brustwarze konnten von CHESTER und BELL (1951) in 74% und von LEWISON und CHAMBERS
(1951) in 73% Mammatumoren klinisch festgestellt werden. HOLLENBERG (1952) fand palpable Resistenzen in 66%, wobei zwischen benignen und malignen Prozessen nicht unterschieden worden war. Es versteht sich von selbst, daß sich die kleinen und zumeist weichen
papillären Adenome viel eher und viel länger einer palpatorischen Erfassung entziehen
als größere Tumoren mit sklerosiertem Stroma.

Weitere klinisch-diagnostische Maßnahmen sind *zytologische Untersuchungen* des Sekrets und Bluts und die Kontrastdarstellung des Gangsystems, die *Galaktographie*, die
eine exakte Lokalisation des Tumors und die Feststellung erlaubt, ob es sich um ein
solitäres Papillom oder um eine Papillomatose handelt (HOEFFKEN und LANYI, 1973). Die
präoperative Diagnostik hat für den Operateur große Bedeutung und ist unerläßlich, wenn
als einziges Symptom eine Sekretion oder Blutung aus der Mamille besteht und klinische
Erscheinungen eine topische Diagnose nicht erlauben.

Die *Dauer der klinischen Symptome* ist sehr unterschiedlich und schwankt zwischen
wenigen Monaten und mehreren Jahren, wobei in der Mehrzahl die Frauen innerhalb
eines Jahrs den Arzt konsultieren.

Bilaterale Papillome wurden von KILGORE et al. (1953) und von HAAGENSEN
(1971) nur selten beobachtet (1,5%). HENDRICK (1957) stellte unter 208 Fällen
12 bilaterale Papillome fest, von denen 3 simultan und 9 sukzedan in der kontra-

lateralen Mamma 2–16 Jahre nach der ersten Manifestation aufgetreten waren. PELLETRIERE (1971) fand 17 Fälle von 31 (55%). Hierbei dürfte es sich jedoch um multiple Papillome als Teilbefunde bei anderen Drüsenerkrankungen handeln. Bilaterale Sekretion und Blutung wurden hierbei nicht gesehen.

Über die ungewöhnliche Koinzidenz eines *Peutz-Jeghers-Syndroms* mit Milchgangspapillomen und der „Frühform eines Mammakarzinoms" bei einer 33 Jahre alten Frau referierten MANEGOLD et al. (1969).

3. Sekretion und Blutung aus der Mamille

Ganz im Vordergrund der Symptomatologie steht die durch das Papillom ausgelöste Abgabe von seröser, milchiger oder blutiger Flüssigkeit aus der Mamille (sog. nipple discharge), die zugleich eine Quelle für zytologische Untersuchungen ist. Die Sekretion und Blutung aus der Mamille hat große diagnostische Bedeutung und ist oft der einzige klinische Hinweis auf einen papillomatösen Tumor. Zur Zytodiagnostik vgl. Kapitel T.X,5.

Aus dem umfangreichen Schrifttum seien folgende Daten genannt: GESCHICKTER (1948) stellte sanguinolente Absonderungen aus der Mamille in 102 von 2460 malignen Mammatumoren und in 185 von 2917 benignen Tumoren, dysplastischen Erkrankungen und Entzündungen fest. Bei dieser Gruppe fanden sich 203 Papillome, die in 96 Fällen (47%) durch Blutungen aus der Mamille imponierten. Alle anderen Erkrankungen waren mit etwa 0,5–3% an diesem Symptom beteiligt; die malignen Tumoren mit 4,2%. Das intraduktale Papillom geht nach HENDRICK (1957) in 91% mit Sekretion und Blutung einher, und zwar zentral lokalisierte Tumoren in 100% und periphere Papillome in 64%.

Die Frequenz der Karzinome bei blutender Mamma wird unterschiedlich beurteilt und beträgt bei MERCIER und REDON (1959) 12%, bei McPERSHON und MAC KANZIE (1962) 12,5%, dagegen bei COPELAND und HIGGINS (1960) 37%, nach KJELLGREN (1964) ebenso 37%.

In der Serie von HAAGENSEN (1971) wurden bei intraduktalen Papillomen Absonderungen aus der Mamille in 81% festgestellt, dabei als einziges Symptom in 49%. Die Flüssigkeit war serös in 49% und blutig in 50%. In weiteren Untersuchungen über Häufigkeit und Wandel der Sekretion bei Mammaerkrankungen von KILGORE et al. (1953) bei 190 Frauen mit „nipple discharge" wurden die in Tabelle 21 beschriebenen Befunde erhoben, wobei

Tabelle 21. Sekret- und Blutabsonderung aus der Mamille bei Mammatumoren

Art der Absonderung	Fall Zahl	Pathologische Befunde
1. Milchdrüsensekret mit Fetttröpfchen von weißer, gelber oder bräunlicher Farbe	32	Milchgangspapillome
2. Seröse Flüssigkeit, klar, gelblich, braun (ohne Blutbeimengung)	55	Milchgangspapillome (einmal in Verbindung mit 1 Karzinom)
3. Blut	103	45 Milchgangspapillome und Zystadenome 17 Karzinome; Verhältnis 3 : 1!

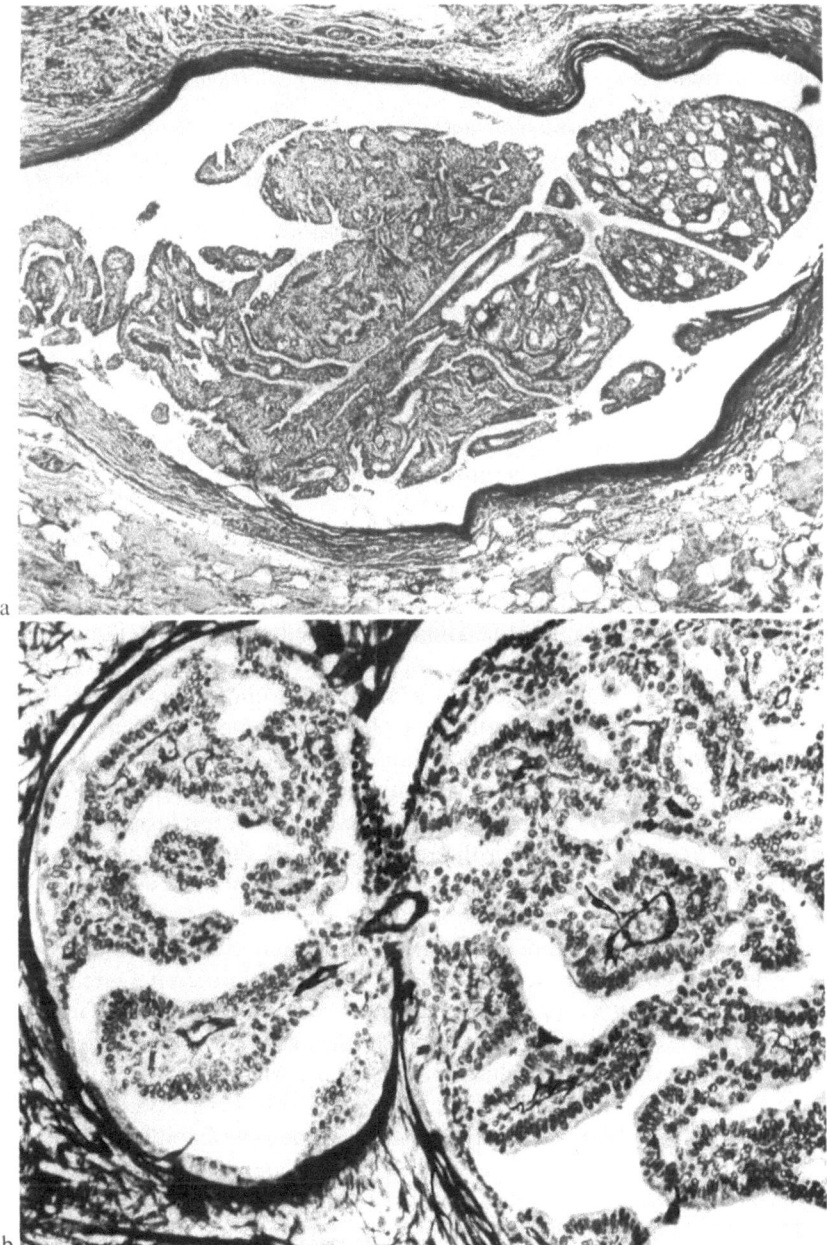

Abb. 191 a u. b. Intraduktales Papillom der Mamma mit Ektasie des Ganges und Kompression der äußeren Wandschichten (a). Intraduktale Papillomatose mit Darstellung retikulärer und kollagener Fasern sowie der Gleichförmigkeit der Epithelzellkerne (b). HE und Gomori, Vergr. 90 × und 240 ×

das ein- oder mehrmalige Erscheinen von blutiger Flüssigkeit die Bedeutung dieses Symptoms akzentuiert.

Die Verfärbung des Sekrets ist auf Retentionsfolgen und auf Blutabbausubstanzen zurückzuführen. Häufig werden in den Milchgängen mit Siderinpigment beladene Makrophagen oder Epithelzellen festgestellt. Die Sekretabgabe erfolgt zumeist intermittierend, sie kann mit Beginn der Menstruation ansteigen und in längeren Intervallen sistieren. In anderen Fällen wird Sekret und seröse Flüssigkeit in größeren Mengen abgesondert, wobei differentialdiagnostisch eine Galaktorrhoe als vielfältiger Ausdruck hormonaler Regulationsstörungen auszuschließen ist (vgl. Kapitel E). Aber auch die Lage des Papilloms hat für die Frequenz der Sekretion Bedeutung. HAAGENSEN et al. (1951) beobachteten Sekretion und Blutung bei zentralen, d.h. sub- oder zirkumareolären Papillomen in 86% und bei peripheren Neubildungen dieser Art in 29%. Zu ähnlichen Ergebnissen kam HENDRICK (1957). Treten Retentionen in Gangsegmenten auf, so kann sich hier eine resorptive Entzündung ausbilden oder bei Anwesenheit von Eitererregern eine eitrige oder abszedierende Mastitis entstehen, deren Ätiologie bei vorangegangener seröser oder blutiger Absonderung auf einen obturierenden Tumor hinweist.

4. Pathomorphologie

Die Ausführungsgänge der aus 15–20 Einzeldrüsen aufgebauten Mamma bilden unter der Regio areolaris ein kegelförmiges, der Mamille zustrebendes und radiär angeordnetes Gangsystem, das sich vor der Teilung in die Ductus lactiferi ampullär erweitert. Die proximalen Segmente der ungeteilten Gänge sind die Prädilektionsorte der Milchgangspapillome, deren typische Projektion auf die Oberfläche der Mamma der Warzenhofregion und deren unmittelbarer Umgebung entspricht. Nach GESCHICKTER (1948) sind hier 54%, in einer anschließenden mittleren Zone 44% der Papillome lokalisiert. SNYDER und CHAFFIN (1955) kamen zu gleichen Ergebnissen. Multiple Papillome sind nach CUTLER (1961) nur in benachbarten Gängen oder in Gangsegmenten festzustellen, woraus abgeleitet werden kann, daß der proliferative Stimulus sich nicht im gesamten Organ, sondern nur in umschriebenen Territorien als Papillomatose manifestiert. Seltene Ausnahmen stellen die diffusen Formen dar. Die *Größe* schwankt zwischen wenigen Millimetern und 8–12 cm bei papillären Zystadenomen, wobei am häufigsten die Größenklasse von 1–3 cm bei einem mittleren Durchmesser von 2,2 cm ist (GESCHICKTER, 1948). Die Längsausdehnung dieser Tumoren, Sekretion und Sekretretention können zu wurmförmigen oder sogar fingerdicken Auftreibungen der Milchgänge führen oder in umschriebenen Abschnitten zur zystischen Ektasie und papillären Milchgangszyste (Abb. 191). Von den erhaltenen oder umgeformten Wänden der Milchgänge werden die Papillome kapselartig umhüllt. Infolge des intrazystischen Flüssigkeits- oder Gewebedruckes weist das angrenzende Gewebe Verdichtungen des Stützgewebes, Sklerosierungen, entzündliche Infiltrate und druckatrophische Veränderungen auf (Abb. 191).

Mikroskopisch sind die Papillome durch ein feingliedriges Astwerk fibroepithelialer Proliferationen gekennzeichnet, die der Milchgangswand entstammen und demgemäß ein zweireihiges Epithel besitzen. Die luminale Oberfläche wird zumeist von einer hochprismatischen Zellreihe gebildet, die basale von kleineren polygonalen Zellen, neben denen sich flache Myoepithelzellen ausbreiten, die an dem Proliferationsvorgang offensichtlich nicht beteiligt sind. Die Differenzierung in zwei Zellreihen ist für die prognostische Beurteilung von Bedeutung

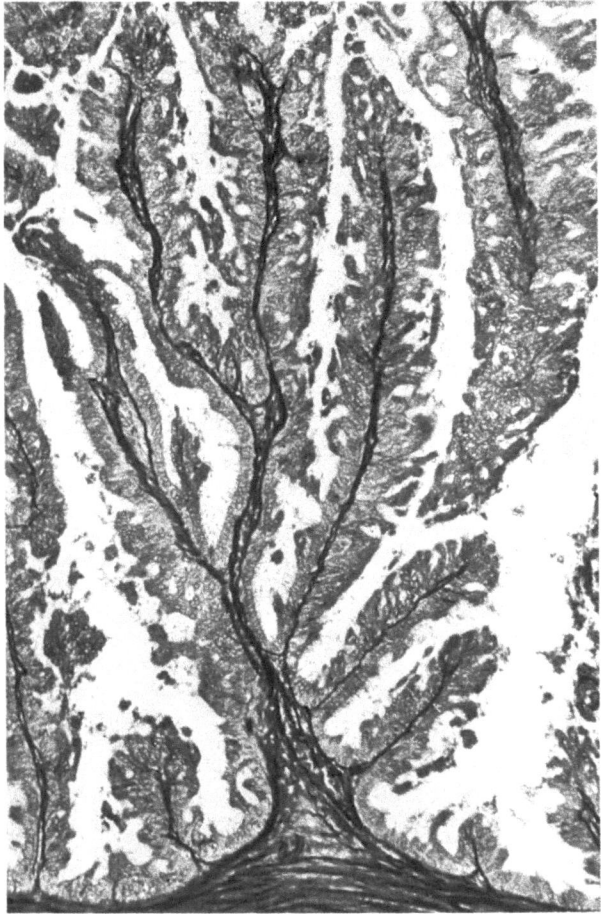

Abb. 192. Arboreszentes intraduktales Papillom mit schmalen, bindegewebigen Septen und pseudopapillären Proliferationen einer 35 Jahre alten Frau; v. Gieson, Vergr. 90 ×

(vgl. Tabelle 22). Daneben treten Zellzonen mit eosinophilem Epithel (apokriner Metaplasie) auf, es werden solide und kribriforme Zellproliferationen beobachtet, die eine Abgrenzung von entsprechend differenzierten intraduktalen Karzinomen schwierig machen können. Die Zellkerne sind rund, nicht hyperchromatisch, Mitosen selten. Je nach der Intensität des Wachstums werden sekundäre Papillome gesehen, wobei von Wichtigkeit ist, daß die benignen Formen mit einem Stroma verbunden sind, das schmal, verbreitert, ödematös aufgequollen oder fibrosiert sein kann (Abb. 191, 192).

In allen Fällen ist die Begrenzung zum Epithel durch eine intakte Basalmembran gewährleistet. Bei quantitativer Zunahme des bindegewebigen Anteils vermindert sich der epitheliale, der mit einer Abflachung des papillären Reliefs verbunden ist, so daß hieraus fibro-adenomatöse Formen im Sinn sklerosierter Papillome (FENOGLIO und LATTES, 1974) resultieren. Freilich, die unterschied-

Tabelle 22. Pathohistologische Differentialdiagnose papillärer Mammatumoren. (Nach
KRAUS und NEUBECKER, 1962, modifiziert)

Papillom	Papilläres Karzinom
zumeist 2 Epithelzelltypen	einheitlicher Zelltyp
normochromatische Zellkerne	Kernhyperchromasie
apokrine Metaplasie	keine apokrine Metaplasie
komplexe Drüsenmuster	kribriforme Epithelproliferationen
reichlich Bindegewebe als Stroma des Tumors	wenig oder fehlendes Bindegewebe („parenchymreicher Tumor")
zirkumduktale Fibrose, Tumor begrenzt	invasives Wachstum
intraduktale Epithelhyperplasie in benachbarten Milchgängen	intraduktale Karzinomformen
sklerosierende Adenose als Begleitbefund	keine sklerosierende Adenose

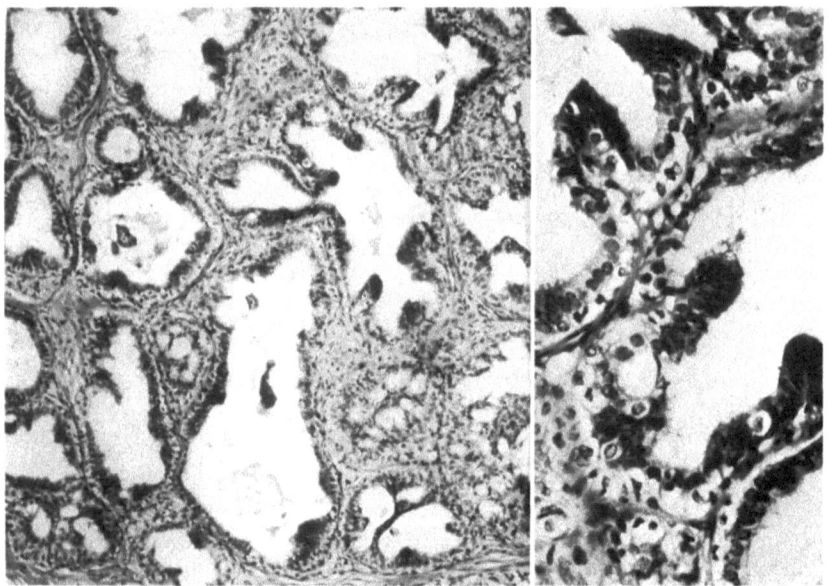

Abb. 193. Herdförmig stark proliferierendes papilläres Adenom der Mamma mit zelldichten
und hyperchromatischen Proliferationsknospen unter herdförmiger Ausbildung von Atypien. Grenzform der Benignität. 42 Jahre alte Frau. Nach Tumorexstirpation rezidivfrei.
HE, Vergr. 90 × und 240 ×

lichen Grade der Proliferation des Epithels, die Verwischung oder Aufhebung
der beschriebenen Zellschichtung sowie solide und kribriforme Epithelreaktionen
zeigen Grenzformen der Benignität oder Übergänge in Malignität, die am Einzelfall zu unterscheiden sind (Abb. 193 u. 194). Die Homogenisierung des Zellbildes,
Alterationen der Kernstruktur und die Invasion der Wandschichten haben auch
hier als Ausdruck der Kanzerisierung zu gelten.

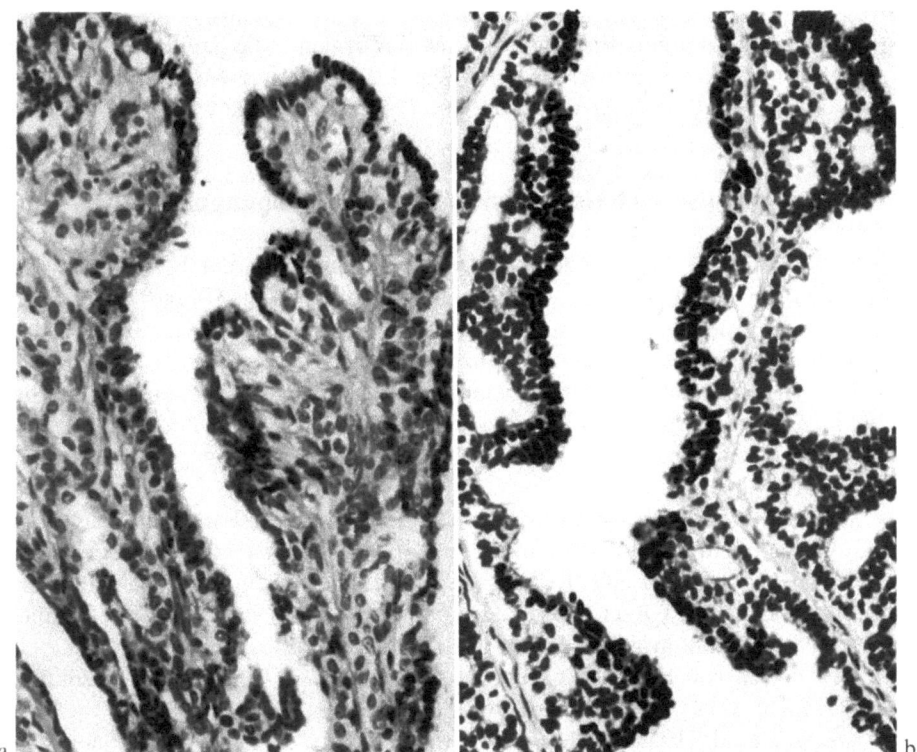

Abb. 194a u. b. Gegenüberstellung eines benignen Milchgangpapilloms (a) und eines papillären Karzinoms mit einheitlichem Zelltyp und hyperchromatischen Kernen (b). HE, Vergr.
270 ×

Die feingeweblichen Unterschiede sind von KRAUS und NEUBECKER (1962)
zusammengestellt worden und gelten mit gewissen Einschränkungen als diagnostischer Leitfaden (vgl. Tabelle 22).

Dem Erfahreneren wird deutlich, daß hier keine scharfen Grenzen zu ziehen
sind, so daß es — wie aus dem Schrifttum hervorgeht — möglich ist, Fehlentscheidungen zu treffen. Diagnostische Irrtümer beziehen sich in der Regel auf
eine Überwertung benigner Papillome, die bei Zweifeln über die pathohistologische Zuordnung zumeist als maligne Formen deklariert werden. Hierbei sollte
man daran denken, daß papilläre Karzinome selten sind und nur in einer Frequenz von 1–2,5% auftreten. Weiterhin versteht es sich von selbst, daß diese
Aussagen nur anhand von Paraffinschnitten und nicht durch Schnellschnitte
zu machen sind.

Den verschiedenen Erscheinungsformen der Papillome ist in einigen *Klassifikationen* Rechnung getragen worden. So unterscheiden SNYDER und CHAFFIN
(1955) unter den Hauptgangpapillomen typische und atypische, ferner das papilläre Zystadenom, die duktale Papillomatose bei fibrös-zystischer Mastopathie
und das infiltrierende Karzinom bei Papillom oder das papilläre invasive Karzinom. PELLETRIERE (1971) kennt ein reines „arboreszentes" Papillom (Abb. 192

u. 199), eine solide Form, die dem Begriff der „Epitheliose" mit und ohne kribriformes Muster entspricht und die „Mischformen", die papilläre und solide Epithelproliferationen aufweisen (Abb. 193). Diese dominieren unter den Fällen mit Sekretion und Blutung wie auch unter denen mit bilateraler Beteiligung.

5. Prognose und Kanzerisierung des Milchgangpapilloms

Im Vergleich zu vielen anderen reifen Neubildungen in der Brustdrüse wird vor allem bei den papillären Adenomen der Mamma die Frage gestellt, ob die lokale Exzision genügt, um Folgeerkrankungen zu vermeiden, und ob das gutartige Papillom bereits eine Präkanzerose darstellt.

Tumorrezidive nach lokaler Exzision sind nach einer Zusammenstellung von 429 Fällen des Schrifttums von SNYDER und CHAFFIN (1955) in 9,5% zu erwarten, wobei die Nachbeobachtungszeit sehr unterschiedlich ist und zwischen 1 und 16 Jahren liegt.

Karzinome nach lokaler Exzision eines Milchgangpapilloms sind nach den gen. Autoren unter 490 Fällen nur 19mal (3,8%) beobachtet worden, wobei hervorzuheben ist, daß eine Reihe von Untersuchern keinen einzigen Fall erwähnt (CHESTER und BELL, 1951; HAAGENSEN et al., 1951). Dagegen konnte ein höheres Karzinomrisiko in 14% ipsilateral nach 5–6 Jahren, kontralateral nach 11 Jahren von BUHL-JØRGENSEN et al. (1968) nach Biopsie oder Resektion nachgewiesen werden.

KILGORE et al. (1953) fanden jedoch unter 57 intraduktalen Papillomen und papillären Zystadenomen, die lokal entfernt worden waren, in 6 Fällen nach 2–5 Jahren Karzinome ipsilateral und in 2 Fällen nach 2 und 8 Jahren Karzinome kontralateral. Danach liegt die Erwartungsrate für ein Karzinom 7,4mal höher als bei Frauen ohne einen papillären Tumor in einem bestimmten Altersabschnitt. HENDRICK (1957) stellte jedoch bei 208 Frauen mit Milchgangpapillomen kein größeres Karzinomrisiko fest. Zwei Karzinome waren in der kontralateralen Mamma, nicht aber im Gebiet des Papilloms entstanden. MOORE et al. (1961) fanden 8 Karzinome bei 125 Erkrankten, von denen sich nur 2 in der Umgebung eines vorangegangenen Papilloms ausgebildet hatten; alle anderen Karzinome ließen keine topischen Beziehungen erkennen. Nach BUHL-JØRGENSEN et al. (1968) koexistieren bei Milchgangpapillomen am häufigsten intraduktale Karzinome, und zwar in einem signifikant höheren Maße als es die Karzinomerwartungsrate von 1,27%, bezogen auf 100 000 Frauen, besagt. Daher ist eine *langfristige Nachbeobachtung der ipsi- und kontralateralen Brustdrüse erforderlich*. In der Reihe von PELLETRIERE (1971) entwickelten 4 von 97 Frauen ein Karzinom, und zwar 1–3 Jahre nach Papillomentfernung ipsilateral in 2 Fällen und nach 4 Jahren kontralateral in weiteren 2 Fällen. Der Autor deutete dieses erhöhte Karzinomrisiko als Ausdruck einer beide Brustdrüsen betreffenden, d.h. allgemeinen karzinogenen Stimulation des Gangepithels.

Einen gegenteiligen Standpunkt nimmt HAAGENSEN (1971) ein, indem er von 160 Fällen 118 länger als 10 Jahre beobachtete und insgesamt 10 Karzinome feststellte. Davon schienen 2 Karzinome vom papillären, apokrinen und kribriformen Typ aus einem Papillom hervorgegangen zu sein, so daß *nur hier* von einem Übergang in ein Karzinom gesprochen werden kann. Sieben Karzinome folgten der Entfernung eines Papilloms nach. Daher wird das intraduktale Papillom als solitärer Tumor von HAAGENSEN (1971) *nicht* als Präkanzerose bezeichnet. Diese Eigenschaften kämen nur den multiplen Papillomen und Papillomatosen zu, die nach HAAGENSEN ein eigenes Krankheitsbild mit eigener Prognose darstellen. So klar und überzeugend die Aussagen sind, so schwierig kann im Einzelfall die Entscheidung sein, ob nur *ein* Papillom oder eine Papillomatose vorliegt, von denen das größte Papillom einen solitären Tumor vortäuscht. Hier liegt ein wichtiges diagnostisches und prognostisches Problem, das der Pathologe kennen sollte. Seine Aussagen stützen sich nur auf die sorgfältige Beurteilung des Tumors im Paraffinschnitt und sollten Aussagen über den Proliferationsgrad und Zellatypien enthalten (Abb. 193 u. 194). Die Frage der Multiplizität kann nur bei Vorliegen eines Präparats mit mehreren Milchgängen beantwortet werden, deren epitheliale Wandauskleidung zumeist eine Entscheidung ermöglicht.

6. Therapie

Da nach den beschriebenen Erfahrungen das intraduktale Papillom als benigner Tumor aufgefaßt wird, ist die lokale Exzision nach übereinstimmender Meinung die adäquate Methode. Sollte der klinische und morphologische Untersuchungsbefund Zeichen einer Papillomatose oder atypische Zellproliferationen erkennen lassen, ist zu erweiterten Eingriffen, im allgemeinen zur Segmentresektion, zur subkutanen oder einfachen Mastektomie zu raten. Mehrjährige Kontrolluntersuchungen der ipsi- und kontralateralen Brustdrüse sind in *allen* Fällen angezeigt.

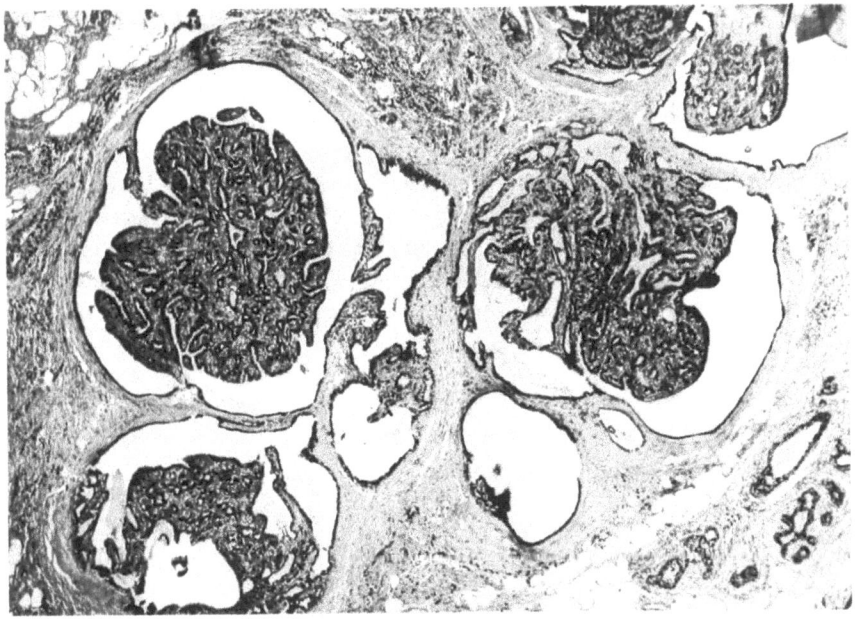

Abb. 195. Intraduktale Papillomatose bei Mastopathia cystica fibrosa mit unterschiedlichen Epithelproliferationen. HE, Vergr. 40 ×

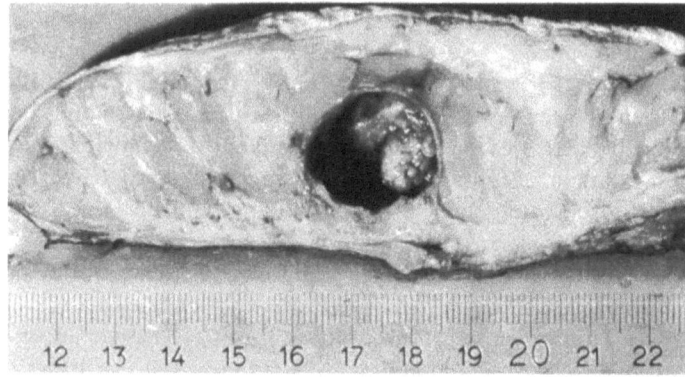

Abb. 196. Solitärzyste der Mamma mit einem intrazystischen Papillom (papilläres Zystadenom)

III. Papilläre Zystadenome und multiple Papillome

Die in variablen Formen auftretenden papillären Adenome in Brustdrüsen mit Mastopathie, sklerosierender Adenose oder Gangektasie fassen wir als akzentuierende Teilbefunde dieser Erkrankung des Drüsenkörpers auf, die sich in erweiterten Gangsegmenten oder in Zysten ausbilden (Abb. 195). Diese sind als Folge einer Sekretion oder Exsudation aus dem Adenom zu verstehen und erklären die Häufigkeit kleiner und großer solitärer oder kommunizierender Zysten (Abb. 195 u. 196). Die Intensität der Epithelproliferation ist auch hier der prognostische Maßstab und kann Übergänge in Malignität anzeigen. Die Übergänge sollen nach Auffassung von HAAGENSEN (1971) bei den multiplen Papillomen häufiger als beim solitären intraduktalen Papillom sein und den Rang einer Präkanzerose einnehmen. Ob eine so eindeutige Trennung beider Tumorformen im Sinn des Autors möglich ist, erscheint angesichts der Formvariabilität fraglich. Die Syntropie mit Karzinomen in 15 von 39 Fällen zeigt pathogenetische Beziehungen an, aber beweist sie nicht. Nach HAAGENSEN (1971) werden diese Formen bei jüngeren Frauen gesehen, errechnetes Durchschnittsalter 39,6 Jahre. Sekretion und Blutung sind wesentlich seltener und auf die periphere Lage wie auch auf die geringere Größe dieser Adenome zurückzuführen. Vgl. Kapitel R.

IV. Diffuse Papillomatose der Mamma

Im Vergleich zu Auftreten multipler oder intrazystischer Papillome in einem oder in mehreren Milchgängen oder bei fibrös-zystischer Mastopathie stellt die Papillomatose des *gesamten* Gangsystems eine pathomorphogenetische Besonderheit dar. Im einschlägigen Schrifttum ist nur eine annähernd vergleichbare, aber unzureichend dokumentierte Beobachtung von MOULONGUET (1960) bekannt, die eine einseitige Papillomatose der großen Gänge betrifft und als gutartige, intrakanalikuläre Neubildung gedeutet wird.

Über eine *beidseite diffuse Papillomatose mit Makromastie* bei metastasierendem Disgerminom des Ovars und Akromegalie berichtete BÄSSLER (1966). Die Besonderheit des Falls rechtfertigt die kasuistische Darstellung.

35 Jahre alte Frau (G) erkrankte im Mai 1958 mit rezidivierendem hypoglykämischem Schock bei Blutzuckerwerten von 40–80 mg%. Ein röntgenologisch zunächst als tuberkulöser Rundherd imponierender Verdichtungsbezirk im linken Lungenunterlappen erwies sich im Verlauf der weiteren klinischen Beobachtung als Metastase eines mächtigen, vom rechten Ovarium ausgehenden, inoperablen Disgerminoms. Menses seit 1957 sehr schwach. Mitte Oktober 1958 traten akromegale Veränderungen mit Vergrößerung von Fingern, Nase, Kinn und Ohren auf. Es entwickelten sich eine Lingua plicata, eine Struma, multiple Hautwarzen und eine beidseitige starke Vergrößerung der Brustdrüsen. Keine pathologische Sekretion, keine Blutungen aus der Mamille. Klinische Daten s. MEYER-HOFMANN, SCHWARZKOPF und HARTMANN (1958). Pathologisch-anatomische Diagnose (gekürzt wiedergegeben): Etwa apfelgroßes Disgerminom des rechten Ovariums mit netzförmig und alveolär angeordneten Tumorzellstrukturen. Knotige Peritonealkarzinose und Metastasen in der Vagina, in der Cauda pancreatis und in der Lunge. Hyperplasie eosinophiler und basophiler Zellen im Hypophysenvorderlappen, adenomatöse Hyperplasie der Zona fasciculata der Nebennierenrinde beidseitig, Struma colloides nodosa, fleckförmige Pigmentation der Gesichtshaut, multiple Hautwarzen; kirschgroßes Ovarialkystom links. Beidseitige Makromastie. Brustdrüsen: Makroskopisch zeigen beide von reichlich Fettgewebe umhüllten Drüsenkörper eine völlige Umgestaltung ihrer Architektur (Abb. 197). Läppchen mit weißem Stützgewebe sind nur in der Peripherie der Mamma festzustellen, während alle übrigen Anteile einen tubulären Umbau mit Entwicklung großer Gangsysteme erkennen lassen. Von den Sinus lactiferi ausgehend, zeigen die Wandschichten starke Epithelproliferation und Ausbildung weicher, die Lichtung ausfüllender Papillome. Das zirkumkanalikuläre Bindegewebe ist locker, flüssigkeitsreich, ebenfalls die Fettläppchen, die nach präparatorischer Entfernung derselben den in Abb. 197b wiedergegebenen Drüsenbaum freigeben. Hier wird die kanalikuläre Metamorphose bei völliger Auflösung der lobulären Gliederung der Milchdrüse sinnfällig.

Histologisch ist in der Drüsenperipherie die lobuläre Struktur erhalten geblieben, während alle übrigen Teile von Umbauvorgängen beherrscht werden. Aber auch die Drüsenläppchen zeigen zum großen Teil Reaktionen, die vom gewohnten Bild der Brustdrüse abweichen, indem die Endstücke erweitert und von fett- und PAS-positiv reagierender Flüssigkeit sowie von desquamierten Zellen partiell ausgefüllt sind. Die Epithelzellen sind kubisch und wölben sich halbkugelig in das Lumen vor. Im Zytoplasma der Mehrzahl der Epithelien kleine und große Fetttropfen.

Die Myoepithelien erscheinen als flache, der Basalmembran aufliegende Zellen; Proliferationen finden sich nicht. So entsteht an vielen Stellen der Eindruck einer laktierenden Milchdrüse. Im ödematösen intralobulären Bindegewebe liegen neben weiten Kapillaren plasmazelluläre Infiltrate.

Der Umbau der Mamma beginnt mit Erweiterung kleiner, zu den Läppchen führender Gänge, deren Epithelzellen unterschiedliche apokrine Sekretion zeigen. Häufig sind die Endstücke ektatisch und das Mantelgewebe auffällig transparent. Mit zunehmender Erweiterung kleiner und größerer Milchgänge werden die Endstücke in die Ektasien einbezogen, quasi ausgewalzt, so daß die neu entstandenen Tubuli zumeist zahlreiche Buchten enthalten und ferner von schmalen Säumen des komprimierten Mantelgewebes der ursprünglichen Lobuli umgeben bleiben. Je intensiver diese Gestaltung wirkt, desto stärker verstreichen die Reste der Endstücke und bilden starre Röhren, die von der Mamille bis in die Peripherie reichen. Gleichzeitig ist eine Proliferation des Drüsenepithels zu beobachten, das fast überall als mehrschichtiger Zellsaum dem lockeren Stroma aufsitzt und überdies epitheliale Knospen und Brücken hervorruft. Durch Entstehung von Papillen sind die Lumina der Gänge von einem Rasen fibroepitheliomatöser Proliferationen umgeben, die vor allem in den großen

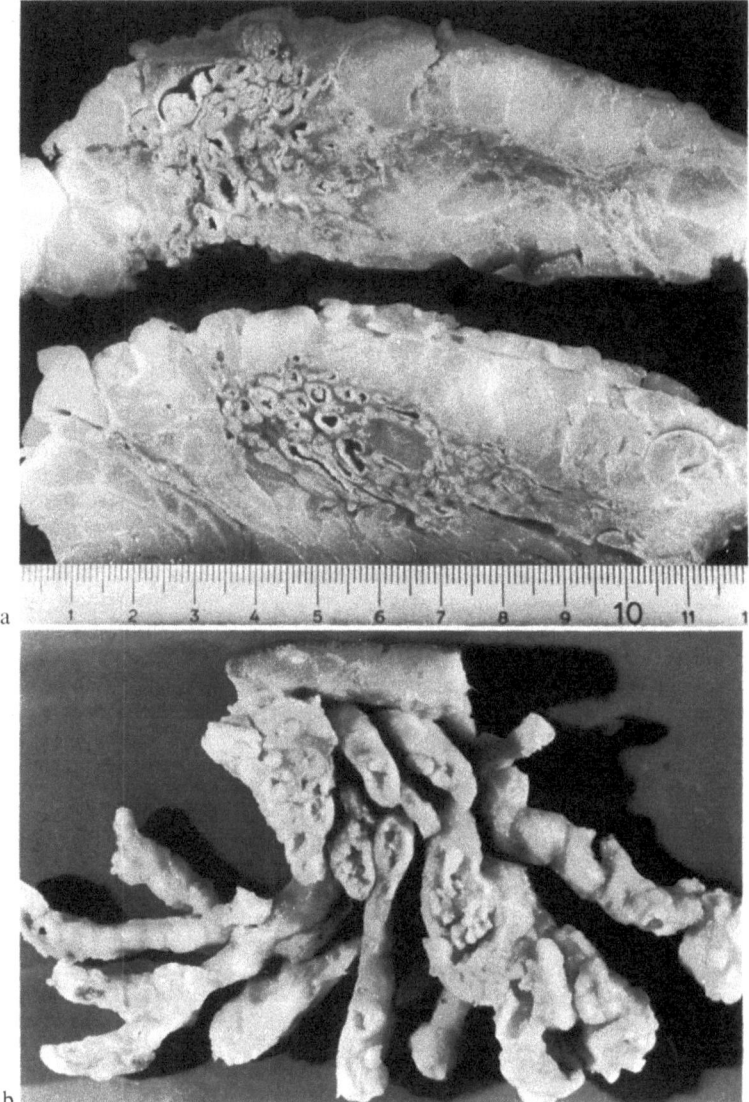

Abb. 197a u. b. Mamma bei diffuser Papillomatose. Formalinfixierte Großschnitte mit ektatischen Gängen und papillären Proliferationen (a). Lupenpräparat der Milchgänge bei diffuser Papillomatose. Hervortreten der stark erweiterten, plumpen Gänge sowie der rasenförmigen, papillären Proliferationen (b)

Milchgängen unter der Mamille zu erbsengroßen Papillomen geführt haben und die Gänge auftreiben und ausfüllen. Das Mantelgewebe ist in der Drüsenmitte geschwunden, das Stützgewebe wird durch die großen, weiten Milchgänge komprimiert und umgibt diese mit zirkulären Lagen. Auch die Sinus lactiferi weisen Epithelproliferationen auf, woraus papilläre Einfaltungen resultieren. Ferner lassen sich an den Ausführungsgangepithelien der Montgomeryschen Drüsen des Warzenhofs, neben Epithelproliferationen der inneren Zellage, lebhafte apokrine Sekretionsvorgänge und ein tropfiges, eiweißreiches Sekret in

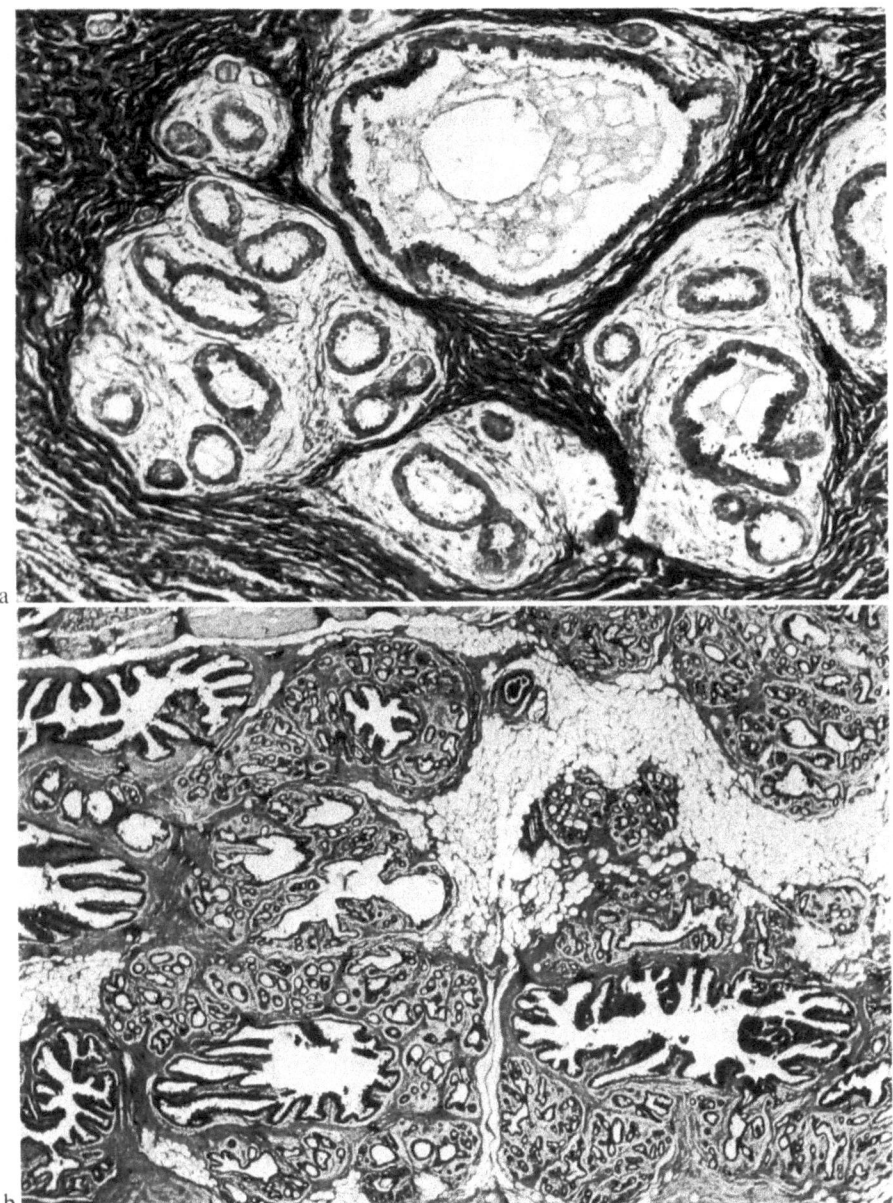

Abb. 198a u. b. Drüsenläppchen mit erweiterten Endsprossen und Gängen. Zeichen einer Sekretion und starkes Ödem des Mantelgewebes. Kompression des Stützgewebes. Azan, 90 × (a). Umwandlungszone des Drüsenkörpers von der lobulären zur tubulären Struktur durch Erweiterung der Milchgänge und Einbeziehung der Läppchen in dieselben. Daneben papilläre Proliferationen (b). HE, 14 ×. (Nach Bässler, 1966)

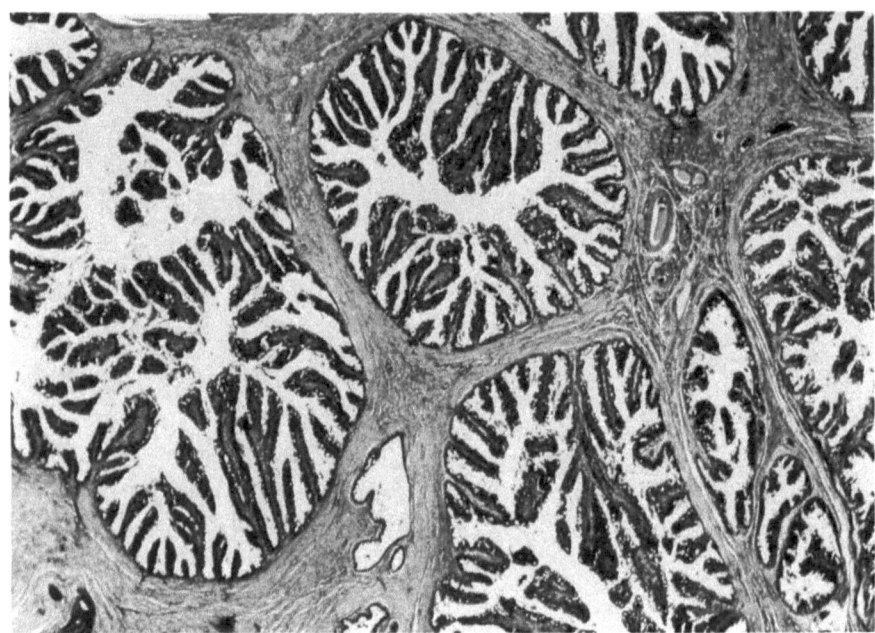

Abb. 199. Diffuse Papillomatose durch arboreszente Papillome von gleichmäßigem Aufbau, Einbeziehung der großen wie der kleinsten Milchgänge. Aufhebung des lobulären Musters. HE, 14×

der Lichtung des Gangs feststellen. Montgomerysche Drüsen und axilläre Schweißdrüsen sind im ganzen erweitert und bilden umfangreiche Drüsenfelder, wobei axillär papillomatöse Epithelproliferationen zu beobachten sind.

Die beschriebenen Umbaureaktionen der Brustdrüse sind das Ergebnis einer ungewöhnlichen hormonalen Stimulation des Milchgangsystems, dessen Proliferation zu einem fortschreitenden tubulären Umbau unter Aufhebung der lobulären Gliederung geführt hat. Dieser Prozeß beginnt mit einer als auffällige Transparenz imponierenden Durchsaftung des Mantelgewebes sowie mit einer sekretorischen Stimulation und Proliferation des Epithels (Abb. 198a). Verbunden mit der anhaltenden Abgabe eines PAS-positiven, fettfreien Sekrets und mit intensiven Wucherungen des Epithels weiten sich die Milchgänge in der Weise aus, daß die Endsprossen trichterartig dilatiert und in das sich ausdehnende Gangsystem einbezogen werden (Abb. 198b). Der Umbau ähnelt der Ausweitung der Lungenalveolen mit Schwund der Septen bei Emphysen. Die papillären Epithelproliferationen sind in den großen Milchgängen am stärksten ausgeprägt. Man erkennt örtlich sekundäre und tertiäre Papillen, die die Lichtungen der Gänge samtartig auskleiden oder ausfüllen (Abb. 199).

Die Transformation des Drüsenbaums erklärt das durch Lupenpräparation gewonnene Bild (Abb. 8b) erweiterter, wandverdickter Milchgänge mit intensiven Epithelproliferationen. Der feingliedrige Drüsenbaum der Mamma ist infolge Einbeziehung der peripheren Gänge und Läppchen vergröbert, zu einem einfachen Röhrensystem geworden, wie es bei Komedokarzinomen beobachtet werden kann, wenn die intraduktalen Tumorzellproliferationen bis in die Peripherie vordringen und die Endsprossen der Gänge ausweiten und nivellieren.

Die Ursache der Umbauvorgänge ist als eine potenzierte Hormonwirkung bei einem hormonal aktiven Disgerminom mit Polyadenomatose endokriner Drüsen, Akromegalie und paraneoblastischer Hypoglykämie aufzufassen.

O. Adenoma purum und Adenomyotheliom

I. Adenoma purum

Als „reines" Adenom bezeichnen wir solitäre, benigne Neubildungen mit dem stärksten Parenchymgehalt aller Tumoren der Mamma und mit dem höchsten Differenzierungsgrad. Diese Adenome bilden gleichsam organoide, scharf begrenzte Parenchyminseln, die überwiegend während der Gravidität und Laktation in Erscheinung treten und einen konkordanten Entwicklungszustand wie das übrige Drüsenparenchym aufweisen. Das Auftreten von Zellatypien oder Kanzerisierungen in den Neubildungen ist, bis auf eine einzige Ausnahme, nicht bekannt. Erstbeschreibung durch VELPEAU (1851), später GROSS (1879), POWER (1884) und RIBBERT (1914).

1. Häufigkeit und Altersbeziehungen

Das Adenoma purum ist selten und tritt mit Beginn der Geschlechtsreife und in der fertilen Phase der Frau auf, vorwiegend in der Schwangerschaft und Laktation. Mittleres Alter 20–30 Jahre bei einer Schwankungsbreite von 9–72 Jahren (I.F GAL, 1961).

Angaben zur Frequenz: HAGGARD und DOUGLASS (1923) stellten unter 254 benigen und malignen Tumoren 9 Adenome fest; DE CHOLNOKY (1939) fand unter 722 benignen Mammaneoplasien 40 Adenome (5,5%); BAKER (1947) gibt 10 Adenome auf 103685 Hospitaleinweisungen an. Aus dem eigenen Arbeitskreis wurden bei 4026 Mammabiopsien 2880 benigne Erkrankungen diagnostiziert (68%), davon 33 Adenome. Das sind 1,1% aller gutartigen Brustdrüsentumoren und -dysplasien. Der Wert deckt sich mit den Angaben von HILL und MILLER (1954) von 1,7%. Bei 348 Fibroadenomen fanden wir 3 reine Adenome, davon 2 in der Gravidität (mens V) und 4 Fibroadenome in Gravidität und Laktation (7 Fälle = 2,4%) (HAUBELT, 1972). In der Mamma virilis sind diese Tumoren bisher nicht nachgewiesen worden.

2. Klinik

Die Adenome treten sowohl bei weißen wie bei farbigen Frauen und in beiden Brustdrüsen mit nahezu gleicher Häufigkeit auf. LE GAL (1961) berichtet über 3 Frauen mit bilateralen

Tumoren. Eine bevorzugte Lokalisation in der Brustdrüse kann den Angaben nicht entnommen werden. In mehreren Fällen sind Adenome unter der Mamille gesehen worden. Die Dauer der Symptome ist ganz unterschiedlich und schwankt zwischen 1 Woche, Monaten und Jahren. In der Mehrzahl handelt es sich um Mehrgebärende. In 15 Fällen wurden Adenome in der Gravidität, in 9 Fällen vom 4. Tag bis 8. Monat post partum diagnostiziert.

3. Pathomorphologie

Wie aus der Abb. 200 hervorgeht, stellt das Adenoma purum eine runde oder ovale Neubildung dar, die gut begrenzt und von einer Faserkapsel umgeben ist. Die *mittlere Größe* liegt bei 3–4 cm im Durchmesser. Ein ungewöhnliches Adenom von 11×7 cm bei einer 20jährigen Frau im 4. Monat Gravidität gibt LE GAL (1961) an. Die Tumoren haben eine weiche und elastische Konsistenz. Während Fibroadenome auf der Schnittfläche eine weiße Farbe haben, weisen Adenome in der Schwangerschaft ein graues bis gelbgraues Kolorit auf, das während der Laktation in ein Cremegelb übergeht: je gelber — desto mehr

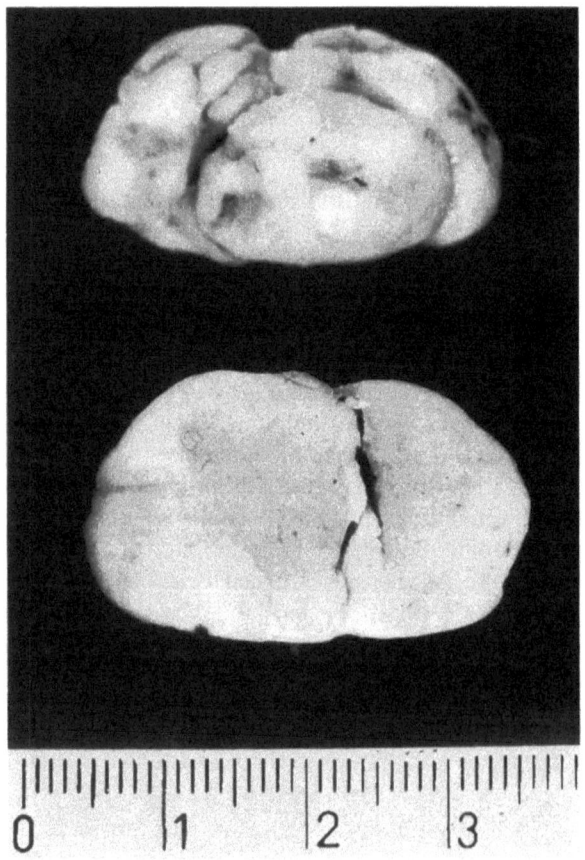

Abb. 200. Adenoma purum der Mamma einer 25 Jahre alten Frau im Zustand einer frühen Gravidität. Glatt begrenzter graugelblicher Tumor

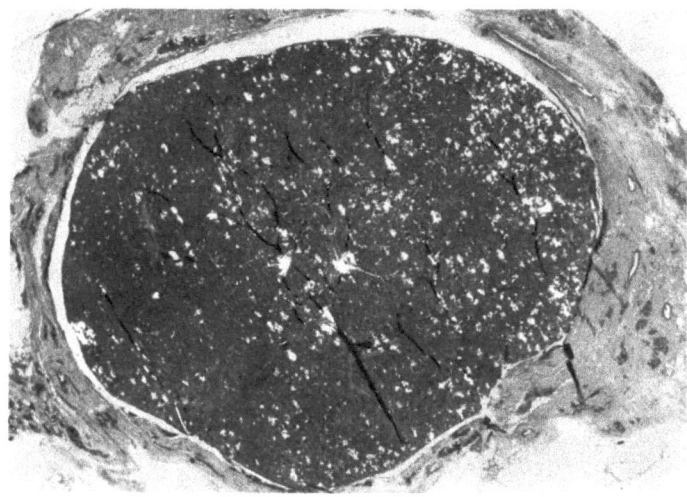

Abb. 201. Lupenvergrößerung eines Adenoma purum mit scharfer Begrenzung und dichten, adenomatösen Proliferationen. HE, Vergr. 22×

Sekretion und Retention! Adenome ergeben im Anschnitt ein völlig homogenes Bild, das lediglich durch Nekrosen oder Blutungen infolge von Infarkten gestört sein kann.

Histologisch bestehen diese Tumoren aus einem weitgehend gleichmäßig proliferierten, tubulär oder tubuloalveolär differenzierten Parenchym, dessen lobuläre Einheiten erhalten sein können (Abb. 201). Das Stroma bildet schmale Septen, die ödematös aufgelockert sind und eine Aktivierung mesenchymaler Zellen, z.T. lymphozytäre Einstreuungen aufweisen. Im Vergleich zu einem „normalen" Drüsenläppchen sind die reinen Adenome als Proliferationen terminaler extra- und intralobulärer Gangsegmente und Endsprossen aufzufassen. Die Beziehungen zwischen dem erhaltenen zentralen Gang und den gewucherten Tubuli gehen aus Abb. 202 hervor. Das Epithel ist zumeist kubisch oder zylindrisch. Am Ende der Gravidität oder Laktation enthalten die Drüsenzellen Fetttropfen, die Lumina retiniertes Sekret. Je stärker diese Veränderungen sind, desto eher wandelt sich das Bild zu einem tubulo-alveolären Muster, das weitgehend einer Milchdrüse während der Laktation gleicht. Daher könnte man — wie im älteren Schrifttum (SCHULTZ-BRAUNS, 1933) — von einem azinären oder alveolären (laktierenden) Adenom sprechen. Die Tatsache, daß die Neubildungen von einer Kapsel umgeben sind (Abb. 201) und auch ganz unabhängig von einem Proliferationszustand des gesamten Drüsenparenchyms entstehen, spricht dafür, daß es sich um echte *Neoplasien* und nicht nur um fokale Hyperplasien im Sinn von Adenosen, ohne scharfe Begrenzung handelt. Sekretretentionen führen zu Mikrokalzifikationen und sehr selten zur Entwicklung schalenförmig aufgebauter Mammolithen (Abb. 203b) in Adenomen der Laktationsperiode. Über weitere pathohistologische und elektronenmikroskopische Untersuchungen an 28 Mamma-Adenomen berichten HERTEL et al. (1976).

Differentialdiagnostisch sind die Adenome der Brustdrüse von Schweißdrüsen-Adenomen abzugrenzen (LE GAL, 1961).

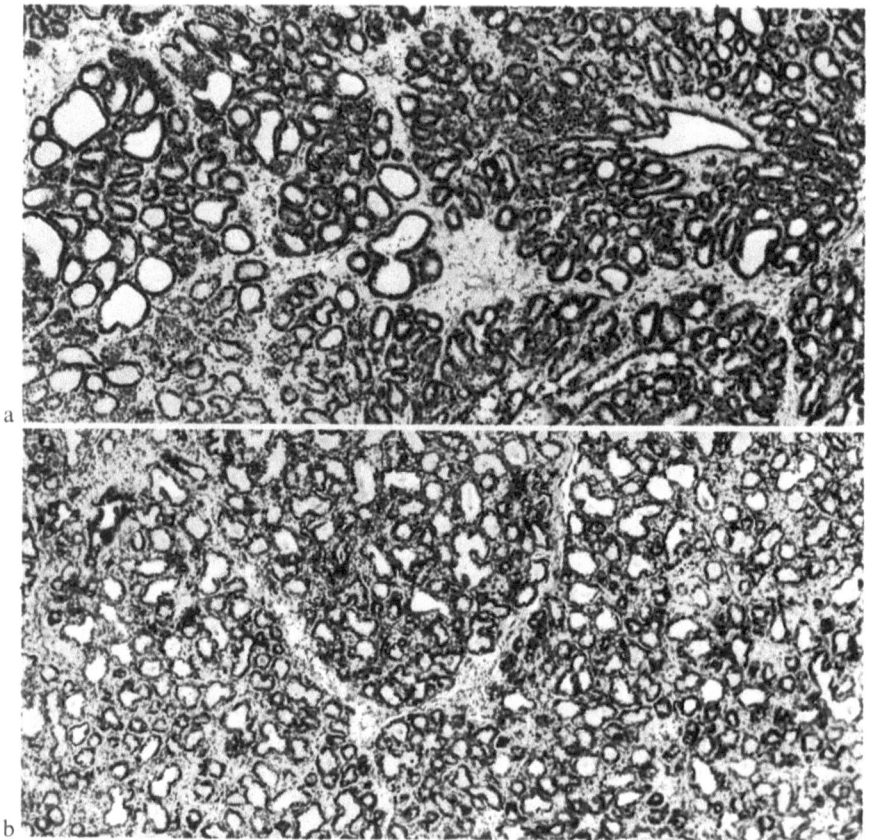

Abb. 202a u. b. Formen des Adenoma purum. (a) Zustand in einer frühen Gravidität mit noch erkennbarem lobulären Muster. (b) Zustand bei später Gravidität mit Anreicherung von Fetttropfen in den Epithelzellen

4. Pathogenese und Klassifikation

a) Adenome bei jungen Frauen

Sie sind sehr selten in der Geschlechtsreife und im höheren Alter als ein *de novo* entstehender Tumor von tubulärer Differenzierung (LE GAL, 1961) aus der Matrix eines hormonal stimulierten Parenchymbezirks (dazu Abb. 202a). FOOTE (1942) bezeichnet diesen Typ im Hinblick auf das Vorkommen in der Pubertät unglücklicherweise als fetales Adenom. HILL und MILLER (1954) erwähnen unter 8 Fällen 2, LE GAL (1961) 3 Adenome außerhalb der Gravidität. Hinzu kommt die Kasuistik von PERSAUD et al. (1968), die unter 300 Fibroadenomen diese Form des Adenoma purum in 0,3% feststellten.

b) Adenome in Gravidität und Laktation

Die Tumoren weisen ähnliche Proliferationsformen wie der Mutterboden auf und lassen infolge von Retentionen mehr ein tubulo-alveoläres Parenchym

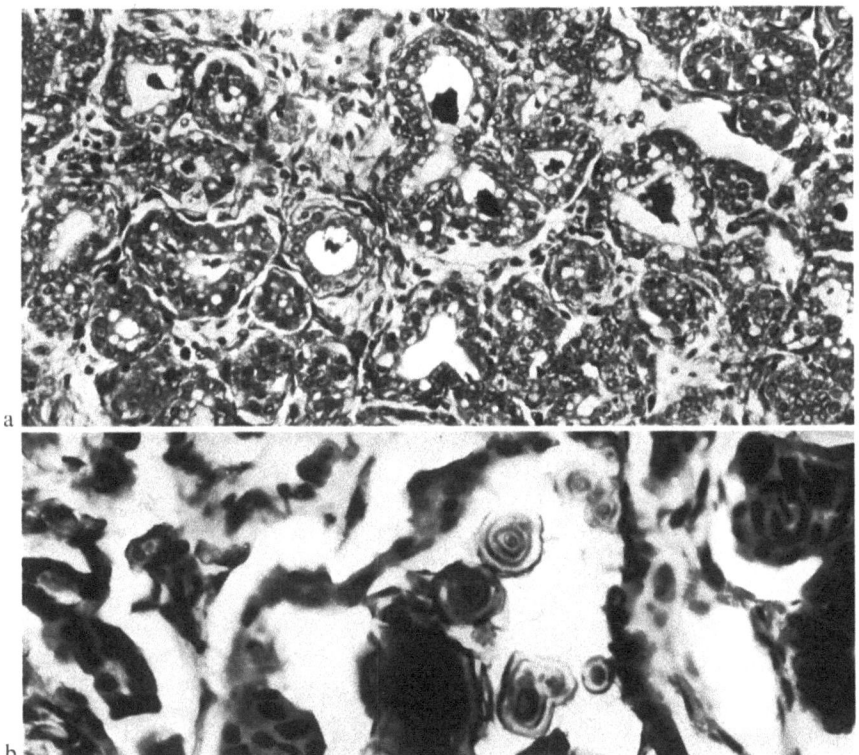

Abb. 203a u. b. Adenoma purum. (a) Zustand während der Laktation mit sezernierenden Alveolen, die einer normalen laktierenden Mamma gleichen. (b) Adenom nach Gravidität von tubulärem und alveolärem Aufbau mit starken Kalzifikationen in Form geschichteter Mikrolithen. HE, Vergr. 90-, 230- und 310fach

mit Zeichen der Fettsynthese hervortreten (Abb. 202 u. 203). Je intensiver die Sekretion, desto gewisser ist eine besondere hormonale Stimulation (Laktation). Diese Adenome bilden sich *de novo oder auf dem Boden eines präexistenten Fibroadenoms*. Die einseitige hormonal-induzierte Proliferation des Parenchyms ist in der Lage, das bekannte Muster des Fibroadenoms so zu verwandeln, daß es einem antochthonen Adenom gleicht. Rückschlüsse sind bei unvollständigen Transformationen und bei Erhaltenbleiben ursprünglicher Gewebemuster möglich. In der Regel jedoch sind Übergänge fließend, und am Ende der Gravidität oder post partum ist eine Unterscheidung nicht sicher möglich. PERSAUD et al. (1968) fanden „laktierende Adenome" in 6,0% unter 300 Fibroadenomen.

c) Fibroadenom vom Pontara-Typ

Einer Zwischenstufe entsprechen drüsenreiche Fibroadenome mit dem kennzeichnenden Stroma und zumeist lobulär angeordneten und proliferierenden Epithelsprossen. Die Tumoren wurden von PONTARA (1954) beschrieben und stellen lediglich Formvarianten des Adenoms dar. Die Frequenz dieses Typs beträgt 0,6% unter 300 Fibroadenomen und Adenomen (n. PERSAUD et al., 1968).

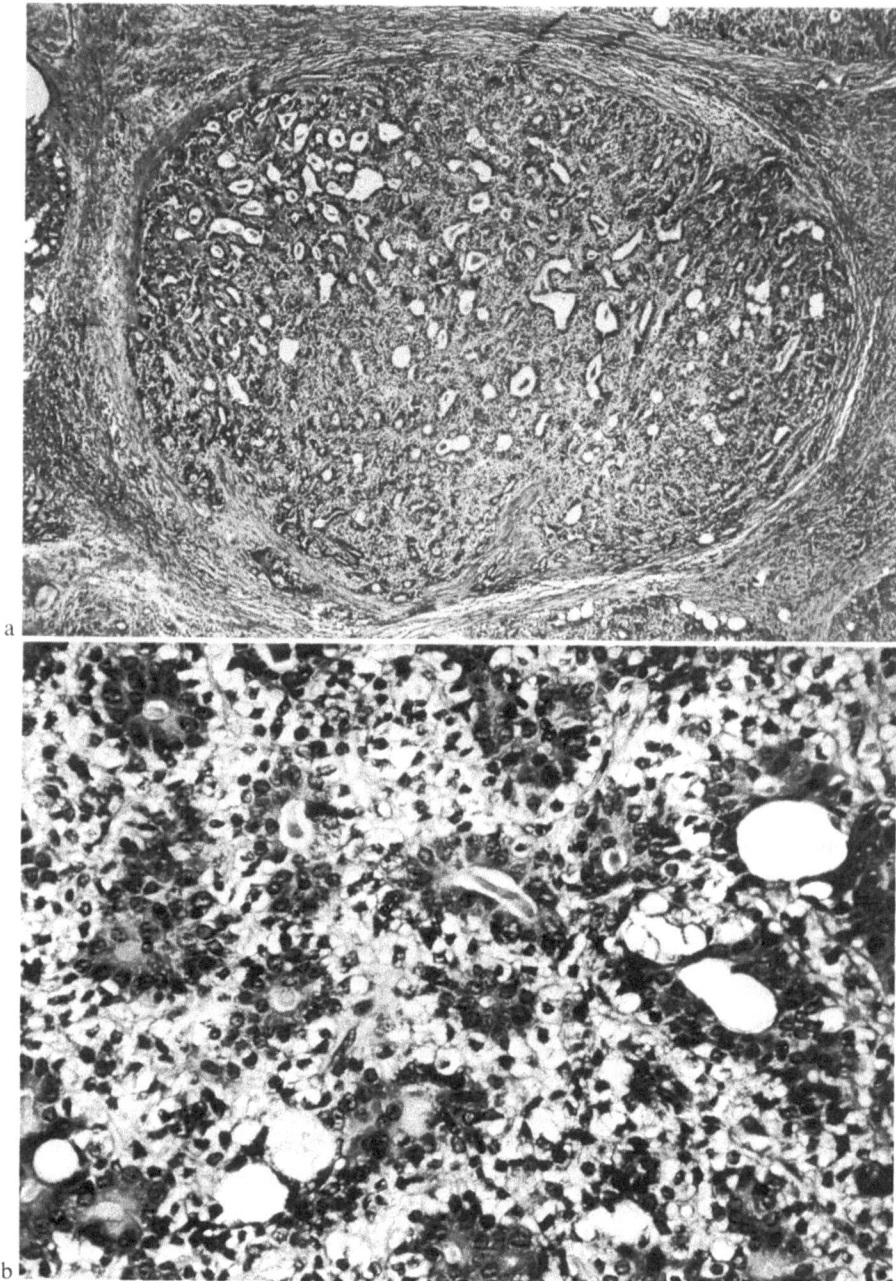

Abb. 204a u. b. Adenomyotheliom der Mamma einer 70 Jahre alten Frau von andedeutet lobulärem Aufbau. (a) Übersicht. (b) Ausschnittsvergrößerung mit tubulären Strukturen, die von Epithelzellen ausgekleidet sind und mit retikulär proliferierten Myoepithelzellen, welche die Lücken ausfüllen. HE, Vergr. 70× und 240×

Zur Frage der *Kanzerisierung in Adenomen der Brustdrüse* liegt lediglich eine Beobachtung von HILL und MILLER (1954) vor. Eine 34 Jahre alte, farbige Frau starb an einem metastasierenden Karzinom, als dessen Ausgangsort sich ein Adenokarzinom in einem „einfachen glandulären Adenom" erwies. Es handelte sich hierbei zweifellos um eine ganz seltene Ausnahme. Alle anderen Autoren lassen an der Benignität keinen Zweifel, so daß als *Therapie* die Exzision des Tumors im gesunden Gewebe ausreichend ist.

II. Adenomyotheliom

Die von den Hautanhangsgebilden und von den Speicheldrüsen bekannten Tumoren weisen ganz unterschiedliche Gewebemuster auf und sind zuletzt von HAMPERL (1970), im Zusammenhang mit einer Darstellung der Pathoklise des Myoepithels, aufgezeigt worden. Bei zahlreichen Mastopathieformen und insbesondere bei der sklerosierenden Adenose sind uns Proliferationszustände des Myoepithels gut bekannt (vgl. Kapitel S). Umschriebene Geschwülste in der Mamma sind jedoch außerordentlich selten. Der in Abb. 204 mikroskopisch dargestellte Tumor* weist makroskopisch und in Lupendimension eine lobuläre adenomatöse Gliederung auf, die durch bindegewebige Septierungen entstanden ist. An mehreren Stellen haben sich Sklerosierungszonen ausgebildet; des weiteren wurden apokrine Metaplasien gesehen.

Im Vordergrund des Prozesses steht die epimyotheliale Proliferation, die durch Erhaltung eines tubulären Musters durch das Epithel gekennzeichnet ist und zum anderen durch eine Wucherung der Myothelien, die ein retikuläres Muster zwischen den drüsigen Anteilen bildet (Abb. 204b). In dieser charakteristischen Form äußert sich die Eigenart des Tumors, der aus einer Matrix hervorgeht.

Der myotheliale Anteil imponiert darüber hinaus durch die Hellzelligkeit, die den Tumoren der Haut nach LEVER und CASTLEMAN (1952) entspricht. Atypische Zellreaktionen wurden nicht beobachtet, für einen malignen Prozeß ergab sich somit kein Anhaltspunkt. Weitere licht- und elektronenmikroskopische Befunde eines Myoepithelioms von TÓTH (1977).

P. Fibroadenom

Als häufigste gutartige Neubildung der Brustdrüse gilt das Fibroadenom (Adenofibrom), das bei Frauen vor der Menopause als umschriebener, solitärer, zumeist kirsch- oder walnußgroßer Tumor auftritt und keine Schwierigkeiten in der pathohistologischen Diagnostik bereitet. Die organoide Verbindung zwischen epithelialen und mesenchymalen Bestandteilen des Fibroadenoms ruft

---

* Für Überlassung des Präparats sei Herrn Prof. Dr. HORT, Düsseldorf, gedankt.

charakteristische Gewebemuster hervor, dessen Pathomorphogenese in früheren Jahrzehnten Gegenstand zahlreicher Untersuchungen mit unterschiedlichen Deutungen war (Lit.: SCHULTZ-BRAUNS, 1933; GÜTHERT, 1938). Nach den ersten belegten Angaben von Sir ASTLEY COOPER (1829) wurde die Neubildung als fibroepitheliale Brustdrüsengeschwulst aufgefaßt und als „chronic mammary tumor" bezeichnet. Seither sind differente histologische Typen und Entwicklungsformen unterschieden worden, die zur Einteilung in ein intra- und ein perikanalikuläres Fibroadenom geführt haben. Im neueren Schrifttum werden Fragen der potentiellen Kanzerierung des Epithels, das Verhalten des Stromas, seine Bedeutung für die Ätiopathogenese und schließlich die Beziehungen zu dem morphologisch verwandten Tumor, dem Cystosarcoma phylloides, bearbeitet und durch neue Ergebnisse ergänzt. Eigene Beobachtungen stützen sich auf 348, zusammen mit HAUBELT (1972), histologisch und statistisch ausgewertete Fibroadenome.

I. Terminologie

Im deutschen wie im angloamerikanischen Schrifttum dominiert der Begriff „Fibroadenom", wenn der Tumor — wie es der Definition entspricht — überwiegend mesenchymale Bestandteile enthält. Dagegen verwendet HAAGENSEN (1971) den Terminus Adenofibrom, und zwar unabhängig von der geweblichen Komposition. Von MCFARLAND (1927) sind 33 Synonyma zusammengestellt worden, die die verschiedenen Bestandteile ausdrücken sollen, wobei die Stromaverquellung als myxomatöse Reaktion aufgefaßt wird. Daher die Begriffe: Adenomyxofibrom, Zystadenomyxom, intrakanalikuläres Myxofibroadenom, Myxadenofibrom u.a. Im Hinblick auf die Entstehung des Tumors plädiert MCFARLAND (1927) für „periduktales Fibrom". MCDIVITT et al. (1967) nennen ferner: fetales Fibroadenom, Mischtumor, periazinäre Fibroadenosis, pleomorphes Fibroadenom.

Wir halten am bekannten Begriff des Fibroadenoms mit einem intra- und perikanalikulären Wachstum und Kombinationsformen oder Mischtypen fest.

II. Epidemiologie

1. Häufigkeit

Das Fibroadenom gilt übereinstimmend als dritthäufigste Erkrankung der weiblichen Brustdrüse, die lediglich von der fibrös-zystischen Mastopathie und vom Karzinom übertroffen wird. Unter den Erkrankungen der Mamma bis zum 25. Jahr nimmt das Fibroadenom die erste Position ein. Die prozentualen Angaben von Reihenuntersuchungen unterliegen großen Schwankungen. BLOODGOOD (1934) fand unter 302 Fällen 27,1% Fibroadenome, OLIVER und MAJOR (1934) unter 400 Fällen 32,7%; SCHWARZ und FREUND (1935) unter 2784 Fällen in 23,9%, DE CHOLNOKY (1939) unter 722 Fällen 37,3%, ROSE (1942) unter 645 Fällen in 26%, BERNICZEI und LAPIS (1959) unter 2659 Fällen in 13,6% Fibroadenome. Der errechnete Mittelwert aus diesen Untersuchungen von ca. 26% deckt sich mit der Angabe von CHEATLE (1923) und besagt, daß in der Brustdrüse jeder 4. Frau mit dem Vorkommen eines Fibroadenoms zu rechnen ist.

Studien an autoptisch gewonnenen Brustdrüsen von FRANTZ et al. (1951) ergeben bei 225 Sektionen in 21 Fällen Fibroadenom, das sind 9,3%. Diese Angaben schließen alle Formen, auch die klinisch nicht erfaßbaren, kleinen Fibroadenome ein. Unter 21 Tumoren wären allerdings nur 4 (1,7%) klinisch diagnostizierbar gewesen.

Das Auftreten von Fibroadenomen in der *männlichen Brustdrüse* wird von HOLGER (1923), GÜTHERT (1938), DE CHOLNOKY (1939) in wenigen Fällen erwähnt. In Kenntnis der pathomorphologischen Reaktionen der Mamma virilis erscheint es sehr fraglich, ob es sich in der Tat um Fibroadenome gehandelt hat. Sehr wahrscheinlich waren es tubuläre Hyperplasien, die heute als „Gynäkomastie" diagnostiziert werden würden.

2. Altersverteilung

Nach eigenen Untersuchungen ergab sich für den Zeitpunkt der Diagnosestellung ein Durchschnittsalter von 33,3 Jahren bei einer Amplitude von 15–82

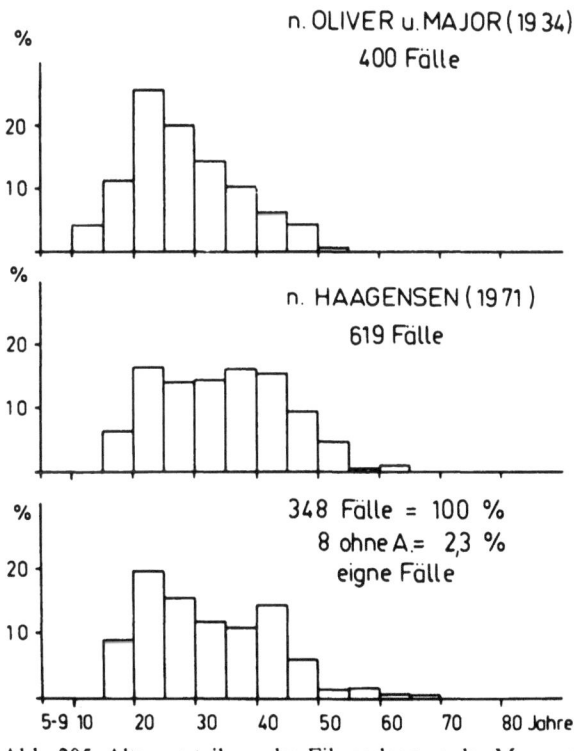

Abb. 205. Altersverteilung des Fibroadenoms der Mamma

Jahren. Diese Angaben entsprechen den klinischen Erfahrungen, wonach das Fibroadenom eine Erkrankung junger Frauen ist und schon während oder nach der Pubertät auftreten kann. Die Verteilung auf die einzelnen Altersklassen macht Abb. 205 deutlich und zeigt das häufigste Vorkommen des Tumors zwischen 20 und 24 Jahren. Die Verteilungskurven von OLIVER und MAJOR (1934) an 400 Fällen und von GESCHICKTER (1948) an 515 Fibroadenomen sind eingipfelig mit steilem bilateralem Abfall, während HAAGENSEN (1971) und HAUBELT (1972) wie auch EGGER und MÜLLER (1977) ein Plateau zwischen dem 20. und 44. Jahr mit einem geringen zweiten Anstieg zwischen dem 40. und 44. Jahr nachwiesen. Hierbei ist zu berücksichtigen, daß im Vergleich zu den jüngsten Altersklassen die Fibroadenome der älteren Frauen jahrelang bestanden haben können, so daß keine exakten Daten über die Zeit der Tumorentwicklung zu gewinnen sind, wodurch das Bild der Altersverteilung beeinflußt wird.

3. Geographische Pathologie

Nach OLIVER und MAJOR (1934) werden Fibroadenome bei Negerinnen häufiger als bei weißen Frauen beobachtet. Negerinnen erkranken 5 Jahre früher, d.h. zwischen dem 15. und 19. Jahr. HAAGENSEN (1971) spricht sogar von einer Prädisposition der Negerinnen für das Adenofibrom.

4. Multiplizität

Multiple Fibroadenome in einer Brustdrüse sind selten. Allgemein gilt, daß das Fibroadenom ein solitärer Knoten ist (Abb. 206a, b). Ob bei einer systematischen Untersuchung der Brustdrüsen diese Gesetzmäßigkeit aufrechterhalten werden kann, bleibt abzuwarten. Im eigenen Untersuchungsgut wurden in 5,7% multiple Fibroadenome gefunden. Im Schrifttum schwanken die Angaben von 10,5% bei weißen (EGGER und MÜLLER, 1977) und 17,7% bei schwarzen Frauen; 13,4% fanden SEMB (1928) und 15,7% OLIVER und MAJOR (1934).

Seltener ist das Auftreten von *bilateralen Fibroadenomen*. DE CHOLNOKY (1939) gibt 3,4%, GESCHICKTER (1948) 5,2%, BERNICZEI und LAPIS (1959) 4% an.

III. Klinik

Das Fibroadenom imponiert zumeist als runder, gut begrenzter und schmerzloser Knoten von elastischer oder fester Beschaffenheit, der häufig zufällig bei der Palpation festgestellt wird. Wachstumszeiten werden von 3 Monaten bis zu 3 Jahren angegeben. Fibroadenome wachsen im allgemeinen langsam, sie können sich aber auch in 6–12 Monaten um das Doppelte vergrößern. Bei einem Durchmesser von 2–3 cm sistiert in der Mehrzahl die Wachstumsneigung, wobei nach pathohistologischen Kriterien auch Rezidive auftreten (Abb. 14). Phasen intensiver Proliferation bestehen in Pubertät, Gravidität und vor der Menopause. *Seltene* klinische Befunde sind bei subkutaner Lage die Einziehung der Mamille, die Ausbildung einer Peau d'Orange, Absonderungen aus der Mamille oder Anschwellungen regionaler Lymphknoten.

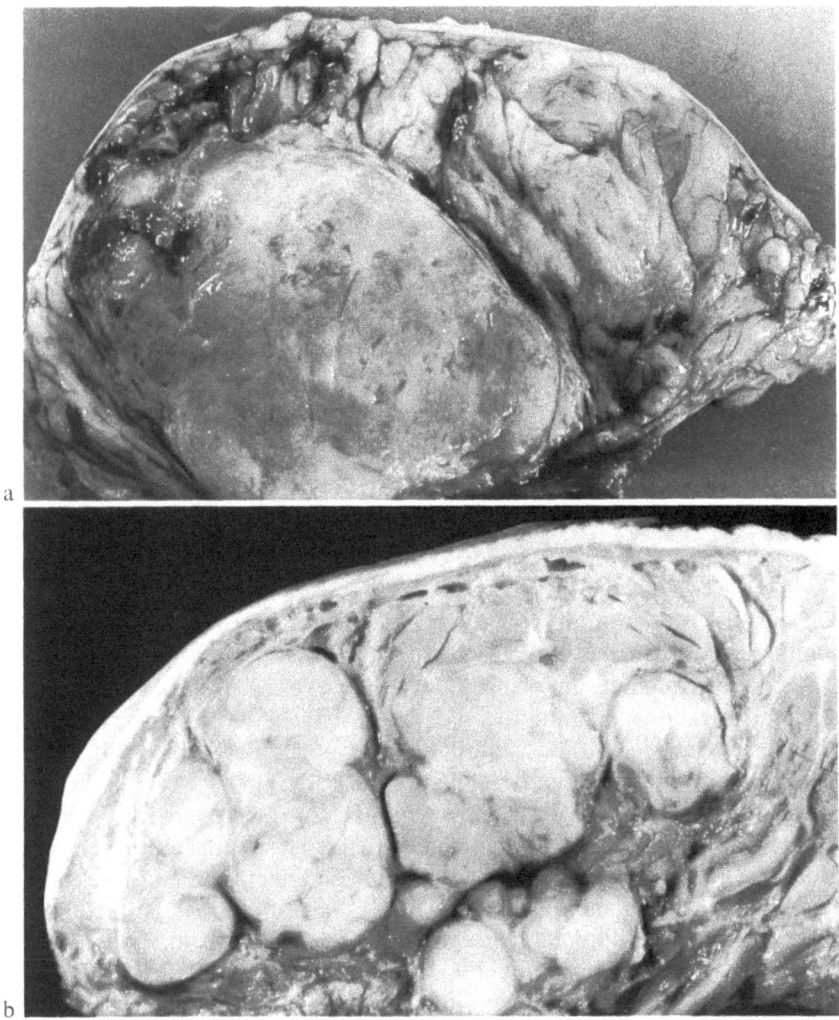

Abb. 206a u. b. Makroskopische Aspekte des Fibroadenoms in situ. (a) Ungewöhnlich
großes, im Durchmesser 8 cm messendes Fibroadenom. (b) Multiple knollige Fibroadenome

IV. Pathomorphologie

1. Tumorgröße

Nach eigenen Beobachtungen liegt das Häufigkeitsmaximum von 46% bei
einem Durchmesser von 1 2 cm (Haselnuß- bis Kirschgröße). Fibroadenome
von mehr als 6 cm sind selten (Abb. 206 u. 207). Alle Autoren stimmen in
dem Sinn überein, daß etwa 60% in der Größenordnung von 1–5 cm liegen:
DE CHOLNOKY (1939): 60% 1,5–3 cm, GESCHICKTER (1948): 61% 2–5 cm.

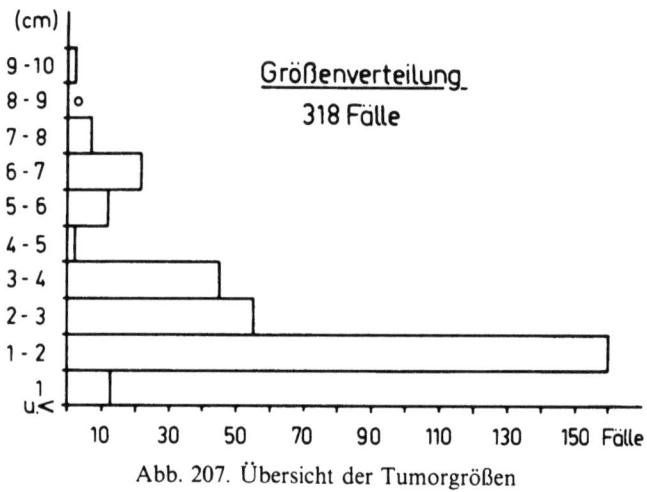

Abb. 207. Übersicht der Tumorgrößen

2. Makroskopie

Die zumeist runden und vom Gewebe des Drüsenkörpers unterscheidbaren Neubildungen werden, als umschriebene, solide Knoten (Abb. 206b), durch eine myxoide Verquellung auf den Schnittflächen (Abb. 208) oder infolge Ausbildung von Spalträumen erkannt, die man durch seitliche Druckwirkung entfalten kann (sog. Spaltenadenom oder Fibroadenoma phylloides (Abb. 209). Je mehr kollagene Fasern oder Hyalinisationen auftreten, desto mehr wechselt die weichelastische zu einer festen und harten Beschaffenheit. Der grauweiße, teils gelbliche Farbton wandelt sich bei hämorrhagischen Infarzierungen in einen Braunton um, und streifigweiße oder feinherdige Einlagerungen sind Ausdruck lokaler Verkalkungen. Eine eigene Faserkapsel bilden die Fibroadenome nicht. Allerdings lassen sich die Tumoren gelegentlich durch Alteration ihrer Feinstruktur *wie* aus einer Kapsel enukleieren (Abb. 210a). Teilweise finden sich in Fibroadenomen mit Sekret und homogener Flüssigkeit ausgefüllte Zysten (Abb. 210b). Bevorzugte *Lokalisation* sind oberer äußerer und oberer innerer Quadrant.

3. Pathohistologie

a) Fibroadenoma intracanaliculare

Das häufigste Fibroadenoma intracanaliculare ist durch eine myxoide Verquellung des Bindegewebes mit Kompression der drüsigen Strukturen und Ausbildung verzweigter, netzförmiger Epithelreihen gekennzeichnet (Abb. 211). Dieser häufigste und bevorzugt bei verheirateten Frauen beobachtete Typ weist in der jüngeren Altersgruppe und in Wachstumsphasen ein dem Mantelgewebe der Drüsenläppchen ähnliches ödematöses Stroma auf, dessen Quellungsdruck zu Kompressionsphänomenen im Tumor und im umgebenden Gewebe führt. Hier treten atrophische Lobuli und Verdichtungen kollagener Faserzüge hervor.

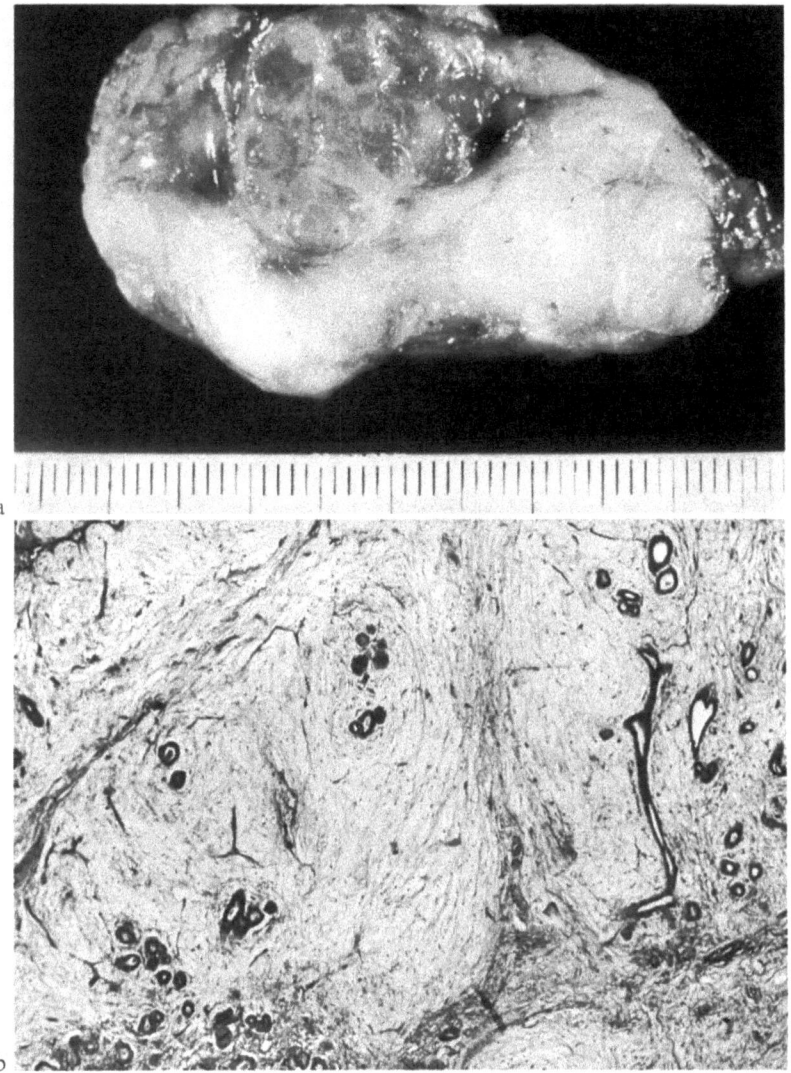

Abb. 208a u. b. Fibroadenom mit starker myxoider Stromaverquellung und unscharfer Begrenzung gegenüber dem Stützgewebe (a). Mikroskopisches Bild des Tumors einer 24 Jahre alten Frau mit gleicher Stromareaktion (b). HE, Vergr. 90×

Das Fibrillengerüst im Fibroadenom zeigt ein lockeres Netz retikulärer und kollagener Fibrillen, die rechtwinklig an der Basalmembran mit einem Faserfilz inserieren, zwischen den Epithelbändern aber ein lockeres Gewebe bilden (Abb. 211). Vermehrte Verdichtungen des Tumorgewebes beruhen auf einer Kollagenisierung des versilberbaren Retikulums, so daß aus dem unterschiedlichen Verhalten des Mesenchyms Proliferations- und Ruhephasen sowie Rezidive des Wachstums abgelesen werden können (Abb. 216–218). Die einander zugewandten Epi-

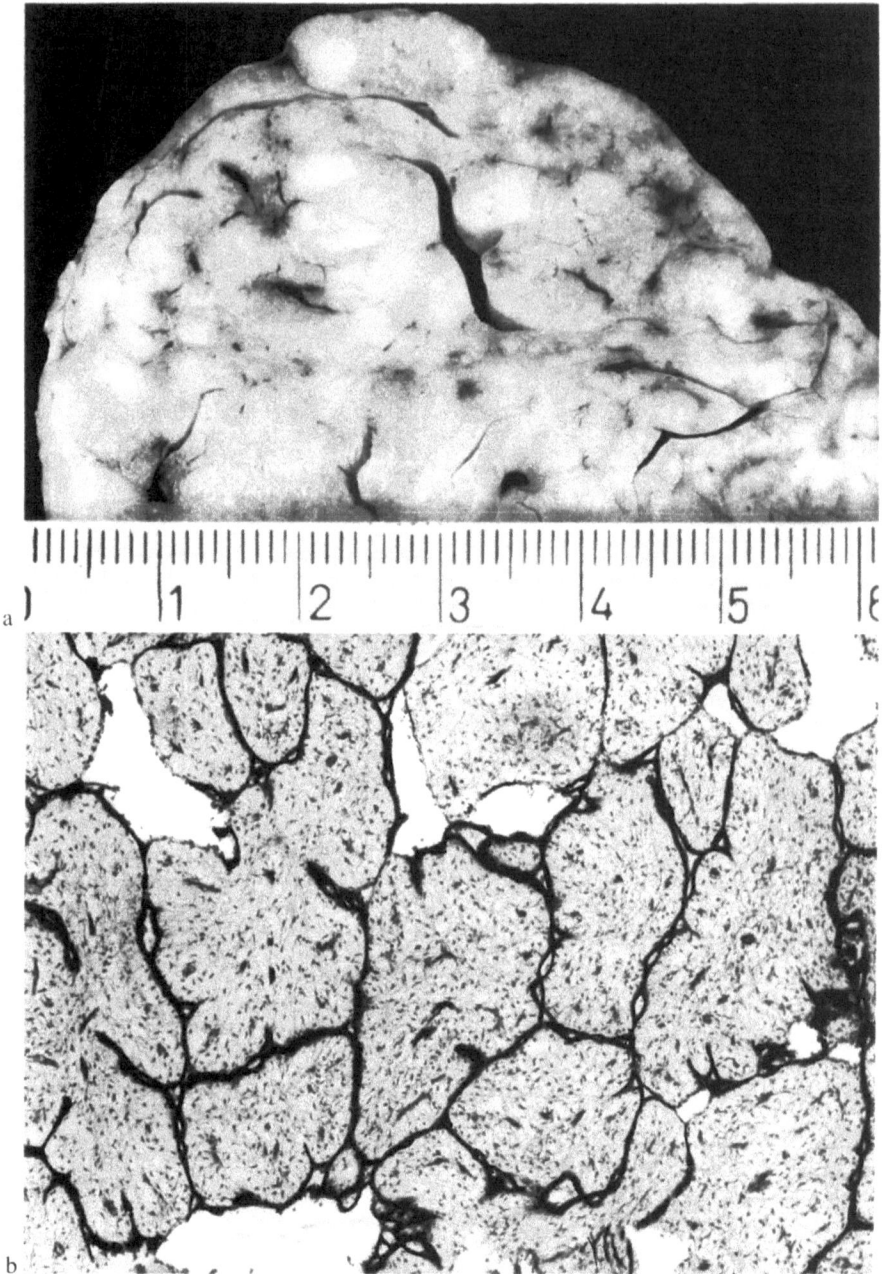

Abb. 209a u. b. Fibroadenoma phylloides. (a) Makroskopischer Aspekt. (b) Feingliedriger mikroskopischer Aufbau mit schmalen und erweiterten Spalten. HE, Vergr. 70×

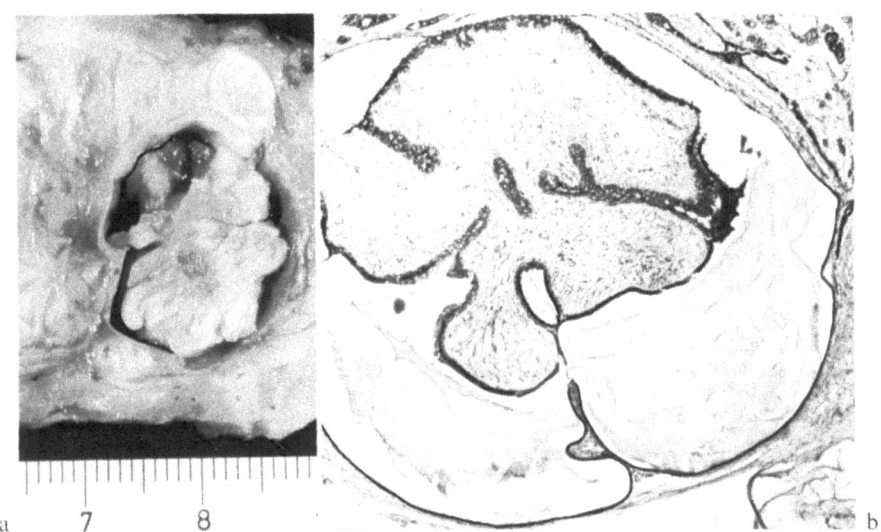

Abb. 210a u. b. Fibroadenom mit Entwicklung eines zystischen Hohlraums. (a) Makroskopisches, (b) mikroskopisches Bild. HE, Vergr. 70×

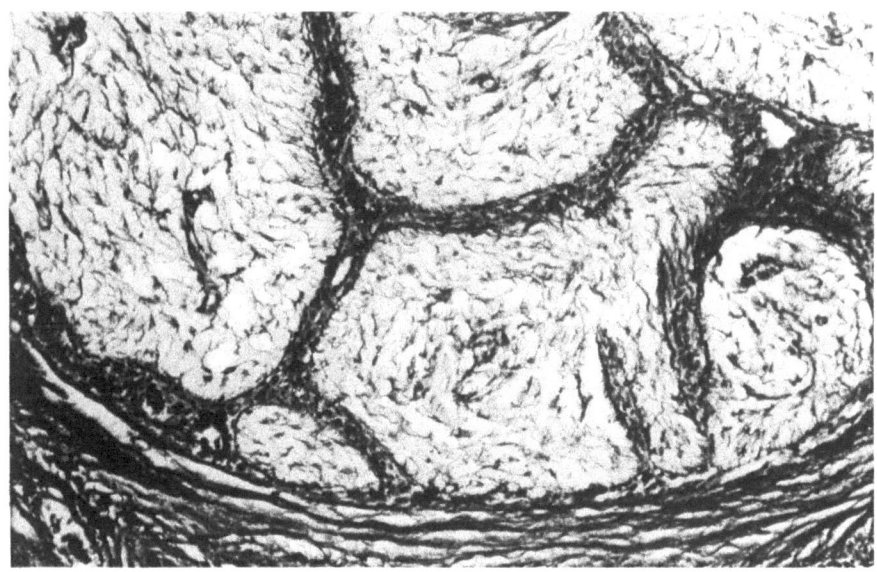

Abb. 211. Intrakanalikuläres Fibroadenom bei Versilberung nach GOMORI mit Darstellung der Faserstruktur. Vergr. 230×

thelien der Spalten bilden bei Kompression lineäre Zellreihen von flachkubischer Form. In Fibroadenomen junger Frauen treten bei starker Stomaverquellung am häufigsten völlig atrophische Epithelien auf den zu Haarlinien verschmälerten Basalmembranen auf (Abb. 10b). Andererseits sind zwischen den Epithelreihen häufig *Dehiszenzen*, kleine *Zysten* oder *weite Spalträume* zu sehen, die mit Flüs-

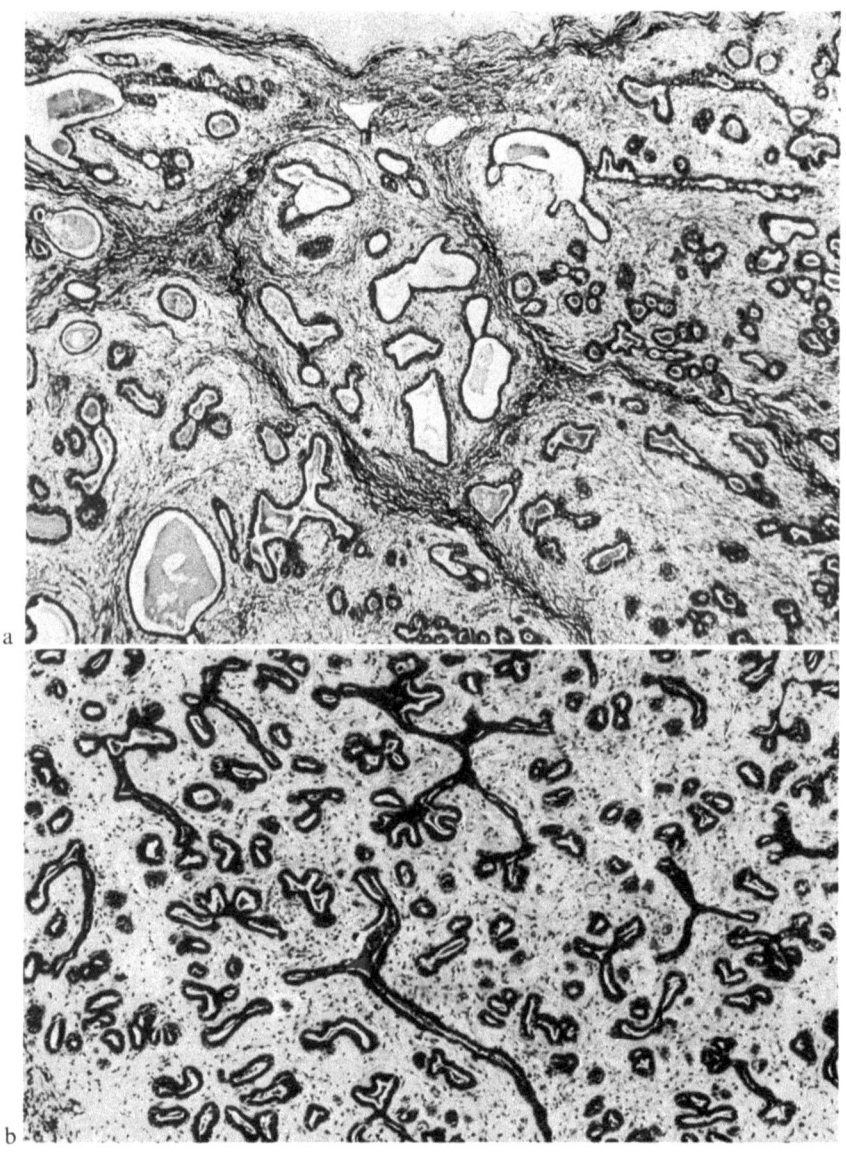

Abb. 212a u. b. Perikanalikuläres Fibroadenom mit teilweise lobulärer Differenzierung und Entwicklung kleiner Zysten (a). Übergangsformen mit partieller Entwicklung von feinen Spalten(b). HE, Vergr. 90×

sigkeit ausgefüllt sind. Auf diese Weise kann das ursprünglich feste Gefüge des Tumors durch Lücken aufgelockert und entsprechend der Verquellungsrichtung und Anordnung der präformierten Strukturen aufgefaltet werden. Verhalten sich die geweblichen Bestandteile wie im Regelfall dieser Neubildung, so ist von einem *Fibroadenoma phylloides* (Abb. 209) zu sprechen.

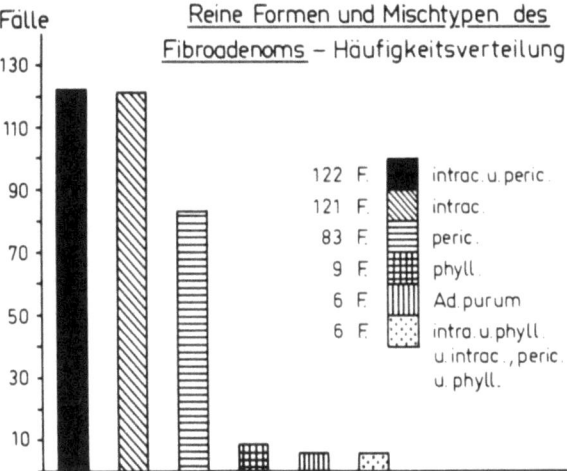

Abb. 213. Darstellung quantitativer Relationen der Fibroadenomtypen und des Adenoma purum

b) Fibroadenoma pericanaliculare

Das Fibroadenoma pericanaliculare ist durch eine konzentrische und parallel zur Oberfläche des Epithels gerichtete Verquellung des Mantelgewebes gekennzeichnet, so daß es nicht zu Verformungen von Lobuli und Gängen wie bei dem intrakanalikulären Typ kommt. Im Vordergrund steht eine Dissoziation der Endsprossen der Lobuli durch Einlagerung eines transparenten Bindegewebes. Auf diese Weise verwischt sich die Gliederung des Drüsenbaums zugunsten einer gleichmäßigeren Verteilung von adeno-fibromatösen Anteilen weniger. Der perikanalikuläre Typ des Fibroadenoms soll vor allem bei Mädchen und unverheirateten Frauen (SCHULTZ-BRAUNS, 1933) vorkommen (Abb. 212).

Zwischen beiden Formen werden in großer Zahl Übergänge oder *Mischtypen* beobachtet, deren Frequenz nach eigenen Befunden in Abb. 213 dargestellt ist. Für die klinische Dignität haben die histologischen Differenzierungen *keine* Bedeutung. Dennoch wird man unter morphologischen Aspekten an dieser Einteilung festhalten. Nach dem Schrifttum geben DE CHOLNOKY (1939) in 86% intrakanalikuläre, in 4% perikanalikuläre und in 10% Kombinationsformen an. ROSE (1942) hält das intrakanalikuläre mit 64,9% für den häufigsten Typ und fand die perikanalikuläre Form nur in 14,2%. Beziehungen zwischen Lebensalter und Parenchymgehalt der Fibroadenome untersuchte PRETL (1947) mit dem Ergebnis, daß drüsenreiche Formen bis zum 20. Jahr 42%, nach dem 30. Jahr nur noch 5% ausmachen und fließende Übergänge zum reinen Adenom gegeben sind.

c) Das Epithel des Fibroadenoms

Als Regelbefund gilt ein zweireihiger Zellbelag, der die Spalten auskleidet und unter dem Einfluß intensiver Quellungsreaktionen des Stromas einer Druckatrophie anheimfallen kann (Abb. 214a, b). In etwa einem Drittel wurden *Epi-*

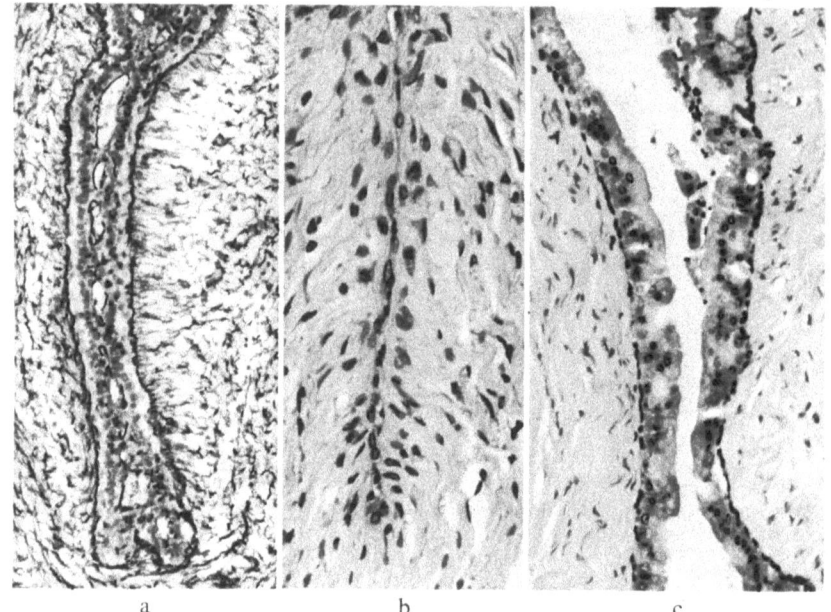

a   b   c

Abb. 214a–c. (a) Schmaler Spaltraum mit regulärer Epithelauskleidung. Gomori (a). Druckatrophie des Epithels eines Spaltraums bei starker Quellungsreaktion im Stroma (b). Apokrine Metaplasie im Spaltraum eines Fibroadenoms (c). HE, Vergr. 240 ×

thelatrophien als Partialbefund, in wenigen Fällen Atrophien im gesamten Tumor
beobachtet. Eine Häufung der Atrophie findet sich statistisch im jugendlichen
Alter, wenn starke Stromaverquellungen im Tumor auftreten.

Mehrreihige oder papilläre Epithelproliferationen sind selten und werden während der Geschlechtsreife unter dem Einfluß erhöhter Östrogenwirkungen und
bei bestehender Gravidität festgestellt. Diese Proliferationen koinzidieren häufig
mit dem Verhalten des Drüsenkörpers und haben besondere Bedeutung bei
atypischen Zellreaktionen, vor allem beim Carcinoma in situ.

Apokrine Epithelmetaplasien, d.h. von Saarsche Epithelnester, treten in etwa
einem Fünftel und bevorzugt in den jüngeren Altersgruppen als herdförmige
oder die Spalten auskleidende Zellreaktionen auf (Abb. 214c). Auch im Fibroadenom entsprechen diese Zellen den häufigen Befunden bei fibrös-zystischer
Mastopathie, die von ARCHER und OMAR (1969a) elektronenmikroskopisch
untersucht worden sind. Es wurde – wie an anderen Standorten – eine starke
Vermehrung großer und plumper Mitochondrien gefunden, die alle übrigen
Zellorganellen überdecken.

Plattenepithelmetaplasien sind in ubiquitären Fibroadenomen außerordentlich selten, häufiger im Cystosarcoma phylloides, so daß als Regel gelten kann,
daß Plattenepithelnester bereits Sonderformen des Fibroadenoms anzeigen und
wahrscheinlich auf besondere Östrogenstimulierungen zurückzuführen sind.
SALM (1957, 1959) beschreibt eine massive Proliferation von Plattenepithelien
in rezidivierenden Fibroadenomen und in einem Riesenfibroadenom mit Ausbil-

dung von Keratinzysten („Cholesteatome" der älteren Lit.: SCHULTZ-BRAUNS, 1933).

Zeichen der *Sekretion* einer tropfigen und homogenen eiweißreichen Flüssigkeit, häufig gefolgt von *Ektasien* der Spalten und *Mikrozysten* konnten in etwa einem Viertel der untersuchten Tumoren festgestellt werden. Dabei war eindeutig die jüngere Altersgruppe, besonders zwischen dem 20. und 25. Jahr, bevorzugt. Nach dem 45. Jahr besitzen die Fibroadenome nur noch vereinzelt sekretorische Aktivität.

d) Mesenchymale Bestandteile

Die mesenchymalen Bestandteile des Fibroadenoms weisen vom Alter des Trägers und damit vom Hormonhaushalt abhängige Unterschiede auf. Ähnlich wie im Mantelgewebe der Drüsenläppchen, werden in den Neubildungen verschiedene Formen des Bindegewebes hinsichtlich des Flüssigkeits- und Fasergehalts unterschieden (Abb. 215).

Das *lockere, zellarme Stroma*. Infolge starker Flüssigkeitseinlagerungen gewinnt das Stroma des Fibroadenoms Transparenz, einen hohen Gewebsdruck, die einzelnen Zellen werden auseinandergedrängt, so daß in der Tat der Eindruck eines myxomatösen Tumors entsteht (Abb. 208 u. 217). Derartige Reaktionen wurden in kapillarreichen Bezirken gesehen, in bereits bestehenden Fibroadenomen und bevorzugt vor der Menopause.

Das *helle, zellreichere Stroma* entspricht dem Regelbefund bei jüngeren Frauen, wobei der Zellgehalt Schwankungen unterliegt. Diese Form nimmt zur Zeit des Klimakteriums quantitativ ab und macht einer zunehmend faserreichen Komponente Platz.

Das *fibröse und zellarme Tumorstroma* ist durch eine Zellverminderung und durch eine Zunahme an kollagenen Fasern mit dem Maximum zwischen 40. und 50. Jahr gekennzeichnet. Dazu treten regressive Veränderungen mit zunehmendem Alter in Gestalt von Hyalinosen und Verkalkungen (Abb. 216). Die

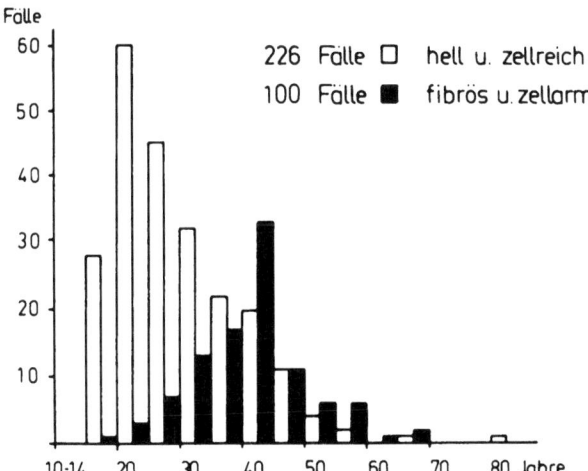

Abb. 215. Quantitative Relationen der mesenchymalen Bestandteile in Fibroadenomen

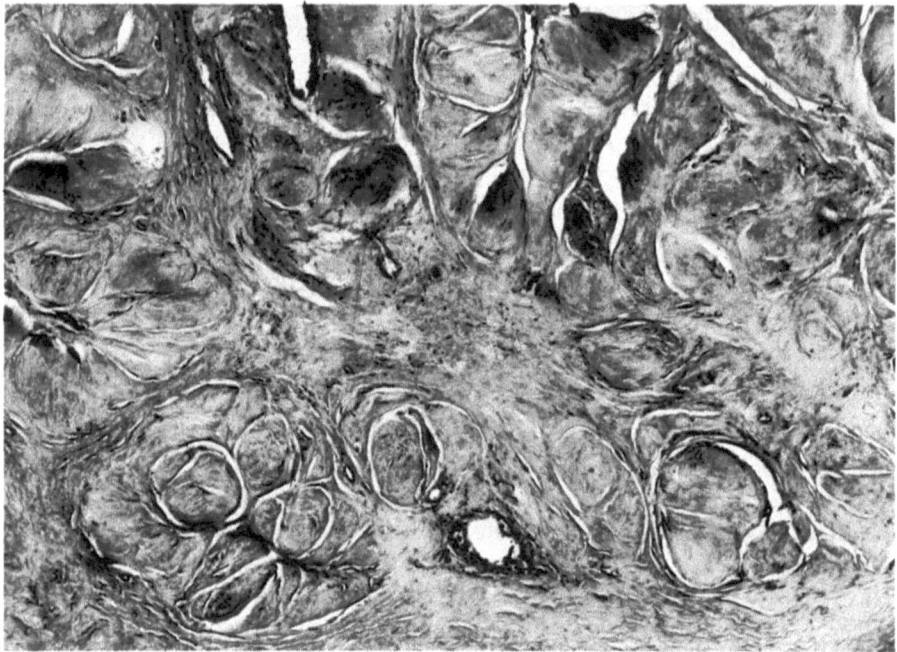

Abb. 216. Sklerosierung eines Fibroadenoms bei einer 64 Jahre alten Frau mit völliger Atrophie der epithelialen Bestandteile, aber erhaltener Grundstruktur des Tumors; v. Gieson, Verg. 70×

Sklerosierungen im Fibroadenom beginnen mit einer Faserverdichtung in den zentralen Zonen der Fibromatosen, d.h. epithelfern, so daß auch in vollständig sklerosierten Fibroadenomen Dichteunterschiede zwischen den zentralen und subepithelialen Stromaschichten festzustellen sind. In diesem Zustande imponieren die Fibroadenome häufig als knollige Fibrome.

e) Verkalkungen in Fibroadenomen

Mammographisch werden Kalzifikationen in Abhängigkeit vom Alter und von regressiven Veränderungen in 15–30% beobachtet (WITTEN, 1969, EGGER u. MÜLLER, 1977). Die Ablagerungen sind in der Regel kleinherdig und auf dem Boden retinierter Sekretreste oder Zelldetritus zu erklären. Andererseits sind in Einzelfällen totale oder schalenförmige Kalzifikationen dieser Tumoren beobachtet worden (SCHULTZ-BRAUNS, 1933; HOEFFKEN und LANYI, 1973). Als Ausdruck regressiver Veränderungen bei Zirkulationsstörungen und Nekrosen treten *Verfettungen* und Cholesterinabscheidungen im Stroma auf.

4. Elektronenmikroskopische Untersuchungen

Elektronenmikroskopische Untersuchungen von OZELLO (1971) zeigten hyperplastische Epithelzellen, jedoch nicht immer nachweisbare Myothelien und ein lockeres Stroma mit reichlich Grundsubstanz. Die Fasern sind rechtwinklig zur Basalmembran hin orientiert. In den unregelmäßig verteilten Fibroblasten tritt ein stark ausgebildetes Ergastoplasma hervor. Im Gegensatz zu MURAD et al. (1967) werden die Zellen des Tumorstromas nicht von Perizyten abgeleitet, sondern als Fibroblasten aufgefaßt. ARCHER und OMAR (1969b) fanden keine wesentlichen Unterschiede zwischen dem Epithel des Milchgangs und des Fibroadenoms. Hier konnten Zilien an der Oberfläche der Zellen nachgewiesen werden. In einer Untersuchung an 9 Fibroadenomen von CARSTENS (1974) wird die Mehrschichtigkeit der Basalmembran bei diesem Tumor hervorgehoben, die mit dem Auftreten von Hemidesmosomen verbunden ist. Den „ciliary rootlets" entsprechende perizentrioläre Filamentkörper werden beschrieben und Unterschiede der beiden Typen des Fibroadenoms erwähnt, die sich auf Form und Tiefe der basalen Invaginationen durch Basalmembranmaterial und Kollagen beziehen. Der Autor fand ferner helle und dunkle Zellen, intermediäre Formen und Myoepithelien als distinkte Elemente.

5. Histochemische Studien

Histochemische Studien von JENSEN (1970) an 20 Fibroadenomen ergaben einen stark positiven Nachweis von NADH-Diaphorase und Laktatdehydrogenase im Epithel, geringer in Fibroblasten. Die Aktivität von Sukzinodehydrogenase und α-Glyzerophosphat-Dehydrogenase war gering, etwas stärker die Glukose-6-Phosphat-Dehydrogenase im proliferierenden Epithel. Die alkalische sowie saure Phosphatase zeigten sich als stark positiv in den epithelialen Bestandteilen, insbesondere im Myoepithel. Im Vergleich zu Karzinomen konnten dieselben Oxydasen und Hydrolasen bei differierender Verteilung und Intensität nachgewiesen werden. Nach DUNKEL-LAZAR (1975) verhalten sich die oxydativen Enzyme im Epithel des Fibroadenoms ähnlich wie im unveränderten Drüsenepithel. Gleiche Reaktionen ergaben Monaminooxydase, Sukzinodehydrogenase und β-Hydroxybutyrat-Dehydrogenase. Stärkere Ausfälle lagen bei Glukose-6-Phosphat-Dehydrogenase und Laktatdehydrogenase vor. Das Stroma verhielt sich enzymnegativ.

6. Pathogenese des Fibroadenoms

Angesichts der Häufigkeit der Neubildungen sind kausale und formale Pathogenese keineswegs befriedigend geklärt. Studien an frühen Entwicklungsphasen zeigen, daß das Fibroadenom mit einer ganz umschriebenen Verquellung des Mantelgewebes beginnt, das Endsprossen und terminale Gänge umscheidet und in diesem Zustand zu spaltförmigen Kompressionen führt (Abb. 217a, b). Nach ORCEL und DOUVIN (1973) bildet sich das Fibroadenom aus einer zur Konfluenz neigenden Hyperplasie von Drüsenläppchen in 4 Stadien aus. — Auch dann, wenn der Tumor eine bestimmte Größe erreicht hat, sind Zellvermehrungen nicht oder nur in geringem Umfang nachweisbar (Abb. 208, 217c), so daß das *Fibroadenom als Hyperplasie des Mantelgewebes* aufzufassen ist, der *hormonalbedingte Quellungsreaktionen* in der Grundsubstanz *des Bindegewebes* zugrunde liegen. Erst später können sich Histiozyten und Fibroblasten mit Neubildung retikulärer und kollagener Fasern vermehren. Mit zunehmender Sklerosierung vermindert sich wiederum der Zellgehalt.

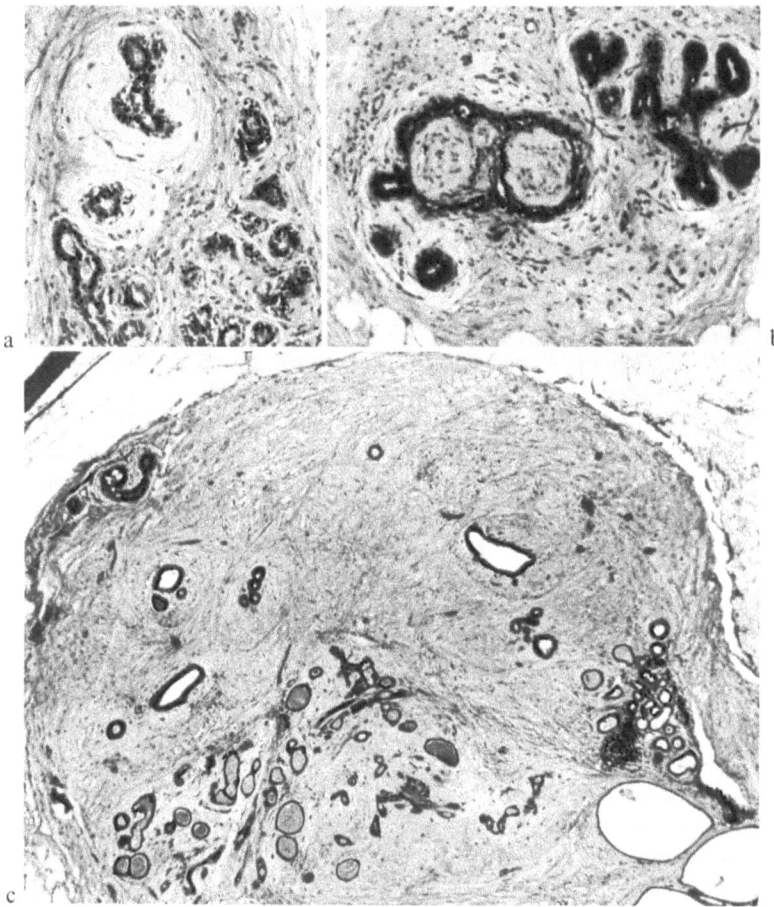

Abb. 217a–c. Entwicklungsphasen eines Fibroadenoms. (a) Umschriebene zirkumduktale Verquellung. (b) Spaltförmige Kompressionen. (c) Starke Stromaverquellung ohne epitheliale Proliferation. HE, Vergr. 230 × und 90 ×

Frische Verquellungen in älteren, sklerosierten Fibroadenomen sind daher als *Rezidive*, d.h. als *mehrzeitige Wachstums- bzw. Quellungsphasen* zu deuten (Abb. 218). In diesem Sinn sprechen Rekonstruktionen an Wachsplatten von FRAENKEL (1934), wonach das Fibroadenom aus einer multizentrischen Anlage hervorgehen soll.

Das Auftreten des Fibroadenoms in der Zeit der Geschlechtsreife, synchrone, zyklusabhängige Schwellungszustände und Regressionen (REIMANN und SEABOLD, 1933) sowie die Umgestaltung der Neubildungen unter dem Einfluß von Gravidität und Laktation weisen eindeutig auf eine hormonale Abhängigkeit hin. Früher sind allein Östrogenwirkungen verantwortlich gemacht worden (GESCHICKTER et al., 1934; OLIVER und MAJOR, 1934; SOERENSEN, 1938). In diesem Sinn könnten die tierexperimentellen Untersuchungen interpretiert wer-

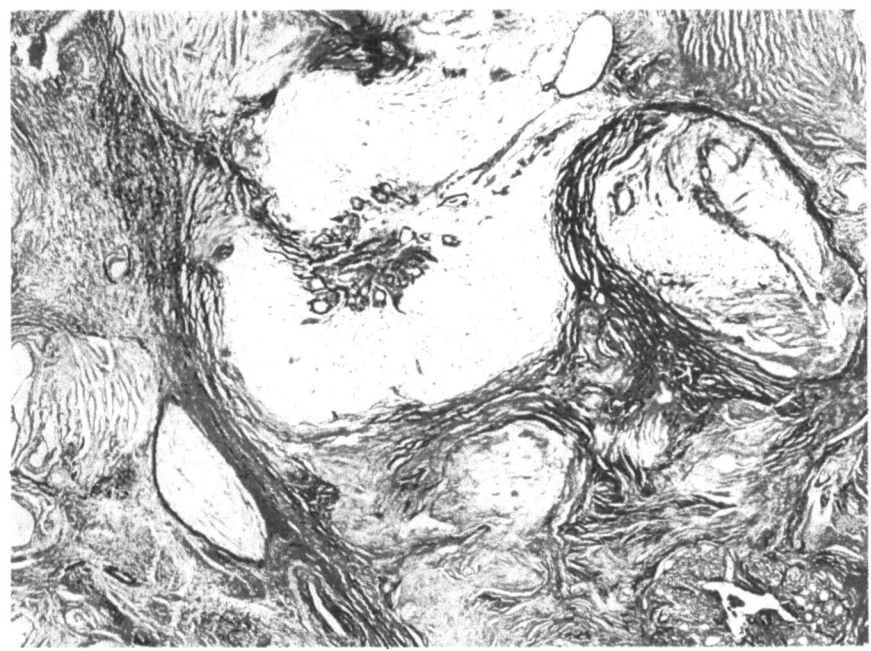

Abb. 218. Rezidivierende Verquellung in einem, z.T. sklerosierten Fibroadenom der Mamma. Helle Zonen stellen Verquellungsgebiete dar. 44 Jahre alte Frau; seit Jahren bestehender Mammatumor. In letzter Zeit Wachstum desselben; v. Gieson, Vergr. 70 ×

den. Imbalancen nehmen KIER et al. (1952) bei Fehlen eines Östrogen-Antagonisten an. Vergleichende histologische Untersuchungen am Mantelgewebe der Mamma von NIZZE (1972a, b) heben Analogien zum Verhalten des Fibroadenoms in dem Sinn hervor, daß zunehmende Verfaserungen auf die Aktivität östrogener Hormone (anovulatorische Zyklen, Follikelpersistenz in Klimakterium und Menopause) zurückzuführen sind und frische ödematöse Verquellungen auf den Einfluß von Progesteron bei permissiver Östrogenwirkung. Es ist hier wie bei allen anderen lokalen Dysplasien in der Mamma keine Frage, daß ein lokalisierender Faktor hinzutreten muß, der in einer örtlichen und bisher nicht erfaßbaren Reagibilität des Gewebes auf diese Wirkstoffe wahrscheinlich im Sinne einer Rezeptorwirkung zu beruhen scheint.

Klinische Erfahrungen und die in Zusammenhang mit Ovulationshemmerwirkungen festgestellten Korrelationen zeigen an, daß Fibroadenome vor allem dann auftreten, wenn die hormonalen Funktionen des Ovars gestört sind oder das Mantelgewebe wechselhaften Stimulationen unterliegt. Nach PRECHTEL und SEIDEL (1973) mindert ein gleichbleibend niedriges Hormonniveau durch Ovulationshemmer die Chance zur Entwicklung von Fibroadenomen.

Therapeutisch wird zur Beurteilung des Tumors und seiner Umgebung daher die Exzision mit einem schmalen Saum des umgebenden Gewebes empfohlen.

V. Fibroadenome unter besonderen hormonalen Einflüssen

1. Fibroadenom in der Pubertät (Juveniles Fibroadenom)

Das Auftreten dieser Neubildung in Brustdrüsen während des physiologischen Wachstums und der Differenzierung erklärt das Vorkommen schnell wachsender und großer Fibroadenome (sog. Riesen-Fibroadenome), die als diffuse Makromastie imponieren können oder den Eindruck eines Cystosarcoma phylloides erwecken. Bei Mädchen im Alter von 10–20 Jahren gelten Fibroadenome als häufigste Mammatumoren mit einer Größenordnung von 1–6 cm, die eine Neigung zu bilateralem Auftreten haben. ASHIKARI et al. (1971) berichten über 18 Beobachtungen. Im eigenen Untersuchungsgut (BÄSSLER, 1973) wurden 12 Fälle in diesem Alter festgestellt. Pathohistologisch ergeben sich die bekannten Merkmale mit starker Stromaverquellung, so daß MARKOWITZ und HOWELL (1936) von einem Fibromyxom sprechen. Stark verästelte und weite Spalten im Sinn eines Fibroadenoma phylloides, ein zellreiches Mesenchym und Lymphangiektasien sind Symptome dieses Alters (Abb. 125 u. 126). Weitere Beobachtungen an einem 14 Jahre alten Negermädchen mit beidseitigem Fibroadenom liegen von BLOCK und ZLATNIK (1960) und von WULSIN (1960) an 2 Fällen unter Berücksichtigung des Schrifttums über 14 Beobachtungen vor. Über das Cystosarcoma phylloides in der Adoleszenz an 7 Fällen berichtet AMERSON (1970) (vgl. Kapitel F und Q).

2. Fibroadenom in Gravidität und Laktation

Unter dem hormonalen Einfluß einer Schwangerschaft und Laktation nehmen bestehende Fibroadenome an Größe zu und unterliegen gleichzeitig mit den Rückbildungsvorgängen der Mamma nach dem Abstillen der Involution. Dabei ist die Volumenzunahme sowohl Folge einer Proliferation der epithelialen Bestandteile des Tumors wie einer Sekretion mit Retention der gebildeten Milch. Die Umbauvorgänge sind im älteren Schrifttum von DEAVER und MAC FARLAND (1918), LEWIS und GESCHICKTER (1934), MORAN, 27 Fälle (1935), GESCHICKTER und LEWIS, 23 Fälle (1938), INGLEBY und GESHON-COHEN (1960) untersucht worden. Eigene Erfahrungen stützen sich auf 7 Fälle.

Für die klinische Betrachtung ist wichtig, daß die intensiven und in relativ kurzer Zeit einsetzenden Wachstumsvorgänge häufig den Verdacht auf einen malignen Tumor erwecken und Anlaß zu Amputationen geworden sind. Die Probeexzision beseitigt hier jeden diagnostischen Zweifel, wobei zu bemerken ist, daß mit zunehmender Dauer der Gravidität das Parenchym des ursprünglichen Tumors von dem des umliegenden regulären Drüsengewebes kaum zu unterscheiden ist.

Im *1. Trimenon* tritt eine Proliferation der Gänge mit Adventivsprossung hervor, es formieren sich kleine Azini, die ein tropfiges Sekret enthalten. Im Epithel finden sich zahlreiche Mitosen und ein helles Zytoplasma. Das umgebende Stroma ist reich an Histiozyten, Fibroblasten und Lymphozyten. Bis zum 2. Drittel der Schwangerschaft nehmen die Sprossungen der Gänge und Knospen wie im Drüsenkörper zu.

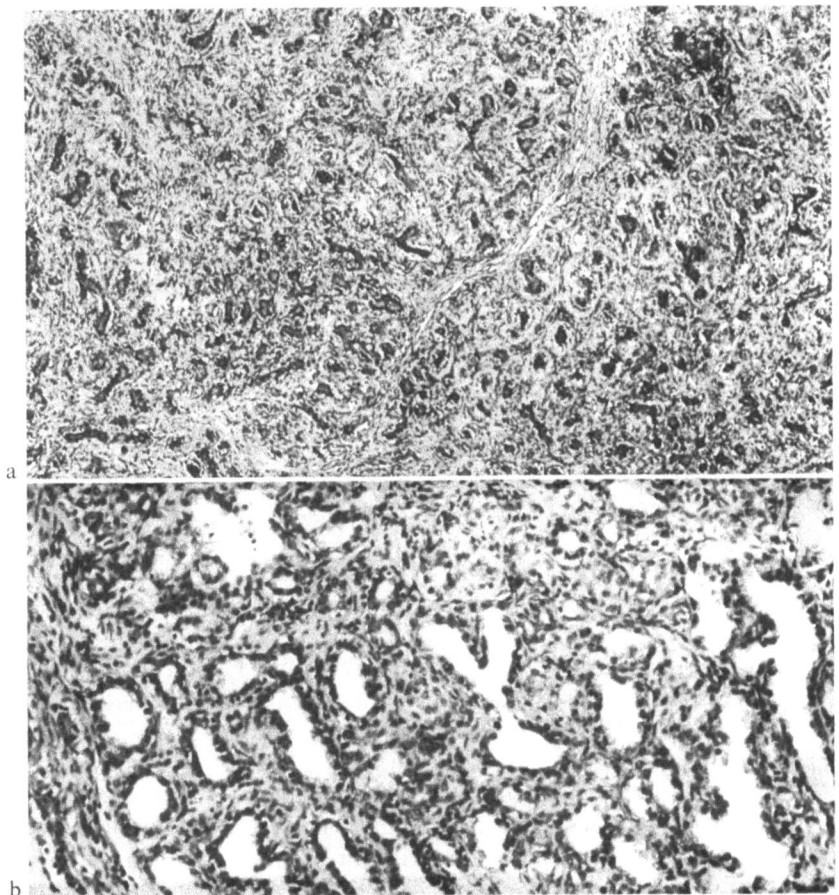

Abb. 219a u. b. Fibroadenom in später Gravidität mit Übergängen zu einem Adenoma purum. Mantelgewebe noch vorhanden. (a). Fibroadenom in später Gravidität mit erweiterten Spalten und fast völliger Verdrängung der bindegewebigen Anteile (b). HE, Vergr. 70 × und 230 ×

Im *2. Trimenon* bilden sich die bindegewebigen Anteile im Tumor zugunsten des Parenchyms mehr und mehr zurück, zugleich wächst die sekretorische Aktivität in den Epithelzellen (Abb. 219a).

Fibroadenome im *3. Trimenon der Gravidität* sind durch einen starken Parenchymgehalt mit Zeichen der beginnenden Laktation charakterisiert. Das Gewebsbild ist häufig homogen und gleicht einer regelrecht entfalteten Mamma (Abb. 219b).

Während der *Laktation* dominiert auch im Tumor das azinäre Gewebemuster, wobei Gänge und Läppchen mit Sekretmassen ausgefüllt sind. Unter dem Einfluß der beginnenden Laktation und Galaktostase können die Fibroadenome an Größe rasch zunehmen, wenn kein natürlicher Milchabfluß gegeben ist. Häufig wird unter diesen Bedingungen die Involution eingeleitet, die mit Galaktostase, Phagozytose und resorbierender Entzündung verbunden ist. Nach 2–5

Monaten haben sich diese Epithelproliferationen zurückgebildet. Es ist jedoch möglich, daß eine sog. *Residual-Laktation* in Fibroadenomen über Monate und Jahre erhalten bleibt (MORAN, 1935).

Die beschriebenen Veränderungen sind geeignet, das Gewebemuster des Fibroadenoms infolge Parenchymproliferationen so zu wandeln, daß ein reines Adenom entsteht (LE GAL, 1961). Hier ergeben sich *fließende Übergänge zwischen beiden Tumorformen.*

Das Auftreten von *Karzinomen in Fibroadenomen während der Laktation* beschrieben COPELAND und GESCHICKTER (1950). Von ADAIR und HERRMANN (1946) stammt die Mitteilung der Entwicklung eines Adenosarkoms auf dem Boden eines Fibroadenoms während der Gravidität. Bei diesen Beobachtungen bleibt allerdings die Frage unbeantwortet, ob die malignen Neubildungen vorbestanden und durch die Schwangerschaft lediglich stimuliert worden sind.

3. Fibroadenom bei Einwirkung von Ovulationshemmern

Pathogenese und Altersspektrum des Fibroadenoms haben deutlich gemacht, daß dieser Tumor Ausdruck einer hormonellen Dysregulation der Gonadotropine und der ovariellen Steroide ist. Daher konnte erwartet werden, daß unter dem Einfluß von Kontrazeptiva bei Langzeitanwendung Gestalt- und Frequenzwandlungen eintreten. In kasuistischen Mitteilungen von GOLDENBERG et al. (1968), MAKELA et al. (1969), BROWN (1970), FECHNER (1970; 1972), OBERMAN (1971) ist vor allem auf Epithelhyperplasien hingewiesen worden, die unter dem Einfluß der Ovulationshemmer festzustellen sind. Der von WIEGENSTEIN et al. (1971) vermutete Zusammenhang zum Auftreten multipler Fibroadenome ist statistisch signifikant. Im deutschen Schrifttum haben sich anhand von retro- und prospektiven Langzeitstudien vor allem PRECHTEL (1969) sowie PRECHTEL und SEIDEL (1972, 1973) mit dieser Frage auseinandergesetzt und Folgendes festgestellt. Fibroadenome ohne stärkere intrakanalikuläre Epithelproliferationen sind bei Frauen mit Einnahme von Ovulationshemmern seltener als bei Frauen ohne „Pille“. Die positive Korrelation trifft zu, wenn die Menarche nach dem 14. Jahr eingetreten ist. Wenn der Menstruationszyklus unregelmäßig ist, werden Fibroadenome unter Ovulationshemmerwirkung ebenfalls seltener nachgewiesen. Bei Frauen nach Geburten und bei Einnahme der „Pille“ sind die Tumoren seltener als im umgekehrten Fall. Wie aus den genannten Einzelbeobachtungen hervorgeht, bewirken die Ovulationshemmer gesteigerte Epithelproliferationen im Fibroadenom wie bei fibrös-zystischer Mastopathie und zwar unabhängig vom Zeitpunkt der Menarche und vom Zykluswechsel. Aus diesen neuen Befunden wird deutlich, daß die „Pille“ einen gleichbleibenden und relativ niedrigen Hormonspiegel erhält, der dysregulatorische Verquellungen und Proliferationen im Mantelgewebe der Drüsenläppchen zu Fibroadenomen unterdrückt. Vice versa neigen Frauen mit unregelmäßigem Zyklus und später Menarche eher zur Ausbildung von Fibroadenomen als Frauen mit konstanter zyklischer Steroidwirkung. Der „Pille“ kommt also eine prophylaktische Bedeutung zu.

VI. Infarkte in Fibroadenomen

Unter besonderen nutritiven Bedingungen, wie sie in Gravidität und Laktation gegeben sind, und als seltene Ausnahme werden lokale Kreislaufstörungen mit hämorrhagischen und ischämischen Infarkten in Fibroadenomen beobachtet. DELARUE und REDON (1949) beschreiben 6 Fälle, WILKONSON und GREEN (1964) sowie HASSON und POPE (1961) weitere Infarkte von Mammatumoren, die sich vor allem während der Schwangerschaft entwickelt hatten und Ausdruck einer vaskulären Insuffizienz bei gesteigertem Metabolismus sind (dazu vgl. Kapitel F).

VII. Maligne Tumoren auf dem Boden von Fibroadenomen

Wenn das Fibroadenom als Ausdruck einer hormonal induzierten Mesenchymreaktion aufgefaßt wird, liegt es nahe, besondere Antworten des Epithels zu erwarten. Über die beschriebenen Wandlungen in Gravidität und Laktation hinausgehend, erhebt sich die Frage, wie häufig das Epithel in Fibroadenomen Zeichen einer atypischen Proliferation aufweist und wie häufig die Entwicklung eines invasiven Karzinoms oder Sarkoms in diesem Tumor ist. Nach pathomorphologischen Erfahrungen gilt, daß *kausale Beziehungen zwischen Fibroadenom und Karzinom oder Sarkom selten* verwirklicht sind.

1. Fibroadenom und Karzinom

Im Einzelfall ist zu differenzieren, ob das Karzinom aus dem Epithel des Fibroadenoms hervorgeht, oder ob das Karzinom auf ein Fibroadenom übergegriffen hat und sich sekundär in den Gewebsspalten ausbreitet. Hierfür spricht die Erfahrung, daß pathologische Epithelproliferationen des Drüsenkörpers in derselben Weise das Epithel des Fibroadenoms einbeziehen. Die Koinzidenz liegt nach EGGER und MÜLLER (1977) bei 25–30%.

Im älteren Schrifttum nehmen zu dieser Frage KURU (1909), PECK und WHITE (1922), JUNGE (1932), DE CHOLNOKY (1939) und ROSE (1942) mit dem Ergebnis Stellung, daß bei Berechnung der untersuchten Fälle 0,16–2,9% *Karzinome in Fibroadenomen* beobachtet wurden. Bei den Angaben der neueren Literatur ist eine Differenzierung zu berücksichtigen, die atypische Epithelproliferationen ohne invasives Wachstum im Sinn eines Carcinoma in situ betrifft oder die ubiquitären invasiven Krebse der Brustdrüse. EGGER und MÜLLER (1977) kamen auf 1,7% Carcinomata in situ und Karzinome in Fibroadenomen bei steigendem Entartungsrisiko in höheren Alter. Aus der Matrix des Fibroadenoms hervorgehend, fanden HARRINGTON und MILLER (1940a, b) 1 Adenokarzinom; ROSE (1942) 3 Adenokarzinome, 1 solides Karzinom; CRONKITE et al. (1949) 1 Adenokarzinom kombiniert mit einem Fibromyxosarkom, das einem Fibroadenom entstammte; SMITH (1949) 1 intraduktales Karzinom; AUSTIN und FIDLER (1953) sowie KELLET und MARTIN (1957/58) je 1 Adenokarzinom; BONSER et al. (1961) 1 Karzinom; MCDIVITT et al. (1967) 10 duktale und 16 lobuläre Karzinome; SMITH und TAYLOR (1969) 1 metaplastisches Karzinom; GOLDMANN und FRIEDMANN (1969) 3 duktale und 4 lobuläre Karzinome.

Das *Carcinoma lobulare in situ auf dem Boden eines Fibroadenoms* wurde bisher in 26 Fällen dokumentiert. Zu den oben genannten Beobachtungen von MCDIVITT et al. (1967) mit 16 Fällen kommen 4 lobuläre Karzinome von GOLD-

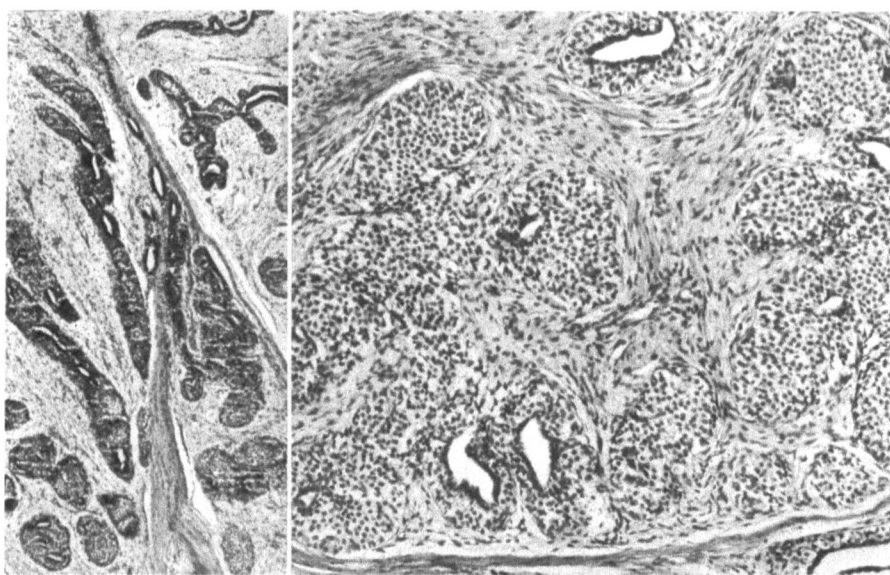

Abb. 220. Fibroadenom mit ungewöhnlichen isomorphen Epithelproliferationen im Sinn eines Carcinoma lobulare in situ. Linke Bildhälfte zeigt die zellreichen Spalten, rechts z.T. erhaltene Spalten und solide Epithelproliferationen (Präp. Prof. Dr. REMMELE). HE, Vergr. 70× und 330×

MANN et al. (1969), 1 Fall von DURSO (1972) und weitere 5 Tumoren von BUZA-NOWSKI-KONAKRY et al. (1975). Das mittlere Alter der Frauen liegt bei 42–44 Jahren. Die Größe der Fibroadenome wird mit 0,5–5 cm im Mittel angegeben. Bei 21 Fällen lag ein Carcinoma in situ, in 5 Fällen ein infiltratives Wachstum vor. In der kontralateralen Brustdrüse wurde einmal eine multifokale sklerosierende Adenose und einmal ein Komedokarzinom festgestellt. Histologisch imponieren die epithelialen Proliferationen als solide kleine oder in Verbindung stehende Herde, die die Spalten des Fibroadenoms zum Teil — wie in einer Beobachtung (Abb. 220) — bandförmig auskleiden*. Zytomorphologisch handelt es sich um gleichartige Proliferationen wie bei dem lobulären Typ dieser Neoplasie mit vereinzelt nachgewiesenem invasivem Wachstum. Axilläre Lymphknotenmetastasen sind von BUZANOWSKI-KONAKRY et al. (1975) nicht festgestellt worden. Als *Therapie* wurde die einfache Mastektomie oder die modifizierte radikale Mastektomie vorgenommen.

Unverständlich hoch sind die Angaben über die Entartungshäufigkeit von Fibroadenomen von SQUARTINI et al. (1953) und von SHACKELFORD (1968) von etwa 15%, die nach unserer Auffassung in keiner Weise der Wirklichkeit entsprechen.

Koinzidenzen zwischen Fibroadenom und Karzinom in einer Brustdrüse werden bei systematischer Untersuchung amputierter Brustdrüsen wegen Karzinoms häufiger beobachtet, wobei das Fibroadenom sekundär durchwachsen wird (GRUBER, 1948), (Abb. 221).

---

* Herrn Prof. Dr. REMMELE, Wiesbaden, sei für die Überlassung dieses Falles gedankt.

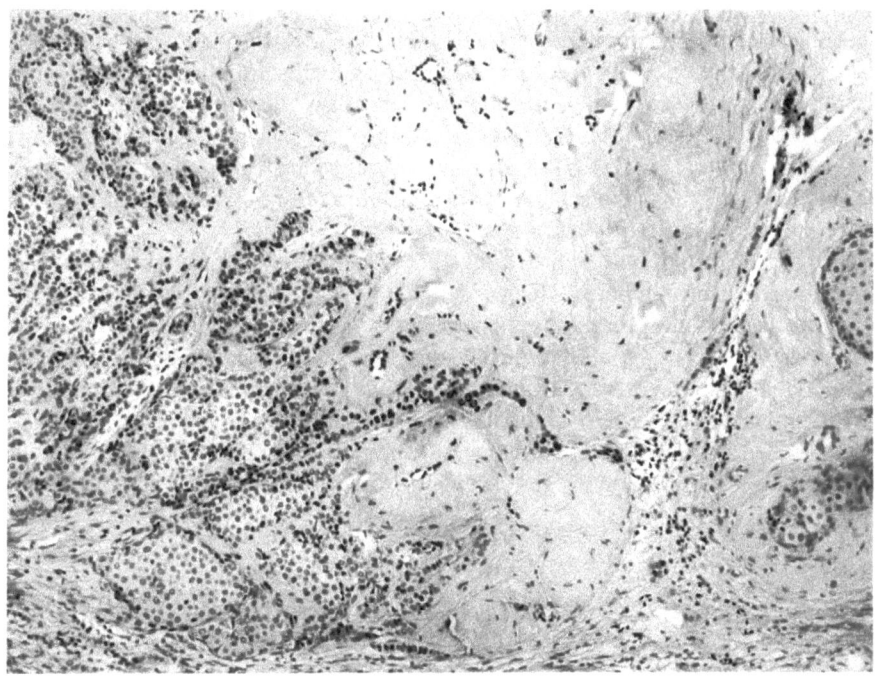

Abb. 221. Übergreifen eines soliden Karzinoms auf ein völlig sklerosiertes Fibroadenom.
HE, Vergr. 90 ×

2. Fibroadenom und Sarkom

Das Fibroadenom der Mamma besitzt, wie aus den histologischen Studien hervorgeht, kein einheitliches Stroma. Zell-, Faser- und Flüssigkeitsgehalt unterliegen großen Schwankungen. So werden dichte, sarkomähnliche Proliferationszonen des Bindegewebes vereinzelt in Fibroadenomen im Sinn von BOTHAN et al. (1958) beobachtet; wesentlich häufiger und verbunden mit Zellatypien treten sie im Cystosarcoma phylloides hervor, so daß unter diesem Aspekt Übergänge gegeben sind.

Als Sarkom, aus einem Fibroadenom hervorgehend (im Sinn des sarkomatös entarteten Fibroadenoms), sollte jedoch nur der Tumor definiert werden, dessen Stroma-Alteration die Kriterien der Malignität erfüllt, und zwar ohne eine Beteiligung des Epithels. Diese Fälle sind sehr selten und können als primäre Mammasarkome imponieren. Zur klinischen und pathohistologischen Wertung der maligne entarteten Fibroadenome und Fibromyxosarkome s. CURRAN und DODGE (1962).

Statistische Häufigkeitsangaben über das Entartungsrisiko liegen nicht vor. Im älteren wie im neuen Schrifttum werden auf mehrere Hundert untersuchte Fibroadenome bis 3 Sarkome festgestellt.

Es berichten SCHMUCKERT (1904), DE QUERVAIN (1908), BIEBL (1927), SEMB (1928), SOPHIAN (1930), HARRINGTON und MILLER (1940) und LEWELLYN (1947) über derartige Tumoren, häufig unter dem Terminus des Adenosarkoms. Weitere Einzelbeobachtungen der neueren Literatur: 2 Spindelzellsarkome aus Fibroadenomen von SAILER (1937), 1 Riesenzellsarkom mit fibro-adenomatösen Anteilen (ENGELBRETH-HOLM (1940), 1 monströses Fibromyxosarkom von mehr als 5 kg von REICH (1952) ist eher als Cysto- oder Fibrosarcoma phylloides aufzufassen. Von HOFSTETTER (1965) wird ein sarkomatös entartetes Fibroadenom mit Metastasen in Lunge und Pleura bei einer 61 Jahre alten Frau beschrieben, das histologisch zunächst als Pleuramesotheliom imponierte.

Nach Erfahrung und Schrifttum sind Karzinome und Sarkome auf dem Boden eines Fibroadenoms viel zu selten, als daß hier allgemein von einem präkanzerösen oder präsarkomatösen Tumor gesprochen werden sollte. Wie allen anderen hormonalinduzierten Dysplasien dieses Organs, wohnt auch dem Fibroadenom die *Potenz der Malignität* inne, die aber angesichts der unübersehbaren Zahl der Jahr für Jahr untersuchten Fibroadenome nur vereinzelt realisiert ist. Bei einer auffälligen Zellvermehrung und Polymorphie des Stromas in Fibroadenomen sollte zuerst an das sog. Cystosarcoma phylloides gedacht werden.

Q. Cystosarcoma phylloides

Unter dem von JOHANNES MÜLLER (1839) geprägten und im neueren Schrifttum verwendeten Begriff des Cystosarcoma phylloides verstehen wir heute einen Tumor der weiblichen Brustdrüse, dessen Grundstruktur an ein Fibroadenom erinnert, aber von diesem durch ein zellreiches, hyperplastisches Stroma, durch weite Spaltbildungen und gelegentlich auftretende Epithelmetaplasien zu unterscheiden ist. Langsame Entwicklungen und akut einsetzende Wachstumsphasen sind klinische Merkmale der Neubildung, die häufig groteske Größen erreicht und zu einer grobknotigen Deformierung der gesamten Brustdrüse, zu Ulzerationen und knolligen Aufbrüchen führt. Das mikroskopische Bild des Tumors ist vielgestaltig und weist, in Abhängigkeit von der Proliferationsintensität und Reife, differente Gewebsmuster auf, die in einer Vielzahl von Synonyma ihren Niederschlag gefunden haben.

I. Terminologie

Zystische oder zelluläre Hydatide, Cystosarcoma (phylloides), serozystischer Tumor der Mamma, zystisches Sarkom, teleangiektatisches Zystosarkom, proliferierendes Zystosarkom, intrakanalikuläres (papilläres) Fibromyxom oder Myxofibrom, proliferierender zystischer Tumor, Sarkom mit lakunären Zysten, Cystosarcoma mammae proliferans, intrakanalikuläres Papillom oder Fibrom, intrazystisches Mammasarkom, Zystofibrosarkom, Adenoma pseudosarcomatodes, Adenomyxofibrom, Fibrolipoadenoma intracanaliculare sarcomatodes et xanthomatodes mammae, intrakanalikuläres Riesenmyxom oder Adenomyxom, Fibroadenoma phylloides (Lit.: LEE und PACK, 1931, mit Angaben zur Begriffsentwicklung; OWENS und ADAMS, 1941; McDONALD und HARRINGTON, 1950).

II. Epidemiologie

1. Häufigkeit

Das Cystosarcoma phylloides ist, gemessen an der Zahl aller Mammatumoren, mit 0,3% (MINKOWITZ et al., 1968) selten. Unter den Fibroadenomen tritt der Tumor mit einer Frequenz von 2–3% auf. TREVES (1964) stellte unter 3200 Fibroadenomen 93 Zystosarkome (2,9%) fest, wobei nur in 13% Negerinnen erkrankt waren. LESTER und STOUT (1954) geben 2,5% Häufigkeit unter allen fibroadenomatösen Neubildungen an.

Untersuchungsreihen liegen vor von LEE und PACK (1931) über 105 Fälle; OWENS und ADAMS (1941) 122 Fälle seit 1931; MCDONALD und HARRINGTON (1950) 13 Fälle; TREVES und SUNDERLAND (1951) 77 Fälle; STEPHENSEN et al. (1952) 15 eigene Fälle mit Zusammenfassung aus der Literatur über 190 Fälle. LESTER und STOUT (1954) 58 Fälle von 1436 fibroepitheliomatösen Tumoren; HAFNER et al (1962) 12 Fälle; OBERMAN (1965) 18 Fälle; DYER et al. (1966) 8 Fälle; WEBER und UEBEL (1966) 4 Fälle; NORRIS und TAYLOR (1967) 94 Fälle, davon 15 mit Metastasen; MCDIVITT et al. (1967) 73 Fälle, davon 14 mit Metastasen; HAAGENSEN (1971) 84 Fälle; WEST et al. (1971) 29 Fälle; KESSINGER et al. (1972) 66 maligne und metastasierende Zystosarkome. Aus der polnischen Literatur: KLEIN und SZATKOWSKA (1972) 73 benigne Formen. RUEGG und SULSER (1975) 58 Fälle mit benignen, malignen und Grenzformen. BLICHERT-TOFT et al. (1975) 12 benigne und 5 maligne Formen.

2. Altersspektrum

Das Cystosarcoma phylloides tritt etwa 10 Jahre nach dem Häufigkeitsmaximum des Fibroadenoms auf. Etwa zwei Drittel werden zwischen dem 40. und 50. Jahr beobachtet. Als durchschnittliches Erkrankungsalter werden genannt: 44,6 Jahre von LEE und PACK (1931), 44,5 Jahre von STEPHENSEN et al. (1952), 47,5 Jahre von WEST et al. (1971) und 49 Jahre von OBERMAN (1965). Für die benignen Formen fanden MCDIVITT et al. (1967) 43 Jahre, für maligne 46 Jahre. Auch im Pubertätsalter können große fibroepitheliomatöse Neubildungen Eigenschaften von Zystosarkomen aufweisen (WULSIN, 1960; AMERSON, 1970; NAMBIAR und KANNAN KUTTY (1974): 25 Fälle vom 11.–20. Jahr), so daß sich eine Altersverteilung vom 13.–77. Jahr ergibt.

Der Tumor tritt ausschließlich beim *weiblichen Geschlecht* auf. Ob die von PACK und LEE (1931) festgestellten 3 Zystosarkome *bei Männern* auch heute so definiert werden würden, bleibt offen. Im neuen Schrifttum berichten REINGOLD und ASCHER (1970) über ein Cystosarcoma phyllodes bei einem 64 Jahre alten Mann mit Gynäkomastie bei Atrophie und Fibrosis testis.

Beziehungen zwischen Fertilität, Gravidität und Laktation und *Zystosarkom* ergeben sich aus dem breiten Altersspektrum. Im Hinblick auf Häufigkeit, Wachstum und klinischen Verlauf konnten jedoch keinerlei gesetzmäßige Einflüsse auf das Tumorwachstum festgestellt werden. *Häufungen des Zystosarkoms in Familien* wurden nicht beobachtet.

3. Bilaterale Zystosarkome

Sie treten nach TREVES (1964) in etwa 1% auf. McDONALD und HARRINGTON (1950) fanden 4 Fälle unter Riesenfibroadenomen des Pubertätsalters. Über eine Beobachtung jeweils maligner Formen verfügen REICH und SALOMON (1958), BADER und ISAACSON (1961), NOTHLEY und GRIFFITHS (1965), ferner NORRIS und TAYLOR (1967) sowie MANDEL et al. (1972).

III. Diagnostik

In der Untersuchungsreihe von McDIVITT et al. (1967) wurde die Diagnose Zystosarkom präoperativ in 10% gestellt. In 54% ist ein Fibroadenom angenommen worden, in 20% eine Mastopathie oder sklerosierende Adenose. Die klinischen Diagnosen stimmten mit den histologisch verifizierten malignen Tumorformen am besten überein. 5% wurden präoperativ als Karzinom klassifiziert.

Durch die *Aspirationszytologie* wurde in 23% ein benignes Zystosarkom festgestellt, dagegen konnte der maligne Tumor zytologisch nicht erfaßt werden. Im *Schnellschnittverfahren* ist die Diagnose Zystosarkom zu stellen, jedoch läßt sich eine Unterscheidung in benigne und maligne Formen nicht sicher treffen. *Paraffinschnitte* von *mehreren* Bezirken des Tumors sollten stets Voraussetzung für die endgültige Diagnose sein.

IV. Klinische Symptomatologie

Das Zystosarkom imponiert als grobknotige und große, das gesamte Organ einnehmende oder weitgehend verdrängende Neubildung von elastischer Konsistenz. In Abhängigkeit vom Umfang des Tumors wird die äußere Haut gedehnt und atrophisch. Es finden sich Folgen von Zirkulationsstörungen (rotviolette Verfärbungen), gelegentlich eine Peau d'orange und Ulzerationen. Das Zystosarkom bricht dann mit blumenkohlartigen Geschwulstmassen nach außen durch (DYERS et al., 1966). Nach NORRIS und TAYLOR (1967) sind, im Vergleich zu den von den Frauen bemerkten Knotenbildungen in 97%, Schmerzen verhältnismäßig selten (27%). Fixation oder Retraktion der äußeren Haut liegen in 15%, Geschwüre in 10%, Hautverfärbungen in 4%, Sekretion aus der Mamille in 1% vor. Die Ausprägung dieser Symptome wird verständlicherweise von der Größe des Tumors und von den Wachstumsphasen beeinflußt, denen das Zystosarkom unterliegt. Die mittlere Dauer der klinischen Symptome geben die Autoren mit 4,5 Jahren an, dagegen fanden GESCHICKTER (1948) 6–7 Jahre und STEPHENSEN et al. (1952) 9,7 Jahre. Die Angaben drücken das Zeitintervall von der ersten Feststellung einer symptomlosen Anschwellung in der Mamma bis zur Ausbildung des Zystosarkoms aus. Häufig wächst der Tumor kontinuierlich langsam, selten einphasisch schnell. Ein weiteres Markmal des klinischen Verlaufs ist eine *zweizeitige Entwicklung* mit einem langjährigen ruhenden Zustand und einem akuten Wachstumsschub. Hierbei ist die Annahme gerechtfertigt, daß das Zystosarkom aus einem Fibroadenom hervorgeht (Abb. 222). Das Zystosarkom ist häufiger in der linken Mamma (56%) als auf der rechten Seite (44% nach NORRIS und TAYLOR, 1967) lokalisiert und findet sich bevorzugt in den oberen Quadranten der Brustdrüse, insbesondere im oberen äußeren Viertel und unter der Regio areolaris (TREVES und SUNDERLAND, 1951).

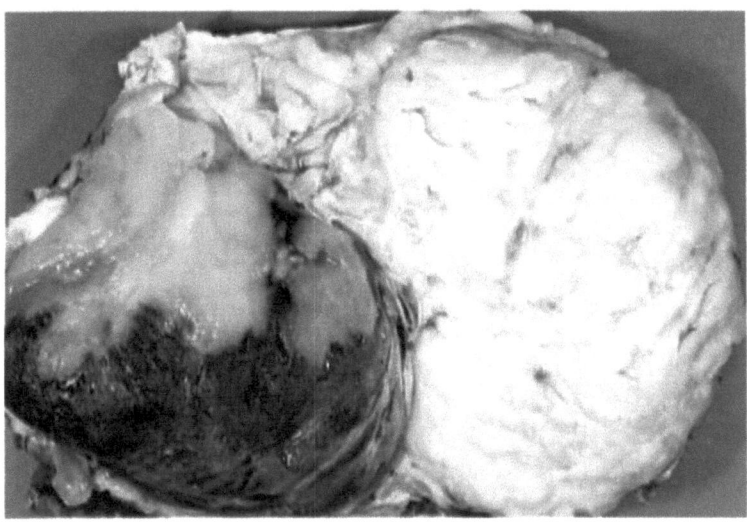

Abb. 222. Cystosarcoma phylloides in der linken Bildhälfte mit gallertiger Stromaverquellung und Blutung, hervorgehend aus einem großen Fibroadenom in der rechten Bildhälfte

In neuen Untersuchungen von RAMANATH und MEYER (1977) wurden im Stroma eines Zystosarkoms Progesteron-Rezeptoren nachgewiesen, die für die mesenchymalen Proliferationen Bedeutung haben.

V. Pathomorphologie

1. Größe und Gewicht

Die mittlere *Größe der Zystosarkome* wurde mit mehr als 10 cm im Durchmesser angegeben. Als Riesenfibroadenome bezeichnete Neubildungen dieser Art sind bis zu 30 cm im Durchmesser beobachtet worden (SMITH, 1935; ROSS, 1952; GOODALL und CURRAN, 1953; DYER et al., 1966).

Neuere Untersuchungen an großen Reihen besagen jedoch, daß das Zystosarkom wesentlich häufiger in kleineren Dimensionen auftritt, d.h. vor Erreichen der grotesken Größen heute erkannt und operiert wird. McDIVITT et al. (1967) fanden mittlere Durchmesser von 4,6 cm (benigne) und 6,2 cm (maligne Formen). Nach NORRIS und TAYLOR (1967) liegt der Mittelwert bei 6,4 cm. HAAGEN-SEN (1971) stellte bei 11 von 84 Fällen einen Querschnitt von 1–3 cm fest. Wir werden die kleineren Zystosarkome mehr und mehr im Einsendungsgut feststellen!

Gewichtsangaben von Riesentumoren im Pubertätsalter geben McDONALD und HARRINGTON (1950) an. Das Gewicht liegt zwischen 760 und 2290 g. VON DYERS et al. (1966) beschreiben einen $25 \times 21 \times 18$ cm messenden Tumor mit 5100 g Gewicht.

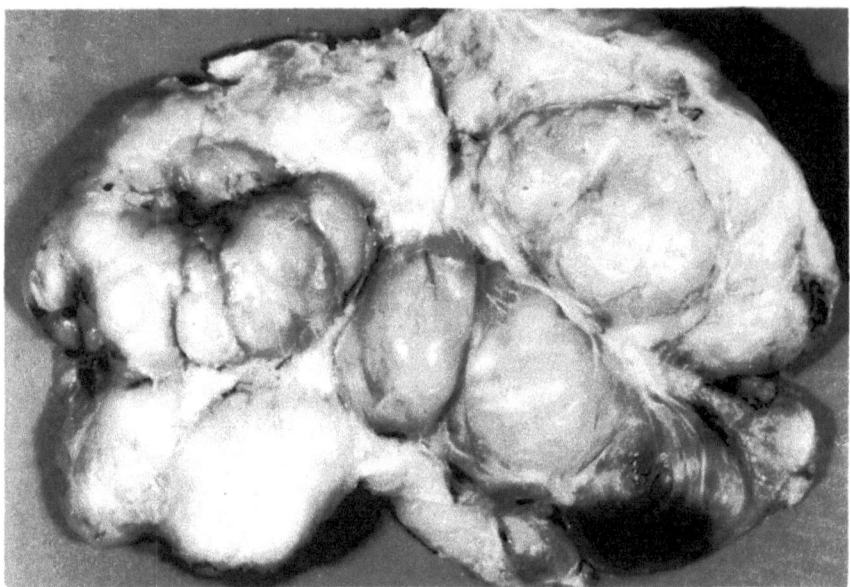

Abb. 223. Operationspräparat eines grobknolligen, benignen Cystosarcoma phylloides mit glatt begrenzten Knoten, mit Kreislaufstörungen, umgeben von einem grobfaserigen Stützgewebe. 47 Jahre alte Frau. Klinisch: etwa kindskopfgroßer Mammatumor

2. Makroskopie

Makroskopisch sind die Geschwülste rund, oval, nierenförmig, häufig grobknollig (Abb. 222, 223) und gegenüber dem Drüsenkörper abgrenzbar. Ähnlich wie in Fibroadenomen entwickelt sich infolge des expansiven Wachstums eine kapselartige Hüllschicht, so daß der Tumor operativ auslösbar ist. Die Schnittflächen zeigen ein grauweißes, teils gelbliches, zumeist homogenes Gewebe mit festeren, faserreichen oder weichen, gallertigen Bezirken. Neben schmalen und weiten Spaltbildungen treten in 33% (NORRIS und TAYLOR, 1967) Zysten oder zystisch umgewandelte Nekrosen auf (LINK, 1961), in denen sich eiweißhaltige klare Flüssigkeit oder gallertige Massen befinden. Größere Tumoren weisen zentrale Nekrosen und herdförmige Blutungen mit Hämosiderose auf. Der Abstrichsaft imponiert als eine leicht gelbliche, *fadenziehende Flüssigkeit*.

3. Pathohistologie

Makroskopisch entspricht der Tumor dem Typ des intrakanalikulären Fibroadenoms mit Ausbildung eines zellreichen, hyperplastischen Stromas und

———————————————————————————————————▷

Abb. 224a–c. Histologischer Aufbau und Formen des Cystosarcoma phylloides benignum. (a) Rechts von der Spalte zellarmes Stroma eines Fibroadenoms, links spindelzelliges, dichteres Stroma des Zystosarkoms. (b) Dichtes, kleinzelliges Stroma mit weiten Spalten ohne Epithelreaktion. (c) Spindelzelliges Stroma mit Ausbildung multipler Riesenzellen bei benigner Form. HE, Vergr. 90 ×, 40 × und 160 ×

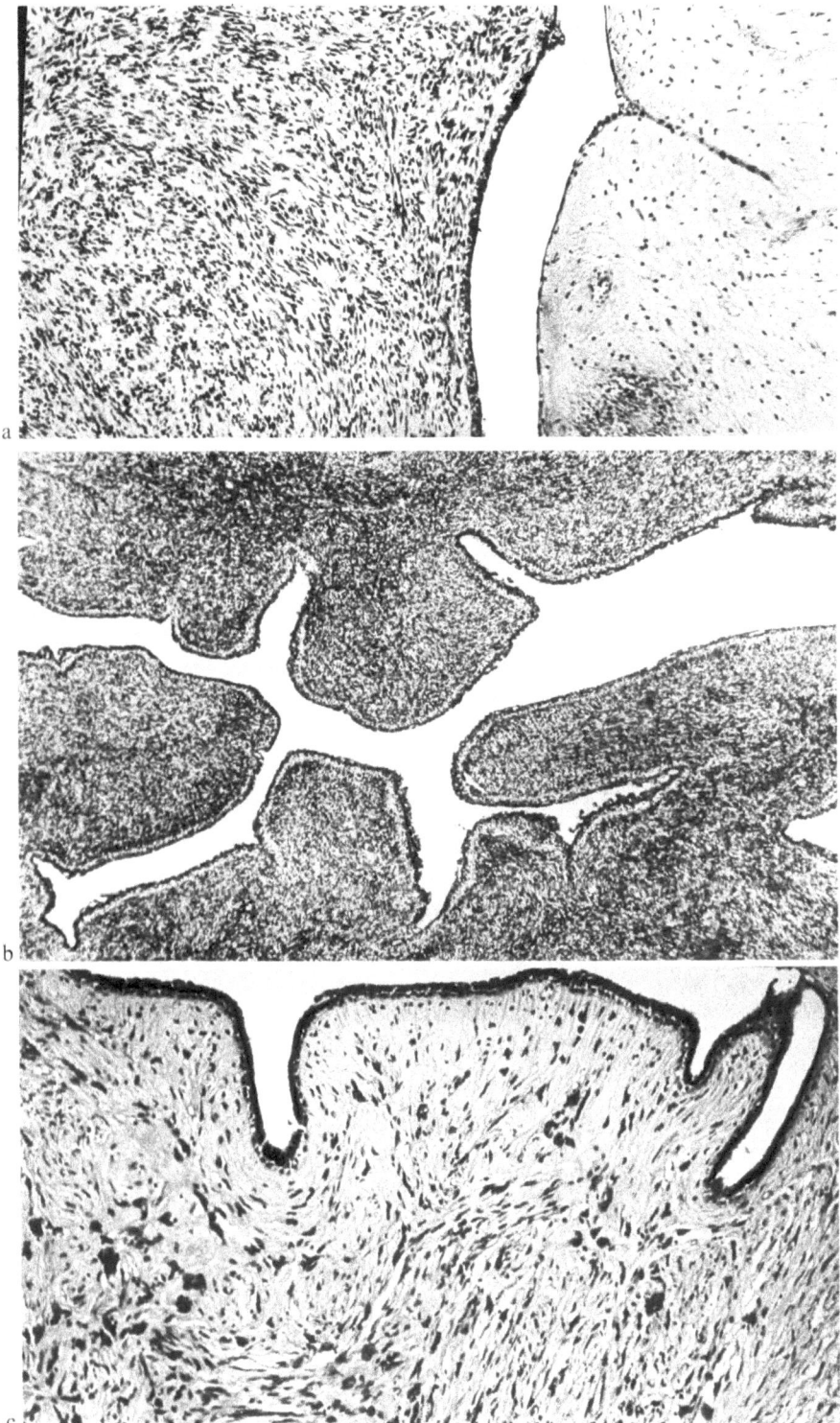

häufig nachweisbarer Entwicklung von bindegewebigen und epithelialen Metaplasien.

a) Mesenchymale Bestandteile

Im Vordergrund der Beurteilung steht stets der mesenchymale Bestandteil mit Proliferation spindeliger oder großleibiger Tumorzellen, die sich als Fibroblasten, Fibrozyten, Histiozyten oder als undifferenzierte mesenchymale Zellformen mit Neigung zur Riesenzellbildung erweisen (Abb. 224). Die Zelldichte ist wechselhaft ausgeprägt und häufig in den subepithelialen Schichten oder im Bereich von Proliferationszonen am höchsten. Hier treten auch Mitosen auf, deren Häufung für die prognostische Beurteilung insofern Bedeutung hat, als die mitotische Aktivität mit der zellulären Atypie, dem Auftreten von Tumorrezidiven und der Todesrate durch das Zystosarkom parallel geht. So unterschiedlich wie der Zellbestand, so different verhalten sich Grundsubstanz und Faserstrukturen. Retikuläre und kollagene Faserbündel bilden lockere und dichte Netzgewebe, zwischen denen sich eine ödematöse oder myxomatöse Grundsubstanz mit metachromatischen Reaktionen ausbildet (Abb. 224). Die Faserzüge erreichen, ähnlich wie in Fibroadenomen, in einem rechten oder stumpfen Winkel die Basalmembran des die Spalten auskleidenden Epithels. Im Stroma treten ferner zellarme Fibrosen und Hyalinisationen, neben den erwähnten Proliferationszonen, hervor. Es bilden sich *metaplastische Inseln hyalinen Knorpels* und *desmale Ossifikationen* aus, die den Geschwülsten eine harte Konsistenz verleihen und im Mammogramm entsprechende Schattendichte erzeugen.

Ferner wurden *liposarkomatöse, periduktale Stromametaplasien* beobachtet (OBERMAN et al., 1969; QIZILBASH, 1976), die die Entwicklung eines Liposarkoms oder von liposarkomatösen Metastasen erklären (Abb. 439b).

b) Epithel

Das Epithel im Zystosarkom ist zweireihig und nimmt am Wachstum des Tumors nur insofern teil, als es Spalten und Zysten kontinuierlich auskleidet. Verhältnismäßig selten treten Alterationen oder Proliferationen des Epithels in folgenden Formen in Erscheinung:

Plattenepithelmetaplasien mit Verhornung sind ein Kennzeichen des Zystosarkoms. Sie sind entweder als solide Zellverbände oder -inseln vom Stroma eingebettet oder bilden Epithelzysten (Abb. 225). Da in gewöhnlichen Fibroadenomen derartige Zellreaktionen nicht beobachtet werden, sind Plattenepithelmetaplasien als Indikator eines Zystosarkoms zu werten. Abbauprozesse gehen mit Ausbildung vielkerniger Riesenzellen einher (Abb. 226).

Herdförmige oder flächenhafte Epithelhyperplasien werden in den Gewebespalten beobachtet und entwickeln sich auf dem Boden des ortsständigen Epithels. Atypische papilläre Proliferationen, neben oder aus Plattenepithelmetaplasien hervorgehend, sind seltene Ausnahmen und machen Übergänge in Karzinome verständlich. In einer Beobachtung* eines zellreichen Cystosarcoma phylloides

---

* Herrn Prof. Dr. Bohle, Tübingen, sei für Überlassung dieses Falles gedankt.

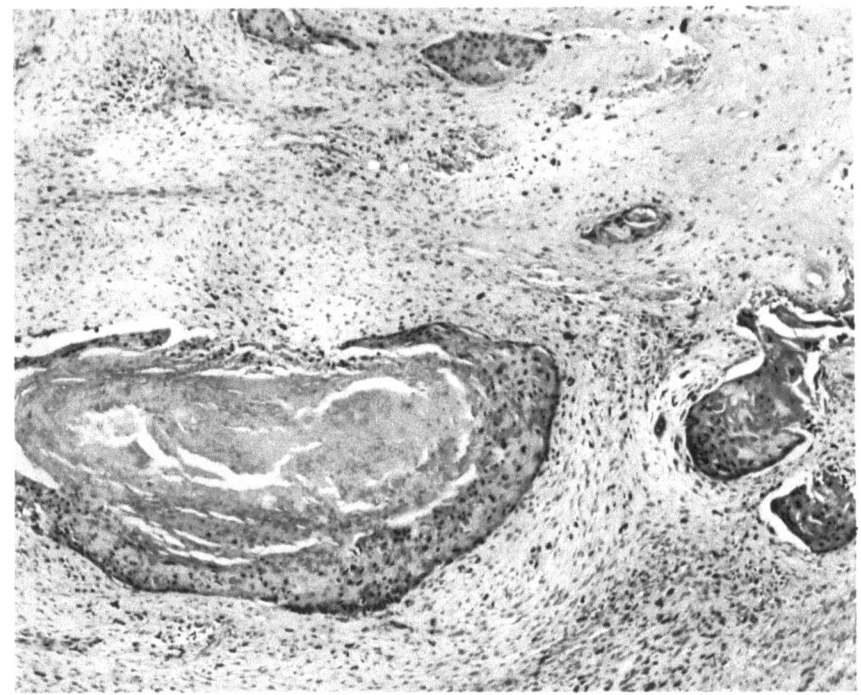

Abb. 225. Plattenepithelmetaplasien mit herdförmiger Verhornung in einem Cystosarcoma phylloides mit unterschiedlich dichter Stromaqualität. Am rechten oberen Bildrand myxoide und chondroide Metaplasie. HE, Vergr. 160 ×

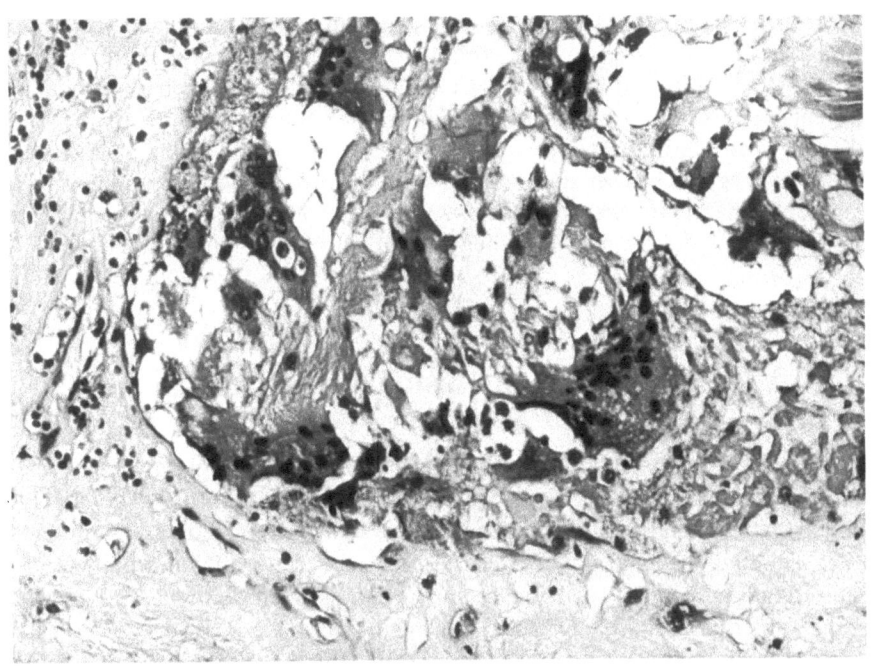

Abb. 226. Riesenzellbildung bei Abbau von Plattenepithelmetaplasien in einem Cystosarcoma phylloides. HE, Vergr. 230 ×

mit ausgedehnten Epithelmetaplasien und Keratinzysten lagen derartige Zellatypien mit Mitosen vor, die die Diagnose eines intrazystischen, nicht invasiven
Karzinoms rechtfertigten (Abb. 364 und 365).

c) Karzinome auf dem Boden eines Zystosarkoms

Unter diesem Aspekt sind die Einzelfälle von soliden oder adenoiden invasiven Karzinomen auf dem Boden des Cystosarkoms zu sehen. NORRIS und TAY-
LOR (1967) beobachteten in ihrer Serie von 94 Fällen 15 Zystosarkome mit
Epithelhyperplasien, in denen in 2 Tumoren Herde eines invasiven Karzinoms
nachgewiesen wurden, ohne daß dieser Tumor klinisch als solcher in Erscheinung
getreten war. HAAGENSEN (1971) berichtet über 3 Karzinome bei 84 Zystosarkomen, von denen 2 nach Operation des Zystosarkoms ipsilateral und im zweiten
Fall kontralateral aufgetreten sind. WEST et al. (1971) fanden ein Komedokarzinom neben einem Zystosarkom im Mastektomiepräparat und in einem anderen
Fall ein Adenokarzinom in der kontralateralen Mamma. Epithelproliferationen
vom Typ des lobulären *Karzinoms in situ* beschreiben TREVES (1964) und HAA-
GENSEN (1971) in vier Zystosarkomen, wobei die soliden, isomorphen Tumorzellen die Spalten mit soliden Zellverbänden ausfüllen oder auch neben dem Tumor
lokalisiert waren.

4. Ultrastruktur

Elektronenmikroskopische Studien am Cystosarcoma phylloides von TOKER
(1968) ergaben am Epithel keine feinstrukturellen Alterationen. Die Stromazellen
entsprechen in ihrem Aufbau Fibroblasten und enthalten reichlich Ergastoplasma mit weiten Zisternen und zahlreiche kontrastreiche Mitochondrien. Der
geringe Malignitätsgrad der Tumoren wird auf die Ähnlichkeit mit regulären
Elementen des Bindegewebes zurückgeführt. Eine maligne Tumorform mit Knor-
pel- und Knochenbildung ist von KAY (1971) mit dem Ergebnis untersucht
worden, daß es sich hierbei um Metaplasien des Stromas und nicht um epitheliale
Bestandteile handelte, wie es von GONZALES-LICEA et al. (1967) wegen des Vorkommens von Desmosomen zwischen Tumorzellen behauptet worden war.

VI. Pathogenese und histologische Beurteilung

Unter dem Cystosarcoma phylloides wird ein morphologisch breites Spektrum von Neubildungen der Brustdrüse verstanden, das von den juvenilen, zumeist spaltenreichen Riesenfibroadenomen bis zu dem sog. Stromasarkom reicht.
In der Tat sind fließende Übergänge gegeben, die sich ohnehin an einem ganz
unzutreffenden Terminus orientieren sollen. Da es nicht sinnvoll ist, den heute
im angloamerikanischen Schrifttum allgemein gebrauchten Begriff des „Cystosarcoma phylloides" ersetzen zu wollen, erscheint es erforderlich, den Tumor
genauer zu definieren. Von Bedeutung ist die Abgrenzung der unterschiedlich

Tabelle 23. Zur Differentialdiagnose des Cystosarcoma phylloides

Kriterien	Benignes Cysto-sarcoma phylloides	Malignes Cysto-sarcoma phylloides
Häufigkeit		6–15% aller Zystosarkome
Alter	43 Jahre	46 Jahre
Anamnese: 5 Jahre	in 15%	in 35%
Größe	4,6 cm⌀	6,2 cm⌀
Tumorkapsel	zumeist vorhanden	unscharfe Begrenzung, Einwachsen in Drüsengewebe und M. pectoralis major
Zysten	in 29%	in 5%
Epithelverbände	vorhanden	vorhanden
Stroma	zellreich, hyperplastisch	spindel- und großzellig, dicht vergleichbar mit Fibro-, Myxolipo- oder Retikulum-zellsarkom
Metaplasien des Stromas	möglich	möglich
Mitosen	wenig	gehäuft, atypisch
Metastasen	keine	in 5 6%

zellreichen Formen, die dazu geführt hat, eine benigne und eine maligne Variante zu differenzieren. Dazu die Übersicht in Tabelle 23. Wir unterscheiden:

1. *Fibroadenoma phylloides* = intrakanalikuläres Fibroadenom mit starker Spaltenbildung. Zellarmes typisches Stroma.
2. *Cystosarcoma phylloides benignum* = zellreiches intrakanalikuläres Fibroadenom mit Spaltenbildung und Begrenzung durch Pseudokapsel. Wenig Mitosen.
3. *Cystosarcoma phylloides malignum* = zirkumkanalikuläres Stromasarkom bei erhaltener epithelialer Komponente, mit Zell- und Kernpolymorphie, vermehrt Mitosen und atypischen Zellen.
4. *C.ph.m.carcinomatodes* sehr selten, vgl. Abb. 364 u. 365.

Wir dürfen heute annehmen, daß das Cystosarcoma phylloides zumeist auf dem Boden eines Fibroadenoms entsteht, wobei die Spalten schmal oder erweitert sein können, so daß der Tumor sich auffalten läßt und eine weiche oder lockere Beschaffenheit hat. Ist das Stroma, dem Mantelgewebe entsprechend, zellarm, sollte der Terminus „Fibroadenom" gebraucht werden. Zeichnet sich das Stroma durch eine zellreiche Hyperplasie aus, die das gewohnte Maß des Fibroadenoms überschreitet, sollte man von einem „Cystosarcoma phylloides" sprechen. Die „benigne Form" ist histologisch und biologisch der *Regeltyp*. Die maligne Variante äußert sich in der sarkomatösen Stromakomponente und in atypischen Zellen, d.h. daß die Beschaffenheit des Tumormesenchyms der Gradmesser der histologischen und prognostischen Beurteilung ist. In diesem Sinn sprechen die Untersuchungen von HALVERSON und HORI-RUBAINA (1974), die den Tumor in 3 Typen nach dem Grad der Anaplasie und Mitosezahl in 10 Gesichtsfeldern bei starker Vergrößerung einteilen: in die benigne Form mit weniger als 4 Mitosen, in eine intermediäre Form mit 5–9 Mitosen und in einen malignen Typ mit mehr als 10 Zellteilungsfiguren. Nur vom malignen Zystosarkom waren in 6 von 8 Fällen Metastasen ausgegangen, die entweder generalisiert oder in Lunge, Knochensystem und Mediastinum lokalisiert waren.

Für ein „echtes" Sarkom spricht die Neigung zur Homogenisierung des Gewebebildes, das destruktive Wachstum und das Auftreten von Metastasen.

1. Das (benigne) Cystosarcoma phylloides

Diese häufigste Form des Zystosarkoms weist die beschriebenen Kriterien auf und bereitet diagnostisch als zellreiches, häufig besonders aufgebautes Fibroadenom keine Schwierigkeiten. Die Prognose ist günstig, wenn der Tumor durch lokale Exzision oder Mastektomie entfernt werden konnte. Gelegentlich werden Tumorrezidive festgestellt. McDIVITT et al. (1967) beobachteten unter 59 Fällen benigner Zystosarkome 10 Rezidive nach lokaler Exzision. In keinem Fall der Reihe erwies sich ein als gutartig klassifizierter Tumor später als maligne. Die Rezidivrate wird sich dadurch vermindern lassen, daß die Randzonen des Tumors sorgfältig im Gesunden präpariert werden. Frequenz nach RÜEGG und SULSER (1975) 42%.

2. Das maligne Cystosarcoma phylloides

Diese Tumorgruppe unterscheidet sich von den benignen Formen durch ein sarkomatöses Stroma mit Mitosen, Zellatypien und aggressives Wachstum

Tabelle 24. Häufigkeit maligner und metastasierender Formen des Cystosarcoma phylloides

Nr.	Autor	Jahr	Zahl der untersuchten Fälle	Histologisch maligne Formen (n)	Metastasen (n)
1.	LEE und PACK	1931	111	1	–
2.	COOPER und ACKERMAN	1943	3	1	1
3.	McDONALD und HARRINGTON	1950	13	2	–
4.	TREVES und SUNDERLAND	1951	77	18	9 (13%)
5.	LESTER und STOUT	1954	58	20	5
6.	TREVES	1964	170	33	–
7.	OBERMAN	1965	18	7	4
8.	NORRIS und TAYLOR	1967	94	28	15 (17,2%)
9.	McDIVITT et al.	1967	73	14	1
10.	WEST et al.	1971	29	1	1
11.	HAAGENSEN	1971	64	4	4 (6,2%)
		n =	710	129	40
		% =	100	18	5,6

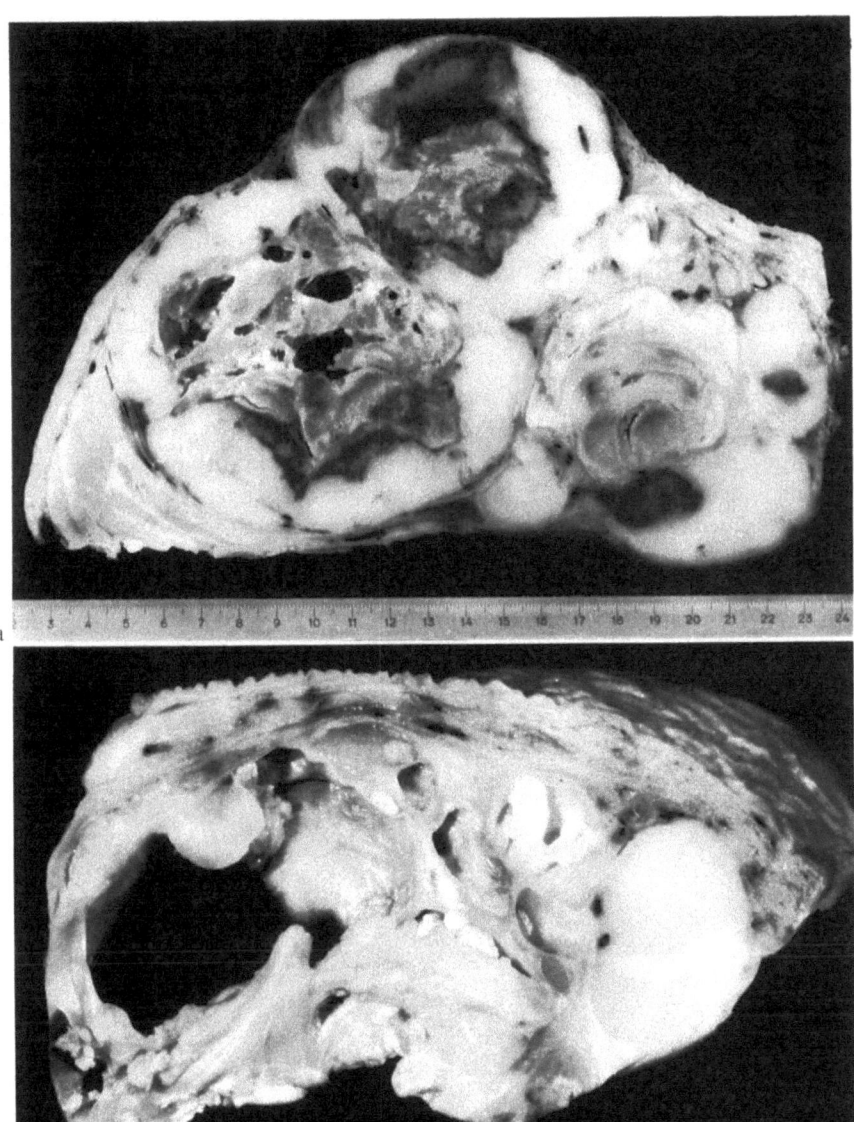

Abb. 227 a u. b. Malignes Cystosarcoma phylloides mit faustgroßen, markigen Gewebeknoten, die sich nach außen vorwölben. Ausgedehnte zentrale Nekrosen und Blutungen. Ausbildung multipler Spalträume und Zysten (a). In den Randzonen multiple kleinere Tochtergeschwülste. 54 Jahre alte Frau mit einem lividen Mammatumor (b)

in Drüsenkörper, Thoraxmuskulatur und hämatogener Metastasierung (Abb. 227 u. 228; vgl. Tabelle 24). Auch hier gibt es naturgemäß *Grenzfälle zwischen beiden Typen* und andererseits Übergänge zu Sarkomen (Ross, 1954). Solange epitheliale Anteile als fibroadenomatöse Residuen im Tumor vorhanden sind, ist man berechtigt, von einem malignen Zystosarkom zu sprechen. Sarkome sind durch einheitliche Gewebemuster definiert. *Übergänge in ein Liposarkom* beobachteten LESTER und STOUT (1954) sowie ARONSON (1966) mit multiplen Skeletmetastasen. Über elektronenmikroskopische Befunde bei liposarkomatösem Stroma berichtete QIZILBASH (1976). Die Frequenz der malignen Formen wurde sehr unterschiedlich beurteilt, wobei die Prozentsätze von der Selektion besonderer Fälle und Untersuchungsstätten beeinflußt werden. Der Malignitätsgrad bezieht sich auf das Gewebsbild und auf die Häufigkeit von Metastasen. Die wichtigsten Angaben hierzu enthält Tabelle 24. RÜEGG und SULSER (1975) geben in 31% maligne Formen und in 27% Grenzfälle an, die sie der malignen Variante zurechnen (zusammen 58%).

3. Tumorrezidive

Tumorrezidive treten in beiden Formen des Zystosarkoms relativ *häufig* auf, wenn eine *lokale* Exzision des Tumors vorangegangen ist. McDIVITT et al. (1967) fanden 10 Rezidive, wobei die Mehrzahl nach 16 Monaten, einige nach mehreren Jahren aufgetreten waren. Rezidive wurden sowohl nach lokaler Exzision wie nach einfacher und in wenigen Fällen nach radikaler Mastektomie beobachtet. Das Intervall betrug 2 Monate bis 17 Jahre. Die Rezidivfrequenz wird mit 28% angegeben und tritt in 51% der metastasierenden Formen auf (KESSINGER et al., 1972). Mehrfachrezidive nach lokaler Exzision beschreiben

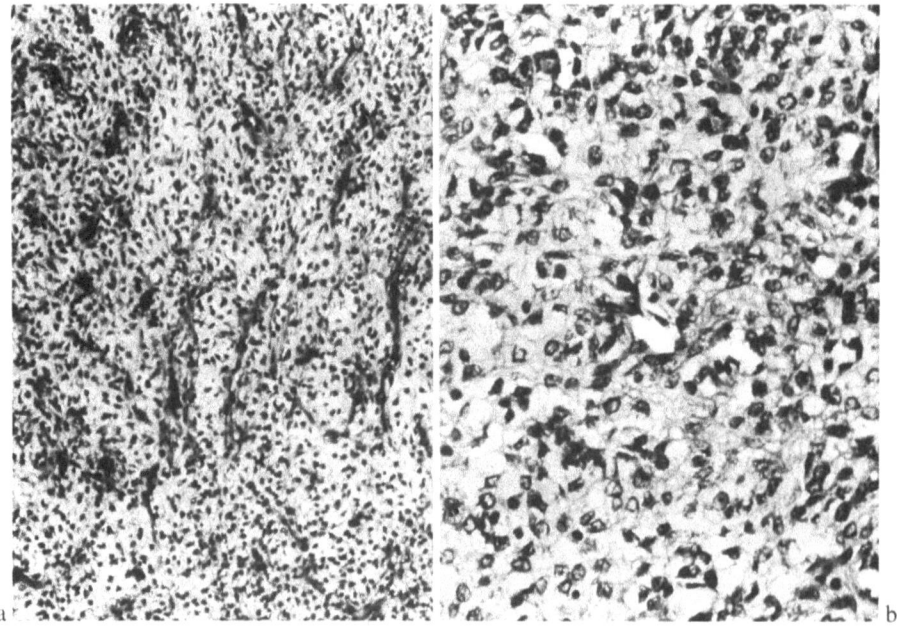

Abb. 228a u. b. Histologische Muster bei malignem Cystosarcoma phylloides mit zellreichen Proliferationszonen polygonaler Zellen mit hyperchromatischen Kernen und Mitosen. (a) Kleinzelliges Muster. (b) Polygonale Form. HE, Vergr. 70 und 230 ×

FARACI und SCHOUR (1974): 21 Rezidive in 14 Jahren bei einer 50 Jahre alten Frau; ferner RUEGG und SULSER (1975) in 5 von 32 Fällen. Als Ursache nehmen TREVES und SUNDERLAND (1951) sowie MCDIVITT et al. (1967) das Bestehen fingerförmiger Tumorausläufer in den umgebenden Milchgängen bei Exzisionsbiopsien an. Nach RIX et al. (1971) sind die Rezidive durch Zunahme der Wachstumsgeschwindigkeit und gesteigerte Zelltypie gekennzeichnet.

Wichtig für die *Vermeidung des Tumorrezidivs* ist die operative *Entnahme eines tumorfreien Randsaums* um die Geschwulst, unabhängig davon, ob eine Pseudokapsel ausgebildet ist oder nicht. Dadurch kann verhütet werden, daß infiltrativ wachsende Zonen der Tumorperipherie in situ verbleiben.

4. Metastasen

Metastasen des Zystosarkoms treten nach *Tabelle 24* in etwa 5–6% auf, wobei nach LESTER und STOUT (1954) alle Formen, nach NORRIS und TAYLOR (1967) histologisch als benigne oder als Grenzformen imponierende Zystosarkome beteiligt sind. Metastasen bei 2 den Grenzfällen zugehörenden Tumoren erwähnen RUEGG und SULSER (1975). Dagegen fanden HALVERSON und HORI (1974) Metastasen nur bei malignen Zystosarkomen in einer Häufigkeit von 33% (!). Die Metastasen stellen in der Regel Absiedelungen des sarkomatösen Stromas dar und generalisieren hämatogen in einem Intervall von 3 Monaten bis 12 Jahren nach Operation. Bevorzugt sind Lungen und Skeletsystem; potentiell können nahezu alle Organe besiedelt werden (MAIER et al., 1968).

Die höchsten Frequenzen fanden TREVES und SUNDERLAND (1955) mit 13% sowie NORRIS und TAYLOR (1967) mit 17,2%. Die Absiedelungen erfolgen zumeist auf dem Blutweg. ARIEL (1961) beschreibt ein metastasierendes Zystosarkom bei einer graviden Negerin mit Metastasen im Knochensystem und fügt diesem Bericht weitere 4 Fälle von Ross (1952) sowie von LESTER und STOUT (1954) hinzu. Danach sollen Skeletmetastasen in 12,5% aller malignen und in 33% aller metastasierenden Zystosarkome auftreten. WEST et al. (1971) haben in Lungenmetastasen ungewöhnlicherweise sogar epitheliale Bestandteile nachweisen können. Ebensolche in Verbindung mit einem liposarkomatösen Stroma zeigt Abb. 439b.* In einem Fall stellten HALVERSON und HORI (1972) Metastasen in der Herzmuskulatur fest.

Axilläre Lymphknotenmetastasen sind sehr selten. Beobachtungen liegen von TREVES und SUNDERLAND (1951) sowie von TREVES (1964) vor, ferner von MINKOWITZ et al. (1968) und in Verbindung mit einem Einwachsen in die Thoraxmuskulatur von COOPER und ACKERMAN (1943).

5. Therapeutische Maßnahmen

Wichtigste Voraussetzung für die Therapie ist die histologische Klassifikation und die Bestimmung der Tumorgröße.

* Herrn Prof. Dr. KRACHT, Gießen, sei für die Überlassung dieser Beobachtung gedankt.

Benigne und kleine Zystosarkome werden übereinstimmend durch eine lokale, aber weite Exzision entfernt, um periphere Ausläufer der Neubildung mitzuerfassen und Rezidive zu vermeiden.

Maligne und große Zystosarkome werden durch einfache Mastektomie behandelt. Ausgedehntere Eingriffe sind nur indiziert, wenn der Tumor in den M. pectoralis oder in die Thoraxwand eingebrochen ist oder zu Metastasen in den axillären Lymphknoten geführt hat.

Da Zystosarkome erfahrungsgemäß nicht auf eine Röntgentherapie reagieren, soll eine Strahlentherapie vermieden werden (MAIER et al., 1968). Diese wird wegen der möglichen Induktion einer sarkomatösen Transformation von RUEGG und SULSER (1975) abgelehnt. Auch zytostatische Behandlungen bringen nach OBERMANN (1965) keinen Erfolg. Zur Frage der Anwendung von Kunststoffprothesen bei Zystosarkomen s. MANDEL et al. (1972). Sie beschreiben bei einer 39 Jahre alten Negerin ein sukzedan entstandenes bilaterales Zystosarkom, das durch beidseitige Silasticprothesen erfolgreich behandelt wurde.

R. Formen der Mastopathie

Mit dem Begriff „Mastopathie" werden Umbauvorgänge des Drüsenkörpers verbunden, die in ihrer Eigenart und Vielgestaltigkeit von physiologischen Involutionsprozessen, über Grenzformen des Normalen, bis zu bestimmten klinisch und pathohistologisch definierten Erkrankungen reichen und denen Störungen der hormonalen Regulation zugrunde liegen. Die Breite des morphologischen Spektrums wie auch die nicht befriedigend abgeklärte Ätiologie spiegeln sich in der Nachsilbe -pathie wider, die besagt, daß Organveränderungen unterschiedlicher Form, Entstehung und klinischer Dignität gemeint sind. Zu Schwierigkeiten und Kontroversen führt die Abgrenzung altersbedingter Veränderungen des Drüsenkörpers, da auch nach der Menopause hormonale mammotrope Impulse wirksam bleiben können und die Rückbildung in toto oder segmental beeinflussen. Auf diese Weise kann sich die Involution mit Folgen einer erhaltenen endokrinen Aktivität kombinieren und durch Bildung eines Sekrets die Ektasie von Gängen oder die Entwicklung terminaler Zysten ausgelöst werden. In diesen Fällen heben sich die ohnehin fließenden Grenzen altersabhängiger und krankhafter Störungen auf, die unter morphologischen Aspekten viel mehr quantitativer Art als durch besondere gewebliche Qualitäten geprägt sind. Im Hinblick auf die Orthologie des Organs unterscheiden wir zwei Formen.

I. Mastopathie als morphologisches Symptom

(d.h. als ein weitgehend altersbezogener Regelbefund)

In den ersten histologischen Studien von TIETZE (1904), v. SAAR (1907) und PRIBRAM (1919) sowie von WALCHSHOFER (1930) über Veränderungen in der Brustdrüse alter Frauen wird das Nebeneinander von Rückbildungsvorgängen mit Zystenbildung und Epithelproliferationen hervorgehoben, die WALCHSHOFER (1930) als typische oder atypische Altersinvolution bezeichnete und die symmetrisch auftritt. Insbesondere wird die häufige Abweichung mit Gangerweiterung und Neigung zur Zystenbildung betont. PRECHTEL (1970, 1971) hat sich dieser Frage erneut angenommen und festgestellt, daß sich das Gewebsbild von Dekade zu Dekade wandelt und zwischen 30 und 50 Jahren in etwa der Hälfte, zwischen 20 und 30 sowie zwischen 60 und 80 Jahren in 75% ein Normalbild vorliegt. Mit höherem Alter treten zunehmend Parenchymatrophie, Gangektasien und Zysten in Erscheinung, wobei unvollständige Involutionen nicht als physiologisch zu gelten haben. Alle geweblichen Reaktionen vollziehen sich klinisch zumeist völlig symptomlos, obgleich Sekretretentionen in atrophischen Drüsen morphologisch Teilbildern einer Mastopathie entsprechen. Die Kenntnis dieser Tatsachen ist vor allem für statistische Fragen wichtig. Systematische Untersuchungen an 225 Autopsien von FRANTZ et al. (1951) ergaben in 28% eine zystische Mastopathie, häufig nur minimal ausgeprägt und stets beidseitig, ferner eine mit zunehmendem Alter häufigere Gangdilatation, insgesamt in 24%. KIAER (1954) wies bei histologischen Studien an 700 Brustdrüsen von 350 Frauen in 33% eine latente Fibroadenomatosis nach. Nach dem Grad der Epithelproliferationen gliederte er in 3 Gruppen, wobei Grad 1 (mit geringen Veränderungen) in 82%, Grad 2 in 16% und Grad 3 (mit starker Proliferationsneigung) in 2% festzustellen waren.

SANDISON (1962) stellte bei Frauen zwischen dem 21. und 90. Jahr nur in 9,6% „normale" Brustdrüsen fest, bei Frauen über 45 Jahren in 55,6% eine Atrophie, die jedoch als physiologisch aufzufassen ist. Kleine und große Zysten sowie Gangektasien lagen insgesamt und unabhängig von der Ausdehnung in 71,7% vor, wogegen FRANTZ et al. (1951) auf einen Mittelwert von 57,3% kamen.

II. Mastopathie als Krankheit

Wohl auf keinem Gebiet der Brustdrüsenpathologie ist seit Mitte des 19. Jahrhunderts so viel untersucht, geschrieben und gedeutet worden, und keine Erkrankung dieses Organs hat so viele Wandlungen in der Terminologie durchlaufen wie das Syndrom der Mastopathie. Die Ursache dafür ist weniger in der fehlenden exakten morphologischen Befunderhebung zu suchen, als in der Zuordnung von Befundkomplexen zu nosologischen Entitäten. Die Heterogenität der Krankheitsgruppe auf der einen Seite und die Ähnlichkeit des klinischen und pathomorphologischen Bildes auf der anderen erklärt die Schwierigkeiten und Probleme, die alle Bemühungen um eine Abgrenzung der verwandten Krankheitsbilder und eine exakte Definition begleitet haben. Daher ist es nicht verwunderlich, daß für alle diese Erkrankungen der Oberbegriff der „Mammadysplasie" vorgeschlagen wurde, der vor allem im angloamerikanischen Schrifttum Anwendung findet (KUZMA, 1971). Hervorzuheben ist ferner die Tatsache, daß es sich ausschließlich um eine Erkrankung des weiblichen Geschlechts handelt. Die in der Mamma virilis bekannten „Mastopathien" entsprechen als Gynäkomastien pathogenetisch diesen Formen und sind an das tubuläre Baumuster der Drüse gebunden. Sie unterscheiden sich durch ein weitgehend unimorphes Bild von der geweblichen Vielfalt der Krankheitsgruppe in der weiblichen Mamma.

Die Mastopathie der weiblichen Brustdrüse ist erfahrungsgemäß durch Kombinationen verschiedener geweblicher Veränderungen ausgezeichnet. Im Vordergrund steht das *Vollbild der Krankheit*, die *zystisch-fibröse Form*. Wir kennen jedoch zahlreiche Varianten mit groß- und kleinzystischen Typen, fehlender oder dominierender Fibrose. Dazu treten Koinzidenzen mit anderen Erkrankungen ähnlicher Pathogenese, aber unterschiedlicher Morphologie. In den weiten Kreis der Mastopathien stellen wir daher folgende Formen und klammern die als eigenes Krankheitsbild bekannte sklerosierende Adenose und Gangektasie aus:

1. Mastopathia cystica fibrosa
2. Fibrosis mammae
3. Mastodynie – Mazoplasie.

1. Mastopathia cystica fibrosa

Unter zystisch-fibröser Mastopathie verstehen wir eine hormonal bedingte Umbaureaktion der Brustdrüse bei Frauen vor der Menopause, die morphologisch durch Entwicklung von Zysten und Gangektasien, Epithelproliferationen unterschiedlicher Dignität sowie eine Fibrosierung des Mantel- und Stützgewebes gekennzeichnet ist.

Ätiologisch stehen hormonale Imbalancen mit Hyperöstrogenismus bei relativer Verminderung des Progesterons im Vordergrund. Die herdförmige oder segmentale Erweiterung der Milchgänge (Zysten, Gangektasien) und der Drüsenläppchen (terminale oder lobuläre Zysten) als ein häufiges Merkmal der Erkrankung ist *Folge einer hormonal induzierten Sekretion* mit Sekretretention und nicht Ausdruck eines Degenerations- oder Wachstumsprozesses des Epithels. Dieses unterliegt, in Verbindung mit dem Stimulus für die Sekretion, einem Proliferationsreiz, dessen Auswirkungen nicht nur für die pathohistologische Klassifizierung, sondern vor allem für die Prognose Bedeutung erlangt haben.

a) Zur Geschichte, Terminologie und Klassifikation

Der imponierende und häufig grobzystische Organumbau macht verständlich, daß die Erkrankung seit langem bekannt ist und im 17. und 18. Jahrhundert mit Geschwülsten identifiziert und als Szirrhus, später als Zirrhose bezeichnet wurde. Sir ASTLEY PASTON COOPER beschreibt und dokumentiert in seiner Monografie „Diseases of the Breast", 1829, Zysten und Fibrosis als ein „irritable tumor of the breast". Wenige Jahre später gibt BRODIE (1840) eine exakte Beschreibung des klinischen und anatomischen Bildes. In der zweiten Hälfte des 19. Jahrhunderts mehren sich die Publikationen unter dem Einfluß der verbesserten histologischen und mikroskopischen Technik. Insbesondere war es RECLUS (1883) in mehreren Studien seit 1865 vorbehalten, eine histologisch fundierte Grundlage zu schaffen. Er beschrieb die Multiplizität der Zysten und die Neigung der Mastopathie, in beiden Brustdrüsen aufzutreten. Seine Verdienste um die „Maladie cystique des mamelles" haben noch heute Bestand, indem diese Mastopathieform als „Reclussche Krankheit" oder als „Mastopathia cystica Reclus" bezeichnet und dem Zystadenom SCHIMMELBUSCH (1892) gegenübergestellt wird. RECLUS (1883) und sein Schüler BRISSAUD (1884) haben in späteren Jahren die Eigenständigkeit der Krankheit herausgearbeitet und ferner die Neigung des Übergangs einer Mastopathie in ein Karzinom näher untersucht. Aus dem deutschen Schrifttum jener Zeit liegen Studien von VIRCHOW (1863) und BILLROTH (1880) über Entstehung und Lokalisation der Zysten vor, ferner die Untersuchungen von SCHIMMELBUSCH (1892) und von KÖNIG (1893), in denen pathogenetische Gesichtspunkte erörtert werden. Seither wurde eine Reihe von sich ablösenden Theorien zur Pathogenese und Ätiologie der Mastopathie aufgestellt und nachhaltig verteidigt.

α) Mastopathia cystica als geschwulstartige Neubildung

Nach RECLUS und BRISSAUD hebt vor allem SCHIMMELBUSCH (1892) die Erkrankung als „Cystadenom der Mamma" hervor, „denn es ist eine Zystenbildung, die durch Wucherung des Drüsengewebes der Mamma bedingt wird". Merkmale sind diffuse Ausdehnung mit erbs- und bohnengroßen Zysten, ohne Beziehung zu Nachbargeweben und Beidseitigkeit. Der Autor vermerkte das Vorkommen von Kalkkonkrementen und die Möglichkeit der Karzinogenese.

β) Mastopathia cystica als chronische Entzündung

Der Chirurg FRANZ KÖNIG (1893) erblickt in einer das Milchgangsystem primär befallenden Infektion das Wesen der Erkrankung, wobei es zu Sekretion, Retention, Proliferation und Zerfall von Epithelien als Voraussetzung zur Zystenbildung kommen soll. Die Infektion zeige sich vor allem im häufigen Auftreten entzündlicher Infiltrate und in schubweisen, durch die Menstruation bedingten Krankheitsverläufen.

γ) Mastopathia cystica als Störung der Involution und Mißbildung

In einer Reihe von Untersuchungen über die Altersrückbildung des Drüsenkörpers von TIETZE (1904) und BLOODGOOD (1906) wurde, im Hinblick auf analoge Prostataveränderungen, in der Mamma von einer „senilen parenchymatösen Hypertrophie" oder von einer „prämaturen Involution" (v. SAAR, 1910) gesprochen und damit auf besondere endogene Konstellationen hingewiesen (KROMPECHER, 1916). Von ASCHOFF stammt die Vorstellung einer dysplastischen Erkrankung, und in dem von ihm vorgeschlagenen Begriff „Mastopathia cystica dysplastica" hat sich die Bezeichnung „Mastopathie" bis heute erhalten.

δ) Mastopathia cystica als Ausdruck hormonaler Störungen

Unter dem Einfluß der Erforschung endokriner Regulationen und der Auswirkung auf die Brustdrüse ergaben sich neue Impulse. Sowohl für die Pathologie der weiblichen Mamma (ROSENBURG, 1922; MOSZKOWICZ, 1927; OLIVER und MAJOR, 1934, „Cyclomastie") wie durch die experimentelle Pathologie war es möglich, ähnliche Veränderungen am Tier nachzuahmen, die es rechtfertigten, in der Mastopathie den morphologischen Ausdruck hormonaler Imbalanzen zu erblicken.
Eine Bedeutung gewann in dieser Zeit die Reaktion des Bindegewebes im Drüsenkörper und die immer mehr diskutierten Beziehungen zum Karzinom (DIETRICH, 1926; KÜCKENS, 1928). Gegenüber umschriebenen fibroepithelialen Neubildungen sollte der Prozeß als diffuse Fibromatose abgegrenzt werden. Unter Hinweis auf das feingewebliche Bild bezeichnete C. SEMB (1928) die Erkrankung als Fibroadenomatosis cystica mammae und gliederte sie in 3 Typen: 1. Fibroadenomatosis simplex microcystica, 2. Fibroadenomatosis cystica (macrocystica), 3. Fibroadenomatosis papillomatosa. Hierdurch sollten Entwicklungsstufen des Prozesses Ausdruck finden, ferner die zunehmende Häufung der pathologischen Sekretion und Epithelproliferation mit Kanzerisierungstendenz. SCHULTZ (1933) diskutierte das weitere Schrifttum zu diesen Fragen und verwendete den Begriff „Zystenmamma". Er lehnte alle früheren Termini ab, die wie Mastitis chronica König, Zystadenom Schimmelbusch oder Fibroadenomatosis Semb entweder nur Teilbefunde beschreiben oder ungerechtfertigte Deu-

tungen vorausnehmen. Dasselbe betrifft die zweitweise in den Vordergrund gestellten Fibromatosen bzw. Fibrosierungen mit und ohne zystische Entartung (KROMPECHER, 1916, 1924;
LUKOWSKY, 1921; DIETRICH, 1926).

Diese wechselvolle Geschichte fand in etwa 40 Termini technici ihren Niederschlag, die von KONJETZNY (1953) zusammengestellt worden sind. Heute wird
der auf ASCHOFF (1923) zurückgehende, später von MOSZKOWICZ (1927) und
KONJETZNY (1942, 1954) sowie von BÖHMIG (1964) angewendete Begriff der
Mastopathia cystica fibrosa (chronica) bevorzugt, wobei das Zeitmaß fortfallen
kann, da es ohnehin keine akuten Formen der Erkrankung gibt. Im angloamerikanischen Schrifttum dominiert „Cystic disease", und HAAGENSEN (1971) unterteilt dabei in ein „gross cystic disease" bei gut erkennbaren 2–3 mm großen
Zysten und in ein „microscopic cystic disease". Dieser Unterschied wird hierzulande nicht gemacht. Allerdings werden Solitärzysten, die eine beträchtliche
Größe erreichen, zumeist als solche benannt. LEWIS und GESCHICKTER (1934)
unterscheiden die Mastopathien, und GESCHICKTER (1948) widmet in seiner Monographie der Adenosis (Adenocystic or microcystic disease) oder „Schimmel-
buschschen Erkrankung" und der „Cystic disease" je ein Kapitel, um die Formen
mit stärkerer Proliferationstendenz von den monozystischen oder plurizystischen
Mastopathien ohne (präkanzeröse) Epithelreaktionen zu trennen. Dieser Differenzierung hat sich ZOLLINGER (1968) in seinem Taschenbuch angeschlossen.
In der Mehrzahl der Fälle liegen jedoch Kombinationsformen vor, die besser
unter dem einheitlichen Begriff subsumiert und durch Attribute über den Grad
der epithelialen Aktivität ergänzt werden sollten.

Eine wesentlich größere Bedeutung haben die intraduktalen oder intrazystischen Epithelproliferationen gewonnen, die auch in der Terminologie Ausdruck
finden. BÖHMIG (1952, 1964) spricht von einer „einfachen Mastopathia fibrosa
cystica" ohne Epithelproliferationen und von einer „komplizierten Mastopathia
fibrosa cystica" mit Epithelproliferationen. In ähnlicher Form unterscheidet
PRECHTEL (1972) Mastopathien ohne Epithelproliferation als Typ I, mit Zellwucherungen als Typ II und mit atypischen Proliferationen als Typ III, wobei
sich bei dieser Gruppe Übergänge zu einem nicht invasiven duktalen oder intralobulären Karzinom ergeben. Inwieweit die Typisierungen im Einzelfall möglich
sind und sich als praktikabel erweisen, wird die Anwendung erbringen. Wichtig
ist nach eigenen Erfahrungen eine derartige Unterteilung, um für den klinisch
tätigen Arzt die Richtung und das Ausmaß seiner Therapie zu bestimmen.

b) Häufigkeit

Wie aus den Studien über die physiologischen Alterswandlungen der Brustdrüse und aus den Bemühungen um eine exakte Definition der Erkrankung
hervorgeht, sind eine Reihe von diagnostischen Unsicherheitsfaktoren zu berücksichtigen, die sich in unterschiedlichen Zahlenwerten bei Frequenzbestimmungen
zeigen. Die Häufigkeit ist sowohl im Sektionsgut festzulegen, wobei es sich
in der Regel um Formen der Mastopathie handelt, die klinisch für die zum
Tode führende Erkrankung keine Bedeutung hatten. Ob allerdings latente, d.h.
vom Erkrankten unbemerkte Organveränderungen vorlagen, bleibt offen und
ist zumeist nicht zu klären. Ein anderes Gewicht haben die Operationsstatistiken,

da die Indikation zur Operation durch eine Erkrankung gegeben war, die histologisch bestimmt worden ist.

α) Mastopathie im Sektionsgut

In einer Zusammenstellung von MARX et al. (1969) von 2469 nach der Obduktion untersuchten Brustdrüsen mit (latenter) fibrös-zystischer Mastopathie von 17 Autoren ergeben sich die in Tabelle 25 gezeigten Einzelwerte, unter Berücksichtigung histologisch nachgewiesener Epithelproliferationen. Wenn von Extremwerten (3,1% SEMB, 1928; 95,0% RUSCH und KRAMER, 1963) abgesehen wird, liegen die Angaben zwischen 25 und 72%, wobei wir einen Mittelwert von 51,4% errechneten. Dieser deckt sich mit der bisher besten Statistik von FRANTZ et al. (1951) mit 52,4%. Große Zysten stellten die Autoren in 18,6%, eine „minimal disease" mit Mikrozysten und apokriner Metaplasie in 25% fest, ferner Gangektasien in 24%. Die Veränderungen lagen in 28% bilateral vor. Wie sich die Subjektivität in einer exakten Befunderhebung äußert, zeigt die Untersuchung von SANDISON (1962) an Brustdrüsen von 800 Autopsien, bei denen er in 71,7% fibrös-zystische Veränderungen nachwies. Hierbei lag das Maximum zwischen 76 und 85 Jahren bei 83%, zwischen 46 und 75 Jahren bei 70%. Es liegt auf der Hand, daß eine Reihe von Gangektasien und physiologischen Altersveränderungen die Abweichungen erklären.

Tabelle 25. Häufigkeit der latenten fibrös-zystischen Mastopathie im Sektionsgut nach MARX et al. (1969)

	Jahr	An-zahl der Fälle	Alter	Mastopathie		Epithel-proliferationen	
				Anzahl	%	Anzahl	%
TIETZE	1904	27	75	—	25,0	4	14,8
KEYNES	1923	116	16–85	59	50,9	—	—
ASKANAZY	1925	60	40–95	25	41,7	20	33,3
HAHN	1926	48	14–40	11	29,7	11	29,7
SEMB	1928	32	—	1	3,1	—	—
BORCHARDT und JAFFÉ	1932	100	40–80	93	93,0	65	65,0
BERTSCHI	1935	51	18–88	—	—	18	35,3
FRANZAS	1935	100	19–80	55	55,0	42	42,0
LINDGREN	1936	120	35–75	38	31,7	16	13,3
BERNING und BÜCKER	1937	50	—	—	—	13	26,0
KORPASSY	1937	300	14–89	200	66,7	146	48,7
GESCHICKTER	1948	100	30–40	—	33,0	—	—
			40–50	—	55,0	—	—
FRANTZ et al.	1951	225	13–88	118	52,4	36	16,1
KIAER	1954	350	16–89	145	41,4	92	26,3
SLOSS et al.	1957	100	20–89	63	63,0	33	33,0
RYANS und COADY	1962	200	—	—	—	12	12,0
SANDISON	1962	800	21–90	574	71,7	199	24,1
RUSH und KRAMER	1963	20	70+	19	95,0	14	70,0
MÖBIUS und NIZZE	1965	114	21–90	73	63,7	32	28,1
		2913		1474	~51,4%	753	32,4%

β) Mastopathie im Operationspräparat

Zur Ermittlung verläßlicher Angaben wurden aus dem eigenen Arbeitskreis von SCHRAMM (1972) die Biopsien des Pathologischen Institutes der Universität Mainz der Jahre von 1960–1969 systematisch durchgearbeitet. Von insgesamt 109 495 Einsendungen in 10 Jahren entfielen 4026 auf Probeexzisionen und Amputationspräparate der Brustdrüse. Prozentual waren die Untersuchungen, gemessen am gesamten Material, von 4,4% im Jahre 1960 auf 15,6% im Jahre 1969 angestiegen. Auf gutartige Erkrankungen entfielen von 4026 Fällen 68,2% (2 744 Fälle), auf Karzinome und Sarkome 27,3% (1 098 Fälle). Eine Aufschlüsselung der gutartigen Tumoren und Dysplasien ergab bei 1 099 Fällen die Diagnose Mastopathia cystica fibrosa, das sind 38,2%. Hinzu kommt, daß bei Vorliegen geringgradiger Veränderungen mit Störungen des lobulären Aufbaus, Verquellung des Mantelgewebes und bei jungen Frauen die Diagnose „Adenofibromatose" in 508 Fällen (17,8%) gestellt wurde. Von anderen Untersuchungen würde wahrscheinlich von einer Mastopathie gesprochen werden. Eine Fibrosis mammae als Diagnose wurde in 426 Fällen (14,8%) nachgewiesen. Mastopathia cystica fibrosa und Adenofibromatose zusammen ergaben 56% aller gestellten Diagnosen bei gutartigen Prozessen. Fügt man die Fibrosis mammae hinzu, so ergeben sich für alle dysplastischen (benignen) Erkrankungen 70,8%.

Vergleichbare Studien liegen von ROSE (1954) mit 24,8% Mastopathia cystica fibrosa bei 645 Einsendungen von Mammatumoren vor, von SEVERI (1954) mit 12,8% von 999 Fällen, von BÖHMIG (1953, 1964) mit 57,8% von 4164 Fällen.

Bei einer Gesamtzahl von 2419 gesunden Frauen konnte LÄWEN (1934) in 7,1% Mastopathien erfassen (weitere Angaben vgl. Tabelle 26).

γ) Mastopathia cystica fibrosa in Mastektomiepräparaten bei gleichzeitigem Mammakarzinom

Ohne auf die Frage kausaler Beziehungen einzugehen, sind diese Koinzidenzen seit der Jahrhundertwende in einer Reihe von Untersuchungen geprüft worden. Von DAVIS et al. (1964) wurde das Schrifttum seit 1905 (WARREN) bis 1962 (TELLEM et al.) mit dem Ergebnis zusammengestellt, daß unter 6 187 wegen eines Karzinoms amputierten Brustdrüsen bei 1 376, das sind 22,2%, eine Mastopathie vorlag. Hier ist vor allem die Arbeit von FOOTE und STEWART (1945) hervorzuheben, die das „pot-pourri of lesions" nach 11 Kriterien beurteilten und bei 200 Brustdrüsen *ohne* Karzinom in 65% eine fibrös-zystische Mastopathie fanden. 300 Brustdrüsen *mit* Karzinom wiesen in 59% mastopathische Veränderungen auf. Eine Differenzierung der Einzelbefunde ergab, daß in der Zystenmamma proliferative Veränderungen häufiger auftreten als in einer zystenfreien Brustdrüse, und zwar unabhängig davon, ob ein Karzinom vorliegt oder nicht.

c) Alter

Die Mastopathia cystica fibrosa tritt vor der Menopause, und zwar zwischen dem 35. und 50. Jahr auf (KIAER, 1954, Lit.). Nach WANKE und SATTELMACHER (1955) liegt das Maximum zwischen dem 46. und 50. Jahr. Nach dem 50. Jahr fällt die Häufigkeitskurve steil ab, woraus zu schließen ist, daß die Mastopathie

Tabelle 26. Zur Häufigkeit der Mastopathia cystica fibrosa

Autor	Jahr	Zahl der Fälle	Davon in % Mastopathien
1. Frequenz unter operierten gut- und bösartigen „Mammatumoren"			
PECK und WHITE	1922	331	16,3
SEMB	1928	608	25,0
STAMM	1943–1956	200	56,0
BAUMGARTNER und STAMM	1943–1962	349	43,1
WIDOW	1949–1964	1948	16,9
KRAUSHOLD	1957–1959	368	34,2
		3804	32% Mittelwert
2. Frequenz unter ausschließlich gutartigen „Mammatumoren"			
BURKHARDT	1935–1955	365	38,0
GUMMEL und WILDNER	1955	–	61,0
HODGE et al.	1959	466	62,0
McSWAIN und FLEMING	1925–1945	337	39,4
	1946–1950	327	65,1
	1951–1955	812	71,9
	1956–1960	1046	77,9
		3353	59% Mittelwert

in der Menopause zum Teil schwindet. Die pathogenetischen Voraussetzungen
für die Erkrankung sind somit nur in der fertilen Phase gegeben. Früheste
Manifestationen werden mit etwa 25 Jahren angegeben. SEMB (1928), KÜCKENS
(1928) und SØRENSEN (1941) fanden sogar Altersschwankungen zwischen 15
und 76 Jahren. Vgl. Abb. 127 mit proliferierender Mastophie bei einem 17 Jahre
alten Mädchen.

d) Epidemiologie

Nach Angaben KONJETZNY's (1954) sind in den USA weiße wie schwarze
Frauen in gleicher Frequenz betroffen, Inderinnen offensichtlich seltener als
dort lebende Europäerinnen. In Norwegen (SEMB, 1928) wie bei amerikanischen
Frauen (GESCHICKTER, 1948) erkranken – ähnlich wie bei Mammakarzinomen – unverheiratete und kinderlose Frauen oder Frauen, die nicht gestillt
haben, häufiger. Die Mastopathie ist seltener bei Frauen mit vielen Geburten
und nach Stillzeiten. Inwieweit diese Feststellungen auf die heutige Population
(mit kinderarmen Ehen) zutreffen, bleibt vorerst offen. Die Relation zwischen
unverheirateten und verheirateten Frauen verschiebt sich nach SØRENSEN (1941)
in der Gruppe der 35–40jährigen zugunsten der Unverheirateten. Daraus schließt
der Autor, daß Mastopathien bei jungen Frauen nach Schwangerschaften und
Laktation spontan zurückgehen. Frauen mit Mastopathia cystica fibrosa, die
geboren haben, sind zumeist 5–10 Jahre älter.

e) Klinische Symptome

Anamnesendauer und klinisches Bild lassen sich nur bei einem Teil der Erkrankten bestimmen, da die Mastopathie häufig symptomlos ist und nur bei gezielter Untersuchung entdeckt wird. Dieser Sachverhalt geht eindrucksvoll aus einer Reihenuntersuchung an 1000 Frauen im Arbeitsprozeß hervor und die in 16% pathologische Befunde, insbesondere eine Mastopathia cystica fibrosa aufwiesen (HEYDEN et al., 1974). Weitere Daten zur Klinik bei UEBERMUTH (1957), GREGL und SCHUSTER (1963), SCHWAIGER und HERFARTH (1968). Die Vorgeschichte der Mastopathie kann sich über Wochen, Monate und Jahre erstrecken. Mittelwerte von 2,5 Monaten gibt GESCHICKTER (1948) an. BURK-HARDT (1958) fand 6–15 Monate (durchschnittlich 9 Monate) bis zur ärztlichen Konsultation. Häufig werden zugleich Meno- und Metrorrhagien, Uterusmyome, Erkrankungen der Ovarien, zumeist Ovarialzysten, beobachtet (KONJETZNY, 1954, Lit.). Im Vordergrund des klinischen Bildes stehen folgende Symptome:

α) Knotenbildung und diffuse Verdichtungen des Drüsenkörpers

Den pathomorphologischen Veränderungen entsprechend, tritt die Mastopathie als noduläre oder diffuse Konsistenzvermehrung ein- und beidseitig auf. Es werden solitäre oder multiple Herde bei Bevorzugung des oberen äußeren Quadranten festgestellt. Die linke Mamma ist häufiger als die rechte Seite betroffen. In Abhängigkeit von Größe und Zahl der Zysten bilden sich knotige, halbkugelige oder körnige Resistenzen aus, die Solitärzysten oder multiplen Zysten unterschiedlicher Größenordnung entsprechen, sog. Schrotbeutelmamma (F. KÖNIG, 1893), „shotty breast" (BLOODGOOD, 1921). Während des Menstruationszyklus werden schmerzhafte Spannungszustände, reversible Anschwellungen und Volumenzunahmen der zystischen Drüsen beobachtet. Fibrosierungen und chronische Entzündungen bewirken eine gleichmäßige, sektorielle oder diffuse Verdichtung und gelegentlich eine Vergrößerung des gesamten Organs.

β) Schmerzen (Mastodynie)

Kennzeichnend für die Erkrankung ist die menstruationsabhängige Mastodynie, die vorwiegend in der 2. Zyklushälfte beginnt und mit Einsetzen der Menstruation abklingt. Nach SEMB (1928) klagen 44%, nach SØRENSEN (1941) 56% über Schmerzen, die auf ein Ödem des Bindegewebes und auf eine anhaltende Sekretstauung mit passagerer Erhöhung des Stauungsdruckes in den Zysten zurückzuführen sind. Dazu kommen entzündliche Reaktionen und neuralgiforme Sensationen.

γ) Pathologische Sekretion

Die Kommunikation von Zysten oder von erweiterten Gangsegmenten mit den großen Milchgängen ist Voraussetzung für die Abgabe des retinierten Sekrets. Dieses Symptom ist bei Mastopathie häufig, wobei die Sekretion zumeist intermittierend ist und durch Druckwirkung von außen auf die Zysten provoziert werden kann (SCHWAIGER und HERFARTH, 1968). Vorwiegend wird eine seröse, milchige oder kremartig eingedickte Flüssigkeit abgesondert, die durch Blutbeimengungen bräunlich oder rötlich tingiert sein kann. Abbauprodukte führen zu einer bläulichen Verfärbung (sog. blue-domed-cysts, BLOODGOOD, 1921). Die Frequenz der Sekretion bei Mastopathien wird im älteren Schrifttum mit 20–40% als viel zu hoch angegeben, in der neueren Literatur mit 3–10% (KONJETZNY, 1954, KIAER, 1954).

Die Abgabe eines sanguinolenten Sekrets weist in der Regel auf das Vorliegen von intraduktalen oder intrazystischen Papillomen als Teilbefund einer Mastopathie hin, wobei nach COPELAND und HIGGINS (1960) Sekretionsvorgänge bei Mastopathien fünfmal häufiger als bei alleinigen Milchgangpapillomen sind.

Diese Symptome begründen in der Mehrzahl der Fälle die klinische Diagnostik der Erkrankung, die durch eine zytologische Beurteilung des Zystenpunktats ergänzt werden kann (vgl. Kapitel T). Von besonderer Bedeutung sind heute *radiologische Untersuchungsverfahren* (Mammographie, Galaktographie), die entsprechend der Pathomorphologie uneinheitliche Befunde mit begrenzten oder konfluierenden Verschattungen, solitären oder multiplen, ein- und mehrkammerigen, isolierten oder kommunizierenden Zystenbildungen ergeben. Durch Pneumozystographie können Form, Kontur und Variabilität der Hohlräume exakt dargestellt werden (HOEFFKEN und LANYI, 1973, Lit.).

f) Pathogenese und Pathomorphologie

α) *Pathologie des Gangsystems*

Die Tatsache, daß es sich bei der Mastopathie um eine Erkrankung der parenchymreichen Zonen handelt, erklärt, daß die großen Milchgänge zumeist nicht oder nur geringgradig beteiligt sind. Dagegen sind die kleineren und terminalen Gangsegmente häufig zylindrisch erweitert oder in spindeliger oder runder Form zystisch transformiert. Die Komposition mit abnormen Gangproliferationen verglichen GOLDSCHMIDT und HUECK (1953) aufgrund von dreidimensionalen Rekonstruktionen mit den aus einer Zwiebel herauswachsenden Gladiolenblättern, nachdem LOESCHKE (1930) an Wachsplattenmodellen Zysten mit apokriner Metaplasie dargestellt und deren Pathogenese aus dem sekretorischen Endapparat der Milchläppchen gezeigt hatte. Über vergleichende Dickschnittstudien bei Mastopathien berichtet INGLEBY (1942). Neue stereomikroskopische Untersuchungen an aufgehellten Dickschnitten von PARKS (1959), vor allem aber von TANAKA und OOTA (1969 a, b), ergaben 2 Typen abnormer Gangproliferationen bei Mastopathie. Als „proximaler Typ" werden bündelförmige Proliferationen verstanden, die von den größeren Gangsegmenten ausgehen und zu sklerosierender Adenose und Fibroadenom führen, als „peripherer Typ" Gangproliferationen der terminalen Äste, deren zystische Ektasie zum Substrat der Mastopathia cystica wird (Abb. 229 u. 230). Die Zystenbildung wird durch eine Striktur an der Abgangsstelle aus dem Milchgang erklärt und soll Folge einer Stromafibrose sein, d.h., daß Zysten passiv durch eine Sekretretention entstehen.

αα) *Gangektasie und Zystenbildung*

Formen und Ausmaß von Ektasie und Zyste sind so unterschiedlich, daß BÖHMIG (1964) ihre Unterscheidung als Ermessenssache bezeichnete. Wir neigen zu der Auffassung, *Zysten* (wie Aneurysmata) als umschriebene segmentale pathologische Hohlraumbildungen zu definieren und *Ektasien* als allgemeine röhrenförmige Weitstellung der Milchgänge. Daher kommen im Gangsystem sowohl Zysten wie Ektasien vor, und diese können sich auf die terminalen Abschnitte der Gänge und auf die intralobulären Abschnitte erstrecken. Häufig ist die Epithelauskleidung bei den einfachen (nicht proliferierten) Formen flach und kubisch. Die segmentale Beteiligung von Drüsenlappen mit den Lobuli und Milchgängen weist somit auf einen pathogenetischen Mechanismus hin, der als eine Anpassungsreaktion auf einen vermehrten Drüseninhalt und nicht als

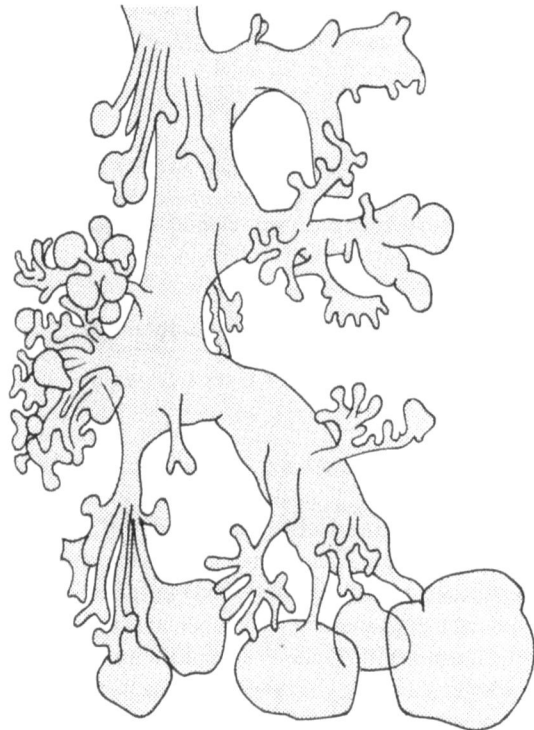

Abb. 229. Schematische Darstellung zur Pathomorphogenese der Mastopathia cystica fibrosa (nach TANAKA und OOTA, 1969) mit erweitertem Milchgang, Gangproliferationen und terminalen Sprossungen sowie Ausbildung terminaler Zysten (gezeichnet nach Dickschnitten)

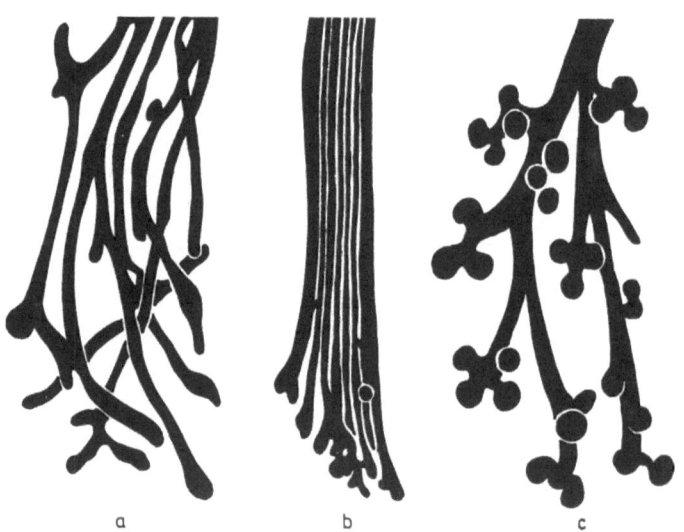

a   b   c

Abb. 230a–c. Schematische Darstellung unterschiedlicher Muster von Gangproliferationen (nach TANAKA und OOTA, 1969). (a) Ungleichmäßiges Muster bei duktaler Adenose. (b) Parallele Anordnung der Gänge bei sklerosierender Adenose. (c) Typ des perikanalikulären Fibroadenoms (gezeichnet nach Dickschnitten)

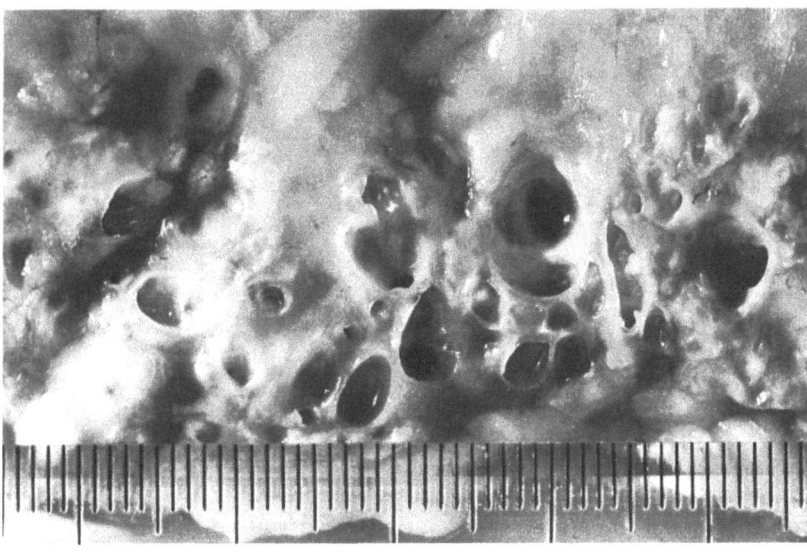

Abb. 231. Makroskopisches Bild eines Operationspräparats mit klein- und großzystischer Mastopathie

ein aktiver Wachstumsprozeß zu deuten ist. Proliferationen betreffen, außer dem Epithel, nur kleine, bündelförmig angeordnete Gänge.

BÖHMIG (1964) unterscheidet, neben Ektasien und Zysten der terminalen Gänge, die „interlobulären Zysten" als das eigentliche Substrat der Erkrankung, die als große Solitärzysten oder als multiple Mikrozysten auftreten (Abb. 196 u. 231). Die Frequenz der Zysten ist variabel. FOOTE und STEWART (1945) fanden Zysten in 53% der Brustdrüsen ohne Karzinome und in 27% bei Mammakarzinomen. Nach FRANTZ et al. (1951) lagen bei 225 autoptisch untersuchten Fällen in 24% Gangektasien (in 96% postmenopausal), in 18,6% große Zysten, in 52,5% das typische Bild mit großen und kleinen Zysten vor, in 24,4% minimale Veränderungen, unter Einschluß apokriner Metaplasien. In einer Zusammenstellung von DAVIS et al. (1964) über 725 autoptisch untersuchte Fälle ergaben sich in 21% große Zysten, in 58,3% kleine Zysten und in 30,6% Epithelhyperplasien. Eine bilaterale Beteiligung lag hier in 43%, nach FRANTZ et al. (1951) in 28% vor.

Die beschriebenen Gangproliferationen in der Peripherie des Drüsenbaums hat BÖHMIG (1950, 1964) mit der Neubildung von Adenomeren und Adventivknospen nach der Heidenhainschen Teilkörpertheorie (1923) verglichen. Danach treten auch bei der Mastopathie dichotome Teilungen mit sympodialer Form der Abzweigungen in Erscheinung, die mit Gangektasien und Mikrozysten kombiniert sind. Diesen Neubildungen soll – nach BÖHMIG (1964) – eine Epithelwucherung mit Gewinn einer Mehrreihigkeit vorausgehen und bei Frauen jenseits des 45. Lebensjahres auftreten. In diesem Sinn sprechen auch die Befunde von TANAKA und OOTA (1969), die, wie SCHIMMELBUSCH (1896) und SCHULTZ (1933), die Frage bejahen, daß unter dem stimulierenden Einfluß einer zystischen Mastopathie Neubildungen von Gängen mit Endsprossen zu finden sind.

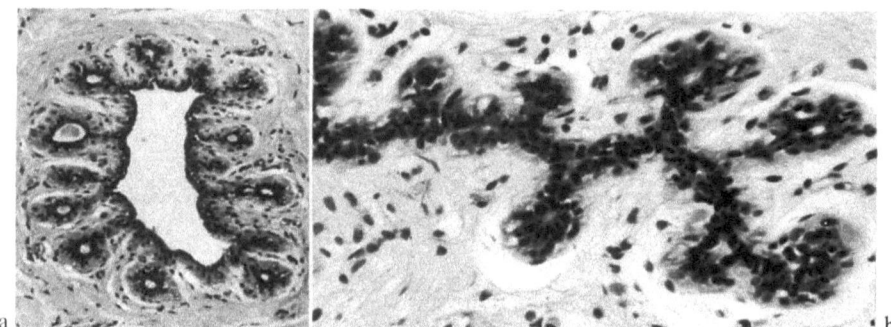

Abb. 232a u. b. Sog. Satellitengänge bei Mastopathie durch Ausbildung spitzwinkeliger Nischen (a). Kompression der Gänge und myoepitheliale Proliferation (b). HE, Vergr. 120 und 230 ×

In diesem Sinn sind rinnenförmige, in Gangrichtung parallel angeordnete Ausbuchtungen der Gänge bei proliferativer Mastopathie zu verstehen, die von HAMPERL (1972) als „*Satellitengänge*" bezeichnet wurden (Abb. 232). Wir finden Übergänge spitzwinkeliger Nischen (Abb. 232a) zu kommunizierenden oder abgeschnürt erscheinenden Gängen, die häufig von einer Proliferation des Myoepithels begleitet sind (Abb. 232b), das manchmal als epimyotheliale Zellinsel dominiert. Der stärkere Gehalt an Fibroblasten, Histiozyten, Lymphozyten und Plasmazellen im zirkumduktalen, subepithelialen Stroma weist pathogenetisch auf eine aktive Rolle des Mesenchyms hin, das gleichsam „von außen" wirkt und – wie im Fibroadenom – Spaltbildungen und Kompressionen von Gängen und Läppchen hervorruft.

ββ) Gangobliterationen

Narbige Strikturen, Stenosen und Obliterationen der Milchgänge werden gelegentlich beobachtet. Sie sind mit einer intensiven zirkum- und intraduktalen Hyalinose und Elastose verbunden. Der Nachweis elastischer Fasern und elastoider Abscheidungen, ähnlich wie in szirrhösen Karzinomen, ermöglicht erst die Erkennung eines obliterierten und im verdichteten Stützgewebe maskierten Ganges. Die Ursache ist eine chronische Galaktophoritis, die sich unter dem Einfluß des retinierten Sekrets oder einer Infektion ausbildet (Abb. 164). Über die Häufigkeit und Zuordnung zu bestimmten Erkrankungsphasen oder -formen liegen bisher nur Untersuchungen von DAVIES (1973) vor. Vgl. Kapitel J, IV.

γγ) Morphologische Symptome und Folgen der Sekretion

Wir sind aufgrund experimenteller Studien der Überzeugung, daß Zystenbildung und Gangektasie Folgen einer hormonal induzierten Sekretion in der Mamma sind, wobei das gebildete Sekret nicht auf natürlichem Weg abfließt, sondern retiniert wird und durch resorptive Vorgänge eine biochemische und histologisch erfaßbare Umwandlung erfährt (vgl. Kapitel I). Der oft dünnflüssige Zysteninhalt weist mikroskopisch eiweißhaltige Flokken und desquamierte Epithelzellen auf. Er fließt beim Anschneiden ab oder kann durch Punktion mühelos gewonnen werden. Eingedickte, gelbgraue Sekretmassen entleeren sich aus den erweiterten Gängen und Zysten auf Druck, so daß früher von „Komedomastitis"

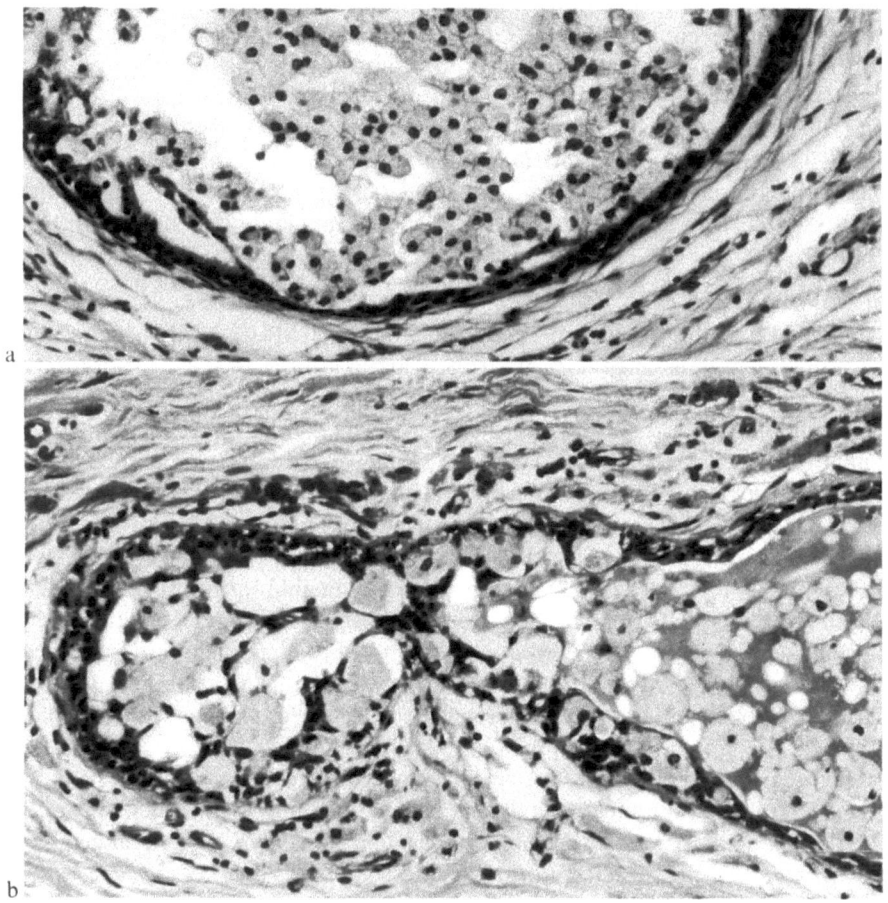

Abb. 233a u. b. Schaumzellige Reaktion in Zysten und Gängen mit Proliferation typischer Schaumzellen in der Lichtung einer Zyste (a). Schaumzellige Transformation im Gangepithel und Übergreifen auf das zirkumduktale Mesenchym. HE, Vergr. 120× und 230×

oder von „Käse- und Butterzysten" gesprochen wurde (FOOTE und STEWART, 1945; KONJETZNY, 1954).

Biochemische Untersuchungen am Zysteninhalt ergaben nach KUZMA (1971) einen pH von 7,1–7,4, den Nachweis von Nicht-Eiweiß-Stickstoff, Cholesterol, Glukose, K und Chloride. Die Konzentration des Proteins und Cholesterols ist höher als im Blutserum. Einen erhöhten Spiegel an alkalischer Phosphatase bei großzystischer Mastopathie in 6 Fällen stellten GUMMEL, ZAHNERT, OLOFFS und SCHÖPP (1959) fest.

Ein häufiges Symptom der zystischen Mastopathie ist die *schaumzellige Reaktion*, die mit den morphologischen Zeichen einer fortbestehenden oder sistierenden Sekretion verbunden sein kann. Im zweiten Fall erscheint alle Flüssigkeit resorbiert, so daß die präformierten Hohlräume von den großen, hellen Schaumzellen völig ausgefüllt sind (Abb. 233a). Dabei wird das Epithel häufig abgehoben oder abgelöst, und der Prozeß greift auf das angrenzende Stroma über (Abb. 233b). Hier treten örtliche Verdrängungserscheinungen auf, man sieht Proliferationen von Histiozyten und Lymphozyten. Histochemisch wurden in den Schaumzellen Lipide, PAS-positive Substanzen (HOFMANN und KERN, 1970), ferner Lipoide, Lipopigmente und Hämosiderin nachgewiesen (DIEZEL und HEILMANN, 1973). Bisherige vergleichende Studien sprechen dafür, daß es sich nicht um Epithelzellen, sondern um imigrierte Makrophagen handelt (DAVIES, 1974). Weitere zytologische und chemische Befunde vgl. Kapitel T.

Hiermit könnte das Auftreten von *Cholesteringranulomen* mit Ausbildung von Riesenzellen in der Wand von Zysten in Zusammenfang stehen (SCHULTZ, 1933).

δδ) Mikrokalzifikation und Mammalithiasis

In der Matrix des retinierten Sekrets bei zystischer Mastopathie treten erfahrungsgemäß häufig körnige oder amorphe Kalzifikationen auf, die sowohl intraduktal wie intralobulär oder im angrenzenden Bindegewebe zu beobachten sind. Demgemäß stellen die gruppenförmigen Mikrokalzifikationen ein wichtiges mammographisches Symptom dar. Die Topik der Veränderungen beschrieb HAMPERL (1968). In eigenen experimentellen Studien wurde die intraduktale und intrazystische Verkalkung nach Sekretstauung, die intrazelluläre und interstitielle Kalkabscheidung nach Zellschädigung festgestellt (BRANDT und BÄSSLER, 1969). STEGNER und PAPE (1972) untersuchten den Beginn intrazellulärer Kalzifikationen im elektronenmikroskopischen Bild. PRECHTEL und PÖSCHL (1973) unterscheiden grobschollige Verkalkungen in Fibroadenomen und Mastopathien, grobgranuläre Formen von 1-2 mm vorwiegend in Karzinomen und Mikrokalzifikationen unter 1 mm im Sekret bei Adenosen; nachgewiesen in 25% (Abb. 234).

Dagegen sind geschichtete, aus zirkulär angeordneten Lamellen von Kalksalzen aufgebaute Konkremente ungleich seltener und nur einmal von SCHULTZ (1933) abgebildet worden. Man spricht bei den geformten Ablagerungen von einer *Mammalithiasis*, die in autoptisch untersuchten Fällen von FRANTZ et al. (1951) bei 10 von 225 und von SANDISON (1962) bei 4 (0,5%) von 800 Fällen gefunden wurde. Es ist anzunehmen, daß die jahresringähnlich aufgebauten Mammalithen eine andere Pathogenese als die häufigen Kalzifikationen haben, wobei der Zeitfaktor, in Form eines allmählichen „Wachstums" der Konkremente, und die biochemische Beschaffenheit der Matrix von Bedeutung sind. Einer eigenen Beobachtung bei proliferativer Mastopathie und Sekretretention entstammt Abb. 234c. Die Mikrolithen ergeben im halbpolarisierten Licht Doppelbrechung der Verkalkungsringe, die bei allen anderen amorphen Kalzifikationen in der Mamma nicht zu finden ist.

β) Pathologie der Drüsenläppchen

Im Vergleich zu dem altersbezogenen Regelbild des aus terminalen Sprossen, Gangsegmenten und Mantelgewebe aufgebauten Lobulus sind morphologische Alterationen nicht nur vielgestaltig und häufig, sondern bei nahezu allen Erkrankungsformen des Organs anzutreffen. Die bei Mastopathien vorkommenden proliferativen und involutiven Metamorphosen sind schematisch in Abb. 235 wiedergegeben. Im Mittelpunkt steht ein idealisierter Normtyp des Milchdrüsenläppchens, von dem, nach rechts sich entwickelnd, regressive Veränderungen

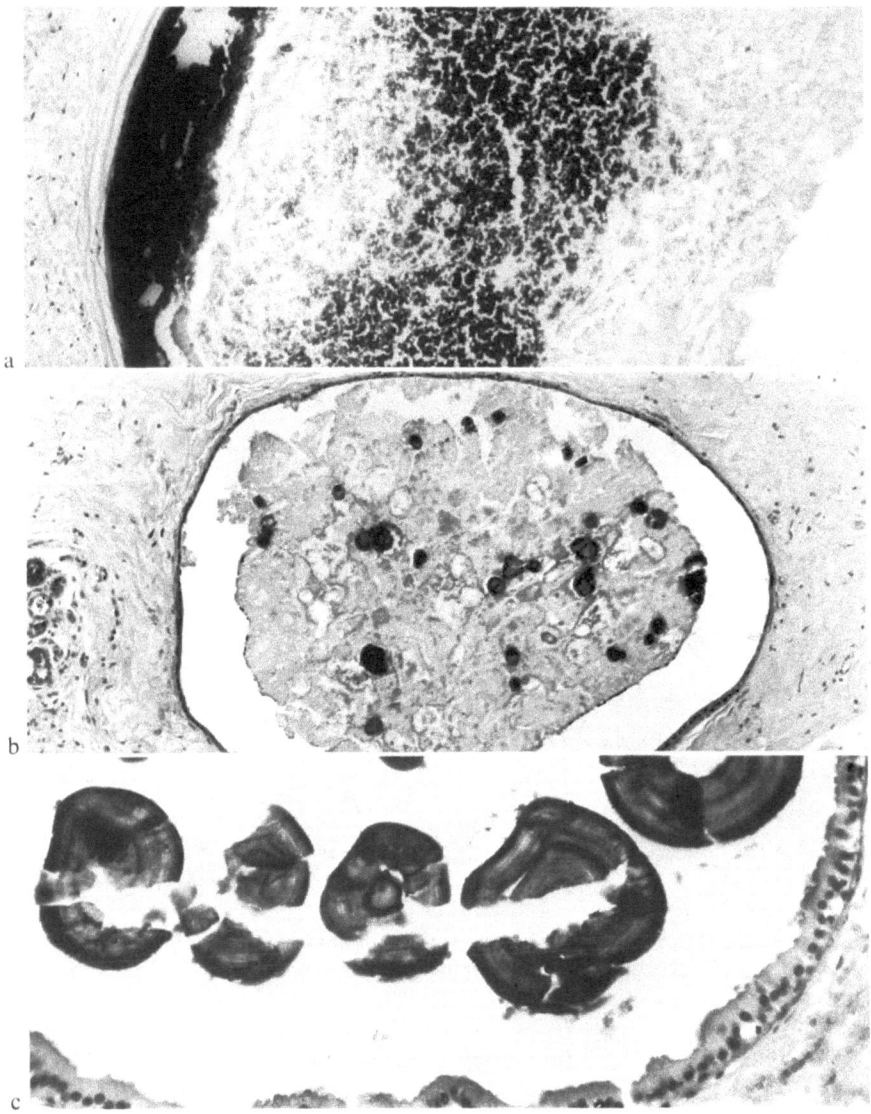

Abb. 234a–c. Mikrokalzifikationen bei Mastopathie. (a) Feinkörnige, nahezu diffuse Kalk-abscheidungen im Zysteninhalt. (b) Mikrokalzifikationen in Form umschriebener Körner in einer Zyste. (c) Mammalithen mit konzentrischer Schichtung im halbpolarisierten Licht. HE, Vergr. 230 ×, 120 × und 370 ×

mit Ektasie und Zystenbildung, nach links papilläre Proliferationen und Kombi-nationsformen zu sehen sind, während die mit Vergrößerung der lobulären Einheit verbundenen Prozesse nach oben gerichtet sind. Von Bedeutung für die Frage der Dimension des einzelnen Lobulus sind Mittelwerte. Aus dem eigenen Arbeitskreis haben SCHRAMM (1972) und BURSCHEL (1978) für Frauen

Tabelle 27. Aufbau der Drüsenläppchen bei Mastopathie

	Durchmesser	Zahl der Azini im Lobulus
Normaler Lobulus	500–600 µm	ca. 30–40
Atrophie (Hypoplasie)	100–300 µm	ca. 05–20
Hyperplasie (lobuläres Adenom)	> 700 µm	ca. > 70

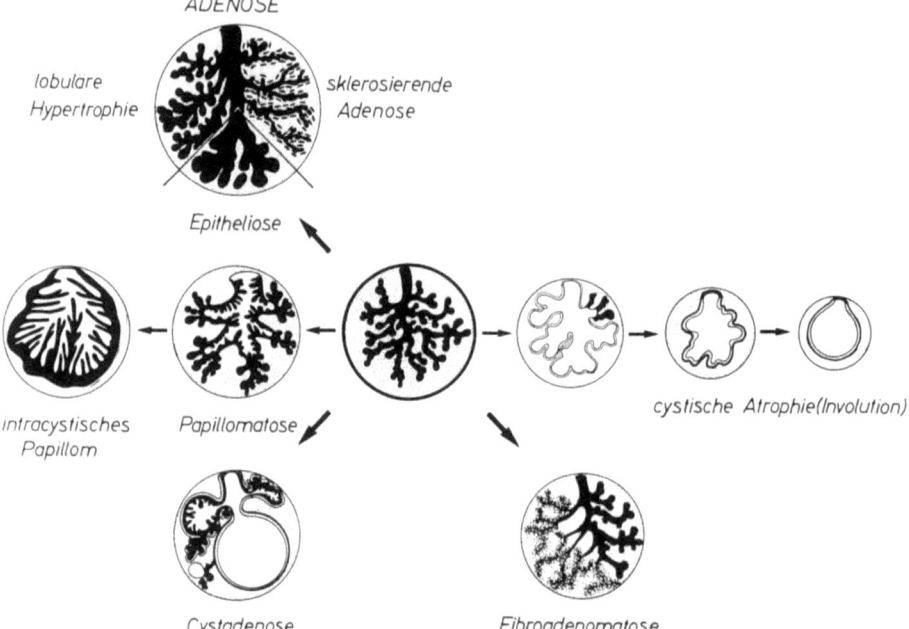

Abb. 235. Schematische Darstellung regressiver und progressiver Metamorphosen des Drüsenläppchens der Mamma. (Nach BÄSSLER, 1970)

im geschlechtsreifen Alter Mittelwerte errechnet. Weitere Angaben entnehmen wir NIZZE (1973). Die Streuung in den Gruppen ist beträchtlich, so daß nur Approximativwerte gewonnen wurden (Tabelle 27).

αα) Regressive Veränderungen

Unter physiologischen Bedingungen und vorwiegend nach der Menopause treten zunehmend Umbaureaktionen der Drüsenläppchen auf, die in der Regel durch eine dimensionale Verkleinerung und Atrophie der Endsprossen gekennzeichnet sind. Dazu kommen Fibrose und Hyalinose der Basalmembran und die Kollagenisierung des Mantelgewebes, das sich vom Stützgewebe nicht mehr unterscheidet. Gegenüber der in allen Bestandteilen sich ausdrückenden „lobulären Atrophie" finden sich häufig Ektasien und kleine Zysten terminaler Gangsegmente und Azini, sog. Lobuluszysten (Abb. 236a), die infolge eines „Verstrei-

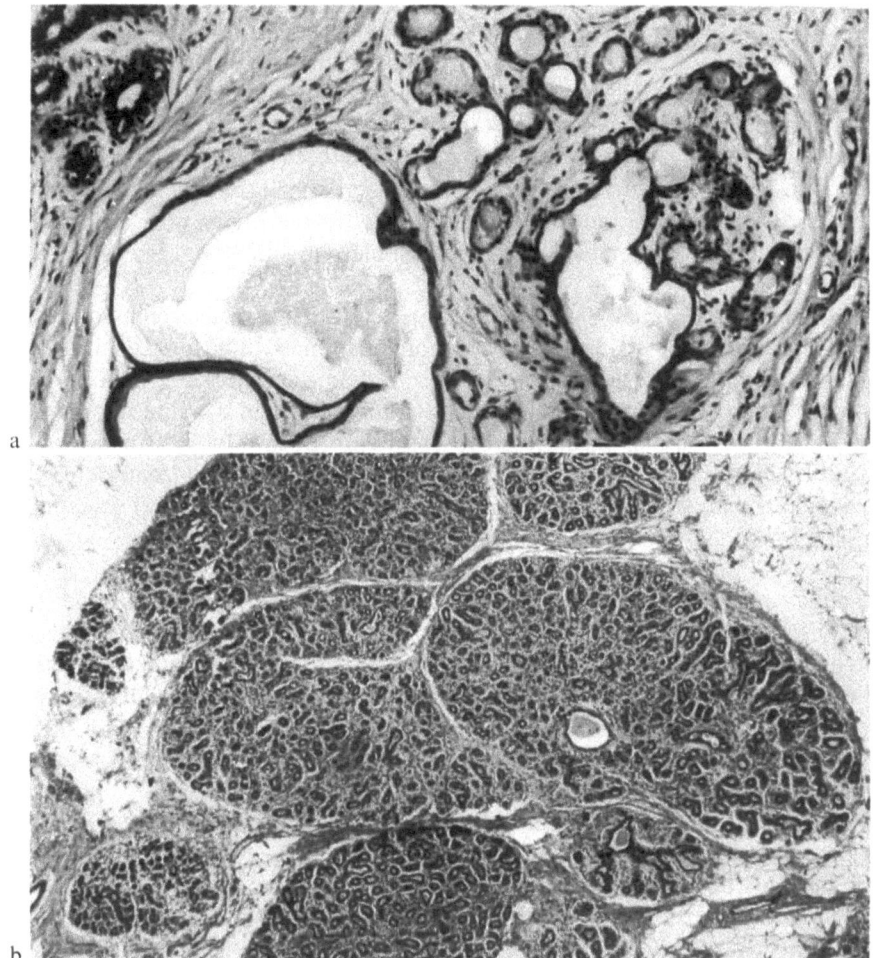

Abb. 236a u. b. Terminale und intralobuläre Zystenbildung durch Sekretion (a). HE, Vergr. 230 ×. Lobuläre Hyperplasie bei Mastopathie (b). HE, Vergr. 40 ×

chens von Septen" zum Bild der „zystischen Atrophie" führen. Partielle Umbaureaktionen mit Myoepithelwucherungen, Fibrose und Atrophie des Epithels bezeichnen wir als Fibroadenomatose.

ββ) Proliferativ-hyperplastische Metamorphosen

Merkmal dieser Gruppe ist die allgemein als *Adenose* zu bezeichnende Vergrößerung der Lobuli bei Wahrung ihrer Grundstruktur.

Die lobuläre Hyperplasie (Hypertrophie) stellt eine Vermehrung regelrechter Azini in der lobulären Einheit dar, die mit einer Volumenzunahme verbunden ist. Physiologischerweise vorkommend in Gravidität und Laktation, pathologisch unter hormonaler Stimulation nach Östrogentherapie und bei Mastopathien (Abb. 236 b).

Die *Epitheliose* ist gekennzeichnet durch intralobuläre Epithelproliferationen, die mit Vergröberung der lobulären Struktur und Größenzunahme des Läppchens einhergehen. Dieser Begriff stammt von DAWSON (1933) und soll der Differenzierung der Adenosetypen dienen. Epitheliosen unterschiedlicher Form treten auf bei proliferativen Mastopathieformen, insbesondere der Adenose SCHIMMELBUSCH (1892), ferner als Ausdruck eines fortgeleiteten oder autochthonen Karzinoms im Sinne eines Carcinoma lobulare in situ (BÄSSLER, 1975).

Sklerosierende Adenose (lobuläre Sklerose) und herdförmige epimyotheliale Zellproliferationen. Die sklerosierte Adenose imponiert in Frühstadien als ein lobulär orientierter Prozeß mit Neigung zur Konfluenz (vgl. Kapitel S). Bei Mastopathien stellen diese Reaktionen ein häufiges Teilbild dar und imponieren als herdförmige, basale, insuläre oder rosettenförmige Myothelwucherungen (HAMPERL, 1970, 1974). Vermehrung kollagener Fasern führen zu zentralen Sklerosen und kann andererseits ein infiltratives Wachstum vortäuschen (Pseudoinfiltration).

Papillomatose und Zystadenose, gekennzeichnet durch knospenförmige und (pseudo-) papilläre, örtliche oder ausgedehnte Epithelproliferationen, die mit Zystenbildung in den Lobuli oder in Gangsegmenten verbunden sind. In Abhängigkeit von der Weite des jeweiligen Hohlraums und der Proliferationsintensität des Epithels entstehen Epithelknospen, stromafreie Epithelzotten und -netze (HAMPERL, 1973). Diese Proliferationsformen können die Drüsenlichtungen brückenförmig überspannen und verkleinern, wobei die Zellkerne weitgehend isomorph sind und zumeist keine mitotischen Teilungen erkennen lassen. Die morphologischen Eigenschaften finden Ausdruck im Begriff der proliferativen Form der Mastopathie. Stärkere papilläre Proliferationen können den Mastopathie-Typ komplizieren. Kleinere Papillome in den Gangsegmenten sind in der Regel mit einer zystischen Ektasie kombiniert (papilläre Zystadenose).

Dominieren intraduktale (pseudo-) papilläre Proliferationen in mehreren Segmenten kleiner und größerer Gänge, dann sollte der Befund als ,intraduktale Papillomatose' bezeichnet und nicht ohne weiteres der Mastopathie zugeordnet werden.

γ) Pathologie des Epithels

Die beschriebenen progressiven und regressiven Veränderungen in Gangsystem und Drüsenläppchen gewinnen ausschließlich durch das Verhalten des Drüsenepithels eine prognostische Dignität. Die Erfahrung der Karzinogenese auf dem Boden einer zystischen Mastopathie, die immerwährende Suche nach histologisch und zytomorphologisch relevanten Vorstufen der Malignität und die Schwierigkeiten in der Beurteilung der quantitativ und qualitativ unterschiedlichen Proliferationszustände des Epithels erklären, daß diese Fragen stets im Vordergrund der Beurteilung der Erkrankung stehen. Die heute gebräuchlichen Klassifikationen der Mastopathie sind ausschließlich am Proliferationsgrad des Epithels orientiert (BÖHMIG, 1952, 1964; PRECHTEL und GEHM, 1975).

αα) Epi- und Myothel

Zytomorphologisch liegt den Mastopathieformen eine Wucherung beider Zelltypen zugrunde. Die Proliferationsmuster sind gekennzeichnet durch Mehrschichtigkeit und pseudo-papilläre, kribriforme und solide Zellkomplexe, die die präformierten Hohlräume ausfüllen. Die Einzelzellen sind oval, polygonal, die Kerne zumeist rund. Der Chromatingehalt steht in Korrelation zur Proliferationsintensität, ebenso Größe und Form der Zellkerne. Das Spektrum zwischen prognostisch günstigen Mastopathien, Übergangsstadien und Kanzerisierungsformen ist außerordentlich breit, uneinheitlich und — von DNS-Messungen abgesehen — schwierig zu objektivieren. Es genügt für eine differenzierte Klassifizierung oder für eine Prognostizierung nicht, schlichtweg von Epithelproliferationen zu sprechen, da diese nicht nur häufig sondern gänzlich belanglos sein können.

Wichtig ist eine exakte Angabe über Quantität und Qualität, d.h. über das Vorkommen von Zellatypien, Mitosen und über das Ausmaß einer solchen Reaktion. Jeder Untersucher kennt die Problematik bei der Beurteilung der Grenzformen, vor allem, wenn es sich um solide und kribröse Epithelproliferationen handelt. Dazu kommen Myoepithelproliferationen und Sklerosierungen, die ein infiltratives Wachstum vortäuschen (Pseudoinfiltration), aber zumeist nur Teilstrukturen einer sklerosierenden Adenose sind. Hier bestätigt sich die Erfahrung, daß mit zunehmender optischer Vergrößerung viel eher der Eindruck eines malignen Prozesses entsteht. Das Fehlen von Mitosen oder atypischen Zellen in den epimyothelialen Proliferationsgebieten ist kritisch zu prüfen und kann vor einer Fehlentscheidung bewahren. Dennoch treten gelegentlich Formen proliferativer Mastopathien auf, die ein Mosaik aller beschriebenen Epithelreaktionen in ungewöhnlicher Stärke und über große Gebiete des Drüsenkörpers enthalten, die eine klare Entscheidung nicht ohne weiteres gestatten. In solchen Fällen sollte mit dem Begriff der mehr oder weniger stark ausgeprägten proliferativen Mastopathia cystica fibrosa, mit oder ohne Zellatypien, ein prognostischer Akzent gesetzt werden. Die Ergebnisse lichtmikroskopischer Untersuchungen zur Form der Epi- und Myothelwucherungen sind in zahlreichen älteren und neueren Arbeiten publiziert worden, ohne daß es gelungen wäre, einheitliche und zuverlässige Kriterien für die Prognose der Epithelproliferationen zu finden.

Für die morphologische Beurteilung hat das *Verhalten des Myoepithels bei proliferierenden Mastopathien* durch die Untersuchungen von HAMPERL (1939, 1970) besondere Bedeutung erlangt. Das zeigt sich in verschiedenen Proliferationsformen, die nicht nur für die Pathogenese dys- und neoplastischer Brustdrüsenerkrankungen sondern auch für die Diagnostik wichtig geworden sind. In den terminalen Gängen und Azini sind nach HAMPERL (1970) festzustellen: herdförmige oder umschriebene Hyperplasien des Myothels, rosettenförmige, oft hellzellige oder knospenförmige Wucherungen und diffuse Vermehrungen des Zellsystems mit Ausbildung eines interzellulären Faserwerks versilberbarer Fibrillen und glatter Muskelbündel. Örtliche Hyperplasien beider Zelltypen, die ebenso bei Mastopathien auftreten, bezeichnet der Autor als „*epimyotheliale Inseln*", wie sie schon aus der Pathologie der Speicheldrüsen bekannt sind (SEIFERT und GEILER, 1957).

Elektronenmikroskopische Untersuchungen an Mammadysplasien liegen von
SHIMOJI (1963), BERGER (1964), MURAD und VON HAAM (1968) sowie von OZELLO
(1971, 1974) vor und sind durch zahlreiche Veränderungen in der Feinstruktur
der drüsigen Anteile wie des Stromas gekennzeichnet. Atrophische Epithelzellen
mit weitgehend verstrichenen Mikrovilli umgeben die Zysten bei Mastopathie
und befinden sich in dichter Lagerung als komprimierte flache Zellen. Dagegen
weisen hyperplastische Epithelzellen in Lobuli und Gängen zahlreiche Zellorganellen, vor allem Mitochondrien, Ribosomen, große Golgikomplexe sowie intrazytoplasmatische Lumina auf, die von Mikrovilli umsäumt sind. Glykogenablagerungen sind zumeist spärlich. Nur MURAD und VON HAAM (1968) fanden
stärkere Depots. Neben kubischen und prismatischen Epithelzellen treten in
unterschiedlichem Ausmaß Myoepithelzellen hervor, insbesondere bei Ausbildung einer sklerosierenden Adenose. Das Zytoplasma enthält Myofilamentbün-
del mit Verdichtungszonen und Mitochondrien. Von OZELLO (1970, 1971) wird
bei Mastopathie auf die Bedeutung der „Epithelial-Stroma-Junction" aufmerksam gemacht. Es treten lamelläre Verdichtungen der Basalmembran auf. Man
findet zwischen Basalmembran und Fibroblasten parallel angeordnete kollagene
und elastische Fasern, die lichtoptisch den Eindruck einer homogenen Verbreiterung der Basalmembran vortäuschen, in Wirklichkeit aber einer Fibrose entsprechen. Der Autor sieht in diesen Veränderungen das Substrat für eine Flüssigkeits-
transportstörung zwischen Kapillarsystem und Epithel, die für die Pathogenese
der Mastopathie ausschlaggebend sei. Über vergleichende elektronenmikroskopische Untersuchungen zwischen atypischer Hyperplasie und Karzinomen berichten GOLDENBERG et al. (1969): Mit zunehmender Malignität treten Anomalien
der Zellmembran und intrazystoplasmatische Kanalikuli hervor, während Filamentbündel sowohl für Myoepithelien, Plattenepithelien und Keratinisierungen
sprechen können.

Zytofotometrische Studien über den DNS-Gehalt der Kerne bei Mastopathia
cystica fibrosa ergaben allgemein einen diploiden bis tetraploiden Kerntyp. Atypische Zellproliferationen als Grenzformen und Carcinomata in situ zeigten
häufig Aneuploidie (KOYAMA, 1965; EMSON und KIRK, 1966, 1967; TOEWS,
1968; TOEWS et al., 1968; IZUO et al., 1971). In einer weiteren Untersuchungsreihe
von IZUO et al. (1971) wiesen diejenigen papillärproliferativen Mastopathien
vermehrt aneuploide Werte auf, aus denen später ein Mammakarzinom entstand.
Dagegen blieb die prognostisch günstige Gruppe bei einer diploiden bis tetraploiden Verteilung. Gleiche Ergebnisse erzielten LUDWIG et al. (1967) am lobulären
Karzinom. Durch diese Methoden werden somit bessere und prognostisch aus-
wertbare Daten bei präkanzerösen Epithelproliferationen gewonnen als allein
durch die Zytomorphologie.

ββ) Apokrine (eosinophile) Metaplasie

Eine häufige und vor allem im älteren Schrifttum vielfach diskutierte Wandlung des duktalen oder lobulären Epithels ist die sog. apokrine oder eosinophile
Metaplasie. Von v. SAAR (1907) stammt der Begriff der „blassen Epithelien",
später sprach man von „v. Saarschen Epithelnestern", im angloamerikanischen
Schrifttum von „pink" oder von „apocrine metaplasia".

Diese Epithelveränderungen treten bei Mastopathie cystica fibrosa, insbesondere bei proliferativen Formen, in Fibroadenomen, bei Gynäkomastie, in Verbindung mit sklerosierender Adenose und als eigene Tumorqualität in Gestalt des apokrinen Karzinoms auf. Die apokrine Metaplasie ist in Gangabschnitten, vor allem in kleineren Zysten und Lobuli, lokalisiert und bildet einen mehrreihigen hochprismatischen oder zylindrischen Zellbelag, der in der Regel mit papillären Proliferationen, seltener mit kribriformen oder soliden Zellmustern verbunden ist. An der Basis befindet sich ein ausgeprägtes Band myoepithelialer Zellen, deren Myofilamente an Schrägschnitten unverkennbar hervortreten. Dieser Sachverhalt in Verbindung mit Zellform, Eosinophilie sowie einem feingranulären Zytoplasma und die Neigung zu apokrinen Sekretionsmechanismen erklärt die teils phylogenetisch, teils dysontogenetisch motivierte Deutung als Atavismus, fehlerhafte Anlage oder Umwandlungsprodukt des normalen Epithels im Sinn einer Fehlbildung (v. SAAR, 1907; KROMPECHTER, 1916, 1924; KÜCKENS, 1928; JUNGE, 1932; SCHULTZ, 1933; BERNING und BÜCKER, 1937; BUNTING, 1948; FASANOTTI, 1950) oder als Degeneration (DAWSON, 1933). Einen Fortschritt brachten Rekonstruktionen aufgrund histologischer Schnitt von LOESCHKE (1930), wonach die „blassen Epithelzysten" aus dem sekretorischen Endapparat der Milchläppchen entstehen und die Höhe des Epithels gegen einfache Sekretretention spricht. Der Nachweis der Kontinuität war eine Stütze der Metaplasiethese von ASKANAZY (1931), die heute noch Gültigkeit hat. In nahezu allen Untersuchungen über die Mastopathia cystica fibrosa werden apokrine Metaplasien erwähnt, insbesondere im Hinblick auf das Lebensalter der Frauen. Eine Zusammenstellung von BONSER et al. (1961) zeigt, daß die Metaplasien jahrzehntelang nach der Menopause nachweisbar sein können, in Einzelfällen 50 Jahre nach der Menopause und sogar bei einer 103 Jahre alten Frau (MCFARLAND, 1922). Andererseits treten v. Saarsche Zellnester bei jungen Frauen nicht häufiger auf, so daß hormonalen Einflüssen offensichtlich keine dominierende Bedeutung zukommt. Über experimentelle Erzeugung apokriner Metaplasien in der Mamma von Rhesusaffen berichtet SPEERT (1942).

Zytomorphologisch sind die eosinophilen Zellen, neben ihrer hochprismatischen Form, durch keulenförmige oder halbkugelige Fortsatzbildungen am apikalen Ende, durch runde bis ovale Kerne mit lockerem Zytoplasma und durch die Myofilamente an der Basis gekennzeichnet, die den naheliegenden Vergleich mit Schweißdrüsen rechtfertigen. Die eosinophile Granulierung (SCHULTZ, 1933), die von LENDRUM (1945) als Ausdruck einer sekretorischen Potenz von metabolisch-aktiver und nicht degenerierten Zellen gedeutet wurde, scheint sich nach neuen, vor allem elektronenmikroskopischen Untersuchungen als ein hoher Mitochondriengehalt zu enthüllen. Ferner wurden von SCHULTZ (1933) und von BUNTING (1948) in diesen Zellen mit der Turnbullblau-Färbung Eisenpigment, daneben Fettsubstanzen und Cholesterin nachgewiesen. Die PAS-Färbung zeigt granuläre Ablagerungen im Zellapex (Abb. 237).

Elektronenmikroskopisch fanden ARCHER und OMAR (1969) in den eosinophilen Zellen einen hohen Gehalt an vergrößerten Mitochondrien in dichter Lagerung mit kurzen, stummelförmigen Cristae. Zum Teil wurden die übrigen Organellen weitgehend verdrängt. Das Myoepithel enthält ebenfalls vergrößerte Mito-

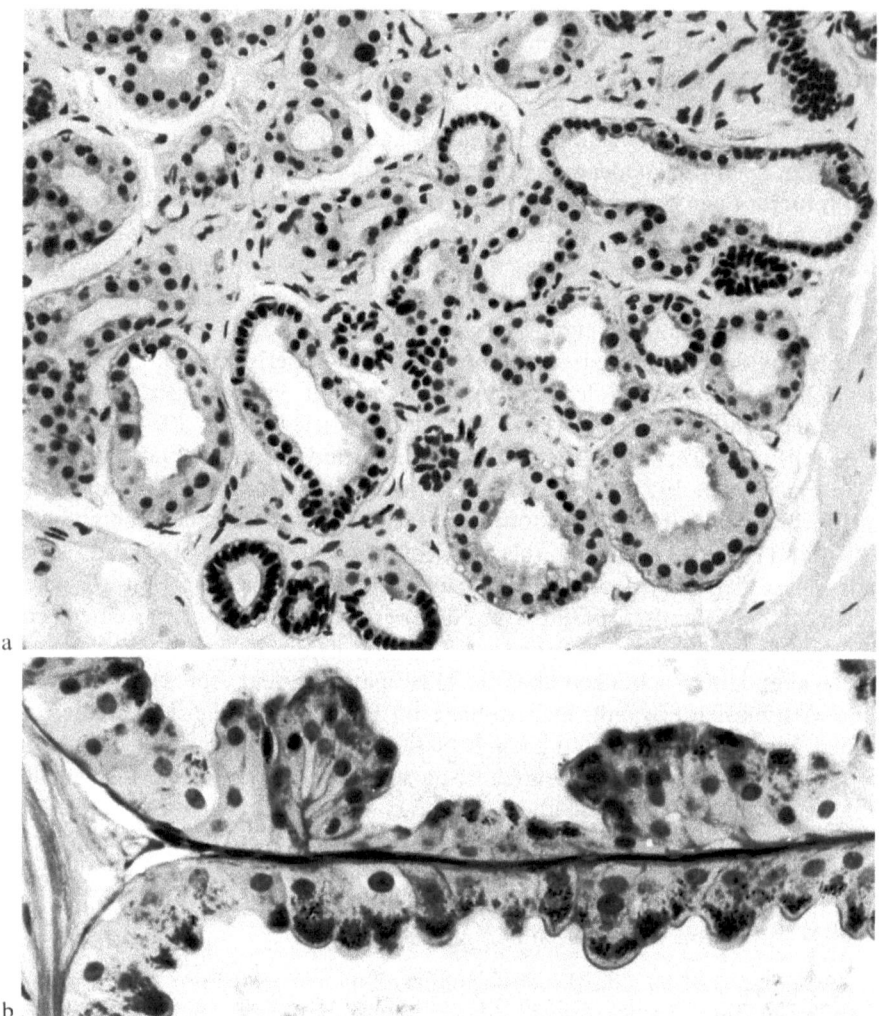

Abb. 237a u. b. Apokrine Metaplasie bei Mastopathie. (a) Fast vollständige Metaplasie eines Drüsenläppchens durch helles, eosinophiles Epithel. Nur in dichten Kernreihen deutet sich das ursprüngliche Epithel noch an. (b) Ausschnittsvergrößerung mit PAS-positiver Granulierung im Zytoplasma. HE, Vergr. 230×, PAS 360×

chondrien, „dense bodies" und auffällig viele Myofilamente. In weiteren Studien von PIER et al. (1970) sowie von OZELLO (1971, 1974) werden starke Einfaltungen der Basalmembran an Basis und Rändern, Mikrovilli an der luminalen Oberfläche und in Kernnähe reichlich Mitochondrien beschrieben. Sowohl im Golgifeld wie in den kuppenförmigen Zytoplasmafortsätzen an der luminalen Zelloberfläche wurden osmiophile, dichte Granula unterschiedlicher Größe festgestellt, die den PAS-positiven Einschlüssen entsprechen. Insgesamt sind Golgifeld und rauhes endoplasmatisches Retikulum spärlich entwickelt. Durch keine Untersuchung konnten Zeichen einer apokrinen Sekretion nachgewiesen werden. Der

Abgabemechanismus entspricht eher einer merokrinen Sekretion. Nach OZELLO (1971) ähnelt das Zellbild, mit dem Vorkommen von osmiophilen Einschlüssen, sekretorischen Zellen normaler Schweißdrüsen. Von PIER et al. (1970) wird hervorgehoben, daß — unabhängig vom Standort und Vorkommen (bei Mastopathie, in Papillomen) — die Zellstruktur weitgehend gleich ist, jedoch nur im apokrinen Epithel von Papillomen intrazytoplasmatisches Glykogen nachgewiesen wurde. Die Zellkerne der apokrinen Metaplasie besitzen nach IZUO et al. (1971) einen diploiden bis tetraploiden DNS-Gehalt.

Diese Untersuchungsergebnisse zeigen, daß die Zellen einer apokrinen Metaplasie der Mamma zytomorphologische Eigenschaften sog. Onkozyten anderer Standorte haben (FASANOTTI, 1950; HAMPERL, 1962) und vor allem durch eine Akkumulation veränderter Mitochondrien, jedoch ohne Symptome einer sekretorischen Aktivität, charakterisiert sind. Die apokrine Metaplasie ist damit als eine intrazelluläre Funktions- und Synthesestörung des Drüsenepithels der Mamma zu deuten, die zumeist herdförmig oder in Gangsegmenten lokalisiert ist und offensichtlich in gleicher Form das Substrat seltener Mammakarzinome (apokrine Karzinome vgl. Kapitel T) darstellt. Über die morphologischen und pathogenetischen Beziehungen zwischen apokrinen Drüsen, Mastopathia cystica fibrosa und sog. Schweißdrüsenkarzinomen berichten vor allem HIGGINSON und MCDONALD (1949).

Histochemische Studien ergaben im eosinophilen Epithel eine schwache alkalische Phosphatasereaktion im Zellapex, eine starke Aktivität der sauren Phosphatase und in der Basis dieser Zellen einen deutlichen ATPase-Gehalt (HOLZNER und KAUFMANN, 1965).

γγ) Lobuläre Sekretion

In operativ entfernten Brustdrüsen oder in Exzisionsbiopsien werden in Verbindung mit Mastopathieformen Veränderungen solitärer Drüsenläppchen angetroffen, die dem Zustand einer Laktation mit Sekretretention entsprechen (Abb. 238). In einer umfangreichen Studie über die „residuale Laktation" in Beziehung zur chronisch-zystischen Mastopathie hat MCFARLAND (1922) zuerst auf derartige Reaktionen in den Drüsenlobuli hingewiesen, die sich auch unabhängig von Gravidität und Laktation ausbilden und bei gestörter Involution eine Voraussetzung zur Entstehung von Zysten seien. Der Autor subsumiert unter dem Begriff der „residualen Laktation" jedoch zahlreiche Formen von Sekretretention mit Zystenbildung und Eosinophilie des Epithels, so daß die hohe Frequenz von 15,3% von 150 Fällen und 25% bei verheirateten Frauen und einem Kind verständlich wird. Nach meinem Dafürhalten ist es richtig, deskriptiv von einer „lobulären Sekretion" zu sprechen, die mit charakteristischen Epithelveränderungen und unterschiedlichen Retentionsgraden verbunden ist. Diese Veränderungen der Lobuli sind selten und keineswegs mit Frequenz und Zeit vorangegangener oder etwa bestehender Graviditäten korreliert. Es ergeben sich ferner keine Beziehungen zu Ausdehnung oder Proliferationsgrad der Mastopathie. Nach BONSER et al. (1961) wurden lobuläre Sekretionen vorwiegend prämenopausal, zwischen dem 40. und 50. Jahr. beobachtet, überwiegend bei Frauen, die geboren hatten. Das Vorkommen bei 3 Nullipara unterstreicht die Fragwürdigkeit der ersten Interpretation.

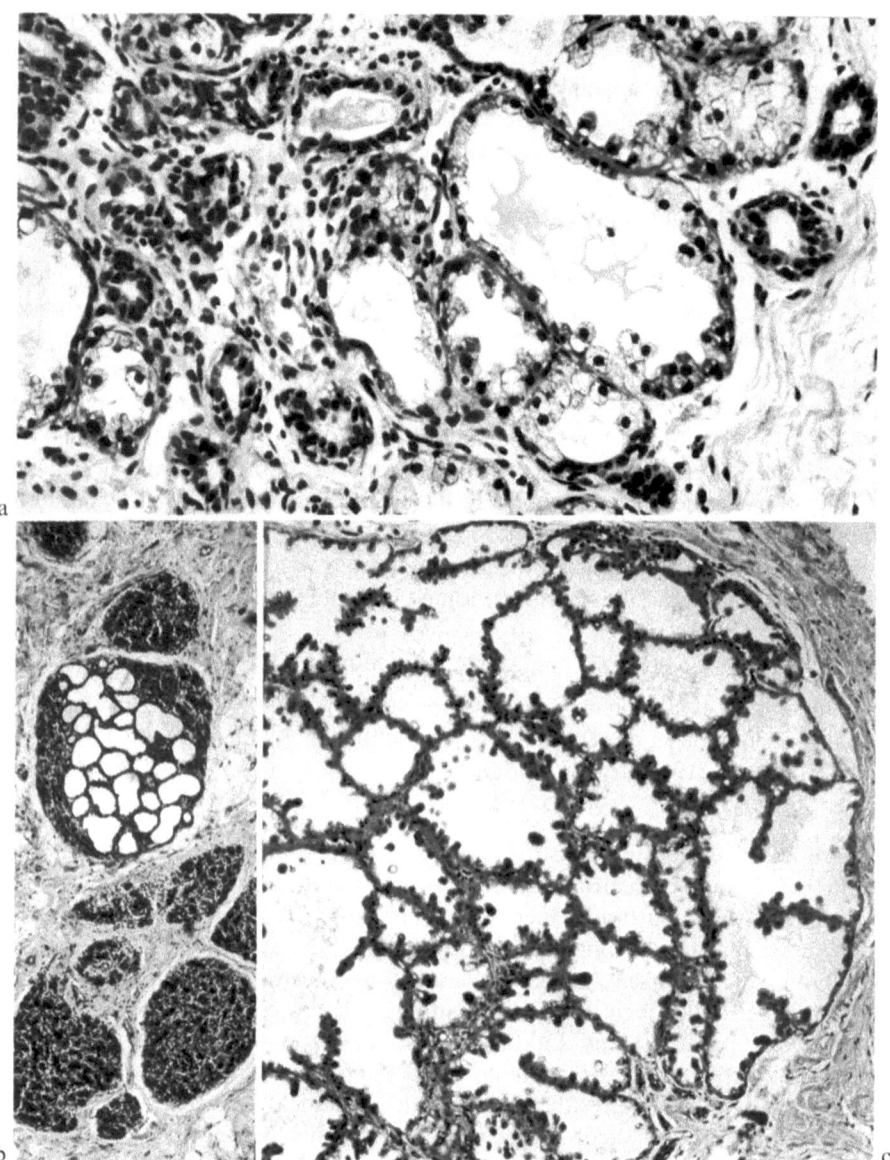

Abb. 238a–c. Lobuläre Sekretion. (a) Teil eines Lobulus mit Zeichen der intrazellulären Fettsynthese und Sekretion. (b) Lobulus mit erweiterten Azini unter Ausbildung von Alveolen und Zeichen einer apokrinen Sekretion. (c) Ausschnittsvergrößerung mit tennisschlägerförmigen Epithelzellen. HE, Vergr. 240 ×, 60 × und 140 ×

Pathohistologisch ist hervorzuheben, daß gewöhnlich ein einziger Lobulus diesen Sekretionszustand aufweist, während Läppchen in der unmittelbaren Umgebung regelrechte Form haben oder atrophisch sind. Das Volumen des Lobulus ist auf das Doppelte oder ein Mehrfaches angewachsen, die terminalen Sprossen sind erweitert, und zwar zuerst die zentralen Anteile, zuletzt die peripheren Abschnitte (Abb. 238b). Hier kommt es zu Kompressionen oder zu Druckatrophien. Es werden lymphozytäre Infiltrate beobachtet und gegenüber dem Stützgewebe eine scharfe Begrenzung durch die Kontur des Läppchens. Die Epithelzellen sind z.T. kubisch und abgeflacht, andererseits hochprismatisch und enthalten, neben einem hellen Zytoplasma mit Fetttropfen, den in die Lichtung vorgeschobenen Zellkern, etwa wie ein Tennisschläger (Abb. 238c). Die Ablösung vom Kern mit Zytoplasmateilen beschreibt HAMPERL (1975) als „apokrine Kernabstoßung". Physiologischerweise treten die Verformungen des Epithels in der Laktation nicht auf, so daß hier ein besonderer Proliferations- und Sekretionsimpuls anzunehmen ist. In den Lichtungen ist nach Paraffineinbettung gelegentlich eine homogene eiweißhaltige Flüssigkeit zu sehen. Mit zunehmender Retention scheiden sich Fetttropfen als spezifisch leichtere Bestandteile mit einer Spiegelbildung ab, wie es von Milchstauungen im Experiment und in der weiblichen Brustdrüse bekannt ist. In den Läppchen wird somit eine der Milch bzw. dem Kolostrum identische oder ähnliche Flüssigkeit gebildet, deren Eiweiß- und Fettgehalt histologisch erkennbar ist. Die Besonderheit des Prozesses liegt somit in dem auf *einen* Lobulus beschränkten Laktationsvorgang mit Retention, ohne daß eine Gravidität besteht und andere, morphologisch gleichwertige, Parenchymteile einbezogen werden.

Experimentell ist es möglich, bei pseudograviden Kaninchen durch intrakanalikuläre Instillation von Prolaktin umschriebene Drüsensektoren zur Laktation zu bringen (LYONS, 1942; MEITES und TURNER, 1947; BRADLEY und CLARK, 1956). In der menschlichen Brustdrüse treten somit, ohne einen direkten Stimulus, ähnliche Sekretionszustände in umschriebenen Läppchenbezirken auf, die auf hormonale Impulse — vermöge eines Rezeptormechanismus (für Prolaktin?) — besonders sensibel reagieren.

Lobuläre Sekretionszustände anderer Art *mit intrazellulärer Sekretretention* werden selten bei Mastopathien beobachtet. Sie sind in Abb. 239 dargestellt. Die Läppchen sind etwas vergrößert, das Mantelgewebe enthält vermehrt Lympho- und Histiozyten. Im Vordergrund steht eine Akkumulation von tropfigem und grobschGeheimligem, eiweiß- und fetthaltigem Sekret im Drüsenepithel. Häufig befinden sich Sekrettropfen in den Lumina. Ein physiologischer Sekretionsmechanismus, wie bei der oben beschriebenen residualen Laktation, ist offensichtlich nicht gegeben, es handelt sich vielmehr um den Ausdruck einer hormonal induzierten Sekretion bei gestörter Abgabe der Sekretmassen aus der Zelle. Diese können zur Matrix intrazellulärer Kalzifikationen werden.

δδ) Sog. helle Zellen (Lamprozyten Skorpil)

In Brustdrüsen mit verschiedenen Mastopathieformen, gelegentlich bei benignen und malignen Tumoren kann das Epithel der Drüsenläppchen in kleinen Gängen oder Gangsegmenten einer eigentümlichen hydropischen Quellung des Zytoplasmas unterliegen, das auffällig transparent erscheint. Betroffen ist zumeist die dem Lumen zugewandte Epithelreihe, gelegentlich die basale Zone, unter Aussparung des Myoepithels. Diese Zellen sind vergrößert, prismatisch und kommen in Teilen von Läppchen vor. Manchmal sind ganze Lobuli einbezo-

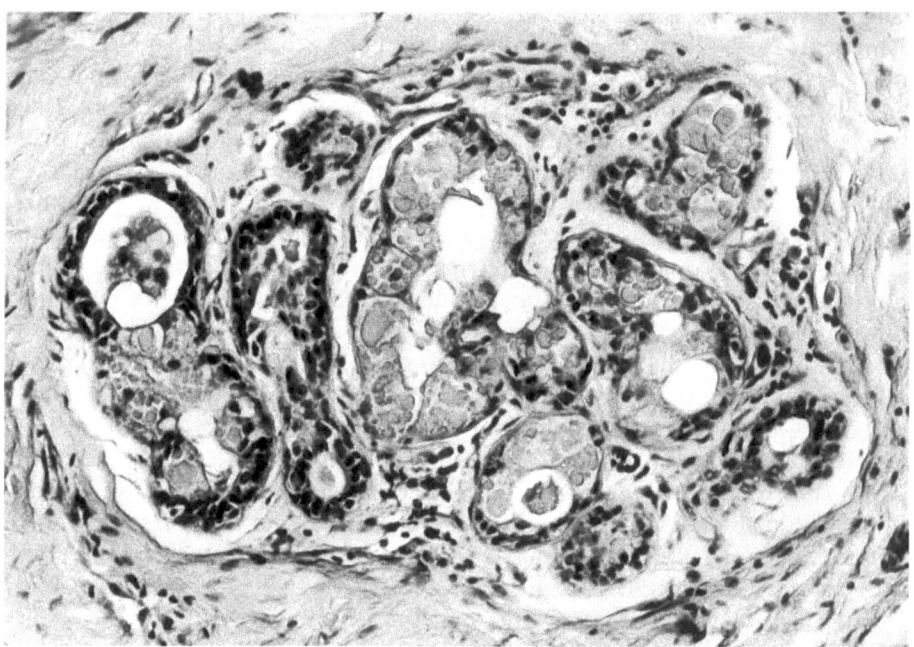

Abb. 239. Lobuläre Sekretion mit intrazellulärer Sekretretention bei Mastopathie. Schollige Sekretmassen in Epithelzellen und in der Azinuslichtung. Keine Merkmale einer besonderen apokrinen Sekretion. Zelliges Infiltrat im Mantelgewebe. HE, Vergr. 320 ×

gen und stellen distinkte und nicht an ein erkennbares Prinzip gebundene Reaktionen dar, die von SKORPIL (1943) als helle Zellen oder Lamprozyten (lampros, gr. hell) exakt beschrieben worden sind. Histochemisch konnten in den Zellen weder Neutralfette noch Lipoide erkannt werden. Muzikarminfärbungen waren negativ, ebenso die Bestche Glykogenfärbung (nach Formalinfixierung). Neue Untersuchungen von HAMPERL (1970) ergaben, daß die pflanzenzellartigen Epithelformen durch eine Glykogenspeicherung zu erklären sind. Häufig tritt die Zellmembran als eine dunkle Kontur zwischen den prismatischen oder keilförmigen Zellen in Erscheinung. Die Kerne (7 µ im Durchmesser) sind wenig verändert, z.T. pyknotisch (Abb. 240). Die Ursache der Transformation oder Metaplasie des Drüsenepithels in sog. ,,helle Zellen" ist bislang unbekannt. Gesetzmäßigkeiten nach Topik, Vor- oder Begleiterkrankung, hormonalem Status wurden nicht besprochen. Ob die selten auftretenden hellzelligen Mammakarzinome (épitheliome à cellules claires; DELBET und MENDARO, 1927) von den Lamprozyten ihren Ausgang nehmen oder gleichen zytochemischen Störungen unterliegen, ist zwar nicht bewiesen, erscheint aber wegen der Ähnlichkeit des Zellbildes möglich.

εε) Zeroidpigment-Zellen (Fluorozyten Hamperl)

Bei zystisch-fibröser Mastopathie, in der Umgebung ektatischer Milchgänge und von Papillomen werden im Gangepithel, in der Lichtung und vor allem im zirkumduktalen Stroma runde bis ovale Zellen mit bräunlichem Zytoplasma

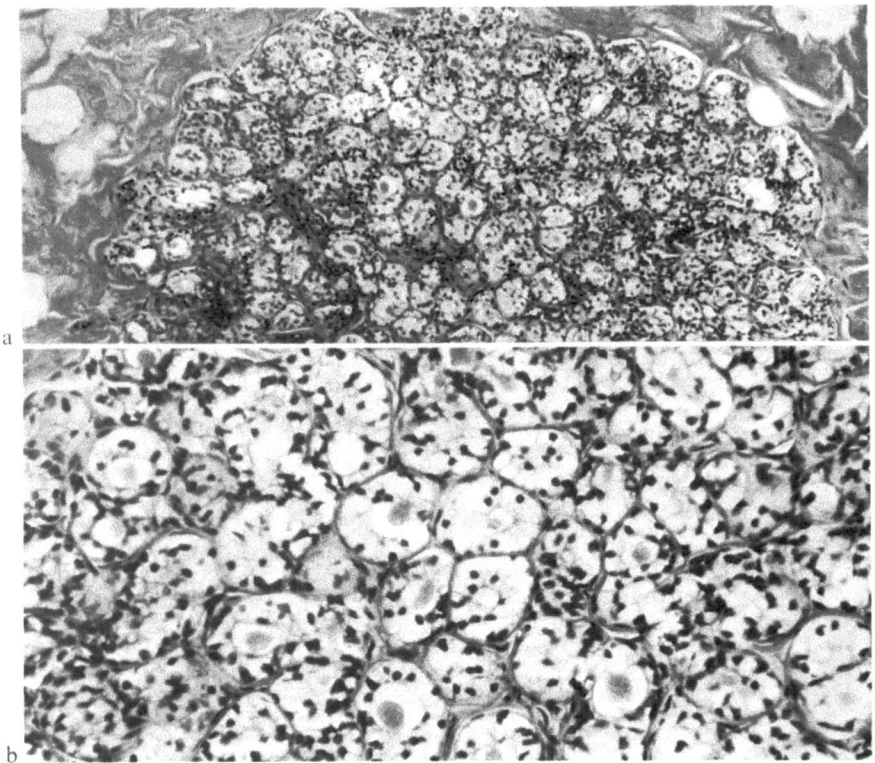

Abb. 240a u. b. Sogenannte helle Zellen (Lamprozyten) in einem Drüsenläppchen mit fast vollständiger Metaplasie durch Glykogenspeicherung. (a) Lobulus in Übersicht. (b) Ausschnittsvergrößerung. Zustand bei Mastopathie. HE, Vergr. 60 × und 240 ×

festgestellt. Das Pigment erweist sich histochemisch als Zeroid. Es ergibt eine intensive gelbe Fluoreszenz (HAMPERL, 1934, 1969, 1970) und eine positive PAS-Reaktion (Abb. 241). Dadurch können die schon von SCHULTZ (1933) beschriebenen und von DYX (1941) als argentaffine makrophage Körnchenzellen bezeichneten Zellformen leicht erkannt werden. Pathogenetisch wird von HAMPERL (1970) angenommen, daß es sich um transformierte Myoepithelzellen handelt, eine Deutung, der der Autor nicht zustimmt. Andere Befunde jedoch weisen auf hämoglobinspeichernde Histiozyten hin, die den Blutfarbstoff in Zeroidpigment umgewandelt haben und so als bräunlich-pigmentierte Zellen sowohl im Niveau des Gangepithels wie im Stroma erscheinen.

δ) Pathologie des Bindegewebes

Ein häufiges Kennzeichen der Mastopathia cystica ist die im attributiven Begriff „fibrosa" zum Ausdruck kommende Verdichtung und Veränderung des kollagenen Bindegewebes im Drüsenkörper. Sie kann bei verschiedenen Mastopathieformen unterschiedliche Ausmaße und Eigenschaften annehmen und als Fibrose dominieren oder lediglich Begleitbefund intensiver Epithelreaktionen

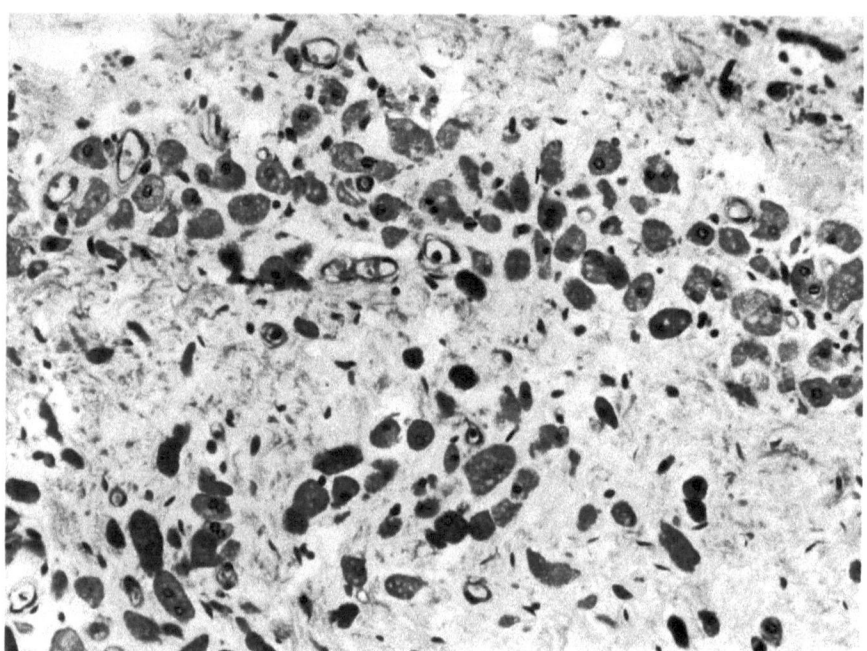

Abb. 241. Zeroidpigmentzellen (Fluorozyten), in Gruppen gelagert in der Umgebung kleiner Zysten bei Mastopathie. PAS, Vergr. 240 ×

sein. Ausgehend von der Differenzierung des Brustdrüsenstromas in ein endolobuläres lockeres Bindegewebe, das sog. Mantelgewebe BERKAS (1911), und in das interlobuläre kollagene Stützgewebe des Drüsenkörpers treten bei Mastopathien Fibrosierungen beider Bestandteile auf, die zu einer feingeweblichen Homogenisierung des intra- und interlobulären Stromas führen. Dazu kommen örtlich wirkende Faktoren, die aus der Vergrößerung der Zysten und lokalen Verdrängung sowie Kompression des zirkumzystischen Bindegewebes resultieren.

Die Pathogenese der Umbauprozesse wird durch Untersuchungen über die Biomorphose der weiblichen Brustdrüse verständlich und zeigt vor allem, daß nicht nur das Drüsenepithel sondern das gesamte Mesenchym der hormonalen Steuerung unterliegt. Als deren wichtigster Indikator ist das sog. *Mantelgewebe der Lobuli* und der kleinen Milchgänge zu bezeichnen, das unter physiologischen Bedingungen während der Geschlechtsreife, in der Brustdrüse alter Frauen und unter dem Einfluß hormonaler Störungen unterschiedliche Quellungszustände und Sklerosierungen erfährt. Im neueren Schrifttum hat sich NIZZE (1972) in vergleichenden Studien mit diesen Fragen befaßt (vgl. Kapitel B).

In Korrelation zum Verhalten der epithelialen Bestandteile der Drüsenläppchen wurden ödematöse Mantelgewebsverquellungen bei epithelialer Aktivität und Fibrosierungen in Verbindung mit epithelialer Regression beobachtet, die NIZZE (1972a) auf eine ausschließliche oder überwiegende östrogene Stimulation zurückführt. Sklerosierungen und Hyalinosen kennzeichnen den Involutionstyp. Wenn sich die herdförmigen und sehr unterschiedlichen Reaktionen bei fibrös-zystischer Mastopathie den physiologischen Gesetzmäßigkeiten teilweise entziehen, so sind die in ihrem Ausmaß noch weitgehend unbekannten hormonalen Imbalancen bei Mastopathien zweifellos ebenfalls für die Reaktionen am Bindegewebe verantwortlich zu machen. Dazu kommen zeitliche Interferenzen, die die Variabilitäten zwischen Proliferation und Atrophie sowie zwischen Fibrose und Verquellung des Mantelgewebes erklären. Für die Pathogenese der Mesenchymreaktionen bei Mastopathien ergeben sich 3 Gesichtspunkte:

αα) Direkter Einfluß der Östrogene auf Grundsubstanz und Fibroblastenaktivität

Die Ergebnisse histochemischer Untersuchungen an der Brustdrüse des Menschen von WISLOCKI et al. (1947), BUNTING (1950), VERONESI und CANDIANI (1955), OZELLO und SPEER (1958), BÄSSLER et al. (1970) zeigten, daß das intralobuläre Bindegewebe (Mantelgewebe) und das zirkumduktale Stroma als aktive Mesenchymkomponente durch einen Gehalt an sauren Mukopolysacchariden gekennzeichnet sind. Sowohl unter physiologischen (Menstruationszyklus) wie unter pathologischen Bedingungen bestehen direkte Beziehungen zwischen dem Gehalt an sauren Mukopolysacchariden und Östrogenwirkung. Dagegen stellt das Stützgewebe histochemisch den viel weniger aktiven Bindegewebsanteil dar. Untersuchungen an Brustdrüsen mit Mastopathia cystica fibrosa von SPIGOLON (1950) sowie von OLIVI und BARBIERI (1952) ergaben in der Mehrzahl der Fälle eine Metachromasie im Mantelgewebe. Metachromatische Veränderungen wies auch das zirkumtubuläre und perivaskuläre Stroma in Fibroadenomen auf (HIERONYMI, 1954; FISCHER und CREED, 1956; OZELLO und SPEER, 1958).

Mastzellen fand HIGUCHI (1930) bei Mastopathie und während der Laktation vermehrt, dagegen nicht in Fibroadenomen. Die Zahl der Stromazellen sei nach CONSOLANDI (1947) von der Geschlechtsreife bis zur Menopause konstant. Neuere Studien von LEUSCHNER (1969) ergaben eine Vermehrung von Mastzellen und metachromatischer Substanz in Zonen erhöhter Wachstumsintensität, insbesondere in den Randgebieten invasiver Karzinome.

Morphologische und histochemische Veränderungen der Grundsubstanz sowie unterschiedliche Aktivitätsgrade der Fibroblasten in Abhängigkeit von Östrogenwirkungen an Organen des weiblichen und männlichen Genitale haben VASSAR und CULLING (1959) beschrieben. Daraus wird deutlich, daß Östrogene nicht nur für Veränderungen in der Grundsubstanz des Bindegewebes sondern auch für die Aktivität der Fibroblasten in diesen Organen verantwortlich zu machen sind und die Fibrosierung des Mantel- und Stützgewebes unmittelbar steuern.

ββ) Vaskuläre Permeabilitätsfibrose

Die Sklerosierung des Bindegewebes, die interlobuläre Fibrose, stand im älteren Schrifttum im Vordergrund (LUKOWSKY, 1922; GRUBER, 1924; KÜCKENS, 1928; JUNGE, 1931) und wurde von KNIBBE (1945) als Ausdruck einer Dauerkollagenisierung unter dem Einfluß des Follikulins gedeutet. Neue Aspekte wurden vor etwa 20 Jahren durch RATZENHOFER und SCHAUENSTEIN (1952a, b) hervorgehoben. In biophysikalischen und chemischen Untersuchungen des Gewebesafts bei fibrös-zystischer Mastopathie und Mammakarzinomen wurde freie Gewebe-

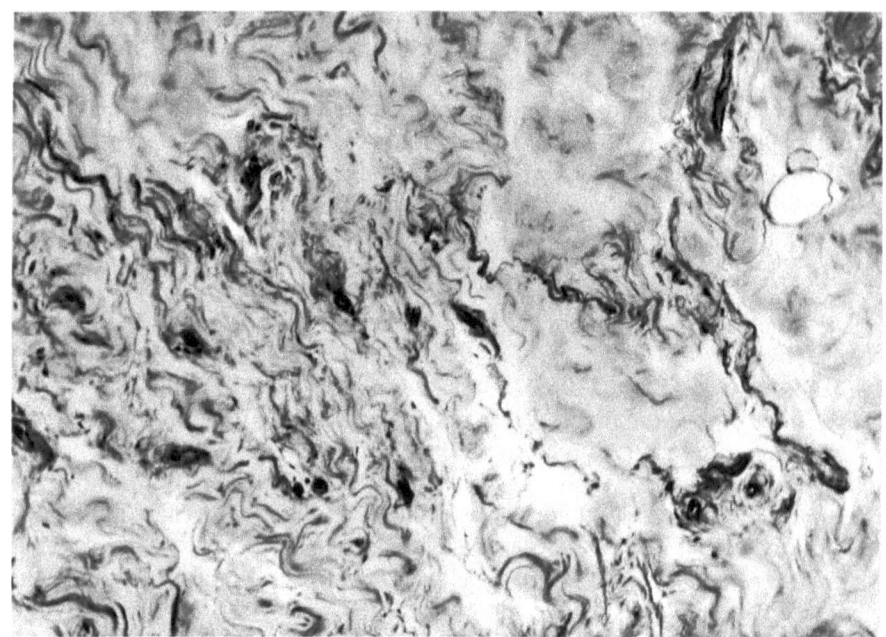

Abb. 242. Ödematöse Durchtränkung des Stützgewebes bei proliferierender Mastopathie einer 43 Jahre alten Frau. Grau getönte Abscheidungen zwischen kollagenen Faserbündeln. HE, Verg. 230×

flüssigkeit, sog. Ödempfützen, analysiert, die histologisch (nach Formalinfixierung) als schwach eosinophiles, z.T. netzig-körniges Substrat in einem zellarmen Stroma imponierte (Abb. 242). Der Eiweißgehalt betrug 1–6%, zumeist 4–5%, 43–87% Albumine, weniger Globuline und etwas weniger Elektrolyte (Mg, Ca, K, Na, P und Cl) als im Blutserum (PUXKANDL und RATZENHOFER, 1954). Da der Eiweißgehalt höher als bei Transsudaten lag, nehmen die Autoren eine Permeabilitätsstörung der Kapillaren an, die als „chronische Durchsaftung" des Stützgewebes in der Mamma durch abartige Eiweißkörper die Voraussetzung der Fibrohyalinose darstellt. Aus niedermolekularen Bausteinen würden durch Polymerisation an Ort und Stelle Molekülketten aufgebaut und in Fasern sowie in hyaline Kittsubstanzen umgewandelt (RATZENHOFER, 1951, 1958).

γγ) Retentions- oder Imprägnationsfibrose

Aufgrund eigener Untersuchungen scheinen Fibrosierungen des Bindegewebes der Mamma, sowohl unter physiologischen Bedingungen (Laktation) wie im Experiment, nach hormonaler Proliferation und Sekretion durch einen weiteren Mechanismus induziert zu werden. Die Retention nicht resorbierter Sekretmassen bei Abflußbehinderung (Milchstauung oder nach Östrogen-Progesteron-Behandlung) führt zu einer Durchtränkung und Deponierung von Glykolipiden und Mukopolysacchariden im Bindegewebe. Hier treten metachromatische Verquellungen auf. Es kommt zu Entmischungsvorgängen der Grundsubstanz (SCHALLOCK und LINDNER, 1957; SCHALLOCK, 1959), zu Reizwirkungen auf das ortsständige Mesenchym mit Proliferation von Histiozyten, Fibroblasten und Mastzellen, als Voraussetzung einer allmählich fortschreitenden und diskreten Fibrosierung (BÄSSLER et al., 1970). Gleiche Befunde wurden in experimentellen Langzeitstudien mit Östradiolimplantaten von EISEN (1942) sowie nach 4wöchiger Applikation von Geschlechtshormonen und Prolaktin erhoben (LANI, 1966). Hierdurch lassen sich zystische Fibrosen erzeugen, die in ihrem morphologischen Aufbau den Erkrankungen der weiblichen Brustdrüse weitgehend ähnlich sind.

Die Fibrose bei zystischer Mastopathie, wie die allgemein im Vordergrund stehenden Epithelproliferationen, ist also Ausdruck eines hormonalen Impulses, der sowohl das Mantelgewebe als hormonal sensible Mesenchymkomponente wie auch das Stützgewebe betrifft. Die Reaktionen können sich mehr diffus oder herdförmig manifestieren und zu knotigen Gewebeverdichtungen im Sinn der Fibrosis mammae (vgl. Kapitel R, II, 2) führen. Es werden 3 mögliche Angriffsorte des Fibrosierungsprozesses bei Mastopathien genannt, die weniger als Typen, sondern mehr als sich kombinierende pathogenetische Mechanismen zu verstehen sind.

g) Pathomorphologische Typen der Mastopathia cystica fibrosa und die prognostische Dignität der Epithelproliferationen

Die unter allgemeinen Aspekten beschriebenen Reaktionen der Milchgänge, der Drüsenläppchen und des Bindegewebes bei fibrös-zystischer Mastopathie sind als Teilbilder der Erkrankung aufzufassen, deren mosaikartige Zusammensetzung zur Abgrenzung einzelner Formen geführt hat. Diese sollen aber nicht nur morphologische Typen für die Diagnostik kennzeichnen, sondern im Hinblick auf Ausmaß und Aktivität epithelialer Proliferationszustände prognostische Entwicklungen implizieren.

Die Mastopathie kann als eine *lokalisierte* Erkrankung eines Quadranten, in der Regel jedoch als ein *disseminierter*, mehrere, zumeist obere Quadranten oder den gesamten Drüsenkörper einnehmender Prozeß auftreten, wobei in 10% (HAAGENSEN, 1971), in 10–15% (ZINSER, 1972) beide Brustdrüsen beteiligt sind.

α) Zahl und Größe der Zysten

In der Regel sind es multiple, wenige Millimeter bis zu 6 cm im Durchmesser große Zysten, die den Drüsenkörper in unregelmäßiger Dichte von der Basis bis zur Oberfläche durchsetzen und als körnig-knotige Einlagerungen palpatorisch das Bild der Schrotkugel- oder Hirsekornbrust hervorrufen. Die Zysten sind keine in ihrer Größe konstanten Veränderungen, sondern können bei hormonaler Stimulation (Menstruationszyklus, Therapie) unter Schmerzen an Volumen zunehmen und sich spontan weitgehend oder völlig zurückbilden, insbesondere nach der Menopause (HAAGENSEN, 1971).

Große Zysten (macrocystic disease) sind zumeist von zahlreichen kleinen Zysten umgeben und haben einen Durchmesser von 1–6 cm. Ihre Wand ist dünn, das Epithel abgeflacht, kubisch. In der Zirkumferenz Verdrängungserscheinungen mit Fibrose der Randzonen oder Ausbildung dünner Septen bei Kammerung (Abb. 243). Zum Teil finden sich starke schaumzellige Reaktionen

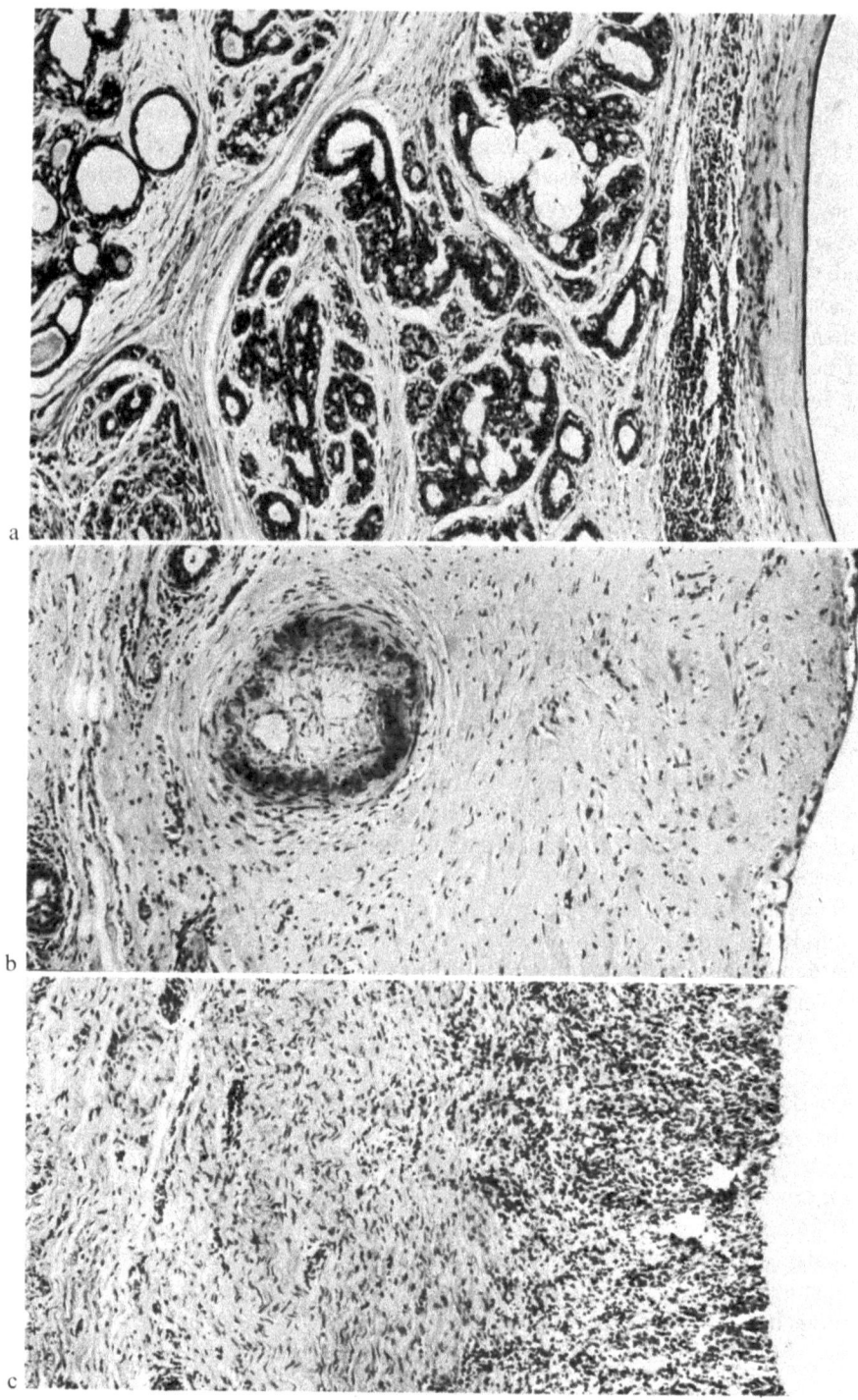

Abb. 243a–c. Ausschnitte aus den Wänden großer Zysten bei Mastopathie. Zyste am rechten Bildrand lokalisiert. (a) Wandausschnitt mit Atrophie des Epithels, schmaler Fibrosezone und rundzelliger Infiltration. Partielle Kompression des angrenzenden Parenchyms. (b) Breite Fibrosezone mit Einschluß eines obliterierten Milchgangs mit erhaltener Restlichtung und Elastose. (c) Starke Entzündung der Zystenwand mit Ausbildung eines Granulationsgewebes. HE, Vergr. 70× und 140×

und ein unspezifisches Granulationsgewebe. Mittleres Alter: 35–50 Jahre (GE-SCHICKTER, 1948; BONSER et al., 1961). Der durch Punktion leicht zu gewinnende Zysteninhalt unterliegt Wandlungen in Viskosität und Farbe. Die eiweiß- und zellhaltige Flüssigkeit hat ein gelbgraues Kolorit, in älteren Zysten eine grünlich-graue Farbe. Infolge Blutungen treten bräunlichblaue Verfärbungen auf, wodurch die Zysten auf Ausschnitten mühelos erkannt werden können. Die blaue, kuppenförmige Vorwölbung veranlaßte BLOODGOOD (1929) zu der Bezeichnung „blue-domed cyst".

Solitärzysten sind auffällige Teilbefunde einer zystischen Mastopathie, wobei nach klinischen Erfahrungen die Größenzunahme einer Zyste schnell erfolgt (ZINSER, 1972). Mittleres Alter der Frauen 40–45 Jahre. Klinisch imponieren die Zysten als prall-elastische Vorwölbung der Haut. Form und Umfang der Zysten ist vor allem durch die radiologische Pneumozystographie näher untersucht worden (YOUNG und SAMUEL, 1964). Nach HOEFFKEN und LANYI (1971) können die Zysten bis 10 ml Flüssigkeit enthalten. Mit Hilfe von Punktion und Luftauffüllung gelingt es, große Zysten nach wenigen Wochen zur Involution und Vernarbung zu bringen.

Zur Differentialdiagnose der Zysten ist an 4 weitere Möglichkeiten zu denken:

1. Galaktozele im Anschluß an eine Gravidität (vgl. Kapitel D),
2. traumatische Fettgewebsnekrose (Pseudozyste mit lipophagen Granulomen; vgl. Kapitel I),
3. Gangektasie mit Plasmazellmastitis (vgl. Kapitel J),
4. intrazystisches papilläres Karzinom (vgl. Kapitel T).

Mikrozysten, in Vielzahl auftretend, gehen von terminalen Gangsegmenten oder Läppchensprossen aus. Die Größe variiert von mikroskopischen Dimensionen bis zu 1–2 mm Durchmesser. Die kleinen Zysten werden vereinzelt oder in kleinen Gruppen in jedem Lebensalter und bei nahezu allen Erkrankungen in verschiedener Form und Lage beobachtet, ohne daß diesen Veränderungen ein eigener Krankheitswert zukommt. Häufungen und Kombinationen mit größeren Zysten, örtliche Verdrängungssymptome und Epithelreaktionen sprechen für eine mikrozystische Mastopathie. Die von FOOTE und STEWART (1945) als „blunt duct adenosis" beschriebene Proliferation terminaler Sprossen mit Entwicklung eines hyperplastischen mehrreihen Epithels könnte Vorstadium einer mikroskopischen Zystenbildung sein. Dabei gewinnt man den Eindruck, daß unabhängig von der Dimension des präformierten Drüsenabschnitts oder vom Grad einer bestehenden Epithelproliferation ein einsetzender Sekretionsimpuls zu einer Weitstellung und Zystenbildung führt und damit das feingewebliche wie makroskopische Bild der Erkrankung bestimmt.

Die Prognose jedoch korreliert nicht mit Form und Größe der Zysten, sondern ausschließlich mit Form und Grad der epithelialen Aktivität. Als solche kennen wir:

β) Intraduktale und intralobuläre Epitheliosen und Adenosen

Im Vergleich zu allen anderen nicht neoplastischen Erkrankungen der Mamma bringt die Mastopathie das größte Spektrum epithelialer Hyperplasien hervor, die seit Jahrzehnten immer wieder zu kritischen Stellungnahmen angeregt haben und von OBERMAN und FRENCH (1961) in ihrer Frequenz und Komposition bei 162 Fällen untersucht worden sind. In zahllosen Untersuchungen ist vor allem die Frage der prospektiven Bedeutung dieser Epithelproliferationen mit dem Ergebnis geprüft worden, daß das Mammakarzinom bei dieser Erkrankung zwar etwas gehäufter auftritt, daß ein signifikantes Risiko aber nur bei atypischen Epithelproliferationen besteht (KIAER, 1954; BÖHMIG, 1964; DAVIS et al., 1964; MÖBIUS und NIZZE, 1960; MARX et al., 1969; PRECHTEL, 1972, 1975). Insofern ergab sich die Notwendigkeit, die Erscheinungsformen der fibrös-zystischen Mastopathie histologisch zu klassifizieren und dem klinischen Verlauf mit den Inzidenzraten des Mammakarzinoms bei Mastopathie gegenüberzustellen.

Tabelle 28. Klassifizierungsvorschläge der Mastopathia cystica fibrosa

Gruppe	SEMB (1928)	KIAER (1954)	BÖHMIG (1964)	PRECHTEL (1972–1975)
I	Fibroadenomatosis simplex (microcystica)	Grad 1: Kleine Zysten geringen Ausmaßes, Fibrose, geringe Epithelreaktion	„einfache" Mastopathia fibrosa cystica	Mastopathie I, nicht proliferierend, d.h. ohne intraduktale Epithelproliferation
II	Fibroadenomatosis cystica (simplex) mit fibroepithelialen Drüsenproliferationen	Grad 2: Sklerosierende Adenose (blunt duct adenosis) mit Epithelproliferationen	„komplizierte" Mastopathia fibrosa cystica mit gutartigen Epithelproliferationen	Mastopathie II mit intraduktaler Epithelproliferation, ohne Atypien (regulär proliferierend)
III	Fibroadenomatosis cystica papillomatosa, d.h. Formen mit papillärer Epithelhyperplasie.	Grad 3: Massive Epitheliose und Adenose, entsprechend intraduktalem und lobulärem Karzinom in situ		Mastopathie III (Parenchymdysplasie) mit intraduktaler Epithelproliferation und Atypien mäßigen Grades

Die verschiedenen Formen und Krankheitsverläufe der Mastopathie haben zu einer Graduierung in 3 Stufen mit zunehmender epithelialer Aktivität geführt. In Tabelle 28 sind die vier wichtigsten und am häufigsten diskutierten Einteilungen wiedergegeben, von denen heute der Vorschlag von PRECHTEL (1970, 1975) Anerkennung und Anwendung findet. Der Autor verzichtet in seiner Terminologie „Mastopathie I, II und III" auf die gebräuchlichen Attribute „cystica et fibrosa" und stellt den prognostisch wichtigen Parameter der Epithelproliferation in den Vordergrund:

Mastopathie	Kriterium: intraduktale/intralobuläre Epithelproliferationen	Verteilung
Gruppe I	–	70%
Gruppe II	ohne erkennbare Atypien	21%
Gruppe III	mit mäßiggradigen Atypien	5%
Nicht-infiltrierendes Karzinom	mit gesteigerten Atypien	4%

Nach PRECHTEL.

Der *Gruppe I* entspricht die häufigste Form mit einer Frequenz von etwa 70%, die als Mastopathia (cystica fibrosa) simplex, deskriptiv auch als Adenofibromatose zu bezeichnen ist und durch kleine, glattwandige Zysten mit Fibrose des Mantel- und Stützgewebes sowie durch geringfügige Zellulationen bekannt ist. Epithelproliferationen kommen so gut wie nicht vor, Zellatypien fehlen. Hierbei handelt es sich oft um latente Formen, die ein- und beidseitig auftreten und in hoher Frequenz (28% nach FRANTZ et al. 1951) im Sektionsgut beobachtet wurden (Abb. 244).

Der Begriff „*Adenofibromatose*" kann synonym für die einfache Mastopathieform ohne größere Zysten verwendet werden und drückt lediglich einen pathomorphologischen Zustand aus. Wir haben diesen Terminus früher gebraucht. SCHRAMM (1972) hat 204 Fälle histologisch bearbeitet und in 68% Ektasie der Gangsprossen, in 38% Mikrozysten, in 48%

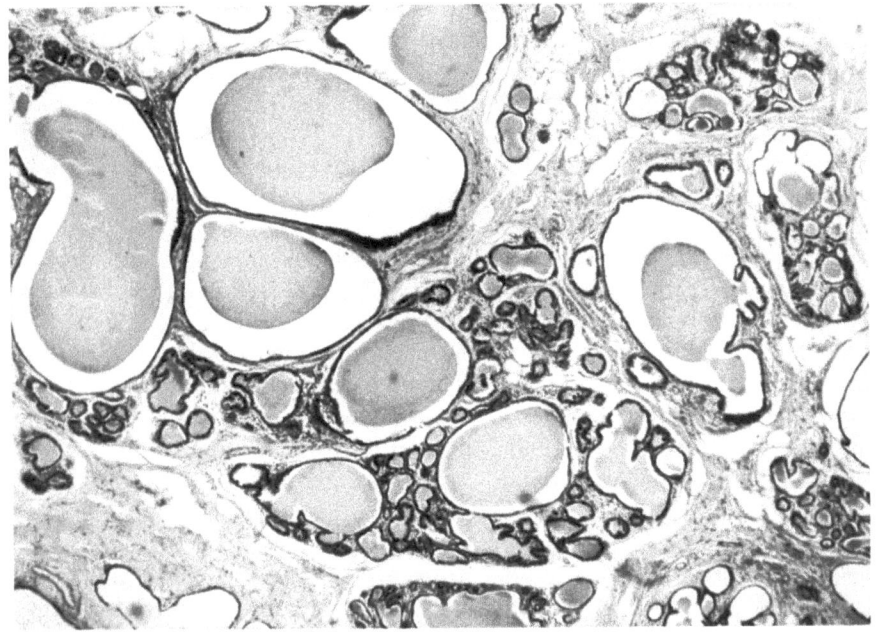

Abb. 244. Mastopathia cystica fibrosa, ohne Epithelproliferationen, mit Ausbildung kleiner Zysten, die mit Sekret angefüllt sind. Keine intraduktalen Epithelproliferationen. 33 Jahre alte Frau. Klinisch Konsistenzzunahme mit fein-nodulärer Beschaffenheit der Mamma. Mastopathie I nach PRECHTEL. HE, Vergr. 90 ×

eine Fibrose mit Läppchendissoziation gefunden. Es handelte sich also um diskrete Veränderungen des Gewebes, die vor allem bei jüngeren Frauen vom 20. bis 49. Jahr festzustellen waren.

Für die Prognose dieser Formen gilt noch heute die Festlegung BÖHMIGS (1964): „Für die einfache Mastopathia fibrosa cystica gibt es kein Krebsproblem!". Diese Erfahrung wurde von PRECHTEL (1970, 1974) nach dem Schrifttum überprüft und durch eigene Beobachtungen ergänzt. Aus den Beobachtungsreihen von CAMPBELL (1934), LEWIS und GESCHICKTER (1938), und DAVIS (1967) über 967 Fälle einfacher Mastopathien wurden bei einer mittleren Beobachtungszeit von 2–14 Jahren in 1,2% ipsilaterale Karzinome festgestellt. Das entspricht einem niedrigen *Entartungsrisiko-Faktor von 0,86*[1] (nach PRECHTEL, 1970).

Die *Gruppe II* gilt übereinstimmend als *Mastopathia cystica fibrosa mit Epithelproliferationen*, die unterschiedliche Hyperplasiemuster, jedoch *keine Zellatypien* erzeugen. Das Epithel ist zumeist mehrreihig und wächst als pseudo-papilläre, adenoide oder solide Epithelknospen in die präformierten Lumina der Gänge ein. Hinzu kommen Myothelwucherungen (KIAER, 1954). Nach PRECHTEL (1975) zählen zu dieser Klasse 21% aller bioptisch erfaßten Mastopathien. Die Bewertung der Epithelproliferationen war und ist noch heute in Einzelfällen problematisch, da die Übergänge zu Gruppe III fließend sind und bei ausgedehnten Prozessen die Gefahr besteht, atypische Proliferationsbezirke nicht zu erfassen. Die Gruppe II hat BÖHMIG (1964) als „komplizierte Mastopathie" bezeichnet, und zwar mit der Ergänzung „mit gutartigen Epithelproliferationen", denen die Merkmale des Karzinoms fehlen. Wir würden heute einen Teil der intraduktalen, soliden oder papillären Proliferationen dieser komplizierten Mastopathien ohne weiteres als atypische Hyperplasien bezeichnen. Dafür spricht das ansteigende Entartungsrisiko, das nach KIAER (1954) nach prospektiven Untersuchungen bei 6% nach PRECHTEL (1974) bei 3,4% (ipsilateral) liegt (Abb. 245–247).

Von 644 aus der Literatur von PRECHTEL (1970) zusammengestellten Fällen dieser Mastopathieform ergab sich bei einer Beobachtungszeit von 1–20 Jahren in 3,4% (22 Fälle) ein ipsilaterales Karzinom, woraus der Faktor des *Entartungsrisikos von 2,43* ermittelt wurde.

Die *Gruppe III* ist insofern nicht einheitlich zusammengesetzt, als KIAER (1954) hier Epitheliosen und Adenosen subsumiert, die als intraduktales oder lobuläres Karzinom (in situ) einzureihen wären. Die Fälle von SEMB (1928) sind wegen erfolgter Mastektomie nicht nachbeobachtet worden, und PRECHTEL (1974/1975) hat diese selbständige Gruppe als *Parenchymdysplasie mit mäßig starken Zellatypien* geschaffen. Zytomorphologisch sind die Veränderungen durch Isomorphie der Zellen und Zellkerne, durch Auftreten von Mitosen, Störung der Zellpolarität sowie durch intraduktale Zellproliferation ausgezeichnet. Häufigkeit: ca. 5% aller Biopsien von Mastopathie. Hier liegt das *Entartungsrisiko wahrscheinlich höher*. Exakte Angaben sind infolge der Heterogenität der Gruppe und noch unbefriedigender prospektiver Untersuchungen vorerst nicht zu machen; auf das folgende Kapitel sei verwiesen. In prospektiven Untersu-

---

[1] Definiert als Quotient aus prozentualer Häufigkeit nachfolgender Karzinome durch das allgemeine Karzinomrisiko.

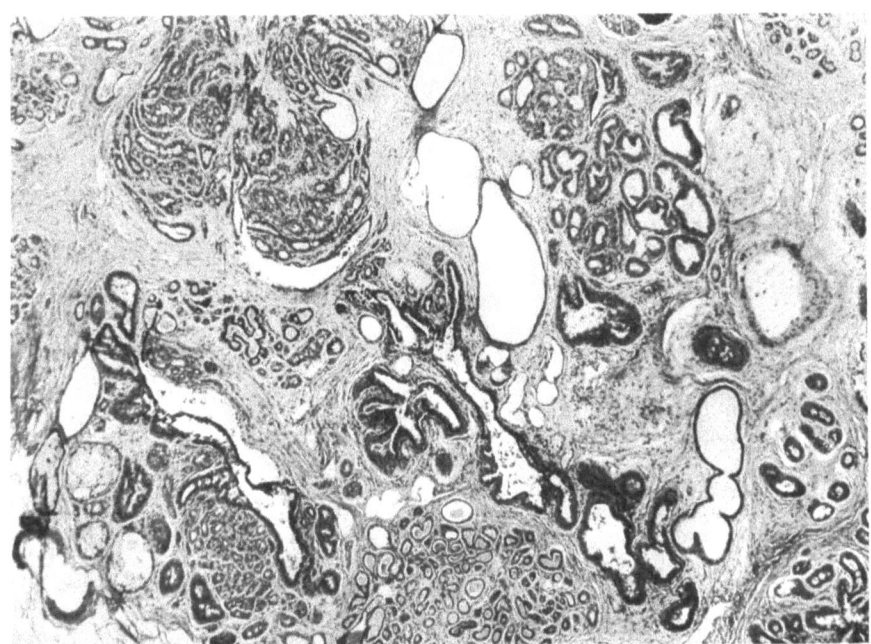

Abb. 245. Mastopathia cystica fibrosa mit geringgradigen intraduktalen Epithelproliferationen ohne Zellatypien. Apokrine Metaplasie. Geringgradige sklerosierende Adenose, Zeichen einer Sekretion und geringe Zellulation. Mastopathie II nach PRECHTEL. HE, Vergr. 90 ×

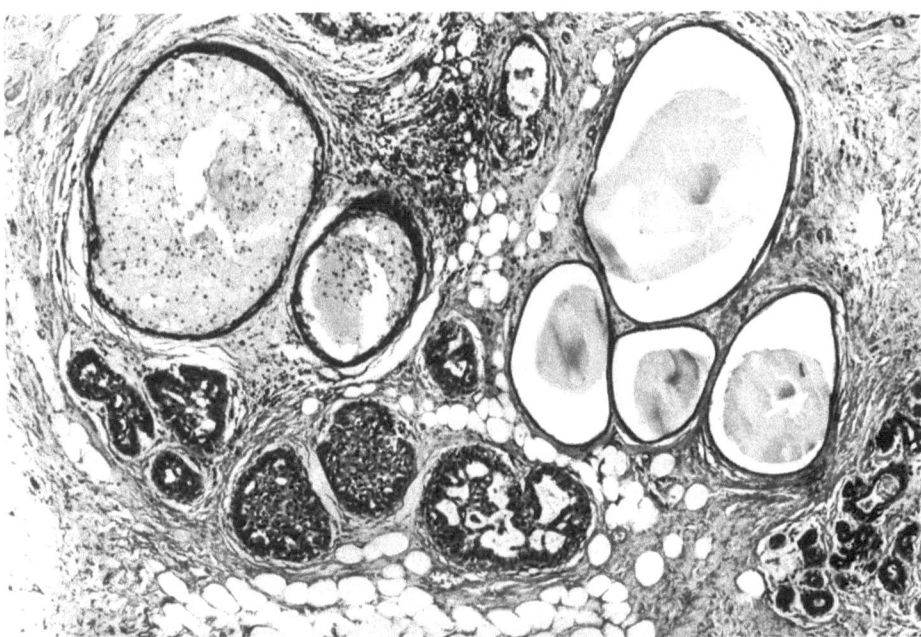

Abb. 246. Mastopathia cystica fibrosa mit unterschiedlichen Zysten, schaumzelliger Reaktion und stärkeren intraduktalen, pseudopapillären und papillären Epithelproliferationen. Hyperchromatische Kerne, einzelne Atypien. Mastopathie II/III nach PRECHTEL. HE, Vergr. 90 ×

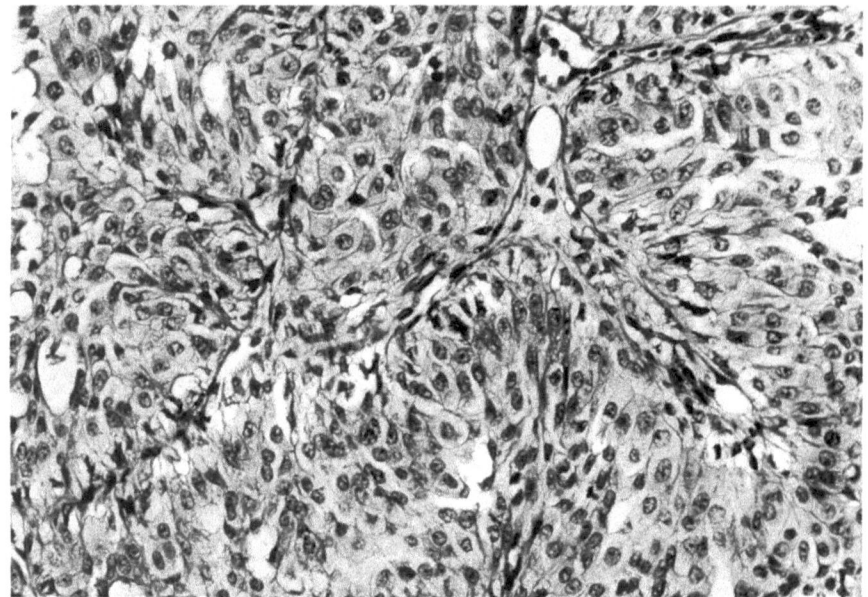

Abb. 247. Solide, teils pseudopapilläre, intraduktale Epithelproliferation, vereinzelt Atypien, bei Mastopathia cystica fibrosa. Mastopathie III nach PRECHTEL. Kein intraduktales Karzinom! HE, Vergr. 230 ×

chungen wird sich zeigen, ob die Gruppe III erst nach längerer Latenz ein ansteigend höheres Entartungsrisiko hat oder prognostisch der Gruppe II zuzuordnen ist (Abb. 248 u. 249).

Eine *Mastopathie mit gesteigert atypischem Epithel* entspricht nach PRECHTEL einem nicht invasiven Karzinom bzw. dem Carcinoma in situ (Abb. 250 u. 251). Der Faktor des Entstehungsrisikos liegt mit 31,4 (PRECHTEL, 1970) am höchsten. Allerdings hat der Begriff „Mastopathie" nur eine relative Bedeutung, denn in dieser Phase kommen in der Regel Übergänge in selbständige Tumoren vor (Abb. 251). Nur wenn *alle* atypischen Epithelproliferationen einbezogen würden, also auch diejenigen, die nach heutiger Auffassung als Ausdruck einer vollzogenen Kanzerisierung (nicht invasive Karzinome) zu deuten wären, steigt das Entartungsrisiko auf etwa 45 an (KIAER, 1954). Hier ist zu bemerken, daß nicht bewiesen ist, ob eine Mastopathie III *obligat* in eine Form mit gesteigert atypischem Epithel umschlägt.

Jeder Untersucher kennt aus eigener Erfahrung die diagnostischen Probleme in dieser Gruppe, die BÖHMIG (1964) als „Mischformen" bezeichnet, und die neben Symptomen einer fibrös-zystischen Mastopathie, tumorartige, häufig kribriforme oder solide Epithelproliferationen mit Zellatypien aufweist, die nach FRANZ (1967) nicht sicher von einem Carcinoma cribrosum unterschieden werden können. Die Gänge sind zunächst eng, später erweitert, die Basalmembran gespannt, aber intakt; daneben liegen Herde einer sklerosierenden Adenose, lymphozytäre Infiltrate und Mikroverkalkungen vor.

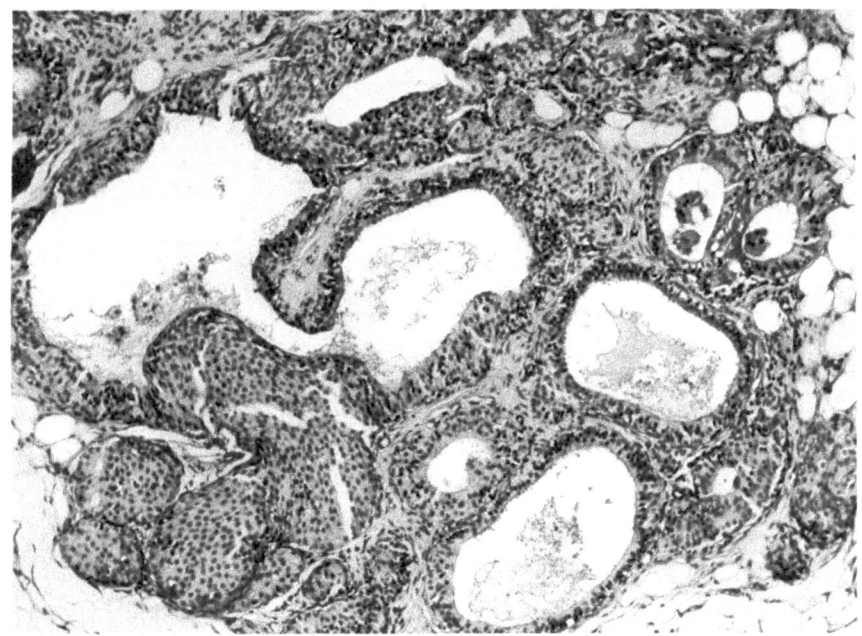

Abb. 248. Mastopathia cystica fibrosa mit einer herdförmig stark ausgeprägten intraduktalen Epithelproliferation mit soliden, z.T. zellreichen Formationen unter Entwicklung von atypischen Zellgruppen. Mastopathie III nach PRECHTEL, HE, Vergr. 90 ×

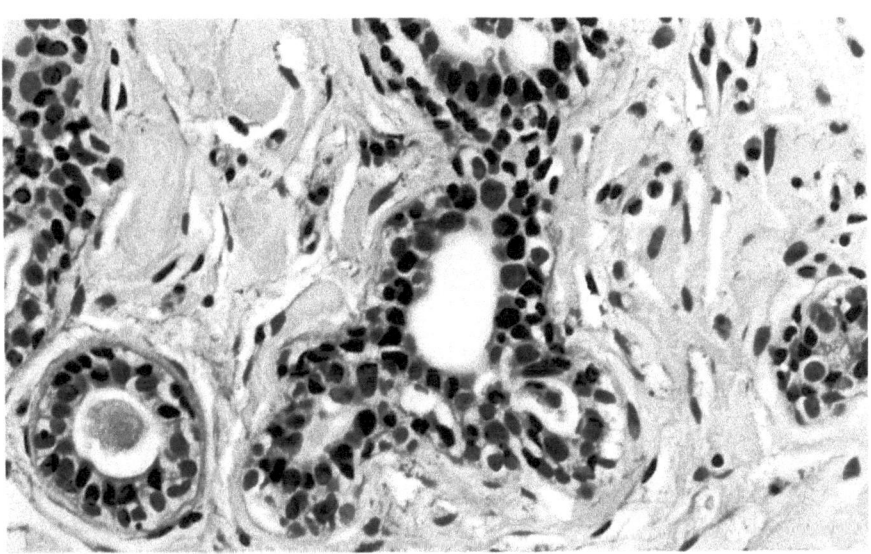

Abb. 249. Mastopathia cystica fibrosa. Kleines Gangsegment mit hyperchromatischen Riesenkernen und Störung der regulären Schichtung. Scharfe Begrenzung gegenüber dem Stroma. Ganz umschriebener Herd eines gesteigert atypischen Epithels bei Mastopathie III nach PRECHTEL. HE, Vergr. 360 ×

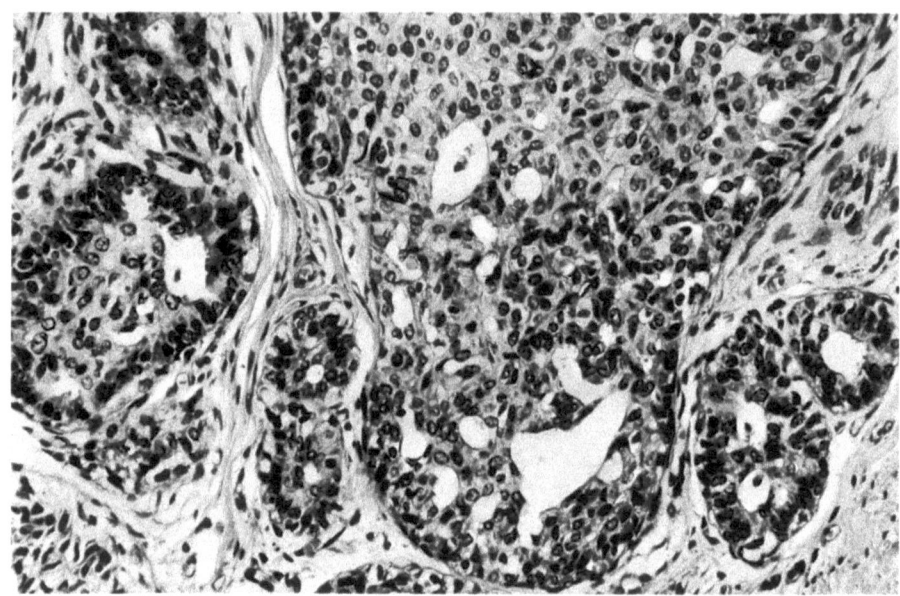

Abb. 250. Mastopathia cystica fibrosa mit soliden und kribriformen Epithelproliferationen in kleinen Gangsegmenten mit Übergängen in ein gesteigert-atypisches Epithel. Grenzform einer Mastopathie III nach PRECHTEL mit Transformation in ein Carcinoma in situ. HE, Vergr. 240×

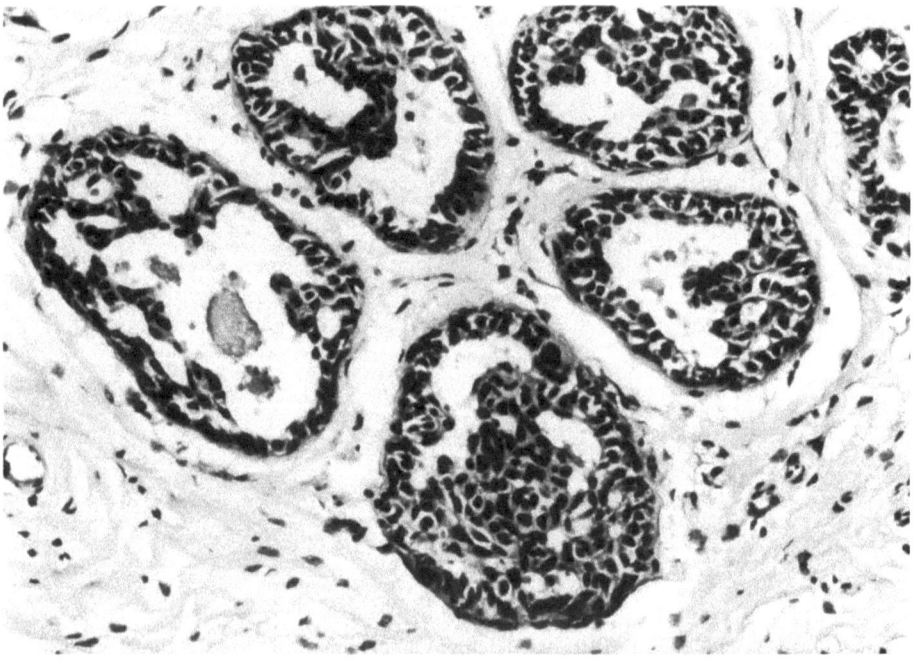

Abb. 251. Gangsegmente bei stark proliferierender Mastopathia cystica fibrosa mit gesteigert atypischem Epithel im Sinn eines peripheren duktulären, nicht invasiven Karzinoms. HE, Vergr. 230×

Die *Grenzformen der Mastopathie* mit „schwerer und atypischer Epitheliose" und Übergängen in intraduktale Karzinome werfen stets differentialdiagnostische Probleme auf. Wichtigste Kriterien sind Ausmaß der Atypien und Zahl der Mitosen.

Über präkanzeröse Formen mit Übergang in Malignität berichteten AUFDERMAUR (1969), MAC GILLIVRAY (1969) und KRÜCKEMEYER (1969). KERN und BROOKS (1969) untersuchten atypische Epithelhyperplasien mit dem Ergebnis, daß – wie vorher von HUMPHREY (1968) festgestellt – eine Papillomatose des Gangsystems eher für ein Karzinom spricht. Bei Bestehen eindeutig atypischer Epithelhyperplasien des Gangsystems sollte an das Vorliegen eines Karzinoms bei Mastopathie gedacht werden. Bilaterale (prämaligne) Epitheliosen bei Karzinom der einen und proliferativer Mastopathie der zweiten Brustdrüse beschreibt NIZZE (1973). Über Beziehungen atypischer solider und papillärer Proliferationen bei Mastopathie berichten anhand von 301 Fällen ASHIKARI et al. (1974) mit dem Ergebnis, daß bei Frauen mit proliferativen Mastopathien und atypischen kribriformen Epithelproliferationen (Störung der Zellschichtung, Hyperchromasie, veränderte Kernplasmarelation) ein Karzinom in 5% nach 30 Monaten und in 10% nach 55 Monaten zu erwarten wäre. Die Autoren heben bei vergleichender Betrachtung der Jahresgruppen von 1960–1972 eine zunehmende Häufung der Fälle hervor. Im genannten Kollektiv hatten 13 Frauen Ovulationshemmer genommen; 40mal lag eine Östrogenmedikation in der Anamnese vor! ACKERMAN und KATZENSTEIN(1977) fanden bei stark proliferativen Mastopathien ein 5fach erhöhtes Karzinomrisiko und eine Persistenz desselben über 35 Jahre.

Zur Frage des *Rezidivs bei Mastopathien* untersuchte MARCUSE (1962) 794 Frauen mit Mastopathie und unterteilte in 5 Kategorien (kleinzystische, großzystische Form, Adenosis, Epithelproliferationen und intraduktale Papillome). Bei 5jähriger Nachbeobachtung waren infolge von Rezidiven nur bei proliferativen Typen mehrfache Probeexzisionen erforderlich geworden, nicht bei den einfachen Formen. Nach einer Gruppierung in 3 Grade, von „minimal changes" bis zu proliferativ-papillären Reaktionen, urteilen KARPAS et al. (1965) ebenso. In prospektiven Studien von PRECHTEL (1975) über einen Zeitraum von 60 Monaten wurde nach bioptisch gesicherter Mastopathie eine erneute pathologische Veränderung des Drüsenkörpers in 20% ipsilateral festgestellt und zwar unabhängig von der Mastopathie-Gruppe (vgl. Tabelle 28). In 10% war die Biopsie zur Abklärung des Krankheitsbildes erforderlich, und zwar in 90% auf der gleichen Seite und überwiegend in demselben Quadranten.

Wenn wir heute begründet annehmen, daß ein Teil der Mammakarzinome aus präneoplastischen intraduktalen oder intralobulären Epithelproliferationen hervorgeht, gewinnt die exakte Feststellung der Zellhyperplasien im Drüsenbaum größte diagnostische und prognostische Bedeutung. Dennoch ist mit dem Begriff „Epithelproliferation" allgemein wenig gesagt, denn zahlreiche dysplastische Brustdrüsenerkrankungen weisen als diagnostisches Merkmal Zellwucherungen des Epi- und Myothels auf, ohne mit einem Karzinomrisiko belastet zu sein; so die sklerosierende Adenose, Gynäkomastie, Makromastieformen u.a. Für die Beurteilung der Mastopathie werden immer mehr Kriterien erforderlich, um den prospektiven Krankheitsverlauf und damit *vor allem das Karzinomrisiko mit wachsender Wahrscheinlichkeit zu objektivieren.* Dazu steht gegenwärtig die

Tabelle 29. Mammakarzinom bei Mastopathie ohne Differenzierung. Beobachtungszeiten von 1–28 Jahren

Nr.	Autor	Jahr	Zahl der Fälle	Zahl der Beobachtung	Zeitraum in Jahren	Karzinom ipsi-lateral	kontra-lateral	bi-lateral	Karzinome gesamt	%
1.	SCHIMMELBUSCH	1892	43	43	–	–	–	–	3	7,0
2.	GREENOUGH und SIMMONS	1914	102	83	1–17	3	–	1	4	4,8
3.	BLOODGOOD	1921	350	128	–	–	–	–	3	2,3
4.	PECK und WHITE	1922	331	–	–	–	–	–	2	6,0
5.	JOHNSON	1925	107	65	1–20	2	2	–	2	3,1
6.	SEMB	1928	90	90	4–27	2	–	–	2	2,2
7.	LIEDBERG	1931	59	58	1–10	1	1	–	6	10,3
8.	CAMPBELL	1934	290	290	2–14	–	–	–	2	0,69
9.	KLINGENSTEIN	1935	226	–	–	–	–	–	2	0,89
10.	LEWIS et al.	1938	1048	423	>5	–	–	–	4	0,9
11.	WARREN	1940	–	743	1–21	–	–	–	21	2,8
12.	CLAGETT et al.	1944	–	183	5–6	–	–	–	6	3,3
13.	ATKINS	1951	326	225	–	–	–	–	2	0,8
14.	LEWISON et al.	1953	–	153	–	–	–	–	4	2,6
15.	BÜNGELER et al.	1954	1653	–	2–7	–	–	–	21	1,38
16.	KIAER	1954	321	321	10–35	17	3	1(?)	21	6,5
17.	HENDRICK	1957	–	484	8–16	2	2	–	2	0,4
18.	BURKHARDT	1958	140	85	2–21	–	–	–	1	1,2
19.	HODGE et al.	1959	876	466	1–28	–	–	–	10	2,1
20.	BÖHMIG	1964	2408	–	–	–	–	–	195	8,0
21.	DAVIS et al.	1964	317	284	–13	–	–	–	7	2,5
22.	VERONESI et al.	1968	1051	–	1–26	18	7	–	25	2,4
23.	PRECHTEL	1970	7321	7321 (Biopsien)	1–28	–	–	–	–	2,47
24.	HAGGENSEN	1971	2017	1693	>1	–	–	–	72	4,2
25.	ZIPPEL et al.	1973	69	69	2–13	3	–	–	3	0,43
			19145	13207	1–28 Jahre	48	15	2	420	3,17%

histologische und zytologische Differenzierung absolut im Vordergrund, die durch zytochemische Ergebnisse, vor allem DNS-Messungen, und zunehmend durch klinische retro- und prospektive Studien gestützt und korrigiert wird. Dennoch gibt für die momentane diagnostische Entscheidung nur die subjektive Erfahrung den Ausschlag. Daher sollte zur Bedingung in der Mastopathie-Diagnostik eine Aussage über Vorkommen und Grad der Epithelproliferation erhoben werden.

Wir diagnostizieren:
1. Mastopathia cystica fibrosa (simplex) *ohne* Epithelproliferation,
2. Mastopathia cystica fibrosa *mit* (pseudo-papillären, adenoiden, soliden) Epithelproliferationen *ohne* Zellatypien,
3. Mastopathia cystica fibrosa *mit* (pseudo-papillären, adenoiden, soliden) Epithelproliferationen *und* Zellatypien.

h) Mastopathia cystica fibrosa und Mammakarzinom

Die Frage der Koinzidenz und Sequenz beider Erkrankungen begleitet die Geschichte der Mastopathie und ist unter dem Eindruck von Einzelbefunden zumeist überwertet und ungenügend differenziert beantwortet worden. Die Mastopathie kann schlechthin *nicht* als Präkanzerose bezeichnet werden (BÜNGELER und DONTENWILL, 1954; DONTENWILL 1955; DEVITT, 1972). Darüberhinaus sprechen die Studien von PRECHTEL (1975) dafür, daß *nur ein Teil der proliferativen Formen zur Entstehung des Karzinoms disponiert*. In einem umfangreichen Schrifttum, das von DAVIS, SIMONS und DAVIS (1964) zusammengefaßt wurde, wird zu diesem Problem Stellung genommen, dessen wichtigste Daten in Tabelle 29 enthalten sind. Dazu kommen weitere Stellungnahmen von GUMMEL und WILDNER (1955), DAVIS und SIMONS (1955), DAVIS et al. (1960), SOLTH und LÖHR (1959), HUMPHREY und SWERDLOW (1962), KARPAS et al. (1965), VERONESI und PIZ ZOCARO (1968), MARX et al. (1969), DEVITT (1972), ZIPPEL und CITOLER (1973), VAN SLOOTEN und HAMPE (1973), FRANZ (1969), BUSSMANN et al. (1971).
Wenn bei den Untersuchungen auch Ausmaß und Grad der Mastopathie differieren, so zeigt das Schrifttum summarisch, daß das *Mammakarzinom bei fibrös-zystischer Mastopathie 2–4mal häufiger auftritt* als in einer Vergleichspopulation ohne Mastopathie. In der Serie von DAVIS et al. (1964) liegt die Tumorinzidenz um 1,73mal höher als bei der Erwartungsrate für das Karzinom. Nach einer Zusammenfassung der Literatur ergab sich der Wert von 2,64. In der Serie von HAAGENSEN (1971) von 2017 erkrankten Frauen wurden 1693 länger als 1 Jahr beobachtet. Im Vergleich zu der entsprechenden Erwartungsrate von 17,35 Fällen mit Mammakarzinomen wurden in der genannten Gruppe mit fibrös-zystischer Mastopathie 72 Karzinome festgestellt. Das ist mehr als das Vierfache bei hoher statistischer Signifikanz. Das mittlere Alter der Frauen war 53,5 Jahre und entspricht dem allgemeinen Altersdurchschnitt für das Mammakarzinom. Ferner ergab sich, daß die Zahl der Zysten für die Ausbildung eines Karzinoms keine Bedeutung hat. Als *Zeitintervall* zwischen Auftreten der zystischen Mastopathie und Karzinom fand der Autor in der Gruppe der 30–34jährigen im Mittel 19 Jahre, bei allen älteren Frauen im Durchschnitt

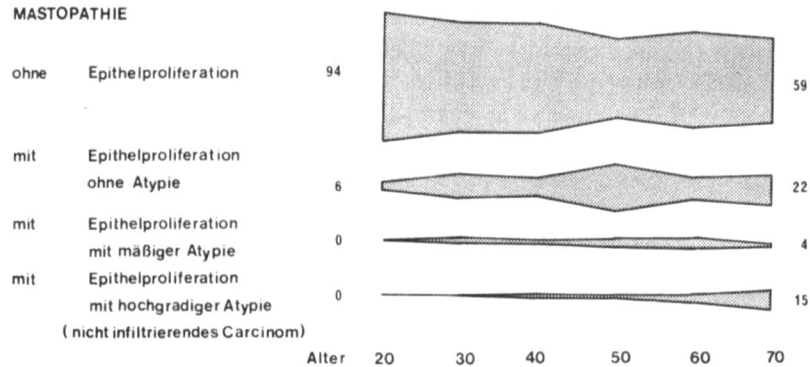

Abb. 252. Schematische Darstellung der Summationsverteilung von fortlaufend bioptisch erfaßten Mastopathien unterschiedlicher Dignität nach PRECHTEL (Zahlenangaben in Prozent)

9,7 Jahre, d.h. daß das Karzinom in etwa der Hälfte dieser Frauen ca. 10 Jahre nach Feststellung der zystischen Mastopathie auftrat, und zwar zwischen 47 und 61 Jahren.

Angesichts der jährlichen Neuerkrankungen an Mammakarzinomen von ca. 60:100 000 der weiblichen Bevölkerung in unserem Land, das sind pro Jahr etwa 15 000 Fälle, gewinnt die differenzierte Diagnostik der Mastopathie besondere Bedeutung. Das betrifft die hohe Frequenz der Erkrankung, die nach DAVIS et al. (1964) zwischen 150–350 Fällen pro 100 000 Frauen im Jahr beträgt, die Vielfalt pathomorphologischer Veränderungen und die prognostische Bewertung. Die Prognose steht mit der Frage an den Pathologen, ob eine Risikokrankheit im Hinblick auf die maligne Entartung vorliegt oder nicht, im Vordergrund. Unter mehr als 7000 Biopsien mit Veränderungen einer Mastopathie fand PRECHTEL (1970, 1975) in 9% mäßiggradige oder gesteigert atypische Zellproliferationen als Ausdruck eines signifikant erhöhten Risikos. In 21% lag ein wesentlich geringerer Risikofaktor vor, und mehr als zwei Drittel der Frauen mit Mastopathie unterliegen, wie jede andere Frau, dem durchschnittlichen Mammakarzinomrisiko. Unsere Aufgabe wird es sein, das gefährdete Drittel an Mastopathie erkrankten Frauen zu erfassen und die Kriterien der allmählichen Kanzerisierung des Epithels exakter als bisher zu objektivieren (dazu Abb. 252).

Die Koinzidenz von fibrös-zystischer Mastopathie und Karzinom in Brustdrüsen, die wegen des Tumors amputiert worden waren, ist seit WARREN (1905), DAEVER und MCFARLAND (1917) bis zur Gegenwart (LOGIE, 1942; OBERHELMAN, 1951; ITO, 1956; TELLEM et al., 1962) mit sehr unterschiedlichen Ergebnissen geprüft worden, weil sie auf einer uneinheitlichen Definition der Mastopathie beruhten. DAVIS et al. (1964) haben aus dem Schrifttum 6 187 Krebsfälle mit 1376 gleichzeitig vorhandenen Mastopathieformen zusammengestellt und einen Mittelwert von 22,2% errechnet. SEMB (1928) fand eine Fibroadenomatosis cystica (simplex) mit erkennbaren, 1–2 mm großen Zysten in 27%; zu gleichen Werten kamen FOOTE und STEWART (1945). HAAGENSEN (1971) stellte bei 3000 Mammakarzinomen in 7,6% sichtbare Zysten fest, und zwar wenige in 26%, eine diffuse Zystenbildung in 74%. Dabei wurden große Zysten mehr in der jüngeren Altersgruppe, d.h. prämenopausal, gesehen, weniger nach der Menopause, so daß spontane Involutionen der großen Zysten unter dem Einfluß nachlassender Hormonwirkungen wahrscheinlich sind. Die Frage *okkulter Karzinome* bei Mastopathien im Obduktionsgut untersuchten RUSH und KRAMER (1963) bei 20 Frauen über 70 Jahren. Alle hatten eine Mastopathia cystica fibrosa und in 2 Fällen (10%) ein klinisch nicht bekanntes Karzinom mit bilateraler Lokalisation (Tabelle 29).

Zur Frage der *Karzinomtypen bei fibrös-zystischer Mastopathie* ist davon auszugehen, daß die Epithelproliferationen als wahrscheinliche Matrix der malignen epithelialen Tumoren bevorzugt intraduktal lokalisiert sind. Daher dominieren bei Mastopathien intraduktale Karzinome, vor allem Komedokarzinom und papilläres Karzinom. Seltener und in der höheren Altersgruppe fanden DAVIS et al. (1964) szirrhöse Krebse. Karzinome, die aus der Wand einer Zyste hervorgehen, sind offensichtlich sehr selten (FOOTE und STEWART, 1945). GATCHELL et al. (1958) fanden unter 9000 Mammakarzinomen 48 intrazystische entstandene Formen, das sind 0,5%.
ler Lokalisation (Tabelle 29).

i) Ätiologie und Endokrinologie

Im Gegensatz zu den umfangreichen Erfahrungen über Klinik, Morphologie und Prognose dieser Erkrankung, liegen nur wenige Ergebnisse pathophysiologischer, insbesondere endokrinologischer Untersuchungen vor, die Einblick in die Ätiologie der Mastopathieformen gestatten. Wenn auch die Symptome in vielen Fällen keinen Zweifel an Wirkungen der Geschlechtshormone aufkommen ließen – wir denken an die vom Menstruationszyklus abhängigen Schwellungszustände, an Stillstand oder Involution des Prozesses in der Menopause, – so konnten erst Hormonanalysen und experimentell-morphologische Studien die längst vermutete ätiologische Konstellation aufklären. Diese besteht in der Gruppe dysplastischer Erkrankungen der Brustdrüse, d.h. der Mastopathien, in einer Veränderung des hormonalen Gleichgewichts, das sich in einem *absoluten oder relativen Überwiegen des Östrogens bei relativer Verminderung des Progesterons* ausdrückt. Beide Wirkstoffe greifen am Gangsystem und an den Drüsenläppchen an und erzeugen in dosis- und zeitabhängiger Stimulierung beim Tier Reaktionen am Drüsenbaum, die den in Rede stehenden Erkrankungen weitgehend entsprechen.

α) *Humorale Befunde*

Aus dem älteren Schrifttum liegen, z.T. mit Angaben über Hormonanalysen, Studien von LEWIS und GESCHICKTER (1934), TAYLOR (1936a, b), BURROWS (1936), HOFFMANN (1939), TAYLOR und WALTMAN (1940), GESCHICKTER (1941, 1948) sowie SØRENSEN (1941) und KONJETZNY (1954, Lit.) vor, aus dem neueren zur Frage des Steroidstoffwechsels bei Mastopathie die Arbeiten von SCHUBERT und BACIGALUPO (1961, 1962) sowie von SCHUBERT et al. (1961) über den Kortikoidspiegel unter ACTH-Belastung bei Mastopathie und Mammakarzinom. Quantitative Bestimmungen der Östrogenausscheidung im Frühharn bei 202 Frauen mit fibrös-zystischer Mastopathie führten GUMMEL und WILDNER (1955) mit dem Ergebnis einer signifikant erhöhten Östrogenausscheidung durch. Dabei zeigte sich, daß die Östrogenwerte im Urin bei Frauen mit Fibroadenomen noch höher lagen als bei zystenbildenden Mastopathien. Die Autoren schließen daraus, daß der Mastopathie eine relative Hyperfollikulinie bei Mangel an Progesteron zugrundeliegt, während fibro-adenomatöse Prozesse mit einer absoluten Östrogenstimulation korrelieren. Diese könnte sich auch darin erweisen, daß LEWIS, GESCHICKTER und HARTMANN (1934) gerade in Fibroadenomen große Mengen von Follikelhormon feststellen konnten.

Mastodynien und Adenosen, häufig mit einem verkürzten menstruellen Zyklus verbunden, ergeben nach GESCHICKTER (1948) eine um ein Drittel verminderte Pregnandiol-Ausscheidung.

β) Ergebnisse der experimentellen Pathologie

Die synthetische Darstellung der Geschlechtshormone und die Erforschung ihrer Wirkungen hat für die ätiologische und pathogenetische Deutung vieler Brustdrüsenerkrankungen größte Bedeutung erlangt. In zahllosen Untersuchungen an verschiedenen Tierspezies in unterschiedlichsten Dosierungen, Applikations- und Kombinationsformen mit anderen Hormonen, mit und ohne Kastration, Hypophys-Adrenalektomie wurden wichtige Befunde erhoben und Modelle entwickelt. Neues Schrifttum und Zusammenfassungen bei STEINBECK, (1969), BÄSSLER (1970).

Für das Verständnis entsprechender morphologischer Veränderungen sind vor allem die Wirkungen minimaler Hormonmengen und der Erfolg von Langzeitapplikationen wichtig, da diese den pathophysiologischen Voraussetzungen für die Entwicklung einer Mastopathie am ehesten entsprechen könnten.

Minimaldosen von $^{1}/_{10}\gamma$, $^{1}/_{4}\gamma$ und 1γ/d Östrogen (Östradiolpropionat, Stilboestrol) bewirken bei neonaten Ratten Knospenbildung und Ektasie der Milchgänge (ASTWOOD et al. 1937), bei adulten Ratten Gangproliferationen und bei 10γ/d eine Ausbildung von Alveolen (LEWIS und TURNER, 1941; CURTISS, 1949; AHREN, 1959).

Höhere Dosierungen von $5-20\gamma$/d rufen, in Abhängigkeit von der Wirkungsdauer, stärkere Gangproliferationen, Gangektasien und papilläre Wucherungen des Epithels hervor, während hohe Dosen von 50γ/d und mehr schon nach einigen Tagen zur Sekretion und Zystenbildung führen, vor allem bei nicht kastrierten Tieren (LIESER, 1954).

Langzeitbehandlung von mehreren Wochen bis zu 300 Tagen bewirkt eine regelmäßige Proliferation des Gangsystems, Sekretion, Gangektasie und Zystenbildung sowie Epithelproliferation. Nach Implantation von Östradiolpropionat-Pellets von 1–20 mg fand EISEN (1942) in gesetzmäßiger Abfolge:

bis zum 26. Tag	Proliferation des Gangsystems,
vom 40.– 60. Tag	Sekretion,
vom 60.– 90. Tag	Dilatation der Gänge,
vom 90.–150. Tag	Zystenbildung bis 1 cm Durchmesser,
vom 150.–180. Tag	Fibrosierung.

Ähnliche Reaktionen erzeugten GESCHICKTER und HARTMANN (1939) an Rhesusaffen nach siebenjähriger Östrogenapplikation. Damit sind die für die Mastopathia cystica fibrosa des Menschen gültigen morphologischen Kriterien durch eine geeignete Versuchsanordnung experimentell nachgeahmt worden. Der Langzeiteffekt des Östrogens kann durch ergänzende Wirkstoffe, vor allem durch Progesteron und Prolaktin, in kürzeren Zeiträumen erreicht werden, weil die Epithelreaktionen stärker stimuliert werden (dazu ASTWOOD und GESCHICKTER, 1938; FAUVET, 1940; BENSON et al., 1958; LINZELL, 1959; MEITES, 1959).

Der histometrische Wandel mit Aufbau- und Involutionsphasen geht nach Untersuchungen aus dem eigenen Arbeitskreis von BLUME (1969) hervor. Hier wird deutlich, daß sich Gangektasien, Zysten, Sekretbildung und Epithelproliferationen bei Sistieren des hormonalen Einflusses rasch zurückbilden, etwa vergleichbar mit möglichen Reaktionen der Mastopathie in der Menopause (Abb. 62 und 63).

Obwohl wir aus naheliegenden Gründen die experimentellen Ergebnisse nicht ohne weiteres auf die Pathologie der weiblichen Brustdrüse übertragen können, wird doch deutlich, daß Östrogene allein oder in Kombination mit weiteren Wirkstoffen Umbauprozesse der Mamma auslösen können, die in ihrem morphologischen Prinzip einer zystenbildenden Mastopathie entsprechen. Damit wird die Frage der *Entstehung von Zysten* und Gangektasien beantwortet, die *Folge einer hormonal induzierten Sekretion und Sekretretention* sind.

γ) *Pathomorphologie des Genitale und endokrine Drüsen bei* *Mastopathia cystica fibrosa*

Klinische Untersuchungen besagen, daß die Heilung einer gynäkologischen Erkrankung zu einer Besserung der Mastopathie führen kann. Über Korrelationen zwischen Mastopathie und Genitalerkrankungen s. TAYLOR, (1936, 1942), PIERCE und SLAUGHTER (1948). In diesem Sinn sprechen Erhebungen von BREZINA (1973) über ein gehäuftes Zusammentreffen von Uterus myomatosus mit fibrös-zystischer Mastopathie.

Pathologisch-anatomisch stellten MARTEL und SOMMERS (1957) bei 20 obduzierten Frauen mit Mastopathia cystica fibrosa eine Stromahyperplasie der Ovarien in 17 von 20 Fällen fest, ähnlich wie bei Mammakarzinomen (SOMMERS und TELOH, 1952), ferner eine Vermehrung basophiler gonadotroper Zellen des Hypophysenvorderlappens. Beide Veränderungen deuten die Autoren als eine gesteigerte Sekretion von Gonadotropinen und ovariellen Östrogenen. Des weiteren wurden gehäuft Hyperplasien des Endometriums nachgewiesen, in 5 Fällen Leiomyome des Uterus und drüsenreiche Strumen unterschiedlicher Form. Nebennieren, Epithelkörperchen und Pankreas ergaben keinen ungewöhnlichen Befund. Ob die Angaben unter statistischen Aspekten Bedeutung haben, erscheint wegen der kleinen Untersuchungszahl, der Häufigkeit von Uterusmyomen und der Vielfalt mastopathischer Reaktionen in der Mamma fraglich.

j) Zur chirurgischen und konservativen Therapie

Die Notwendigkeit der Behandlung einer Mastopathie ergibt sich aus der Stärke subjektiver Beschwerden und aus der Erfahrung der potentiellen Kanzerisierung. *Wichtigste Voraussetzung ist die histologische Diagnostik zur Bestimmung des Mastopathietyps.*

1. *Einfache umschriebene Mastopathien* können durch eine Exzisionsbiopsie oder Segmentresektion entfernt werden. Bei ausgedehnteren Formen sind zumeist Teilresektionen erforderlich (SCHWAIGER und HERFARTH, 1968). Solitärzysten können exzidiert und in geeigneten Fällen nach Pneumozystographie (HOEFFKEN und LANYI, 1973) zur Rückbildung gebracht werden. Bei diesen Selektivmaßnahmen ist stets zu bedenken, daß in der Regel auch „solitäre" Zysten Teilbild einer größere Teile oder das gesamte Organ betreffenden Erkrankung sein können. Eine Entscheidung ist in vielen Fällen durch Mammographie und Kontrolluntersuchungen möglich.

2. *Mastopathieformen mit Epithelproliferation ohne Atypien* sollten operativ durch Exzisionen, Segment-, Teilresektionen behandelt werden. Wichtig ist für

alle Fälle die Nachsorge mit halbjährlicher klinischer und mammographischer Kontrolle (ZIPPEL und CITOLER, 1973), wobei *stets beide* Organe untersucht werden sollen.

3. *Mastopathieformen mit atypischen Epithelproliferationen* sind, dem Grad der Ausdehnung der Erkrankung und der Zellproliferation entsprechend, ebenfalls durch Teilresektion oder Mastektomie zu behandeln. Die Erfolge der plastischen Chirurgie ermöglichen, die Organdefekte weitestgehend durch Silikonprothesen auszugleichen. Insofern ist es angesichts der Gefahr der Kanzerisierung bei proliferativen Mastopathien *mit* Zellatypien heute gerechtfertigt, die Indikation zu einer subkutanen oder einfachen Mastektomie *weiter* zu stellen. Das betrifft auch rezidivierende und stark ausgedehnte Formen wie Carcinomata in situ.

4. Der Erfolg *konservativer Maßnahmen* ist heute nicht nur fragwürdig, sondern kann bei Anwendung von Geschlechtshormon in das Gegenteil umgekehrt werden und Sekretion sowie Proliferation anregen (HAAGENSEN, 1971). Dennoch wird in Einzelfällen und zur Behandlung bestimmter Symptome (Mastodynie) vorübergehend eine Hormontherapie angezeigt sein, über die im älteren Schrifttum HOFFMANN (1959) und in der neuen Literatur zur Frage der Gestagenbehandlung KAISER (1973) berichten.

Die therapeutische Entscheidung ist, in Kenntnis der Person des Patienten, in der Regel Sache des Klinikers. Der Pathologe hat bei Beurteilung des Operationspräparats zumeist keine Angaben über weitere relevante klinische Daten oder Risikofaktoren, die für einen Therapieplan von Bedeutung sind und Eigenart sowie Ausmaß einer Operation beeinflussen. Daher sind diese Angaben nur als *allgemeine* Gesichtspunkte *aus der Sicht des Pathologen* zu verstehen.

2. Fibrosis mammae

Unter dem Begriff der ,,Fibrosis mammae" werden gutartige umschriebene Proliferationen des kollagenen Bindegewebes in der Brustdrüse verstanden, die bei jüngeren Frauen auftreten und mit einer örtlichen Parenchymatrophie verbunden sind.

Im älteren Schrifttum bezeichnete man als Fibrose oder Fibromatose stromareiche Formen der Mastopathia cystica fibrosa und ergänzte durch das Attribut ,,cystica" (LUKOWSKY, 1921; KROMPECHER, 1924; DIETRICH, 1926; KÜCKENS, 1928), womit ausgedrückt werden sollte, daß es sich nicht um ein eigenständiges Krankheitsbild handelt. CHEATLE und CUTLER (1931) schlugen den Terminus ,,Fibromatose" vor und vermuteten Beziehungen zur Mazoplasie. STEWART (1950) erblickte in der Bindegewebsvermehrung eine chronisch-indurative Mastitis. SCHULTZ (1933) erwähnte die Fibrose als Dysplasie nicht. In der neueren Literatur finden Fibrosis und ,,fibrous disease" HAAGENSEN (1957, 1971) allgemeine Anwendung. In einer Zuordnung zu den Formen der Mastopathie erscheint die Bezeichnung ,,Mastopathia fibrosa" (fibromatosa) gerechtfertigt.

a) Altersverteilung und Häufigkeit

Im Gegensatz zu dem Gewebsbild, das in Brustdrüsen alter Frauen in ähnlicher Form vorkommt, tritt die Fibrosis mammae *vor* der Menopause bei einem mittleren Alter von 33–40 Jahren auf, mit einer Schwankungsbreite von 17–56 Jahren (VASSAR und CULLING, 1959). Die Autoren fanden unter 500 Mammabiopsien 20 Fälle, und nach HAAGENSEN (1971) ergibt sich eine Zahlenrelation zwischen Fibrosis zu Karzinomen von 1:15, d.h. daß die Fibrosis mammae nicht häufig ist, wenn man die Kriterien für die Diagnostik kennt.

b) Klinik

Die Fibrosis mammae imponiert als eine schmerzlose, nicht gut begrenzte tumorförmige Resistenz im Drüsenkörper von fester bis harter Beschaffenheit, (sog. Kuchenbrust), deren mittlere Größe von 3–5 cm maximal schwankt. In der Regel ist der Prozeß einseitig, selten bilateral, wobei auch hier der obere äußere Quadrant bevorzugt ist. Retraktionen durch Verwachsungen mit der Haut sind nicht beobachtet worden. Fertilitätsstörungen der Frauen wurden verneint. Schon für die klinische Untersuchung gewinnt die Differentialdiagnose zur Abgrenzung gegenüber kleinen szirrhösen Karzinomen große Bedeutung.

c) Pathomorphologie

Makroskopisch ist die Fibrosis mammae durch ein weitgehend homogenes, weißliches Bindegewebe von fester Konsistenz charakterisiert, das schwer schneidbar ist und auf den Schnittflächen die gleiche Beschaffenheit aufweist. Große Zysten kommen bei der Fibrosis nicht vor, auch keine Kalzifikationen. Der tumorförmige Prozeß besitzt *keine* Kapsel und geht zumeist kontinuierlich in das angrenzende Stützgewebe über.

Histologisch stehen eine homogene, grobfaserige Fibrose und Hyalinose im Vordergrund, die das Mantelgewebe der Läppchen wie das Stützgewebe in gleicher Form erfassen und zu einem „einartigen" Stroma im Sinn von WALCHSHOFER (1930) und NIZZE (1972) verändern (Abb. 253). Die Vermehrung des Bindegewebes führt zu einer Dissoziation der Drüsenläppchen mit starker Atrophie des Parenchyms. Die lobulären Residuen bilden schmale Rudimente, gelegentlich Mikrozysten, die etwas Sekret enthalten. Das ursprüngliche Mantelgewebe hebt sich teilweise durch einen vermehrten Zell- und Gefäßgehalt hervor. Die Fibrose kann auf das Fettgewebe übergreifen oder Fettläppchen umschließen. Epithelproliferationen fehlen stets, ebenso größere Zysten. Histochemische Studien von VASSAR und CULLING (1959) ergaben eine exzessive Ablagerung von Kollagen bei fehlender Fibroblastenaktivität. Chemisch-analytische Studien mit quantitativer Bestimmung von Hydroxyprolin, Kollagen und Hexosamin im normalem Drüsengewebe, bei Mazoplasie und Fibrosis zeigten, daß der Kollagengehalt in diesen Geweben im Vergleich zum normalen Mammakollagen qualitativ nicht verändert ist, nur quantitativ differiert. Dagegen ergab die Mazoplasie einen vergleichsweise erhöhten Hexosamingehalt, der durch Ausbildung einer Grundsubstanz im zirkumduktalen Mantelgewebe zu erklären ist.

Pathogenetisch ist die Fibrosis mammae als eine selektiv am Bindegewebe angreifende hormonale Imbalance zu deuten, die in einer Zeit wirksam wird, in der das Ovar seine größte Aktivität entfaltet. Das Bemerkenswerte dieser Dysplasie ist das völlige Fehlen von Proliferationsformen des Epithels, das offensichtlich mit zunehmender Dauer der Fibrosierung immer mehr der Atrophie anheimfällt.

Das Vorkommen der Fibrosis bei jüngeren Frauen einerseits und die der

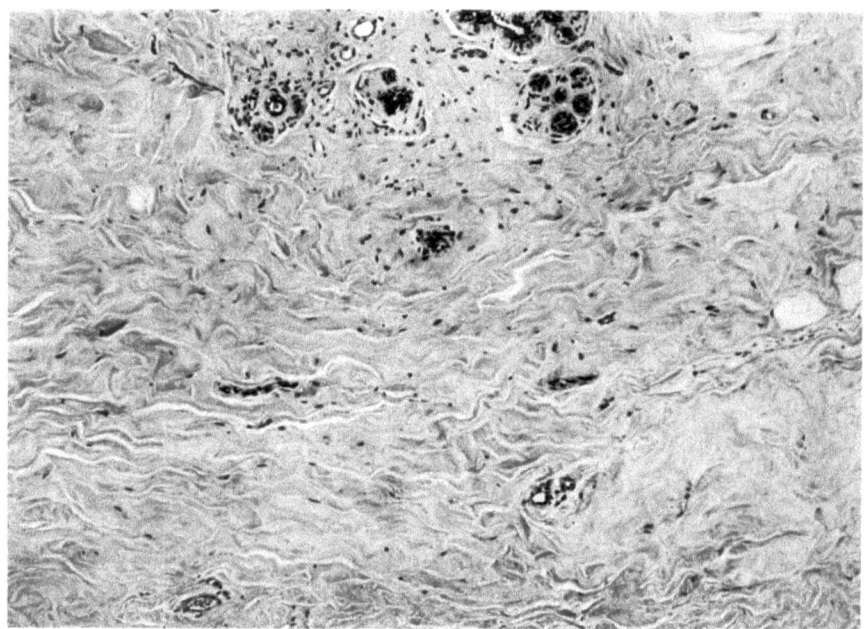

Abb. 253. Fibrosis mammae mit Ausbildung eines homogenen kollagenen Bindegewebes bei Atrophie des Drüsenparenchyms. Klinisch: diffuse Verdichtung im Drüsenkörper einer 26 alten Frau. HE, Vergr. 90 ×

Mazoplasie eigene Fibroblastenaktivität im Mantelgewebe mit Abscheidung von Mukopolysacchariden in der Grundsubstanz andererseits, gaben VASSAR und CULLING (1959) Anlaß zu einer einheitlichen Deutung. Danach stelle die Mazoplasie — gleichsam als frischer Verquellungszustand — den Vorläufer der Fibrosis mammae dar, ähnlich dem frischen Fibroadenom und seiner sklerosierten Spätphase.

Für die *Diagnostik* ist wichtig, daß ein weitgehend „normal" aussehendes, herdförmig verfestigtes Biopsiepräparat eine derartige Fibrose zeigen kann. Insbesondere sollte kein „normaler Befund" erhoben werden, wenn klinisch eine umschriebene Resistenz nachgewiesen wurde. Ferner ist es nicht zutreffend, wenn die Fibrosen summarisch als fibrös-zystische Mastopathien klassifiziert werden, zumal wenn es sich um sehr junge Frauen und um Befunde ohne epitheliale Aktivität oder Zystenbildung handelt. Dennoch gibt es viele Grenzformen. Der Fibrosis mammae histologisch entsprechende Veränderungen weisen Pubertätsmakromastien auf, wenn die Lobuli nicht entfaltet und das Bindegewebe stark vermehrt und durchsaftet sind (vgl. Kapitel F).

Beziehungen zu gleichzeitig bestehenden oder nachfolgenden Mammakarzinomen wurden nicht festgestellt.

Zur *Therapie*: Da die Fibrosis mammae zu den tumorförmigen Resistenzen zählt, die klinisch keine auffällige Symptomatik haben, ist in jedem Fall zum sicheren Ausschluß eines malignen Tumors die Exzisionsbiopsie vorzunehmen. Konservative Maßnahmen oder Strahlentherapie hatten keinen Erfolg.

3. Mastodynie und Mazoplasie

Daß das Symptom der „schmerzhaften Brustdrüse" in einer morphologisch orientierten Abhandlung in dieser Form herausgestellt wird, mag zunächst überraschen. Die Beschreibung findet darin ihre Begründung, daß der Pathologe gelegentlich Exzisionen zur Beurteilung erhält, bei denen als einziges klinisches Symptom ein umschriebener oder diffuser Schmerz im Drüsenkörper vermerkt ist und dessen gewebliches Substrat als einfache Mastopathie mit einem gestörten lobulären Aufbau bezeichnet werden kann. Die umschriebenen Indurationen der „painful breasts" werden nach CHEATLE und CUTLER (1931) als *Mazoplasie* bezeichnet und den diffusen und passageren Mastodynieformen gegenübergestellt.

a) Die prämenstruelle, diffuse Mastodynie

Häufigkeit: Nach Untersuchungen von BEUTHE (1960) an 1758 Frauen gaben insgesamt 548 (46,2%) Brustdrüsenschmerzen an, von denen 42% eine normale, 60% eine gestörte Menstruation hatten. In 25 Fällen waren die Schmerzen so stark, daß Behandlungsbedürftigkeit bestand. Nach KRAUSSOLD (1960) wurden unter allen Erkrankungen der Mamma Mastodynieformen in 21,7% gesehen; eine Differenzierung dieses Symptoms wurde jedoch nicht vorgenommen.

Alter: Prädilektionsalter ist das 20. bis 40. Jahr, d.h. die fertilen Dezennien der Frau, wobei gelegentlich Mädchen zur Zeit der Pubertät wie Knaben (Pubertätsgynäkomastie!) befallen sind. In der Menopause ist die Mastodynie weit seltener.

Klinik: Zumeist treten Schmerzen zur Zeit des Follikelsprungs oder etwa 1 Woche vor der zu erwartenden Periode auf, die als Dauerschmerz oder auch anfallsweise beobachtet wurden (MOHRMANN, 1962). In der Regel sind beide Organe betroffen, bevorzugt ist der obere äußere Quadrant. Es bestehen Spannungsgefühl und Berührungsempfindlichkeit. Mit Beginn der Menstruation bilden sich die Sensationen spontan zurück. Hierbei handelt es sich bevorzugt um Nullipara oder um Frauen mit einem oder wenigen Kindern. Häufig bestehen zugleich endokrine Regulationsstörungen, wie Hyperthyreosen, gynäkologische Erkrankungen, vor allem Dysmenorrhoen und neurovegetative oder psychische Störungen (FEICHTIGER, 1950; SEGSCHNEIDER, 1962). Nach COPELAND (1947) können die mastodyniekranken Frauen in 2 Gruppen unterteilt werden: 1. Frauen im gebärfähigen Alter mit Neigung zur Sterilität und normal entwickelten Brustdrüsen, Menstruation ungestört, Mastodynie passager; 2. junge, kinderlose Frauen mit atrophischen Brustdrüsen und gestörter Menstruation.

Pathogenetisch sind die das gesamte Organ betreffenden Störungen mit den zyklischen Veränderungen der Mamma in Zusammenhang zu bringen. Die Schmerzen sind als Irritationszustände peripherer Nerven infolge einer verstärkten prämenstruellen Durchsaftung des Mantelgewebes gedeutet worden (Abb. 254). Über seine feingeweblichen Reaktionen unter physiologischen Bedingungen vgl. Kapitel B. Die kausalen Beziehungen zu hormonalen Regulationsstörungen erklären die Synonyme, wie endokrine Mastose, Mastopathia ovarica, Menomastopathie, ferner Mastalgie, Neuralgia mammae, schmerzvolle Knotenbrust. Es wird hieraus deutlich, daß es sich um Grenzformen physiologischer Regulationen mit Auswirkungen auf das Drüsengewebe der Mamma unterschiedlicher Intensität handelt, die auf ovarielle Dysfunktionen zurückzuführen sind.

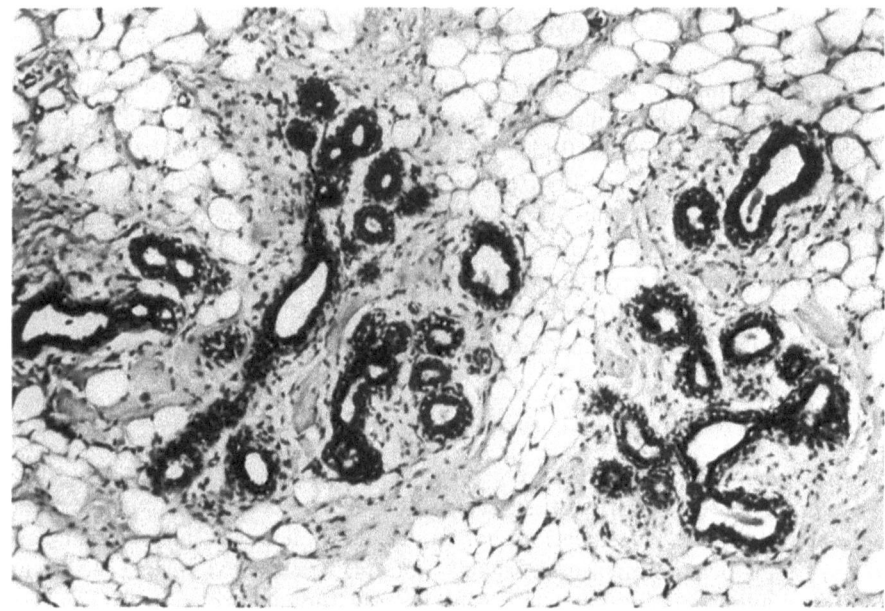

Abb. 254. Drüsenläppchen der Mamma einer 28 Jahre alten Frau mit intensiven Schwellungszuständen vor der Menstruation und Mastodynie. Unregelmäßiger Läppchenaufbau, eiweißhaltiges Ödem und diskrete Zellulationen im Mantelgewebe. HE, Vergr. 90×

Therapeutisch stehen konservative Maßnahmen zur Behebung dieser Störungen im Vordergrund.

b) Mazoplasie: Rezidivierende Mastodynie bei herdförmiger Induration

Nach den Angaben von CHEATLE und CUTLER (1931), COPELAND (1947) und aufgrund der vielseitigen Bearbeitung dieses Gebietes durch GESCHICKTER (1948) an 375 Fällen könnte man von einer „chirurgischen Mastodynie" sprechen, die mit abgrenzbaren, zum Teil als Tumor imponierenden Verdichtungen des Drüsenkörpers verbunden ist.

Altersverteilung: Im Mittel 35 Jahre bei größerer Streubreite bis zum 55. Jahr.

Klinik: Die Mehrzahl der Frauen ist verheiratet, die Zahl der Kinder gering. Die Dauer der Symptome gibt GESCHICKTER (1948) mit 21 Monaten bis zu mehreren Jahren an, wobei auch bei dieser Gruppe die Schmerzen prämenstruell einsetzen; aber mit zunehmender Dauer persistieren und während des Zyklus anhalten. In etwa der Hälfte aller Mastodynien besteht eine Anschwellung oder eine knotige Verdichtung, die entweder permanent fortbesteht oder sich spontan zurückbilden kann. Der obere äußere Quadrant ist bevorzugt befallen. Palpatorisch wird eine höckerige Oberfläche (mammary nodosity) bis zu 3×5 cm Größe festgestellt. Pathologische Sekretion ist selten.

Pathomorphologisch äußert sich die Mazoplasie durch eine ungleichmäßige, gestörte Läppchenbildung mit Veränderung ihrer Größe und Zahl. Die terminalen Gangsegmente enthalten desquamierte Epithelzellen und Sekret, dessen Re-

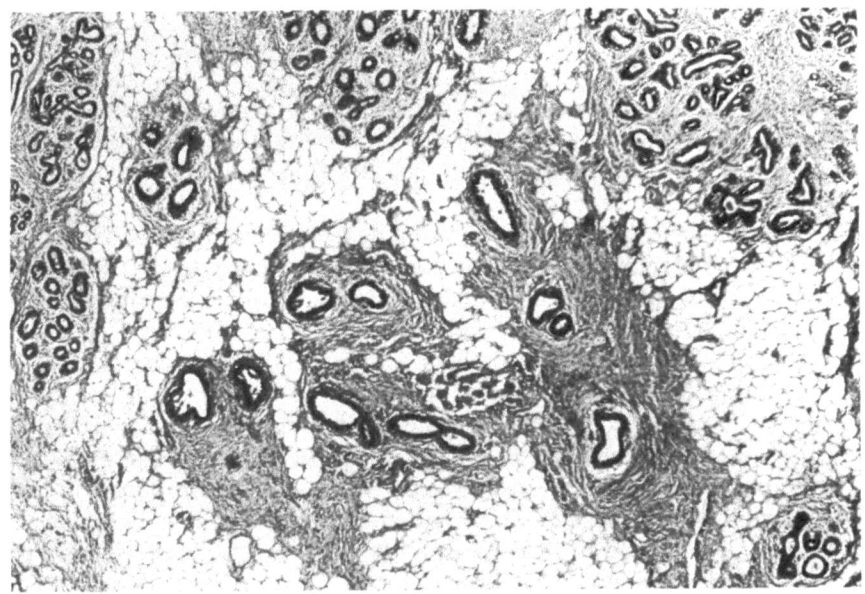

Abb. 255. Sogenannte Mazoplasie mit ungleichmäßiger tubulärer Proliferation kleiner Gänge, mit zirkumduktaler Fibrose und ungleichmäßiger Entwicklung der Drüsenläppchen. Gynäkomastieartiges Bild. HE, Vergr. 90 ×

tention örtliche Schmerzsensationen auslösen soll. Zystenbildung ist nicht typisch. Das intralobuläre Mantelgewebe und das zirkumduktale Mesenchym zeigen eine Hyperplasie, sind ödematös aufgelockert und zellreich. Mit zunehmender Dauer kommt es zu Sklerosierungen und Parenchymatrophie.

Aus dieser Beschreibung wird deutlich, daß das Gewebsbild für eine Mazoplasie in der Regel kennzeichnend ist. Im Zweifel führen klinische Angaben oder Rückfragen über Symptomatologie und Lokalisation des Prozesses weiter. Wichtige Hinweise sind die unregelmäßigen Läppchenstrukturen mit erweiterten Sprossen bei einem breiten Mantelgewebe, wodurch Teilbilder einer Gynäkomastie der Mamma virilis nachgeahmt werden. Die Reaktionen zeigen damit an, daß unter dem Einfluß zyklischer hormonaler Impulse Proliferationen des Gangsystems ausgelöst werden, die mit einer intraduktalen Epithelhyperplasie, Adventivsprossungen terminaler Gänge und Ausbildung unvollständiger Lobuli verbunden sind (Abb. 255). Daher kann deskriptiv die Diagnose einer Adenofibromatose oder einer einfachen Mastopathie gestellt werden. Mit zunehmender Dauer und vor allem in der Menopause sind Übergänge in eine Mastopathia (cystica) fibrosa ohne weiteres möglich.

Für die *Diagnostik und Therapie* erscheint es angezeigt, bei Mastodynieformen, die sich nicht als diffuse, eindeutig menstruationsabhängige Schmerzen, sondern als ein *lokalisierter* Prozeß mit Induration äußern, eine Biopsie vorzunehmen, um in jedem Fall einen malignen Tumor auszuschließen. Die Abhängigkeit vom mensuellen Zyklus erklärt spontane Rückbildungen in der Menopause.

S. Sklerosierende Adenose

Unter den als sklerosierende oder fibrosierende Adenose bezeichneten Veränderungen der Brustdrüse werden lobulär orientierte, diffuse oder knotige Proliferationen des Epi- und Myothels wie auch des Bindegewebes verstanden, die ausnahmslos eine gute Prognose haben.

Die Terminologie der Erkrankung kennzeichnet unterschiedliche Deutungen als Adenosis, Adenomatosis, Adenosis scleroticans mammae, als Mazoplasie oder ohne Abgrenzung gegenüber anderen Dysplasieformen, insonderheit der Mastopathia chronica cystica. Im anglo-amerikanischen Schrifttum haben die auf Ewing (1940) sowie auf Foote und Stewart (1945 a, b) zurückgehenden Formulierungen der „diffuse fibrosing adenomatosis", mehr noch der „sclerosing" bzw. „fibrosing adenosis" zunehmende Anwendung gefunden und sich auch hierzulande eingebürgert. Es ist das Verdienst von Hamperl (1939), die Eigenart des Krankheitsbildes als eines im Vordergrund stehenden Proliferationszustandes myoepithelialer Zellen gedeutet zu haben. In einigen neueren synonymen Bezeichnungen, wie „Korbzellenwucherung" durch v. Albertini (1955) oder „hyperplasie myoid" (Masson, 1956), „myoid sclerosis" (Ingleby und Gershon-Cohen, 1960) wird dieser Auffassung Rechnung getragen. Für den Pathologen gewinnt die sklerosierende Adenose besondere Bedeutung, weil das mikroskopische Bild, vor allem im Schnellschnitt, ein Karzinom vortäuschen kann. Daher sind Fehlentscheidungen möglich. In retrospektiven Untersuchungen an Biopsiepräparaten mit der Diagnose eines Mammakarzinoms von 61 Frauen im Alter von 20–35 Jahren von Meyer (1957) mußten die ursprünglich gestellten Diagnosen, die aus der Zeit vor Bekanntwerden der sklerosierenden Adenose stammten, in 12 Fällen revidiert werden. Rezidiv- und Metastasenfreiheit entsprachen klinisch diesem Krankheitsbild, ebenso der geprüfte histologische Befund. In gleichem Sinn äußern sich Urban und Adair (1949) über die hohe Frequenz diagnostischer Irrtümer in früheren Jahrzehnten.

Häufigkeit. Die Zahlenangaben des Schrifttums sind unterschiedlich und differieren dadurch, daß die sklerosierende Adenose als Teilbefund oder als dominierende, zumeist tumorförmige Erkrankung kategorisiert wurde. In vergleichenden Untersuchungen an 800 Obduktionen fand Sandison (1962) insgesamt 7% sklerosierende Adenosen, und zwar unabhängig von Form und Ausbreitung, davon in 25% bilateral. Foote und Stewart (1945) stellten die Diagnose in 12,5% von 200 benignen Erkrankungen und in 7% von 300 Brustdrüsen mit Karzinomen. Heller und Fleming (1950) geben 2% unter allen pathologischen Brustdrüsenveränderungen an. Sandison (1958) stellte am chirurgischen Exzisionsmaterial von 1 000 Fällen 12 primär knotige und 73 sekundäre Formen fest, insgesamt 8,4%. Baumgartner und Stamm (1966) beobachteten 3,1%, Hofmann und Boschbach (1970) 4,9% unter den gutartigen Erkrankungen und 2,8% unter allen Erkrankungen der Brustdrüsen. Aus dem eigenen Arbeitskreis berichtete Schramm (1972) unter 2 880 Exzisionen mit benignen Erkrankungen über 1,5% mit tumorförmiger sklerosierender Adenose.

Alter. Übereinstimmend ist festgestellt worden, daß die sklerosierende Adenose vor der Menopause auftritt, wobei das Durchschnittsalter mit 31 Jahren

(URBAN und ADAIR, 1949), mit 37,3 Jahren (HAAGENSEN, 1971) und mit 41,2 Jahren (HOFMANN und BOSCHBACH, 1970) angegeben wird. Die Altersstreuung reicht von 19 Jahren (SCHRAMM, 1972) bis 55 Jahren. Es ist auffällig, daß die tumorbildende Adenose etwas früher (20.–40. Jahr) als die multilokulär-diffuse Form (30.–50. Jahr) beobachtet wird.

Klinik. Palpatorisch imponiert die sklerosierende Adenose als eine verschiebliche Gewebsverdichtung oder Knotenbildung, die vom umgebenden Drüsengewebe abgrenzbar ist. Die Konsistenz wird als elastisch-fest bezeichnet, erreicht aber nicht die Härte oder Form eines szirrhösen Karzinoms. Retraktionen der Haut oder Mamille wie auch pathologische Sekretionen werden im allgemeinen nicht beobachtet. Gelegentlich treten Schmerzen auf. Bei oberflächlicher Position kann die knotige Beschaffenheit der Adenose getastet werden. Bevorzugt ist, wie bei Karzinomen, der obere äußere Quadrant. In der Mehrzahl ist klinisch ein benigner Prozeß vermutet worden, zumeist ein Fibroadenom, bei der Tumorform auch eine Mastitis. Schon unter klinischen Aspekten wurde in Kenntnis des Krankheitsbildes die Diagnose eines Karzinoms zumeist nicht gestellt (URBAN und ADAIR, 1949; HOFMANN und BOSCHBACH, 1970). Die mittlere Krankheitsdauer geben die Autoren mit einigen Wochen bis 7 Jahren, ihren Durchschnitt bei der diffusen Form mit 6,5 Monaten, bei der knotigen Adenose mit 3,8 Monaten an. Diese erreicht einen mittleren Durchmesser von 2,5 cm.

Mammographisch wird eine flächenhafte oder körnige Verdichtung mit charakteristischen Kalkablagerungen beschrieben, die einzeln über große Areale des Drüsenkörpers verstreut oder größer als 500 μ sind. Die körnig-bröckeligen Abscheidungen sind daher von den Mikrokalzifikationen des Karzinoms zu differenzieren (HOEFFKEN und LANYI, 1973).

I. Pathomorphologie

Die sklerosierende Adenose tritt, je nach ihrer Ausdehnung im Drüsenkörper, in unterschiedlicher Form in Erscheinung, wobei jedoch das feingewebliche Substrat nahezu gleich bleibt.

1. Sklerosierende Adenose als Teilbefund bei Mastopathia chronica cystica, von Fibroadenomen, Papillomen und Karzinomen

Wie die pathohistologische Praxis zeigt, werden bei den genannten Brustdrüsenerkrankungen häufig kleinere Herde festgestellt, die Eigenschaften einer sklerosierenden Adenose aufweisen (Abb. 256). In der Regel finden sich die epimyothelialen Zellproliferationen um kleine Gänge angeordnet mit einer unscharfen Begrenzung zum umgebenden Stroma, in dem sich die spindelförmigen Zellen in einem verdichteten Stützgewebe verlieren. Bei zystischer Mastopathie liegen am Rand oder inmitten der Herde unterschiedlich große Zysten vor. In Fibroadenomen und in Papillomen kann das Stroma in gleicher Weise zellig durchsetzt oder fibrosiert sein, wodurch der papilläre Charakter weitgehend nivelliert wird (FENOGLIO und LATTES, 1974). An der Basis der Papillome ahmt die myo-epitheliale Zellproliferation pseudoinfiltrative Gewebsmuster nach, ohne daß die Benignität des Prozesses in Frage gestellt wird. Bei Karzinomen wird die sklerosierende Adenose in Form multipler Herde beobachtet, wobei

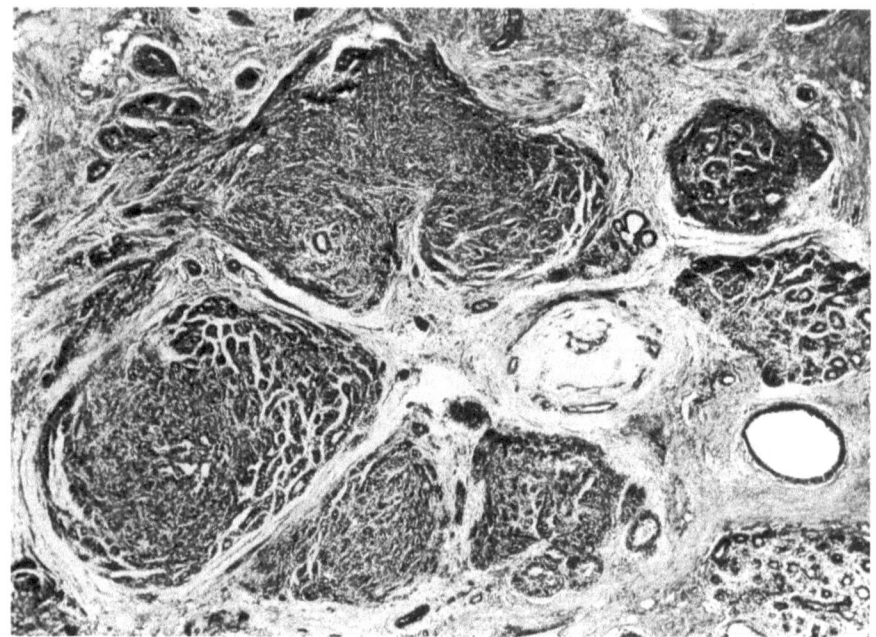

Abb. 256. Multinoduläre sklerosierende Adenose mit erkennbaren lobulären Einheiten. HE,
Vergr. 40 ×

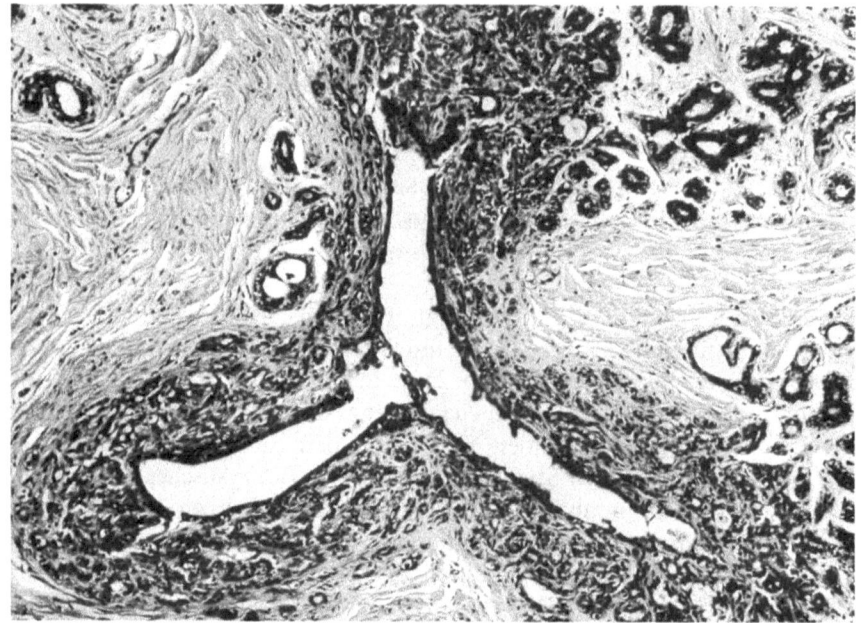

Abb. 257. Früher Entwicklungszustand einer sklerosierenden Adenose um einen kleinen,
sich teilenden Milchgang und angrenzende Läppchen. HE, Vergr. 140 ×

in Gebieten einer gegenseitigen Verflechtung die Unterscheidung erschwert werden kann, insbesondere bei Kombinationen mit lobulären Karzinomen. SANDISON (1958, 1962) bezeichnet diese Gruppe als komplizierte Form, die unter 1010 Biopsiepräparaten in 7,2% nachzuweisen war.

Zwischen den multinodulären, ausgebreiteten Typen (Abb. 256) gibt es Übergänge zu tumorförmigen Adenosen wie – in seltenen Fällen – zu diffusen, nahezu alle Teile der Mamma betreffenden sklerosierenden Adenosen (Abb. 258).

2. Tumorförmige, sklerosierende Adenose

Dieser seltenere Typ wird nach SANDISON (1958) in 1,2%, nach eigenen Erhebungen in 1,5% des Biopsiematerials gesehen und imponiert als kirsch- bis walnußgroßer Knoten, der nicht von einer Kapsel umgeben ist (Abb. 258). Die Konsistenz ist elastisch bis fest, die Farbe graugelb. Auf dem Anschnitt tritt ein körniges Muster der proliferierten und von den Lobuli ausgehenden Herde hervor. In den Randzonen und im Zwischengewebe können sich flächenhafte Sklerosen ausbilden. Die Intensität der Zellproliferationen bei diesen Formen läßt ohne weiteres einen malignen Tumor vermuten (Abb. 260).

3. Histologie und Pathogenese

Die sklerosierende Adenose ist eine Erkrankung der Drüsenläppchen und beginnt intralobulär, häufig von den terminalen Milchgängen ausgehend, da sich nach HAMPERL (1970) gerade hier eine dichte Anhäufung epi-myothelialer Zellen befindet (Abb. 257). Die feinherdig-spindelzelligen Proliferationen ergreifen den gesamten Lobulus, dessen feingliedriges tubuläres System zunehmend überdeckt oder verdrängt wird, so daß manchmal nur schattenhaft die präexistenten Drüsenstrukturen erkennbar sind (Abb. 256). Kompressionen rufen schmale, solide Zellbänder hervor, und schließlich formieren sich Drüsenschläuche neu, wodurch das Volumen des ursprünglichen Lobulus auf das Doppelte oder auf ein Mehrfaches anwächst. Dagegen ist die Zahl der Drüsenfelder nicht wesentlich verändert (NIZZE, 1973). Über sklerosierende Adenose nach einer Gravidität (physiologische Hyperplasie der Lobuli) berichtete DAWSON (1956). Durch Konfluenz der Herde entstehen knotig-tumorförmige Infiltrate, die sich intussuszeptionell und appositionell vergrößern und daher keine Kapsel entwickeln. Ein Eindringen in das angrenzende Fettgewebe gleicht, angesichts des hohen Zellgehalts, dem Vordringen eines malignen Tumors, weswegen gerade hier von einem „pseudoinfiltrativen" Wachstum gesprochen wird (Abb. 258). In diesem Sinne lassen sich Beobachtungen von TAYLOR und NORRIS (1967) deuten, die in 20 Biopsiepräparaten von sklerosierender Adenose in das Neurilemm peripherer Nerven der Mamma eingedrungene Drüsentubuli feststellen konnten. Auch hierbei lag *kein* maligner Prozeß vor.

Zytomorphologisch sind die Zellelemente durch ovale und runde Formen mit isomorphen Kernen gekennzeichnet, deren Chromatingehalt im allgemeinen wenig differiert. Häufiger findet man Größenunterschiede der Zellkerne

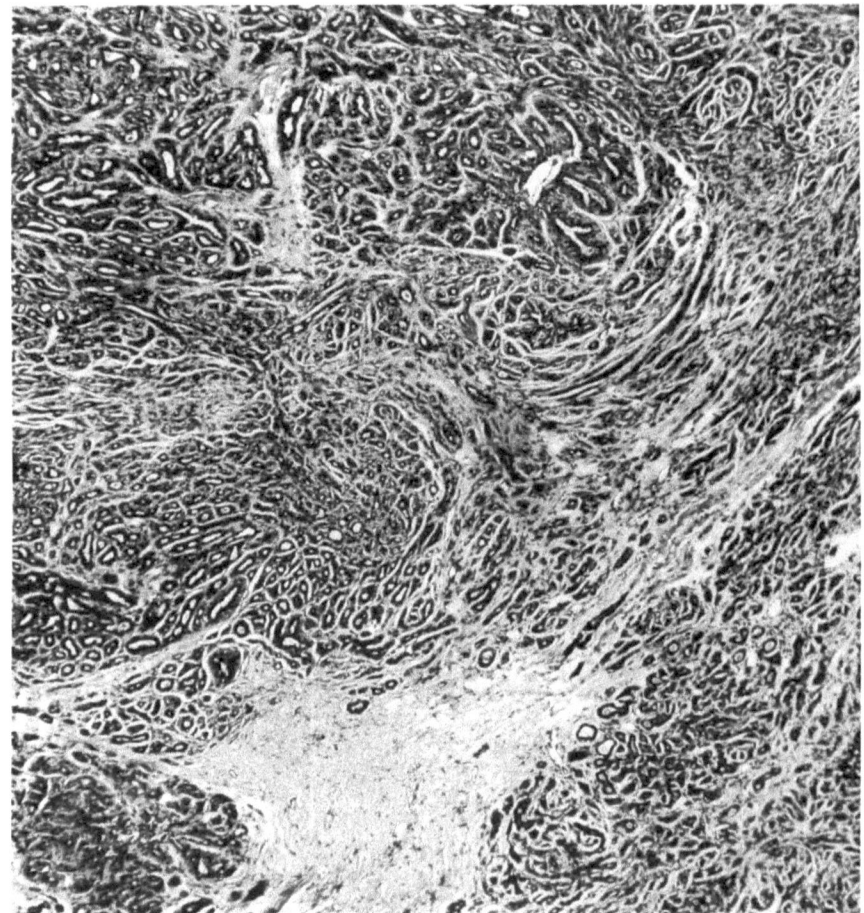

Abb. 258. Stark ausgedehnte, tumorförmige, sklerosierende Adenose mit völliger Verdrängung bzw. Aufhebung präformierter Strukturen. 38 Jahre alte Frau mit einem fast mandarinengroßen Tumor. HE, Vergr. 70×

(Abb. 259 u. 260). Die Nukleoli heben sich als kleine, runde Körper vom granulären Nukleoplasma ab. Von Wichtigkeit ist die Tatsache, daß Mitosen nicht zu beobachten oder ganz selten sind. Das Gewebsbild der sklerosierenden Adenose unterliegt Wandlungen, die sich in einer graduellen Fibrosierung des Stromas ausdrücken. Nach URBAN und ADAIR (1949) unterscheidet man daher 3 Phasen:

1. *Floride Phase.* Zellreiche, vergrößerte Lobuli mit bandförmig soliden und duktulären sowie gelegentlich papillären Epithelproliferationen. Das Mantelgewebe ist weitgehend von Zellproliferationen überlagert. In dieser Phase können Mitosen auftreten (Abb. 259 u. 260).

2. *Intermediäre Phase.* Bei gleicher feingeweblicher Beschaffenheit beginnt herdförmig die Sklerosierung.

3. *Sklerosierende Phase.* Unter fortschreitender Vermehrung an kollagenem Bindegewebe wird die Adenose zellärmer, wodurch Zellproliferate und Duktuli dissoziiert werden. In diesem Zustand ähnelt die Adenose am meisten dem szirrhösen Karzinom (Abb. 258)!

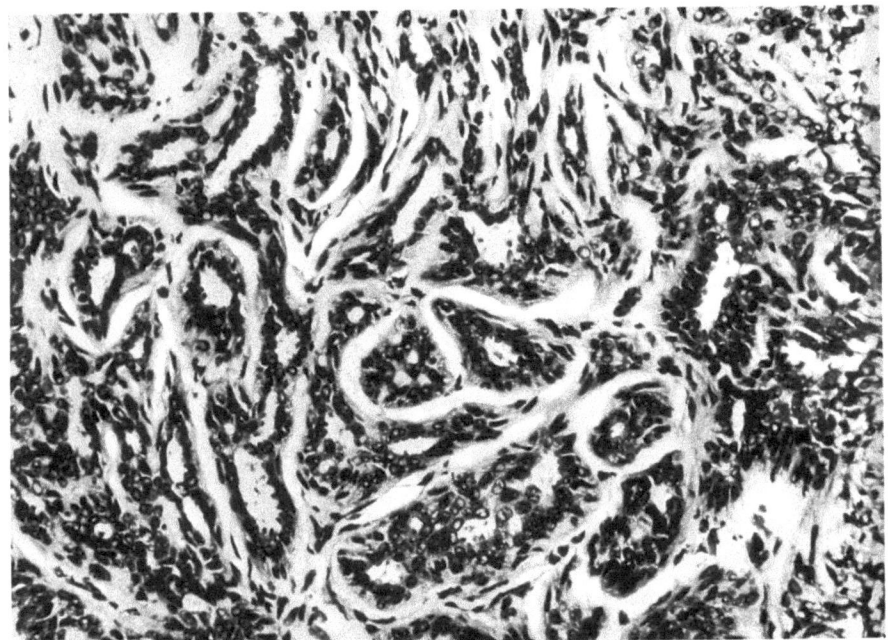

Abb. 259. Formen der sklerosierenden Adenose: drüsige und schmale bandförmige Proliferationen des Epi- und Myothels, daneben Sklerosierung. HE, Vergr. 240 ×

Diese Entwicklungsabschnitte sind freilich nicht als gesetzmäßige Sequenzen aufzufassen, da sich in demselben Tumor zumeist zellreich-floride und sklerosierte Areale zugleich befinden. Die Proliferation von duktulären Strukturen mit Abgabe von Sekrettropfen sind histologisch Voraussetzungen von intraduktalen Kalzifikationen als wichtiges Symptom für die mammographische Diagnostik. Des weiteren können apokrine Metaplasien und intraduktale Epitheliosen auftreten. Die Faserstrukturen zwischen den Tumorzellen werden von Netzen retikulärer und kollagener Fibrillen gebildet, die in unterschiedlich dichten Maschen gewoben sind. Mit fortschreitender Verfaserung bilden sich kollagenisierte und hyalinisierte Septen aus, wodurch Epithelgruppen abgeschnürt werden und regressiven Veränderungen unterliegen. Dadurch werden Kompressionen, Verlegungen von Milchgängen und Retentionszysten verständlich.

Über *histochemische Untersuchungen* im Vergleich zum Enzymmuster von Karzinomen berichten HARCOURT-WEBSTER und TRUMAN (1969) sowie JENSEN (1970).

Elektronenmikroskopische Studien von WELLINGS und ROBERTS (1963) sowie von OZELLO (1971) haben übereinstimmend gezeigt, daß die epithelialen Zellen der sklerosierenden Adenose von einer intakten Basalmembran umgeben sind, an der Oberfläche erhaltener Lumina Mikrovilli besitzen und durch Desmosomen und Interdigitationen untereinander verbunden sind. Vereinzelt wurden osmiophile Einschlüsse beobachtet. Im Gegensatz zu Karzinomzellen, enthalten die Zellen der Adenose keine Faserbündel. Nach OZELLO (1971) befinden sich zwischen den Zellgruppen schmale Fibroblasten, retikuläre, kollagene Fibrillen

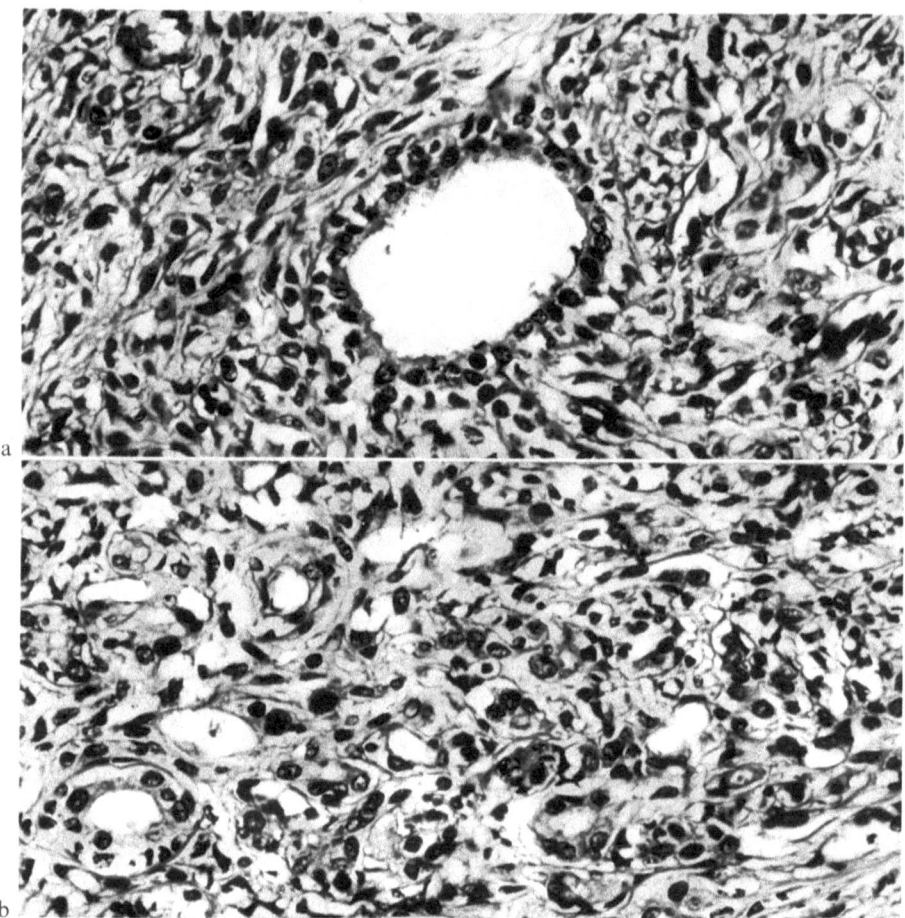

Abb. 260a u.b. Ausschnitte stark proliferierender Formen der sklerosierenden Adenose, (a) in Verbindung mit einem erhaltenen Drüsengang. (b) Polygonale Zellformen mit hyperchromatischen Kernen und adenoide Strukturen in einer floriden Phase. HE, Vergr. 260 ×

und ein homogenes (Basalmembran-) Material, das auch die schmalen Myoepithelzellen umgibt. Diese sind von den Epithelzellen mühelos zu unterscheiden und wirken teilweise atrophisch mit schmalen Ausläufern ihres dunklen Zytoplasmas, zum anderen imponieren sie als großleibige basale Zellen. Zeichen einer Fibrillogenese durch das Myoepithel sind den Abbildungen nicht zu entnehmen.

Im Vergleich zu den lichtmikroskopischen Beobachtungen HAMPERLS (1970) haben die bisher vorliegenden elektronenmikroskopischen Befunde nicht erhärten können, daß das Myoepithel allein Ausgangsort und Substrat der sklerosierenden Adenose ist. Weitere Studien sind erforderlich, um feinstrukturelle Korrelate für die lichtoptisch so eindrucksvollen Veränderungen zu gewinnen, die das breite Spektrum epithelialer und mesenchymaler Zellreaktionen umfassen.

Angaben zur Ätiologie der Erkrankungen liegen nicht vor. Das primum movens müßte, der Konzeption HAMPERLS folgend, an der basalen Epi-Myothelschicht angreifen und sie zur Proliferation bringen.

II. Diagnostik, Prognose und Therapie

Für die *histologische Beurteilung* ist eindringlich darauf hinzuweisen, daß ein unsicherer Befund im Schnellschnitt zu keinen therapeutischen Konsequenzen führen sollte. In der Sklerosierungsphase ist die Ähnlichkeit mit einem szirrhösen, soliden oder adenoiden Karzinom am größten (Abb. 260)! Für die Differenzierung sei auf das Fehlen von Mitosen und auf die Isomorphie der Kerne bei der Adenose verwiesen. Ein Wundverschluß und Abwarten der endgültigen Entscheidung nach dem Paraffinschnitt hat für die Erkrankten keine Folgen, vor allem dann nicht, wenn bei der Tumorform eine Exzisionsbiopsie vorgenommen wurde.

Die sklerosierende Adenose hat eine günstige *Prognose*. Übergänge in ein Karzinom sind nicht bekannt. Auch Nachuntersuchungen ergaben keine anderen Gesichtspunkte, insbesondere keine Rezidive.

Als *Therapie* wird die lokale Exzision ausgeführt.

T. Mammakarzinom

I. Epidemiologie und Ätiologie

Die Pathologie des Mammakarzinoms war jahrzehntelang spezielle Organpathologie, die sich mit Fragen der Klassifikation und mit Problemen der Tumorausbreitung befaßte. Diese pathomorphologisch orientierte Forschung erfuhr neue Impulse durch die Ergebnisse der experimentellen Endokrinologie, wodurch vor allem pathogenetische Aspekte für die Deutung krankhafter Veränderungen in der menschlichen Brustdrüse hervortraten. Seit etwa 30 Jahren ist als weitere Arbeitsrichtung die sog. Tumorepidemiologie hinzugekommen, mit deren Hilfe es möglich war, eine Reihe von genetisch-gebundenen, von endogenen und von exogenen Faktoren zu erfassen, die bei Frauen mit Mammakarzinomen gehäuft festzustellen sind und die unsere Kenntnisse über das „Panorama" dieses Tumors ganz wesentlich bereichert, beeinflußt und korrigiert haben. Viele Ergebnisse haben sich seither zu Gewißheiten verdichtet, andere sind in ihrer ätiologischen Dignität auch heute noch offen oder widersprechend. Die mit Hilfe der Statistik erarbeiteten personalen Konstellationen, die zur Ausbildung eines Mammakarzinoms disponieren, werden heute als „Risikofaktoren" bezeichnet, die keineswegs nur theoretisches Interesse für Gruppenspezifitäten erwecken, sondern für Prophylaxe und Prognose auch des Einzelfalles praktische Bedeutung gewonnen haben. Die ungeheure Vermehrung unserer Erfahrungen auf diesem Gebiet hat zweifellos zu einer neuen und sachbezogenen Orientierung in der allgemeinen Tumorpathologie geführt, und wir haben dadurch eine ganze Zahl derartiger Faktoren unterschiedlichen Stellenwertes kennengelernt, die zwar das ätiologische Terrain einengen helfen, aber zugleich neue und schwierige Probleme aufwerfen. Diese stimmen im Hinblick auf die Erforschung *der* Ursache des Mammakarzinoms in absehbarer Zeit keineswegs optimistisch, so daß wir die gegenwärtige Situation auf diesem Gebiet als ein „ätiologisch multifaktorielles Vorfeld" bezeichnen können.

Die Tatsache, daß das Karzinom der weiblichen Brustdrüse in den Ländern der westlichen Hemisphäre quantitativ zunimmt und die am häufigsten zum Tode führende maligne Geschwulst bei der Frau ist, zeigt eine wachsende Bedrohung der weiblichen Bevölkerung durch diesen Tumor an. Das Risiko an einem Karzinom der Brustdrüse während des Lebens zu erkranken, ist für neugeborene Mädchen errechnet worden und liegt bei 6%, d.h. 1 von 17 Mädchen wird ein Karzinom in der Brustdrüse entwickeln (SEIDMAN, 1969). In den Vereinigten Staaten von Amerika wird jährlich mit etwa 70 000 Neuerkrankungen und mit 31 000 Todesfällen pro Jahr durch das Mammakarzinom gerechnet. Die Mortalität hat sich dagegen für Frauen über 55 Jahren kaum verändert, jedoch ist eine Zunahme bei den jüngeren Altersklassen zu verzeichnen (FEINLEIB und GARRISON, 1969). Diese quantitativen Probleme, die Schwierigkeiten einer zuverlässigen Frühdiagnostik und die noch immer pessimistisch stimmenden Ergebnisse der Therapie und Langzeitprognose sind die wichtigsten Triebfedern, mit allen Möglichkeiten der biologischen Forschung weiter zu arbeiten, um Ursache, Entwicklung und Ausbreitung dieses Karzinoms als Voraussetzung einer wirksamen und wenn möglich kausalen Therapie zu erkennen.

Die im Folgenden aufgezeigten epidemiologischen Daten beziehen sich auf wichtige und aktuelle Teilgebiete. Aus dem Schrifttum seien einige Übersichtsarbeiten zur detaillierten Orientierung vorweg genannt: Die umfangreichste und aktuellste Zusammenstellung endokriner, genetischer, viraler und immunologischer Aspekte zur Ätiologie des Mammakarzinoms liegt von PAPAIOANNOU (1974) vor; Untersuchungsergebnisse zu einzelnen Fragen enthalten die Berichte: Breast Cancer — Early and Late (1970) sowie Prognostic Factors in Breast Cancer von FORREST und KUNKLER (1968), ferner die Ausgabe von GRIEM et al. (1973).

An größeren Einzelarbeiten seien genannt: CLEMMESEN (1949); SEGALOFF (1958); WYNDER et al. (1960), WYNDER (1969); LILIENFELD (1963); POST (1966); SEIDMAN (1969); ZIPPIN (1969); HAYWARD (1970). Im deutschen Schrifttum haben sich MAASS und SACHS (1965-1972) in mehreren Studien und PAULI (1973) diesen Fragen zugewandt; aus dem eigenen Arbeitskreis W. SCHADLER (1972).

1. Häufigkeit des Mammakarzinoms

Die Ergebnisse klinisch-statistischer Untersuchungen über die Erkrankungshäufigkeit an Mammakarzinom besagen, daß die Morbidität an diesem Tumorleiden in den letzten Jahren eindeutig zunimmt, wogegen die Mortalität seit etwa 40 Jahren nahezu gleich geblieben ist (LILIENFELD, 1963; SEIDMAN, 1969; LEIS, 1970; MAASS et al., 1970). Diese Tatsache äußert sich in der Vermehrung

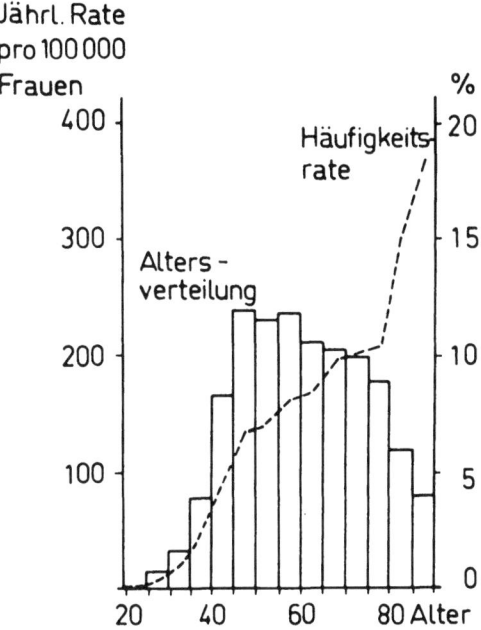

Abb. 261. Häufigkeitsraten und Altersverteilung des Mammakarzinoms der Frau. (Nach SEIDMAN, 1969)

an Neuerkrankungen, insbesondere durch die Erfassung früher Krankheitsstadien mit günstiger Prognose, wodurch allerdings eine für die Beurteilung der Häufigkeitsmerkmale wichtige Selektion unter allen Erkrankten getroffen wird. Da jedoch Morbiditätsstatistiken nur in wenigen Ländern geführt werden, wird die fast überall vorhandene Todesursachenstatistik zur umfassenden Informationsquelle. Wenn auch diese Statistiken durch manche Fehlerquellen belastet sind, so zeigten sie bei kritischer Auswertung wichtige Erkenntnisse, die verallgemeinerungsfähig sind.

Angaben über die Inzidenzraten und deren Wandel beim Mammakarzinom werden vor allem amerikanischen Arbeiten entnommen, die auf Register in Connecticut und New York zurückgreifen. Im deutschen Sprachgebiet haben sich MAASS et al. (1970) in Hamburg mit diesen Fragen befaßt. Die Zunahme an Neuerkrankungen hat seit etwa 10 Jahren dazu geführt, daß das *Mammakarzinom der häufigste Organkrebs der Frauen in den westlichen und industrialisierten Ländern geworden ist.* Dieser Positionswechsel in der Häufigkeitsskala wurde zuerst in USA deutlich, gewinnt nach SACHS und MAASS (1971) aber auch für unseren Lebensraum Bedeutung. So zeigten die Autoren für Hamburg, daß das früher dominierende Kollumkarzinom seit 1961 zugunsten des Brustdrüsenkrebses auf die zweite Stelle getreten ist. Die mittlere Häufigkeit des Mammakarzinoms wird gegenwärtig von SEIDMAN (1969) und LEIS (1970) auf 100 000 Frauen mit 68 Karzinomen pro Jahr und 0,6 Karzinomen der Brustdrüse für den Mann angegeben, das sind etwa 99% gegenüber 1%. Bevorzugt sind Frauen zur Zeit der Menopause und später, wobei sich nach dem 80. Jahr ein stei-

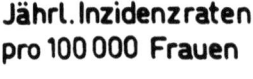

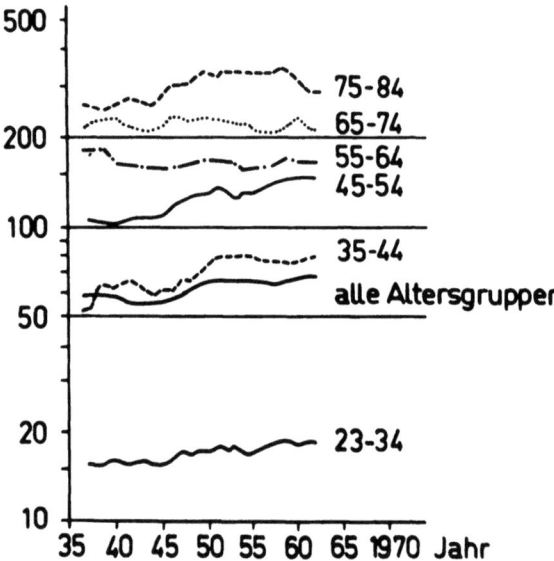

Abb. 262. Jährliche Inzidenzraten des Mammakarzinoms der Frau, dargestellt in einer Altersprojektion für die Jahre von 1935–1964. (Nach SEIDMAN, 1969)

ler Kurvenanstieg ausbildet und in dieser Zeit von 100000 Frauen 265 an Mammakarzinom leiden (LEIS et al., 1964). Auffällig ist in der ansteigenden Häufigkeitskurve, daß sich zwischen dem 45. und 54. Jahr, also während der Menopause, eine plateauförmige Stufe zeigt, die für diesen Zeitabschnitt eine bisher nicht analysierte Verhaltung der Zunahmequoten ausdrückt (CLEMME-SEN, 1948; SEIDMAN, 1969). Die Kurvenprojektion der Häufigkeitsraten auf die Altersgruppierung und deren Wandel im Verlaufe mehrerer Jahrzehnte gehen eindrücklich aus Abb. 261 u. 262 hervor.

Die Dignität der progredienten Häufigkeitszunahme findet darin ihren Ausdruck, daß SEIDMAN für 1969 in USA 67000 Neuerkrankungen an Mammakarzinom der Frau erwartete. Von Bedeutung ist, daß nach FEINLEIB und GARRISON (1969) sowohl von den Morbiditäts- wie von den Mortalitätsraten vor allem Frauen unter 55 Jahren betroffen sind. So wird verständlich, daß das Mammakarzinom nach ROSS (1969) und SEIDMAN (1969) zwischen dem 30. und 64. Jahr die häufigste maligne Geschwulst darstellt und zwischen dem 40. und 44. Jahr die führende Todesursache geworden ist. Für die Hamburger Population (SACHS und MAASS, 1971) gilt ein Gleiches, nämlich die Morbiditätszunahme der jüngeren Altersgruppe bis zum 50. Jahr. Die Verhältnisse über einen langen Zeitraum spiegeln die für den Bundesstaat Connecticut von SPRATT und DONEGAN (1967) ermittelten Neuerkran-kungsziffern von 1915–1960 wider. Der Kurvenverlauf (Abb. 263) macht zwar erhebliche Schwankungen und einen Tiefstand deutlich, zeigt aber nach 1960 eine eindeutige Aszension. Die Häufigkeitsrelationen nach MOON et al. (1957) werden auch in dem Sinn verdeutlicht, daß etwa 25% der Frauen im Lauf ihres Lebens ein Karzinom entwickeln und davon wiederum 25% an Mammakarzinom erkranken. Dagegen entfallen beim Mann nur 0,2–0,6 Tumoren auf die Brustdrüse. Das bedeutet, daß etwa *6% der weiblichen Bevölkerung* oder *jede 17. Frau mit der Wahrscheinlichkeit einer Krebserkrankung der Brustdrüse* belastet ist. Danach folgen mit abnehmender Frequenz die Karzinome des Kolons, Rektums, Uterus und der Haut (SEIDMAN, 1969).

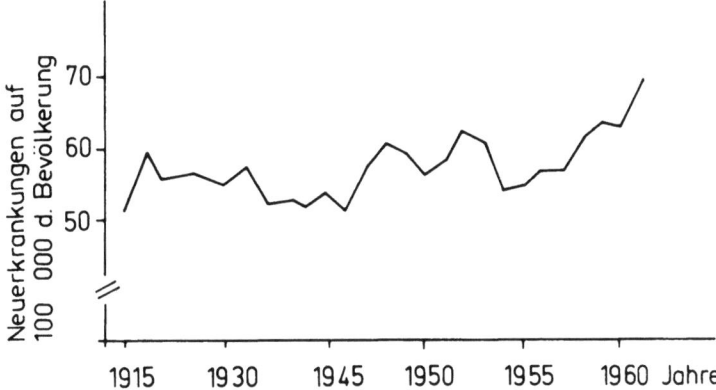

Abb. 263. Alterskorrigierte Neuerkrankungsziffer an Mammakarzinom der Frau, bezogen auf 100 000 in der Bevölkerung von Connecticut und New York. (Nach SPRATT und DONE-GAN, 1967)

Aus der folgenden Gegenüberstellung der 5 häufigsten Karzinome bei Frauen in Dänemark und dem Staate New York von HAAGENSEN (1957) wird deutlich, daß das Mammakarzinom weit an erster Stelle der Karzinome liegt. Im Staat New York ist das Mammakarzinom unter den Frauen sogar ca. 2mal so häufig wie andere Karzinome (Tabelle 30).

Tabelle 30. Ausgewählte Karzinom-Vorkommensraten unter 100 000 Frauen (jährliches durchschnittliches Karzinomvorkommen unter allen Altersgruppen)

Dänemark 1943–1947		New York State 1945–1947		New York State 1949–1951	
1. Mamma	48,9	1. Mamma	60,5	1. Mamma	62,2
2. Magen	36,0	2. Cervix uteri	27,4	2. Cervix uteri	27,5
3. Cervix uteri	29,0	3. Kolon	24,3	3. Kolon	27,3
4. Kolon	17,8	4. Haut	22,9	4. Haut	26,8
5. Haut	13,5	5. Corpus uteri	16,9	5. Corpus uteri	16,9
Sämtliche Organ-manifestationen	252,1	Sämtliche Organ-manifestationen	266,7	Sämtliche Organ-manifestationen	275,0

In diesem Zusammenhang erscheint es von Bedeutung, daß die *Tumorhäufig-keit unter der Stadt- und Landbevölkerung differiert*: LEWIN et al. (1960) fanden anläßlich statistischer Arbeiten über maligne Neubildungen in USA, daß Mammakarzinome häufiger bei der Stadtbevölkerung auftreten als bei Menschen, die auf dem Lande leben.

2. Mortalität des Mammakarzinoms

Zu den bemerkenswertesten Ergebnissen epidemiologischer Studien zählt der Gewinn statistischer Informationen über die unterschiedliche Tumor-Mortalität

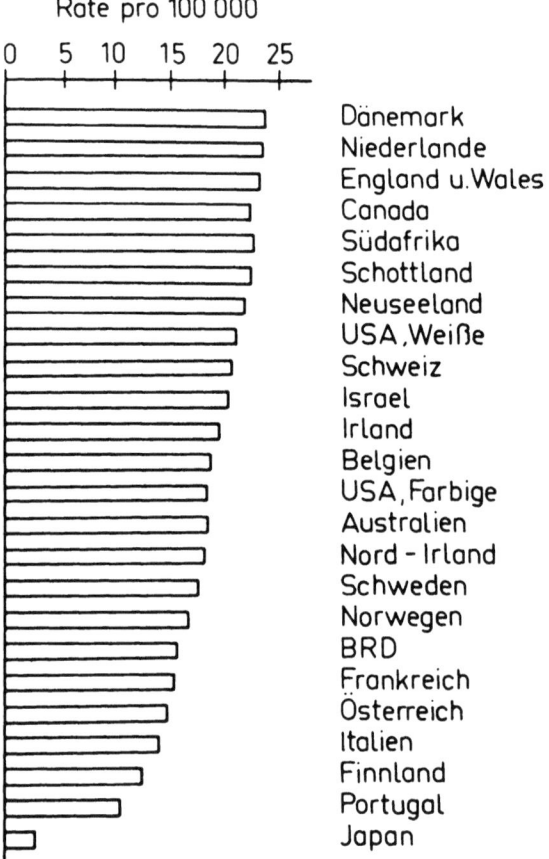

Abb. 264. Standardisierte Mortalitätsraten an Mammakarzinom in verschiedenen Ländern.
(Nach MAASS et al., 1970)

an Mammakarzinom in den Ländern der Erde. Denn es hat sich seit etwa
20 Jahren gezeigt, daß die Mortalität an Mammakarzinom keineswegs überall
die gleiche ist, sondern in den Ländern der westlichen Welt und im Bereich
der Nordsee um etwa 8–10mal höher liegt als in Japan, Südamerika und in
einigen Ländern Mittelamerikas (SEGI, 1955; LILIENFELD, 1963; SEGI und KURI-
HARA, 1966). Eine Übersicht über das mittlere jährliche Vorkommen an Mammakarzinom pro 100 000 Frauen in verschiedenen Ländern der 5 Kontinente vermit-
telt die Arbeit von DOLL et al. (1966). Mit diesen statistischen Beiträgen, die
zugleich eine Brücke zur geografischen Tumorpathologie schlagen, wird die
Bedeutung unterschiedlicher Lebensformen der Völker für die Realisation des
Karzinoms eines bestimmten Organs bewußt gemacht, aus denen sich ätiologische Faktoren für das Mammakarzinom abzeichnen. Wie aus der grafischen
Übersicht Abb. 264 deutlich wird, haben in Europa die nördlichen Küsten-
länder die höchste Mortalität, dagegen Japan, Ceylon und einige südame-
rikanische Staaten die geringste Krebssterblichkeit. In Übersichten von SEGI

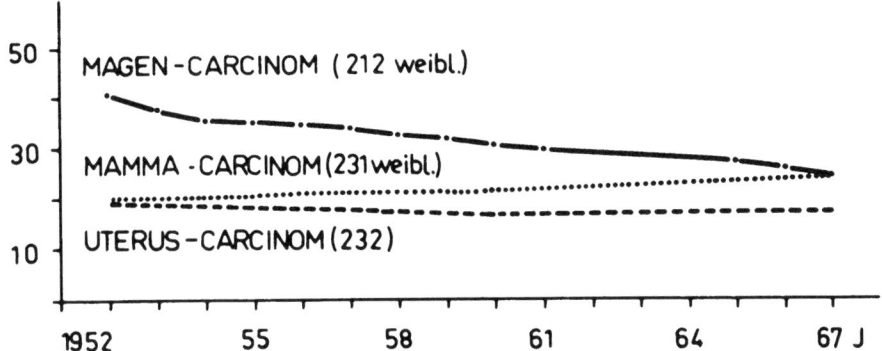

Abb. 265. Mortalitätsraten des Mamma-, Magen- und Uteruskarzinoms, bezogen auf 100000 Einwohner der Bundesrepublik Deutschland. (Aus Veröffentl. Statist. BA. Wiesbaden)

(1955), Segi und Kurihana (1966) sind diese Ergebnisse bekannt und neuerlich von Seidman (1969) auf 46 Länder für 1962 und 1963 ausgedehnt worden. Eine Aufschlüsselung der Mortalitätsraten in 4 Altersgruppen für jedes Land zeigt, daß schon vom 35. Lebensjahr an die Mortalitätsfrequenz abzulesen ist, deren geografisches Profil vom 45. Jahr an deutlicher hervortritt.

Diesen Angaben sollen einige Daten gegenübergestellt werden, die sich aus absoluten Zahlenangaben der Länder ableiten lassen: In USA verstarben 1966 an den Folgen eines Brustdrüsenkrebses 27533 Menschen, davon 27304 Frauen und 229 Männer; 1969 waren 29000 Todesfälle zu erwarten (Seidman, 1969). Nach Angaben der American Cancer Society (Leis, 1970) war die Mortalitätsrate an Mammakarzinom pro 100000 Einwohner in den Jahren 1949-1951 21,9, in den Jahren 1964-1966 22,7. Nach Untersuchungen von Duffy und Carroll (1967) liegt die jährliche Todesrate für 100000 Personen der Jahre 1959 bis 1961 bei 26,6 in den Hauptstädten und im übrigen bei 21,0; der Durchschnittswert liegt bei 24,5 (Seidman, 1969).

Nach Veröffentlichungen des Statistischen Bundesamtes Wiesbaden starben in der Bundesrepublik *Deutschland* in der Zeit von 1962-1968 insgesamt 62473 Frauen und 698 Männer an Mammakarzinom; 1962 waren es 7810 Frauen, 1968 betrug die Zahl 9833, das sind 2,023 oder 3,3% mehr Frauen als 1962. Die Mortalitätsraten bezogen auf 100000 Einwohner der BR-Deutschland zeigt Abb. 265 und liegen 1965 bei 23,7 und 1967 bei 24,3 pro 100000 Einwohner.

Vergleicht man die standardisierten Mortalitätsraten an Mammakarzinom in der Bundesrepublik Deutschland in den genannten Jahren oder die dem Schrifttum entnommenen aktuellen Mittelwerte der USA untereinander, so ergeben sich regionale Unterschiede oder von Jahr zu Jahr differierende Werte, aber im großen ganzen keine eindeutigen Änderungen in den Kurvenverläufen, die eine Korrektur der Feststellung erforderte, daß die *Mortalität des Mammakarzinoms auch in den letzten Jahren weitgehend konstant geblieben ist.*

Eine geringgradige Aszension der Mortalitätsraten für das Mammakarzinom im Vergleich zu Magen- und Uteruskarzinom zeigt Abb. 265. Diese Angaben beziehen sich auf 100000 Einwohner in der Altersgliederung nach 1950 sowie auf die Jahre von 1952-1967 und entstammen verschiedenen Veröffentlichungen

des Statistischen Bundesamtes Wiesbaden (nach SCHADLER, 1972). Beziehungen
der Mortalitätsraten auf 100 000 Einwohner zu den Altersgruppen in verschiedenen Ländern gehen aus Abb. 264 hervor.

3. Altersspektrum des Mammakarzinoms

Mit den Fragen der Häufigkeit und der Mortalität dieser Erkrankung sind
Angaben über das Auftreten des Brustdrüsenkrebses in verschiedenen Lebensaltern und der daraus sich ergebenden Konsequenzen eng verbunden. Aus dem
umfangreichen Schrifttum wurden nur einige aktuelle und informative Untersuchungsergebnisse ausgewählt. Für den Gewinn statistisch signifikanter Schlüsse
in diesen Fragen ist nicht nur ein ausreichend großes, sondern ein homogenes
Untersuchungsgut erforderlich, das den Altersaufbau der Gesamtbevölkerung
zu berücksichtigen hat. Das ist bei der sog. Altersverteilung nicht der Fall,
da hier in der Regel eine Selektion ausgedrückt wird, die keine statistischen
Aussagen über Häufigkeitsverhältnisse in bestimmten Altersgruppen in der Ge-
samtpopulation erlaubt. Wenn man dagegen berücksichtigt, daß die Besetzung
der Altersklassen verschieden ist, erkennt man — nach entsprechender Berechnung — einen progredienten Anstieg der Mammakarzinom-Rate pro Altersklasse und 100 000 Frauen (Mortalitätsrate, Sterbeziffer).

Darstellungen der *Altersverteilung* des Mammakarzinoms beginnen mit einem
steilen Kurvenanstieg vom 20. bis zum 40. Lebensjahr und kulminieren zwischen
dem 45.–59. Jahr (nach SEIDMAN, 1969); nach HAAGENSEN (1971) zwischen dem
45. und 54. Jahr. Frühere Studien von TAYLOR (1932) SATTELMACHER und JÜR-
GENS (1955), WANKE (1955), RATZKOWSKI und HOCHMAN (1961) führten zu
gleichen Aussagen mit einem sogenannten eingipfeligen Kurvenverlauf oder einer
entsprechend aufgebauten Alterspyramide. Dabei ist bemerkenswert, daß die
Kurven um das 50. Jahr einen waagerechten Verlauf annehmen, der auf besondere hormonale Einflüsse im Beginn der Menopause zurückgeführt wird. Nach
LEIS et al. (1964) treten 75% aller Mammakarzinome nach dem 40. Lebensjahr
auf.

Auch in fortgeschrittenen Stadien des Mammakarzinoms konnten RATZKOW-
SKI und HOCHMAN (1961) eine gleiche Altersverteilung feststellen. MAASS und
SACHS (1972) fanden eine gleiche Plateaubildung im Untersuchungsgut in Ham-
burg.

Das *Durchschnittsalter* errechnet aus 2 428 Fällen liegt bei 56,1 Jahren. Im
einzelnen geben an: NOHRMAN (1949): 56,2 Jahre; LOMBARD und POTTER (1950):
53,5 Jahre; ROTH (1954): 53,28 Jahre; MACMAHON und FEINLEIB (1960): 57,37
Jahre; California Tumor Registry (1962): 57,8 Jahre; FRICKE (1964): 57,5 Jahre;
ERWALD (1967): 56,0 Jahre; KESSLER (1968): 57,2 Jahre.

Bei *graviden Frauen mit Mammakarzinom* liegt das Durchschnittsalter von
283 Frauen bei 33 Jahren (HOLLEB und FARROW, 1962).

Untersuchungen zu den Sterbeziffern in den einzelnen Altersklassen machen
eine mit dem Alter zunehmende Gefährdung durch Brustdrüsenkrebs deutlich,
der in allen Ländern mit Mortalitätsstatistiken nachgewiesen wurde (GUMMEL
und WILDNER, 1955; SATTELMACHER und JÜRGENS, 1955; FICKE und REISSIG,

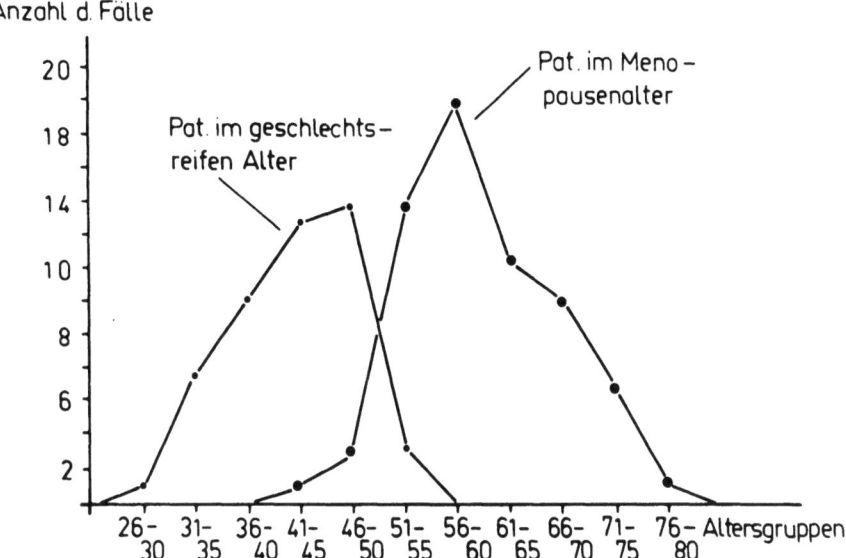

Abb. 266. Aufgliederung der zweigipfeligen Altersverteilung des Mammakarzinoms. (Nach ROTH, 1954)

1956; KRUG, 1962; SCHWAIGER und HERFAHRT, 1968; DE WAARD, 1959). Dieses Altersprofil geht ferner aus altersangepaßten Todesraten für verschiedene Jahrzehnte von SEIDMAN (1969) hervor. Ein synchrones Verhalten von Mamma- und Uteruskarzinomen fand KRUG (1962) in Österreich.

Bimodale Altersverteilung des Mammakarzinoms: Im Jahre 1930 ist erstmals von PIRQUET ein zweigipfeliger Kurvenverlauf der Altersverteilung von Frauen mit Mammakarzinomen beobachtet worden. Seither liegen weitere Mitteilungen vor: SCHINZ und BOTSZTEJN (1948) fanden bei 1 106 Erkrankten einen Gipfel bei 49 und einen bei 60 Jahren, BURDICK und CHANATRY (1954) sahen bei 36% der untersuchten Frauen ein Altersmaximum bei 46–60 Jahren und in 32% bei 61–71 Jahren. Zu gleichen Ergebnissen kamen FICKE und REISSIG (1956), LUCASSEN und ZIEROTT (1964). ROTH (1954) erklärte den zweigipfeligen Kurvenverlauf bei Aufteilung der Erkrankten in zwei Gruppen, um einen möglichen Einfluß von Geschlechtsreife oder Klimakterium auf das Mammakarzinom zu erfassen. Dabei befanden sich 42,8% im geschlechtsreifen Alter (1. Kurvengipfel) und 57,2% im Menopausenalter (2. Kurvengipfel) (Abb. 266). Weitere Berechnungen ergaben, daß das Mammakarzinom des Menopausenalters im ersten Jahrfünft der Menopause auftritt. Auch FICKE und REISSIG (1958) fanden 2 Teilkollektive mit einem Altersgipfel bei 45 und 62 Jahren und führen einen abgeflachten Kurvenverlauf ohne zweiten Gipfel auf heterogene Kollektive zurück.

Neue Gesichtspunkte zur bimodalen Altersverteilung des Mammakarzinoms werden von DE WAARD et al. (1964) unter dem Aspekt hormonaler Regulationen zur Zeit der Menopause erörtert. Das Kurvenbild (Abb. 267) zeigt die Altersver-

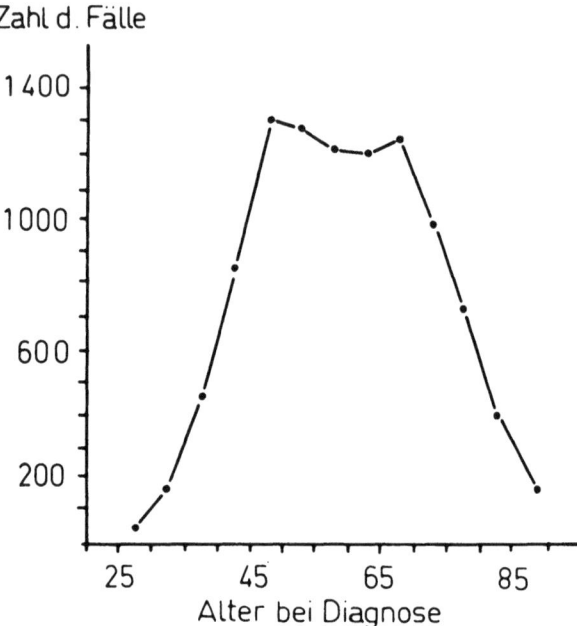

Abb. 267. Bimodale Altersverteilung des Mammakarzinoms. (Nach DE WAARDT et al.,1964)

teilung von 10047 Frauen, die wegen eines Mammakarzinoms im Central Cancer
Register in Amsterdam registriert waren mit 2 Häufigkeitsmaxima im Bereiche
von 45–49 Jahren und einem zweiten Anstieg bei etwa 65 Jahren. Die Autoren
unterscheiden damit einen *prämenopausalen Typ* des Mammakarzinoms, gekennzeichnet durch normales Körpergewicht, normalen Blutdruck und Glukosetole-
ranztest und ohne familiäre Tumorhäufung von einem *postmenopausalen Typ*:
Symptome sind Übergewicht, Hochdruck und verminderte Glukosetoleranz,
häufig familiäre Karzinombelastung. Während Typ I mit ovariellen Dysregula-
tionen korreliert ist, liegt bei Typ II eine gesteigerte Aktivität der Nebennierenrinde vor. Zu dieser Gruppenbildung haben BERNDT und LATTERMANN (1969)
kritisch Stellung genommen und betont, daß die klinischen Erscheinungen der
Mammakarzinomtypen nach DE WAARD et al. (1964) weitgehend auf Unterschiede des Lebensalters zurückzuführen sind. Weiterhin zeigten BERNDT und
LANDMANN (1969) bei einem prämenopausalen Typ vermehrt gutartige Mammaerkrankungen und Schilddrüsenstörungen, postmenopausal vermehrt Gallen-
wegserkrankungen, Adipositas und Hypertension.
    Eine Syntropie von Mammakarzinom mit Hypertension und Adipositas er-
scheint deshalb naheliegend, weil die Menopause häufig durch eine Neigung
zur Adipositas gekennzeichnet ist. Reihenuntersuchungen brachten jedoch differierende Ergebnisse. Nach ZONDEK (1955) sowie MOORE et al. (1956) kommt
eine Hypertension bei Mammakarzinom nicht häufiger als bei Kontrollpersonen
vor. DAMON (1960) stellte in USA jedoch eine höhere Rate an Hypertonie,
und zwar 15% bei weißen und 27% bei farbigen Karzinomträgerinnen fest. Auch
DE WAARD et al. (1967) zeigen, daß diese Symptome mit zunehmendem Lebens-

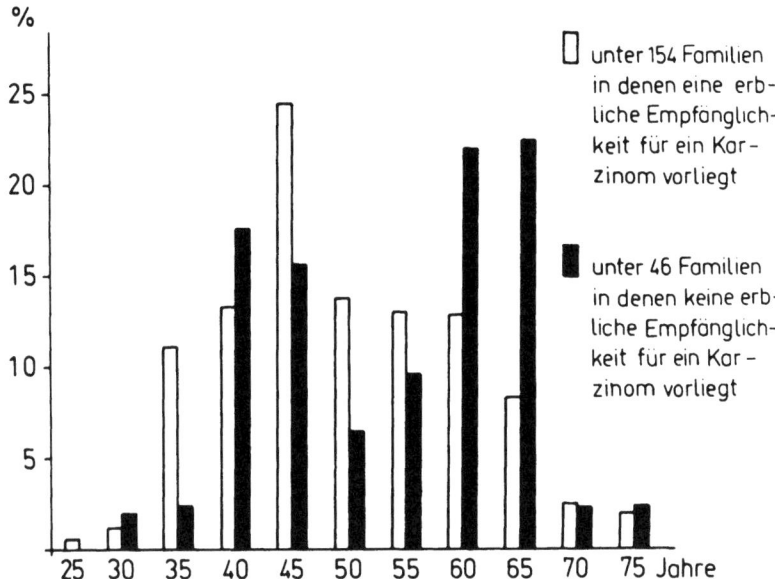

Abb. 268. Relative Karzinomhäufigkeit in verschiedenen Altersperioden und bei familiärer Krebsbelastung. (Nach Jacobsen, 1946)

alter auftreten. Wynder (1969) verweist auf eine Vermehrung des subkutanen Fettgewebes bei Japanerinnen mit Mammakarzinom und führt diese Erscheinung auf diätetische und soziologische Einflüsse zurück.

4. Altersverteilung und familiäre Krebsdisposition

Bei der Deutung der bimodalen Altersverteilung seines Kollektivs fand Jacobsen (1946), daß die Erkrankten mit erstem Gipfel eine familiäre Karzinombelastung hatten, während in der zweiten, größeren Altersgruppe keine solche vorzuliegen scheint (Abb. 268). Busk (1948) überprüfte das Untersuchungsgut von Jacobsen (1946) und zeigte bei Paarbildung von 22 Müttern und Töchtern mit einem Mammakarzinom, daß die *Töchter im Durchschnitt 10,3 Jahre früher als deren Mütter an einem Mammakarzinom erkranken*. Morse (1951) bemerkte den gleichen Altersunterschied, mit dem das Mammakarzinom bei den Müttern und Töchtern in einer Serie von 13 Mütter-Töchter-Paaren auftrat. Auch Bucalossi und Veronesi (1957) bestätigen diese Ergebnisse einer Vorverlegung der Karzinomentwicklung bei Töchtern um 4,17 Jahre. Angesichts dieser Beobachtungen ist jedoch an die Möglichkeit eines Selektionseffektes zu denken, da die Töchtergeneration noch nicht zu Ende ist und Späterkrankungen an Karzinom diese Altersrelation ändern könnten.

Der Einfluß einer familiären Krebsdisposition auf das Erkrankungsalter an Mammakarzinom ist in einer groß angelegten Studie von Papadrianos et al. (1967) untersucht worden. Eine Gruppe von 1 802 Frauen mit Mammakarzinomen bei einem Durchschnittsalter von 52,3 Jahren wurden unter dem Gesichtspunkt familiärer Karzinomdisposition mit folgenden Ergebnissen exploriert:

1. Das Durchschnittsalter derjenigen Mammakarzinom-Patienten, deren Familie (Großmutter, Mutter oder Tanten) bereits an einem Mammakarzinom erkrankt war, war signifikant *niedriger* als dasjenige aller interviewten Mammakarzinom-Patienten, nämlich 48,7 Jahre gegenüber 52,3 Jahren.

2. Diejenigen Patienten, deren *eigene* (Schwestern oder Kusinen) oder *nachfolgende* Generation (Töchter, Nichten oder Enkelinnen) gleichfalls an einem Mammakarzinom erkrankt waren, erkrankten signifikant *später* an einem Mammakarzinom als das Gesamtkollektiv, nämlich 53,8 bzw. 68,4 Jahre gegenüber 52,3 Jahren.

Die gleichen Autoren bildeten außerdem Paare aus Müttern und Töchtern, deren Mammakarzinom-*Beginn* man *genau* einem bestimmten Alter zuordnen kann. Sie erhielten insgesamt 182 Mütter-Töchter-Paare, aus deren Kombinationen Folgendes hervorging: Das Durchschnittsalter, in dem das Mammakarzinom auftrat, betrug bei den Müttern 59,7 Jahre und bei den Töchtern 47,5 Jahre. Diese Differenz von 12,2 Jahren sei ein überzeugender Beweis dafür, daß die *Mütter* mit einem Mammakarzinom in einem *späteren* Lebensalter an einem Mammakarzinom erkranken als deren Töchter.

Bei der Bildung von Paaren aus Tanten mütterlicherseits und deren Nichten, d.h. den Müttern ihrer Mammakarzinom-Patienten, zeigte sich, daß die Tanten mütterlicherseits durchschnittlich 10,6 Jahre älter waren als deren Nichten, wie sie an einem Mammakarzinom erkrankten, nämlich 60,6 Jahre gegenüber 50 Jahren. Bei der Bildung von Paaren aus Tanten väterlicherseits und deren Nichten, d.h. den Müttern ihrer Mammakarzinom-Patienten, deren Mammakarzinom-Beginn man ebenfalls kannte, ergab sich, daß die Tanten väterlicherseits durchschnittlich um 10,7 Jahre später an einem Mammakarzinom erkrankten als deren Nichten, nämlich 56 Jahre gegenüber 45,3 Jahren.

Die diesen Studien zu entnehmenden zeitlichen Korrelationen über das Erkrankungsalter bei Mammakarzinom weisen auf die *genetische Bindung dieses Tumors in disponierten Kollektiven* hin.

5. Mammakarzinom bei Mädchen, bei Frauen bis zum 30. Jahr und im hohen Alter

In den meisten Untersuchungen über Fragen des Altersprofils dieser Erkrankung wird das Vorkommen im *Kindes- oder Jugendalter* nicht berücksichtigt. Der einzelne Beobachter verfügt über einschlägige Beobachtungen gewöhnlich nicht und kasuistische Darstellungen sind im Schrifttum über Jahrzehnte weit verstreut. Neue tabellarische Zusammenstellungen von ca. 80 Beobachtungen bei Kindern und Adoleszenten liegen von BÄSSLER (1973) und von HEIDENREICH (1974) vor. Dazu vgl. Kapitel F und Tabelle 15. Während Mammakarzinome im Kleinkindesalter ganz ungewöhnlich sind, ist eine eindeutige Zunahme während und nach der Pubertät festzustellen. Die deutsche Todesursachenstatistik der Jahre 1962–1968 enthält bis zum 20. Jahr 14 Mammakarzinome bei Mädchen und 2 Karzinome bei Knaben und Jugendlichen. Aus der Mortalitätsstatistik der WHO von 1955–1965 hat HEIDENREICH (1974) 760000 Todesfälle von Frauen nachgewiesen, die am Mammakarzinom verstorben waren. Davon waren 206 Personen 19 Jahre alt und jünger. Aus dem zitierten Schrifttum geht hervor, daß in dieser Altersgruppe fünfmal ein bilaterales Karzinom, in 13 Fällen Lymphknotenmetastasen und in 5 Fällen Fernmetastasen vorhanden waren. Die histologischen Typen dieser Karzinome entsprachen undifferenzierten invasiven duktalen Formen. Ein inflammatorisches Karzinom bei einem 12 Jahre alten Mädchen beschreiben NICHINI et al. (1972) (vgl. Kapitel F).

Über das *Mammakarzinom junger Frauen*, insbesondere des 3. Dezenniums, liegen zahlreiche neuere Untersuchungen vor, in denen vor allem die Frage erörtert wird, ob das Karzinom in diesem Alter eine schlechtere Prognose hat als in späteren Jahren. Ungünstige Krankheitsverläufe gehen aus dem älteren Schrifttum hervor (EWING, 1931; LEE, 1931; TAYLOR, 1936; NATHANSON und WELCH, 1936; NOHRMAN, 1949), dagegen wird in neuen Studien hervorgehoben, daß die Prognose des Karzinoms bei jungen Frauen *nicht* von der Tumorentwicklung in der Menopause und Postmenopause abweicht (TREVES und HOLLEB, 1958; BIRK et al., 1973, Lit.). Die *Karzinomfrequenz* liegt in dieser Altersgruppe bei 1–2% (DE CHOLNOKY, 1943; NOHRMAN, 1949; BIRK et al., 1973). *Klinisch* ergaben sich keine abweichenden Befunde. Im Vordergrund standen palpable Tumorknoten, bevorzugt lokalisiert im oberen äußeren Quadranten der Mamma (50%). Häufigste Tumorgröße 1–3 cm im Durchmesser. Zur Mammographie der klinischen Diagnostik: LESNICK (1977). *Histologisch* handelt es sich ganz überwiegend um invasive duktale Karzinome (86,6%), selten um medulläre, papilläre und intraduktale Karzinome vom Komedotyp. Dazu kommen 4 lobuläre Karzinome in situ (TREVES und HOLLEB, 1958). Die Autoren heben hervor, daß die Prognose bei den höher differenzierten Karzinomen eindeutig besser als bei allen anderen ist, ein Sachverhalt, der für Tumoren aller Altersklassen gültig ist. Hinsichtlich der *lymphogenen Metastasierung* in die Axilla ist von Bedeutung, daß Karzinome von 2 cm oder weniger im Querschnitt in etwa 20–25% Metastasen aufweisen.

Die an der 5-Jahres-Überlebensquote gemessene *Prognose* unterliegt beträchtlichen Schwankungen, die im Mittel zwischen 39 und 48% liegen (EARLEY et al., 1969; MACDONALD und WILCOX, 1956; LEWIS, 1964). Beträchtlich günstiger sind die Angaben von SKANDALAKIS et al. (1959) mit 51,5%; NORRIS und TAYLOR (1970) mit 56 und 48% für 10 Jahre; von HARRINGTON (1946) mit 60,2%. Gegen eine vergleichsweise ungünstige Prognose bei Negerinnen sprechen sich ferner LEFALL et al. (1965) und aus dem griechischen Schrifttum SKALKEAS et al. (1970) aus. In dieser Altersgruppe hat zweifellos eine gleichzeitig bestehende Gravidität prognostische Bedeutung. Bei einer simultanen Schwangerschaft sinkt die 5-Jahres-Überlebenszeit auf 28,7% gegenüber einer mittleren Quote von 38–40% bei allen operablen Fällen ab (TREVES und HOLLEB, 1958) (vgl. S. 478). Neue Untersuchungen von GOGAS und SKALKEAS (1975) ergaben eine 5-Jahres-Überlebenszeit bei 20–35 Jahre alten Frauen mit Lymphknotenmetastasen von 29,4%, ohne Absiedlung von 79,1%. Diese Werte lagen bei Frauen von 36–40 Jahren etwas niedriger.

Das *Mammakarzinom bei Frauen in hohem Alter* ist von SHIMKIN (1951) und vor allem von KRAFT und BLOCK (1962) an 75 Frauen im Alter von 75 Jahren und älter mit dem Ergebnis untersucht worden, daß das Karzinom auch

in hohen Dezennien nicht weniger maligne ist als in jüngeren Jahren und eine
Mastektomie im allgemeinen gut toleriert wird. Angesichts der in diesem Altersabschnitt regelmäßig bestehenden kardiovaskulären Vorschädigungen und anderen Erkrankungen ist die Überlebenszeit bei diesem Geschwulstleiden kürzer
als in jüngeren Altersgruppen. In den klinischen Stadien I und II lag die Überlebenszeit bei 45 Monaten, in den Stadien III und IV bei 22,6 Monaten. Die
Frauen mit inoperablen Tumoren überlebten nach Diagnosestellung 20 Monate
und 2 Frauen (8%) mit fortgeschrittener Erkrankung sogar 5 Jahre. GREGL
(1970) ist der Auffassung, daß das Karzinom der weiblichen Brustdrüse in
höherem Alter eine signifikant bessere Prognose hat.

6. Familienstand bei Mammakarzinomen

Zu den ätiologischen Faktoren, die für die Entwicklung eines Mammakarzinoms Bedeutung haben, zählen Familienstand und Fertilität. Dazu besagen
die Ergebnisse epidemiologischer Studien, daß das Risiko, an einem Mammakarzinom zu erkranken, bei ledigen und kinderlosen Frauen höher ist als bei verheirateten Frauen mit Kindern (WYNDER et al., 1960; LILIENFELD, 1963; MAAS,
1970). Dieser Sachverhalt wird dadurch unterstrichen, daß Nonnen vergleichsweise ein wesentlich höheres Risiko haben (GAGNON, 1950; TAYLOR et al., 1959),
vor allem nach der Menopause (FRAUMENI et al., 1968).

Frühere wie neuere Untersuchungen zu dieser Frage haben auch gegenteilige Aspekte
aufgezeigt. Klinische Untersuchungen von GANZ (1938) ergaben von 342 Mammakarzinom-
Patientinnen 13% unverheiratete und 87% verheiratete Frauen, JACOBSEN (1946), FRICKE
(1964), GRATTAROLA (1964), MOORE und LEWIS (1964) fanden gleiche Relationen. Auch
in der Beobachtungsreihe von KESSLER (1968) betrug der Anteil lediger Frauen 13,5-16,4%,
und er wies darauf hin, daß diese niedrigen Prozentsätze dadurch zu erklären sind, daß
19,3% in der Gesamtbevölkerung seines Beobachtungsgebietes ohnehin unverheiratete
Frauen waren.
In den Beobachtungen von WAINWRIGHT (1931), HARNETT (1948), LEWISON und ALLEN
(1953) dominierte die Gruppe der ledigen Frauen. RENNAES und HOLAN (1953) geben in
der Untersuchung an 1 548 norwegischen Frauen mit Mammakarzinom die Häufigkeits-
und Altersverteilung der ledigen, der verheirateten und beider Gruppen an (Abb. 269).

Neue Gesichtspunkte gingen nach einer Aufschlüsselung des altersgebunde-
nen Verhaltens der ledigen und verheirateten Frauen hervor. LOGAN (1953)
wies in Mortalitätsstudien nach, daß bis zum 35. Jahr die Verhältniszahl an
Karzinomen pro 100 000 bei den verheirateten Frauen etwas höher war und
später die ledigen Frauen stark überwogen. Zu ähnlichen Ergebnissen kamen
DORN und CUTLER (1955). Einen „Drehpunkt" im 40. Jahr fand LILIENFELD
(1956) in der Feststellung, daß bis zu diesem Zeitpunkt eine gleiche Karzinom-
Frequenz bei ledigen und verheirateten Frauen vorliegt, danach aber die unverheirateten Frauen überwiegen. Im gleichen Sinne äußert sich CLEMMESEN (1948,
1949) mit einem „Drehpunkt" im 35. Jahr. Unter Berücksichtigung dieser Unterschiede und exakter anamnesischer Daten ist *in zahlreichen Ländern von verschiedenen Autoren die Dominanz der ledigen Frauen oder der verheirateten aber kinderlosen Frauen* zum Erkrankungszeitpunkt unterstrichen worden. SEGI (1955) beobachtete, daß japanische Frauen mit einem Mammakarzinom später geheiratet

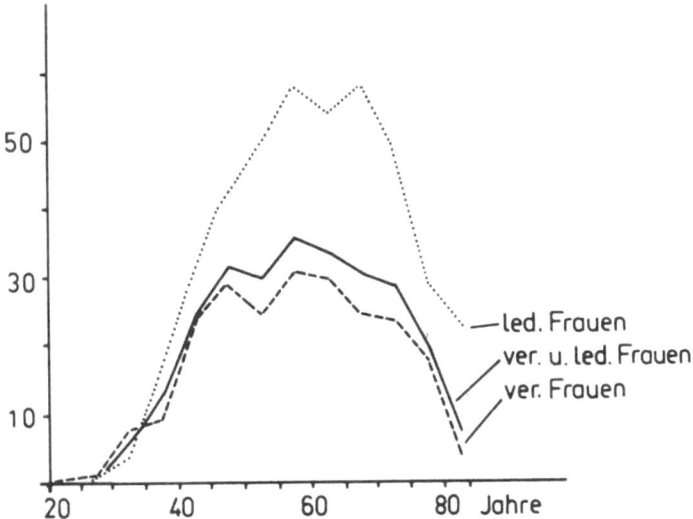

Abb. 269. Altersverteilung von 1049 verheirateten und 499 ledigen Frauen mit Mammakarzinom. (Nach RENNAES und HOLAN, 1953)

haben als die Vergleichspopulation. HAAGENSEN (1957), DAMON (1960), WYNDER et al. (1960) und SNAEDAL (1964) gelangen unabhängig voneinander zu sehr ähnlichen Relationen über die Häufigkeit der Karzinome bei ledigen Frauen. Nach DONEGAN (1967) heiraten Frauen, die ein Mammakarzinom entwickeln, später als andere Frauen und werden demgemäß erst in einem späteren Lebensalter schwanger. Nach McDIVITT et al. (1968) neigen ledige Frauen um etwa 75% mehr zu einem Mammakarzinom als verheiratete Frauen und SCHWAIGER und HERFAHRT (1968) berichten, daß dieses Tumorleiden bei Spätverheirateten ebenso häufig ist wie bei ledigen Frauen.

7. Sozialstatus bei Mammakarzinomen

Studien über die Häufigkeit des Mammakarzinoms in verschiedenen sozialen Schichten in England und Wales ergaben, daß die stärkste Frequenz bei Frauen der wohlhabenden Gesellschaft gefunden wurde (STOCKS, 1955). Dabei zeigte sich eine stufenweise Abnahme der Inzidenz bis zu niedrigeren Sozialgruppen. Dieser Unterschied wurde auch dann noch beobachtet, wenn in infertile und fertile verheiratete Frauen gegliedert wurde. In Japan kamen SEGI (1957), in Frankreich SCHWARTZ et al. (1958) zu gleichen Ergebnissen. Als wesentliche Ursache der höheren Karzinomrate der besser gestellten Gesellschaftsschichten werden spätere Heirat, geringe Kinderzahl, geringe oder zumeist gänzlich fehlende Stillgewohnheit angegeben (BERTINI und BER, 1964). In USA lassen sich nach ZIPPIN und PETRAKIS (1971) nur noch Unterschiede bei der farbigen Bevölkerung feststellen.

Ein evidentes und gleicherweise ethnologisch wie epidemiologisch aufschlußreiches Beispiel zu dieser Frage erbrachten Studien von KHANOLKAR (1950, 1955) und PAYMASTER (1964) an *indischen Frauen* unterschiedlicher religiöser und sozialer Gruppen: Danach ist das Mammakarzinom bei der armen Bevölkerung, den Hindus und Moslems, prozentual weit seltener als in der wohlhabenden Schicht der Parsen, die von allen Tumoren in 50% an Brustdrüsenkrebs erkranken. Die Parsen haben die Gewohnheiten der Inzucht, sie heiraten spät, im Mittel mit 25 Jahren und haben wenig Kinder, die sie gewöhnlich nicht stillen. Dagegen heiraten die Hindufrauen mit 16 Jahren und erzeugen viele Kinder, die sie säugen. Diese Lebensgewohnheiten finden in einer stufenweise sich steigernden Frequenz des Mammakarzinoms bei Hindus, Moslems, Christen und Parsen ihren Ausdruck.

In einer Studie von SCHMITZ (1973) über soziale Faktoren bei Karzinomen wurden unterschiedliche Heilungschancen für alle Stadien des Mammakarzinoms nach der 5-Jahres-Überlebensrate ermittelt, wobei Frauen in Privatkliniken angeblich bessere Möglichkeiten hätten als Frauen in kommunalen Krankenhäusern. Diese Angaben bedürfen einer Überprüfung, zumal der allgemein gestiegene Lebensstandard und die heutigen therapeutischen Verfahren die früher wirksam gewesenen Einflüsse nicht mehr erkennen lassen (WYNDER, 1969). Im deutschen Schrifttum fanden MAASS et al. (1969) lediglich eine positive Korrelation zur Erwerbstätigendichte in bestimmten Stadtteilen von Hamburg. PAULI und TROTNOW (1973) verneinen Beziehungen zwischen der Morbidität an Mammakarzinomen und Sozialstatus an Hand von 523 erkrankten Frauen der Erlanger Universitäts-Frauenklinik.

Weitere Beziehungen lassen sich aus der Koinzidenz von hohem Fettverbrauch in der Bevölkerung verschiedener Länder, Adipositas und sozialer Klasse ableiten. Frauen niederer sozialer Schichten sind 3–4mal mehr übergewichtig als andere und neigen häufiger zur Entwicklung eines Mammakarzinoms. Das betrifft vor allem Negerinnen, die postmenopausal in der Regel fettleibig sind (WYNDER, 1969). Der Autor vermutet in diesen Fällen eine größere Sensibilität gegenüber Östrogenrezeptoren.

8. Über konstitutionelle und genetische Faktoren beim Mammakarzinom und das Erkrankungsrisiko bei familiärer Belastung

Etwa seit Mitte des 19. Jahrhunderts wird kasuistisch über sog. Krebsfamilien berichtet, d.h. über ungewöhnliche Häufungen von Karzinomen eines oder verschiedener Organe in der Generationenfolge einer Familie. Kumulationen dieser Art treffen auch für das Mammakarzinom zu.

So beschreibt SIBLEY (1859) eine Familie, in der Mutter und 5 Töchter an einem Mammakarzinom verstorben sind, das bei allen 6 Erkrankten in der linken Brustdrüse lokalisiert war. Der Anthropologe und Chirurg PAUL BROCA (1824–1880) fertigte einen Stammbaum seiner eigenen Familie von 1768–1856 über 5 Generationen an und stellte fest, daß 15 von 24 Frauen an einem Karzinom und davon 10 Frauen an Mammakarzinom verstorben waren. PAGET (1887) gelangt auf Grund von Untersuchungsreihen zu der Überzeugung, daß das Auftreten eines Mammakarzinoms z.T. einer ererbten Disposition zuzuschreiben sei. Die Bedeutung dieser Forschungsrichtung wird ferner aus zwei Kasuistiken des neueren Schrifttums deutlich: WOOD und DARLING (1943) berichten von einer Familie, in der das Mammakarzinom beidseitig und durchschnittlich im Alter von 32 Jahren während vier Generationen aufgetreten war. In der vierten Generation zeigte sich das Mammakarzinom bei einer Frau im Alter von 18 Jahren. VAN DEN BERG (1950) erwähnt eine Patientin, die ein Karzinom in der einen Mamma mit 45 Jahren und in der anderen Mamma 9 Jahre später entwickelte. Diese Frau hatte 2 Töchter, die beide gleichfalls an einem bilateralen Mammakarzinom erkrankten. Bei der einen Tochter trat das Mammakarzinom zuerst mit 26 Jahren auf und bei der anderen Tochter im Alter von 39 Jahren. Die erste Tochter hatte wiederum eine Tochter, die ebenfalls, und zwar mit 36 Jahren, ein Mammakarzinom bekam.

So wichtig diese Stammbaumforschungen über mehrere Generationen für die Krankheitsdisposition sind, so wenig geben sie ein Querschnittsbild über die allgemeine Bedeutung genetischer Einflüsse auf Inzidenz, Zeitpunkt des Auftretens und spezielle epidemiologische Fragen. Diese werden heute mit statistischen Methoden beantwortet, wobei die Gefahr einer Selektion unter den Probanden zu berücksichtigen ist, die sich beispielsweise darin äußern kann, daß eine lebende Tochtergeneration noch nicht bis zu Ende beobachtet worden ist, oder daß sich die Eltern schon in der steil ansteigenden altersbezogenen Karzinomrate befinden. Fehlerquellen entstehen auch durch falsche und unzuverlässige Angaben bei Befragungen oder durch ein inadäquates, sozial, ökonomisch oder genetisch einseitig beeinflußtes Kontrollkollektiv.

Auch angesichts dieser Vorbehalte haben epidemiologische Studien an mehreren Tausend Erkrankten an Mammakarzinom zahlreicher Autoren zu weitgehend übereinstimmenden Feststellungen geführt: Diese besagen, daß *für das Karzinom der weiblichen Brustdrüse eine familiäre Disposition* gegeben sein kann. Diese äußert sich in einer *Häufung dieses Tumors in nachfolgenden Generationen* und darin, daß *Töchter im Mittel 10 Jahre früher an Mammakarzinom erkranken als deren Mütter.* Diese Gesetzmäßigkeiten sind für zahlreiche Länder bestätigt worden:

In *Norwegen* stellte WAALER (1932) die Todesursachen der Verwandten von 6000 Krebskranken fest und fand, daß das Mammakarzinom unter Geschwistern von gleicherweise Erkrankten viel häufiger ist als unter Geschwistern von Probanden mit Karzinomen anderer Organe. WASSINK (1935) studierte diese Fragen in *Holland* und ermittelte in Familien mit Mammakarzinomen in 58% aller weiblichen Verwandten einen derartigen Tumor. Dagegen ist das Mammakarzinom mit 10–12% in der gesamten weiblichen Bevölkerung dieses Landes vertreten. Über sehr ähnliche Ergebnisse aus der *Sowjetunion* berichtete MARTYNOVA (1937). Von JACOBSEN (1946) wurden in *Dänemark* die Familien von 200 Mammakarzinom-Patienten einer sorgfältigen genealogischen Analyse unterworfen, wobei er feststellte, daß ein Karzinom am häufigsten unter den Eltern, seltener unter Großeltern und Geschwistern der Eltern und selten unter Geschwistern der Probanden ist. Für *England und Wales* fanden PENROSE et al. (1948) bei Exploration in Familien von 510 Frauen mit Mammakarzinom, daß die Erwartungsrate bei diesem Kollektiv weit höher liegt als bei den errechneten Mortalitätsraten des Landes. Die anwachsende Häufung des Tumors bei Müttern und Schwestern wird als Ausdruck einer familiären Disposition aufgefaßt. In *Italien* interviewten BUCALOSSI et al. (1954) 230 Frauen mit Mammakarzinomen, um die Häufigkeit dieses Tumors unter deren Verwandten festzustellen. Im Vergleich zu einer sozial-adäquaten Kontrollgruppe fanden die Autoren 3mal so viel Mammakarzinome unter den Verwandten der Erkrankten als unter den Kontroll-Patienten. Drei Jahre später berichteten BUCALOSSI und VERONESI (1957) über 81 Frauen mit Mammakarzinomen, deren Mütter ebenso erkrankt gewesen waren. Im Vergleich zu 3886 weiteren Fällen von Mammakarzinomen wurde beobachtet, daß das Karzinom bei den familiär belasteten Frauen 4 Jahre früher auftrat und die Zeit der Menstruationen länger war, d.h., die Menopause später lag.

Weitere Untersuchungen an unterschiedlich großen Kollektiven und mit ähnlichen Schlußfolgerungen liegen von MORSE (1951), KILGORE et al. (1956), MACKLIN (1959), LILIEN-

Tabelle 31. Zusammenfassung der Untersuchungsergebnisse über die familiäre Häufung des Mammakarzinoms

Autor	Jahr	Beob-achtete Fälle	Vorherrschen oder Mortalität des Mamma-karzinoms unter					
			Müttern von Mammakarzinom-Pat.			Geschwistern von Mammakarzinom-Pat.		
			beob-achtet	erwar-tet	Quo-tient	beob-achtet	erwar-tet	Quo-tient
JACOBSEN	1946	200	21	7	3,0	13	5	2,6
PENROSE et al.	1948	300	25	11	2,3	23	7	3,3
PASSEY et al.	1952	585	23	20	1,1	–	–	–
SMITHERS	1952	556	29	13,9	2,1	–	–	–
WOOLF	1955	200	4	2,1	1,9	8	3,2	2,5
ANDERSON et al.	1958	544	9	7,7	1,2	28	12,4	2,3
MURPHY et al.	1959	200	7	3	2,3	2	6	0,3
MACKLIN	1959	295	11	5,6	2,0	14	5	2,8
WYNDER et al.	1960	134	4	2,0	2,0	11	4	2,8

Der Quotient gibt das Verhältnis zwischen den tatsächlich beobachteten Mammakarzinomen zu den rein nach der Häufigkeit erwarteten wieder; der Quotient liegt bis auf eine Ausnahme weit über 1.

FELD (1963), MOORE und LEWIS (1964), CLOSE und MAXIMOV (1965), MOON et al. (1967), sowie von LEIS (1970) vor (Tabelle 31).

Wie man sieht, ist *das Risiko, an einem Mammakarzinom zu erkranken, bei den Müttern und Schwestern der Mammakarzinom-Patienten 2–3mal größer als bei der Gesamtbevölkerung zu erwarten ist.* LILIENFELD (1963) glaubt, daß diese Ergebnisse auf einen Einfluß genetischer Faktoren oder im Hinblick der familiären Häufungen auf bestimmte biotopisch gebundene Umweltfaktoren hinweisen. In diese Richtung zielen die fundierten Studien von PAPADRIANOS et al. (1967) an 1802 Frauen mit Mammakarzinom, auf deren Teilergebnisse in Zusammenhang mit der Altersgruppierung eingegangen wurde. Die Feststellung, daß 9% der Mütter der Mammakarzinom-Patientinnen selbst ein Mammakarzinom hatten, betrachten die Autoren als ein überzeugendes Symptom für den *familiären Charakter des Mammakarzinoms.* Diese 9% seien 2mal höher als die durchschnittliche Mammakarzinom-Häufigkeit der weiblichen Bevölkerung. Sie geben ferner zu bedenken, daß man diesen Prozentsatz noch höher einschätzen könne, da wahrscheinlich einige der befragten Mütter später an einem Mammakarzinom erkranken. Ein gleichfalls höherer Anteil der Schwestern von Mammakarzinom-Patienten sei auch dem Risiko ausgesetzt, später ein Mammakarzinom zu entwickeln.

In welcher Weise familiäre Belastungen auftreten können, demonstrieren zwei über 3 Generationen verfolgte Stammbäume (Abb. 270), aus denen zugleich das für diese Probleme wichtige und differierende Erkrankungsalter hervorgeht. Dabei ist auffällig, daß in der jüngsten Generation die Karzinome nicht nur früher auftreten, sondern daß zugleich eine Neigung zur Ausbildung bilateraler Karzinome deutlich wird. In einer neuen Untersu-

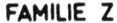
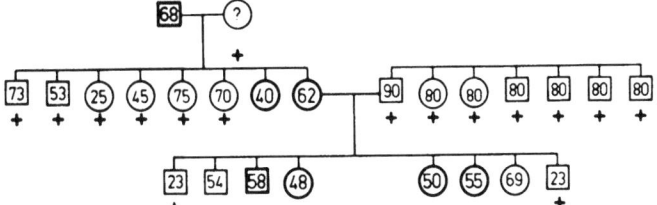
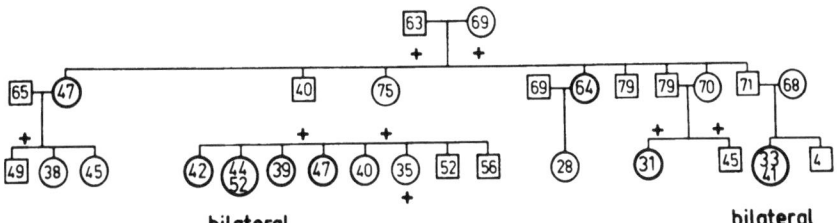

Abb. 270. Stammbaum zweier Familien mit gehäuftem Mammakarzinom-Vorkommen nach PAPADIANOS et al. (1967). Konturierte Kreise stellen Mammakarzinome bei Frauen, konturierte Rechtecke Mammakarzinome bei Männern dar. Die Zahlen beziehen sich auf das Erkrankungsalter

chung von LYNCH et al. (1976) an 52 Familien mit Karzinomdisposition wurde in 6 Familien das Auftreten des Tumors im Alter von 21, 22, 23, 24, 28 und 29 Jahren beobachtet und der ausführliche Stammbaum einer Familie über 5 Generationen mit multiplen Karzinomen von Mamma, Pankreas, Prostata, Haut, Magen und Melanom mitgeteilt.

Anhand eines weiteren Stammbaumes und angesichts der Ergebnisse des Schrifttums resümiert HAAGENSEN (1971), daß das *Mammakarzinom bei einer familiär-genetischen Bindung die nachfolgende Generation nicht nur prädisponiert, sondern daß der Tumor früher, häufiger und öfter bilateral auftritt,* wobei die Frequenz der Mammakarzinome bei Männern in diesen Familien ebenfalls höher ist.

a) Mammakarzinom bei Zwillingen

Eine Untersuchung zur Zwillingspathologie der Mamma von BIRKENFELD (1932) befaßt sich lediglich mit einer hypertrophischen Hängebrust bei einem eineiigen Zwillingspaar und mit einer Hyperthelie bei männlichen Zwillingen. Eindrucksvolle Einzelbeobachtungen von Karzinomen gleicher Art und gleicher Lokalisation bei Zwillingen haben dieser Forschungsrichtung neue Impulse gegeben, wenn auch der direkte hereditäre Einfluß auf die Karzinogenese überschätzt worden ist. Nach v. VERSCHUER (1961, 1964) ergibt sich eine häufigere Konkordanz bezüglich Art und Lokalisation des Tumors bei eineiigen Zwillingen nur für das Mammakarzinom, dagegen sind diese Übereinstimmungen beim Mammakarzinom statistisch fraglich und bei anderen Tumoren nicht gegeben. Daher ist verständlich, daß NIELSEN und CLEMMESEN (1958) unter 336 Zwillingspaaren nur ein monozygotes weibliches Paar mit konkordanten Mammakarzinomen feststellten. Nach HARVALD und HAUGE (1963) wurden unter 164 eineiigen Zwillingspaaren in 4 Fällen ein Karzinom der Brustdrüsen gefunden, unter 340 zweieiigen Zwillingen waren 6 Paare an diesem Tumor erkrankt.

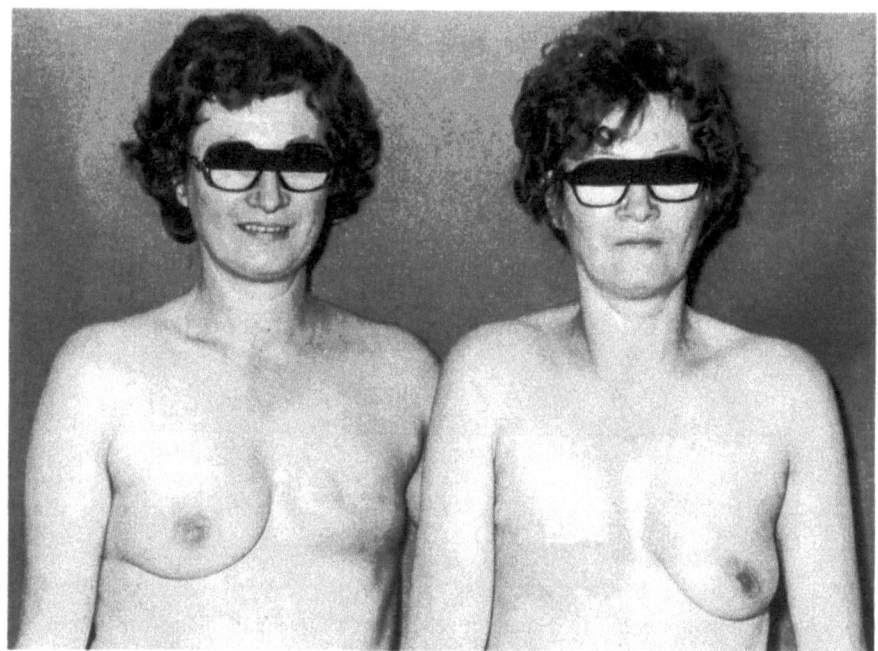

Abb. 271. Eineiiges Zwillingspaar mit Mammakarzinomen, die etwa gleichzeitig entstanden sind. Linker Zwilling adenoid-zystisches und papilläres Karzinom der linken Mamma; rechter Zwilling invasives duktales Karzinom der rechten Brustdrüse

Über Mammakarzinome bei einem eineiigen Zwillingspaar berichteten SHMOULEVITCH und ROBINSON (1974): Bei beiden Frauen hatte sich der Tumor im 64. Lebensjahr entwickelt und erwies sich bei der radikalen Mastektomie als invasives duktales Karzinom. Bei dem einen Zwilling war der Tumor links entstanden, bei dem anderen rechts. Chromosomenanalysen zeigten, daß es sich um monozygote Zwillinge handelte. — In einer eigenen Beobachtung wurden bei einem eineiigen Geschwisterpaar im Alter von 50 Jahren Mammakarzinome festgestellt[1]. Die Tumoren entwickelten sich etwa gleichzeitig und führten in einem zeitlichen Abstand von 3 Monaten zur Operation. Ein Zwilling zeigte unter der Mamille linksseitig ein adenoid-zystisches und papilläres Karzinom, der andere Zwilling ein rechtsseitiges invasives duktales Karzinom bei proliferativer Mastopathie (vgl. Abb. 271).

b) Genetisch-fixierte Tumorsyntropien

Hereditäre Syntropien von Mamma- und Ovarialkarzinomen beschreiben LYNCH und KRUSH (1971) in 3 (9%) von 34 Familien mit Mammakarzinomen und nehmen einen autosomal-dominanten Erbgang an. In anderen Brustkrebs-Familien wurden zugleich Leukämien, Lymphome und Sarkome beobachtet (LI und FRAUMENI, 1969). Zwei weitere, durch ausführliche Stammbäume belegte Familien mit Mamma- und Ovarialkarzinomen, die über 3 Generationen beobachtet wurden, geben LYNCH et al. (1974) an.

Mamma- und Gastrointestinalkarzinome wurden in 22 von 34 Familien mit hereditären Mammakarzinomen von LYNCH et al. (1973) festgestellt, wobei das

[1] Herrn Chefarzt Dr. BOCKLET, Bad Neustadt, sei für die Überlassung dieser Fälle gedankt.

Kolonkarzinom am häufigsten war und bei einem oder bei mehreren Mitgliedern von 14 Familien auftrat.

Über familiäre Häufung von *Karzinomen der Mamma virilis* berichten EVERSON et al. (1976). Die Autoren fanden in 2 Familien je 3 Träger mit Karzinomen, wobei in der Familie B zwei Generationen befallen waren.

c) Genetik und Funktion apokriner Drüsen und Talgdrüsen bei Mammakarzinomen

Seit langem ist das Vorkommen von sog. Ohrschmalztypen bekannt, die sich nach den Mendelschen Gesetzen vererben. Das Sekret der Glandulae ceruminales kann weich, klebrig und von honiggelber Farbe sein und wird dann als „naß" bezeichnet. Dagegen gibt es trockene, spröde und weißliche Formen des Cerumens, das kurz „trocken" genannt wird. Nach MATSUNAGA und EBBING (1956) sind diese Ohrschmalztypen auf der Erde unterschiedlich verteilt, indem in Deutschland zu 92% nasses Ohrenschmalz, zu etwa 3% trockenes und zu etwa 5% Übergangstypen gefunden werden. Japaner haben dagegen in 20% nasses und in etwa 80% trockenes Cerumen, ebenso Koreaner und Chinesen (PETRAKIS et al., 1967).

Beziehungen zwischen *Mammakarzinom und Ceruminaldrüsen* ergeben sich daraus, daß es sich in Brustdrüse und Gehörgang um apokrine Drüsen handelt, deren Sekrete reich an Fettsäuren sind. Zum anderen wurde von PETRAKIS (1971) eine Korrelation zwischen der standardisierten Mortalität an Mammakarzinom und der Häufigkeit von Genen für den Naß-Typ des Cerumen aufgezeigt und festgestellt, daß Länder mit hoher Mortalität an Mammakarzinom eine eindeutige Häufung dieses Naß-Types aufweisen. Geographisch gesehen nimmt die Mortalität an Mammakarzinom von der östlichen zur westlichen Hemisphäre zu und die Frequenz des trockenen Cerumens gegenläufig und prozentual ab. Diese Studien weisen auf Reaktionsformen im System der apokrinen Drüsen als gemeinsamen Nenner hin, die dem Einfluß pleiotroper aleler Gene unterliegen. Diese sollen den Fettstoffwechsel (Verhältnis von gesättigten zu ungesättigten Fettsäuren) der Gll. ceruminales wie auch die Empfänglichkeit der apokrinen Drüsen gegenüber onkogenen Viren beeinflussen und die systemgebundene Koinzidenz physiologischer Reaktionen und Erkrankungen erklären.

Studien an *Talgdrüsen* gehen davon aus, daß deren Funktion androgenabhängig ist. Die Talgexkretionsrate (SER) steigt in der Geschlechtsreife bei beiden Geschlechtern an, besonders jedoch beim männlichen, und geht in der Menopause der Frauen zurück. Es besteht eine hohe Sensibilität der Talgdrüsen gegenüber Androgenen, wohingegen Östrogene die SER vermindern, ohne daß jedoch in hoher Dosierung eine kompetitive Hemmung von Androgenen und Östrogenen vorliegt (STRAUSS und PIOCHI, 1963). Frauen mit fortgeschrittenen Mammakarzinomen in der Menopause haben gegenüber Kontrollen eine erhöhte SER, sogar auch beginnende Karzinome oder frühe Entwicklungsstadien. Es wird das Vorliegen sebotroper Wirkstoffe oder eine Verminderung ihrer Hemmsubstanzen vermutet. Nach experimentellen Studien kann angenommen werden, daß hierfür das Melanozyten-stimulierende Hormon (MSH) verantwortlich ist, da es bei der Ratte die Talgproduktion vermehrt (BURTON et al, 1970; PAPAIOANNOU, 1974).

d) Blutgruppen und Isoantigene bei Mammakarzinomen

Bisherige Untersuchungen erbrachten keine signifikante Korrelation zwischen den Blutgruppen des AB0-Systems und Mammakarzinom sowie Karzinomen der Zervix, des Corpus uteri und der Ovarien (BUCKWALTER et al., 1956). DAMON (1960) verglich die Blutgruppen von 1848 weißen und 370 schwarzen Frauen, die Bluttransfusionen erhalten hatten und fand darunter 175 Frauen mit Mammakarzinomen. Auch aus dieser Untersuchungsgruppe ergab sich keine Beziehung zwischen Blutgruppenzugehörigkeit und Prognose des Karzinoms. Zu gleichen Ergebnissen kamen WYNDER et al. (1963). Nur HARTMAN und STAVEM (1964) fanden bei Frauen mit Mammakarzinomen ein leichtes Überwiegen der Blutgruppe A. Bei familiär auftretenden Karzinomen dominiert in der jüngeren Altersklasse die Gruppe 0, später die Gruppe A.

Der Versuch, mit Hilfe der Darstellung fluoreszierender Antikörper und der Hämagglutinationshemmung Blutgruppen-Antigene in Karzinomen und gutartigen Erkrankungen der Mamma zu erfassen, erbrachte auch keine Aufschlüsse, die nosologisch oder prognostisch verwertet werden könnten (TELLEM et al., 1963). Studien mit Isoantigenen A, B und H (0) an 85 Präparaten benigner und maligner Mammatumoren von GUPTA und SCHUSTER (1973) zeigten eine gemischte Zellagglutinationsreaktion, die in den Epithelzellen der Azini in den gutartigen Veränderungen stark positiv war. Alle Karzinome und deren Metastasen reagierten negativ.

Ebenso fanden sich keine statistischen Beziehungen zwischen *Körperbehaarung, Nikotin- und Alkoholkonsum und Mammakarzinom* (WYNDER et al., 1960).

9. Menstruationszyklus und Menopause bei Mammakarzinomen

Zeitliche und pathogenetische Einflüsse von Menarche, Menstruationsdauer und Menopause sind in einer Reihe epidemiologischer Untersuchungen unter dem Aspekt geprüft worden, ob die rhythmischen, über Jahrzehnte wirkenden hormonalen Stimulationen des Drüsenepithels der Mamma während des Zyklus eine vielleicht wesentliche Voraussetzung für die Karzinogenese darstellen könnten. Diese Frage wird angesichts der heute gültigen Untersuchungsergebnisse über sog. Risikofaktoren für das Mammakarzinom aufgeworfen, weil Frauen mit frühzeitiger Menopause, mit zahlreichen Kindern oder langer Stillzeit weit weniger Menstruationszyklen durchlaufen und seltener an Karzinomen der Brustdrüse erkranken als ledige und kinderlose Frauen. Diesen mangelt es in der Regel an protektiv wirkenden Faktoren dieser Art, die durch eine Wiederholung physiologischer Funktionsphasen mit zeitweiligem Sistieren des Menstruationszyklus gegeben sind.

Menarche: Nach Beobachtungen von SHAPIRO et al (1968) nimmt das Risiko einer Tumorerkrankung bei Frauen zu, die vor dem 12. Jahr die Menarche hatten, im Vergleich zu solchen, deren Menstruation nach dem 15. Jahr einsetzte. SOLTH et al. (1959) fanden mehr Mammakarzinome im Stadium I und II nach Steinthal bei früher oder rechtzeitiger Menarche als bei späterer. STASZEWSKI

(1971) machte bei der weiblichen Bevölkerung Polens die Feststellung einer allgemein spät auftretenden Menarche (später als das 18. Lebesjahr). Dieser Sachverhalt korreliert mit einer geringen Karzinominzidenz bei Polinnen. Danach ist das *Karzinomrisiko um 1,8mal größer,* wenn die *Menarche vor dem 16. Lebensjahr* eintritt.

Menstruationszyklus: Eine längere Menstruationsdauer bei Mammakarzinom-Patienten im Vergleich zu Kontrollfällen fand zuerst LANE-CLAYPON (1926), später SMITHERS (1948, 1952) bei 290 brustkrebskranken Frauen mit einem mittleren Zeitwert von 34,6 Jahren. SHAPIRO et al. (1968) stellten ein erhöhtes Karzinomrisiko bei Frauen fest, die 30 Jahre lang oder darüber hinaus menstruierten als bei Frauen, die nach einem kürzeren Zeitabschnitt in die Menopause kamen.

Menopause: Die meisten Autoren stimmen mit LILIENFELD (1956, 1958, 1963), MACMAHON und FEINLEIB (1960) sowie MAASS (1958) überein, daß bei Frauen mit Mammakarzinom nur selten eine frühzeitige oder künstliche Menopause vorliegt.

HEIBERG und HEIBERG (1940) fanden bei der Untersuchung von 515 dänischen Frauen mit Mammakarzinom, daß die Menopause später als bei gesunden Frauen eintritt. Zu gleichen Ergebnissen kam OLCH (1937) und bemerkte, daß das mittlere Alter der Frauen, die später ein Mammakarzinom bekamen, zur Zeit der Menopause höher als bei Kontrollen war. Ein höheres Durchschnittsalter bei Beginn der Menopause fand WYNDER et al. (1960). Eine verspätete Menopause bei der Mehrzahl der erkrankten Frauen stellten auch ROTH (1954) sowie MACMAHON und FEINLEIB (1960) fest. Im gleichen Sinne unterstreicht CLEMMESEN (1948), daß die Menopause einen Schutz vor der Entwicklung eines Mammakarzinoms darstellt, denn je früher diese auftritt, desto geringer ist die Wahrscheinlichkeit für eine Frau, ein Mammakarzinom zu bekommen. Nach DUNN (1969) bedingt eine künstliche Menopause sogar eine relative Verringerung des Risikos von 50–60%. HIRAYAMA und WYNDER (1962) heben hervor, daß die größte Risikoverringerung unter jenen Frauen zu beobachten ist, bei denen vor dem 37. Lebensjahr eine künstliche Menopause herbeigeführt wurde. Im Vergleich zu Kontrollen fanden MACMAHON und FEINLEIB (1960), daß kinderlose Frauen mit Mammakarzinomen bei Eintritt in die Menopause älter waren. Die Autoren untersuchten ferner das durchschnittliche Jahresintervall zwischen der Menopause und dem Zeitpunkt der Diagnosestellung des Mammakarzinoms bei 211 Frauen, die zur Zeit der Diagnostik des Mammakarzinoms in der Postmenopause waren. Daraus ergab sich eine Korrelation zwischen Menopausealter und Intervall in dem Sinne, als dieses bei einem Menopausealter von 30–34 Jahren im Mittel 25 Jahre waren und bei einem Menopausealter von 50–54 Jahren nur 11,8 Jahre betrug. Das heißt: Bei vorzeitiger (künstlicher) Menopause war das Intervall um die Hälfte länger.

Zusammenfassend ergibt sich, daß die *Menopause bei Frauen mit Mammakarzinom später* als bei gesunden Frauen eintritt und das *Risiko der Tumorerkrankung bei früher Menarche und spätere Menopause zunimmt.* Hier tritt der Faktor der Menstruationsdauer hervor. *Protektiv* wirkt dagegen *eine vorzeitige (artefizielle), d.h. bis zum 40. Jahr eintretende Menopause.*

In diesem Zusammenhang sei erwähnt, daß ein besonderes *Sexualverhalten* der Frauen bestehen soll, die später an Mammakarzinom erkranken. Diese

Frauen hätten erst im späteren Lebensalter Sexualverkehr gepflogen und seien anlagemäßig sexuell zurückhaltend und zum großen Teil monogam.

In den letzten Jahren sind bei Frauen mit Mammakarzinomen auch besondere *psychische Verhaltensweisen* und neurotische Symptome herausgestellt worden, wobei geprüft wird, ob diesen Störungen möglicherweise auf dem Umweg über den endokrinen Stoffwechsel vielleicht eine ätiologische Bedeutung zukommt. Studien über Beziehungen zwischen sozialem und psychischem Trauma bei 352 Frauen mit Mammakarzinomen ergeben nach SNELL und GRAHAM (1971) gegenüber 670 Kontrollen keine Unterschiede. Weitere Angaben: PAPAIOANNOU (1974) und KLEIBEL (1975). Psychosomatische Aspekte bei der klinischen Manifestation von Mammakarzinomen sind nach einem Testverfahren von PAULI und SCHMID (1972) mit dem Ergebnis untersucht worden, daß im Vergleiche zu Kontrollpersonen Frauen mit Mammakarzinomen folgende psychische Eigenschaften gehäuft erkennen lassen: Hypochondrie, Depressionen, maskulin-feminine Interessen, Paranoia und Psychasthenie. Die Autoren verweisen auf das aktuelle Schrifttum über die Fragen der psychosomatischen Krebsforschung.

10. Beziehungen von Schwangerschaften, Geburten und Kinderzahl zum Mammakarzinom

a) Gravidität

Aus den bisherigen Untersuchungen über den Einfluß hormonal gesteuerter Funktionsphasen auf die Brustdrüse kann eine bestimmte Relation zwischen Gravidität und Mammakarzinom erwartet werden: GILLIAM (1951) überprüfte die Anzahl von Schwangerschaften und Geburten von 849 Frauen mit Mammakarzinomen und stellte eine allgemeine Verminderung von Graviditäten und Lebendgeburten gegenüber der Gesamtbevölkerung fest. LEWISON und ALLEN (1953) fanden, daß die Zahl der Schwangerschaften bei Mammakarzinom-Patientinnen um 1,91% niedriger als in einer Vergleichspopulation liegt. Untersuchungen über das Karzinom in der Gravidität von HOLLEB und FARROW (1962, 1964) an 283 befragten Frauen über vorausgegangene Schwangerschaften ergeben in 7% keine Schwangerschaft, in 73% 1–3, in 16% 4–6 und in 2% 7 oder mehr Graviditäten. Das heißt, daß die meisten karzinomkranken Frauen weniger als dreimal schwanger waren. Zu gleichen Feststellungen kamen MOORE und LEWIS (1964). GRATTAROLA (1964) stellte bei 83 verheirateten Frauen mit Mammakarzinom in 14,4% primäre Sterilität fest, 36,1% hatten in den ersten 2 Jahren nach Verehelichung nur 1 Schwangerschaft, 32,5% hatten 2 Schwangerschaften und mehr als die Hälfte (15 von 27 Frauen) klagten über eine spätere Sterilität. Insgesamt lag bei 66,2% eine primäre oder sekundäre Sterilität vor.

In neueren Studien zu dieser Frage von LILIENFELD (1963), WYNDER (1968), SHAPIRO et al. (1968), COLE (1974) und PAPAIOANNOU (1974) ergeben sich folgende Aspekte:

1. Eine Gravidität hat einen protektiven Effekt gegenüber dem Mammakarzinom, wenn diese vor dem 20. Jahr liegt.

2. Frauen, die ihr erstes Kind nach dem 30. Jahr gebären, haben ein höheres Karzinomrisiko als Nullipara, wobei das Risiko linear mit dem Alter zum Zeitpunkt der 1. Geburt wächst.
3. Der protektive Einfluß der ersten Gravidität wirkt sich auch auf die folgenden Jahre aus, das heißt, daß Frauen bei voll ausgetragenem Kind und Geburt vor dem 18. Lebensjahr das Karzinomrisiko von nur einem Drittel gegenüber Frauen haben, die bei ihrer ersten Geburt bereits 35 Jahre alt sind.
4. Aborte haben keine schützende Wirkung, wahrscheinlich sogar einen das Krebsrisiko erhöhenden Effekt.

Gegenüber diesen bekannten Vorstellungen bezeichnen JURET et al. (1974) das Alter der Frau bei der ersten Geburt als einen epidemiologisch unsicheren Faktor, da das Mammakarzinom bei früher Geburt zwar seltener auftritt, aber auch signifikant früher als bei Frauen, die ihr erstes Kind später geboren haben. Korrelationen von Mammakarzinomraten bei unverheirateten Frauen zum ansteigendem Kohlehydratkonsum untersuchten HEMS und STUART (1975).

b) Geburten- und Kinderzahl

Nach übereinstimmenden Untersuchungsergebnissen *nimmt das Karzinom der weiblichen Brustdrüse in dem Maße ab wie die Kinderzahl der Frauen zunimmt*, das heißt, daß dieser Tumor *unter Nulliparae wesentlich häufiger anzutreffen ist als bei verheirateten, kinderreichen Frauen*. Bei diesen Relationen hat die Zahl der tatsächlichen Entbindungen eine größere Bedeutung als das Vorkommen von Schwangerschaften (WYNDER et al., 1960). Andere Autoren bringen das Risiko der Karzinogenese in Beziehung zur Fertilität, indem eine größere Fertilität mit einer geringeren Karzinomhäufigkeit verbunden ist (PELLER, 1940; PENROSE et al., 1948; DENOIX und MOINE, 1951; LOGAN, 1953; SCHWARTZ et al., 1958). Die Gefährdung der Nulliparae und der Frauen mit wenig Kindern heben ferner MÜHLBOCK (1957), MACKLIN (1959), LILIENFELD (1963) und DONEGAN (1967) hervor.

Im einzelnen stellten PENROSE et al. (1948) unter 510 Frauen mit Mammakarzinomen 22,3% kinderlose Frauen gegenüber 17,3% einer altersgleichen verheirateten Kontrollgruppe fest. Auch JACOBSEN (1946) fand unter 127 erkrankten Frauen fast die Hälfte, die nur 1mal geboren hatten. Anhand von 223 Karzinompatientinnen verglich HAAGENSEN (1957) in der Altersgruppe von 30–75 Jahren die tatsächlichen und die erwarteten Geburten. Dabei wurde nachgewiesen, daß die Zahl der Frauen mit keinem, mit einem Kind oder mit geringer Kinderzahl eindeutig höher liegt als statistisch bei der Vergleichspopulation erwartet werden konnte. ROTH (1955) fand gleiche Zahlenverhältnisse. Untersuchungen an 425 karzinomkranken Frauen von MAASS (1968) ergaben, daß mehr als 30% der Frauen nicht geboren hatten.
In dem Beobachtungsgut von 1049 Frauen mit Mammakarzinom von RENNAES und HOLAN (1953) zeigt sich, daß kinderreiche Frauen wesentlich seltener an Mammakarzinom erkranken als Nulliparae oder Frauen mit kleiner Kinderzahl (vgl. Abb. 271). Das Risiko dieser Erkrankung ermittelte DUNN (1969) und fand, daß kinderlose Frauen 1,15–1,6mal mehr als fertile Frauen und Frauen mit 1 oder 2 Kindern 1,5–2mal stärker als kinderreiche Frauen karzinomgefährdet sind. Bei Negerinnen stellten LEFALL et al. (1965) ebenfalls ein Überwiegen des Mammakarzinoms unter Nulliparae fest; ein Gleiches beobachtete SEGI (1955) in Japan. Nach KESSLER (1968) lagen im Freiburger Untersuchungsmaterial von 1960–1963 an 144 Karzinom-Patientinnen im Vergleich zu 124 Kontrollen die Zahl der lebend geborenen Kinder und der Totgeburten unter den Zahlenwerten der Kontrollen; Extrauteringraviditäten und Aborte etwas darüber.

Beziehungen zwischen Nulli- und Pluriparae zu der Reihenfolge Korpus-, Mamma-, Zervixkarzinom unterstreichen MCDIVITT et al. (1968) mit der Formel: *Je mehr Kinder, desto häufiger das Zervixkarzinom und desto seltener das Mammakarzinom.*

Einer früheren Analyse von GILLIAM (1951) zufolge wird der protektive Einfluß einer Schwangerschaft nach dem 30. Jahr unwirksam, da bei Frauen mit Mammakarzinomen niedrigere Geburtenziffern nur *vor* dem 30. Jahr festzustellen waren. In diesem Sinne erkennt auch HAYWARD (1970) eine mögliche Schutzfunktion der Gravidität und des Partus vor Ausbildung eines Mammakarzinoms an.

11. Laktation und Stillgewohnheiten als ätiologische Faktoren für das Mammakarzinom

Seit Jahrzehnten wird im Schrifttum die Frage untersucht, ob zwischen Häufigkeit, Dauer und Intensität der Laktation und Karzinogenese in der menschlichen Brustdrüse ursächliche Beziehungen bestehen. Im Gegensatz zu den Ergebnissen früherer Studien (LANE-CLAYPON, 1926; WAINWRIGHT, 1931; LEWINSON und ALLEN, 1953) ist in neueren statistischen Untersuchungen von WYNDER et al. (1960), MACMAHON und FEINLEIB (1960), DONEGAN (1967) und HAAGENSEN (1971) hervorgehoben worden, daß *keine* evidenten statistischen Unterschiede zwischen den Stillgewohnheiten von Frauen bestehen, die später an einem Mammakarzinom erkranken und solchen, die von einem Karzinom verschont bleiben. Unter diesen Aspekten übt die *Laktation allein* einen offensichtlich *nur geringen Einfluß* aus, der allerdings in Verbindung mit anderen Risikofaktoren an Bedeutung gewinnen kann. Dessen ungeachtet machen die vergleichenden ethnographischen Untersuchungsergebnisse deutlich, daß *homogene Bevölkerungsgruppen mit ähnlichen Lebensformen,* d.h. *langer Laktationsdauer (Japanerinnen, Eskimos) bei zahlreichen Kindern* eine *niedrigere Rate an Mammakarzinomen* aufweisen.

In chronologischer Folge werden Unterschiede der Laktationsdauer und -intensität von LANE-CLAYPON (1926) in dem Sinne bejaht, als im Vergleich zu Kontrollen doppelt so viele Kinder von Müttern mit Mammakarzinomen niemals gestillt wurden. Zu ähnlichen Ergebnissen kamen WAINRIGHT (1931) sowie LEWINSON und ALLEN (1953). Im gleichen Sinne sprechen die Beobachtungen von KESSLER (1968), wonach die Zahl der Frauen mit Mammakarzinomen, die nie gestillt hatten oder das Stillen bei einem Kinde plötzlich abgebrochen hatten, eindeutig höher als bei gesunden Frauen (Kontrollen) lag. Dagegen betrug das Verhältnis der Frauen mit normaler Laktation aller Kinder bei den erkrankten zu den gesunden Frauen 29,1% zu 70,1%.

Zur Frage der *Seitenlokalisation des Tumors und der Stillgewohnheit* stellte SEGI (1955) in 27,6% der Fälle eine seitenungleiche Sekretionsintensität fest. Davon war die Laktation in 13,6% derjenigen Mamma insuffizient, in der später das Mammakarzinom auftrat. Dagegen bestand nur in 2,8% eine unzureichende Laktation in der kontralateralen Drüse des späteren Tumors.

WYNDER et al. (1960) und KAMOI (1960) berichten von auffallend kürzeren Stillzeiten unter indischen und japanischen Mammakarzinom-Patientinnen als unter Kontrollen, in

Tabelle 32. Zeitdauer der fertilen Phasen und Laktation von Frauen in USA und Japan

Autor	Land	Zahl der Menstrua-tionsjahre	Zahl der Lakta-tionsjahre	Zahl der Gravidi-tätsjahre	Zahl der Postmeno-pausejahre
LEVIN et al. (1964)	USA	30,2	1,2	1,8	3,8
SEGI (1957)	Japan	19,9	7,0	3,3	6,8
WYNDER et al. (1960)	Japan	23,5	5,8	2,4	5,3
Durchschnitt	Japan	21,7	6,4	2,9	6,0

Ländern also, in denen ohnehin das Mammakarzinom selten ist. Dagegen konnten sie keinen großen Unterschied in der Laktationsdauer von Mammakarzinom- und Kontrollpatientinnen unter weißen und schwarzen amerikanischen Frauen und gleichfalls nicht unter britischen Frauen feststellen. Im gleichen Jahr fanden MACMAHON und FEINLEIB (1960) bei amerikanischen Frauen, die zu Paaren gruppiert waren, ebenfalls keinen signifikanten Unterschied in der Laktationsdauer bei tumorfreien und karzinomkranken Frauen. Auch in neueren Studien wird von MACMAHON et al. (1970, 1971, 1973) das Fehlen signifikanter Differenzen in den Stillgewohnheiten bei Frauen mit und ohne Mammakarzinom unterstrichen. Der protektive Effekt würde danach von der Laktation mehr auf den sozialen Status und auf andere Faktoren zu verlegen sein.

Die *geographischen Unterschiede* in den fertilen Phasen der Frau in USA und Japan gehen aus einer Übersicht von HAAGENSEN (1971) (Tabelle 32) hervor.

Vergleicht man die Angaben, so haben die Amerikanerinnen im Mittel 2 Kinder und stillen im Mittel 1,2 Jahre, die Japanerinnen kommen auf 3 Graviditätsjahre und 6,4 Laktationsjahre im Durchschnitt. Diesen quantitativen Relationen ist gegenüberzustellen, daß in New York die Häufigkeit des Mammakarzinoms etwa 5mal höher ist als in Japan, so daß die Parameter der voneinander abweichenden Menstruations- und Laktationsjahre nach LEVIN et al. (1964) für die Karzinogenese in der Brustdrüse dennoch Bedeutung erlangen. In diesem Sinne erwähnt SEGI (1955) daß vor allem japanische Bäuerinnen bis vor kurzer Zeit noch ihre Kinder bis zum Alter von 3 Jahren stillten. Dennoch stellten YUASA und MACMAHON (1970) eine gleiche Karzinominzidenz bei Frauen in Japan fest.

Auch nach WYNDER et al. (1960) und LILIENFELD (1963) deutet manches darauf hin, daß die Ovarialfunktion auf die Mammakarzinom-Entwicklung einen Einfluß hat. Ein wesentlicher Faktor, der diese Funktion unterdrückt, ist eine prolongierte Laktation. Daher könne das Stillen zwar keinen protektiven Effekt gegenüber dem Mammakarzinom, jedoch eine indirekte Einflußnahme auf dieses Karzinom ausüben, und zwar derart, daß es die Funktion der Ovarien bremst. Das Ausmaß dieses Effektes ist wiederum abhängig von der Gesamtdauer der Laktation. Auch MÜHLBOCK (1955) sieht in der Laktation eine deutlich hemmende Wirkung und diskutiert zwei Möglichkeiten: Einmal könnte die Laktation an sich eine hemmende Funktion ausüben durch die darauffolgende Involution der Brustdrüse oder die Schutzfunktion wäre zu suchen in der Unterbrechung einer hormonalen Wirkung des Ovars auf die Brustdrüse, wofür die Laktationsamenorrhoe der sichtbare Ausdruck wäre.

HAAGENSEN (1957) verweist in diesem Zusammenhang auf die in den USA eingetretene Änderung der Stillgewohnheit. Vor 50 Jahren noch stillte die Mehrheit der amerikanischen Frauen ihre Kinder. Heute jedoch tun dies nur noch sehr wenige Mütter. Fast 30% der Kinder seiner Mammakarzinom-Patientinnen wurden nicht gestillt. Diese Abkehr vom Stillen wird heute bei Frauen aller sozialen Stände beobachtet. Heutzutage ist es selten, eine Mammakarzinom-Patientin im mittleren Lebensalter zu finden, die erfolgreich alle Kinder gestillt hat.

12. Mammakarzinom in Gravidität und Laktation

Seit Jahrzehnten wird dem biologischen Verhalten und der prognostischen Beurteilung des Mammakarzinoms während und nach einer Schwangerschaft besondere Beachtung deshalb geschenkt, weil sich die Geschwulst auf einem Terrain entwickelt, das sich durch morphologische und hormonal gesteuerte funktionelle Besonderheiten gegenüber der ruhenden Brustdrüse unterscheidet. Aus der Beschaffenheit des proliferierten Drüsenkörpers erklären sich daher diagnostische Probleme bei der Erkennung kleiner oder inzipienter Karzinome und aus der endokrinen Stimulation von Parenchym und Gefäßbindegewebe weitere Gesetzmäßigkeiten der Tumorentwicklung und -ausbreitung. Daher könnte erwartet werden, daß ein Karzinom mit hormonalen Rezeptoren gerade in diesen Phasen ein verstärktes Wachstum entfaltet oder angesichts der Neubildung von Kapillaren und Lymphgefäßen im interlobulären Stroma zu einer vermehrten örtlichen Ausbreitung und Metastasierung neigt. Im Schrifttum sind Fragen zur Prognose des Mammakarzinoms in der Gravidität keineswegs einheitlich beantwortet worden. Gegenwärtig verdichten sich die aus epidemiologischen und klinischen Untersuchungen gewonnenen Ergebnisse dahingehend, daß das *Mammakarzinom in Gravidität und Laktation eine ungünstigere Prognose hat, insbesondere dann, wenn axilläre Lymphknotenmetastasen vorliegen.*

a) Epidemiologische Daten

Frequenzanalysen werden davon beeinflußt, ob alle Altersklassen oder nur Frauen im fortpflanzungsfähigen Alter berücksichtigt werden, d.h., ob von Kollektiven karzinomkranker Frauen oder ob von Gruppen gravider Frauen ausgegangen wird. Verglichen mit Karzinomen anderer Organe wird ein Mammakarzinom in der Schwangerschaft häufiger beobachtet. Auf 10 000 Schwangerschaften entfallen nach HOLLEB und FARROW (1964) sowie ROBINSON (1965) ca. 3 Frauen mit Mammakarzinomen. Wurden absolute Zahlen von Mammakarzinomen zugrundegelegt, so fanden KILGORE (1929) und BLOODGOOD (1929) unter 1099 Erkrankten in 4,45% ein Mammakarzinom bei bestehender Gravidität. FINN (1952) gab ein Verhältnis von 1 Gravida auf 6256 Mammakarzinome an, WHITE (1955) fand unter 45 881 Mammakarzinomen des Schrifttums 1 296 Fälle (=1,8%), die während der Gravidität und Laktation aufgetreten waren. MILLER (1966) kommt in einer Serie von 25 139 Karzinomen auf 757 Fälle in der Schwangerschaft, das sind 2,9%. Unter Berücksichtigung des Alters stellten TREVES und HOLLEB (1958) bei 549 Brustdrüsenkrebsen von Frauen bis zum 35. Jahre in 14% eine gleichzeitige Gravidität fest; 5,5% der Frauen wurden nach der Tumortherapie schwanger. ROSEMOND und MAIER (1970) geben die Häufigkeit einer gleichzeitigen Gravidität bei Mammakarzinomen mit 0,94% an.

Von 283 zusammengestellten Fällen waren nach HOLLEB und FARROW (1964) in 73% 1–3 Schwangerschaften vorausgegangen, 18% waren mehr als viermal gravide gewesen. Nach denselben Autoren hatten 14% Frühgeburten; 72% 1–3 Kinder ausgetragen. In 4% war früher eine Mammaoperation wegen einer gutartigen Erkrankung erfolgt. Die linke Mamma war bevorzugt erkrankt und in 4 Fällen dieser Autoren und in 4 weiteren Beobachtungen von HAAGENSEN (1971) waren nach einem Intervall von Monaten bis zu 18 Jahren Karzinome in der kontralateralen Mamma gefolgt. Es besteht somit eine *Neigung zur Entwicklung bilateraler Mammakarzinome.*

Das *mittlere Alter* dieser Frauen wird mit 34 Jahren angegeben und liegt etwa 20 Jahre vor dem Altersmaximum aller Mammakarzinome. Grenzwerte liegen nach ROSEMOND und MAIER (1970) bei 21 und 49 Jahren, wobei mehr Frauen unter dem 35. als über dem 40. Jahr erkranken (HOLLEB und FARROW, 1964). Eine Reihe von Autoren messen diesem Altersfaktor besondere Bedeutung bei, indem die Prognose desto ungünstiger werde, je jünger die Frauen in der Gravidität am Mammakarzinom erkranken (TREVES und HOLLEB, 1968; HAAGENSEN, 1967). Diese Aussagen sind jedoch nicht unwidersprochen geblieben und werden unter den Aspekten des Krankheitsverlaufes (REMOLD, 1952) und der Metastasierung des Tumors weiterhin diskutiert (PETERS und MEAKIN, 1965).

Rassische Unterschiede: Nach ROSEMOND und MAIER (1970) ist der prozentuale Anteil von Negerinnen mit Mammakarzinom in der Schwangerschaft unter 85 Frauen im Bundesstaat Philadelphia doppelt so hoch wie das Verteilungsverhältnis zwischen weißen und farbigen karzinomkranken Frauen aller Kategorien und Altersgruppen.

b) Diagnostik und Krankheitsverlauf

Die Hyperplasie des parenchymreichen Drüsenkörpers, die vermehrte Durchblutung, Konsistenz und die während der Laktation auftretenden Sekretentionen erschweren die physikalische wie die mammographische Diagnostik eines Tumors außerordentlich. So ist es verständlich, daß gravide oder laktierende Frauen im Mittel 2 Monate später als andere einen Arzt konsultieren (WESTBERG, 1946). Die besonderen differentialdiagnostischen Schwierigkeiten, die der Erkennung und Abgrenzung einer Resistenz in der proliferierten oder sezernierenden Brustdrüse entgegenstehen, sollten in jedem Falle durch eine Probeexzision geklärt werden. Auch wenn es sich häufig nur um Sekretretentionen in Drüsenläppchen und Milchgängen oder um kleine Galaktozelen handelt, ist es ohne weiteres möglich, in solchen Fällen die Gefahr der Mißdeutung eines malignen Tumors auszuschließen. Ein kleines, lange Zeit vor der Schwangerschaft aufgetretenes Karzinom kann auch als knotige und palpable Neubildung so von dem proliferierenden Parenchym der graviden oder laktierenden Mamma umgeben und in den Drüsenkörper einbezogen werden, daß der Tumor sein wesentlichstes Symptom verliert und unerkannt fortwächst. Dafür spricht die unterschiedliche Dauer der klinischen Erscheinungen und die in der Hälfte der Beobachtungen gemessene Tumorgröße mit über 4 cm im Durchmesser (ROSEMOND und MAIER,

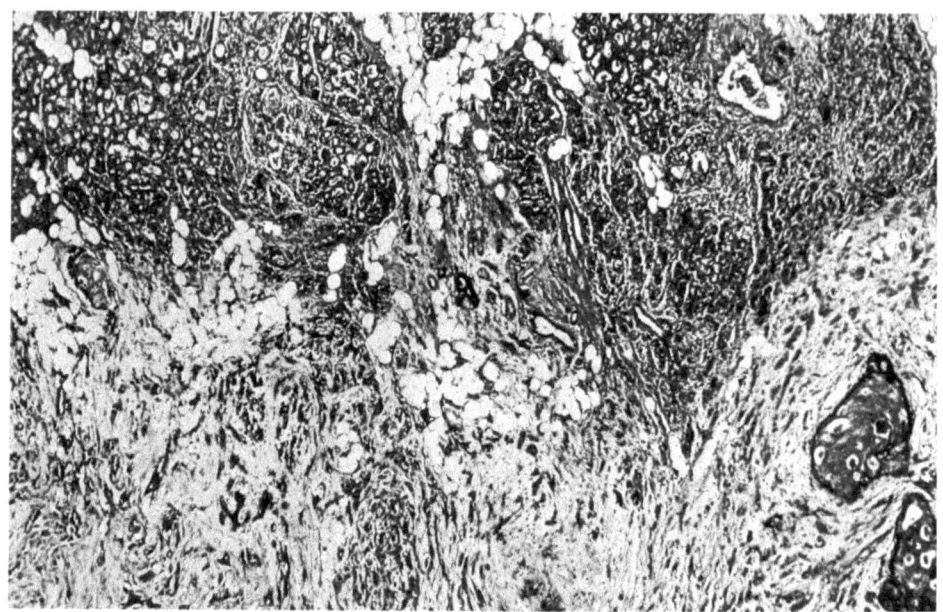

Abb. 272. Invasives duktales Karzinom der Mamma im 8. Monat der Gravidität einer 36 Jahre alten Frau mit axillären Lymphknotenmetastasen. Im oberen Bildteil Drüsenläppchen mit Sekretion, in der unteren Bildhälfte der Tumor mit flächenhaftem Einwachsen in das Parenchym. HE. Vergr. 90 ×

1970). So wird ferner die Tatsache erklärt, daß bei der Mehrzahl der Frauen fortgeschrittene Krankheitsphasen mit hoher Mortalität festgestellt werden (WESTBERG, 1946), und HAAGENSEN (1971) nach der klinisch orientierten Columbia-Klassifikation in 45% inoperable Fälle und eine 10-Jahres-Überlebensrate konstatierte, die weit unter der nichtschwangerer Frauen mit Mammakarzinom liegt. Darüber hinausgehend wird die Beurteilung des Krankheitsverlaufes vom Vorliegen axillärer Lymphknotenmetastasen und nach neueren katamnestischen Studien vom *Typ des Karzinoms* beeinflußt.

Danach bezeichnet HAAGENSEN (1971) als prognostisch günstig die intraduktalen, papillären, kleinzelligen und zirkumskripten Karzinome sowie die dem Malignitätsgrad I zuzuzählenden Formen der undifferenzierten Krebse. Von diesen erreichen wesentlich mehr die 10-Jahres-Überlebensgrenze als von Karzinomen mit dem Malignitätsgrad II und III. Aus der histologischen Klassifikation von HOLLEB und FARROW (1964) wird ein Überwiegen der undifferenzierten Formen mit dem Grading-Wert II und III deutlich, wohingegen die Komedo- und papillären Karzinome weit zurückstehen. Beziehungen zur Überlebenszeit werden nicht angegeben. Ein beschleunigtes Tumorwachstum mit rapider Ausbreitungsneigung während der Laktation geht aus klinischen Beobachtungen von SCHWAIGER und HERFAHRT (1968) hervor (dazu vgl. Abb. 272).

c) Prognose in Abhängigkeit von Lymphknoten-Metastasen und Tumortyp

Bei schwangeren Frauen mit Mammakarzinom wirken sich Lymphknotenmetastasen auf die Lebenserwartung wesentlich ungünstiger aus als bei Nicht-

Tabelle 33. Häufigkeit der Lymphknoten-Metastasen bei Mammakarzinomen in der Gravidität

Autor	Jahr	Zahl der Karzinome in Gravidität und Laktation	Zahl der axillären Lymphknotenmetastasen	%
HARRINGTON	1937	92	78	85
WHITE und WHITE	1956	25	18	72
HAAGENSEN	1956	31	25	81
MONTGOMERI	1961	70	52	74
HOLLEB und FARROW	1964	133	96	72
PETERS und MEAKIN	1965	130	97	75
ROSEMOND und MAIER	1970	71	37	52
Total		552	403	73% Mittelwert

schwangeren. KILGORE (1929) stellte als erster eine Verminderung der Überlebensrate bei einem metastasierenden Karzinom um 11,5% fest. Die Häufigkeit der Metastasen ist unterschiedlich und geht aus einer erweiterten Tabelle von ERWALD (1967) (Tabelle 33) mit dem Ergebnis hervor, daß während oder bis zu 6 Monaten nach einer Gravidität in 73% axilläre Lymphknotenmetastasen festgestellt worden sind (Tabelle 33).

Die 5-Jahres-Überlebenszeit nach Radikaloperation eines metastasierenden Mammakarzinoms in Gravidität und Laktation unter 421 untersuchten Frauen zahlreicher Autoren beträgt etwa 30% (KILGORE, 1929; HARRINGTON, 1937; WHITE, 1955; HAAGENSEN, 1956; TREVES und HOLLEB, 1958; HOLLEB und FARROW, 1962; BUNKER und PETERS, 1963; ROSEMOND, 1964); nach RISSANEN (1968) 43%.

Der Maßstab einer nur 5jährigen Zeitspanne wird von HAAGENSEN (1967) als unzureichender Parameter für die Prognose bezeichnet, da Rezidive auch nach diesem zeitlichen Limit auftreten und das Urteil verfälschen. Wichtiger sei für den therapeutischen Erfolg ein Intervall von 10 Jahren, um weitere Unsicherheitsfaktoren zu vermeiden. Die *10-Jahresergebnisse nach Radikaloperation* des Autors (1957, 1971) ergeben einen Mittelwert von 33%, dagegen haben Mammakarzinome außerhalb von Gravidität und Laktation eine Heilungschance von 54%. Im Stadium A der Columbia-Einteilung leben nach 10 Jahren 60% (70%), im Stadium B 27% (41%), im Stadium C 12,5% (21%) (in Klammern die Werte für nichtgravide Frauen mit Mammakarzinom).

Dagegen ist die *Prognose des Mammakarzinoms ohne Lymphknotenmetastasen* während oder unmittelbar nach einer Gravidität dieselbe wie bei Brustdrüsenkarzinomen außerhalb dieser Proliferationsphasen (GREGL et al., 1970). Die 5-Jahres-Überlebenszeit dieser Gruppe beträgt nach TREVES und HOLLEB (1958) sowie HOLLEB und FARROW (1964) 50–58% bei gleichzeitiger Gravidität und 68% bei Karzinom post partum. RISSANEN (1968) gibt für das Stadium I und II 80% Heilungen an. ROSEMOND und MAIER (1970) kamen auf einen Mittelwert von 76,5%.

13. Mammakarzinom nach Schwangerschaft und Laktation

Für die statistische Beurteilung dieser Gruppe ist zu bedenken, daß diese Frauen wegen des Mammakarzinoms und nach operativer Radikaltherapie einer starken Selektion unterworfen sind. Hinsichtlich der Prognose gilt, daß *eine dem Karzinom folgende Gravidität keinen ungünstigen Einfluß ausübt* (DONEGAN, 1967; RISSANEN, 1968, 1969). WHITE (1955) stellte eine 5-Jahres-Überlebenszeit von 47% fest, HARRINGTON (1953) fand sogar 79,2% und erklärt die hohe Heilungsquote mit einem niedrigen Malignitätsindex der Karzinome und einer geringen Metastasierungsrate.

Die Prognose ist in allen Fällen besser, wenn zum Zeitpunkt der Radikaloperation die regionalen Lymphknoten keine Absiedelungen aufwiesen. HOLLEB und FARROW (1964) stellten bei sukzedaner Gravidität in 46% und bei simultaner Gravidität in 72% Lymphknotenmetastasen fest. Angesichts dieser Zahlenangaben sind die Beobachtungsreihen der einzelnen Autoren gemessen an den Statistiken des Mammakarzinoms außerhalb von Schwangerschaft und Laktation relativ klein. Das mag erklären, daß die prognostischen Beurteilungen stark abweichen und zwischen Ablehnung jeder Gravidität nach erfolgreicher Behandlung eines Mammakarzinoms und Konzession schwanken. Im allgemeinen wird eine Wartezeit von 2–5 Jahren empfohlen (SCHMID, 1961), die bei einem vorangegangenen metastasierenden Karzinom noch länger sein soll (GREGL et al., 1970; Lit.).

Therapeutische Gesichtspunkte werden angesichts der Dignität dieser Erkrankung bei der Mutter und einer möglichen Schädigung des Nasziturus von zahlreichen Autoren diskutiert. Nahezu übereinstimmend wird die *Radikaloperation des Mammakarzinoms* empfohlen (SCHMID, 1961), auch im Hinblick auf die Gefahr einer Frühgeburt, die WESTBERG (1946) für gering hält. HAAGENSEN (1971) führt dagegen wegen der primär infausten Prognose des Mammakarzinoms in der Gravidität die Radikaloperation nur im metastasenfreien Stadium A durch, und zwar auch nur dann, wenn der Tumor histologisch eine günstige Prognose erwarten läßt. Wenn die pathohistologische Beurteilung im Schnellschnitt mit Gewißheit nicht möglich ist, dann soll für den Gewinn dieser Sicherheit das Paraffinpräparat abgewartet werden. FEHR (1970) empfiehlt nach erfolgreicher Therapie eines Karzinoms der Brustdrüse in der Schwangerschaft in den folgenden 2–3 Jahren keine erneute Gravidität wegen fortbestehender Rezidivgefahr.

Die Frage der *Erhaltung der Schwangerschaft* oder einer *Interruption* wird seit Jahren ohne eine endgültige Entscheidung erörtert. Die Vorstellung einer gesteigerten hormonalen Stimulierung des Tumors durch eine Schwangerschaft oder Laktation ließ diese Maßnahme als sinnvoll und günstig erscheinen. Klinische und statistische Studien halten den Wert jedoch für fraglich und unbewiesen (ROBINSON, 1965; RISSANEN, 1968) und REMOLD (1952) und PETERS (1962) beobachteten sogar nach einer Schwangerschaftsunterbrechung einen ungünstigen Einfluß auf das Geschwulstleiden. MILLER (1962) sowie HOLLEB und FARROW (1964) sprechen sich für eine Interruption nur im ersten Schwangerschaftsdrittel aus, die bei inoperablen Fällen mit einer Oophorektomie verbunden werden sollte. Dagegen könnte bei operablen Mammakarzinomen die Schwangerschaft ausgetragen werden (weitere Literatur bei GREGL et al., 1970).

14. Simultane und sukzedane Zweittumoren anderer Organe bei Mammakarzinom

Als Zweit- oder Doppeltumoren werden definitorisch primär-multiple Neubildungen verstanden, die entweder gleichzeitig oder nacheinander auftreten und als selbständige Geschwülste in der Lage sind, unabhängig voneinander zu metastasieren. In der allgemeinen Tumorpathologie wird diese primäre Multiplizität von Neoplasien in dem Sinne diskutiert, daß mit höherem Lebensalter auch die Tumorfrequenz ansteigt und Mehrfachtumoren das Resultat einer natürlichen Kombination sind. Dagegen wird für das Auftreten multipler Geschwülste eine besondere, häufig familiär gebundene Disposition verantwortlich gemacht. Über genetische und konstitutionelle Faktoren bei Mammakarzinom vgl. S.464.

Multiple Primärtumoren werden in unterschiedlicher Häufigkeit festgestellt, wobei Doppelkarzinome im Verhältnis 1:100-150, Dreifachkarzinome maximal mit 1:2000 vorkommen (BAUER, 1963) (vgl. Tabelle 34). MERSHEIMER et al (1964) fanden unter 140000 Krebskranken 4461 primärmultiple Karzinome, die in 53,2% bei Männern, in 46,8% bei Frauen festgestellt wurden. Davon hatten 95% Zweittumoren; 221 Fälle Dritt-Tumoren, 9 Fälle Viert-Tumoren und in einem Fall bestanden 7 unabhängige Karzinome. Treten die Zweittumoren innerhalb von 6 Monaten auf, so sprechen MERSHEIMER et al. (1964) von synchronen Karzinomen, nach 6 Monaten von einer Metachronie der Karzinogenese. Das zeitliche Intervall zwischen Primär- und Zweittumor beträgt im Mittel 40 Monate, das Durchschnittsalter ist 57 Jahre. Aktuelle Übersicht und Literatur bei MOERTEL (1966) und SCHOENBERG et al. (1969) (Tabelle 34).

Tabelle 34. Häufigkeit der Doppeltumoren bei weiblichen Genitalkarzinomen

Autor	Jahr	Zahl der Patienten	Prozentsatz der Doppeltumoren	
HUBER	1951	4078	4,8%	intra- und extragenitaler Doppelkarzinome und beidseitige Karzinome paariger Organe
KAYSER	1952	512	1,2%	Doppeltumoren bei Genitalkarzinom
FANGHÄNEL	1960	1293	1,5%	extragenitale Doppeltumoren
LÖHR und HUBER	1961	1132	1,2%	Doppeltumoren, davon 1% des Genitale
SCHULZ und LANGER	1964	1730	1,04%	Doppeltumoren bei Genitalkarzinomen
KÖNIG	1968	1399	2,07%	Doppeltumoren

a) Syntropie von Mamma- und Genitalkarzinomen
(sog. Systemkarzinom nach HUBER)

Für das Mammakarzinom haben diese Tatsachen deshalb Bedeutung, weil Brustdrüsen und Uterus häufiger Ausgangsort primärer maligner Tumoren sind als vergleichsweise die Kombination von Mamma- und extragenitalem Karzinom

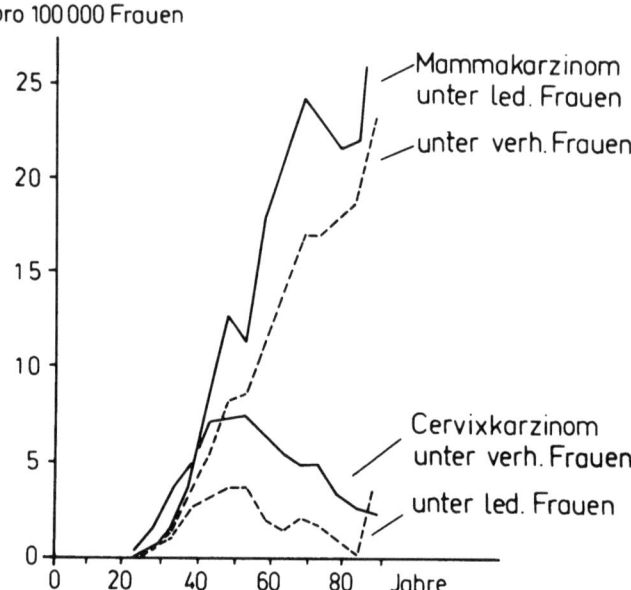

Abb. 273. Morbiditätsraten des Mamma- und Zervixkarzinoms in Abhängigkeit von Lebensalter und Familienstand in Dänemark. (Nach CLEMMESEN und NIELSEN, 1952)

(TAYLOR, 1931; ENGELBERTH-HOLM, 1942; PIERCE und SLAUGHTER, 1948; SPEERT,
1948; HUBER, 1951, 1952, 1953; LÖHR und HUBER, 1961). Insbesondere konnten
Kombinationen von Mamma- und Corpus uteri-Karzinom nachgewiesen werden, wohingegen selten Zervixkarzinome oder Ovarialkarzinome festgestellt wurden. Im Hinblick auf Altersverteilung und Familienstand von Frauen mit
Mamma- und Zervixkarzinom konnten CLEMMESEN und NIELSEN (1950) in Dänemark umgekehrte Verteilungsverhältnisse beider Geschwülste mit zunehmendem
Alter nachweisen: Ein steiler Anstieg des Brustdrüsenkrebses ist mit einem Ab-
sinken des Zervixkarzinoms bei ledigen und verheirateten Frauen kombiniert
(Abb. 273).

Direkte Beziehungen zwischen Corpus uteri- und Mammakarzinom fand
BAILAR (1963) aufgrund von Studien mit Hilfe des Krebsregisters von Connecticut, das 33 gegenüber einer Erwartungsrate von 22 Mammakarzinomen enthielt,
die nach einem Endometriumkarzinom aufgetreten waren. WYNDER, BROSS und
HIRAYAMA (1960) sowie COOK (1966) unterstreichen eine überzufällige Häufung
von Mamma- mit Genitalkarzinomen der Frau (dazu Kritik bei MOERTEL, 1966).
Neuere Untersuchungen von MCMAHON und AUSTIN (1969) zufolge, konnte
an einer Untersuchungsreihe von 869 Frauen mit Uteruskarzinomen demonstriert werden, daß ein größeres Risiko für das Auftreten eines Mammakarzinoms als Zweit-Tumor dann gegeben ist, wenn die Frauen älter als 60 Jahre
bei Feststellung des Ersttumors sind, Infertilität und ein Zeitintervall von 10
Jahren nach dem Uteruskarzinom besteht. Diese Frauen befinden sich dann
im Bereich des steil aszendierenden Kurvenverlaufes der Altersfrequenz der
Mammakarzinome, so daß im hohen Alter eine primäre Multiplizität verständ-

lich wird. Allerdings darf bei diesen Argumentationen und angesichts statistischer und histologischer Untersuchungen die Möglichkeit einer Metastasierung nicht ausgeschlossen werden, zumal Adenokarzinome in beiden Organen häufig sind. Zur Frage primär multipler Karzinome bei der weißen und farbigen Bevölkerung der USA fand DAMON (1960) an einem Kollektiv von 561 krebskranken Frauen ein Überwiegen der weißen Frauen (21 Fälle = 6%) gegenüber Negerinnen (2 Fälle = 1%).

Der Zeitpunkt des Auftretens eines Zweittumors ist von KÖNIG (1968) anhand von 1 399 Frauen mit Karzinomen geprüft worden. In 29 Fällen (2,07%) lagen Doppelkarzinome vor, von denen 9 simultan und 20 sukzedan entstanden waren. Unter den extragenitalen Karzinomen überwog das Mammakarzinom mit 11 Fällen; das überwiegend vor dem Zweittumor entstanden war. Nach LÖHR und HUBER (1961) sind Mammakarzinome an der Multiplizität mit einem Genitalkarzinom in einem Prozentsatz beteiligt, der höher liegt als die normale Verteilung der extragenitalen Karzinome erwarten läßt. Unter 100 Frauen mit einem Mammakarzinom ist nach den Autoren zu rechnen, daß in einem Fall als Zweittumor ein Genitalkarzinom entsteht. In einer neueren Studie fand KOCSIS (1974) unter 1 116 Mammakarzinomen 114mal ein zweites und in 3 Fällen ein drittes Karzinom, wobei in 43% das Intervall 3 Jahre betrug. Der Autor unterstreicht, daß dieses Problem auch angesichts der Zahl geheilter Tumorkranker nicht aus den Augen verloren werden sollte.

Im Gegensatz zu den genannten Autoren fand MARZOTKO (1969) am häufigsten Kombinationen von Genital- und Gastrointestinalkarzinomen und erst in zweiter Linie mit Mammakarzinomen. Auf das Zusammentreffen von Mamma- und Kolonkarzinomen weisen auch SCHOENBERG et al. (1969) hin.

Diese Tumorsyntropien haben verschiedene Deutungen erfahren: Nach HAYWARD (1970) werden prädisponierende hormonale Faktoren für Mamma und Uterus angeschuldigt, die für die Induktion der Tumoren verantwortlich sein sollen. Aufgrund pathohistologischer Untersuchungen von SOMMERS und TELOH (1952) werden hormonale Einflüsse, insbesondere ein Hyperoestinismus diskutiert, da in 83% in den Ovarien von 100 Frauen mit Mammakarzinom ebenso wie bei Uteruskarzinomen eine kortikale Stromahyperplasie nachgewiesen wurde, die als Ausdruck einer vermehrten Östrogenbildung interpretiert wird. Eine einheitliche Ätiologie der häufigsten Kombinationen von Mamma-, Genital- und Kolonkarzinom halten SCHOENBERG et al. (1969) für möglich.

b) Weitere Syntropien

Mamma- und Speicheldrüsenkarzinom: Untersuchungen über eine mögliche Syntropie gehen auf BERG et al. (1968) zurück, die bei 396 Patienten mit Karzinomen der großen Kopfspeicheldrüsen eine allgemeine Häufung von Karzinomen und vor allem direkte Beziehungen zu Mammakarzinomen feststellten. In 7 Fällen waren die Tumoren seitengleich aufgetreten und STANDFAST (1968) vermutet sogar einen kanzerogenen Effekt für die Mamma, wenn das Speicheldrüsenkarzinom radiologisch behandelt wurde. Dagegen halten MOERTEL und ELVEBACK (1969) anhand von 297 Krebsfällen der Speicheldrüsen eine Syntropie mit Mammakarzinomen für nicht wahrscheinlich.

Mamma- und Schilddrüsenkarzinom: Diese Beziehungen wurden von CHAL-STREY und BENJAMIN (1966) mit dem Ergebnis studiert, daß von 92 Frauen mit einem Karzinom der Schilddrüse in 8,7% zugleich ein Mammakarzinom bestand.

Mamma- und Bronchialkarzinom: Von CAHAN et al. (1974) wurden aus einem Zeitraum von 23 Jahren 78 Frauen mit Mammakarzinomen ausgewählt, die röntgenologisch Thoraxveränderungen mit Tumorverdacht aufwiesen. Von diesen Frauen hatten 49 ein primäres Bronchialkarzinom, in 23 Fällen lagen Metastasen des Mammakarzinoms, in 6 Fällen benigne Tumoren vor. Die Lungenkrebse waren synchron (8 Fälle) und metachron entstanden. Das Zeitintervall betrug 2–10 Jahre.

Über *familiär-gehäuftes Vorkommen von Mammakarzinom in Verbindung mit Weichteilsarkomen, Leukämien und Karzinomen anderer Organe* berichten LI und FRAUMENI (1969). Die Autoren konnten in 4 Familien einen autosomal-dominanten Erbgang über 4 Generationen aufzeigen und stellten bei 3 Müttern Mammakarzinome unter dem 30. Lebensjahr fest. LYNCH und KRUSH (1971) fanden in 34 Familien mit einer Karzinomdisposition der Brustdrüse gleichzeitig bei 3 Familien (=9%) Ovarialkarzinome und heben eine für diese Fälle anzunehmende genetische Fixierung der Kanzerogenese hervor (vgl. S.464).

Mammakarzinome in Verbindung mit Thekazell- und Granulosazelltumoren sind von DIDDLE (1952) unter 1195 Fällen des Schrifttums 9mal gefunden worden. In einer weiteren Beobachtung von BACHMANN (1960) wird eine derartige Koinzidenz bei einer 57 Jahre alten Frau mit glandulär-zystischer Hyperplasie beschrieben und die hormonale Stimulation für die Ausbildung einer Mastopathia chronica cystica und eines Karzinoms der Brustdrüse verantwortlich gemacht. FUMAGALLI (1952) beobachtete *beidseitige Granulosazelltumoren* in verbindung mit einem Mammakarzinom bei einer 36 Jahre alten Frau. Die Kombination eines Mammakarzinoms mit einer *Nebennierenrindenhyperplasie und Virilisierung* bei einer 45 Jahre alten Frau beschreibt LEWISON (1956).

c) Beziehungen zwischen gynäkologischen Erkrankungen und Mammakarzinom

Die Frage eines überzufälligen Zusammentreffens von Erkrankungen des weiblichen Genitale, deswegen erforderlicher Operationen und Karzinom der Brustdrüsen ist von LEWISON und ALLEN (1953) und vor allem von SWERDLOW und HUMPHREY (1964) eingehend an 705 gynäkologisch erkrankten Frauen geprüft worden. Diese waren entweder nur hysterektomiert oder gleichzeitig oophorektomiert worden. Bei hysterektomierten und oophorektomierten Frauen ist in 10 Fällen ein Mammakarzinom gleichzeitig oder nach diesen Operationen diagnostiziert worden, wobei die Zeitspanne 2–16 Jahre betrug. Aus diesen Untersuchungsergebnissen konnten *keine* signifikanten Merkmale für eine Syntropie zwischen Mammakarzinom und operativ behandelten Erkrankungen von Uterus, Tuben und Ovarien abgeleitet werden. Ein einziger Unterschied wurde für die Häufung von Lokalrezidiven des Mammakarzinoms herausgestellt. Rezidive traten bei gynäkologisch operierten Frauen in 16,8% der Fälle und bei Kontrollen ohne Operation in 13,6% auf.

d) Systemerkrankungen des lymphoretikulären Gewebes bei Mammakarzinomen

Auf die mögliche Koinzidenz beider Erkrankungen haben im neueren Schrifttum MOESCHLIN und ROHR (1939) hingewiesen. Später sind eine Reihe weiterer

Beobachtungen hinzugekommen, die MOERTEL (1966) und ein Jahr später CAREY et al. (1967) zusammengestellt haben. MOERTEL (1966) fand bei der monografischen Bearbeitung des Problems der primär multiplen Tumoren unter 2134 Patienten mit verschiedenen Formen von Leukämien 52 mit einem gleichzeitig bestehenden malignen Tumor. Aus Einzelbeobachtungen des Schrifttums wurden unter 338 Fällen verschiedener Leukämieformen 24 Mammakarzinome, unter 71 Lymphosarkomen 1, unter 54 Hodgkin-Erkrankungen 2 und unter 15 Retikulumzellsarkomen 1 Mammakarzinom festgestellt. Die statistische Beurteilung ergab jedoch, daß weder Leukämien noch Lymphome unterschiedlicher Art zur Entwicklung eines zweiten, primären malignen Tumors disponieren.

Dagegen heben MACMAHON und AUSTIN (1969) ein häufigeres Zusammentreffen beider Krankheiten hervor, das über der individuellen Erwartungsrate in einer Population liegt. Das Mammakarzinom kann von einer akuten oder chronischen Leukämie gefolgt sein, wobei das zeitliche Intervall zwischen beiden Krankheiten von einer Röntgenbestrahlung des Mammakarzinoms abzuhängen scheint: In Fällen *ohne* Strahlentherapie trat die akute Leukämie im Mittel 2 Monate (1–11 Monate) nach Erkennnung des Mammakarzinoms auf. *Nach* Strahlenbehandlung wurden Leukämien nach einem Intervall von etwa 10 Jahren beobachtet. Daher vermuten CAREY et al. (1967) in den Fällen, in denen eine akute myeloblastäre Leukose nach kurzer Latenz in Erscheinung tritt, eine beiden Erkrankungen gemeinsame virale Induktion mit Angrifforten in Brustdrüse und Knochenmark. Über pathogenetische Beziehungen zwischen Morbus Hodgkin sowie Lymphoblastenleukämie und Mammakarzinom berichten GARDAIS und PONCHEVILLE (1975) mit einer ausführlichen Literaturübersicht.

15. Geographische Pathologie und Vorkommen des Mammakarzinoms in bestimmten Bevölkerungsgruppen

Die Darstellung der außerordentlich unterschiedlichen Mortalitätsfrequenz an Mammakarzinom in den Ländern der Erde (Abb. 274) gibt sinnfällig zum Ausdruck, welche Bedeutung die geographische Pathologie und Epidemiologie für diese Erkrankung gewonnen hat. Daraus geht hervor, daß mit Ausnahme von Japan das Mammakarzinom in höher entwickelten Ländern häufiger ist als in weniger differenzierten Bevölkerungsräumen. In Europa inkliniert der Nordwestteil, d.h. die um die Nordsee situierten Länder, viel mehr zu Mammakarzinomen als die südlichen und südöstlichen Staaten. Eine Aufgliederung der Vereinigten Staaten in Bundesländer und die Bestimmung der jeweiligen Mortalitätsraten von 1959–1961 macht deutlich, daß die höchste Sterblichkeitsrate im Nordosten (New York, Pennsylvania, Ohio, Connecticut u.a.) und im Mittelwesten (Minnesota, Iowa, Illinois, Wisconsin u.a.) festgestellt wurde und die niedrigste Rate den Südstaaten vorbehalten ist (Abb. 275). Die größten Unterschiede der Mortalitätsfrequenz wurden zwischen New York mit dem höchsten und Alaska mit dem niedrigsten Wert nachgewiesen. Die Verhältnisse in Europa gibt Abb. 276 wieder.

Diese gruppenbezogenen Aussagen behalten solange Gültigkeit, solange das Individuum den endogenen und exogenen Einflüssen seines ihm angestammten

Mammakarzinom (Frauen von 35-64 Jahren)

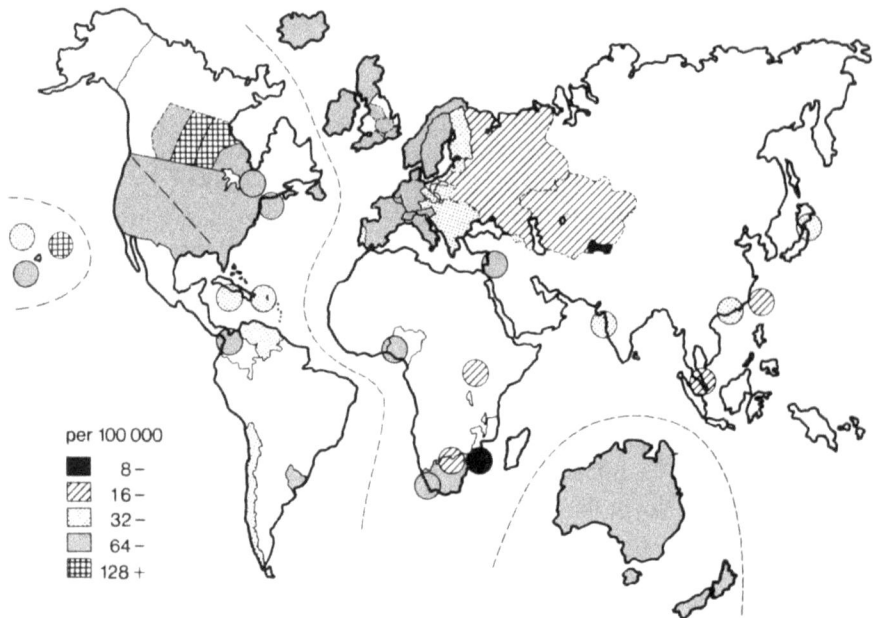

Abb. 274. Schematische Darstellung der Frequenz des Mammakarzinoms in Ländern der Erde. (Nach Clinical Oncology der UICC, 1973)

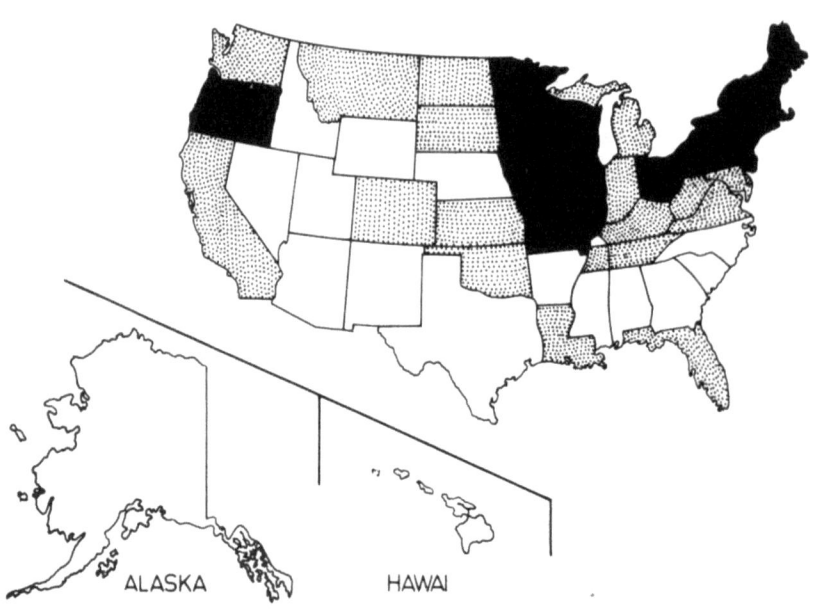

Abb. 275. Mortalitätsfrequenz an Mammakarzinom in den Staaten der USA. (Nach SEID-MAN, 1969)

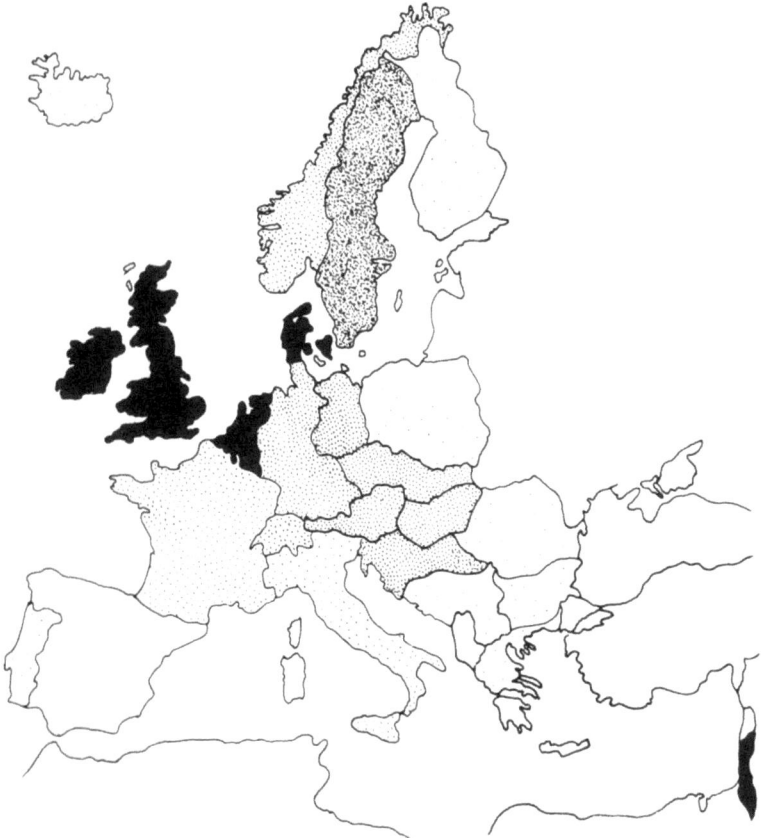

Abb. 276. Mortalitätsraten an Mammakarzinom in den Ländern Europas. Die höchste Frequenz (schwarz gezeichnet) in den Ländern um die Nordsee und in Skandinavien

Lebensraumes unterliegt. Mit einem Wechsel von einem Land mit niedriger Tumorinzidenz in ein Land mit höherer Tumorrate und -mortalität tritt eine allmähliche, wenn auch nicht komplette Adaptation an die Gesetzmäßigkeiten des Gastlandes ein.

a) Mammakarzinom bei der einheimischen und bei der eingewanderten Bevölkerung der USA

Aus den statistischen Untersuchungen über Häufigkeit und Mortalität des Mammakarzinoms ist die gegenwärtige epidemiologische Situation dieser Erkrankung in den Vereinigten Staaten aufgezeigt worden. USA steht nach SEID-MAN (1969) an der 12. Stelle der länderbezogenen Mortalitätsfrequenz, wobei sich bemerkenswerte Unterschiede in den Gruppen der heterogenen Bevölkerung dieses Landes erkennen lassen. Man unterscheidet auch in epidemiologischer Hinsicht neben der weißen Bevölkerung, die sog. Caucasians, das heißt ein Völkergemisch aus Portugiesen, Hawaier, Philippinos, Chinesen, Koreaner, Samoaner u.a., die durch eine gleichbleibende Mortalitätsrate gekennzeichnet sind, während die Non-Caucasians, zu 92% Neger, eine geringe Aszendenz aufweisen. Nach MacMahon (1960) sind die Todesraten infolge eines Mammakarzinoms um 30% höher unter der einheimischen als unter der ausländischen Bevölkerung von New York City. Haenszel (1961) weist in einer Übersicht zu diesen Fragen nach, daß das Mammakarzinom häufiger bei den in den USA geborenen Frauen auftritt als bei den in die USA eingewanderten Frauen.

Polen haben in ihrem Mutterland eine standardisierte Mortalität an Mammakarzinom von 8,5 auf 100 000 Frauen für 1962/1963. Polnische Imigranten befinden sich in USA in einem Land mit 21 Karzinomfällen auf 100 000 Frauen (Seidman, 1959). Nach Staszewski und Haenszel (1965) nimmt die Sterblichkeit an Mammakarzinom bei eingewanderten Polinnen in USA vom 35. Jahr an in allen Altersgruppen stark zu und übersteigt schließlich die Mortalität der Frauen an demselben Leiden in ihrem neuen Heimatland.

Eingewanderte Italienerinnen unterliegen ähnlichen Gesetzmäßigkeiten, wenn auch die standardisierte Mortalitätsfrequenz an Mammakarzinom im Mutterland mit 15 auf 100 000 Frauen wesentlich höher liegt als in Polen. Unterschiede bleiben gegenüber der einheimischen Bevölkerung der USA bis zum 55. Lebensjahr erhalten (Staszewski und Haenszel, 1965).

Emigrierte Japaner und deren Nachkommen in den USA passen sich ansteigend an die standardisierten Brustkrebsraten des Gastlandes an, wenngleich die Mammakarzinom-frequenz der amerikanischen Frauen nicht erreicht wird (Breslow, 1964; Haenszel und Kurihara, 1968). Buell und Dunn (1965) verglichen sodann die Karzinommortalitätsrate unter den in Kalifornien lebenden japanischen Einwanderern und zwar von der ersten, d.h. eingewanderten und zweiten, d.h. in USA geborenen Generation. Sie konnten hierbei die interessante Feststellung machen, daß unter jeder nachfolgenden Generation der japanischen Einwanderer die Karzinommortalitätsrate, besonders die der Magen-, aber auch die der Mammakarzinome, ansteigt und dazu neigt, sich derjenigen der einheimischen weißen Bevölkerung anzugleichen. Ein Anwachsen der Mammakarzinom-Morbiditätsrate unter den nach Kalifornien und nach Hawai eingewanderten Japanern stellten Wynder und Hoffman (1967) sowie Buell (1973) fest. Während Buell die Bedeutung des Umwelt-faktors für die Anpassung hervorhebt, vermuten Wynder et al. (1967), daß eine Verände-rung in der Grundnahrung von Bedeutung sei. Die Autoren bemerken hierzu, daß der durchschnittliche Fettverbrauch der Japaner in Japan ungefähr 10% der gesamten Kalorien-zufuhr ausmache und sich zumeist aus ungesättigten Fettsäuren zusammensetze, während in den USA dieser über 40% der gesamten Kalorienzufuhr betrage und sich mehr aus gesättigten Fettsäuren zusammensetze. Der *Fettkonsum* stehe mit dem Mammakarzinom dadurch in Beziehung, daß er eine größere Empfindlichkeit der Rezeptoren gegen Östrogene verursache. So fand er bei Amerikanerinnen mit Mammakarzinom eine größere Neigung zu Adipositas und bei Japanerinnen mit Mammakarzinom eine stärkere Entwicklung des subkutanen Fettgewebes und größere Brustdrüsen als bei tumorfreien Kontrollen (Wyn-der, 1969). Ferner weist der Autor — wie auch Leis (1970)   auf Beziehungen zwischen Nahrungsaufnahme und Sekretion von Hormonen hin, da Karzinome endokriner Drüsen ebenso wie Mammakarzinome in Japan sehr selten sind.

Weitere Untersuchungen über die Frequenzänderung des Karzinoms bei *Japanerinnen in Hawai* teilen Smith (1956) sowie Stemmermann und Lipkovic (1969) mit. Auch diese Autoren unterstreichen die zunehmende Adaptation in der Morbidität in der 2. und 3. Auswanderergeneration

Buell (1965) fand unter den in Kalifornien *eingewanderten Chinesen* eine Mammakarzi-nom-Mortalitätsrate von 6,8 pro 100 000 Einwohner, verglichen mit 5,3 pro 100 000 Einwoh-ner unter den Japanern und 27,6 pro 100 000 Einwohner unter der einheimischen weißen Bevölkerung.

Clemmesen und Nielsen (1952) sowie Cutler und Haenszel (1954) konnten in den USA ein deutlich höheres Mammakarzinom-Vorkommen in *städtischen als in ländlichen Wohngebieten* beobachten, ein Faktor, der für die starke Frequenz dieses Tumors in den Nordstaaten der USA mit dominierender Verstädterung bemerkenswert ist. Zu gleichen Ergebnissen kamen Lewin et al. (1960).

b) Besonderheiten des Mammakarzinoms in verschiedenen Ländern

England und Wales. Nach CAMPBELL (1968) liegt die Mortalitätsrate an Mammakarzinom in beiden Gebieten bei 36,5 pro 100 000 Frauen, das einem standardisierten Mortalitätsverhältnis von 100 nach SEGI (1960) entspricht. Innerhalb Großbritanniens ergeben sich beträchtliche Unterschiede der Mortalitätsraten: England 39,2; Wales 36,3; Schottland 35,3; Irland 26,6; Nordirland 23,9. In Wales hat das kohlenreiche Revier im Südwesten die niedrigste Mortalitätsraten, der Norden und Westen die höchsten Frequenzen, die auf unterschiedliche Stillgewohnheiten zurückgeführt werden.

Von den *skandinavischen Ländern* hat nach neuen vergleichenden Studien von RINGERTZ (1971) *Schweden* die höchste Tumorrate an Mammakarzinomen von 49 auf 100 000 Frauen. Die Häufigkeitsrelationen betrugen: 1 für Finnland, 1,6 für Schweden, 1,5 für Island, 1,5 für Norwegen. *Finnland* weist mit 30 auf 100 000 Frauen im Vergleich zu den skandinavischen Ländern die niedrigste Karzinomfrequenz der Mamma auf. Nach SEGI und KURIHARA (1962) ergeben sich ethnologische Beziehungen zwischen den im Norden von Norwegen und Schweden ansässigen Lappen mit mongoloider Abstammung und den Finnen, die nur relativ selten, wenn auch vergleichsweise häufiger als die Japaner, an Brustdrüsenkrebs erkranken.

In *Island* ist das Mammakarzinom auch heute noch selten, zeigt jedoch nach SNAEDAL (1964) ansteigende Tendenz, so daß hinsichtlich der Morbidität in den *skandinavischen Ländern* Schweden die erste Stelle einnahm, gefolgt von Dänemark, Norwegen, Island und Finnland. Dabei zeigt das Mammakarzinom in Dänemark mit zunehmendem Lebensalter eine Progression, die der Morbidität der Angaben aus New York und Connecticut entspricht.

Mammakarzinom bei Eskimos: Nach FIBIGER (1923) hat BERTELSEN im Jahre 1904 bei einer Frau aus Grönland ein Mammakarzinom diagnostiziert, das das erste histologisch gesicherte Karzinom bei einem Eskimo überhaupt darstellt. Unter 8632 Yupik Eskimos aus dem Südwesten Alaskas konnte FORTUINE (1969) bei 82 Erkrankten 85 Tumoren feststellen.

Der Beobachtungszeitraum erstreckt sich auf $10^1/_2$ Jahre (1957–1967). Histologisch wurden 4 Mammakarzinome bei 4 Frauen nachgewiesen. Bei einer Frau lag gleichzeitig ein Mamma- und ein Pankreaskarzinom vor. Bisher sind insgesamt in Nordamerika und Kanada unter Eskimos 16 Mammakarzinome gesehen worden (vgl. Tabelle 35), wobei die Seltenheit dieses Karzinoms wiederum an das ethnologische Verhalten der ostasiatischen Völker erinnert.

Tabelle 35. Vorkommen von Mammakarzinomen bei Eskimos

Autor	Jahr	Land	Anzahl der Mammakarzinome
FIBIGER	1923	Grönland	4
GOTTMAN	1960	Alaska	1
SCHAEFER	1960	Kanada	–
THOMAS	1961	Labrador	1
LEDERMAN et al.	1961	Kanada	2
HURST	1963	Alaska	4
FORTUINE	1969	Südwesten von Alaska	4

In *Polen* liegen die Todesraten an Mammakarzinom niedrig, wobei selbst städtische Wohngebiete unterdurchschnittlich vertreten sind. Daneben findet sich ein auffälliges Stadt-Land-Gefälle (STASZEWSKI und HAENSZEL, 1965).

Jugoslawien: Die standardisierte Mortalitätsrate pro 100 000 Frauen liegt in diesem Lande mit 18,6 zwar unter dem Mittel vieler europäischer Länder, zeigt aber auch hier von 1958 bis 1967 einen Anstieg (KRAJINOVIĆ und DUCIC, 1971). Für den unterschiedlichen Bevölkerungs- und Landwirtschaftscharakter kennzeichnend sind auch die ausgeprägten Differenzen der Krebsmortalität in den einzelnen Republiken, die vom Norden nach dem Süden abnimmt. Im Norden führen Slowenien mit 15,5 pro 100000 Frauen, gefolgt von Kroatien mit 13,2, danach Serbien mit 8,6, Montenegro mit 3,7, Mazedonien mit 3,5 und Bosnien-Herzogowina mit 2,3 (ermittelte Werte für 1967). Mit detaillierten Fragen der Brustkrebs-Epidemiologie in Slowenien von 1965 bis 1967 befaßt sich die Untersuchung von RAVNIHAR et al. (1971).

Ostasiatische Völker: Japan, Indien, Indonesien, Thailand: Die standardisierte Mortalitätsrate in Japan liegt zwischen 3,7 und 3,9 pro 100000 Frauen und zählt zu der niedrigsten in allen Ländern der Erde (SEGI, 1957; SEIDMAN, 1969). Dabei steigt die Morbidität mit zunehmendem Lebensalter, das heißt auch nach der Menopause, nur geringfügig an und liegt im 70. Jahr bei 8,0/100000 Frauen (nach DORN, 1952; vgl. Abb. 264). Nach WYNDER et al. (1963) ist nicht nur die geringgradige Inklination zu dieser Erkrankung bemerkenswert, sondern die Tatsache, daß Japanerinnen nach therapeutischen Eingriffen eine bessere Überlebenschance haben. In vergleichenden Studien zwischen Erkrankten aus dem Memorial Hospital in New York und aus Tokio fanden die Autoren bei gleichen Parametern eine 5-Jahres-Überlebensrate der Japanerinnen von 74% gegenüber 60% in New York.

Vergleichende histologische Untersuchungen an Mammakarzinomen von Amerikanerinnen und Japanerinnen ergeben nach CHABON et al. (1974) eine stärkere Lymphozyteninfiltration in der Tumorperipherie bei den Japanerinnen. Bei dieser Gruppe überwogen auch medulläre Karzinome, woraus die Autoren eine stärkere Resistenz des Geschwulstträgers gegen das Karzinom erschließen. Weitere histologische Studien von MACMAHON et al. (1973) ergeben bei 758 Mammakarzinomen, daß in Japan häufiger intraduktale, medulläre und kolloide Karzinome, in den USA mehr kleinzellige, invasive-duktale Karzinome anzutreffen sind. Auch diese Autoren unterstreichen die besonderen Randreaktionen um das Karzinom in Japan als geweblichen Ausdruck der günstigeren Prognose des Mammakarzinoms in diesem Lande.

In *Indien* liegt die Frequenz des Mammakarzinoms nach PAYMASTER (1964) höher als in Japan und beträgt etwa die Hälfte von England und Skandinavien. Über das Mammakarzinom in *Thailand* vgl. VELLIOS (1955).

Aus *Indonesien* berichtet KOUWENAAR (1951) über histologisch verifizierte Karzinome bei Chinesinnen, Japanerinnen und den einheimischen Batak-Frauen mit der geringsten Frequenz.

Mammakarzinom bei jüdischen Frauen: Das Land Israel hat eine der höchsten standardisierten Mortalitätsraten aller Länder und folgt mit 23,7 pro 100000 Frauen an 3. Stelle Dänemark und England. Damit liegt die Frequenz auch höher als bei der weißen Bevölkerung von New York-City (SMITHERS et al., 1952; NEWILL, 1961). In Israel ist das Mammakarzinom bei Frauen orientalischer Herkunft häufiger (CASPER, 1955). Beziehungen zwischen Karzinom- und Mastopathie-Frequenz und Geburtsland jüdischer Frauen fanden BERTINI und BER (1964), indem Jüdinnen aus Europa, USA und Israel die oben genannte hohe Mortalitätsrate haben, dagegen Frauen dieser Rasse aus islamischen Ländern weit seltener an einem Mammakarzinom erkrankten und starben. Die Autoren schreiben hormonalen Imbalanzen bei Frauen aus Europa und Amerika für die Mammakarzinom-Entstehung eine Rolle zu. So gibt es einen großen Unterschied zwischen den Frauen, die aus Jemen nach Israel einwanderten und solchen Frauen, die in Israel geboren und erzogen wurden. Die letzteren heiraten in einem späteren Lebensalter, gebären wenig Kinder, stillen kurze Zeit und haben einen höheren Lebensstandard. Das gleiche Phänomen betrifft jüdische Frauen aus dem Irak, bei denen das Brustdrüsenkarzinom häufiger ist als bei jemenitischen Frauen mit einfachen Lebensgewohnheiten.

Negerstämme in Afrika und farbige Bevölkerung der USA: Nach DORN (1955) wird das Mammakarzinom nicht selten unter den Negerstämmen in Westafrika oder den Bantustämmen in Südafrika beobachtet, obgleich exakte Angaben über die Häufigkeit des Mammakarzinoms aus diesen Ländern fehlen. In diesem Sinne spricht auch die hohe Frequenz des Karzinoms der Mamma virilis in den Ländern Afrikas. WYNDER et al. (1960) zeigen auf, daß in den USA das Mammakarzinom-Vorkommen unter den Negerinnen um 60% niedriger liegt als unter den weißen Frauen. In einer Untersuchung von LEFALL et al.

(1963) an 304 Mammakarzinomen bei Negerinnen der USA ergeben sich folgende Daten: Mittleres Alter 51 Jahre (15–102 Jahre); histologisch zumeist undifferenzierte invasive duktale Karzinome. Bei Frauen unter dem 30. Jahr schlechte Prognose bei Vorliegen von Lymphknotenmetastasen.

Aufgrund von vergleichenden Feststellungen in verschiedenen Bundesländern der USA heben DONEGAN (1967) und LEIS (1970) hervor, daß das Mammakarzinom bei weißen Frauen der USA häufiger ist als unter der farbigen Bevölkerung. Die mittleren Morbiditätsraten lauten nach Mitteilung des US-Dept. of Health, Welfare and Education pro 100 000 Frauen 72,6 für den weißen und 53,9 für den farbigen Anteil der weiblichen Bevölkerung. Dabei wird erwähnt, daß die Mortalitätsraten im Alter von 45–49 Jahren höher liegen und später abfallen.

16. Diätetische Faktoren

Nach autoptischen Erfahrungen ist festzustellen, daß bei Frauen, die an metastasierendem Mammakarzinom verstorben sind, häufig eine allgemeine Adipositas vorliegt. Nach eigenen Studien an 121 von 141 obduzierten Fällen wurde eine Tumorkachexie nur in etwa 15–17% festgestellt.

In Zusammenhang mit der bimodalen Altersverteilung nach DE WAARD et al. (1964) war darauf hingewiesen worden, daß in der Gruppe von Frauen mit Mammakarzinomen in der Menopause gehäuft Adipositas, Hypertension und verminderte Glukosetoleranz festzustellen sind. Es scheinen daher Beziehungen zwischen Lipidstoffwechsel und Mammakarzinom-Erkrankungen zu bestehen, die von WYNDER (1969) auf den Fettkonsum in verschiedenen Ländern und auf den damit in einer lockeren Korrelation stehenden sozialökonomischen Status zurückgeführt werden. Aus den Untersuchungen von CARROL et al. (1968) geht hervor, daß ein evidenter Zusammenhang zwischen Fettgehalt der Nahrung und Mortalität an Mammakarzinomen besteht, den die schematische Darstellung (Abb. 277) zeigt. Diese Beziehungen bestätigten STOCKS (1970) und HEMS (1970) mit der Einschränkung, daß diese Einflüsse nur in der Menopause zutreffend sind. Erhöhte β-Lipoproteinkonzentration im Blutserum von 50 Frauen mit Mammakarzinom wurden auch von MAASS und SACHS (1972) festgestellt. Über positive Korrelationen zwischen ansteigendem *Kohlehydratkonsum* und wachsen-

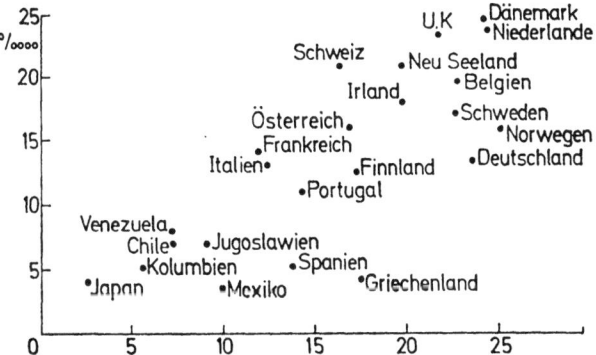

Abb. 277. Vergleich der standardisierten Mortalität an Mammakarzinom mit dem Fettverbrauch (kg/Kopf/Jahr). (Nach CARROLL et al., 1968)

der Tumormortalität berichten HEMS und STUART (1975). Über pathogenetische
Beziehungen zwischen *Fettkonsum* und *Prolaktinstoffwechsel* vgl. Abschnitt 17g.
Diese ätiopathogenetischen Aspekte zielen auf eine chronische Fettmobilisation,
die hormonal induziert sein kann und andererseits auf endokrine Regulationsmechanismen (karzinogene Steroide) einwirkt.

17. Endokrine Faktoren

Das Mammakarzinom zählt zu jenen Geschwülsten, denen pathogenetisch
eine Störung des endokrinen Gleichgewichtes zugrundeliegt. In einer unübersch-
bar gewordenen Anzahl epidemiologischer und hormon-analytischer Untersuchungen sind die Beziehungen zwischen den Wirkungsmechanismen mammotroper Hormone und Karzinogenese bearbeitet worden, die die Frage nach der
Ätiologie des Mammakarzinoms auch heute unbeantwortet lassen. Dazu kommen die Ergebnisse neuerer Untersuchungen über die Einflüsse genetischer Faktoren und deren Verbindungen zum Steroidstoffwechsel, die uns in der Erforschung der Karzinogenese beim Menschen zwar wichtige, aber auch nur indirekte
und gruppenspezifische Hinweise geben. Ganz im Vordergrund steht die Bedeutung der Östrogene für Induktion und Promotion des Mammakarzinoms. Über
dessen Manifestation, Pathomorphologie, Biochemie und Genetik beim Versuchstier liegen seit den grundlegenden Untersuchungen von LACASSAGNE (1932)
heute so detaillierte Kenntnisse vor, daß das Mammakarzinom der Maus als
der am besten untersuchte Tumor gelten kann.

Die außerordentlich vielfältigen hormonalen Regulationen und Interaktionen, die bei Mammakarzinomen erforscht worden sind, sollen bis auf einige
neue und für die Humanpathologie wichtige Aspekte in diesem Rahmen nicht
diskutiert werden. Dazu Abb. 278. Hier sei auf die *Zusammenfassungen* von
BUTENANDT und DANNENBERG (1956), MÜHLBOCK (1956, 1959), SCHUBERT
(1959), DONTENWILL (1961), STOLL (1969), SCHMÄHL (1970, 1971), HAYWARD
(1970), GRIEM et al. (1973) verwiesen. Morphologie und Pathogenese der Mammatumoren der Ratte wurde von THOMAS (1975) auch unter Berücksichtigung
endokriner Faktoren ausführlich dargestellt.

Die klinische Bedeutung endogener Hormone für das Wachstum des Mammakarzinoms erkannte als erster ALBERT SCHINZINGER, Chirurg am St. Josefs-
krankenhaus in Freiburg/Br., und machte 1889 auf dem Kongreß der Deutschen
Gesellschaft für Chirurgie den Vorschlag, „bei noch menstruierenden Frauen
die Kastration vorhergehen zu lassen, bevor die Operation des Mammakarzinoms gemacht wird". In seiner weiteren Begründung unterstreicht er die Erfahrung, daß die Prognose bei den jüngeren Frauen so ungünstig sei, daß eine
Kastration die Brustdrüse rascher atrophisch machen und der Krebs in dem
schrumpfenden Gewebe eingeschlossen würde. SCHINZINGER hat es bei diesem
Vorschlag belassen, ohne daß er seine Idee in die Tat umgesetzt hat. 1896
empfahl G. BEATSON, Chirurg am Cancer Hospital in Glasgow, die Oophorektomie bei Frauen mit Mammakarzinomen auf Grund anderer und komplizierter
Überlegungen, die von MARTZ (1968) und HAYWARD (1970) ausführlich erörtert
worden sind. Weitere Meilensteine sind die bilaterale Adrenalektomie bei Prosta-

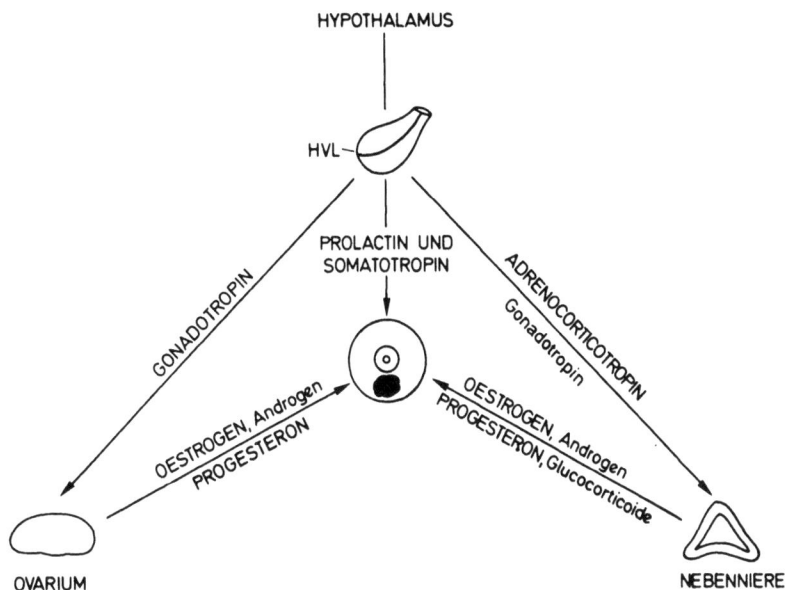

Abb. 278. Schematische Darstellung über den Einfluß hormonaler Faktoren auf das Wachstum des Mammakarzinoms der Frau. (Nach STOLL, 1969)

takarzinomen und metastasierendem Mammakarzinom durch HUGGINS und HODGES (1941) sowie HUGGINS und BERGENSTAL (1952) und die Untersuchungen zur Frage der prophylaktischen Kastration von HERRELL (1937), DARGENT (1949) sowie von NISSEN-MEYER (1965, 1967). Die Wirkung dieser Maßnahmen wird heute in einer radikalen Umstimmung des endokrinen Milieus erblickt, das zu einer temporären Wachstumshemmung, zu einer Involution des Tumors oder seiner Metastasen führen soll.

a) Östrogene und Progesteron

Die Rolle der Östrogene für die Entwicklung des Mammakarzinoms der Frau ist auch heute nicht befriedigend geklärt. Während im Tierexperiment bei Maus und Ratte durch eine langzeitige Östrogenbehandlung und in Abhängigkeit von Dosierung, chemischer Zusammensetzung des Östrogens, Alter und Stamm sowie Umwelt der Versuchstiere Mammakarzinome induziert werden, haben diese Ergebnisse für Affen keine Bedeutung. Nach GESCHICKTER und HARTMAN (1959) konnten nach einer Östrogenbehandlung von Affen über 7 Jahre und 7 Monate lobuloalveoläre Hyperplasien, Sekretion und Gangektasien – aber keine Karzinome hervorgerufen werden. In der menschlichen Brustdrüse beobachteten HUSEBY und THOMAS (1954) bei östrogenbehandelten Mammakarzinomen im tumorfreien Gewebe lobuläre Hyperplasien, Sekretion und Epithelhyperplasien in den Milchgängen, jedoch ohne Atypien. Ebenso fand FECHNER (1972) eine höhere Frequenz von Epithelproliferationen in der Mamma und bei benignen Erkrankungen nach Östrogenbehandlung.

Nur in Einzelfällen konnten nach dem Schrifttum applizierte Östrogene für eine Karzinogenese verantwortlich gemacht werden:

1. ALLABEN und OWEN (1939): 50 Jahre alte Frau wurde zweimal 6 Monate mit insgesamt 258000 E Östrogen intramuskulär behandelt. Etwa 1 $^1/_2$ Jahre nach Behandlungsbeginn Tumor der rechten Mamma. Radikaloperation. Histologisch: Adenokarzinom.

2. AUCHINCLOSS und HAAGENSEN (1940): 47 Jahre alte Frau. Mutter hatte Mammakarzinom. Im Alter von 33 Jahren starke Meno-Metrorrhagien und starke Kopfschmerzen. In der Zeit von 1929–1937 wurden insgesamt 79067 mg Progynon B (Östradiolbenzoat) bei monatlicher Applikation von 2–7 Injektionen gegeben. 1936 Mamma o.B., 1937 Schwellung der Brustdrüsen, links zwei Tumoren von 3,5 und 5 cm Größe. Vergrößerung der axillären Lymphknoten. Histologisch: Hyperplasie der Gänge und Lobuli mit starken papillären Epithelproliferationen, Zysten und Ausbildung eines sternförmigen gut differenzierten Karzinoms.

3. PARSONS und McCALL (1941): 54 Jahre alte Frau. Anschwellung in der linken Mamma. Daraufhin Follikelhormoninjektionen 4 Monate lang, pro dosi 2000 JE. Tumor bildete sich zurück, dafür diffuse Anschwellung der Mammae. Später weitere Injektionen. Nach 3 Jahren Tumor in der rechten Mamma. Histologisch: Adenoides, teils solides Karzinom.

4. Weitere Beobachtung: LONBEJAC (1944).

5. LIEBEGOTT (1952) beschreibt eine 45 Jahre alte Frau die nach Applikation von 4,5 ml Ovibion einen Mammatumor bemerkte, der sich als Karzinom erwies. Die Kausalität in diesem wie in 2 anderen zitierten Fällen ist angesichts der geringen Dosis und Dauer der Behandlung heute abzulehnen. Karzinome der Mamma virilis nach östrogenbehandelten Prostatakarzinomen liegen von ABRAMSON und WARSHAWSKY (1948), GARDINI (1948) und HOWARD und GROSJEAN (1949) vor, 2 Fälle beschreibt LIEBEGOTT (1952). Angesichts der Deutung, daß diese Karzinome auch Metastasen des Prostatakarzinoms sein könnten (vgl. Kapitel V), ergibt sich auch hier kein schlüssiger Beweis eines primären Mammatumors, zumal bei einer Gynäkomastie ein skirrhöses Karzinom „an zahlreichen Stellen zugleich entstanden war".

In *keiner* dieser Kasuistiken ist die ätiologische Bedeutung der applizierten Östrogene für die Karzinogenese beweisbar. Jedoch hat der von AUCHINCLOSS und HAAGENSEN (1940) beschriebene Fall insofern eine besondere Bedeutung, weil eine familiäre Mammakarzinombelastung und eine ungewöhnlich hohe und über 8 Jahre andauernde Östrogenmedikation von 79 g vorlag. Diese besonderen Umstände und die den gesamten Drüsenkörper einnehmenden intrakanalikulären Epithelproliferationen machen die ätiologische kanzerogene Rolle des Östradiolbenzoats in diesem Falle wahrscheinlich. Zur Frage der hormonalen Induktion des Karzinoms in der Mamma virilis wird heute der Standpunkt vertreten, daß bei einem behandelten Prostatakarzinom die sich ausbildende Gynäkomastie zum Terrain einer metastatischen Karzinose wird (CAMBELL und CUMMINGS, 1962). Begünstigende Faktoren sind die gute Vaskularisation des Drüsenkörpers bei Gynäkomastie sowie die Hyperämie, die experimentell nach Östrogenbehandlung nachweisbar ist (ZEPPA, 1969). Werden Männer mit behandelten Karzinomen von Prostata und Harnblase ausgeschlossen, so gibt es nur Einzelfälle, in denen ein kausaler Zusammenhang zwischen Hormonapplikation und Mammakarzinom wahrscheinlich bleibt (SYMMERS, 1968) (vgl. Kapitel V).

Bei Frauen ergaben klinische Studien zur Östrogenaktivität enge Korrelationen zum Auftreten von Mammakarzinom und Mastopathie. BERTINI und BER (1964) fanden bei Frauen mit Mammakarzinomen zwischen 20 und 39 Jahren in 65,4% (Kontrollen in 38%) eine normale oder gesteigerte Östrogenaktivität, in 34,6% einen verminderten Östrogenspiegel (Kontrollen in 62%). Es besteht eine Neigung zum Hyperöstrogenismus bei tumorkranken Frauen. In diesem Sinne sprechen auch die pathohistologischen Befunde von SOMMERS (1955) über Proliferationszustände des Endometriums. GRATTAROLA (1964) untersuchte die Uterusschleimhaut näher und fand 24–48 Std vor der nächstfolgenden Menstruation bei Kontrollen in 68% Zeichen einer stattgehabten Ovulation, während Frauen mit Mammakarzinomen nur in 17,2% mit Ausbildung einer regelrechten Sekretionsphase reagierten. Ein Vergleich der ovulatorischen Zyklen bei Frauen im Alter von 40–45 Jahren ergab bei gesunden Frauen in 71,4%, bei Karzinompatientinnen in 13% ovulatorische Zyklen, im Alter von 46–52 Jahren lagen die Prozentsätze bei 55,5% zu 15,6%. GRATTAROLA (1964) hält es aber auch für möglich, daß nach einer Periode ovulatorischer Menstruationszyklen eine Periode anovulatorischer Zyklen einsetzt, welche die kontinuierliche östrogene Stimulation der Brustdrüse verursacht. MAASS (1968) sieht in der Störung des hormonalen Gleichgewichtes einen besonders dispositionsfördernden Faktor für die Entwicklung des Mammakarzinoms. Bei der Durchsicht der Vaginalsmears seines Patientengutes fand er einen auffallend gleichbleibenden, relativ vermehrten Östrogeneffekt bei den Mammakarzinom-Patienten in der Postmenopause, verglichen mit einer entsprechenden Kontrollgruppe. Im gleichen Sinne sprechen die Untersuchungen von MARMORSTONE et al. (1965) bei Frauen mit Mammakarzinomen, die relativ vermindert Androgene und relativ vermehrte Östrogene ausgeschieden haben.

Im umgekehrten Sinne ist bekannt, daß Frauen, die vor dem 40. Jahr aus Gründen, die nicht mit einer Brustdrüsenerkrankung in Zusammenhang stehen, oophorektomiert worden sind, etwa 3–4 mal seltener an Mammakarzinom erkranken als eine Kontrollgruppe (HIRAYAMA und WYNDER, 1962; FEINLEIB, 1968). Neuere Studien haben zudem gezeigt, daß die Verminderung des Risikos für ein Mammakarzinom auch dann wirksam bleibt, wenn diese Frauen die Postmenopause erreicht haben und ein Karzinom erst 30 oder 40 Jahre nach der Oophorektomie auftritt (TRICHOPOULOS et al., 1971). Angesichts dieser Zeiträume muß man fragen, ob in diesen Fällen Hormone überhaupt eine ätiologische Bedeutung haben. Zumindestens ist es unwahrscheinlich, daß Östrogene dann noch einen wachstumsstimulierenden Faktor darstellen (MAASS und SACHS, 1972). Daher nehmen MACMAHON et al. (1973) an, daß Östrogene die Karzinogenese in der Brustdrüse in verschiedenen Lebensaltern verschieden beeinflussen. In der Jugend scheint die Ovarialfunktion eine initiierende Rolle für das Karzinom zu spielen, in späteren Jahren scheint der Wachstumseffekt auf die initialstimulierten Zellen zu dominieren. Es wird daher vermutet, daß der erste Schritt der Karzinogenese mit Einsetzen der Ovarialfunktion unmittelbar nach der Menarche getan wird (PAPAIOANNOU, 1974). Die protektive Wirkung einer Gravidität vor dem 30. Jahr wird dadurch erklärt, daß die um das Zehnfache gesteigerte Sekretion von Östriol eine antineoplastische Eigenschaft entfaltet und die karzinogenen Potenzen von Östron und Östradiol zu hemmen vermag (MACMAHON und COLE, 1969; MACMAHON et al., 1970, 1971; COLE und MACMAHON, 1969, 1970). Diese Hypothese wird gestützt durch die Tatsache, daß in der Gravidität große Östriolmengen produziert und ausgeschieden werden und daß Asiatinnen mit niedriger Karzinominzidenz bei Frauen zwischen 15 und 19 Jahren ein signi-

fikant höheres Verhältnis von Östriol zu Östron und Östradiol haben als Nord-
amerikanerinnen mit hoher Karzinominzidenz. Bei Frauen von 35–39 Jahren
ist die Relation bei asiatischen Frauen auch noch höher als bei Amerikanerinnen,
aber ohne so hohe Signifikanz wie in der jüngeren Altersgruppe. Diese Studien
weisen darauf hin, daß *das Östrogenprofil* in den ersten Jahren der Fertilität
festgelegt und wie aus den weiteren Studien hervorgehen wird, *genetisch fixiert*
ist und daß sich daraus das nachfolgende Karzinomrisiko ergibt (MACMAHON
et al., 1971). Diese Ergebnisse zeigen die engen Verbindungen zwischen genetischer und endokrinologischer Interpretation der Risikofaktoren für das Mammakarzinom an.

Weitere Ergebnisse zu Fragen der Östrogenbindung und -abhängigkeit von Mammakarzinomen im Experiment und bei der Frau liegen vor von JOHANSSON et al. (1970), KORENMAN
und DUKES (1970), YOGO et al. (1971).

b) Wirkungen oraler Kontrazeptiva

Die Tatsache, daß heute viele Millionen von Frauen orale Kontrazeptiva
einnehmen, hat nicht nur zu exakten Vorstellungen über die physiologischen
Wirkungsmechanismen geführt, sondern die Erfahrungen über Nebenwirkungen
und Komplikationen bereichert. Als Kontrazeptiva werden allgemein Kombinationen von Östrogen und Progesteron-Präparaten angewendet oder solche, die
Östrogene für die ersten zwei Zykluswochen enthalten und Progesteron für
die folgenden 6 Tage. Die kombinierten Antikonzeptiva bewirken eine Hemmung der Follikelreifung durch Unterdrückung des follikelstimulierenden Hormons (FSH) und ein Ausbleiben des Gipfels des Luteinisierungs-Hormons (LH)
(BUCHHOLZ et al., 1962).

Seit etwa 1968 sind nach Fällen mit tödlicher Lungenembolie und zerebraler
Venenthrombose bei Frauen, die Kontrazeptiva eingenommen hatten, eine Reihe
von Nebenwirkungen bekannt geworden, von denen die Thromboseneigung mit
Emboliegefahr, metabolische, psychische Störungen und die Ausbildung chromosomaler und genetischer Defekte gegenwärtig im Vordergrund der Diskussion
stehen (Übersichten bei HUSEMANN, 1970; TENHAEFF, 1971; COTTIER, 1972).

Histologische Untersuchungen über Reaktionen des Drüsenkörpers bei Einnahme von Kontrazeptiva sind spärlich: ERB und KALLENBERGER (1972) fanden
bei hoch dosierter Applikation von Kombinationspräparaten bei Frauen im
Alter von 22–56 Jahren über 2–12 Menstruationszyklen Zeichen einer Adenosis
(lobuläre Hyperplasie) mit gehäufter eosinophiler Metaplasie. Keine histologischen Unterschiede der Läppchengröße und Sprossenzahl bei Frauen mit und
ohne Kontrazeptiva stellte BURSCHEL (1978) fest. Vor allem konnten keine atypischen Epithelproliferationen nachgewiesen werden. Zytologisch ergaben weder
Sex-Chromatin noch DNS-Gehalt Abweichungen in Richtung präkanzeröser
Zellreaktionen. Auch im Explantat trat der niedrige Proliferationsgrad bei einem
normalen Karyotyp hervor. FECHNER (1970) erwähnt azinäre (lobuläre) Proliferationen des Parenchyms – ähnlich einer Gravidität – in der Umgebung eines
Fibroadenoms. Bei Galaktorrhoe weisen die Läppchen Zeichen der Sekretion
und die Gänge eine Galaktostase auf.

In Langzeituntersuchungen zur Frage der chronischen Toxizität mit kontrazeptiven Steroiden stellten HILL und DUMAS (1973) bei Hunden lobuläre Hyperplasien und benigne Mischtumoren, in Einzelfällen auch maligne Formen mit Metastasen fest.

Klinik und Pathomorphogenese

α) *Mastodynien und Schwellungszustände* mit nodulärer Verdichtung des Drüsenkörpers, die sich bei Absetzen zurückbilden (MORIN und GOLDENBERG, 1966; HUSEMANN, 1970).

β) *Galaktorrhoe* als ein Funktionszustand, der auf eine Suppression des Prolaktin-Hemmfaktors und Erhöhung des Prolaktinspiegels zurückgeführt wird. (GREGG, 1966; SCHACHNER, 1966; SHEARMAN, 1966; ROSEN und GAHRES, 1967; FRIEDMAN und GOLDFIEN, 1969.) Aber auch eine direkte Stimulierung des lobulären Drüsenparenchyms kann nicht ausgeschlossen werden. Bei den heute häufiger beobachteten Zuständen einer „funktionellen Galaktorrhoe" vor allem junger Frauen sollte zuerst an diese Möglichkeit gedacht werden. Die Sekretausstriche in diesen Fällen enthalten neben homogenen Niederschlägen einer eiweißreichen Flüssigkeit häufig Fetttropfen und lediglich Schaumzellen. Vgl. Kapitel E 5a.

γ) *Kontrazeptiva und Fibroadenom*

Die hohe Frequenz der Einnahme von Ovulationshemmern und die Häufigkeit der Fibroadenome bei Frauen in der jüngeren Altersgruppe ließ morphogenetische wie auch epidemiologische Einflüsse erwarten. In einer Reihe von Untersuchungen, insbesondere von PRECHTEL (1969), PRECHTEL und SEIDEL (1972, 1973) sowie von FECHNER (1970, 1972), sind diese Fragen beantwortet worden (vgl. Kapitel P). Makroskopisch und histologisch sind keine Unterschiede an Fibroadenomen von Frauen festgestellt worden, die Kontrazeptiva eingenommen hatten oder nicht (FECHNER, 1970).

Fibroadenome sind nach PRECHTEL und SEIDEL (1973) bei Frauen mit Ovulationshemmern seltener als bei Frauen, die keine „Pille" einnehmen. Epithelproliferationen werden nur in Einzelfällen beschrieben und haben keine statistische Relevanz (GOLDENBERG et al., 1970; BROWN, 1970). Da Fibroadenomen dysregulatorische Verquellung des Mantelgewebes zugrundeliegen, wird der „Pille" ein stabilisierender und prophylaktischer Einfluß zugeschrieben, der sich in einer Frequenzabnahme – ähnlich wie bei Frauen nach Geburten – ausdrückt.

δ) *Kontrazeptiva und Mastopathia cystica fibrosa*

Vergleichende Untersuchungen bei Frauen mit Mastopathie ergaben nach FECHNER (1970b) weder qualitative noch quantitative Veränderungen des Proliferationsmusters des Epithels bei Einnahme von Ovulationshemmern.

ε) *Kontrazeptia und Mammakarzinom*

Die Ergebnisse bisheriger Untersuchungen besagen, daß orale Kontrazeptiva offensichtlich kein karzinogenes Potential besitzen und in Übereinstimmung mit den oben beschriebenen Befunden auch andere Brustdrüsenerkrankungen

wahrscheinlich nicht auslösen (ARTHES et al., 1971; VESSEY et al., 1971; SART-
WELL et al., 1973). Es wird sogar angenommen, daß Kontrazeptiva eine protektive Wirkung gegenüber benignen Brustdrüsenerkrankungen haben (GARCIA
et al., 1965; SARTWELL et al., 1973). In diesem Sinne sprechen auch Tierversuche
an Mäusen und Ratten mit verschiedenen Dosierungen dieser Wirkstoffe; jedoch
mit der wichtigen Einschränkung speziesabhängiger Reaktionen. Diesen positiven Aspekten stehen jedoch zurückhaltende Äußerungen gegenüber, die sich
auf das Alter der Frauen und auf die Dauer der Applikation beziehen. Da
gegenwärtig Kontrazeptiva viel mehr von Mädchen und jungen Frauen als in
früheren Jahren eingenommen werden und die Beobachtungszeiten für diese
jungen Altersgruppen noch viel zu kurz sind, lassen sich noch keine bindenden
und statistisch-exakten Schlüsse ziehen. Für die Karzinogenese bei Menschen
nimmt HERTZ (1969) eine Inkubationszeit des Karzinogens von mehr als 10 Jahren an. Dazu die Übersicht von HALLER (1972). Ferner zeigen experimentelle
Studien, daß die Induktivität eines Tumors umso wahrscheinlicher ist, je jünger
das Tier exponiert wurde. Hinzu treten in vitro nachgewiesene Störungen der
zellgebundenen Immunität durch Kontrazeptiva (FITZGERALD et al., 1973; PA-
PAIOANNOU, 1974), so daß eine abschließende Beurteilung auch dieser Frage
erst in einigen Jahren erwartet werden kann.

Die von einzelnen Autoren beobachteten Mammakarzinome bei Mädchen
sind *während* der Einnahme von Kontrazeptiva aufgetreten oder klinisch evident
geworden, so daß kausale Beziehungen nicht beweisbar sind: IZSAK und MAUL-
DIN (1968): 16 Jahre altes Mädchen, 30 Monate Enovid; GOLDENBERG et al.
(1968) mit atypischen Gewebsreaktionen in Mammakarzinomen bei 2 Mädchen;
FARROW (1969): $17^1/_2$ Jahre altes Mädchen, 4 Jahre Kontrazeptiva mit Papillomatose der Mamma, sklerosierende Adenose und kontralateral mit Ausbildung
eines Karzinoms. FECHNER (1970) beschreibt 5 Mammakarzinome bei Frauen
im Alter von 25–32 Jahren, die 12–60 Monate Kontrazeptiva eingenommen hatten und unterstreicht, daß auch in diesen Fällen keine Ursache-Wirkungs-Beziehung zwischen Hormoneinnahme und Kanzerogenese wahrscheinlich zu machen
ist. PENMAN (1970) beobachtete bei einer 27 Jahre alten Frau ein invasives Komedokarzinom, dessen auffällige schaumzellige Metaplasie und zytoplasmatische
Eosinophilie in den axillären Lymphknotenmetastasen der Autor auf die Applikation von Kontrazeptiva zurückführt.

c) Östrogenrezeptoren in Mammakarzinomen

Unter physiologischen Bedingungen werden Wachstum und Drüsenfunktion
der Brüstdrüse von zahlreichen Hormonen gesteuert, von denen bekannt ist,
daß sie auf molekularer Ebene mit den Zellen des Target-Organs in Beziehung
treten. Die biochemischen Wechselwirkungen und damit das Konzept der Rezeptoren wurden jedoch erst erkannt, als JENSEN et al. (1967) mit Hilfe von tritiummarkiertem Östradiol von hoher spezifischer Radioaktivität eine selektive Anreicherung an den Erfolgsorganen des weiblichen Genitaltraktes feststellen konnte.
Hier — wie auch in den Epithelzellen der Mamma — war ein zytoplasmatisches
Protein vorhanden, das gegenüber Östradiol eine hohe Affinität aufwies und
einen Östradiol-Protein-Komplex bildete, das sogenannte Rezeptorprotein. Nach

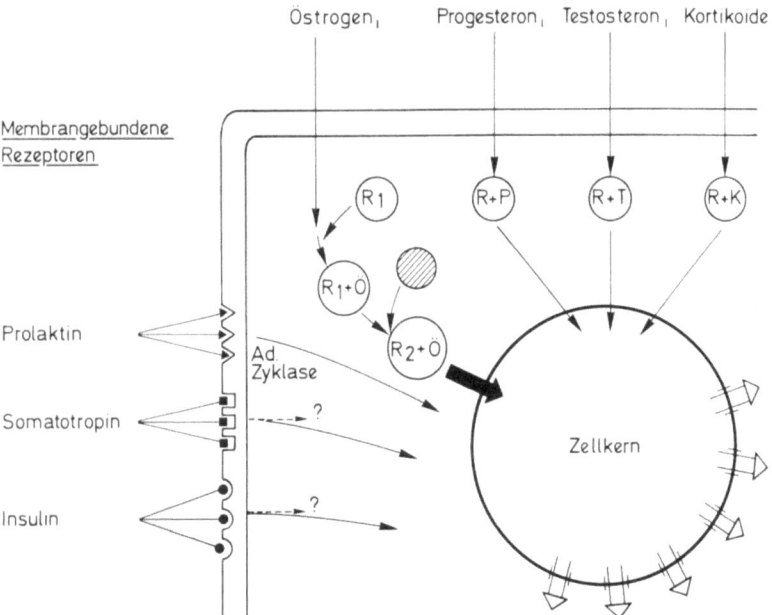

Abb. 279. Schematische Darstellung der Wirkungsmechanismen zytoplasmatischer und membrangebundener Steroidrezeptoren. (Nach MCGUIRE et al., 1975; BOLT, 1975)

den Ergebnissen neuer Untersuchungen (MCGUIRE et al., 1975; BOLT, 1975, Lit.) können die Rezeptoren an der Außenseite der Zellmembran lokalisiert sein und über die Adenylzyklase und das Zyklo-AMP-System die Information an die Zelle weitergeben. Derartige *membrangebundene Rezeptoren* sind für die Proteohormone *Prolaktin, Somatotropin und Insulin* kompetent. Dagegen sind die *Steroidrezeptoren intrazytoplasmatische Proteine*, die mit dem eindringenden Östradiol einen Eiweißkomplex mit einem Molekulargewicht von 75 000 (3,8 S) bilden. Durch Anlagerung eines zweiten zytoplasmatischen Makromoleküls erfolgt eine Rezeptortransformation (Molekulargewicht 133 000; 5,2 S). Dieser 5,2 S-Rezeptor dringt in den Zellkern ein und tritt mit der genetischen Substanz des Chromatins in Wechselwirkung, wodurch die Synthese spezifischer RNS induziert und über die m-RNS an das Zytoplasma zurückgegeben wird (Abb. 279).

Das Drüsenepithel der Mamma enthält nach diesen Beobachtungen sowohl membrangebundene wie zytoplasmatische Rezeptoren, deren Hormonbindung als Funktion ganz am Anfang der Kette biochemischer Reaktionen steht. Alle hormonal-induzierten und -abhängigen Funktionsabläufe in der Mamma scheinen nach den bisherigen Untersuchungen über diese Wechselwirkung zwischen Hormon und Rezeptormechanismus gesteuert zu werden. Wie verhalten sich diese Eigenschaften im Verlaufe der Karzinogenese? Die Transformation einer Drüsenepithelzelle in eine Tumorzelle ist ein langsamer Prozeß. Es ist daher vorzustellen, daß zunächst alle oder die Vielzahl der Rezeptoren erhalten bleibt und erst mit fortschreitender Kanzerisierung mehr und mehr Rezeptorverluste eintreten bis im Zustande der Anaplasie die rezeptorlosen Tumorzellen von den zirkulierenden Hormonen nicht mehr erkannt werden und eine endokrine Kontrolle – oder Therapie – wirkungslos bleibt. Es ist daher für die Therapie des Mammakarzinoms von großer Bedeutung, vor Beginn einer Behandlung diejenigen Fälle zu erfassen, bei denen die geplante Hormontherapie einen Erfolg verspricht. Da weder histologische noch zytologische Untersuchungen diese Selektion ermöglichen, wurde ein Verfahren zur direkten Bestimmung der Rezeptoren im Tumorgewebe entwickelt. JENSEN et al. (1967) inaugurierten eine Methode zur Bestimmung von Östrogenrezeptoren an Gewebsschnitten, die ausführlich von MAASS et al. (1974) beschrieben worden ist. Die Autoren untersuchten 225 Frauen mit primären Mammakarzinomen und 120 Metastasen. Bei den tumorkranken Frauen in der Prämenopause lagen in etwa der Hälfte Östrogenrezeptoren vor, bei Frauen der Postmenopause war die Frequenz etwas niedriger, so daß ein Mittelwert von 45% von Mammakarzinomen mit Rezeptoren für Östrogene resultierte. MCGUIRE et al. (1975) konnten durch eine methodische Verbesserung einen Wert von 70–85% von hormonal-sensitiven Mammakarzinomen erreichen. 73% für primäre und 58% für metastasierende Karzinome fanden auch LECLERCQ et al. (1975). Nach der neuen Zusammenfassung von MCGUIRE et al. (1975) ergaben sich keine Korrelationen zwischen histologischem Tumortyp und Vorhandensein von Östrogenrezeptoren. Undifferenzierte Karzinome sind zumeist rezeptorfrei. Es fanden sich keine oder negative Korrelationen zum klinischen Tumorstadium, zur Größe des Primärtumors, zum Vorliegen oder Fehlen axillärer Lymphknotenmetastasen und zur Lokalisation des Tumors in der Brustdrüse. Ferner konnte kein lineares Verhältnis zwischen dem absoluten Gehalt des Tumors an Rezeptoren und dem prozentualen Erfolg der endokrinen Therapie ermittelt werden. Aus den Studien von MAASS et al. (1974, 1975) geht ferner hervor, daß 62% der Fälle mit Rezeptoren im Gewebe eine objektive Remission nach adjuvanter Hormontherapie erleben, während bei Tumorkranken ohne Rezeptoren der Wert unter 5% liegt und praktisch vernachlässigt werden kann. Weitere Ergebnisse liegen vor von MCGUIRE (1973) und von ENGELSMAN et al. (1973) sowie von LEUNG et al. (1974). Diese Autoren fanden unter 193 Patienten in 56% primäre Tumoren, in 52% metastatische Karzinome und in 13% nichtmaligne Geschwülste mit Östrogenrezeptoren. In Fällen mit multiplen Neubildungen wurden rezeptorpositive und -negative Tumoren bei einer Frau beobachtet. Beziehungen zwischen Östrogenrezeptoren und dem Verlauf des metastasierenden Karzinoms untersuchten SINGHAKOWINTA et al. (1976) mit dem Ergebnis, daß *rezeptortragende Mammakarzinome* überwiegend in der *Postmenopause* vorkommen, *häufiger Knochenmetastasen* haben und der Rezeptorlevel mit der Dauer des Tumorleidens abnimmt. Karzinome *ohne Rezeptoren* weisen *häufiger viszerale Metastasen* bei ungünstigem Verlauf und verkürzter Überlebenszeit auf. Nach TERENIUS et al. (1974) ist die Kapazität der Östrogenbindung bei höher differenzierten Karzinomen größer als bei unreifen Geschwülsten. Jedoch liegen keine signifikanten Korrelationen zur histologischen Klassifikation vor.

Gegenüber diesen qualitativen Ergebnissen haben LECLERCQ et al. (1975) nach Verbesserung der Bestimmungsmethoden die Bedeutung quantitativer Angaben herausgestellt, um den Tumor durch seinen Rezeptorgehalt zu charakterisieren. In sensiblen Karzinomen wurden Rezeptoren bis zu 2 080 pmol/g Gewebsprotein festgestellt, in gutartigen Tumoren der Mamma, in Brustdrüsengewebe von Männern mit Gynäkomastie wurde in etwa der Hälfte eine Östrogenbindung bei Rezeptorkonzentration von 15–182 pmol/g Gewebsprotein nachgewiesen.

Neue Beobachtungen ergaben das Vorliegen eines *Progesteronrezeptors,* der zumeist nur in Kombination mit einem Östrogenrezeptor auftritt und prognostische Bedeutung für den Prozentsatz kompletter Remissionen zu haben scheint.

Nach den heutigen Ergebnissen der Hormonempfindlichkeit der Karzinome (McGuire, 1976) können die Mammakarzinome in 3 Klassen unterteilt werden:

1. Autonome Karzinome (ohne Rezeptoren)
2. Autonome Karzinome mit Östrogenrezeptoren aber ohne Ansprechbarkeit
3. Hormonempfindliche Karzinome (mit Rezeptoren).

Für die Anwendung der ablativen Therapie des Mammakarzinoms mit Fernmetastasen ist daher festzustellen, ob eine Rezeptoridentität im Primärtumor wie in den Organabsiedelungen gegeben ist. Nach neuen Untersuchungen liegen bei sensiblen Tumoren gleiche Rezeptormuster vor. Die auf Grund dieser Sensibilität vorgenommenen therapeutischen Maßnahmen ergeben nach Maass (1976, 5. Internat. Kongreß f. Endokrinologie) folgendes Bild: Nach Kastration zeigten Frauen mit Östrogenrezeptoren in 92% Remissionen, nach Hypophysektomie in 21%, nach Antiöstrogen-Behandlung in 68% und nach Androgentherapie in 75%. Mithin stellt die Kastration bei sensitiven Karzinomen die verläßlichste Methode dar, um eine Remission zu erzielen. Autonome Tumoren reagierten auf die genannten operativen Verfahren nicht. In diesen Fällen ist die Polychemotherapie indiziert.

d) Progesteron

Unter physiologischen und experimentellen Bedingungen bewirkt Progesteron die Ausbildung der Drüsenalveolen und fördert die Sekretion. Zugleich hemmt es die hypophysären Gonadotropine und besitzt *antiöstrogene, antiandrogene und immunsuppressive Eigenschaften* (Lerner und Hilf, 1967). Experimentell wurde durch diesen Wirkstoff sowohl eine Stimulation wie eine Hemmung des Tumorwachstums beobachtet (Papaioannou, 1974). Bei Frauen mit Mammakarzinomen ist in verschiedenen Studien durch Progesteron ein protektiver Effekt festgestellt worden, andere beobachteten Tumorremissionen nach alleiniger oder kombinierter Therapie. Im deutschen Schrifttum hat sich vor allem Kaiser (1969, 1973) mit Fragen der Gestagenwirkung auseinandergesetzt, deren Wirkung in einem proliferationshemmenden Effekt gesehen wird. So wie im Experiment Progesteron nur eine modifizierende und akzessorische morphogenetische Wirkung zeigt, so sind auch die Einflüsse auf das Wachstum des Mammakarzinoms von untergeordneter Bedeutung.

e) Kortikosteroidwirkung und Guernsey-Studie

Die pathogenetischen Beziehungen zwischen Mammakarzinom und Funktion der Nebennierenrinde wurden dadurch aufgezeigt, daß es durch Adrenalektomie gelang, Remissionen bei metastasierenden Karzinomen der Brustdrüse zu erzielen (DAO und HUGGINS, 1957). Der therapeutische Erfolg wird in der Entfernung der Bildungsstätten der Steroide erblickt, die vor allem bei Frauen in der Postmenopause in der Nebennierenrinde synthetisiert werden. In diesem Altersabschnitt stellen die adrenalen Steroide wahrscheinlich die einzige oder die größte Quelle von Östrogenen dar, die die Tumorproliferation unterhalten (MACDONALD et al., 1967).

Der Nachweis und das quantitative Verhalten bestimmter Kortikoide im Urin bei Frauen ist als sog. *Guernsey-Studie* bekannt geworden. Die auf der Kanalinsel Guernsey von BULLBROOK et al. (1962), BULLBROOK und HAYWARD (1967, 1969) durchgeführten Untersuchungen sollten der Früherfassung von Frauen dienen, die mit einem Mammakarzinom-Risiko behaftet sind. Kriterium war die Ausscheidungsmenge von 2 Nebennierenrindensteroiden im 24-Std-Urin, und zwar von 17-Hydrocorticosteron und von Ätiocholanolon. Die auf Guernsey ansässigen Frauen erkranken mit derselben Häufigkeit an Mammakarzinomen wie auf den Britischen Inseln und die Homogenität der Inselbevölkerung von ca. 50000 Menschen erschien eine günstige Voraussetzung einer prospektiven Studie an 8000 Frauen im Alter von 35–55 Jahren. In $5^1/_2$ Jahren wurden 4850 Urinproben ausgewertet. Im Verlaufe dieser Untersuchungen traten bei 19 Frauen Mammakarzinome auf und die Ausscheidungsanalyse ergab, daß diese Frauen im Vergleich zu den Kontrollen signifikant geringere Mengen der genannten Metabolite abgaben. Diese Eigenschaft der subnormalen Steroidausscheidung konnte sogar bis 9 Jahre vor der Karzinomdiagnose festgestellt werden und unterschied sich eindeutig von der physiologischen Alterskurve der Androgenausscheidung gesunder Frauen. Untersuchungen an Schwestern der erkrankten Frauen ergaben ebenso eine verminderte Steroidausscheidung zwischen dem 31. und 40. Jahr, nicht aber zwischen dem 41. und 60. Jahr. Dieses Verhalten unterstreicht die Bedeutung genetischer Einflüsse auf die Realisation des Mammakarzinoms. Wurden mit diesem Verfahren auch Frauen mit benignen Erkrankungen untersucht, so ergaben sich ebenfalls verminderte Ausscheidungswerte, woraus BULLBROOK (1972) schließt, daß eine verminderte Ausscheidung an Steroiden ein wichtiger Faktor in der Pathogenese des Mammakarzinoms ist und daß eine hohe Östrogenproduktion keinen Schadensfaktor darstelle.

Diskriminantenfunktion nach BULLBROOK: Mit diesen Untersuchungen waren bei metastasierenden Karzinomen auch prospektive Aussagen möglich. Werden die Ausscheidungsmengen von 17-Hydrocorticosteron und Ätiocholanolon in Beziehung gesetzt ($F = 80-80$ in mg/24 Std), so ergibt ein Wert > 1 einen positiven Diskriminanten, der besagt, daß eine Frau auf eine Adrenalektomie und Hypophysektomie eher anspricht als eine Patientin mit negativer Diskriminantenfunktion (< 1). Nach HAYWARD (1970) sprachen aber nur 35% der Frauen mit positiver Diskriminante auf eine Adrenalektomie an, aber auch 16% mit negativer Diskriminante. Ist jedoch $F < 1$ so kann kein therapeutischer Erfolg nach Adrenal- und Hypophysektomie erwartet werden.

f) Tryptophanstoffwechsel und Steroidausscheidung

Nach Untersuchungen von ROSE (1966, 1967) sowie von ALTMAN und GREENGARD (1966) war bekannt geworden, daß Östrogene und Kortikosteroide den

Tryptophanstoffwechsel beim Menschen beeinflussen. Nach Tryptophan-Applikation wurde ein hoher Metabolitanstieg im Urin festgestellt. Bei Frauen mit Mammakarzinomen stellten DAVIS et al. (1973) bei einem gleichzeitig hohen Tryptophanmetabolit-Spiegel eine signifikant erniedrigte Ätiocholanolon-, Androsteron- und 17-Hydrokortikosteroid-Ausscheidung fest. Die Steroidausscheidung war niedriger als bei Kontrollen und bei Frauen mit normalem Tryptophanstoffwechsel. In einer Studie an 22 Frauen mit Mammakarzinomen fanden TEICHMANN et al. (1976) nach oraler, prä- und postoperativer Tryptophanbelastung ebenso Störungen des intermediären Tryptophanstoffwechsels, die therapeutisch, das heißt weder durch Operation oder Strahlenbehandlung, nicht zu beeinflussen waren.

g) Prolaktin und Reserpin

Ausgehend von den Ergebnissen der experimentellen Onkologie hat das Prolaktin für die Pathogenese des Mammakarzinoms in den letzten Jahren zunehmend an Bedeutung gewonnen, wenn auch die pathophysiologischen Zusammenhänge nicht genau bekannt sind. Zur Physiologie vgl. Kapitel D, E und BERLE (1972) sowie SCHULZ (1974, Lit.). Experimentell wurde festgestellt, daß Prolaktin wie Somatotropin für die Karzinogenese in der Mamma unerläßlich sind, da nach Hypophysektomie die durch Dimethylbenzanthrazen induzierten Mammakarzinome nicht angehen. Andererseits gelingt es, durch eine Hypophysektomie Remissionen und durch Prolaktin Rezidive zu erzielen (TALWAKER et al. 1964; MEITES, 1972). Das bedeutet, daß Prolaktin bei Versuchstieren ein essentieller Faktor in der Karzinogenese ist und prolaktinabhängige Mammakarzinome bekannt sind. Bei einer Unterdrückung der Prolaktinwirkung durch Bromergokryptin tritt eine Hemmung der Tumorentwicklung ein (WELSCH et al. 1970; BUTLER und PEARSON, 1971; BRUNI und MONTEMURRO, 1971; STAEHELIN et al., 1971; SCHULZ-AHRENS, 1973). Dabei kommt es zu einer Hemmung der Proteinsynthese im Tumor mit Verlust sekretorischer Eigenschaften in Adenokarzinomen (SCHULZ et al., 1973; SCHULZ, 1974). Folglich müßten Substanzen, die die Prolaktinsekretion reduzieren — wie Mutterkornalkaloide — eine protektive Wirkung auf die Karzinogenese ausüben und Substanzen, die den Prolaktinspiegel im Blut erhöhen, einen stimulierenden Effekt auf die Karzinogenese haben. Im Experiment konnte die Abhängigkeit der Mammakarzinome bei der Ratte von einem erhöhten (NAGASAWA und MEITES, 1970; CASSELL et al., 1971; CLEMMENS und SHAAC, 1972) und erniedrigten Prolaktinspiegel nachgewiesen werden.

In der *Pathologie des Mammakarzinoms* der Frau sind bisher Untersuchungen mit sehr unterschiedlichen Ergebnissen bekannt geworden.

TURKINGTON et al. (1971) konnten mit Hilfe eines besonders sensiblen Immunsassay weder bei Kontrollpatienten noch bei Frauen mit metastatischen Karzinomen Prolaktinquantitäten im Blutserum erfassen. Nach operativer Durchtrennung des Hypophysenstiels jedoch fanden die Autoren einen eindeutigen Anstieg des Prolaktinspiegels. Umgekehrt deuten MINTON und DICKEY (1972) und STOLL (1972) Remissionen des Tumorleidens als Folge einer Hemmung der Prolaktinsekretion durch Levodopa oder andere Katecholamine. Keine signifikanten Differenzen im Prolaktinspiegel krebskranker Frauen fanden FRANZ et al. (1972). BERLE und VOIGT (1972a, b) stellten mit Hilfe des Taubenkropftestes bei 7,6% ($n=66$) gesunder Frauen und bei 40,6% ($n=37$) von Frauen mit Mammakarzinomen erhöhte Prolaktinwerte fest. In-vitro-Wirkungen von Prolaktin in Gewebsschnitten unter-

suchten SALIH et al. (1972) und fanden in 32% ($n=16$) von 50 Mammakarzinomen eine
Prolaktinabhängigkeit, die mit einer höheren Dehydrogenaseaktivität im Tumor korreliert
war. 81% dieser Geschwülste waren infiltrierende Karzinome. HOBBS et al. (1973) geben
von 120 Fällen in 32% eine alleinige oder partielle Prolaktinsensitivität an. Dagegen heben
WILSON et al. (1974) an Hand eines homologen Radioimmunassay unter Verwendung von
Kaninchen-Antiserum hervor, daß der Serumprolaktinspiegel sowohl bei Kontrollen ($n=39$)
wie bei Frauen mit Mammakarzinomen ($n=49$) gleich hoch und im Bereich normaler
Werte liegt. Eine pathogenetische Bedeutung für den Tumor läßt sich aus diesen Befunden
nicht ableiten. Über epidemiologische Studien an 9 Familien mit hohem Karzinomrisiko
stellten KWA et al. (1974) fest, daß in dieser Gruppe erhöhte Plasmaprolaktinspiegel
($10,4 \pm 8,1$ ng per ml) ungleichmäßig verteilt sind. Dennoch wird in besonders belasteten
Familien eine Hyperprolaktinämie als Risikofaktor interpretiert.

In einer Zusammenstellung neuer Untersuchungsergebnisse seit 1970 von SMITHLINE
et al. (1975) wird zu aktuellen Fragen der Prolaktinwirkung Stellung genommen: Im Experiment wirkt Prolaktin wachstumsstimulierend und transformierend auf hyperplastische Knötchen und Karzinome. Die Rezeptoren sind an den Oberflächen der Epithelzellen lokalisiert.

Die bekannten Beziehungen zwischen *Inzidenz des Mammakarzinoms und
hohem Fettkonsum* in bestimmten Ländern werden damit erklärt, daß Ratten
unter hoher Fettdiät einen Anstieg des Serumprolaktinspiegels zeigen. Damit
gewinnt der Prolaktinstoffwechsel eine besondere Bedeutung, wobei weniger
die Höhe des Blutspiegels als die Zahl der Zellrezeptoren für die pathophysiologischen Wirkungsmechanismen verantwortlich sind.

Wenn unsere Kenntnisse auch heute noch lückenhaft sind, so eröffnet die
Tatsache, daß *ein Teil der Mammakarzinome prolaktinabhängig* ist und Prolaktin
die Bedeutung eines Kofaktors in der Karzinogenese im Experiment hat, neue
und für die Therapie wichtige Aspekte. Es ist zu erwarten, daß mit wachsender
diagnostischer Sicherheit auf diesem Gebiet durch Prolaktin-Inhibitoren prophylaktische und therapeutische Wirkungen erzielt werden.

Im Jahre 1974 erschienen zwei Publikationen, in denen eine positive Korrelation zwischen der Einnahme von Rauwolfia-Alkaloiden, speziell von *Reserpin
und Mammakarzinom*, beschrieben wurde, die vor allem Frauen der Menopause
betraf. Zu diesen Ergebnissen kam eine Bostoner Arbeitsgruppe mit JICK et al.
(1974). Es wurde angenommen, daß Reserpin, ähnlich wie Methyldopa, die
Prolaktinsekretion stimuliere und auf diesem Wege einen direkten karzinogenen
beziehungsweise wachstumsstimulierenden Effekt auf das Mammakarzinom aus-
übe. Da die Steuerung der Prolaktinsekretion vor allem durch Katecholamine
erfolgt, wird verständlich, daß eine verminderte Katecholaminwirkung durch
Reserpin zu einem Anstieg des Serumprolaktins führt (BOLT, 1975). Reserpin
ist als Antihypertensivum ein häufig verordnetes Medikament. Deshalb lösten
diese Meldungen sofortige Reaktionen bei der pharmazeutischen Industrie und
im Gesundheitswesen mit dem Ziel kritischer Überprüfungen aus. Zuerst stellte
IMMICH (1974) fest, daß objektive Mängel in der statistischen Bearbeitung dieser
Fragen vorlägen und die genannten „Assoziationen methodische Artefakte"
seien. In einer retrospektiven Studie der Mayo Clinic von O'FALLON et al. (1975)
wurde ein *erhöhtes Risiko bei Reserpineinnahme verneint*. Zu gleichen Ergebnissen
kamen auch LAKSA et al. (1975).

h) Schilddrüsenfunktion

Aus experimentellen Untersuchungen ist bekannt geworden, daß Thyroxin
die Brustdrüse nicht direkt, sondern indirekt durch Änderung des allgemeinen

Stoffwechsels oder durch Stimulation hypophysärer Hormone beeinflußt. In Verbindung mit Geschlechtshormonen fördert Thyroxin unter DNS-Vermehrung den proliferativen und sekretorischen Effekt. ESKIN et al. (1967) beobachteten in Tierversuchen bei unterschiedlichen Funktionszuständen der Schilddrüse differente Drüsenstrukturen und zystische Hyperplasien der Milchdrüse, wobei ein Jodmangel eine gleichzeitige Östrogenwirkung auf die Mamma verstärkt. Gerade diese Feststellung ist es, die der ärztlichen Empirie und der statistischen Analyse entspricht, wonach in endemischen Kropfgegenden *eine Hypothyreose mit einer Häufung des Mammakarzinoms* verbunden ist und umgekehrt die Hyperthyreose nur selten mit diesem Leiden kombiniert auftritt.

Die Frage einer Koinzidenz von Funktionsstörungen der Schilddrüse und Mammakarzinom ist seither wiederholt klinisch und pathologisch-anatomisch geprüft worden: Nach REPERT (1952) sind Erkrankungen der Schilddrüse bei Mammakarzinomen um das 10fache vermehrt, LOESER (1954) fand bei Hypothyreose eine höhere Karzinominzidenz und eine verminderte Rezidivneigung nach Behandlung mit Thyreoidea-Wirkstoffen. ELLERKER (1956) berichtet von 100 Frauen mit Thyreoidektomie, von denen 6% später ein Mammakarzinom bekamen. Ferner stellte er bei 107 Frauen mit Mammakarzinomen in 7,6% eine Struma fest und hebt die pathogenetischen Beziehungen beider Erkrankungen hervor, da die Syntropie über der Erwartungsrate liegt. Auf die seltene Koinzidenz von Mammakarzinom und Hyperthyreose verweisen WYNDER et al. (1960) sowie BOGARDUS und FINLEY (1961). KAPDI und WOLFE (1976) fanden, daß Frauen mit Hypothyreose, die mit Thyreoidea-Präparaten behandelt worden waren, in bestimmten Altersgruppen eine erhöhte Karzinominzidenz haben. Eine Syntropie zwischen Hashimoto-Thyreoiditis und Mammakarzinom ist entgegen früherer Befunde nach neuen Untersuchungen von MARUCHI et al. (1976) nicht gegeben.

Einem Kausalzusammenhang widersprechen BACKWINKEL und JACKSON (1964), da in ihrem Untersuchungsgebiet in Madison/Wisconsin von 280 Karzinompatienten 18,5% hypothyreot waren und das häufige Kropfleiden geografisch sowie durch die Altersstruktur der Bevölkerung bedingt sei, das Mammakarzinom aber eindeutig zugenommen habe.

Unterschiedliche *Funktionszustände der Schilddrüse* stellten EDELSTYN et al. (1958) fest, indem sich lokale Karzinome bei euthyreoten und metastasierende Karzinome bei hypothyreoten Frauen fanden. Damit bestätigen die Autoren frühere Beobachtungen, wonach eine Hypothyreose die Metastasierung begünstige. Die Überlebens- und Rezidivrate bei 369 Mammakarzinom-Patienten untersuchten HUMPHREY und SWERDLOW (1964) und fanden in 12% eine vorangegangene Schilddrüsenerkrankung. Nach vorangegangenem Schilddrüsenkarzinom liegt die Erwartungsrate eines Mammakarzinoms nach CHALSTREY und BENJAMIN (1966) höher (9,7%) als bei einem Vergleichskollektiv (4–4,5%).

Die funktionelle *Aktivität der Schilddrüse bei Mammakarzinom* durch gemessene Aufnahme von ^{131}J in die Schilddrüse ergab positive Korrelationen zwischen Schilddrüsenaktivität und Tumorwachstum (BIGNAZZI und VERONESI, 1965). STOLL (1965) fand bei 183 Frauen mit Mammakarzinomen gegenüber von geheilten Fällen und Kontrollen keine signifikant höhere ^{131}J-Aufnahme, sondern eine breitere Streuung als in Vergleichsgruppen und als möglichen Ausdruck einer veränderten Jodsequestration im Tumor. Keine Korrelationen mit dem klinischen und pathologischen Status fanden SICHER und WATERHOUSE (1961) sowie MYHILL et al. (1966). Die Syntropie zwischen Karzinom und Hypothyreose sah ESKIN (1970) auch experimentell bestätigt, da sich bei Ratten nach Thyreoid-Hypophysektomie Karzinome unter Jodmangel schneller entwickelten. Daher ist dem Jodstoffwechsel in der Ätiopathogenese des Mammakarzinoms eine Bedeutung beizumessen.

18. Wirkung ionisierender Strahlen

Nach den Ergebnissen neuer Untersuchungen (STIEVE, 1972; OESER, 1975) nimmt infolge der erweiterten Indikationsstellung für die Röntgendiagnostik

die medizinische Strahlenbelastung der Bevölkerung pro Kopf und pro Jahr
um 5–8% zu. Im Hinblick auf die Pathogenese und Frequenz des Mammakarzinoms liegen jedoch keine statistischen Beweise darüber vor, daß beispielsweise
die intensive Röntgenthoraxdiagnostik eine kausale Bedeutung gewonnen hat.
Wenn auch für diesen Tumor ganz andere Risikofaktoren im Vordergrund
unserer ätiopathogenetischen Vorstellung stehen, so sind eine Reihe von Beobachtungen bekannt geworden, in denen ursächliche Beziehungen zwischen lokaler Strahlenwirkung oder Ganzkörperbestrahlung und Mammakarzinom eine
hohe Wahrscheinlichkeit besitzen. Diese Fragen werden gegenwärtig unter dem
Aspekt additiver Strahlenwirkungen auch bei wiederholten Mammographien
ernsthaft diskutiert und könnten für Frauen mit hohem Karzinomrisiko bei
familiärer Belastung Bedeutung haben. Eine Gefahr de facto ist bei den heute
angewendeten Verfahren der radiologischen Mammadiagnostik und bei Scree-
ninguntersuchungen *nicht* gegeben (CHAMBERLAIN et al., 1970; OESER et al.,
1976). Zur Frage der Nutzen-Risiko-Abschätzung in Abhängigkeit vom Lebensalter der Frau: RICHTER und RAUSCH (1977), zur Indikation der Mammografie
BARTH (1978).

Über *experimentelle Untersuchungen* zur Frage der Induktion von Mammakarzinomen
bei Mäusen nach Ganzkörperbestrahlung mit einer langen Inkubationszeit berichten LORENZ
(1950), FURTH und LORENZ (1954) sowie SHELLABARGER et al. (1957), über in-vitro-Studien
SHELLABARGER und SCHMIDT, 1968).

Mammakarzinome auf dem Boden einer *radiogenen Hypoplasie* werden von
IKNAYAN (1975) beschrieben: 28 Jahre alte Frau mit rechtsseitiger Mammahypoplasie nach Strahlentherapie eines Muttermals der Mamille im 1. Lebensjahr.
Nach 28 Jahren in dieser kleinen Brustdrüse ein Adenokarzinom mit axillären
Lymphknotenmetastasen. 27 Jahre alte Frau erkrankte im Alter von 11 Jahren
mit Lymphomen des Mediastinums. Strahlentherapie des Thorax über 4 Jahre
(3 760 R). Hypoplasie der Brustdrüsen. 16 Jahre später linksseitiges Adenokarzinom bei Strahlenfibrose der Lungen. DEUTSCH et al. (1975) beschreiben ein
Mammakarzinom bei einem männlichen Adoleszenten, der post partum, am
2., 4. und 7. Tage eine Röntgenbestrahlung des Thymus erhalten hatte.

Über Mammakarzinome nach *Röntgenbestrahlung eines Fibroadenoms* mit
einer Latenz von 20 Jahren berichten BONSER et al. (1961), einer *Mastitis puerperalis* METTLER et al. (1969) und einer *Pubertäts-Gynäkomastie* nach einem
35 Jahre langem Intervall LOWELL et al. (1968). Multizentrische Karzinome nach
Bestrahlung eines Lymphoms, das die Brustdrüse einbezogen hatte, beschreiben
LISA et al. (1952).

Nach *Thorotrast-Mammographie* beobachteten BRODY und CULLEN (1957)
ein duktales Mammakarzinom mit einer Lymphknotenmetastase, das sich
17 Jahre nach der Mammographie wegen eines Fibroadenoms ausgebildet hatte.
In der Mitte des Tumors wie in den Lymphknoten wurde im Operationspräparat
Thorotrast nachgewiesen. Hier sind kausale Beziehungen sehr wahrscheinlich,
zumal WEGENER und ZAHNERT (1970) in 3 von 9 Fällen menschlicher Thorotrastose Speicherungen im Brustdrüsengewebe — jedoch ohne lokale Schäden —
feststellen konnten.

Als *Folgeerkrankung der radiologischen Diagnostik und Therapie tuberkulöser
Lungenerkrankungen* wurden Mammakarzinome von MACKENZIE (1965) und

von WARREN (1973) nach Anwendung wiederholter Fluoroskopien bei Kontrolle und Füllungen von Pneumothoraces beschrieben. MACKENZIE (1965) stellte 50 Fälle von Mammakarzinomen zusammen, deren Trägerinnen früher wegen Lungentuberkulose behandelt worden waren. Davon waren 40 Frauen wiederholten (bis 200) Fluoroskopien ausgesetzt gewesen, wobei die applizierte Strahlendosis auf 4000 R geschätzt wurde. Über ähnliche Beobachtungen berichten MYRDEN und HILTZ (1969) sowie COOK et al. (1974) mit dem bevorzugten Auftreten von Karzinomen auf der Seite des Pneumothorax. Nach Bestrahlung von Mediastinal-Lymphomen bei 3 Männern fand GUTHORN (1951) Karzinome der Mamma virilis.

Als besonderes und tragisches Beispiel von Ganzkörperbestrahlungen gelten die *Auswirkungen der Atombomben-Explosionen* von Hiroshima und Nagasaki 1945: WANEBO et al. (1968) stellten bei 10142 Frauen 27 eindeutige Mammakarzinome fest, die nach der Explosion in einem Intervall von 15 Jahren aufgetreten waren. Bevorzugt war die linke Mamma; zwischen histologischem Tumortyp und Strahlenintensität fand sich keine Korrelation. Wichtig erscheint, daß die Frauen zum Zeitpunkt der Explosion jung (im Mittel 28,1 Jahre) und einer Strahlendosis von mehr als 50 rad ausgesetzt waren. Weitere Daten: JABLON et al. (1971).

Brustwandtumoren nach Strahlentherapie des Mammakarzinoms. SCHWARTZ und ROTHSTEIN (1968) beobachteten ein Fibrosarkom nach Applikation von 4000 rad. OBERMAN und ONEAL (1970) fanden ein unterschiedlich differenziertes Fibrosarkom bei einer 49 Jahre alten Frau nach 3900 rad. Das histologische Muster dieses Tumors war jedoch nicht einheitlich, so daß die Autoren neben dem strahleninduzierten Sarkom als Rezidivtumor ein anaplastisches Karzinom annehmen. Über ein bronchogenes Karzinom, das 8 Jahre nach Bestrahlung eines seitengleichen Mammakarzinoms aufgetreten war, berichten STEINFELD und ROSS (1976).

Diese Beispiele somatischer Strahlenschäden mit Entwicklung eines Mammakarzinoms werden vor allem unter dem Aspekt statistischer Beweisführungen unterschiedlich gedeutet. Dennoch zeigen eine Reihe von Einzel- und Reihenbeobachtungen Kausalitäten zwischen Strahlenart, -dosis und Karzinogenese in der Brustdrüse an.

Immunsuppression nach Strahlentherapie. Die seit vielen Jahren angewendete postoperative Strahlentherapie nach radikaler Mastektomie hat bei metastasierendem Mammakarzinom fraglos die besten Resultate gebracht. Dennoch ist die prognostische Bedeutung dieser Radiotherapie in den letzten Jahren und unter dem Gesichtspunkt einer möglichen Immunsuppression überprüft worden, zumal in 3 prospektiven randomisierten Untersuchungsreihen von BUTCHER et al. (1964), KAAE und JOHANSEN (1968), FISHER et al. (1970) festgestellt worden war, daß die 5- und 10-Jahres-Überlebenszeit durch diese Therapie nicht verbessert worden sei. Neue Studien zu dieser Frage ergaben, daß als Folge der postoperativen Bestrahlung die Zahl der peripheren Lymphozyten absinke und ein persistierender zellgebundener Immundefekt induziert würde (MEYER, 1970; MEYER et al., 1970; MEYER et al., 1972). Dabei werden die thymusabhängigen T-Lymphozyten zerstört, wodurch sich das Verhältnis zu den B-Lymphozyten zugunsten dieser Gruppe verschiebt. Das hat zur Folge, daß die zellgebundenen Immunreaktionen durch Abnahme der T-Lymphozyten gemindert werden, aber die relative Vermehrung der B-Lymphozyten durch Bildung blockierender Antikörper das Tumorwachstum stimuliert (STJERNESWÄRD et al., 1972). Da im Wirkungsbereich der Strahlenbehandlung bei Mammatumoren wie bei Bronchialkarzinomen das Knochenmark im Sternum, Wirbelsäule und Rippen liegt, ferner das strömende Blut in den großen herznahen Blutgefäßen ebenso exponiert ist, überrascht es nicht, wenn hierdurch Immunsuppressionen induziert werden, über deren Folgen allerdings auch heute keine ausreichenden Erfahrungen vorliegen.

19. Virusätiologie

In den umfangreichen Untersuchungen über die Ursachenkonstellation des Mammakarzinoms der letzten Jahre hat die Virusätiologie vor allem im Hinblick auf die Ergebnisse der experimentellen Tumorforschung einen besonderen Rang eingenommen. Ihre Bedeutung liegt gegenüber dem multifaktoriellen Spektrum epidemiologisch-ätiologischer Daten in der ersehnten Reduktion dieses Problems auf *eine* Causa nocens. Die moderne Virusonkologie in ihren vielseiten Verflechtungen mit Genetik, Biochemie und Immunologie zeigt jedoch, wie kompliziert die Beantwortung gerade dieser Fragen ist, die für das Mammakarzinom der Frau auch angesichts einer Reihe neuer und wichtiger Beobachtungen noch immer keine sichere Beweisführung der Ursache-Wirkungs-Beziehung gebracht hat. Allerdings kennen wir heute eine Reihe von Symptomen der Virusonkologie und -biochemie sowie epidemiologische Gesichtspunkte, die logischerweise erwarten lassen, daß bei der Virusinduktion von Tumoren die Species Mensch keine Ausnahme darstellt, obgleich der Nachweis der Virusätiologie eines Tumors nur für ganz wenige Beispiele (Warze, Molluscum contagiosum) als sicher gilt. Zu den wahrscheinlich virusinduzierten Karzinomen des Menschen werden neben dem Mammakarzinom die Leukämie, das Burkitt-Lymphom, das Liposarkom und das Zervixkarzinom gezählt.

Das Problem der Virusätiologie des Karzinoms geht auf den in der Krebsforschung am häufigsten beobachteten Spontantumor der Maus, nämlich auf das Mammakarzinom zurück. Von Einzelbeobachtungen früherer Jahre abgesehen, hat JOHN J. BITTNER (1936) als Erster in vielfach variierten Experimenten nachgewiesen, daß für die Übertragung des Mammakarzinoms der Maus auf die folgende Generation nicht Erbanlagen, sondern ein virusartiges Agens verantwortlich sind. Da dieses Agens offensichtlich durch die Muttermilch übertragen wird, nannte man es den „Milchfaktor" oder nach seinem Entdecker: Bittner-Faktor: Wurden neugeborene C_3H-Mäuse von Ammen aus einem krebsfreien Stamm gesäugt, fiel der Prozentsatz des Mammakarzinoms dieser Tiere von 97,4% auf 1,9% ab. Wurden die Tiere aber schon durch Schnittentbindung geboren und von der Mutter getrennt, so verschwand das Karzinom über Generationen hinweg völlig. Wurden umgekehrt Sprößlinge aus einem krebsfreien Stamm von Mäusen von stark belasteten Tieren gesäugt, so stieg die Karzinomfrequenz von 0% auf 70%. Daraus ging hervor, daß ein durch die Milch übertragbarer Faktor für die Ätiologie dieser Karzinome erforderlich war. In zahlreichen weiteren Untersuchungen wurde festgestellt, daß dieser „Milchfaktor" filtrierbar ist, daß das Agens in die Größenklasse filtrierbarer Viren gehört und durch Immunsera neutralisiert werden kann. Der Bittner-Faktor erwies sich als stark antigen und regte bei anderen Tieren die Synthese von Antikörpern an. Weitere immunbiologische und elektronenmikroskopische Untersuchungen zeigten, daß dieser Milchfaktor ein Virus exogener Herkunft ist (BITTNER, 1958; Lit.; BAUER, 1963; Lit.; BLAIR, 1968, Lit.).

Die tumorinduzierenden Viren unterteilt man in zwei Hauptgruppen, die unterschiedliche physikalische, chemische und biologische Eigenschaften haben. Als RNS-haltige Tumorviren oder *Oncornaviren* (aus: *onc*ogene *RNA-Viren*) bezeichnet man jene Formen, die Leukosen bei Tieren, das Rous-Sarkom bei Hühnern und andere Sarkome bei verschiedenen Species auslösen. Hierzu gehört das Virus des Mäuse-Mammatumors (MuMTV). DNS-haltige Viren sind die Papova-, Adeno-, Herpes- und Poxviren. Die Infektion einer Zelle durch ein Tumorvirus führt infolge der synchronen Virus-Zell-Koexistenz zu einer Zelltransformation, die sich in der Veränderung grundlegender Eigenschaften der infizierten Zellen äußert. Der Transformation geht nach RAPP und MELNICK (1966) eine Adsorption des Virus an der Zellmembran, die Penetration in das Zytoplasma, eine Eklipse und Neubildung von Virus in der Zelle voraus. Der zytopathische, biochemisch und morphologisch erfaßbare Effekt äußert sich vor allem in einer Intensivierung des Zellstoffwechsels mit Bildung fremder Nukleinsäuren, Enzyme und Antigene, in einer Steigerung der Vermehrungsrate sowie in einer Wandlung von Zellstruktur und Gewebekultur (JAWETZ et al., 1973).

a) Morphologie und Biochemie des Mammatumorvirus (MTV)
Sog. Bittner- oder Milchfaktor

Der in Mammakarzinomen bestimmter *Mäusestämme* feststellbare und durch die Milch dieser Tiere übertragbare Tumorvirus gehört zur Gruppe der RNS-haltigen Oncornaviren und hat im gereinigten Zustand eine Größe von 120 nm. Außen trägt das Virion 10 nm lange „Spikes", die elektronenoptisch im Negativkontrastbild sichtbar werden und regelmäßig in Hexagonen angeordnet sind. Nach HOLLMANN (1972) runden sich diese „Spikes" nach außen durch einen kugeligen Kopf ab, dem ein kurzer Stiel folgt, mit dem diese igelstachelartig regelmäßig die Ecken der Sechsecke und deren Mitte besetzen. Mittlerer Abstand der Spikes 73–75 Å (Abb. 280a). Im Innern befindet sich das Nukleoid, das von einer einfachen Membran umgeben ist. Nach Aufbrechen des Nukleokapsids werden Filamentknäuel frei, bei denen es sich um Doppelschrauben eines RNS-Proteinkomplexes handelt, aus denen einsträngige RNS-Fäden herausgelöst werden können (Abb. 280b). Eine Schraubentour hat die Länge von 125 Å, die RNS-Fäden messen 3,6 nμ und haben ein Molekulargewicht von $3,6 \cdot 10^6$ Dalton (LYONS und MOORE, 1965). Der RNS-Gehalt des MTV der Maus beträgt ca. 1% des Trockengewichts. Die Sedimentationskonstante der RNS beträgt 70S und entspricht damit der chemischen Zusammensetzung der Oncornaviren. 27–30% des Trockengewichts des Virion bestehen aus Lipiden; das Molekulargewicht von 5 Polypeptiden liegt zwischen 23 000 und 90 000 (HOLLMANN, 1972), wobei 80% der Gesamtproteine des Virions im Nukleoid und 20% in der Membran lokalisiert sind.

Elektronenmikroskopisch konnten *3 Typen von Viruspartikeln* in der Zelle erkannt werden, von denen der Typ B als infektiöses Agens für das Mammakarzinom der Maus gilt (Abb. 281). (DMOCHOWSKI, 1953; DMOCHOWSKI et al., 1955; BERNHARD, 1957, 1958, 1960; DALTON, 1962; MOORE, 1962; MOHR und GIESEKING, 1961; MOHR, 1963; FASSKE et al., 1967; DMOCHOWSKI et al., 1969; SARKAR und MOORE, 1973.)

Typ A: intrazytoplasmatisches Viruspartikel von 65–75 mμ in Ringform. Im Innern elektronenoptische Transparenz infolge fehlender Nukleinsäuren (Abb. 281a).

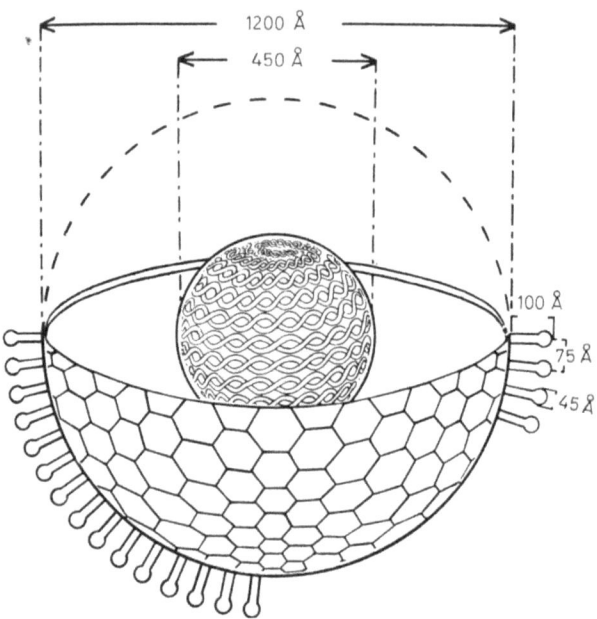

Abb. 280a. Schematische Darstellung des Vireons des Mammatumorvirus der Maus. Im Inneren das Nukleoid aus einem Knäuel spiraliger Fäden. Außenfläche des Vireons von 100 Å langen „Spikes" besetzt

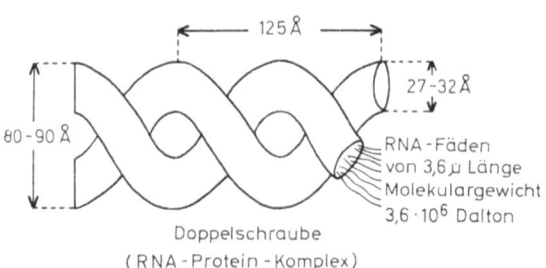

Abb. 280b. Ausschnitt eines spiraligen Fadens aus dem Nukleoid mit Merkmalen einer Makro-Doppelschraube aus Protein- und Ribonukleinsäure-Molekülen. Aus einer Schraubenwindung können einsträngige Ribonukleinsäure-Fäden befreit werden (Länge 3,6 μm, Molekulargewicht 3,6 Mill. Dalton)

Typ B: runde elektronenoptisch kontrastreiche Partikel mit einem *exzentrischen Nukleoid* und ringförmigem Kapsid (Abb. 281a). Diese gelangen durch einen Knospungsprozeß („budding") der Zellmembran nach außen (Abb. 281b). FASSKE et al. (1967) beobachteten die Ausschleusung durch Mikrovilli. Der Annahme, daß der Typ A der Vorläufer des Types B sei, ist widersprochen worden. Nach den genannten Autoren sei die A-Form nur der erste sichtbare Schritt einer Kondensation der Virus-RNS. Eine biologische Aktivität ist bisher nur bei den reifen Formen Typ B und C nachgewiesen worden.

Typ C: ist durch ein konzentrisches Nukleoid gekennzeichnet und kommt bei Mäuse- und Hühnerleukosen vor.

Bei Negativ-Staining weisen die Virionen keine runde, sondern eine längliche Form mit einer kopfförmigen Protuberanz, einer taillenartigen Einziehung und einem schwanzför-

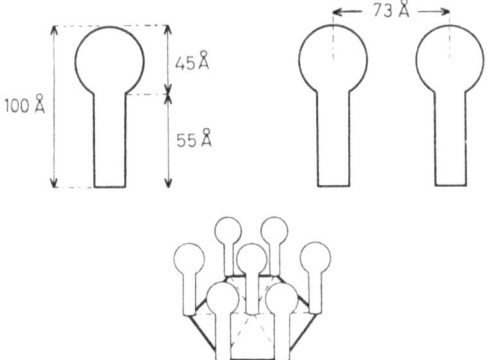

Abb. 280c. Abmessung der „Spikes", bestehend aus einem Stiel und Kopf, angeordnet an der Oberfläche des Vireons in Hexagonen. (Nach HOLLMANN, 1972)

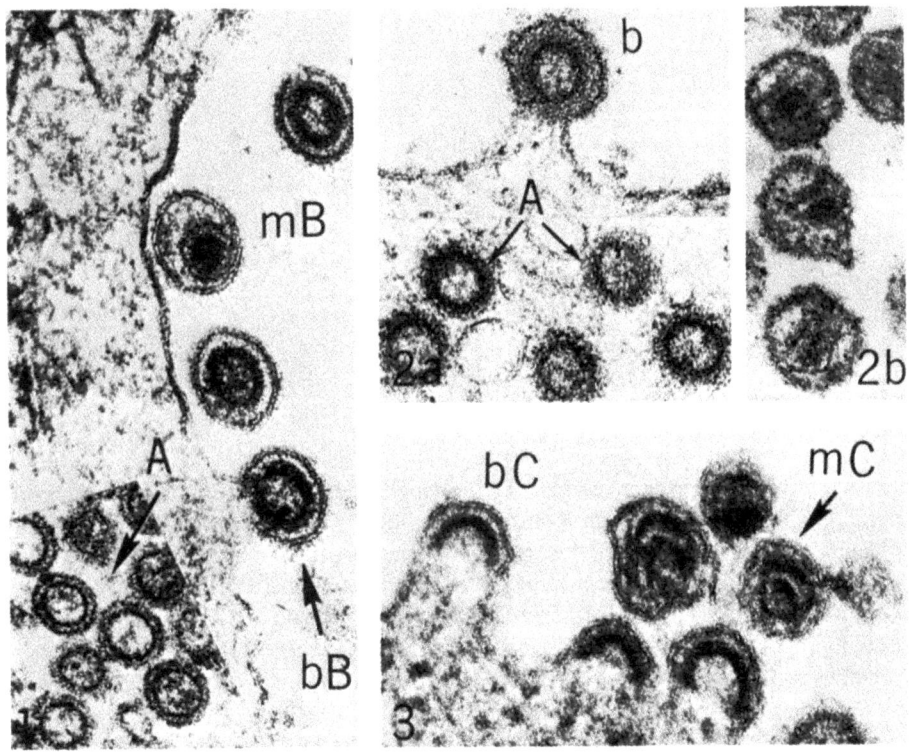

Abb. 281 (1). Elektronenmikroskopische Darstellung des Mammatumorvirus der Maus. *A* Intrazytoplasmatische Viren. *bB* im Zustande der Abnabelung von der Zelloberfläche befindliche Viren. *mB* reifes Mammatumorvirus in der Drüsenlichtung. EM 120000 ×. (Nach SARKAR und MOORE, 1973)

Abb. 281 (2a u. 2b). Intrazytoplasmatische (*A*) Viruspartikel und im Zustand der Knospung (*b*) aus einem Affenmammatumor. EM 120000 ×

Abb. 281 (3). Knospung (budding) (*bC*) und extrazelluläre Viruspartikel (*mC*). EM 120000 ×. (Nach SARKAR und MOORE, 1973)

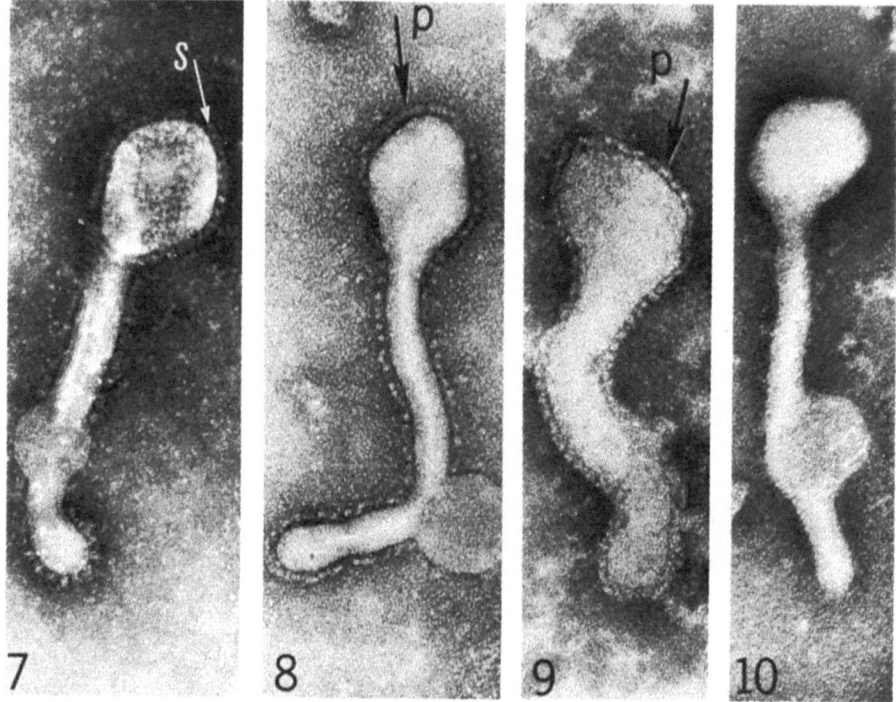

Abb. 282. Vier virusartige Partikel aus der Frauenmilch. Nr. 7–9 mit oberflächlich erkennbaren „Spikes", in Nr. 10 glatte Oberfläche, entsprechend dem C-Typ. EM-Vergr. 175000.
(Nach SARKAR und MOORE, 1973)

migen Fortsatz auf. Mit dieser Methode werden auch die Spikes dargestellt (SCHIDLOVSKY
et al., 1972) (Abb. 282).

α) Reverse Transskriptase

Nach dem Crickschen Modell erfolgt die genetische Information stets von
der DNS des Zellkernes zur RNS und von hier zur Proteinsynthese im Zytoplasma. Diesem Weg für alle kodierten Syntheseprozesse wurde ein umgekehrter
Informationsfluß gegenübergestellt, wonach in Rous-Sarkomen und in Mammakarzinomen die RNS als Matrize für die Synthese von DNS und zwar unter
Beteiligung eines Enzyms dient, das als RNS-abhängige DNS-Polymerase bezeichnet wird (BALTIMORE, 1970; TEMIN und MITZUTANI, 1970). Daher der Terminus „Reverse oder Retrotransskriptase". Die Deutung dieses Mechanismus
scheint darin zu liegen, daß von der Virus-RNS die DNS der Wirtszelle kodiert
wird und als virogene Information in das Genom dieser Zelle eingeht. Die
Entdeckung dieses gegenläufigen Informationsstromes hat für die Virusonkologie große Bedeutung erlangt, weil nach Überprüfung zahlreicher RNS-Viren
festgestellt werden konnte, daß die reverse Transskriptase nur in Tumorviren
vorkommt.

Auch in *Frauenmilch* mit Viruspartikeln des Typ B wurde Retrotransskriptase
in der gleichen Zone des Dichtegradienten (1,16 g pro ml) nachgewiesen (HOLL-

MANN, 1972) und ist an das Vorkommen der in dieser Gradientenzone lokalisierten Partikel (MS1, MS2, MS3) gebunden. Daher kommt diesem Enzym eine Indikatorfunktion für die onkogene Natur dieser Viruspartikel zu.

β) Virusinduzierte Tumorantigene

Ein Kennzeichen der Karzinogenese durch Oncornaviren ist die permanente Freisetzung von infektiösem Virusmaterial aus den transformierten Zellen in vivo und in vitro. Antigene sind bei diesen Tumorviren sowohl an der Oberfläche wie im Innern des Virions lokalisiert. Mit Hilfe immunologischer Untersuchungsverfahren (CHARNEY et al., 1969; NOWINSKI et al., 1971) wurden 5 lösliche Virusantigene gefunden: Die Antigene S1 und S2 sind im Nukleoid lokalisiert; S1 ist das stärkste Antigen und gruppenspezifisch, d.h., es liegt in allen Mammatumorviren der Maus vor, unabhängig vom Stamm. S3 ist in der Virusmembran festzustellen, S4 und S5 wurden topisch bisher nicht erfaßt. Befunde sprechen für eine Oberflächenbindung im Virion und für Typenspezifität.

Die MTV-Antigene finden sich in der Milch und in allen von den Mammatumorviren infizierten Geweben, so im Karzinom, in den präneoplastischen Knötchen wie auch im unveränderten Mammagewebe. Im Karzinom ist das virale Antigen stets das dominierende Antigen (HOLLMANN, 1972). Humorale Antikörper treten bei Kaninchen, Ratten und Mäusen nach geeigneter Immunisierung mit dem MTV auf. Selbst bei C_3H-Mäusen wurden Antikörper gegen das MTV beobachtet (BLAIR et al., 1966; PILCH und RIGGINS, 1966; FINK et al., 1968). Mit Hilfe ferritinmarkierter Antikörper konnten TANAKA und MOORE (1967) virale Antigene in B-Partikeln, jedoch nicht in den Tumorzellmembranen lokalisieren.

Über Viruspartikel des Typ C in Adenokarzinomen der Mamma von *Sprague-Dawley-Ratten* berichteten CHOPRA (1970). In einem Mammakarzinom eines 8 Jahre alten *Rhesusaffen* wurden Viruskörper vom Typ der Oncornaviren von NOWINSKI et al. (1971) mit intrazytoplasmatischen A-Partikeln und Knospung gesehen. Im Negativstaining fanden sich jedoch keine Spikes, sondern eine glatte Oberfläche. Weitere Befunde: SARKAR und MOORE (1973).

b) Viren in Frauenmilch und in Mammakarzinomen der Frau

In einer Reihe elektronenmikroskopischer Untersuchungen an Mammatumoren der Frau und in der Frauenmilch sind Viren beziehungsweise virusartige Einschlüsse beschrieben worden, die zu einem Teil morphologisch dem Mammatumorvirus der Maus entsprechen. Demgegenüber steht eine weitaus größere Zahl von Beobachtungen, in denen keinerlei Viruspartikel in normalem oder krankhaft verändertem Mammagewebe gesehen wurden. In einem dritten Teil lagen Zell- und Kerneinschlüsse unsicherer Dignität vor.

α) Frauenmilch

Als Ausgangsmaterial für einen Virusnachweis ist die Milch quantitativ und technisch wesentlich günstiger als Untersuchungen am Dünnschnitt. Mit Hilfe der Ultrazentrifugation auf einem Dichtegradienten können Viruspartikel angereichert, isoliert und mit Hilfe der Negativstaining-Technik (Abb. 282) elektronenmikroskopisch analysiert werden. Partikel in ganz unterschiedlicher Form in Milchfraktionen von gesunden und tumorkranken Frauen beschreiben LUNGER et al. (1964). MOORE et al. (1969) fanden B-Partikel des Oncorna-

Virustyps in 5 von 75 Proben normaler Frauenmilch. Zwischen großen (B-Typ) und kleinen Partikeln von 20–40 mµ unterscheiden FELLER und CHOPRA (1967, 1968, 1969) und fanden in 43 Proben gesunder Frauen in 7 Fällen kleine, in einem Fall (aus krebsbelasteter Familie) große Viruspartikel. Von 12 Frauen mit bekanntem Mammakarzinom enthielten 8 kleine und 5 (42%) große Partikel. Zwei Jahre später fanden MOORE et al. (1971) eine auffällige Korrelation zwischen dem Vorkommen virusartiger Partikel in der Milch und familiärer Häufung von Mammakarzinomen: Bei Frauen ohne familiäre Belastung wurden Viruspartikel in 7 von 156 Fällen festgestellt, bei Frauen mit familiärer Belastung durch Mammakarzinome in 6 von 10 Fällen und bei Frauen der Parsen in 18 von 46 Fällen.

Die in der Nähe von Bombay beheimateten Parsen stellen durch Inzucht, Religion und Lebensgewohnheiten eine genetisch reine Population dar, die eine ungewöhnlich hohe Frequenz an Mammakarzinomen hat, die dreimal höher als bei den benachbarten Inderinnen liegt.

Die in der Frauenmilch festgestellten Partikel werden nach SARKAR (1971), SARKAR und MOORE (1972a, b, 1973) in 3 Gruppen unterteilt:

MS1 sind mit den B- oder C-Partikeln des MTV der Maus identisch und durch ein zumeist exzentrisches (B-Typ) Nukleoid, durch eine Virusmembran und Spikes an der Oberfläche gekennzeichnet. Im Negativstaining besitzen diese Teilchen längliche Formen mit keulenförmigen Anschwellungen an den Enden. Die Seltenheit dieser B-Partikel in der Frauenmilch wird nach MOORE et al. (1971) als Ausdruck des niedrigen Virustiters aufgefaßt. Die Autoren berechneten, daß maximal 10^4 bis 10^5 Partikel pro ml vorhanden sind. In der durch das Mammakarzinom besonders gefährdeten R III-Maus wurden bis zu 10^{12} B-Partikel pro ml beobachtet (Abb. 282).

MS2 haben eine spikeartige Oberflächendifferenzierung mit unregelmäßigerer Anordnung und Form als bei den B-Teilchen. Es wird heute angenommen, daß es sich um alterierte B-Partikel handelt, die wahrscheinlich unter dem Einfluß der Lipidfraktion der Milch ihre ursprüngliche Struktur verlieren. Allerdings lassen sich Verunreinigungen oder Fragmente normaler Zellbestandteile nicht ausschließen.

MS3 besitzen eine glatte Oberfläche und können aus alterierten B-Partikeln oder Zellmembranteilen bestehen. Ihre Virusnatur ist nicht geklärt (Abb. 282).

Quantitativ fanden MOORE et al. (1971) in 515 Frauenmilchproben in 10 Fällen MS1-Partikel, in 50 Fällen MS2-Partikel und in 275 Fällen MS3-Partikel.

β) Mammakarzinom der Frau

Im Vergleich zu dem Umfang elektronenmikroskopischer Untersuchungen an Karzinomen und benignen Tumoren der weiblichen Brustdrüse wird über eine (zufällige) Entdeckung von Viruspartikeln entweder gar nicht (OZELLO, 1971; FISHER, 1976) oder nur in Einzelfällen berichtet: DMOCHOWSKI et al. (1968, 1969) stellten bei 44 Mammakarzinomen in 14 Fällen Viruspartikel des murinen Typ B und C sowie kleine Viruspartikel (300–500 Å) fest, die in Interzellularspalten, in Gängen, im Zytoplasma und in der Milch lokalisiert waren. Die Frequenz des Virusnachweises war bei Komedokarzinomen am niedrigsten, bei zirkumskripten Karzinomen auffälligerweise am höchsten. SEMAN und DMOCHOWSKI (1974) fanden in einem Komedokarzinom einer 57 Jahre alten Frau ebenfalls 2 Typen von Viruspartikeln im endoplasmatischen Retikulum von 80 und 200 mµ Durchmesser.

Intranukleäre virusähnliche Partikel in Zellkernen eines Mammakarzinoms beschreibt SCHÄFER (1969) aus dem eigenen Arbeitskreis unter Hinweis auf

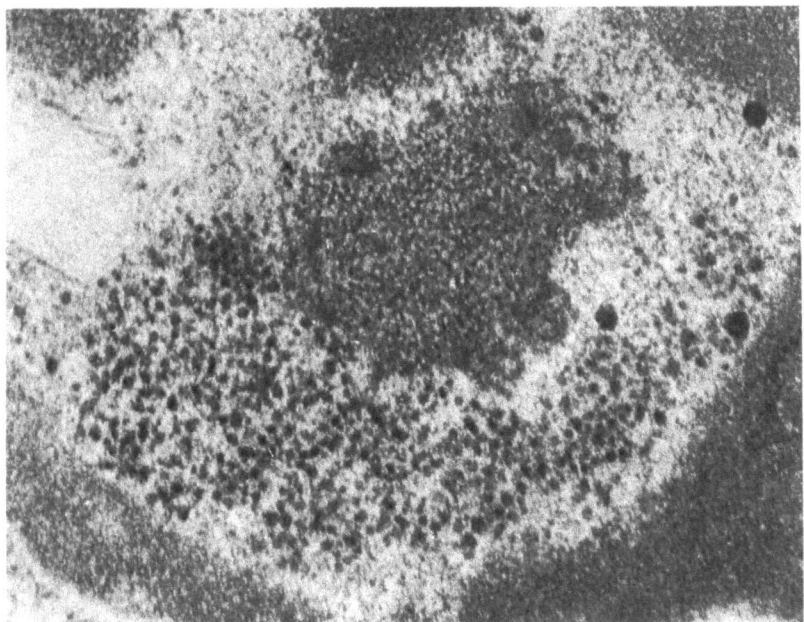

Abb. 283. Intranukleäre virusähnliche Partikel in einem Zellkern eines Mammakarzinoms der Frau. Größenordnung 40–45 Å, wahrscheinlich icosahedrale Struktur. (Nach SCHÄFER, 1969) EM-Vergr. 15000×

die wahrscheinlich icosahedrale Struktur mit Untereinheiten von 40–45 Å. In Analogie zu bekannten Ergebnissen an virusinfizierten Zellen ist anzunehmen, daß es sich um Virusvorstufen oder um Virusproteinuntereinheiten handelt (Abb. 283).

Nach einer Studie über virusähnliche Partikel in Karzinomen der Brustdrüse und bei Mastopathia chronica cystica von THOMSSEN et al. (1972) nehmen THOMSSEN et al. (1973) noch einmal kritisch Stellung und unterstreichen, daß ein elektronenmikroskopischer Nachweis eines B-Partikels eine Konzentration dieser Teilchen von 10^5 pro cm³ voraussetzt. Die Autoren vermochten B-Partikel von 55–100 nm Größe in Karzinomen wie in benignen Tumoren und bei Mastopathien nachzuweisen. Es ergab sich keine signifikante Differenz zugunsten der Karzinome, so daß unter diesen Aspekten die ätiologische Bedeutung der in Tumoren morphologisch nachgewiesenen Viren nicht zu erhärten ist.

γ) Virale Antigene, Proteine und molekulare Hybridisierung

In empfindlichen *Neutralisierungsversuchen* ist es CHARNEY und MOORE (1971) gelungen, im Serum von Frauen mit Mammakarzinomen Antikörper gegen murine Mammatumorviren nachzuweisen und die Infektionsziffern im Experiment gegenüber Tieren, die mit Kontrollsera behandelt worden sind, von 87 (70) auf 69 (19)% zu vermindern (HOLLMANN, 1972, Lit.). Die Autoren nehmen daher an, daß das Serum krebskranker Frauen spezifische Antikörper besitzt, die das Mammatumorvirus der Maus zu neutralisieren vermögen. In weiteren Studien wurde festgestellt, daß Frauen mit Mammakarzinomen und Frauen ohne Karzinombelastung in gleichem Maße neutralisierende Antikörper haben, die auch bei Frauen in höherem Alter — unbeschadet vom Vorliegen eines Karzinoms — vorkommen.

Das könnte bedeuten, daß Mammatumorviren weit verbreitet sind und daß murines wie humanes Mammatumorvirus ein gemeinsames Antigen besitzen.

Eine aus onkogenen RNS-Viren bekannte Ribonukleinsäure mit einer Sedimentationskonstanten von 70 S ist aus der Frauenmilch von SCHLOM (1971) isoliert worden. Dieser Befund erscheint deshalb wichtig, weil diese 70 S-RNS weder in anderen Zellen noch in anderen Viren vorkommt.

Als *molekulare Hybridisierung* wird eine Untersuchungsmethode bezeichnet, durch die der Verwandtschaftsgrad zwischen den Nukleinsäuren des Mammatumorvirus der Maus und menschlichen Mammakarzinomen untersucht wird. Dabei wird die aus menschlichen Mammakarzinomen extrahierte RNS mit einer retrotransskribierten und radioaktiv markierten DNS des murinen Mäusetumorvirus (MTV) zur Bildung eines Doppelstranges hybridisiert. Der Hybridisierungsgrad wird radioaktiv gemessen und zeigt, ob ein Verwandtschaftsgrad zwischen dem MTV der Maus und dem suspekten Mammatumorvirus des Menschen gegeben ist. Gelingt die Bastardisierung beider Nukleinsäuren, so liegt beim Mammakarzinom der Frau ein dem murinen MTV ähnliches oder verwandtes Virus vor. Nach SPIEGEL-MAN et al. (1970a, b) findet eine Hybridisierung zwischen muriner Mammatumorvirus-DNS und der aus der Polysomenfraktion menschlicher Mammakarzinomzellen gewonnenen RNS statt. Diese scheint spezifisch zu sein, da die RNS aus normalem Mammagewebe nicht hybridisiert. Wenn diese Beobachtungen durch weitere Untersuchungen bestätigt werden können, zählen sie nach HOLLMANN (1972) zu den stärksten Argumenten für eine virale Ätiologie des Mammakarzinoms der Frau.

In Untersuchungen über *immunologische Kreuzreaktionen* zwischen virusproduzierenden und virusfreien murinen Mammakarzinomen haben ZOTTER et al. (1972) gezeigt, daß ein Anti-MTV-Hyperimmunserum positiv bei den virusproduzierenden Mammakarzinomen in den unreifen und reifen B-Partikeln reagiert, dagegen nur vereinzelt bei den virusfreien Tumoren. Ergebnisse von Immunoferritintests lassen „MTV-kodierte" Zellantigene an der Zellmembran erwarten. Diese tumorspezifischen Antigenkomponenten werden als „virusassoziierte Antigene" bezeichnet. Kreuzreaktionen mit Sera von Frauen mit Mammakarzinomen und Mastopathien ergaben, daß im menschlichen Serum bei diesen Erkrankungen Antikörper vorliegen, die gegen das murine Mammatumorvirus gerichtet sind. Unter Anwendung der Immunoferritintechnik war festzustellen, daß die humanen Antikörper an den A-Partikeln   nicht aber an den B-Partikeln — nachzuweisen waren (MÜLLER und GROSSMANN, 1972; MÜLLER et al., 1973, Lit.). In einer weiteren Studie beschreiben MÜLLER et al. (1972) das Vorkommen von Antikörpern in Humansera bei 5 unter 40 Mammakarzinomen und bei 2 unter 9 Mastopathie-Fällen.

Etwa 40 Jahre nach Entdeckung des sog. Bittner-Faktors bei der Maus stellen wir fest, daß es auch heute keinen schlüssigen Beweis für die virale Ätiologie des Mammakarzinoms bei der Frau gibt. Dennoch kennen wir eine Reihe wichtiger Argumente, die dafür sprechen (HOLLMANN, 1972):

1. Ähnlichkeit der Viren in Frauenmilch, Mammakarzinomen der Frau und dem murinen Mammatumorvirus der Maus.
2. Vorkommen der für onkogene Viren kennzeichnenden reversen Transskriptase und 70S-Ribonukleinsäuren in der Milch von Frauen.
3. Fähigkeit der molekularen Hybridisierung zwischen den Nukleinsäuren des murinen Mammatumorvirus und menschlichen Mammakarzinomen.
4. Der Nachweis von (neutralisierender) Antikörper im Serum von Frauenmilch, in Mammakarzinomen und Mastopathien gegen murine Mammatumorviren.

20. Ergebnisse der Immunonkologie

Die rapide Entwicklung der Immunologie in den letzten 10–20 Jahren hat in ihrer Anwendung auf die Tumorpathologie große Bedeutung erlangt, in deren

Vordergrund die Erkennung von Abwehrmechanismen des Wirtsorganismus sowie die Wirkungen der humoralen und zellgebundenen Immunität bei der Karzinogenese stehen. Ein besonderer Stimulus für die Erforschung dieser Zusammenhänge war die Konzeption der *Immunsurveillance* (Immunüberwachung) von BURNET (1959). In dieser Hypothese wird angenommen, daß durch konstante somatische Mutationen Klone maligner Zellen entstehen, die mit Hilfe des Systems der Immunsurveillance permanent eliminiert werden. Hierbei spielt die zellgebundene, durch die Funktion von Lymphozyten und Makrophagen gesteuerte Immunüberwachung eine größere Rolle als die humoralen Antikörperreaktionen. Wenn ein Gleichgewicht zwischen der Neubildung maligner Mutanten und ihrer Elimination hergestellt oder erhalten wird, soll sich kein maligner Tumor ausbilden können. Erst bei einer Störung dieser Immunsurveillance, beispielsweise durch eine Immunsuppression, überwiegt der mutierende neoplastische Faktor. Eine Reihe von experimentellen und pathologisch-anatomischen Erfahrungen spricht für diese Auffassung: Häufung maligner Geschwülste in Zeiten des noch inkompletten oder sich vermindernden immunologischen Abwehrsystems (Kindes-Greisenalter), medikamentöse und durch Karzinogene induzierte Immunsuppression (GOOD, 1972). Überträgt man diese Vorstellungen auf Pathologie und Verlaufsformen des Mammakarzinoms, so erscheint es heute möglich, eine Reihe morphologischer und klinischer Symptome durch Störungen im immunologischen Gleichgewicht zu deuten.

Wir verfügen im Vergleich zu anderen malignen Neoplasien (EVERSON und COLE, 1966) über keine sicheren Erfahrungen zur Frage spontaner Rückbildungen von Mammakarzinomen, die auf eine intensivierte Immunabwehr zurückgeführt werden könnten.

Diese Eigenschaften des Mammakarzinoms sind im Hinblick auf die Immunpathologie auch heute nur als ein heuristisches Prinzip aufzufassen. Im Hinblick auf die kaum übersehbare Zahl experimenteller Untersuchungen über Fragen der Immunonkologie sind unsere Kenntnisse noch immer bruchstückhaft, die Methoden schwierig, die Übertragung dieser Ergebnisse auf die Pathomorphologie des Menschen problematisch und bis auf wenige Ausnahmen weder befriedigend geklärt noch gesichert. Im Rahmen dieser kurzen Beschreibung immunpathologischer Symptome beim Mammakarzinom sollen nur *einige* Gesichtspunkte herausgestellt werden. Aus dem umfangreichen Schrifttum seien folgende Übersichten zu experimentellen und klinischen Fragen der Immunonkologie genannt: ALEXANDER (1954), KLEIN (1968), PREHN (1971), NAGEL und GEIGER (1971), MILLER (1972), SYMES (1974), MAVLIGIT et al. (1974), sowie von PILCH und GOLUB (1974) über lymphozytär-gebundene Immunreaktionen bei Neoplasien und OETTGEN (1975). Für die spezielle Tumorpathologie der Mamma: HEPPNER (1973), PAPAIOANNOU (1974) mit ausführlichen Literaturangaben.

a) Tumor-assoziierte Antigene bei Mammakarzinom

Erst seit wenigen Jahren sind Antigene bekannt geworden, die in malignen Tumoren des Menschen, insbesondere des Magen-Darm-Traktes, in Hepatomen, Gliomen und Teratomen, vorkommen und z.T. auch im Blutserum nachzuweisen sind. Das Auftreten dieser Antigene in homologem embryonalen und fetalen

Gewebe, hat zu der Bezeichnung karzino-embryonales oder -fetales Antigen geführt, deren bekanntestes das α-Fetoprotein ist. Gemessen an der Frequenz des Vorkommens bei anderen Neoplasien spielt das Mammakarzinom nur eine untergeordnete Rolle. Hier wurden seither folgende Antigene und Marker-Substanzen festgestellt (MARCUS, 1975, Lit.):

Carcinoembryonales Antigen (CEA), ein Glykoprotein, ist an der Oberfläche von Epithelzellen, in sezerniertem Schleim und im Blutplasma nachweisbar und wird in 30% bei lokalisierten Tumoren und in 50–70% bei invasiven und metastasierenden Mammakarzinomen beobachtet. Es besteht eine lockere Korrelation zwischen CEA-Konzentration im Blutserum und Tumormasse (CHU und NENOTO, 1973; STEWART et al., 1974).

γ-Fetoprotein 2, das in 18 von 35 Fällen in primären Mammakarzinomen (intraduktale und lobuläre Karzinome) nachgewiesen wurde und in 40% bei menschlichen Tumoren vorkommt (EDYNAK et al., 1971; EDYNAK et al., 1972).

Ferritin ($\delta_2 H$). Neben der physiologischen Funktion hat dieses eisenhaltige Protein Eigenschaften eines tumorassoziierten Antigens, die zuerst bei Lymphogranulomatose entdeckt worden sind. Danach fanden sich auch erhöhte $\delta_2 H$-Spiegel bei Mammakarzinomen. Erhöhte Werte des Serumferritins zeigten sich im Vergleich zu präoperativ gewonnenen Proben bei Rezidiven und metastasierenden Tumoren (MARCUS, 1975, Lit.).

Kasein, das bekannteste Milchprotein, tritt im Blutserum nach einem Radiumimmunassay von HENDRICK und FRANCHIMONT (1974) bei laktierenden Frauen auf und wurde auch in verschiedenen Stadien von Mammakarzinomen im Serum nachgewiesen. Der Spiegel bei Tumorrezidiven und metastatischen Prozessen übersteigt dabei die Werte bei lokalen Primärtumoren um ein Vielfaches. Kasein als Markersubstanz wurde auch in immunfluoreszenzmikroskopischen Untersuchungen benutzt, um die Herkunft der Tumorzellen bei Morbus Paget aufzuklären. BUSSOLATI et al. (1975) ist es gelungen, dieses Milcheiweiß sowohl in den Gangepithelien wie in den Zellen des Morbus Paget immunologisch darzustellen (vgl. Kapitel T 2e).

b) Immunglobulinbildung und Mammakarzinom

Die Synthese und Übertragung der Immunglobuline von der Mutter auf den Fötus hat gleichwie die Bildung von Immunglobulinen bei Karzinomen der Brustdrüse für die Pathologie große Bedeutung erlangt: Unter *physiologischen Bedingungen* werden die Mammalier nach der Art des Übertragungsmechanismus der Immunglobuline in 3 Gruppen eingeteilt (BUTLER, 1974): 1. Transfer der Immunglobuline in utero und Erzielung des maternen IgA-Spiegels bei Neugeborenen, vorkommend bei Mensch, Affe und Kaninchen. 2. Übertragung der Immunglobuline in utero sowie durch das Kolostrum der Mutter bei Ratten, Mäusen, Katzen und Hunden. 3. Erwerb von maternen Immunglobulinen ausschließlich durch das Kolostrum in den ersten Stunden der Laktation, vorkommend bei Ungulaten (kolostrale Immunglobuline).

Die lokale Immunglobulinsekretion in der Mamma kann durch bakterielle Antigene stimuliert werden, wobei es nach LEE und LASCELLES (1969, Lit.) zur Bildung von pyroninophilen Zellen und von Plasmazellen als Ausdruck der lokalen Antikörperproduktion kommt. Diese Vorgänge haben für die Milchwissenschaft große Bedeutung erlangt und sind unter vergleichenden Aspekten vornehmlich dort erarbeitet worden.

Studien über das Verhalten der *Immunglobuline im Serum bei Mammakarzinomen* als Ausdruck der humoralen Immunität liegen nur in kleiner Zahl vor: Zuerst fanden ROWINSKA-ZAKREWSKA et al. (1970) in einer Untersuchungsreihe erhöhte IgA-Werte; HUGHES (1971) bei 216 Fällen dagegen keine Erhöhung. ROBERTS et al. (1973) stellten in homogenisierten Tumorextrakten und im Vergleich zu histologischen Untersuchungen fest, daß in Karzinomen IgA und IgG gegenüber Proben von benignen Prozessen und normalem Gewebe signifikant vermindert sind. Dagegen war IgM in einem Drittel der Karzinome erhöht. Der gesamte Immunglobulingehalt (IgA, IgM, IgG) war bei Tumoren mit einem auffälligen Plasmazellengehalt höher als bei Karzinomen mit geringgradiger (rundzelliger) Infiltration. Ein Jahr später berichtet ROBERTS (1974) über Korrelationen zwischen IgM-Gehalt und plasmazellulärer Tumorinfiltration mit dem Ergebnis, daß ein hoher IgM-Spiegel im Extrakt mit einer starken Plasmazellreaktion signifikant verbunden war und vice versa. Ferner wird angenommen, daß sowohl T- wie auch B-Lymphozyten an der Zellinfiltration beteiligt sind, wobei die T-Zellreaktion im Beginn unspezifisch sei. Weitere Befunde über unterschiedlichen IgA und IgG-Gehalt als Ausdruck eines Immundefektes auch bei lokalen Tumoren: ROBERTS et al. (1975).

Vergleichende Untersuchungen an *heterophilen Hämagglutinationstitern* gegenüber Erythrozyten verschiedener Tiere und Kranken mit Mamma- und Kolonkarzinomen von THOMAS und FOX (1973) erbrachten eine abnehmende heterophile Antikörper-Aktivität bei den Tumorpatienten, jedoch keine Korrelation zur Größe, Ausdehnung der Geschwulst, zur Krankheitsdauer und lymphozytärer Infiltration. GLAZMAN et al. (1973) untersuchten mit Hilfe des Doppel-Diffusionstestes nach Ouchterlony Seren zur Feststellung von autologen Antitumorantikörpern. Diese Reaktionen waren in 40% der Karzinome und in 46% der benignen Tumoren positiv, nicht bei Mastopathien, und zeigen die Frequenz von humoralen Antikörpern bei den neoplastischen Brustdrüsenerkrankungen an.

c) Lymphozytentransformation und Lymphozytenzahl

Die Zahl der im peripheren Blut zirkulierenden Lymphozyten bei Frauen mit Mammakarzinomen wird im Hinblick auf die immunologische Funktion dieser Zellen als prognostischer Index bezeichnet. Dabei steht die Lymphozytenzahl in Korrelation mit der Frequenz der lymphoblastären Transformation durch Phythämagglutinin in vitro und wird als Ausdruck der zellgebundenen Immunität aufgefaßt (HERSH und OPPENHEIM, 1967; BURNET, 1969). Das heißt, ein Abfall der peripheren Lymphozytenzahl zeigt eine ungenügende Immunabwehr und eine ungünstige Prognose an.

Die Untersuchungsergebnisse sind jedoch nicht einheitlich: WHITTAKER et al. (1971) stellten eine eindeutige Verminderung der Transformationsfähigkeit der Lymphozyten durch Phythämagglutinin bei Frauen mit Mammakarzinomen fest, wobei ein im Blutserum dieser Frauen vorhandener Faktor (Antilymphozyten-Faktor) auch die Transformation von Lymphozyten gesunder Frauen reduziert. Die Befunde bei krebskranken Frauen gehen mit einer Depression der Immunantwort bei Anwendung des Tuberkulintests und von Streptokokkenantigenen einher.

Untersuchungen über die Beziehung zwischen Lymphozytenzahl und Hormon- bzw. Immuntherapie ergaben jeweils Lymphozytenvermehrung bei induzierter Tumorregression oder Rückbildung von Metastasen (MEYER et al., 1970). Über Korrelationen zur 5-Jahres-Überlebenszeit berichtet RIESCO, 1970. HOLT und LEE (1972) heben die Bedeutung der peripheren Lymphozytenzahl als Indikator der endokrinen Therapie des fortgeschrittenen Mammakarzinoms hervor. Die Autoren fanden bei Remissionen des Tumors Lymphozytenvermehrung. Die Kastration hat auf die Lymphozytenzahl keinen evidenten Einfluß. Weitere Angaben mit differierenden Ergebnissen: PAPATESTAS und KARK (1972); CHRETIEN et al. (1973).

Therapeutisch induzierte Lymphopenien bei Mammakarzinomen werden
nach der Strahlentherapie im Anschluß an die Mastektomie beobachtet, wodurch
T- und B-Lymphozyten auf etwa die Hälfte ihrer Werte vor der Strahlenbehandlung reduziert werden (vgl. Kapitel T, I, 18). Dazu kommen Depressionen der
Lymphozytenzahl bei Anwendung der immunsuppressiven Hormontherapie
mit Nebennierensteroiden, Progesteron und humanen choriogenen Gonadotropin (PAPAIOANNOU, 1973). Im Hinblick auf diese Untersuchungen kann festgestellt werden, daß als Antwort einer Hormontherapie Lymphozytenzahlen ansteigen, wenn eine Regression des Tumors, insbesondere der Metastasen, eintritt.
Eine Tumorprogression ist in der Regel mit einer Lymphopenie verbunden
(MEYER et al., 1970).

d) Symptome der zellgebundenen Immunität

In einer Reihe von Untersuchungen in vitro wurde mit Hilfe verschiedener
Methoden festgestellt, daß es möglich ist, die zellgebundene Immunität gegen
menschliche Tumoren zu demonstrieren, wenn die Geschwulst tumorspezifische
(assoziierte) Antigene besitzt. Es sind verschiedene Verfahren zur Erfassung
der Immunantwort menschlicher Karzinome erarbeitet worden, von denen drei
genannt seien:

1. *Zellkolonie-Hemmungs- und Mikrotoxizitätstests* nach HELLSTRÖM et al. (1968) sowie
HELLSTRÖM et al. (1969, 1971). Danach erweisen sich Lymphozyten von Tumorkranken
in hohen Prozentsätzen als zytotoxisch gegenüber besonders präparierten Tumorzellkultu-
ren, indem sie die Zellkoloniebildung hemmen oder zerstören. Hierbei ergab sich ferner,
daß die das Tumorgewebe angreifenden Lymphozyten gegenüber normalem Gewebe desselben Patienten oder anderen Tumoren wirkungslos sind. Autochthone Lymphozyten von
Frauen mit Mammakarzinomen zeigten in den Versuchen in 7 von 8 Fällen eindeutige
zytotoxische Effekte. Diese Beobachtungen sind von HEPPNER (1973) bestätigt worden.
Über den Einfluß von „blockierenden" und „nicht blockierenden Faktoren" auf die zellgebundene Immunität im Serum von Frauen mit Mammakarzinomen berichteten in den
letzten Jahren HELLSTRÖM et al. (1971a, b) sowie HEPPNER (1973).
2. *Hauttests* mit Reaktionen vom verzögerten Typ nach Injektion von autologen Ge-
websextrakten beschreiben HUGHES und LYTTON (1964). Die Autoren fanden bei Tumoren
einschließlich Mammakarzinomen in einem Drittel eine positive Immunantwort; mit Extrakten aus normalem Mammagewebe blieb die Reaktion aus. STEWART (1968, 1969a, b) gibt
in 26% Reaktionen vom verzögerten Typ bei Extrakten aus den tumoreigenen Zellen
an. BLACK und LEIS (1971) verwendeten die *Hautfenstertechnik* und untersuchten das zellhaltige Exsudat, das sich unter den als Antigen wirkenden autologen Mammagewebsschnitten
von benignen und malignen Tumoren ausbildete. Bestimmte basophile Zellen entstanden
als Antwort auf antigenes Karzinomgewebe, wobei das Zellbild den lymphoretikulären
Veränderungen der axillären Lymphknoten entsprach. Daher sind die Autoren der Meinung,
daß die *Sinushistiozytose* der Lymphknoten *ein immunologisches Phänomen* bei Mammakarzinomen mit antigener Eigenschaft ist. In diesem Sinne spricht auch der Nachweis
von Immunglobulinen (IgM) in Lymphknoten bei Mammakarzinomen, und zwar unabhängig davon, ob Metastasen vorliegen (RICHTERS und KASPERSKY, 1975). SAVEL (1969) beschreibt Interaktionen zwischen Tumorextrakten (7 Mammakarzinome) und Blutlymphozy-
ten, gemessen an der tritiummarkierten Thymidin-Aufnahme. Weitere Hautteste zur Erfassung der Immunitätslage nach Antigenstimulation ergeben bei intradermaler Streptokinase-
Streptodornase-Injektion nach SOLOWEY und RAPAPORT (1965) in 25 von 91 Karzinomen
positive Reaktionen, jedoch bei den Kontrollen (in 35 von 46 Fällen) häufiger und stärker
Ausfälle. Mit gleicher Versuchsanordnung beobachteten ROBERTS und JONES-WILLIAMS
(1974) das Verhalten bei 227 Mammakarzinom-Patienten und 94 Kontrollen und fanden

übereinstimmend eine zunehmende Anergie je weiter das Tumorleiden fortgeschritten war. Gegenüber Kontrollen nahm der Durchmesser der Hautreaktion bei lokalisierten und generalisierten Karzinomen stufenweise ab. Dasselbe betrifft die Reaktion bei lokalisierten und bei metastasierenden Karzinomen, wobei Einflüsse durch eine Hormontherapie nicht evident wurden.

3. Über eine *Hemmung der Leukozytenemigration* in vitro durch autologe Mammakarzinom-Extrakte berichten ANDERSEN et al. (1969) sowie ANDERSEN et al. (1970). In 8 von 22 Fällen wurde die Migrationshemmung beobachtet, die jedoch in den ersten Monaten nach Operation und Strahlentherapie aufgehoben wird. Extrakte aus normalem Gewebe haben keinen Effekt, so daß unspezifischtoxische Reaktionen auszuschließen sind. Weitere Ergebnisse: RIECHE und ARNDT (1973) sowie FRITZE et al. (1978).

e) Thymus und Mammakarzinom

Die Bedeutung des Thymus für die Integrität der zellgebundenen Abwehrmechanismen ist durch die Ergebnisse der Immunitätslehre allgemein bekannt. Eine Thymektomie bei Versuchstieren post partum löst demgemäß eine Atrophie des lympatischen Gewebes mit schweren immunologischen Störungen aus. Im Experiment bewirkt eine neonatale Thymektomie bei Mäusen, die mit Mammatumorviren (MTV) infiziert sind, eine Verminderung von Tumorfrequenz und eine Verlängerung der Inkubationszeit (MARTINEZ, 1964; HEPPNER et al., 1968). Andererseits stellten BURSTEIN und LAW (1971) bei thymektomierten BC_3HF_1-Mäusen eine zunehmende Häufigkeit von Mammatumoren fest (40% gegenüber 4% bei intakten Tieren). Die Autoren fanden zwei antigene Komponenten: eine, die von MTV-Genom abhängig scheint und eine zweite MTV-unabhängige, an der Zelloberfläche lokalisierte Form. Diese und eine Reihe weiterer Studien zeigen nach PAPAIOANNOU (1973), daß die Thymektomie und alle anderen Maßnahmen, die die zellgebundene Immunantwort schwächen, mit einer erhöhten Tumorfrequenz von hoher Antigenität verbunden ist. Daher scheint es nicht unbegründet anzunehmen, daß dem Thymus eine „Antitumor-Aktivität" (Thymushormon?) innewohnt.

Aus der Pathologie des Menschen ist vor allem bekannt, daß bei unbehandelter *Myasthenia gravis* gehäuft extrathymische maligne Tumoren auftreten, von denen das Mammakarzinom 40% aller Neoplasien ausmacht. Nach Thymektomie sinkt die Tumorfrequenz auf Werte ab, die der altersbezogenen Erwartungsrate entsprechen. Über das Verhalten des Thymus bei den verschiedenen Formen und Ausbreitungsmustern des Mammakarzinoms liegen keine autoptischen Befunde vor, aus denen immunonkologische Rückschlüsse gezogen werden könnten.

f) Morphologie der Abwehrmechanismen

Seit langem ist bekannt, daß ein Teil von Karzinomen verschiedener Standorte von lymphozytären und plasmazellulären Infiltraten umgeben oder durchsetzt sein kann, deren Zelldichte großen Schwankungen unterliegt. Dieser Sachverhalt trifft für das Mammakarzinom insofern zu, als wir in der alltäglichen Diagnostik zahlreiche Tumoren mit geringer Zellulation in den Randzonen finden, in einem Viertel dieser Fälle völlig zellfreie Invasionsfronten und nur verhältnismäßig selten lymphadenoide Infiltrate, in denen gelegentlich Keimzentren ausgebildet sind. Quantitativ wurden von FISHER et al. (1975) bei 1000 Mammakarzinomen in 24,2% fehlende, in 58% leicht- bis mittelgradige und in 17% starke Zellinfiltrate festgestellt. Ähnliche Proportionen stellte SIPPEL (1978) fest. — Die Intensität dieser Reaktionen bei medullären Karzinomen fand terminologisch in dem Attribut „mit lymphoidem Stroma" Ausdruck (vgl. Kapitel T, IIIC).

Schon vor mehr als 50 Jahren wurde in diesen Rundzellinfiltraten eine Abwehrreaktion des Organismus gegen das Karzinom erblickt und in der Stärke dieser Zellulation ein prognostisch günstiges Symptom (MacCarty, 1922; Sistrunk und MacCarty, 1922). Delbert und Mendaro (1927) waren jedoch gegenteiliger Meinung und schrieben „J'ai eu souvent l'impression que l'infiltration lymfocytaire facilitait l'infiltration cancéreuse". Greenough (1925) und Geschickter (1948) sind hinsichtlich der prognostischen Bedeutung skeptisch. Diese Probleme wurden aktualisiert durch die 1949 erschienene Arbeit von Moore und Foote über die relativ gute Prognose des medullären, durch ein lympho-plasmazelluläres Infiltrat ausgezeichneten Karzinoms. In einer Serie von Publikationen haben Black et al. (1953–1971) die Fragen immunologischer Abwehrvorgänge in der Mamma wie in den axillären Lymphknoten diskutiert. Unter Berücksichtigung des Tumorgradings messen die Autoren den Zellinfiltraten im Primärtumor wie der Sinushistiozytose in den Lymphknoten die Aussagekraft für eine günstige Prognose bei. Berg et al. (1955–1971) erkennen in den Plasmazellinfiltraten des Tumors ein gleichwertiges Symptom. Günstige Korrelationen zur Überlebenszeit gehen auch aus den Untersuchungen von Hultborn und Törnberg (1960) bei Vorliegen einer starken lymphozytären Durchsetzung des Stromas hervor. Weitere Ergebnisse des neueren Schrifttums werden im folgenden diskutiert.

α) *Pathohistologische Symptome im Primärtumor und ihre prognostische Bedeutung*

Bei systematischer histologischer Untersuchung von Mammakarzinomen ist — wie eingangs erwähnt — festzustellen, daß lympho-plasmazelluläre Infiltrate in ganz unterschiedlichem Ausmaß und in ihrer Intensität auch weitgehend unabhängig vom Typ des Karzinoms vorkommen. In der Gruppe der undifferenzierten (soliden und skirrhösen) duktalen invasiven Karzinome sind diese Zellreaktionen zumeist geringgradig oder völlig fehlend. In Abb. 284 sind Intensitätsgrade bei invasiven duktalen Karzinomen zusammengestellt, aus denen vor allem deutlich wird, daß die Stärke der Tumorinvasion in das Fett- oder Bindegewebe keineswegs mit einer auffälligen Zellulation des Stromas verbunden ist. Zum anderen werden histologisch gleichartig zu differenzierende Karzinome gesehen, die von breiten Zellsäumen umgeben sind oder bei denen die peripheren Tumoreinläufer in ein lymphadenoides Infiltrat gleichsam eingebettet erscheinen (Abb. 284 b), ohne daß in diesen Fällen typische medulläre Karzinome vorliegen. Des weiteren sehen wir bei intraduktalen Karzinomen häufiger die die erweiterten Milchgänge umscheidenden Rundzellinfiltrate, die hier keineswegs mit zentralen Nekrosezylindern in Verbindung stehen. Schließlich ist bemerkenswert, daß jene Karzinome, denen bekanntermaßen eine gute Prognose eigen ist (Gallertkarzinom, tubuläres Karzinom), keinerlei lympho-plasmazelluläre Infiltrate aufweisen. Aus diesem morphologischen Vergleich wird deutlich, daß es offensichtlich nicht ausreicht, nur den einen Zellfaktor mit der Prognose des Mammakarzinoms zu korrelieren, sondern, daß weitere Gesichtspunkte, so auch der Geschwulsttyp, nicht ohne Bedeutung sind.

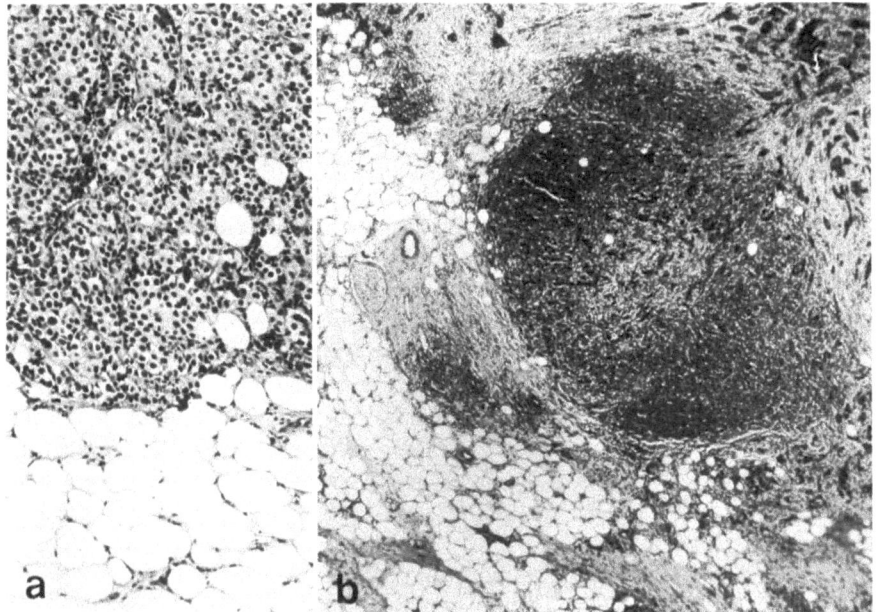

Abb. 284a u. b. Unterschiedliche Zellreaktionen in der Peripherie invasiver duktaler Mammakarzinome. (a) fehlende Zellreaktion, (b) starke knötchenförmige lymphadenoide Reaktion im Randgebiet eines Karzinoms. HE. Vergr. 230× und 90×

Gerade diese Fragen wurden im Schrifttum der letzten Jahre wiederholt und kritisch beobachtet: SCHIØDT (1966) nimmt im Rahmen der Studien an 650 Mammakarzinomen zu verschiedenen Korrelationen zwischen Zellinfiltration und Nekrosen, Verhältnis Lymphozyten zu Plasmazellen, Tumorgrading und Überlebenszeit mit dem Ergebnis Stellung, daß nicht sicher zu entscheiden sei, daß diese Infiltrate Ausdruck eines Abwehrmechanismus des Organismus sind. Prognostische Bedeutung haben die Infiltrate nur in Beziehung zu Karzinomen des Malignitätsgrades III. HAMLIN (1968) sowie ALDERSON et al. (1971) korrelierten histologische und prognostische Faktoren bei 272 Mammakarzinomen unter besonderer Herausstellung der zellulären Abwehrvorgänge im Tumor und in den axillären Lymphknoten: Größe und Aktivität der Keimzentren, Vorkommen von Immunoblasten und Plasmazellen. Es ergab sich unter Berücksichtigung von Grading, histologischem Typ und weiteren Parameter eine *Abhängigkeit der Prognose von der Abwehrreaktion des Organismus sowie vom Malignitätsgrad des Tumors.* BERG (1959, 1971) hebt hervor, daß bei wenig differenzierten Karzinomen das Vorliegen plasmazellulärer Infiltrate mit einer besseren Überlebenszeit der Erkrankten verbunden ist. FISHER et al. (1975) stellten starke Zellreaktionen bei großen und umschriebenen Karzinomen von Frauen der jüngeren Altersgruppe fest (20.–45. Jahr). Diese Tumoren wiesen histologisch einen hohen Malignitätsgrad auf, und die Autoren sind daher der Meinung, daß für die

Ausbildung der Zellinfiltrate der Malignitätsgrad des Karzinoms eine größere Bedeutung als die Abwehrreaktion hat. Zu diesen Fragen nehmen CHAMPION et al. (1972) anhand von 500 invasiven Mammakarzinomen Stellung und unterstreichen, daß eine Rundzellinfiltration die Prognose nicht beeinflußt.

Dieser Deutung sind weitere Untersuchungsergebnisse von STEWART (1969 a, b) zuzuordnen, wonach immunologische Spätreaktionen gegen das eigene Tumorgewebe mit der Intensität der Zellreaktionen korrelieren. Der Autor denkt an einen unspezifischen Antigenreiz mit einem inkompletten Abwehrmechanismus.

Neue immunhistochemische Studien von SCHOORL et al. (1976) konnten jedoch zeigen, daß in den Rundzellinfiltraten invasiver Karzinome T-Lymphozyten dominieren und hier eine zellgebundene Immunität signalisieren. Dagegen überwogen B-Lymphozyten bei intraduktalen Karzinomen.

Wenn auch die Forschungsergebnisse zu dieser Frage differieren, so verdichten sich die mit immunologischen Methoden erhobenen Befunde dahingehend, daß die *Zellinfiltrate im Tumorgewebe Abwehrmechanismen anzeigen, deren Intensität und Komposition von der Antigenität der Geschwulst und vom Malignitätsgrad des Tumors abhängen.*

Eine *Differenzierung der Zellinfiltrate* ergab nach FISHER et al. (1975) nur in 0,4% Plasmazellen, 46,7% Lymphozyten und in 26,7% beide Zellarten. *Mastzellen* sind im Tumorstroma von SIMPSON (1950), HIERONYMI (1954) und von LEUSCHNER (1969) untersucht worden. In Verbindung mit dem gleichzeitigen Vorkommen einer Metachromasie in der Grundsubstanz ist in dem Vorkommen dieser Zellen eine Abwehrreaktion gegen den Tumor erblickt worden. Dasselbe wird auf Grund experimenteller Studien auch von FISHER und FISHER (1965) vermutet.

β) Pathohistologische Symptome in den axillären Lymphknoten

Die pathohistologischen Formen von Reaktionen in den Lymphknoten der Axilla ohne Metastasen wurden in Kapitel T, V aufgezeigt. In diesem Zusammenhang sei auf das Vorkommen von Sinushistiozytose, auf Hyperplasien von Keimzentren und auf das Auftreten von Immunoblasten und Plasmazellen hingewiesen (BLACK und SPEER, 1958; HAMLIN, 1968; BLACK und ASIRE, 1969). Auch hier stehen sich unterschiedliche Meinungen in der Deutung gegenüber: BLACK et al. (1955–1971) erblicken in diesen Veränderungen immunologische Abwehrreaktionen. BERG (1956), MOORE et al. (1960), KISTER et al. (1969) fanden keine klinische Bestätigung bei Überprüfung der Überlebenszeit. Von Untersuchungen regionaler Lymphknoten bei Zervixkarzinomen wissen wir, daß ein Dominieren von Lymphozyten Ausdruck einer zellgebundenen Immunität ist und ein Hervortreten von Keimzentren eine humoral gesteuerte Abwehrleistung anzeigt (TSAKRAKLIDES et al., 1973). In der Untersuchung von FISHER et al. (1975) wurden bei 1 000 Karzinomen in 70% eine leichte bis mittelgradige, in 8,5% eine starke Sinushistiozytose festgestellt, in 21,5% fehlte diese Reaktion. Korrelationen ergaben sich mit vergrößerten, aber metastasenfreien Lymphknoten. Eine fehlende Histiozytose war häufiger mit Metastasen kombiniert.

II. Allgemeine morphologische Pathologie

1. Pathogenese, Präkanzerose, Carcinoma in situ

Die einzelnen Segmente des Drüsenbaumes der Mamma sind in der Lage, sehr unterschiedliche Geschwulsttypen zu erzeugen, obgleich die Wegstrecke von den Lobuli bis zu den Sinus lactifari von einem isomorph erscheinenden mehrreihigen Epithel bedeckt ist. Jeder Abschnitt des von einem großen Milchgang ausgehenden Röhrensystems kann Ausgangspunkt eines malignen Tumors werden, wobei die Neubildungen in den weiten Milchgängen und in den Drüsenläppchen erfahrungsgemäß längere Zeit ihre natürlichen Grenzen nicht überschreiten. Diejenigen häufigen Karzinome, deren pathogenetisches Terrain in die kleinen Milchgänge projiziert wird, unterscheiden sich von Neoplasien der großen Gänge und Läppchen nicht nur durch ihre Feinstruktur, sondern durch die Eigenschaft, regelmäßig als invasive (duktale) Karzinome in Erscheinung zu treten, selbst dann, wenn es sich um inzipiente minimale Tumoren handelt. Die Erfassung von Vorstufen des Karzinoms erscheint also nur dort erfolgversprechend, wo wir die „Stufen der Malignität" (ROESSLE, 1949) vergleichend beurteilen und klinischen wie prognostischen Parametern gegenüberstellen können. Im Hinblick auf die Frühphasen des Karzinoms anderer Lokalisation bestehen für die Deutung präneoplastischer Veränderungen in der Brustdrüse besondere Schwierigkeiten. Diese ergeben sich aus der organeigentümlichen und morphologisch vielfältigen Neigung zu intrakanalikulären Epithelproliferationen und aus dem Fehlen einer direkten oder kontinuierlichen Beobachtungsmöglichkeit. Dazu kommt die Tatsache, daß im Vergleich zu Präkanzerosen anderer Standorte entsprechende Gewebereaktionen in der Brustdrüse zytomorphologisch wenig charakteristisch sind und die Kanzerisierung ein gänzlich symptomloser Prozeß ist, der mehr als ein Dezennium beanspruchen kann.

Der Pathologe ist es gewohnt, Epithelproliferationen in der Mamma zu beurteilen, wobei sich die hyperplastischen Zellbezirke entweder gar nicht oder nur wenig vom Mutterboden unterscheiden. Erfahrungsgemäß treten Epithelproliferationen bei nahezu allen Formen einer Mastopathie in der weiblichen und männlichen Brustdrüse hervor, ohne daß auf deren Boden Karzinome entstehen. Von Bedeutung sind Zeitpunkt und Wirkungsdauer des proliferationsfördernden hormonalen Impulses, dessen Aktivität in der Pubertät oder während der Geschlechtsreife zumeist passagerer Natur ist und nach der Menopause abklingt. Das soll nach HAAGENSEN (1971) auch für einen Teil der intralobulären Neoplasien zutreffen. Dagegen setzt eine kanzerogene Wirkung eine Permanenz von Zellproliferationen voraus, die in mehreren Schritten über eine reversible und persistierende Epithelhyperplasie als Vorstufe des epithelialen Tumors erfolgt (GALLAGER und MARTIN, 1969, 1970). In der schematischen Darstellung (Abb. 285) sind die ätiologischen Faktoren und die Realisationsfaktoren in ihrer Wirkung auf die Epithelzellen der Mamma und auf die Zellhyperplasie gegenübergestellt. In der linken Bildhälfte fassen wir die wichtigsten initiierenden Faktoren zusammen, von denen die Einflüsse auf das Genom durch Hormone (Sensibilität,

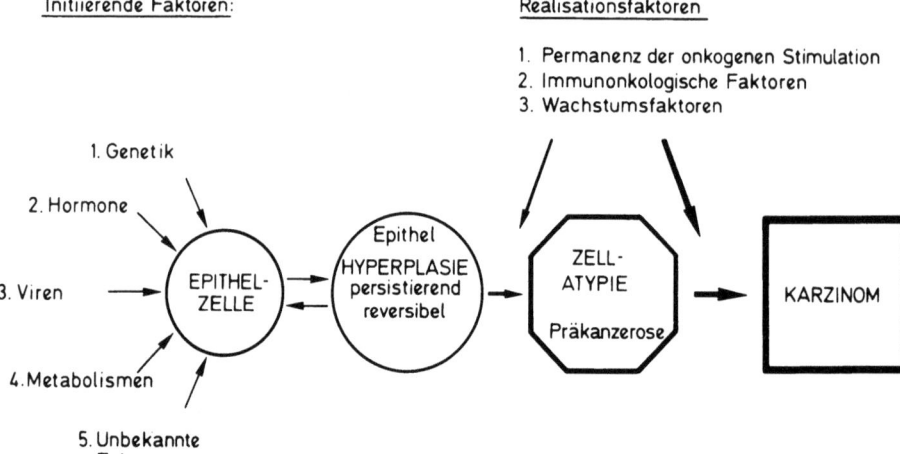

Abb. 285. Schematische Darstellung ätiologischer und pathogenetischer Faktoren des Mammakarzinoms

Rezeptoren), Viren (Transformation) und Stoffwechselprozesse heute im Vordergrund stehen (PAPAIOANNOU, 1974). Auf der rechten Seite finden wir die sog. Realisationsfaktoren, die für das Wirksamwerden oder „Angehen" der initiierenden Momente verantwortlich sind. Hierzu ist eine Fortdauer kanzerogener Stimulationen erforderlich, eine Störung im Gleichgewicht der immunokologischen Abwehrmechanismen (Immunsurveillance) und das Eingreifen von wachstumspromovierender Reaktionen. Morphologische Symptome dieses vereinfachten und schematisierten Ablaufes werden erst in der Phase der Zellhyperplasie erkennbar, wenn das Epithel vielschichtig wird und als flächenhafte oder papilläre Proliferation in die Lichtung eines Hohlraumes vordringt. Diese im Tierexperiment durch Geschlechtshormone ohne weiteres auslösbaren Zellproliferationen sind bei Fortfall dieses Wachstumsimpulses rückbildungsfähig. Daher dürfen wir annehmen, daß bei vergleichbaren Proliferationen in der menschlichen Brustdrüse eine gleiche Reversibilität gegeben ist, wenn der hormonale Stimulus erlischt.

Gegenüber diesen nicht obligat neoplastischen, das heißt involutionsfähigen Formen kennen wir intrakanalikuläre Epithelproliferationen, deren zytomorphologisches Substrat einen besonderen Proliferationsimpuls anzeigt. Diese die Milchgänge wie die Drüsenläppchen mit verschiedenen Mustern (solide, papillär, kribriform) ausfüllenden Epitheliosen (DAWSON, 1933; BÖHMIG, 1964) sind ein Merkmal der bekannten Mastopathia cystica fibrosa mit Epithelproliferationen oder der lobulären Neoplasie. Die Erfahrungen haben gezeigt, daß es sich hierbei um persistierende, jahrelang fortbestehende Epithelproliferationen handelt. Aus vergleichbaren und katamnestischen Studien wissen wir, daß das Entartungsrisiko dieser „regulär-proliferierenden" Formen bei Mastopathie geringer ist als es früher angenommen wurde (PRECHTEL, 1975). Die intralobuläre Epitheliose, das sog. Carcinoma lobulare in situ, stellt eine gleichartige persistierende, solide Epithelhyperplasie dar, die zytomorphologisch wenig Unterschiede aufweisen kann und prognostisch nicht einheitlich beurteilt wird (BÄSSLER, 1975). Die Annahme einer Rückbildungsfähigkeit der hellzelligen „lobulären Neoplasie vom Typ A" (HAAGENSEN, 1971) erscheint theoretisch begründet, sie ist aber bis auf statistische Daten bisher nicht bewiesen worden. Dagegen besteht kein Zweifel daran, daß offensichtlich über lange Zeiträume ein Teil dieser persistierenden intralobulären Epitheliosen, das sog. Carcinoma in situ, in ein invasives lobuläres Karzinom transformiert wird (vg. Kapitel I, III)

Das diagnostische und prognostische Problem ist somit die Wertung der intrakanalikulären Epithelhyperplasien, deren Persistenz und prospektive Entwicklung wir in der Phase der Isomorphie und fehlenden Hyperchromasie der Zellkerne nicht ablesen können. Dazu kommt die „Belastung" dieser Zellreaktionen durch den Begriff des Carcinoma in situ, der bislang und in unserem Sprachbereich eine andere Bedeutung und Dignität hatte als in der gegenwärtigen viel verbreiteten Anwendung, so daß HAMPERL (1974) von einem „Modewort" spricht. Der Gebrauch dieses Terminus in der angloamerikanischen Literatur entläßt uns nicht aus weiteren Bemühungen um eine Definition für diese Zellreaktionen. Im Abschnitt über das lobuläre Karzinom ist auf diese Fragen eingegangen worden.

Atypische Epithelproliferationen bei Mastopathien oder bei dem sog. Carcinoma in situ der Läppchen oder Gangsegmente setzen fortwirkende proliferative Faktoren voraus, die die Veränderungen in der Qualität der Epithelzelle herbeiführen. Diese Wandlungen des Zellbildes sind in der Regel leicht erfaßbar und zytophotometrisch zu objektivieren (SACHS, 1971). Die Ausbildung derartiger intrakanalikulärer präinvasiver Epithelproliferationen in verschiedenen Segmenten des Gangsystems haben wir bei einer 55 Jahre alten Frau mit Komedokarzinom beobachtet. Bei systematischer Bearbeitung war festzustellen, daß am Anfang die Entwicklung eines mehr- oder vielreihigen Epithels steht. Die Zellkerne sind etwas vergrößert (Abb. 286a, b), es deutet sich ein unregelmäßiges, pseudopapilläres Wachstum an, wobei die Zellkerne an Chromatingehalt zunehmen (Abb. 286c). Das ursprüngliche Epithel wird völlig ersetzt. Schließlich ist ein neuer, etwa um das 20fache verbreiterter Zellbelag entstanden, der — je nach Ausdifferenzierung — atypische Zellen, Kerne und Mitosen aufweist (Abb. 286d). Während die Epithelproliferationen der Abb. 286 a–c von einer intakten Basalmembran umgeben sind, werden in der Umgebung des intraduktal sich ausbreitenden Karzinoms der Abb. 286d Merkmale des invasiven Wachstums deutlich. Dieses Beispiel zeigt die Korrelation zwischen intraduktaler Epithelhyperplasie, Atypie, Karzinom und Invasionsneigung an. Eine derartige Kontinuität ist nicht immer nachweisbar. Häufig ist der Übergang in ein invasives Wachstum aus der präinvasiven Phase nicht erfaßbar, so daß der Eindruck einer sprunghaften oder „explosionsartigen" Entwicklung entsteht.

Terminologie und Definition von Begriffen für präinvasive Phasen in der Pathogenese des Mammakarzinoms

1. Als *Präkanzerose* fassen wir histologisch definierte Veränderungen in der Brustdrüse auf, die nach Erfahrung und Statistik der invasiven Phase eines Karzinoms vorausgehen (DAWSON, 1948; BÜNGELER und DONTENWILL, 1954;

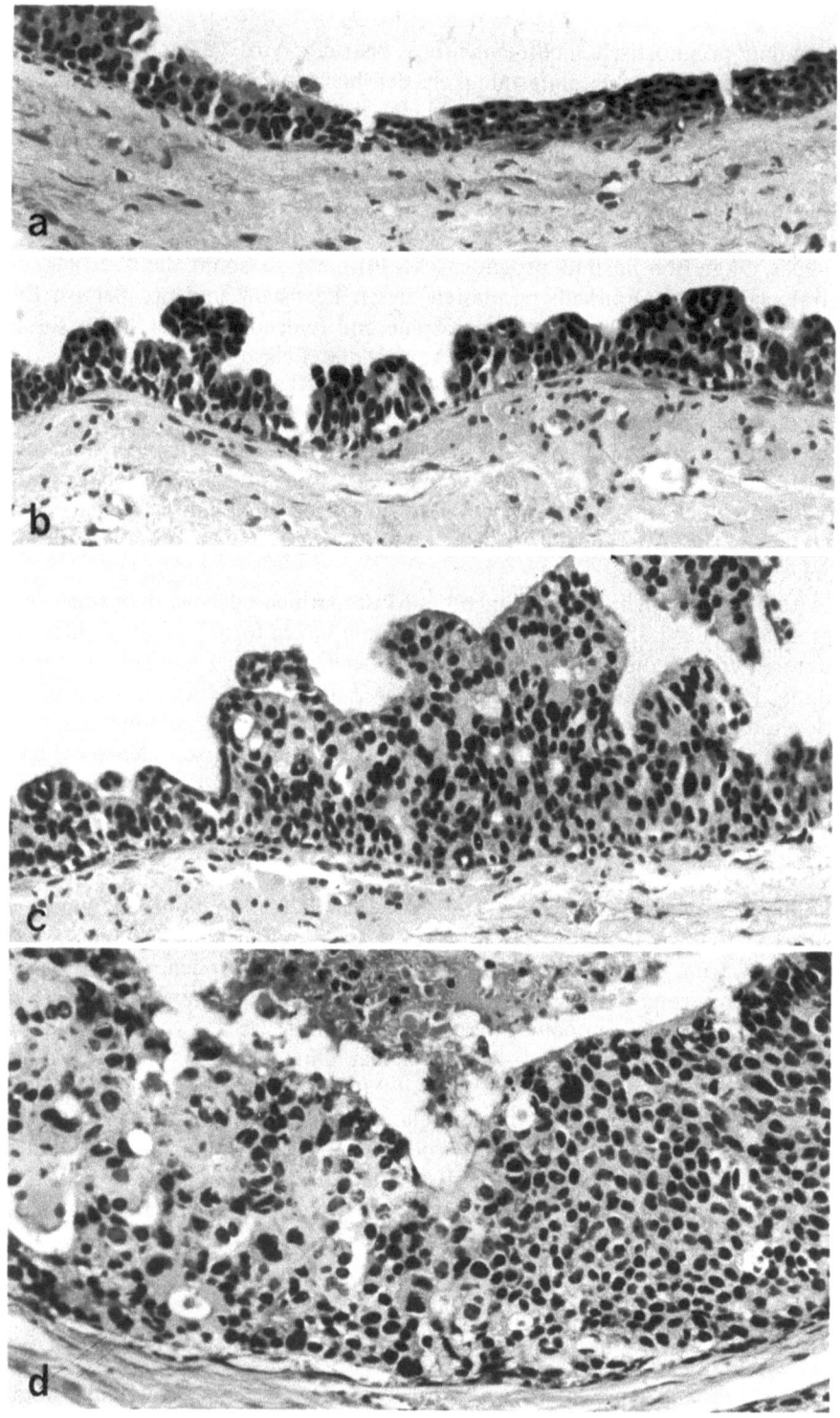

Abb. 286a–d. Unterschiedliche Grade präkanzeröser Epithelhyperplasien in verschiedenen Gangsegmenten (a, b, c) bei einem nicht invasiven Komedokarzinom mit unterschiedlichem Grading (d). HE. Vergr. 240×

HAMPERL, 1974, Lit.; GRUNDMANN, 1976, Lit.). Hierzu zählen: Mastopathie III mit atypischen Epithelproliferationen, sog. Carcinoma lobulare in situ.

2. Das *Carcinoma in situ* ist morphologisch und biologisch als Vorläufer (precursor) eines invasiven Karzinoms eine Präkanzerose (HAMPERL, 1974). Der Begriff des Carcinoma in situ wurde von BRODERS (1932) für Epithelreaktionen geprägt, die durch das Vorhandensein von Krebszellen aber ohne eine Stromainvasion gekennzeichnet sind.

Wir verstehen unter dem Begriff des *Carcinoma in situ der Mamma* autochthone, an die natürlichen Grenzen der Gänge oder der Läppchen gebundene Epithelproliferationen, auf deren Terrain ein invasives Karzinom entstehen kann. Die Verwirklichung dieses Prozesses hängt vom Einfluß der Realisationsfaktoren sowie von der zeitlichen Entwicklung ab (Absterbequote) (Lit.: STEIN, 1967). Bei dem Carcinoma lobulare in situ (FOOTE und STEWART, 1941, 1946) läßt der histologische Aspekt des hellzelligen Typs A der lobulären Neoplasie (HAAGENSEN, 1971) eine Kanzerisierung nicht ohne weiteres erwarten, so daß der Begriff „Carcinoma" nicht angemessen erscheint. Daher hat der Autor die relativierende Form: „Sogenanntes" Carcinoma lobulare in situ verwendet und ist der Meinung, daß die Prognose von Art und Frequenz atypischer Zellen wesentlich abhängt (BÄSSLER, 1969, 1975).

3. *In-situ-wachsende Karzinome* sind Tumoren, die unter Zerstörung des ortsständigen Epithels auf unbeteiligte Gangabschnitte oder auf Drüsenläppchen übergreifen, das heißt fortgeleitete oder sekundäre lobuläre oder duktale Karzinome sind. Ausgangsort sind zumeist intraduktale Karzinome (BÄSSLER, 1969; FECHNER, 1971; HAMPERL, 1974) (Abb. 378).

4. *Präinvasive Karzinome* sind epitheliale Tumoren mit den zytomorphologischen Kriterien der Malignität, jedoch ohne Zeichen des invasiven Wachstums. Dazu zählen vor allem die in den großen Milchgängen lokalisierten, von einer intakten Basalmembran umgebenen sog. intraduktalen Karzinome einschließlich des papillären Karzinoms.

Die intraduktalen wie die lobulären Karzinomformen zeigen an, daß es sich in der Regel nicht um ganz umschriebene Tumoren handelt, sondern um Neubildungen, die Segmente des Drüsenbaumes in derselben Form befallen haben. Es ist bei diesen Neoplasien nicht möglich, den Beginn des Tumors zu lokalisieren, sei es, daß man Größe, Atypie oder Invasionsintensität als Kriterium benützen wollte. Es lassen sich in dem Sinne keine „Schwerpunkte" nachweisen, sondern viel mehr die Zeichen einer *flächenhaften Erkrankung* der epithelialen Auskleidung des Milchgangsystems.

Die viel häufigeren invasiven duktalen Karzinome vom soliden, skirrhösen oder drüsenbildenden Typ imponieren dagegen stets als umschriebener Tumor. Jedoch sind bei systematischer Bearbeitung auch in der Umgebung, das heißt in den von der Geschwulst primär nicht einbezogenen benachbarten Gebieten in den Milchgängen und Drüsenläppchen Epithelproliferationen sichtbar, die als intraduktale oder intralobuläre Epitheliosen imponieren. Diese stehen mit dem Primärtumor in enger topischer Beziehung. Die proliferierten Zellen sind zumeist unimorph, dicht gelagert, sie bilden solide Verbände und weisen weder zelluläre Atypien noch Mitosen auf. Wir haben diese Formen als „konkomitierende Epitheliosen" aufgefaßt, die unter dem Einfluß einer karzinogenen Wirkung durch den Primärtumor entstanden sind und morphologisch einem sog.

Carcinoma lobulare in situ entsprechen. Da diese Proliferationen in der Regel
in den Randzonen des Primärtumors auftreten, sind wir der Meinung, daß
es sich um sukzedane Reaktionen handelt. Ähnliche Beobachtungen über Epithelhyperplasien und zirkumduktale Fibrosierungen in der Umgebung von Karzinomen beschreiben GALLAGER und MARTIN (1961, 1974).

Andererseits kennen wir auch bei diesen Geschwülsten fortgeleitete, das heißt
mit dem Primärtumor identische atypische Epithelproliferationen auf benachbarte Milchgänge und Läppchen, die den Symptomen des „In-situ-wachsenden
Karzinoms" entsprechen. Die Entwicklung dieser intraduktalen Tumorkomponenten wird auf Längsschnitten durch die Milchgänge deutlich: Die Geschwulst
dringt im Ganglumen zungenförmig vor und führt erst dort, wo der Tumor
Kontakt zu dem erhaltenen (normalen) Epithel hat, zu dessen Zerstörung und
Ersatz (Schneepflug-Phänomen). Diese intraduktalen Komponenten treten häufig bei invasiven duktalen Karzinomen auf. Zur Frage der Frequenz und Prognose s.S. 703. Beide Geschwulstgruppen, die invasiv-duktalen wie die intraduktalen Karzinome, haben auch angesichts ihres differenten morphologischen und
biologischen Verhaltens eine Gemeinsamkeit, nämlich die beschriebene Neigung
zur Einbeziehung angrenzender Gangsegmente oder Drüsenläppchen in den epithelialen Proliferationsprozess. Dabei handelt es sich bei den intraduktalen Karzinomen sehr wahrscheinlich um simultane, bei den invasiv-duktalen Karzinomen um sukzedan entstandene Zellreaktionen, die sich von dem Malignitätsgrad
des Primärtumors unterscheiden können. Diese Interpretation spricht dafür,
daß die Pathogenese des duktalen Mammakarzinoms nicht ein Vorgang ist,
der von einer einzigen Stelle ausgehend, gleichsam nach und nach den Milchgang
erfaßt, sondern offensichtlich *primär-flächenhaft* beginnt und immer neue Segmente einbezieht. (Wachstum durch Apposition im Sinne von BURGHARDT, 1972;
HAMPERL, 1974.) So versteht sich auch die „Fortleitung" des intraduktalen
Karzinoms auf kleine Gänge oder Läppchen nicht als eine „intrakanaliculäre
Implantations-Metastase", sondern als Einbeziehung in den Kanzerisierungspro-
zeß, der das ortsständige Epithel zur Proliferation anregt und zu Zellatypien
transformiert. Dafür sprechen Untersuchungsbefunde, wonach die basale Zellreihe zu großen, atypischen Zellformen umgewandelt ist. Die luminalen, normalen Epithelzellen werden somit von der Basalmembran abgehoben und eliminiert.
Das bedeutet, daß die *kanzerogenen Realisationsfaktoren einen über die Begrenzung des Primärtumors hinausreichenden Wirkungsraum* haben. Bei den intraduktal entstehenden Karzinomen ist dieser segmentbezogen und an das präformierte
Hohlraumsystem gebunden. Bei den invasiv-duktalen Karzinomen reagieren die
kleinen Gänge und Läppchen in der Tumorumgebung inhomogen und unterschiedlich stark. Eine kontinuierliche Ausbreitung von Epithelproliferationen
wird bei dem sog. Carcinoma lobulare in situ beobachtet (Abb. 369). Diese
Sachverhalte weisen darauf hin, daß es sich *bei der Pathogenese des Mammakarzinoms nicht nur um einen örtlichen Prozeß handelt, sondern um Manifestationen
in einem karzinogenen Wirkungsbereich*, der segmentbezogen (intraduktales Karzinom, lobuläres Karzinom), einseitig (Mehrzahl der Karzinome) oder bilateral
Ausdruck findet. Damit werden Multiplizität und Bilateralität der Mammakarzinome eher verständlich. In diesem Sinne sprechen neue systematische Untersuchungen von WELLINGS et al. (1975) über Häufung und Verteilung epithelialer

Proliferationszustände in den Brustdrüsen, die bei gleichzeitig bestehendem Karzinom um das Dreifache höher liegen als in tumorfreien Organen. Die bilaterale Gleichartigkeit dieser Veränderungen führte den Autor zu der Auffassung, daß in diesen Fällen auch in der kontralateralen (gesund erscheinenden) Brustdrüse das gleiche „präkanzeröse Niveau" gegeben sei. In künftigen Untersuchungen wird gerade diesem Problem besondere Beachtung geschenkt werden müssen.

2. Wachstum und Zellkinetik

Aussagen über Wachstumsgeschwindigkeiten menschlicher Tumoren sind möglich, wenn das Größenwachstum der Neubildung direkt und kontinuierlich oder retrospektiv beurteilt werden kann, oder wenn die Wachstums- und Teilungsgeschwindigkeiten gemessen werden können. Für die erste Methode ist die Röntgenologie leicht durchstrahlbarer Gewebe geeignet, wozu Lunge und Brustdrüse gehören. Durch Messungen an Primärtumoren und Metastasen wurde als zeitliches Maß für das Tumorwachstum die Verdoppelungszeit (VZ) der Tumorzellen gewählt, die den Zeitraum angibt, in dem sich die Zahl der Tumorzellen oder angenähert das Tumorvolumen verdoppelt, ausgedrückt in Tagen. Zellteilungen und Wachstum erfolgen exponentiell (KROKOWSKI, 1964; WOLFF, 1967). Der Begriff der „Wachstumsgeschwindigkeit" entspricht der (mittleren) Tumorverdoppelungszeit.

Nach den ersten Studien von COLLINS et al. (1956, 1962) an Lungenmetastasen zu dieser Frage folgten Untersuchungen über das Wachstum des Mammakarzinoms von INGLEBY et al. (1960). GERSHON-COHEN et al. (1963) fanden bei 18 Mammakarzinomen eine Verdoppelungszeit von 23–209 Tagen (108 Tage als Mittelwert). Die Autoren teilten die Wachstumsraten in 3 Grade ein: 1. Schnelles Wachstum bei einer VZ bis zu 75 Tagen. 2. Mäßiges Wachstum bei VZ von 75–150 Tagen, 3. langsames Wachstum bei VZ über 150 Tage. Danach folgten die Publikationen von MACDONALD (1966), von KUSAMA et al. (1967, 1972) unter Berücksichtigung klinischer Parameter zur VZ, von PHILIPPE und LE GAL (1968) sowie von WERNICKE (1972), HERMANUTZ et al. (1975), ferner von V. FOURNIER et al. (1976).

Aus den bekannten Tumorverdoppelungszeiten sind in der Annahme einer kontinuierlichen mitotischen Teilungsaktivität nicht nur Rückschlüsse auf die Wachstumsgeschwindigkeit sondern auf die Zeitdauer für die Entwicklung eines Mammakarzinoms möglich. Von einer bestimmten Tumorgröße an (200 mm³ nach MÜLLER, 1969) treten jedoch mehr und mehr Zelluntergänge auf, die die Beurteilung der Wachstumsgeschwindigkeit beeinflussen und von FOURNIER et al. (1976) auf immunbiologische Vorgänge und auf hypoxische Zellschäden zurückgeführt werden.

Für die *zeitliche Beurteilung des Tumorwachstums* wird davon ausgegangen, daß 30 Verdoppelungen erforderlich sind, um aus 1 Zelle von 10μ Durchmesser mittels fortgesetzter Teilungen eine Zellanhäufung (Tumor) von 1 cm entstehen zu lassen. Nach KAMMER und BRUNNER (1972) sind für 1 mg Tumormasse 10^6, für 1 g Tumor 10^9 Zellen erforderlich. Legt man eine Verdoppelungszeit von

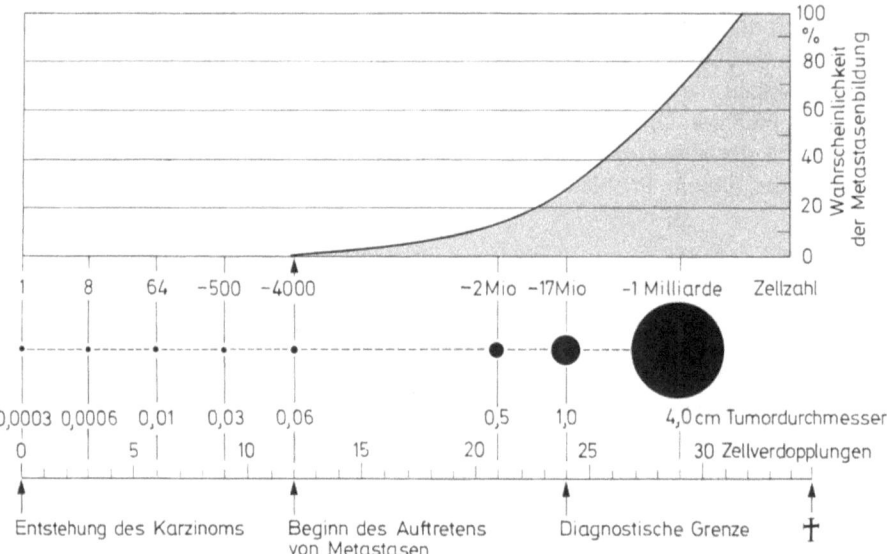

Abb. 287. Schematische Darstellung der Metastasierungsfrequenz (oben), des örtlichen Tumorwachstums (Mitte) in Abhängigkeit von der Tumorverdoppelungszeit. (Nach KROKOWSKI, 1964)

23–209 Tagen (nach GERSHON-COHEN et al., 1963) zugrunde, so resultieren folgende Zeiten:

MACDONALD (1966) errechnet bei einer VZ von 100 Tagen etwa 8 Jahre bis zum Erreichen eines Tumordurchmessers von 1 cm. Diese Zeit entspricht der präklinischen Phase. WERNICKE (1972) fand in Abhängigkeit von der Länge der VZ 2 Jahre für schnell und 15 Jahre für langsam wachsende Tumoren. KUSAMA et al. (1972) ermittelten eine mittlere VZ von 3,5 Monaten, jedoch mit Überwiegen von 1–2 Monaten, wobei sich die Wachstumsgeschwindigkeit abhängig von Alter und Krankheitsdauer erwies. HERMANUTZ et al. (1975) geben bei einer VZ von 45–260 Tagen einen Zeitraum von 3,7–21,4 Jahren an. v. FOURNIER et al. (1974) stellten ein „biomathematisch abgeschätztes" Wachstum bei 23 Tagen VZ von 10–20 Jahren vom Einzellenstadium (10μ) bis zum Tumordurchmesser von 2 mm fest, dann weitere 6 Jahre bis zum Stadium von 1 cm Durchmesser. Bei schnell wachsenden Tumoren (VZ 95 Tage) dauert die Wachstumszeit bis zu 2 mm Durchmesser nur 6 Jahre. Das bedeutet, daß ein *palpatorisch erfaßbarer Tumor von 1 cm Größe fast ausnahmslos länger als 10 Jahre besteht* (Abb. 287).

Die bei diesen Berechnungen deutlich werdenden Differenzen sind auf die unterschiedliche Länge der VZ und damit auf die unterschiedlichen Wachstumsgeschwindigkeiten der Tumoren, aber auch auf peristatische Faktoren zurückzuführen. Diese Tatsachen erklären vor allem die zunehmende Karzinominzidenz bei Frauen im höheren Lebensalter, aber auch die Gefahr einer Metastasierung in der präklinischen Phase, das heißt bevor der Tumor erkennbar ist. Denn die *klinisch latente Phase ist wesentlich länger als der klinisch manifeste Krankheitsverlauf.*

Morphometrische Studien zur Bestimmung des *Tumorzellvolumens* von UNDERWOOD (1972) ergaben für skirrhöse Karzinome ein gesamtes Zellvolumen von 287,6 mm³, für medulläre Karzinome 417 mm³. Dieses Zellvolumen machte bei der ersten Gruppe 21,5%, bei der zweiten 64,5% des Gesamtvolumens aus und entspricht dem Gewebsmuster dieser Tumoren.

Tumorzellkinetik

Ergebnisse autoradiographischer Untersuchungen über Intensität und zeitliche Verhältnisse der DNS-Synthese in den Epithelzellen der Mamma unter physiologischen Bedingungen (Gravidität und Laktation) wie unter hormonaler Stimulation von C_3H-Mäusen liegen von BRESCIANI (1964, 1965), BANERJEE und WALKER (1967) sowie von TRAURIG (1967, a, b) vor. Über Untersuchungen über den Mitosezyklus, Zellvolumen, Trockengewichtsbestimmungen, DNS und RNS-Gehalt berichteten SANDRITTER (1968), ferner SCHIEMER (1970) und über korrelationspathologische Studien unter Berücksichtigung des Geschlechtschromatingehaltes SCHIEMER et al. (1969). Eine Zusammenfassung zellkinetischer Fragen haben SACHS (1971) über Präkanzerosen der Brustdrüsen sowie unter allgemeinen Aspekten MENDELSOHN und DETHLEFSEN (1973; Lit.) vorgelegt.

Die Ergebnisse sind nicht einheitlich. Es ist festzustellen, daß trotz schwankender Werte (SCHIEMER, 1970) die meisten invasiven Karzinome einen abnormen DNS-Gehalt haben, der sich in der Nähe tetraploider DNS-Stammlinien bewegt. Die DNS-Konzentration streut stärker und die erhöhten DNS-Mengen werden auf größere Flächenwerte bezogen, wobei der prozentuale DNS-Gehalt in kondensiertem Chromatin stark vermindert ist (SANDRITTER et al., 1974).

Bei transplantablen Mammakarzinomen der Maus fanden FEAUX DE LACROIX et al. (1973) trotz des unterschiedlichen histologischen Musters keine Differenzen der Zellkinetik, die für eine Teilsynchronisation als Voraussetzung für eine gezielte zytostatische Therapie sprechen. Weitere Studien zur Frage der Synchronisation menschlicher Tumorzellen bei KLEIN et al. (1972).

3. Tumorform und Tumorgröße

a) Makroskopischer Aspekt

Schnittflächen durch Mammakarzinome gleichwie mammographische Aufnahmen zeigen, daß diese Tumoren unterschiedliche Formen und vor allem unregelmäßige Konturen haben, wodurch sich die Geschwulst von dem umgebenden Binde- und Fettgewebe absetzt. Wir unterscheiden:

1. *Karzinome mit polyzyklischer, sternförmiger Begrenzung* vom Typ des invasiven duktalen skirrhösen Karzinoms mit einem derben, grauweißen Kern und strahligen weißen Ausläufern, die sich im Binde- und Fettgewebe verlieren, das zumeist einen dunkelgelben Lipochromsaum erkennen läßt (BAHRMANN, 1954) (Abb. 315). Die feinen Ausläufer imponieren röntgenologisch als sog. Krebsfüßchen (vgl. Tabelle 58).

2. *Karzinome von knotigem Aufbau, rundlicher Form* und unterschiedlicher Begrenzung, die aus knolligen Untereinheiten zusammengesetzt erscheinen und

in das Fettgewebe vordringen. Typ: invasive duktale Karzinome unterschiedlicher Gewebsreife (vgl. Tabelle 58).

3. *Zirkumskripte runde Karzinome*, in der Regel einen großen Knoten bildend, der sich scharf vom umgebenden Gewebe absetzt. Typ: medulläres Karzinom mit lymphoidem Stroma.

4. *Intrazystische Karzinome* sind im allgemeinen intraduktale papilläre Karzinome, deren Sekretion und Blutungen zu einer zystischen Auftreibung des Ganges führen, wobei der Tumor die Zystenwand auskleidet oder dort als ein knotiges Neoplasma imponiert.

5. *Diffuse Karzinome* in fortgeschrittenen Stadien mit flächenhafter oder knotiger Infiltration des Drüsenkörpers, des Fettgewebes und der Haut.

Im neueren Schrifttum wurde den Karzinomen mit sternförmiger und knolliger Kontur Aufmerksamkeit geschenkt, da sich diese Unterschiede auch prognostisch zu äußern scheinen: GALLAGER und MARTIN (1969, 1974) stellten bei Tumoren unter 5 cm Durchmesser mit sternförmiger Begrenzung in 71% eine 5-Jahres-Überlebenszeit fest, wobei in 57% axilläre Metastasen vorlagen; bevorzugte Altersgruppe: 65–70 Jahre. Bei den knollig konturierten Karzinomen lag die 5-Jahres-Überlebenszeit mit 58% niedriger, die Frequenz axillärer Metastasen wird mit 41% angegeben.

b) Größenordnung der Primärtumoren

Die Frage der Größe von Mammakarzinomen anhand von Einsendungen, das heißt von Exzisionsbiopsien und Amputationspräparaten, ist von KREIENBERG (1971) bearbeitet worden. Von 4026 Operationspräparaten wurden 3464 Fälle ausgewertet. In Abb. 288 sind die durch weiße Felder gekennzeichneten benignen Tumoren den Karzinomen gegenübergestellt. Daraus wird deutlich, daß $^2/_5$ aller Karzinome einen Durchmesser bis zu 3 cm erreichen, ein Drittel,

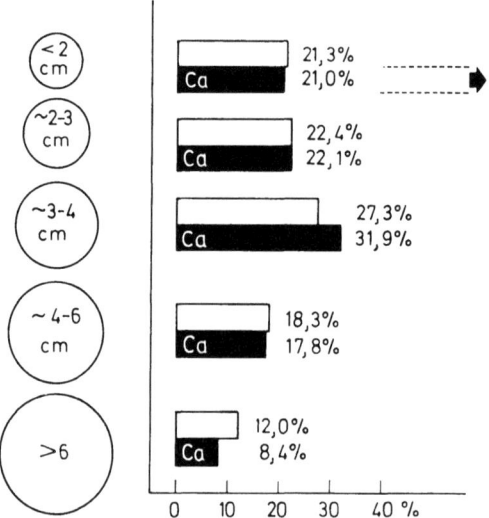

Abb. 288. Größenordnung benigner (weiße Fläche) und maligner (schwarze Fläche) Primärtumoren der Mamma von 3464 Operationspräparaten. Eingezeichneter Pfeil weist auf die gegenwärtige Entwicklung in der Erfassung kleiner Karzinome hin

die größte Gruppe, 3–4 cm groß wird, bevor operative Maßnahmen ergriffen werden. In 8,4% wurden sogar Karzinome von mehr als 6 cm Durchmesser festgestellt. Die eingetragene Größenordnung der gutartigen Neubildungen entspricht in den kleineren Dimensionen der der Karzinome, in den Gruppen über 4 cm bis über 6 cm dominieren die benignen Tumoren (BÄSSLER et al., 1971). Die Feststellung der Größe von Primärtumoren hat deshalb besondere Bedeutung, weil wir wissen, daß die Frequenz der axillären Lymphknotenmetastasen zur Tumorgröße eine enge Korrelation zeigt. Bei Karzinomen bis zu 1 cm Größe sind axilläre Lymphknotenmetastasen in 14–22,7% festgestellt worden (KERN und MIKKELSEN, 1971; HAAGENSEN, 1971). Es versteht sich daher, daß alle diagnostischen Bemühungen um eine möglichst frühe Erfassung der Karzinome orientiert sind, das heißt in einem prognostisch günstigen Stadium, wie aus dem Pfeil in Abb. 288 hervorgehen soll.

Jeder Pathologe verfügt über Einzelbeobachtungen von sehr kleinen, das heißt wenige Millimeter messenden Mammakarzinomen, deren Erkennung entweder durch mammographische Untersuchungen gelenkt wurde oder die zufällig entdeckt worden sind. Da es sich bei der Beurteilung dieser minimalen Karzinome um eine immer wichtiger werdende Aufgabe handelt, soll dazu Stellung genommen werden:

c) Minimal Cancer — Frühkarzinom

Wie auf anderen Gebieten der pathohistologischen Diagnostik sind die Begriffe des „minimal cancer" und des „early cancer" ins Deutsche übersetzt und auf kleine beziehungsweise beginnende Formen des Karzinoms übertragen worden. Auch im amerikanischen Schrifttum bestehen definitorische Unklarheiten, was ein „early cancer" in der Mamma ist und ob ein „minimal cancer" ein invasiver oder ein nicht-invasiver Krebs ist? (SCHWEITZER, 1974). Daher erscheinen für die Anwendung dieser Termini technici folgende Definitionen erforderlich:

Als „*Minimal cancer*" *oder Kleinstkarzinom der Mamma* werden invasive oder nicht-invasive, duktale oder lobuläre Karzinome von einer Größenordnung bis zu 0,5 cm im Durchmesser bezeichnet, die eine gute Prognose haben. Stadium T_1, NO, MO.

Der Begriff des „*Frühkarzinoms*" oder „*early cancer*" ist unter pathohistologischen Aspekten deshalb unglücklich, weil darunter frühe Entwicklungsphasen im Sinne einer Präkanzerose verstanden werden könnten. Im *klinischen Gebrauch* ist das Frühkarzinom ein Tumor (ohne Größenangabe), der zum Zeitpunkt des Therapiebeginns keine regionalen Lymphknotenmetastasen und keine Fernmetastasen aufweist. Nachweis und Existenz von Metastasen sind allerdings Fragen, die erst aus dem klinischen Verlauf zu beantworten sind.

Pathomorphologische, klinische und prognostische Untersuchungen am Minimal cancer liegen von KERN und MIKKELSEN (1971) an 23 Fällen und von WANEBO et al. (1974) an 162 Fällen vor. ZIPPEL und CITOLER (1976) fanden unter 220 lokal begrenzten Karzinomen der Mamma 5 minimale Tumoren bis 0,5 cm Durchmesser. Über weitere Beobachtungen berichten GALLAGER und MARTIN (1971); MARTIN und GALLAGER (1971) zu Fragen der mammographischen Diagnostik; HUTTER (1971) zur Pathologie; GALANTE (1971), ATKINS et al.

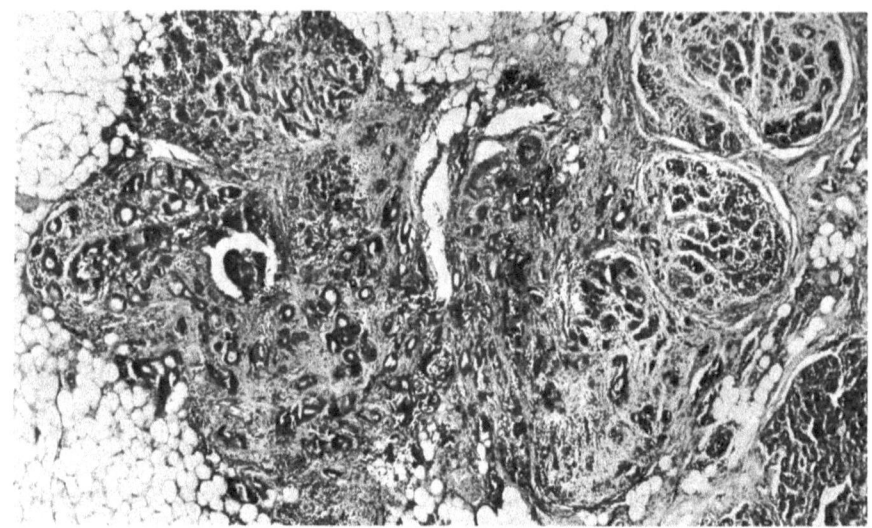

Abb. 289. Minimal cancer der Mamma von 2 mm Durchmesser als Zufallsbefund vom Typ eines invasiven duktalen Adenokarzinoms. HE. Vergr. 140 ×

(1972) sowie WANEBO et al. (1974) zur chirurgischen Therapie. Über inzipiente Karzinome SOMMERS (1969) und FARROW (1970).

Pathohistologisch erweisen sich die minimalen Mammakarzinome überwiegend als invasive duktale Karzinome (52 von 162 Fällen), als nicht-infiltrierende Karzinome (37 von 162 Fällen) (Abb. 289), als lobuläre Karzinome in situ (49 von 162 Fällen), als Morbus Paget ohne invasiven Tumor und selten als Karzinome mit besonderer Differenzierung, jedoch ohne hohen Malignitätsgrad. HUTTER (1971) erwähnt vor allem kleine tubuläre, gelatinöse und medulläre Karzinome und unterstreicht die Schwierigkeiten in der Diagnostik. KERN und MIKKELSEN (1971) fanden bei Karzinomen unter 1 cm Durchmesser bei invasiven Karzinomen im Mastektomiepräparat in 14% Metastasen, bei nicht-infiltrierenden Formen keine. WANEBO et al. (1974) geben bei minimalen infiltrierenden Karzinomen in 16% Mikrometastasen in der Axilla von weniger als 2 mm Durchmesser an. Nach Biopsien lagen Karzinomreste im Mastektomiepräparat in 40% vor! Nach ZIPPEL und CITOLER (1976) konnten bei 5 Kleinkarzinomen im Mastektomiepräparat keine Residuen des Tumors, in 4 Fällen keine Lymphknotenmetastasen beobachtet werden. Dagegen wiesen Karzinome von 0,6–1 cm in 19,6% weitere Tumorherde und in 33% Metastasen auf, Karzinome von 1,1–2 cm ergaben 25,6% Residuen und in 42,1% Metastasen.

Klinisch lag im Mittel eine Symptomdauer von 2 Monaten vor. Bevorzugt war der obere äußere Quadrant der rechten Mamma.

Therapie: ATKINS et al. (1972) haben die Behandlungsergebnisse bei „early cancer" nach Tumorexcision (Lumpectomy oder Tylectomy) und Radikaloperation — jeweils mit Nachbestrahlung — verglichen. Danach ergab sich bei Tumorexcision eine höhere Rezidivquote, unabhängig vom Vorliegen axillärer Lymphknotenmetastasen. Zu ähnlichen Ergebnissen kam auch RISSANEN

(1969) bei Karzinomen des Stadiums I. WANEBO et al. (1974) schlagen als Behandlungs-Verfahren die modifiziente Radikaloperation vor, weil damit die besten Langzeitergebnisse erzielt worden sind.

4. Pathohistologie des Tumorparenchyms und -stromas

Die Feinstruktur des Mammakarzinoms wird im Zusammenhang mit den einzelnen Geschwulsttypen besprochen. Daher sollen an dieser Stelle nur einige allgemeine Gesichtspunkte erörtert werden.

Die dem Drüsenepithel entstammenden Karzinome der Brustdrüse zeigen häufig, wenn auch in Abhängigkeit ihres Reifegrades, sekretorische Potenzen an, die sich in der Bildung und Abscheidung von Schleim, von Glykogen, von Kalksalzen und Lipoiden äußern.

a) Schleimbildung

Am stärksten ist fraglos die Muzinsekretion bei dem Carcinoma gelatinosum. Aber auch eine Reihe anderer drüsenbildender Karzinome, insbesondere das adenoid-zystische und das tubuläre Karzinom, haben diese Fähigkeit, die durch PAS- und Alzianblau-Färbung leicht nachzuweisen ist. Hier ist es auch möglich, das Sekret intrazellulär zu erfassen. Bei systematischer Bearbeitung konnten FISHER et al. (1975) nachweisen, daß eine leichte Muzinbildung in 34,6%, eine stärkere in 11,8% vorliegt, insgesamt fast in der Hälfte aller Mammakarzinome. Die genannten höher differenzierten Karzinome mit Schleimbildung sind mit einer günstigeren Prognose verbunden. Diese Beziehungen sind seit langem bekannt (SCHULTZ-BRAUNS, 1933, ältere Lit.) und fanden in dem Begriff des Épithéliomes sécrétants DELBET (1927) Ausdruck. Nach FISHER et al. (1975) bestehen geringe Unterschiede in der Schleimqualität (PAS-pos., PAS-Alzianblau-pos.) zu morphologischen und biologischen Eigenschaften der Karzinome. Über Siegelring-Zellkarzinome als besondere schleimbildende Variante des infiltrierenden lobulären Karzinoms mit einem ,,sinus-katarrh-ähnlichen'' Metastasenmuster in den Lymphknoten berichteten STEINBRECHER und SILVERBERG (1976).

b) Glykogengehalt

Untersuchungen über den Glykogengehalt der menschlichen Brustdrüse sind spärlich. FORAKER (1956) fand im Rahmen histochemischer Studien an Mammakarzinomen einen geringeren Glykogengehalt als im normalen Drüsengewebe. Korrelationen zwischen Glykogengehalt und Unreife des Tumors und seiner Metastasen beschreibt GABUNIYA (1961). Über Beziehungen von Glykogen und Phosphorylasen bei benignen Tumoren berichtet GODLEWSKI (1964). FISHER et al. (1975) stellten Glykogen in 62,4% von 902 Karzinomen fest. Es ergeben sich keine Korrelationen zu Gewebsreife oder Prognose. Über Glykogenablagerungen in den sog. Lamprozyten (SKORPIL, 1943) (s.S. 413).

c) Mikrokalzifikation

Verkalkungen in Mammakarzinomen, die häufig sind und früher kaum beachtet wurden, haben heute als Indikatoren eines Tumors in der mammographischen Diagnostik große Bedeutung gewonnen. Nach den umfangreichen mammographischen Erfahrungen haben Kalkabscheidungen in Karzinomen ein besonderes Muster und imponieren „wie ein mit dem Hammer geschlagener Stein" (HOEFFKEN und LANI, 1973) oder — in der radiologischen Terminologie — als „gruppierte (karzinomspezifische) Mikrokalzifikationen". Kombinierte radiologische und histologische Untersuchungen ergeben ein Vorkommen von Mikrokalzifikationen unterschiedlicher Form in 70–80% bei benignen Tumoren und Formen der Mastopathie. In Mammakarzinomen fanden EGAN (1960) in 40%, FRIEDMANN et al. (1966) in 24%; BUCHWALD (1968) in 43% Mikrokalzifikationen, so daß sich heute ein Mittelwert von 30–50% ergibt (GELINSKY et al. 1975). Davon werden Verkalkungen in 60% bei Carcinomata in situ gesehen (CITOLER, 1976). Bei Erkennung gruppierter Verkalkungen liegt nach dem Autor die Malignitätswahrscheinlichkeit bei 20%. Ein exakter histologischer Nachweis gelingt bei Anwendung von neutralem Formalin als Fixierungsmittel und röntgenologischer Kontrolle des Exzisates wie auch des zur Paraffineinbettung ausgeschnittenen Präparates. Wird die tumorverdächtige und nur durch eine Mikrokalzifikation gekennzeichnete Stelle auf diese Weise lokalisiert und kontrolliert, so ist histologisch die topische Identifikation ohne weiteres zu erreichen.

FISHER et al. (1975) fanden bei Anwendung der Kossa-Färbung in 59,7% von 917 Karzinomen der Mamma positive Reaktionen. Pathologie und Topik der Verkalkungen gehen aus Abb. 290 hervor.

Zur *Pathogenese dieser Kalzifikationen* ist nach neueren Untersuchungen über herdförmige und diffuse Organverkalkungen zu sagen, daß es sich in der Mamma um ganz unspezifische Gewebsreaktionen handelt. Wir wissen, daß Sekret und Sekretretention wichtige Voraussetzungen von Gangektasie und Zystenbildung sind und eine große Bedeutung als Verkalkungsterrain haben. Die pathohistologischen Erfahrungen zeigen, daß diskrete Sekretionsvorgänge mit Abscheidung einer viskösen eiweißreichen, häufig tropfigen Flüssigkeit unter physiologischen Bedingungen bis in das hohe Alter vorkommen. Bei dysplastischen Erkrankungen mit einer stärkeren Sekretabgabe gleichwie in drüsenbildenden Tumoren treten daher häufig Kalkablagerungen in ganz unterschiedlicher Stärke in Erscheinung. Nach dem *morphologischen Aspekt* unterscheiden HAMPERL (1968) sowie STEGNER et al. (1972) folgende Formen:

1. *Große plumpe Verkalkungen* im Stroma, vorkommend in Zysten, Lipomen, Nekrosen und Nekrobiosen.
2. *Grob-granuläre Kalzifikationen*, vorkommend in Komedokarzinomen mit einem mittleren Durchmesser von 1,5 mm.
3. Kleinste Verkalkungen, *sog. Mikrokalzifikationen* als radiologisches Leitsymptom für das Karzinom, daher „karzinomspezifische" Kalkherde. Vorkommend in soliden und skirrhösen Karzinomen sowie in eingedicktem Sekret und im Stützgewebe.
4. *Bandförmige* Mediaverkalkungen intramammärer Arterien.

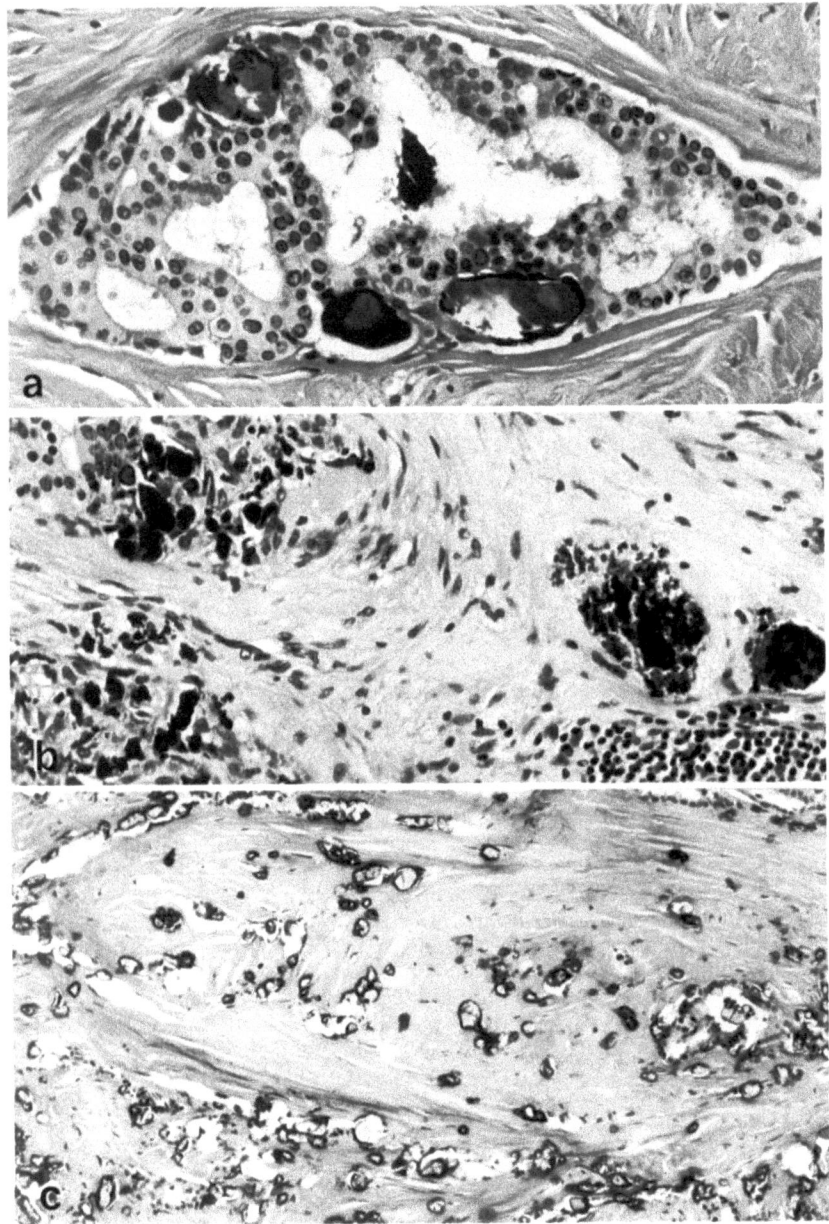

Abb. 290a–c. Formen der Kalzifikation in Mammakarzinomen. (a) Körnige Mikrokalzifikate in einem intraduktalen Karzinom mit Kalkabscheidungen in präformierten Lumina. (b) Gruppierte Verkalkungen im Bereich des Karzinoms (li. Bildhälfte). Verkalkungen im Bindegewebe neben rundzelligem Infiltrat (re. Bildhälfte). (c) Gruppierte Mikrokalzifikationen in einem völlig sklerosierten zentralen Gebiet eines invasiven duktalen Karzinoms. HE. Vergr. 240×, 140×, 90×

Zur Frage der Realisationsfaktoren der Verkalkungen ist festzustellen, daß lokale Bradytrophien im Stützgewebe offensichtlich nur eine untergeordnete Rolle spielen, da beispielsweise bei einer Fibrosis mammae oder Hyalinose Kalkabscheidungen keineswegs die Regel sind. Im Gegensatz hierzu finden wir Kalzifikationen in proliferierenden Prozessen mit hoher metabolischer Aktivität und zwar unabhängig vom Vorliegen einer allgemeinen Störung des Kalzium-Phosphat-Stoffwechsels. Die intra- und extrazellulären Verkalkungen in der Brustdrüse sind daher als spezielle Formen der zirkumskripten (lokalen) Kalzinose aufzufassen, die den Gesetzmäßigkeiten der lokalen Kalziphylaxie nach SELYE und den heutigen Vorstellungen über die Pathogenese extraossärer Kalzifikationen unterliegen (SEIFERT, 1965; STEGNER et al., 1972). Die Autoren unterstreichen die Bedeutung aktiver Stoffwechselleistungen mit metabolischer Aktivität und erhaltener Permeabilität der Zelle als Voraussetzung intramammärer Verkalkungen. Zu einem gleichen Ergebnis kam AHMED (1975) indem er feststellte, daß das Kalzium unter physiologischen Bedingungen wie in Tumoren von der luminalen Plasmamembran ausgeschieden wird, wobei eine gleichzeitige Auflockerung der Zellverbindungen in Karzinomen diesen Abgabemechanismus zu erleichtern scheint. Danach beginnt die Verkalkung mit der Ausfällung nadelförmiger Kristalle in einer Matrix, die sich in den präformierten Lichtungen im Tumor oder in den intrazytoplasmatischen Lumina abscheidet. Hier verdichten sich die Kristallite und werden zu runden, geschichteten Kalzosphärulen mit bestimmter Schichtenfolge (Liesegangsche Ringe) umgebaut. Bei Anwendung der Elektronenbeugung erwiesen sich diese Ablagerungen als Hydroxylapatit. Nach Angaben von HOEFFKEN und LANYI (1973) enthalten diese Herde in 55% $Ca_3(PO_4)_2$, in 9,7% $CaCO_3$, in 13,3% $Mg_3(PO_4)_2 \cdot H_2O$ und Eiweiß in 22%.

Experimentelle Untersuchungen von BRANDT und BÄSSLER (1969, 1972) über unterschiedliche Verkalkungsmuster in der Mamma haben gezeigt, daß es mit Hilfe des Modells der Calciphylaxie nach SELYE (1962) möglich ist, verschiedene, der Topik in der menschlichen Brustdrüse entsprechende Verkalkungsmuster zu induzieren:
Bei einer *mechanischen Sekretstauung* wie bei Retention und Eindickung des Sekretes (Beispiel: Mastopathie, Sekret in drüsenbildenden Tumoren) treten im Experiment intraalveoläre Verkalkungen auf, wobei die Verkalkungsmatrix das Sekret ist (Abb. 291a).
Bei einer *metabolisch-toxischen Zellschädigung* werden intrazelluläre oder interstitielle Kalzifikationen ausgelöst, wobei die Matrix die geschädigten Epithelzellen und die Zellorganellen sind (Beispiel: Karzinome mit Gewebsnekrosen). Auf diese Weise wird auch verständlich, daß granuläre Kalzifikationen im Bindegewebe, d.h. „neben" den Tumoren vorkommen (Abb. 291b).

d) Lipidsekretion

Lipidsekretion in Mammakarzinomen ist nach bisherigen Untersuchungen sehr selten. Von HAAGENSEN (1971) ist ein hellzelliger Tumor mit Bildung großer Lipidmengen beschrieben worden (vgl. Kapitel T. III).

e) Reaktionen des kollagenen Bindegewebes

Ein großer Teil der Mammakarzinome unterscheidet sich von den malignen Geschwülsten anderer Standorte dadurch, daß zwischen den soliden oder drüsigen Zellverbänden beträchtliche Mengen kollagenen und elastischen Bindegewe-

1. mechanischer Faktor

Sekretstauung

Kalzifikation überwiegend

intraalveolär

2 metabolischer Faktor

Zellschädigung durch Äthionin

Kalzifikation überwiegend

interstitiell

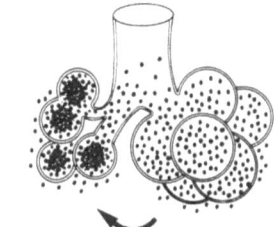
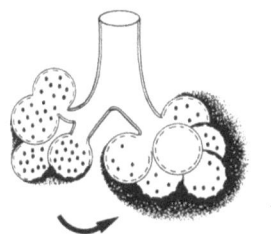

a

b

Abb. 291 a u. b. Schematische Darstellung zur Pathogenese experimentell erzeugter Verkalkungstypen in der Mamma. (a) Mechanischer Faktor durch Sekretstauung, (b) metabolischer Faktor durch toxische Zellschädigung

bes gebildet werden. Diese Eigenschaft findet in dem häufig verwendeten Terminus des Carcinoma ‚scirrhosum' Ausdruck und zeigt sich makroskopisch durch die weiße Farbe, durch seine Härte und Retraktion der umgebenden Weichteile oder der äußeren Haut. Die Neigung zur Fibroplasie ist auch in einem Teil der Metastasen verwirklicht und zeigt, daß die Neubildung von Bindegewebe von den Zellen des Karzinoms induziert wird. Das äußert sich vor allem dort, wo der Tumor in das Fettgewebe vordringt. Unter physiologischen Bedingungen bei einem Wachstum der Drüsengänge oder Endsprossen oder besonders sinnfällig bei der Gynäkomastie wachsen die drüsigen Epithelsprossen erst dann in das Fettgewebe ein, wenn sich dieses in ein kollagenes Bindegewebe umgewandelt hat. Das heißt, daß der wachsende Gang stets von einem Bindegewebsmantel umgeben ist und gleichsam in eine seiner Sprossung vorauseilenden bindegewebigen Metaplasie vordringt. Diese Eigenschaften finden sich in einem Teil der Karzinome wieder, wobei die fibroblastischen Reaktionen gerade in der Tumormitte so stark sein können, daß die epithelialen Anteile völlig zugrundegehen. Auf diese Weise bilden sich fibröse und hyalinisierte Kerne aus, die in einer angrenzenden mittleren Zone sowohl neugebildetes Bindegewebe wie Tumor zu gleichen Teilen enthalten. Der äußere Ring stellt die Invasionszone dar, in der die epithelialen Anteile zwar überwiegen, aber auch hier zwischen den Zellverbänden des Karzinoms reichlich Bindegewebe aufweisen.

Diese Karzinome induzieren die Fibroplasie mit den Folgen der zentralen Hyalinisation und die Neubildung von elastoider Substanz, die bevorzugt in der Wand eingeschlossener Milchgänge entsteht (vgl. Kapitel H, 2). SCHULTZ-BRAUNS (1933) diskutiert die pathogenetischen Möglichkeiten der Hyalinose aus dem vorhandenen Bindegewebe und die bindegewebige Organisation von Tumornekrosen, die zweifellos vorkommen, aber für das skirrhöse Karzinom als Paradigma dieses Prozesses keine Bedeutung haben. FISHER et al. (1975)

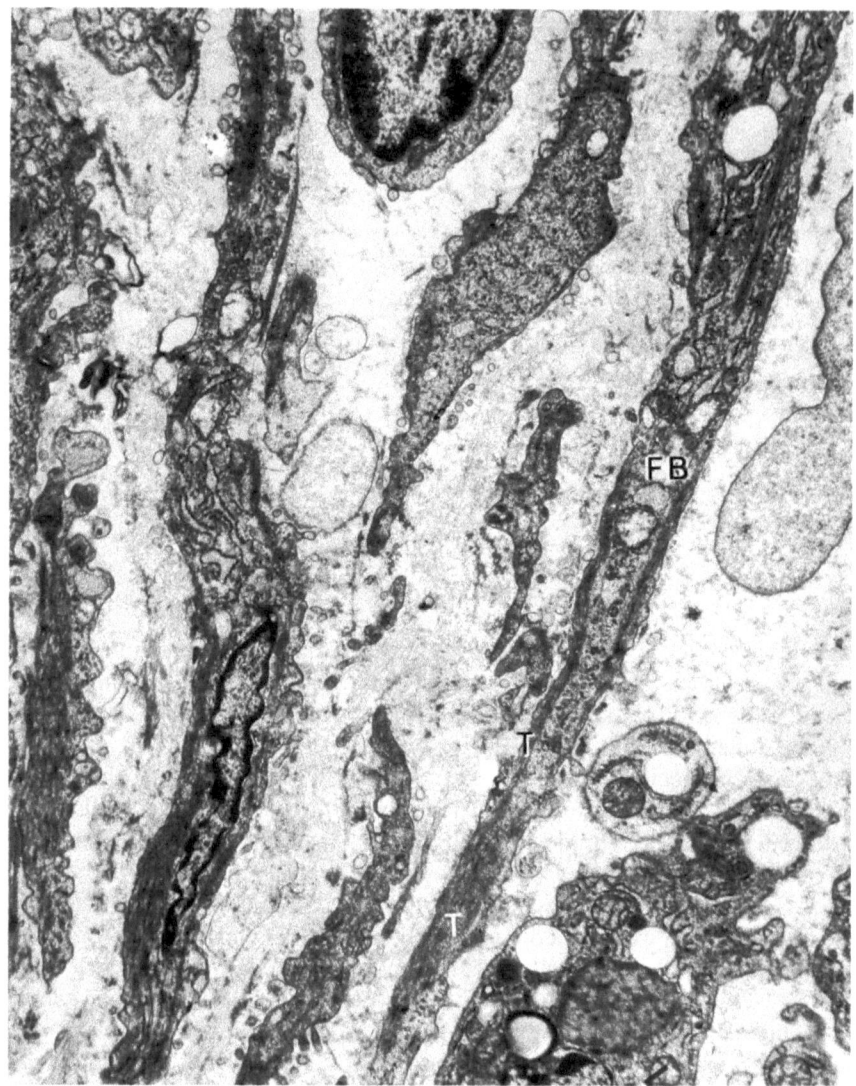

Abb. 292. Proliferierte und aktivierte Fibroblasten (*Fb*) aus einem skirrhösen Mammakarzinom der Frau. Die Zellen enthalten dicht gelagerte Tropokollagenbündel (*T*) entlang der Zellmembranen und ein stark entwickeltes Ergastoplasma. In der transparenten Grundsubstanz feinflockige Präzipitate und ein faserarmes Bindegewebe. EM-Vergr. 11040×

fanden in 41,6% der Karzinome ein dichtes Stroma, ein lockeres oder myxoides nur in 0,4%, beide Formen kombiniert in 46,8%.

Histochemische Untersuchungen von MAJEWSKI et al. (1963) zeigten, daß in der Umgebung von Mammakarzinomen saure Mukopolysaccharide sowie vermehrt Fibroblasten und Mastzellen gebildet wurden. LEUSCHNER (1969) stellte bei 30 skirrhösen Mammakarzinomen in der Peripherie des Tumors und in

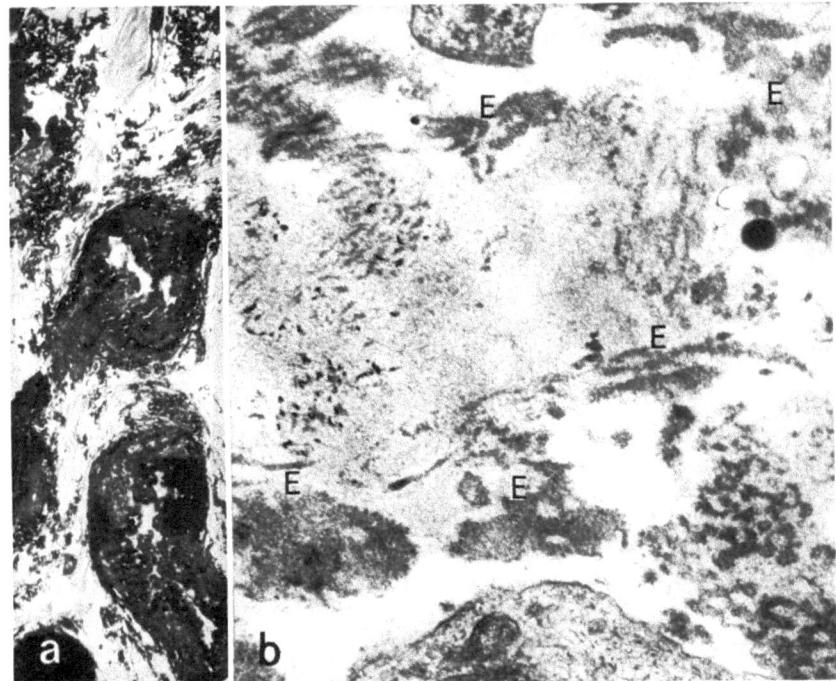

Abb. 293a u. b. Elastose in einem duktalen, invasiv wachsenden Karzinom. (a) Lichtmikroskopischer Aspekt nach Resorzinfärbung mit starker Abscheidung in den Milchgängen und im Stützgewebe. Vergr. 240 ×. (b) Elektronenmikroskopischer Aspekt mit scholligen, z.T. bandförmigen, kontrastreichen Ablagerungen der elastischen Substanz (E) in einer inhomogenen Grundsubstanz. Invasives duktales Karzinom. Vergr. EM-Vergr. 34500 ×

einer Intermediärzone metachromatisches Material und Mastzellen fest, dagegen nicht in dem zellarmen und hyalinisierten Tumorzentrum. Die Metachromasie des Tumorstromas wird als Ausdruck einer erhöhten Wachstumsaktivität des Tumors gedeutet. Über Mukopolysaccharide in der Mamma unter physiologischen Bedingungen OZZELLO und SPEER (1958).

Elektronenmikroskopisch zeigt das Tumorstroma bei skirrhösen Karzinomen in der peripheren Zone der Fibroplasie eine Proliferation von organellenreichen Fibroblasten mit einem stark entwickelten Ergastoplasma, dessen Lamellensysteme erweitert sind und eine homogene graue Substanz enthalten. Entlang der Zellenmembranen finden sich parallel gelegene Tropokollagenbündel (Abb. 292); im Interzellulärraum neben feinen und wolkigen Präzipitaten der Grundsubstanz dichte Bündel kollagener Fibrillen mit gleichmäßiger Periodik.

Des weiteren zeigen sich flächenhafte kontrastreiche, zum Teil bündelförmige und fasrige Ablagerungen, die sich von den Fibrillen des Kollagens zwar unterscheiden, aber teilweise mit diesen Fibrillen in Verbindung sind und in diese übergehen oder durch eine kontrastreiche Substanz maskiert werden. Die zwischen den Tumorzellen erkennbaren Ablagerungen entsprechen der *Elastose des Tumorstromas* (Abb. 293). (vergl. Kapitel H2).

f) Elastose

Makroskopisch imponieren die als Elastose oder Elastic-Amyloid bekannten Ablagerungen als gelbe Streifen und treten nach LUNDMARK (1972), nach AZZO-PARDI und LAURINI (1974) und nach eigenen Beobachtungen ganz bevorzugt im Zentrum skirrhöser invasiver Karzinome auf (etwa in 90%), weit seltener in medullären (10%) oder in höher differenzierten Karzinomen. Die Ablagerungen sind in der Wand von Milchgängen lokalisiert und haben in frühen Entwicklungsphasen eine eindeutig fasrige Beschaffenheit, zumeist in Form unregelmäßiger Wellen oder Locken (Abb. 139). Mit fortschreitender Verdichtung dieses mit Resorzin gut anfärbbaren Faserfilzes kommt es zu einer Homogenisation, die sich im HE-Schnitt als rötlicher, feingranulärer Saum mühelos erkennen läßt. Von den Gängen greift der Prozeß als zirkumduktale Elastose auch auf die Umgebung über. In der Serie von FISHER et al. (1975) ist in 11% der Karzinome keine, in 33,2% eine leichte, in 37,8% eine mittelgradige und in 17,2% eine starke Elastose festgestellt worden. Pathogenetisch wird angenommen, daß ein die Fibroblasten stimulierender Faktor von den Tumorzellen ausgeht und die Bildung dieser elastischen Substanzen induziert (Abb. 293).

g) Kollagenase-Aktivität

Im Gegensatz zu der Fähigkeit zur Neubildung von Bindegewebe verfügt das solide und invasive Karzinom über eine hohe Kollagenaseaktivität, die nach LANGER et al. (1968) in den Randzonen des Tumors lokalisiert ist, also dort, wo die Geschwulst infiltrierend in das autochthone Gewebe vordringt, um das ortsständige Kollagen im Bindegewebe abzubauen. Die Kollagenaseaktivität erscheint somit als ein wichtiger enzymatischer Faktor für das invasive Tumorwachstum.

Eine Beeinflussung des Wachstums von Walker-Karzinomen der Ratte durch *Hyaluronidase* konnte experimentell nicht festgestellt werden (DONTENWILL, 1955).

h) Riesenzellbildung im Stroma

Bei infiltrierenden duktalen Karzinomen mit (infarktartigen) Blutungen und Hämosiderose werden im Bindegewebe multinukleäre Riesenzellen beobachtet. Nach FACTOR et al. (1977) sind diese histiozytärer Natur und pathogenetisch auf eine reaktive Antigenstimulation zurückzuführen. — Der Autor fand gleichartige Riesenzellen vom Osteoklastentyp in der Umgebung hämorrhagischer Infarkte der Brustdrüse (Abb. 129).

5. Ergebnisse elektronenmikroskopischer Untersuchungen

Über die Feinstruktur der Mammakarzinome liegen seit der ersten elektronenmikroskopischen Beschreibung von Tumoren dieses Organs durch HAGUE-NAU (1959) eine Reihe von Beobachtungen vor, die zusammenfassend im neuen Schrifttum von SYKES (1968), von MURAD (1971) und OZZELLO (1971) sowie von FISHER (1976) mitgeteilt worden sind. Die an Mammakarzinomen gewonnenen Untersuchungsergebnisse werden vergleichend beschrieben, wobei von Tumoren mit dem niedrigsten, zytomorphologisch erfaßbaren Malignitätsgrad ausgegangen wird. Allerdings ist bei der elektronenmikroskopischen Beurteilung menschlicher Geschwülste in besonderem Maße zu bedenken, daß die untersuchten Ausschnitte — gemessen an einem Mammakarzinom von durchschnittlicher Größe — sehr klein sind und daß in demselben Tumor oftmals beträchtliche Unterschiede in der Zytomorphologie und Anordnung der Zellen bestehen. Daher wurden Übersichtsvergrößerungen bevorzugt. Eine detaillierte Beschreibung der Feinstruktur ist einigen Kapiteln über spezielle Karzinomformen eingefügt worden. Zur elektronenmikroskopischen Zytomorphologie der normalen Drüsenzellen vgl. S. 54.

a) Sog. Carcinoma lobulare in situ

Als Beispiel einer dem Mutterboden zytomorphologisch nahestehenden Neoplasie zeigt Abb. 294 eine Epithelgruppe von unterschiedlich großen Zellen mit einem wechselnd dichten, das heißt ribosomenhaltigen Zytoplasma. Die hellen, transparenten Zellen entsprechen den Hauptzellen (Typ B nach HAGUENAU, 1959), die kleineren dunklen dem Typ A und daneben zeichnen sich eine Reihe von Übergangsformen ab. Die Zellkerne sind weitgehend gleichmäßig und rund, die Nukleoli geknäuelt. Im Zytoplasma befinden sich Ribosomen, einzelne Ergastoplasmalamellen und Zytosomen von 100 bis zu 500 mµ Größe. Mitochondrien sind klein, dunkel und spärlich. Intrazytoplasmatisch erkennt man parallel angeordnete Faserbündel, wobei die einzelnen Filamente eine Breite von 50–60 Å haben und den Tonofibrillen der Epithelzellen entsprechen. Die Zellenmembranen sind verzahnt, an der Basis finden sich regelmäßig Myoepithelzellen und eine Basalmembran. Die Differenzierung dieser Filamente ist eine Eigenschaft, die den Epithelzellen der Mamma innewohnt und die unter dem Einfluß einer Zellproliferation realisiert werden kann (Lit.: BÄSSLER, 1968; SCHÄFER und BÄSSLER, 1969; CARTER et al., 1969; MURAD, 1971). Über das infiltrierende lobuläre Karzinom berichten OZZELLO (1971) und FISHER (1976).

b) Intraduktales Karzinom

Die elektronenmikroskopische Untersuchung bezieht sich auf Formen höherer Gewebsreife. Abb. 295 zeigt eine kleine, von polygonalen Drüsenzellen umgebene Lichtung. Die Kerne sind rundlich, der Chromatingehalt erscheint nicht hoch. Im Zytoplasma neben Ribosomen und kleinen Ergastoplasmalamellen zahlreiche runde Zytosomen unterschiedlicher Größe sowie Mitochondrien. Die Intrazellulärräume sind erweitert, die Zellen sind durch Verzahnungen der Zellmembranen verbunden. Nach dem Lumen ragen große, lange und unregelmäßige Mikrovilli vor. Eine komprimierte Zelle mit dunklem Kern an der Oberfläche (Superfizialzelle) beginnt sich aus dem Zellverband zu lösen. Nach außen liegt eine breite und intakte Basalmembran vor, die auch Myoepithelzellen umgibt. Bei dieser nicht-invasiven Form eines intraduktalen Karzinoms bestehen Ähnlichkeiten mit den hellen Hauptzellen, die sich mit zunehmender Entdifferenzie-

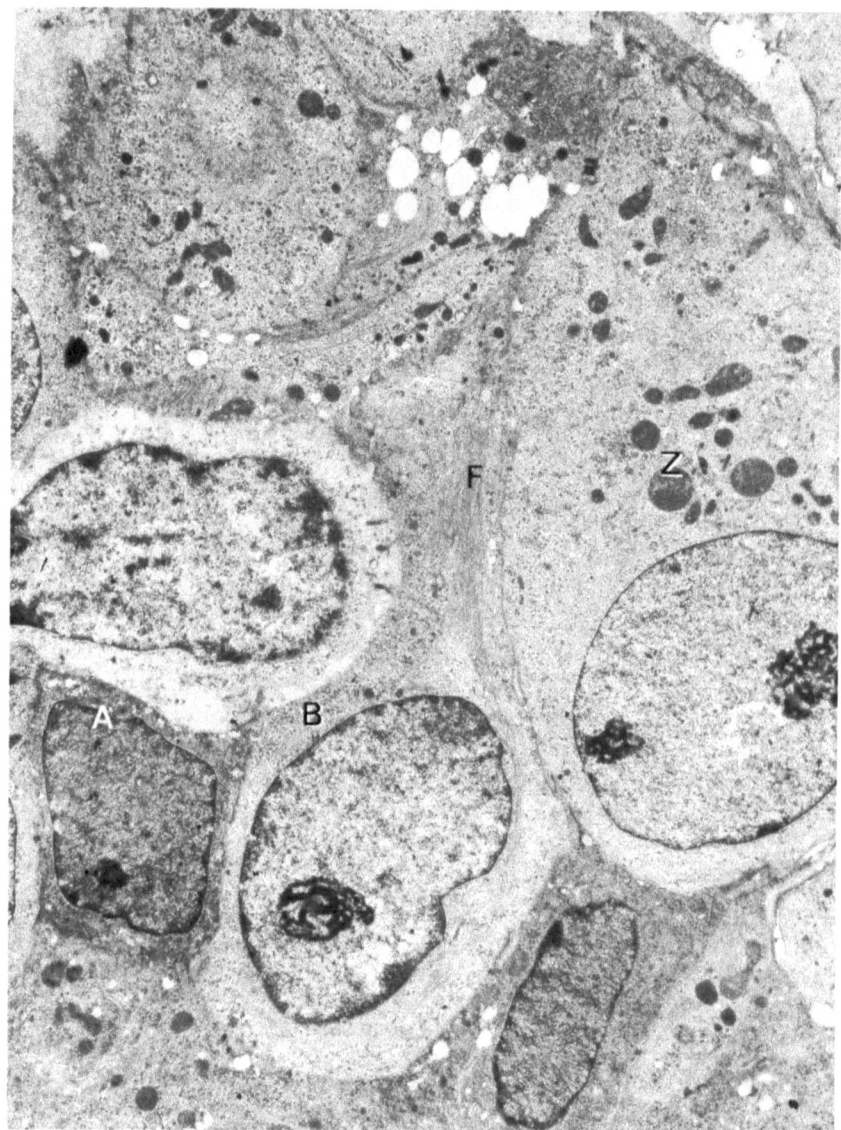

Abb. 294. Epithelzellgruppe aus einem sog. Carcinoma lobulare in situ mit ovalen bis runden Kernen und einem unterschiedlich dichten Zytoplasma. Helle Zellen (Typ B), dunkle Zellen (Typ A) und Zwischenstufen. Im Zellplasma dicht gelagerte Filamente (*F*) und Zytosomen (*Z*). EM-Vergr. 8100 ×

rung verlieren. Dafür spricht Abb. 296 mit polygonalen Zellen und völlig atypischen gelappten Kernen sowie mit großen Nukleoli. Das Zellplasma enthält reichlich Organellen, vor allem auch einen Golgiapparat (Lit.: WEILEMANN, 1971; MURAD, 1971; GOULD et al., 1975).

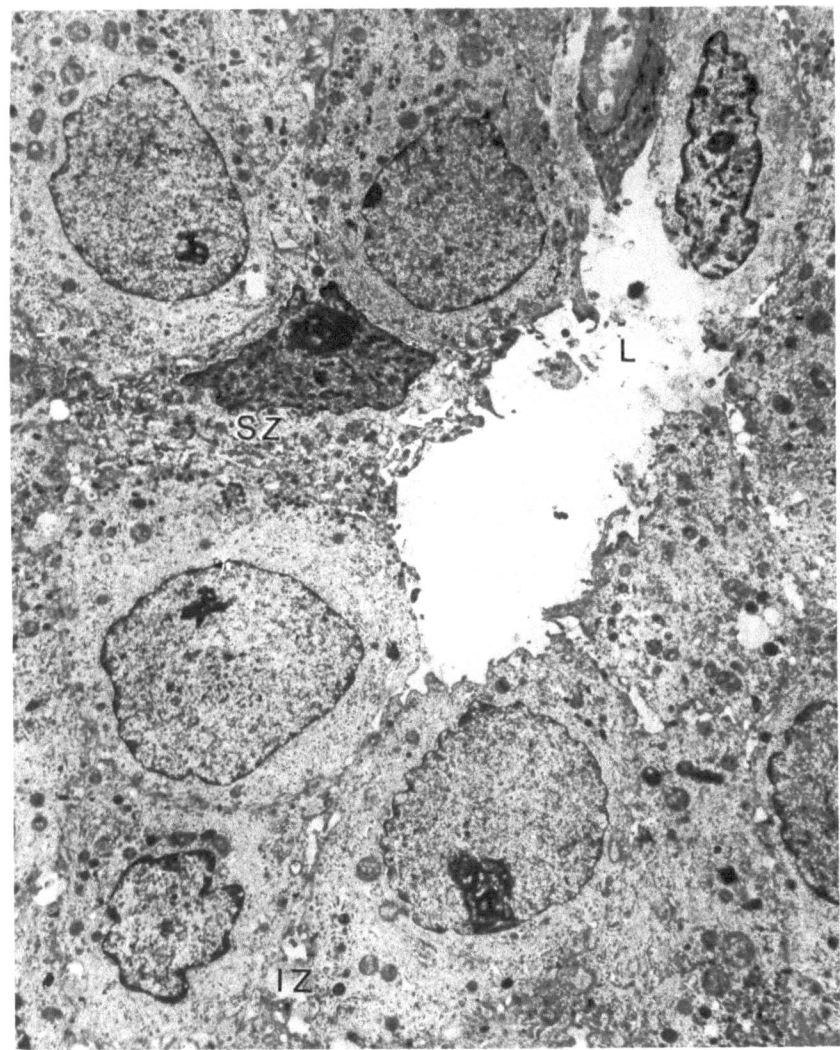

Abb. 295. Tumorzellgruppe eines intraduktalen Karzinoms, um eine Lichtung (*L*) angeordnet. Kerne rundlich, isomorph. Ungleichmäßig dichtes Zytoplasma mit Ribosomen, kleinen
Ergastoplasmalamellen und zahlreichen, ungleich verteilten Zytosomen sowie Mitochondrien. Komprimierte, in Desquamation befindliche Zelle (*SZ*). Weite Interzellularräume
(*IZ*). EM-Vergr. 7800 ×

c) Invasives duktales Karzinom

Diese häufigen und zytomorphologisch unterschiedlichen Geschwulstformen
sind vor allem von HAGUENAU (1959), HOLLMANN (1960), WELLINGS und
ROBERTS (1963), BERGER (1964), MURAD und SCARPELLI (1967), BUSCH und
MERKER (1968, 1969), GOLDENBERG et al. (1969), WEILEMANN (1971), AHMED

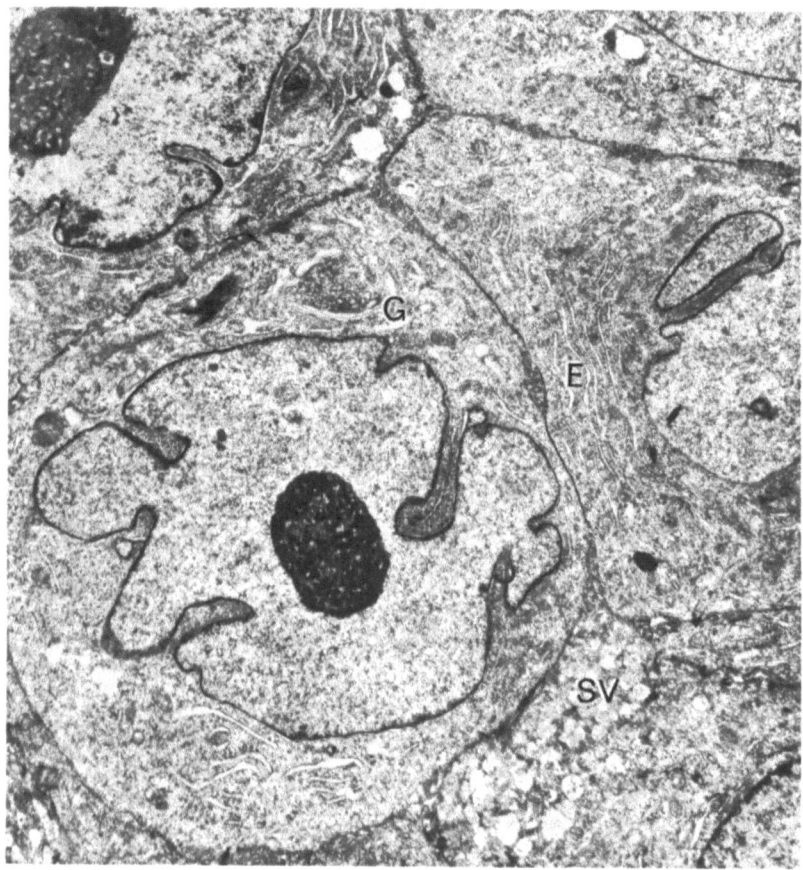

Abb. 296. Ausschnitt aus einem entdifferenzierten intraduktalen Karzinom mit polygonalen Epithelzellen und bizarren gelappten Zellkernen mit großen Nukleoli. Starke Ausbildung des Ergastoplasmas (*E*), eines Golgifeldes (*G*) und von kleinen Sekretvakuolen (*SV*). EM-Vergr. 19200 ×

(1974), FISHER (1976) beschrieben worden: Im Vergleich zu den vorangehenden höher differenzierten Karzinomen zeigen diese Formen als solide und skirrhöse Krebse neben unregelmäßigen polygonalen Zellformen große, dicht gelagerte und häufig gelappte Kerne mit einem grobscholligen Chromatin sowie große Nukleoli. In Abb. 297 weist ein solides Karzinom ein weitgehend gleichmäßiges Zellmuster auf, dagegen ist das duktale, anaplastische Karzinom in Abb. 298 durch nahezu alle Kriterien der zellulären Atypie und Anaplasie gekennzeichnet: grobscholliges Chromatin in einem stark vergrößerten, lappigen Kern; unscharfe Zellgrenzen, angeschwollene große Mitochondrien, Vakuolen, Zytosomen; fehlende Basalmembran und fehlende Myoepithelzellen. In der Regel sind bei diesen Karzinomen die Zellmembranen glatt; Desmosomen fehlen weitgehend oder völlig, die Interzellularspalten sind erweitert, wodurch ein Ablösen der Zellen aus dem Verbande im Sinne einer verminderten oder fehlenden Kohäsion leicht

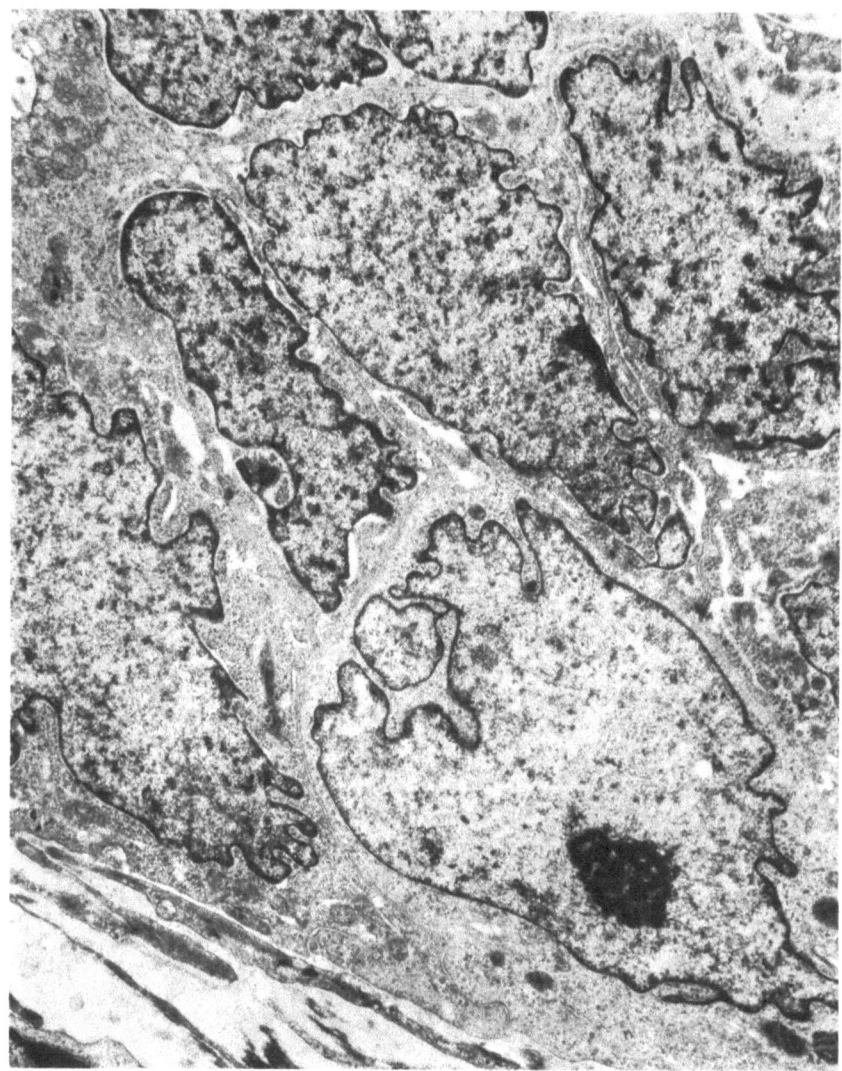

Abb. 297. Ausschnitt aus einem soliden Karzinom mit weitgehend isomorphem Zellmuster. Dichte Lagerung der Zellkerne mit gelappten Konturen. Im Zytoplasma gleichmäßig verteilte Ribosomen und Polysomen. EM-Vergr. 18500×

möglich erscheint. Ein Symptom vieler Karzinome ist das Auftreten *intrazytoplasmatischer Lumina* (Ductuli), die wie die Oberfläche von Epithelzellen von multiplen Mikrovilli wie unvollständige Radspeichen ausgekleidet sind. Diese schlauchartigen Gebilde gehen von der Zelloberfläche oder von den seitlichen Zellmembranen aus und erscheinen auf Schnitten zumeist als quergetroffener Ductulus. Ganz bevorzugt kommen diese Ductuli bei invasiven Karzinomen vom skirrhösen Typ vor (Abb. 299) (WELLINGS und ROBERTS, 1963; CARTER et al., 1969; AHMED, 1974). Über den lichtmikroskopischen Nachweis dieser

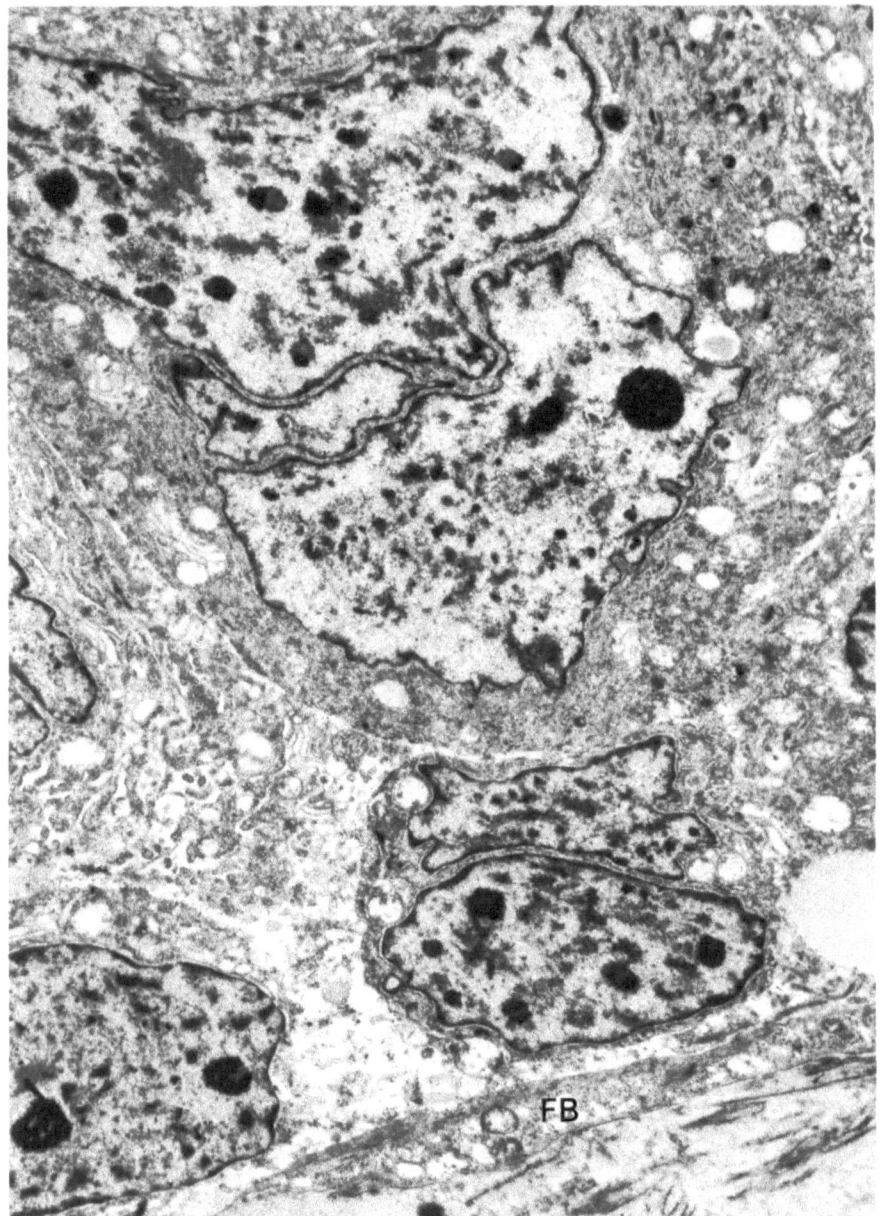

Abb. 298. Invasives duktales Karzinom mit starker Anaplasie und Ausbildung unregelmäßiger Tumorzellen. Große gelappte Kerne mit unregelmäßiger Chromatinverteilung, multiple Nukleoli. Angeschwollene Mitochondrien, reichlich Ribosomen und Zytosomen. Invasiv wachsende Zellgruppen im Anschnitt in der unteren Bildhälfte. Daneben Fibroblast (*FB*).
EM-Vergr. 17560 ×

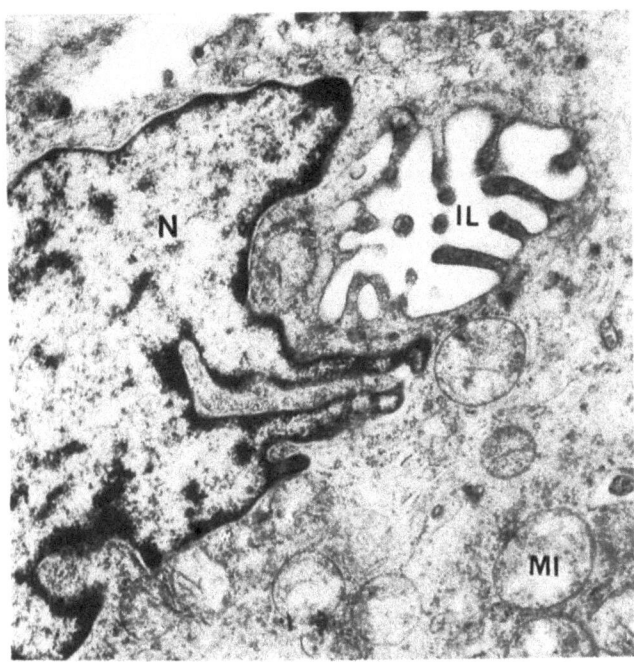

Abb. 299. Tumorzelle mit intrazytoplasmatischem Lumen (*IL*) mit Mikrovilli aus einem duktalen, invasiv wachsenden Karzinom. Daneben reichlich angeschwollene Mitochondrien (*MI*) und ein großer gelappter Zellkern (*N*). EM-Vergr. 17 100 ×

intrazellulären Lumina für die Differentialdiagnose in Metastasen berichtet BAT-TIFORA (1975).

Das Verhalten des *Myoepithels bei Karzinomen* beschreiben mit verschiedenen Deutungen über Proliferation, Faserbildung und eines Überganges zu Fibroblasten MURAD und VON HAAM (1968); SCHÄFER und BÄSSLER (1969) bei lobulären Karzinomen sowie AHMED (1974) mit dem Ergebnis, daß Myoepithelzellen zwar formvariabel sind, aber offensichtlich nicht maligne entarten.

d) Karzinome besonderer Differenzierung

Das *medulläre Karzinom* besteht aus dicht gelagerten hellen und dunklen Zellen (Typ B und A), die Filamentbündel, reichlich Zellorganellen und zahlreiche Desmosomen besitzen. Hier treten auch intrazytoplasmatische Lumina hervor. Die Zellgruppen sind in unregelmäßigen Gruppen angeordnet. Basalmembranstrukturen und Myoepithelzellen waren nur gelegentlich und diskontinuierlich festzustellen (GOULD et al., 1975). FISHER (1976) fand keine Unterschiede zwischen den Karzinomen mit und ohne lymphoidem Stroma.

Schleimbildende Adenokarzinome zeigen wie das typische *muzinöse Karzinom* (Carcinoma gelatinosum) im Zytoplasma zahlreiche Vakuolen, die von einem feinnetzigen Material ausgefüllt sind. In Abb. 300 sind Zelloberfläche und Lumen, Vakuolen sowie ein intrazytoplasmatischer Ductulus getroffen. Die Zelle gibt ihr Sekret in die präformierte Lichtung ab, die an dem Mikrovillibesatz erkennbar ist. Abb. 301 a, b entstammen einem homogenen muzinösen Karzinom, dessen Kerne feingranuläre Einschlüsse aufweisen, die wahrscheinlich Glykogendepots darstellen. In Abb. 301 b sind Schleimvakuolen mit einem Aufbruch der

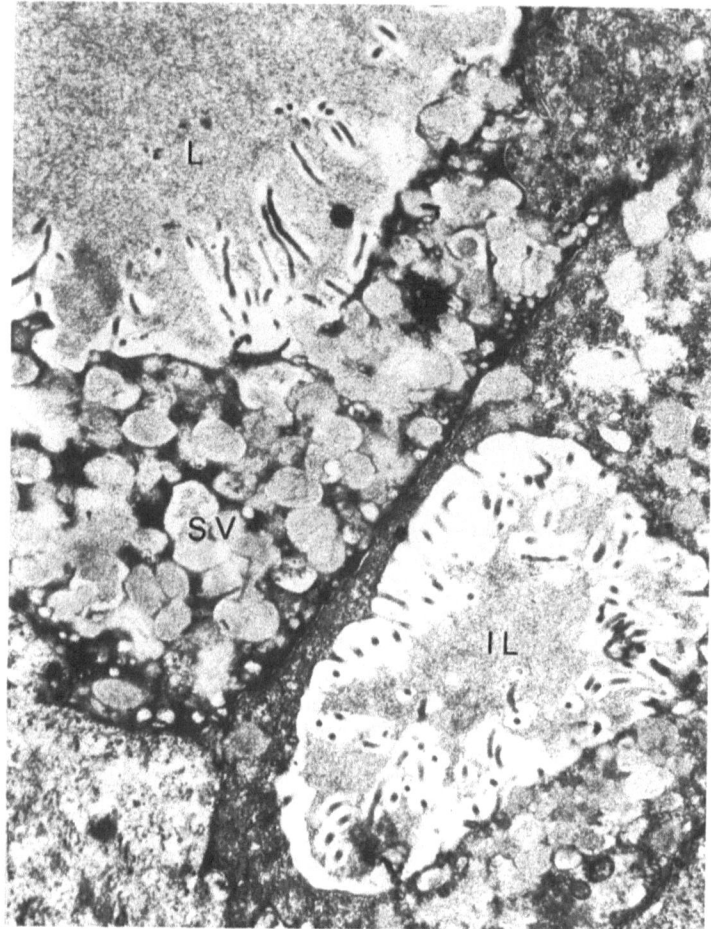

Abb. 300. Ausschnitt aus einem schleimbildenden Adenokarzinom. Am oberen Bildrand
Drüsenlumen (*L*) mit Mikrovilli. Im Zytoplasma multiple Sekretvakuolen (*SV*) und ein
intraplasmatisches Lumen (*IL*). EM-Vergr. 13 800 ×

Zellmembran zu sehen. Durch die Lücke dringt der Schleim in den extrazellulären Raum
ein. Nach AHMED (1974) bildet der Tumor auch große intracytoplasmatische Schleimvesikel
aus, in die der Schleim von den Syntheseorten im Zytoplasma entleert wird (Lit.: TELLEM
et al., 1966; GROS und GIRARDIE, 1967; WEILEMANN, 1971).

Das *tubuläre Karzinom* zeigt auch elektronenoptisch eine einfache Reihe kubischer
Epithelzellen mit Mikrovilli, intrazytoplasmatischen Lumina und einen reichlichen Organel-
lenbestand. Dieses Karzinom ist durch ein Fehlen von Basalmembranen und Myoepithelzellen gekennzeichnet. Gegensätzlich verhält sich die sklerosierende Adenose: Proliferierte
Myoepithelzellen, Basalmembrandepots (Lit.: GOULD et al., 1975; JAO et al., 1976).

Adenoid-zystische Karzinome bestehen aus einer mehrreihigen, eine Lichtung umgebenden Zellschicht mit Interdigitationen und Spalträumen, die eine feingranuläre Substanz
enthalten. GOULD et al. (1975) beschreiben neben den „echten" Drüsenlumina auch Pseudo-
zysten. Die epithelialen Gänge und Zellstränge sind nach außen von Myoepithelzellen
sowie von einer Basalmembran umgeben (KOSS et al., 1970; ferner WOYKE et al., 1970).

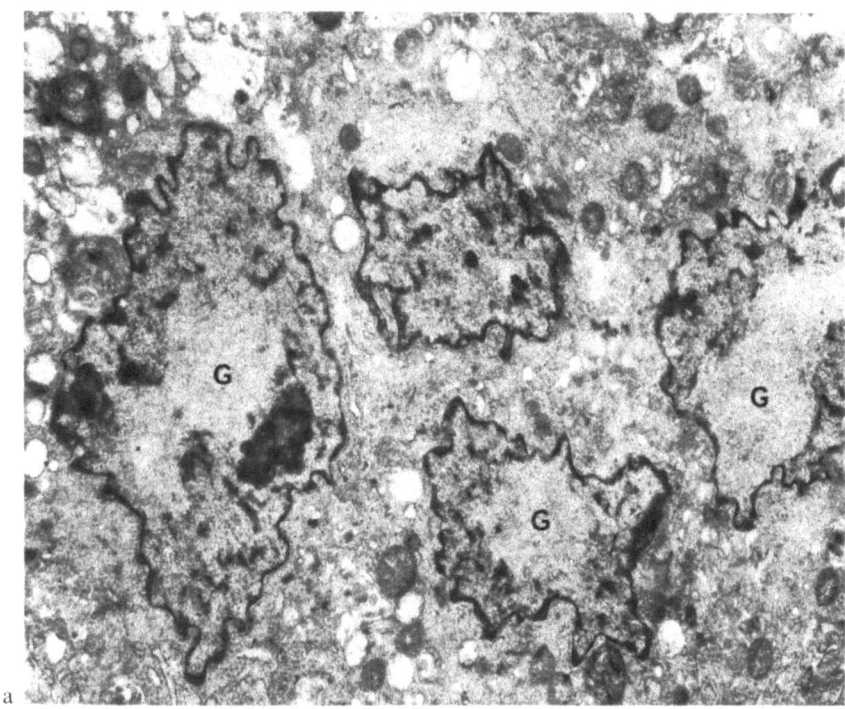

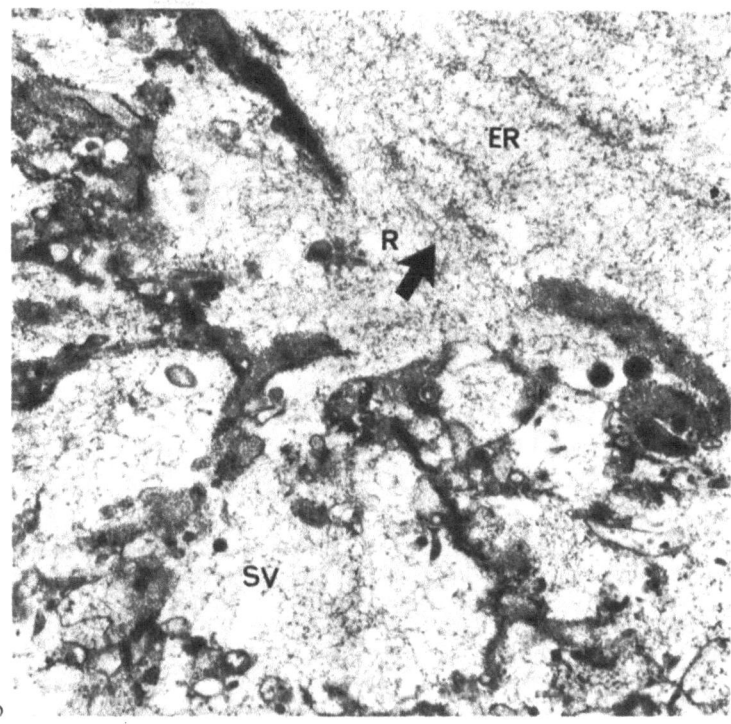

Abb. 301a u. b. Muzinöses (gelatinöses) Karzinom der Mamma. (a) Gelappte Zellkerne mit hellen feingranulären Einschlüssen, wahrscheinlich Glykogendepots (*G*) darstellend. Im Zytoplasma Schleimvakuolen. (b) Zytoplasma mit Schleimvakuolen (*SV*) und Rupturstelle (*R*) der Zellmembran. Austritt des Schleims in den extrazellulären Raum (*ER*). EM-Vergr. 16200 × und 20500 ×

Die *Feinstruktur von Mammamischtumoren der Hündin* ist in mehreren Arbeiten in vergleichender morphologischer Darstellung und Reflexion auf die Zytomorphologie der menschlichen Brustdrüse von v. BOMHARD und v. SANDERSLEBEN (1973, 1974, 1975a, b) ausführlich beschrieben und dokumentiert worden.

6. Ergebnisse enzymhistochemischer Untersuchungen

Die Enzymhistochemie hat unter den Methoden, den Stoffwechsel in den Zellen maligner Tumoren zu erfassen, einen besonderen Rang eingenommen. Die Markierung der Reaktionsprodukte erlaubt, die Topik und in einem gewissen Maße auch die Intensität enzymatischer Leistungen in der Zelle zu bestimmen. In Karzinomen zeigt sich in der Regel ein inhomogenes Verteilungsmuster der Enzymaktivitäten, das zum Teil vom Differenzierungsgrad, von hormonalen und nutritiven Einflüssen auf das Tumorparenchym bestimmt wird.

a) Hydrolytische Enzyme

In dieser Gruppe spielt die *alkalische Phosphatase* eine große Rolle, die von HOLZNER und KAUFMANN (1965) und von MEIER-RUGE (1966) bei Mammakarzinomen untersucht wurde und eine Korrelation zur ovariellen Östrogenausschüttung ergab. JENSEN (1970) fand eine starke Aktivität in Fibroblasten des Geschwulststromas, wobei Fibroadenome und Karzinome ein ähnliches Verhalten zeigten. In den hormonal offensichtlich abhängigen mesenchymalen „Reaktionszonen" erblicken JENSEN und SCHIØDT (1971) eine spezifische Antwort des Tumorgewebes. DRENNAN (1951) stellte in 4 von 100 Karzinomen und KLEIN (1976) in 3 von 32 Karzinomen unterschiedlicher Form stark positive Reaktionen fest, alle anderen waren negativ. Diese Befunde decken sich mit den Angaben von PAKDAMAN und STEIN (1963), die in Adenokarzinomen lediglich im Stroma wie in den Gefäßen alkalische Phosphatase nachwiesen. Angesichts dieser großen Unterschiede ist zu prüfen, ob diese enzympositiven Tumoren eine besondere hormonale Sensibilität besitzen.

Adenosintriphosphatase ist vor allem im Tumorstroma stark positiv (HOLZNER und KAUFMANN, 1965; MEIER-RUGE, 1966), ferner nach AHMED (1974) in den Zellmembranen myoepithelialer Zellen und in einigen Tumorzellen, weswegen der Autor der Auffassung ist, daß diese myoepithelialen Ursprungs sind. KLEIN (1976) fand uneinheitliche Enzymmuster in einigen Tumorzellen ohne bestimmte Lokalisation.

Saure Phosphatase ergibt eine ähnliche Aktivität wie die alkalische Phosphatase mit Lokalisation in den Tumorzellen in Kernnähe sowie im Stroma als möglicher Ausdruck einer spezifischen Reaktion des Karzinoms (JENSEN und SCHIØDT, 1971).

Leucinaminopeptidase wurde von HECKER (1972) mit hoher Aktivität in infiltrierend wachsenden Karzinomen, vor allem in Tumorzellen und weniger im Stroma nachgewiesen. Es wird diskutiert, ob die Aktivität dieses proteolytisch wirkenden Enzyms in der Infiltrationszone die Eigenschaft eines „spreading factors" habe. Unter dessen Einfluß könnte es zu einer Depolymerisation der Protein- und Mukopolysaccharid-Komponenten in der Grundsubstanz kommen, wodurch die Tumorinvasion in das Bindegewebe erleichtert oder ermöglicht würde (DAVID und MANGAKIS, 1963; SYLVEN, 1967). KLEIN (1976) erwähnt eine diffus-positive Reaktion in den Karzinomzellen, jedoch keine Verstärkung in den oben beschriebenen Randgebieten.

Unspezifische Esterase erwies sich in einigen Karzinomen als gleichmäßig, in anderen Tumoren als fleckförmig positiv, jedoch mit Bevorzugung der Tumorrandgebiete (KLEIN, 1976).

Die *Glukose-6-Phosphatase* untersuchten PAKDAMAN und STEIN (1963) und stellten Enzymaktivitäten nur im Stroma und in den Gefäßen, jedoch nicht in den Tumorzellen fest.

b) Oxydative Enzyme

Monaminooxidase ergibt nach MORI et al. (1970) keine sinnfälligen Differenzen zwischen benignen und malignen Tumoren. Bei Karzinomen überwiegen nach DUNKEL-LAZAR (1975) die enzymnegativen Fälle.

Succinatdehydrogenase ist in etwa gleicher Intensität in Dysplasien, in benignen und malignen Tumoren festgestellt worden (FORAKER, 1956; HARCOURT-WEBSTER und TRUMAN, 1969; JENSEN, 1970; MONIS et al., 1959; WANDREY, 1961). Beziehungen der Enzymaktivität zum Differenzierungsgrad des Tumors ergaben widersprechende Ergebnisse. Während MEL-NICK und BULLOCK (1959) und MEIER-RUGE (1966) bei entdifferenzierten Karzinomen eine geringe oder fehlende Aktivität feststellten, fanden WACHSTEIN (1962) bei anaplastischen Karzinomen starke Reaktionsausfälle. Das Mesenchym verhielt sich stets wenig aktiv. Keine Beziehungen zwischen Reaktionsstärke und Differenzierungsgrad gehen aus den Angaben von DUNKEL-LASAR (1975) hervor.

Beta-Hydroxybutyrat-Dehydrogenase ist von MONIS et al. (1959), von MELNICK (1965) sowie von DAWSON (1967) bei Metaplasien, Fibroadenomen und Karzinomen untersucht worden, wobei die Ergebnisse bei allen Tumoren eine große Variationsbreite zeigen und keine Aussagen über die Differenzierungshöhe gestatten.

Laktatdehydrogenase-Aktivität wurde wiederholt in Fibroadenomen, bei Mastopathien und in Karzinomen untersucht (MONIS et al., 1959; MELNICK, 1965; MEIER-RUGE, 1966; MORI et al., 1966; OKAMOTO, 1966; HARCOURT-WEBSTER und TRUMAN, 1969; HECKER, 1972). In Karzinomen sind direkte Beziehungen zur Differenzierungshöhe des Tumors festgestellt worden, insbesondere im Gebiet der Tumorinvasion (HECKER, 1992), wohingegen MORI et al. (1966) wie auch DUNKEL-LASAR (1976) keine Konkordanz zwischen Tumorausbreitung und Reaktionsstärke dieses Enzyms fanden. MEIER-RUGE (1966) und JENSEN (1970) heben hervor, daß in Karzinomen wie bei Mastopathien eine gleichhohe Enzymaktivität festzustellen ist, die bei den Tumoren jedoch eine ungleichmäßige Verteilung zeigt. Studien über *LDH-Isoenzymverteilungen* in Mammakarzinomen von ZIEGENBEIN und SCHREMMER (1974) ergaben bei unreifen Tumoren embryonale Gewebsmuster, bei höher differenzierten Karzinomen den sog. Lebertyp (LDH-5).

Glukose-6-Phosphat-Dehydrogenase. Das Enzym für den oxidativen Pentosezyklus ist nach experimentellen Studien an der Mamma in seiner Reaktionsintensität hormonal abhängig und zeigt in Karzinomen nach MORI et al. (1963, 1966), DAWSON (1967), HARCOURT-WEBSTER und TRUMAN (1969b) sowie DUNKEL-LASAR (1976) keine gruppenspezifischen Aktivitätsunterschiede. Dagegen konnten COHEN (1964) und JENSEN (1970) Abhängigkeiten zum Differenzierungsgrad ermitteln, wobei intraduktal wachsende Karzinome stärker als invasive Formen reagierten.

Weitere Untersuchungsergebnisse liegen vor von: ANDRES und MILONOV (1951) über alkalische Glycerophosphatase in benignen und malignen Mammatumoren. Biochemische Untersuchungen über zahlreiche Dehydrogenasen von SMITH et al. (1966), über Phosphohexose-Isomerase mit einer positiven Korrelation im Tumorgrading von MUIR und FAWCETT (1965), über Nukleasen, Dehydrogenasen, Adenosindesaminosen von GOLDBERG et al. (1967). Elektronenmikroskopisch-histochemische Untersuchungen zur Lokalisation von Phosphatasen in Mammatumoren der Maus: MISFELDT et al. (1970).

Diese Ergebnisse machen deutlich, daß vor allem die Karzinome der Mamma mit ihren unterschiedlichen Reifegraden inhomogene Verteilungsmuster der oxidativen wie der hydrolytischen Enzyme aufweisen, die so geartet sind, daß sie weder zur Unterscheidung zwischen benignen und malignen Tumoren noch zur Differenzierung der Karzinome untereinander herangezogen werden können.

7. Pathomorphologie der Lokalisation und der örtlichen Ausbreitung

Das Karzinom der Brustdrüse zeigt als ein umschriebener und makroskopisch abgrenzbarer Prozeß eine bestimmte Quadrantenlokalisation, die prognostisch

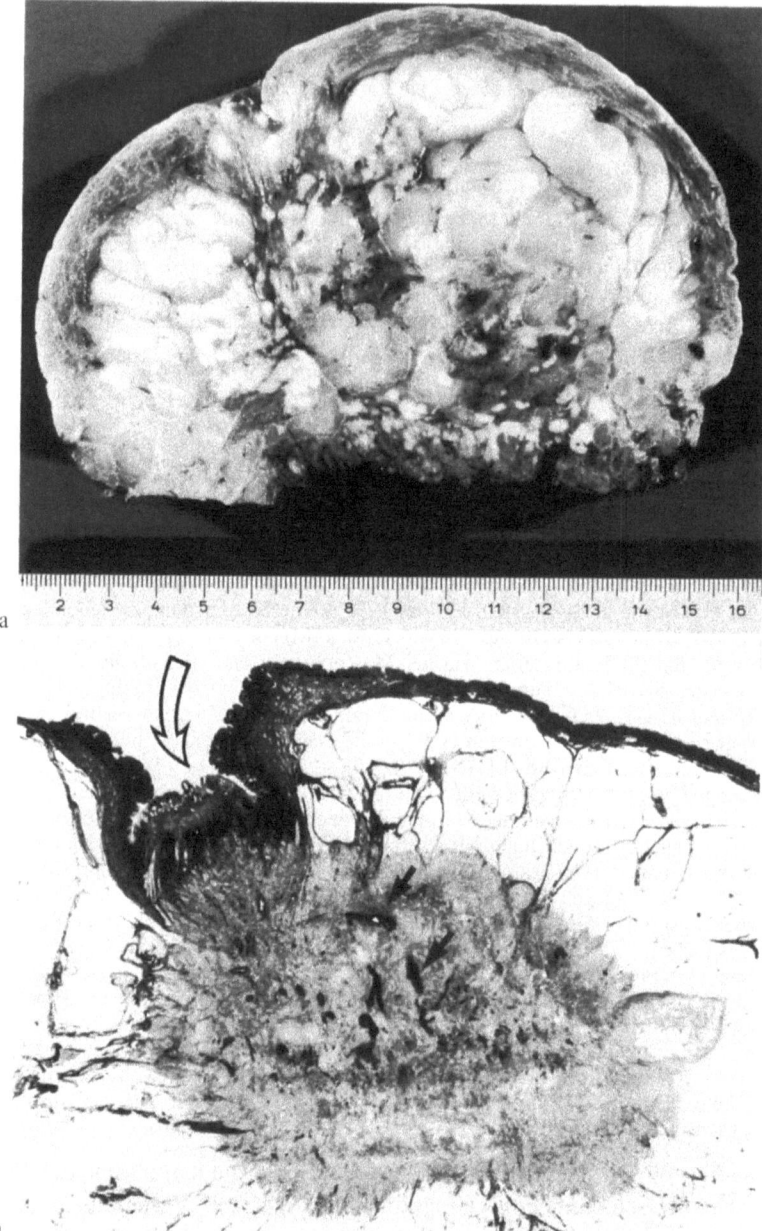

Abb. 302 a u. b. (a) Ausgedehntes Mammakarzinom mit hochgradigem Hautödem, Retraktion der Mamille und herdförmiger sowie flächenhafter Karzinose des Fettgewebes sowie der Pektoralismuskulatur. (b) Großschnitt eines zentralen Karzinoms mit Retraktion der Mamille. Zirkumduktale Elastose (Pfeile)

von Bedeutung ist. Seltener imponiert dieser Tumor als eine multizentrische, plurinoduläre Geschwulst oder in fortgeschrittenen Phasen als eine diffuse, sowohl die äußere Haut wie die Pektoralismuskulatur einbeziehende Karzinose (Abb. 302).

a) Seitenlokalisation

Während in früheren Untersuchungen zu dieser Frage eine seitengleiche Frequenz angenommen wurde, haben Reihenuntersuchungen an Mammakarzinomen zahlreicher Autoren eindeutig eine *geringgradige Bevorzugung der linken Brustdrüse* ergeben.

BUSK und CLEMMESEN (1947) fanden anhand von 4139 Mammakarzinomen 2117 auf der linken, 1908 Karzinome auf der rechten Seite. Ähnliche Relationen gibt HARNETT (1948) an. ROBNETT et al. (1950) stellten mit 52,5%; SHIMKIN (1952) mit 51,7% und BERKSON et al. (1957) mit 52,1% der Fälle ein Überwiegen der linken Seite fest. Gleiche Ergebnisse erzielten LUCASSON und ZIEROTT (1964) mit 51,2% und DONEGAN (1967) mit 52% zugunsten links. GARFINKEL et al. (1959) kamen zu gleichen Ergebnissen und heben jedoch hervor, daß das Karzinom der Mamma virilis bevorzugt auf der rechten Seite lokalisiert sei. Neuere statistische Untersuchungen über das männliche Brustdrüsenkarzinom widersprechen dieser Behauptung. LANE-CLAYPON (1926) vermuten bei der Lage des Karzinoms auf der linken Seite einen Schutzeffekt des rechten Armes vor Traumen. HAAGENSEN (1957) bezweifelt diese Erklärung, da für die Realisation eines Mammakarzinoms traumatische Einflüsse keine Bedeutung haben.

Werden die Rechts-Links-Relationen auf 100 bezogen, so ergeben sich für die linke Brustdrüse Werte zwischen 104–113, die auch für das Karzinom der männlichen Mamma gültig sind (SMITHERS et al., 1952; KESSLER, 1968). CLEMMESEN (1950) unterstreicht, daß dieses Links-Rechts-Verhältnis während des Lebens erhalten bleibt und nicht von einer Änderung des Familienstatus — ledig, verheiratet — beeinflußt wird.

b) Quadrantenlokalisation

Zur topischen Bestimmung der Mammatumoren wurde die Oberfläche der Brustdrüse in 4 Quadranten und in eine zentrale Zone mit Einschluß der Mamille und eines zirkumareolären, einen Zentimeter breiten Gebietes eingeteilt. Diese 5 Zonen dienten seit Jahrzehnten der Ortsbestimmung und ergaben eine eindeutige Bevorzugung des der Axille benachbarten Gebietes, das heißt, des oberen und äußeren Quadranten. In zahlreichen Untersuchungen ist die prozentuale Verteilung der Mammakarzinome in den einzelnen Quadranten ermittelt worden, wobei die Tumoren am häufigsten im oberen äußeren Quadranten, in der zentralen Zone und im oberen inneren Quadranten vorkommen. Die Zahlenangaben gehen aus der Tabelle (Tabelle 36) nach HAAGENSEN (1971), modifiz. von SCHADLER (1972) hervor.

Weitere Studien zu dieser Frage liegen mit gleichen Ergebnissen vor. Ein Überwiegen des oberen äußeren Quadranten fanden: WANKE (1958) mit 50–60%; MOORE und LEVIS (1964) mit 81%; LEFALL et al. (1965) mit 63%; URBAN (1967) mit 60% und REICHLE (1968) mit 40%. Zusammenstellungen über die Lokalisation in einer lateralen und medialen Drüsenhälfte von LEONARDO (1955); LUCASSEN und ZIEROTT (1964); HEIM et al. (1968) ergaben eine Dominanz der seitlichen Quadranten.

Tabelle 36. Prozentuale Verteilung der Mammakarzinome in Quadranten der Brustdrüse.
(Nach HAAGENSEN, 1971, modifiziert nach SCHADLER, 1972)

Autor und Jahr	Anzahl der Fälle	Oberer äußerer Quadrant (%)	Unterer äußerer Quadrant (%)	Oberer innerer Quadrant (%)	Unterer innerer Quadrant (%)	Zentral (%)	Diffus (%)
LANE-CLAYPON (1928)	1 354	30,6	8,9	12,3	4,3	14,3	4,7
TRUSCOTT (1947)	896	46,0	12,0	20,0	5,0	13,0	4[a]
HARNETT (1948)	2 129	43,0	6,9	13,3	4,4	11,0	15,2
NOHRMAN (1949)	591	47,0		18,0		35,0	
SMITHERS (1952)	662	47,7	8,8	14,8	6,0	22,8	
HAAGENSEN (1915-1942) „Presbyterian Hospital"	1 421	47,4	10,6	16,2	6,2	13,8	5,8
DONEGAN (1967)	764	48,0	11,0	16,0	6,0	17,0	
SCHWAIGER und HERFAHRT (1968)	299	57,0	10,0	15,0	4,0	14,0	

[a] im Proc. axill.

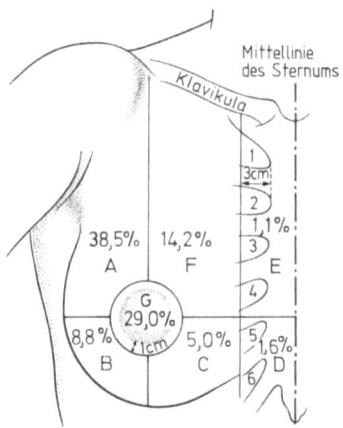

Abb. 303. Lokalisation primärer Mammakarzinome in vier Quadranten, einer zentralen
und zwei parasternalen Zonen. (Nach HAAGENSEN, 1971)

Prognostisch wichtige Korrelationen zwischen diesen pathomorphologischen
Gegebenheiten und der Metastasierungsfrequenz in die regionalen Lymphknoten
haben HAAGENSEN et al. (1969) veranlaßt, die 4-Quadranteneinteilung durch
Hinzufügen von 2 parasternalen Zonen zu modifizieren. Auf diese Weise ergeben
sich 7 Zonen: A, B, C, F entsprechen den 4 Quadranten und G der zentralen,
zirkumareolären Zone. Die zwei medianen Zonen sind von der Mittellinie des
Sternums und einer Parasternallinie begrenzt, die 3 cm vom seitlichen Brustbein-

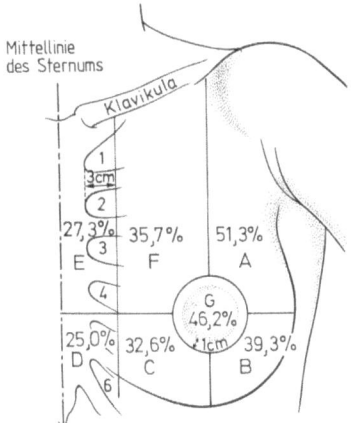

Abb. 304. Frequenz axillärer Lymphknotenmetastasen von Mammakarzinomen in den sieben Zonen. (Nach HAAGENSEN, 1971)

rand nach lateral reicht. Die obere Zone E erstreckt sich kranial vom Sternoklavikulargelenk und dem 1. Interkostalraum nach kaudal bis zur 5. Rippe. Die untere Zone D schließt sich bis zum 6. Interkostalraum an (Abb. 303). Die schematische Zeichnung gibt auch die von HAAGENSEN (1971) festgestellten Prozentsätze in diesen 7 Zonen wieder. Im Hinblick auf die Metastasierungsfrequenz ist festzuhalten, daß Karzinome der lateralen Quadranten und der zentralen Zone bevorzugt in die axillären Lymphknoten metastasieren, Tumoren der inneren und parasternalen Zonen bevorzugen die sog. Mammaria-interna-Kette (Abb. 304).

c) Umgebungsreaktionen

Das Karzinom als ein raumfordernder Prozeß führt mit zunehmender Dimension und Expansion zu Verschiebungen und *Kompressionen* der angrenzenden Texturen. In den Randgebieten der Tumoren werden Drüsenläppchen und Gänge häufig zusammengedrückt, sofern sie von dem infiltrierenden Karzinom nicht zerstört worden sind. Dabei kann es zu einer Parallelisierung der kollagenen Faserbündel und zu einer Ausrichtung der Lymph- und Blutgefäße in der Tumorzirkumferenz kommen. Häufig sind lymphocytäre Infiltrate von unterschiedlicher Dichte im Mantelgewebe dieser Lobuli und in der Grenzzone des Karzinoms festzustellen. Daneben werden ohne bisher erkennbare Gesetzmäßigkeiten eigenartige *ödematöse Verquellungen des Mantelgewebes* beobachtet, die sowohl in völlig intakten Lobuli wie auch in den Läppchen mit einer fortgeleiteten Karzinose vorkommen (Abb. 305a). Die Ursache dieser lokalen Reaktionen ist nicht bekannt. Es ist anzunehmen, daß in der Grundsubstanz dieses lockeren Mesenchyms Depolymerisationsvorgänge unter dem Einfluß des Karzinoms statthaben. Zu diesen Veränderungen zählt ferner die von JENSEN und SCHIØDT (1971) beschriebene „Reaktionszone" im Stroma um den Tumor mit starker Aktivität der alkalischen Phosphatase, mit vermehrten lymphocytären Infiltraten und proliferierten Fibroblasten.

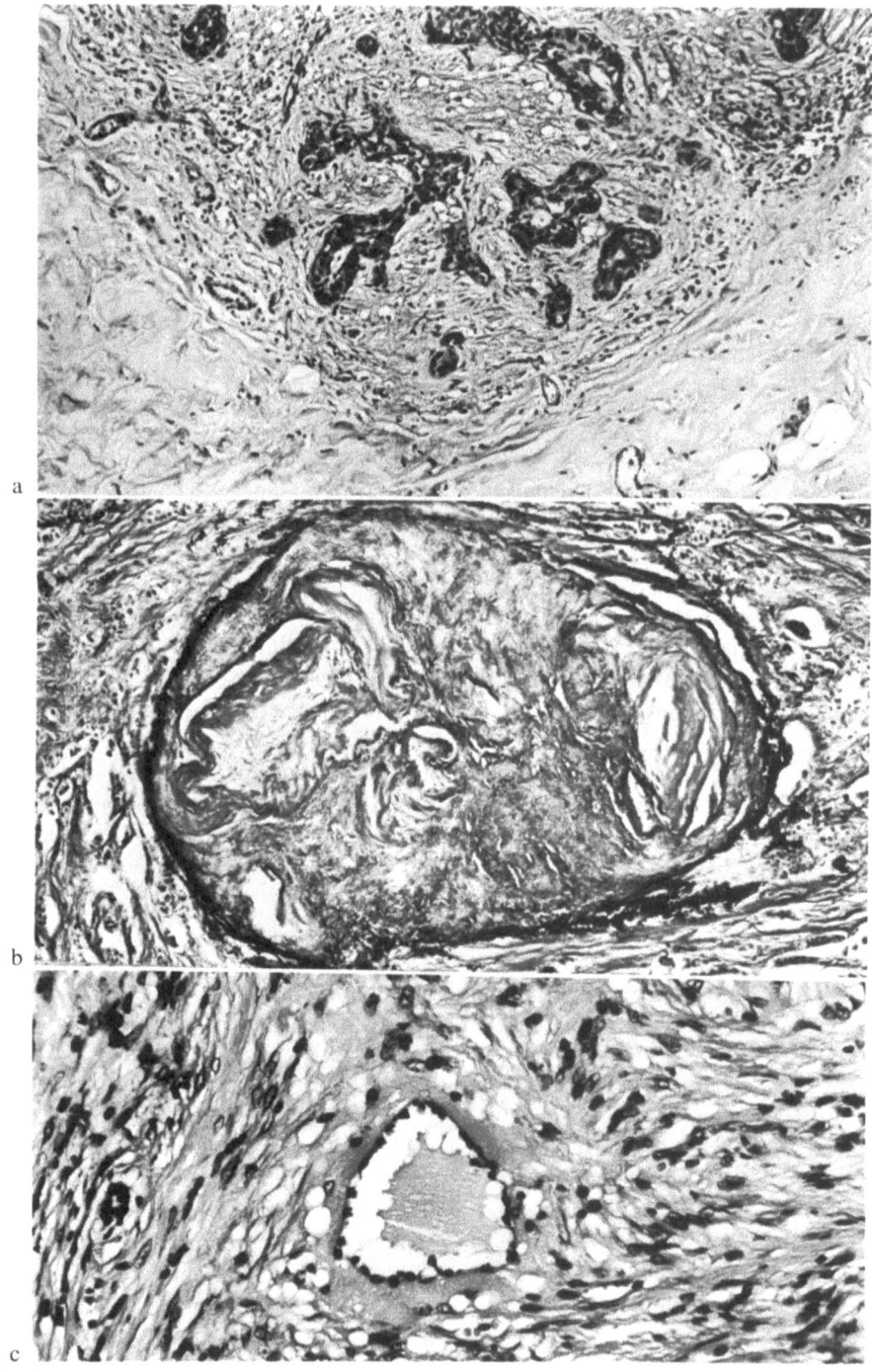

Abb. 305a–c. Mesenchymale Reaktionen in der unmittelbaren Umgebung des Karzinoms.
(a) Ödematöse Verquellung des Mantelgewebes bei einem auf die Läppchen fortgeleiteten
(sekundären) intraduktalen Karzinom mit rundzelliger und histiozytärer Stromareaktion.
(b) Obliterierende Galaktophoritis in einem invasiven duktalen Karzinom. (c) Eiweißreiches
Ödem im tumorfreien Stützgewebe bei invasivem Karzinom in der Umgebung einer ektatischen Venole. HE und van Gieson. Vergr. 140× und 230×

Die von Karzinomen eingeschlossenen Milchgänge zeigen bei invasiven duktalen Karzinomen eine zirkuläre *Elastose* der Wand mit Lichtungseinengung oder -verschluß an (vgl. Kapitel H und S). Daneben werden in Karzinomen und in deren Umgebung ohne Elastose Formen der *obliterierenden Galaktophoritis* festgestellt, deren Pathogenese im Schrifttum unterschiedlich gedeutet wurde. SCHOLZ (1932): Sekretstauung und Disposition für das Karzinom. MUIR und AITKENHEAD (1934): Obliteration als Selbstheilung eines intraduktalen Karzinoms bei Morbus Paget. JACKSON und ORR (1957) fassen die Gangobliterationen als Folgen eines Kollapses des Gangsystems bei Karzinomen auf und sehen hierin auch präkanzeröse Veränderungen. Nach eigenen Beobachtungen handelt es sich um Folgen einer chronischen Galaktophoritis bei Sekretretention entsprechend dem Retentionssyndrom. Das ist bei stenosierenden Karzinomen wahrscheinlich. Ferner treten subepitheliale Mesenchymproliferationen als unspezifische Raktion auf, die zu einer Lichtungseinengung führen (Endarteriitistyp) (Abb. 305b).

Die *Venolen und Kapillaren* des Tumorstromas sind bei Vorliegen einer aktiven, zellreichen Mesenchymkomponente erweitert und zeigen neben angeschwollenen Endothelzellen dysorische Reaktionen an, wodurch auch die Zirkumferenz dieser Gefäße mit den Fibroblasten des Stromas von einem eiweißreichen Ödem, z.T. mit fibrinoiden Eigenschaften durchtränkt wird (Abb. 305c). Homogene, azelluläre Ödemseen werden auch im tumorfreien Stützgewebe beobachtet und wurden bei Mastopathien und Karzinomen von RATZENHOFER und SCHAUENSTEIN (1952a, b) beschrieben.

d) Beziehungen des Karzinoms zur äußeren Haut

Wenn verhältnismäßig kleine Karzinome in die Cooperschen Bänder einwachsen, zeigt der Tumor im Schnitt strahlige Ausläufer, die sich im umgebenden Binde- und Fettgewebe verlieren. Dadurch werden die Retinacula etwas gerafft, ohne daß es zu einer Retraktion der Haut kommt. Erst durch ein manuelles Zusammenschieben der Haut tritt eine leichte Einziehung oder Eindellung in Erscheinung. Dieser „Plateau-Test" nach JACKSON und SEVERANCE (1944) kann nach WIDOW (1968) schon bei Karzinomen von 1 cm Durchmesser positiv sein. Bei tiefliegenden Karzinomen treten durch Raffung der Cooperschen Bänder muldenförmige Einziehungen beim Plateau-Test auf, die als „Pseudolipombildung" bezeichnet werden (WIDOW, 1968). Mit zunehmender Expansion und Infiltration der bindegewebigen Septen kommt es zu einer sichtbaren und bleibenden Retraktion der Brustdrüsenhaut, die mit einem stärkeren und flächenhaften Einwachsen des Karzinoms mehr und mehr über dem Tumor fixiert wird. Die Tumornester dringen vom Stroma und Fettgewebe in das Corium ein. Dabei werden die tiefen Lymphgefäße örtlich oder flächenhaft blockiert. Im subepidermalen Bindegewebe kommt es zu einer Lymphostase mit Lymphangiektasien und zu einem chronischen Ödem. Die Haut gewinnt eine Breite von 0,5–1 cm (Abb. 302), die bindegewebigen Fasern werden auseinandergedrängt und die Außenfläche nivelliert. Nur im Gebiete der tiefer reichenden Haarbälge bleiben feinporige Einziehungen erhalten, wodurch der Aspekt der *Peau d'orange* entsteht (Abb. 306).

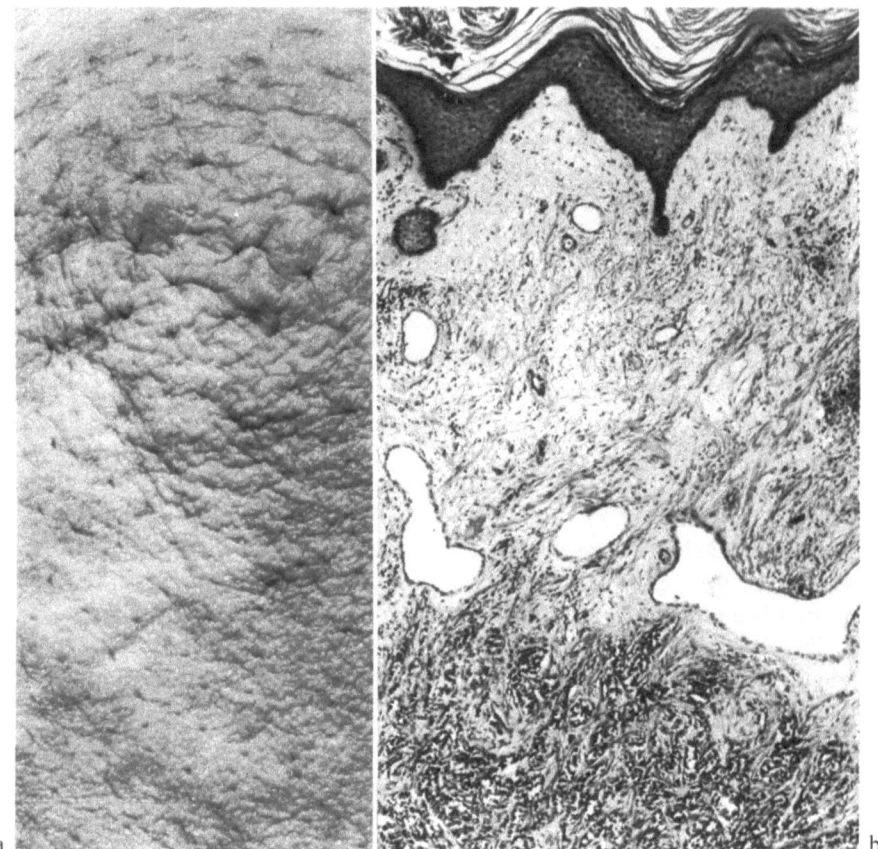

Abb. 306a u. b. Peau d'orange bei Mammakarzinom. (a) Makroskopischer Aspekt der äußeren Haut. (b) Histologisches Substrat mit subepidermalem Ödem, Lymphangiektasien, lockeren, rundzelligen Infiltraten und einem am unteren Bildrand sichtbaren invasiven Karzinom. HE. Vergr. 130 ×

Bei einem kontinuierlichen Einwachsen des Karzinoms wird das Epithel atrophisch, es treten Durchblutungsstörungen der Haut und schließlich Ulzerationen auf, wobei die Geschwulst exophytisch nach außen vordringen kann. Im Bereich der Ulzerationen bildet der Tumor den Geschwürsgrund (Abb. 307). Hier sind Entzündungen und Nekrosen festzustellen, es kommt zu Gefäßsprossungen und Phlebektasien (Abb. 308), die auf Grund ihrer Vulnerabilität Anlaß zu *Blutungen* sein können. Bemerkenswerterweise reagiert das Epithel der Haut bei einem einwachsenden Karzinom anders als bei einer epidermalen Metastasierung eines intraduktalen Karzinoms im Sinne eines Morbus Paget. Ein flächenhaftes Einwachsen zeigt intraepidermal atypische hyperchromatische Tumorzellen, die das Epithel durchdringen, nicht aber Paget-Zellen. In der Umgebung dieser Ulzerationen oder Einbrüche kommen in fortgeschrittenen Fällen flache, erhabene Infiltrate in der Haut vor, die als *lentikuläre Metastasen* primäre Herde satellitenartig umgeben. Hierbei handelt es sich um eine lokale, herdförmige

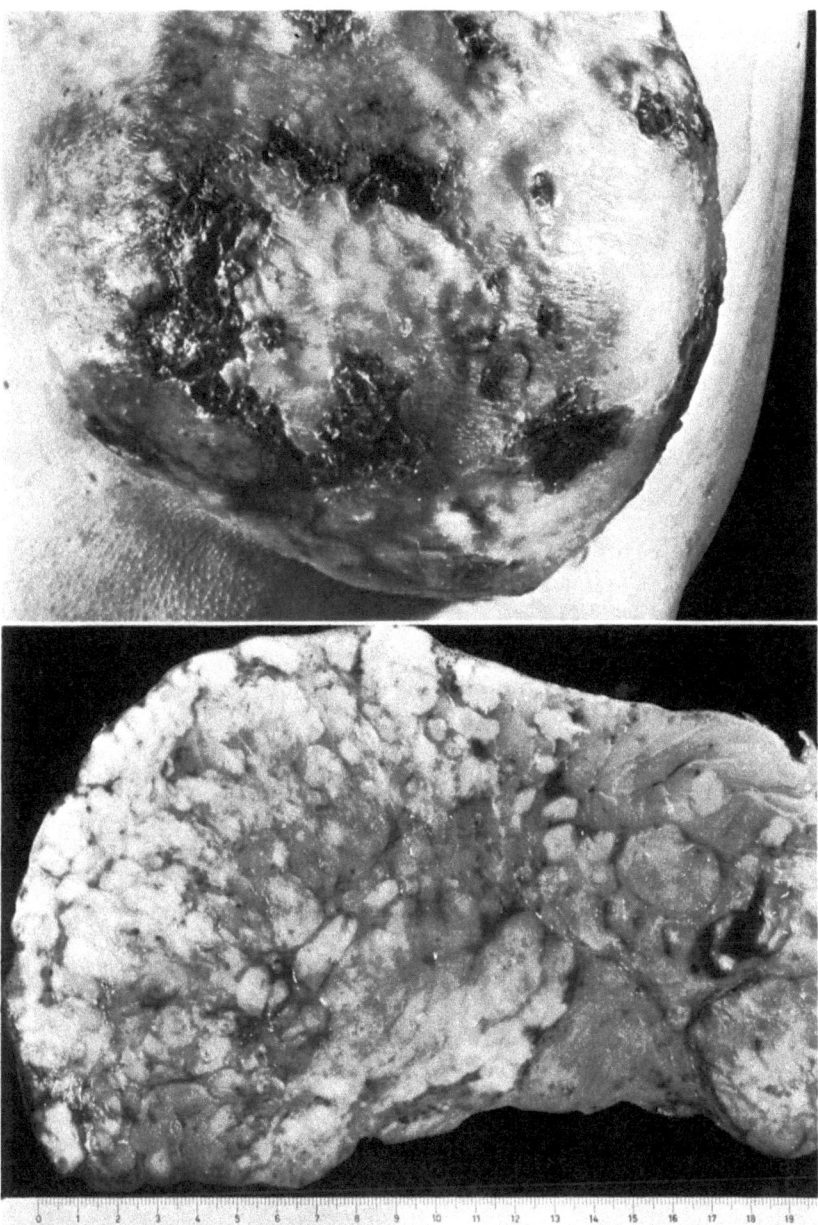

Abb. 307. Ungewöhnlich großes flächenhaft exulzeriertes Mammakarzinom mit Blutungen, lentikulären Hautmetastasen und völliger Zerstörung des Drüsenkörpers mit Einwachsen in die Pektoralismuskulatur

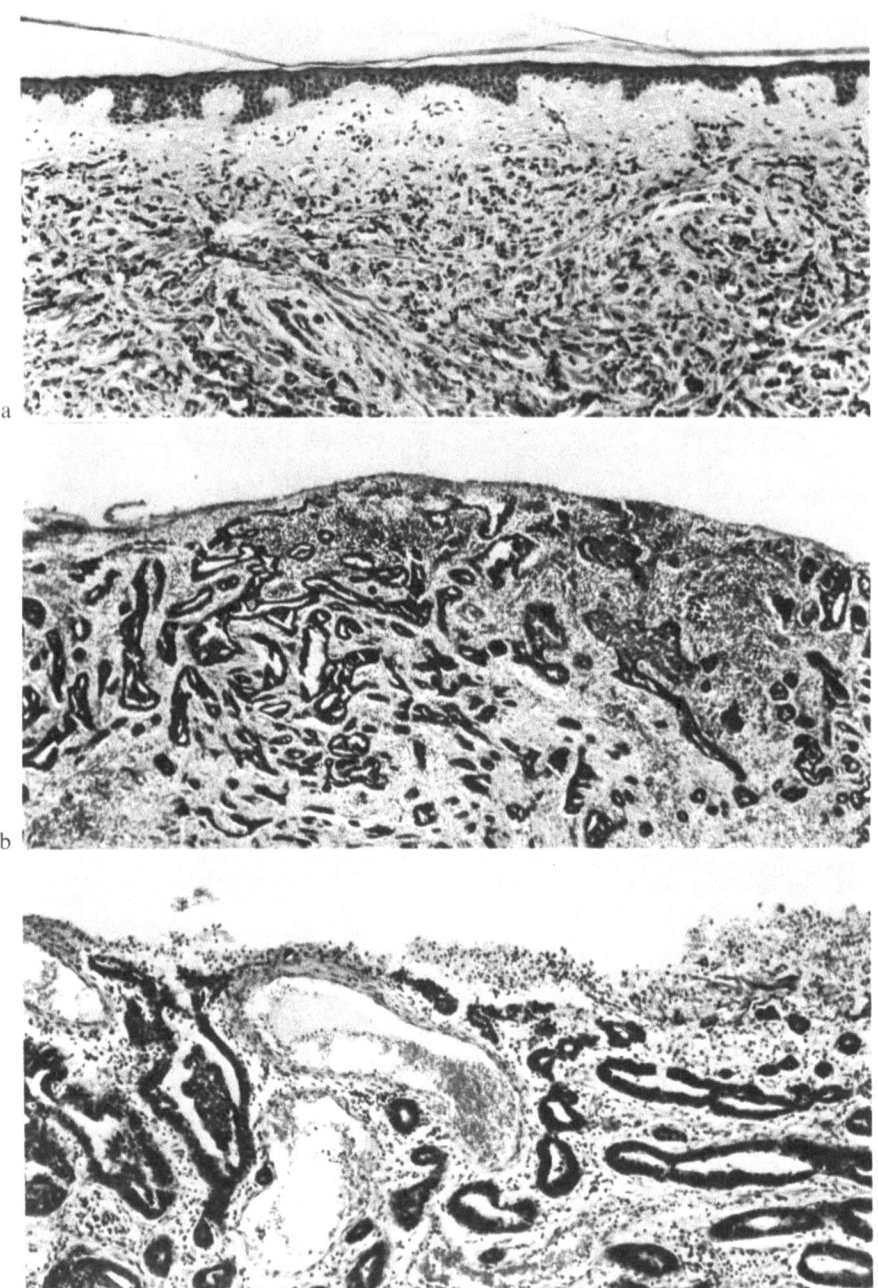

Abb. 308a c. Haut der Mamma bei flächenhaft einwachsendem Karzinom. (a) Atrophie des Epithels, chronisches Ödem des subepithelialen Bindegewebes bei einem anaplastischen einwachsenden Karzinom. (b) Exulzeration mit Entzündung und Nekrosen bei einem Adenokarzinom. (c) Oberflächlich lokalisierte ektatische Venenäste am Grunde einer Ulzeration. Zustand nach Blutung (aus Präparat Abb. 307). HE. Vergr. 90 × und 230 ×

lymphangische oder kontinuierlich-fortgeleitete Karzinose der Haut, die von dem Primärherd ausgeht und stets eine starke Tumorausdehnung anzeigt.

Retraktion und Verziehung der Mamille sind Folgen einer Karzinose der großen Milchgänge beziehungsweise des Drüsenzentrums (Abb. 302b). Durch Raffung dieser Partien und bei erhaltener Elastizität des umgebenden Gewebes werden die Brustwarzen eingezogen und zwar in der Regel nach kranial, da im Bereiche der beiden oberen Quadranten und der zentralen Zone die Masse des Drüsenkörpers liegt. Hier ist die Mehrzahl der Karzinome lokalisiert (WIDOW, 1968). Gelegentlich werden auch Tumoreinbrüche in die Mamille beobachtet (CITOLER und ZIPPEL, 1974). Tief sitzende Karzinome gewinnen leicht Beziehungen zur Pektoralisfaszie und können mit dieser, in Abhängigkeit von der Größe des Tumors, unvollständig oder ganz fixiert sein. Die retraktiven Symptome des Mammakarzinoms haben vor allem für die invasiven duktalen, das heißt skirrhösen und soliden Karzinome Gültigkeit. Höher differenzierte Formen und die speziellen Differenzierungstypen lassen diese Zeichen häufig vermissen. Hier stehen Verdrängungserscheinungen bei langsam wachsenden Prozessen mehr im Vordergrund (Gallertkarzinom, medulläres Karzinom mit lymphoidem Stroma, intraduktale Karzinome). Zur Pathomorphogenese und Differentialdiagnose der Retraktionsphänomene: DEGRELL (1969).

e) Lymphangische Karzinose

In den Operationspräparaten von der Mamma werden bei der mikroskopischen Durchmusterung häufig unterschiedlich weite Lymphgefäße als Bestandteile der in Kapitel B, III, k beschriebenen Plexus gesehen. Die intraglandulären Lymphgefäße liegen in der Regel neben Arterien, Venen und Nerven und sind von kollagenem Bindegewebe, teilweise auch von lymphozytären Infiltraten umgeben. Bei invasiven Karzinomen werden Tumorzellemboli in diesen Spalten beobachtet, die dann Symptom einer ausgedehnten lymphangischen Karzinose sind (Abb. 309a). Die Gefäße sind erweitert, man sieht feine eiweißhaltige Präzipitate der Lymphe und Lymphozyten. Bei starker Invasion können die Lymphspalten von Tumorzellgruppen oder -verbänden so ausgefüllt sein, daß man den Eindruck einer intraduktalen Karzinose gewinnt. Es besteht kein Zweifel, daß — von dem örtlich-kontinuierlichen Wachstum des Tumors abgesehen — *der lymphangischen Ausbreitung des Karzinoms in der Brustdrüse größte Bedeutung zukommt.* Da eine lymphangische Karzinose naturgemäß makroskopisch nicht erfaßbar ist, plädiert HAAGENSEN (1971) für ausgedehnte Excisionen, sofern es klinisch und funktionell verantwortbar ist. Bei der pathohistologischen Beurteilung sollte dieser Befund stets berücksichtigt werden, der bei Excisionsbiopsien zur Aufdeckung des Primärtumors führen kann:

44 Jahre alte Frau. Schmerzhafte Schwellung in der linken Brustdrüse. Die gesamte rechte Mamma war diffus verhärtet und leicht angeschwollen. Die Region der Mamille war etwas gerötet. Mammographie ergab tumorverdächtigen Befund in der rechten Brustdrüse. Daraufhin stationäre Aufnahme und Biopsie. — *Histologisch*: Starke lymphangische Karzinose und lymphozytäre Zellinfiltrate im Stützgewebe im Sinne einer chronischen Mastitis, offenbar in Zusammenhang mit dem Tumorleiden stehend (Abb. 309b). Ablatio mamma: Invasives duktales Karzinom (Komedokarzinom) mit lymphangischer Karzinose und 1 Lymphknotenmetastase in der Axilla. Nachbestrahlung. Keine Fernmetastasen.

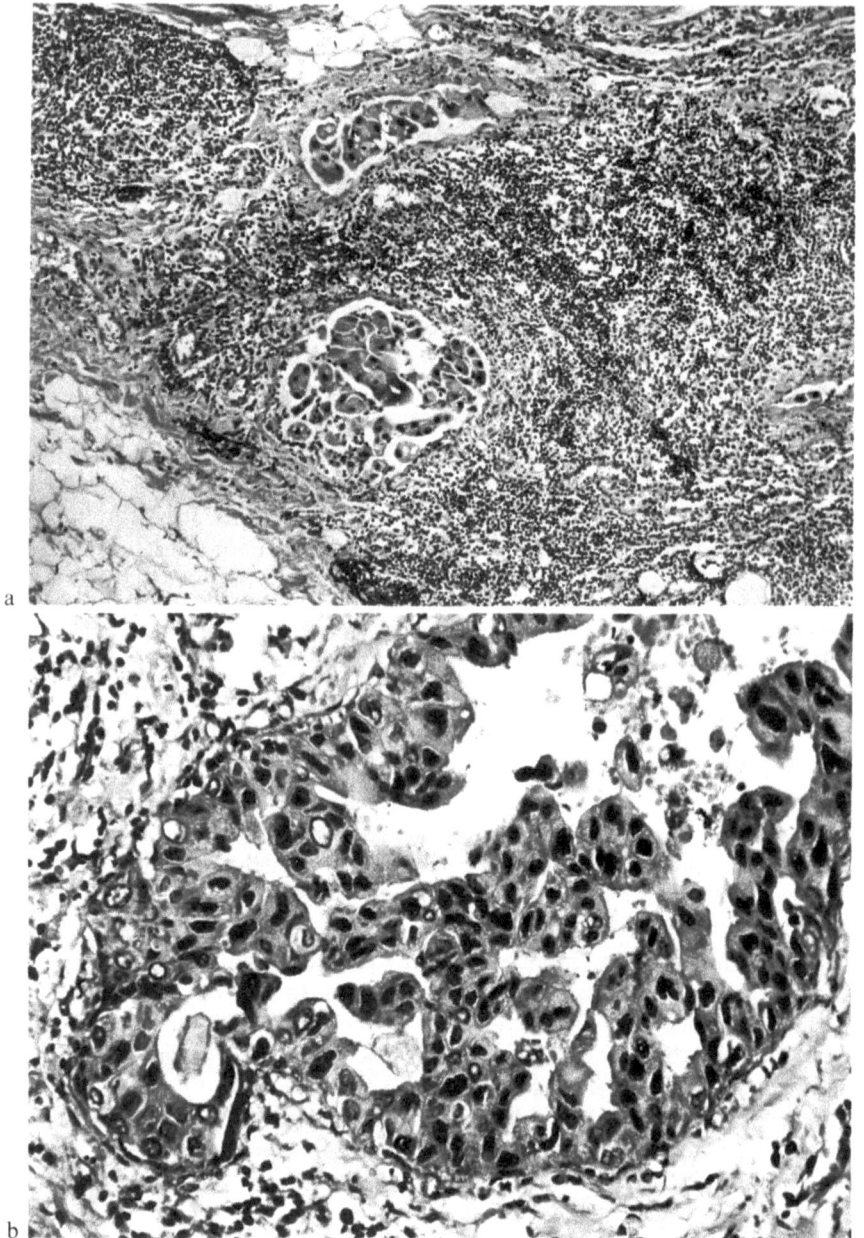

Abb. 309a u. b. (a) Lymphangische Karzinose der Mamma (Probeexzision), weite Lymphspalten von großen polygonalen Tumorzellen ausgefüllt. In der Umgebung dichtes lympho-
zytäres Infiltrat. (b) Invasives intraduktales Karzinom von papillärem Baumuster und ausgeprägter Anaplasie als Primärtumor der in (a) beschriebenen lymphangischen Karzinose.
HE. Vergr. 140 × und 270 ×

Die Disseminationsrichtung in der Mamma ist nicht einheitlich beurteilt worden: Nach VOGT-HOERNER (1960, 1963) erfolgt die Tumorausbreitung lymphangisch, entlang der bindegewebigen Septen und Faszien sowie intrakanalikulär. Diese Angaben korrelieren mit der Frequenz der axillären Lymphknotenmetastasen, die bei lymphangischer Karzinose 53%, im zweiten Falle 35% und bei intraduktaler Karzinose 25% beträgt. In früheren Untersuchungen fand FRASER (1927) an Totalpräparaten eine Ausbreitung des Karzinoms in Richtung Pektoralisfaszie, das heißt in vertikaler, zentrifugaler Richtung. Heute ist im Hinblick auf diese Beobachtungen festzustellen, daß sich das Mammakarzinom sowohl zentripetal, in zentraler Richtung zu dem subareolären Plexus (SAPPEY) (VOGT-HOERNER, 1960) beziehungsweise zur Axilla hin ausbreitet (TURNER-WARWICK, 1958), aber auch eine zentrifugale (vertikale) Disseminationsrichtung zur Pektoralisfaszie und Thoraxwand zeigt. Einbrüche, Tumorzellembolien und Kompressionen der *tiefen Lymphgefäße* führen zu Lymphostasen mit Ödem der oberflächlichen Lymphgefäße und damit zu Ödem der Haut und Subkutis (peau d'orange). Eine lymphangische Karzinose des *oberflächlichen subepidermalen Plexus* zeigt eine fortgeschrittene lymphangische Karzinose an.

Eine *fortgeleitete Karzinose der Mamillenregion* und der retroareolären Region wurde bei 544 Mammakarzinomen von VOGT-HOERNER (1960) in 54% nachgewiesen. CITOLER und ZIPPEL (1972, 1974) stellten an 500 Mastektomiepräparaten in 30,6% eine Karzinose der Mamille fest, wobei sich eine negative Korrelation zu sehr kleinen Primärtumoren (< 1 cm) mit 14% und mit zunehmendem Abstand des Tumors von der Mamille ergab. Retraktionen der Mamille waren in 62%, klinisch unauffällige Mamillen in 15,6% mit einer Karzinose verbunden. Bei Lymphangiosis carcinomatosa der Mamille lagen in 86% axilläre Lymphknotenmetastasen vor.

f) Peri- und intraneurale Invasion

Ein häufiges und typisches Merkmal eines malignen epithelialen Tumors ist das Eindringen von Tumorzellgruppen in Nervenscheiden und Nervenstämme, die ringförmig oder kokardenartig zwischen den Fasern von dem Karzinom durchwachsen werden. Das ist bei infiltrierend wachsenden Karzinomen der Mamma festzustellen.

Von großer *differentialdiagnostischer Bedeutung* für den Pathologen ist aber die Tatsache, daß bei sklerosierender Adenose oder Papillomatose, das heißt bei Erkrankung mit einer besonderen proliferativen Aktivität, ebenfalls perineurale Infiltrationen von drüsigen Epithelformationen vorkommen, die *nicht* Ausdruck eines malignen Tumors sind. Auf dieses Verhalten hat zuerst ACKERMAN (1957) hingewiesen. TAYLOR und NORRIS (1967) fanden unter 1000 Biopsien von sklerosierender Adenose und Mastopathieformen in 2% perineurale benigne Invasionen. Auch 7 Jahre nach der Biopsie war in diesen Fällen kein maligner Tumor aufgetreten. Über zwei weitere Beobachtungen berichten GOULD et al. (1975).

g) Blutgefäß-Invasion

Tumorzelleinbrüche in Arterien und Venen der Brustdrüse werden bei invasiven Mammakarzinomen gelegentlich beobachtet, wobei Tumorzellen in Arterien

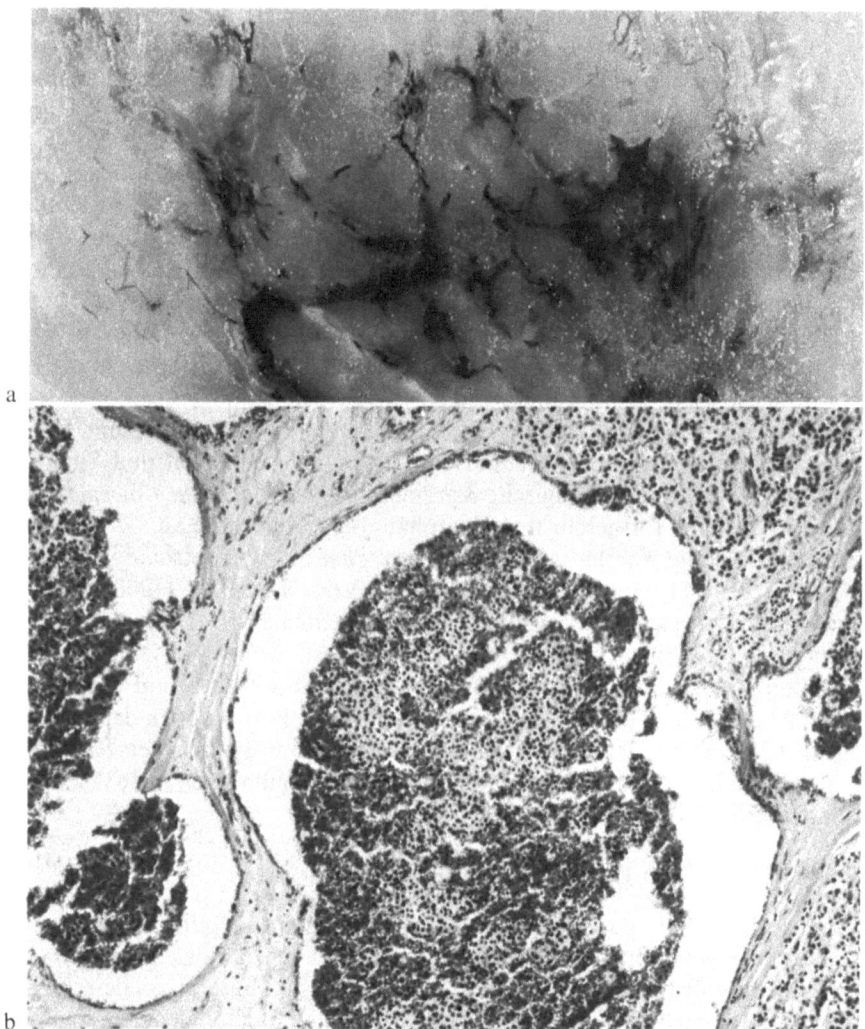

Abb. 310a u. b. Ektasie und Hyperämie kleiner Venen des Fettgewebes in unmittelbarer Umgebung eines invasiven duktalen Karzinoms. (a) Ektatische Venen mit Blut und Tumorzellkomplexen angefüllt als Ausdruck einer intensiven Blutgefäßinvasion der Geschwulst. Am re. Bildrand Nester eines kleinzelligen anaplastischen Karzinoms (b). HE. Vergr. 230×

sehr viel seltener sind als in Venen. Diese Gefäße sind dann erweitert und enthalten neben Blut Tumorzellgruppen in lockeren oder kompakten Verbänden. Je nach dem Ausmaß und nach der Stärke der Zellinvasion treten lokale Kreislaufstörungen mit Zeichen einer venösen Hyperämie, Stase und Blutungen auf. In Abb. 310 sind Venenäste im Fettgewebe mit Phlebektasien, venöser Hyperämie und Tumorzellembolien aus der Umgebung eines großen invasiven duktalen Mammakarzinoms abgebildet. Über ein Karzinom mit starker Neigung zur Gefäßinvasion berichten DELBET und HERRENSCHMIDT (1923). Zur Frequenz

und prognostischen Bedeutung der Blutgefäßinvasionen stellten TEEL und SOM-
MERS (1964) sowie FRIEDELL et al. (1965) fest, daß ein Vorkommen (in 46%)
auch ohne gleichzeitige Lymphknotenmetastasen mit einer starken Herabsetzung
(ca. 50%) der 5-Jahres-Überlebenszeit verbunden ist. Ferner war der weitere
Verlauf mit einer höheren Mortalität kombiniert. KISTER et al. (1966) geben
eine Häufigkeit von 21% Gefäßeinbrüchen für das Stadium A an und fanden,
daß die 10-Jahres-Überlebenszeit nur in Verbindung mit axillären Lymphknotenmetastasen um gut 50% vermindert ist. Gefäßinvasionen allein würden sich
prognostisch nicht ungünstig auswirken. RUIZ et al. (1973) stellten in allen Stadien in 46% Blutgefäßeinbrüche fest, in 31% waren gleichzeitig Lymphknotenmetastasen vorhanden. Bei dieser Gruppe war die Prognose schlechter als nur
bei Vorliegen einer Komponente, so daß der Blutgefäßinvasion eine Bedeutung
für die Tumorpropagation und Weiterentwicklung des Geschwulstleidens zukommt. Untersuchungen über die Beziehungen zwischen Gefäßeinbrüchen und
Fernmetastasen liegen nicht vor. Nach den eigenen 4 Beobachtungen zu dieser
Frage ist zu sagen, daß es sich um Veneneinbrüche handelte und die Tumorzellen
von Blutmassen umgeben waren (Abb. 310b). Über subintimale Drüseneinschlüsse in Venen bei sklerosierender Adenose berichten EUSEBI und AZZOPARDI
(1976).

8. Zellkernmorphologische Geschlechtserkennung bei Mammakarzinomen

Die Entdeckung des xx-chromosomalen, das heißt geschlechtsspezifischen
heterochromatischen Körpers von etwa 1 μ Größe an der Innenseite der Zell-
kernmembran weiblicher Individuen durch BARR und BERTRAM (1949) hat sowohl für allgemein-biologische Fragen der Geschlechtserkennung als auch für
die Tumorpathologie Bedeutung erlangt. Dieses sog. Geschlechtschromatin kann
in weiblich determinierten Zellen und Geweben in einem hohen Prozentsatz
festgestellt werden, der in Totalpräparaten von Amnion bei 95–100%, in Meso-
thel und Endothel von Katzen und Kaninchen wie in Zellkulturen von Fibroblasten zwischen 60 und 90% liegt (KALLENBERGER et al., 1967; Lit.). Die Beurteilung setzt eine sichere und konstante Untersuchungsmethode voraus, wobei
sich am besten die Feulgen-Färbung zur Darstellung dieser Zellkörper bewährt
hat. Bei gleichmäßiger Schnittdicke von 5 μ wiesen MOORE und BARR (1957)
in normalem Gewebe der weiblichen Brustdrüse in 72% Kerne mit Barrschen
Zellkernkörpern nach, in feulgen-gefärbten Abtupfpräparaten von frischem
Biopsiematerial fanden KALLENBERGER et al. (1967) in 50–89%, im Mittel in
77% chromatinpositive Zellen. Diese Ausbeute vermindert sich beträchtlich bei
Anwendung anderer Färbungen: Nach HE-Färbung und PAS werden 13–39%
erreicht, durchschnittlich 28–37%. Kontrollzählungen in der weiblichen Epidermis ergaben hierzu übereinstimmend in 70% Kerne mit Barrschen Zellkörpern
(MOORE und BARR, 1957). LENNOX (1961) fand bei 7 μ-Schnitten kaum mehr
als 50% Barrsche Zellkernkörper, da bei dieser Technik etwa die Hälfte der
Kernmasse nicht erfaßt wird (WOLFMÜLLER, 1967). Die Gefahr fehlerhafter Resultate ist besonders bei großzelligen Karzinomen gegeben, wodurch „Zwischen-
formen" vorgetäuscht werden können (HIENZ und EHLERS, 1957). Der Untersu-

cher gerät dadurch in ein Dilemma zwischen dem optimaldünnen Schnitt mit klaren Zellkernstrukturen und geringerer Ausbeute und dem dicken Schnitt mit weitgehend erfaßter Kernmasse, aber unsicherer Diagnostik. Fehlerhafte Bewertungen mit einer prozentualen Verminderung des Geschlechtschromatingehaltes werden bei Karyolyse, Karyopyknose, Kernödem, nach Strahlenbehandlung und bei Autolyse beobachtet (LENNOX, 1961; MITTENAUER und PRENNER, 1963; REGELE, 1964; GROPP et al., 1964, 1965).

Bei *Mammakarzinomen* haben erstmals HIENZ und EHLERS (1957), ferner KIMEL (1957) sowie MOORE und BARR (1957) auf die Tatsache hingewiesen, daß das Geschlechtschromatin in den Tumorzellen gegenüber organgleichem nicht verändertem Gewebe vermindert ist oder erheblichen Schwankungen unterliegt. So fanden MOORE und BARR (1957) einen Durchschnittswert für Karzinome von 54%, EHLERS und HIENZ (1958) von 14–28% mit chromatinpositiven Tumorzellkernen und somit von dieser Methode her eine Übereinstimmung des Befundes mit dem zellkernmorphologischen Geschlecht des Tumorträgers. Tumorzellen mit 0–2,5% Barrschen Zellkernkörpern gelten nach den Autoren als chromatin-negativ und unterscheiden sich von den chromatin-positiven Karzinomen durch eine ungünstigere Prognose. SCHÖLL (1975) limitiert seine Befunde mit >10% als Barr-positiv, mit 0–3% als Barr-negativ und bei 4–9% als nicht klassifizierbar. Die differenten Zahlenangaben und die aus dem histologischen Bild bekannte Formvariabilität der Tumorzellkerne in einem einzigen Karzinom machen das Bestehen von sog. Mosaik-Tumoren wahrscheinlich, d.h. von Karzinomen mit regional wechselnder chromosomaler Kernstruktur (sog. Klone; KALLENBERGER und WENNER, 1966; FIERZ und HEDINGER, 1966; LÜCHTRATH et al., 1969).

Aus den Untersuchungen von HIENZ und EHLERS (1957) und HIENZ (1959, 1963) ergaben sich für die Klinik wichtige therapeutische Konsequenzen. Voraussetzung hierfür ist die exakte Festlegung der zellkernmorphologischen Befunde, d.h. die Zuordnung des Karzinoms zur chromatin-positiven oder chromatinnegativen Gruppe, um eine gegengeschlechtliche Hormontherapie erfolgreich anwenden zu können. Unbefriedigende Ergebnisse dieser Therapie, vor allem bei Applikation von Androgenen, haben zu einer großen Zahl karyologischer und klinischer Nachprüfungen der ersten Mitteilungen Anlaß gegeben:

MALTZEFF (1958), WANKE et al., (1960), MÖBIUS und KONRATH, (1961), GRAF und MARZOLI (1961), ZANELLA et al. (1961), REGELE et al. (1961), KENK und BACIC (1961), REGELE (1962), BLÜMEL et al. (1963), REGELE et al. (1964), GLÄSER und REDING (1964), GROSS et al. (1964) mit dem Ergebnis, daß die Sterblichkeit bei chromatin-negativen Karzinomen um 10–15% höher liegt als bei chromatin-positiven Krebsen. GROPP und WOLFF (1965), GROPP et al. (1965), HECKMANN et al. (1965), SIEBNER (1965), LINDGREN und ELOMAA (1965), BOHLE et al. (1965), KALLENBERGER und WENNER (1966), GROPP et al. (1966), FIERZ und HEDINGER (1966), WACKER und MILES (1966), SCHIØDT (1966), V. SEEBACH und MÜLLER (1966), WOLFMÜLLER (1967), SCHÖLL et al. (1967), SCHÖLL et al. (1968), LÜCHTRATH et al. (1969).

Aus der tabellarischen, von WOLFMÜLLER (1967) zusammengestellten und ergänzten Übersicht geht das prozentuale Verhältnis von chromatin-positiven und -negativen Befunden bei Mammakarzinomen hervor. Daraus ergibt sich, daß die Mehrzahl der Untersucher in mehr als 50% Barrsche Zellkernkörper in Mammakarzinomen nachweisen konnte (Tabelle 37): Bei mehr als 5000 unter-

Tabelle 37. Untersuchungsergebnisse über Kerngeschlechtschromatin bei Mammakarzinomen

Autor	Jahr	n	Chromatin-		Nicht bestimmbar (%)
			positiv (%)	negativ (%)	
HIENZ et al.	1957	30	66,6	33,3	—
EHLERS et al.	1958	41	46,3	36,6	17,1
HIENZ	1959	52	52,3	34,6	13,1
WANKE et al.	1960	200	46,0	28,0	26,0
GRAF et al.	1961	170	49,6	24,3	26,1
KENK et al.	1962	232	58,6	27,6	13,8
MITTERAUER et al.	1963	143	41,3	31,5	25,2
REGELE et al.	1964	600	57,0	43,0	—
EHLERS et al.	1964	114	63,2	36,8	—
BACIC	1964	337	60,0	24,3	15,7
GROPP und WOLFF	1965	45	100,0	—	—
BOHLE et al.	1965	1750	63,9	23,8	12,3
WOLFMÜLLER	1967	150	87,3	6,7	6,0
SCHÖLL	1975	1276	73,0	24,0	3,0
		5140	61,8	28,8	15,8

Mittelwerte

Grenzwerte für negative Befunde: 0–7%, für positive > 10%.

suchten Tumoren wurden im Mittel 61,8% chromatin-positive, 28,8% chromatin-negative und 15,8% nicht eindeutig bestimmbare Karzinome festgestellt.

Die anfänglich optimistischen Aspekte einer gegengeschlechtlichen Hormonbehandlung sind einer ernüchternden Einschätzung dieser Zusammenhänge gewichen, da sich gezeigt hatte, daß das sog. Geschlechtschromatin in Zellen maligner Tumoren kein typenkonstantes Merkmal ist, sondern in enger Korrelation zum Reifegrad des Tumors, das heißt zur Malignität, steht. So verlagerte sich das Gewicht dieser Aussagen zunächst von der Therapie auf die prognostische Bedeutung: In Untersuchungen zu diesen Fragen aus den letzten Jahren von BOHLE et al. (1965), SCHÖLL et al. (1967, 1968, 1975) konnten nach katamnestischen Studien von 1001 Frauen mit Mammakarzinom in 74% zellkernmorphologisch chromatin-positive und 26% chromatin-negative Karzinome festgestellt werden. Bei 3% war der Nachweis von Barrschen Zellkernkörperchen unsicher. Summarisch war die 5-Jahres-Überlebenszeit bei den chromatin-postitiven Tumoren 53%, bei den chromatin-negativen Karzinomen 41%. Auch unter Berücksichtigung der Stadieneinteilung ergab sich für die chromatin-positiven Karzinome eine prognostisch etwas günstigere Wertung. Schon aus diesen Angaben wie aus den im folgenden zitierten Studien wird deutlich, wie schwierig es ist, ein homogenes und ausreichendes Tumormaterial als vergleichbare Basis zu gewinnen und die aus den Klassifizierungen hervorgehenden diagnostischen Differenzen auszuschalten oder zu berücksichtigen. Denn bei dem uneinheitlichen Aufbau vieler Mammakarzinome ist die Entdifferenzierung häufig kein homogener und alle Teile des Karzinoms betreffender Prozeß, so daß Unterschiede der zellkernmorphologischen Befunde verständlich sind. Die Frage, ob allein die Entdifferenzierung des Karzinoms mit dem Verlust von Barrschen Zellkernkörpern verbunden ist, wird von HIENZ [1] (1975) unter Hinweis auf die damit verbundene Proliferationstendenz (relative Verminderung der Ruhekerne durch Vermehrung der Zellteilungsphasen) und Heteroploidisierung bezweifelt.

In der neuesten Studie von SCHÖLL (1975) zu diesen Fragen wird anhand von 1276 untersuchten Mammakarzinomen festgestellt, daß die Bestimmung des Geschlechtschromatingehaltes *kein* therapeutisch verwendbares Kriterium darstellt und daß die zellkernmorphologische Geschlechtserkennung *keine Voraussage* über die Sensibilität des Karzinoms gegenüber Hormonen erlaubt.

SCHIØDT (1966) stellte bei 100 Mammakarzinomen in 2,5–51% Barrsche Zellkernkörper fest, in 26,5–89,5% lagen keine vor. Nur bei der Gruppe mit mehr als 30% Gehalt an Geschlechtschromatin war die 5-Jahres-Überlebenszeit etwas besser. Bei *Karzinomen der Mamma virilis* fanden sich in einigen Fällen den Barrschen Körpern entsprechende Chromatinschollen, die der Autor als unspezifische Kernbestandteile beurteilt. Auf Grund seiner Studien kommt SCHIØDT (1966) zu dem Resultat, daß das Vorkommen von Geschlechtschromatin für die Prognose des Mammakarzinoms der Frau keine Bedeutung hat, ein Ergebnis, das mit gleicher Deutlichkeit von v. SEEBACH und MÜLLER (1966) unterstrichen wird.

Prognostische Fragen bearbeiteten ferner SAVINO und KOSS (1971) unter Einbeziehung des Tumorgrading, von Rezidiven, Metastasen und Differenzierungshöhe bei 100 Karzinomen. Danach waren, unabhängig vom Vorliegen des Geschlechtschromatins, Grading, Anaplasiegrad und Frequenz der Lymphknotenmetastasen nahezu gleich. Unterschiede ergaben sich in der Häufigkeit von Rezidiven, die bei sexchromatin-negativen Karzinomen dreimal mehr zu beobachten waren als bei der chromatin-positiven Gruppe. PERRY (1972) fand bei 36 Frauen mit fortgeschrittenen Mammakarzinomen nach Hypophysektomie bei Tumoren mit hohem geschlechtsspezifischen Chromatingehalt eine längere Überlebenszeit nach diesem Eingriff als bei Karzinomen mit niedrigerem Gehalt an Geschlechtschromatin. Nach SCHÖLL (1975) haben die Barr-negativen (bzw. -chromatinarmen) Karzinome eine schlechtere Prognose als die Tumoren mit positiven Barrschen Zellkernkörpern. Bei einem Vergleich der Absterbekurven konnte der Autor beobachten, daß die Kranken mit geschlechtschromatin-negativen Karzinomen erst nach dem 4. Jahr post operationem häufiger starben als die Träger chromatin-positiver Karzinome.

Vergleichende zytomorphologische Untersuchungen an den Epithelzellen der Mundschleimhaut und an Karzinomzellen der Mamma von STANLEY et al. (1966) ergaben einen niedrigeren Gehalt an geschlechtschromatin-positiven Zellen in der Mundschleimhaut bei Frauen mit Mammakarzinom als bei gesunden Probandinnen oder Frauen mit Karzinomen anderer Organe.

In weiteren Untersuchungen über Kerngröße, DNS-Gehalt, Malignitätsindizes und enzymhistochemischen Befunden wiesen MEIER-RUGE (1966), und KALLENBERGER (1967) sowie KALLENBERGER et al. (1967) nach, daß sowohl benigne

---

[1] pers. Mitteilung.

Tumoren als auch geschlechtschromatin-positive Mammakarzinome in 82% einen diploiden Chromosomensatz besitzen. Barr-negative Karzinome sind nur in 13–14% diploid, überwiegend jedoch als Ausdruck der Entdifferenzierung und Wachstumsintensität polyploid. Der Verlust an geschlechtsspezifischem Chromatin im Zellkern geht mit einer Größenzunahme des Kernes (GROPP et al. 1966), verbunden mit erhöhtem Chromatingehalt einher, wobei triploide und tetraploide Zellen dominieren. Es wäre aber nicht richtig, den Verlust der „weiblichen" Kerndeterminanten bei Karzinomen mit einer „Virilisierung" zu vergleichen. Hierbei handelt es sich um den Ausdruck der Entdifferenzierung (v. SEEBACH und MÜLLER, 1966), die nach GROSS et al. (1964) mit einer eindeutigen Verschlechterung der Prognose korreliert ist und eine nahezu doppelt so hohe Letalität und Minderung der 5-Jahres-Überlebenszeit betrifft.

a) Geschlechtschromatin und histologischer Tumortyp

Das Geschlechtschromatin der Kerne ist nicht an bestimmte Karzinomtypen gebunden, sondern kommt bei allen histologischen Formen vor (KIMEL, 1957; KENK und BACIC, 1962; REGELE et al., 1964). Im Vergleich zwischen karyologischem Befund und pathohistologischer Zuordnung der Karzinome zeigte sich jedoch, daß die reiferen und differenzierten Typen, wie das Komedokarzinom oder das kribröse Karzinom zumeist chromatin-positiv sind. Auch die reinen Adenokarzinome sind seltener Barr-negativ als die undifferenzierten Karzinome. KALLENBERGER et al. (1967) unterstreichen bei dieser Abstufung, daß die Unterschiede nur dann deutlich sind, wenn ein hoher Prozentsatz an Geschlechtschromatin als Maßstab angelegt wird.

b) Geschlechtschromatin und Malignitätsgrad

Bei Anwendung des von BLOOM und RICHARDSON (1957) erarbeiteten Tumorgrading auf die großen Gruppen chromatin-positiver und -negativer Mammakarzinome fand MEIER-RUGE (1966) bei 26 von 178 Karzinomen mit Barrschen Zellkörpern in 65% ein niedriges, in 23% ein mittleres und in 12% ein hohes Grading, in 52,9% Barr-positive Zellkerne, einen Mitoseindex von 4,5°/$_{00}$ und einen Malignitätsgrad von 5,3%. Nur in 6,1% lagen heteroploide Kerne vor. Die chromatin-negativen Karzinome (41 von 178) wiesen in 14,6% ein niedriges, in 24,3% ein mittleres und 61,1% ein hohes Grading auf, wobei der Mitoseindex bei 27,5°/$_{00}$ und der Malignitätsgrad bei 7,5% lag.

Aus diesen Daten geht hervor, daß *chromatin-positive* Tumoren einen wesentlich *geringeren Mitoseindex* und *niedrigeren Malignitätsgrad* haben als chromatin-negative Karzinome.

c) Korrelation zwischen Malignitätsindex und Enzymaktivität

Von MEIER-RUGE (1966) wurden 178 Mammakarzinome enzymhistochemisch untersucht und festgestellt, daß die Dehydrogenasen des Zitronensäurezyklus vor allem beim Adenokarzinom hohe Aktivitäten erreichen, während bei dem undifferenzierten soliden und skirrhösen Karzinom der Gehalt an SDH, JCDH und MDH gering ist. Gegenüber einem weitgehend uniformen Dehydrogenasen-Spiegel ergaben 12% einen stark wechselnden Enzymgehalt in verschiedenen Tumorbezirken. Die alkalische Phosphatase war bei Frauen vor der Menopause in 20% positiv, die ATP'ase in Tumorstroma bei Frauen bis zum 50. Jahr ebenfalls so aktiv, daß sich hieraus ein Negativbild des Tumorparenchyms bei medullären Karzinomen ergab.

Die Korrelation zu den diskutierten Daten zeigt, daß geschlechtschromatin-positive Karzinome mit annähernd diploidem Chromosomensatz bei niedriger Mitoserate und geringem Malignitätsgrad relativ *hohe Enzymaktivitäten des Zitronensäurezyklus* enthalten. Tumoren mit hohem Malignitätsindex ergeben niedrige Fermentwerte des Zitronensäurezyklus.

Daraus wird deutlich, daß Barrsche Zellkernkörper, DNS-Gehalt, Malignitätsindex und enzymhistochemisches Verhalten der Mammakarzinome verschiedene Merkmale einer Tumordifferenzierung sind, die in ihrer Gesamtheit vorsichtige Schlüsse auf Eigenart und prospektive Entwicklung erlauben. Allein der Gehalt an Geschlechtschromatin im Zellkern stellt eben nur ein einzelnes Differenzierungsmerkmal dar, das sich aber als ungenügend erwies, um das Karzinom als biologische Einheit zu kennzeichnen.

9. Autoptische Aspekte

Unter Berücksichtigung der jährlichen Sektionsfrequenz eines Universitätsinstituts kann nach eigenen Erfahrungen gesagt werden, daß bei einer Zahl von ca 1000 Sektionen pro Jahr 10–15 Fälle mit Mammakarzinomen zu untersuchen sind. Das entspricht einem Verhältnis von 1:100 bis 1:70. Für die Befunderhebung zur Deutung des Einzelfalles und zur Erarbeitung statistischer Grundlagen sollte eine exakte Dokumentation des Geschwulstleidens, seiner lymphangischen und hämatogenen Metastasen und Folgeerkrankungen angestrebt werden, um vergleichbare und exakte Befunde zu gewinnen. Wünschenswert ist es zweifellos, wenn der Obduzent spezielle Kenntnisse besitzt, um rechtzeitig Besonderheiten im Einzelfall zu erkennen und entsprechend auszuwerten. Hinzu tritt die Notwendigkeit, die klinischen Angaben rechtzeitig und vollständig zu erhalten, damit Einflüsse therapeutischer Maßnahmen beurteilt werden können.

Jeder Pathologe weiß, daß es auch heute vorkommen kann, die Diagnose des metastasierenden Mammakarzinoms zuerst auf dem Sektionstisch zu stellen, sei es, daß eine klinische Diagnostik nicht möglich war, oder daß das Krankheitsbild bis zum Tode maskiert und unerkannt blieb. Zu dieser Frage ist von BAUER und ROBBINS (1972) erneut Stellung genommen worden, nachdem WELLS (1923) und WILLIS (1967) die Exaktheit klinischer und pathologisch-anatomischer Diagnosen von Geschwulstleiden überprüft hatten. Während WILLIS (1967) bei 1000 Sektionen von Tumorkranken in 31% klinische Fehlentscheidungen nachwies, fanden BAUER und ROBBINS (1972) unter 2734 obduzierten Krebspatienten bei 10977 Sektionen des Mallory Instituts für Pathologie in Boston der Jahre von 1955–1965 in 40% nicht korrekte klinische Diagnosen. Das heißt, in 26,2% war das Karzinom nicht diagnostiziert worden, bei 13,9% lagen unvollständige Diagnosen, bei 7% Tumorverdacht und bei 6,9% ein unbekannter Prozeß vor.

33,2% der am Geschwulstleiden Verstorbenen starben mit einer Fehldiagnose, die sich auf ein Nichterkennen oder auf eine unvollständige Diagnose bezog!

Unter 2783 Karzinomen befanden sich 178 (5,9%) Mammakarzinome, von denen in 19 Fällen (10,7%) eine ungenaue Diagnose, in 5 Fällen (2,8%) eine Fehldiagnose gestellt worden war, und in 14 Fällen (7,9%) war klinischerseits gar kein Tumorverdacht geäußert worden! Auch im eigenen Beobachtungsgut konnte unter 141 obduzierten Fällen der Primärtumor von 7 Fällen mit unterschiedlicher Metastasierung erst bei der Obduktion aufgezeigt werden.

Zur Frage der *Krankheitsdauer* ist aufgrund eigener Befunderhebungen zu sagen, daß die überwiegende Zahl der Frauen mit Metastasen in den ersten 5 Jahren nach Amputation verstorben sind, wobei vor allem die ersten beiden Jahre durch plötzliche Komplikationen, das 3.–5. Jahr durch die Folgen einer fortschreitenden Metastasierung belastet sind. Bei diesen obduzierten Fällen war festzustellen, daß 78,4% der mit einem Mammakarzinom erkrankt gewesenen Frauen die 5 Jahresgrenze nicht überlebt haben.

Die durchschnittliche *Laufzeit (Krankheitsdauer) der Fälle mit metastasenfreien Erkrankungen*, die infolge eines unabhängigen zweiten Leidens verstorben sind, betrug 6,84 Jahre. Als Zweitkrankheit lagen in 6 von 13 Fällen maligne Tumoren, nämlich Bronchial-, Magen-, Ovarialkarzinome, myeloblastäre Myelose und ein Retikulumzellsarkom vor.

Als *akute Todesursachen bei Mammakarzinomen* konnte TRAUTH (1974) feststellen: Lungenembolie 19 Fälle; Narkosezwischenfälle unterschiedlicher Ätiologie 5 Fälle; pulmonale Insuffizienz bei bilateraler lymphangischer Karzinose 4 Fälle; Coma hepaticum bei Lebermetastasen 3 Fälle; Massenblutungen infolge Gefäßarrosionen 3 Fälle; Herzbeuteltamponade und Gefäßkompressionen bei Karzinose des Perikards 5 Fälle; Elektrolytentgleisung, Urämie bei Nebennieren- und Hypophysenmetastasen 2 Fälle; ferner Parietalthrombose des linken Herzvorhofs bei Karzinose des Herzens, akute, tryptische Pankreatitis und Hirndruck bei lokalisierter Metastasierung je 1 Fall.

III. Klinische Stadieneinteilung und pathomorphologische Klassifikation

1. Klinische Stadieneinteilungen

Alle Bemühungen um die einheitliche Beurteilung eines Geschwulstleidens haben das Ziel, mit einfachen, klinischen Methoden vergleichbare Befunde zu erheben. Diese sollen die Voraussetzung für die Anwendung einer bestimmten, dem Grade der Tumorentwicklung angemessenen Therapie sein und es ermöglichen, die Prognose des einzelnen Tumors unter einem Behandlungsverfahren zu stellen. Die pragmatischen Gesichtspunkte werden allerdings durch eine Reihe von Faktoren kompliziert, die in ihrer Wechselbeziehung zwischen Tumor und Wirtsorganismus keineswegs geklärt sind. Ferner wird impliziert, daß jeder maligne Tumor eine lineäre Entwicklung mit kontinuierlichem Wachstum und Metastasierung nimmt. Nahezu alle Einteilungen können auf 4 gewöhnlich aufeinanderfolgende Phasen der Tumorausbreitung zurückgeführt werden:

1. Kleiner Organtumor
2. Metastasen in den regionalen Lymphknoten
3. Ausgedehnter Organtumor
4. Fernmetastasen.

In der Kanzerologie der Mamma besteht die von C. STEINTHAL im Jahre 1905 inaugurierte Klassifikation, die eine weite Verbreitung in Deutschland und Skandinavien gefunden hat und teilweise auch heute noch angewendet wird. In seiner Arbeit: „Zur Dauerheilung des Brustkrebses" berichtete STEINTHAL über die Abhängigkeit der operativen Ergebnisse von verschiedenen prognostischen Faktoren. Als solche anerkennt er den feingeweblichen Charakter eines Tumors, das klinische Bild und die Art der Operation. Der von ihm definierte Stadienbegriff umfaßt den Befund am Primärtumor und die Metastasen.

Stadieneinteilung nach STEINTHAL *(1905)*

Stadium 1: Langsam wachsender Primärtumor bis Pflaumengröße, ganz in der Brustdrüse liegend ohne Hautbeteiligung. Wenige kleine Lymphknoten, die nur durch die Operation aufgedeckt werden

Stadium 2: Größerer, mit der Haut verwachsener Tumor und palpablen Lymphknotenmetastasen

Stadium 3: Großer Tumor, mit dem umgebenden Gewebe verwachsen. Supraklavikuläre Lymphknotenmetastasen

Diese Einteilung hat für die klinische Diagnostik verschiedene Änderungen und Verbesserungen erfahren, zumal Stadium 1 und 2 allein klinisch nicht sicher zu trennen sind. Von skandinavischer Seite wie auch von anderen Autoren sind daher pathomorphologische Kriterien in diese Gliederungen aufgenommen worden. PORTMANN (1943) fordert in seiner Einteilung nach 4 Stadien den histologischen Nachweis der Metastasen in vergrößerten Lymphknoten in Stadium 1 und 2. Zweifellos bringt die histologische Verifizierung von Tumorabsiedelungen ein höheres Maß an Sicherheit, die aber bei einer präoperativen und klinischen Festlegung der Stadien 1 und 2 palpatorisch nicht zu erreichen ist.

Für die klinischen Belange hat das sog. *Manchester-System* Bedeutung gewonnen, das ebenso auf andere Untersuchungsverfahren für die Einteilung verzichtet und in der englischen Literatur dominiert (WINDEYER, 1949).

Stadium 1: Tumor auf die Brustdrüse beschränkt. Eine umschriebene Beteiligung der Haut ist möglich. Keine vergrößerten Lymphknoten

Stadium 2: Tumor auf die Brustdrüse beschränkt. Dazu palpable bewegliche Lymphknoten in der Axilla

Stadium 3: Ausgedehnter Tumor im Drüsenkörper mit Einwachsen in Haut, Faszie und M. pectoralis. Axilläre Lymphknoten ipsilateral palpabel und beweglich oder nicht vergrößert

Stadium 4: Tumorwachstum über die Grenze der Brustdrüse hinaus mit Einwachsen in Thoraxwand, Haut, Ulzerationen und lymphangischer Karzinose in axilläre, supraklavikuläre Lymphknoten. Metastasen in der kontralateralen Mamma und Fernmetastasen

Von McWhirter (1957) stammt eine weitere 4-Stadien-Klassifikation nach klinischen Gesichtspunkten, die der obigen Schematisierung weitgehend ähnelt. Diesen Systemen gegenüber gleichwie der seit 1954 unter Denoix inaugurierten TNM-Klassifikation sind eine Reihe von Einwänden vorgebracht worden, die sich besonders auf die Bewertung klinischer Phänomene und auf die Erfassung und Deutung vergrößerter Lymphknoten in der Axilla in den ersten Stadien beziehen. Ohne histologische Verifizierung eines derartigen Befundes ergeben sich notwendigerweise Verschiebungen in den klinischen Stadien, wenn ein vergrößerter Lymphknoten eo ipso als Metastase aufgefaßt wird. Ohne Maß und Zahl lassen sich Größe des Primärtumors oder der Metastasen nicht genau festlegen, ebensowenig die Beziehungen zur Thoraxwand. In dem Bestreben, zuverlässige Kriterien für die Operabilität zu gewinnen, haben Haagensen und Stout (1943) die klinischen Symptome der Tumorausbreitung und der Operabilität gegenübergestellt. Dabei ergab sich, daß eine Reihe von Erscheinungen als Indikator des weit fortgeschrittenen Mammakarzinoms den Erfolg einer Radikaloperation ausschließt. Diese Zeichen der Inoperabilität sind im Stadium D und teilweise im Stadium C der Klassifikation von Haagensen (1956, 1971) aufgeführt und betreffen die Zirkulations- und Ernährungsstörungen der äußeren Haut, Verschiebungen zur Thoraxwand, regionale und hämatogene Absiedelungen. Aus einem Vergleich des klinischen Bildes mit der Ausbreitung und Operabilität des Mammakarzinoms sowie mit den Ergebnissen der Radikaloperation entstand die klinisch orientierte „Columbia-Klassifikation", die von Haagensen im Columbia-Presbyterian-Medical-Center, New York, erfolgreich angewendet wird.

Klinische Columbia-Klassifikation
(Columbia Clinical Classification = CCC)

Stadium A: Kein Hautödem, keine Ulzeration oder Fixierung des Tumors mit der Thoraxwand. Axilläre Lymphknoten nicht erkrankt

Stadium B: Kein Hautödem, keine Ulzeration oder Fixierung des Tumors mit der Thoraxwand. Klinisch sind Lymphknoten befallen, aber kleiner als 2,5 cm und nicht mit Umgebung fixiert

Stadium C: Eines von 5 Symptomen des fortgeschrittenen Mammakarzinoms
1. Hautödem der Mamma, weniger als $^1/_3$ des Organs einnehmend
2. Ulzeration der Haut
3. Fixierung des Tumors mit der Thoraxwand
4. Lymphknotenmetastasen in Axilla, größer als 2,5 cm im Durchmesser
5. Fixierung der axillären Lymphknoten mit Haut oder Weichteilen

Stadium D: Alle Erkrankten mit weiter fortgeschrittenem Mammakarzinom einschließlich folgender Symptome:
1. Zusammentreffen von 2 oder mehr der unter Stadium C genannten Symptome
2. Ausgedehntes, mehr als ein Drittel der Brustdrüse einnehmendes Hautödem
3. Lentikuläre Hautmetastasen
4. Inflammatorisches Karzinom
5. Klinisch erfaßbare Metastasen in den supraklavikulären Lymphknoten
6. Parasternale Metastasen (aus 2. Interkostalraum)
7. Ödem eines Armes
8. Fernmetastasen

Internationale Klassifikation nach dem TNM-System

Vor etwa 20 Jahren ist von der Union Internationale contre le Cancer (UICC) unter dem Vorsitz von P. DENOIS, Paris, (Zusammenfassung 1970) ein System für die Klassifizierung aller malignen Tumoren erarbeitet worden, das sich von der sogenannten Stadieneinteilung löst und den klinischen Einzelbefund gleichsam als Baustein dieser Ordnung in den Mittelpunkt stellt. Aufgrund dieser Qualitätsmerkmale ist es eher möglich, die ganz unterschiedlich ausgeprägten Geschwulstleiden und Verlaufsformen individuell zu erfassen als durch komplexe Stadienbegriffe, die häufig eine Gruppe von Einzelsymptomen umschließen. Dieses flexible „Baukastenprinzip" hat obendrein den Vorzug der Übersichtlichkeit und Übertragbarkeit auf andere Neoplasien und hilft dem untersuchenden Arzt, die Diagnose zu präzisieren, einen Therapieplan zu erarbeiten, die Prognose zu stellen und vergleichbare Ergebnisse zu gewinnen. Wie in den Klassifikationen von STEINTHAL (1905, 1912) und von HAAGENSEN (1971) werden die aus den Teilbefunden T (Primärtumor), N (regionale Lymphknoten) und M (Fernmetastasen) hervorgehenden Kombinationen in 4 Stadien mit aufeinanderfolgenden Ausbreitungsgraden zusammengefaßt. Bei der klinischen Befunderhebung wird der Primärtumor nach seiner Größe bestimmt, ferner werden seine Beziehungen zu Haut, Mamille, Muskulatur und Thoraxwand angegeben. Dagegen wird die Lage des Primärtumors für diese Einteilung nicht berücksichtigt. Unter dem Begriff „regionale Lymphknoten" werden axilläre, supra- und infraklavikuläre Lymphknoten verstanden. Entgegen der Auffassung von HAAGENSEN (1971) haben die parasternalen Lymphknoten hierbei keine Bedeutung. Sowohl bei den regionalen Lymphknoten wie bei den Fernmetastasen wird auf eine histologische Bestätigung verzichtet. Das führt dann zu unsicheren Aussagen, wenn im 2. Stadium kleine axilläre Lymphknoten palpiert werden, die sich aber später als tumorfrei erweisen. Das histologische Tumor-Grading hat auf die TNM-Einteilung keinen Einfluß.

Die 3 Parameter dieser Ordnung sind nach dem deutschsprachigen TNM-Ausschuß der UICC (SCHEIBE, 1976) in folgender Weise definiert worden:

TNM-Klassifikation

T   Primärtumor

TIS   Präinvasives Karzinom (Carcinoma in situ); nicht infiltrierendes intraduktales Karzinom oder Morbus Paget der Mamille, ohne nachweisbaren Tumor
      Anmerkung: Der Morbus Paget — kombiniert mit einem nachweisbaren Tumor
        wird entsprechend der Größe des Tumors klassifiziert.

T0   Kein Tumor in der Brust nachweisbar

T1   Der Tumor mißt in seiner größten Ausdehnung 2 cm oder weniger[1]
      T1a Keine Fixierung an der darunterliegenden Pectoralisfaszie und/oder Muskel
      T1b Fixierung an der darunterliegenden Pectoralisfaszie und/oder Muskel

T2   Der Tumor mißt in seiner größten Ausdehnung mehr als 2 cm, aber unter 5 cm[1]
      T2a Keine Fixierung an der darunterliegenden Pectoralisfaszie und/oder Muskel
      T2b Fixierung an der darunterliegenden Pectoralisfaszie und/oder Muskel

---

[1] Anmerkung: Einziehungen der Haut oder eine Einziehung der Mamille oder andere Hautveränderungen, außer denjenigen, die unter T4b aufgeführt sind, können in T1, T2 oder T3 vorkommen, ohne die TNM-Klassifizierung zu beeinflussen.

T3   Der Tumor mißt in seiner Ausdehnung mehr als 5 cm

      T3a   Keine Fixierung an der darunterliegenden Pectoralisfaszie und/oder Muskel

      T3b   Fixierung an der darunterliegenden Pectoralisfaszie und/oder Muskel

T4   Tumor jeglicher Größe mit Infiltration in die Brustwand oder Haut

      T4a   Fixierung an der Brustwand

      T4b   Mit Armödem, mit Infiltration oder Ulzeration der Haut (einschl. Apfelsinenhaut) oder mit Satellitenmetastasen in der Brust

      T4c   T4a und T4b kombiniert

Regionäre Lymphknoten (N)

N0   Keine palpablen homolateralen axillären Lymphknoten

N1   Palpable, bewegliche homolaterale axilläre Lymphknoten

      N1a   Lymphknoten scheinen nicht befallen zu sein

      N1b   Lymphknoten scheinen befallen zu sein, d.h. Metastasen zu enthalten

N2   Homolaterale, axilläre Lymphknoten, untereinander und mit der Umgebung fixiert

N3   Homolaterale supra- und infraklavikuläre Lymphknoten (beweglich oder fixiert) oder Armödem (mit oder ohne tastbare Lymphknoten)

Fernmetastasen (M)

M0   Keine Fernmetastasen nachweisbar

M1   Fernmetastasen vorhanden

      M1a   Hautbefall außerhalb der Brustdrüse

      M1b   Befall der kontralateralen Mamma und Lymphknoten

      M1c   Klinisch und röntgenologisch nachweisbare Metastasen in Pleura, Lunge, Skelet, Leber

Aus der Kombination der Einzeldaten ergab sich folgende

Stadieneinteilung

Stadium I: Symbol: T1,N0,M0   T2,N0,M0
d.h. kleiner, bis 2 cm im Durchmesser großer Primärtumor, nicht oder nur partiell mit der Haut fixiert. Retraktion der Mamille möglich, keine Fixierung der Muskulatur, keine axillären Lymphknoten tastbar

Stadium II: Symbol: T1,N1,Mo — T2,N1,M0
Bis zu 5 cm großer Primärtumor wie in Stadium I, bewegliche axilläre Lymphknoten tastbar

Stadium III: Symbol: T1,N2,M0   T2,N2,M0
                            T1,N3,M0   T2,N3,M0
                            T3,N0,M0   T4,N0,M0
                            T3,N1,M0   T4,N1,M0
                            T3,N2,M0   T4,N2,M0
                            T3,N3,M0   T4,N3,M0
Primärtumor größer als 5 cm mit herdförmiger oder über die Tumorbegrenzung hinausgehender Hautfixierung und Peau d'orange. Partielle oder komplette Fixierung des M. pectoralis und Befall der homolateralen axillären, supra- und infraklavikulären Lymphknoten. Keine Fernmetastasen

Stadium IV: Symbol: Alle TN-Gruppen und M1 (M1a,M1b,M1c)
Alle Tumoren mit und ohne örtliche Komplikationen und Fernmetastasen

Wenn auch das TNM-System eine größere Flexibilität als manche Stadieneinteilung besitzt, so ergeben sich auch hierbei Ungenauigkeiten und Nachteile, die auf die methodische Erfassung der Einzelbefunde zurückzuführen sind. Das bezieht sich auf die Feststellung der Größe des Primärtumors und auf den Nachweis von Lymphknoten. Es ist daher naheliegend, daß vor allem von radiologischer Seite versucht wurde, diesen Parametern zu mehr Objektivität zu verhelfen. So liegen von KETT et al. (1969) lymphographische Untersuchungen an den axillären Lymphknoten vor, die sich auf unsichere Aussagen in Stadium II beziehen. Von SAUER und HARTWEG (1973) wird anhand von 282 Mammakarzinom-Patientinnen zur postoperativen Strahlentherapie hervorgehoben, daß die Metastasensuche auch in frühen Stadien von großer Bedeutung ist, weil sie bei einem Tumorbefund T1/T2(N0) in 5% Fernmetastasen entdecken konnten. Hier wie in den Studien von HÜTTNER et al. (1969, 1973) wird deutlich, welchen Einfluß neuere Untersuchungsverfahren für die Klassifikation gewinnen. Die Autoren verwendeten die Mammographie zur Bestimmung der Tumorgröße und fanden, daß die röntgenologische Messung der Größe des Primärtumors mit dem pathologisch-anatomischen Angaben übereinstimmt, aber gegenüber der palpatorischen Größenbestimmung erheblich differiert. Dazu BERNDT et al. (1962) sowie BERNDT (1967). Nach den Ergebnissen der zweiten Publikation von HÜTTNER et al. (1973) war es erforderlich, 23% der klinisch (palpatorisch) als Stadium III bezeichneten Fälle in das Stadium II und I zurückzunehmen. Diese Umgruppierung wurde dadurch gerechtfertigt, daß die 3-Jahres-Überlebenszeit von 74% dieser Fälle mit der aller anderen des Stadiums I und II übereinstimmte. Aber auch angesichts dieser und anderer Einschränkungen findet das TNM-System zunehmende Anwendung. Die Überlegenheit gegenüber der Steinthal-Klassifizierung gilt heute als unbestritten und wird von SCHINZ (1959), FISCHER und HAMPERL (1960), BERNDT und TITZE (1969), SCHEIBE (1970),

Tabelle 38. Darstellung klinischer Stadieneinteilungen nach KAMMER und BRUNNER (1972)

	STEIN-THAL	MAN-CHESTER	CCC[a]		T	N	M
a) Tumor auf Parenchym begrenzt, keine palpablen Drüsen	I	I	A		1	0	0
				>2cm	2	0	0
b) Wie a) plus palpable Drüsen in Axilla <2,5 cm, nicht fixiert	II	II	B		1	1	0
				oder	2	1	0
c) Eines der folgenden Symptome:							
Hautödem <1/3 Mamma	I△	III	C		3	o	0
Hautulzeration	I△	III	C		3	o	0
Fixation an Brustwand	I△	III	C		3	o	0
Lymphknoten >2,5 cm	II	III	C		o	1	0
Lymphknoten fixiert	II	IV	C		o	2	0
d) Mehrere Symptome von c	II	III	D		3	o	0
ausgedehntes Hautödem	II	III	D		3	o	0
e) Klinisch supraklavikulare oder parasternale Drüsen	III	IV	D		o	o	1
Tumorknötchen in Haut	III	IV	D		o	o	1
Armödem, Fernmetastasen	III	IV	D		o	o	1

[a] Columbia Clinical Classification = CCC.

KAISER und KARRER (1972, 1973) mit dem Hinweis vertreten, dann ein Höchstmaß an Objektivität zu erzielen, wenn die Einzelbeschreibung für jeden Faktor konsequent durchgeführt und beibehalten wird.

Zum Vergleich der Stadieneinteilungen des Mammakarzinoms dient die von KAMMER und BRUNNER (1972) zusammengestellte Tabelle (Tabelle 38). Bei der Steinthal-Einteilung bedeuten die Dreiecke, daß bei Vorliegen palpabler Lymphknoten dann Stadium II vorliegt. Die Ringe in der TNM-Klassifikation bedeuten, daß hier der Lokalbefund eingesetzt werden soll.

Eine in der Praxis bewährte Übersicht mit Gegenüberstellung von Einzelbefund zu Rang im TNM-System nach ZINSER (1972) zeigt Tabelle 39.

Tabelle 39. Zuordnung klinischer Symptome zum TNM-System nach ZINSER (1972)

	T	N	M	Stadium
I. Primärtumor				
unter 2 cm im Durchmesser	1	0	0	I
2–5 cm im Durchmesser	2	0	0	I
5–10 cm im Durchmesser	3	0	0	III
über 10 cm im Durchmesser	4	0	0	III
II. Hautbeteiligung				
keine Hautbeteiligung	1	0	0	I
inkomplette Fixierung im Tumorbereich	2	0	0	I
komplette Fixierung im Tumorbereich	3	0	0	III
Ulzeration im Tumorbereich	3	0	0	III
Peau d'orange im Tumorbereich	3	0	0	III
Hautinfiltration außerhalb des Tumorbereichs	4	0	0	III
ausgedehnte Peau d'orange	4	0	0	III
Hautbeteiligung außerhalb der Mamma	0	0	0	IV
III. Mamille				
nicht beteiligt	1	0	0	I
Einziehung	2	0	0	I
IV. M. pectoralis				
nicht auf M. pectoralis fixiert	1	0	0	I
Fixierung auf M. pectoralis	3	0	0	III
V. Thoraxwand				
keine Fixierung auf Thoraxwand	1	0	0	I
Fixierung auf Thoraxwand	4	0	0	III
VI. Lymphknoten				
keine homolateralen Lymphdrüsen tastbar	0	0	0	I
bewegliche Lymphdrüsen homolateral tastbar	0	1	0	II
fixierte Lymphdrüsen (untereinander oder mit Umgebung) tastbar	0	2	0	III
supra- oder infraklavikuläre Lymphdrüsen (beweglich oder fixiert) homolateral tastbar	0	3	0	III
kontralaterale Lymphdrüsen tastbar	0	0	1	IV
Lymphödem des Arms	0	3	0	III
VII. Fernmetastasen				
kein Anhalt für Fernmetastasen	0	0	0	I
Fernmetastasen	0	0	1	IV
Histologie (Primärtumor, Lymphdrüsen):	T	N	M / Tumorformel/Stadium	

Eine Akzentuierung pathologisch-anatomischer Kriterien für die Klassifikation nach dem TNM-System wurde von BERNDT et al. (1973) an Hand einer
Untersuchungsserie von 619 Frauen mit Mammakarzinom vorgeschlagen. Retro-
und prospektive Studien über Größe und Ausdehnung des Primärtumors, über
den Metastasierungsgrad in den axillären Lymphknoten und die Überlebenszeit
nach 5 Jahren ergaben, daß mit steigender TNM-Kategorie die Abweichungen
zwischen klinischem und pathomorphologischem Befund zunehmen. Der Tastbe-
fund ist also wenig zuverlässig. Ferner erwiesen sich die Lymphknoten in den
Gruppen N0 und N1a (palpable Knoten, beweglich und als tumorfrei zu bezeichnen) als histologisch in 55% ohne und in 45% mit Metastasen. Ferner erscheint
die Festlegung von Retraktionsphänomenen entbehrlich, da diese für die prognostische Beurteilung nicht relevant seien. Die Autoren schlagen daher eine veränderte Ordnung nach pathologisch-anatomischen Merkmalen vor und bezeichnen
den Primärtumor mit P. Es bedeutet P1 eine Größe von 2 cm, P2 eine Größe
von 2–5 cm, P3 über 5 cm und/oder Infiltration von Haut, Muskulatur und
Faszie, P4 eine diffuse oder knotige Karzinose, in der Regel inoperable Fälle.
Die Befunderhebung an den Lymphknoten setzt eine sorgfältige Präparation
voraus. N – bedeutet tumorfrei; N + : 1–4 Lymphknoten enthalten Metastasen;
N + + : 5 und mehr Lymphknoten befallen und/oder zirkumnoduläre Infiltration.

Nach BERNDT et al. (1973) ergibt sich auf der Basis des TNM-Systems
folgende Klassifikation:

Stadium I: Symbol: P1 N – und P2 N –
                Primärtumor kleiner als 5 cm im Durchmesser, keine infiltrative Umge-
                bungsreaktion, Lymphknoten tumorfrei.
                5-Jahres-Überlebenszeit nach Therapiebeginn: ca. 75%

Stadium II: Symbol: P1,2 N + und P3 N –
                Primärtumor wie in Stadium I; 1-4 axilläre Lymphknoten enthalten Meta-
                stasen, jedoch keine zirkumnoduläre Infiltration oder Primärtumor 5 cm
                und größer (=P3) mit/ohne Infiltration von Haut und/oder Unterlage.
                Axilläre Lymphknoten frei oder 1-4 Lymphknoten befallen.
                5-Jahres-Überlebenszeit nach Therapiebeginn: ca. 51%

Stadium III: Symbol: P1 oder P2 oder P3 N + +
                Primärtumor wie in Stadium I oder II; 5 oder mehr axilläre Lymphknoten
                metastasenhaltig mit/ohne zirkumnoduläre Infiltration. Mit oder ohne Be-
                fall der supraklavikulären Lymphknoten.
                5-Jahres-Überlebenszeit nach Therapiebeginn: ca. 26%

2. Pathomorphologische Klassifikationen

Die Karzinome der menschlichen Brustdrüse werden seit Jahrzehnten nach
ihrem histologischen Muster bezeichnet, wobei es für die mikroskopische Diagnostik zunächst gleichgültig erscheint, an welcher Stelle im Drüsenbaum der
Tumor entstanden ist. Pathomorphogenetische Erfahrungen haben deutlich gemacht, daß es möglich ist, auch eine Reihe von Mammakarzinomen in ihrer
präinvasiven Phase zu erkennen, das heißt, die Diagnostik des malignen Tumors
gleichsam vorzuverlegen und damit in eine Prognostik zu verwandeln. Daher

haben die Begriffe des „nicht invasiven" (nicht infiltrierenden) und „invasiven" (infiltrierenden) Karzinoms besondere Bedeutung gewonnen. Schließlich wird die Topik des Ausgangsortes einer Neubildung terminologisch berücksichtigt, da sich gezeigt hat, daß bestimmte und wiederkehrende Tumortypen aus den verschiedenen Abschnitten des Gangsystems weitgehend konstante Gewebsmuster hervorbringen, die eine pathogenetisch-topische Definition erlauben, so daß die Begriffe des „duktalen" und des „lobulären" Karzinoms Eingang in die Klassifikationen finden konnten.

Diese 3 Kategorien: *feingeweblicher Aufbau, biologische Verhaltensweise* und *pathogenetische Topik* bilden heute ein diagnostisches Raster, mit dem die unterschiedlichen Karzinomtypen der Mamma erfaßt und bezeichnet werden. Die begreiflicherweise daraus hervorgehenden Klassifikationen der Mammakarzinome tragen auch aus der Sicht der Pathomorphologie verschiedene Akzente, zu denen klinische und prognostische Gesichtspunkte hinzutreten. Wenn auch die Uneinheitlichkeit des histologischen Aufbaues der undifferenzierten Karzinome differente Wertungen verständlich macht, drängen alle diese Ordnungen zu einer einfachen, aber der Heterogenität der Tumoren gerecht werdenden Konzeption. Jeder Ordnungsversuch enthält notwendigerweise subjektive Züge und drückt einen der Natur auferlegten Zwang aus. Die Mehrzahl der Begriffe, die in der Karzinomdiagnostik der Mamma auch heutigentags angewendet werden, sind in ihrem deskriptiven Bedeutungsinhalt seit mehr als 100 Jahre in Gebrauch und entstammen dem grundlegenden Werk R. VIRCHOWS: Die krankhaften Geschwülste, 1863. Hier sind die Definitionen von solidem, skirrhösem, medullärem und adenomatösem Karzinom gegeben worden, die auch angesichts neuer und detaillierter Untersuchungsergebnisse für die Beurteilung von etwa 80% aller Mammakarzinome verwendet werden.

Zur Jahrhundertwende wurde unter dem Einfluß der operativen Behandlung der Brustdrüsenerkrankungen dieser histologisch orientierten Ordnung ein therapeutischer Faktor gegenübergestellt: HALSTED (1907) fand anhand seiner Operationsergebnisse, daß 75% seiner Patienten mit Adenokarzinom geheilt wurden, dagegen 48% der medullären und 20,5% der infiltrierenden skirrhösen Krebse nicht. Aus dem gleichen Jahr liegen die Untersuchungen von GREENOUGH et al. (1907) vor, die besagen, daß nur 16% der medullären, dagegen 47,6% der drüsenbildenden und 66% der kolloiden Karzinome erfolgreich behandelt wurden. Daraufhin unterzog SALOMON (1913) 200 Mammakarzinome einer pathohistologischen und klinischen Überprüfung mit dem Ergebnis, daß Adenokarzinome eine relativ gute Prognose haben, das großalveoläre medulläre Karzinom eine bessere als bisher angenommen, dagegen das infiltrierende und kleinalveoläre Karzinom eine ungünstige Entwicklung zeigt. Der Autor weist ferner auf die das Tumorwachstum förderlichen Einflüsse von Gravidität und Laktation hin. Genauere Angaben legte DAHL-IVERSEN (1927) nach Untersuchungen von 109 Fällen 3 Jahre nach Mastektomie und in Bezug auf die Mortalität vor. Diese war bei medullären Karzinomen 100%, beim Carcinoma simplex 68%, beim Carcinoma adenomatosum 67% und beim skirrhösen Krebs 57%. Im gleichen Jahr stellte DELBET (1927) eine zytomorphologische Klassifikation auf, die sich allerdings mit anderen Einteilungen kaum abstimmen läßt. Danach nehmen 45% mit guter Prognose die bisher differenzierten Karzinome mit Sekretbildung ein („Les épithéliomes à cellules claires" und „Les épithéliomes pavimenteux") und 25% die undifferenzierten Karzinome mit hoher Malignität (Les épithéliomes hémophiles" und „les épithéliomes à cellules indépendantes" sowie „les épithéliomes mégacellulaires"). Der französischen Schule entstammt eine ähnliche prognostische Gliederung von LEROUX und PERROT (1930, 1932) mit einem prognostischen Typ I. Histologisch: Schleimbildung, fibröses Stroma, starke Lymphozyteninfiltrate, geringes Einwachsen in das Fettgewebe. Typ II: mit schlechter Prognose. Histologisch fehlen die gesamten Merkmale der ersten Gruppe. Dazu kommen starke Invasionstendenz in Fettgewebe, Blut- und Lymphgefäße. Von GRICOUROFF (1948) wurde der Versuch einer Kombination der vor allem von DELBET erarbeiteten zytomorphologischen Befunde mit angloamerikanischen Gliederungen vorgenommen. In einer Gradeinteilung von 1–4 werden die hoch- und höherdifferenzierten Karzinome bis zu den undifferenzierten und anaplastischen Tumoren geordnet.

Histopathologische Gesichtspunkte stehen bei den Klassifikationen der letzten 2–3 Jahrzehnte im Vordergrund, wobei immer stärker das Bedürfnis zum Ausdruck kommt, neben den *Reifegrad* auch den *Ausgangsort* des Tumors und seine *Häufigkeit* in eine Ordnung zu fügen:

SCHULTZ-BRAUNS (1933) unterteilt in Haupt- und Nebenformen nach folgendem Prinzip: A. Hauptformen: Karzinom niederer Reife: 1. Carcinoma solidum, 2. Carcinoma diffusum. – Karzinome höherer Reife: 1. Carcinoma lobulare, 2. Basalzellkarzinom, 3. Carcinoma cribrosum, 4. Plattenepithelkarzinom, 5. Gallertkarzinom, 6. Cystosarcoma papillare. – Nebenformen: 1. Periepitheliomatöse Karzinome, 2. Psammokarzinom, 3. Milchgangskarzinom, 4. Adenokankroide, 5. Maligner myoepithelialer Tumor.

EWING (1935) geht nach ähnlichen Gesichtspunkten vor und durchflicht histologische, klinische und pathogenetische Kriterien.

GESCHICKTER (1948) bildet drei große Gruppen: Die Adenokarzinome zu 90%, ausgehend von den Drüsenläppchen in Form eines infiltrierenden oder zirkumskripten Wachstums, worunter der Autor alle skirrhösen Karzinome und die höher differenzierten Komedo-, papillären und gelatinösen Karzinome versteht. Dazu kommen die Plattenepithelkarzinome der großen Milchgänge und der Morbus Paget. In einer dritten Gruppe werden die seltenen Basalzellkarzinome, Schweißdrüsen- und Plattenepithelkarzinome des Drüsengewebes subsumiert.

Ausgehend von einem detaillierten Klassifikationsversuch unter Einbeziehung von Histogenese, Wachstumsform und Morphologie legten erstmals FOOTE und STEWART (1946) eine Gliederung vor, die von STEWART (1950) und mit geringen Veränderungen auch von McDIVITT et al. (1967) für den Tumoratlas des Armed Forces Institute of Pathology, Washington, übernommen wurde. Dabei heben die Autoren die Tatsache hervor, daß kombinierte Karzinomformen häufig keine eindeutige Aussage erlauben, so daß in derartigen Fällen jeweils die quantitativ überwiegende Tumorform in der Diagnose auszudrücken sei.

Histologische Klassifikation (1967)

I. Morbus Paget

II. Duktales Karzinom
   a) nicht-infiltrierend
      1. Papilläres Karzinom
      2. Komedokarzinom
      3. Intrazystisches Karzinom
   b) infiltrierend
      1. Papilläres Karzinom
      2. Karzinom mit produktiver Fibrose
      3. Komedokarzinom
      4. Kolloides Karzinom
      5. Medulläres Karzinom (mit lymphoidem Stroma)

III. Lobuläres Karzinom
   a) nicht-infiltrierend (in situ)
   b) infiltrierend

IV. Relativ seltene Karzinome
   a) Schweißdrüsenkarzinom
   b) Tubuläres Karzinom
   c) Adenoid-zystisches Karzinom
   d) Karzinome mit Metaplasien
      Knorpel-Metaplasie
      Spindelzell-Metaplasie
      Plattenepithelmetaplasie
   e) Inflammatorisches Karzinom

Im gleichen Jahr stellt ROBBINS (1967) die beiden topischen Aspekte des lobulären und duktalen Karzinoms gegenüber und untergliedert in eine nicht-invasive und in eine invasive Form. PEREZ-MESA (1968) lehnt sich an die von STEWART (1950) inaugurierte Auffassung mit abgeänderter Reihenfolge an. Für die Bedürfnisse der Routinediagnostik haben HULTBORN und TÖRNBERG (1960) ein vereinfachtes Schema vorgelegt; ebenso CUTLER (1961).

Im deutschen Schrifttum haben zu dieser Frage CHIARI (1951) aufgrund histologischer Daten Stellung genommen. In unserem Sprachgebiet hat vor allem die nach Gewebsbild und Gewebsreife orientierte Ordnung von v. ALBERTINI (1955) Einzug gehalten, die die Topographie der Geschwülste außer acht läßt und die biologische Wertigkeit durch die strukturelle Differenzierung ausdrückt: Im Vordergrund stehen damit diagnostische Gesichtspunkte.

A. Undifferenziertes Karzinom
   Carcinoma solidum simplex
   Carcinoma solidum scirrhosum
   Carcinoma solidum medullare

B. Karzinome mit geringer struktureller Differenzierung
   Carcinoma adenomatosum
   Sonderformen

C. Karzinome mit höherer Differenzierung
   Carcinoma cribrosum
   Komedokarzinom

D. Karzinome mit ungewöhnlicher Differenzierung
   Plattenepithelkarzinom
   Carcinoma gelatinosum

WERTHEMANN (1961) wie auch MÖBIUS und WITTSTOCK (1965) haben in ihren Übersichten diese Typisierung von v. ALBERTINI (1955) übernommen.

Die von STEWART (1950) vorgeschlagene und der aufgezeigten weitgehend entsprechende Gliederung wurde von HAAGENSEN (1956) unter dem Hinweis vereinfacht, daß jeder Typ des Karzinoms in ein infiltrierendes Wachstum übergehen könne, so daß eine derartige Unterteilung keine Einsichten brächte. Hinsichtlich des Ausgangsortes sind die seltenen lobulären Karzinome abzugrenzen, da alle anderen dem Gangsystem entstammen und als duktale Karzinome zu bezeichnen sind.

I. Lobuläres Karzinom

II. Duktales Karzinom   apokrines Karzinom
    intraduktales Karzinom   Karzinom mit Plattenepithelmetaplasie
    zirkumskriptes Karzinom   Karzinom mit Knochen- und Knorpelbildung
    mukoides Karzinom   unspezifisches Karzinom

Dieser Auffassung entspricht weitgehend das Prinzip von SCHIØDT (1966).

Unter Einbeziehung prognostischer Aspekte, insbesondere der regionalen Metastasierungsrate, der Überlebenszeit und des feingeweblichen Musters, haben KOUCHOUKOS et al. (1967), ebenso BUTCHER (1969) eine eigene Klassifikation vorgeschlagen, die von den genannten Schemata abweicht. Die Autoren bilden 4 Tumortypen mit ansteigendem Malignitätsgrad und wachsender Metastasierungsfrequenz.

Typ I: *Nicht invasive Karzinome*
            intraduktale Karzinome, Komedokarzinom,
            papilläres Karzinom, Morbus Paget,
            lobuläres Karzinom in situ

Typ II: *Invasive Karzinome*
            gut differenziertes Adenokarzinom,
            medulläres Karzinom mit lymphoidem Stroma,
            reines gelatinöses Karzinom,
            papilläres Karzinom,
            tubuläres Karzinom

Typ III: *Invasive Karzinome*
            infiltrierende Adenokarzinome,
            intraduktale Karzinome mit Stromainvasion,
            alle anderen in Typ I und II oder IV nicht erfaßten Karzinome

Typ IV: *Invasive Karzinome*
            undifferenzierte Karzinome ohne bestimmte Muster
            und alle Tumoren mit Blutgefäß-Invasion

Die ermittelte Frequenz dieser Typen bei 432 Karzinomen war für Typ I 5,6%, Typ II 15%, Typ III 62,7%, Typ IV 16,7%. Das heißt, daß der Typ III die große Gruppe der invasiven duktalen Karzinome von solidem, skirrhösem oder drüsigem Aufbau ausmacht. Die Metastasierungsfrequenz in die axillären Lymphknoten lag bei Typ I bei 12,5%, bei Typ II bei 34,0%, Typ III 58,3%, Typ IV 57%.

Die seit 1947 bestehende Welt-Gesundheits-Organisation (WHO) hat mit einer Gruppe kompetenter Mitarbeiter 1960 eine histologische Klassifikation der Mammatumoren ausgearbeitet, indem 400 Fälle in 5, später in 6 Zentren begutachtet wurden. Vier Jahre später waren insgesamt 579 Fälle beurteilt und diskutiert worden, so daß als Ergebnis eine revidierte Klassifikation der Mammatumoren der WHO von SCARFF und TORLONI (1968) vorgelegt werden konnte. Diese geht von den großen Kategorien des nicht-infiltrativen und infiltrierenden Karzinoms sowie von speziellen histologischen Varianten aus, ohne allerdings die häufigste Gruppe als die in unserem Raum bekannten soliden, skirrhösen oder drüsenbildenden Karzinome zu benennen. Diese werden summarisch als „infiltrierendes Karzinom" bezeichnet und stellen mit 70–80% die Vielzahl aller diagnostizierten Mammakrebse dar. Bei diesem System entsteht der Eindruck, daß das infiltrierende Wachstum für die intraduktalen und intralobulär entstehenden Karzinome nicht zutrifft. Ferner wäre einzuwenden, daß ein Karzinom auf dem Boden eines Fibroadenoms in einer histologisch orientierten Klassifikation keiner besonderen Erwähnung bedarf, da es sich hierbei nicht um eine spezielle histologische Karzinomvariante handelt.

Die nachstehende Übersicht zeigt die „*Internationale histologische Klassifikation der Mammakarzinome*" nach dem genannten Vorschlag der WHO:

Carcinoma

C I   Intraduktales und intralobuläres nicht infiltrierendes Karzinom

C II   Infiltrierendes Karzinom

C III   Spezielle histologische Varianten des Karzinoms
             C III a) medulläres Karzinom
             C III b) papilläres Karzinom
             C III c) kribriformes Karzinom
             C III d) muköses Karzinom
             C III e) lobuläres Karzinom
             C III f) Plattenepithel-Karzinom
             C III g) Morbus Paget
             C III h) Karzinome aus zellulären intrakanalikulären Fibroadenomen.

Auf Grund *eigener* Untersuchungen ergab sich eine pathomorphologisch orientierte Klassifikation, die pathogenetische Gesichtspunkte, Differenzierungsgrad und Frequenz der Karzinome berücksichtigt. Dabei wird vorausgesetzt, daß *invasive* Phasen *allen* diesen Karzinomen eigen sind, ohne daß allein dadurch das histologische Muster des einzelnen Tumors als diagnostisches Kriterium wesentlich verändert wird. In der ersten Kategorie der undifferenzierten Karzinome ist das infiltrierende Wachstum Gesetz, in den übrigen Kategorien häufig oder zumeist realisiert, so daß *nur* der *bewiesene Ausschluß* eines invasiven Wachstums in die Beurteilung aufgenommen werden sollte. Eine Ausnahme ist den Begriffen für das lobuläre Karzinom in situ und für dessen infiltrierende Form zuzubilligen, auf deren Besonderheiten in Kapitel IV, 4 eingegangen wird.

Eigene pathohistologische Klassifikation

A. *Duktale Karzinome*
   1. *Duktales invasives (nicht differenziertes) Karzinom*
      a) solides, skirrhöses und medulläres Karzinom
      b) adenomatöses (adenoides) Karzinom
      c) anaplastisches Karzinom
      d) inflammatorisches Karzinom (Ca. erysipelatosum)
   2. *Intraduktales Karzinom*
      a) Komedokarzinom
      b) solides und kribriformes Karzinom
      c) papilläres und intrazystisches Karzinom
      d) Morbus Paget
   3. *Spezielle Differenzierungsformen*
      a) muzinöses (gelatinöses) Karzinom
      b) medulläres Karzinom mit lymphoidem Stroma
      c) adenoid-zystisches Karzinom
      d) tubuläres Karzinom
      e) apokrines Karzinom
      f) Karzinom mit sekretorischer Aktivität
      g) Plattenepithelkarzinom
      h) Karzinome mit mesenchymaler und sarkomatöser Metaplasie
B. *Lobuläre Karzinome*
   1. Sogenanntes Carcinoma lobulare in situ
   2. Invasives lobuläres *Karzinom*

Die häufigste Gruppe der *duktalen Karzinome* ist der kleinen Zahl *lobulärer Karzinome* gegenübergestellt worden. Die den kleineren Milchgängen entstam-

menden Tumoren der solid-skirrhös-medullär-adenomatösen und anaplastischen
Karzinome werden mit allen ihren Kombinationsformen als erste Gruppe mit
der geringsten geweblichen Reife der Neubildung aufgefaßt. Dabei ist zu berücksichtigen, daß sog. kleinzellige Karzinome von HAAGENSEN (1971), ASHIKARI
et al. (1973) als Ausdrucksform invasiver lobulärer Karzinome gedeutet werden,
wofür histologisch nachgewiesene Übergänge sprechen. Beim Fehlen eines derartigen Nachweises ist eine Zuordnung nicht möglich, zumal auch duktale Karzinome mit bekanntem Wachstums- und Ausbreitungsmuster gleiche kleinzellig-
anaplastische Tumorformen erzeugen können. Zur zweiten Gruppe *intraduktaler
Karzinome* ist zu ergänzen, daß hier besser von intraduktal *entstandenen* Geschwülsten zu sprechen ist, da jeder so bezeichnete Tumor in einer präinvasiven
Phase wie im Zustand des invasiven Wachstums angetroffen werden kann. Die
Beurteilung dieser Geschwulstformen spiegelt das ältere Schrifttum mit Begriffen
wie Komedoadenom und Komedokarzinom wider (BLOODGOOD, 1934; LEWIS
und GESCHICKTER, 1938; MUIR, 1934, 1941). Nur durch systematische histologische Untersuchungen kann die Frage entschieden werden, ob ein solides, cribri-
formes oder papilläres Karzinom die Grenze des Milchganges überschritten
hat oder nicht. Nach GILLIS et al. (1960) waren von 603 Komedokarzinomen
nur 36 (5%) sicher als nicht invasive Tumoren zu bezeichnen (vgl. Kapitel
IV, 2). In Verbindung hierzu wird der *Morbus Paget* als besondere Ausbreitungsform duktaler Karzinome angefügt. Die Karzinome mit selten realisierten Ge-
websmustern, die eine hohe Gewebsreife und in der Regel eine langsame Ausbreitungsneigung haben, enthält Gruppe III. Als muzinöses Karzinom ist hier nur
die reine Form mit vieljährigem metastasenfreiem Wachstum zu verstehen. Alle
Kombinationen von kolloidbildenden Tumorbezirken mit medullären oder adenomatösen Neoplasien dieser Art gehören in die Gruppe der undifferenzierten
Karzinome und unterliegen deren Gesetzmäßigkeiten. Unter den Mammakarzinomen mit besonderen Metaplasien sind Plattenepithelkarzinome und Karzinome mit Knorpel- und Knochenbildung zu verstehen. Das *inflammatorische
Karzinom* (Carcinoma erysipelatosum) stellt lediglich eine Ausbreitungsform undifferenzierter Karzinome dar und wird dort besprochen. Überblickt man die
eigene Klassifikation, so werden *zwei gegenläufige Merkmale dieser Ordnung*
deutlich: Von oben nach unten nimmt der Reifegrad der Tumoren zu, die
Prognose stellt sich bei einer Minderung der Invasionsneigung und bei gesteigertem Abwehrvermögen des Körpers günstiger. Umgekehrt nimmt von unten
nach oben die Zahl der Karzinome in den einzelnen Gruppen zu, so daß sich
ein qualitativer Breitkeil mit der Basis bei den undifferenzierten Karzinomen
ergibt, wobei die Zäsur in der folgenden Gruppe, der intraduktal entstehenden
Karzinome, liegt.

Häufigkeitsverteilung verschiedener Karzinomformen

Die differierenden Angaben des Schrifttums über das Vorkommen der in
unserem Klassifikationsschema verzeichneten Karzinomtypen wurden durch
Auswertung von 500 nicht ausgewählten Mammakarzinomen geprüft. In Zusammenarbeit mit STAHL (1972) wurden jeweils 2–3 Schnitte der Primärtumoren
zweimal unabhängig von 2 Untersuchern durchmustert und klassifiziert. Dabei

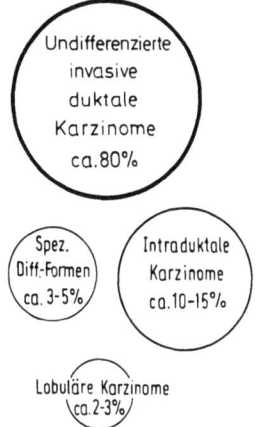

Abb. 311. Schematisierte Darstellung der quantitativen Verhältnisse verschiedener Gruppen des Mammakarzinoms

wurden als „reine Formen" nur diejenigen bezeichnet, die in allen Präparaten homogen waren und als „Mischtypen" die häufigen Kombinationen bestimmter Tumorstrukturen.

Aus der in Abb. 311 dargestellten Verteilung geht hervor, daß ca. 20% den differenzierten und ca. 80% den undifferenzierten Karzinomtypen zuzuordnen sind. Unter den undifferenzierten Formen dominiert mit 31% das solide und skirrhöse Karzinom, daneben folgen die sog. „Mischformen", das heißt Kombinationen von geweblichen Anteilen der duktalen Karzinome der Gruppe 1, 1–4. An 3. Stelle stehen die aus den großen Milchgängen hervorgehenden Karzinome.

Die Schwierigkeiten, die sich allen Klassifikationsversuchen entgegenstellen, werden deutlich, wenn die eigenen Ergebnisse mit denen des Schrifttums verglichen werden: Dabei handelt es sich keineswegs um obsolete Angaben, um längst überholte Vorstellungen, sondern um Ergebnisse aus dem Zeitraum der letzten 2 Jahrzehnte. In der Abb. 312 sind die Verhältniszahlen aufgezeigt, die besagen, daß STEWART (1950) und HAAGENSEN (1956) wesentlich andere Maß-

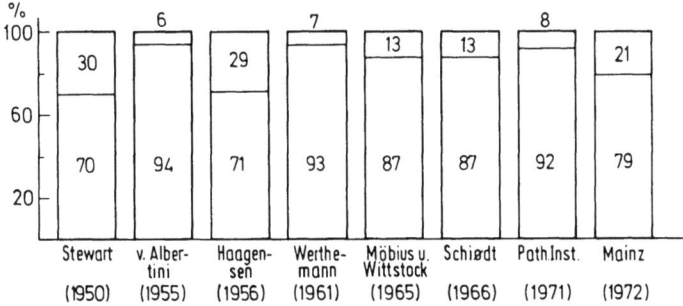

Abb. 312. Übersicht prozentualer Verhältnisse von differenzierten und undifferenzierten Mammakarzinomen verschiedener Autoren

stäbe der Tumordifferenzierung anwenden als die Vielzahl der anderen Untersucher. Unter Zugrundelegung der Einteilung von v. Albertini (1955) zeigen Werthemann (1961) sowie Möbius und Wittstock (1965) ein eindeutiges Überwiegen der sog. undifferenzierten Karzinome, wobei die prozentualen Angaben zwischen 94% und 87% liegen. In einer systematischen Studie von Schiødt (1966) über 641 Fälle wurden ebenfalls 87% Karzinome ohne spezielle Merkmale diagnostiziert. Etwa aus dem gleichen Zeitraum liegen amerikanische Untersuchungsserien vor, in denen Stewart (1950) nur in 70% und wenige Jahre später Haagensen (1956) anhand von ungefähr 5000 Fällen 71% undifferenzierte, d.h. solide, adenomatöse und skirrhöse Karzinome feststellten. Die Diskrepanz ist durch das von Stewart (1950) inaugurierte Klassifikationsschema zu erklären, das neue Begriffe geschaffen und die Differenzierung einer Reihe von Karzinomen gefördert hat. Die Bedeutung besonderer Erfahrungen drückt sich in dem Vergleich aus, der vor wenigen Jahren in einem Institut zwischen den Ergebnissen der Routinehistologie und einer gezielten Diagnostik geführt wurde. Kreienberg (1971) hat die Diagnose von 1060 Fällen mit dem Ergebnis übernommen, daß das Verhältnis von differenzierten zu undifferenzierten Karzinomen 8:92% betrug. Stahl (1972) hat mit dem Autor 500 Karzinome gezielt diagnostiziert und kam auf ein Verhältnis von 21:79%. Dieser Wert liegt zwischen den Angaben der amerikanischen und deutschen Autoren und ist deshalb als realistisch vertretbar, weil die Klassifizierung ohne besonderen histologischtechnischen Aufwand möglich ist und andererseits übertriebene diagnostische Maßstäbe vermieden wurden.

IV. Spezielle Pathologie des Mammakarzinoms

1. Duktales, invasives (nicht differenziertes) Karzinom

Die von dem Epithel der kleineren oder der kleinen Milchgänge abzuleitenden Karzinome sind in der Regel durch Ausbildung einfacher solider oder drüsiger Zellverbände ohne eine besondere morphologische oder funktionelle Differenzierung gekennzeichnet. Die Karzinome dieser Gruppe imponieren stets als invasive (infiltrierende) Tumoren und haben trotz ihrer pathohistologischen Vielfalt eine einheitliche und fast nur vom Metastasierungsgrad abhängige Prognose. Daher ist verständlich, wenn diese Gruppe mit ihren verschiedenen Formen in der WHO-Klassifikation lediglich als „infiltrierendes Karzinom (C II)" und von Fisher et al. (1975) als „not otherwise specified" (NOS) bezeichnet wird. Schiødt (1966) vertritt sogar den Standpunkt, daß bei etwa 90% der Mammakarzinome die histologische Klassifikation ohne Bedeutung sei, da sie keinen prognostischen Wert erlange. Das trifft für alle infiltrierenden Karzinome zu, insonderheit für die Gruppe der invasiven duktalen und nicht differenzierten Formen. Häufigkeitsrelationen haben gezeigt, daß mehr als drei Viertel aller Mammakarzinome hier einzuordnen sind, und daß sich statistische, epidemiologische und prognostische Aussagen zu allererst auf dieses Karzinom der Brustdrüse beziehen (Abb. 312). Dieser Tumor ist gleichsam *das* Mammakarzinom, an dem Verlaufsform und Prognose der anderen Typen gemessen werden. Der klinisch orientierten Homogenität dieser Gruppe steht ein Gewebsbild gegenüber, das zwar in der histologischen Diagnostik keine Schwierigkeiten bereitet, aber auch heute eine Reihe von nicht beantworteten Fragen zur Pathomorphologie, Histo- und Zytogenese aufwirft. Da gegenwärtig noch nicht übersehen werden kann, welche Bedeutung und welchen Einfluß Viruspathogenese, Tumorimmunologie oder hormonale Induktionen erlangen, erscheint es wegen der klinischen und prognostischen Gleichartigkeit dieser Karzinome nach meinem Dafürhalten nicht ohne weiteres gerechtfertigt, auch die pathomorphologischen Eigenschaften terminologisch völlig zu nivellieren. Wir bezeichnen daher diese Gruppe als „invasive duktale Karzinome" und geben ergänzend den histologischen Geschwulsttyp (solide, medullär, adenomatös, skirrhös) zur Kennzeichnung an. In der schematischen Darstellung (Abb. 313) sind Lage und Eigenart dieser Karzinome mit den Zeichen der Invasivität und Beziehungen zu den angrenzenden Gangsegmenten und Lobuli wiedergegeben.

In der histologischen Klassifikation wurden 4 Untergruppen gebildet, von denen die zuerst genannten soliden und skirrhösen Karzinome am häufigsten sind und auch medulläre Anteile in unterschiedlicher Quantität enthalten. Auch drüsenbildende Formen sind in wechselnder Ausreifung häufig und zumeist

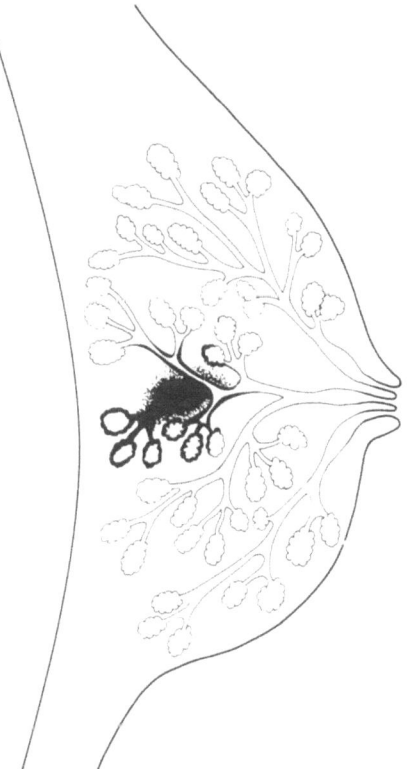

Abb. 313. Schematische Darstellung der Topik und Ausbreitungsform des duktalen, invasiv wachsenden Karzinoms

mit anderen Typen kombiniert. Die Untergruppe der anaplastischen und kleinzelligen Karzinome soll alle jene Tumoren aufnehmen, die von diesen Regelbil-
dern abweichen. Das als besondere Disseminationsform undifferenzierter Karzinome bekannte inflammatorische Karzinom (Carcinoma erysipelatosum) wird
aus Gründen der pathohistologischen Zuordnung ebenfalls hier eingereiht, so
daß damit eine an Morphologie, Häufigkeit und Malignitätsgrad orientierte
nahezu einheitliche Gruppe entsteht. Karzinome dieser Gruppe kommen in
61% in der bezeichneten Form ohne weitere Komponenten vor und werden
in 39% als „Mischtypen" beobachtet, d.h. als uneinheitlich aufgebaute Karzinome mit den obengenannten Bestandteilen. Die histologische Terminologie
sollte sich nach dem dominierenden Gewebsmuster richten oder alle Komponenten benennen. FISHER et al. (1975) stellten bei 1000 Karzinomen in 52,6% invasive duktale Karzinome (NOS), in 28,0% Kombinationsformen von invasiven
duktalen Karzinomen mit zahlreichen anderen Karzinomtypen fest, wobei tubuläre Karzinome (Adenokarzinome — wie in den eigenen Beobachtungen) in
16,5% und invasive lobuläre Karzinome (kleinzellige Karzinome) in 3,3% diagnostiziert worden sind. Im deutschen Schrifttum gaben für die Gesamtzahl
der soliden Karzinome WALTHER (1948) 71%, CHIARI (1951) 82,8%, WERTHE-
MANN (1961) 55%, MÖBIUS und WITTSTOCK (1965) 79% an. Einheitliche Gewebs-
bilder i.S. „reiner Formen" lagen bei WALTHER (1948) in 20,7% und einschließlich von Sondertypen bei WERTHEMANN (1961) in 30% vor. Nach Studien von
MÖBIUS und WITTSTOCK (1965) konnten von 421 Mammakarzinomen 62%
„reine Formen" und 38% „Mischformen" diagnostiziert werden, in denen mindestens zwei histologische Typen zu mehr als 20–30% vertreten sind.

Tumortyp	Absolute Zahl 20 40 100 140	Absolute Zahl	in %
Ca. solidum et scirrh. (purum)	—————————	155	31
adenomatosum	——————— 100		
medullare	—— 32		
colloides	— 10		
med.-adenomat.	• 3		
adenom.-colloides	• 3		
med.-colloides	• 2		
Ca. microcellulare (purum)	——	37	7.4
Ca. medullare (purum)	——	35	7
solid.-scirrh.	—— 32		
adenomatosum	• 3		
sol.-scirrh.-adenom.	• 3		
sol.-scirrh.-colloid	• 2		
Ca. adenomatosum (purum)	—	15	3
solid.-scirrh.	——————— 100		
solid.-scirrh-medull.	• 3		
solid.-scirrh.-colloid.	• 3		
medullare	• 3		

Abb. 314. Übersicht der sog. reinen Formen und Mischformen des invasiven, nicht differenzierten Karzinoms der Mamma

Die eigenen mit STAHL (1972) durchgeführten Untersuchungen an 500 nicht ausgewählten Mammakarzinomen ergeben 395 invasive duktale Karzinome, von denen 242 (61%) auf „reine Formen", 153 (39%) auf sogenannte „Mischformen" entfielen. In der Übersicht (Abb. 314) sind die „reinen Formen" und die Kombinationen der „reinen Formen" enthalten. Es wird deutlich, daß das Carcinoma solidum et scirrhosum mit 155 Fällen (31%) die erste Stelle einnimmt. Dazu kommen 150 Fälle sogenannte Mischformen mit zusätzlich adenomatösen, medullären und gelatinösen Tumoranteilen. Das kleinzellige Karzinom ohne Produktion von Differenzierungsprodukten wurde in 37 Fällen (7,4) diagnostiziert, ohne daß Mischformen festzustellen waren. Es wird von HAAGENSEN et al. (1972) angenommen, daß es sich hierbei um invasive lobuläre Karzinome handelt. Ob das aber für alle derartige Karzinome zutrifft, die durch einen hohen Anaplasiegrad gekennzeichnet sind, ist bislang nicht bewiesen worden. Karzinome mit überwiegend medullären Anteilen wurden in 35 Fällen (7%) gesehen, ohne daß es sich hierbei um bemerkenswert zirkumskripte Formen gehandelt hat. Nahezu ebenso häufig war dieser Tumortyp als Mischform vertreten, so daß unter pathohistologischen Kriterien eine Einordnung als undifferenziertes Karzinom gerechtfertigt erscheint. Auf die klinischen und prognostischen Besonderheiten wird in Kapitel IV, 3 eingegangen. Das Carcinoma adenomatosum in „reiner Form" lag in 15 Fällen (3%) vor. Nächst dem soliden und skirrhösen Karzinom ist dieser Tumor in besonders hohem Maße mit anderen Karzinomtypen gemischt, wobei die soliden und skirrhösen Anteile dominieren (Abb. 314). Die quantitative Verteilung der „reinen Formen" des undifferenzierten Karzinoms geht aus Abb. 314 hervor, ebenso das Verhältnis der sogenannten Mischformen.

Diese gliedern sich auf in:

100 Fälle mit Anteilen eines solid-skirrhös-adenomatösen Karzinoms

 32 Fälle mit Anteilen eines solid-skirrhös-medullären Karzinoms

 10 Fälle mit Anteilen eines solid-skirrhös-gelatinösen Karzinoms

  3 Fälle mit Anteilen eines solid-skirrhös-adenomatös-gelatinösen Karzinoms

  3 Fälle mit Anteilen eines solid-skirrhös-medullär-adenomatösen Karzinoms

  2 Fälle mit Anteilen eines solid-skirrhös-medullär-gelatinösen Karzinoms

  3 Fälle mit Anteilen eines medullär-adenomatösen Karzinoms.

Daraus ist zu entnehmen, daß das solide und skirrhöse Karzinom sowohl als „reine Form" wie auch als Komponente der „Mischformen" am häufigsten vorkommt.

a) Solides, skirrhöses und medulläres Karzinom

Die häufigste Form der invasiven duktalen Karzinome ist das solide Karzinom mit induktiver Neoplasie kollagenen Bindegewebes, das skirrhöse Karzinom, der Skirrhus („Carcinoma with productive fibrosis"). Die Beurteilung dieser Karzinome als einheitliche Gruppe wird durch die allen Tumoren gleiche, das heißt ungünstige Prognose begründet. Aber auch unter pathomorphologischen Gesichtspunkten bestehen große Ähnlichkeiten, auf die zuletzt CHIARI (1951) an Hand von insgesamt 1600 Operationspräparaten hingewiesen hat. Für diese Tumoren haben alle epidemiologischen und klinischen Parameter Gültigkeit, die für das Mammakarzinom schlechthin erarbeitet worden sind.

Makroskopisch sind diese Karzinome von unterschiedlicher Größe und Form,

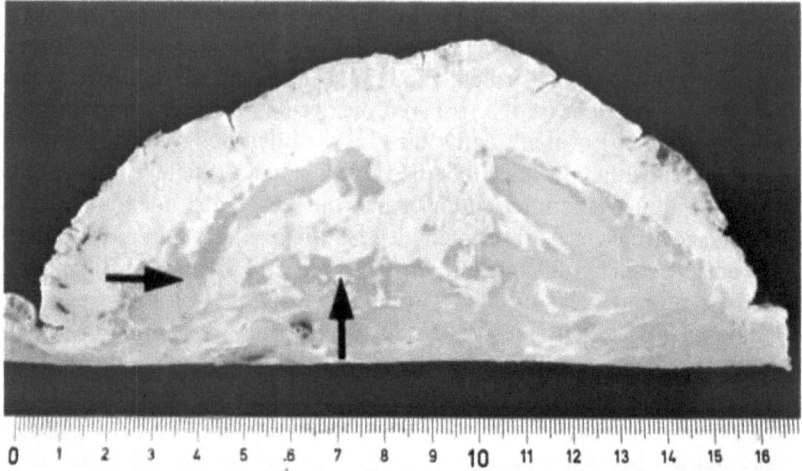

Abb. 315. Duktales invasives Karzinom vom Typ eines soliden und skirrhösen Karzinoms von grauweißer Farbe und mit Ausbildung eines intensiv gelben Lipochromsaums

wobei die an Tumorparenchym reichen Karzinome eher eine weiche Beschaffenheit mit hoher Zerfallsneigung haben. Die soliden und medullären Karzinome sind oft gut konturiert, z.T. knollig und wachsen flächenhaft oder mit feinen Ausläufern in das Binde- und Fettgewebe vor. Dagegen sind die an Tumorstroma reichen skirrhösen Karzinome durch ihre polygonale Form, Härte und Retraktionsneigung schon makroskopisch zu erkennen. Diese Karzinome haben einen Durchmesser von 1–5 cm und weisen eine weiße streifige radiäre Zeichnung auf den Schnittflächen auf. Gelegentlich ist gerade bei diesen Karzinomen ein intensiv gelb gefärbter Randsaum zu beobachten, der die Geschwulst zirkulär in 1–3 mm Breite umgibt. Hierbei handelt es sich um Folgen eines Einwachsens des Tumors in das Fettgewebe des Drüsenkörpers mit Freiwerden besonderer Lipochrome (Abb. 315). Gelblich-graue streifige oder fleckige Einlagerungen zeigen eine Elastose im Bereich eingeschlossener Milchgänge an.

Histologisch zeigen die kleineren Karzinome einen nahezu regelmäßigen, den geweblichen Bausteinen entsprechenden Aufbau. Mit zunehmendem Tumorwachstum und „Alter" der Geschwulst wandelt sich das Bild im Sinne einer kokardenförmigen Ringbildung, indem das Zentrum des Karzinoms weitgehend sklerosiert und hyalinisiert und die epithelialen Bestandteile zugrundegehen (Abb. 316). Dann finden sich hier nur feinfleckige Residuen des Karzinoms, die manchmal auch gänzlich fehlen (Abb. 318). Nach außen schließt sich eine Zone an, die die Merkmale eines skirrhösen und soliden Karzinoms aufweist (Abb. 317). Die Fähigkeit zur Neubildung kollagener Fasern geht aus den elektronenmikroskopischen Beobachtungen hervor (Abb. 292) und zeigt sich auch lichtoptisch in Abb. 317. Hier erkennt man, in welcher Form und Intensität ein solcher Tumor in der Lage ist, ein völlig neues Stroma mit netzartig angeordneten Faserzügen zu entwickeln. Die „Produktionszone" des Bindegewebes folgt der „Invasionszone" des Karzinoms im Fettgewebe (Abb. 317) und entspricht einer

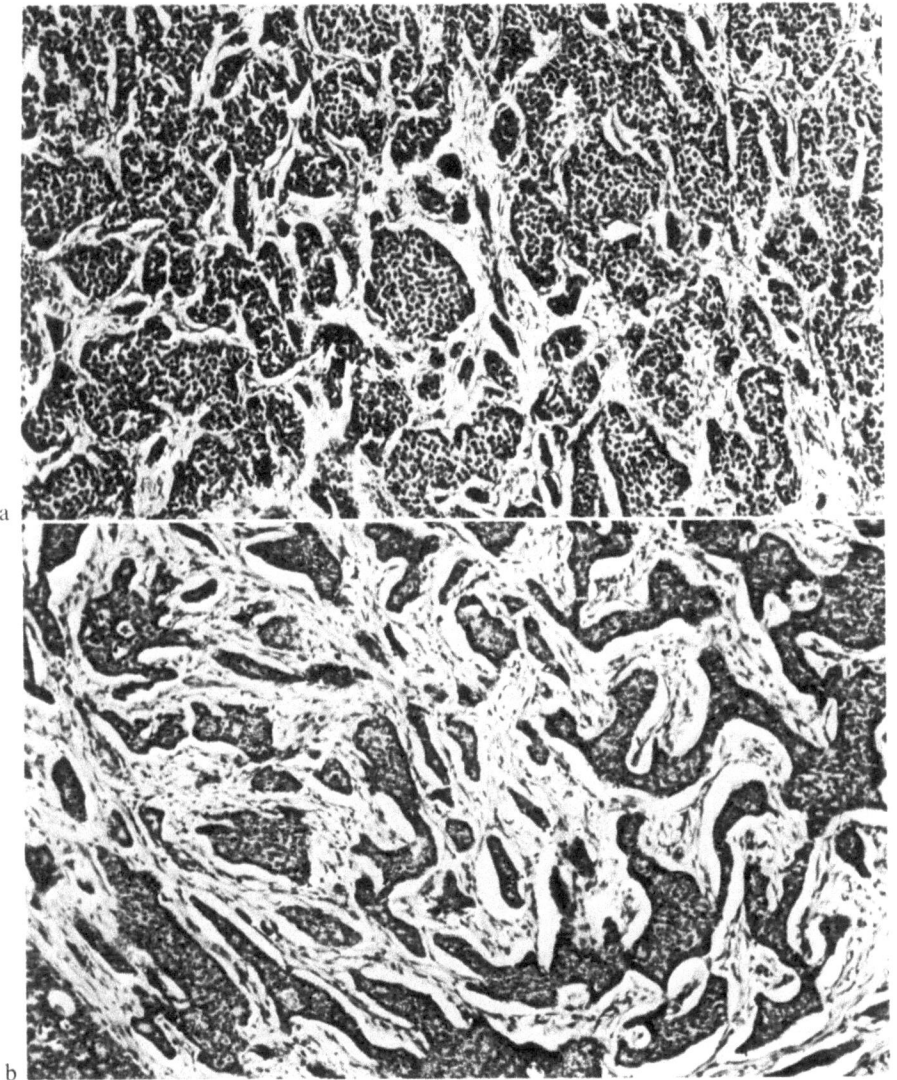

Abb. 316a u. b. Formen solider, teils skirrhöser Karzinome der Mamma mit einem überwiegenden epithelialen Anteil und geschlossenen Tumorzellkomplexen (a). In (b) stärker hervortretender skirrhöser Anteil

induktiven Metaplasie des Mesenchyms durch den Tumor. Die Neubildung des kollagenen Bindegewebes im Karzinom wie in seinen strahligen Fortsätzen ist für die Retraktionssymptome verantwortlich, die manchmal so stark sind, daß flächenhafte Einziehungen, tiefe Retraktionsfurchen und Deformierungen des gesamten Drüsenkörpers entstehen, wie es aus den Abb. 319a und b hervorgeht.

In der Mehrzahl fehlen bei diesen Karzinomen lympho-histiozytäre Zellinfiltrate in der Tumorzirkumferenz völlig. Das Karzinom wächst hier gewisserma-

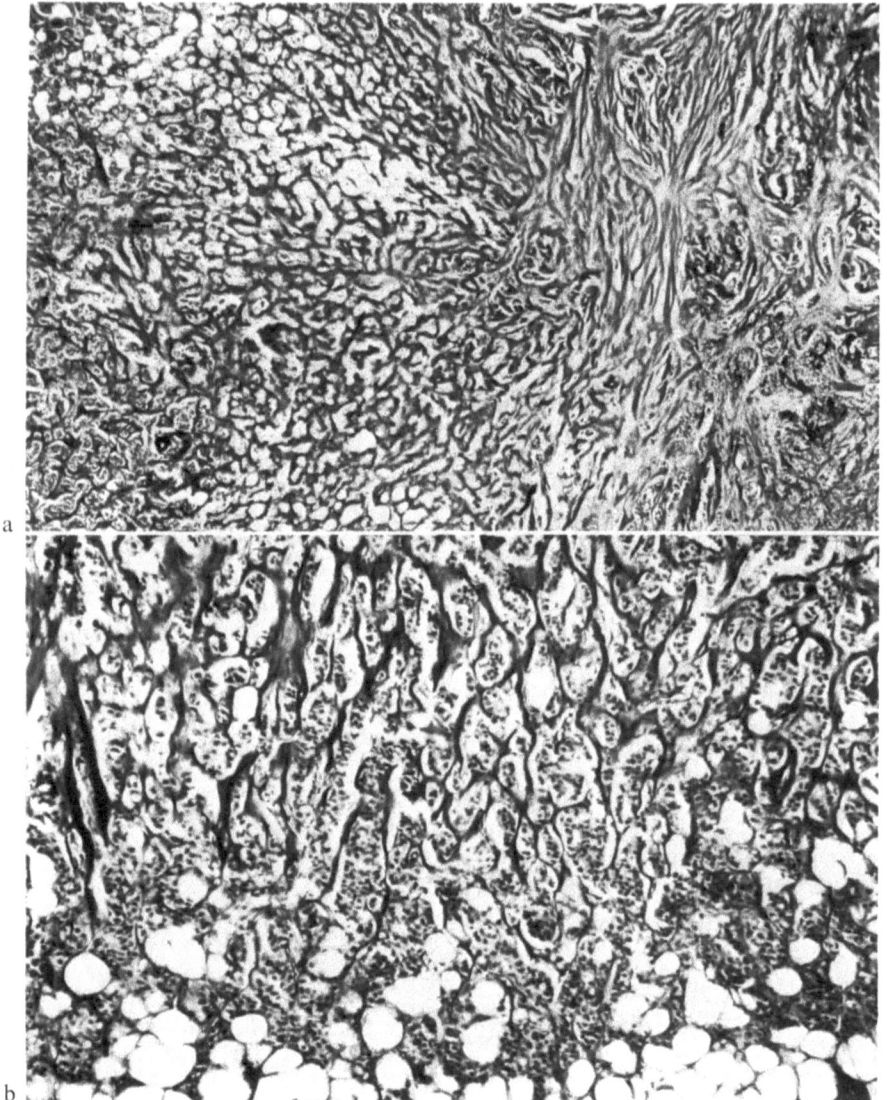

Abb. 317a u. b. Solides Karzinom mit starker Faserbildung und Entwicklung eines feinma-
schigen kollagenen Fasernetzes, das sich von den präformierten Strukturen absetzt (a).
Randzone des Tumors mit Neubildung kollagener Fasern (b). van Gieson. Vergr. 90 ×
und 230 ×

ßen in geschlossener Front oder mit feinen Ausläufern in das Binde- oder Fettgewebe der Mamma vor. Die nach außen gerichtete Abnahme an skirrhösen
und Zunahme an soliden und medullären Anteilen erklärt die Schwierigkeiten
bei der histologischen Zuordnung. VON ALBERTINI (1955) und WERTHEMANN
(1961) beurteilen die Breite der Gewebsstränge im Tumor und deren Verhältnis
zum Tumorstroma in folgender From: Bei einem *skirrhösen Karzinom* befinden

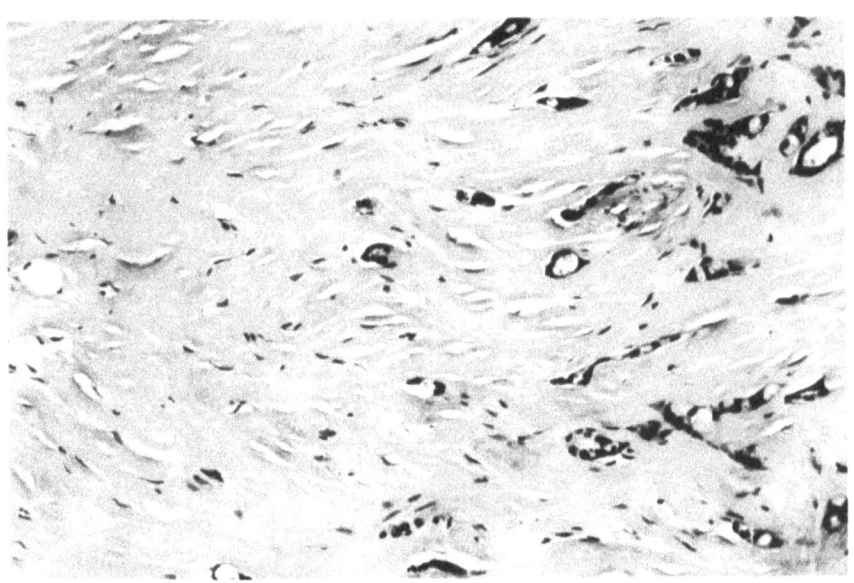

Abb. 318. Zentrum eines skirrhösen Karzinoms mit nahezu homogener Fibrohyalinose und spärlichen Tumorresiduen. HE. Vergr. 240 ×

sich etwa 2 Zellreihen des Tumors zwischen den kollagenen Fasern des Stromas. Für das *solide Karzinom* werden 6 Zellreihen und für das *medulläre Karzinom* mehr als 6 Zellreihen angegeben. Mit diesem etwas willkürlichen aber zweckmäßigen Maßstab kann die Variabilität der Karzinome erfaßt und auf die Ebene der Vergleichbarkeit gehoben werden.

Das *medulläre Karzinom* ist als ein stromaarmer und parenchymreicher Krebs von weicher, „markiger" Beschaffenheit gekennzeichnet und wurde früher als „Encephaloid" bezeichnet. In der Mamma ist das medulläre Karzinom als ein einheitlich aufgebauter Tumor selten und zeigt klinische wie auch prognostische Besonderheiten, die eine Zuordnung zu den Karzinomen mit spezieller Differenzierung rechtfertigen. Häufiger sind medulläre Anteile in Kombinationsformen als Ausdruck invasiver duktaler Karzinome, das heißt ohne prognostische Bedeutung. In diesen Anteilen ist der Differenzierungsgrad niedrig, es kommt nicht zur Ausbildung eines lymphoiden Stromas, einer bindegewebigen Hüllschicht („Kapsel") und die Metastasierungsfrequenz ist hoch. Histologische Merkmale sind die breiten „anastomosierenden" Zellbänder, die Häufung von Nekrosen und Blutungen. Zytomorphologisch ist der Anaplasiegrad hoch, das heißt, man findet zumeist große helle Zellkerne, unscharfe Begrenzungen derselben, zahlreiche atypische Mitosen und eine gestörte Kern-Plasma-Relation. HARTVEIT (1974) fand ganz überwiegend den niedrigsten Differenzierungsgrad (Typ I) bei schlechter Prognose. Aus dem eigenen Arbeitskreis berichtet DITTRICH (1978) über insgesamt 30 Fälle, davon über 8 ohne lymphoides Stroma (weitere Lit. bei FOOTE und STEWART, 1946; MOORE und FOOTE, 1949; RICHARDSON, 1956 und Kapitel T, IV, 3, b).

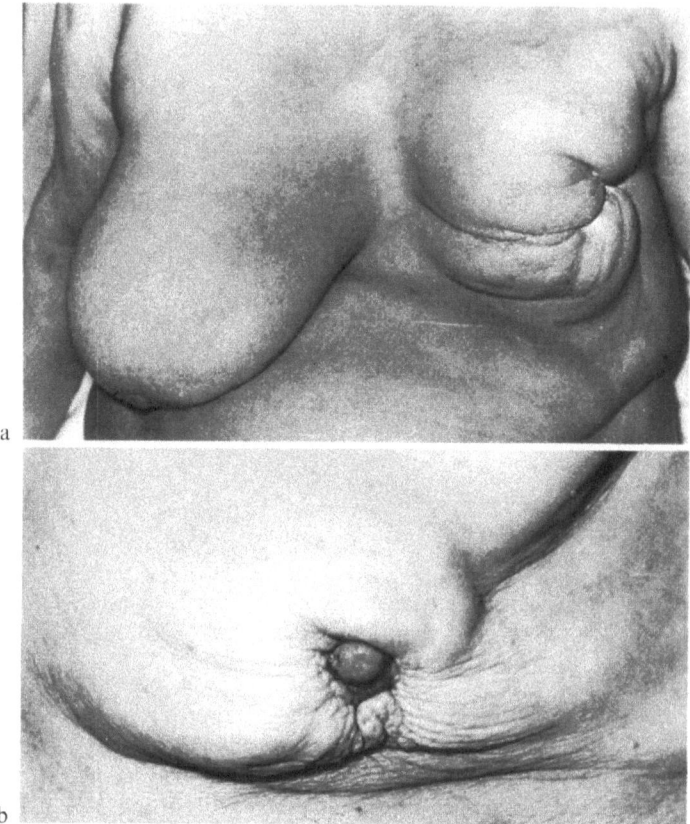

Abb. 319a u. b. Skirrhöses Karzinom der li. Mamma mit starker Retraktion, Furchenbildung und Deformierung der li. Brustdrüse (a). Skirrhöses Karzinom mit flächenhaften und furchenförmigen Retraktionen und Deformierung des Drüsenkörpers (b)

b) Adenomatöses (adenoides) Karzinom

Die drüsenbildenden Karzinome der Mamma bilden ein breites Spektrum, wenn alle diejenigen Formen der großen Milchgänge mit kribriformen, drüsenbildenden Mustern oder papillären Karzinomen hier einbezogen würden. Diese unterliegen jedoch eigenen Gesetzmäßigkeiten und werden als intraduktale Tumoren im folgenden Kapitel beschrieben. Hier sind nur diejenigen ubiquitären Karzinome der kleinen Gänge mit der Neigung zur Drüsenbildung gemeint, die als invasive duktale Karzinome morphologisch wie auch in ihrem biologischen Verhalten imponieren und den soliden und skirrhösen Karzinomen gleichzusetzen sind. Adenomatöse Komponenten finden sich zumeist in Verbindung mit anderen undifferenzierten Karzinomen, so daß verständlich wird, daß daraus keine relevanten prognostischen und therapeutischen Schlüsse gezogen werden können.

Histologisch finden wir unterschiedlich differenzierte Tubuli, die von einem ein- oder mehrreihigen Epithel ausgekleidet sind. Je nach dem Differenzierungs-

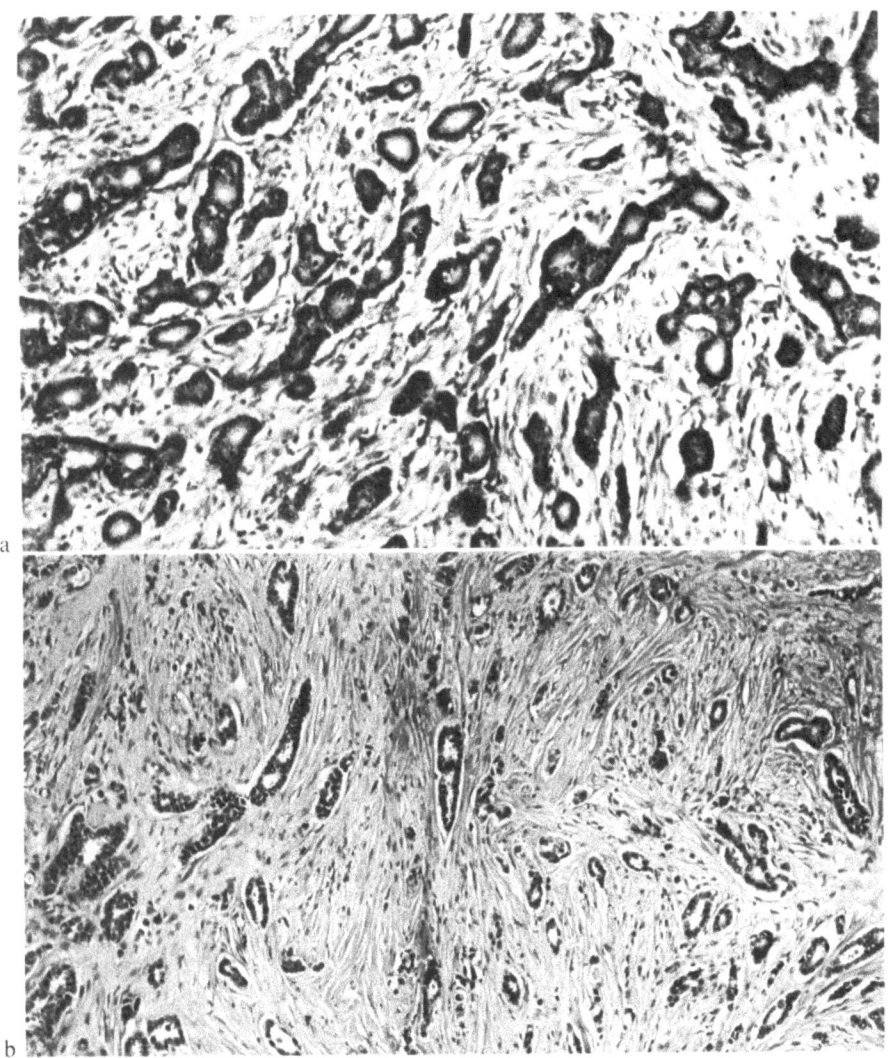

Abb. 320a u. b. Duktales invasives Karzinom vom Typ eines gleichmäßig differenzierten Adenokarzinoms und Ausbildung eines zellreichen Tumorstromas (a). Adenoides Karzinom mit unterschiedlich differenzierten Drüsenformationen und starker Stromakomponente im Sinn eines skirrhösen Adenokarzinoms (b). HE. Vergr. 230 × und 140 ×

grad sind Drüsenschläuche gleichmäßig oder unvollkommen ausgebildet (Abb. 320). Man findet schmale isomorphe Lumina, die häufig etwas Sekret enthalten, daneben trabekuläre Zellverbände mit spaltförmigen oder gänzlich fehlenden Lichtungen. Diese inkompletten Drüsenmuster sollen durch das Attribut des „adenoiden" Baumusters ausgedrückt werden. Die mesenchymale Komponente verhält sich ähnlich wie bei den soliden Karzinomen und kann quantitativ dem Tumorparenchym entsprechen (Abb. 320a) oder überwiegen (Abb. 320b). Dann entspricht das Bild dem eines „Adenoskirrhus". Im amerika-

nischen Schrifttum fallen diese Adenokarzinome alle unter die Gruppe der infiltrierenden Karzinome ohne besonderen Differenzierungsgrad (FISHER et al.,
1975) und werden nur in der Klassifikation von MAEHLE und HARTVEIT (1973)
berücksichtigt. Diese Karzinome sind jedoch von den sog. tubulären Karzinomen
und von den adenoidzystischen Karzinomen (Zylindromen) zu unterscheiden,
die auf Grund ihres völlig anderen Krankheitsverlaufes und ihrer günstigen
Prognose zu den Karzinomen mit besonderer Differenzierung gezählt werden.
Über gut differenzierte Adenokarzinome, die dem tubulären Typ entsprechen,
berichten TAYLOR und NORRIS (1970).

c) Anaplastisches Karzinom

In der Diagnostik der Mammakarzinome werden gelegentlich Formen beobachtet, die durch eine abundante kleinzellige Infiltration der präformierten Strukturen auffallen und eher an ein Sarkom als an ein Karzinom erinnern (Abb. 321).
In der Tat ist hier die Differentialdiagnose schwer, wenn sich der Prozeß nicht
als Metastase in den regionalen Lymphknoten demaskiert. Bei diesen Karzinomen treten keine Differenzierungsprodukte auf, die Einzelzellen sind oval, unregelmäßig oder polygonal und bestehen überwiegend aus einem chromatinreichen
Kern mit schmalem Zytoplasmasaum. Der Tumor dringt in Form von schmalen
Zellreihen in die Gewebsspalten vor und verhält sich wie ein Retikulumzellsarkom. Das heißt, daß die dem soliden oder medullären Karzinom eigenen
geschlossenen Zellverbände vermißt werden (Abb. 321). Gelegentlich ist eine
faserbildende Komponente — einem Skirrhus entsprechend — ausgebildet
(Abb. 321 b). Im älteren Schrifttum (SCHULTZ-BRAUNS, 1933, Lit.) sind diese
Formen auch als Carcinoma diffusum oder nach DELBET (1927) als Epithéliome
à cellules indépendentes bezeichnet worden, die sich durch hohe Malignität
mit kurzer Lebenserwartung auszeichnen und bevorzugt bei jüngeren Frauen,
auch während der Gravidität und Laktation, beobachtet worden sind. Insofern
stehen gewebliche Unreife mit Entdifferenzierung des Karzinoms und klinisches
Bild mit Kachexie in Einklang. Die beschriebene Eigenart dieses Tumors rechtfertigt daher die Klassifikation in der Gruppe der undifferenzierten Karzinome.

Katamnestische und epidemiologische Untersuchungen über die lobuläre
Neoplasie in Verbindung mit kleinzelligen Karzinomen von HAAGENSEN (1971)
haben ein neues Licht auf die Pathogenese und Wertung dieses Tumors geworfen.
Der Autor stellte fest, daß die Erkrankten im Mittel 68 Jahre alt, d.h. in der
Postmenopause waren. Bemerkenswert jedoch war die Tatsache, daß in der
Prämenopause Kombinationen von lobulärer Neoplasie (lobuläres Karzinom
in situ) mit kleinzelligen Karzinomen festgestellt worden sind, so daß heute
mit Wahrscheinlichkeit angenommen wird, daß Invasionsformen der ursprünglich als Carcinoma lobulare in situ imponierenden Präkanzerosen zu einem
kleinzelligen Karzinom entarten (vgl. Kapitel IV, 4). Dieses kann diffus den

---

Abb. 321a–d. Unterschiedlich differenzierte anaplastische Karzinome der Mamma. (a)
Kleinzelliger Typ, sarkomartig. (b) Kleinzellig-skirrhöses Karzinom. (c) Anaplastisches Kar-
zinom mit Riesenzellbildung. (d) Siegelringzell-Karzinom mit intrazellulärer Schleimbildung.
HE. Vergr. 90 × bis 240 ×

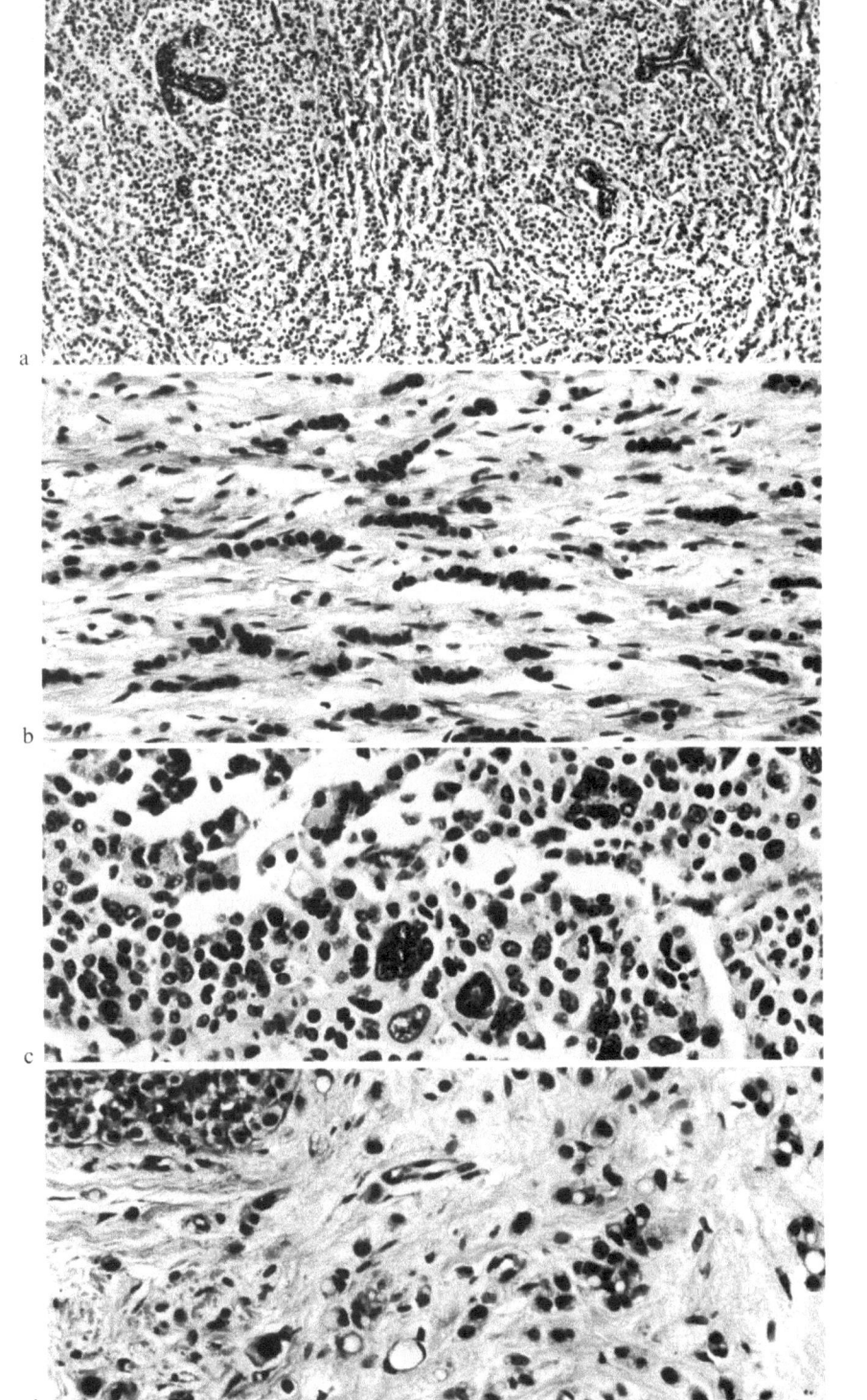

a

b

c

d

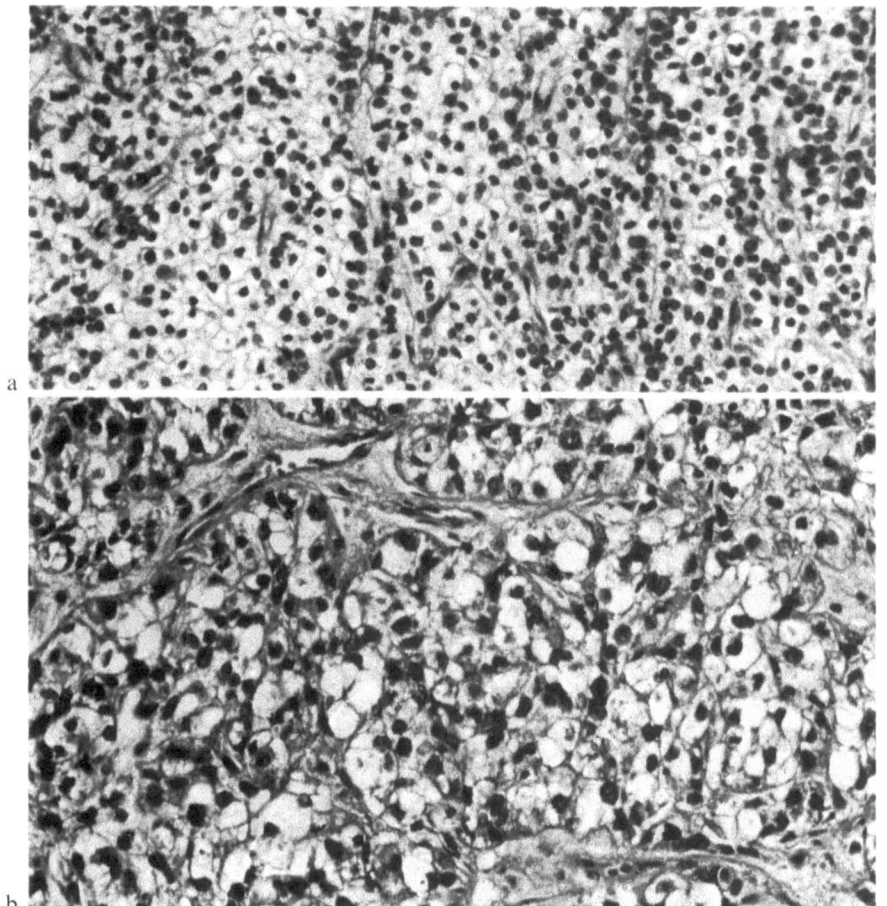

Abb. 322a u. b. Ausschnitte aus hellzelligen soliden Mammakarzinomen unterschiedlichen Reifegrades. (a) Weitgehend gleichmäßiges Zellmuster. (b) Zellpolymorphie bei Transparenz des Zytoplasmas. HE. Vergr. 90 × und 240 ×

Drüsenkörper infiltrieren oder seine lobuläre Grundstruktur bewahren (Abb. 321a). Ob jedoch *alle* kleinzelligen Karzinome diesem Terrain entstammen, erscheint bei dem Formwandel aller Mammakarzinome, insonderheit auch der invasiv-duktalen Tumoren, durchaus fraglich.

Über ein *Siegelringzell-Karzinom* als schleimbildende Variante des invasiven lobulären Karzinoms berichten an Hand von 5 Beobachtungen STEINBRECHER und SILVERBERG (1976). In Abb. 321 d ist dieser Tumor als ein diffus wachsendes Karzinom dargestellt, dessen Zellen z.T. Schleimvakuolen enthalten.

Als anaplastische Tumoren kommen *riesenzellbildende Karzinome* vor, die zumeist eine starke Invasionsneigung besitzen und als duktale Karzinome aufzufassen sind (Abb. 321c). Ferner werden selten *spindelzellige Karzinome* beobachtet, die differentialdiagnostisch von Sarkomen zu unterscheiden sind. Über eine spindelzellig-myoepitheliale Karzinomform mit elektronenmikroskopischen Untersuchungen berichten KERMAREC et al. (1973).

Als *hellzellige Karzinome (sog. Klarzellenkarzinome)* kommen duktale Neoplasien vor, die einen soliden trabekulären Aufbau haben und an hypernephroide Karzinome erinnern. Die Einzelzellen sind groß, das Zytoplasma transparent und wahrscheinlich glykogenreich. Die Zellkerne sind rund, hyperchromatisch. Mitosen kommen selten vor. In Abb. 322a u. b sind zwei unterschiedlich differenzierte Karzinome dieses seltenen Typs dargestellt, der dem „Epithéliomes à cellules claires" (DELBET und MENDARO, 1927) entspricht.

Die Erfahrungen in der pathohistologischen Diagnostik besagen, daß ein kleiner Teil der Mammakarzinome auf Grund des Baumusters nicht mit der erwünschten Sicherheit klassifiziert werden kann. Das Vorkommen kleinzellig-infiltrierender Karzinome und das Fehlen von Differenzierungsprodukten oder von bestimmten Wachstumsformen war Anlaß, eine Gruppe als „anaplastische Karzinome" zu bezeichnen. Damit sollte vermieden werden, daß sehr unreife Karzinome der einen oder der anderen Gruppe mehr oder weniger willkürlich zugeordnet werden.

Hierzu gehört das von RICHTER et al. (1967) beschriebene „diffuse infiltrierende scirrhöse Karzinom", das unter 4320 Fällen in 3,2% beobachtet wurde und durch ein kleinzelliges einreihiges Muster, z.T. mit Schleimbildung gekennzeichnet ist. Die Autoren heben die Möglichkeiten der unterschiedlichen pathogenetischen Deutung hervor und fanden in 21% Beziehungen zu einem invasiven und nicht invasiven lobulären Karzinom und in 36% Zeichen eines intraduktalen invasiven Karzinoms. Diese Tumoren neigen zu bilateralem Auftreten in 15% und zur Metastasierung in die axillären Lymphknoten in 51%.

d) Inflammatorisches Karzinom (Carcinoma erysipelatosum)

Unter der heute im angloamerikanischen Schrifttum gebräuchlichen Bezeichnung „inflammatorisches Karzinom" wird die ungewöhnliche lymphangische Dissemination eines undifferenzierten Karzinoms von hohem Malignitätsgrad im subepidermalen Bindegewebe der Brustdrüse verstanden, die mit den Symptomen einer Entzündung verbunden ist. Damit ist gesagt, daß das Krankheitsbild nicht durch eine besondere Qualität eines Karzinoms erzeugt wird, daß ferner keine besondere Disposition gegeben ist und die entzündliche Komponente das diagnostisch wichtigste klinische Begleitphänomen dieses Geschwulstleidens darstellt. Die Prognose ist nach übereinstimmenden Angaben infaust und durch eine 1–2jährige Überlebenszeit mit starker Metastasierungsfrequenz gekennzeichnet.

Die *Terminologie dieses Tumors* wird von 3 Faktoren bestimmt: Der starken, einem entzündlichen Infiltrat teilweise vergleichbaren Ausbreitung im Bindegewebe, von den durch Hyperämie, Ödem und Anschwellung hervorgerufenen Erscheinungen einer Mastitis und dem gelegentlichen Vorkommen während der Gravidität und Laktation. Von VOLKMANN (1875) und von BILLROTH (1876) ist dafür der Begriff der „Mastitis carcinomatosa" geprägt worden, da das klinische Bild einer bakteriellen Entzündung weitgehend entspricht und Anlaß zu Fehldeutungen war (SCHUMANN, 1911). Im Jahre 1924 wurde im deutschen Schrifttum von dem Chirurgen KÜTTNER wegen der Ähnlichkeit mit der bakteriellen Hauterkrankung „Erysipelas carcinomatosum" vorgeschlagen, im amerikanischen von LEE und TAN-

NENBAUM (1924) „inflammatory carcinoma of the breast". RÜDER (1928) spricht wie bei dem Cancer en cuirasse VELPEAU von einer „akuten Karzinose" und von RASCH (1931) wird betont, daß weniger das Erysipel als der Tumor hervorgehoben werden sollte, so daß er „Carcinoma erysipelatodes acutum" bevorzugen würde und diese Form von dem Cancer en cuirasse abgrenzt. Die Bedeutung der Tumorausbreitung auf dem Wege über ektatische Lymphgefäße veranlaßte WEBER (1935), die Bezeichnung „Carcinoma teleangiectaticum" vorzuschlagen.

Die klinische Erfahrung, daß ein inflammatorisches Karzinom entweder zugleich mit der Feststellung eines Tumors in der Brustdrüse oder sogar ohne dessen Nachweis auftreten kann, hat zu der Auffassung eines *„primären"* inflammatorischen Karzinoms geführt. Als *„sekundäre"* Form bezeichnet man jene, die sich plötzlich und auf dem Boden eines bekannten Tumors oder im Anschluß an eine Mastektomie, an örtliche Rezidive oder bei allgemeiner Metastasierung entwickelt.

Eine *Mastitis carcinomatosa* wäre heute und im Hinblick auf die ersten Beschreibungen von VOLKMANN (1875) als ein primär inflammatorisches Karzinom während der Gravidität oder in der Laktationsperiode zu definieren.

In praxi kann man auf diese Unterteilungen sicher verzichten, da sich hieraus keine wesentlichen Konsequenzen herleiten.

α) Häufigkeit und Altersverteilung

Aus der Literatur seit 1924 werden einschließlich von 4 eigenen Beobachtungen 626 Fälle zusammengestellt. Über größere Untersuchungsreihen berichten: LEE und TANNENBERG (1924) 47 Fälle; TAYLOR und MELTZER (1938) 38 Fälle; GESCHICKTER (1948) 47 Fälle; MEYER et al. (1948) 74 Fälle; CHRIS (1950) 20 Fälle; ROGERS und FITTS (1956) 46 Fälle; BARBER et al. (1961) 53 Fälle; RICHARDS und LEWISON (1961) 19 Fälle; SPRATT und DONEGAN (1968) 38 Fälle; HAAGENSEN (1971) 89 Fälle, ferner BARKER et al. (1976) 86 Fälle; DROULIAS et al. (1976) 75 Fälle. Aus dem deutschen Schrifttum liegt die Arbeit von UNDEUTSCH und LEHMANN (1965) über 3 Fälle vor.

Unter allen Karzinomen und Sarkomen der Brustdrüse wird das inflammatorische Karzinom mit einer Frequenz von 1% (MEYER et al., 1948) bis 1,7% (BARBER et al., 1961) beobachtet. Höhere Werte werden nur von TAYLOR et al. (1938) mit 4% und von CHRIS (1950/51) infolge eines ausgesuchten Krankengutes für die Strahlentherapie von 9,3% angegeben.

Es erkranken nahezu ausschließlich Frauen. In 4 Fällen wurde dieser Tumor in der Mamma virilis diagnostiziert (vgl. Kapitel V, II, 4). Bevorzugt ist das 6. Dezennium mit Mittelwerten von 52,3–59,2 Jahren, wobei eine große Schwankungsbreite von 25–84 Jahren besteht. Weitere Angaben zur Epidemiologie oder geographischen Pathologie liegen nicht vor.

β) Klinik

Die Erkrankung tritt wie alle anderen Karzinome etwas häufiger auf der linken Seite auf und kommt auch simultan in beiden Brustdrüsen vor. Über *bilaterale Karzinome* in 4 Fällen (7,5%) berichten BARBER et al. (1961), über 6 Fälle RICHARDS et al. (1961), die an der Gesamtzahl 33% ausmachen. MEYER et al. (1948) fanden insgesamt in 13,5% bilaterale Karzinome, die mit einem Zeitintervall von etwa 2 Jahren, das heißt, sukzedan zu dem inflammatorischen Karzinom entstanden sind. ROGERS und FITTS (1956) geben sogar 30% an.

Die früher in den Vordergrund gestellten *Einflüsse von Schwangerschaft und Laktation* auf die Eigenart dieses Tumors haben nach klinischen und statistischen Erhebungen keine Bedeutung. Das wird einmal aus dem Altersspektrum deutlich, sodann durch die Seltenheit, mit der in den genannten Untersuchungsserien Fälle in diesen physiologischen Funktionsphasen der Brustdrüse vermerkt sind. Einzelfälle geben MEYER et al. (1948) sowie BARBER et al. (1961) an. Nach CHRIS (1950/51) ist unter allen Mammakarzinomen in 0,5% mit einem inflammatorischen Karzinom in der Gravidität zu rechnen. TAYLOR und MELTZER (1938) ermittelten von 205 Mammakarzinomen, die in Gravidität und Laktation aufgetreten sind, einen Wert von 22% für den inflammatorischen Typ. Das bedeutet, daß die Gefahr, an einer „Mastitis carcinomatosa" zu erkranken während der Schwangerschaft und Stillperiode ohne weiteres gegeben ist. Weitere Angaben besagen, daß die Mehrzahl der erkrankten Frauen geboren hat. Ein vorausgegangenes Trauma hat keine Bedeutung.

Symptomatologisch steht eine Größenzunahme der Mamma mit flächenhafter Hyperämie, Schmerzhaftigkeit und Konsistenzzunahme im Vordergrund. In der Mehrzahl ist ein Tumor palpabel, in 45% jedoch nicht (MEYER et al., 1948). Die Haut hat eine hellrote bis dunkelrote Farbe und ist mit ödematöser Anschwellung unter dem Bilde der Peau d'orange verbunden (Abb. 323a). Nach HAAGENSEN (1971) ist mehr als ein Drittel der Brustdrüsenhaut befallen, wobei das Bild wechseln und sich unter dem Einfluß der Bettruhe vorübergehend auch zurückbilden kann. Die flammende Rötung der Haut ist zumeist scharf begrenzt, zentrale Partien blassen ab (ROTTER, 1936). Es treten Retraktionen der Mamille auf, die auch infolge eines starken Hautödems nivelliert werden kann. Der Prozeß neigt zur Ausdehnung, so daß auch die kontralaterale Brustdrüse von dem Tumor erreicht wird. Ulzerationen der Haut sind nicht typisch. Bemerkenswerterweise sind die elementaren Entzündungszeichen bei diesem Krankheitsbild selten. Eine Leukozytose stellten TAYLOR und MELTZER (1938) in 5 von 38 Fällen fest, Fieber bei 6 Patienten. Ähnlich sind die Ergebnisse von HAAGENSEN (1971), der nur einmal von 65 Erkrankten eine Leukozytose und dreimal erhöhte Temperaturen nachweisen konnte. Das fast regelmäßige Fehlen dieser wichtigen Symptome angesichts einer akuten und stark ausgeprägten erysipelartigen Hyperämie in der Haut hat für die Differentialdiagnose gegenüber einer bakteriellen Mastitis große Bedeutung. Die *axillären Lymphknoten* sind nach übereinstimmenden Angaben vergrößert und weisen stets Metastasen auf. *Hämatogene Metastasen* stellte HAAGENSEN (1971) bei 25 von 89 Fällen fest, wobei wie bei allen anderen Mammakarzinomen vor allem Lunge, Skelettsystem und Gehirn befallen sind.

Die mittlere *Dauer der Symptome* vor der Operation ist kurz und durch die Akuität des Krankheitsbildes verständlich. Es werden von der Mehrzahl der Untersucher 2–3 Monate angegeben.

Mammographische Befunde sind nicht charakteristisch und auf die ödematöse Durchtränkung der Kutis, des subkutanen Fettgewebes sowie des Drüsenkörpers zurückzuführen. Es ergibt sich auch hier die Notwendigkeit einer Abgrenzung von primär-entzündlichen Prozessen (BERGER, 1962).

γ) Klinische Differentialdiagnose

Akute Mastitis und Mammaabszeß: Vorkommen bei jüngeren Frauen, zumeist in Verbindung mit Gravidität und Laktation. Entzündungssymptome: Fieber, Leukozytose. Diese Unterscheidung ist deshalb von besonderer Bedeutung, weil in Verkennung eines Geschwulstleidens falsche Maßnahmen über längere Zeit angewendet worden sind (CHRIS, 1950). In Zweifelsfällen sollte man sich zu einer Probeexzision unter Mitnahme der äußeren Haut entschließen. Als weitere bakterielle Infektionen ist an das (echte) Erysipel zu denken und an Phlegmonen, die sich von Mastektomiewunden oder -narben entwickeln.

Chronische, plasmazelluläre Mastitis bei Gangektasie: Akute Phasen dieser unspezifischen, auf Sekretresorption beruhenden Entzündung können zu herdförmiger Hautreaktion führen. Der Prozeß ist im Vergleich zu dem inflammatorischen Karzinom lokalisiert, ergibt aber eine ähnliche Altersverteilung.

Ferner ist an spezifische Infektionen (Tuberkulose, Lues) und an eine Röntgendermatitis zu denken.

Sekundär-entzündliche Veränderungen bei Karzinomen: Durch ein Übergreifen auf die äußere Haut vermag ein vordringendes Karzinom ein chronisches Ödem, örtliche Kreislaufstörungen und infolge von Ulzerationen Entzündungen hervorzubringen, die in der Kutis als eine fleckförmige, manchmal landkartenartige Hyperämie, durch Knotenbildung und Geschwüre imponieren. Hierdurch können Teilbilder eines in der Regel lokalisierten, inflammatorischen Karzinoms imitiert werden. Ähnliche Reaktionen treten bei zentralen Tumornekrosen mit Blutungen auf (HAAGENSEN, 1971). In diesem Zusammenhang gewinnt auch der Cancer en cuirasse Bedeutung, der als ein chronisch-fortschreitender, indurierender Tumor der Thoraxwand bekannt ist und keine akuten Entwicklungsphasen hat. Aber auch hierbei treten flächenhafte Hyperämie und chronisch fortgeleitete Entzündungen des Integuments auf.

Hämoblastosen: Blaurote flächenhafte und häufig beidseitige Verfärbungen der Brustdrüse mit Volumenzunahme werden bei Leukämien, Lymphosarkomatosen und bei Lymphogranulomatose (TAYLOR und MELTZER, 1938) beobachtet. Blutbild und Lymphknotenbefund führen zur Diagnose.

δ) Pathomorphologie

Die in der Regel großen Brustdrüsen werden von einer bis 5 mm breiten, ödematös verquollenen Haut mit diffuser oder fleckiger Hyperämie bedeckt (Abb. 323). Die Schnittflächen zeigen nach MEYER et al. (1948) in 43% einen ausgedehnten Tumor im Sinne eines nach allen Seiten vordringenden diffusen Karzinoms. In 29% lag ein umschriebenes Karzinom ohne Zeichen einer diffusen Infiltration vor. Die Tumorgröße schwankt und wird von den Autoren im Mittel $6 \times 5 \times 5$ cm angegeben. Überwiegend sind die Karzinome in der Mitte des Organs lokalisiert, in 8 Fällen war die gesamte Brustdrüse von Geschwulstmassen durchsetzt und in 6 Fällen der obere äußere Quadrant Ausgangsort. Ohne Ausnahme waren die axillären Lymphknoten vergrößert und von Metastasen durchsetzt.

Für die *histologische Beurteilung* ist es wichtig, daß das inflammatorische Karzinom nicht an einen bestimmten Karzinomtyp gebunden ist, sondern die Disseminationsform von invasiven, duktalen, das heißt überwiegend undifferenzierten, soliden, skirrhösen, kleinzelligen Karzinomen darstellt. Besonderheiten ergeben sich nur daraus, daß allen Karzinomen im Tumorgrading ein hoher Anaplasie- bzw. Malignitätsgrad eigen ist: 88% der von MEYER et al. (1948) beschriebenen Karzinome zählen zur Gruppe 4, 12% zur Gruppe 3. Zu gleichen Ergebnissen kamen auch BARBER et al. (1961). HAAGENSEN (1971) fand in seiner Serie in 19 Fällen auffällig großzellige Karzinome mit hoher Unreife.

Kennzeichen dieses Krankheitsbildes sind mikroskopisch eine flächenhaft ausgedehnte *lymphangische Karzinose,* ein *Lymphödem* und zumeist gering ausgeprägte *chronisch-entzündliche Stromareaktionen* mit lockeren Infiltraten von Histiozyten, Lymphozyten und Plasmazellen (Abb. 323 b). Als geweblicher Aus-

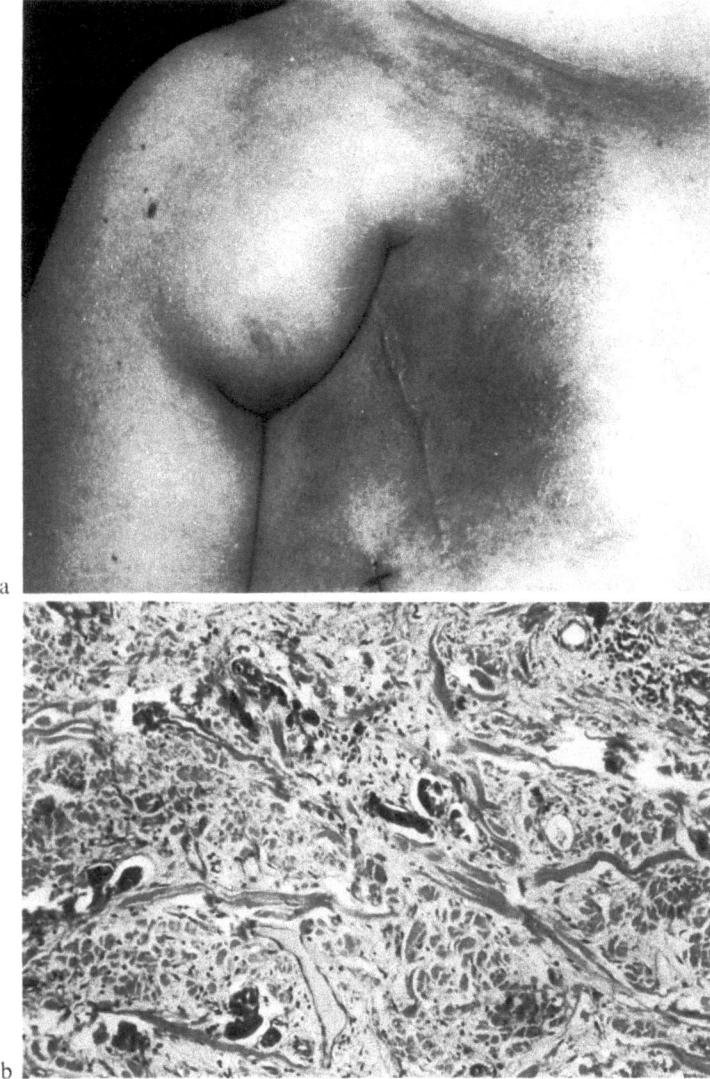

Abb. 323a u. b. Inflammatorisches Karzinom der Mamma. (a) Zustand nach Radikaloperation und Probeexzision mit flächenhafter Hyperämie und Ödem der Haut des Thorax bis zur Oberarm- und Halsregion reichend. (b) Histologischer Ausschnitt mit lymphangischer Karzinose, Lymphödem und lymphozytären Infiltraten als Ausdruck einer chronisch-fortdauernden Entzündung. HE. Vergr. 140×

druck der „Inflammation" sind in der Kutis ektatische Kapillaren, Arteriolen und Venolen zu beobachten. Die mit Tumorzellkomplexen ausgefüllten Lymphgefäße werden nicht nur im Drüsenkörper, sondern im Panniculus adiposus und im Corium und auch außerhalb der hyperämischen Hautregionen (ROTTER, 1936) festgestellt. Die Karzinose tritt besonders in den bindegewebigen Cooperschen Bändern, den Leitschienen der Gefäße zur Haut, auf und zeigt damit eine Störung im Lymphabfluß mit Lymphangiektasien, Permeabilitätsstörungen und Ödem an. Ursache hierfür ist einmal eine Blockade der tiefen Lymphgefäße durch einen großen Tumor, die Umleitung auf die oberflächlichen Lymphspalten und deren Obturation durch eingedrungene Zellverbände. In der Epidermis werden jedoch keine Absiedelungen beobachtet, gleichwie die Entwicklung eines Morbus Paget bei dieser Geschwulst- und Metastasierungsform nicht bekannt ist. Für die *bioptische Diagnostik* ist es wichtig, daß bei einer Gewebsentnahme von der Haut mit anhaftendem Binde- und Fettgewebe einschließlich von Lymphgefäßen in 86% die lymphangische Karzinose festzustellen ist (BARBER et al., 1961). Nach ELLIS und TEITELBAUM (1974) fehlt die lymphangische Karzinose in ca. 20%. Sollte das bei einem entsprechenden klinischen Bild nicht gelingen, so können mit Hilfe von Stufenschnitten oder durch eine zweite Biopsie von anderer Stelle oder aus tieferen Schichten positive Ergebnisse erzielt werden. Im Schrifttum ist wiederholt die Frage aufgeworfen worden, ob die von Tumorzellen ausgefüllten und von Endothel ausgekleideten Haargefäße in der Tat Lymphgefäße und nicht Blutkapillaren sind. Die kontroversen Deutungen (Lit. MEYER et al., 1948; CHRIS, 1950/51) sind dahingehend zusammenzufassen, daß sich der Tumor ganz überwiegend in Lymphgefäßen ausbreitet, wofür Untersuchungen mit Schnittserien von CAMIEL und BOLKER (1941) sprechen. Daneben sind vereinzelt auch Tumorzellen in Blutkapillaren festgestellt worden. Wenn die Gewebsproben tiefen Schichten entnommen werden, so erhöht sich die Zahl dieser Befunde auf 23% (MEYER et al., 1948), wobei jedoch zu sagen ist, daß sich diese Angaben mehr auf die Anaplasie des Karzinoms im Drüsenkörper und auf seine örtliche Invasivität beziehen als auf die Besonderheiten seiner oberflächenwärts gerichteten Ausbreitung. Gerade diese ist für das Krankheitsbild wesentlich und drückt sich in dem jetzt von ELLIS und TEITELBAUM (1974) vorgeschlagenen Begriff des „dermal lymphatic carcinomatosis of the breast" aus.

Die entzündliche Komponente wird durch die beschriebene Generalisation der Tumorzellen nicht befriedigend erklärt. Eine passive Hyperämie läßt ein livides Kolorit der Haut und vor allem Phlebektasien erwarten, die aber bisher nicht aufgezeigt worden sind. Leukozytäre Infiltrate fehlen. Dennoch ist das klinische Phänomen unverkennbar und auf gefäßaktive Substanzen zurückzuführen, die wahrscheinlich dem Tumor entstammen und zu einer Dilatation von Arteriolen und Kapillaren führen.

ε) Prognose und Therapie

Es ist keine Frage, daß eine derartige lymphangische Karzinose nicht nur nach dem Integument und seiner unmittelbaren Umgebung gerichtet bleibt, sondern daß die Tumorzellen in kurzer Zeit die regionalen Lymphknoten, aber auch die Weichteile der Thoraxwand und die kontralaterale Mamma erreichen. Die Eröffnung dieser präformierten vaskulären Verbindungen für die Tumorpropagation erklärt die infauste Prognose.

Metastasen treten zu allererst in den axillären, ferner in den infra- und supraklavikulären Lymphknoten auf, in der Haut und in den Weichteilen der vorderen Thoraxwand (54%), im Knochensystem (38%), in Lunge, Pleura

(33%), in der zweiten Brustdrüse (21%). In allen Fällen fanden MEYER et al. (1948) mehr als eine von Metastasen besetzte Körperregion.

Die Überlebenszeit nach Diagnosestellung und Therapiebeginn wird allgemein mit 1–2 Jahren angegeben. Von 220 Fällen erreichten nach CHRIS (1950/51) nur 5 die Fünfjahresgrenze. Zu gleichen Ergebnissen kam TREVES (1959) nach Anwendung der radikalen Mastektomie.

Die heutigen therapeutischen Maßnahmen haben SPRATT und DONEGAN (1968) und HAAGENSEN (1971) kritisch gegenübergestellt. Danach können bei Anwendung aller Verfahren, das heißt Radikaloperation, Strahlentherapie und durch Kombination dieser Methoden, keine Resultate erzielt werden, die einer Heilung gleichzusetzen wären. Die Überlebenszeit überschreitet auch dann nicht das 3. Jahr! Daher werden örtlich palliative Eingriffe, in Verbindung mit einer hochdosierten Strahlentherapie, empfohlen, die durch Oophorektomie, Adrenalektomie, zytostatische und Hormontherapie ergänzt werden soll (RICHARDS und LEWISON, 1961; WANG, 1967; TREVES, 1959). Zur bilateralen Adrenalektomie: YONEMOTO et al. (1970). Auch nach neuesten Angaben von BARKER et al. (1976) wurden durch eine lange und protrahierte Bestrahlung die besten Ergebnisse erzielt. Dennoch zeigten sich bei 80% am Ende des 1. Jahres lokale Rezidive und Fernmetastasen. 90% der Frauen waren nach 5 Jahren verstorben, nur 3 überlebten die Therapie und starben 7, 10 und 14 Jahre später. DROULIAS et al. (1976) stellten bei 75 Fällen, die in 38 Jahren beobachtet worden waren, eine 5-Jahres-Überlebenszeit von 5,6% fest und unterstreichen die geringen Erfolge auch bei Anwendung einer kombinierten chirurgischen und radiologischen Therapie.

2. Intraduktales Karzinom

a) Pathohistologische Beurteilung: Nicht-invasive und invasive Formen

Als intraduktale Karzinome fassen wir epitheliale maligne Neoplasien der größeren und großen Milchgänge auf, die zumeist über längere Strecken — gleichsam in der Längsachse — von Epithelproliferationen ausgekleidet oder angefüllt sind. Die erkrankten Gangsegmente sind erweitert, häufig von lympho-plasmazellulären Zellinfiltraten umgeben. Die Ausbreitung des Tumors in dem präformierten Hohlraumsystem macht die zentrale Lokalisation und das Fehlen umschriebener Geschwülste verständlich. Ein metastatisches Übergreifen des intraduktalen Karzinoms auf die Regio mamillaris führt hier zu einem Morbus Paget, zum anderen können in der Peripherie des Drüsenbaumes terminale Gangsegmente und Lobuli einbezogen werden (Abb. 324). Gegenüber dem invasiven duktalen Karzinom der kleinen Gänge verhalten sich diese Neubildungen insofern anders, als die Geschwulst hier und offensichtlich über eine längere Zeit an die natürliche Grenze des Milchganges gebunden bleibt und in dieser Phase eine günstige Prognose hat. Einer Ausbreitung des Tumors in einer gedachten „Querachse" entspricht der in etwa 80–90% vorliegenden Invasionsform mit Auflösung der Basalmembran und Einbruch in das zirkumduktale Bindegewebe. Damit gleicht sich die weitere Entwicklung des Krankheitsverlaufes den invasiven nicht differenzierten Karzinomen an, die bei ihrer Abkunft von den

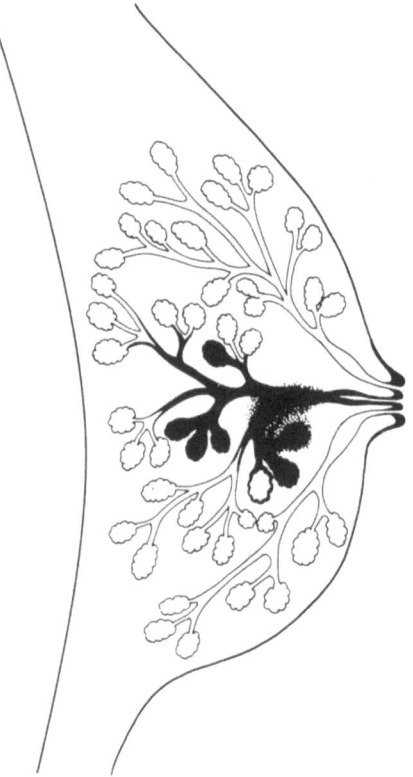

Abb. 324. Schematische Darstellung der Topik und Ausbreitung intraduktaler Mammakarzinome mit sekundärem Übergreifen auf die Drüsenläppchen sowie auf die Mamille. Punk-
tierung kennzeichnet die Invasionsform

terminalen Gangsegmenten so gut wie keine Möglichkeit zu haben scheinen,
in situ zu verharren, sondern schon als kleines Karzinom in das Stroma vordringen. Diese Unterschiede lassen sich sicherlich nicht nur auf ein „Kaliberpro-
blem" der Milchgänge reduzieren, sondern sind nach den bisherigen Erfahrungen
Ausdruck der histopathologischen und biologischen Besonderheiten, zumindestens solange sie zu Recht als „intraduktale" Karzinome zu definieren sind.

In der praktischen Diagnostik bereiten alle jene Formen keine Schwierigkeiten, denen ein einheitlicher oder eindeutig dominierender Tumortyp eigen ist.
Die *Diagnose* eines intraduktalen oder intraduktal entstandenen Karzinoms ist
nach STAPLEY et al. (1955) dann gerechtfertigt, wenn 75–100% des Tumors
auf die Milchgänge beschränkt sind. Bei den eigenen Studien haben wir uns
nach einem „Mehr als 50%" gerichtet und in 11% intraduktale Karzinome
gefunden. Bei Anwendung ähnlicher Maßstäbe kamen HULTBORN und TÖRNBERG
(1960) zu fast 8% für das Komedokarzinom. In der Tat ist eine Reihe von
Fällen schwer zu deuten, vor allem, wenn extraduktale Tumorbezirke ein solides
oder adenoides Karzinom anzeigen. Hierbei sind auch umgekehrte Entwicklungen möglich, indem ein primär undifferenziertes Karzinom einen Milchgang

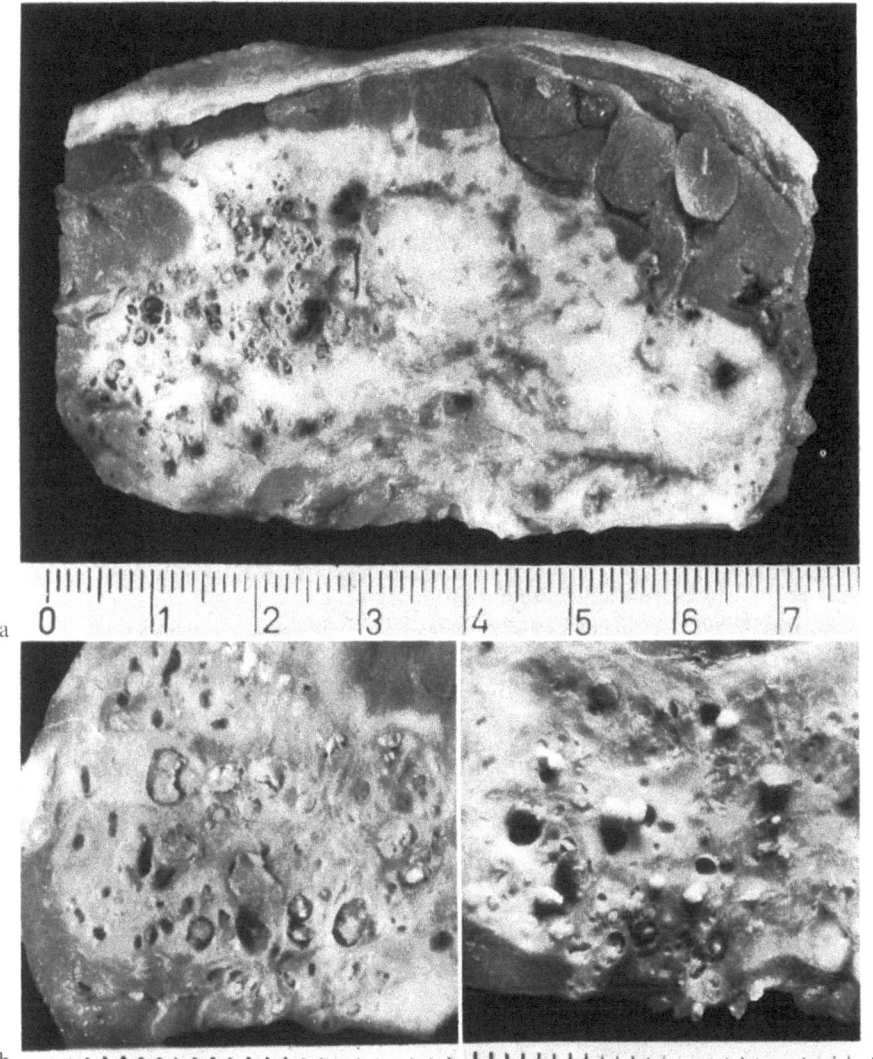

Abb. 325a–c. Komedokarzinom der Mamma mit Ausbildung intraduktaler Tumorpfröpfe. (a) Zentral lokalisiertes Komedo-Karzinom mit unscharfer Begrenzung. (b) Ausschnittsvergrößerung. (c) Nach Druckwirkung. Hervortreten der Komedonen aus den erweiterten Milchgängen („Bloodgood-Effekt")

einbezieht und sich hier intraduktal ausbreitet. Diese *intraduktalen oder intralobulären Komponenten* invasiver duktaler (nicht differenzierter) Karzinome werden nach FISHER et al. (1975) in leichter Form in 39,8% dieser Tumoren festgestellt und zeigen Muster eines intraduktalen soliden oder eines Komedo-Karzinoms. Koinzidenzen ergaben sich ferner mit einer Einbeziehung der Mamille und einer multizentrischen Karzinose. Hierbei liegen somit ausgedehnte Karzinome mit starker Invasionsneigung vor. Ähnliche Reaktionen in den Lobuli wurden in

den Randgebieten invasiver duktaler Karzinome als ,,konkomitierende Epitheliosen" beschrieben, da sie sich zytomorphologisch von dem Karzinom unterscheiden und hier einem Carcinoma lobulare in situ entsprechen (Abb. 379).
Die Eigenart der intraduktalen Ausbreitung dieser Tumoren verbindet sich nicht
nur mit einer ähnlichen Symptomatik und Prognose, sondern auch mit einem
dieser Geschwulstgruppe verwandten feingeweblichen Aufbau.

Als originär intraduktale Karzinome unterscheiden wir nach histomorpholo-
gischen Kriterien:

1. Das *Komedokarzinom* ist der bekannteste, nicht aber der häufigste Typ,
der sich sowohl makroskopisch wie auch histologisch mühelos durch Ausbildung
nekrotischer Pfröpfe in den von einer Tumorzelltapete ausgekleideten Milchgänge erkennen läßt.

2. *Das solide und kribriforme intraduktale Karzinom* bietet ein breites Spektrum histologischer Formen. Von Bedeutung ist, daß viel häufiger intraduktale
und intrazystische Epithelproliferationen bei proliferierender fibrös-zystischer
Mastopathie auftreten und zu differentialdiagnostischen Schwierigkeiten führen.
Dabei kann als Regel gelten, daß ein Dominieren solider und atypischer Zellproliferationen in einem oder in mehreren Milchgängen *bei Ersatz oder Zerstörung des präformierten Gangepithels* für das Vorliegen eines intraduktalen Karzinoms spricht (Abb. 286 und 326).

3. Das *papilläre intraduktale oder intrazystische Karzinom* kann als solitärer
Tumor oder als duktale oder zystische Papillomatose imponieren. Häufig bilden
sich flache rasenförmige Papillome, deren prognostische Beurteilung diagnostische Schwierigkeiten bereitet (vgl. Kapitel IV, 2).

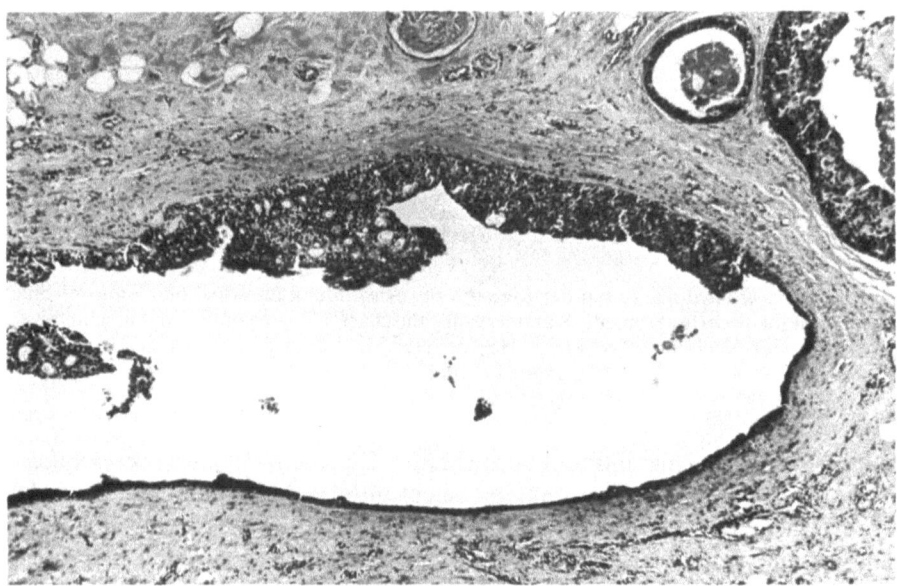

Abb. 326. Intraduktales Karzinom von solidem und kribriformem Muster, z.T. vom Komedotyp mit unterschiedlichen Graden der Epithelproliferation. HE. Vergr. 40×

Nach neueren Untersuchungen von ASHIKARI et al. (1971) an 143 intraduktalen Karzinomen von 112 Erkrankten ergab die histologische Klassifikation als
häufigsten Typ das kribriforme und solide Karzinom. Danach folgen das papilläre Karzinom, das Komedokarzinom und schließlich das intrazystische Karzinom. In 79% lag ein reines intraduktales Karzinom vor, in 21% bestand gleichzeitig ein lobuläres Karzinom (in situ) und in 32% lagen multizentrische Tumorherde vor. Bilaterale Erkrankungen fanden STAPLEY et al. (1955) in 8%, davon
in 4 Fällen ein simultanes bilaterales Karzinom. ASHIKARI et al. (1971) stellen
in 29% synchrone oder metachrone Karzinome auf der kontralateralen Seite
fest, wobei die sukzedanen Tumoren 1–3 Jahre dem Primärtumor gefolgt waren.

Nicht invasives intraduktales Karzinom: Bei der Beurteilung von Exzisionsbiopsien dieser Geschwulstgruppe drängt sich in besonderem Maße die Frage
auf, wie häufig präinvasive Phasen sind oder vorgetäuscht werden. Unsicherheiten erwachsen bei kleinen Biopsien, wenn nur Teile (Randzonen) getroffen sind,
oder wenn das atypische Epithel nur einzelne Milchgänge ausfüllt.

Nach dem aktuellen Schrifttum wird übereinstimmend festgestellt, daß *präinvasive Phasen* dieser Karzinomtypen *selten* sind. Die Frequenz beträgt etwa
3–5% unter allen Mammakarzinomen (SCHREIBER und WULSIN, 1962; FARROW,
1970; SILVERBERG und CHITALE, 1973). Das mittlere Alter der Frauen bei rein-
intraduktalen Tumoren ist nicht niedriger als in der invasiven Gruppe. Histologisch liegen nach ihrer Frequenz kribriforme, solide, papilläre, intrazystische
und Komedo-Karzinome vor (ASHIKARI et al., 1971); bei MILLIS und THYNNE
(1973) stehen Komedokarzinome an erster Stelle. Ein Morbus Paget wurde
bei präinvasiven Karzinomen nicht festgestellt, bei allen invasiven Formen dagegen in 7,1%. In einer Untersuchung von SILVERBERG und CHITALE (1973) wurden
von 398 Mastektomiepräparaten in 67,1% invasive und nicht invasive Karzinome diagnostiziert, die nach dem Invasionsgrad prozentual aufgeschlüsselt und
der Metastasierungsrate sowie der Prognose gegenübergestellt worden sind (Tabelle 39). In allen diesen Fällen besteht die Gefahr der plurifokalen und bilateralen Erkrankung, die bei allen intraduktalen Karzinomen erfahrungsgemäß hoch
ist. In einer weiteren Studie beobachteten BROWN et al. (1976) bei nichtinfiltrie-

Tabelle 40. Zur Prognose des Mammakarzinoms in Abhängigkeit von der Invasionsneigung.
(Nach SILVERBERG und CHITALE, 1973)

	Keine Lymphknoten- metastasen	1-2 positive Lymphknoten	3–8 positive Lymphknoten	Tod an Karzinom in 5 Jahren
1. Rein intraduktale Karzinome	100%	0	0	0
2. 10% Infiltration	82%	0	18,2%	0
3. 10–49% Infiltration	50%	12,5%	37,5%	20%
4. 50–89% Infiltration	40%	36%	12%	26,1%
5. 90–99% Infiltration	27,4%	17,7%	24,2%	37,5%
6. Rein infiltrative Karzinome	42,1%	21,4%	12,9%	44,1%

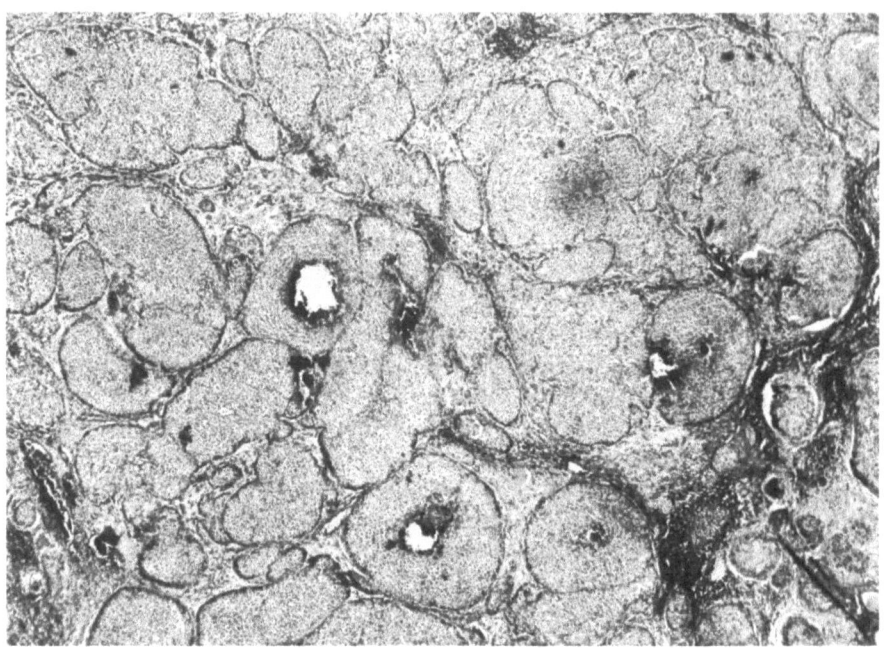

Abb. 327. Intraduktales Karzinom vom Typ eines soliden Karzinoms und Komedokarzinoms mit zentralen, z.T. verkalkten Nekrosen. HE. Vergr. 140×

renden Karzinomen in 33% multizentrische Herde und in 30% eine Miterkrankung der subareolären großen Milchgänge.

Für die *praktische Diagnostik* ist festzustellen, daß die Definition eines präinvasiven intraduktalen Karzinoms zwar exakt ist, aber die Deutung der Einzelfälle variiert, weil sich Ähnlichkeiten mit den unterschiedlichen Formen und Intensitätsgraden der proliferierenden Mastopathie ergeben. Im Vergleich dazu stellen *„echte" intraduktale, nicht invasive Karzinome* Sonderfälle dar. Bei Feststellung eines präinvasiven Tumors ist das Wichtigste, die Invasion durch zahlreiche Blöcke und Schnitte in Stufen auszuschließen. Je kleiner der Tumor, desto sicherer kann diese Frage beantwortet werden. Bei papillären und intrazystischen Karzinomen ist die Zysten- bzw. die Gangwand und die Umgebung zu untersuchen. Allerdings wissen wir von OZZELLO und SANPITAK (1970) und OZZELLO (1971), daß sich elektronenmikroskopisch auch bei rein intraduktalen Tumoren Lücken in der Basalmembran mit Tumorzellprotusionen zeigen, die sich dem lichtmikroskopischen Beobachter entziehen.

Prognostisch sind die rein-induktalen Karzinome günstig. Die Tabelle 39 zeigt das Fehlen von Lymphknotenmetastasen und bei Nachbeobachtung keinen Todesfall. Vereinzelt sind jedoch auch in dieser Gruppe Metastasen beobachtet worden (ASHIKARI et al., 1971). Mit zunehmender Tumorinvasion vermindert sich die Überlebensrate, die sich schon bei einer Invasionsfrequenz von 10% nach einem symptomenfreien 5-Jahres-Intervall äußert. Daher wird *therapeutisch* bei präinvasiven intraduktalen Karzinomen von SILVERBERG und CHITALE (1973)

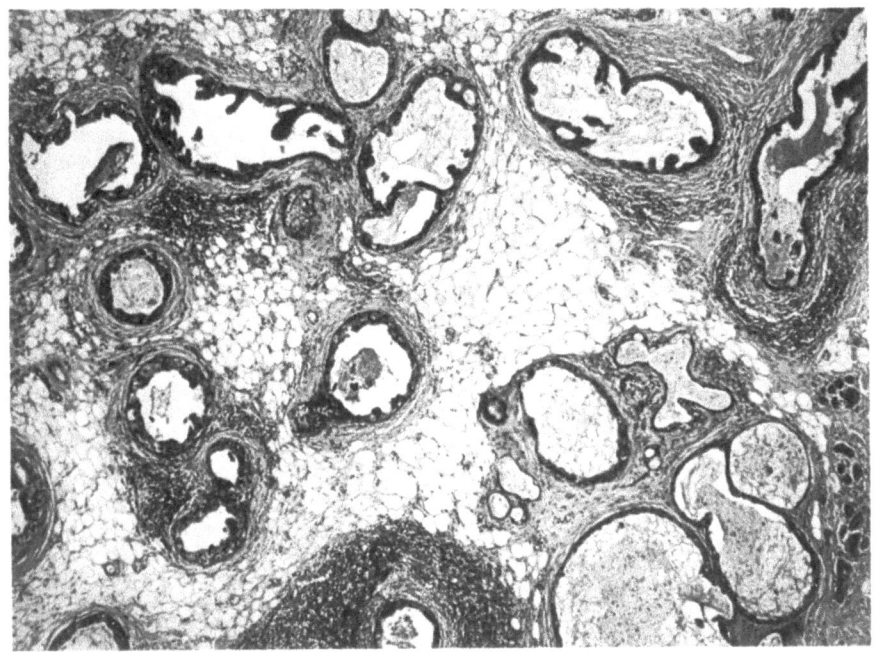

Abb. 328. Intraduktales Karzinom mit papillärer und schleimbildender Komponente und stark ausgeprägter zirkumduktaler Entzündung. HE. Vergr. 140 ×

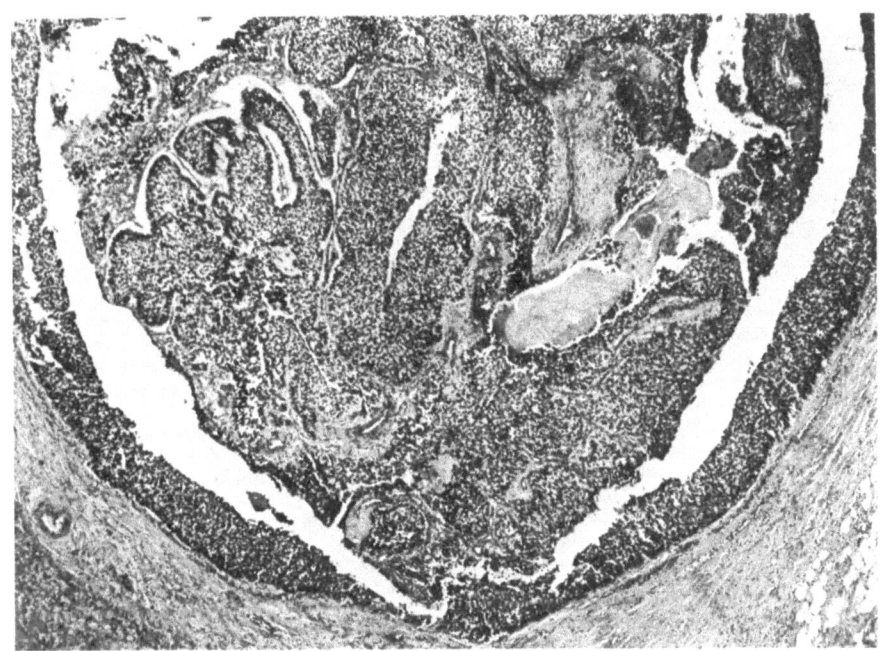

Abb. 329. Intraduktales, teils papillär differenziertes, zellreiches Karzinom als Übersicht zu Abb. 330. HE. Vergr. 40 ×

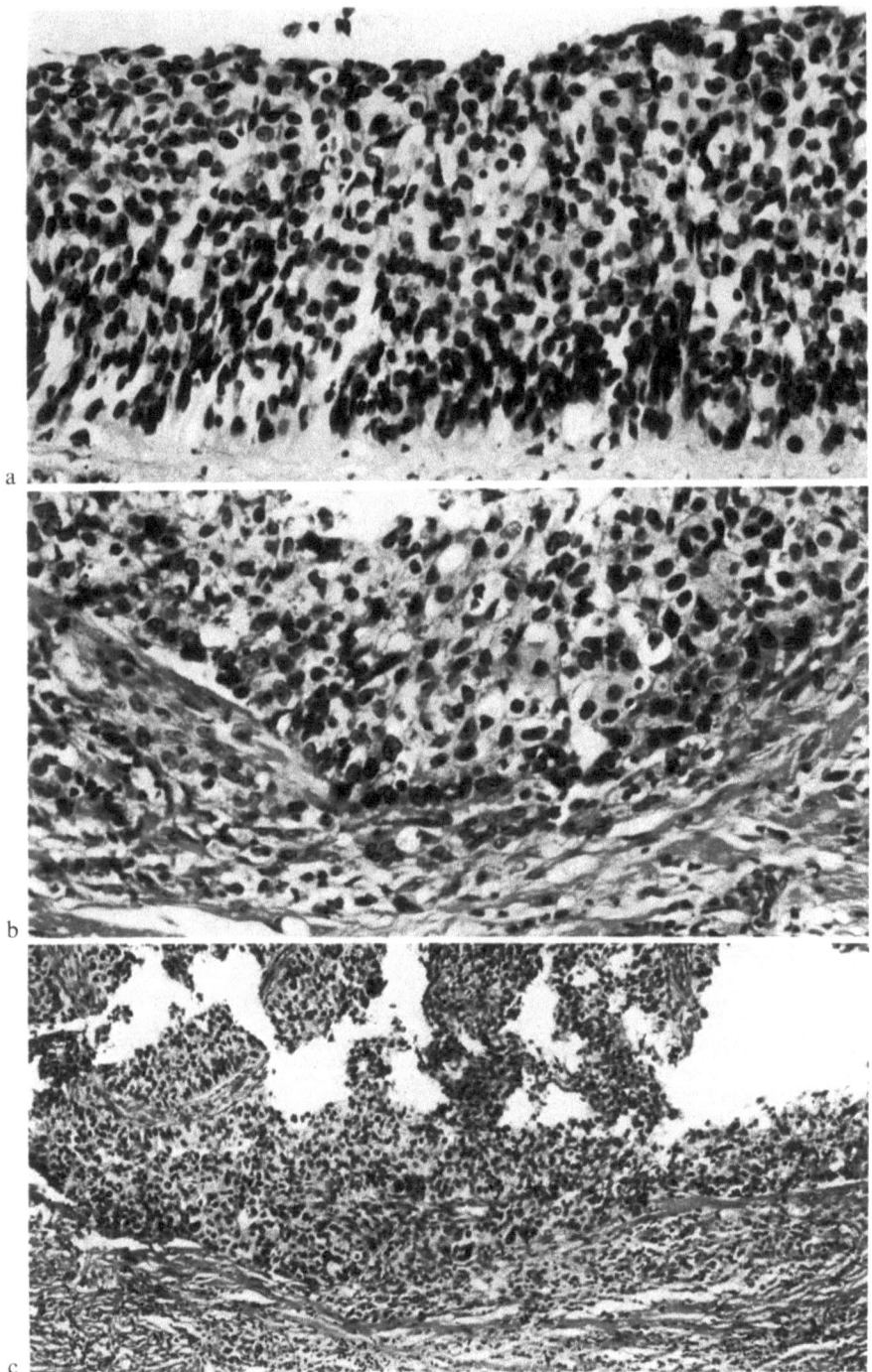

Abb. 330a–c. Ausschnittsvergrößerungen aus Abb. 329 eines zellreichen intraduktalen Karzinoms mit starker Zellproliferation in den basalen Schichten (a) mit polymorphen Kernen und beginnender Invasion in (b) und Durchbruch durch die Basalmembran mit Vordringen des Tumors in das zirkumduktale entzündlich infiltrierte Stroma in (c). HE. Vergr. 270 × und 140 ×

ein kleinerer Eingriff als die radikale Mastektomie für angemessen gehalten. MILLIS und THYNNE (1975) empfehlen angesichts der günstigen Prognose eine weite Exzision oder die einfache Mastektomie vor allem für die Altersgruppe unter 35 und über 70 Jahren.

Die Variabilität des feingeweblichen Aufbaues der intraduktalen Karzinome geht aus Abb. 327 mit einem soliden und Komedotyp hervor, aus Abb. 328 mit einer intraduktal papillären Komponente und Sekretion. Dieser Prozeß wird von einer starken entzündlichen Reaktion begleitet. Abb. 329 zeigt eine auffällig zellreiche Form eines intraduktalen Karzinoms und in Abb. 330, wie in Abb. 286, sind Karzinome mit beginnender Invasion und höherem Grading abgebildet.

b) Komedokarzinom

Der anschauliche Vergleich dieses Tumors mit einer Komedo nach Abdrükken des Talgpfropfens beruht auf dem zentralen, die Milchgänge ausfüllenden Nekrosezylinder, der sich auf leichten Druck von einer Schnittfläche dieses Karzinoms „komedoartig" herausdrücken läßt (Abb. 325). Dieses Phänomen beobachtete 1893 J.C. BLOODGOOD als Assistent von Dr. HALSTED bei der Operation des Mammatumors einer 67 Jahre alten Frau und schreibt dazu (1934):

"It was our custom then to cut into the tumor and decide on its pathological nature from the nacked-eye appearance of the tissues. This tumor was not encapsulated and not cystic, but distinctly circumscribed and buried in a senile breast. The moment we cut into and pressed on it, there exuded from its surface many grayish-white, granular cylinders, which I called at that time comedos ... Since then I have been recorded such cases and have divided them into two groups — pure comedo — adenocarcinoma and comedoadenocarcinoma with areas of fully developed cancer of the breast."

Der für die prognostisch günstigen Verlaufsformen ursprünglich angewendete Terminus „Komedo-Adenom" wurde später fallen gelassen und der Begriff des Komedokarzinoms von LEWIS und GESCHICKTER (1938) sowie von FOOTE und STEWART (1941) weiter präzisiert.

Danach unterscheiden wir ein *nicht invasives (präinvasives, intraduktales) Komedokarzinom*, dem nach pathologischen Kriterien der Rang eines Carcinoma in situ zukommt und die *invasive Form* mit Auflösung der Basalmembran und Lymphknotenmetastasen. Für die Beurteilung dieses mikroskopisch sinnfälligen Tumors ist stets die Frage zu beantworten, ob es sich um ein *ausschließlich* intraduktales, d.h. präinvasives Wachstum handelt oder nicht. Bisherige Erfahrungen haben gezeigt, daß nur etwa 5% aller intraduktalen Karzinomformen als präinvasiv zu bezeichnen sind (GILLIS et al., 1960).

α) Häufigkeit, Altersverteilung und Klinik

Unter Anwendung strenger morphologischer Kriterien und einer intraduktalen Lokalisation von 75–100% (STAPLEY et al., 1955) wird das Komedokarzinom unter allen anderen Formen in 4–6% beobachtet (ACKERMAN und REGATO, 1947; GILLIS et al., 1960). Unter Einbeziehung aller invasiven Typen kommen HULTBORN und TÖRNBERG (1960) auf einen Wert von 7,8%.

Das *mittlere Alter* ist 48,5 Jahre mit einer Schwankungsbreite von 26–76 Jahren und entspricht dem der meisten anderen Mammakarzinome. GESCHICK-

TER (1948) fand einen zweiten Altersgipfel zwischen 50. und 54. Jahr, ebenso
ASHIKARI et al. (1971). In 8,8% lag eine familiäre Belastung durch Karzinome
der Brustdrüse vor und in 31% auch durch andere maligne Neubildungen.
Etwa zwei Drittel der Erkrankten waren verheiratet, mittlere Kinderzahl 2,4
(GESCHICKTER, 1948).

Die *klinischen Erscheinungen* können bei diesem Tumor ganz unterschiedlich
ausgeprägt sein und manchmal völlig fehlen. Es liegt auf der Hand, daß von
der Ausdehnung des Tumors in den Milchgängen das Krankheitsbild bestimmt
wird. Entsprechend der Lage und radiären Anordnung der Milchgänge ist das
Komedokarzinom bevorzugt in der *Mitte des Drüsenkörpers* zu finden und
imponiert häufig als unscharf begrenzbare Verhärtung. Gelegentlich werden
die erweiterten Milchgänge als feste Stränge unter dem Integument tastbar.
In 42% ist eine derartige Verdichtung des Drüsenkörpers das einzige Symptom
und in etwa 25–36% werden seröse oder sanguinolente Absonderungen aus
der Mamille nachgewiesen. Es wird ferner über Schmerzen und Hyperästhesien
geklagt. Die langsame Entwicklung dieser Geschwulst erklärt die Symptomendauer von Monaten bis zu mehreren Jahren, im Mittel 18,2 Monate (GESCHICK-
TER, 1948). Retraktionen der Mamille, Fixationen der Haut oder ein Hautödem
sind bei einem Komedokarzinom selten (STAPLEY et al., 1955). *Mammographisch*
imponieren Mikroverkalkungen und einseitige umschriebene Erweiterungen der
Milchgänge, bei der Galaktographie intraduktale Aussparungen (HOEFFKEN und
LANYI, 1973).

β) Pathomorphologie

Komedokarzinome stellen dem klinischen Bilde entsprechend unscharf begrenzte Neubildungen dar, die bevorzugt unter der Mamille lokalisiert sind
und eine grau-gelbe Farbe haben. Zumeist ist auf Anschnitten die Ektasie des
Gangsystems erkennbar, das von gelblichen, pastösen Massen ausgefüllt ist,
die mit dem Ziel des Komedoeffektes auch nach Formalinfixierung ausgepreßt
werden können (Abb. 325). Quergeschnittene Gänge können infolge des homogenen gelblichen Inhalts eine verkäsende Tuberkulose vortäuschen!

Mikroskopisch werden die Milchgänge von einer breiten und soliden Schicht
kubischer und polygonaler Epithelzellen ausgekleidet, die nach außen von der
Basalmembran begrenzt sind und nach innen in eine Nekrobiosezone und Ne-
krose übergehen. Zumeist ist der Übergang fließend und beginnt mit einer
Auflockerung und Desquamation der Tumorzellschicht, wobei die Zellkerne
pyknotisch sind und dann abblassen, aber häufig als Kernschatten bis in das
Zentrum des nekrotischen Pfropfes erhalten sind. Je nach dem Ausmaß des
Zellunterganges sind die Durchmesser der Nekrosen klein oder groß. Dadurch
ergeben sich Verbindungen zu soliden intraduktalen Karzinomen auf der einen
Seite. Andererseits können große Teile des Tumors der Nekrose anheimfallen,
so daß die Milchgänge vollständig von einem nekrobiotischen oder nekrotischen
Zylinder ausgefüllt sind (Abb. 331). Diese Nekrosen sind jedoch nicht im gesamten Ausdehnungsgebiet vorhanden, so daß weitere Schnitte oder andere Stellen
eine Identifikation ermöglichen. Das zirkumduktale Bindegewebe reagiert häufig
mit einer Infiltration von Lymphozyten und Plasmazellen, es treten Fibroblasten
auf und mit zunehmender Expansion des Ganges bilden sich konzentrische

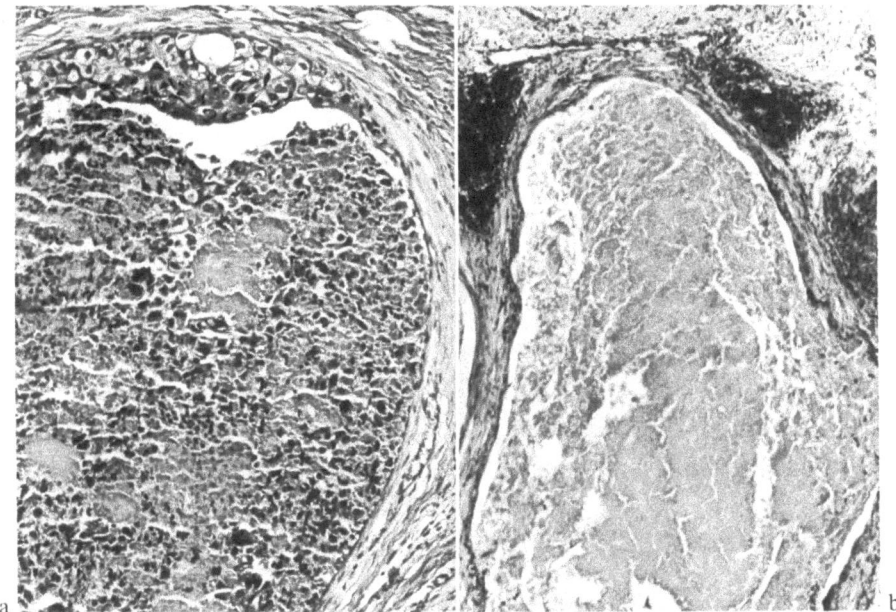

Abb. 331a u. b. Von Nekrobiosen und Nekrosen eines intraduktalen Karzinoms ausgefüllte Milchgänge. (a) Noch erkennbare Tumorzellen am Rande und in der Nekrose; (b) völlig homogenisierte Nekrose mit zirkumduktaler Entzündung. HE. Vergr. 230 ×

Sklerosierungen mit dem Bilde einer zirkumduktalen Mastitis aus. Diese Veränderungen sind nicht nur mechanisch als Druckwirkung, sondern als eine wahrscheinlich immunologische Reaktion auf den intraduktalen Tumor zu verstehen. Greift das Tumorwachstum auf die kleinen Gänge und auf die extra- und intralobulären Duktuli über, so werden diese Segmente infolge der Zellproliferationen ausgedehnt und die lobulären Sprossen zunehmend von Tumorzellen ausgefüllt (Abb. 332 und 333). Wir sprechen dann von einem „sekundären lobulären Karzinom" als besondere Ausbreitungsform eines intraduktalen Karzinoms. Über die histologische Diagnostik und Differentialdiagnose vgl. Kapitel IV, 4. Unter dem Einfluß der Zellproliferationen weiten sich die ursprünglichen Endsprossen der Lobuli immer mehr, so daß die bindegewebigen Septierungen verstreichen und die lobuläre Gliederung aufgehoben wird (Abb. 334 und 335). In Untersuchungen von PARKS (1959) und vor allem von WELLINGS et al. (1973, 1975) an Dickschnitten im Aufhellungsverfahren sind diese Wandlungen der Drüsenarchitektur bei intraduktalen Karzinomen nachgewiesen worden. Ob allerdings den extralobulären terminalen Gängen damit die Bedeutung eines Ausgangsortes für intraduktale Karzinome zugesprochen werden kann, bleibt vorerst offen. Die Vorstellungen von WELLINGS et al. (1973) treffen jedoch nur für jene Karzinome zu, die in der Peripherie, das heißt in parenchymreichen Zonen der Lobuli lokalisiert sind oder diese bei ihrer Ausbreitung erreichen und nicht für die Formen, die aus dem Epithel der großen oder größeren Gänge hervorgehen, ohne die Lobuli einzubeziehen. Bei einer Fortentwicklung des Tumors in den

Comedokarzinom
mit sek. lobulärem Karzinom

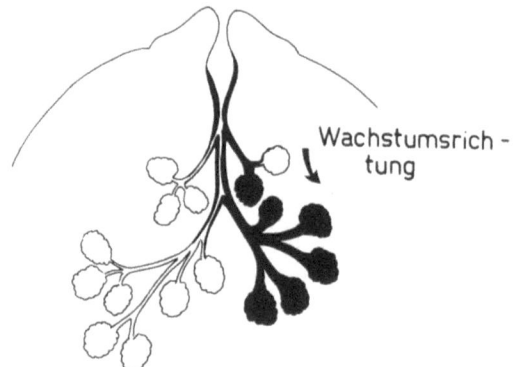

Abb. 332. Schematische Darstellung der Ausbreitung des intraduktalen Karzinoms auf die Drüsenläppchen

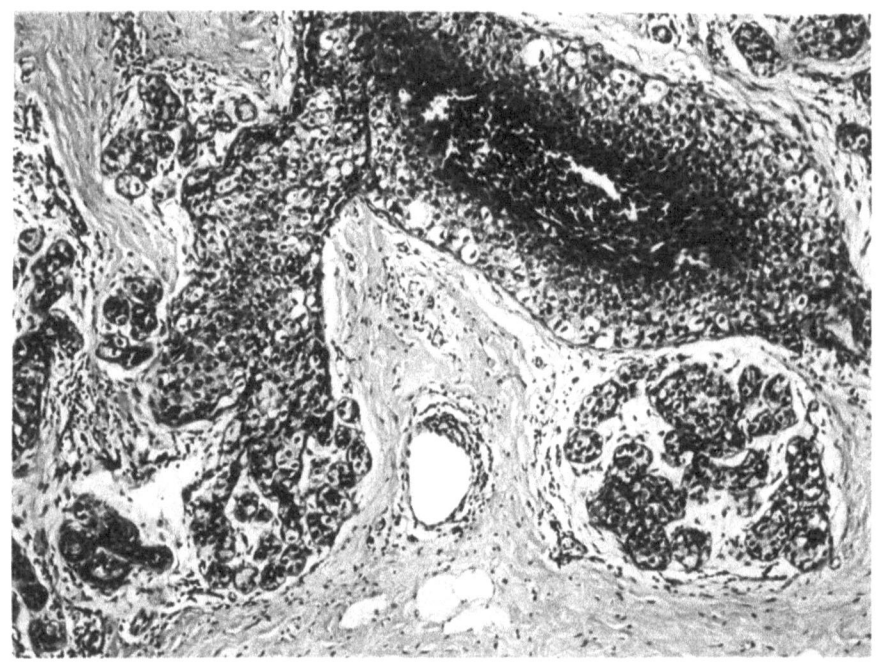

Abb. 333. Komedokarzinom mit Einbeziehung mehrerer Drüsenläppchen und Ersatz des normalen Drüsenepithels durch polygonale Tumorzellen (sekundäres lobuläres Karzinom). HE. Vergr. 140 ×

großen Gängen und Sinus lactiferi werden bei dem Komedokarzinom häufiger klinisch erfaßbare oder latente Symptome eines *Morbus Paget* beobachtet. STAP-LEY et al. (1955) fanden unter 226 Fällen elfmal präklinische und fünfmal einen vorher nichtdiagnostizierten Morbus Paget, das sind insgesamt 7%. Die

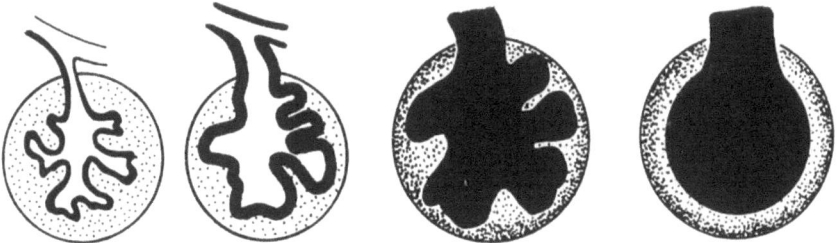

Abb. 334. Schematische Darstellung des Läppchenumbaues unter dem Einfluß eines fortgeleiteten Karzinoms mit Verstreichung der Läppchenstruktur

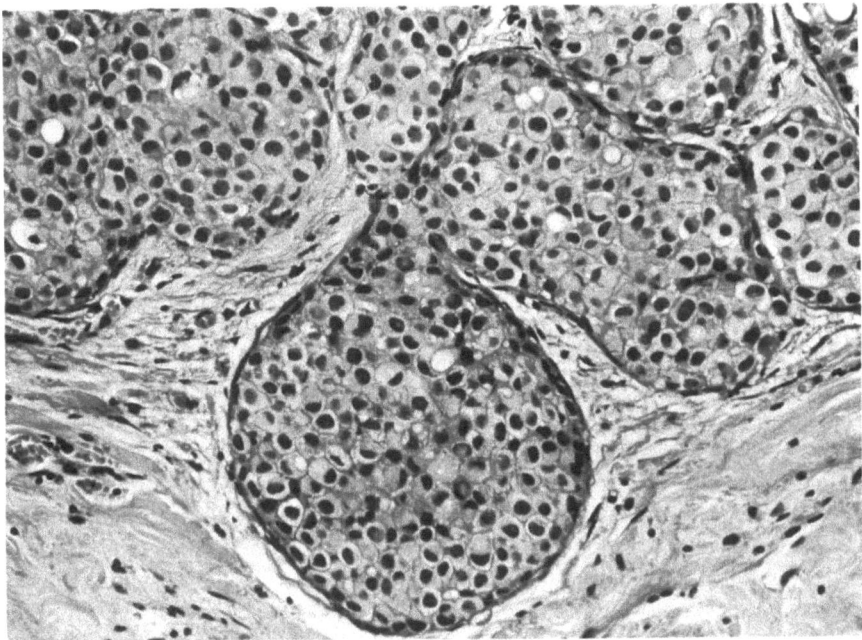

Abb. 335. Von polygonalen Tumorzellen völlig austamponierte Anteile von Drüsenläppchen
bei einem soliden intraduktalen Karzinom. Anteile des Mantelgewebes in der Umgebung
der ursprünglichen Endsprossen erhalten. HE. Vergr. 240 ×

Karzinose des Gangsystems greift hierbei kontinuierlich vom Mündungstrichter
auf das Epithel der Mamille über (vgl. Kapitel IV, 2, e).

So eindeutig sich dieses pathomorphologische Bild zeichnet, so unterschiedlich und fließend sind feingewebliche Befunde und zytomorphologische Merkmale: Denn das Produkt einer Komedo durch ein intraduktales Karzinom ist
nur Folge einer zentralen Nekrose, nicht einer besonderen Wuchs- oder Differenzierungsform des hülsenförmigen Karzinoms. Daher ist zu verstehen, daß STA-
PLEY et al. (1955) hier verschiedene Tumortypen subsumieren. Im *Regelfall* wird
das Komedokarzinom von einem *soliden Zellverband* gebildet, der sich nach
der inneren Nekrosezone etwas lockert und kleine interzelluläre Dehiszenzen
aufweisen kann. Aber wie bei allen Formen des intraduktalen Karzinoms treten

häufiger kribriforme Muster und damit Übergänge zu kribriformen, die Gänge vollständig ausfüllenden Karzinomen auf, ferner feinpapilläre Typen, die wie eine rasenförmige mikropapilläre Karzinose imponiert (Abb. 328). In kleineren Segmenten des Gangsystems bleibt die Ernährung der Tumorzellen auch in den zentralen Zonen zumeist suffizient, so daß sich hier nur selten Nekrosen ausbilden. Daher erklären sich Mischformen von intraduktal-soliden oder -kribriformen Karzinomen mit jenen, deren Nekrosezylinder die Zuordnung zum Komedokarzinom rechtfertigt.

Die *Zytomorphologie* dieses Tumors steht in enger Korrelation zur Prognose und wird beurteilt durch ein „*Grading*" (vgl. Kapitel XI). Denn bei einem Vergleich der Komedokarzinome ergibt sich, daß das Zellmuster, unabhängig vom feingeweblichen Aufbau dieser Tumoren erhebliche Unterschiede, d.h. Anaplasiegrade mit Kernpolymorphie und Mitosen erkennen läßt. Der langsamen Entwicklung dieser Tumoren entsprechend entfallen auf die niedrigeren Malignitätsgrade 1 und 2 nach GILLIS et al. (1960) bei den präinvasiven intraduktalen Karzinomen 80%, bei präinvasiven und invasiven Komedokarzinomen nach STAPLEY et al. (1955) 35,7% mit folgendem Verhältnisspiegel: Grad 1=9,5%, Grad 2=26,2%, Grad 3=34,8%, Grad 4=29,5%. Bei Grad 3 und 4 lösen sich die Verbände des intraduktalen Karzinoms in eine polymorphe Zellmasse auf, die die Gänge teils mit soliden, teils mit retikulären oder papillären Epithelverbänden ausfüllt.

Diesem Grading entspricht eine zunehmende Häufung von Lymphknotenmetastasen und extraduktaler Invasion. Für Grad 1 wurden in 40% invasive Formen bei 0% Lymphknotenmetastasen festgestellt, bei Grad 2 in 63,6% Invasion und 23,6% Metastasen, bei Grad 3 in 83,6% Invasion und 58,9% Metastasen, bei Grad 4 100% Invasion und 54,8% Metastasen.

Für die prognostische Bewertung ist aus diesen Daten zu entnehmen, daß mehr als drei Viertel der Komedokarzinome und nach GILLIS et al. (1960) sogar 95% als invasive (intra)duktale Karzinome zu bezeichnen sind. Das bedeutet, daß ein *präinvasives Karzinom des Gangsystems eine Ausnahme* darstellt und daher bei der Diagnostik von der invasiven Form ausgegangen werden sollte. Der Beweis des Gegenteils würde eine Aufarbeitung des gesamten Untersuchungsgutes voraussetzen, eine Forderung, die in der täglichen Arbeit kaum erfüllt werden kann.

Die *invasive Phase* des Komedokarzinoms fanden GESCHICKTER (1948) in 77 von 106 Beobachtungen und STAPLEY et al. (1955) in 166 von 210 Fällen. Diese Formen entwickeln sich rascher als die nichtinvasiven Karzinome und geben anamnestisch eine kürzere Symptomendauer von 3,6 Monaten an. Die mittlere Größe der Geschwülste mißt 4,8 cm im Durchmesser (GESCHICKTER, 1948). Die klinischen und morphologischen Symptome entsprechen vielmehr denen des Komedokarzinoms als einem undifferenzierten invasiven Karzinom, da die Geschwülste gleich wie die nicht invasiven auf der Unterlage verschieblich bleiben und submamillär, in der Mitte des Drüsenkörpers lokalisiert sind. Histologisch treten unterschiedlich weite Drüsengänge auf, man findet zumeist ein höheres Grading (Gruppe 3 und 4) und solide sowie adenoide Tumornester außerhalb der Gänge, im Binde- und Fettgewebe. Diese histologischen und zytomorphologischen Wandlungen des intraduktalen Karzinoms gehen aus Abb. 286 und vor allem aus Abb. 327 im Vergleich zu Abb. 330 hervor.

γ) Axilläre Lymphknotenmetastasen und Prognose

In der Untersuchungsreihe von STAPLEY et al. (1955) über 226 Fälle wurden in 42% Lymphknotenmetastasen in der Axilla festgestellt, das heißt in einer Frequenz, die niedriger ist als die der ubiquitären invasiven Mammakarzinome. Dieses prozentuale Verhältnis ist allerdings insofern irreführend, als die Beteiligung der axillären Lymphknoten in Korrelation zu dem Tumorgrading steht (Grad 1 ist metastasenfrei!), aber andererseits weitgehend unabhängig ist von der extraduktalen Invasion, die bei Grad 1 in 40% der Fälle festzustellen war.

Die Ergebnisse neuer Untersuchungen von SILVERBERG und CHITALE (1973) sind in Tabelle 40 zusammengefaßt und zeigen ferner, daß mit zunehmender prozentual ausgedrückter Tumorinvasion der Tumordurchmesser zunimmt, das Grading etwas abnimmt. Metastasierungsgrad wie Sinushistiozytose in axillären Lymphknoten ergeben eine positive Korrelation zur Invasionsfrequenz.

Für die *prognostische Beurteilung* ist die Frage zu beantworten, ob der Tumor die Begrenzung des Gangsystems verlassen hat oder nicht. Die 5-Jahres-Überlebenszeit gibt GESCHICKTER (1948) mit 76,2% an, die sich auf 68 intraduktale und 38 Komedokarzinome mit beginnender Invasion bezieht. STAPLEY et al. (1955) fanden einen Mittelwert von 67,9%, der sich aus einer Gruppe ohne Lymphknotenmetastasen mit einer 5-Jahres-Überlebenszeit von 75,7% und aus einer Gruppe mit Lymphknotenmetastasen zusammensetzt, die in 30,4% die 5-Jahres-Grenze erreicht. Das bedeutet für diese Serie, daß 90,8% der Erkrankten 5 Jahre und länger leben, wenn die Lymphknoten *keine* Absiedelungen enthalten.

Von diesen Werten differieren die Angaben von HULTBORN und TÖRNBERG (1960) mit einer 5-Jahres-Überlebensfrequenz von 43%, die dadurch zu erklären ist, daß die Autoren die Definition des Komedokarzinoms weiter gefaßt und extraduktal-invasive Karzinome in größeren Umfang einbezogen haben.

δ) Zur Therapie

Übereinstimmend ist festgestellt worden, daß das Komedokarzinom im Vergleich zu den undifferenzierten Karzinomen eine günstigere Prognose hat, wenngleich zu unterstreichen ist, daß es sich auch hierbei um einen eindeutig malignen und metastasierenden Tumor handelt. Deshalb wird abhängig vom Tumorstadium als *Methode der Wahl die modifizierte oder radikale Mastektomie* vorgeschlagen. Bei Vorliegen von axillären Metastasen sollte eine Nachbestrahlung erfolgen (STAPLEY et al., 1955; HAAGENSEN, 1971). Nur dann, wenn es möglich ist, eine nicht invasive Form niedrigen Malignitätsgrades und ohne Metastasen zu erfassen, kann die einfache Mastektomie ausreichen. In der Indikation für den begrenzten operativen Eingriff liegt das Problem, das am Einzelfall zu entscheiden ist.

c) Solides und kribriformes intraduktales Karzinom

Diese Geschwülste stellen keine besondere klinische Entität dar und die bei dem Komedokarzinom beschriebenen Symptome können weitgehend auf diese Karzinome übertragen werden. Auch hier stehen mehr diffuse als umschriebene knotige Verdichtungen und palpable Resistenzen in der Drüsenmitte im

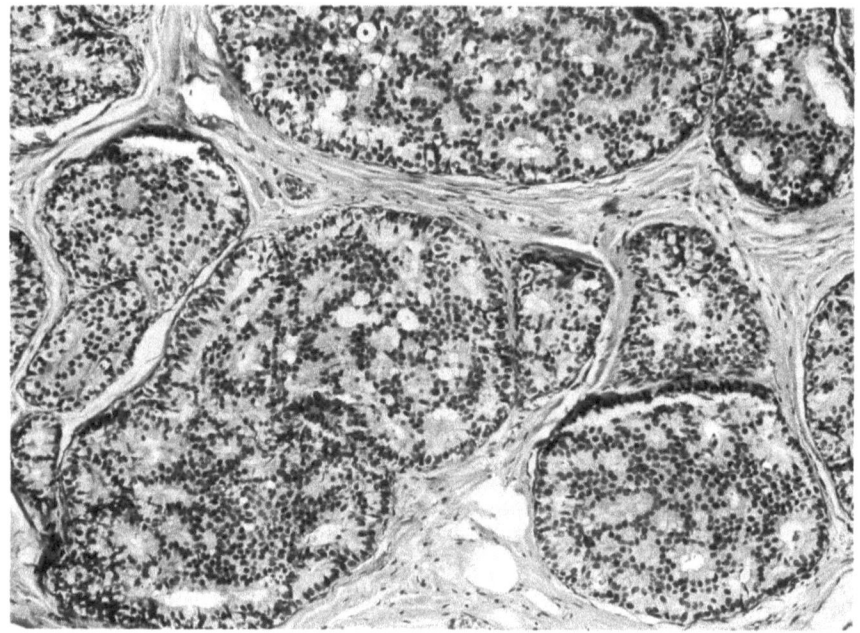

Abb. 336. Intraduktales kribriformes Karzimom der Mamma mit einem nahezu gleichmäßigen Zellmuster ohne Tumorinvasion. HE. Vergr. 140 ×

Vordergrund, es kommt zu Zelldesquamationen und Sekretaustritt mit Blutungen aus der Mamille. Die Symptomendauer vor der Konsultation wird vom Umfang des Prozesses und von der Intensität des klinischen Beschwerdebildes bestimmt.

Pathomorphologisch sind die Milchgänge erweitert und von Epithelproliferationen ausgefüllt, die bei den *soliden Karzinomformen* in geschlossenen Verbänden ohne Ausbildung von Drüsenlumina wachsen. Diese bleiben als solche vor allem in den kleinkalibrigen Gangsegmenten erhalten, solange die Ernährung des Tumorgewebes gewährleistet ist. In größeren Gängen weisen die beschriebenen zentralen Nekrobiosen und Nekrosen Übergänge zu dem Komedokarzinom auf, so daß es unter diesem (nutritiven) Aspekt naheliegt, das intraduktale solide Karzinom und das Komedokarzinom als eine Tumorqualität in verschiedenen Gangkalibern zu verstehen. Das „komedonen-bildende" Karzinom wäre dann lediglich Ausdruck einer nutritiven Insuffizienz bei längerer Wegstrecke zwischen gefäßführendem zirkumduktalen Stroma und Tumorparenchym.

Die *kribriformen Karzinome* sind durch Ausbildung von weitgehend isomorphen intraduktalen Epithelproliferationen mit porenplattenförmigen ovalen oder runden Drüsenlumina zu erkennen (Abb. 336). Diese werden von radiär angeordneten kubischen oder zylindrischen Epithelzellen umgeben und sondern häufig ein eiweißhaltiges, eosinophiles und PAS-positives Sekret in die Lumina ab. Viskositätsänderungen in diesen sekretorischen „Totwassern" bieten Voraussetzungen für die Ausfällung von Kalksalzen. So können die siebartigen Lichtungen mehr oder weniger von runden Konkrementen ausgefüllt werden und damit das Bild eines Carcinoma cribrosum et psammosum hervorrufen. Auch bei diesem Geschwulsttyp zeigen die kleinen Gangsegmente ein gleichmäßiges Gewebsbild, wohingegen in die größeren Milchgänge zentrale nekrotische Pfröpfe enthalten. So kann sich das Symptom eines Komedokarzinoms auf dem Boden eines kribriformen Epithelioms entwickeln. Pathohistologisch steht das adenoidzystische Karzinom zu diesen Formen in enger Verbindung. Bisherige Erfahrungen haben diesem Tumor jedoch einen besonderen Rang unter den speziellen und differenzierten Karzinomen zugemessen. Ferner treten in den soliden wie in den kribriformen Karzinomen Neigungen des Epithels zu papillären Proliferationen auf, die in der Regel nur sekundäre Bedeutung haben. Das erklärt gelegentlich Mischtypen.

Für die *prognostische Beurteilung* und für therapeutische Konsequenzen gelten dieselben Gesichtspunkte wie für das Komedokarzinom, nämlich die Feststellung oder der Ausschluß eines extraduktalen Wachstums und die Frage nach dem Bestehen von axillären Lymphknotenmetastasen.

d) Papilläres Adenokarzinom und intrazystisches Karzinom

Die papillär differenzierten Karzinome der menschlichen Brustdrüse stellen zumeist umschriebene und langsam wachsende Neubildungen der zentralen Milchdrüsenregion dar, die infolge geringer Metastasierungsfrequenz eine relativ günstige Prognose haben. Die histologische Differentialdiagnose zwischen intraduktalen Papillomen und nicht invasiven papillären Karzinomen ist häufig schwer zu stellen, und es liegt auf der Hand, daß zwischen beiden Geschwulstformen enge pathogenetische Beziehungen gegeben sind (vgl. Kapitel N).

Im Schrifttum berichten HART (1927) über 24 maligne Papillome. GESCHICKTER (1948) verfügt über eine Untersuchungsreihe von 197 Fällen. GATCHELL et al. (1958) fanden unter intrazystischen Karzinomen 33mal den papillären Typ. KRAUS und NEUBECKER (1962) beschreiben 21 papilläre Karzinome; VERONESI et al. (1964) untersuchten 61 Fälle; SCHIØDT (1966) 4 Fälle; McDIVITT et al. (1968) 267 Fälle aus einem Zeitraum von 22 Jahren vom Cancer Center des Memorial-Sloan Kettering Institutes New York. HAAGENSEN (1971) fußt auf 130 Beobachtungen; das eigene Untersuchungsgut auf 21 Fällen, einschließlich intrazystische Formen.

α) Häufigkeit, Altersverteilung und Klinik

Die Frequenz schwankt zwischen 1,0% (VERONESI et al., 1964) und 2,0%. Mittlere Zahl vorangegangener Geburten: 2,5 (McDIVITT et al., 1968).

Zur *Altersverteilung* ist zu sagen, daß papilläre Karzinome eine starke Streuung haben, wobei ein mittleres Alter von 50–54 Jahren ermittelt wurde.

Im Vordergrund des klinischen Bildes steht in nahezu allen Fällen ein palpabler Tumor, dessen Durchmesser von GESCHICKTER (1948) mit 6 cm, z.T. über 10 cm angegeben wird, wohingegen HAAGENSEN (1971) nur 2,9 cm messen konnte, ein Wert, der unter der Mittelgröße aller Karzinome liegt. Bevorzugt sind die zentrale subareoläre Region und der obere äußere Quadrant. Sekretion und Blutung aus der Mamille kommen wesentlich seltener als bei intraduktalen Papillomen (ca. 80%) vor und wurden von den Autoren in 11,5% und in 34% festgestellt. Die Dauer der Symptome liegt zwischen 12 und 16 Monaten.

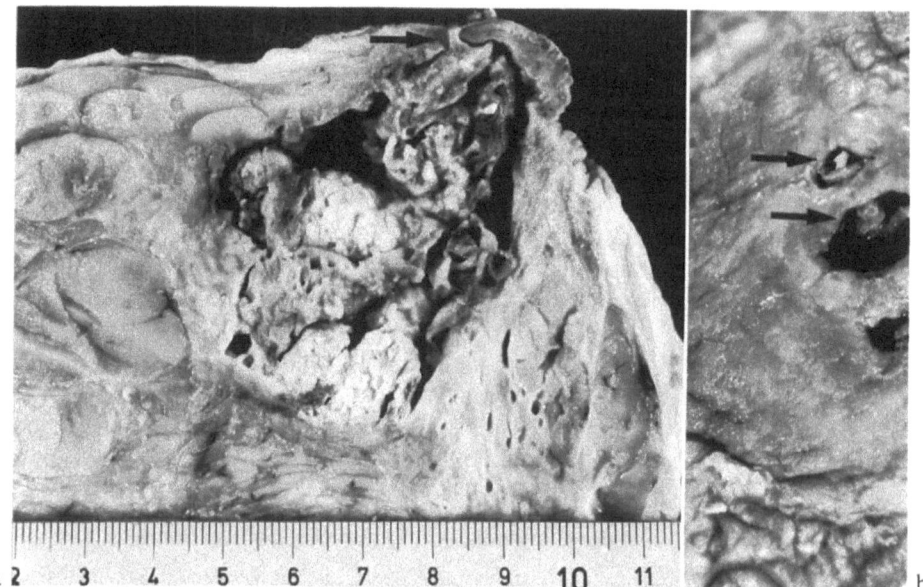

Abb. 337a u. b. Papilläres Adenokarzinom der Mamma, im Zentrum der Brustdrüse gelegen, mit Hohlraumbildung und Einwachsen des Tumors in die Mamille mit Hervortreten von Geschwulstzapfen aus dem Porus excretorius (Pfeile) (a). Mamille mit erweiteren Pori excretorii und sichtbaren Tumorzapfen (b)

Der Tumor imponiert klinisch als umschriebene Anschwellung und Knotenbildung in der Mamma, die vor allem bei zystischen Formen erhebliche Größe erreichen kann und sich unter der Haut vorwölbt. Hier können kleinere Knoten, Grübchen, Hyperämie und Ulzerationen hervortreten, die mit Retraktion und Deformation der Mamille verbunden sind.

β) Pathomorphologie

Die papillären Adenokarzinome sind makroskopisch kapselartig begrenzte weiche und bröckelige Neubildungen, die mit zunehmenden Umfang zu Verdrängungssymptomen im Drüsenkörper oder auch im Gebiet der Mamille führen (Abb. 337). Das Tumorparenchym hat eine graugelbe Farbe, es zeigt häufig fein- und grobpapilläre Strukturen, Sekretabscheidungen und herdförmige Blutungen. Je stärker die Absonderungen, desto mehr treten Zystenbildungen auf. Diese werden auch durch die häufigen rezidivierenden Blutungen begünstigt, wodurch umfangreiche Hämatome mit Entwicklung starker Formen einer Hämosiderose auftreten können. Diese Siderosen können so intensiv sein, daß der gesamte Tumor mit seiner bindegewebigen Hülle dunkelbraun verfärbt ist (Abb. 340), so daß der Eindruck eines traumatisch entstandenen Hämatoms vorgetäuscht wird. Das papilläre Karzinom kann infolge von Nekrosen und Blutungen weitgehend verdrängt werden und manchmal nur in Randzonen erhalten sein. In jedem Falle ist bei der Untersuchung derartiger „Blutungszysten" in der Mamma das Vorliegen eines papillären Karzinoms auszuschließen.

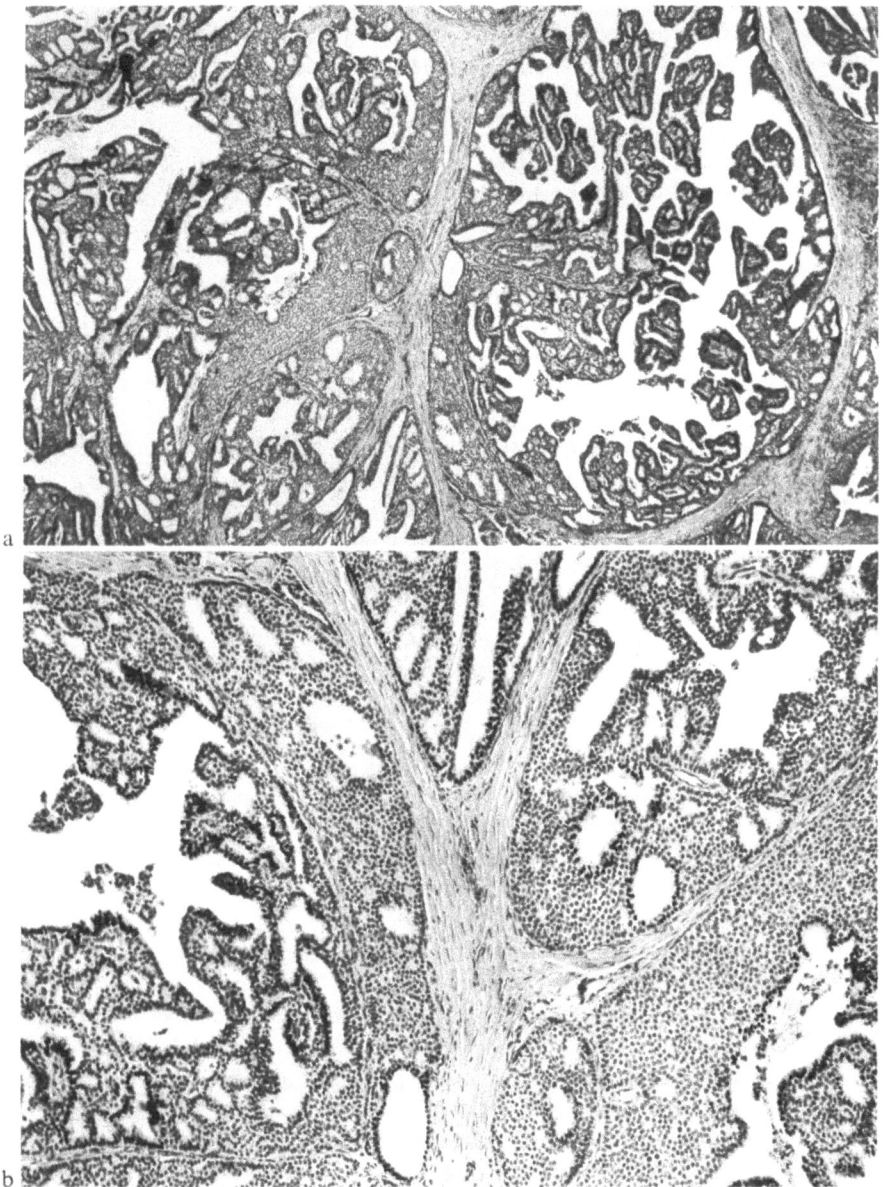

Abb. 338a u. b. Hochdifferenziertes papilläres Karzinom der Mamma mit weitgehend isomorphen Epithelproliferationen und expansivem, teilweise invasivem Wachstum. (a) Übersicht, (b) Ausschnittsvergrößerung. HE. Vergr. 70 × und 130 ×

Mikroskopisch sind diese Karzinome gegenüber Papillomen parenchymreicher. Das Epithel wächst in dichten Papillen und sekundären und tertiären papillären Proliferationen, mit Dos-à-Dos-Stellung, wobei keine Epithelschichtung oder -differenzierung erkennbar ist (Abb. 338). Es werden Kerne unter-

schiedlichen Chromatingehaltes gesehen. Mitosen sind in Abhängigkeit vom
Reifegrad häufiger als in Papillomen. Neben typisch papillären Formationen
finden sich solide, kribriforme Zellverbände, Radspeichenstrukturen des Epithels
in Zysten oder flachpapilläre Wucherungen. Zelldichte und Kernstruktur ermöglichen in der Mehrzahl eine diagnostische Entscheidung zugunsten des karzinomatösen Prozesses (Abb. 339). Das ist um so leichter, wenn der Tumor zur
Mukoidproduktion neigt. Die bindegewebigen Anteile treten in der Regel zurück; die papillären Septen sind schmal, häufig von Lymphozyteninfiltraten
durchsetzt. Diese Geschwülste wachsen nur selten infiltrativ in das äußere Kapselgewebe ein. Es lassen sich nur in der Grenzschicht zwischen Epithel und
Stroma Zeichen eines expansiven Wachstums feststellen. Eine Tumorinvasion
tritt in den bindegewebigen Papillen bei einem Teil der Fälle auf, sie ist aber
keineswegs die Regel und entspricht damit dem Verhalten aller anderen Formen
der intraduktalen Karzinome.

Für die *Differentialdiagnose* zwischen Papillom und papillärem Karzinom
vgl. Tabelle 22. Malignität liegt dann vor, wenn neben den bekannten zytomorphologischen Kriterien Eigenschaften anderer intraduktaler Karzinome realisiert
sind: Solide und kribriforme Epithelmassen, adenomatöse und muzinöse Tumorbezirke mit intrazystischer Ausbreitung oder Stromainvasion.

γ) *Intrazystisches Karzinom*

Die Neubildungen sind von GATCHELL et al. (1958) sowie von CZERNOBILSKY
(1967) zu einer Gruppe zusammengefaßt worden, deren höchster Anteil von
57% von papillären Karzinomen gestellt wird. Danach folgen zystische Komedokarzinome und skirrhöse Formen. In 48 von 9000 Mammakarzinomen beträgt
die Frequenz 0,5%; das mittlere Erkrankungsalter liegt bei 57,3 Jahren. Die
ebenfalls in der Drüsenmitte lokalisierten Geschwülste imponierten zu 90%
als Tumoren mit einer Symptomendauer von fast 3 Jahren. Der Durchmesser
dieser zystischen Karzinome schwankt zwischen 1,5 und 10 cm (2,5–4 cm im
Mittel) (Abb. 340). Histologisch wurden nach dem Tumorgrading alle 4 Klassen
festgestellt und die Meinung zur Pathogenese vertreten, daß es sich hierbei
um Zysten handelt, die von den Milchgängen ausgehen und daher die entsprechenden Karzinomtypen aufweisen. Die *Prognose* ist besser als bei allen anderen
Karzinomen und äußert sich in einer 5-Jahres-Überlebenszeit von 83,3%.

Die Frage, welche Erkrankungen der Mamma papillären Karzinomen vorausgehen, wurde von McDIVITT et al. (1968) anhand katamnestischer Studien
an 267 Fällen geprüft. Bei 15 Frauen war ipsilateral eine lokale Exzision vorausgegangen. In 10 von diesen Fällen war ein benignes Gangpapillom diagnostiziert
worden, das sich im weiteren Verlauf aber als maligner Tumor herausstellte,
so daß die Autoren dazu neigen, den *intraduktalen Papillomen* Eigenschaften
einer *Präkanzerose* zuzusprechen. Ob diese Verallgemeinerung Gültigkeit erlangen wird, bleibt angesichts der zahlreichen ausdifferenzierten intraduktalen Papillomformen, vor allem bei Mastopathia cystica fibrosa, abzuwarten. Für die
zellreichen und rezidivierenden Papillome kann diese Deutung jedoch zutreffen
und die in zahlreichen Publikationen genannten Fehldiagnosen erklären.

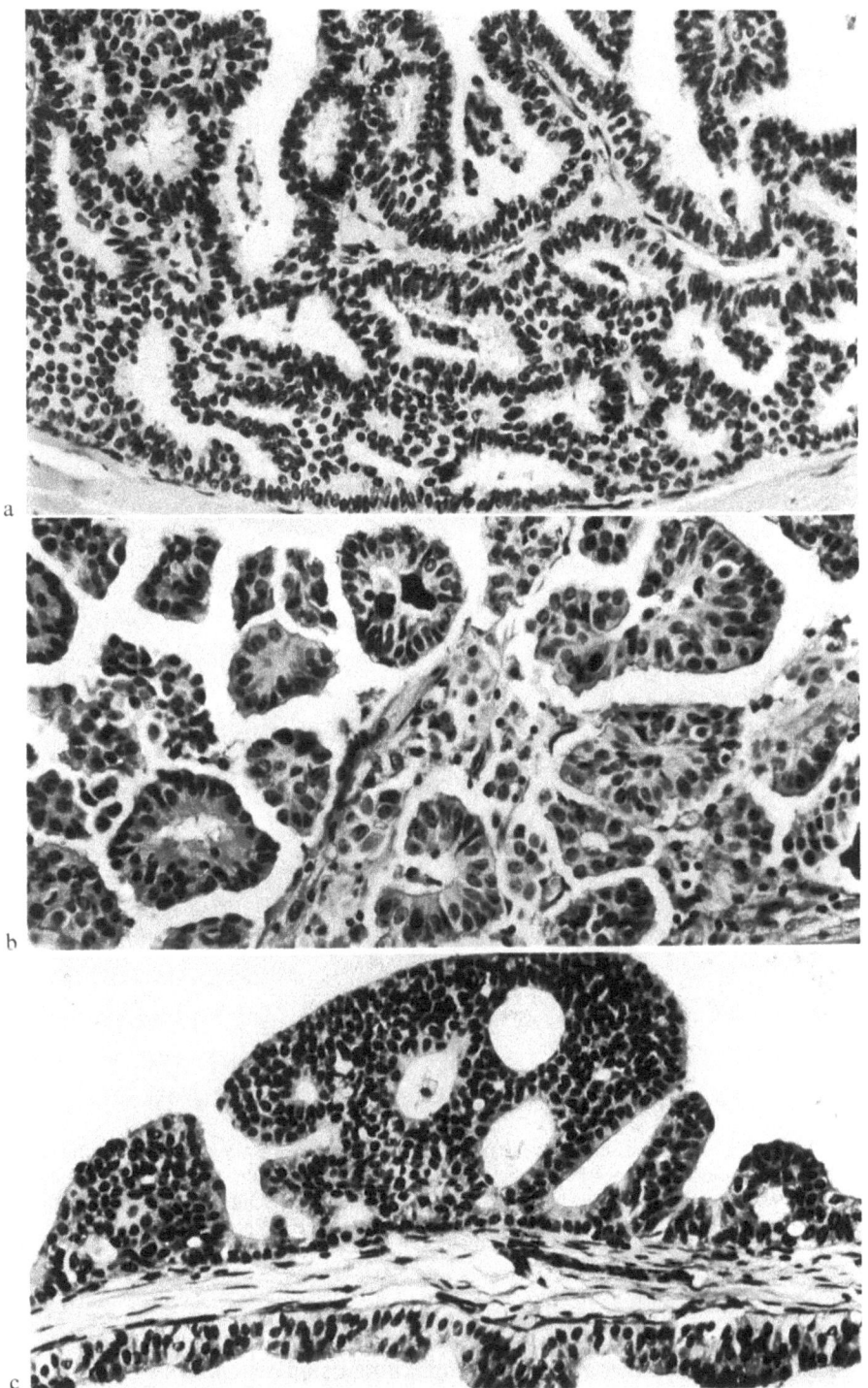

Abb. 339a–c. Unterschiedliche Formen papillärer Karzinome der Mamma. (a) Isomorphes Zellmuster mit gleichmäßig hyperchromatischen Kernen; (b) quer geschnittene Papillen mit Mikrokalzifikation; (c) Ausschnitt aus einem weitgehend entdifferenzierten papillären Karzinom. HE. Vergr. 140× bis 230×

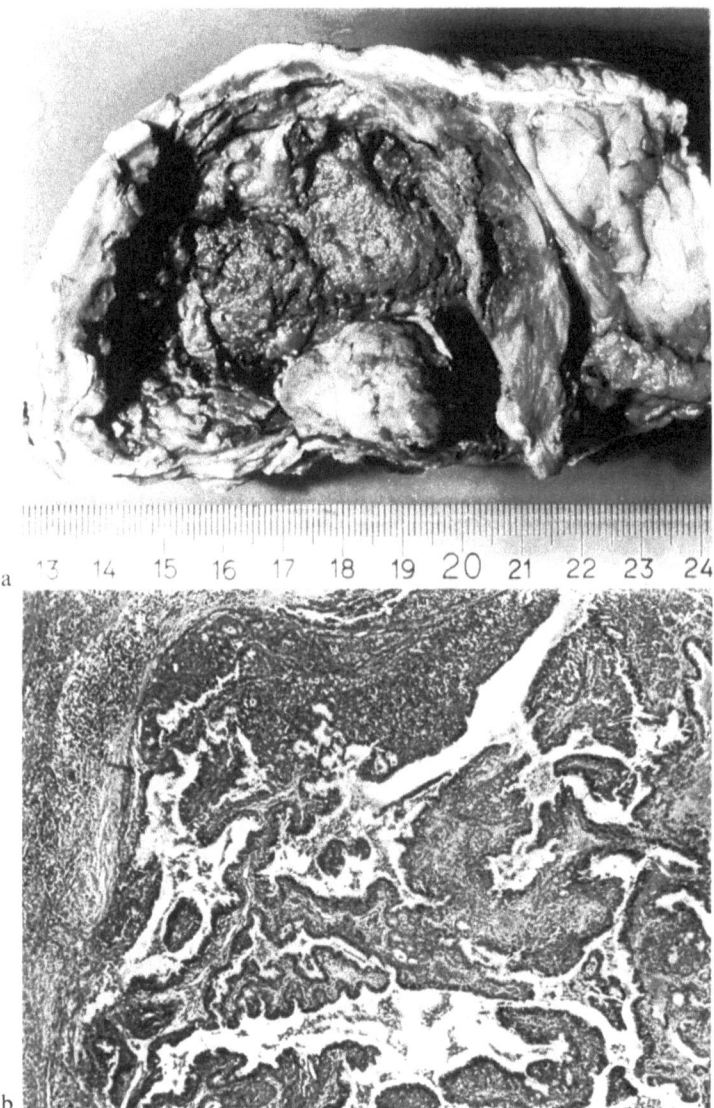

Abb. 340a u.. b. Intrazystisches, papilläres Karzinom der Mamma mit Ausbildung einer großen, von hämorrhagischer Flüssigkeit ausgefüllt gewesenen Tumorhöhle mit Hämosiderose der Wandschichten (a). Ausschnitt aus einem intrazystischen papillären Karzinom mit starker Entzündung und Blutung (b). HE. Vergr. 70×

δ) Metastasen, Prognose und Therapie

Absiedelungen in den axillären Lymphknoten sind selten. KRAUS und NEUBECKER (1962) fanden in 43% der Fälle mit papillären Karzinomen Tumorrezidive oder Metastasen, deren Häufigkeit vom Ausmaß des ersten Eingriffes abhängt. In der Serie von HAAGENSEN (1971) von 25 Fällen wiesen knapp ein

Drittel Absiedelungen in mehr als 4 Lymphknoten auf. Die Metastasierungsfrequenz beträgt bei allen papillären Karzinomen 23% gegenüber 56% bei allen anderen Karzinomen.

Das biologische Verhalten dieses Tumors äußert sich in einer relativ hohen Überlebensrate nach 5 und 10 Jahren. VERONESI et al. (1964) geben 63% für 5 Jahre und 52% für 10 Jahre an, wobei die reinen papillären Karzinome eine bessere Heilungsrate als die Mischtypen haben. Diese hängt von der Radikalität des ersten Eingriffs ab. Lokale Exzisionen und einfache Mastektomien sind von einer höheren Rezidiv- und Metastasierungsfrequenz gefolgt als Radikaloperationen. Nach GATCHEL et al. (1958) ist bei den *intrazystischen Karzinomen* die 5-Jahres-Überlebenszeit 83%. HAAGENSEN (1971) gibt eine 10-Jahres-Heilungsrate von 67% gegenüber allen undifferenzierten Karzinomen mit 57% an. Wenn auch das papilläre Karzinom erst spät, das heißt nach vieljährigen Intervallen zur Metastasierung neigt, so wird in Abhängigkeit vom Tumorstadium als Therapie der Wahl die (einfache, modifizierte oder radikale) Mastektomie empfohlen.

e) Morbus Paget

Unter der als Morbus Paget definierten Erkrankung verstehen wir die ungewöhnliche metastatische Manifestation eines von den Milchgängen ausgehenden Mammakarzinoms in der Epidermis von Mamilla und Areola mammae.

Das trügerische klinische Bild einer chronischen ekzematösen Erkrankung und das Fehlen weiterer Symptome eines Tumors in zahlreichen Fällen mag erklären, daß die Dignität dieses Prozesses häufig nicht erkannt wird. In der Untersuchungsreihe von HAAGENSEN (1971) sind bei 158 Fällen des Morbus Paget von den zuerst konsultierten Ärzten in 42% falsche Diagnosen gestellt worden! Das ist mehr als das Doppelte der Fehldiagnosen bei allen Mammakarzinomen dieser Serie.

Die Konzeption von pathogenetischen Beziehungen zwischen Erkrankung der Mamille und einem Karzinom des Drüsenkörpers jährte sich vor 4 Jahren zum hundertsten Male: Sir JAMES PAGET (Abb. 341) berichtet 1874 in den St. Bartholomew's Hospital Reports unter dem Titel: "On Disease of the Mammary Areola preceding Cancer of the Mammary Gland" über 15 Fälle dieses Krankheitsbildes, indem er schreibt: "I believe it has not been published that certain chronic affections of the skin of the nipple and areola are very often succeeded by the formation of scirrhous cancer in the mammary gland. ... The formation of cancer has not in any case taken place first in the diseased part of the skin. It has always been in the substance of the mammary gland, beneath or not far from the diseased skin, and always with a clear interval of apparently healthy tissue ...". — Das klinische, über lange Zeit bestehende Erscheinungsbild mit Abscheidung einer die Mamille und Areola bedeckenden gelb-grauen Kruste und Destruktion des Epithels, wurde schon vor PAGET, nämlich von VELPEAU (1840), beschrieben. Aber auch angesichts der vieljährigen Kenntnis dieser Erkrankung waren die Wege um eine Aufklärung von Ursachen und Folgen in besonderem Maß verschlungen und haben sowohl auf morphologischem wie auf pathogenetischem Gebiet zu vielen Fehldeutungen geführt. Zwei Theorien standen sich gegenüber. Die erste These ging davon aus, daß es sich um eine

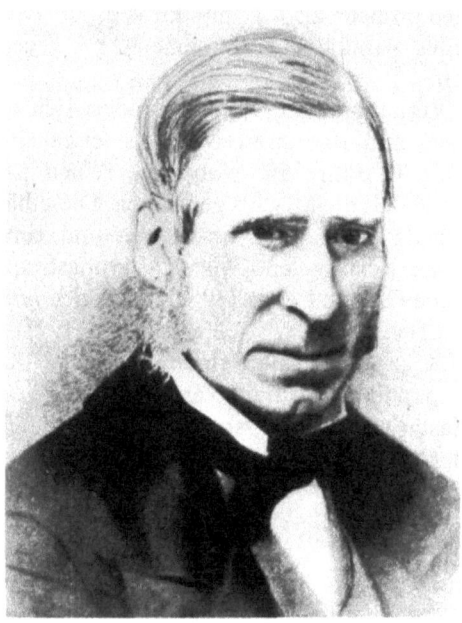

Abb. 341. Sir JAMES PAGET

Erkrankung der Epidermis handelt, wobei a) die Paget-Zellen Folgen eines degenerativen Prozesses und b) Ausdruck einer epidermalen Neoplasie sind. Die zweite, heute allgemein anerkannte These besagt, daß es sich bei dieser Erkrankung um eine epidermale Invasion von Tumorzellen handelt, die von Karzinomen der Milchgänge ausgehen.

Zur *Zytogenese*: Die ersten histologischen Untersuchungen von BUTLIN (1876) führten zu der Auffassung, daß primär das Ekzem der Brustwarze vorhanden sei und sekundär der Drüsenkörper erkranke. Dagegen dachte THIN (1881) an die umgekehrte Möglichkeit, nämlich, daß das Karzinom der Mamma der Vorläufer der Mamillenerkrankung sei, eine Vorstellung, die unserer heutigen entspricht und die in der Folgezeit Anlaß zu zahlreichen Kontroversen war. UNNA (1894) ging davon aus, daß die blasigen Zellformen weder ekzematöse Reaktionen noch Tumorzellen sind, sondern präkanzeröse Degenerationsformen, das heißt Vorstufen eines Karzinoms. DARIER (1899) beschrieb die Paget-Zellen genauer und hatte die Vorstellung einer parasitären Infektion durch Kokzidien, die eine besondere Form der Zelldegeneration hervorbrachten. Diese „Dyskeratose" beträfe das Stratum Malpighi, dessen Zellen aus dem Verbande herausgelöst würden. Um die Jahrhundertwende und später wurden durch zytomorphologische Studien Übergangsformen zwischen regulärem Epithel und Paget-Zellen gefunden und der epidermale Ursprung dieser Elemente unterstrichen (HANNEMÜLLER und LANDOIS, 1908). Erst von PAUTRIER (1928) sind die Paget-Zellen als Ausdruck eines epidermotropen Krebses bezeichnet worden, das heißt als Tumorzellen und nicht als Merkmal einer präkanzerösen Dyskeratose.

Zur *Pathohistogenese*: Hierbei ging es um das Problem, wie und auf welchem Wege Tumorzellen in die Mamillenhaut gelangen. Von JACOBAEUS (1904) und RIBBERT (1905) wurde diese Frage dahingehend beantwortet, daß die Tumorzellen über die Milchgänge die Mamille erreichen, und daß das Bild eines Morbus Paget immer dann entsteht, wenn von einem tiefer gelegenen Tumor Zellen in die Epidermis vordringen. Dieser zweiten Auffassung ist zu Recht widersprochen worden. HANDLEY (1919/20) erblickt in den Mamillenveränderungen „nutritional and non-malignant changes" als Auswirkung einer obstruktiven Lymphangiosis carcinomatosa. CHEATLE (1924) deutet das Krankheitsbild als Folge einer die Epithelien des Gangsystems, die Epidermis der Brustwarze sowie den Warzenhof betreffenden Synkarzinogenese. Das ältere Schrifttum zu diesen Fragen wurde von CHEATLE und CUTLER (1931) zusammengestellt. In umfangreichen Studien hat der Glasgower Pathologe R. MUIR (1927, 1935, 1939) nachgewiesen, daß die Paget-Zellen Tumorzellen eines Karzinoms der großen Milchgänge sind, die sich mittels eines „undermining process" intraepithel und intraepidermal ausbreiten, das heißt vom Mündungsgebiet des Gangsystems die Mamille erreichen. Dabei kann die Disseminationsrichtung abwärts zum Drüsenkörper oder aufwärts zur Brustwarze erfolgen und diese — auch voneinander unabhängigen Herden — schon vor Ausbildung klinischer Symptome erreichen. Von INGLIS (1936, 1946) werden diese Vorstellungen unterstrichen und der Einbruch der Tumorzellen in die Grenzzone zwischen Gangepithel und Epidermis der Mamille lokalisiert. Die absteigende Fortentwicklung des Tumors erfolge im Gangepithel ringförmig, das heißt in Gestalt eines Hohlzylinders, wodurch Zelldesquamationen, Sekretion und das Fehlen von Blutungen erklärt werden. In seiner zweiten Arbeit (1946) hebt der Autor die auch heute noch weitgehend gültigen Auffassungen hervor, die zwischen Auftreten der Mamillenerkrankung und Mammakarzinom bestehen.

Das neue Schrifttum liegt in folgenden Arbeiten vor: WEST und NICKEL (1942) 20 Fälle; DOCKERTY und HARRINGTON (1951) 7 Fälle; COLCOCK und SOMMERS (1954) 23 Fälle; VERONESI et al. (1955) 35 Fälle; HELMAN und KLIMAN (1956) 27 Fälle; CULBERSON und HORN (1956) 25 Fälle; TORLONI und DA SILVA NETO (1958) 39 Fälle; DESAIVE und BETZ (1959) 17 Fälle; MCGREGOR und MCGREGOR (1959) 21 Fälle; SOLHEIM (1960) 71 Fälle; ORR und PARISH (1962) 60 Fälle; KAY (1966) 23 Fälle; BERNHARD (1966) 3 Fälle; RISSANEN und HOLSTI (1969) 26 Fälle; MAIER et al. (1969) 140 Fälle; KISTER und HAAGENSEN (1970) 133 Fälle; NANCY et al. (1970) 53 Fälle. Eigenes Untersuchungsgut: 19 Fälle.

α) Häufigkeit

Der Morbus Paget kommt in Relation zum Mammakarzinom verschiedenster Formen mit einer Frequenz von 1–3% vor. An der unteren Grenze liegen die Angaben von DOCKERTY und HARRINGTON (1951) mit 0,7%, von HELMAN und KLIMAN (1956) mit 1,0% und von MAIER et al. (1969) mit 1,5%; über den Mittelwert geht KAY (1966) mit 4,3% hinaus. Einen Maximalwert geben TORLONI et al. (1958) mit 6,4% an, der durch eine systematische histologische Bearbeitung der Mamillen mit Erfassung von präklinischen Entwicklungsphasen erklärt wird.

β) Altersverteilung

Übereinstimmend wird festgestellt, daß der Morbus Paget mehrere Jahre später als das ubiquitäre Mammakarzinom auftritt. Wenn das Durchschnittsalter für das Karzinom mit 50 Jahren angegeben wird, dann tritt die Pagetsche Erkrankung mit 54 Jahren (MCGREGOR und MCGREGOR, 1959; KISTER und HAAGENSEN, 1970), mit 58,5 Jahren (MEIER et al., 1966), mit 60 Jahren (COLCOCK und SOMMERS, 1954) in Erscheinung. Die Altersamplitude liegt bei 26–81 Jahren. HAAGENSEN (1971) weist darauf hin, daß diejenigen, die nur mit einer ekzematösen Erkrankung der Mamille ohne Mammatumor zur Behandlung kamen, im Durchschnitt 58 Jahre alt waren. Dagegen lag das mittlere Alter in der Gruppe um neun Jahre niedriger, wenn neben der Mamillenveränderung zugleich ein Tumor in der Mamma vorlag.

γ) Epidemiologie und Klinik

Die Erkrankung tritt ganz überwiegend beim weiblichen Geschlecht mit Bevorzugung der rechten Seite auf. Ein Morbus Paget der Mamma virilis ist sehr selten. 11 Fälle wurden von CHRICHLOW und CZERNOBILSKY (1969; Lit.)

beobachtet, weitere 4 unilaterale Fälle und eine bilaterale Form bei KLINEFELTER-Syndrom von COLEY und KUEHN (1971). Besondere geographische Bindungen sind nicht bekannt. Negerinnen sind in dem Kollektiv von MAIER et al. (1969) mit 12% beteiligt. Die Häufigkeit der kinderlosen Frauen liegt geringgradig über der Frequenz bei Karzinomen. Bilaterale Erkrankungen sind im Schrifttum bisher nicht vermerkt worden. Vorangegangene Traumen haben offensichtlich keine pathogenetische Bedeutung.

Mamille und Areola zeigen in nahezu allen Fällen Veränderungen, die mit Ausbildung kleiner Bläschen, mit dyskeratotischen, ekzematoiden Effloreszenzen beginnen und von gelbgrauen Krusten bedeckt sein können. Mit zunehmender Dauer entstehen von der Mamille ausgehende Erosionen, die sich kontinuierlich und flächenhaft über den Warzenhof auf die Haut der Brustdrüse ausbreiten (Abb. 342). Diese klinischen Merkmale sind in etwa einem Viertel der Fälle mit Hyperaesthesie der Mamille, mit Schmerzen und Juckreiz verbunden, es treten Exsudationen, Sekundärinfekte und gelegentlich Ekchymosen hinzu. Nur selten kommt es zur Sekretabgabe aus der Mamille. Die Latenzzeit bis zu einer Operation beträgt bei etwa 40% 1 Jahr und länger (KISTER und HAAGENSEN, 1970). Für die klinische Diagnostik sind einige Merkmale wichtig: Bei Morbus Paget ist die Mamille prominent, Retraktionen sind dem Mammakarzinom eigen. Eine Pagetsche Erkrankung ist umso wahrscheinlicher je distinkter die Mamille oder Mamille und Areola in den ekzematoiden Prozeß einbezogen sind. Bleibt die Mamille frei, so spricht das gegen einen Morbus Paget. Erbs- oder haselnußgroße knotige Anschwellungen der Mamille mit roter, granulierter Oberfläche zeigen ein Papillom der Mamille an. Eindringlich ist darauf hinzuweisen, ekzematöse Erkrankungen der Mamille nicht wochen- und monatelang konservativ und erfolglos zu behandeln, sondern durch eine Probeexzision frühzeitig einen Morbus Paget zu erfassen oder auszuschließen.

Die *Zytodiagnostik* des Morbus Paget führt häufig zu einem positiven Ergebnis, da die Tumorzellen leicht gewonnen werden können und durch ihre Größe und Form imponieren. Dieses Verfahren ermöglicht rasche diagnostische Entscheidungen und wurde mit hoher Trefferzahl von VERONESI und RABOTTI (1954) an 10 Fällen und von WIMAN und SKOGH (1963) an 4 Fällen angewendet.

Von besonderer Bedeutung ist die Frage, wie häufig bei einem Morbus Paget zugleich ein Karzinom als palpabler Knoten im Drüsenkörper festgestellt werden kann: Nach KAY (1966) von 30 Erkrankten in 16 Fällen (48%), nach MAIER et al. (1969) von 137 Fällen in 48,9%, nach NANCE et al. (1970) von 53 Fällen in 61%; nach KISTER und HAAGENSEN (1970) in 57%.

Die Tatsache, daß *in etwa der Hälfte aller Fälle* vom Morbus Paget klinisch *ein Tumor im Drüsenkörper* nachzuweisen ist, unterstreicht die Bedeutung der für Therapie und Prognose wichtigen klinischen und radiologischen Untersuchungen.

δ) Pathomorphologie

Diesen klinischen Befunden sind die Ergebnisse pathologisch-anatomischer Untersuchungen gegenüberzustellen, die in abstrahierter Form Abb. 343 wiedergibt. Danach kann ein Morbus Paget Ausdruck folgender Erkrankungen der Mamille und des Drüsenkörpers sein:

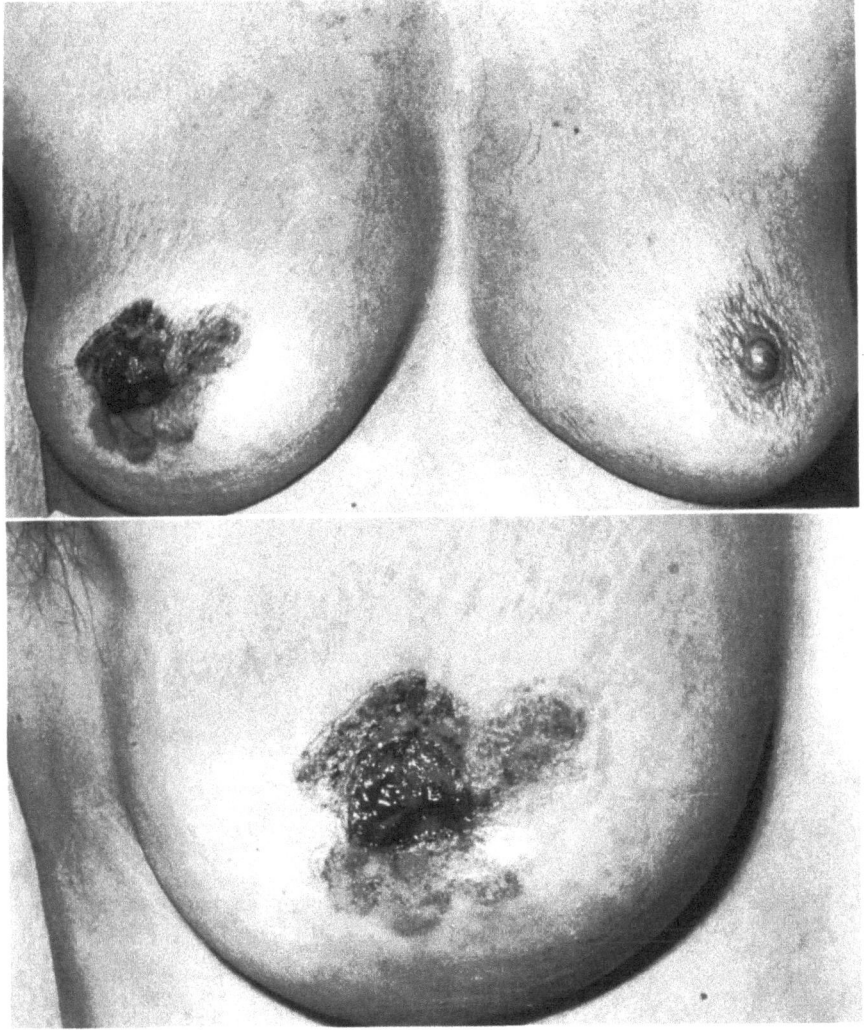

Abb. 342. Klinischer Aspekt eines Morbus Paget der rechten Brustdrüse mit flächenhafter, auf die Haut übergreifender Erosion und Ulzeration mit girlandenförmiger Begrenzung bei Vorliegen eines invasiven intraduktalen Karzinoms

Stadium 1: Morbus Paget als örtlicher Prozeß im Mündungsgebiet der großen Milchgänge und Ausdruck eines intra- oder submamillär lokalisierten nicht-invasiven, intraduktalen Karzinoms.

Stadium 2: Morbus Paget als Teilbild eines bis auf den Drüsenkörper fortschreitenden nicht-invasiven, intraduktalen Karzinoms. In der Regel Komedokarzinom. Hierbei kein umschriebener Tumor! Mehrjähriger Latenzzustand. Entwicklung aus Stadium 1 wahrscheinlich.

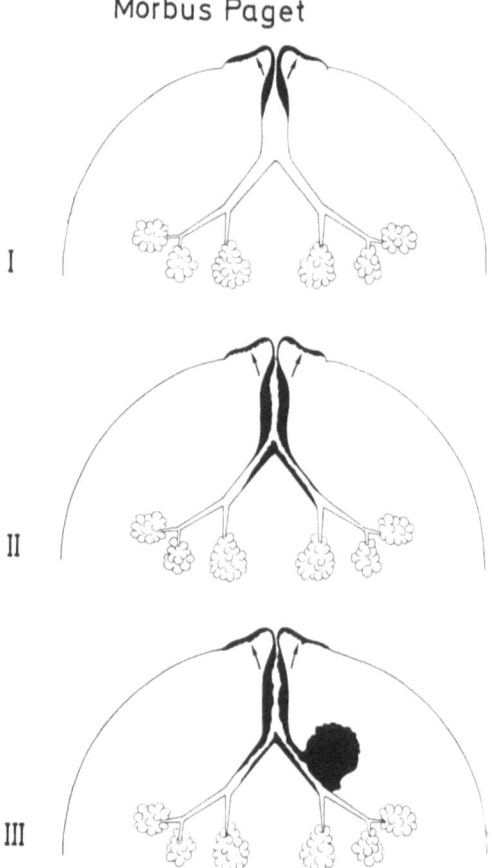

Morbus Paget

I

II

III

Abb. 343. Schematische Darstellung der einem Morbus Paget zugrunde liegenden Formen
intraduktaler Karzinome

Stadium 3:   Morbus Paget als Teilbild eines ausgedehnten duktalen, invasiven
              Karzinoms mit einem klinisch erfaßbaren Mammatumor.
              Deszendierende und aszendierende Entwicklung möglich.

Neben den typischen Formen der Pagetschen Erkrankung werden auch sog.
„minimal changes" eines Morbus Paget beobachtet, das heißt, histologisch erfaßbare Paget-Zellen mit fehlender oder geringfügig äußerer Reaktion der Epidermis.

Das *quantitative Verhältnis* der Fälle von Morbus Paget *ohne und mit erfaßba-
rem Tumor* unterliegt Schwankungen und beträgt: 31:69% (KAY, 1966); 41:49%
und 10% mit Tumor und minimal changes (MAIER et al., 1969); 43:29% und
28% mit Tumor und minimal changes (KISTER und HAAGENSEN, 1970), 39:61%
(NANCY et al., 1970). Diesen Angaben ist damit zu entnehmen, daß dem *Morbus
Paget in gut einem Drittel (38,5%) aller Fälle ein nicht invasives Karzinom nach
Stadium 1 und 2 zugrunde liegt.*

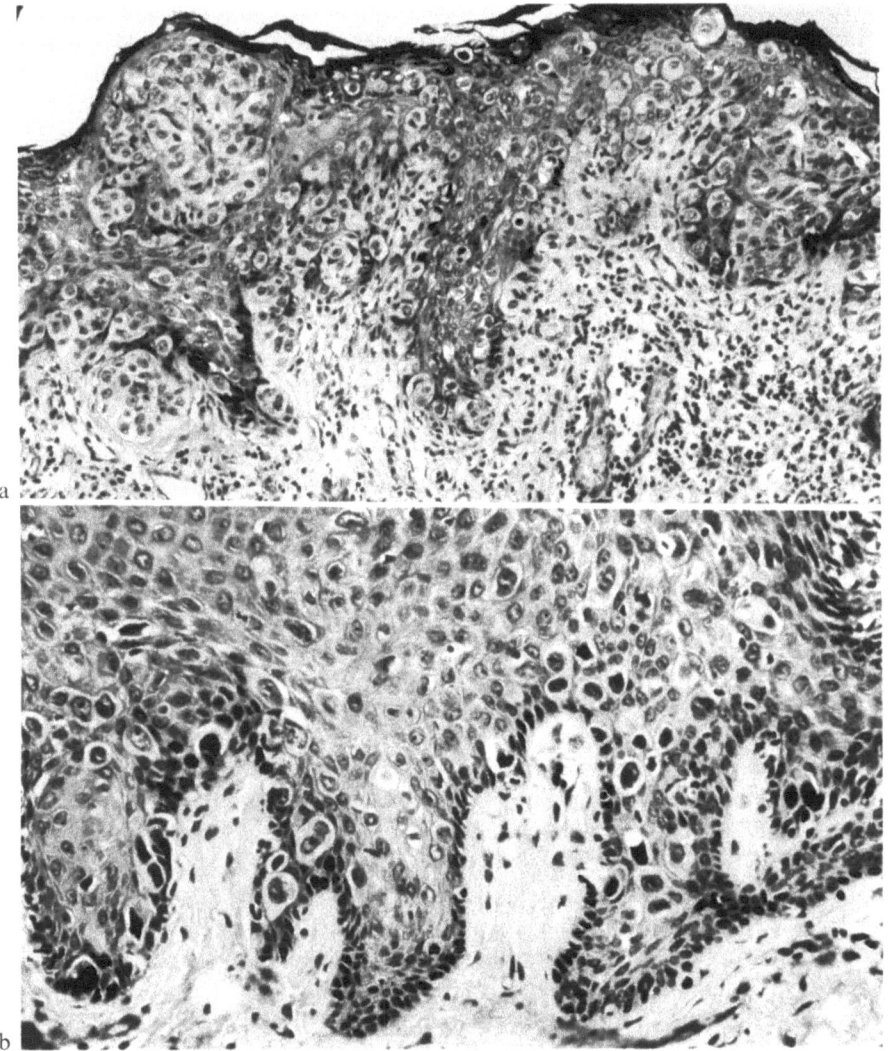

Abb. 344a u.b. Morbus Paget der Haut von Mamilla und Areola mit Ausbildung typischer Paget-Zellen und Zellgruppen. Intraepidermale Lokalisation in Form heller bis an die Oberfläche reichender Tumorzellgruppen in (a). Weniger stark ausgeprägte Form in (b). HE. Vergr. 140 × und 230 ×

Das seit langem bekannte und häufig studierte *Gewebebild* dieser Krankheit ist durch das Auftreten einer intraepithelialen Proliferation jener großen Zellformen gekennzeichnet, die als Paget-Zellen bekannt sind. Ihre histologischen Eigenschaften sind gegeben durch eine auffällige Größe, durch eine runde bis ovale Form, ferner durch die Transparenz des Zytoplasmas und entsprechende Kernstrukturen mit lockerem Chromatin, herdförmig-scholligen Chromatinverdichtungen und großen Nukleoli. In der Zone des Stratum germinativum liegen die Zellen häufig solitär, man findet kleinere und in den mittleren

Epidermisschichten auch große Tumorzellgruppen mit typischen und atypischen Mitosen, wobei in der Regel solide Zellnester vorliegen (Abb. 344) und nur ausnahmsweise adenomatöse Proliferationen zu beobachten sind (MUIR, 1939). Je nach dem Ausmaß des Prozesses bleiben Teile oder superfiziale Schichten des Epithels erhalten, die Tumorzellen dringen aber auch bis an die Oberfläche vor und rufen Erosionen, Ulzerationen und Fibrinexsudation sowie Schorfbildung und chronisch fortdauernde Entzündungen hervor (Abb. 344a). Es ist verständlich, daß dann günstige Möglichkeiten für zytologische Untersuchungen gegeben sind. Die Epidermis kann teilweise so stark durchsetzt sein, daß nur Inseln des Epithels erhalten bleiben. Andererseits können sich im Epithel Zellballen aus hellen Tumorzellen bilden, die differentialdiagnostisch an ein Melanom denken lassen. Dies um so mehr, weil die eindringenden Tumorzellen nach Zerstörung des Stratum germinativum oder von Chromatophoren Melaninpigmentgranula phagozytieren und in Verbindung mit den genannten zytomorphologischen Eigenschaften in der Tat eine derartige Neubildung imitieren können. CULBERSON und HORN (1956) fanden in 10 von 25 Fällen (40%) Melaningranula in den Paget-Zellen und bei Negerinnen Melanin in allen Tumorzellen.

Zytochemisch sind nach NEUBECKER und BRADSHAW (1961) in der Mehrzahl der Fälle ebenfalls Melanin und Muzin und in 2 von 13 Beobachtungen Glykogen nachgewiesen worden. Muzin wie auch Glykogen lagen nur in kleinen Mengen in den Tumorzellen der Epidermis, aber stets auch in den Zellen des Gangkarzinoms vor, wodurch die These einer epidermalen Metastasierung gestützt wird. Histochemische Befunde mit ähnlichem Ergebnis wurden von HOLZNER (1961), BONDI et al. (1962), MAIER et al. (1969) und von CRICHLOW et al. (1969) erhoben. Allerdings wird der Gedanke von Zeit zu Zeit belebt, die Paget-Zellen seien doch nicht epidermalen Ursprungs, sondern Abkömmlinge dendritischer Melanozyten und wie das Karzinom durch eine Tumoragens synchrom stimuliert worden (ORB und PARISH, 1962). Die in einem kleinen Teil der Fälle verblüffende Feinstruktur mit Aspekten eines aktivierten Naevus oder Melanoms sollte von der Diagnose eines Morbus Paget nicht abhalten lassen, zumal Melanoblastome der Mamille bei der weißen Bevölkerung nicht bekannt oder außerordentlich selten sind. In der Umgebung der großen Milchgänge in der Mamille und unter der Epidermis finden sich regelmäßig lympho-plasmazelluläre Infiltrate von wechselhafter Dichte. Gelegentlich treten auch Fremkörperreaktionen um desquamierte und nekrobiotische Epithelschuppen oder Zellkomplexe auf.

Elektronenmikroskopische Zytomorphologie: In ersten Untersuchungen von TOKER (1967) wurden helle und dunkle Paget-Zellen als Pendant zu ähnlichen Formen des Gangepithels beschrieben. SAGEBIEL (1969) stellte bei 4 Fällen fest, daß die Paget-Zellen untereinander und gegenüber den Epithelien der Epidermis durch zahlreiche Desmosomen verbunden sind, z.T. Tonofibrillen und Melanosomen enthalten. Es werden aber auch intrazytoplasmatische, von Mikrovilli umgebene Kanälchen abgebildet. Diese zellulären Eigenschaften wurden von OZELLO (1971) bestätigt und führten zu der Vorstellung, daß die Paget-Zellen in-situ-transformierte Epithelzellen sind oder besondere Reaktionen der Epidermis bei Anwesenheit von imigrierten Tumorzellen darstellen. Auf Grund eigener Erfahrungen ist zu sagen, daß die Feinstruktur der beschriebenen Paget-Zellen, insbesondere die Ausbildung intrazytoplasmatischer Canaliculi und Zytosomen

viel eher an Epithelzellen der Mamma als an solche einer Epidermis denken
läßt. Das Vorkommen von Desmosomen und Tonofibrillen spricht keineswegs
gegen die Herkunft aus dem Drüsenepithel, so daß unter Zuhilfenahme dieser
Methode neue pathogenetische Aspekte nicht gewonnen worden sind. Von SIR-
TORI und MORANO (1971) wurden in den Tumorzellen subvirale Einheiten von
granulärem Aufbau von 250–320 Å im Durchmesser festgestellt. Ferner wird
auf die Bedeutung von Lymphozyten, Lymphoblasten und Plasmazellen für
die Tumorimmunologie hingewiesen und gesagt, daß zwischen Paget-Zellen und
Epidermiszellen keine Merkmale einer Inkompatibilität erkennbar sind. Lymphozyteninfiltrate stünden nur mit Tumorzellnekrosen in Zusammenhang.

ε) Pathogenese

Wie aus Einteilung und schematischer Darstellung (Abb. 343) hervorgeht,
ist ein Morbus Paget der Mamille der Indikator für eine unterschiedlich lokalisierte duktale Neoplasie mit den Eigenschaften eines nicht-invasiven oder invasiven Karzinoms. Die seit Jahrzehnten im Schrifttum diskutierten Probleme der
Pathogenese sind auch bis heute nur teilweise gelöst worden und beziehen sich
auf Weg und Eigenart der Imigration duktaler Tumorzellen in die Epidermis.
Vergleichende Studien an der extramammären und mammären Form dieser
Erkrankung von WEINER (1937) heben die Tatsache hervor, daß diejenigen Karzinome zur Ausbildung eines Morbus Paget neigen, die von modifizierten Schweißdrüsen ausgehen, zu denen auch die Brustdrüse zählt. Die besonderen Verbindungen zwischen Gangsystem und Mamille werden aus den örtlichen Gegebenheiten des Mündungsgebietes mit einem unmittelbaren Übergang eines mehrreihig kubischen Epithels in Plattenepithel deutlich. Dafür spricht auch die vielfache
Erfahrung, daß skirrhöse oder adenomatöse Mammakarzinome auch dann nicht
zu einem Morbus Paget führen, wenn sie kontinuierlich gegen die Epidermis
vordringen. Daher kommt dem Gangsystem, quasi als *Leitschiene der Tumorzell-
propagation*, eine wichtige Bedeutung zu (Abb. 343). Nach den früheren Arbeiten
von MUIR (1927, 1939) und der neueren von TOKER (1961) dringen die Zellen
des Milchgangkarzinoms kontinuierlich in die Epidermis ein. Der Weg ist kurz,
wenn das atypische Epithel intra- oder submamillär lokalisiert ist. In anderen
Fällen wird eine Aszension von Tumorzellen aus dem Gangsystem oder von
tiefer lokalisierten Karzinomen angenommen, wobei Studien an Serienschnitten
von TOKER (1961) für eine intraepitheliale Ausbreitung im Sinne einer „Zellper-
meation" sprechen. Auf diese Weise wird ohne eine lymphangische Ausbreitung
die Überwindung größerer Distanzen gedeutet. Aber auch der umgekehrte Weg
der Deszension von Tumorzellen in den Milchgängen wird beobachtet und
erklärt die in Abb. 343b u. c aufgezeigten Entwicklungen. Dann ist das Karzinom in der Tiefe des Drüsenkörpers nicht Ausgangsort sondern Folgeerkrankung eines von den großen Gängen ausgehenden und mit einem Morbus Paget
verbundenen Karzinoms. Unabhängig von den Ausbreitungsrichtungen des duktalen Karzinoms fassen wir die Paget-Zellen als Ausdruck eines *epidermotropen
Karzinoms der Ductus oder Sinus lactiferi* auf, wobei der schlüssige Beweis lange
Zeit ausstand, daß diese Zellen aktiv in die Epidermis vordringen oder durch
Produkte eines Tumormetabolismus entstehen. In der Mehrzahl aller histologi-

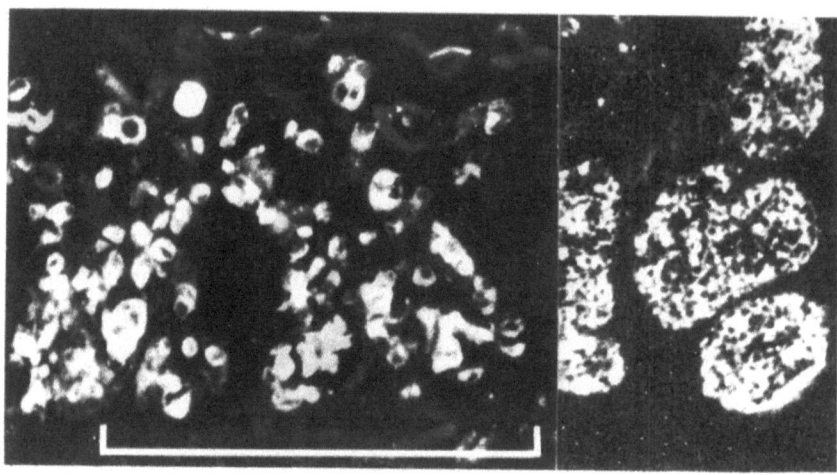

Abb. 345. Immunfluoreszenzmikroskopische Darstellung von Kasein in Paget-Zellen (li.
Bildhälfte) sowie in den Zellen eines dazu gehörigen intraduktalen Karzinoms (re. Bildhälfte)
(nach BUSSOLATI und PICH, 1975)

schen und zytologischen Studien wird heute *in den Paget-Zellen eine ungewöhnliche zelluläre Ausbreitungs- bzw. Metastasierungsform gesehen.* Für diese Auffassung sprechen vor allem das histochemisch identische Verhalten von Paget-
und Karzinomzellen (HOLZNER, 1961), ferner immunfluoreszenz-mikroskopische
Untersuchungen von BUSSOLATI et al. (1975) sowie von BUSSOLATI und PICH
(1975) durch den Nachweis von Milchprotein in den Zellen der Milchgänge,
im Milchgangskarzinom wie in den typischen Paget-Zellen (Abb. 345). Allerdings
ist der Reaktionsausfall in den Zellen desselben Tumors wie von Fall zu Fall
nicht konstant. Ferner wurden kaseinhaltige epidermale Zellen festgestellt, die
morphologisch nicht als Paget-Zelle imponierten (Prä-Paget-Zelle?, vgl. TOKER,
1970, s.u.). Die immunzytochemischen Befunde unterstreichen die pathogenetischen Vorstellungen der *duktalen Herkunft der Paget-Zellen,* deren Ausbreitung
entlang der Basalmembran erfolgen soll.
    Die bislang offene Frage, ob und wie häufig den Paget-Zellen vergleichbare
„clear-cells" in der Brustwarzenepidermis ohne das Bild eines Morbus Paget
auftreten, ist von TOKER (1970) aufgegriffen worden. Danach fanden sich in
31 von 340 Mamillen von Brustdrüsen mit Karzinomen und in 23 von 190
tumorfreien Brustdrüsen von Autopsien Klarzell-Komplexe, die nicht den Milchgängen entstammen, sondern als autochthone Zellen gedeutet werden (Abb. 346).
Diese könnten Voraussetzung — im Sinn einer „Prä-Paget-Zelle" — oder zellulä-
res Substrat eines Morbus Paget werden. Es ist freilich auch an die Möglichkeit
passagerer Funktionsstörungen im Zellmetabolismus und damit an spontane
Rückbildungen zu denken. Dennoch ergeben sich hieraus Ansätze, die Zytopathogenese dieses Krankheitsbildes aufs neue zu überdenken. Ein anderer kritischer Gesichtspunkt wird von GREENWOOD und MINKOWITZ (1971) anläßlich
der Obduktion einer 88 Jahre alt gewordenen Frau aufgeworfen, die 11 Jahre
nach Mastektomie wegen eines Karzinoms an generalisierter Metastasierung

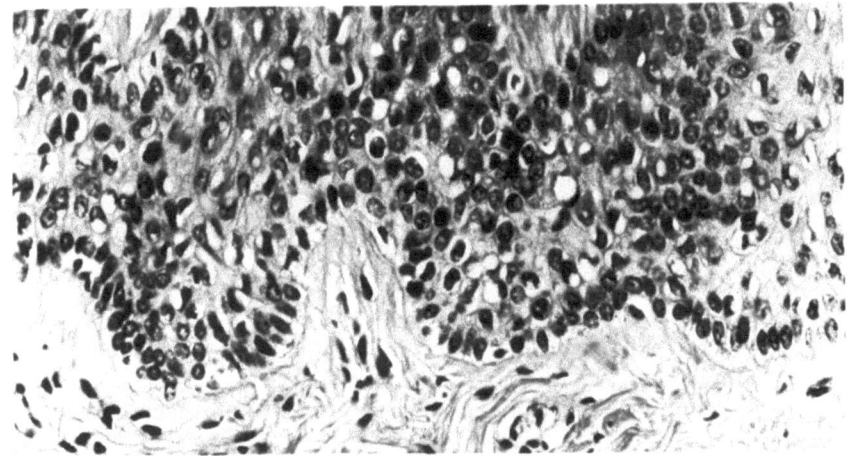

Abb. 346. Sogenannte Clear-cells in der Epidermis der Areola bei Mammakarzinom. HE. Vergr. 230 ×

mit multiplen erbsgroßen Absiedelungen in der Haut des Thorax und Armes verstorben war. Die in die Epidermis vorgedrungenen Tumorzellen nahmen pagetoide Eigenschaften an und zeigen damit eine induktive Wirkung des Epithels auf die Zellen des einwachsenden Tumors an.

ζ) Axilläre Lymphknotenmetastasen und Prognose

Für das Ausmaß der operativen und radiologischen Therapie gewinnt nicht nur die Feststellung eines Tumors im Drüsenkörper Bedeutung, sondern wie bei allen anderen Mammakarzinomen die Frequenz und das Ausmaß der lymphangischen Metastasierung. Als prognostisches Kriterium wird dieser von MAIER et al. (1969) ein höherer Rang zugemessen als der Feststellung eines Geschwulstknotens in der Brustdrüse. Im Hinblick auf die Stadieneinteilung ist festzustellen, daß bei einem Morbus Paget ohne Tumorinfiltrat der Mamma (Stadium 1 und 2) axilläre Lymphknotenmetastasen sehr selten sind. Von 151 Fällen des Schrifttums haben über je 1 Fall CULBERSON und HORN (1956), HELMAN und KLIMAN (1956), LATTES und HAAGENSEN (1957) und über 2 Fälle HAAGENSEN (1971) berichtet. Dieser Sachverhalt stimmt damit überein, daß im Stadium 1 und 2 Übergänge in ein invasives Gangkarzinom offensichtlich Ausnahmen darstellen. Die Metastasierungsfrequenz steigt im Stadium 3 (mit Mammakarzinom) auf Werte an, die sich statistisch von den Angaben des ubiquitären Mammakarzinoms kaum unterscheiden. Dann werden in etwa 50% der Fälle, d.h. 78mal von 154 Fällen der neueren Literatur Metastasen nachgewiesen. Zugleich sinkt die 5-Jahres-Überlebenszeit, die im Stadium 1 und 2 von MAIER et al. (1969) mit 90%, die 10-Jahres-Überlebenszeit von HAAGENSEN (1971) mit 83% beziffert wird, auf 46–52% ab. Diejenigen Fälle, bei denen im Stadium 3 keine axillären Lymphknotenabsiedelungen gefunden werden, verhalten sich prognostisch wesentlich günstiger, gleichwie jene selteneren Formen mit Mammatumor und „minimal changes" der Mamille. Je nach der angewendeten Thera-

pie und in Abhängigkeit von der Größe des untersuchten Kollektives schwanken
die Ergebnisse der 5-Jahres-Überlebenszeiten: Im Stadium 3 stellten SOLHEIM
(1960) 20%, KAY (1966) nur 18,8% fest, MAIER et al. (1969) 45,4% und NANCE
et al. (1970) 40,6%.

Damit ist zusammenfassend festzustellen, daß die *Prognose eines Morbus
Paget vom Vorliegen eines invasiv wachsenden und metastasierenden Karzinoms
der Mamma bestimmt wird.*

η) Zur Therapie

Der Behandlungserfolg dieser Krankheit wird aber nicht nur vom Grad
der Ausbreitung, sondern vom Umfang der angewendeten Maßnahmen beeinflußt. Dabei soll man sich die Tatsache vergegenwärtigen, daß der Morbus
Paget ein Karzinom ist und in den fortgeschrittenen Stadien eine ungünstige
Entwicklung nimmt. Daher vertritt HAAGENSEN (1971) mit aller Deutlichkeit
den Standpunkt, diese Erkrankung durch eine Radikaloperation zu behandeln.
Dennoch sind die Dauererfolge unbefriedigend (COLLOCK und SOMMERS, 1954;
HELMAN und KLIMAN, 1956; KAY, 1966; MAIER et al., 1969; NANC et al.,
1970). RISSANEN und HOLSTI (1969) fanden in Stadium 1 und 2 (ohne Tumor)
nach konvervativ-chirurgischem Eingriff und Nachbestrahlung eine 5-Jahres-
Überlebensrate von 83%. Für das Stadium 3 wenden sie nach Radikaloperation
die Nachbestrahlung an und halten dieses Verfahren für die Methode der Wahl.
Den von vornherein radikalen Maßnahmen gegenüber wird der naheliegende
Standpunkt vertreten, bei *eindeutigem* Nachweis eines lokalisierten Morbus Paget
im Stadium 1, d.h. ohne Tumor und ohne Metastasen, eine einfache Mastektomie
anzuwenden. Eine umschriebene Tumorexzision wird allerdings auch in diesen
Fällen für unzureichend gehalten, zumal die Ausdehnung des intraduktalen
Tumors präoperativ nicht sicher bestimmt werden kann.

3. Karzinome mit speziellen Differenzierungsformen

a) Muzinöses (gelatinöses) Karzinom

Der durch eine intensive Muzinbildung ausgezeichnete maligne epitheliale
Tumor der Brustdrüse stellt eine seltene, bevorzugt im höheren Alter auftretende
Form der differenzierten Mammakarzinome mit langsamen Wachstum und ver-
hältnismäßig günstiger Prognose dar.

Als muzinöses Karzinom wird in dieser Klassifikation nur die sog. „reine"
oder homogene Form verstanden, das heißt der in allen Teilen durch Schleimproduktion charakterisierte umschriebene Tumor. Ausgenommen sind die sog.
Mischtypen von undifferenzierten duktalen oder papillären Karzinomen, in denen eine Muzinbildung nur *in Teilen* festzustellen ist, so wie es häufig die
polypösen Adenokarzinome des Magen-Darm-Kanals zeigen. Klinik und Prognose der „Mischtypen" des muzinbildenden Karzinoms in der Mamma werden
von der anaplastischen Komponente des Tumors determiniert und unterscheiden
sich daher auch prognostisch von dem Carcinoma gelatinosum mammae purum.

Wie hieraus deutlich wird, hat sich die Terminologie stets gewandelt und den mikroskopischen und histochemischen Definitionen der Schleimhautsubstanzen angepaßt. Von LANGE

(1896) und von GAABE (1908) wurde von einem „Schleim-" oder „Gallertkrebs" gesprochen und der latinisierte Terminus im deutschen Sprachgebiet verwendet. Von KARSNER (1934) stammt wegen der braunen Farbe des Tumors der Begriff „colloides Karzinom". Da beide Eigenschaften nur an einen physikalischen Zustand, nicht aber an chemische Bestandteile erinnern, wurden später durch histochemische Befunde die Bezeichnungen „mukoid, myxomatös und muzinös" eingeführt. Der Gebrauch der ersten beiden Termini für mesenchymale Reaktionen und die chemischen Zusammensetzungen des gebildeten epithelialen Schleimes waren der Anlaß für den neuen Begriff des „muzinösen Karzinoms". Die pathomorphologischen Besonderheiten dieses Tumors erklären seine lange Geschichte: Der ersten histologischen Beschreibung von JOHANNES MÜLLER (1832) folgten Angaben über die gute Prognose dieses Tumors und die klinische Studie von LANGE (1896) über den „Gallertkrebs der Brustdrüse" mit Informationen über die biochemische Beschaffenheit der neugebildeten Schleimmassen. Ferner stellte der Autor fest, daß der Gallertkrebs 2–4mal langsamer wüchse als alle anderen Karzinome und auch nach mehreren Jahren keine Rezidive zu beobachten seien. Zu ähnlichen Ergebnissen kam GAABE (1908) und fand im Gegensatz zu früheren Thesen, daß der Schleim ein Produkt der Tumorzellen sei und daher auch in Metastasen auftrete. Ferner beobachtete der Autor die für die heutige Klassifikation wichtige Tatsache, daß ein Teil dieser Karzinome infolge Anaplasie die Fähigkeit der Schleimproduktion verlieren kann. In diesem Zusammenhang sei ein klinisches von HALSTED (1915) beobachtetes Phänomen genannt, das bei der Palpation dieser Karzinome als „delicate swish and crush of a jelly-like structure under tension" aufgetreten war. Dieses „Halsted-Symptom" hat später keine Bedeutung behalten. Weitere detaillierte Angaben zur Historie: SCHULTZ-BRAUNS (1933), GESCHICKTER (1938), SAPHIR (1941). In einer Zusammenstellung des damaligen Schrifttums berichten LEE et al. (1934) über 30 Fälle von gelatinösen Mammakarzinomen. Die Autoren heben die unterschiedliche Zusammensetzung der Karzinome mit muzinösen Anteilen hervor und unterscheiden: ein primäres gelatinöses Karzinom, das aus einem papillären Zystadenom hervorgehen soll, ein zweites Karzinom mit gelatinöser Degeneration, ein myxoides Karzinom, das durch eine Metaplasie des Bindegewebes eine schleimbildende Komponente gewinnt und das mukoide Karzinom als Variante des gelatinösen Karzinoms mit epithelialer Schleimbildung. GESCHICKTER (1938, 1945) klassifiziert in die heute allgemein angewendeten Gruppen des „reinen" gelatinösen Karzinoms und des Mischtyps mit Anteilen anderer Karzinomtypen. Ähnliche Auffassungen vertraten auch CHEATLE und CUTLER (1931). Von SAPHIR (1941) wurden 4 Gruppen gebildet: das echte muzinöse Karzinom, das duktale Karzinom mit muzinösen Anteilen, ein weiteres Siegelringzellkarzinom mit starker Metastasierungsneigung und hohem Malignitätsgrad. Im Gegensatz zu den Epithelzellen der muzinösen Karzinome bleiben bei diesem Typ die Tumorzellen erhalten. Als 4. Form wird das intrazystische Papillom mit muzinöser Degeneration genannt.

In einer pathomorphologischen Untersuchung an 17 Fällen über das biologische Verhalten dieses Tumors von KRAUSS (1949) wird hervorgehoben, daß dem Schleimkrebs der Mamma angesichts jahrelanger Krankheitsverläufe ohne Metastasierung eine Mittelstellung zwischen Benignität und Malignität zukomme. Zugleich rechtfertige das Vorkommen „heller Zellen" im Sinne FEYRTERS den vorgeschlagenen Terminus: „Adenoma solidum gelatinosum mammae".

In allen Untersuchungen des letzten Jahrzehnts werden allerdings nur noch das muzinöse Karzinom (Carcinoma gelatinosum) im engeren Sinne als homogener Tumor von den Mischformen unterschieden.

Die Zahl der publizierten Fälle beträgt bei: GESCHICKTER (1945) 83; VERONESI und GENNARI (1960) 76; MELAMED et al. (1961) 113; WULSIN und SCHREIBER (1962) 18; NORRIS und TAYLOR (1965) 102; SCHIODT (1966) 13; HAAGENSEN (1971) 63; SILVERBERG et al. (1971) 42. Eigene Befunde an 16 Fällen.

α) Häufigkeit

Wie einleitend hervorgehoben, ist die reine Form des muzinösen Mammakarzinoms selten und tritt mit einer Frequenz von 1–2% unter allen Karzinomen dieses Organs auf. LEE et al. (1934) gaben diesen Wert an; MELAMED et al.

(1961) 2%; Möbius und Wittstock (1965) 2,3%; Silverberg et al. (1971) ebenso wie v. Albertini (1955, 1974) 2,6%.

β) Alter

Aus allen Angaben geht übereinstimmend eine Kumulation im 6. Dezennium hervor. Geschickter (1945) fand in Mittel 52 Jahre; Veronesi und Gennari (1960) 55,6 Jahre; Norris und Taylor (1965) 58 Jahre; Silverberg et al. (1971) sogar 68,9 Jahre mit einer Amplitude von 33–90 Jahre. Bei jungen Frauen stellen diese Karzinome Raritäten dar, wenngleich jahrelange Entwicklungszeiten in Einzelfällen den Beginn des Tumorwachstums in die fertile Phase zurückdatieren lassen. Frauen mit dem Mischtyp des muzinösen Karzinoms sind jünger (im Mittel 51,4 Jahre, bei einem Spielraum von 33–87 Jahren) und zeigen eine Altersverteilung an, die dem des undifferenzierten duktalen Karzinoms entspricht.

Besondere geographische Verteilungen oder Bevorzugung einzelner Rassen sind nicht bekannt. In USA sind weiße Frauen etwas häufiger als Negerinnen erkrankt.

γ) Klinische Symptome

In allen Fällen wurde ein Tumor von elastischer, teils fester Beschaffenheit palpiert, der bevorzugt (ca. 37%) im oberen äußeren Quadranten lokalisiert war und teilweise auch zwei oder mehr Regionen eingenommen hatte (Norris und Taylor, 1965). Die gute Begrenzung und die beschriebene Konsistenz lassen differentialdiagnostisch auch an Solitärzysten oder an zystisch alterierte Tumoren denken.

In 20% der Fälle sind Schmerzen, seltener eine Protrusion der Mamille und Absonderungen angegeben worden (Geschickter, 1945). Auffällig ist die lange Zeitdauer der klinischen Symptome, die nach dem gen. Autor im Mittel bei 22 Monaten liegt. Nach Silverman et al. (1971) wurden bei dem homogenen Tumor 9,8 Monate bei einer Schwankungsbreite von 1 Monat bis 5 Jahren festgestellt, bei den Mischformen war das Zeitintervall nur 4,8 Monate lang. Haagensen (1971) fand 10,1 Monate im Vergleich zu den ubiquitären Mammakarzinomen mit 8,4 Monaten.

Bilaterale Karzinome beschreiben Geschickter (1945) sowie Norris und Taylor (1965) ohne axilläre Metastasen auf der Seite des muzinösen Krebses. Von Eicke (1938) wird über ein primär doppelseitiges Gallertkarzinom einer 84 Jahre alten Frau mit sekundärer Verkalkung im Sinne eines Carcinoma psammosum berichtet.

δ) Pathomorphologie

Das muzinöse Karzinom kommt in der Regel als Solitärtumor vor und ist gegenüber dem Drüsenparenchym infolge eines verdrängenden Wachstums wie von einer Kapsel umgeben. Es erinnert in dieser Beziehung an ein Fibroadenom. Auf den Schnittflächen treten die grau-weißen, teils bläulich-braunen Massen einer Gallerte hervor, die teils fester, teils weicher ist und aus dem Niveau eines frischen Anschnittes vorquillt. Bräunlich-rote Verfärbungen zeigen rezidivierende Blutungen an. In den Drüsenkörper dringt der Tumor flächenhaft oder herdförmig, teilweise traubenförmig vor und erreicht die äußere Haut oder in der Tiefe die Brustmuskulatur. Die Ausdehnung eines solchen Tumors ist makroskopisch zumeist nicht sicher zu beurteilen.

Die *mittlere Größe* dieser Karzinome wird mit 5,5 cm im Durchmesser angegeben, und vor allem im älteren Schrifttum (GAABE, 1908; GESCHICKTER, 1938) sind Geschwülste bis 22 cm im Querschnitt beschrieben worden. Nach NORRIS und TAYLOR (1965) wurden 75% der reinen muzinösen Karzinome über 4 cm im Durchmesser bei Frauen über 70 Jahre angetroffen, dagegen nur 27% des Mischtyps in dieser Größen- und Altersklasse.

ε) Histologie und Pathogenese

Die Karzinome der Brustdrüse haben wie die malignen epithelialen Tumoren im Magen-Darm-Kanal die Fähigkeit der Schleimbildung und -sekretion. Diese Eigenschaft kann herdförmig oder nur in geringem Grade ausgebildet sein oder so dominieren, daß dadurch eine Geschwulst in ihrem morphologischen und biologischen Verhalten gekennzeichnet wird (Abb. 347). Partielle Verschleimungen in Mammakarzinomen kommen in Verbindung mit undifferenzierten duktalen oder papillären Karzinomen vor und bilden die sog. Mischtypen der muzinösen Karzinome, die im Vergleich zu den sog. reinen Formen etwa im Verhältnis von 2:3 festgestellt wurden (MELAMED et al., 1961; NORRIS und TAYLOR, 1965; SILVERBERG et al., 1971). Die Tatsache, daß Karzinome ganz überwiegend und in allen Teilen Schleimsubstanzen synthetisieren und abgeben, zeigt eine weitgehend einheitliche Differenzierung dieser Tumorzellen an, deren biochemische Leistung in der Feinstruktur morphologischen Ausdruck findet.

Die mikroskopische Diagnostik bereitet zumeist keine Schwierigkeiten, da die Schleimseen mit den eingeschlossenen Tumorzellgruppen mühelos erkannt werden. Diese bilden kleine solide Komplexe, sie zeigen sich als atypische Drüsen- oder Zellinseln mit kribriformen Mustern und weisen kleine Vakuolen oder Lücken auf, die von Schleim angefüllt sind. Aus herdförmigen soliden Epithelkomplexen lösen sich vom Rande her durch Vakuolisierung Zellgruppen ab, deren Kerne zumeist klein und hyperchromatisch sind (Abb. 347). Mitosen werden nur selten gesehen. Die Fortdauer der Schleimbildung führt schließlich zu einer Auflösung der Zellkomplexe und Siegelringzellen, wodurch verständlich wird, daß in der Peripherie derartiger Karzinome umfangreiche Schleimmassen vorliegen, deren Zellgehalt ganz gering ist (Abb. 347c). Dieser Schleim vermag bei zunehmendem Innendruck im Tumor in das kapselartig komprimierte Stützgewebe vorzudringen und sowohl Randzonen wie angrenzende Drüsengebiete zu durchsetzen (v. ALBERTINI und ROULET, 1974). So kann eine schleimige Degeneration des Bindegewebes vorgetäuscht werden, die in Wirklichkeit aber Ausdruck des expansiven Tumorwachstums in Gestalt einer Schleiminvasion ist.

Infolge von Viskositätsänderungen des Schleimes und eines veränderten Kalziumangebotes im Gewebe bilden sich feingranuläre und schollige Verkalkungen aus, die sich schließlich zu Kalkkörnchen und zu dem Bild des *Carcinoma psammosum* verdichten. Die Tumoren werden dann steinhart und imponieren klinisch und mammographisch durch Konsistenz und Strahlendichte (weitere Angaben EICKE, 1938).

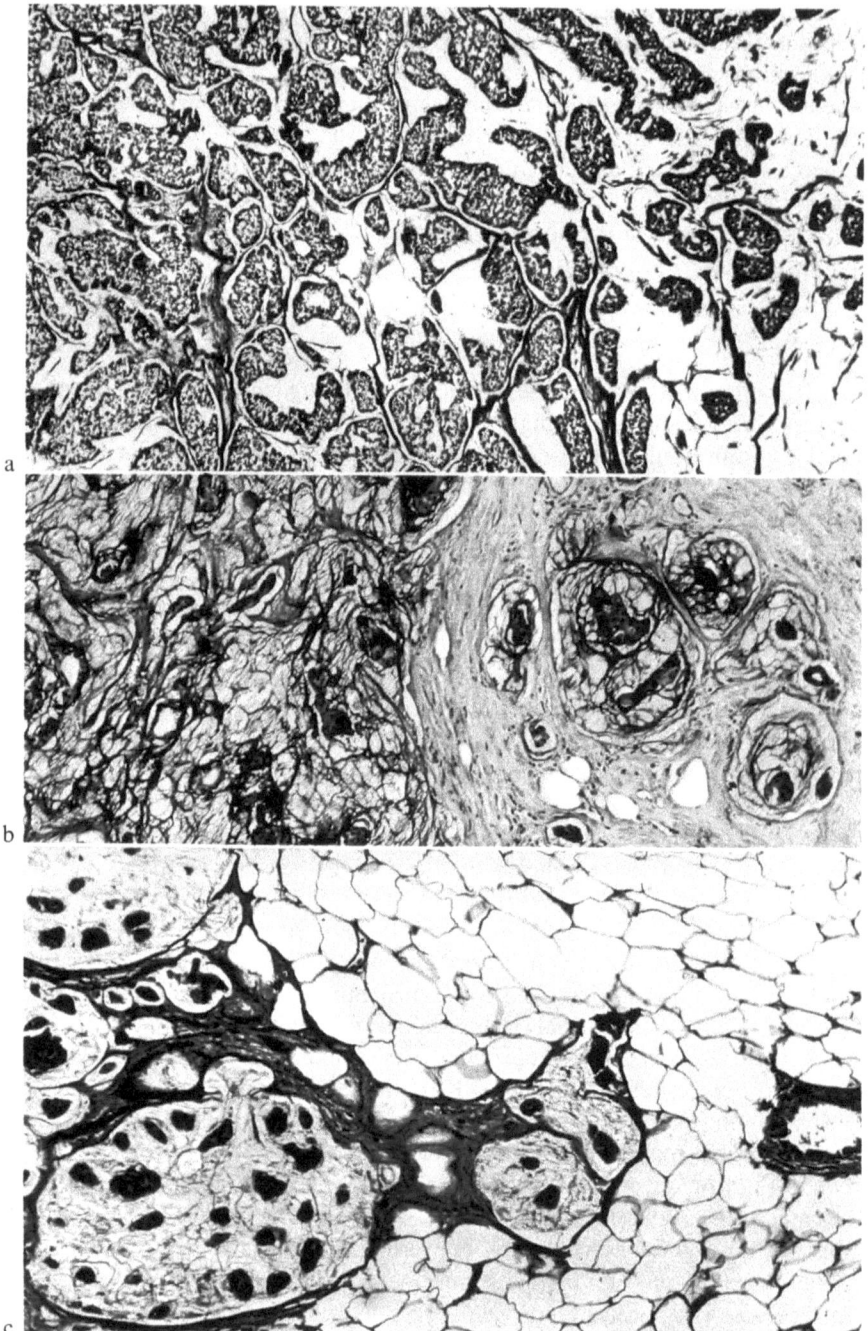

Abb. 347a–c. Histologische Aspekte eines muzinösen (gelatinösen) Karzinoms. (a) Weitgehend solide Tumorzellkomplexe mit zunehmender Schleimsekretion in der re. Bildhälfte.
(b) Schleimdarstellung bei PAS-Färbung. (c) Invasives Einwachsen des Tumors in das
Fettgewebe mit schleimiger Infiltration. HE. PAS-Färbung. Vergr. 130 × und 90 ×

Die *Histochemie* und die färberische Erfassung der Schleimsubstanzen begleiten die Geschichte dieses Tumors. In den letzten Jahren fanden NORRIS und TAYLOR (1965) nicht sulfatierte oder schwach sulfatierte saure Mukopolysaccharide, wie sie im epithelialen Schleim anderer Standorte ebenfalls auftreten. SPICER et al. (1962) sowie TELLEM et al. (1966) stellten stark- und schwachsaure Muzine fest. COOPER (1974) hat in einer vergleichenden histochemischen Untersuchung an 32 schleimbildenden Karzinomen und an Brustdrüsengewebe Sialomuzin und große Mengen von neutralem Muzin nachgewiesen, das intrazellulär auch in normalem Brustdrüsengewebe und bei Mastopathia chronica cystica vorhanden ist. Die Tatsache, daß diese neutralen Muzine in den Gangepithelien und in den Lobuli enthalten sind, rechtfertigt für den Autor den Schluß, daß es sich nicht nur um epithelialen Schleim handelt, sondern daß das muzinöse Karzinom dem Gangepithel entstammt.

Biochemische Studien am Schleim dieses Tumors von ADAMS (1965) erbrachten den Nachweis zahlreicher Aminosäuren: Threonin, Leucin, Valin, Prolin, Glyzin, Glutaminsäure und kleinere Mengen von Serin.

Elektronenmikroskopische Morphologie: Untersuchungen dieses Tumors liegen von GROS und GIRARDIE (1967) und aus dem eigenen Arbeitskreis von WEILEMANN (1971) vor. Danach zeigt sich der Schleim als ein präzipitiertes feines Raster- oder Webwerk von unterschiedlicher Dichte, das sich intrazellulär in unregelmäßig gestalteten Schleimvakuolen darstellt. Die Schleimbildung erfolgt offensichtlich in einem erweiterten, zum Teil sackförmig dilatierten Ergastoplasma. Das Sekret tritt in umfangreichen Golgifeldern auf, die zahlreiche kleine Vesikel und multivesikuläre Körper enthalten. Die Schleimabgabe erfolgt nach einer Verdichtung an der Zellmembran durch ein Aufplatzen der Schleimvakuolen, wodurch eine Kommunikation zwischen intra- und extrazellulären Schleimmassen entsteht (Abb. 301). In den Zellkernen konnten transparente Aussparungen erkannt werden, die Glykogendepots entsprechen.

ζ) Tumor-Grading

Von MELAMED et al. (1961) wurden die reinen gelatinösen Karzinome in 4 Malignitätsgrade mit dem Ergebnis eingeteilt, daß Grad 1 und 2 eine 5-Jahres-Überlebensrate von 77,4%, Grad 3 und 4 eine solche von 80% aufwies. Bei den Mischtypen sank mit steigender Malignität nach zytomorphologischen Maßstäben in den letzten Gruppen die Überlebensrate auf 37,5% ab. Bei Anwendung der Graduierung in 3 Stufen stellten SILVERBERG et al. (1971) bei dem niedrigsten Malignitätsgrad 1 und 2 die meisten reinen Karzinomtypen fest, bei Grad 2 und 3 die Mehrzahl der Mischformen, die sich mit der Frequenz der undifferenzierten invasiven duktalen Karzinome deckt.

η) Axilläre Lymphknoten Metastasen

Entsprechend der allmählichen Ausdehnung dieses Tumors treten Lymphknotenmetastasen selten und spät auf. Die statistischen Angaben differieren im Schrifttum: VERONESI und GENNARI (1960) fanden von 76 Fällen in 36% axilläre Metastasen, MELAMED et al. (1961) in 43% insgesamt, bei den reinen Formen jedoch nur in 35,9% nach radikaler Mastektomie (Abb. 348). Da in den Fällen nach einfacher Mastektomie oder Tumorexzision eine hohe 5-Jahres-Überlebenszeit von 83,3% angegeben wird, ist auch bei diesen Fällen die Absiedelungsfrequenz als gering zu bezeichnen. NORRIS und TAYLOR (1965) sahen einen Fall unter 27 reinen gelatinösen Karzinomen mit Metastasen. SILVERBERG et al. (1971) stellten in 71,4% keine Lymphknotenmetastasen der reinen Fälle fest, dagegen 41,7% der gemischten Karzinome und 37,3% bei invasiven duktalen Karzinomen. Fernmetastasen wurden im Skelet, in der Haut, in der Lunge und in der Kopfschwarte beobachtet.

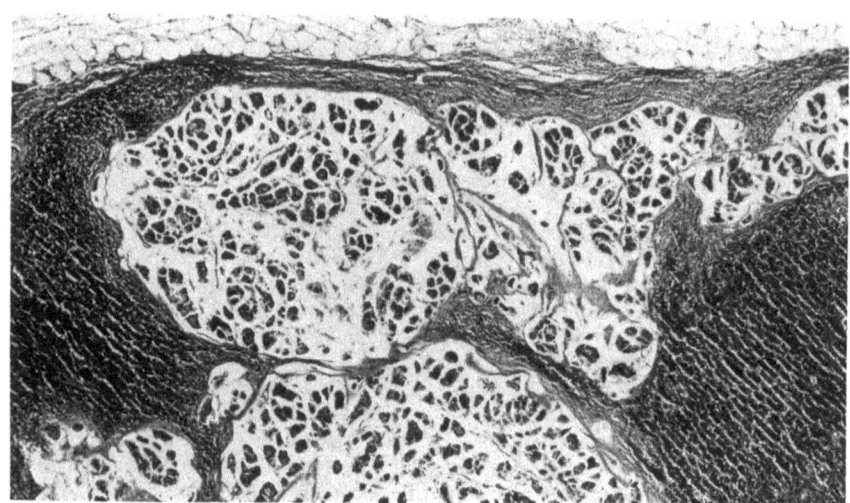

Abb. 348. Axilläre Lymphknotenmetastasen eines reinen muzinösen Karzinoms mit typi-scher Schleimsekretion wie im Primärtumor. HE. Vergr. 140 ×

ϑ) Prognose

Nach klinischen Erfahrungen, Pathomorphologie und katamnestischen Erhe-bungen hat dieser Tumor einen geringen Malignitätsgrad. In Einzelfällen sind bei langsamem Wachstum metastasenfreie Intervalle bis zu 14 Jahren beobachtet worden, die KRAUSS (1949) dazu Anlaß geben, von einem „Adenoma solidum gelatinosum" der Brustdrüse zu sprechen. Pathohistologischen Korrelate sind in der Häufung von Lymphozyteninfiltraten in den Randgebieten der Geschwulst zu sehen, die NORRIS und TAYLOR (1965) bei 90% der gelatinösen Karzinome gefunden haben. Nach diesen Autoren ist der Grad der Schleimbildung mit der Länge der Überlebenszeit positiv korreliert, ebenso die gelegentlich auftreten-den Verkalkungen mit Ausbildung von Psammomkörpern. Die Größe des Pri-

Tabelle 41. Überlebenszeiten bei muzinösen Karzinomen der Mamma

Autoren	5-Jahres-Überlebenszeit			
	n	reines muzinöses Karzinom (%)	gemischtes muzinöses Karzinom (%)	invasives undifferenziertes duktales Karzinom (%)
VERONESI und GENNARI (1960)	73	75,6	–	46,6
MELAMED et al. (1961)	90	78,4	62,5	–
NORRIS und TAYLOR (1965)	96	71,0	53,0	–
SILVERBERG et al. (1971)	42	67,9	61,5	46,3
Total	301	73,2	59,0	46,5

märtumors unterliegt gleichen Gesetzmäßigkeiten wie bei allen anderen Karzinomformen. Je kleiner das Karzinom, desto seltener sind die Erkrankten am Geschwulstleiden verstorben. Das heißt, daß die beste Prognose bei kleinen, reinen muzinösen Karzinomen mit starker Schleimsekretion gegeben ist.

Die Überlebenszeit nach 5 Jahren gibt nach aktuellen statistischen Erhebungen Tabelle 40 wieder und zeigt, daß nach radikaler Mastektomie die reinen Formen in 73,2%, die gemischten Formen in 59% diesen Zeitwert erreichen und damit wesentlich über den Angaben für undifferenzierte duktale Karzinome von 46,5% liegen.

Tumorrezidive oder Metastasen werden bei den reinen Formen nur in 10%, bei den Mischtypen in 42% beobachtet. Nach HAAGENSEN (1971) liegt die Frequenz der 10-Jahres-Heilungen bei diesen Tumoren höher als bei den infiltrierenden duktalen Karzinomen.

ı) Therapie

Sowohl HAAGENSEN (1971) wie auch SILVERBERG et al. (1971) zuerkennen dem gelatinösen Karzinom auch angesichts langsamer Verlaufsformen und später Metastasierung die volle Malignität und plädieren demgemäß für die radikale Mastektomie. Dagegen wird von NORRIS und TAYLOR (1965) der Standpunkt vertreten, daß ein reines gelatinöses Karzinom ohne Metastasen durch einfache Mastektomie ausreichend therapiert sei. Dieses Vorgehen erscheint dann gerechtfertigt, wenn es sich um kleinere, langsam wachsende und gut begrenzte Tumoren handelt. Die Differentialdiagnose gegenüber benignen Neubildungen und die Unterscheidung zwischen einem reinen oder gemischten muzinösen Karzinom ist häufig schon im Schnellschnitt zu treffen, wodurch auch das Ausmaß der Operation gelenkt werden kann.

b) Medulläres Karzinom mit lymphoidem Stroma

Unter einem medullären Karzinom verstehen wir einen parenchymreichen und stromaarmen malignen epithelialen Tumor von weicher „markiger" Beschaffenheit, der in der weiblichen Brustdrüse als eine umschriebene, homogen aufgebaute Neoplasie selten vorkommt. Diese Karzinome bestehen aus breiten, „anastomosierenden" Bändern epithelialer Zellkomplexe, die häufig umfangreiche Nekrosen und Blutungen aufweisen. Zytomorphologisch sind diese Tumoren durch große Zellen, helle Kerne mit hervortretenden Nukleoli und durch das Vorkommen zahlreicher Mitosen gekennzeichnet. Das Mesenchym dieser Geschwülste kann im Vergleich zu allen anderen Mammakarzinomen folgende Besonderheiten zeigen: In der Zirkumferenz bildet ein Teil dieser Karzinome eine bindegewebige kapselartige Hüllzone, die den Tumor gegenüber dem Binde- und Fettgewebe abgrenzt, weswegen HAAGENSEN (1971) den Terminus des „zirkumskripten Karzinoms" vorzieht. Diese Form gibt Abb. 349 wieder. Zum anderen ist ein Teil dieser Neoplasien mit der Ausbildung eines lymphozyten- und plasmazellenreichen Stromas in dem Maße kombiniert, daß sich dadurch eine an Morphe und Prognose neu orientierte Tumorqualität abgegrenzt hat, die als Ausdruck einer intensiven immunologischen Abwehrreaktion des Organismus gegen das Karzinom interpretiert wird. Klinisch äußert sich diese Eigenschaft

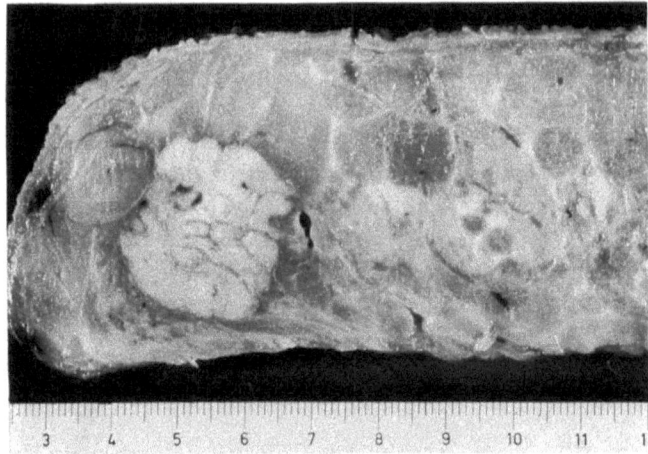

Abb. 349. Medulläres zirkumskriptes Karzinom der Mamma mit gefelderter Schnittfläche
und scharfer Abgrenzung gegenüber dem Fettgewebe

durch eine niedrigere Metastasierungsfrequenz und durch eine günstigere Überlebensrate. Wesentlich häufiger sind jedoch medulläre Komponenten in invasiven, duktalen Karzinomen, insbesondere in Verbindung mit soliden und skirrhösen Karzinomen, so daß man mindestens drei Erscheinungsformen medullärer Karzinome unterscheiden kann:

Typ I: *Medulläres Karzinom mit lymphoidem Stroma* und bindegewebiger Hüllzone als eine morphologisch und biologisch besondere Differenzierungsform; identisch mit dem zirkumskripten Karzinom nach HAAGENSEN (1971) (Abb. 349, 350, 351).

Typ II: *Medulläres Karzinom* mit den genannten pathohistologischen Kriterien jedoch ohne bindegewebige Kapsel und unterschiedlich entwikkelter lymphoider Komponente (Abb. 352).

Typ III: *Medulläre Tumoranteile* in Verbindung mit invasiven duktalen Karzinomen ohne lymphoide Komponente und ohne bindegewebige Kapsel (vgl. S. 597).

Die folgenden Angaben beziehen sich auf medulläre Karzinome mit lymphoidem Stroma. Aus dem eigenen Arbeitskreis hat DITTRICH (1978) unter 341 Mammakarzinomen der Jahre 1973 bis 1976 $n = 30$ (7%) medulläre Karzinome festgestellt, wobei 7 Fälle (2%) auf Typ I, 15 Fälle auf Typ II und 8 Fälle auf Typ III entfielen.

α) Häufigkeit und Altersverteilung

Medulläre Karzinome wurden unter allen undifferenzierten invasiven Karzinomen nach McDIVITT et al. (1968) in 4,3% festgestellt. FISHER et al. (1975) stellten diese Formen in 6,2%, DITTRICH (1978) in 7% fest.

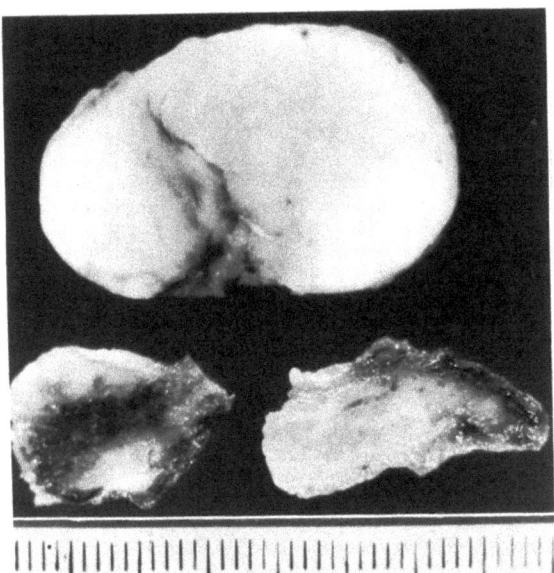

Abb. 350. Knotiges medulläres Karzinom mit lymphoidem Stroma und zwei axilläre Lymph-knoten mit Tumormetastasen von einer 54 Jahre alten Frau mit einem seit mehreren Mona-ten bestehenden Knoten in der Mamma

Mit lymphoidem Stroma ausgestattete Karzinome fanden MOORE und FOOTE (1949) unter 1000 durch radikale Mastektomie entfernte Brustdrüsen 52mal, d.h. in 5,2%. SCHWARTZ (1969) stellte wie auch HAAGENSEN (1971) unter 3000 Mammakarzinomen diesen Typ in 2,5%, WULSIN und SCHREIBER (1962) in 2,1% fest, der in einer relativ hohen Frequenz von ca. 10% zu bilateralem Auftreten neigt. RICHARDSON (1956) beschreibt unter 1660 Operationspräparaten 117 Fälle (7%); BLOOM et al. (1970) geben eine Frequenz von 7,4 von 1411 Mammakarzinomen an. HARTVEIT (1974) kommt auf den höchsten Wert von von 14,9%.

Altersverteilung: Nach MOORE und FOOTE (1949) tritt dieser Tumor zumeist im 5. Dezennium auf. WULSIN und SCHREIBER (1962) geben 51,6 Jahre an. SCHWARTZ (1969) fand 45,7 Jahre als Durchschnitt. Die Schwankungsbreite liegt zwischen dem 20. und 89. Jahr. DITTRICH (1978) fand bei allen Typen ein mittle-res Alter von 54,2 Jahren.

β) Klinik

Die mittlere Dauer der Symptome bis zur ärztlichen Konsultation ist offen-sichtlich infolge der raschen Größenzunahme einige Monate kürzer als bei den undifferenzierten Karzinomen und beträgt 4–5 Monate. Die 4–12 cm großen Tumoren führen zu umfangreichen Anschwellungen im Drüsenkörper, die sich nach außen konturieren und zu Hyperämie, Ernährungsstörungen der Haut, Ödem und zu Ulzerationen Anlaß geben können. Größe und Begrenzbarkeit sind klinische Eigenschaften dieser Neubildung, die aus Abb. 350 hervorgehen. Prädilektionsorte sind die oberen Quadranten und das Drüsenzentrum. Im eige-nen Untersuchungsgut war die linke Mamma mit 16 gegenüber 14 Fällen der rechten Seite bevorzugt.

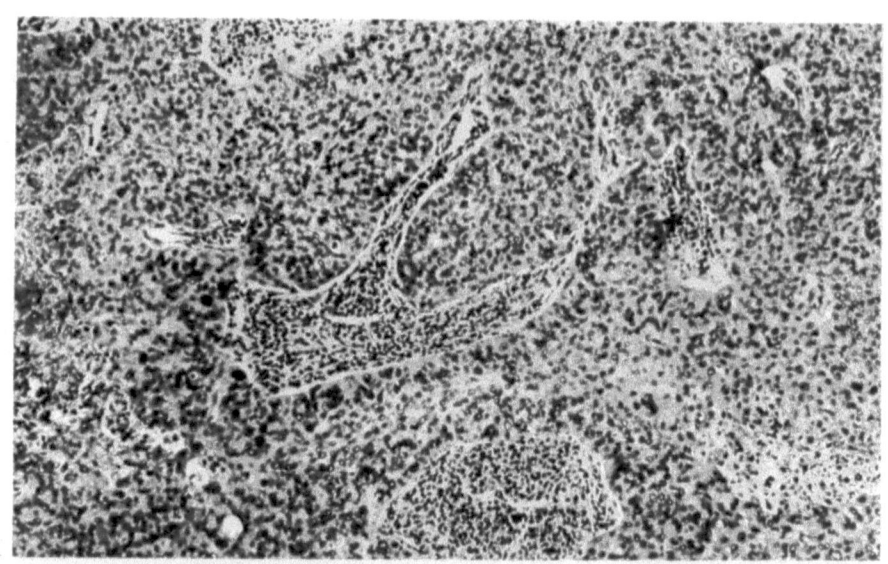

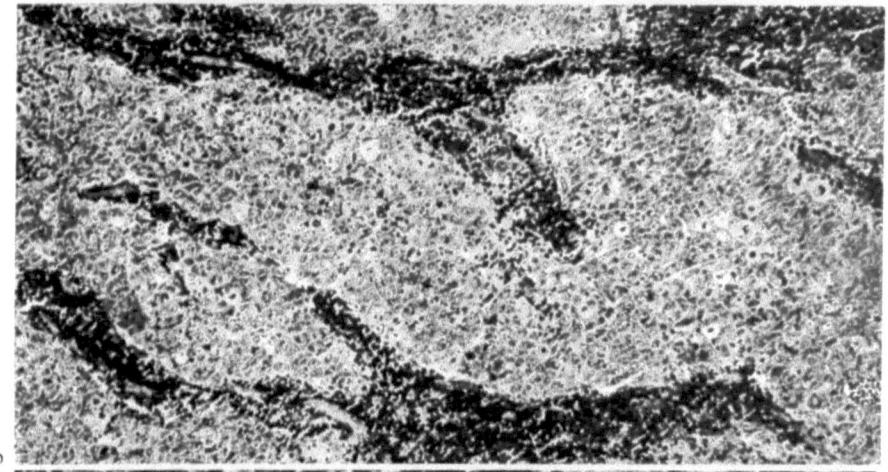

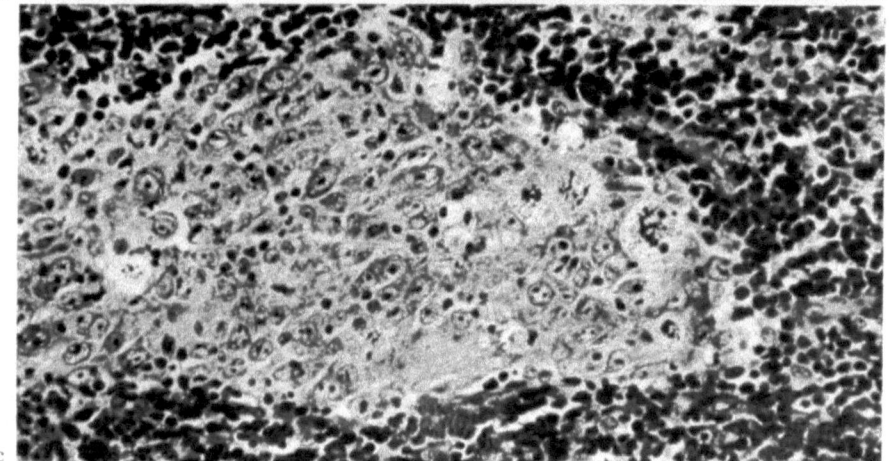

γ) Pathomorphologie

Diese Karzinome haben eine mittlere Größe von 3–5 cm und stellen weiche, graugelbe und umschriebene Neubildungen dar, deren Schnittfläche durch bindegewebige Septen, Nekrosen und Blutungen inhomogen ist (Abb. 349). In einer eigenen Beobachtung erschien das medulläre Karzinom als ein benigner Tumor, der sich operativ aus seiner Kapsel leicht enukleieren ließ (Abb. 350) und in den axillären Lymphknoten feinknotige Absiedelungen zeigte. Übereinstimmend wurde festgestellt, daß der Tumor die Haut zwar vorwölbt, aber keine Retraktionsphänomene erzeugt (FOOTE und STEWART, 1946).

Pathohistologisch imponiert wie bei den medullären Karzinomen ohne Lymphocyten ein großzelliges Tumorparenchym von solidem Aufbau mit reichlich Mitosen und unterschiedlich gestalteten Zellkernen. Der epitheliale Anteil bildet breite solide Zellverbände, zwischen denen sich Nekrosen und Nekrobiosen mit Zelltrümmern ausbilden. Selten kommen pseudopapilläre Proliferationen und Plattenepithelmetaplasien vor. Das zytomorphologische Muster des medullären Karzinoms kann ähnlich dem des Retikulumzellsarkoms der Mamma sein, vor allem dann, wenn die epitheliale Komponente dissoziiert ist und in feinherdigen oder netzigen Verbänden vorliegt (MCDIVITT et al., 1968). Hier drängt sich der Vergleich mit den Typen des Lymphoepithelioms SCHMINCKE-REGAUD auf (DOERR, 1956).

Die Zellkerne verhalten sich bei diesem Tumor sehr unterschiedlich: Man findet große helle Kernformen mit großen Nukleolen und unscharfer Begrenzung und andererseits unregelmäßige hyperchromatische Kerne. Regelmäßig liegen viele typische und atypische Mitosen vor (Abb. 351c). HARTVEIT (1971; 1974) stellte bei einer Klassifikation dieser Karzinome fest, daß die Mehrzahl dem Typ I (unscharfe Zellgrenze, gelappte, dicht gedrängte Kerne) mit ungünstiger Prognose und weniger dem zytomorphologisch ausgereiften Typ III zugehört.

Die *mesenchymalen Bestandteile* sind durch Entwicklung des lymphoiden Stromas gekennzeichnet, das aus lympho-plasmazellulären Infiltraten besteht, die zumeist straßenförmig das Karzinom durchsetzen und zu einer gewissen Gliederung führen (Abb. 351). Auffällig war in eigenen Studien über die Zusammensetzung dieser Infiltrate der hohe Anteil an Plasmazellen, so daß man eher von einem plasmazellulären Stroma sprechen könnte. Daneben zeigten sich eiweißreiche, wahrscheinlich diesen Infiltraten entstammende Abscheidungen. Nach DITTRICH (1978) wurden reine plasmazelluläre und gemischte lymphoplasmazelluläre Infiltrate *im* Tumor, lymphozytäre Infiltrate *um* den Tumor differenziert (Abb. 351b). In diesen Randzonen endet die Geschwulst mit girlandenartigen, abgerundeten Verbänden, die in ein zellreiches kollagenes Bindegewebe einmünden, welches in den typischen Fällen das medulläre Karzinom nach außen abgrenzt (FOOTE und STEWART, 1946; SCHWARTZ, 1969). Das

---

Abb. 351a c. Medulläres Karzinom mit lymphoidem Stroma mit breiten anastomosierenden Epithelbändern und dichten zelligen Infiltraten im Stroma (a). HE. Vergr. 130×. (b) Medulläres Karzinom mit massenhaft Plasmazellen und Lymphozyten im Stroma. Giemsa. 130×. (c) Ausschnittvergrößerung mit hellzelligen Tumorkomplexen und zahlreichen, atypischen Mitosen. In der Umgebung überwiegend plasmazelluläre Infiltrate. Giemsa. Vergr. 240×

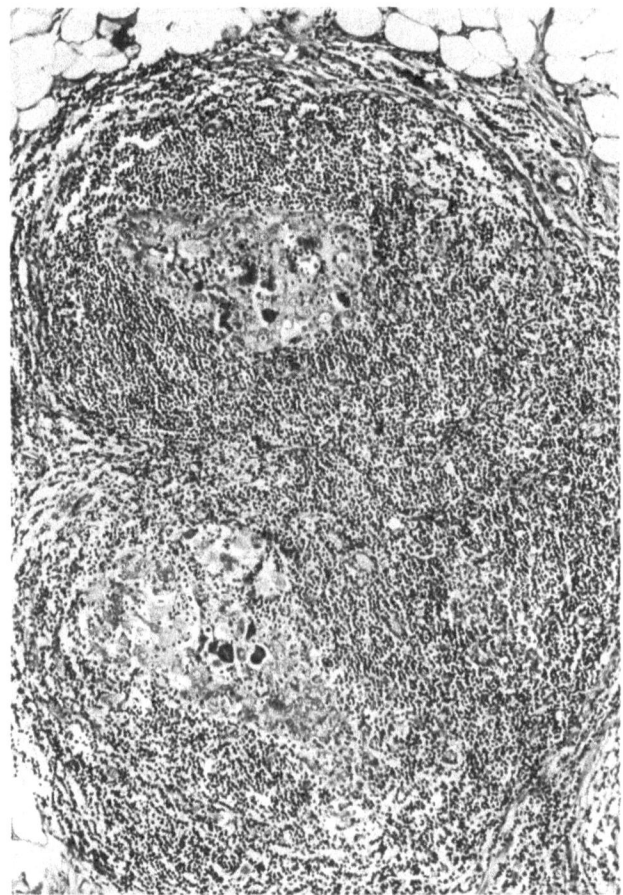

Abb. 352. Medulläres Karzinom in Form kleiner großzelliger Komplexe von einem lymphoiden Stroma umgeben. Am oberen Rand kapselartige Fibrosierung. Jedoch kein umschriebener Tumor. HE. Vergr. 140 ×

Hüllgewebe ist als Produkt eines chronisch-fortdauernden Entzündungsprozesses zu deuten, das in dieser Intensität und mit Ausbildung kollagener Fasern in den Randschichten von invasiv wachsenden Mammakarzinom nur bei dieser Form vorkommt (Abb. 352). Es ist daher naheliegend, in dem Verhalten besondere Abwehrmechanismen des Organismus gegen den morphologisch sehr unreifen Tumor zu erblicken. Zur Pathohistologie dieser Reaktionen: HAMLIN (1968); ALDERSON et al. (1971).

Nach dem *Tumorgrading* (RICHARDSON, 1956) gehören zwei Drittel zu dem Grad III mit dem höchsten Malignitätsgrad, ein Drittel zu Grad II und nur 1 Fall von 99 Beobachtungen zu Grad I. Die 5-Jahres-Überlebenszeit war dennoch ungewöhnlich hoch und betrug für Grad I 100%, Grad II 83%, Grad III 81%; (entsprechende Werte für invasiv duktale Karzinome: 80%, 38%, 13% nach SCHIØDT, 1966).

Immunologische Untersuchungen zum Nachweis von Antikörpern bei Tumorkranken gegen Mammagewebe ergaben nach WULSIN und SCHREIBER (1962) keine γ-Globulin-Bindung, wenn Drüsen- und Tumorparenchym mit fluoreszierendem Kaninchen-Anti-Human-γ-Globulin behandelt wurden.

Gegenüber der beschriebenen „klassischen" Form dieses Karzinoms (Typ I) ist das von uns als Typ II bezeichnete medulläre Karzinom uneinheitlich hinsichtlich seiner histologischen Kriterien und seiner Prognose. Von FISHER et al. (1975) werden diese Formen als „atypische medulläre Karzinome" bezeichnet, die nicht umschrieben sind, sondern sternförmige Ausläufer mit mehr oder weniger lymphadenoidem Stroma besitzen. Hier ist die Metastasierungsfrequenz höher und entspricht den invasiven duktalen Karzinomen.

Es werden ferner invasive duktale solide Karzinome mit starker plasmazellulärer Komponente beobachtet (Abb. 284b), die umschrieben sind und eine signifikant bessere Prognose mit geringerer Metastasierungsneigung und 5-Jahres-Überlebenszeit haben als die ubiquitären invasiven duktalen Karzinome (McDIVITT, et al., 1967). Auch diese Karzinome zählen die Autoren zusammen mit den gelatinösen und medullären Karzinomen (Typ I) zu den „low grade"-Tumoren. Es wird weiteren, vor allem immunologischen Untersuchungen vorbehalten bleiben, inwiefern sich hier Gemeinsamkeiten ergeben oder Differenzierungen vonnöten sind.

δ) Metastasierungsfrequenz und Prognose

Metastasen in den axillären Lymphknoten beobachteten MOORE und FOOTE (1949) in 42% und die Hälfte dieser Erkrankten lebte 5 weitere Jahre ohne zusätzliche Tumorabsiedelungen. In der Reihe von WULSIN und SCHREIBER (1962) (8 Fälle) wurden einmal axilläre Lymphknotenmetastasen und ein Tumorrecidiv festgestellt. HAAGENSEN (1971) fand in seiner Serie von 146 Fällen nach dem klinischen Ausbreitungsgrad der Columbia-Klassifikation geordnet eine mittlere Metastasierungsfrequenz von 31,9% gegenüber von 56% bei ubiquitären invasiven Karzinomen. Dabei ist ferner bemerkenswert, daß selbst große Karzinome von 10 cm im Durchmesser in 7 von 9 Fällen nicht metastasiert hatten. Nach SCHWARTZ (1969) beträgt die Zeit zwischen Operation und Metastasierung im Mittel 25,3 Monate.

Die Lebenserwartung bei diesem Tumor ist besser als die aller anderen Karzinome, da die Metastasierungsfrequenz geringer und die 5-Jahres-Überlebenszeit im Vergleich zu anderen Karzinomen höher liegt: MOORE und FOOTE (1949) geben 82,7%, RICHARDSON (1956) 82% an. Nach McDIVITT et al. (1967) haben medulläre Karzinome nach Radikaloperation eine 5-, 10- und 20-Jahres-Überlebenszeit von 69%, 68% und 62%, die ebenso wesentlich über den Werten für alle Karzinome liegt.

Überraschenderweise stellte jedoch HAAGENSEN (1971) bei einem Vergleich der 10-Jahres-Überlebenszeit fest, daß sich die Raten von 54% für das medulläre Karzinom gegenüber 57% für alle durch Radikaloperation behandelten Karzinome kaum noch unterscheiden. Angesichts dieser Differenzen wird die große Bedeutung langfristiger Nachbeobachtungen unterstrichen.

c) Adenoid-zystisches Karzinom

Der als Zylindrom von den oberen Luftwegen, den Nasennebenhöhlen und Speicheldrüsen bekannte Tumor wird in der Brustdrüse selten beobachtet und heute als „adenoid-zystisches Karzinom" bezeichnet. Pathomorphologisch entspricht diese Neubildung den Zylindromen anderer Standorte, klinisch jedoch ist der Tumor in der Mamma durch eine günstigere Prognose gekennzeichnet.

Die Ausbildung hyaliner Zylinder in einer Geschwulst paranasaler Sinus führte zu der von BILLROTH (1856) inaugurierten Bezeichnung „Cylindergeschwulst oder Cylindrom". Später wurden Beziehungen zu den Mischtumoren und Basalzellenkarzinomen (KROMPECHER, 1918) der Haut und Schleimhäute hervorgehoben. Die Ähnlichkeit mit den Geschwülsten in der Mamma, ihr Aufbau aus soliden Epithelsträngen mit einer basalen kubischen oder zylindrischen Zellschicht, die Neigung zur Zystenbildung und schließlich die Verbindungen zwischen Epithel und Stroma rechtfertigten die Übertragung dieses Terminus auf entsprechende Karzinomformen der Brustdrüse (SCHULTZ-BRAUNS, 1933). Von BAUER und FOX (1945) stammt die Bezeichnung „Adenomyoepitheliom", und GESCHICKTER (1945) bezeichnet die Zylindrome der Mamma als „adenoid-zystische Basalzell-Karzinome". Wenige Jahre später setzte sich der auf EWING zurückgehende Terminus „adenoid-zystisches Karzinom" für alle Zylindrome mehr und mehr durch (FOOTE und FRAZELL, 1953).

α) Häufigkeit

Die Frequenz dieser Neubildung unter allen Tumoren liegt weit unter 1%. Daher wird auf kasuistische Mitteilungen und Untersuchungen kleiner Reihen zurückgegriffen.

Nach dem Schrifttum bis 1970 sind ca. 80 Fälle publiziert worden: GESCHICKTER (1945) 4 Fälle; FOOTE und STEWART (1946) 3 Fälle; LEONARDELLI und PIZETTI (1953) 1 Fall; McLELLAN et al. (1953) 1 Fall; NAYER (1957) 1 Fall; ACKERMAN (1959) 6 Fälle; GRICOUROFF et al. (1964) 9 Fälle; O'KELL (1964) 3 Fälle; EUFEMIO und VILLAFLOR (1965) 1 Fall; GALLOWAY et al. (1966) 9 Fälle; GROSHONG (1966) 1 Fall; RAIMONDI und GALLIPPI (1969) 1 Fall; WILSON und SPELL (1967) 1 Fall; HAYES und BROOKS (1967) 1 Fall; SCHULENBURG und PEPLER (1969) 1 Fall; CAVANZO und TAYLOR (1969) 21 Fälle; FRIEDMAN und OBERMAN (1970) 5 Fälle; ELSNER (1970) 7 Fälle; ANTHONY und JAMES (1975) 3 Fälle. Dazu 6 eigene Beobachtungen. Ferner VERANI und BEL-KAHN (1973) 2 Fälle, davon bei einem 78 Jahre alten Mann.

Angaben zur geographischen Pathologie oder über ein bevorzugtes Auftreten in bestimmten Populationen liegen nicht vor.

β) Klinische Daten

Das *mittlere Alter* des Auftretens liegt zwischen dem 50. und 53. Jahr mit einer Schwankungsbreite zwischen 31 und 80 Jahren. Nur FRIEDMAN und OBERMAN (1969) stellten aufgrund ihrer eigenen Studien ein Durchschnittsalter von 63 Jahren fest.

Die *klinischen Erscheinungen* sind uncharakteristisch und imponieren durch Knotenbildung im Drüsenkörper, selten in Verbindung mit schmerzhaften Sensationen. Retraktionen der Haut wurden nicht beobachtet; eine Seitenbevorzugung liegt nicht vor. Die Dauer der Symptome schwankt zwischen Tagen und Jahren.

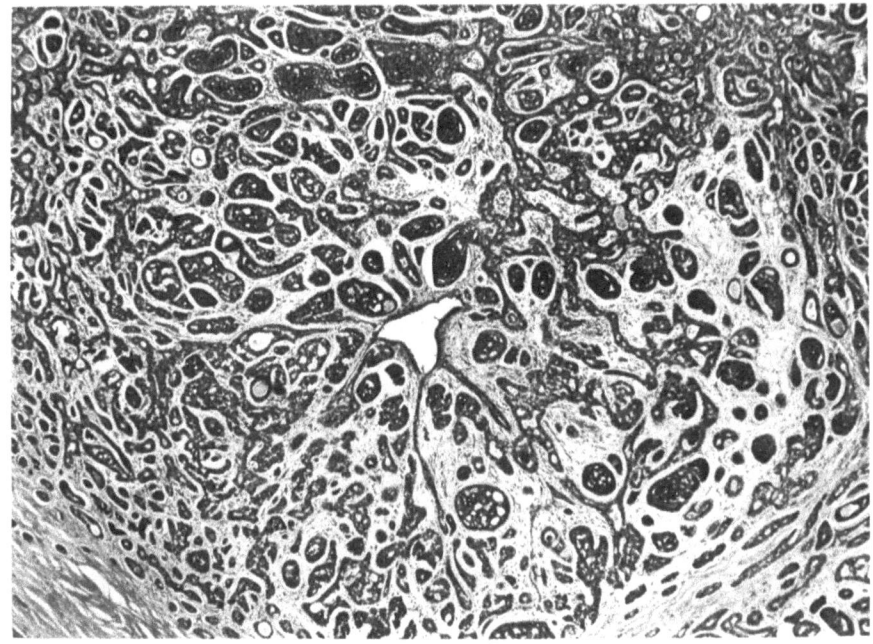

Abb. 353. Adenoid-zystisches Karzinom von feingliedrigem Aufbau mit soliden und drüsigen Anteilen unter Ausbildung multipler kleiner Lumina. HE. Vergr. 70 ×

GALLOWAY et al. (1966) geben einen Maximalwert von 15 Jahren an. Der Tumor ist häufig in den zentralen Regionen der Brustdrüse lokalisiert und hat zumeist einen Durchmesser von 2–4 cm, maximal bis 8 cm.

γ) Pathomorphologie

Der Tumor ist rund oder oval, in der Regel gut begrenzt, jedoch ohne Kapsel und weist eine elastische bis feste Konsistenz auf. In 2 Fällen erschien das Karzinom zystisch (CAVANZO und TAYLOR, 1969) und in einem Fall in der Wand einer Zyste lokalisiert (GALLOWAY et al., 1966), ferner in Verbindung mit einem Fibroadenom und räumlich davon getrennt mit einem skirrhösen Adenokarzinom.

Mikroskopisch kann dieses Karzinom beträchtliche Unterschiede im Differenzierungsgrad aufweisen, die beispielhaft in Abb. 353 und in Abb. 354 dargestellt sind. Die Regel ist ein histologisch feingliedrig aufgebauter Tumor, dessen band- und netzförmige epitheliale Anteile in ein transparentes, z.T. verdichtetes oder hyalinisiertes Stroma eingebettet sind. Die Epithelkomplexe sind solide, sie enthalten spaltförmige oder rundliche Hohlräume, die zumeist von einem amorphen, PAS-positiven Sekret ausgefüllt sind. Das kann homogen sein oder unterschiedliche Verdichtungen, Einschlüsse oder Mikrokalzifikationen aufweisen (Abb. 355 und 356). Die Epithelzellen sind vorwiegend kubisch oder polygonal, sie zeigen ein helles Zytoplasma und runde Kerne von wechselnder Form. Es besteht eine Hyperchromasie (Abb. 354). Myoepithelzellen sind als schmale,

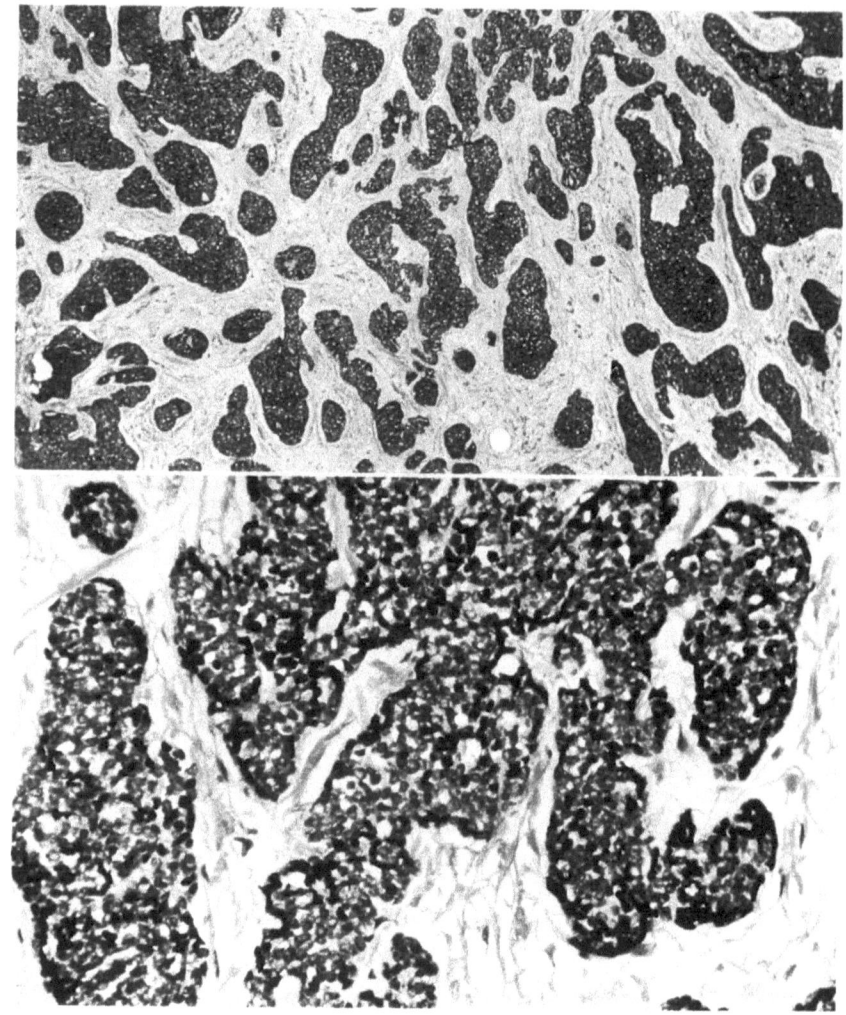

Abb. 354. Adenoid-zystisches Karzinom mit weitgehend solide erscheinenden Strängen bei
kleiner Vergrößerung (a) und feinnetzig aufgelockerten Epithelstrukturen in der stärkeren
Vergrößerung (Präp. IAP 76). HE. Vergr. 230 ×

spindelige Zellen häufig erhalten. Übereinstimmend ist festgestellt worden, daß
Mitosen in diesen Tumoren selten sind. Vereinzelt sind Epithelmetaplasien mit
Ausbildung von Hornperlen und Psammomkörper (VERANI und BELKAHN, 1973)
beobachtet worden. Je gleichmäßiger die Sekretzylinder und der Epithelsaum
ausgebildet sind, desto „drüsiger" oder desto „ruhiger" ist der morphologische
Eindruck. In Proliferationsphasen dominiert der epitheliale Anteil mit wenigen
„Zylindern" (Abb. 356). Hier kann es auch im Tumor zu Verschiebungen oder
zu Verdrängungen kommen, die mit einer Druckatrophie der vorbestehenden
Geschwulstanteile verbunden sind (Abb. 353). In der Peripherie dieses Karzinoms treten adenomatöse Formationen auf, wenn die Geschwulst in das Fettge-

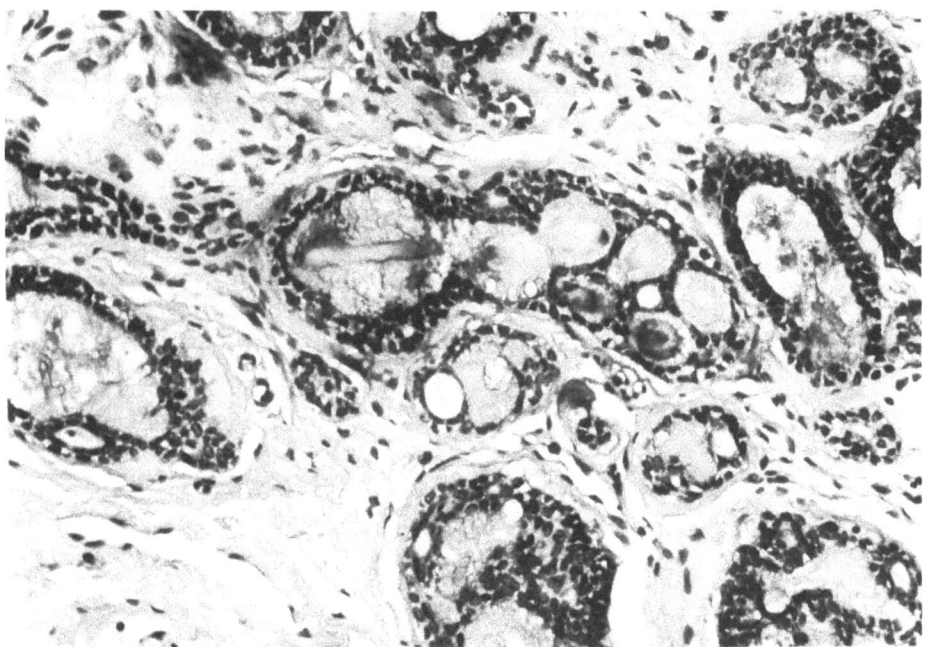

Abb. 355. Ausschnittsvergrößerung mit drüsigen Hohlräumen, die ein unterschiedlich dichtes Sekret enthalten, z.T. mit kristalloiden Einschlüssen. HE. Vergr. 230×

webe vordringt (Abb. 356). Hier – wie in stark anaplastischen Bezirken – kann das adenoid-zystische Karzinom seine charakteristischen geweblichen Eigenschaften weitgehend oder völlig verlieren und als ein invasives solides oder adenoides Karzinom imponieren (Abb. 357). Ein Auftreten von siebartigen Lükken in den Epithelverbänden kann die Abgrenzung gegenüber kribriformen, intraduktalen Karzinomen erheblich erschweren. Ferner bilden sich mukoide Verquellungen im Stroma, Fibrosen und Hyalinosen aus, die gelegentlich an einen Mischtumor erinnern wie er von den Speicheldrüsen bekannt ist.

Eine wichtige Eigenschaft kennzeichnet diesen Tumor, nämlich die Neigung zur Ausbreitung in perineuralen Spalten, in Gefäßwänden und in Lymphgefäßen (Abb. 356).

Für die *histologische Differentialdiagnose* ergeben sich folgende Kriterien: Das *adenoid-zystische Karzinom* weist zumeist ein organoides, feingliedriges Gewebsmuster auf, dessen Sekretzylinder von einem mehrreihigen kubischen und atypischen Epithel umgeben sind, das nur wenige oder keine Mitosen zeigt. Nekrosen fehlen, insbesondere im Zentrum der Epithelbänder. Stroma hell, teilweise verdichtet oder hyalinisiert. Starke Ausbreitungsneigung mit kontinuierlichem Vordringen im Fettgewebe oder in Gewebsspalten von Nerven und Gefäßen.

Das *intraduktale, solide oder kribriforme Karzinom* weist dagegen größere, blasig-helle Zellkerne auf und enthält Mitosen; die Einzelzellen sind größer. In den Poren können zwar auch PAS-positive Substanzen festgestellt werden,

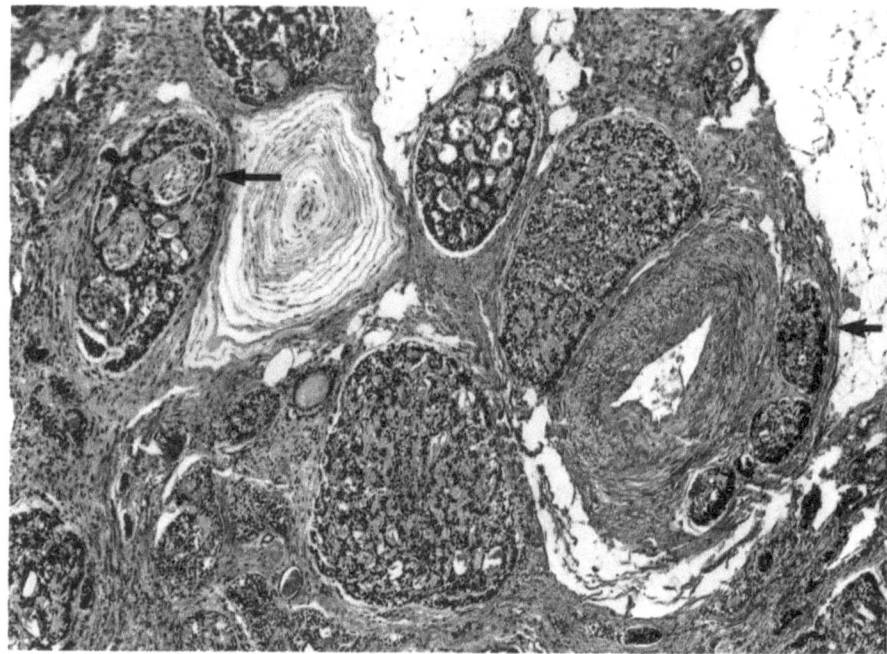

Abb. 356. Periphere Anteile eines adenoid-zystischen Karzinoms mit Einwachsen in Gefäß-
scheiden (re. Bildhälfte), in perineuralen Gewebsspalten (li. Bildhälfte) in der Umgebung
eines Vater-Pacinischen Körperchens. HE. Vergr. 130 ×

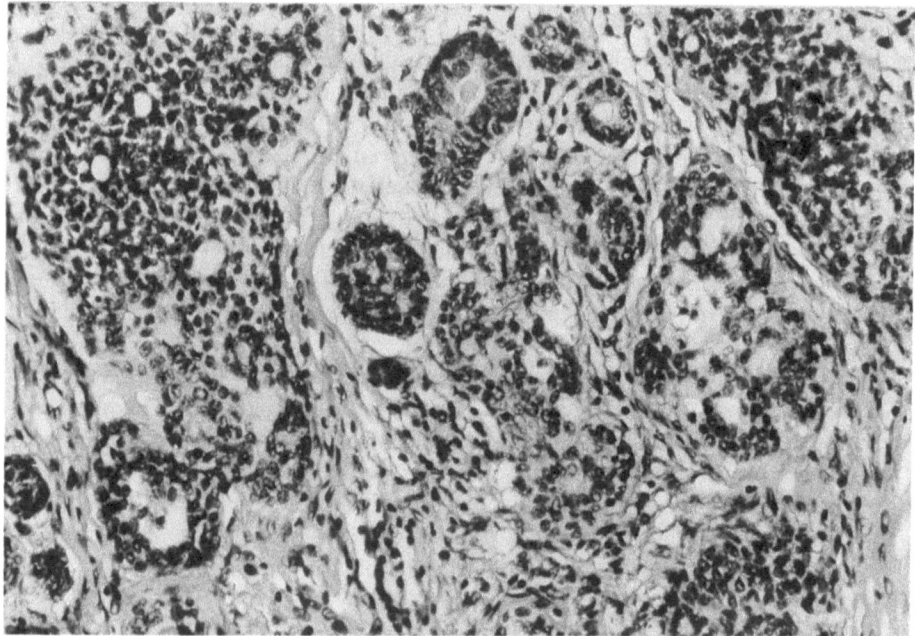

Abb. 357. Ausschnitt aus einem entdifferenzierten Anteil eines adenoid-zystischen Karzinoms mit weitgehender Auflösung des ursprünglichen Gewebsmusters. HE. Vergr. 230 ×

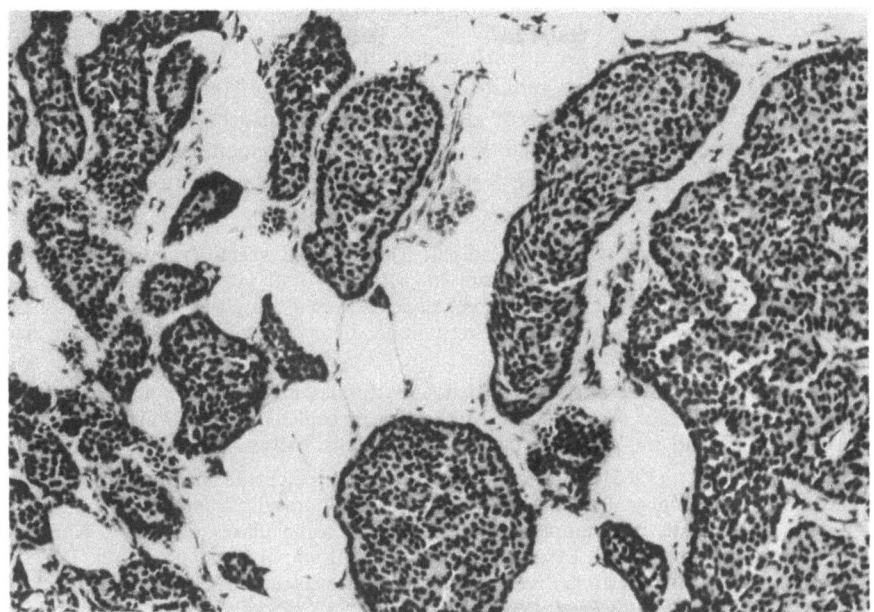

Abb. 358. Karzinom vom Basalzelltyp mit soliden Epithelsträngen und invasivem Wachstum im Fettgewebe. HE. Vergr. 140×

jedoch keine Schleimzylinder. Keine auffälligen Stromaverdichtungen und perineurale Tumorzell-Invasionen. Häufig zentrale Nekrose-Zylinder.

δ) Karzinom vom Basalzelltyp

Im älteren Schrifttum (SCHULTZ-BRAUNS, 1933; LEE et al., 1933; GESCHICKTER, 1948) wird über intramammäre Basalzellkarzinome berichtet, die nach ihrem histologischen Muster den adenoid-zystischen Karzinomen nahestehen und hier zugeordnet werden. Diese Tumoren sind von den Basaliomen der Haut zu unterscheiden, die allerdings nur selten in der Brustdrüsenregion auftreten. In einer neuen Studie von NEWCOMBE (1967) wird anhand einer Beobachtung bei einer 78 Jahre alten Frau mit einem exulzerierten Tumor der rechten Mamma die Pathomorphologie diskutiert. Danach handelt es sich um langsam wachsende Karzinome von niedrigem Malignitätsgrad und geringer Metastasierungsfrequenz, die von den terminalen Milchgängen ausgehen sollen (NEWCOMBE, 1967). Die beschriebene Ähnlichkeit zu den adenoid-zystischen Mammakarzinomen geht aus der Abb. 354 hervor: Solide epitheliale Geschwulstbänder liegen in einem hellen Stroma. Die epithelialen Tumorformationen sind nach Abb. 354b etwas aufgelockert und zeigen feine Lumina. Die Begrenzung zum Stroma ist scharf, wobei nur stellenweise Zellreihen ausgebildet sind. Dagegen weist der Tumor in Abb. 358 eine typische Basaliom-Textur mit soliden Zellverbänden auf, die allesamt von kubischen Epithelreihen umgrenzt sind. *Nur bei diesen histologischen Kriterien sollte von einem Basalzelltyp des Karzinoms gesprochen werden*, das sich allerdings als ein eindeutig invasiver Tumor erwies.

ε) Metastasierungsfragen

Das Vorkommen von Gefäßeinbrüchen in adenoid-zystischen Karzinomen könnte zu der Annahme einer gehäuften lymphangischen Metastasierung führen. Das ist nicht der Fall. Nach dem zitierten Schrifttum gibt es bisher nur *eine* Beobachtung (von VERANI und BEL-KAHN (1973) mit Metastasen in den axillären Lymphknoten. Anders liegen die Verhältnisse bei lokalen Tumorrezidiven und Fernmetastasen, die in 4 Fällen beschrieben wurden:

1. NAYER (1957): 39 Jahre alte Frau. Radikale Mastektomie wegen Zylindrom der linken Mamma. 8 Jahre später Lungenmetastasen. Strahlen- und Hormontherapie. 1952 im Pleurapunktat zylindromatöse Tumorzellen nachgewiesen. Im gleichen Jahr Exitus. Das heißt Metastasierung 12 Jahre nach Feststellung dieser Neubildung und 4 Jahre nach Auftreten der ersten Metastasen.

2. O'KELL (1964): 76 Jahre alte Frau. Adenoid-zystisches Karzinom der linken Mamma. Radikale Mastektomie. Hämatogene Metastasen in beiden Lungen; Metastasen in der linken Thoraxwand und Verschluß der V. cava caudalis. Exitus 3,6 Jahre nach Operation.

3. WILSON und SPELL (1967): 54 Jahre alte Frau. 1952 einfache Mastektomie wegen eines im Durchmesser 5 cm großen adenoid-zystischen Karzinoms der rechten Mamma. 5 Jahre später Narbenrezidiv des Tumors; histologisch mehr trabekuläres, zellreiches Karzinom mit Invasion in perineurale Lymphspalten. Axilläre Lymphknoten tumorfrei. 1967 flächenhaftes Tumorrezidiv an der rechten lateralen Thoraxwand mit zellreicher, trabekulärer und tubulärer Feinstruktur.

4. ELSNER (1970): 44 Jahre alte Frau. Adenoid-zystisches Karzinom von 2 cm im Durchmesser der rechten Mamma. Operation 10 Monate nach Feststellung durch die Patientin durch radikale Mastektomie. Keine Lymphknotenmetastasen. 6 Jahre post operationem Auftreten von Lungenmetastasen ohne klinische Symptome anläßlich einer Routineuntersuchung.

Aus diesen Kasuistiken wird deutlich, daß hämatogene Metastasen zwar selten und in 4 von 80 publizierten Fällen nachgewiesen worden sind, aber auch viele Jahre nach der operativen Tumorexstirpation auftreten können. Daher sollten Frauen mit einem operierten Tumor dieser Art in ein Langzeitprogramm der Nachsorge aufgenommen werden.

ζ) Prognose und Therapie

Das adenoid-zystische Karzinom der Brustdrüse hat im Vergleich zu den viel häufiger vorkommenden Zylindromen in den oberen Luftwegen, in den Nasennebenhöhlen und Speicheldrüsen eine wesentlich günstigere Prognose. Während die Tumoren jener Standorte eine 5-Jahres-Überlebenszeit von etwa 30% haben und nahezu ein Drittel der Erkrankten bei Beginn der Behandlung bereits regionale oder Fernmetastasen aufweist (ENTERLINE und SCHOENBERG, 1954; SMOUTH und FRENCH, 1961; SEIFERT, 1968) verhält sich das adenoid-zystische Karzinom in der Mamma biologisch anders. Das kann damit begründet werden, daß die Karzinome bei der operativen Entfernung verhältnismäßig klein und in toto entfernt worden sind. In der Mamma sind im Vergleich zu den oberen Luftwegen Größe und Ausbreitung der Zylindrome besser zu beurteilen und operativ anzugehen. Ferner scheint dieser Tumor in der Brustdrüse eine langsamere Entwicklung zu nehmen und später zu metastasieren als in anderen Organen (CAVANZO und TAYLOR, 1969). Daher plädieren die Autoren für die einfache Mastektomie. Wegen der geringen Größe der Karzinome könnte zwar eine Tumorexzision ausreichend erscheinen, aber die Gefahr lokaler Rezidive macht die Entfernung der gesamten Brustdrüse erforderlich (FRIEDMAN und OBERMAN, 1970). Eine Nachbestrahlung erscheint nicht angezeigt. ELSNER (1970) empfiehlt die modifizierte Radikaloperation und GALLOWAY et al. (1966) halten die radikale Mastektomie für gerechtfertigt. Wir empfehlen bei kleinen Tumoren die einfache oder subkutane Mastektomie. Bei einem großen adenoid-zystischen Karzinom einer jungen Frau mit starker Invasionsneigung wurde die Radikaloperation für angezeigt gehalten.

Wichtig für das Ausmaß des operativen Eingriffs und der Nachbehandlung ist ferner die Frage, ob neben dem adenoid-zystischen Karzinom ein zweites, duktales Karzinom vorliegt, dessen geringere Reife für die Prognose bestimmend wird.

d) Tubuläres Karzinom

Dieser seltene epitheliale Tumor der Mamma, der wahrscheinlich erstmals von CORNILL (1869) beschrieben wurde, stellt morphologisch eine Grenzform zwischen einem differenzierten drüsenbildenden Karzinom und der sklerosierenden Adenose dar und ist biologisch durch eine relativ günstige Prognose gekennzeichnet. Als Entität wurde das Carcinoma tubulare von MCDIVITT et al. (1968) von anderen Karzinomtypen abgegrenzt und hat im deutschen Schrifttum bis auf die vor 3 Jahren erschienene Publikation von 3 Fällen durch HAMPERL (1974) keine weitere Beachtung gefunden. Die Ursache hierfür ist in differentialdiagnostischen Problemen zu suchen. Unter dem Begriff des „gut differenzierten Karzinoms" der Brustdrüse haben TAYLOR und NORRIS (1970) 33 Karzinome mit den hierfür geforderten Kriterien zusammengefaßt. HAAGENSEN (1971) unterstreicht die Seltenheit dieser Neoplasie, deren klinisches und pathomorphologisches Spektrum aus einer fundierten Studie über 35 Fälle von CARSTENS et al. (1972) hervorgeht. Aus den Angaben von 70–80 Beobachtungen des Schrifttums werden nachstehende Daten entnommen:

α) Klinik

Das *Alter* der erkrankten Frauen schwankt zwischen 23 und 79 Jahren und liegt nach TAYLOR und NORRIS (1970) im Mittel bei 43,8 Jahren, nach CARSTENS et al. (1972) bei 51 Jahren. In drei Viertel der Fälle bestand ein langsam sich vergrößernder, zumeist kleiner Knoten mit einer Symptomdauer von 1 Woche bis 5 Jahren. Zumeist geben die Frauen 6 Monate lang Beschwerden an. Nur selten wurden Retraktionen der Haut beobachtet. Beide Brustdrüsen sind nahezu mit gleicher Frequenz erkrankt, bisher wurden vier bilaterale Fälle verzeichnet. Wie bei allen anderen Karzinomen ist der obere äußere Quadrant bevorzugt befallen, danach das obere innere und das untere innere Viertel. *Mammographisch* sind nach CARSTENS et al. (1972) bei 6 von 13 Patientinnen positive Tumorbefunde erhoben worden.

β) Pathomorphologie

Es handelt sich in der Regel um kleine Geschwülste, deren Durchmesser von TAYLOR und NORRIS (1970) mit 1,6 cm (0,5–3,0 cm) angegeben wird. Größere

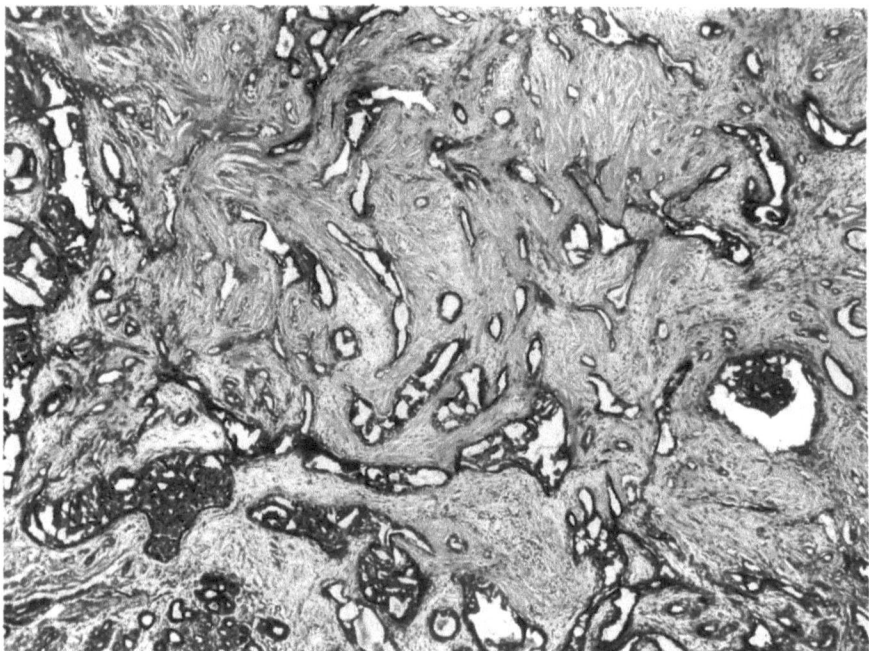

Abb. 359. Tubuläres Karzinom der Mamma mit proliferierten schmalen Drüsenschläuchen, mit herdförmigen intraduktalen papillären Proliferationen und Fibrohyalinose der Stromas. HE. Vergr. 70 ×

Dimensionen stellen Ausnahmen dar. In zwei eigenen Beobachtungen erwiesen sich die Tumoren als erbs- bis haselnußgroße, gut begrenzte Knötchen, etwa von der Konsistenz eines skirrhösen Karzinoms. Die Neubildungen haben eine graugelbe Farbe und infolge Bindegewebsneubildung eine feste Beschaffenheit.

Mikroskopisch besteht der Tumor aus proliferierten schmalen Drüsenschläuchen von gleicher oder ähnlicher Form, die aus einem einreihigen, kubischen Epithel aufgebaut sind (Abb. 359). Die Zellkerne sind rund, zentral in den Epithelien lokalisiert und von vermehrtem Chromatingehalt. Mitosen sind selten. Das Zellplasma ist eosinophil, und an den luminalen Schmalseiten treten zytoplasmatische Abschnürungen als Ausdruck der apokrinen Sekretion auf. Daher enthalten die Drüsenlichtungen homogene eiweißhaltige Sekrettropfen. Viskositätsänderungen und Kalkniederschläge erklären das Auftreten von Psammomkörpern. Nach den Beobachtungen von HAMPERL (1974) war das tubuläre Karzinom halbkreis- und strahlenförmig um mittelgroße Milchgänge lokalisiert, ohne daß topische Verbindungen zwischen diesen Strukturen nachweisbar waren. Die Lichtungen dieser Gänge enthielten papilläre, teilweise kribröse Epithelproliferationen, die auch von TAYLOR und NORRIS (1970) sowie von CARSTENS et al. (1972) als häufigste Begleiterkrankung der Mamma in 65% bei diesem Tumor festgestellt wurden (Abb. 360). Die Begrenzung desselben gegenüber dem Binde- und Fettgewebe ist unscharf, das Karzinom dringt in Gewebsspalten und perineuralen Scheiden vor und wird in einem Drittel aller Fälle von lymphozytären Infiltraten umsäumt.

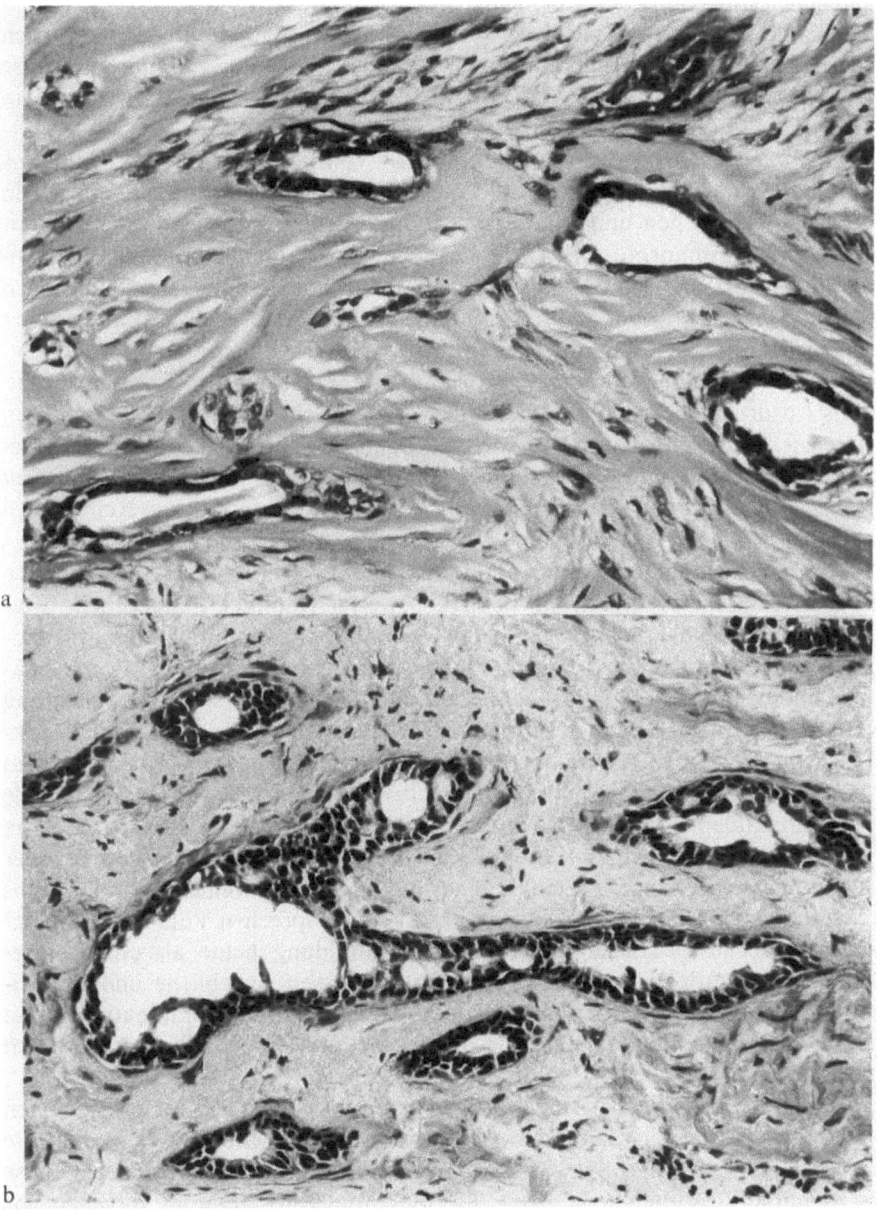

Abb. 360a u. b. Ausschnittvergrößerung mit atypischen Drüsenschläuchen mit einreihigem Epithel des Tumors und homogener Fibrose des Stromas (a). Atypische Drüsenformationen mit einem proliferierten pseudo-papillären Epithel. Geringgradige Verquellungen und Fibrosierungen im Stroma eines tubulären Karzinoms (b). HE. Vergr. 230×

Von diagnostischer Bedeutung ist die Stromakomponente, indem diese Übergänge in ein hyalinisiertes Bindegewebe aufweist, wobei in zwei Drittel der Fälle CARSTENS et al. (1972) Amyloidabscheidungen erfassen konnten. Ähnlich wie in undifferenzierten Karzinomen können im Zentrum der Neubildung, vor

allem in der Umgebung der Milchgänge, elastische Massen abgelagert sein (HAM-
PERL, 1974), die von TREMBLAY (1974) an 7 Fällen genauer untersucht worden
sind. Dabei handelt es sich um eine zirkumduktale und -vaskuläre Elastose
als Ausdruck einer induktiven Wirkung des Tumorgewebes auf das Mesenchym
(vgl. Kapitel G).

Elektronenmikroskopische Untersuchungen von ERLANDSON und CARSTENS
(1972) haben das feingewebliche Bild dieses Tumors vervollständigt und einen
Aufbau aus kubischen und zylindrischen Epithelzellen mit apikalen sowie mit
basalen Zytoplasmaprotusionen erbracht. Die von Mammakarzinomen bekannten intrazytoplasmatischen Lumina erwiesen sich als apikale Invaginationen
mit zahlreichen Mikrovilli. Myoepithelzellen fanden sich in diskontinuierlicher
Lage an der Tubulusbasis, die zumeist von einer Basalmembran umgeben ist.
Im Bereich von soliden Tumorzellgruppen fehlt diese Membran, ein Sachverhalt,
der als Ausdruck der Malignität gewertet wird. Aus einem Vergleich verschieden
differenzierter Geschwulstformen wird nach den elektronenmikroskopischen Befunden der Schluß gezogen, daß hier ein infiltrierend wachsendes, aber *gut
differenziertes Karzinom* mit unterschiedlichen zytomorphologischen Reifegraden
vorliegt.

Koinzidenzen mit anderen Karzinomtypen in der Brustdrüse werden von
den amerikanischen Autoren mit bemerkenswerter Häufigkeit angegeben. CAR-
STENS et al. (1972) diagnostizierten in 80% Kombinationen mit papillären Karzinomen, lobulärem, nichtinvasivem und invasivem Karzinom, selten mit medullärem, kolloidem, adenoid-zystischem Karzinom. In unserer ersten Beobachtung
(Abb. 359) lagen am Rande des tubulären Anteils kleine Gebiete eines intraduktal sich ausbreitenden, papillären und kribrösen Karzinoms vor, dagegen im
2. Fall nicht. Auch TAYLOR und NORRIS (1970) fanden in zwei Drittel Anteile
von intraduktalen Karzinomen, so daß die Frage zu stellen ist, ob das beschriebene tubuläre Muster eines Karzinoms in der Tat ein Tumor sui generis oder
das besonders differenzierte Teilbild eines duktalen drüsenbildenden Karzinoms
ist, wofür das Verhalten des Tumors in Abb. 359 sprechen könnte. Nach der
mikroskopischen Organisation wird diese Neubildung heute als ein tubulär-
differenziertes (Adeno-)Karzinom gedeutet, an dessen gewebliche und biologische Eigenständigkeit bisher nicht gedacht wurde, zumal Kombinationen mit
anderen Karzinomen häufig sind und das Spektrum der wechselhaft ausgereiften
Adenokarzinome groß ist.

Differentialdiagnostisch ist die Abgrenzung gegenüber der sklerosierenden
Adenose zu treffen, die dann schwer ist, wenn eine proliferative Komponente
hinzutritt, die McDIVITT, STEWART und BERG (1968) als „sklerosierende Adenose
mit Pseudoinfiltration" bezeichnen. Für das tubuläre Karzinom sprechen vor
allem:

1. einreihiges Epithel
2. invasives Wachstum in der Tumorperipherie
3. Fibrose des Stromas
4. Kombination mit intraduktalen und papillären Karzinomen.

Die häufige Verkennung dieses Tumors lehrt, daß bei allen Formen von
sklerosierender Adenose an diese differentialdiagnostische Möglichkeit zu denken ist!

γ) Metastasierungsfragen

Die Zahl der beschriebenen Fälle ist noch zu klein, um bindende Schlüsse zu ziehen. Aus demselben Grunde sind die Frequenzangaben different: KOUCHOUKOS et al. (1967) stellten in 25%, TAYLOR und NORRIS (1970) ebenfalls in 25%, CARSTENS et al. (1972) in 9% axilläre Lymphknotenmetastasen fest. Ein Todesfall als Folge einer generalisierten Metastasierung ist nicht vermerkt. Nur in 2 Beobachtungen fanden die Autoren örtliche Rezidive und einmal eine Metastase in der Lendenwirbelsäule.

δ) Prognose und Therapie

Die bisherigen katamnestischen und prognostischen Untersuchungen haben gezeigt, daß das tubuläre Karzinom per se eine langsame Entwicklung nimmt und eine niedrige Metastasierungsfrequenz zeigt. Das erklärt die verhältnismäßig günstige Prognose. Von 33 Erkrankten der Serie von TAYLOR und NORRIS (1970) war zum Zeitpunkt der Publikation keine Frau an dem Tumor verstorben, wobei die 5-Jahres-Überlebenszeit bei 23 von 29 Frauen liegt und die 10-Jahres-Überlebenszeit von 12 Frauen erreicht wurde. Ähnlich liegen die Relationen bei CARSTENS et al. (1972) mit einer 5-Jahres-Überlebenszeit von 23 Frauen unter 35. Das tubuläre Karzinom war in keinem Fall unmittelbar Todesursache. Allerdings sei in diesem Zusammenhang hervorgehoben, daß in Fällen mit kombinierten Karzinomen die Prognose von diesen und nicht allein vom tubulären Karzinom bestimmt wird.

Für die operative *Therapie* plädiert HAAGENSEN (1971) wegen der Metastasierungsneigung für die radikale Mastektomie. Im Hinblick auf die langsamen Verlaufsformen des Tumors sprechen sich TAYLOR und NORRIS (1970) gleichwie CARSTENS et al. (1972) für die modifizierte Mastektomie aus, dagegen wird bisher eine lokale Exzision der Geschwulst übereinstimmend für ungenügend gehalten.

e) Apokrines Karzinom

Unter dem Begriff „apokrines Karzinom" werden Tumoren des Drüsenkörpers verstanden, die aus großleibigen Epithelzellen mit eosinophilem feingranulärem Zytoplasma aufgebaut sind und ein papilläres oder azinäres Gewebsmuster zeigen. Diese apokrinen Karzinome sind selten und werden in weniger als 1% unter allen Mammakarzinomen beobachtet.

Die Tatsache, daß die Mamma unter phylogenetischen Aspekten als eine modifizierte Schweißdrüse aufgefaßt wird und die Zellen des apokrinen Karzinoms denen des apokrinen Schweißdrüsenapparates ähneln, hat zu dieser terminologischen Differenzierung geführt. Diese liegt der von SCHIEFFERDECKER (1917) inaugurierten Unterscheidung in die größeren apokrinen und in die schmalen ekkrinen tubulären Drüsen zugrunde, die kleine Alveolen und ein flaches kubisches Epithel besitzen. Im Bereich der Brustdrüse kommen diese ekkrinen Schweißdrüsen bevorzugt in der Areola und in den Hautfalten vor, wo sie Ausgangsort reifer Tumoren (ekkrines Porom, Hidradenome, Syringozystadenome) oder von Karzinomen werden können.

Dagegen haben die apokrinen Duftdrüsen, die in Areola, Axilla und Genitoanalregion lokalisiert sind, für die Pathohistologie der Mamma größere Bedeutung gewonnen. Diese äußert sich nicht nur darin, daß von diesem Epithel Zystadenome und Karzinome hervorgehen, sondern in dem viel häufigeren Befund einer Epitheltransformation im Gangsystem oder in den Lobuli, die denen jener apokrinen Drüsen völlig entsprechen. In einem umfangreichen Schrifttum sind diese Epithelreaktionen beschrieben und gedeutet worden, die vor allem bei Mastopathia chronica cystica ein kennzeichnender und häufiger Teilbefund sind. LEE et al. (1933) geben 5 Interpretationen dieses histologischen Phänomens an, das heute als eine wahrscheinlich hormonal-induzierte Metaplasie des Drüsenepithels aufzufassen ist, die sich herdförmig oder segmental in den Milchgängen ausbildet und überwiegend bei Erkrankungen der weiblichen Brustdrüse, gelegentlich aber auch bei Gynäkomastie der Mamma virilis beobachtet wird. Daher wird verständlich, daß sich Neoplasien auf der Basis dieser Metaplasien entwikkeln oder von dem originären Epithel der apokrinen und ekkrinen Drüsen ausgehen.

Primäre Karzinome der Schweißdrüsen sind in Areola, submammärer Falte der Haut und in der Axilla lokalisiert. Insbesondere können Tumoren der Areola bei Einwachsen in den Drüsenkörper zu differentialdiagnostischen Problemen führen, wenn es nicht gelingt, den Ausgangsort zu bestimmen (vgl. Kapitel K).

Das *apokrine Mammakarzinom* wurde nach klinischen und pathologisch-anatomischen Gesichtspunkten beschrieben von: DAWSON (1932); LEE et al. (1933); GESCHICKTER (1945) mit 14 Fällen; HIGGINSON und MCDONALD (1949); in der Monographie von BONSER et al. (1967); FRABLE und KAY (1968) anhand von 18 Fällen und von HAAGENSEN (1971), der über 16 Beobachtungen verfügt.

α) Epidemiologie und Klinik

Der Tumor tritt bevorzugt im 6. Dezennium bei einer Schwankungsbreite vom 17.–90. Jahr auf. Nach FRABLE und KAY (1968) ist die Frequenz in der weißen wie in der farbigen Bevölkerung Amerikas etwa gleich hoch, wobei jedoch brünette Frauen mit seborrhoischer großporiger Haut bevorzugt sein sollen (LEE et al. 1933). Die Mehrzahl der Frauen hat gestillt. Einem vorangegangenen Trauma wird keine ätiologische Bedeutung zugemessen. Symptomatologisch stehen Knotenbildung, der Schmerz (in 8%), Mastalgien und Neuralgien, gelegentlich Absonderungen aus der Mamille im Vordergrund. Es wird ein rasches Tumorwachstum festgestellt, wodurch in Verbindung mit der Lage die Neigung zur Fixierung der äußeren Haut (in 71%) und Retraktion der Mamille in 50% (LEE et al., 1933) erklärt werden. Nach FRABLE und KAY (1968) ist die rechte Brustdrüse in zwei Drittel der Fälle Ausgangsort des Tumors, wobei die zentrale Position und der obere äußere Quadrant dominieren.

Als mittlere *Größe* der Tumoren werden 2–5 cm (maximal 10 cm) angegeben. Die Autoren fanden ein im zeitlichen Abstand von 2 Jahren aufgetretenes bilaterales apokrines Karzinom und einen Fall mit einseitigem apokrinem Karzinom und einem sukzedanen infiltrierenden Gangkarzinom der anderen Seite.

β) Pathomorphologie

Diese Karzinome sind zumeist umschrieben, von gelb-grauer Farbe und weicher Beschaffenheit. Schon makroskopisch können zystische Tumorformationen erkannt werden.

Histologisch dominiert ein papilläres, zystisches Wachstum, es treten azinäre und solide Verbände auf, die aus polygonalen Epithelzellen mit eosinophilem Zytoplasma mit feingranulärer Zeichnung desselben bestehen (Abb. 361). Siderin ist zumeist nicht nachzuweisen. Nur WALD und KAKULAS (1964) beschreiben ein apokrines Karzinom bei einer 71 Jahre alten Frau mit hochgradiger Siderose und Plattenepithelmetaplasie. Die Zellgrenzen sind scharf konturiert, die Kerne in Größe, Form und Chromatingehalt variabel, Mitosen sind selten. An den Oberflächen der Zellproliferationen werden gelegentlich in präformierten oder neugebildeten Lumina zungenförmige Plasmaabschnürungen deutlich, die eine apokrine Sekretion anzeigen.

Elektronenmikroskopisch sind die apokrinen Drüsenzellen durch starke Einfaltungen der Zellmembran an der Basis, durch kurze Mikrovilli an der Oberfläche und durch osmiophile granuläre Einschlüsse im Zytoplasma gekennzeichnet, wobei sekretorische Funktionen zwar angenommen, aber nicht beobachtet worden sind (PIER et al., 1970). In zwei eigenen Beobachtungen wurden Mechanismen einer apokrinen Sekretion nicht beobachtet. Die Tumoren imponieren durch die Größe und Form ihrer Zellen (Abb. 361). Der Tumor wächst entweder intraduktal, einem Komedokarzinom vergleichbar, mit weitgehend glatter oder papillärer Oberfläche. Andererseits dringt das Karzinom als eindeutig invasiver Tumor in das Stroma ein. Die von HAAGENSEN (1971) als Kennzeichen dieser Neubildung hervorgehobene apokrine Sekretion und das Auftreten von Myofibrillen in den Myoepithelzellen können die Diagnostik erleichtern, haben aber nur relativen Wert.

γ) Lymphknoten-Metastasen

In der Untersuchungsreihe von FRABLE und KAY (1968) wurden nur in einem Fall Absiedelungen in allen regionalen Gruppen festgestellt, wohingegen bei allen anderen apokrinen Karzinomen *keine* Metastasen nachzuweisen waren. Die geringe Zahl an 5 nachuntersuchten und publizierten Fällen gestattet allerdings keine zuverlässigen Angaben.

Die Pathogenese dieser Karzinome ist seit BORST (1902) immer wieder mit dem Ergebnis diskutiert worden, daß eine Reihe neoplastischer Brustdrüsenerkrankungen von dem eosinophilen Epithel der Mamma ausgeht. EWING (1928, 1940) glaubte sogar, daß 25% aller Mammakarzinome den Schweißdrüsen entstammen. Für die Deutung dieser apokrinen Karzinome ist es wahrscheinlich, daß sie sich aus dem metaplastisch entstandenen Epithel von Zysten und Gängen entwickeln und über eine papilläre oder flächenhafte Hyperplasie mit Ausbildung von Zelltypien die Eigenschaften eines Karzinoms gewinnen. Eine derartige Entwicklung scheint in lang bestehenden Formen von fibrös-zystischer Mastopathie mit proliferierendem eosinophilen Epithel möglich und verständlich.

δ) Zur Prognose

Soweit aus den katamnestischen Angaben entnommen werden kann, unterscheidet sich das apokrine Karzinom von den Karzinomen anderer feingeweblichen Typs prognostisch nicht (LEE et al., 1933; FRABLE und KAY, 1968). Allerdings stellten diese Autoren eine um 2 Jahre längere Überlebenszeit nach 5–6 Jahren als bei den anderen Typen fest, die aber nach 10 Jahren wieder völlig auf das Niveau der invasiven duktalen Karzinome absank.

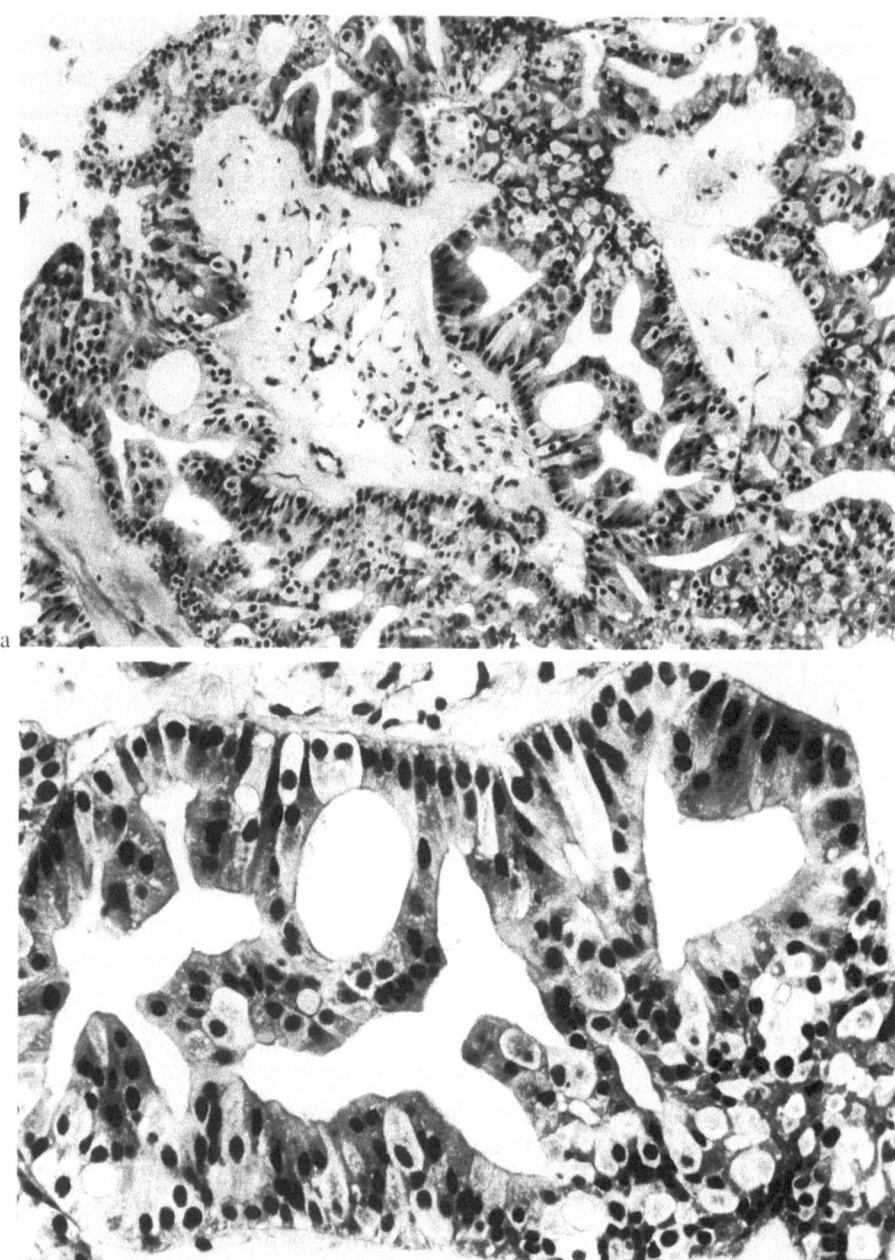

Abb. 361a u. b. Apokrines Karzinom der Mamma von hohem Differenzierungsgrad mit
Ausbildung hochprismatischer Zellen. Unterschiedliche Dichte eines eosinophilen Zytoplas-
mas. Gleichartige Hyperchromasie der Kerne. (a) Übersicht, (b) Ausschnittvergrößerungen.
HE. Vergr. 70× und 230×

f) Karzinome mit sekretorischer Aktivität

Eine der wichtigsten sekretorischen Funktionen der Epithelzelle in den Drüsenläppchen ist die Bildung von Milchfett während der Gravidität und Laktation, das mikroskopisch und elektronenoptisch als intrazytoplasmatisches Fettkügelchen erkennbar ist. In der Tumorpathologie hat diese Syntheseleistung außerhalb der genannten physiologischen Funktionsphasen bisher keine diagnostische Bedeutung erlangt.

α) Karzinom mit Lipidsekretion

Im Jahre 1963 berichteten ABOUMRAD, HORN und FINE über ein Mammakarzinom mit Lipidbildung und -sekretion. In einer zweiten Studie von RAMOS und TAYLOR (1974) sind weitere 13 Beobachtungen aus einer Serie von 900 Mammakarzinomen des St. Louis University Hospitals mitgeteilt worden.

αα) Klinik

Das mittlere Alter der Frauen liegt bei 59,6 Jahren (39–80 Jahre). Die Dauer der Symptome wird mit 2 Wochen bis 9 Monate angegeben, wobei zumeist ein Tumor und seltener Schmerzen bemerkt worden waren. Bei 3 Fällen wurde das Mammakarzinom anläßlich einer Untersuchung aus anderen Gründen aufgedeckt. Bevorzugt ist die linke Brustdrüse und der obere äußere Quadrant. Präoperative Mammogramme wurden einmal als positiv und dreimal als tumorverdächtig gedeutet.

ββ) Pathomorphologie und Pathogenese

Die Tumorgröße wird von RAMOS und TAYLOR (1974) mit 3,3 cm (1,5–4 cm) beschrieben, in der Kasuistik von ABOUMRAD et al. (1963) hatte das Karzinom einen Durchmesser von 8 cm erreicht und zu einer Fixierung der Areola mit Retraktion der Mamille und oberflächlicher Ulzeration geführt. Der Tumor ist nicht scharf begrenzt, auf der Schnittfläche fest, aber nicht hart und ohne Kalkstreifen.

Mikroskopisch dominiert das Bild eines undifferenzierten, soliden, teils skirrhösen Karzinoms ohne Entwicklung von drüsigen Strukturen. In der Umgebung zeichnen sich intraduktale und intralobuläre Epithelproliferationen im Sinne eines Carcinoma in situ ab. Die lipid-sezernierenden Zellen besitzen ein helles Zytoplasma, das große Mengen von Lipiden enthält und einen runden hyperchromatischen Kern, woraus ein Honigwabenmuster hervorgehen kann. In den Drüsenläppchen sind die Epithelzellen angeschwollen und zeigen ebenfalls eine sekretorische Aktivität mit Bildung feiner Lipidtropfen an. Diese werden in die Lumina abgegeben und füllen diese mit dichten homogenen Abscheidungen aus. Sowohl das Tumorgewebe wie die angrenzenden terminalen Gänge und Läppchen sind in diesen Fällen zur Lipidbildung befähigt, ein Sachverhalt, der an eine besondere hormonale Stimulation denken läßt. In diesem Sinne beschreibt HAMPERL (1977) ein alveoläres sezernierendes Mammakarzinom bei einer 49 Jahre alten Frau nach Behandlung mit einem Östrogen-Progesteron-Mischpräparat.

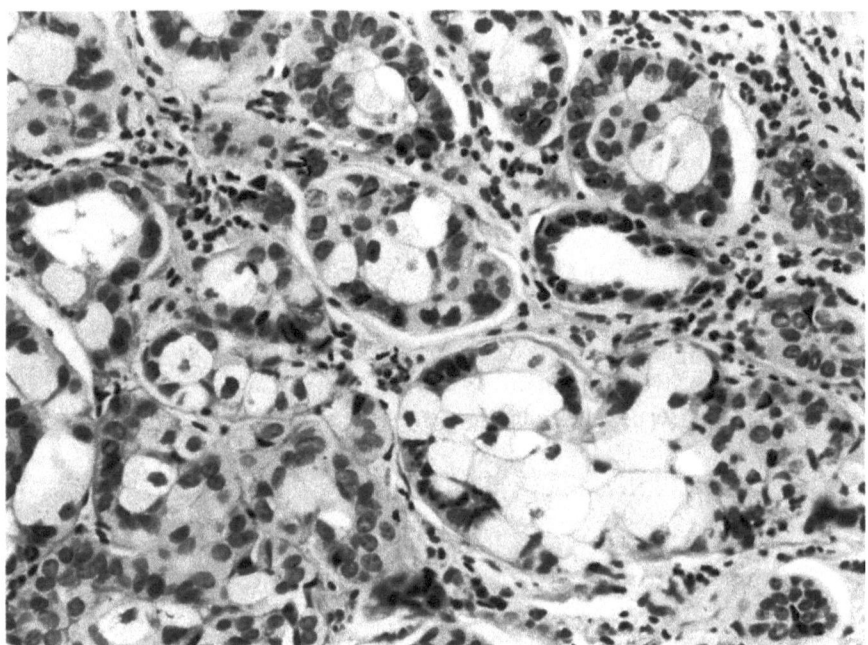

Abb. 362. Duktales, invasiv wachsendes Karzinom mit Entwicklung lipidhaltiger Zellen im Tumor (Lipidsynthese?). HE. Vergr. 230 ×

In einer eigenen Beobachtung wies ein duktales, adenoides und invasives Karzinom zahlreiche lipidhaltige Schaumzellkomplexe als Bestandteile des Tumors auf (Abb. 362), die auf derartige Lipidsynthesen schließen lassen.
Elektronenmikroskopisch wurde bisher ein Tumor von RAMOS und TAYLOR (1974) untersucht. Die Epithelzellen sind durch einen hervortretenden Golgi-Apparat und durch ein ausgebildetes Ergastoplasma bei Fehlen von Autophagie-Vakuolen gekennzeichnet. Es werden große Fetttropfen und Glykogendepots beobachtet, in den Mitochondrien ungewöhnliche kristalline Einschlüsse. Daraus geht eindeutig hervor, daß die Lipidbildung Ausdruck einer Sekretionsleistung und nicht einer degenerativen Alteration des Zellplasmas ist.

Über die Häufigkeit von Fettablagerungen im Epithel verschiedener Mammakarzinome liegen keine Angaben vor, so daß erwartet werden kann, daß bei der ubiquitär angewendeten Paraffineinbettung Karzinome mit diesen Eigenschaften nicht erkannt werden.

γγ) *Zur Prognose und Therapie*

Nach den vorliegenden Untersuchungen erweist sich dieser Tumor als beonders aggressiv. Die Hälfte der von RAMOS und TAYLOR (1974) mitgeteilten Fälle war 2 Jahre nach Stellung der Diagnose verstorben. Alle Tumorträgerinnen hatten axilläre Lymphknotenmetastasen, wobei hier Gewebsmuster erwähnt werden, die an eine Histiozytose oder an eine maligne Retikuloendotheliose erinnert hätten. Generalisierte hämatogene Absiedelungen lagen bei einem großen Primärtumor in der Kasuistik von ABOUMRAD et al. (1963) vor.

Therapeutisch werden Radikaloperation und Strahlentherapie als wichtigste Maßnahmen empfohlen.

β) *Sezernierendes juveniles Mammakarzinom*

Über eine andere Form eines seltenen Karzinoms mit sekretorischer Aktivität und Bildung eines PAS-positiven Sekretes berichten McDIVITT und STEWART (1966), sowie McDIVITT et al. (1967). Diese Karzinome werden bei Kindern und Jungendlichen beobachtet und als juveniles Mammakarzinom bezeichnet. Mittleres Alter: 9 Jahre (3–15 Jahre), keine vorzeitigen Reifesymptome, keine endokrinen Störungen. Die Tumoren imponierten als symptomloser Knoten im Drüsenkörper von 1–2,5 cm im Durchmesser. Makroskopisch grauweiße, unscharf abgrenzbare Geschwulst.

Histologisch ein invasives hellzelliges Karzinom vom Typ des invasiven duktalen Karzinoms, einem skirrhösen Karzinom vergleichbar. Als Besonderheiten werden ein auffällig helles Zytoplasma festgestellt, das an ein Hypernephrom erinnert, zum anderen die Sekretion eines eosinophilen PAS-positiven Materials, das als Sekrettropfen retiniert wird und das histologische Bild prägt (Abb. 363). Nach bisherigen Beobachtungen handelt es sich um einen Tumor von niedrigerem Malignitätsgrad, da axilläre Metastasen nur einmal von HARTMAN und MAGRISH (1955) festgestellt worden sind.

γ) *Karzinom vom Talgdrüsentyp*

Die vor allem von den Meibomschen Drüsen der Augenlider bekannten Tumoren kommen nach LAUMONIER und CHOMETTE (1974) bei jüngeren Frauen auch in der Brustdrüse vor. Die Tumorzellen bilden hier unregelmäßige Läppchen und gleichen im Zentrum Talgdrüsen, während sie in der Peripherie eine geringere Differenzierung erkennen lassen. Hervorzuheben sind die prismatischen Zellen mit transparentem Zytoplasma und die Neigung zur Sekretion mit Ausbildung von Lumina. Weitere Angaben über diesen Mammatumor liegen im Schrifttum nicht vor.

g) **Plattenepithelkarzinom**

α) *Pathomorphogenetische Gesichtspunkte*

Bis auf die Mündungstrichter der großen Milchgänge in der Mamille treten unter physiologischen Bedingungen keine Plattenepithelverbände im Drüsenkörper der Mamma auf. Nichtneoplastische Erkrankungen und Geschwülste mit dieser Epithelqualität sind außerordentlich selten und werden in weniger als 1% unter den Neubildungen dieses Organs beobachtet. Der Singularität in der Humanpathologie steht die Häufung von Plattenepithelmetaplasien in der vergleichenden Pathologie der Brustdrüse gegenüber, so in den sog. Mammamischtumoren des Hundes (COTCHIN, 1958; DAHME und WEISS, 1958), ferner als herdförmige Reaktion in den hormonal-stimulierten Brustdrüsen der weiblichen Ratte. Hier kann sich das Drüsenepithel unter einer Langzeitbehandlung mit

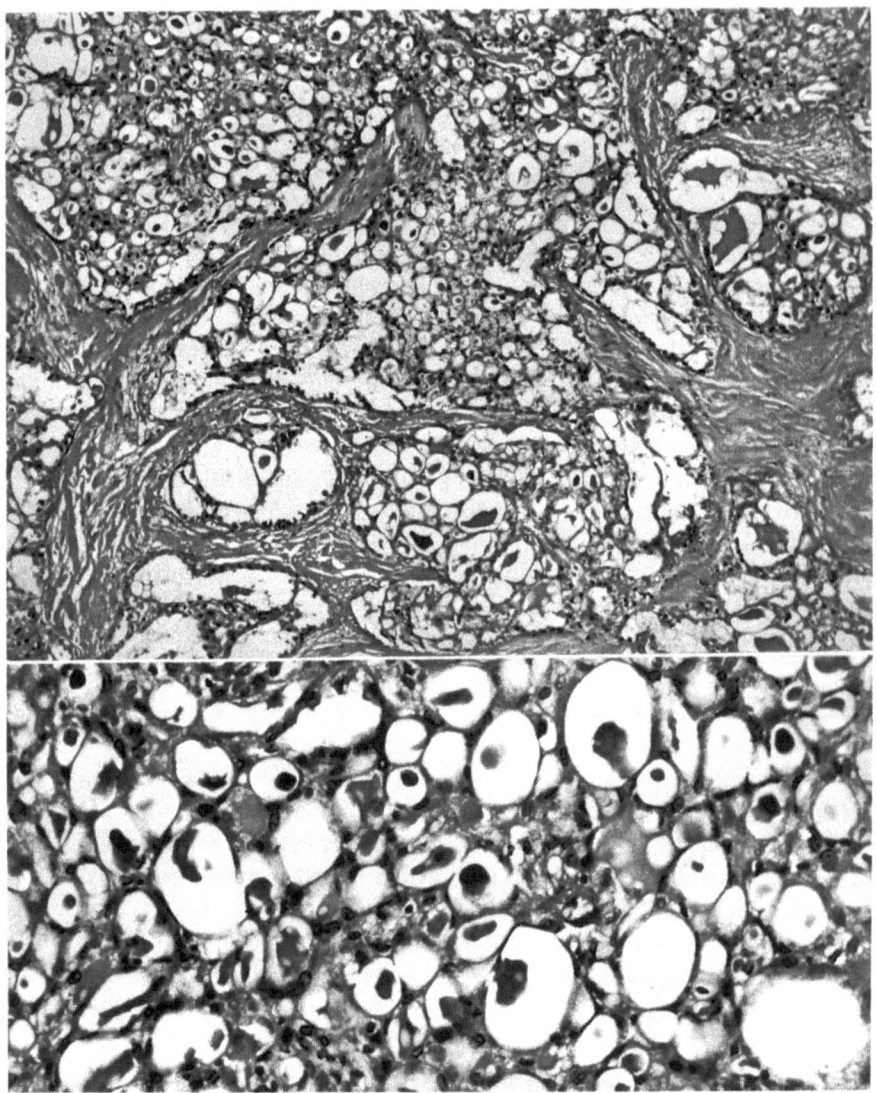

Abb. 363. Sezernierendes (juveniles) Mammakarzinom (Präp. IAP 76) bei einem 37 Jahre alten Mann mit großen drüsigen Tumorzellkomplexen und Sekretion einer eiweißhaltigen Flüssigkeit in die Drüsenlumina. HE. Vergr. 90 × und 240 ×

Östrogenen in Plattenepithelinseln transformieren und weist ähnlich wie in der Prostata von Neugeborenen oder nach Östrogentherapie des Prostatakarzinoms auf eine hormonale Induktion dieser Metaplasie hin.

In der Pathologie der weiblichen Brustdrüse wird der Ersatz des Drüsenepithels durch Plattenepithelverbände in seltenen Fällen von Fibroadenomen (SALM, 1959), häufiger im Cystosarcoma phylloides (vgl. Kapitel Q) beobachtet (PASTERNACK und WIRTH, 1936). In diesen Tumoren liegt eine hohe epidermoide Reife mit Keratohyalinbildung, Hornperlen und -cysten vor. Gleichartige Epithelverbände kleiden die Epithelzysten (Epidermoidzysten) der Mamma aus, die als dysontogenetische Zysten zu deuten sind und nach MENVILLE (1936) sowie nach GESCHICKTER (1948) vorwiegend in der Mamma zur Kanzerisierung neigen sollen.

Im älteren Schrifttum berichtete KONJETZNY (1912) über einen kindskopfgroßen, zystischen Mammatumor einer 34 Jahre alten Frau mit einem kanzerisierten Plattenepithel und myxomatösem Stroma. Der Autor deutet diese Geschwulst als ein „zystisch-papilläres Plattenepithelkarzinom". LAHM (1914) beschreibt einen hühnereigroßen Tumor der rechten Brustdrüse bei einer 34 Jahre alten Frau, der neben den Merkmalen eines Fibroadenoms ausgedehnte Plattenepithelverbände mit Keratinisierung zeigte, die wir heute nicht als „Cholesteatoma carcinomatosum", sondern als benigne Metaplasie eines Fibroadenoms oder Cystosarcoma phylloides auffassen würden. Und KAUFMANN (1922) erwähnt in seinem Lehrbuch eine Beobachtung mit einer Epidermoidzyste neben einem Carcinoma simplex. In der Literatur der ersten 3 Jahrzehnte unseres Jahrhunderts sind eine Reihe derartiger Kasuistiken verzeichnet, die sich nur zu einem Teil in unsere heutigen Vorstellungen integrieren lassen und vor allem von PASTERNACK und WIRTH (1936) zitiert und geordnet worden sind.

Zur *Pathogenese* des Plattenepithelkarzinoms in der menschlichen Brustdrüse ist in Kenntnis des Schrifttums festzustellen, daß Plattenepithelverbände als Mutterboden eines Karzinoms in der überwiegenden Zahl durch eine *Metaplasie* entstehen. Dafür sprechen die Beobachtungen in Fibroadenomen, im Cystosarcoma phylloides und in seltenen Fällen bei Gynäkomastie. Es ist naheliegend, in hormonalen Einflüssen die Ursache dieser Epitheltransformation zu erblicken, die von OLIVER (1940) als indirekte Metaplasie bezeichnet wird. Daß hierbei chronisch-entzündliche Veränderungen eine Rolle spielen, ist unwahrscheinlich, da die genannten Tumoren mit Epithelmetaplasien in der Regel frei von entzündlichen Reaktionen sind.

An zweiter Stelle ist an Neoplasien auf dem Boden einer Entwicklungsstörung zu denken, wobei die Plattenepithelverbände Beziehungen zu der embryonalen Milchleiste nahe legen. Über die solitären Residuen in Gestalt der Überschußbildungen der Mamma wurde in Kapitel A berichtet. Diese Polymastien liegen außerhalb der orthotopen Brustdrüse. Wenn ein Epithelkeim in die Brustdrüse selbst verlagert würde, so könnte dieser als Teratom ausreifen. In der gesamten Mammapathologie ist aber kein einziger Fall eines Mammateratoms beschrieben! Die Wahrscheinlichkeit dysontogenetischer Tumoren dieses Organs ist mithin sehr gering. Allein die genannten Epithelzysten lassen eine solche Deutung zu, die aber nur in der Subkutis auftreten, wie MENVILLE (1936) hervorhebt. Auch wenn traumatische Einflüsse nicht auszuschließen sind, so weist die Mehrzahl dieser Epithelzysten auf Epitheleinschlüsse in der Embryonalzeit hin. Hier scheint die Möglichkeit eines dysontogenetischen Karzinoms gegeben.

Für die *Pathogenese und Klassifikation des Plattenepithelkarzinoms der Mamma* ergeben sich folgende 4 Möglichkeiten:

1. Karzinom des Plattenepithels der Mamille und der Mündungstrichter der großen Milchgänge (vgl. Kapitel K)
2. Durch Plattenepithelmetaplasien im Cystosarcoma phylloides (vgl. Kapitel Q und Abb. 364)
3. Karzinome aus dysontogenetischen Epithelzysten

4. Metaplastische, auf dem Boden anderere Karzinome entstehende und primäre Plattenepithelkrebse

In diesem Zusammenhang sollen nur die unter Punkt 3 und 4 der Klassifikation genannten Tumoren besprochen werden:

β) Plattenepithelkarzinome aus dysontogenetischen Epithelzysten

Von MENVILLE (1936) wurden dysontogenetische Zysten im Bereiche der Mamma untersucht und den „benignen" epidermoiden Zysten gegenübergestellt. Von 36 Fällen erwiesen sich 29 (81%) als gutartig. Sie kommen bei Frauen im mittleren Alter von 47 Jahren vor. In 18 Fällen fand der Autor beginnende maligne Veränderungen und in 7 (19%) Fällen ein Karzinom. Bei diesen lag das Durchschnittsalter mit 54 Jahren höher. Hier war die linke Mamma bevorzugt. Mikroskopisches Merkmal sind Epithelzysten, die von Hornschuppen oder einem homogenisierten pastösen Inhalt ausgefüllt sind. Zellatypien, Zeichen eines intrazystischen oder invasiven Wachstums weisen auf einen Umschlag in Malignität hin.

Diese Dermoidzysten kommen nach Meinung des Autors nur bei Frauen vor und sind mit anderen Erkrankungen der Mamma häufig kombiniert. Die oberflächliche Lage dieser Zysten weist auf eine Entwicklungsstörung hin, die sich im Bereich der ursprünglichen Milchleiste manifestiert. In seiner Monographie weist GESCHICKTER (1948) auf ähnliche Ergebnisse hin und unterstreicht, daß die Zysten in 17% atypische Epithelproliferationen aufwiesen. Diese Angaben sind deshalb bemerkenswert, weil im neueren Schrifttum zu Fragen der Kanzerogenese aus Epithelzysten der Mamma nicht Stellung genommen worden ist. Zweifellos handelt es sich um seltene Befunde. Zum anderen wird man sich fragen müssen, ob ein Teil dieser Fälle nicht auch andere Deutungen (Milchgangsfistel, zystisch veränderte Fibroadenom mit Metaplasie des Epithels u.a.) gestattet.

γ) Plattenepithelkarzinom als metaplastischer oder primärer Tumor

Im neuen Schrifttum bis 1971 ist über 60 Fälle referiert worden: (FOOTE und MOORE, 1938; HARRINGTON und MILLER, 1939; GESCHICKTER, 1948; JAMES und TREIP, 1955; ARFFMANN und HØJGAARD, 1965; ESSEX und RIGG, 1965; McDIVITT et al., 1968; JONES, 1969; CORNOG et al. (24 Fälle, 1971); HAAGENSEN (20 Fälle, 1971).

In der Vielzahl dieser Untersuchungen treten Plattenepithelkarzinome zusammen mit anderen Mammatumoren, insonderheit Mammakarzinomen, auf und werden als metaplastische Reaktion eines primären Tumors interpretiert. Als „Mutterboden" gilt häufig das Cystosarcoma phylloides, ferner Adenokarzinome, anaplastische und medulläre Karzinome, so daß McDIVITT et al. (1969) zu der Feststellung kamen, daß Plattenepitheltransformationen in Karzinomen die häufigste metaplastische Tumorvariante darstellen. Statistische Angaben über Serienuntersuchungen fehlen. Freilich lassen sich bei genauer Durchmusterung der Mammakarzinome derartige Epithelherde häufiger feststellen als allgemein angenommen wird. Allerdings sollte von einem Plattenepithelkarzinom erst dann gesprochen werden, wenn der Tumor überwiegend diese Eigenschaft anzeigt und die histologischen Kriterien erfüllt: Polygonale Epithelien von Platten-(Pflaster-)epithelcharakter in soliden Verbänden mit Interzellularbrücken (Tonofibrillen), Keratohyalinbildung und Verhornung.

αα) Klinik

Mittleres Alter 58 Jahre (36–90 Jahre). Symptomendauer bis zu Beginn der Therapie bis 26 Monate. Zumeist besteht ein Geschwulstknoten, selten ist der

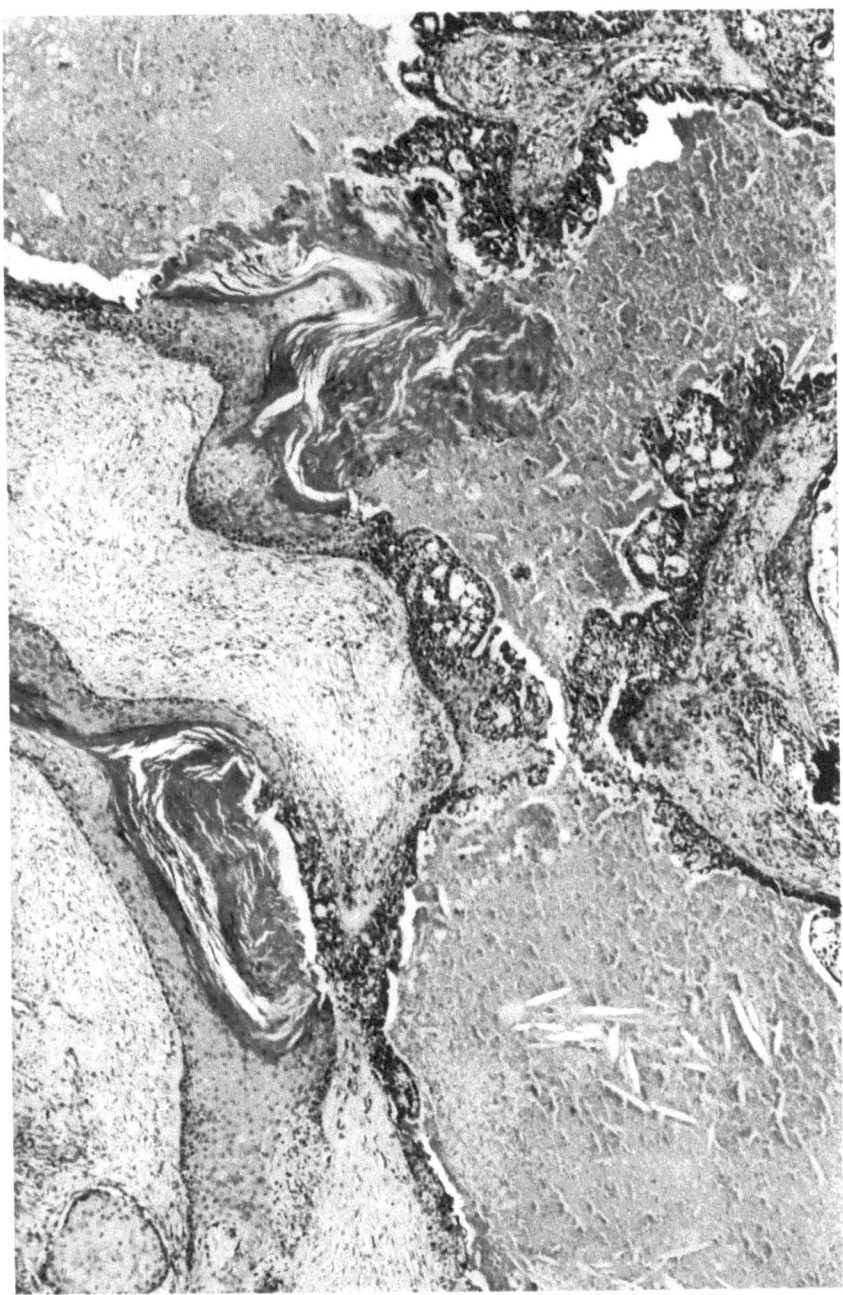

Abb. 364. Cystosarcoma phylloides der Mamma mit ausgedehnten Plattenepithelmetaplasien und Entwicklung atypischer Zellformationen im Sinn eines in situ wachsenden
Karzinoms. HE. Vergr. 20× (Präp. Prof. BOHLE, Tübingen)

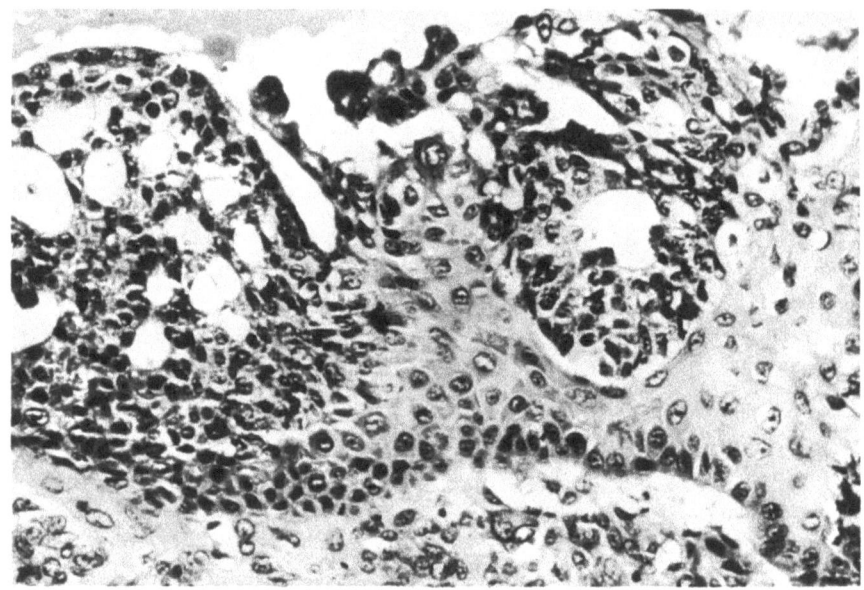

Abb. 365. Ausschnittvergrößerung aus Abb. 364 mit atypischen Epithelproliferationen in den metaplastischen Plattenepithelverbänden. HE. Vergr. 240 ×

Tumor in die Haut eingewachsen oder ulzeriert. CORNOG et al. (1971) beschrieben einen Fall mit okkultem Primärtumor, bei dem zuerst die Metastase eines Plattenepithelkarzinoms in einem Halslymphknoten das Tumorleiden anzeigte, obgleich zu diesem Zeitpunkt in der Mamma kein Knoten erkennbar war. Erst 7 Monate später wurde ein Adenokarzinom mit herdförmiger Plattenepithelmetaplasie als Primärtumor in der Brustdrüse operativ entfernt. Angaben über die Häufigkeit differieren zwischen 0,5 und 2,0% unter allen Mammatumoren.

ββ) Pathomorphologie

Die Plattenepithelkarzinome sind zumeist umschriebene Neubildungen von 4 oder mehr Zentimeter im Durchmesser, häufig zentral im Drüsenkörper lokalisiert. Die Neigung zur Nekrotisierung im Tumor kann das Bild großer Zysten imitieren, die von einem mehr oder weniger verhornenden Plattenepithel ausgekleidet sind. JAMES und TREIP (1955) beschreiben einen Tumor von 12 cm Größe mit Zysten und multiplen Lymphknotenmetastasen in der Axilla.

Mikroskopisch treten Plattenepithelverbände in unterschiedlich großen Herden in Mammakarzinomen auf, wobei es sich um invasive Formen von drüsenbildenden oder medullären Krebsen mit und ohne lymphoides Stroma handelt. Konfluierende Herde rufen ein weitgehend uniformes Bild dieser Tumorqualität hervor. Die bekannten histologischen Kriterien sind je nach der Gewebsreife realisiert. Die Plattenepithelverbände wachsen invasiv in ein zumeist dichtes und faserreiches Stroma ein, das dem eines skirrhösen Karzinoms entspricht. Andererseits finden sich Plattenepithelinseln in ganz undifferenzierten Karzinomen mit lymphoidzelliger Infiltration und Nekrosen (Abb. 366). Gewebsein-

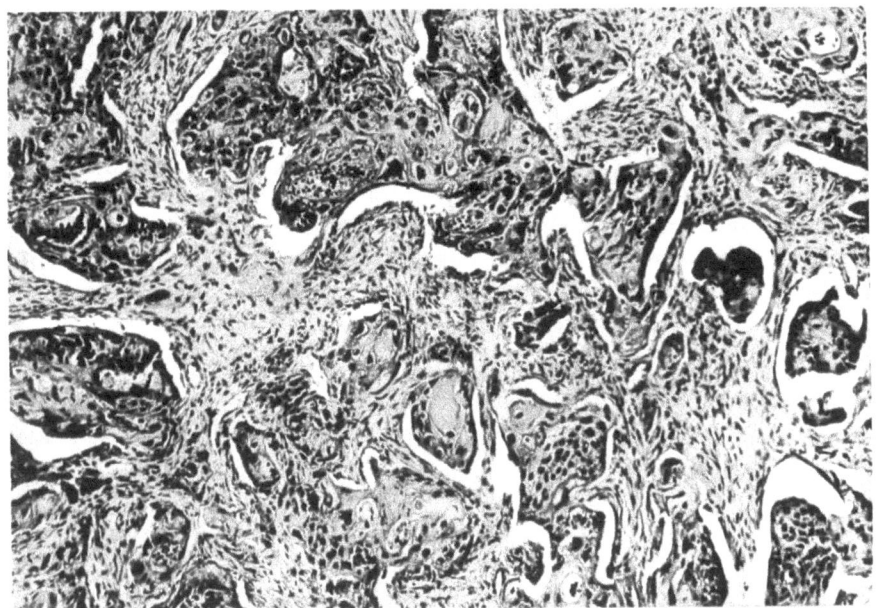

Abb. 366. Anaplastisches Plattenepithelkarzinom der Mamma mit großzelligen Tumorkomplexen. Keine Verhornung. HE. Vergr. 140 ×

schmelzungen als Folge von Ernährungsstörungen oder Verhornungsvorgängen sind ein weiteres Merkmal dieses Tumors, so daß Zysten mit verflüssigtem Inhalt entstehen. Es erscheint daher möglich, daß ein Teil der von PASTERNACK und WIRTH (1936) sowie von MENVILLE (1936) beschriebenen Plattenepithelkrebse auf dem Boden dysontogenetischer Zysten in Wirklichkeit nekrotische und *sekundäre* zystisch umgewandelte Plattenepithelkarzinome darstellt. In diesem Sinne deuten auch CORNOG et al. (1971) die zystischen Degenerationsformen in diesen Tumoren. Die höchsten Differenzierungsgrade des Plattenepithels werden in dem zumeist langsam wachsenden Cystosarcoma phylloides erreicht, so daß *differentialdiagnostisch stets an diese Möglichkeit zu denken ist* (Abb. 364). Über bilaterale metachrone Plattenepithelkarzinome in Adenokarzinomen in 2 Fällen, die einmal 12 und einmal 1 Jahr auf der kontralateralen Seite aufgetreten waren, berichten CORNOG et al. (1971). Von diesen Autoren werden 2 Karzinome als „reine" Plattenepithelkarzinome bezeichnet, und es stellt sich die Frage, ob es „primäre" Karzinome dieses Typs in der Brustdrüse gibt, die aus einer Plattenepithelmetaplasie des Gang- oder Läppchenepithels hervorgehen. Die bisherigen Erfahrungen, die am Cystosarcoma phylloides gewonnen worden sind, sprechen nicht gegen eine solche Deutung und setzen eine Stimulation zu Metaplasien voraus, die an den Basalzellen des Gangepithels angreifen müßte. Gelänge es, diese frühen Stadien der Karzinogenese beweisbar zu machen, dann könnte von einem primären Plattenepithelkarzinom der Mamma gesprochen werden. In der überwiegenden Mehrzahl dieser Karzinome jedoch stehen metaplastische Reaktionen des Epithels oder eines präexistenten Tumorgewebes eindeutig im Vordergrund (Abb. 365). Von diesen Alterationen des

Gewebes wird offensichtlich der mesenchymale Anteil nicht unbeteiligt gelassen. Neben Sklerosierungen beschreiben WILLIS (1958) bei einer 52 Jahre alten Frau und JONES (1969) bei einer 65 Jahre alten Frau Plattenepithelkarzinome der Mamma, die durch eine sarkomatös anmutende Stromakomponente gekennzeichnet waren. Hier konnte neben den Plattenepithelverbänden mit Verhornung ein spindelzelliges Mesenchym gesehen werden, das als „pseudosarkomatös" bezeichnet und als induzierte Mesenchymproliferation durch das Karzinom — wie bei einem Skirrhus — gedeutet wird. Es ergeben sich hieraus nicht nur pathogenetische sondern vor allem differentialdiagnostische Fragen gegenüber dem Karzinosarkom, auf dessen Problematik in Kapitel U eingegangen wird.

γγ) *Metastasen*

In den axillären Lymphknoten stellten die genannten Autoren Metastasen in 11 von 24 Fällen fest, wobei der metastatische Tumor in 6 Fällen aus Plattenepithelverbänden bestand. HAAGENSEN (1971) fand nur in 4 von 16 Fällen axillär Lymphknotenmetastasen nach Radikaloperation. Kasuistische Angaben über metastasierende Formen liegen von HARRINGTON und MILLER (1939) mit multiplen Hautmetastasen trotz Strahlentherapie, sowie von ESSEX und RIGG (1965) bei einer 46 Jahre alten Frau vor; über lymphogene und hämatogene Metastasierung bei wachsender Tumordifferenzierung: FOOTE und MOORE (1938) sowie JAMES und TREIB (1955).

δδ) *Zur Prognose und Therapie*

Die verhältnismäßig kleine Zahl der katamnestisch ausgewerteten Krankheitsverläufe besagt, daß die Prognose der verkrebsten Epidermoidzysten nach GESCHICKTER (1948) relativ günstig ist. Für alle Formen geben CORNOG et al. (1971) eine 5-Jahres-Überlebenszeit von 50% gegenüber allen anderen Karzinomen von 48,2% an. Von 13 Frauen nach Radikaloperation fand HAAGENSEN (1971) eine 10-Jahres-Überlebenszeit von 61%. Da die hochdifferenzierten Plattenepithelkarzinome weitgehend strahlenresistent sind, wird übereinstimmend die modifizierte oder radikale Mastektomie vorgeschlagen.

h) Karzinome mit mesenchymalen Metaplasien und Karzinosarkome

Im Zusammenhang mit der Pathogenese und Morphologie der chondro- und osteoplastischen Sarkome der Mamma (vgl. Kapitel U) sind Fragen der Klassifizierung dieser Geschwülste erörtert worden, deren unterschiedliche Komponenten den Begriff eines „malignen knorpel- oder (und) knochenbildenden Mischtumors" rechtfertigen. Steht hier die mesenchymale, das heißt sarkomatöse Komponente im Vordergrund, so liegt bei den „Karzinomen mit mesenchymaler Metaplasie" der Akzent auf dem malignen *epithelialen* Tumor, dessen Stroma die Fähigkeit gewonnen hat, Hartsubstanzen zu bilden. Als Karzinosarkom werden daher maligne epitheliale und mesenchymale Kombinationsgeschwülste aufgefaßt, die eine eigene Tumorqualität darstellen, wobei die Erfahrungen über diese Besonderheiten in der Geschwulstpathologie gering sind und in den kasuistischen Darstellungen unterschiedliche Deutungen erfahren.

α) *Karzinome mit mesenchymaler Metaplasie*

Im Vergleich zu dem häufigen Auftreten von Knorpel und Knochen in den sog. Mammamischtumoren des Hundes stellen derartige Metaplasien in der Pathologie der weiblichen Brustdrüse Seltenheiten dar. Nach PLENGE (1955) spricht eine Osteogenese im Tumor für besondere metaplastische Fähigkeiten des Karzinoms, die sich auch in den Metastasen wiederholen können. SMITH und TAYLOR (1969) beschreiben 10 Fälle von Adenokarzinom mit Knorpel- und Knochenbildung im Stroma, die sie — wie auch GONZALEZ-LICEA et al. (1967) — als direkte Umwandlung der Tumorzellen auffassen. Diese Besonderheiten haben die Prognose der Erkrankung nicht beeinflußt. HAAGENSEN (1971) erwähnt 8 Fälle mit Knorpel- und 3 Fälle mit ossärer Metaplasie und unterstreicht die ungünstige Prognose. Die harten knotigen Neubildungen können unterschiedliche Größe erreichen und sind wie die chondroosteoplastischen Sarkome auch mammographisch leicht erkennbar (vgl. Kapitel U). Der Autor verfügt über zwei Beobachtungen mit kartilaginärer und ossärer Metaplasie aus einem soliden und aus einem adenomatösen Karzinom. Vor allem in Fall 1 wird die Transformation der Tumorzellen deutlich, die mit zunehmender Entfernung von dem soliden Epithel-Lager an der Peripherie der Neubildung Grundsubstanz bilden und Wandlungen ihrer Form und Zellfunktion unterliegen. Im Zytoplasma bilden sich kleine Vakuolen aus, es treten Kerngruppen, helle Höfe und dichtere Grundsubstanzsäume um diese Zellelemente auf, die zunehmend Eigenschaften von Chondroblasten und Chondrozyten gewinnen und in einen hyalinen Knorpel von unregelmäßigem Aufbau und vermehrtem Zellgehalt übergehen (Abb. 367).

β) *Karzinosarkome*

Die sehr seltenen, aus einer malignen epithelialen und mesenchymalen Komponente aufgebauten Neoplasien haben vor allem theoretisches Interesse über die Zuordnung oder Induktion der beiden geweblichen Bestandteile erlangt. In einer zusammenfassenden allgemeinen Darstellung von 153 Karzinosarkomen von SAPHIR und VOSS (1938) wird über 3 oder 4 Fälle in der Mamma berichtet und darauf hingewiesen, daß stark anaplastische, spindelzellige Karzinome einen sarkomatösen Anteil vortäuschen können. Die Schwierigkeiten der Einordnung und Beurteilung kommen auch darin zum Ausdruck, daß HARRINTON und MILLER (1940) eine Reihe von Termini vorschlug, die die Zusammensetzung dieser Tumoren anzeigen: Karzinosarkom, Sarkokarzinom, Adenosarkom, Carcinoma sarcomatodes. Zur Pathogenese wird diskutiert, daß beide Tumorkomponenten aus einer pluripotenten Stammzelle hervorgehen oder daß epithelialer und mesenchymaler Bestandteil unabhängig voneinander im Sinne eines Kollisionstumors entstehen und schließlich, daß die Kanzerisierung eines Teiles auch die des anderen als sog. Induktionstumor bewirkt. Es liegt daher nahe anzunehmen, daß derartige Alterationen von präformierten Neubildungen ausgehen, wobei das Fibroadenom als bivalenter Mutterboden gilt (ROBB und MACFARLANE, 1958).

Unter allgemein-pathologischen Aspekten stellt der epitheliale Tumoranteil zumeist ein solides oder drüsenbildendes, wenig differenziertes Karzinom dar, das inselförmig von einem zelldichten spindelzelligen sarkomatösen Stroma um-

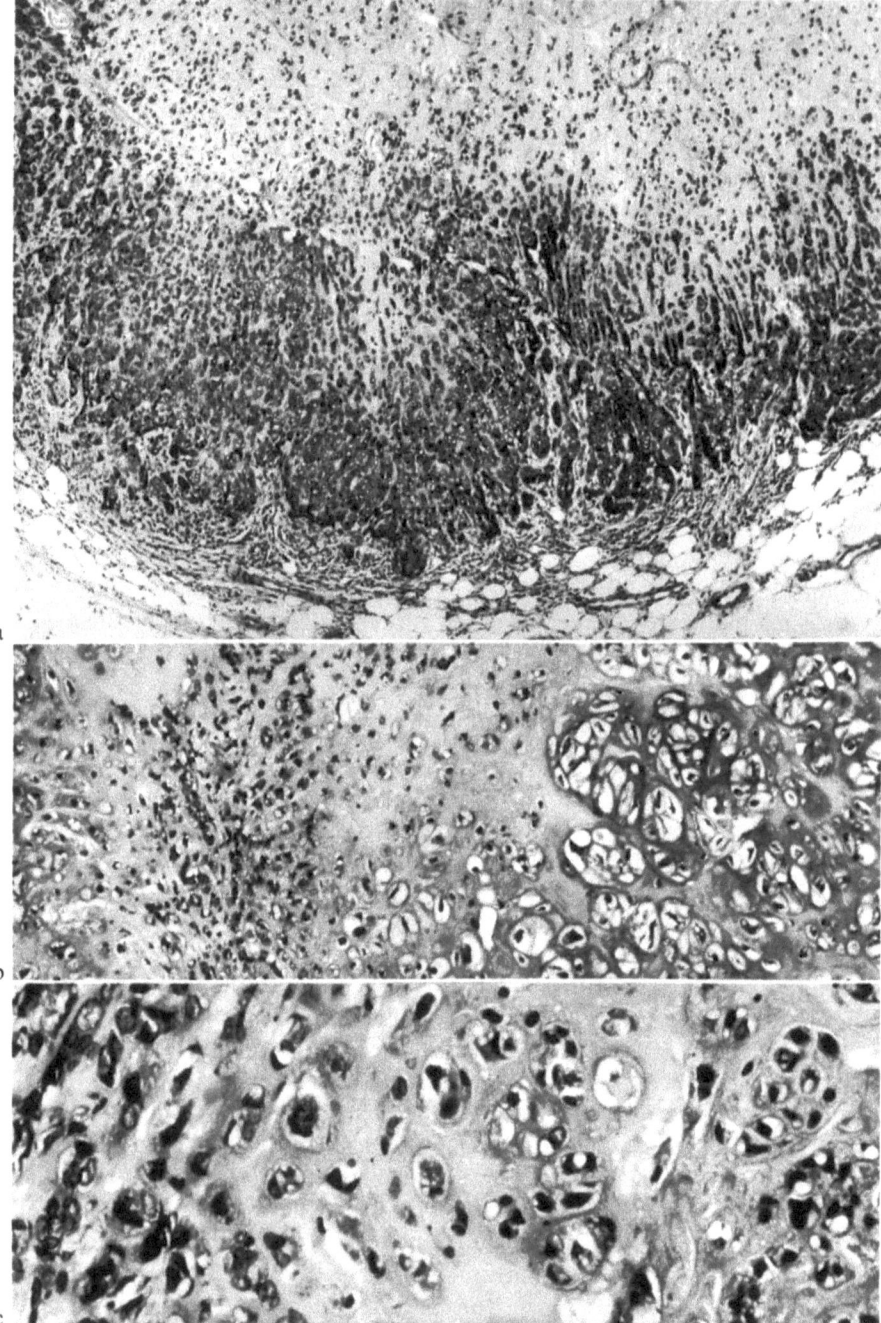

Abb. 367a–c. Karzinom mit mesenchymaler Metaplasie. (a) Randgebiet eines invasiven duktalen soliden Karzinoms mit aufgelockerten Zellformationen im Inneren. (b) Ausschnitt aus der Grenzzone mit epithelialen Geschwulstnestern in der linken Hälfte und Knorpelbildung in der rechten Hälfte. (c) Ausschnittvergrößerung mit Transformation der epithelialen Tumorzellen in Chondroblasten und Chondrozyten. HE. Vergr. 70×, 140× und 230×

geben ist und Eigenschaften eines sog. Stromasarkoms oder Fibrosarkoms annimmt. Die Verflechtung und Anaplasie beider Komponenten sowie die Aufhebung ihrer ursprünglichen Grenzen kann die histopathologische Beurteilung
außerordentlich erschweren.

αα) Pathomorphogenese im Spiegel der Kasuistik

Zur Entstehung der Karzinosarkome ist zu sagen, daß diese nicht nur seltene,
sondern stets eigentümliche „Tumor-Individuen" darstellen, die sich zwar nach
allgemeinen Regeln der Tumorkollision oder -induktion beschreiben lassen, deren histologisches Muster aber so variabel ist, daß Vergleiche schwierig und
Gesetzmäßigkeiten problematisch sind. Das trifft im besonderen für die Grenzzone oder Kontaktfläche zwischen den Geschwülsten zu, in denen der Einzeltu-
mor sein „Gesicht verliert" und in ein retikuläres oder spindelzelliges Gewebe
aufgelöst wird. In dieser Schicht einer „alternierenden Induktivität" wird das
Urteil unsicher, ob die Zellelemente epithelialen oder mesenchymalen Ursprungs
sind. Der retikulär-spindelzellige Aufbau könnte dafür sprechen, daß hier eine
Transformation in eine myoepitheliale Textur des Karzinoms vorliegt, wie sie
von ausgeprägten Formen der sklerosierenden Adenose bekannt und von HAM-
PERL (1970) in den möglichen Formen beschrieben und gedeutet worden ist.

Aus dem älteren Schrifttum liegen Berichte von SCHLAGENHAUFER (1906), HEDRÉN
(1915), von DAEVER und MCFARLAND (1918) über 21 Fälle, von KUNSMÜLLER (1920) und
anderen vor, die in einem Tumor karzinomatöse und zumeist riesenzellhaltige sarkomatöse
Anteile feststellten.

In einer pathomorphologischen Studie beschreibt KREIBIG (1925) 3 weitere Mischtumo-
ren: 1. ein Osteosarkokarzinom, das der Autor wegen des gleichzeitigen Bestehens eines
Fibroms und Kavernoms als malignes Hamartoblastom deutet, wobei das Karzinom als
Induktionstumor aufgefaßt wird; 2. ein Fibroadenosarkom ohne karzinomatösen Anteil
und 3. ein Karzinosarkom mit Lymphknotenmetastasen des Karzinoms und sarkomatösem
Rezidivtumor. Hier war das Sarkom dem Karzinom gefolgt.

Von SMITHY und CHARLESTON (1944) haben 32 maligne Mischtumoren der Brustdrüse
zusammengestellt, die sie in 2 Gruppen einteilen: Jene Formen, in denen von vornherein
zwei Geschwülste miteinander verwoben sind und in solche, in denen zwei voneinander
unabhängige maligne Tumoren in derselben Brustdrüse bestehen. Es handelt sich dabei
überwiegend um Karzinome und Sarkome. Zur ersten Gruppe zählen 22 Fälle aus der
Zeit von 1896–1940. Die Geschwulstkomponenten sind Karzinome mit Spindelzell-, Myxo-
Fibro-Riesenzell-Sarkomen. In der 2. Gruppe liegen neben Karzinomen unterschiedlicher
Reife oder Karzinommetastasen Sarkome in derselben Brustdrüse ohne unmittelbaren Kontakt vor. In beiden Gruppen ist das 5. und 6. Dezennium bevorzugt, die Schwankungsbreite
liegt zwischen dem 33. und 73. Jahr. In einer Kasuistik wird über ein 10 Jahre altes
Negermädchen mit einer diffusen 11 × 9 cm messenden Makromastie der linken Mamma
berichtet, die zu einer vorübergehenden Sekretion aus der Mamille geführt hat. Vergrößerte
Lymphknoten gaben zur Radikaloperation Anlaß. Die vergrößerte Mamma enthielt einen
malignen Mischtumor, der sich als ein Karzinosarkom erwies und Teile eines Spindelzellsar-
koms und Adenokarzinoms enthielt. In einem axillären Lymphknoten lag eine Metastase
des Karzinoms vor.

GOVAN (1945) beschreibt zwei Mischtumoren bei einer 37 Jahre und bei einer 47 Jahre
alten Frau mit langsam wachsendem Karzinom von alveolärem Aufbau und einem sarkomatösen Stroma mit Spindelzellen und Riesenzellen, dessen herdförmig quergestreifte Fasern
als myogen gedeutet wurden. HALPERT und YOUNG (1948) beobachteten ein Karzinosarkom
bei einer 43 Jahre alten Negerin mit einem dominierenden epithelialen Tumor und sarkomatös transformiertem Stroma von spindelzelligem Aufbau. Keine Lymphknotenmetastasen.
CRONKITE et al. (1949) fanden bei einer 41 Jahre alten Frau einen 4 × 3 × 2 cm kapsulierten

Tumor im oberen äußeren Quadranten der linken Mamma, der Komponenten eines undifferenzierten Adenokarzinoms und Fibromyxosarkoms ohne Lymphknotenmetastasen aufwies. Es wird angenommen, daß dieses Karzinosarkom auf dem Boden eines Fibroadenoms entstanden ist.

Zwei weitere seltsame Mammatumoren wurden von ROBB und MACFARLANE (1958) publiziert: 67 Jahre alte Frau mit einem im Durchmesser 4 cm großen Kombinations- und Kollisionstumor, bestehend aus einem oberflächlich lokalisierten skirrhösen Karzinom und einem tieferen knorpel- und knochenbildenden Sarkom. In der Zone des beidseitigen Tumorkontaktes war das Muster des einzelnen Tumors weitgehend aufgelöst und durch eine spindelzellige Grenzzone ohne Hartsubstanzen gekennzeichnet. Hier hatte entweder das Karzinom zu einer Alteration des Sarkoms geführt oder das Karzinom war so entstellt, daß es in diesem Gebiet ein Sarkom imitierte („Induktion durch Kollision"). Bei dem zweiten Fall einer 91 Jahre alten Frau war ein Karzinosarkom auf dem Boden eines Fibroadenoms entstanden, wobei der epitheliale Tumor dem Typ des intraduktalen teils invasiven Karzinoms entsprach, das in seiner Umgebung eine sarkomatöse Stromareaktion ausgelöst hatte, wobei in dem Kontaktgebiet beider Neubildungen die Grenzen verwischt waren.

Im gleichen Jahr beschreibt WILLIS (1958) ein Karzinosarkom von 7,5 cm Durchmesser bei einer 52 Jahre alten Frau, das aus einem Plattenepithelkarzinom und aus einem Spindelzell-Sarkom aufgebaut war. In den axillären Lymphknoten lag ein spindelzelliges Maschenwerk eines Tumorgewebes vor, das als myoepithelialer Anteil gedeutet wird.

Eine weitere Kasuistik von WILLIAMS und DIAMONON (1964) betrifft eine 45 Jahre alte Frau mit einem im Durchmesser 11 cm großen Tumor, der Bestandteile eines anaplastischen, zum Teil intraduktalen Karzinoms und eines herdförmig ossifizierenden Sarkoms ohne Metastasen aufwies.

ββ) *Prognose*

Da die weitere Entwicklung dieser Neoplasien in allen diesen Fällen durch eine Lymphknotenmetastasierung belastet ist, wird bei diesen Tumoren ausnahmslos die *radikale Mastektomie* vorgeschlagen. Eine Entscheidung im Schnellschnitt wird bei der Vielgestaltigkeit nur in Ausnahmen möglich sein und sollte vermieden werden. Aber auch die Paraffinschnitte zeigen die Problematik in der Deutung der Feinstrukturen auf, wobei die Merkmale der Malignität stets außer Zweifel stehen.

i) Karzinoide

Das Vorkommen „heller Zellen" in der Mamma mit neurosekretorischen Granula (S. 62, Abb. 39) läßt erwarten, daß auch in diesem Organ Tumoren des „diffusen endokrinen Zellensystems" (FEYRTER), sog. Apudome, vorkommen. Bisher waren Tumoren dieser Art nicht bekannt. Nur FEYRTER und HARTMANN (1962) erwähnen bei zwei Mammakarzinomen karzinoidartige Zellmuster. — Erstmals sind in diesem Jahre von CUBILLA und WOODRUFF (1977) 10 Karzinome beschrieben worden, in denen durch Silberfärbung und elektronenmikroskopische Untersuchungen Neurosekretgranula nachgewiesen werden konnten. Die Karzinome waren umschrieben, Größe zwischen 1 und 4 cm; histologisch Typen des invasiven, duktalen, soliden und lobulären Karzinoms. In 4 Fällen lag eine lymphogene und hämatogene Metastasierung vor. — Die Tatsache, daß erst jetzt Karzinoide in der Mamma „entdeckt" werden, stimmt kritisch und bedarf weiterer Untersuchungen (PEARSE, 1977).

4. Lobuläres Karzinom

Die Läppchen der Brustdrüse, die gleichsam das „parenchymatöse Laub" des Drüsenbaumes darstellen, unterliegen während der physiologischen Funktionsphasen in Gravidität und Laktation gesetzmäßigen Umwandlungen, die das gesamte Parenchym dieses Organs in nahezu gleicher Form betreffen. Dagegen reagieren die Lobuli bei Mastopathien und Tumoren ganz unterschiedlich und herdförmig mit progressiven und regressiven Metamorphosen, die synoptisch in Abb. 235 aufgezeigt sind. Für die morphologische Beurteilung einer aus den Drüsenläppchen hervorgehenden epithelialen Neubildung ergeben sich folgende Typen proliferativer Prozesse: Unter *Adenose* verstehen wir die allgemeine Vergrößerung des Lobulus. Diese kann durch eine Vermehrung regulärer terminaler Endsprossen (numerische Hyperplasie der Adenomeren in einem Lobulus nach BÖHMIG, 1964) mit erhaltenen Lumina zustandekommen und entspricht terminologisch der *lobulären Hyperplasie*. Derartige, an die lobuläre Grundstruktur gebundene Proliferationen werden unter besonderen hormonalen Einflüssen beobachtet. Häufiger sind epimyotheliale Hyperplasien als Ausdruck der *sklerosierenden Adenose*, die von den Lobuli ausgeht und in frühen Phasen diese Struktur widerspiegelt.

Als „*Epitheliose*" bezeichnet DAWSON (1933) intralobuläre solide Epithelproliferationen, die in der Regel mit einer Volumenzunahme und mit einer Vergröberung der Läppchenstruktur verbunden sind. Diese Epitheliosen haben unterschiedliche nosologische Bedeutung. Und gerade die ist es, die in unserem histologischen Urteil zum Ausdruck kommen soll. Daher hat der Begriff der „Epitheliose" keinen diagnostischen Rang gewonnen und drückt deskriptiv lediglich den Sachverhalt einer vom Regelbild abweichenden Epithelproliferation aus. Lobuläre Epitheliosen treten zumeist multizentrisch auf, wodurch sympathische Reaktionen in einem oder in mehreren Drüsensegmenten Ausdruck finden. Diese intralobulären Proliferationen können primär und allein die Drüsenläppchen befallen oder in Verbindung mit Mastopathieformen oder duktalen Karzinomen auftreten. Dabei ist die Frage von aktueller Bedeutung, ob und wie häufig die soliden Epithelproliferationen der Lobuli Ausgangsort eines invasiven Karzinoms sind. Die Möglichkeit, in diesen „lobulären Epitheliosen" obligate Vorstufen eines Karzinoms zu erkennen, hat seit den ersten Beschreibungen durch EWING (1919) als „precancerous change" und durch FOOTE und STEWART (1941) als „Lobular carcinoma in situ" eine ungewöhnliche wissenschaftliche und publizistische Aktivität ausgelöst, so daß in ca. 20 Jahren bis 1975 mehr als 1 700 Fälle mitgeteilt worden sind.

Die wichtigsten Arbeiten enthält folgende Zusammenstellung: FOOTE und STEWART (1941) 2 Fälle; GODWIN (1952) 1 Fall; MILLER und KAY (1956) 5 Fälle; BARNES (1959) 2 Fälle; HAAGENSEN (1962) 3 Fälle, (1971) 47 Fälle; LEWISON (1964) 1 Fall; BENFIELD et al. (1965) 13 Fälle; NEWMAN (1966) 73 Fälle; McDIVITT et al. (1967) 50 Fälle; NAZARI et al. (1967) 1 Fall; FARROW (1968) 144 Fälle; HUTTER und FOOTE (1969) 46 Fälle; CARTER et al. (1969) 4 Fälle; DÄSSLER (1969) 5 Fälle; WARNER (1969) 15 Fälle; LAMBIRD und SHELLEY (1969) 8 Fälle; HUTTER et al. (1969) 61 Fälle; HUTTER et al. (1970) 162 Fälle; KAUFMANN et al. (1975) 15 Fälle; DONEGAN und PEREZ-MESA (1972) 36 Fälle; FECHNER (1972) 17 Fälle, (1975) 38 Fälle; HAAGENSEN et al. (1972) 118 Fälle, davon 55 Fälle als lobuläre Neoplasie allein und 63 Fälle als lobuläre Neoplasie bei gleichzeitig bestehendem Karzinom; HERRMANN (1972) 7 Fälle; TOBON und PRICE (1972) 2 Fälle; MACAULAY und MITCHINSON (1973) 10 Fälle; LUDWIG et al. (1973) 8 Fälle; ASHIKARI et al. (1973) 354 Fälle; GIORDANO und KLOPP (1973) 124 Fälle; ANDERSEN (1974) 52 Fälle; WHEELER et al. (1974) 98 Fälle; WUNDERLICH und BERGNER (1974) 13 Fälle; CITOLER und ZIPPEL (1975) 98 Fälle; BÖRNER et al. (1975) 21 Fälle; DALL'OLMO et al. (1975) 24 Fälle; SACHS et al. (1976) 20 Fälle.

a) Terminologie und Kassifikation

Untersuchungen zur Histotopogenese des Mammakarzinoms haben gezeigt, daß in der Vielzahl aller malignen epithelialen Tumoren das Gangsystem Ausgangsort der Neubildung ist, ein Sachverhalt, der sich in dem heute verwendeten Begriff des „duktalen Karzinoms" mit einer präinvasiven und invasiven Phase ausdrückt. Von den Drüsenläppchen ausgehende Karzinome waren jahrzehntelang nicht bekannt, die Möglichkeiten wurden bezweifelt und auch heute ist der Nachweis des kontinuierlichen Übergangs eines infiltrierenden Karzinoms aus einem Lobulus *eindeutig* nur in wenigen Fällen gelungen (HAAGENSEN et al. 1972). Dagegen sind seit langem intralobuläre Epithelproliferationen bekannt, wodurch sich diese Lobuli im histologischen Präparat von den unveränderten Läppchen sinnfällig abheben. Im deutschen Schrifttum hat BÖHMIG (1952) derartige „solide, intrakanalikuläre Epithelwucherungen der terminalen Gänge und Drüsenbläschen ... mit auffallend gleichen Schwankungen der Kerngrößen um einen Mittelwert" im Rahmen seiner Mastopathiestudien beschrieben, nachdem im amerikanischen Schrifttum FOOTE und STEWART (1941) dieselben Epithelproliferationen als „lobular carcinome in situ" bezeichnet hatten. Dieser Terminus hat in den letzten Jahren, vor allem im europäischen Schrifttum, keineswegs nur stimulierend auf die Erforschung von Vorstufen des Mammakarzinoms gewirkt, sondern er hat auch viel Verwirrung gestiftet. Denn die histologischen und zytomorphologischen Veränderungen eines Läppchens mit Epithelproliferationen, die einem „lobular carcinoma in situ" im genannten Sinne entsprechen, entbehren der wichtigsten Kriterien der Malignität: Die Epithelzellen sind weitgehend isomorph, die Kerne relativ klein, der Chromatingehalt zwar erhöht, aber nicht ungewöhnlich, Mitosen fehlen, die Basalmembran ist intakt. Das heißt, daß für diesen Zustand einer „lobulären Epitheliose" der Terminus eines Karzinoms weder aus dem Verhalten des Proliferationsprozesses in situ noch aus seinem zytomorphologischen Muster gerechtfertigt ist, weswegen wir von einem „*sogenannten* Carcinoma lobulare in situ" gesprochen haben (BÄSSLER, 1969). Jedoch die Tatsache, daß diese intralobulären Epithelproliferationen nach feingeweblichem Nachweis und auf Grund retro- und prospektiver Untersuchungen Ausgangsort eines infiltrierenden Karzinoms sein *können*, begründet ihre Sonderstellung. Nach einer Zeit, in der man sich der Häufigkeit und Bedeutung dieser Epithelproliferationen bewußt wurde und durch radikale operative Maßnahmen die von einem invasiven Karzinom bedrohte Brustdrüse entfernte, mehren sich in den letzten Jahren Stimmen, die zu einer weiteren Differenzierung des epithelialen Proliferationsprozesses und zur Zurückhaltung in der therapeutischen Radikalität mahnen. Dieser Wandel drückt sich in der Frage aus, ob es sich hierbei in jedem Falle um eine obligate oder um eine fakultative Präkanze-

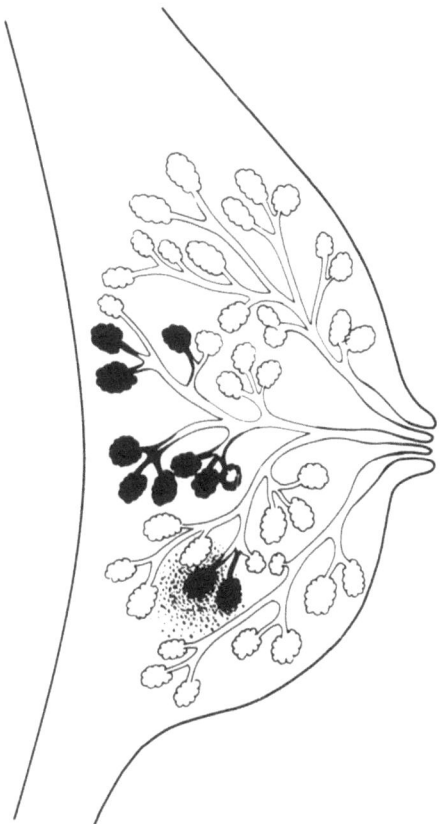

Abb. 368. Schematische Darstellung der Topik und Ausbreitung des lobulären Karzinoms. Punktierte Auflösung der Läppchenkonturen zeigt die Invasionsform an

rose handelt, die mit unterschiedlich langen Entwicklungszeiten, mit einem Wachstumsstillstand oder sogar mit einer Involution verbunden ist.

In der gegenwärtigen Diskussion dieser Fragen und nach dem durch das pathomorphologische Bild vorgegebenen Sachverhalt können unterschieden beziehungsweise identifiziert werden:

Primäres (autochthones) lobuläres Karzinom (Abb. 368).
1. *Sogenanntes Carcinoma lobulare in situ* (Kurzform nach HAMPERL 1972: Clis), lobuläre Neoplasie (HAAGENSEN, 1971), lobuläre Präkanzerose.
2. *Invasives lobuläres Karzinom*, kleinzelliges Karzinom (small cell carcinoma) mit sog. ,,indian-file"-Muster.

Sekundäres (fortgeleitetes) lobuläres Karzinom
1. Lobuläres Karzinom bei intraduktalem per continuitatem übergreifenden Karzinom.
2. Lobuläres Karzinom in den Randzonen invasiver duktaler Karzinome.

b) Sogenanntes Carcinoma lobulare in situ — lobuläre Präkanzerose

Die intralobulären Epithelproliferationen betreffen in der Regel mehrere Läppchen und Läppchengruppen und einbeziehen häufig terminale intra- und extralobuläre Gangsegmente. Diese weisen, wie Abb. 369 zeigt, gleichartige Zellproliferationen von solider Beschaffenheit auf und verdeutlichen, daß hierbei das periphere lobulo-duktale Segment erkrankt ist.

α) Häufigkeit

Die Zahlenangaben unterliegen großen Schwankungen und zeigen eine Frequenzzunahme in den letzten Jahren an. Dabei ist zwischen nicht-invasiven und invasiven Karzinomen zu differenzieren. Unter den Karzinomen der weiblichen Mamma tritt das lobuläre Karzinom in 0,6–10,2% (WARNER, 1969) auf, wobei die Studien seit 1965 Mittelwerte von 5–10% nennen (LEWISON, 1965; NEWMAN, 1966; HUTTER et al., 1969; ASHIKARI et al., 1973). Nach eigenen Befunden konnte die in-situ-Form in 2–3% festgestellt werden; kleinzellige Karzinome fanden sich in 5–7%. Es bleibt jedoch zu prüfen, ob alle kleinzelligen und in der Regel anaplastischen Karzinome den Lobuli entstammen und invasive lobuläre Karzinome de facto sind. ANDERSON (1974) gibt ähnliche Werte (1,5 zu 5%) an.

β) Altersverteilung

Übereinstimmend ist festgestellt worden, daß das lobuläre Karzinom *vor der Menopause* auftritt (in 67% nach FARROW, 1968), etwa im Alter von 44–53 Jahren (48,3) bei Schwankungen von 26–83 Jahren. Das heißt, die nicht-invasive Phase wird einige Jahre vor dem invasiven Typ beobachtet (NEWMAN, 1966; ASHIKARI et al., 1973). Während HAAGENSEN (1971) eine Verminderung der lobulären Neoplasie in der Postmenopause ermittelte, unterstreicht FECHNER (1972) gerade eine Häufung dieses Prozesses bei älteren Frauen jenseits des 60. Jahres. Auch im neuesten Schrifttum geben WHEELER et al. (1974) ein durchschnittliches Alter von 43,9 Jahren und DALL'OLMO (1975) im Mittel 46 Jahre an. In der Mamma virilis ist bislang kein lobuläres Karzinom entdeckt worden. Negerinnen sind in 3,8% beteiligt.

γ) Klinik

Die Eigenart der diskreten Epithelproliferationen in einigen Drüsenläppchen macht verständlich, daß es klinisch nicht möglich ist, ein Carcinoma lobulare in situ in frühen Stadien zu erfassen. Erst bei Einbeziehung von Läppchengruppen und Milchgängen oder bei polytoper Entwicklung des Tumors können umschriebene Anschwellungen oder Konsistenzvermehrung im Drüsenkörper auftreten. Nach HUTTER et al. (1969) konnten bei 61 Erkrankten mit 109 lobulären, teilweise bilateral ausgebreiteten Karzinomen nur in 4% auf ein Karzinom verdächtige Symptome festgestellt werden. In 55 Brustdrüsen dieser Serie wurden benigne Veränderungen vermutet. Die Biopsien ergaben aber 44 lobuläre Karzinome bei 11 gutartigen Prozessen. Die Regel aber ist, daß das lobuläre Karzinom zufällig bei Probeexzisionen aus anderen Gründen entdeckt wird. Als solche werden genannt: fibrös-zystische Mastopathie, sklerosierende Adenose, Papillome, Papillomatosen, Fibroadenome und entzündliche Prozesse (WARNER,

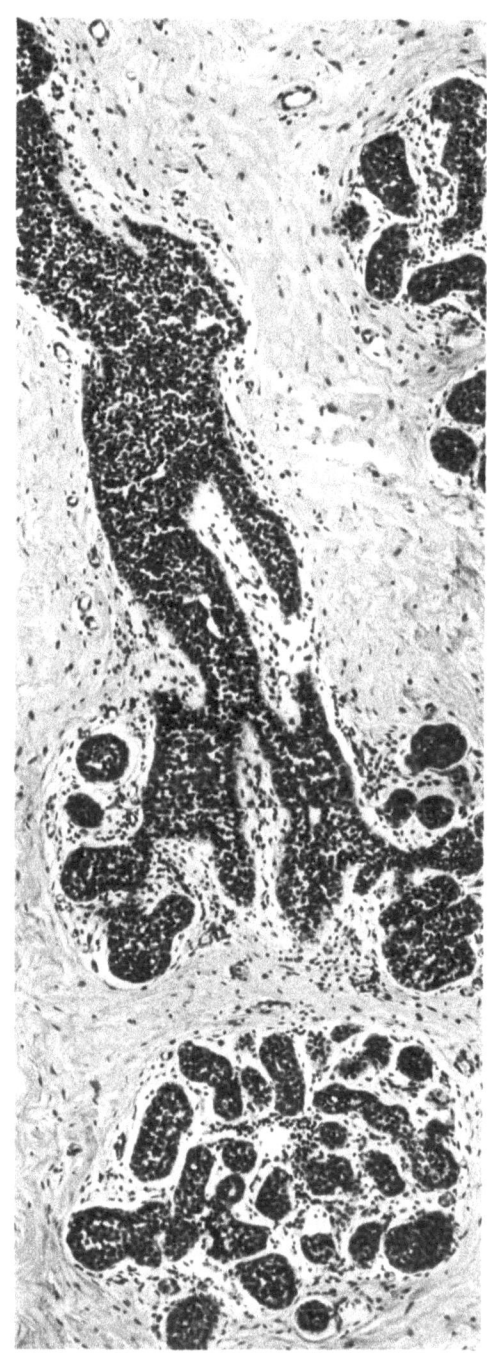

Abb. 369. Sogenannte Carcinoma lobulare in situ, lokalisiert in einem peripheren lobulo-duktalen Segment. HE. Vergr. 40 ×

1969). Selten werden Schmerzen oder Sekretionsvorgänge erwähnt (LEWISON, 1965; McDIVITT et al., 1967).

Mammographisch ist ein kleines lobuläres Karzinom nicht zu diagnostizieren, es sei denn, der Tumor hat radiologisch erkennbare Mikrokalzifikationen erzeugt. Das ist nach SNYDER (1966) in 20–30% der Fall, nach GERSHON-COHEN (1970) in 30%. Nach HUTTER et al. (1969, 1970) werden sogar in 57% keine mammografischen Abweichungen vom Regelbild festgestellt. In 43% der Brustdrüsen mit einem histologisch verifizierten lobulären Karzinom in situ ergab sich ein pathologischer Befund. Wichtigster Hinweis sind die bekannten gruppierten Mikrokalzifikationen, die sowohl im Drüsenläppchen wie auch neben dem Tumor beobachtet wurden. Die Autoren unterstreichen gerade hierbei die bekannte Erfahrung, daß ein negatives oder uncharakteristisches Mammogramm ein lobuläres Karzinom nicht ausschließt.

δ) Pathomorphologie

Das lobuläre Karzinom hat in besonderem Maße die Eigenschaft, in mehreren Läppchen, das heißt *multizentrisch* aufzutreten und befällt in hoher Frequenz die kontralaterale Brustdrüse. Diese Neoplasien in der kontralateralen Mamma werden simultan mit dem ipsilateralen Tumor oder sukzedan beobachtet. In der Vielzahl der Publikationen wird zu dieser Frage Stellung genommen, da sich hieraus schwerwiegende diagnostische und therapeutische Konsequenzen ergeben (ROBBINS und BERG, 1964; URBAN, 1967). Die im früheren Schrifttum bemerkenswert hohen Prozentsätze sind z.T. auf zu kleine Untersuchungszahlen zurückzuführen (BENFIELD et al., 1965). Prozentuale Angaben liegen vor von: NEWMAN (1963): 23%; LEWISON und FINNEY (1968): 47%; FARROW (1968): 10%; (1970): 18%; HUTTER et al. (1970) in der Gruppe 1949–1965: 31%, davon hatten 13% simultane kontralaterale lobuläre Karzinome. HAAGENSEN (1971) gibt 25% als untersten Wert an. DONEGAN und PEREZ-MESA (1972) fanden 34,8%, ASHIKARI et al. (1973) 23% beim infiltrierenden Karzinom. Die höchsten Werte fanden HUTTER und FOOTE (1970) mit 64% bilateralen und 43% simultanen-bilateralen Karzinomen. Als *Mittelwert kann 25–30% gelten.*

Wenn auch zu unterstellen ist, daß unterschiedliche Wertungen diese Angaben beeinflussen, so besteht andererseits kein Zweifel daran, daß dieser Tumor schon in seinem Beginn zu einer örtlichen Ausbreitung neigt, die sich lange Zeit unbemerkt fortentwickelt. Ferner zeigen multizentrisches und bilaterales Auftreten an, daß eine karzinogene Noxe an vielen Stellen des lobulären Epithels angreift.

αα) Histologie und Zytomorphologie

Das Gewebsbild des nicht-invasiven lobulären Karzinoms ist durch eine Proliferation weitgehend isomorpher, verhältnismäßig kleiner Epithelzellen bestimmt, die die Lumina der anatomischen Einheit des Lobulus allein oder mit den zugehörigen terminalen Gangsegmenten völlig ausfüllen (Abb. 369). Gewöhnlich sind einzelne Läppchen oder Läppchengruppen betroffen und nur ganz selten breitet sich die Epithelproliferation kontinuierlich so aus, daß auch mikroskopisch und subjektiv der Wachstumsprozeß als Tumor imponiert. In frühen Entwicklungsstadien sind Kontur und Größe des Lobulus wenig verändert. Mit zunehmender Zellvermehrung schwinden die ursprünglichen Lumina völlig, wobei die luminale Epithelreihe durch die proliferierenden basalen Zellen abgehoben und schließlich ersetzt wird. Das Myoepithel bleibt als diskontinuierlicher Zellsaum auf der Basalmembran erhalten. Je stärker die Epithelproliferation, desto mehr nehmen die Endsprossen an Volumen zu und bilden kugelförmige Zellballen, die kompakte Zellkomplexe bilden und örtlich zu Verdrängungserscheinungen führen. Die einzelnen Endsprossen können ungleichmäßig befallen sein, wobei man häufig den Eindruck einer segmentalen Ausbreitung und der sukzedanen Einbeziehung von benachbarten Läppchen gewinnt. Diesen Sachverhalt beschreibt HAMPERL (1972) als appositionelles Wachstum durch Verschmelzung mehrerer Herde. Damit erklärt sich zum Teil, daß das lobuläre Karzinom in situ multizentrisch auftritt (Abb. 376). Von Bedeutung ist in diesem Zusammenhang auch die Einbeziehung von intra- sowie von extralobulären Abschnitten des peripheren Gangsystems, welches offensichtlich dem gleichen Proliferationsimpuls unterliegt (FECHNER, 1972). Das Zellbild ist in beiden Abschnitten gleich, das heißt, daß auch im Gangsegment jene kleinen Zellen dominieren, die dem primär-lobulären Prozeß eigen sind (Abb. 369).

Zytomorphologisch wie auch elektronenoptisch handelt es sich um kleine polygonale Epithelzellen mit runden Kernen von mittlerem Chromatingehalt, wobei Mitosen fehlen oder ganz selten zu beobachten sind. Das Zytoplasma ist hell, die Kerne heben sich zumeist scharf ab. Nicht regelmäßig aber häufig zeigen einzelne Zellen oder Gruppen eine auffällige Transparenz, weswegen FOOTE und STEWART (1941) von „pagetoiden" Zellen gesprochen haben (Abb. 372a).

Vergleicht man zahlreiche Formen dieses sogenannten Carcinoma lobulare in situ, so fällt auf, daß diese durchaus unterschiedliche Zelldichten und insbesondere unterschiedliche Kerne und Größenordnungen haben können (Abb. 370–372). Daher hat HAAGENSEN (1971) vorgeschlagen, als *Typ A* (Abb. 370) diese gleichmäßigeren Zellen mit hellem Zytoplasma von einem *Typ B* zu unterscheiden, dessen Zellen größer, ungleichmäßiger und dessen Kerne hyperchromatisch sind (Abb. 371 u. 372). Das bedeutet, daß der Typ B zytomorphologische Eigenschaften eines eindeutig proliferativen und progressiven Prozesses hat, während Typ A eine Transformation in einen malignen Tumor nicht erwarten lasse. HAAGENSEN (1971) nimmt an, daß ein Teil des Types A in der Menopause rückbildungsfähig ist – daher sein Terminus „lobular neoplasia" – oder daß die Kanzerisierung hierbei so langsam abläuft, daß davon keine ernste Gefahr ausgeht. CITOLER und ZIPPEL (1975) stellten fest, daß bei Typ A sehr viel weniger Lobuli als bei Typ B (4 : 19) befallen sind. – Zur Frage der *Schleimbildung* im lobulären Karzinom GAD und AZZOPARDI (1975) sowie CITOLER und ZIPPEL (1977) mit dem Ergebnis, daß der Typ B einen höheren Mukopolysaccharidgehalt hat und mit gesteigerter Zelltypie korreliert ist. TOKER (1974) versucht die morphologischen Übergänge aus einer Dysplasie in ein Carcinoma in situ zu erfassen und gibt 3 Entartungstypen an, wobei Typ I (Dysplasie) in 4%, Typ III (Carcinoma in situ) in 21% nach jeweils 10 Jahren von einem invasiven Karzinom gefolgt sind.

Wenn auch aufgrund eigener Beobachtungen zytomorphologische Differenzen dieser intralobularen Proliferationen zu sehen sind, so bleibt eine dritte Gruppe zu berücksichtigen, in der beide Zelltypen zugleich vorliegen (Abb. 371). In dem begründeten und erforderlichen Bestreben, morphologische Eigenschaften einer Zelle oder einer Zellgruppe mit prognostischen Parametern zu korrelie-

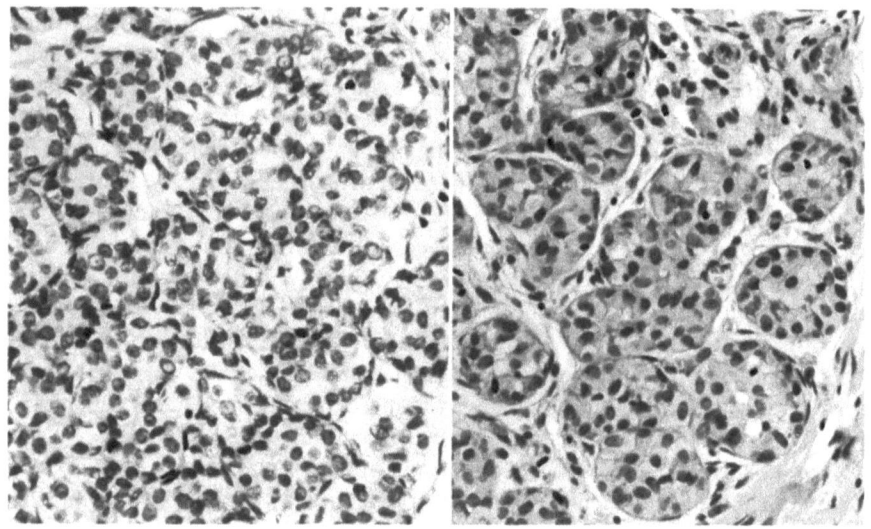

Abb. 370. Sogenannte Carcinoma lobulare in situ vom Typ A der lobulären Neoplasie (nach HAAGENSEN). Helles Zytoplasma gleichmäßig proliferierter Epithelzellen mit nahezu isomorphem Kernmuster. HE. Vergr. 230×

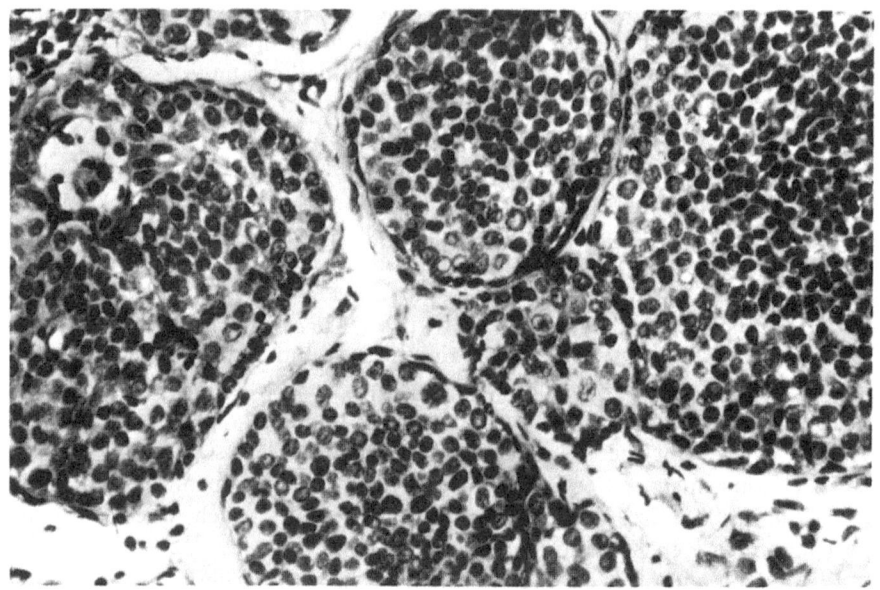

Abb. 371. Sog. Carcinoma lobulare in situ mit einigen hellen Epithelzellen (Typ A) in der Peripherie der erweiteren Endsprossen des Läppchens und proliferierten hyperchromatischen Zellkernen in den zentralen Anteilen (Typ B). Myoepithelzellschicht in der Peripherie eindeutig erhalten. HE. Vergr. 240×

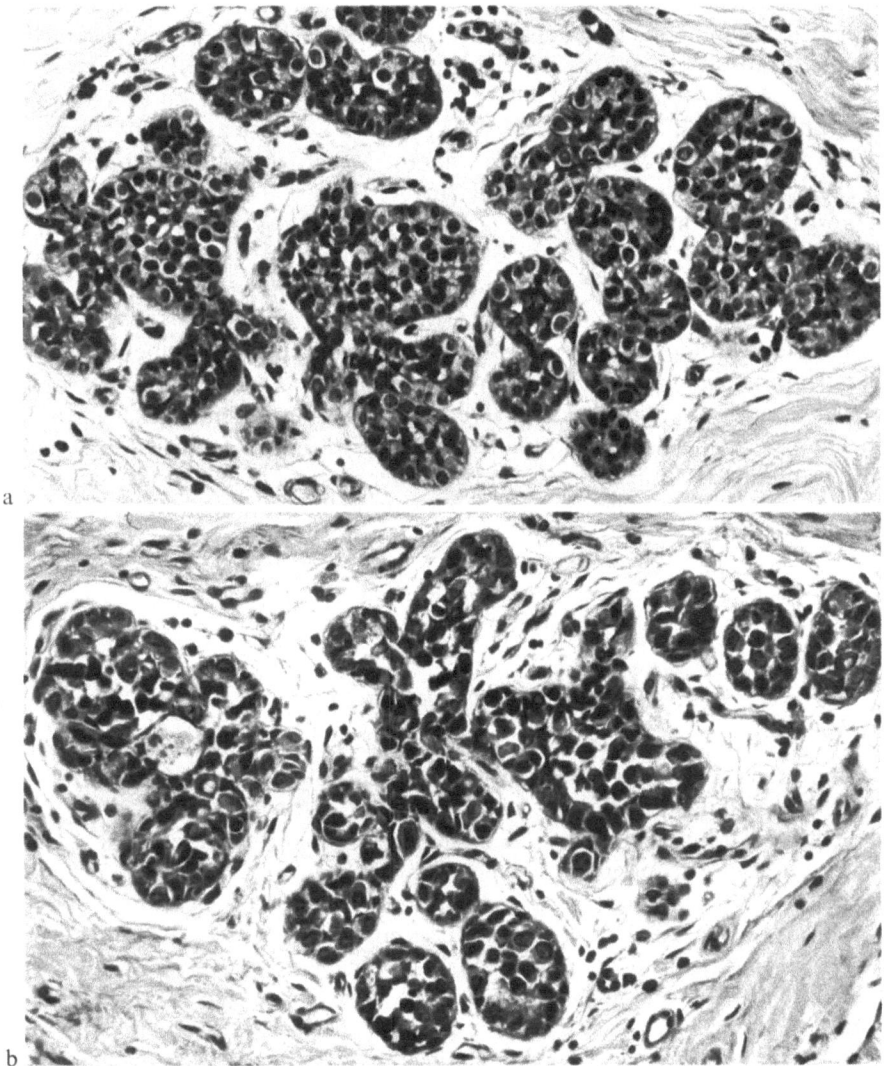

Abb. 372a u. b. Carcinoma lobulare in situ. (a) Drüsenläppchen mit stark proliferierten, atypischen Epithelzellen und hyperchromatischen Kernen mit Ausbildung „pagetoider" Zellen. (b) Drüsenläppchen mit gesteigert atypischen Zellen mit Kernhyperchromasie als Ausdruck eines Carcinoma lobulare in situ. HE. Vergr. 240 ×

ren, sollte bei der Beurteilung dieser intralobulären Epithelproliferationen davon ausgegangen werden, daß die *Gefahr eines invasiven Wachstums umso größer ist, je atypischer nach Qualität und Quantität der Prozeß* ist (Abb. 372). Das heißt, daß bei dem sogenannten Carcinoma lobulare in situ die Möglichkeit und Wahrscheinlichkeit eines invasiven Wachstums gegeben ist, und zwar umso eher, je länger die Veränderungen bestehen und je stärker sich die Proliferationsneigung nach zytomorphologischen Kriterien äußert. Hier wie bei allen Präkan-

zerosen anderer Standorte besteht für den Einzelfall kein zwingender Schluß
für eine fortschreitende Kanzerisierung, sondern lediglich die an der Erfahrung
orientierte statistische Wahrscheinlichkeit (BÜNGELER und DONTENWILL, 1954).
Daher ist der Terminus „Carcinoma" lobulare in situ nicht korrekt und mit
zwingenden Schlußfolgerungen notwendigerweise überlastet. Es wird allerdings
müßig sein, eine Änderung herbeizuführen. Wichtig ist die Erarbeitung des
„Stellenwertes" dieser Veränderungen in der Wertskala maligner epithelialer
Tumoren der Mamma, die auch gegenwärtig keineswegs abgeschlossen ist, da
alle prospektiven Studien nach Exzisionsbiopsien am wachsenden Identitätsver-
lust leiden. Es erscheint daher begründet, das sogenannte Carcinoma lobulare
in situ als eine *lobuläre Präkanzerose* zu verstehen.

Wenn die zytomorphologischen Merkmale einen eindeutig proliferativen Prozeß mit einem gesteigert atypischen Epithel anzeigen, dann erst ist der Begriff des
Carcinoma lobulare in situ berechtigt (Abb. 372). Allerdings bleibt auch heute offen,
welchen Rang die hellzelligen Proliferate (Typ A) einnehmen, das heißt, ob sie lediglich eine fakultative Präkanzerose sind und über viele Jahre unverändert persistieren, ob sie auch den Boden intensiver oder atypischer Proliferationen darstellen
oder sogar involutionsfähig sind, wenn sich hormonale Einflüsse vermindern.

In *Fibroadenomen* vorkommende lobuläre Karzinome in situ sind von MCDIVITT et al.
(1967); von GOLMANN et al. (1969) sowie von BUZANOWSKI-KONAKRY et al. (1975) beschrieben worden (vgl. Kapitel P).

ββ) Zytophotometrie

Untersuchungen über den DNS-Gehalt des lobulären Karzinoms von SACHS
(1971) ergaben sowohl für die in-situ-Phase wie für die invasive Form ein diploi-
des Verteilungsmuster. Auch LUDWIG, OKAGAKI, RICHART und LATTES (1973)
stellten in der Mehrzahl dieser Neubildungen diploide bis tetraploide Verteilungen, seltener Aneuploidie fest, und zwar unabhängig davon, ob der Tumor
als „in situ" zu bezeichnen war oder invasiv wuchs. Hierbei wurde einmal
der Chromosomensatz mit der Zahl 47 bestimmt. Diese Ergebnisse entsprechen
den DNS-Messungen an anderen endokrin-abhängigen Tumoren mit einer weitgehend konstanten, diploiden Verteilung, die im Gegensatz zu hormonal unabhängigen Geschwülsten steht, wobei die Mehrzahl der Mammakarzinome mit
aneuploidem Muster zählt. In neuen Studien fand STEGNER (1975) ausschließlich
diploide Häufungen der Meßwerte, aber keine für ein Karzinom typisches DNS-
Verteilungsmuster (Abb. 373). Der Autor schließt daraus, daß der Umschlag
in das abnorme DNS-Muster entweder unmittelbar vor einer Invasion erfolgt
oder daß dieser Wandel bisher zytophotometrisch nicht erfaßt worden ist. Über
weitere zytophotometrische Ergebnisse und Zellkernparameter berichten SACHS
et al. (1976).

γγ) Elektronenmikroskopie

Untersuchungen zur Feinstruktur und Pathogenese des lobulären Karzinoms
von SCHÄFER und BÄSSLER (1969), CARTER et al. (1969), OZELLO (1971, Lit.),
TORBON und PRICE (1972) haben gezeigt, daß in der präinvasiven Phase große
und helle, weitgehend isomorphe Zellen dominieren (sog. B-Zelle oder Hauptzelle), welche neben Mitochondrien, Glykogendepots, intrazytoplasmatische Lu-

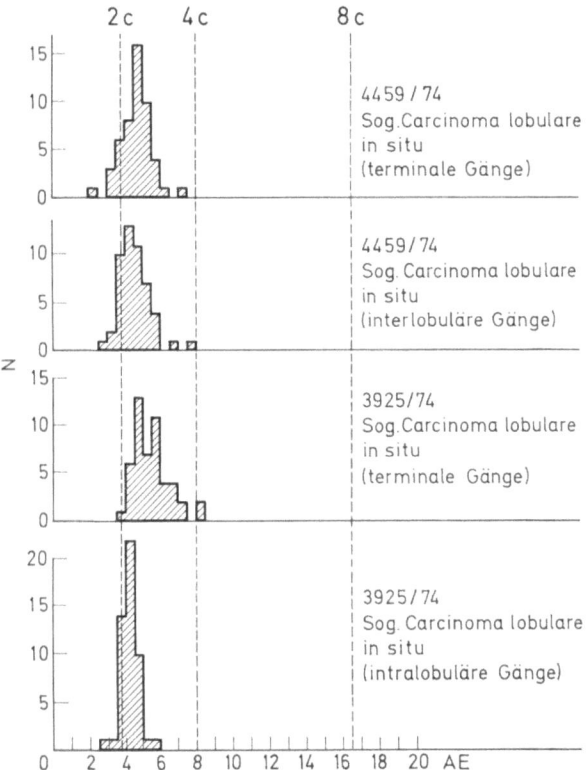

Abb. 373. Zytophotometrische Befunde beim sog. Carcinoma lobulare in situ (nach STEG-
NER, 1975). Histogramme mit Häufung der Meßwerte im diploiden und hyperdiploiden
Bereich als Ausdruck der Proliferation. Keine karzinom-typische DNS-Verteilung

mina und Mikrobodies enthalten (Abb. 294). Ferner konnten zytoplasmatische
Filamente unterschiedlichen Ausmaßes nachgewiesen werden. Der kontinuierlichen Basalmembran liegen Myoepithelzellen auf, die je nach dem Proliferationszustand des Epithels abgeflacht, komprimiert oder gedehnt sind (SCHÄFER
und BÄSSLER, 1969; OZELLO, 1971).

Für die Zytogenese der Tumorzellen des lobulären Karzinoms geht es um
die Frage, ob die im Zytoplasma vorkommenden Filamentbündel eine Identifikation mit den Leiomyofilamenten der myoepithelialen Zellen gestatten oder nicht.
Eigene Studien ergaben einen mittleren Filamentdurchmesser von 50–60 Å, CAR-
TER et al. (1969) fanden eine Gruppe von 50 Å mit einer Periodik von 70–80 Å,
die eher für Myofibrillen als für Tonofibrillen mit längeren Perioden sprechen.
Diese Unterschiede sind sehr gering und zeigen die Potenz einer Faserbildung
in den Tumorzellen an. Nach eigenen elektronenmikroskopischen Untersuchun
gen sind wir der Meinung, daß das lobuläre Karzinom als epithelialer, hellzelliger
Tumor von den *Basalzellen des Läppchenepithels ausgeht* und die Fähigkeit
der Tono- und Myofibrillenbildung gewinnt. Die myoepithelial-differenzierten
Zellen, d.h. die ausgereiften Myoepithelien, liegen der Basalmembran auf und

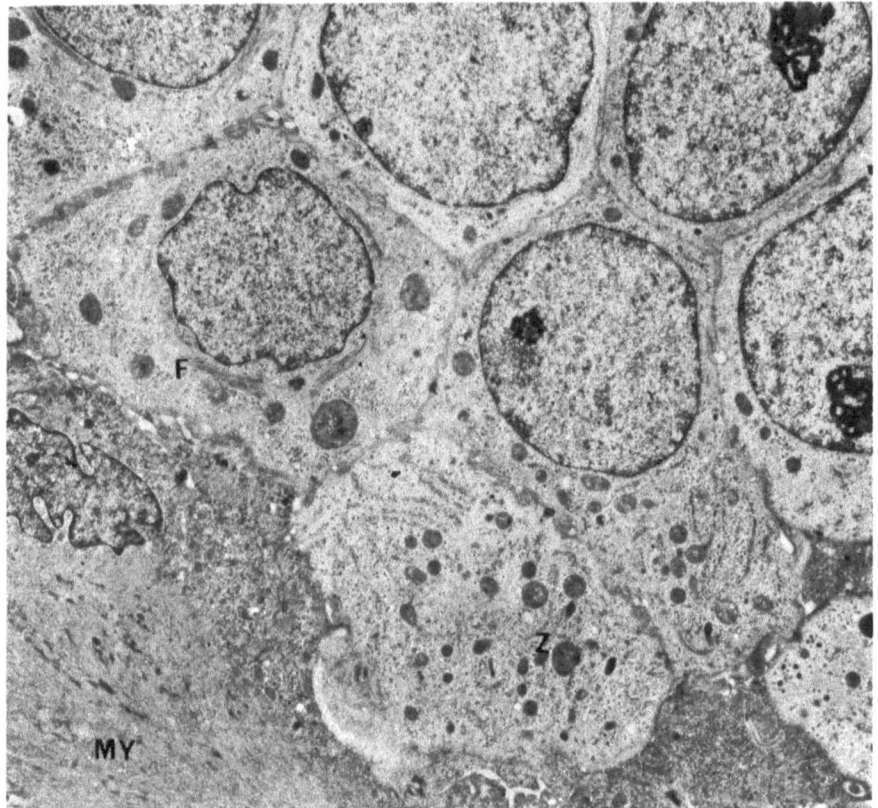

Abb. 374. Epithelzellgruppe aus einem sog. Carcinoma lobulare in situ mit weitgehend isomorphen Zellen, umgeben von einer erhaltenen Myoepithelzellschicht (*MY*). Intraplasmatische Filamente (*F*) und Zytosome (*Z*). EM-Vergr. 6900 ×

bleiben in der in-situ-Phase als schmaler Zellsaum erhalten (Abb. 374). Die hellen Basalzellen stellen damit den Mutterboden für diese Zellproliferation dar, wobei die pagetoiden Zellen als Varianten aus dieser Matrix aufgefaßt werden. Eine Identifikation mit Myoepithelzellen halten wir daher nicht für gerechtfertigt.

δδ) Untersuchungstechnik

Von LAMBIRD und SHELLEY (1969) ist hervorgehoben worden, daß das lobuläre Karzinom in 47,8% in einer zirkumareolären Zone von 5 cm im Durchmesser mit Bevorzugung der oberen Quadranten vorkomme und sich von hier radial ausbreite. Klinische Erfahrungen und eigene Untersuchungen zeigen jedoch, daß dieser Tumor ebenso in den lateralen Quadranten auftreten kann. Für Routineuntersuchungen sollen von Probeexzisionen daher 8–10 Paraffinblöcke geschnitten werden. Dann sind als Zufallsbefunde bei benignen Erkrankungen in 1,5% lobuläre Karzinome zu erwarten (LAMBIRD et al., 1969). Ein diagnostisches Urteil allein aufgrund eines Gefrierschnittes wird übereinstimmend als unzulänglich und gefährlich bezeichnet. *Stets sollten* als Kriterien operativer Maßnahmen *die Paraffinschnitte abgewartet werden* (BENFIELD et al., 1965; NEWMAN, 1963, 1965; WARNER, 1969). HUTTER, SNYDER et al. (1969) empfehlen nach makroskopischer Befunderhebung und Gewebeentnahme für den Gefrierschnitt, das Präparat in toto zu röntgen und auch erst dann das Material für die Paraffineinbettung gezielt nach dem mammografischen Befund auszuschneiden. Mit dieser einfachen und nicht aufwendigen Methode wird das Trefferergebnis wesentlich erhöht.

ε) *Prognose des sog. Carcinoma lobulare in situ*

Die Kardinalfrage in der Beurteilung dieser intralobulären Epithelproliferationen ist deren prospektive Potenz, die sich nach dem pathohistologischen Aspekt nicht sicher voraussagen läßt. Alle bisherigen Erfahrungen besagen, daß das sog. Carcinoma lobulare in situ zunächst an die natürlichen Grenzen des Lobulus sowie des zugehörigen Gangsegmentes gebunden bleibt und nach einem nicht abschätzbaren, vieljährigen Intervall in ein invasives Wachstum übergehen kann. Es ist auch heute nicht sicher, ob alle Formen dieses Prozesses einer derartigen Transformation im Sinne einer Kanzerisierung mit invasiver Tumorausbreitung unterliegen, vor allem wissen wir nicht, wann dies geschieht, da keine zuverlässigen histologischen Merkmale bekannt sind, die eine drohende Infiltration anzeigen. Morphologische Hinweise dafür könnten elektronenmikroskopisch erfaßbare Protrusionen des Zytoplasmas dieser Epithelzellen außerhalb der Basalmembran sein (OZZELLO, 1971, 1971). ANDERSEN (1975) beschreibt in diesem Zusammenhang ebenfalls basale Zellprotrusionen und Defekte der Basalmembran, die mit Retikulinfärbungen in etwa der Hälfte seiner Beobachtungen aufgedeckt werden konnten. Im Schrifttum liegen nur wenige Abbildungen vor, die eine kleinzellige Tumorinvasion aus einem lobulären Karzinom in situ eindeutig belegen (HAAGENSEN et al., 1972, eigene Beobachtung, 1969), während in der Mehrzahl anderer Fälle die Koinzidenz von Carcinoma lobulare in situ und einem kleinzelligen Karzinom für diesen Zusammenhang spricht. Für die prognostische Beurteilung sind eine große Zahl katamnestischer Untersuchungen zur Feststellung des kumulativen Risikos mit differierenden Ergebnissen vorgenommen worden.

McDIVITT et al. (1967) fanden ipsilateral in 9 von 40 Fällen mit Carcinoma lobulare in situ ein invasives Wachstum, nach einem zeitlichen Intervall von 2–23 Jahren. Das ermittelte progressive kumulative ipsilaterale Risiko besagt, daß in 5 Jahren bei 10% von Erkrankten mit lobulärem Karzinom in situ ein invasives Wachstum zu erwarten ist; nach 10 Jahren bei 15%, nach 15 Jahren in ca. 30%.

Kontralateral ist das Risiko etwas geringer und beträgt nach 10 Jahren 10%, nach 15 Jahren 15% und nach 25 Jahren 25%.

Aus der großen Zahl von Studien zur prospektiven Entwicklung des in-situ-Prozesses sind in Tabelle 42 einige wichtige Ergebnisse mit weitgehend übereinstimmenden Daten aufgeführt. Ferner sei auf die ausführlichen Angaben von HUTTER et al. (1970) mit Beobachtungen von 1939–1968 hingewiesen, wonach das Carcinoma lobulare in situ als „preinvasive cancer" bezeichnet wird, da nach Exzisionsbiopsie in 35% in derselben Mamma ein Karzinom zu erwarten ist und in 13% ein simultan bilateraler Tumor bestehe. Aus dem neuen Schrifttum sind die Ergebnisse von ANDERSEN (1974a, b) (vgl. Tabelle 42) zu nennen sowie die Arbeit von WHEELER et al. (1974), die zu beträchtlich abweichenden Daten kam: Von 98 Fällen mit Carcinoma lobulare in situ aus einer 16jährigen Beobachtungszeit wurden

Tabelle 42. Prognostische Beurteilung des sog. Carcinoma lobulare in situ

	HUTTER und FOOTE (1969)	HAAGENSEN et al. (1972)	ANDERSEN (1974)	Gesamtzahl
Zahl der Fälle	46	47	43	136
Beobachtungzeit	4–27 Jahre	4–24 Jahre (∼ 9 Jahre)	2–28 Jahre	2–28 Jahre
Ipsilateral				
Zahl der untersuchten Brustdrüsen	40	22	38	100
Zahl der invasiven Karzinome	10	5	8	23 = 23,0%
Kontralateral				
Zahl der untersuchten Brustdrüsen	46	47	43	136
Zahl der invasiven Karzinome	4	5	4	13 = 9,5%
Gesamtzahl der untersuchten Brustdrüsen	86	69	81	236
Gesamtzahl der nachfolgenden Karzinome	14 = 16,3%	10 = 14,5%	12 = 14,7%	36 = 15,2%

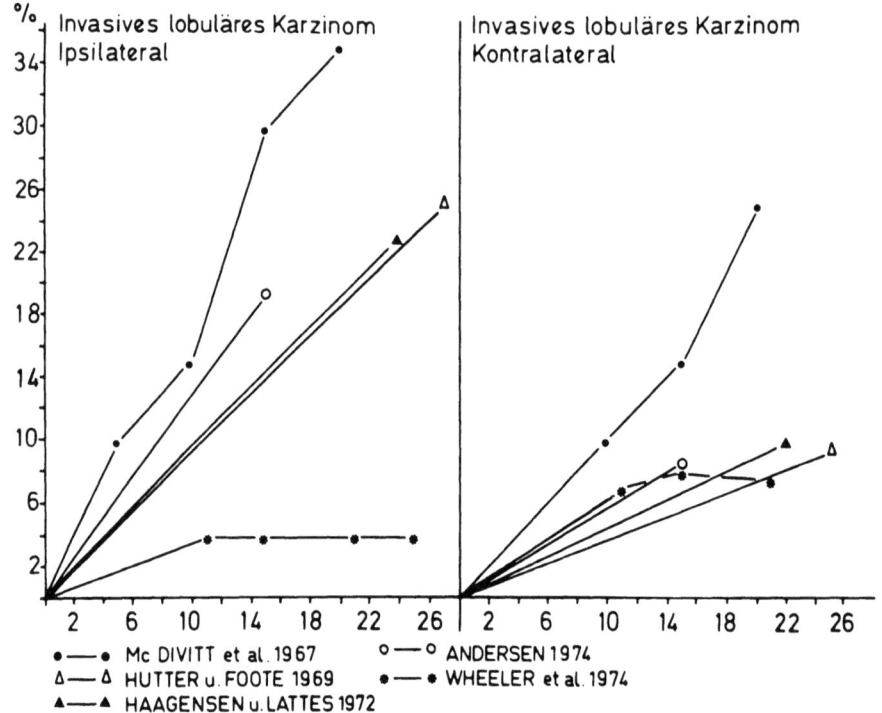

Abb. 375. Schematische Darstellung zur prospektiven Entwicklung eines invasiven Karzinoms aus dem sog. Carcinoma lobulare in situ nach mehreren Autoren

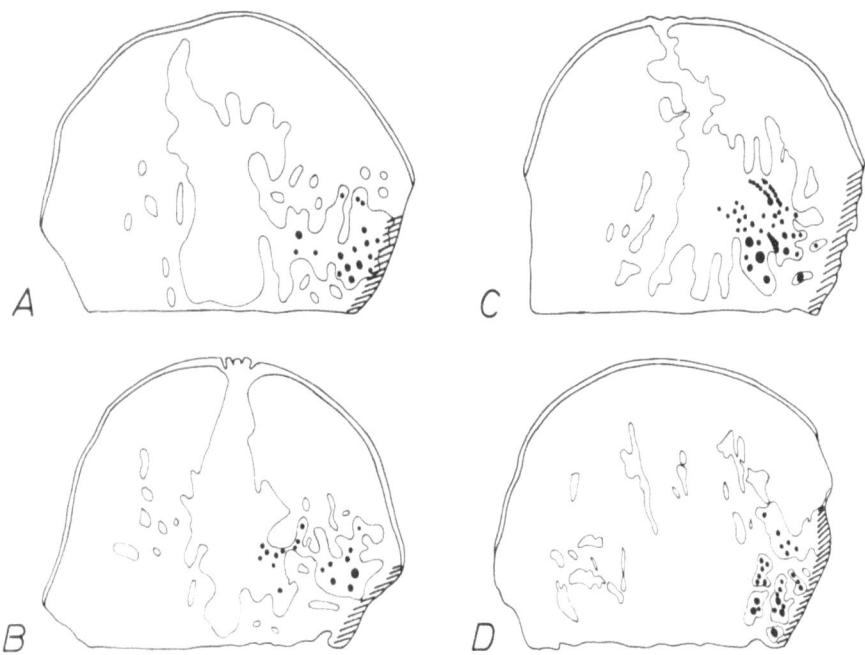

Abb. 376. Durch Punkte gekennzeichnete Fundorte eines sog. Carcinoma lobulare in situ in vier aufeinanderfolgenden Scheiben eines Amputationspräparats nach vorangegangener Probeexzision, gekennzeichnet durch Schraffur

38 Fälle näher analysiert. Davon wurde 13mal eine Mastektomie vorgenommen, die keinen invasiven Tumor ergab. 25 Fälle wurden nur durch Exzisionsbiopsie diagnostiziert und behandelt. Von diesen entwickelte 1 Frau (4%) in 17,5 Jahren ein invasives Karzinom. In 9,7% dagegen war kontralateral ein infiltrierendes Karzinom entstanden. Von den 38 Fällen zählten 29 dem Typ A nach HAAGENSEN (1971) zu, 5 dem Typ B, 4 waren Mischformen. Die mit dem invasiven Karzinom verbundenen in-situ-Tumoren entsprachen dem Typ A (3:1). Im Hinblick auf die Ergebnisse von MCDIVITT et al. (1967) und von HAAGENSEN (1971) werden diskrepante Befunde deutlich, die von WHEELER et al (1974) auf unterschiedliche Beobachtungszeiten (9/10 Jahre zu 17,5 Jahre) und auf statistische Irrtumswahrscheinlichkeiten bei Ermittlung des kumulativen Risikos zurückgeführt werden (Abb. 375).

In *Mastektomie-Präparaten* bei vorher nachgewiesenem lobulären Karzinom fand FARROW (1968) in 67% Residuen eines nicht-invasiven lobulären Karzinoms, wobei die axillären Lymphknoten frei waren. BENFIELD et al. (1965) stellten bei 44 Fällen in 89% residuale Tumorbezirke im Amputationspräparat fest, ebenso NEWMAN (1963) in 93% und LEWISON und FINNEY (1968) in 62%.

Auch eigene Studien zu dieser Frage haben gezeigt, daß über die Randzonen der vorangegangenen Probeexzisionen hinausgehend solide Epithelproliferationen in den Drüsenläppchen als Ausdruck des lobulären Karzinoms in situ vorlagen. Wie aus Abb. 376 deutlich wird, findet hierin die Neigung eines multizentrischen Auftretens dieser Neubildung sinnfälligen Ausdruck.

DALL'OLMO et al. (1975) verglichen die Ergebnisse bei lobulärem Karzinom in situ nach alleiniger Exzisionsbiopsie von 150 Fällen des Schrifttums und fanden im Mastektomiepräparat in 13 Fällen ein invasives lobuläres Karzinom, 8mal ein invasives duktales Karzinom und 7mal ein lobuläres Karzinom in situ. Nach einfacher Mastektomie sind bisher 6 Rezidive des Carcinoma lobulare in situ bekannt (HAAGENSEN, 1962, 1971); GIORDANO und KLOPP, 1973; DALL'OLMO et al., 1975).

ζ) Zur Therapie

Wenn auch die Angaben über die prospektive Entwicklung des als Carcinoma lobulare in situ bezeichneten Proliferationsprozesses des Läppchenepithels unter statistischen Aspekten differieren, so ist an der Potenz einer Transformation in einen malignen Tumor nicht gezweifelt worden. Die Realisierung jedoch wird heute zurückhaltender als früher beurteilt und liegt nach der Mehrzahl der Autoren bei einer in-situ-Phase nach mehr als 10 Jahren bei etwa 12–15%, wobei ipsilateral im Mittel 23% (WHEELER et al., 1974, jedoch nur 4%!!) festgestellt wurden. Das Risiko der kontralateralen Mamma, an einem invasiven lobulären Karzinom zu erkranken, ist bei allen Untersuchern mit 9,5% gleich hoch.

Nach diagnostischer Biopsie ist bisher von LEWISON (1964, 1965), von DONEGAN und PEREZ-MESA (1972) die einfache Mastektomie oder die modifizierte Radikaloperation mit partieller Ausräumung der Axilla unter Belassung des M. pectoralis major empfohlen worden. Diesem Verfahren haben sich FARROW (1968) sowie HUTTER et al. (1969) angeschlossen, wobei in der in-situ-Phase keine Lymphknotenmetastasen nachgewiesen worden sind. Hierdurch kann nach LOPEZ-MARTINEZ (1965) sowie GIORDANO und KLOPP (1973) eine rezidivfreie Heilung erzielt werden. Im neuen Schrifttum plädieren ANDERSEN (1974) sowie DALL'OLMO et al (1975) für die *einfache Mastektomie* und nur in Ausnahmefällen für die Exzisionsbiopsie bei *fortdauernder Teamkontrolle* durch Chirurgen, Radiologen und Pathologen. FISHER und FISHER (1977) halten die segmentale Mastektomie unter Mitnahme axillärer Lymphknoten für angemessen. Die moderne plastische Chirurgie ermöglicht es, durch eine *subkutane Mastektomie* den gesamten Drüsenkörper zu untersuchen und den Defekt zu kompensieren. Wir empfehlen dieses operative Vorgehen allerdings mit dem Hinweis auf mögliche Komplikationen.

Von Wichtigkeit ist ferner die von McDIVITT et al. (1967) zuerst vorgeschlagene Maßnahme der Biopsie vom oberen äußeren Quadranten der kontralateralen Brustdrüse zur Erkennung eines bilateralen Tumors. Routinemäßig wird diese Exzisionsbiopsie nicht durchgeführt. Eine Indikation ist allerdings dann gegeben, wenn klinische und radiologische Symptome auf eine kontralaterale Erkrankung hinweisen. In jedem Falle sollte eine Frau mit einem sog. Carcinoma lobulare in situ als Risikopatientin langfristig betreut werden, um Entwicklungen eines invasiven Wachstums aus dem präkanzerösen Status in situ sofort erkennen und dann radikal behandeln zu können.

c) Invasives lobuläres Karzinom (kleinzelliges Karzinom)

Als invasives lobuläres Karzinom wird ein kleinzelliger, anaplastischer Tumor bezeichnet, der mit einer zunehmenden Auflösung des lobulären Musters, d.h. der ursprünglichen Form dieser Neoplasie, verbunden ist. Auch bei Induktion desmoplastischer Stromareaktionen, wie sie dem skirrhösen Karzinom eigen sind, bleibt das kleinzellige Bild erhalten, wobei die Tumorzellen solitär liegen und keinerlei drüsige Strukturen imitieren (Abb. 377). FOOTE und STEWART (1941) sprachen vom Typ des Retikulumzellsarkoms, das auch den Lymphkno-

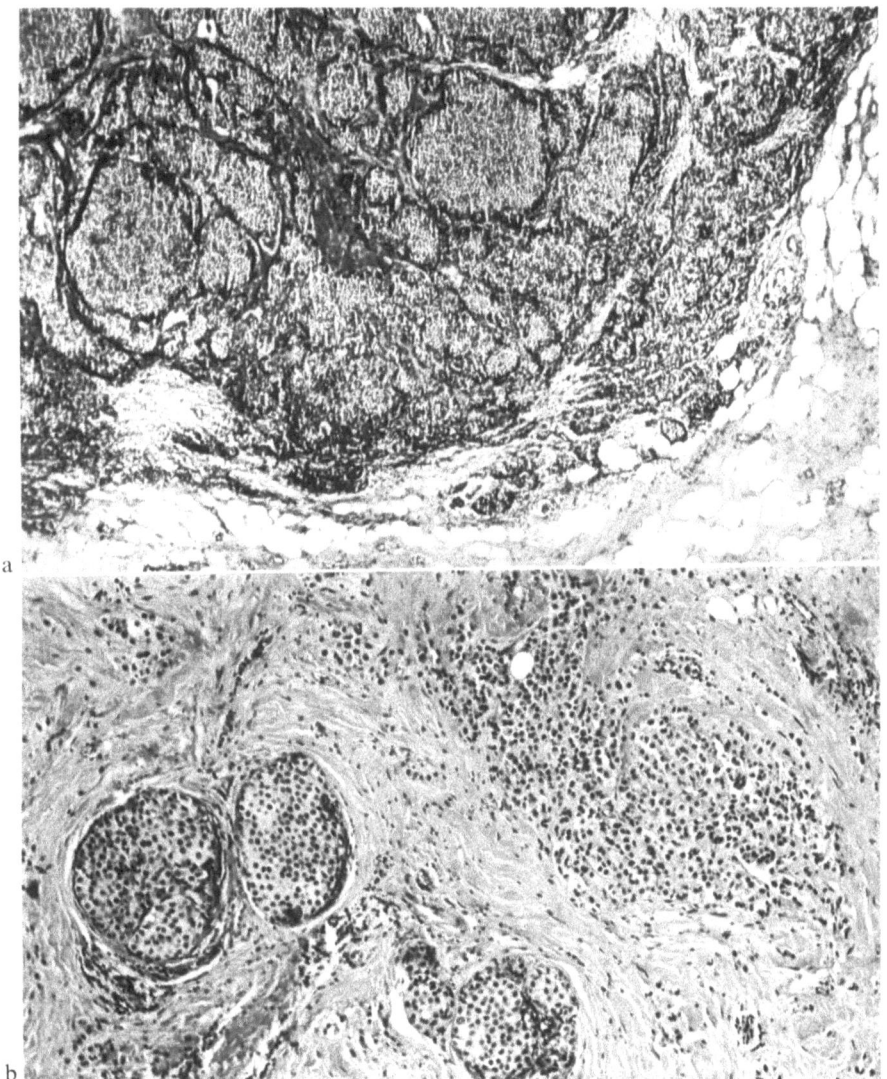

Abb. 377a u. b. Invasives lobuläres Karzinom in Gestalt eines kleinzelligen Karzinoms. (a) Lobuläre Einheiten und größere geschlossene Zellkomplexe erkennbar, in den Randzonen Tumorinvasion in das Fettgewebe. HE. Vergr. 40×. (b) Kleinzelliges invasives Karzinom mit einer intraduktalen und intralobulären Komponente in der li. Bildhälfte. HE. Vergr. 140×

tenmetastasen entspricht, NEWMAN (1966) von einem „representing a single cell pattern". Die Tumorinfiltrate erzeugen schießscheibenförmige Ringe um die ursprünglichen Läppchen oder um terminale Gänge, die als ein differentialdiagnostisches Merkmal aufgefaßt werden (sog. target-pattern). Zum anderen breitet sich der Tumor in kleinen atypischen Zellgruppen diffus, aber in Form feiner Zellreihen (indian file pattern) im Stroma aus, wobei die Tumorzellen zumeist einzeln liegen und in konzentrischen Reihen kleine Gänge umgeben. FECHNER (1975) beschreibt histologische Varianten des infiltrierenden lobulären Karzinoms mit flächenhaften, polyzyklischen, relativ gut begrenzten Infiltraten und etwas günstigerer Prognose. Über eine schleimbildende Variante des infiltrierenden lobulären Karzinoms berichten GAD und AZZOPARDI (1975) sowie STEIN-BRECHER und SILVERBERG (1976) (Abb. 321 d).

Klinik: Die kleinzelligen Karzinome treten nach HAAGENSEN et al. (1972) in der Postmenopause auf, mittleres Alter 68 Jahre bei einer Altersschwankung von 53–83 Jahren. Mittlerer Tumordurchmesser 3,5 cm. In 3 von 16 Fällen bilaterales Auftreten bei einem Zeitintervall von 3–11 Jahren.

Pathomorphogenese: Die Tatsache, daß kleinzellige Karzinome zusammen mit dem sog. Carcinoma lobulare in situ in einer Brustdrüse auftreten und einige Fälle beschrieben worden sind, in denen aus einer in-situ-Phase ein infiltrierend wachsendes, kleinzelliges Karzinom überzeugend hervorging, haben dazu geführt, die kleinzelligen Karzinome als invasive lobuläre Karzinome aufzufassen. Hierfür sprechen die histologisch belegten Beschreibungen von NEWMAN (1966) an 73 Fällen, von HAAGENSEN et al. (1972) an 37 Fällen sowie von ASHIKARI et al. (1973) an 107 Fällen. Die Frequenz unter allen Karzinomen der Brustdrüse wird mit 3,7–5,8% angegeben; bilaterales Auftreten in 23%. ASHIKARI et al. (1973) fanden eine 5-Jahres-Überlebenszeit von 70% und eine 10-Jahres-Überlebenszeit von 46%. In den Präparaten nach radikaler Mastektomie lagen in 28% Lymphknotenmetastasen vor.

Koinzidenzen des nichtinfiltrierenden lobulären Karzinoms mit invasiven Karzinomen sind von HAAGENSEN (1971, 1972), von ASHIKARI et al. (1973) sowie von FECHNER (1975) untersucht worden. Zumeist wurden kleinzellige Karzinome festgestellt, des weiteren intraduktale, papilläre, tubuläre und selten gelatinöse Karzinome, so daß allein aus der Frequenz pathogenetische Beziehungen wahrscheinlich sind. Das wird von HAAGENSEN (1971) dahingehend erweitert und unterstrichen, daß die „lobuläre Neoplasie" ein Proliferationszustand ist, der vor der Menopause auftritt. „Lobuläre Neoplasien" sind auch häufig vor der Menopause mit kleinzelligen Karzinomen verbunden, so daß ein kleinzelliges Karzinom, das postmenopausal manifest wird, auf dem Boden einer (nicht involvierten?) lobulären Neoplasie entstanden sein kann, id est aus einer lobulären Matrix hervorgegangen ist.

Ob allerdings der Rückschluß von einem kleinzelligen, in der Regel ganz undifferenzierten Karzinom auf ein invasives lobuläres Karzinom in *jedem* Falle gerechtfertigt ist, das heißt auch dann, wenn keinerlei intra- oder extralobuläre Epithelproliferationen mehr erkennbar sind, erscheint dem Autor zumindestens fragwürdig und bedarf weiterer vergleichender Studien.

Für die beschriebenen Zusammenhänge sprechen zwei eigene Beobachtungen:

1. 49jährige Frau stammt aus krebsbelasteter Familie. Drei Wochen vor der ersten Probeexzision Anschwellung im oberen inneren Quadranten der linken Mamma von Walnußgröße. Probeexzision wegen Karzinomverdachtes.
   Pathologisch-anatomischer Befund (J. 10 439/67): Etwa tomatengroßes Operationspräparat von lappiger Struktur mit anhaftendem Fettgewebe. Auf Schnittflächen eine gut haselnußgroße, weiße und feste Verdichtung mit einigen erweiterten Milchgängen. Mikro-

skopisch neben einem derben Stroma mit lymphozytärem Infiltrat solide Epithelproliferationen, die an präformierte Strukturen gebunden sind und Läppchen sowie Milchgänge ausfüllen. In dem hellen Zytoplasma dieser Zellen dunkle, zumeist runde Zellkerne, Verschiebung der Kern-Plasma-Relation, wenige Mitosen. Während zahlreiche Lobuli und Gänge scharf von einer intakten Basalmembran umgeben sind, zeigen sich andererseits eindeutige Merkmale eines infiltrativen Wachstums mit Auflösung der Basalmembran und nur noch angedeuteter Läppchenstruktur. In der Umgebung dieser Bezirke dichte Lymphozytenansammlungen.

Diagnose: Carcinoma lobulare in situ mit Übergang in ein invasives kleinzelliges Karzinom der linken Mamma (Abb. 377a).

Im Präparat der daraufhin erfolgten Amputation (J. 10 714/67) konnte histologisch kein Tumorgewebe nachgewiesen werden, auch waren alle Lymphknoten des axillären Fettgewebes tumorfrei. Das an mehreren Stellen untersuchte Gewebe zeigte wechselnd große Drüsenläppchen mit kleinen multiplen Zysten. In einigen kleinen Milchgängen fand sich in der Umgebung der Probeexzisionsstelle ein hyperplastisches Epithel mit großen hyperchromatischen Zellkernen, ohne daß Gänge von diesen Proliferationen verschlossen worden wären und auf Läppchen übergegriffen hätten.

Sieben Monate später Auftreten einer etwa kirschgroßen, gut begrenzbaren Anschwellung unter der Mamille der rechten Seite. Probeexzision eines etwa kirschgroßen zystischen Präparates.

Pathologisch-anatomischer Befund (J. 4638/68): Mikroskopisch neben einer haselnußgroßen glattwandigen Zyste derbes Gewebe mit unterschiedlich großen Drüsenfeldern. An mehreren Stellen intralobuläre und intrakanalikuläre Epithelproliferationen, die die Drüsenlumina ausfüllen und kein infiltratives Wachstum erkennen lassen. Herdförmig sind die gewucherten Zellverbände aufgelockert und kribriform.

Diagnose: Mastopathia cystica fibrosa (Solitärzyste) kombiniert mit einem sog. Carcinoma lobulare in situ der kontralateralen (rechten) Mamma.

2. 42 Jahre alte Frau mit einem unscharf begrenzten tumorförmigen Infiltrat in der rechten Mamma. Ärztliche Konsultation und Probeexzision.

Pathologisch-anatomischer Befund (J. 9468/76): Im Durchmesser 5 cm großes Gewebsstück mit reichlich anhaftendem Fettgewebe. Mikroskopisch unterschiedlich große Lobuli, da und dort geringfügige Gangektasien. An einer Stelle ein kleiner Herd eines kleinzelligen Karzinoms (Abb. 377b). Weitere Schnitte ergaben in der Umgebung das typische Bild eines sog. Carcinoma lobulare in situ. Die daraufhin veranlaßte Amputation der Brustdrüse mit Ausräumung der Axilla ergab in der Umgebung der Exzisionswunde ein knotiges Infiltrat, das sich als ein invasives duktales Karzinom vom soliden und adenoiden Typ erwies. Ferner eine intrakanalikuläre und intralobuläre Ausbreitung des Tumors mit starken Mikrokalzifikationen, jedoch ohne axilläre Metastasen.

Diagnose: Sogenanntes Carcinoma lobulare in situ in Verbindung mit einem typischen kleinzelligen Karzinom, ferner ein invasives duktales Karzinom in der Umgebung ohne Lymphknotenmetastasen.

Dieser Fall zeigt somit Kombinationen verschiedener Karzinomtypen an.

d) Sekundäres (fortgeleitetes) lobuläres Karzinom

Im Gegensatz zu den autochthonen, primär vom Epithel der Drüsenläppchen ausgehenden Zellproliferationen unter dem Aspekt des nicht-invasiven und invasiven lobulären Karzinoms, verstehen wir unter einem *sekundären* lobulären Karzinom eine *lobuläre Epitheliose, die sich konkomitierend bei einem intraduktalen oder bei einem invasiven duktalen Karzinom* ausbildet.

α) „Lobuläres Karzinom" bei intraduktalen Karzinomen

Greifen die Proliferationen der Tumorzellen bei Komedokarzinomen über die terminalen Gangsegmente auf die Drüsenläppchen über, so entstehen hier

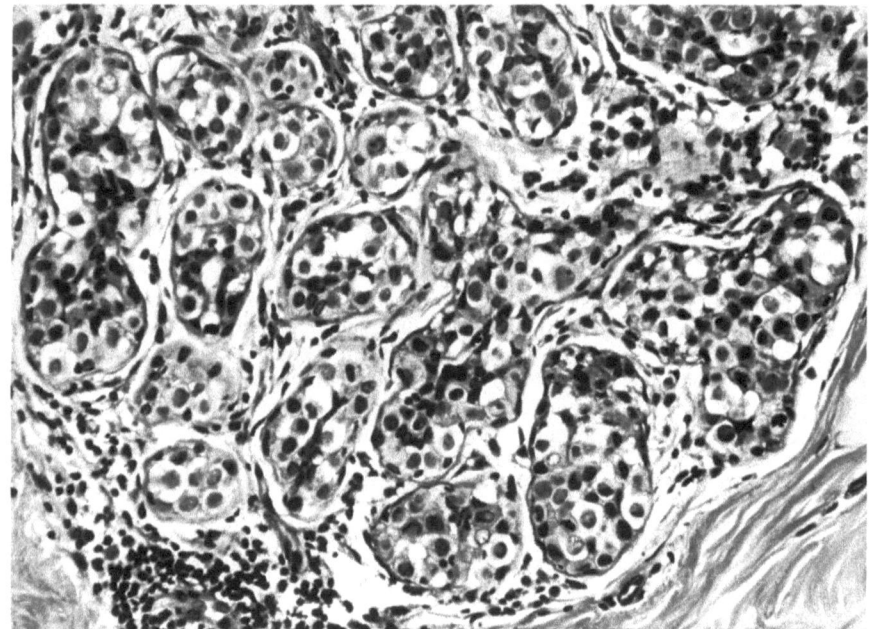

Abb. 378. Sekundäres lobuläres Karzinom bei einem invasiven Komedokarzinom. Große polygonale unterschiedliche Tumorzellen füllen das Drüsenläppchen aus. HE. Vergr. 240 ×

gleichartige, die Lumina völlig ausfüllende Wucherungen wie in den Milchgängen. Diese sekundären lobulären Karzinome stellen damit nur die Manifestation eines Karzinoms eines anderen primären Standortes dar. Die Tumorzellen entsprechen daher weitgehend dieser Lokalisation und sind polygonal, groß, häufig eosinophil mit aufgelockerter Kernstruktur (Abb. 378). Hier werden neben soliden Formationen auch papilläre und kribriforme Muster beobachtet. Je stärker die Neigung zu peripherer Ausbreitung, desto stärker werden die Lobuli in den Tumor einbezogen. FECHNER (1971) gibt eine Häufung von 22% sekundärer lobulärer Karzinome bei duktalen Karzinomen an, wobei Komedokarzinome mit 83%, invasive Komedokarzinome in 50% beteiligt sind. Von Bedeutung ist ferner, daß die Neigung zur Einbeziehung von Drüsenläppchen bei Frauen vor der Menopause größer ist als im höheren Alter, wenn das Parenchym der Involution anheimfällt.

Die *histologische Differenzierung* zwischen primären und sekundären lobulären Karzinomen kann bei der Beurteilung von Probeexzisionen eine Rolle spielen, wenn keine größeren Gänge betroffen sind, die die Kontinuität des Tumors bis in den Lobulus erkennen lassen. Stufenschnitte führen hier häufig weiter. Daneben ist es möglich, auch aus dem Zellbild Schlüsse zu ziehen. Ein uniformes kleinzelliges Muster spricht mehr für ein lobuläres Karzinom, eine pleomorphe großzellige Hyperplasie mit Anisomorphie und Hyperchromasie der Kerne für ein sekundäres lobuläres Karzinom. So kann man ein sog. Carcinoma lobulare

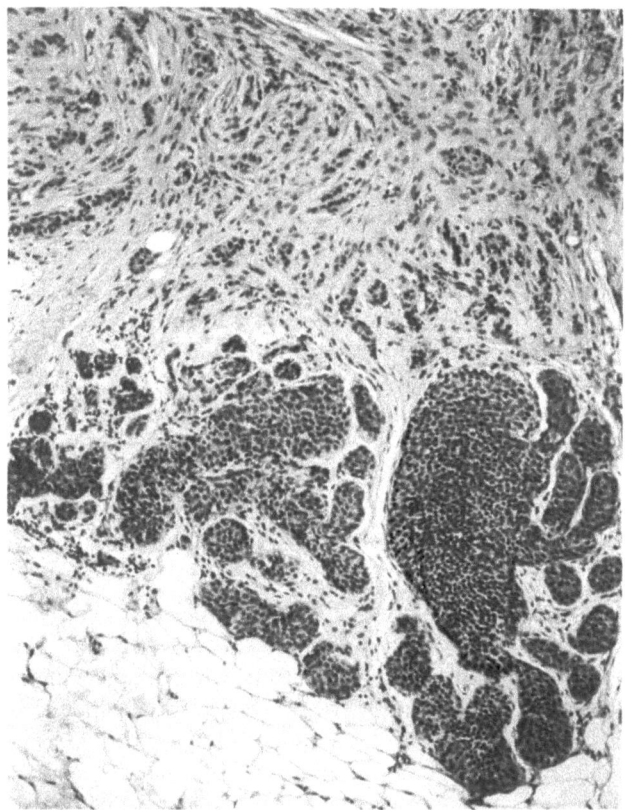

Abb. 379. Lobuläres Carcinoma in situ in den Randgebieten eines invasiven soliden und skirrhösen Karzinoms. HE. Vergr. 140 ×

in situ von einem in situ wachsenden intralobulären Karzinom unterscheiden, das primär den Milchgängen entstammt.

β) „Lobuläres Karzinom" in den Randgebieten invasiver duktaler Karzinome

Diese Epitheliosen stehen mit dem Primärtumor entweder in enger topischer Verbindung oder erscheinen als eine Zellproliferation außerhalb der Randzone des Karzinoms. Die gewucherten Zellen sind zumeist unimorph, dicht gelagert als solider Verband und in der Regel ohne Mitosen. Für die Dignität des Karzinoms haben diese Epitheliosen keine Bedeutung. Ihre Pathogenese ist bis heute nicht sicher geklärt, da sich das Zellbild von dem Primärtumor unterscheidet. Wir fassen diese Formen als konkomitierende intralobuläre Epithelproliferationen auf, die unter dem Einfluß einer unmittelbaren karzinogenen Wirkung durch den Primärtumor entstehen (Abb. 379). FECHNER (1971) fand diese lobulären Epitheliosen bei soliden und skirrhösen duktalen Karzinomen in 17%.

V. Die lymphogene Metastasierung des Mammakarzinoms

Wenn für die Prognose des Mammakarzinoms heute eine Reihe von Parametern Gültigkeit gewonnen hat, die bisher nicht bekannt oder nicht sicher zu beurteilen waren, so haben alle diese Faktoren nicht den Rang einnehmen können, den die zuverlässige Aussage über eine lymphogene Metastasierung behauptet. Kliniker und Therapeut stützen sich bei der Planung ihrer Maßnahmen auf das Untersuchungsergebnis des Pathologen und dieser kann nur über das Untersuchungsmaterial berichten, das ihm der Chirurg überläßt. Sorgfältige Präparation der bei Radikaloperation zu gewinnenden Lymphknotengruppen, Markierung und ausreichende Information sind wichtige Voraussetzungen, diese Fragen zuverlässig zu beantworten.

Wie kann der Pathologe seine Diagnostik erhärten und die Sicherheit seiner Feststellungen erhöhen?

1. Untersuchungsverfahren

Das axilläre Fettgewebe wird in der Regel getrennt von der amputierten Brustdrüse eingesandt und hat zumeist das Volumen einer Mandarine oder eines kleinen Apfels. Nach Formalinfixierung wird dieses Material in unserem Institut in Lamellen von 2–3 mm zerlegt. Die Schnittflächen zeigen dann die Lymphknoten von Reiskorn-, Erbsen- und Bohnengröße. Geringe Farbunterschiede und das Bestehen einer lipomatösen Lymphknotenatrophie erklären, daß nur ein Teil der Lymphknoten, im Mittel 6-15, zur histologischen Untersuchung kommen, und daß alle kleineren Lymphknoten makroskopisch nicht sicher erkannt und daher zunächst nicht entnommen werden können. Bei Mitteilungen an die Klinik ist empfehlenswert, folgendes anzugeben: ,,Von 10 Lymphknoten des axillären Fettgewebes enthielten 2 erbsgroße Tumormetastasen".

Da aber die Zahl der axillären Lymphknoten höher ist als bei Routineuntersuchungen festgestellt werden kann, bedient man sich verschiedener der Erkennung und Signierung dienender Hilfsmittel:

a) Pikrinsäure-Markierung

Vogt-Hoerner und Gérard-Marchant (1958) färben die Lymphknoten durch Fixierung in einem pikrinsäurehaltigen Milieu (Bouinsche Lösung) an, wodurch sich die Lymphknoten intensiver als das umgebende Fettgewebe anfärben. Diese können dann leicht abpräpariert, gezählt und eingebettet werden (Abb. 380).

b) Aufhellungsmethoden

Nach Formalinfixierung wird das ausgebreitete Fettgewebe durch Behandlung mit Wintergrünöl und Xylol (nach Spalteholz) aufgehellt, wobei sich die Lymphknoten mühelos als ovale oder runde Einschlüsse abheben. Eine derartige ,,Clearing"-Methode gibt Haagensen (1972) an: Aufsteigende Alko-

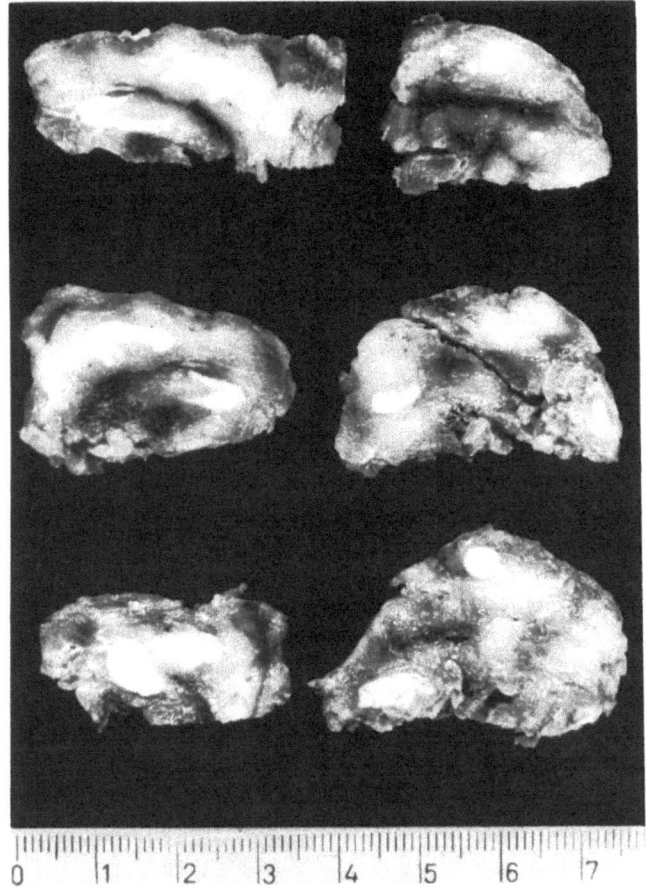

Abb. 380. Axilläres Fettgewebe nach Bouin-Fixierung mit multiplen weiß sich hervorheben-
den Lymphknotenmetastasen

holreihe von 80-, 85-, 95%igem Alkohol, je 24 Std bei 56–58° im Brutschrank,
abs. Alkohol und Überführung in Zedernöl über 24 oder mehr Stunden bis
zur Transparenz. Aus dem vormarkierten Gewebe lassen sich die einzelnen
Lymphknoten leicht entnehmen und gegebenenfalls nach regionalen Gruppen
ordnen. Auf diese Weise können auch die kleinsten Lymphknoten (bis 1 mm)
erfaßt werden, wodurch sich die von PICKREN (1956) angegebenen Zahlen erklären lassen. Das Verfahren ist aufwendig und kostet Zeit, es erbringt numerisch
die größte Ausbeute.

c) Histologische Untersuchungen

Der unterschiedliche Umfang der in die Lymphknotensinus eingeschwemmten Tumorzellen oder Zahl und Lage sehr kleiner Metastasen machen deutlich,
von welchen Zufällen der Nachweis einer lymphangischen Karzinose und Absiedelung abhängen kann. Daher wird das Nächstliegende gefordert, nämlich durch

Stufen- oder Serienabschnitte die diagnostische Sicherheit zu heben. SAPHIR
und AMBROMIN (1948) haben die Lymphknoten von 30 Mastektomiepräparaten
und zwar jeweils 5 Lymphknoten vergleichend untersucht: Wurde routinemäßig
nur 1 Schnitt angefertigt, so fanden sich 0% Metastasen, nach Stufenschnitten
Metastasen in 33%! PICKREN (1961) wies an 51 Operationspräparaten mit Hilfe
der Aufhellungstechnik je 36 Lymphknoten nach und fand bei Stufenschnitten
in 22% Metastasen gegenüber 0% bei Herstellung *eines* histologischen Schnittes.

HUHN (1966) gelangte bei Auswertung von 158 radikaloperierten Mastektomiepräparaten zu vergleichenden Ergebnissen, die besagen, daß für den Nachweis oder Ausschluß einer Metastase vor allem die Zahl der angefertigten
Schnitte pro Lymphknoten wichtig ist und weniger die Zahl der durchmusterten
Lymphknoten, wenn diese 7–12 betragen. Der Autor empfiehlt 20–100 Stufenschnitte, eine Zahl, die routinemäßig nicht eingehalten werden kann. Dagegen
rät PICKREN (1961) zu 3 Stufen, die in 3 Ebenen durch den Lymphknoten
zu führen sind. Das ist ein für jedes Laboratorium praktikables Verfahren,
um okkulte Metastasen aufzudecken. Nach VOGT-HOERNER und GÉRARD-MAR-
CHANT (1958) sowie nach HUHN (1966) erbrachte jedoch die histologische Auswertung von mehr als 12 Lymphknoten keine Steigerung an positiven Befunden,
die mit 7–12 Lymphknoten ein Maximum erreicht hatte. Wenn bei Routineuntersuchungen in 52% Tumormetastasen festzustellen waren, so erhöhte sich die
Frequenz durch Serienschnitte um ein weiteres Fünftel. Es gibt allerdings auch
kritische Stimmen zur Anwendung von Serienschnitten und zur Zahl der untersuchten Lymphknoten. FISHER und SACK (1970) fanden in einer groß angelegten
Studie zur Überlebenszeit und Rezidivrate keine signifikanten Unterschiede,
ob 5, 10 oder 30 Lymphknoten untersucht wurden oder Serienschnitte zur Erhöhung der Treffsicherheit angefertigt worden waren.

Ein *zytologisches Abdruckverfahren* (imprint technique) von vergrößerten
Lymphknoten intra operationem wird von RIMSTEIN et al. (1974) propagiert
und erfolgreich angewendet. Färbung der Ausstriche mit Giemsa für 1–2 min.
In allen Fällen stimmte der zytologische mit dem histologischen Befund überein.

Es liegt auf der Hand, daß sich hierdurch, d.h. durch histologische Stufen
oder Serien die inzipienten Formen einer Absiedelung, *Tumorzellembolien* in
den Lymphgefäßen des Fettgewebes oder in den afferenten Lymphgefäßen und
Randsinus der Lymphknoten oder *Mikrometastasen* (< 2 mm Durchmesser) erfassen lassen, die noch so klein sind, daß sie zu keiner Lymphknotenvergrößerung führen. Alle voluminösen Formen, die mit einer Zerstörung der Lymphkno-
tentextur verbunden und mit unbewaffnetem Auge feststellbar sind, bezeichnen
wir als *Makrometastasen*.

Mikrometastasen (bis 2 mm $\varnothing$, bei $n = 3$) sind stets mit günstiger Prognose
bei einer Überlebenszeit von 85–67% (10–14 Jahre) verbunden (ATTIYEH et al.,
1977).

d) Klinische Befunderhebung

Die Bedeutung des *Palpationsbefundes vergrößerter Lymphknoten* bei gesunden und
erkrankten Frauen ist wiederholt geprüft worden, da sich die gleichzeitige Feststellung
eines Mammakarzinoms und hyperplastischer Lymphknoten in der klinischen Klassifikation
des Tumorstadiums äußert. In einer Studie an gesunden Frauen fanden MCNAIR und

DUDLEY (1960) in 37% vergrößerte, d.h. palpable Lymphknoten ohne Tumorleiden. Bei einer Koinzidenz dieser Befunde mit einer nicht metastasierenden Frühform eines Karzinoms würden in diesen Fällen klinisch bereits metastasierende Karzinome anzunehmen sein.

Anders liegen die Verhältnisse bei bestehenden Karzinomen: Nach HUHN (1966) waren von 117 im Bereich der Axilla als frei befundeten Fällen histologisch nur 31 ohne Metastasen. Von 41 Fällen mit tastbaren axillären Lymphknoten enthielten nur 2 keine Tumorabsiedelungen, das heißt, daß von allen Operationspräparaten dieser Serie nur 20,8% tumorfrei waren.

Alle Diskrepanzen zwischen dem klinischen, durch Palpation erhobenen Befund und der histologischen Verifizierung von Metastasen wirken sich in besonderem Maße auf die TNM-Klassifikation aus. In einer neuen Untersuchung von BERNDT et al. (1973) erwiesen sich palpable, aber frei bewegliche axilläre Lymphknoten (N0, N1a) histologisch in 55% als tumorfrei und in 45% mit Metastasen besetzt. Gleiche Prozentsätze fanden ebenfalls WALLACE und CHAMPION (1972). Klinisch nicht palpable axilläre Lymphknoten waren in dieser Serie in 74% tumorfrei und enthielten in 26% Metastasen. Nach RIMSTEN et al. (1974) werden bei der präoperativen Palpation in 32% falsch-positive und in 20% falsch-negative Befunde an diesen Lymphknoten erhoben. Bilateral vergrößerte und palpable Lymphknoten bei einseitigem Mammakarzinom können nach BLACK et al. (1953, 1955, 1969) auch Ausdruck einer gesteigerten immunologischen Abwehrreaktion sein (vgl. Kapitel I, 20).

Diese verschiedenen Gesichtspunkte machen deutlich, daß die klinische Feststellung eines vergrößerten Lymphknotens bei Mammakarzinom nicht in jedem Falle als Metastase aufzufassen ist und einer differentialdiagnostischen Erörterung bedarf. Die *Größenordnung* normaler und von Metastasen durchsetzter Lymphknoten ($n = 1084$) wurde von SCHREMMER (1974) bestimmt. Tumorfreie Lymphknoten haben einen mittleren Durchmesser von 6,5 mm, metastatisch befallene Lymphknoten messen 9,7 mm bei einer Schwankungsbreite von 1,8–40,6 mm. Das heißt, daß auch sehr kleine Lymphknoten Mikrometastasen keineswegs ausschließen. Oberhalb von einem Durchmesser von 7,9 mm überwiegen die positiven Befunde. Nach Telekobalt-Bestrahlung fand der Autor (1975) eine zahlenmäßige Reduzierung und Verkleinerung der Lymphknoten in der Axilla.

2. Allgemeinpathologische Aspekte der regionalen Lymphknotenmetastasierung

a) Beziehungen zwischen Alter und Metastasierungsfrequenz

In der Untersuchungsreihe von HAAGENSEN (1972) über 1007 radikale Mastektomien sind altersbezogen die Zahlen der Lymphknotenmetastasen festgestellt worden. Dabei ergab sich für 5 Dezennien eine nahezu gleiche Frequenz von 51–58%, so daß eine Korrelation dieser Faktoren nicht besteht. Dagegen lag nach TELLEM et al. (1962) bei 64 Fällen mit radikaler Mastektomie eine Differenz der Lymphknotenmetastasen von 17% zwischen Frauen unter und über 55 Jahren vor.

b) Größe des Primärtumors und Metastasierungsfrequenz

Aus zahlreichen Untersuchungen hat sich hier eine eindeutig positive Korrelation ergeben, wonach die Häufigkeit axillärer Lymphknotenmetastasen an die Größe des jeweiligen Primärtumors gebunden ist. Diese Beziehungen betreffen nun keineswegs Karzinome von Walnuß- oder Mandarinengröße, sondern schon kleine Geschwülste von 1 cm oder 1–2 cm im Durchmesser, bei denen Metastasen in ca. 20% nachzuweisen sind. Primärgeschwülste von 3–4 cm lassen

Tabelle 43. Beziehungen zwischen Primärtumorgröße und Häufigkeit axillärer Lymphknotenmetastasen von 922 Fällen nach HAAGENSEN

Größe des Primärtumors (mm)	Frequenz axillärer Lymphknotenmetastasen (%)
Nichtpalpabler Tumor	19,2
< 10	22,7
10–19	24,4
20–29	30,5
30–39	46,7
40–49	46,3
50–59	60,4
60–79	51,9
> 80	51,9
Mittelwert	40,6

in etwa 50% und noch größere Karzinome in 60–80% Tumormetastasen erwarten (LANE et al., 1961; HUHN, 1966). Größenmessungen an Mammakarzinomen
ergeben nach KREIENBERG (1971) aus dem eigenen Arbeitskreis in 21% Karzinome bis zu einem Querschnitt von 2 cm. Das Maximum von 32% lag bei
3–4 cm großen Karzinomen. Angesichts dieser Werte und der Tatsache, daß
nicht palpable, das heißt klinisch noch okkulte Karzinome zuerst als Metastasen
imponieren, zeigt die große Bedeutung für die Früherkennung dieses Tumors
in einer Prämetastasierungsphase und in der Notwendigkeit seiner radikalen
Behandlung. Mit der Primärtumorgröße nimmt auch die Wahrscheinlichkeit
zu, daß mehrere Lymphknoten erkrankt sind.

Die Beziehungen zwischen der Größenordnung des Primärtumors und der
Frequenz axillärer Lymphknotenmetastasen gehen aus der Tabelle 43 mit Angaben nach HAAGENSEN (1971) hervor. Es wird aus diesen Angaben wie auch
nach neuen Untersuchungen von ZIPPEL und CITOLER (1976) deutlich, daß schon
wenige Millimeter große oder klinisch nicht palpable Karzinome in der Brustdrüse in etwa 20% metastasiert haben können. Karzinome bis zu 3 cm im
Durchmesser zeigen Metastasen in etwa 30% und Tumoren über 3 cm im Durchmesser haben in 40–50% Tumorabsiedelungen. Nach PARK und LEES (1951)
sind bei 60% der Patientinnen Metastasen bei der ersten klinischen Untersuchung nachgewiesen worden. Es ist jedoch zu erwarten, daß angesichts der
heutigen Frühdiagnostik und Erfassung sehr kleiner Tumoren die Frequenz
der metastasierenden Karzinome auch bei der ersten Untersuchung beträchtlich
abnimmt (Tabelle 43).

Aber nicht nur die Größe, sondern die *Stärke des invasiven Wachstums*
des Primärtumors ist nach GOLD et al. (1972) mit einer höheren Metastasierungsrate korreliert.

c) Verteilung der Metastasen in den axillären Lymphknotengruppen

Wie aus der schematischen Darstellung (Abb. 381) hervorgeht, wird die zentrale Gruppe der axillären Lymphknoten von Metastasen am häufigsten besiedelt

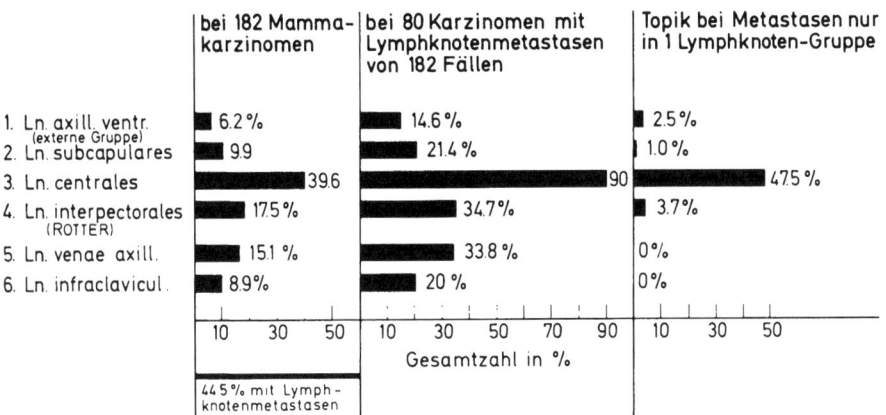

Abb. 381. Schematische Darstellung von Frequenz und Topik der Metastasen des Mammakarzinoms in axillären Lymphknotengruppen (Zahlenangaben nach HAAGENSEN, 1972)

und offensichtlich auch zuerst, wenn nur singuläre Tumormetastasen vorliegen. In absteigender Frequenz folgen die interpektorale Gruppe (die Rotterschen Lymphknoten), danach diejenigen an der Vena axillaris, die subskapulären und die infraklavikulären Knoten. Am wenigsten erkrankt sind die externen Lymphknoten der lateralen Thoraxwand.

Im Hinblick auf die prognostische Bedeutung stellte HAAGENSEN (1972) fest, daß die 10-Jahres-Überlebenszeit bei Lymphknotenmetastasen in 4 Gruppen 30% beträgt.

Als „erste Metastase" fassen VOGT-HOERNER und CONTESSO (1963) Solitärmetastasen in der Axilla auf, die unter 850 Frauen mit Mammakarzinomen in 73 Fällen nachgewiesen werden konnten. Bei keiner dieser 73 Frauen war der Primärtumor kleiner als 1 cm.

d) Korrelationen zwischen Quadranten-Lokalisation des Primärtumors und Lymphknotenmetastasen

Zur Bestimmung der Topik einer lokalisierten Brustdrüsenerkrankung wurde die Oberfläche des Drüsenkörpers in 4 Quadranten und in eine zentrale Zone um die Mamille eingeteilt, und zwar in einen oberen äußeren und inneren und in einen unteren äußeren und inneren Quadranten. Diese 5 Zonen dienten seit Jahrzehnten der Ortsbestimmung und ergaben eine eindeutige Bevorzugung des der Axilla benachbarten Gebietes, des oberen und äußeren Quadranten bei Tumorerkrankungen, insbesondere bei Mammakarzinom. Eigene Studien zur Angioarchitektur der weiblichen Brustdrüse (WEITZEL und BÄSSLER, 1970) zeigten, daß in diesem *oberen äußeren Quadranten* ein *stärker vaskularisierter Sektor* vorliegt, der wahrscheinlich in diesem Gebiet für ein vermehrtes Auftreten von Erkrankungen disponiert.

Wichtiger als diese patho-anatomischen Gegebenheiten sind die Beziehungen zwischen der Topik des Karzinoms in der Mamma und der Metastasierungsfrequenz. Daher vertreten HAAGENSEN et al. (1969) angesichts der topisch-gebundenen Metastasierungsraten bei Karzinomen in die Axilla und in die Mammaria-

kette die Vorstellung einer weiteren und diesen Kriterien Rechnung tragenden
Einteilung des Brustdrüsenkörpers in 7 Zonen: Zu den 4 Quadranten wird
die zentrale zirkumareoläre Zone in dem Sinne definiert, daß dieses Gebiet
die Areola und einen 1 cm breiten angrenzenden Ring der äußeren Haut erfaßt.
In die Gruppe der zentralen Geschwülste werden daher auch übergreifende
Neubildungen von benachbarten Quadranten gezählt. Angesichts der prognostischen Dignität fügen die Autoren zwei mediane Zonen hinzu, die zwischen
der Grenze der inneren Quadranten und der Medianebene durch das Sternum
liegen und vom lateralen Brustbeinrand eine 3 cm breite, parasternale Zone
einbeziehen. Diese umfaßt die sternalen Rippenansätze und die Interkostalräume
1–6, wobei eine obere und untere Region mit der Grenze in der 5. Rippe
unterschieden werden (Abb. 303).

Danach sind *axilläre Lymphknotenmetastasen* in einer hohen Frequenz bei
Primärtumoren in allen 4 Quadranten und im Zentrum zu erwarten, wobei
eindeutig die Karzinome im oberen äußeren Quadranten, gefolgt vom Drüsenzentrum und äußeren unteren Quadranten dominieren. Eine weitgehende Nivellierung der genannten Reihenfolge fand SEIDMAN (1969) bei 578 Fällen. Unterteilt
man die Brustdrüse nur in eine laterale und mediale Hälfte sowie in ein zentrales
Gebiet, so liegt die Metastasierung in den axillären Lymphknoten bei 47,7%,
45,2% und 67,6% für das Zentrum (PIERCE et al., 1956). Bemerkenswert ist
in der sektoriellen Einteilung von HAAGENSEN et al. (1969), daß auch Primärtumoren der parasternalen Regionen in 25 und 27% axilläre Metastasen hervorrufen (Abb. 304).

Metastasen in den *sternalen Lymphknoten* (Mammaria-interna-Kette) haben
Primärtumoren zum Ursprung, die bevorzugt in der zentralen, zirkumareolären
Region, in den inneren Quadranten und in den parasternalen Zonen (D, E)
lokalisiert sind. Dabei ist bemerkenswert, daß sternale Lymphknoten auch von
Karzinomen in einer auffälligen Frequenz von 15–26% befallen werden, die
in den äußeren Quadranten liegen. Weitere Angaben zu dieser Frage verdanken
wir DONEGAN (1968) auf der Basis von 2742 gesichteten Fällen nach radikaler
Mastektomie des Schrifttums: Danach ist bei Mammakarzinomen mit axillären
Lymphknotenmetastasen der lateralen Hälfte in 25%, der medialen Hälfte der
Brustdrüse in 50% mit Absiedelungen in die sternalen Lymphknoten zu rechnen.
Nichtmetastasierende Karzinome der lateralen Hälfte lassen nur in 4%, der
medialen Hälfte in 13% Metastasen in diesem Abflußgebiet erwarten (Abb. 382).

Die sog. *Skalenus-Lymphknoten* (Ln. supraclaviculares) werden von Metastasen maligner Geschwülste erst in Spätphasen erreicht und enthalten in etwa
33% Tumorabsiedelungen (AGLIOZZO und REINGOLD, 1967). Bei großen Mammakarzinomen (Durchmesser 8 cm) mit axillären Metastasen in 58%, mit Metastasen der Mammaria-interna-Kette in 37%, stellten PAPAIOANNOU und URBAN
(1964) in 41% Metastasen in den Skalenus-Lymphknoten fest. Die Primärtumoren waren bevorzugt in der lateralen Brustdrüsenhälfte lokalisiert gewesen. Die
Autoren ziehen den Schluß, daß ein negatives Ergebnis einer Danielsschen Biopsie (1949) auch bei örtlich fortgeschrittenen Karzinomen für die Operabilität
spricht.

Experimentelle Untersuchungen über die *Lymphdrainage der Mamma durch
den M. pectoralis* von CUCIN et al. (1975) ergaben eine direkte Kommunikation.

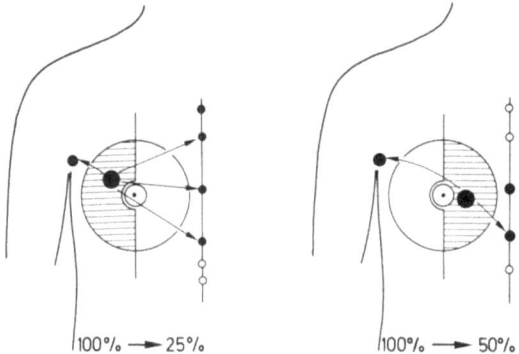

100% ⟶ 25%   100% ⟶ 50%

Metastasierendes Karzinom mit axillären Lymphknotenmetastasen
laterale Hälfte   mediale Hälfte

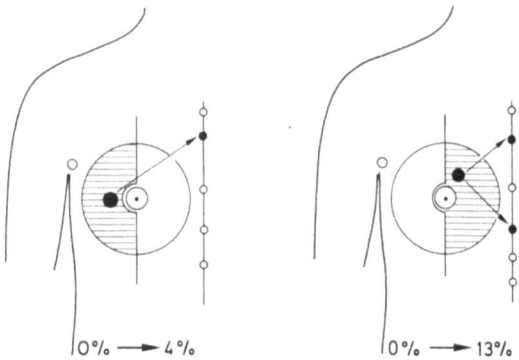

0% ⟶ 4%   0% ⟶ 13%

Nicht-metastasierendes Karzinom der lateralen und medialen Hälfte.

Abb. 382. Frequenz der Mammakarzinommetastasen in den sternalen Lymphknoten, in Beziehung zur Topik des Primärtumors (modifiz. nach DONEGAN, 1967)

Intradermal injiziertes H^3-Tritium-markiertes-Dextran wurde bei Kaninchen bereits 1 Std später in den Septen aber auch zwischen den Myofibrillen des M. pectoralis erkannt. Die Muskelfaszie stellt somit keine Lymphbarriere dar.

e) Einteilung der regionalen Lymphknoten nach Berg in Level I, II, III

Eine von praktischen und von therapeutischen Gesichtspunkten diktierte Einteilung der axillären Lymphknoten wurde im Hinblick auf die Bedeutung der Metastasierung von BERG (1955) vorgeschlagen. Danach gilt als:

Level I: Lymphknoten lateral und kaudal des M. pectoralis minor
Level II: Lymphknoten hinter dem M. pectoralis minor
Level III: Lymphknoten medial und oberhalb des M. pectoralis minor

Der Nachteil dieser Ordnung ist der fehlende Bezug auf die anatomischen Gegebenheiten. Dennoch hat dieses Verfahren Eingang in einer Reihe von Klini-

ken der Vereinigten Staaten gefunden und wird von McDIVITT et al. (1968)
im Tumoratlas genannt. Bei dieser Einteilung in 3 Zonen steht der M. pectoralis
minor im Mittelpunkt. Es werden summarisch die lateralen, medialen Lymphknoten und diejenigen unter dem kleinen Brustmuskel beurteilt, wobei die laterale Gruppe (Level I) 45%, die mediale Gruppe 20% und die unter dem M.
pectoralis minor gelegenen (Level II) 35% aller dort gefundenen Lymphknoten
ausmachen (BERG, 1955). In absoluten Zahlen ausgedrückt, fanden DUNN und
ELROD (1957) in Level I 6,1, Level II 6,2, Level III 4,7 Lymphknoten, insgesamt
also 17 Lymphknoten.

Bei metastasierenden Karzinomen stellte BERG (1955) in Level I in 45%,
in Level II in 35% und in Level III in 20% Metastasen fest, die in Korrelation
zur Größe des Primärtumors stehen. Wenn dieser kleiner als 2 cm Durchmesser
ist, dann können Metastasen in Level I und II auftreten. Ist der Primärtumor
6 cm groß oder noch größer, dann ist Level III zunehmend häufiger befallen
als bei 2 cm großen Karzinomen. Eine Größenverdopplung bewirkt nach
Meinung des Autors in 50% eine Ausbreitung auf den nächstfolgenden Level.
Diese Tatsache äußert sich zugleich in der 5-, 10- und 15-Jahres-Überlebensrate
für Level III, die nach Robbins (1962) *im Mittel* bei 28%, 15%, 10% liegt;
bei *Karzinomen unter 2 cm im Durchmesser* auf 46%, 26% und 18% ansteigt.
Zur Frage von Mikro- und Makrometastasen stellen HUVOS et al. (1971) fest,
daß bei Level I Mikrometastasen keine prognostische Bedeutung haben. Makrometastasen in Level I sind gleichrangig wie Mikrometastasen in Level III. Diese
haben eine günstigere Überlebenschance als Karzinome mit makroskopisch erfaßbaren Absiedelungen in Level III (Weitere morphologische Befunde zur Prognose vgl. Kapitel T, XI.

3. Spezielle Pathologie und Histologie der axillären Lymphknoten bei Mammakarzinom

a) Lymphonodi centrales der Axilla

Diese sind — wie aus den Angaben nach Abb. 381 deutlich wird — am
häufigsten von Metastasen durchsetzt, die hier wie in anderen Regionen entweder
als kleine Mikrometastasen zu erkennen sind oder weitgehend oder vollständig
den Lymphknoten okkupieren. Die Tumorzellen erreichen zuerst die Randsinus
und dringen von hier aus intrasinusoidal in den Lymphknoten ein oder bilden
direkt vom Randsinus ausgehend Knötchen, die in Ein- oder Mehrzahl anzutreffen sind. Nach DENOIX (1970) können bei sorgfältiger histologischer Bearbeitung
der axillären Lymphknoten auch abgesiedelte Einzelzellen oder Zellgruppen in
den Lymphknotensinus entdeckt werden. Wertet man diese Tumorzellembolie
als Metastasen, so steigt die Frequenz derselben bei Mammakarzinomen auf
74% an. Proliferation und Konfluenz der Einzelherde führt schließlich zu einer
völligen Durchwachsung des Lymphknotens, dessen ursprüngliche Bestandteile
gelegentlich nur als diskrete Lymphozyteninfiltrate oder als solitäre Reaktionszentren erhalten sind (Abb. 383). Die dann erbs- bis haselnußgroßen Makrometastasen lassen sich mühelos vom Fettgewebe unterscheiden. Je stärker

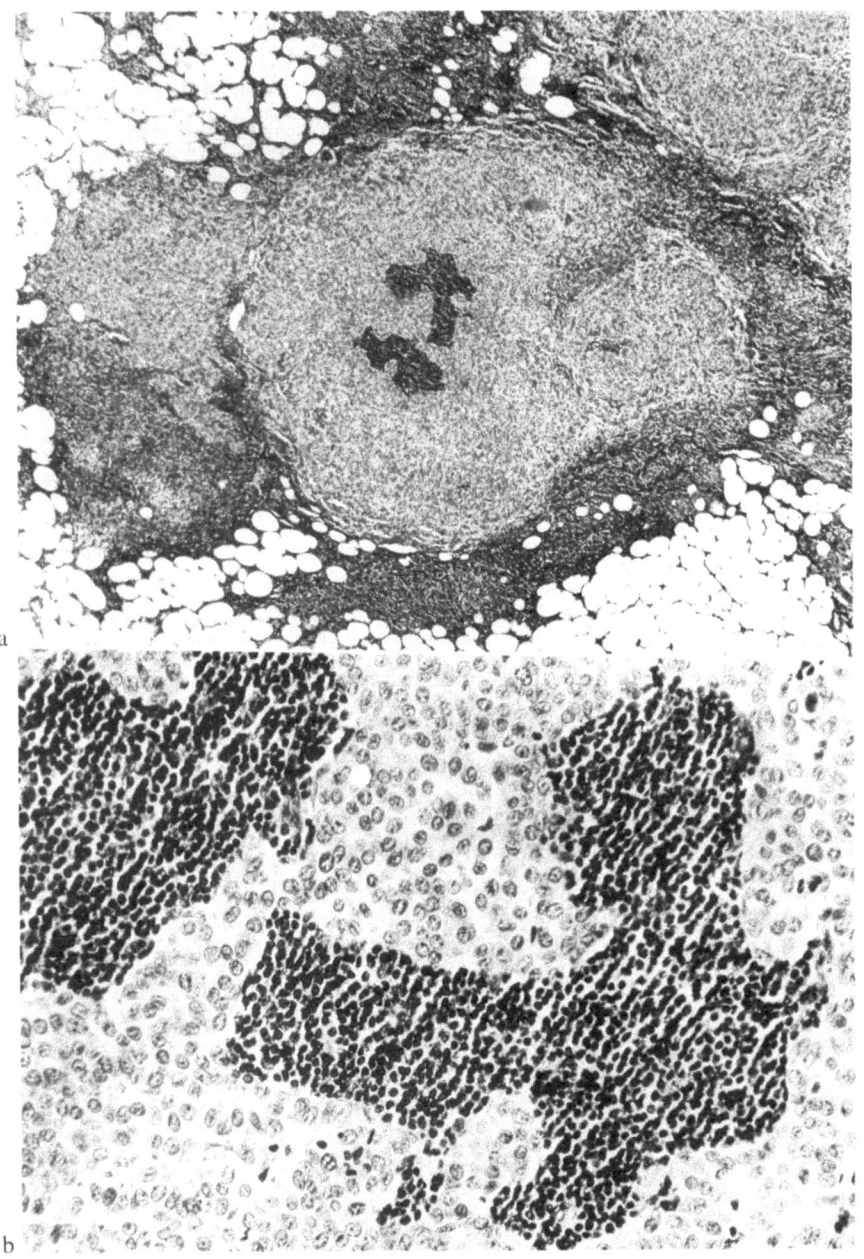

Abb. 383 a u. b. Axilläre Lymphknotengruppe mit Metastasen eines duktalen, nicht differenzierten, soliden Karzinoms (a) mit Okkupation der Sinus und Erhaltung kleiner Inseln des lymphoretikulären Gewebes (b). HE. Vergr. 40 × und 230 ×

die Lymphknoten besiedelt sind, desto eher dringt das Tumorgewebe nach außen
in die Faserkapsel und in das umgebende Fettgewebe ein, das häufig durch
Ausbildung eines intensiv gelben Lipochrom-Saumes den Kontakt zwischen Tumor und Fettgewebe markiert. Dieses Symptom ist wie in der Brustdrüse selbst
ein Merkmal der Invasion. Erst in Spätphasen bilden sich Konglomerate von
Lymphknotenmetastasen aus, die mit der Thoraxwand und mit den axillären
Gefäßen und Nerven verwachsen sind und zumeist Inoperabilität anzeigen. Diese
Lymphknotenstation steht diagnostisch und therapeutisch im Mittelpunkt, da
hier nicht nur zumeist sondern auch zuerst Metastasen anzutreffen sind. Für
die Prognose und für die Möglichkeit einer hämatogenen Generalisation des
Tumors haben jene Lymphknoten jedoch größere Bedeutung, die die letzten
Barrieren vor dem Venensystem darstellen.

b) Lymphonodi interpectorales ROTTER

Die Lymphonodi interpectorales (ROTTER) stellen eine Gruppe von kleinen
Lymphknoten zwischen den großen Brustmuskeln dar, die operativ nur bei
Abtragung des M. pectoralis major *et* minor vollständig zu entfernen sind.
Die Metastasierungsfrequenz ist hoch und steht an 2. Stelle nach der zentralen
Gruppe. Über eine elektive Metastasierung in diese Gruppe berichtete KAY
(1965). HAAGENSEN (1971) nimmt einen Metastasierungsweg über diese Gruppe
zu den infraklavikulären, zentralen und Vena-axillaris-Lymphknoten an.

c) Lymphonodi infraclaviculares

Die Lymphonodi infraclaviculares haben nicht nur durch ihre Lage in der
Spitze der Axilla Bedeutung, sondern vor allem deswegen, weil sie als letzte
Station eines „Tumorzellfilters" vor der Kommunikation mit dem Venensystem
dienen. Wie Abb. 381 zeigt, sind diese ebenso wie die ventralen axillären (externen) Lymphknoten verhältnismäßig wenig befallen. Wenn aber Metastasen auftreten, dann finden sich solche auch in anderen Lymphknotengruppen, und
dann besteht nach HAAGENSEN (1972) keine Möglichkeit mehr, eine radikale
chirurgische Therapie vorzunehmen. Der Autor hat daher zur Abklärung der
Tumorausbreitung und der Operabilität eine Methode zur Biopsie dieser Lymphknoten angegeben, die mit der Entnahme sternaler Lymphknoten kombiniert
wird. Korrelationen zwischen axillären und infraklavikulären Lymphknoten ergeben bei metastasenfreier Axilla in 45% infraklavikuläre Metastasen, bei fixier-
ten axillären Metastasen (über 2,5 cm im Durchmesser) in 58,2% Metastasen
in dieser apikalen Gruppe. Derartige Beziehungen liegen auch zur Größe des
Primärtumors vor. Die *supraklavikularen Lymphknoten* als folgende Station zwischen V. jugularis und V. subclavia gelegen können bei ausgedehnter Karzinose,
vor allem bei Rezidiven nach Radikaloperation ebenfalls einbezogen werden.
Nach Operationsstatistiken von DAHL-IVERSEN (1927) sowie DAHL-IVERSEN und
TOBIASSEN (1963, Lit.), ist die Frequenz einer Beteiligung dieser Lymphknoten
bei bestehenden axillären Metastasen unterschiedlich und liegt nach früheren
Untersuchungen zwischen 27 und 33%, nach einer neueren Zusammenstellung

bei 8,4%. Ein selektiver Befall dieser Lymphknoten bei Aussparung der Axilla wird nicht angegeben.

Bei einer Karzinose der infraklavikulären und mediastinalen Lymphknoten kann die V. cava superior ummauert und eingeengt werden und das Symptom einer Einflußstauung wie bei Bronchialkarzinomen hervorrufen. Über 5 Beobachtungen mit *V. vaca-Obstruktion bei Mammakarzinomen* berichten WHITE et al. (1970).

d) Lymphonodi sternales

Die zu beiden Seiten des Brustbeines in den Interkostalräumen gelegenen kleinen Lymphknoten haben für die lymphangische Metastasierung des Mammakarzinoms große Bedeutung, die sich aus nachstehenden Sachverhalten ergibt:

1. Karzinome *aller* Quadranten der Mamma können in diese Lymphknotenkette metastasieren. Zur Frage der Frequenz vgl. Abb. 382.
2. Lymphknoten und Lymphgefäße dieser Region stellen *Verbindungen zur kontralateralen Thoraxseite* dar, z.T. über die Schaltstation der Ln. retromanubriales.
3. Bei Metastasen in den sternalen Lymphknoten ist infolge der nahen Einmündung des Truncus lymphaticus die *Gefahr der hämatogenen Metastasierung* gegeben. Klinisch bleiben diese Metastasen zumeist „okkult".

Wenn der Pathologe bei Obduktionen den Veränderungen an der Rückseite des Brustbein-Rippen-Präparates Aufmerksamkeit schenkt, so werden bei metastasierenden Mammakarzinomen diese Flächen häufig von einer feinfleckigen oder konfluierenden Karzinose bedeckt, die von der Pleura übergegriffen hat oder von Metastasen dieser Lymphknoten ausgeht. Bei Entnahme der Weichteile der Interkostalräume sind dann neben A. und V. thoracica interna kleine Lymphknoten oder Geschwulstmetastasen zu entdecken (Abb. 384), die sich gelegentlich

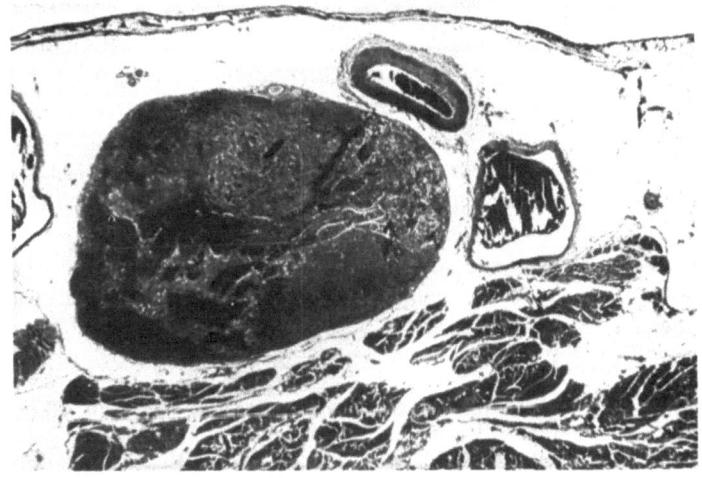

Abb. 384. Tumormetastasen in den sternalen Lymphknoten bei Pleurakarzinose. HE. Vergr. 70 ×

auch nach außen, unter der Haut, als Tumor vorwölben können, wobei differentialdiagnostisch an das Tietze-Syndrom zu denken ist. Nach der Sektionsstatistik
von SMULDERS und SMETS (1960) wurden bei allgemeiner Metastasierung in
36,5% Absiedelungen in diesem Gebiet festgestellt. Klinische Befunde liegen
von SMITHERS und RIGBY-JONES (1959) sowie GÖKSEL (1964) vor. Das *Zeitintervall* zwischen Mastektomie und parasternalem Rezidiv beträgt nach SMITHERS
et al. (1959) 3 Jahre und 7 Monate, während HAAGENSEN (1972) 10–14 Jahre
nachwies.

In diesem Zusammenhang wichtige klinische Angaben zur Korrelation dieser
Befunde von MARGOTTINI und BUCALOSSI (1949), von HANDLEY (1950), HANDLEY
und THACKREY (1954) sowie von HUTCHINSON und KIRILUK (1956), URBAN
und MARJANI (1971) besagen, daß *bei Mammakarzinomen* (insgesamt 1 066 Fälle)
die Mammaria-interna-Kette allein in 2–8% befallen ist, *bei gleichzeitig bestehender axillärer Metastasierung* jedoch *in 20–33%.* Das könnte bedeuten, daß eine
Behinderung des axillären Lymphabflusses durch Metastasen eine vermehrte
Lymphdrainage nach medial zur Folge hat, wodurch auch Tumorzellen in diese
Richtung umgeleitet und abtransportiert werden und die höhere Metastasenfrequenz dieser Region erklären.

Unter Berücksichtigung der Lage des Primärtumors stellten ANDREASSEN
et al. (1954) bei 153 metastasierenden Karzinomen der Brustdrüsen insgesamt
in 17,6% sternale Metastasen fest. Bei lateraler Lage des Karzinoms lagen
in 8,3%, bei medialer Position in 31% Absiedelungen vor. HANDLEY und THAK-
KREY (1954) fanden bei 150 Mammakarzinomen, daß in 8 Fällen die sternalen
Lymphknoten allein befallen waren und die Metastasierungsfrequenz dreimal
höher liegt, wenn der Primärtumor in den inneren Quadranten lokalisiert ist.
Dazu vgl. die Angaben von DONEGAN (1968) in Abb. 382.

Auch hier bestehen positive Korrelationen zwischen Metastasierung, Größe
des Primärtumors und Umfang axillärer Absiedelungen.

Es ist keine Frage, daß diese latenten und für den Krankheitsverlauf gefahr-
vollen Tumormetastasen therapeutisch Konsequenzen haben müssen, zumal die
Gefahr des Tumoreinbruches in die V. mammaria interna besteht. MÖRL (1952)
fand in 2 von 11 Fällen mit sternalen Lymphknotenmetastasen Gefäßeinbrüche
und unterstreicht die Notwendigkeit einer chirurgischen Exstirpation oder Strahlentherapie. Da erweiterte radikale Mastektomien (unter Mitnahme dieser sternalen Lymphknoten) nur in 13–15% eine 10-Jahres-Überlebenschance haben,
schlägt HAAGENSEN (1972) nach bioptischer Feststellung dieser Metastasen die
einfache Mastektomie mit Nachbestrahlung der Axilla und Sternalregion oder
die alleinige Strahlentherapie vor.

Metastasen in den kontralateralen axillären Lymphknoten kommen nur bei
fortgeschrittenen Karzinomen vor und werden in 4–6% autoptisch untersuchter
Fälle gefunden.

e) Zur Form- und Typenkonstanz des Mammakarzinoms in den Metastasen

Die Inhomogenität im feingeweblichen Aufbau zahlreicher Mammakarzinome hat gezeigt, daß nicht nur verschiedene Schnittebenen, sondern sogar
verschiedene Bezirke eines einzigen Schnittes ungleiche Geschwulstmuster ent-

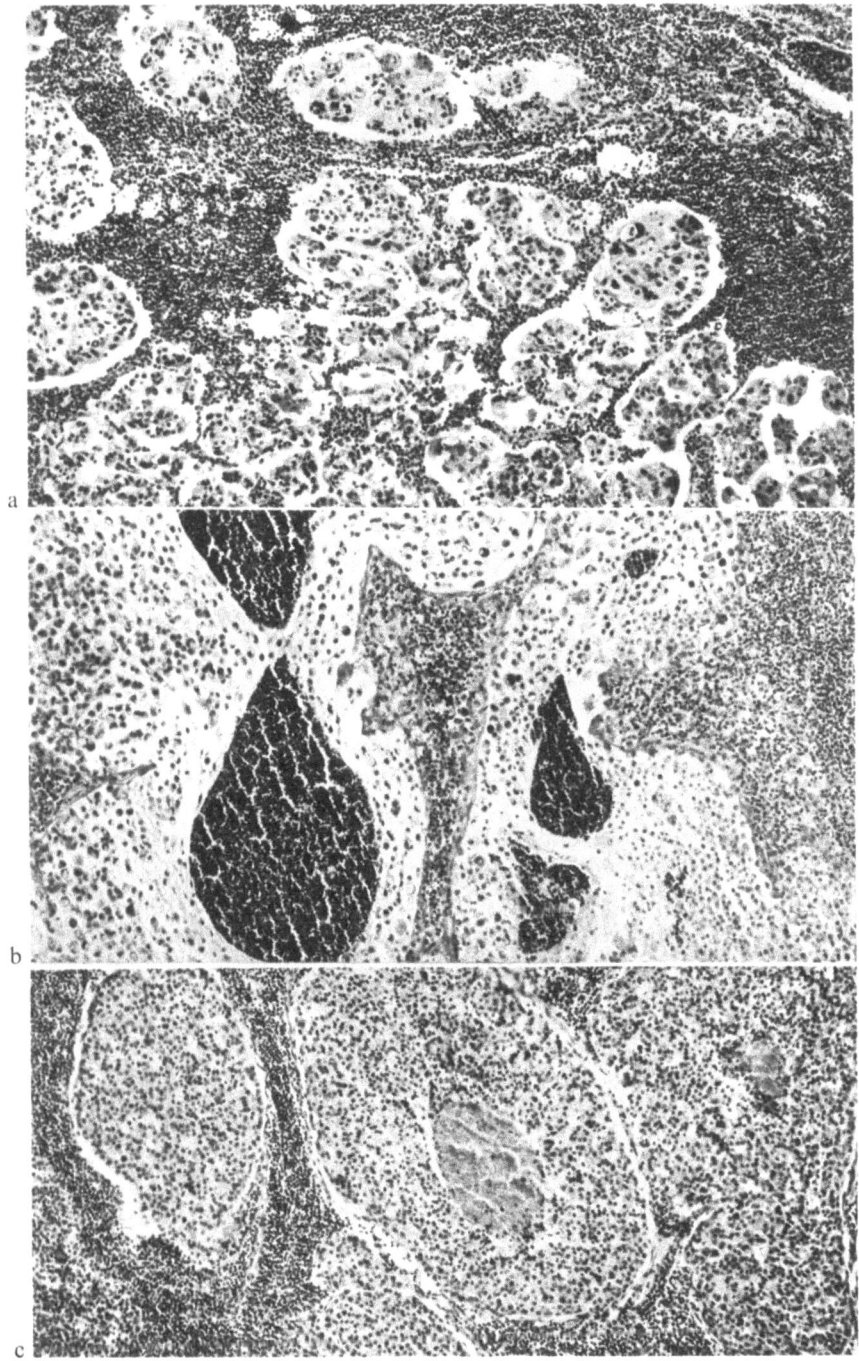

Abb. 385a–c. Axilläre Lymphknotenmetastase eines papillären Adenokarzinoms (a). Axilläre Metastasen eines schleimbildenden Karzinoms in den Lymphknotensinus mit starker Erweiterung derselben und Kompression des lymphatischen Gewebes (b). Metastasen eines Komedokarzinoms (c). HE. Vergr. 90 × bis 140 ×

halten können. Insbesondere neigen die undifferenzierten Mammakarzinome zu einer Reihe histologischer Variationen, die in der Übersicht zu den Kombinationsformen dieser Krebse Ausdruck findet (Abb. 314). Daher ist es verständlich, daß auch die Metastasen diese Inkonstanz der Geschwulstmuster widerspiegeln, deren Kenntnis bei der Diagnostik okkulter Mammakarzinome (vgl. Kapitel T, IX) und bei der Deutung isolierter Lymphknotenmetastasen in der Axilla von praktischer Bedeutung ist. Abb. 385 zeigt Metastasen höher differenzierter Karzinome bei erhaltener Formkonstanz mit dem Primärtumor.

In Mammakarzinomen stellte SCHIØDT (1966) anhand vergleichender histologischer Untersuchungen von 453 Mammakarzinomen in etwa 10% histologische Varianten im Primärtumor fest, die beispielsweise solide, adenomatöse und muzinöse Differenzierungen betreffen. In *Metastasen* fand der Autor eine doppelt so hohe Frequenz, nämlich *in 21% Formabweichungen vom Typ des Primärtumors.*

Dazu schrieb HANSEMANN (1892), daß Metastasen „in der ersten Lymphknotenetappe" im Anaplasiegrad nur wenig vom Primärtumor abweichen. Späte Metastasen könnten nach SMITH und BARTLETT (1929) dagegen stark von der primären Neoplasie differieren. PATEY und SCARFF (1929) verglichen 110 metastasierende Mammakarzinome mit dem Ergebnis, daß die Metastasen in 91 Fällen dieselbe Malignität, in 18 Fällen eine höhere und einmal eine geringere gehabt hätten. Studien unter allgemeinen Aspekten und mit Bevorzugung des metastasierenden Bronchialkarzinoms von HAUPT (1970) erbrachte sogar in 30% pathologische Abweichungen in den Metastasen. DNS-Messungen von MEEK (1961) zeitigten an beiden Manifestationsorten des malignen Tumors ein uneinheitliches Ergebnis mit diploiden bis hypertetraploiden Werten.

Die von SCHIØDT (1966) in 21% nachgewiesenen Differenzen zwischen Primärtumor und Metastasen beziehen sich auf den Grad der Anaplasie, der bei Grad I im Primärtumor (mit 41%) am höchsten lag. Daraus ist zu schließen, daß im Primärtumor Anteile mit stärkerer Anaplasie vorhanden sind, die metastasiert haben, während die reiferen Tumorareale das zu diesem Zeitpunkt nicht getan haben. Unterschiede in der Muzinsekretion zwischen Primärgeschwulst und Metastasen entsprechen der Frequenz morphologischer Varianten, während das Geschlechtschromatin in den Metastasen in einem etwas höheren Prozentsatz anzutreffen war. Ungewöhnliche sarkomatös strukturierte Metastasen bei Mammakarzinom beschreiben KORB und WEISS (1975).

f) Unspezifische Reaktionen der Lymphknoten bei Mammakarzinom

Die große Zahl metastasenfreier Lymphknoten aus der Axilla bei Mammakarzinomen ist durch immer wiederkehrende histopathologische Befunde gekennzeichnet, die sich häufig in einer halbmondförmigen *lipomatösen Atrophie* des gesamten Knotens, in einer *Atrophie des lymphoretikulären Gewebes* äußern oder eine abgelaufene Entzündung anzeigen. Diese Veränderungen wurden an 2250 Lymphknoten von 487 Obduktionen von TSAKRAKLIDES et al. (1975) systematisch mit dem Ergebnis untersucht, daß mit steigendem Lebensalter Fibrosierungen und Hyalinisierungen zunehmen und das lymphatische Gewebe schwindet. Eine „Lymphozytenentleerung" beobachteten die Autoren ferner bei 96% von Erkrankten mit Mammakarzinomen, eine Vermehrung an Lymphozyten nur bei 3%.

α) Sinushistiozytose und follikuläre Hyperplasie

Als Ausdruck einer vermehrten Resorptionsleistung der Lymphknoten sind seit den Untersuchungen von NORDMANN (1928) jene Reaktionen der Sinusendothelien bekannt geworden, die als Sinuskatarrh, als Sinusreaktion und heute als Sinushistiozytose bezeichnet werden. Beziehungen zu Erkrankungen der Brustdrüsen fanden WALTHER (1948) und GNIRS (1954) und zwar bei Karzinomen wie auch bei Mastopathien als Ausdruck eines Abbauprozesses abartiger Eiweißkörper. Diese pathogenetisch orientierten Studien wurden in den letzten Jahren durch prognostische und immunologische Aspekte ergänzt: In systematischen Untersuchungen axillärer Lymphknoten bei 226 Frauen mit Mammakarzinom fanden BLACK et al. (1953) in auffälliger Häufung von etwa 20–40% eine „sinusoidale und follikuläre histiozytäre Transformation" und amyloidartige Ablagerungen. Es war bei den Frauen mit diesen Lymphknotenveränderungen bemerkenswert, daß sie eine günstigere Überlebenschance zu haben schienen als Frauen ohne diese Sinuszellhyperplasie. BLACK et al. (1954, 1955) studierten ferner prognostische Fragen und fanden ähnliche Reaktionen in den Lymphknoten bei Magenkarzinomen und WARTMAN (1959) teilt dasselbe von Adenokarzinomen des Kolon mit. Einige Jahre später wurden diese Befunde dem Symptom palpabler bilateraler Lymphknoten bei einseitigem Mammakarzinom mit und ohne ipsilateralen Metastasen gegenübergestellt (CUTLER et al., 1963; CUTLER et al., 1969; BLACK und ASIRE, 1969). Die Autoren sind der Meinung, daß die Lymphknotenvergrößerung in beiden Achselhöhlen nicht Ausdruck einer bilateralen Metastasierung ist, sondern durch eine Aktivierung des retikuloendothelialen Systems in den tributären Lymphknoten eine besondere Abwehrreaktion anzeigt. Klinisch äußert sich diese in einer geringen Größenzunahme der Lymphknoten und histologisch als Sinushistiozytose mit follikulärer Hyperplasie. Es fand sich eine Koinzidenz mit jenen Fällen, denen eine günstige Prognose mit niedrigerer Metastasierungsfrequenz eigen ist. Umgekehrt sind degenerative Alterationen (Atrophie, Hyalinose) der axillären Lymphknoten mit einer ansteigenden Metastasierungsneigung verbunden. Neuere Studien von BLACK und LEIS (1971) mit der Hautfenstertechnik sprechen ebenfalls in diesem Sinne von einer stärkeren zellulären Aktivität bei Vorliegen einer Sinushistiozytose in den bilateralen Lymphknoten.

Diesen immunologischen Aspekten des Mammakarzinoms stehen kritische Äußerungen gegenüber: BERG (1956) bezeichnet die Sinushistiozytose als irreführenden Maßstab zur Beurteilung der Abwehrmechanismen, da dieser Befund stark variiert und auch Fälle mit langer Überlebenszeit ein unauffälliges Zellbild in den Lymphknoten besitzen. MOORE et al. (1960) prüften die Lymphknoten von 180 Frauen mit Mammakarzinomen und bildeten daraus zwei Gruppen. Die Lymphknoten ergeben weder bei den metastasenfreien Fällen noch bei denjenigen, die an Metastasen verstorben waren, eindeutige histologische Unterschiede. KISTER et al. (1969) konnten auch keine Korrelationen bei Berücksichtigung der 10-Jahres-Überlebenszeit nachweisen. SCHIØDT (1966) betont hierzu die Unspezifität der Sinushistiozytose, die in seinen Fällen mit etwas günstigeren Verlaufsformen verbunden war. In diesem Zusammenhang weist STRAUSS (1970) darauf hin, daß ein Fehlen kohlehydrat-histochemischer Reaktionen in den Lymphknoten und Mastzellen mit einer stärkeren Metastasierungsneigung verbunden ist. Nach SILVERBERG et al. (1970) hat die Sinushistiozytose in Verbindung mit weiteren Parametern Bedeutung: Ohne prognostische Aussage sei diese Reaktion bei gut differenzierten Karzinomen und fehlender Metastasierung. Prognostisch günstige Wirkung sei bei wenig differenzierten Karzinomen und geringer Lymphknotenmetastasierung gegeben. Weitere Beobachtungen: DIRE und LANE (1963), über die elektronenmikroskopische Identifizierung dieser Zellen mit Makrophagen berichten FISHER et al. (1973); über Lymphozytentransformation FISHER et al. (1973). Die Autoren (FISHER et al., 1977) sind ferner der Meinung, daß die Lymphknotenreaktionen viel eher zytotoxisch als immunologisch zu erklären sind.

β) Tuberkuloide (epitheloidzellige) Granulome in Lymphknoten bei Mammakarzinom, sog. sarkoid-like lesion

In den regionalen Lymphknoten eines malignen Tumors werden außer der beschriebenen Sinushistiozytose gelegentlich epitheloidzellige Granulome beobachtet, die mit Entwicklung mehrkerniger Riesenzellen und feinfleckiger fibrinoider Nekrosen verbunden ist. Diese Granulome erinnern an eine Boecksche Sarkoidose und treten nicht generalisiert, sondern nur im Lymphabflußgebiet eines malignen, zumeist umfangreichen Tumors mit Nekrosen auf oder nach Röntgenbestrahlung eines solchen (LENNERT, 1961, Lit.). Bevorzugt erkranken die Lymphknoten des Beckens, des Abdomens und der Axilla, wobei die Art des Primärtumors offensichtlich keinen Einfluß auf die Entwicklung dieser Granulome hat. Angaben zur Häufigkeit bei Mammakarzinomen fehlen, zumeist handelt es sich um Einzelbefunde, die im Rahmen von Untersuchungsreihen erhoben worden sind. Über Beobachtungen berichten W. FISCHER (1949), NADEL und ACKERMAN (1950), SYMMERS (1951), GNIRS (1954), GORTON und LINELL (1957), WUKETICH (1959) und LENNERT (1961).

Histologisch sind in der Regel nur wenige Granulome festzustellen, die eine topische Bindung an die Lymphknotensinus zeigen und aus hyperplastischen Sinusendothelien bei Sinushistiozytose entstehen. Dabei sind die Epitheloidzellen nach Untersuchungen von WUKETICH (1959) in ihrer Anordnung aufgelockert und nicht radiär gestellt. Sichere histologische Kriterien gegenüber einem Morbus Boeck konnten aber nicht herausgestellt werden (Abb. 386).

Als kausale Faktoren werden Abbausubstanzen im Primärtumor angenommen, die auf dem Lymphweg in die Lymphknoten gelangen und eine herdförmige Transformation der Sinusendothelien induzieren. Im Hinblick auf die Zytopathogenese der Epitheloidzellen im tuberkulösen Granulom (ROULET, 1949, 1956) oder nach Ölimpressionsverletzungen der Weichteile (KLEINFELD und BÄSSLER, 1975) können Lipide mit langkettigen Fettsäuren für diese Reaktionen verantwortlich gemacht werden.

Über epitheloide Glomusstrukturen in axillären Lymphknoten operierter Mammakarzinome berichten HUHN und STOCK (1976).

γ) Drüseneinschlüsse in axillären Lymphknoten

Die spontanen und nur ganz vereinzelt beobachteten Einschlüsse drüsiger Strukturen in der lymphoretikulären Matrix axillärer Lymphknoten haben vor

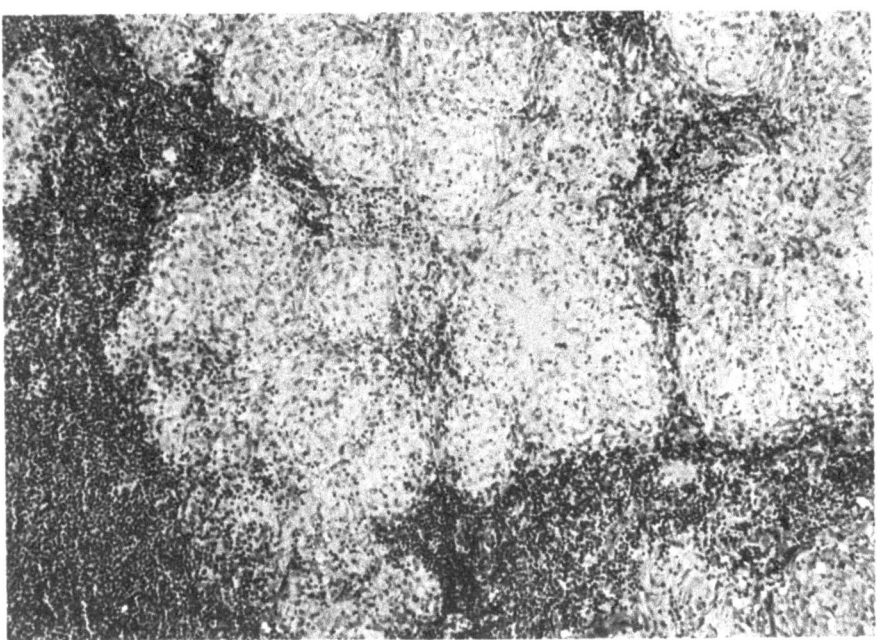

Abb. 386. Sarcoid-like lesion bei Mammakarzinom. HE. Vergr. 130×

allem differentialdiagnostische Bedeutung. Feinherdige Heterotopien in Lymph-knoten bilden schmale Tubuli oder kleine, von Detritus ausgefüllte Zysten und können von kollagenem Bindegewebe umgeben sein. Das Epithel ist flach-ku-bisch oder prismatisch, eosinophil und weist Eigenschaften apokriner Drüsen auf. Es werden auch Epidermisierungen in diesen Zysten beobachtet. Derartige Inklusionen wurden von GARRET und ADA (1957) bei einer 41 Jahre alten Frau mit beidseitiger Mastopathie, von McDIVITT et al. (1968) in 3 Fällen, davon einmal mit Strukturen eines papillären Adenoms, und von HAAGENSEN (1971) bei einer 51 Jahre alten Frau mit einem Knoten in der Axilla von 2,5 cm Durchmesser festgestellt. Diese Befunde lassen selbstverständlich und in erster Linie an Metastasen eines Adenokarzinoms und bei klinisch unverdächtigen Brustdrüsen an ein okkultes Karzinom (vgl. Kapitel T, IX) denken. Differential-diagnostisch sprechen die Anordnung dieser Heterotopien — unabhängig von den Lymphknotensinus —, die Neigung zur Zystenbildung und Verhornung eher für eine Fehlbildung.

Ähnliche Drüseneinschlüsse sind nach dem Schrifttum auch in anderen Lymphknotengruppen gefunden worden (MEYER, 1903; BINDER, 1938; HUHN, 1962), und bei Untersuchungen an kindlichen Kopfspeicheldrüsen weisen SEIFERT und GEILER (1956) auf die engen Beziehungen zwischen Drüsenparenchym und lymphatischem Gewebe hin.

Bei den axillären Lymphknoten handelt es sich sehr wahrscheinlich um ähn-liche dysontogenetische Heterotopien axillärer Schweißdrüsen oder um rudimen-täres Drüsengewebe der Mamma aus dem Gebiet der Milchleiste.

VI. Die hämatogene Metastasierung

1. Allgemeine Gesichtspunkte

Es ist keine Frage, daß für die Prognose des Mammakarzinoms die Metastasierung in die regionalen Lymphknoten von entscheidender Bedeutung ist. Nahezu alle therapeutischen Erfahrungen und alle angewendeten Heilmethoden
orientieren sich zuerst an diesem Parameter. Die hämatogene Absiedelung dieses
Tumors tritt demgemäß in ihrer Bedeutung und im Hinblick auf deren literarische Würdigung in den Hintergrund. Das wird dadurch verständlich, daß
sich Fernmetastasen erst in späteren Phasen des Geschwulstleidens entwickeln,
wenn erste diagnostische und therapeutische Entscheidungen gefallen sind und
ablative Behandlungsmethoden oder hormonaladditive Verfahren und die Anwendung von Zytostatika im Vordergrund stehen. Dennoch hat die exakte Regi-
strierung der metastatischen Ausbreitung eines Tumors nicht nur das theoretische Interesse, die Muster der Metastasierung zu komplettieren oder für einzelne
Geschwulsttypen zu differenzieren, sondern praktisch nutzbare Bedeutung:
Diese ergibt sich aus der Festlegung von Häufigkeitskorrelationen der Organabsiedelungen und aus einer Kontrollfunktion für die gesamte Tumortherapie.
Nur die pathologisch-anatomischen Untersuchungen machen Ausmaß, Formen
und Varianten der Metastasierung dieses Tumors im Einzelfall deutlich und
zeigen die Phasen der Ausbreitung und die Gesetzmäßigkeiten der hämatogenen
Generalisation auf.

Den eigenen, mit TRAUTH (1974) gewonnenen Untersuchungsergebnissen liegen 141 obduzierte Fälle von Mammakarzinomen mit unterschiedlichem Metastasierungsmuster zugrunde, das mit Hilfe eines Rasters auf 46 Organe aufgeschlüsselt und mit den Angaben des Schrifttums verglichen worden ist.

Das den Pathologischen Instituten der Universität Mainz und des Städt. Krankenhauses
Fulda entstammende Untersuchungsgut der Jahre 1960 1974 betrifft 141 Frauen mit Mammakarzinom, von denen 116 Frauen, d.h. 82,3% in kausalem Zusammenhang mit dieser
Erkrankung verstorben sind. 6 Frauen (4,3%) waren unabhängig von dem Tumor an einer
Zweitkrankheit verstorben und wiesen bei der Obduktion Metastasen auf. 19 Frauen
(13,5%) verstarben unabhängig von einem nichtmetastasierenden Mammakarzinom,
4 Frauen (2,8%) verstarben nach mehr als 5 Jahren nach Ablatio mammae.

Angaben zur *vorangegangenen Therapie* wurden bei 133 Frauen festgestellt. Folgende
Maßnahmen waren durchgeführt worden: Amputation bei 115, Nachbestrahlung bei 71,
Strahlentherapie allgemein bei 16; Zytostatika bei 39, Glykokortikoide bei 6, Androgene
bei 26, Östrogene bei 2, Hypophysektomie bei 13, Oophorektomie bei 21 Frauen.

Die *Altersverteilung* der 141 untersuchten Fälle ergibt bei 5-Jahres-Gruppierung einen
Häufigkeitsgipfel zwischen dem 60. und 64. Jahre und zwei weitere Gipfel zwischen dem
50. und 54. sowie zwischen dem 70. und 74. Jahr. Eine 10-Jahres-Gruppenbildung ergibt
ein breites Maximum zwischen dem 55. und 64. Jahr. Die jüngste Frau war 26, die älteste
88 Jahre alt.

2. Häufigkeit und Verteilung der hämatogenen und lymphogenen Organmetastasen

Im Vergleich zu den Angaben des Schrifttums wurden die Ergebnisse der
eigenen Studien unter dem Aspekt der quantitativen und topischen Verteilung

der Metastasen auf Organe und Organsysteme analysiert und numerisch in
Tabelle 44 dargestellt. Die Häufigkeitsangaben beziehen sich im eigenen Untersuchungsgut auf das Gesamtkollektiv von 141 Fällen (Spalte A) und in Spalte B
auf die Fälle von Frauen ($n=116$), deren Tod in einem unmittelbaren Zusammenhang mit dem Mammakarzinom steht. Hier liegt die Metastasenfrequenz
durchschnittlich um 4–5% (maximal bis 10–12%) höher als im Gesamtkollektiv. —
Das Mammakarzinom breitet sich lymphangisch nicht nur in Richtung auf
die axillären Lymphknoten aus, sondern erreicht auf diesem Wege und per
continuitatem über die Thoraxmuskulatur die Pleura parietalis und damit die
Pleurahöhle. In diesem Milieu finden die Tumorzellen günstige Möglichkeiten
der Vermehrung und des Wachstums, die darin zum Ausdruck kommen, daß
in 38% aller Fälle und in 46% der unmittelbar an dem Geschwulstleiden Verstorbenen (Serie B fortan in Klammern gesetzt) Absiedelungen in der parietalen
und in 59% (71%) Metastasen in der viszeralen Pleura und in der Lunge zu
finden sind. Die Absiedelungen im Lungenfell sind nur zum kleinsten Teil als
Kontakt- oder Abklatschmetastasen zu deuten. Ganz im Vordergrund steht
die hämatogene Metastasierung in die Lunge, die in 36% (WALTHER, 1948)
mit einer lymphangischen Karzinose verbunden ist und auf diesem Wege auch
die viszerale Pleura einbezieht. Die Lunge stellt für das Mammakarzinom den
wichtigsten Multiplikator dar und ist daher am häufigsten Sitz von Metastasen.
Diese erreichen die Lunge nach Ausbildung einer lymphangischen Karzinose
über den Ductus thoracicus, nach direktem Einbruch in das thorakale Venensystem über die V. azygos und hemiazygos oder über die V. thoracica (mammaria)
interna. Die zahlreichen Möglichkeiten eines Zustroms von Tumorzellen zur
Lunge erklären, daß dieses Organ mit 60–70% die höchste Metastasierungsfrequenz hat, wobei die Tumorausbreitung zumeist dem „Hohlvenentyp" III nach
WALTHER (1948) folgt. Tumorzellembolien sind fraglos wesentlich häufiger als
„angegangene" Metastasen und scheinen dem von M.B. SCHMIDT (1903) beschriebenen Abbaumechanismus durch Thrombenbildung und Fibrose zu unterliegen. Dennoch nimmt die Lunge die Funktion einer Schaltstelle oder eines
Multiplikators ein, die sich darin ausdrückt, daß die Frequenz der übrigen
Organmetastasen um mehr als 10% niedriger ist: Lunge 59% (71%); Leber
48% (59%); Skelettsystem 50% (59%); Gehirn 19% (22%); Nebennieren 19%
(22%). Die hohe hämatogene Streuungstendenz erklärt auch das Auftreten von
Metastasen in Organen, die von Absiedelungen zumeist verschont bleiben, so
in der Milz in 8%, in der Skelettmuskulatur in 6%, im Uterus in 4%, im Herzmuskel in 3%, in Zunge, Hypophyse, Chorioides oder in anderen Geschwülsten.

3. Tumorzellen im Blut bei Mammakarzinom

Die hämatogene Generalisation eines Karzinoms läßt erwarten, daß Tumorzellen im strömenden Blut, insbesondere in den venösen Abflußprovinzen der
Primärtumoren und Metastasen nachweisbar sind. Der Erfolg dieser Bemühungen wird von einer Reihe von Faktoren beeinflußt, wozu Größe des Karzinoms,
Ausbreitungsart, Entnahmeort und Menge des Blutes, Präparation und Frequenz
der Untersuchungen zählen. Es ist vorstellbar, daß Tumorzell-Ausschwemmun-
gen in die regionale oder periphere Blutbahn kontinuierlich oder diskontinuier-

Tabelle 44. Frequenz und Verteilung hämatogener Metastasen bei Mammakarzinomen

Autor	KITAIN (1922)	WARREN und WITHAM (1933)	TURNER und JAFFE (1940)	SAPHIR und PARKER (1941)	WALTHER (1948)	ABRAMS (1950)	SPROLL und HAAGEN-SEN (1955)	DENOIX (1970)	Eigene Untersuchungen TRAUTH (1974) A	Eigene Untersuchungen TRAUTH (1974) B
Zahl der Fälle	41	160	105	43	186	167	100	114	141	116
	%	%	%	%	%	%	%	%	%	%
Organ:										
Lungen	54	59	62	65	62	77	69	57	59	71
Leber	63	58	—	56	35	61	65	67	48	59
Nebennieren	27	31	—	41	8	54	49	31	19	22
Nieren	17	—	—	14	9	13	17	14	10	12
Milz	7	14	—	23	3	17	17	10	8	9
Pankreas	7	—	—	11	3	14	17	9	5	6
Ovarien	17	9	—	16	4	23	20	18	6	8
Gehirn	9	—	—	9	6	29	22	—	19	22
Schilddrüse	—	—	—	—	8	5	24	15	8	9
Herz	—	—	—	—	—	8	11	16	3	3
Diaphragma	—	—	—	14	—	—	11	16	10	12
Pericard	5	—	—	21	—	25	19	16	28	34
Pleura (parietal)	63	37	—	23	—	35	51	39	38	46
Intestinum	—	—	—	—	—	65	18	3	8	9
Peritoneum	19	12	—	9	—	—	13	—	17	21
Uterus	—	—	—	—	—	25	15	11	4	4
Lymphknoten:										
Zervikal	—	—	—	—	—	—	—	6	—	19
Submandibular	—	—	—	—	—	—	—	—	16	—
Axill. supraklavikular	—	—	—	—	—	—	—	53	—	—
Mediastinal	—	—	—	32	—	—	—	—	50	60
Peritoneal	—	72	—	26	—	66	76	—	31	38
Retroperitoneal	—	—	—	32	—	44	—	—	28	34
Inguinal	—	—	—	7	—	2	—	1	2	3
Skelett	56	44	57	—	47	73	71	70	50	59
Haut	—	39	—	7	1	19	30	—	17	21
Narbenrezidiv	—	—	—	—	—	—	—	—	11	14
keine Metastasen	2	5	—	7	12	—	2	—	15	6

lich erfolgen, wobei sicher ist, daß Operationen von großen Primärtumoren oder von Metastasen gleichwie mechanische Insulte den Abgang von Tumorzellen provozieren.

Untersuchungen über das Vorkommen von Tumorzellen im Blute intravitam oder bei Sektionen (PECKHOLZ und BÖHM, 1958) liegen mit unterschiedlichen Ergebnissen zu Fragen der Methodik, Diagnostik und Prognose vor. Nach der zusammenfassenden Darstellung von ENGELL (1955) wandten sich ALEXANDER und SPRIGGS (1960) der zytologischen Differentialdiagnose der Tumorzellen in Dextrankonzentraten zu und stellten bei 7 von 140 Tumorkranken atypische Zellformen fest. Alle Fälle waren wenige Monate nach Erhebung dieses Befundes an allgemeiner Metastasierung verstorben. LONG et al. (1960) fanden in 1 276 Blutproben von 328 Patienten mit malignen Geschwülsten in peripherem Blut bei 23% der kurablen und 33% der inkurablen Fälle Tumorzellen; im regionalen Blut des den Tumor drainierenden Venensystems in 28% (39%) Geschwulstzellen. Dabei ergaben die untersuchten Mammakarzinome Werte des mittleren Streubereiches. Obgleich die inkurablen Fälle jeweils höhere Zellzahlen aufwiesen, fand ENGELL (1959) keine prognostischen Unterschiede. Von WATNE et al. (1961) wurden unter 551 Kranken mit malignen Geschwülsten 157 Mammakarzinome geprüft; Von 62 chirurgisch kurablen Fällen ergaben 3 im peripheren Blut Tumorzellen, von 95 fortgeschrittenen Karzinomen waren 19 mit positivem Zellbefund. Im Vergleich zu anderen Tumoren konnten bei Mammakarzinomen etwa in derselben Häufigkeit Tumorzellen im regionalen wie im peripheren Blut nachgewiesen werden, dagegen lagen bei Bronchialkarzinomen Geschwulstzellen ganz überwiegend im regionalen Abfluß, bei Melanomen ausschließlich in peripherem Blut vor.

CANDAR et al. (1962) befaßten sich ausschließlich mit Mammakarzinomen und konstatierten bei wiederholten Blutentnahmen in 80% Tumorzellen, bei einmaliger Venenpunktion in 42% positive Befunde. Das Vorliegen von axillären Lymphknotenmetastasen und Fernmetastasen erwies sich für das Auftreten von Tumorzellen im Blut statistisch als nicht signifikant. Für einen erfolgreichen Nachweis sind Häufigkeit der Blutentnahmen und Blutmenge von Bedeutung.

Die Beziehungen zwischen *Zellausschwemmung und Operation* an 10 Fällen wurden von FLEMING (1963) studiert, indem vor der Mastektomie oder Biopsie ein Ureterenkatheter bis zur V. anonyma vorgeschoben wurde. In 2 Fällen wurden tumorverdächtige Zellen gefunden, dreimal Megakaryozyten und fünfmal keine besonderen Zellen. Bei Nagelung eines Femurs infolge pathologischer Fraktur durch Mammakarzinommetastasen sind im V.-saphena-Katheter vor und während der Nagelung keine oder nur geringfügig, dagegen nach der Operation vermehrt Tumorzellen beobachtet worden. Ähnliche Befunde wurden auch von LONG et al. (1960) erhoben.

Diese Ergebnisse besagen, daß im peripheren Blut in 10–52%, im regionalen Blut in 32–57% Zellen des Mammakarzinoms erfaßt werden können und daß Operationen von Primärtumoren und Knochenmetastasen zu einer vorübergehenden Zellausschwemmung (von 0 Zellen/ml vor der Operation auf 2 600 Zellen/ml während der Operation) Anlaß geben. Es gilt aber auch als sicher, daß die größte Zahl dieser Zellen im strömenden Blut von den Abwehrmechanismen des Körpers zerstört wird.

4. Häufigkeitskorrelationen hämatogener Organmetastasen

Die Ermittlung von Korrelationen der Organbeteiligung bei metastasierenden Mammakarzinomen hat das Ziel festzustellen, mit welchem Grad an Wahrscheinlichkeit die in einem Organ nachgewiesene Metastase mit weiteren, zugleich bestehenden Metastasen in anderen Organen verbunden ist. Die Beantwortung dieser Frage kann für alle klinischen und therapeutischen Konsequenzen von großer Bedeutung sein, wenn durch Biopsie, Röntgenuntersuchung, Szintigraphie und andere Verfahren eine Metastase zwar erkannt, andere Manifestationen der Tumorausbreitung aber unsicher sind. Zu diesem Zweck wurden die pro Organ autoptisch festgestellten Metastasen mit 100% angesetzt und die Frequenz der anderen Absiedelungsorte damit verglichen. Daraus ergab sich folgende von TRAUTH (1974) aufgestellte Synopsis (vgl. Tabelle 45).

Tabelle 45. Häufigkeitsrelation hämatogener Metastasen

Organ bezogen auf 100%	Gleichzeitig bestehende Metastasen	Gewonnener %-Satz	Ermittelter Mehrwert
1. Lungen-Metastasen ($n=100\%$)	Lymphknoten (axillar, supra-klavikular, mediastinal)	72	+11
	Skelettsystem	65	+ 6
	Nebennieren	27	+ 5
2. Leber-Metastasen ($n=100\%$)	Skelettsystem	73	+14
	Milz	17	+ 8
	Lunge, Pleura	77	+ 6
3. Skelettsystem: ($n=100\%$)	Leber	69	+10
	Nebennieren	31	+ 9
	Milz	14	+ 7

Daraus waren nachstehende Schlüsse zu ziehen:

Lungenmetastasen: Das Vorkommen dieser Absiedelungen aus einem Mammakarzinom wurde in 82 Fällen = 100% festgestellt. Bei diesen Fällen liegen gemessen an der Gesamtzahl (116 Fälle = 100%) um 11% vermehrt Metastasen in den axillären, supraklavikulären und mediastinalen *Lymphknoten* vor, ferner wurden um 5% häufiger Tochtergeschwülste in den Nebennieren und im Skelettsystem (6%) erkannt. Bei dieser Relation war die Zahl der Lebermetastasen um 8% vermindert. Dieser Sachverhalt zeigt an, daß bei hämatogener Propagation für die einzelnen Organe Faktoren mitwirken, deren Eigengesetzlichkeit nicht befriedigend gedeutet werden kann und die stichwortartig als „Muster" oder „Wahlverwandtschaften" des Tumors zu bestimmten Absiedelungsorten beschrieben werden könnten.

Lebermetastasen: Das Vorkommen ist mit einer allgemeinen Vermehrung der Metastasen in verschiedenen Organen (Milz, +8%; Nieren, +6%; Schilddrüse +5%; Gehirn +5%) und retroperitonealen Lymphknoten verbunden. In $^3/_4$ *der Fälle* mit Lebermetastasen ist mit *Skelettmetastasen* zu rechnen. Die Häufigkeit liegt im Hinblick auf das Gesamtkollektiv um 14% höher.

In allen Fällen von *Milzmetastasen* wurden Absiedelungen des Tumors in *Leber und Skelettsystem* nachgewiesen.

Zusammen mit *Skelettmetastasen* treten häufiger *Leber- und Nebennierenmetastasen* auf. Ebenso häufig wie bei Lebermetastasen ist mit Lymphknotenmetastasen im Oberbauch zu rechnen.

Die Gruppe der *Narbenrezidive* ist zahlenmäßig klein. Hämatogene Metastasen und Lymphknotenmetastasen sind vergleichsweise seltener als im Gesamtkollektiv. Das bedeutet, daß *lokale Rezidive früher als die hämatogene Tumorgeneralisation* auftreten.

Peritonealkarzinose. Diese relativ kleine Gruppe ist mit gehäuften Metastasen in Leber, Pankreas, im Uterus, Ovarien, Niere, Schilddrüse verbunden. Auch sind Metastasen in *allen* Lymphknotengruppen häufiger.

5. Metastasierungsmuster und Krankheitsdauer

Mit dieser begrifflichen Gegenüberstellung soll die Frage beantwortet werden, ob mit zunehmender Krankheitsdauer die Silhouette der Metastasierung eine Änderung erfährt. Dazu wurden die Fälle in 3 Gruppen unterschiedlicher Krankheitsdauer (Laufzeiten) eingeteilt:

1. Krankheitsdauer bis zu 3 Jahren (79 Fälle)
2. Krankheitsdauer bis zu 5 Jahren (inkl. Gruppe 1: 94 Fälle)
3. Krankheitsdauer 6 Jahre und länger (16 Fälle).

Die Zahl der Fälle jeder Gruppe wurde auf 100% gesetzt und somit die relative Häufigkeit verglichen. Wie aus Abb. 387 deutlich wird, ist der Frequenzunterschied der Metastasierung in einzelnen Organen in Gruppe 1 und 2 sehr gering (maximal 3%). Größere Differenzen ergeben sich zwischen Gruppe 1 und 3. Hier wird deutlich, daß Narbenrezidive, Metastasen in der Haut und in den Organen des Thorax bei längerer Krankheitsdauer häufiger anzutreffen sind. Dagegen sind Tumorabsiedelungen in den Bauchorganen und im Peritoneum bei längerer Krankheitsdauer seltener festzustellen gewesen. Metastasen in Nieren und Nebennieren in Gruppe 3 sind jedoch wiederum häufiger. Skelettmetastasen sind in beiden Gruppen gleich häufig.

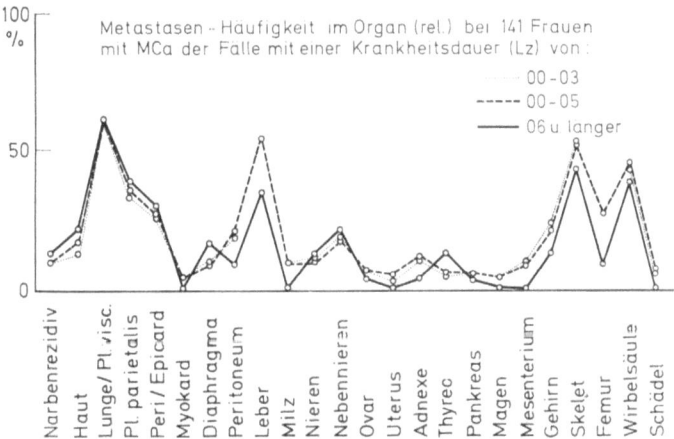

Abb. 387. Beziehungen zwischen Metastasierungsmuster und Krankheitsdauer

Bemerkenswerterweise haben Frauen mit Metastasen im Uterus die 5-Jahres-Grenze nicht überlebt. Dagegen ist die Häufigkeit von Metastasen im Ovar in beiden Laufzeitgruppen annähernd gleich. Skelettmetastasen treten ebenso in gleicher Häufigkeit auf, jedoch sind Absiedelungen im Femur in den Fällen mit kürzerer Laufzeit um 17% häufiger zu beobachten gewesen.

Aus diesen Feststellungen geht hervor, das *das Muster der Metastasierung in den untersuchten Gruppen unterschiedlicher Krankheitsdauer weitgehend gleich bleibt.* Die Absiedelungsfrequenz in den einzelnen Organen differiert zwischen Gruppe 1 und 3 graduell. Daraus ist zu folgern, daß bei früher oder später Metastasierung die Gesetzmäßigkeiten der Tumorausbreitung identisch sind.

6. Spezielle Pathologie der Organmetastasierung

a) Lungenmetastasen und Pleuritis carcinomatosa

Die über das Hohlvenensystem in die Lunge eingeschwemmten Tumorzellen des Mammakarzinoms sind in der Lage, Metastasen unterschiedlicher Form, Größe und Dichte zu erzeugen, deren Frequenz im Vergleich zu allen anderen Organen mit 54–77% am höchsten ist (KITAIN, 1922; ABRAMS, 1950). Ausmaß und Art der Lungenmetastasen unterliegen Gesetzmäßigkeiten, die in ihrer Variabilität nicht befriedigend deutbar sind und von Faktoren der immunologischen Abwehr und Kreislaufsituation (pulmonale Hypertension) beeinflußt oder bestimmt werden. Wenn sich auch das Metastasierungsmuster von der Krankheitsdauer des Geschwulstleidens nahezu unabhängig erweist, so drängt die große morphologische Streubreite pulmonaler Metastasen ein unterschiedliches Verhalten des Empfängerorgans für Metastasen oder des Primärtumors auf, das bisher nicht objektivierbar geworden ist. Ein Gleiches betrifft auch andere Organe, insbesondere die Leber, die ebenso wie die Lunge bei histologisch gleichartigen Primärtumoren mit Ausbildung grobknotiger solitärer und multipler Metastasen oder mit Entwicklung einer nodulären, gelegentlich feinfleckig-diffusen Karzinose zu reagieren vermag. Dieser Sachverhalt erklärt, daß radiologisch bei Mammakarzinomen nur 62% der Lungenmetastasen erfaßbar sind (WALTHER, 1948), obgleich die Mehrzahl der Absiedelungen einen Durchmesser von 1–2 cm hat. Da hierdurch kaum Funktionsstörungen der Lunge hervorgerufen werden, bleibt eine derartige knotige Karzinose klinisch häufig stumm. Das trifft vor allem dann zu, wenn es sich um solitäre Metastasen handelt, die durch eine Resektionsbehandlung operativ entfernt werden könnten (SEILER et al., 1950).

Im eigenen Untersuchungsgut wurden in 4 Fällen solitäre Metastasen (Abb. 388 b), in 7 Fällen multiple Einzelknoten festgestellt, wobei diese einmal nur in der viszeralen Pleura lokalisiert waren. Ferner wurden noduläre und feinherdige Metastasen beobachtet, die nach ihrer Form und Ausbreitung eindeutig als hämatogen mit einer Tumorgröße von 1–2 cm aufzufassen sind. Davon unterschieden sich jene disseminierten und diffusen Herdbildungen, die wesentlich häufiger festzustellen waren und das gesamte Lungenparenchym in apikokaudaler Richtung verdichtet hatten (Abb. 388 a). Hierbei handelt es sich um eine zumeist beidseitige lymphangische Lungenkarzinose, die mit etwa 60 Fällen dominierte und von WALTHER (1948) mit 36% angegeben sind. Selten wurden Kombinationen von grobknotigen und feinfleckig-diffusen Absiedelungen gesehen, die einer hämatogenen und lymphogenen Metastasierung entsprechen.

Die *lymphangische Karzinose der Lunge* bei metastasierendem Mammakarzinom ist durch eine Konsistenzzunahme und Verdichtung des Parenchyms gekennzeichnet, das eine grau-rote Farbe annimmt und eine fleckige Zeichnung auf Ober- und Schnittfläche aufweist. Lymphgefäße, Septen, z.T. Arteriolen enthalten Tumorzellen, die aus den Gefäßen in das umgebende Bindegewebe eindringen und hier zu einer herdförmigen Karzinose führen. Dazu kommt die Ausbildung eines Lungenödems mit Desquamation der Alveolardeckzellen, wodurch sie Kreislaufstörungen und die rasch einsetzende Dyspnoe bei einer lymphangischen Lungenkarzinose erklären, die in der Regel beide Organe in gleicher Form befällt. Ein Übergreifen auf die Pleura viszeralis äußert sich makroskopisch als zierliche grauweiße Netz- oder Strangbildung, die mit den verbreiterten Lungensepten der Schnittflächen in kontinuierlichem Zusammenhang steht. Die mit einer Pleuritis carcinomatosa verbundene Exsudatbildung in der Pleurahöhle führt zu Kompressionsatelektasen, die ihrerseits die Organkonsistenz erhöhen und die Funktion einschränken.

Über eine pneumonische Form karzinomatöser Lungenmetastasen bei Mammakarzinom einer 62 Jahre alten Frau berichtet CAIN (1953). So instruktiv makroskopisches und mikroskopisches Bild der lymphangischen Lungenkarzinose sind, so unterschiedlich ist die Pathogenese gedeutet worden. M.B. SCHMIDT (1903) hat sich als Erster in systematischen Studien dieser Frage zugewandt und in einem Drittel von 41 Fällen von abdominalen Karzinomen Tumorzellemboli in kleinen Arterien gefunden. Die Bedeutung dieser Untersuchungen liegt in der überraschenden Häufigkeit dieses Nachweises. Weitere Angaben (SPENCER, 1973) besagen, daß bei Lymphangiosis carcinomatosa in etwa einem Drittel Tumorzellembolien beobachtet worden sind, vorwiegend in Arterien von 400–800 µ Durchmesser. Diese Feststellungen haben für die Pathogenese der lymphangischen Karzinose in der Lunge große Bedeutung gewonnen. Ältere Vorstellungen gehen von einer lymphogenen Einschwemmung der Tumorzellen auf dem Wege über den Ductus thoracicus und die hilären Lymphknoten aus, deren Blockade durch Metastasen zu einer Lymphostase und damit zur Möglichkeit einer retrograden Ausbreitung des Tumors Anlaß gibt. Es wurde ferner an eine direkte Invasion der Tumorzellen durch das Diaphragma, das Mediastinum oder durch die Pleura gedacht. Im Vordergrund der gegenwärtigen Vorstellungen über die Pathogenese dieser Absiedelungsformen steht die primäre hämatogene Tumorzellenembolie über die A. pulmonalis. Von den kleinen Arterienästen ausgehend dringen die Tumorzellen durch die Gefäßwand in das adventitielle Gewebe und damit in die periarteriellen Lymphgefäße ein, von wo sie sich ortho- und retrograd, das heißt zentripetal und zentrifugal ausbreiten. Damit lassen sich die unterschiedlichen Formen dieser Metastasierung zwanglos erklären, wenngleich bei einer Karzinose der bronchopulmonalen Lymphknoten die retrograd-lymphangische Ausbreitung nicht ausgeschlossen werden kann.

Die Pleura parietalis wird von den Tumorzellen zumeist per continuitatem oder von der Mamma ausgehend auf dem Lymphweg erreicht. Ausgedehnte Karzinome mit Invasion der Thoraxmuskulatur, tiefliegenden Primärtumoren und

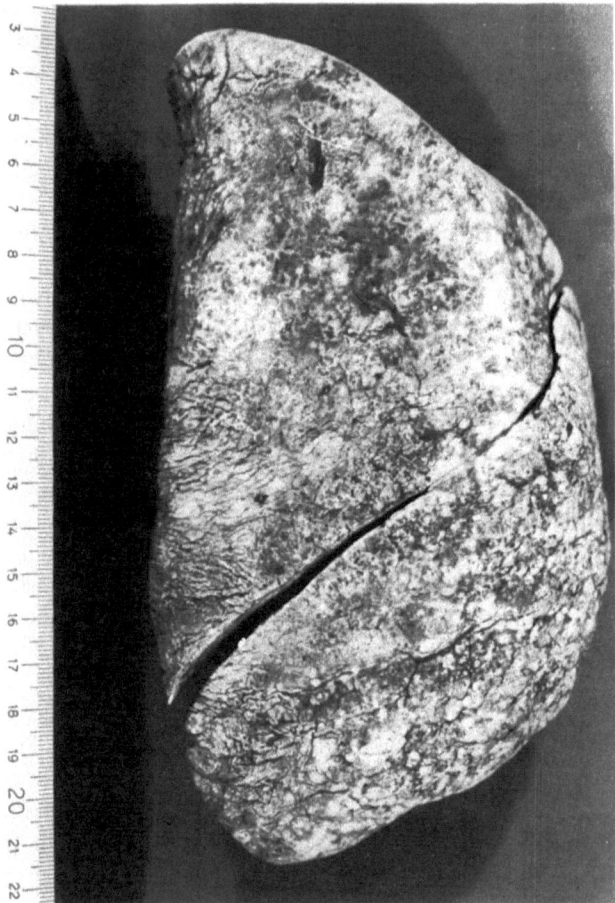

Abb. 388a. Diffuse lymphangische Karzinose der Lunge und der Pleura visceralis bei metastasierendem Mammakarzinom

Lymphknotenmetastasen in den Interkostalräumen der Parasternallinie sind häufige und wichtige Vorbedingungen einer pleuralen Karzinose. Dazu kommen in
selteneren Fällen Implantationsmetastasen von der viszeralen Pleura bei Vorliegen einer hämatogen-lymphangischen Lungenkarzinose. Angaben zur Häufigkeit
schwanken und wurden im eigenen Untersuchungsgut in 47% festgestellt, von
Saphir und Parker (1941) in 23%, von Abrams (1950) dagegen in 65%.

Ähnlich wie auf dem Lungenfell zeigen sich die Tumorzellbesiedelungen in
feinfleckigen grau-weißen Herden, die zur Konfluenz neigen oder sich streifig-
strängig verteilen. Schon relativ wenige Metastasen können Anlaß zu starken Exsudationen von 2000–4000 ml werden, wohingegen flächenhafte, schwartige
Karzinosen auch als Pleuritis sicca imponieren können. Die Regel aber ist die hämorrhagische Exsudation. In diesen Ergüssen werden häufig Tumorzellen nachgewiesen. Luse und Regan (1954) fanden diese bei Mammakarzinomen in 66%
(Abb. 389).

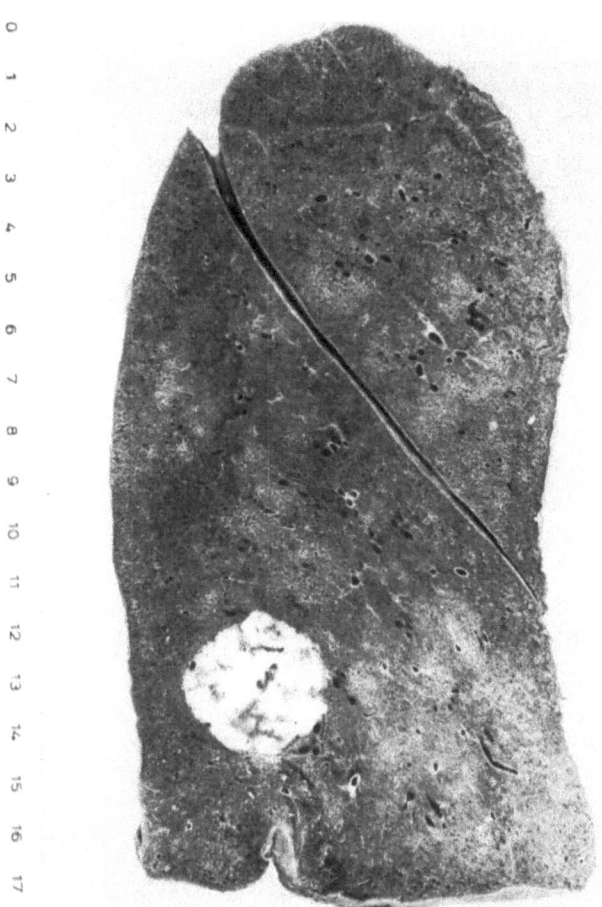

Abb. 388 b. Solitärmetastase in der Lunge bei metastasierendem Mammakarzinom (S.Nr. 6175/75 F.)

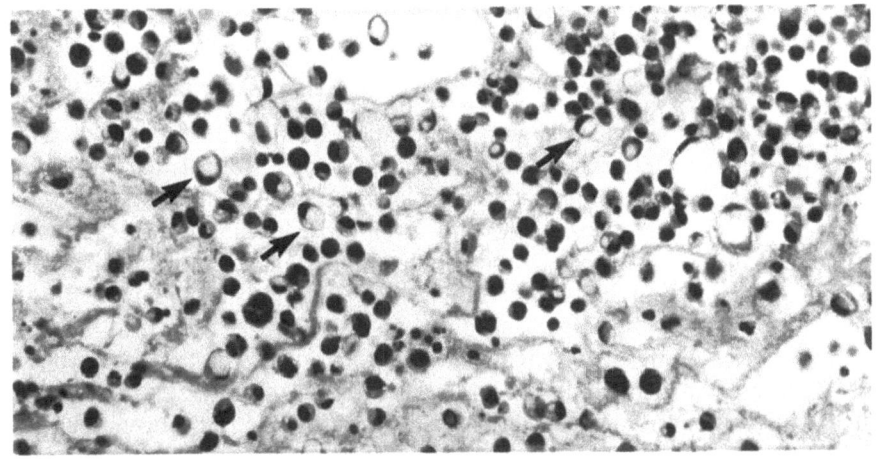

Abb. 389. Metastatische Karzinose der Pleura. Tumorzellen im Punktat mit Siegelringformen (Pfeile). HE. Vergr. 420×

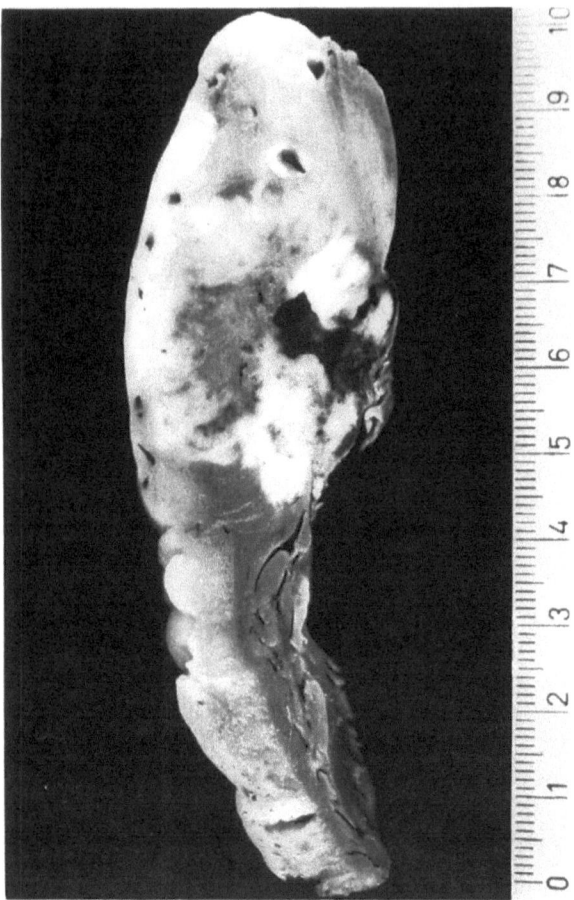

Abb. 390. Metastatische Karzinose des Herzmuskels mit Endo- und Pericarditis carcinomatosa bei Zustand nach Ablatio mammae wegen eines Karzinoms

b) Metastasen im Herzbeutel und Herzmuskulatur

Die topischen Beziehungen und lymphangischen Verbindungen zwischen Pleura und Herzbeutel erklären die Häufigkeit der Pericarditis carcinomatosa beim metastasierenden Mammakarzinom. Hier liegt bis auf die Angabe von KITAIN (1922) die Frequenz hoch, und zwar zwischen 19 und 35%. Eigene Befunde ergaben in 40 von 141 obduzierten Fällen eine Beteiligung des Peri- und Epikards, das sind 28%. Der Herzmuskel zeigte viermal (3%) Metastasen (Abb. 390 u. 391).

Im Vergleich zu der in unserem Untersuchungsgut festgestellten Häufigkeit von Metastasen in den Blättern des Herzbeutels, ist die Herzmuskulatur nur selten Absiedelungsort. Das entspricht den allgemeinen Erfahrungen auch von anderen malignen Neubildungen. Das Häufigkeitsverhältnis von Lunge-, Peri- und Epikardmetastasen und Herzmuskelabsiedelungen beträgt: 40:20:1. Fälle

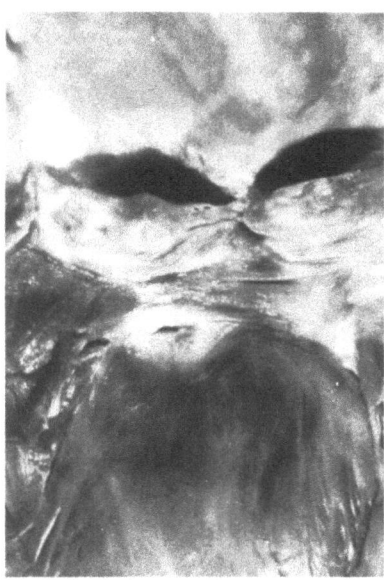

Abb. 391. Perforation des Septum ventriculorum durch eine Metastase eines Mammakarzinoms bei Zustand nach Ablatio mammae

des älteren Schrifttums sind bei SCHULTZ-BRAUNS (1933) und KAUFMANN (1956) verzeichnet. WALTHER (1948) konnte bei Mammakarzinomen keine Myokardmetastasen beobachten, zitiert jedoch WILLIS (1934), in dessen Statistik über sekundäre Geschwülste des Herzmuskels das Mammakarzinom an erster Stelle steht.

Bei den eigenen Beobachtungen handelt es sich um knotige intramyokardiale Metastasen einer 56, 61 und 74 Jahre alten Frau, die als „frühe Absiedelungen" zu bezeichnen sind. In 2 weiteren Fällen waren die Metastasen vom Epikard in den Herzmuskel eingewachsen.

c) Lebermetastasen

Die im eigenen Obduktionsgut beobachtete Häufigkeit von Lebermetastasen entspricht weitgehend den Angaben des Schrifttums und beträgt 48% bei allen an Mammakarzinom erkrankt gewesenen Frauen und 59% bei denjenigen, die an Mammakarzinom verstorben sind. Nur WALTHER (1948) gibt mit 35% einen erheblich niedrigeren Wert an. Pathomorphogenetisch werden 3 Arten von Lebermetastasen unterschieden (HERXHEIMER, 1930; KETTLER, 1958), von denen vor allem die Formen 1 und 2 bei Mammakarzinomen als Primärtumor beobachtet werden.

1. Knotige (hämatogene) Metastasierung — am häufigsten
2. Diffuse (intrakapilläre) metastatische Karzinose ⎫ sehr selten
3. Fingerförmige (lymphogene) metastatische Karzinose ⎭

Die hämatogenen Lebermetastasen gelten als „Enkelmetastasen" (WALTHER, 1948), die nach Einbruch von Lungenmetastasen in Pulmonalvenen über die

A. hepatica in den arteriellen und kapillären Schenkel des Leberkreislaufs gelangen.

α) Knotiger Metastasierungstyp

Die auf dem Blutweg in die Leber eingeschwemmten Tumorzellemboli bilden im Regelfall multiple, rundliche Knoten unterschiedlicher Größenordnung, die als solitäre Tochtergeschwülste über beide Leberlappen verteilt sind oder zur Konfluenz neigen und umfangreiche Konglomerate erzeugen (Abb. 392). Die Formvariabilität wie die Zahl örtlicher durch Kreislaufstörungen und Verdrängungserscheinungen ausgelöster Komplikationen ist erfahrungsgemäß groß. Zwei ungewöhnliche, wahrscheinlich retrograd über die V. hepatica entstandene Formen beschreibt ZIEGLER (1919). In Einzelfällen waren die Metastasen des eigenen Untersuchungsgutes nur auf 1 Leberlappen beschränkt. In 47 von 68 Fällen war das gesamte Parenchym von multiplen Knoten durchsetzt und in 21 Fällen fanden sich nur solitäre Absiedelungen. Die hämatogen-knotigen Metastasen in der Leber sind nach WUKETICH (1960) bei skirrhösen Mammakarzinomen dadurch gekennzeichnet, daß diese *unter* dem Niveau der Leberoberfläche liegen und gegenüber den prominierenden Knoten der zahlreichen Adenokarzinome gewissermaßen „Minusvarianten" darstellen. Die darin zum Ausdruck kommende Retraktion des Tumorgewebes äußert sich ebenso als tiefe Einziehung oder zentrale Schrumpfung und ist auf den Gehalt an kollagenem und elastischem Bindegewebe im Tumor zurückzuführen. Das heißt, die gleichen Eigenschaften, mit denen ein Skirrhus als Primärtumor in der Brustdrüse erkannt werden kann, realisiert die Geschwulst auch in ihren Metastasen. Dieser Sachverhalt traf für nahezu alle eigenen Beobachtungen zu (TRAUTH, 1974). Zwischen den Tumorknoten liegt das erhaltene Leberparenchym mit wechselnd großen Arealen, die zumeist Zeichen einer Verfettung, Cholostase oder Blutstauung mit Ektasie der Pfortaderäste aufweisen. Häufig werden Lymphknotenmetastasen an der Leberpforte beobachtet. In 5 eigenen Fällen waren *Metastasen in die intra- und extrahepatischen Gallengänge* eingebrochen. Das gleichzeitige Bestehen von Leber- und Lymphknotenmetastasen in der Umgebung dieser Herde gestattete keine Entscheidung darüber, ob es sich um einen lymphogenen Einbruch oder um eine Kommunikation mit einer Metastase im Leberparenchym handelte.

Lebermetastasen wurden in ähnlicher Häufigkeit wie Lungen- und Skelettmetastasen festgestellt und äußern sich klinisch häufig nicht. Biochemisch wurden eine Erhöhung der alkalischen Phosphatase, der SGOT und SGPT sowie eine vermehrte Retention von Bromthalein beobachtet. Zu Fragen der Leberszintigraphie: SEARS et al. (1975).

β) Diffuser (intrakapillärer) Metastasierungstyp und die metastatisch-krebsige Zirrhose

Als sehr seltene Metastasierungsform in der Leber gilt die totale, diffuse Karzinose, die im Schrifttum nach WATSON (1955) 18mal belegt worden ist. Tritt durch Ausbildung eines kollagenen Bindegewebes eine Schrumpfung mit Parenchymumbau hinzu, so entsteht eine gleichmäßig feingehöckerte und atrophische Leber, die von WEGENER (1961) als „metastatisch-krebsige Lebercir-

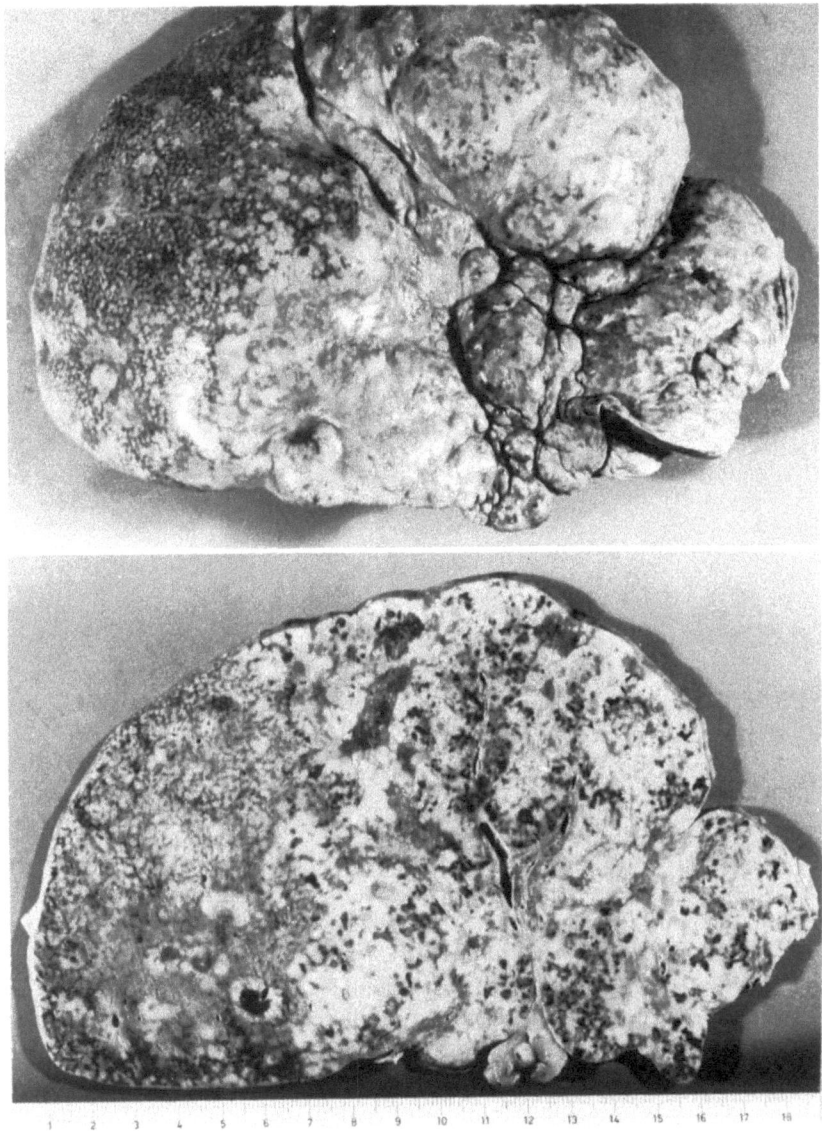

Abb. 392. Knotige, teils diffuse metastatische Karzinose der Leber mit grob-knolligem zirrhoseartigem Umbau bei Mammakarzinom, 4 Jahre nach Ablatio mammae. Zustand nach Hypophysektomie, zytostatischer und hormonaler Therapie

rhose" bezeichnet wird. Der ersten Beschreibung von CRACIUN et al. (1931) folgten die Beobachtungen von MICOLONGHI et al. (1958) sowie von WEGENER (1961) an 2 Fällen:

Als Primärtumor lag jedesmal ein skirrhöses Mammakarzinom vor, das in einem Fall 2 Jahre, im zweiten 4 Jahre vor dem Tode durch Radikaloperation entfernt und durch wiederholte Strahlentherapie nachbehandelt worden war.

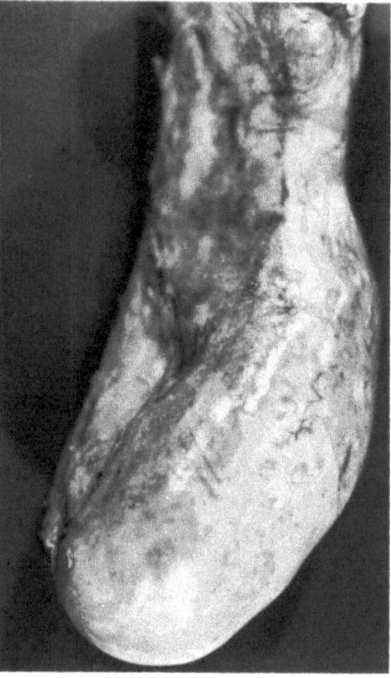

Abb. 393. Metastatische, lymphangische Karzinose der Gallenblase bei Cholelithiasis unter
dem Aspekt einer sog. Porzellangallenblase

2 Wochen bzw. 10 Wochen vor dem Tode wurden zunehmend Symptome einer
Leberzirrhose mit Meteorismus, Aszites, Ikterus, Leberfunktionsstörungen mit
Coma hepaticum und Verblutung aus Ösophagusvarizen nachgewiesen. Leberge-
wichte: 560 und 1100 g.

Die „metastatisch-krebsige Zirrhose" stellt keine Leberzirrhose im engeren
Sinne, sondern eine diffuse Umbaureaktion mit Neubildung kollagenen Bindegewebes dar, das in erster Linie dem skirrhösen Karzinom entstammt. Der Tumor
breitet sich im Leberparenchym herd- und bandförmig aus, so daß nur schmale
Zonen des Lebergewebes erhalten sind, wobei aber auch hier ein intrasinusoidales
Tumorwachstum vorliegt. Die Neubildung sprengt das Parenchym durch Ausbreitung in den Sinus auseinander und verdrängt es infolge der quantitativen
Vermehrung des metastatischen Tumors, der einem „Carcinoma fibrosum" entspricht. Der fortschreitende Verlust an Parenchym erklärt die tödlichen Funktionsstörungen mit Ausbildung einer portalen Hypertension ohne weiteres.

In seltenen Fällen kann die Karzinose der Leber auf die *Gallenblase* übergreifen. Hierbei liegt zumeist eine lymphangische Metastasierung vor, die in zwei
eigenen Beobachtungen so intensiv war und die gesamte Gallenblasenwand weiß
verfärbt und verdickt hatte. Dadurch wurde der Eindruck einer Porzellangallenblase erweckt (Abb. 393).

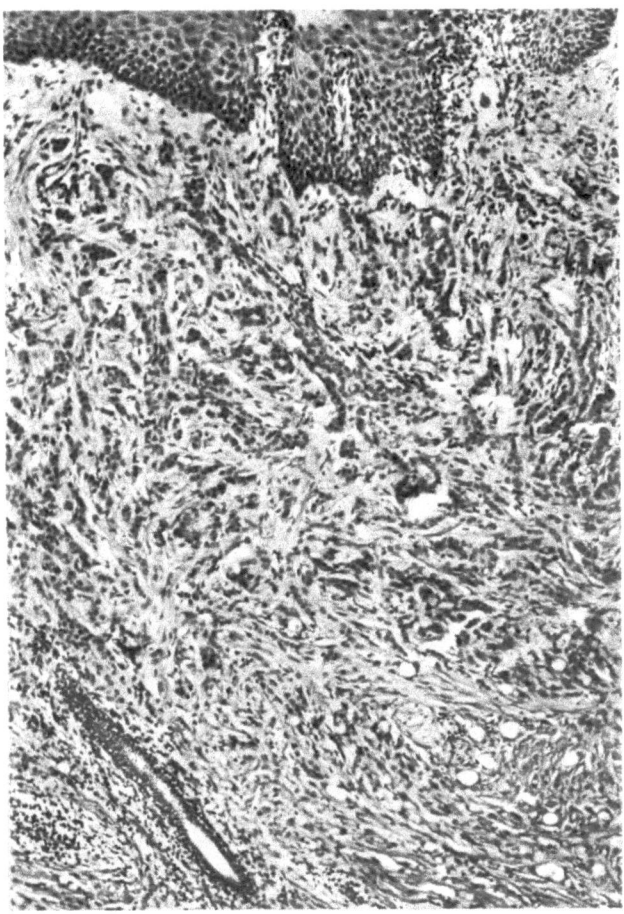

Abb. 394. Kleinknotige Metastase eines Mammakarzinoms in der Schleimhaut der Unterlippe (Präp. Prof. Dr. Dr. Hienz)

d) Metastasen im Ösophagus und Gastro-Intestinal-Trakt

Tumorabsiedelungen in der Mundschleimhaut und in den kleinen Speicheldrüsen sind sehr selten. In Abb. 394 liegt eine feinknotige Metastase in der *Unterlippe* und in der Glandula labialis vor. — Metastasen aus einem Mammakarzinom können auf dieses Hohlraumsystem von außen übergreifen und zu einer Stenose führen oder — wesentlich seltener — als hämatogene Metastase die Schleimhaut des Magens oder Darmes erreichen.

Der *Ösophagus* wird vor allem bei Karzinose der mediastinalen Lymphknoten verdrängt und eingeengt, ein Befund, der radiologisch und klinisch durch Entwicklung einer Dysphagie in solchen Fällen ohne weiteres erkennbar und verständlich ist. Dazu liegen Beobachtungen im Schrifttum von Conklin (1964), Polk et al. (1967) vor. Nach eigenen Beobachtungen an 141 obduzierten Fällen wurden im *Magen* 5mal, im *Dünndarm* 11mal Metastasen festgestellt, die sowohl in Einzahl wie auch multipel als hämatogene Tochtergeschwülste zu beobachten waren. Überwiegend sind die Absiedelungen in der Mukosa und Submukosa, selten in den tieferen Wandschichten nachzuweisen. Metastasen allein in der Serosa werden hier nicht gewertet. Die Angaben des älteren Schrifttums sind sehr unterschiedlich (FRITSCHE, 1920; WALTHER, 1948). In der neueren Literatur beschreiben HARTMANN und SHERLOCK (1961) unter 204 Mammakarzinomen 38 (18,1%) mit einer Beteiligung des Magen-Darm-Kanals. Hier lag die Frequenz dieser Absiedelungen bei den Fällen mit Steroidtherapie wesentlich höher als bei der Kontrollgruppe. CHOI et al. (1964) stellten unter 341 Fällen in 8,2% (28 Fälle) Magenmetastasen fest, von denen 15 gastritische Symptome und 4 gastrointestinale Blutungen bei einer mittleren Dauer dieser Beschwerden von 2–3 Monaten erzeugt hatten. Die Metastasen imponierten morphologisch und radiologisch als knotige, ulzerierte Tumoren, z.T. auch als diffuse Karzinose unter dem Bilde einer „Linitis plastica". Als Primärtumoren in der Mamma wurden undifferenzierte Karzinome nachgewiesen, jedoch keine Geschwülste höherer Reifegrade. GRAHAM und GOLDMAN (1964) beschreiben unter 300 klinisch-bioptischen Beobachtungen und Sektionen in 11 Fällen Magenmetastasen, 9 Dünndarm- und 12 Kolon- und Rektummetastasen; insgesamt 32 Fälle oder 10,5%. Wenige Jahre später fanden ASCH et al. (1968) unter 337 Autopsien in 57 Fällen gastrointestinale Metastasen. Bei 3 von 4 Fällen mit Hämatemesis war eine Steroidtherapie vorausgegangen, wodurch die Angaben von HARTMANN und SHERLOCK (1961) unterstrichen werden. Nach ASCH et al. (1968) ist die Häufigkeit hämatogener Metastasen im Ösophagus, Magen, Dünndarm gleich, im Kolon geringer und im Rektum wurden nur in 3 Fällen Metastasen beobachtet. JOFFE (1975) beschreibt 5 Fälle mit Magenmetastasen und unterstreicht, daß das Mammakarzinom der häufigste epitheliale Tumor ist, der in dieses Organ absiedelt.

Die Schwierigkeiten in der klinischen und histologischen Diagnostik sollen anhand von 2 Kasuistiken demonstriert werden:

1. Metastasierendes Karzinom unbekannten Ursprungs; histologische Untersuchung (Metastase): Adenokarzinom. Der dabei geäußerte Verdacht auf das Vorliegen eines Mammakarzinoms konnte klinisch nicht bestätigt werden.
   Obduktion: In beiden Mammae, in symmetrischer Anordnung, je ein knapp erbsgroßer Knoten: „Skirrhös wachsendes Adenokarzinom".
   Metastasen in den Lymphknoten der Axilla, entlang Trachea und Bronchien, im Peritoneum und Mesenterium und gesamten Retroperitoneum; Organmetastasen entsprechend der typischen Ausbreitung beim Mammakarzinom *mit Metastasen im Magen und Darm;* kein Tumorgewebe in der sog. Virchow-Drüse, keine Skelettmetastasen.
   Histologie (Magen): „Adenoides Karzinom und siegelringartige Zellen".

2. Bilateral sukzedanes (4 Jahre) Karzinom in beiden Brustdrüsen.
   Obduktion: Ausgedehnte Metastasierung an den typischen Lokalisationen des Mammakarzinoms, inklusive Ovar, Nebennieren und Gallenblasenwand, jedoch nicht in Skelett, axilläre Lymphknoten und der sog. Virchow-Drüse.
   Tumorknoten im Magen, Metastasen in den abdominalen Lymphknotenstationen. Histologie des Mammakarzinoms und des Tumors im Magen übereinstimmend: Carcinoma medullare simplex.

Unterschiedliche histologische Befunde können das Vorliegen unabhängiger Karzinome beweisen. Bei gleicher Histologie gelten Knochenmetastasen als beweisend für ein primäres Mammakarzinom (FITZWILLIAMS, 1925). Lymphknotenmetastasen in der sog. Virchow-

Drüse sind ebenso typisch für primäre Karzinome des Magens. Beides trifft in den zitierten Fällen nicht zu. Siegelringartige Zellen hat WALTHER (1948) 6mal bei 260 Fällen mit gesichertem Mammakarzinom beobachtet. Alle Fälle zeigten eine ausgesprochene Neigung zur Ausbreitung in seröse Höhlen (Perikard, Peritoneum), metastasieren ungewöhnlich rasch und früh auf dem Lymph- und Blutweg und führen in sehr kurzer Zeit zum Tode. Nach Befund und Verlauf handelt es sich im vorbeschriebenen Fall um ein solches „Carcinoma sigillo-cellulare".

Im zweiten Fall lag ein undifferenziertes medulläres und stark generalisiertes Karzinom vor, das im Magen zu multiplen Metastasen geführt hatte.

e) Metastasen im Pankreas

Es werden nach dem Schrifttum in 3–17% Pankreasmetastasen gefunden, im eigenen Beobachtungsgut lagen Absiedelungen in diesem Organ in 5% von 141 obduzierten Fällen vor. Die Metastasen sind zumeist knotig, etwa kirschgroß und liegen in Ein- und Mehrzahl vor. Auffällige Gewebsnekrosen der Bauchspeicheldrüse oder bemerkenswerte Symptome fanden sich nicht.

Multiple knotige Metastasen im Gekröse zeigt Abb. 395.

f) Metastasen in der Milz

Das Vorkommen von Karzinommetastasen in der Milz wird allgemein und insonderheit beim Mammakarzinom unterschiedlich beurteilt. In Abhängigkeit von den angewendeten Untersuchungsverfahren und vom Ausmaß der all-

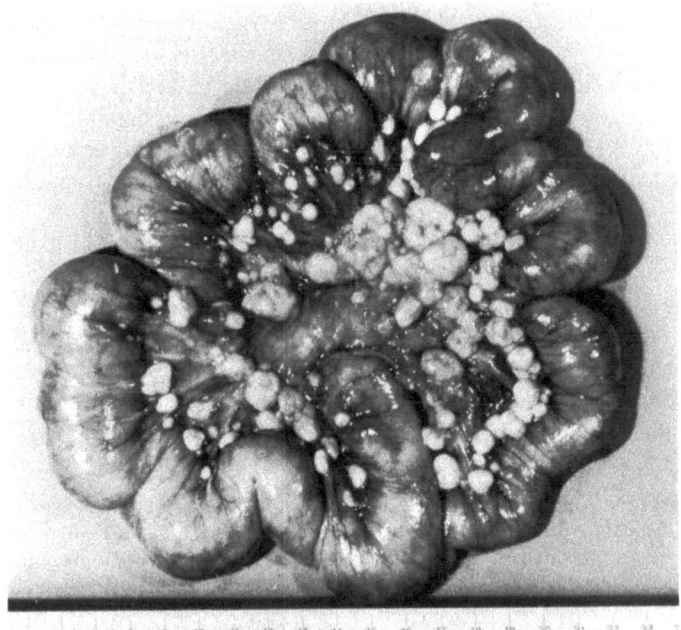

Abb. 395. Peritonealkarzinose bei Mammakarzinom 3 Jahre nach Ablatio mammae und Strahlentherapie

gemeinen Metastasierung gelten Milzmetastasen als selten: KITAIN (1922) gibt
4,2% an; DiBiasi (1926) 2,1%; YOKOHATA (1927) 20% bei Anwendung der
Christellerschen Großschnitt-Technik; POCHE (1950) 3,8% aller Krebsfälle, 4,9%
der metastasierenden Karzinome. Literaturübersicht: GABLER und PECKHOLZ
(1960). Im eigenen Untersuchungsgut über 141 Fälle lagen in 8% Absiedelungen
in diesem Organ bei Mammakarzinomen vor. Im Schrifttum über das Mammakarzinom schwanken die Werte von 3% (WALTHER, 1948) bis 23% (SAPHIR
und PARKER, 1941). Legt man der Beurteilung nur Fälle mit ausgeprägter lymphangischer und hämatogener Generalisation zugrunde, dann nimmt die prozentuale Häufigkeit stark zu. NIEDOBITEK und NIEDOBITEK (1970) fanden in 14
von 38 Milzen, das heißt in 36,8%, knotige oder diffuse Absiedelungsformen.

Als *Metastasierungstypen bei Mammakarzinom in der Milz* werden unterschieden:

1. *knotig-metastatische Karzinose:* zumeist multiple erbs- bis kirschgroße
                                      Metastasen
2. *diffus-metastatische Karzinose:* a) diffuse Pulpakarzinose
                                      b) Follikelkarzinose

Während die knotigen Formen keine diagnostischen Probleme aufwerfen,
stellen die diffusen Metastasierungstypen Seltenheiten dar. Die Milz ist stets erheblich vergrößert und kann wie in einer eigenen Beobachtung ein Gewicht von
2270 g erreichen (Abb. 396a). Die Konsistenz ist stark vermehrt und erinnert an
eine Amyloidose. Dagegen spricht eindeutig das Aussehen auf den Schnittflächen: Bei der von NIEDOBITEK et al. (1970) hervorgehobenen Follikelkarzinose ist
der Anschnitt durch zahlreiche, polyzyklische, zierstecknadelkopfgroße Knötchen von grau-weißer Farbe bei gleichmäßiger Verteilung gekennzeichnet. Mikroskopisch zeigen die Follikel eine weitgehende oder vollständige Substitution
der Lymphozyten durch solide, trabekuläre, z.T. zirkulär angeordnete Verbände
eines soliden, undifferenzierten Karzinoms, das gegenüber der roten Pulpa scharf
abgegrenzt ist.

Bei der diffusen Pulpakarzinose ist das makroskopische Bild gleichmäßiger,
die Milz ist stark vergrößert und fest, das Milzretikulum sklerosiert. Die Tumorzellen befinden sich in den Sinus der roten Pulpa, die in wachsender Intensität
gleichsam „ausgemauert" erscheinen. WUKETICH (1961) hat auf die Koinzidenz
von Milzmetastasen mit extramedullären Blutbildungsherden hingewiesen. In
eigenen Beobachtungen konnten diese Feststellungen bestätigt werden, vor allem
in einem Fall, der durch eine *kombinierte follikuläre und diffus-pulpäre Milzkarzinose mit Retikulofibrose mit aplastischer Anämie* charakterisiert war:

(A.M., Sekt.-Nr. 302/73): 55 Jahre alte Frau. April 1973 wegen Schwächegefühl, Herz-
klopfen und Anämie Aufnahme in die Klinik. Leber 3 Querfinger unter dem Rippenbogen,
Milz 4 Querfinger unter dem Rippenbogen tastbar. Röntgenologisch homogene und diffuse
Verdichtung des Knochens in Sternum und Femur. Verdacht auf Osteomyelofibrose. Juni
1973 erneute Behandlung der Anämie mit Bluttransfusion und Erythrozytenkonzentraten.
August 1973 Beckenstanze: Osteolytische Metastasen eines soliden Karzinoms. Verdacht
auf kleines Magenkarzinom. Gastroskopie: Ebenfalls Karzinomverdacht an Magenhinter-
wand. Magen-Darm-Passage röntgenologisch o.B. Auftreten eines Mammatumors li. Mam-

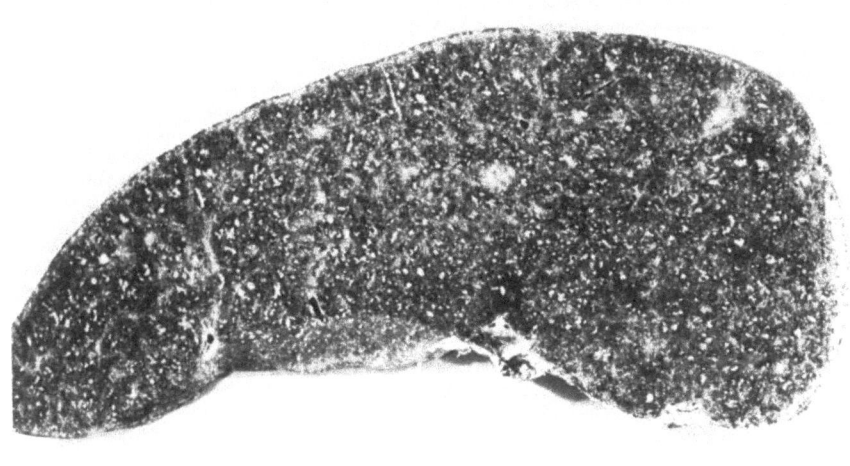

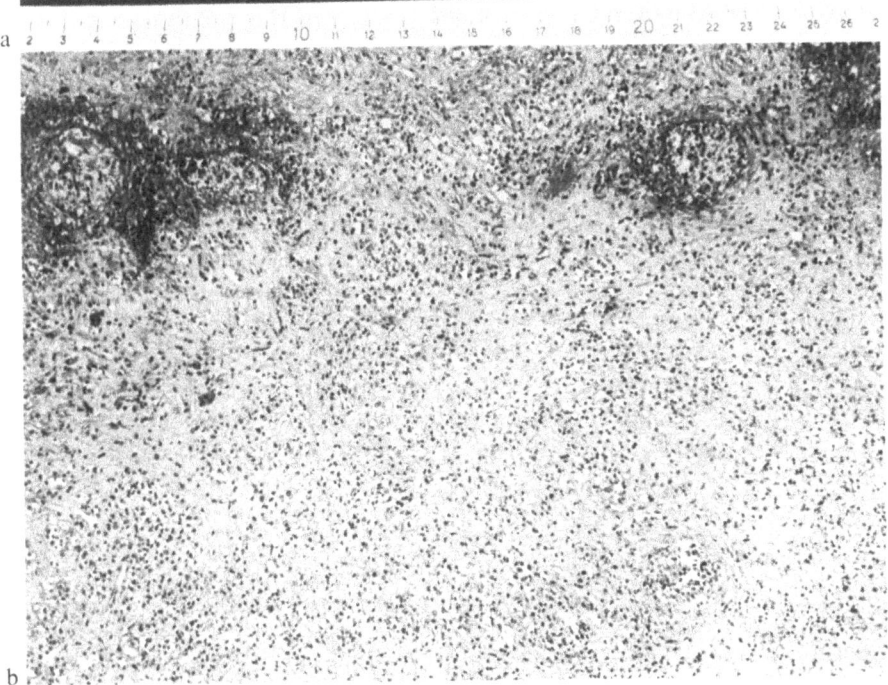

Abb. 396a u. b. Metastatische feinnoduläre Karzinose der Milz bei hochgradiger Milzhyperplasie (Milzgewicht 2270 g, (a). Diffuse Karzinose der Milzpulpa bei Erhaltung kleiner Lymphfollikel am oberen Bildrand. Herdförmige extramedulläre Hämatopoiese daselbst (b). HE. Vergr. 90 ×

mographie: Mastopathia fibrosa ohne sichere Malignitätszeichen. Halslymphknotenbiopsie: Verdacht auf malignen mesenchymalen Tumor. Keine Biopsie der Mamma!

Pathologisch-anatomische Diagnose: Etwa kirschgroßes solides und skirrhöses Karzinom an der Grenze zwischen oberen inneren und äußeren Quadranten der linken Mamma mit multiplen beidseitigen axillären, supra- und infraklavikulären Lymphknotenmetastasen. Erbsgroße Metastasen in der rechten Mamma. Karzinose der Pleura parietalis sinistra. Hydrothorax. Paraaortale und mesenteriale Lymphknotenmetastasen. Feinknotige Karzinose der Leber, beider Ovarien, der Tubae uterinae und des Uterus.

Diffuse und feinnoduläre metastatische Karzinose der Milz (Abb. 396), (Gewicht 2270 g). *Diffuse Karzinose der Wirbelsäule,* der Schädelkalotte und der Femora. *Aplastische Anämie* und regeneratorische Markhyperplasie in den distalen Femurepiphysen. *Extramedulläre Hämatopose* in Milz und Leber mit Hyperplasie derselben (Gewicht: 2590 g).

Krankheitsverlauf und Pathomorphologie zeigen an, daß die extramedulläre Blutbildung in der Milz infolge aplastischer Anämie ein Faktor für die Ausbildung der diffusen metastatischen Karzinome sein könnte.

Ferner ist an einen „immunologischen Erschöpfungszustand" angesichts der Lymphknotenmetastasierung zu denken, wobei in diesem Fall nahezu alle Gruppen befallen und weitgehend zerstört waren.

g) Metastasen in Nieren und ableitenden Harnwegen

Die Frequenzangaben in der Literatur schwanken zwischen 9 und 17%. Im eigenen Beobachtungsgut konnten Metastasen in 10% im gesamten Material und in 12% bei den am Geschwulstleiden unmittelbar Verstorbenen festgestellt werden. Dabei waren ein- oder beidseitiger Befall in gleicher Häufigkeit anzutreffen. Lebensbedrohliche Funktionsstörungen der Nieren durch die in der Regel knotigen Metastasen lagen nicht vor.

Bei der häufigen, in ca. 30% vorliegenden *retroperitonealen Lymphknotenkarzinose* ist ein Übergreifen des Tumors auf die ableitenden Harnwege ohne weiteres möglich. Ureterstenosen, Harnstauungsnieren und chronische Pyelonephritis sind häufige Folgeerscheinungen. Werden diese Symptome bei einem metastasierenden Mammakarzinom festgestellt, so sollte — wie aus einer Beobachtung von NEUMANN (1969) hervorgeht — in erster Linie an einen metastatischen Prozeß gedacht werden. Histologisch ist wie in diesem Fall der einwachsende Tumor in dem exzidierten Uretersegment bei intakter Schleimhaut ohne Mühe zu diagnostizieren.

h) Metastasen in Uterus, Ovarien und Plazenta

Bei sorgfältiger Obduktionstechnik und ausgiebiger histologischer Untersuchung werden gerade in diesen Organen häufiger Tumormetastasen beobachtet als allgemein angenommen wird. Diese Diskrepanzen werden aus den statistischen Angaben deutlich, die zwischen 4 und 23% schwanken, ferner aus den überraschenden Befunden an Oophorektomiepräparaten, die zur Therapie des metastasierenden Mammakarzinoms gewonnen worden sind. Hier ist die Ausbeute 25–30% (vgl. Tabelle 46).

Tabelle 46. Zur Häufigkeit von Metastasen im Ovar bei Mammakarzinom

Autor	Jahr	Zahl der untersuchten Mammakarzinomfälle	Gewinnung des Gewebes	n	%
TÖRÖK u. WITTELSHÖFER	1880	336	Autopsien	26	8
CAMPICHE u. LAZARUS-BARLOW	1905	470	Autopsien	24	5
WARREN u. WITHAM	1933	162	Autopsien	15	9
EWING u. ROSS	1940	423	Autopsien	–	8
SAPHIR u. PARKER	1941	43	Autopsien	7	16
WILLIS	1948	43	Autopsien	3	7
ABRAMS et al.	1950	167	Autopsien	36	23
GROSS (nach TRAUTH)	1954	114	Autopsien	3	3
Eigene Untersuchungen: TRAUTH	1974	116 (von 141)	Autopsien	9	8
SICARD	1948	38	Oophorektomie		28,9
KASILAG u. RUTLEDGE	1957	91	Oophorektomie		25,0
TREVES u. FINKBEINER	1958	191	Oophorektomie		30,0
LUMB u. MACKENZIE	1959	190	Oophorektomie		29,4
TURNSOY	1960	26	Oophorektomie		30,7
HARRIS u. SPRATT	1969	64	Oophorektomie		26,5
HORVATH u. SCHINDLER	1977	42	Oophorektomie	12	28,6

α) Uterus

Im Uterus wurden im eigenen, histologisch allerdings nicht regelmäßig verifizierten Obduktionsgut Metastasen in 4% nachgewiesen, wobei die Absiedelungen im Endometrium (Abb. 398a), seltener im Myometrium und ganz ausnahmsweise in Portio oder in Uterusmyomen lokalisiert sein können. Im Schrifttum beschreiben unter Hinzufügung von 3 eigenen Beobachtungen STEMMERMANN (1961) 8 Fälle und STRAUSS (1962) weitere 3 Metastasen mit Lokalisation im Collum uteri und Endometrium. Gleiche Beobachtungen liegen von KRONE und ENGLERT (1959) sowie von SZEGVARY et al. (1962) vor. BIRDSALL et al. (1964) fanden eine Mammakarzinommetastase in einem Leiomyom des Uterus.

Eine *Karzinose des Douglasschen Raumes* und der Adnexe konnte in 14 von 141 obduzierten Fällen nachgewiesen werden, das sind 10%. Dabei handelt es sich um fortgeleitete Prozesse bei Karzinose des Peritoneums und der Ovarien. In einem Teil sind Uterus, Ovarien und Adnexe gleichzeitig von Tumorgewebe durchsetzt, so daß primärer Metastasierungsort und Fortleitung nicht unterschieden werden können. Hierbei liegt in der Regel eine so ausgedehnte Karzinose vor, daß einer Differenzierung dieser Art keine Bedeutung zukäme, es sei denn, daß die Möglichkeit eines zweiten Genitalkarzinoms nicht auszuschließen ist.

β) Ovarien

Die Zahl mikroskopisch nachweisbarer Metastasen in den Ovarien vermehrt sich mit zunehmender Untersuchungsintensität, das heißt nach Anwendung von

Stufenschnitten und bei systematischer Durchmusterung. Das betrifft vor allem diejenigen Organe, die makroskopisch nach Größe und Form unauffällig erscheinen. Dadurch erklärt sich zum Teil der Unterschied positiver Befunde zwischen Autopsie- und Operationspräparaten. Die wichtigsten Angaben zu diesen Fragen wurden in Tabelle 46 zusammengestellt, die beide Verfahren zur Gewinnung des Gewebes berücksichtigt und besagen, daß nach autoptischen Untersuchungen in etwa 13%, anhand der Oophorektomiepräparate in 28% Metastasen des Mammakarzinoms erkannt worden sind. Selbst wenn bei Obduktionen nur diejenigen Fälle ausgewählt werden, die unmittelbar an den Folgen des Karzinoms verstorben sind, liegt die Ausbeute an Metastasen nach eigenen Beobachtungen bei 8%. Da es sich hier um Spätphasen mit hämatogener Generalisation des Tumors handelt, ist die Diskrepanz dieser Angaben weniger mit der Phase des Krankheitsverlaufes als mit der geübten Technik dieser Befunderhebung zu erklären.

Über eine ungewöhnliche Metastasierungsform unter dem Bilde eines Krukenberg-Tumors bei einer 46 Jahre alten Frau mit einem kleinen Mammakarzinom berichteten BOURGH und DE BRABANDERE (1952) und betonen einen besonderen Terrainfaktor im Ovar, da verschiedene Primärtumoren zu gleichförmigen Absiedelungen in diesem Organ führen. Eine gleiche Beobachtung mit einer bilateralen knotigen Karzinose der Ovarien bei simultaner Karzinose des Endometriums einer 47 Jahre alten Frau gibt Abb. 397 wieder.

γ) Plazenta

Tumorabsiedelungen in der Plazenta zählen zu den Besonderheiten der Geschwulstlehre und werden bei Lymphosarkomen, Melanomen, Ovarial- und Nebennierenkarzinomen sowie beim Mammakarzinom beobachtet (Lit.: HÖRMANN und LEMTIS, 1965). Weitere Kasuistiken liegen von REWELL und WHITEHOUSE (1966) sowie von CROSS et al. (1951) vor: 35 Jahre alte Frau. 1949 Mammakarzinom. Ablatio mammae. Seit Anfang 1950 Gravidität, Oktober 1950 Entbindung. Gesundes Kind. Mutter wenige Monate später an Metastasierung verstorben. Keine Obduktion. Die *Plazenta* wies makroskopisch weiße Flecken auf, die größer als eine Stecknadelkuppe waren. Der Verdacht auf multiple Metastasen wurde histologisch bestätigt.

In einer *eigenen Kasuistik* ergab sich ein gleichartiger Befund: 33 Jahre alte Frau. Juli 1965 Karzinom der linken Mamma. Amputation. Nachbestrahlung. 1966 Gravidität. Schnittentbindung 5 Tage vor dem Tode an ausgedehnter Metastasierung, auch in die kontralaterale Mamma. *Plazenta* zeigte eine herdförmige Karzinose mit Ausfüllung umfangreicher Sinusbezirke (Abb. 398b). Das Kind wies keine Absiedelungen des Tumors auf.

In beiden Fällen handelt es sich um stark metastasierende Mammakarzinome während einer Gravidität, die kurze Zeit post partum zum Tode geführt haben. Es ist zu erwarten, daß bei einer genaueren Untersuchung der Plazenta in derartigen Fällen häufiger Tumormetastasen gefunden werden. Eine Transplantation des Mammakarzinoms auf das neugeborene Kind ist bisher im Schrifttum nicht verzeichnet.

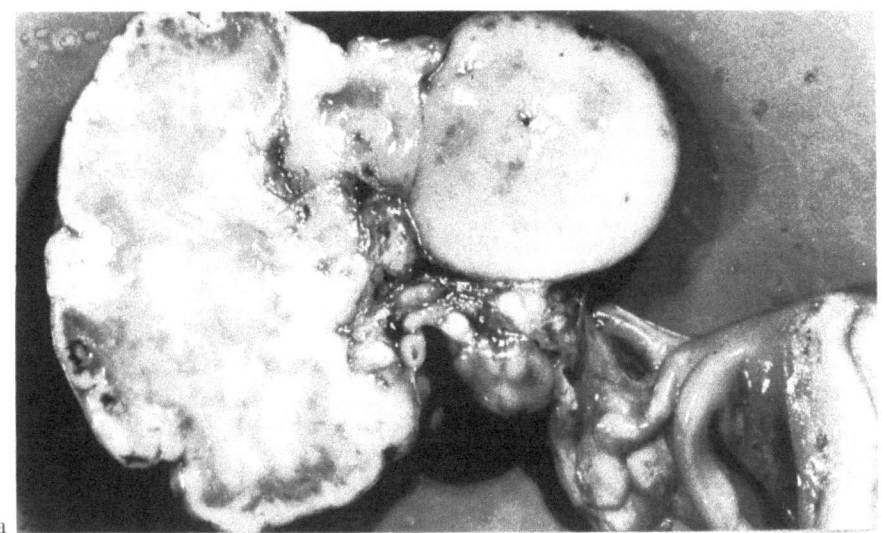

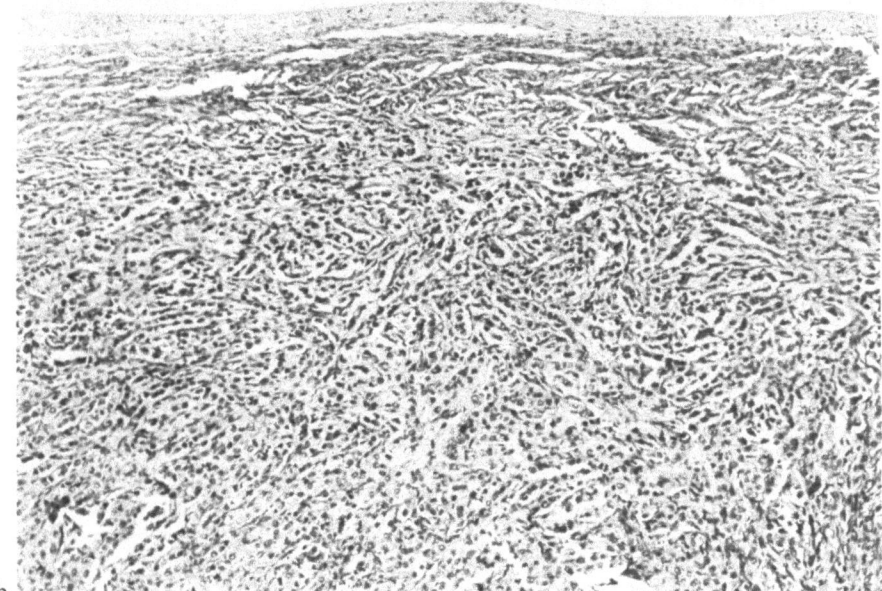

Abb. 397a u. b. Knotig-metastatische Karzinose der Ovarien unter dem Bilde von Kruken-berg-Tumoren. (a) Makroskopischer Aspekt mit weitgehender Zerstörung der präformierten Strukturen. (b) Diffuse Karzinose des ovariellen Stromas. HE. Vergr. 140×

i) Metastasen in den endokrinen Drüsen

α) Hypophyse

Tumorabsiedelungen im Hirnanhang beim Mammakarzinom verdienen des-halb besondere Beachtung, weil diese Geschwulst im Vergleich zu anderen mali-

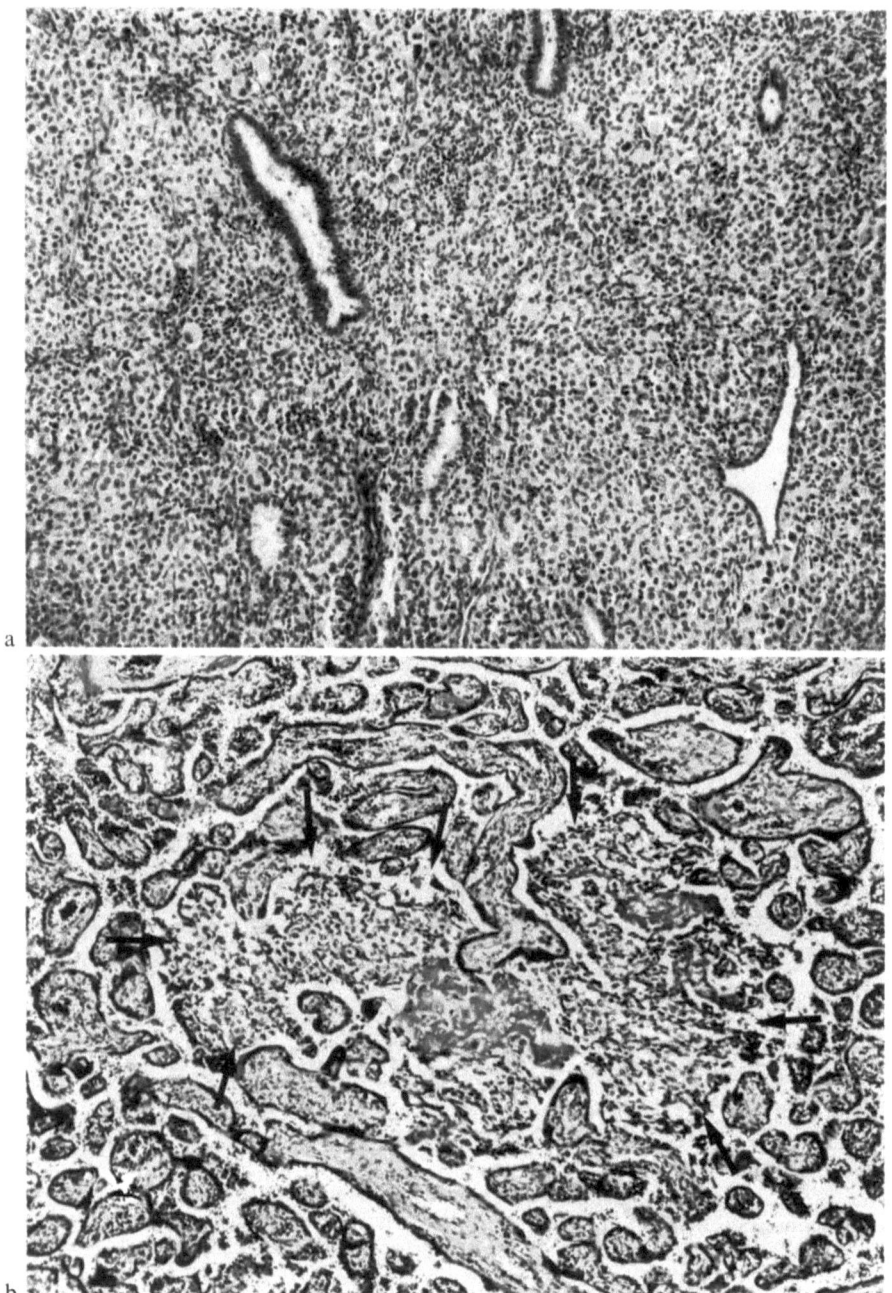

Abb. 398. (a) Metastatische Karzinose des Endometriums 6 Jahre nach Mammaamputation. (Ohne Anamnese zunächst fehlgedeutet als Stromasarkom.) HE. Vergr. 230×. (b) Herdförmige Plazentametastasen eines soliden Karzinoms der Mamma in der Schwangerschaft. HE. Vergr. 240×

Tabelle 47. Metastasen in der Hypophyse. Vergleich der Häufigkeit der Angaben im Schrifttum

Autor	Jahr	Mamma-karzinom gesamt	Zahl	Häufigkeit (%) (Hypophysen-metastasen)
GURLING et al.	1957	44	11	25
SMULDERS u. SMETS	1960	77	20	28,1
DELARUE et al.	1964	87	23	26,4
DUCHENNE	1966	98	9	9,2
HÄGERSTRAND u. SCHÖNBECK	1969	308	46	14,9
SCHNEIDER et al.	1972	73	14	19,2
Eigene Befunde	1973	141	5	6,4

gnen Neoplasien am häufigsten in dieses Organ metastasiert. Nach SCHNEIDER et al. (1972) ist die Frequenz bei Sarkomen und Nierenkarzinomen 2,5%, beim Prostatakarzinom 2,9% und bei Bronchialkarzinomen 7,7%. Dagegen sind beim metastasierenden Mammakarzinom Absiedelungen in ca. 18% gefunden worden (vgl. Tabelle 47). Die eigenen Befunde an 5 Fällen wurden seit 1967 beobachtet und beziehen sich auf 72 Obduktionen mit Mammakarzinomen, das entspricht 6,4%, das heißt etwa der Frequenz jener malignen Neoplasien, die keine besondere „Affinität" zur Hypophyse haben.

CAIN (1953) berichtet über 7 eigene Beobachtungen von Metastasen von Mammakarzinom in der Hypophyse ohne aber die Gesamtzahl der metastasierenden Mammakarzinome seines Ausgangsmaterials zu nennen. ROSE und MENNIG (1967) beschreiben 2 Fälle und weisen dabei auf die Seltenheit einschlägiger Veröffentlichungen hin. Die Diskrepanz der Häufigkeitsangaben kommt dadurch zustande, daß die Hypophysen bei Mammakarzinom nur teilweise histologisch untersucht worden sind. Der makroskopische Befund ist unzuverlässig, da alle sogenannten Mikrometastasen übersehen werden.

Klinisch werden Hypophysenmetastasen nur selten festgestellt. Von den eigenen 5 Beobachtungen bestand in einem Fall der Verdacht auf das Vorliegen einer Hypophysenmetastase: Diabetes insipidus, und die Röntgenaufnahme zeigte eine Verbreiterung des Türkensattels. Eine Patientin mit Metastasen in der Hypophyse und in beiden Nebennieren war infolge unbeherrschbarer Elektrolytentgleisung verstorben.

Für die Deutung von Funktionsstörungen ist wichtig, daß ca. 18% der Metastasen im Hypophysenvorderlappen und ca. 82% im Hinterlappen lokalisiert sind (GURLING et al., 1957). In Präparaten nach Hypophysektomie liegt die Frequenz der Metastasen bei 7% (PEARSONS und RAY, 1959), d.h. weit unter den durch Autopsie und mikroskopische Untersuchungen gefundenen Werten.

Metastasen in einem eosinophilen *Hypophysenadenom* beschrieben RICHARDSON und KATAYAMA (1971) bei einer 70 Jahre alten Frau und in einem chromophoben Hypophysenadenom einer 73 Jahre alten Frau VAN DER ZWAN et al. (1971).

Über Mammakarzinom-Metastasen in der *Epiphyse* berichten aus dem Schrifttum ORTEGA et al. (1951) und in einer kasuistischen Darstellung HANSEN (1955). Nach ORTEGA et al. (1951) sind in 4% bei metastasierenden malignen Tumoren Absiedelungen in der Epiphyse zu erwarten, in 6% bei gleichzeitig bestehenden Hirnmetastasen. Quellgebiet ist nach dem Bronchialkarzinom an zweiter Stelle das Mammakarzinom: 2 eigene Beobachtungen und 6 Kasuistiken von 1858–1936.

β) Nebennieren

Das Mammakarzinom als Quelle von Metastasen steht auch für dieses Organ an erster Stelle. Aus zahlreichen Untersuchungen geht hervor, daß in 26–59% der Fälle von Nebennierenmetastasen der Primärtumor das Mammakarzinom ist (WILLIS, 1934; GLOMSET, 1938; SAPHIR und PARKER, 1941; BULLOCK und HIRST, 1953; CUSSEN, 1960).

Nach dem Schrifttum und nach eigenen Erhebungen ist die Tumorabsiedelungsrate in den Nebennieren bemerkenswert hoch. Von dem Minimalwert von 8% nach WALTHER (1948) und dem Maximum von 54% nach ABRAMS et al. (1950) abgesehen liegt die Frequenz zwischen 20 und 40%, wobei die starken Schwankungen durch unterschiedliche Zählweisen (ein- und doppelseitig) zu erklären sind. Eine weitere Bedeutung hat die Art der Beurteilung, das heißt die Angabe, ob die Feststellung allein aufgrund des makroskopischen oder histologischen Befundes gemacht worden ist. WARREN und WITHAM (1933) wie auch SAPHIR und PARKER (1941) beziehen sich auf makro- und mikroskopische Studien mit Werten von 31–41%, wobei ein bilateraler Befall einfach gezählt wurde. TALBOT-DERY und BONENFANT (1961) stellten bei 87 Autopsien 34% Metastasen fest. Die eigenen Befunde ergeben Metastasen in 26 Fällen, davon 13mal beidseitig, 7mal rechts- und 2mal linksseitig, 4 Fälle ohne genauere Angaben, das sind 22% der Frauen, die am Tumorleiden verstorben sind.

Die Frequenz in operativ entfernten Nebennieren, die alle einer histologischen Beurteilung unterliegen, ist exakter zu bestimmen und liegt zwischen 25% und 41% (Tabelle 48). Über Metastasen in Nebennierenadenomen: SCHULTZ-BRAUNS (1933).

Nebennierenfunktion bei Metastasen

Unter 275 Fällen mit Nebennierenmetastasen verschiedener Primärtumoren fand CUSSENS (1960) keine klinischen Symptome einer Insuffizienz. Dagegen stellten

Tabelle 48. Frequenz der Mammakarzinom-Metastasen in Adrenalektomiepräparaten

Autor	Jahr	Zahl der untersuchten Fälle durch Adrenalektomie	% der Metastasen
HUGGINS et al.	1953	56	25,0
PYRAH	1956	53	25,0
LUMB et al.	1959	235	39,1
TUAILLON et al.	1963	155	30,4
ALDRETE	1967	46	39,0
HARRIS et al.	1969	64	41,0

EDWARDS und HOLLAND (1954) bei 354 Fällen mit Metastasen in diesem Organ
viermal eine Nebennereninsuffizienz fest und GALLOWAY und PERLOFF (1960)
fanden 9 Beobachtungen aus der Literatur und einen eigenen Fall von Morbus
Addison bei Mammakarzinom, wobei sich der Tumor als undifferenziertes Karzinom des „inflammatory type" erwies. Die Seltenheit endokriner Regulationsstörungen weist darauf hin, daß die Mehrzahl der Metastasen nur Teile der
Nebenniere verdrängen oder zerstören und das erhaltene Gewebe die Funktion
aufrecht erhält.

γ) Schilddrüse und Epithelkörperchen

Bei ausgedehnten metastatischen Karzinosen wird die Schilddrüse von knotigen oder diffusen Infiltraten durchwachsen, die zu einer partiellen oder weitgehenden Organzerstörung führen können. Nach eigenen Feststellungen lagen bei
141 Obduktionsfällen in 8% Metastasen vor, ein Wert, der sich mit den Angaben
von WALTHER (1948) deckt, jedoch weit unter den Befunden von HAAGENSEN
(1956) liegt. Da bei jeder Obduktion die Schilddrüsenlappen durch Längsschnitte
eröffnet und inspiziert werden, ist es möglich, auch sehr kleine Metastasen
aufzufinden. Daher ist die Diskrepanz nur durch weitere Studien an größeren
Serien sicher aufzuklären. Ein seltenes intrafollikuläres Wachstum des metastatischen Karzinoms in der Schilddrüse wird von DOMANIG (1958) beschrieben
und als Folge einer fortgeleiteten lymphangischen Karzinose gedeutet. Von den
Lymphspalten dringen die Tumorzellen unter Auflösung des Kolloides in die
Follikel ein, die glomerulusartig ausgefüllt sind und die allgemeine Konsistenzzu-
nahme und streifige Zeichnung des Organs verständlich machen. Die starke
Ausbreitungsneigung dieses Karzinoms ruft gelegentlich auch Metastasen in
Schilddrüsenadenomen hervor.

Metastasen eines Adenokarzinoms der Mamma in einem *Epithelkörperchenadenom* wurden von WOOLNER et al. (1958) beschrieben, die bei einer 54 Jahre
alten Frau mit primärem Hyperparathyreoidismus in Verbindung mit Osteody-
strophia fibrosa cystica aufgetreten waren. Über adenomatöse Hyperplasien
der Epithelkörperchen bei Mammakarzinomen berichten KATZ et al. (1970).

j) Metastasen des Skeletsystems

Bei der Beurteilung von Ausmaß und Häufigkeit der Tumormetastasen im
Skeletsystem ergeben sich von jeder Seite unserer diagnostischen Bemühungen
„tote Winkel", da es pathologisch-anatomisch nicht durchführbar ist, alle Knochen mit der gebotenen Sorgfalt zu durchmustern und den radiologisch-klini-
schen Methoden Grenzen durch die Dimension des Einzelherdes und durch
seine Lage gesetzt sind. Die Untersuchungsergebnisse schöpfen daher aus zwei
Quellen, und es ist verständlich, daß die Angaben zur Metastasierungsfrequenz
in den Teilen Skelets unterschiedlich sind.

Durch den Einsatz der *Szintigraphie* ist es allerdings seit einigen Jahren
gelungen, die klinische Nachweisrate von Knochenmetastasen wesentlich zu erhöhen und die Frequenz der Tumorabsiedelungen in Abhängigkeit vom Krankheitsverlauf genauer zu bestimmen. Nach GALASKO (1972) (Lit.) wurden röntgen-
diagnostisch bei Frühformen des Mammakarzinoms in 2%, bei fortgeschrittenen

Karzinomen in 50% Metastasen nachgewiesen. Dagegen ergeben szintigraphische Untersuchungen eine Ausbeute von 24% bzw. von 84% bei frühen und fortgeschrittenen Mammakrebsen. SAUER et al. (1974) fanden mit Hilfe der Skeletszintigraphie dreimal so häufig Metastasen als allein durch die Röntgendiagnostik und in 6% von 409 Frauen ohne entsprechende Symptome okkulte Metastasen zum Zeitpunkt der Mastektomie. Jedoch schon 1 Jahr nach der Operation lagen bei 18% der Tumorkranken Knochenmetastasen vor. Das bedeutet einen dreifachen Frequenzanstieg im ersten postoperativen Jahr! Bei der Diagnostik okkulter Metastasen ergab die Bestimmung der alkalischen Phosphatasen keine zusätzliche Information (OTTO, 1967). Weitere vergleichende Studien zur Knochenszintigraphie bei metastasierendem Mammakarzinom: SULAROFF und CHARKES (1968) mit ^{85}Sr und von LENTLE et al. (1975) mit ^{99m}Tc.

Die *Knochenmarkbiopsie oder -punktion* ist bei Vorliegen multipler Metastasen in der Regel entbehrlich und kann zur Differentialdiagnose von solitären Herdbefunden oder von radiologisch nicht abzuklärenden Veränderungen herangezogen werden. Angesichts der wechselhaften Verteilung und Ausprägung der Knochenmetastasen sind jedoch falsch-negative Ergebnisse nicht selten.

Die eigenen Studien fußen auf der regelmäßig durchgeführten autoptischen Begutachtung der gesamten Wirbelsäule, des Sternums, der Rippen, der Schädelkalotte und -basis sowie der Längsschnitte des rechten oder beiden Femora. Die Knochen des Beckens wurden nur selten eingesägt oder entnommen, so daß gerade in den am häufigsten von Metastasen durchsetzten Knochen die größten Diskrepanzen zwischen pathomorphologischer und radiologischer Befunderhebung resultieren.

Unsere Untersuchungen ergaben bei den Frauen, die an den Folgen des Mammakarzinoms verstorben sind, eine Häufigkeit von 59% (im Gesamtkollektiv von 50%) Skelettmetastasen (TRAUTH, 1974). Zu vergleichbaren Werten waren KITAIN (1922) mit 56% sowie TURNER und JAFFE (1940) mit 57% gekommen. Die Angaben von WARREN und WITHAM (1933) sowie von WALTHER (1948) mit 47% liegen erheblich niedriger, während ABRAMS et al. (1950) 73%, HAAGENSEN (1955) 71% und JAFFE (1958) 85% erzielten.

Über die *Verteilung der Metastasen im Knochen* liegen eine Reihe von Beobachtungen vor. Das ältere Schrifttum wird von SCHULTZ-BRAUNS (1933) zitiert. Neuere radiologische Befunde von SUTHERLAND et al. (1932) an 628 Mammakarzinomen zeigten als Prädilektionsorte der Absiedelungen in 33,9% das Becken, in 20,7% die Lendenwirbelsäule, in 13,5% die Rippen und in 11,8% den Femur. Das Zahlenverhältnis wurde zum Teil infolge methodischer Verbesserungen erheblich korrigiert, so daß STALEY (1956) zu anderen Werten kam: 59,6% für die Beckenknochen, 53% für die Lendenwirbelsäule, 61,4% für die Rippen, 46,4% für den Schultergürtel und 39,1% für die Brustwirbelsäule. Eine weitere Differenzierung brachten die Ergebnisse von 81 Fällen von LENZ und FREID (1931), wobei die Extremitätenknochen zumeist bilateral erkrankt waren. Dazu Tabelle 49.

Aus dieser Übersicht wird deutlich, daß die Metastasierung beim Mammakarzinom einer *apikokaudal ansteigenden Gesetzmäßigkeit* in Wirbelsäule und Beckenknochen folgt. Die regelmäßige Inspektion der Femora bei Autopsien äußert sich in der hohen, den radiologischen Befunden entsprechenden Ausbeute, die von den röntgenologisch leicht erkennbaren Rippenmetastasen übertroffen

Tabelle 49. Verteilung und Frequenz der Metastasen im Skeletsystem

Teile des Skelets	Radiologische Unter-suchungen		Szinti-graphie	Obduktions-ergebnisse
	LENZ u. FREID (1931)	STALEY (1956)	GALASKO (1972)	Eigene Unter-suchungen (TRAUTH, 1974)
	$n = 81$	$n = 166$	$n = 50$	$n = 133$
Halswirbelsäule	13%	—	26%	27%
Brustwirbelsäule	40%	39,1%	72%	obere BWS: 36% untere BWS: 40%
Lendenwirbelsäule	57%	53%	68%	44%
Becken	62%	59,6%	66%	--
Femora	54%	46,4%	44%	33%
Rippen	39%	61,4%	62%	13,5%
Schädel	35%	34,9%	44%	7%

wird. Die Knochenmetastasen sind in der Regel polyostisch, Solitärmetastasen sind wesentlich seltener und ergeben keine Prädilektionsorte.

Klinisch sind Metastasen an Spontanschmerzen, vor allem aber an Druck- und Kompressionsschmerzen erkennbar, wobei HAAGENSEN (1971) darauf hinweist, daß die Schmerzen durch eine Metastase lange Zeit der radiologischen Erfaßbarkeit des Absiedelungsherdes vorauseilen können. Dieser Sachverhalt hat für die Nachsorge der Frauen mit Mammakarzinomen Bedeutung und kann entsprechende therapeutische Maßnahmen indizieren, bevor Komplikationen, insbesondere Spontanfrakturen, eintreten.

Nach GALASKO (1972) lagen von 127 Frauen mit fortgeschrittenen Mammakarzinomen bei 68 Patientinnen Skeletmetastasen vor. Davon hatten 65% Knochenschmerzen, 16% gaben schmerzhafte Sensationen an. Die alkalische Phosphatase war in 66% erhöht, Serum-Kalzium in 17%, Urinkalzium in 40% vermehrt, ebenso anorganischer Phosphor in 28% und Laktatdehydrogenase in 33%.

Klinisch-chemische Untersuchungen an 248 Frauen mit Mammakarzinomen von OTTO (1967) ergaben, daß ein Anstieg der alkalischen Phosphatase für das Vorliegen von Leber- oder Knochenmetastasen spricht. Die alkalische Phosphatase ist aber kein Indikator zur Frühdiagnostik radiologisch nicht erfaßbarer Metastasen. Dagegen stellt die Hyperkalzämie ein zuverlässiges Frühsymptom dar. Über positive Ergebnisse bei metastasierenden Karzinomen der Mamma durch Bestimmung der in 80% erhöhten Serum-Phosphohexoisomerase (PHI) berichtet HOHEN-WALLNER (1975).

Pathologische Frakturen bei Mammakarzinomen werden in ganz unterschiedlicher Häufigkeit beschrieben, die zwischen 15% (COPELAND, 1931), 26% (LENZ und FREID, 1931) und 48% (STANLEY, 1956) differiert. Bevorzugt sind Femur, Humerus und Rippen. In Spätphasen Kompressionsfrakturen von Wirbelkörpern, die häufig durch Obduktionen nachgewiesen werden.

Für die Pathohistologie haben diese Fragen deshalb Bedeutung, weil bei älteren Frauen mit Schenkelhalsfrakturen anhand von Biopsiematerial aus dem Knochenmark die Frage einer pathologischen Fraktur zu beantworten ist. Das häufig eingesandte Knochenmehl mit Blutkoagula oder Trümmerzonen gestattet nur in Ausnahmen eine exakte Beurteilung. Wichtig ist der Hinweis für den Knochenchirurgen, ausreichend Gewebe, am besten würfelförmig, aus nicht oder

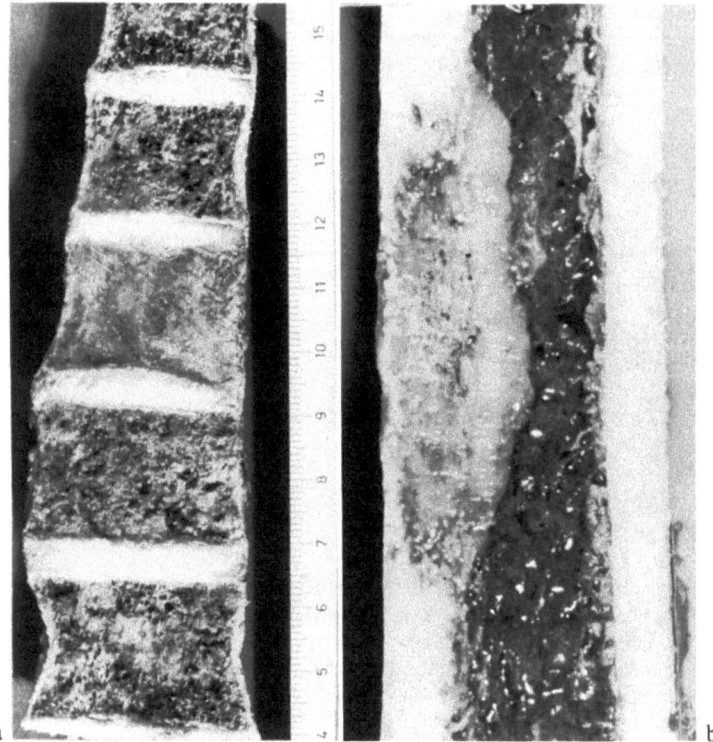

Abb. 399a. Osteoklastische diffuse Karzinose der Wirbelsäule mit gemischter osteoplastischer Metastasierung in einem Wirbelkörper

Abb. 399b. Osteoklastische Metastase im Humerus mit Zerstörung der Kompakta bis auf eine schmale äußere Lamelle

wenig beschädigten Markanteilen (Randgebiete) zu entnehmen. Bei Anwendung einer schonenden Entkalkung ist dann eine sichere Entscheidung möglich.

α) Histologische Typen der Knochenmetastasen

αα) *Osteoklastische (osteolytische) Metastasen* stehen beim Mammakarzinom an erster Stelle und führen zu den röntgenologisch wichtigen Defekten in der Knochentextur, die das Vorliegen von Absiedelungen anzeigen. Da die Tumorzellen in der Regel zuerst das Knochenmark okkupieren, ist verständlich, daß ein Herd erst eine Größe von 1–1,5 cm im Durchmesser erreichen muß, bevor er – z.B. in der Wirbelsäule – radiologisch sicher zu erkennen ist. In kleineren Knochen mit höherer Strahlendurchlässigkeit sind diese Voraussetzungen günstiger. Korrelative Studien über die Vergleichbarkeit von pathologisch-anatomischen und röntgenologischen Befunden liegen von BÖHMIG und PREVOT (1931) sowie von BACHMANN und SROUL (1955) vor. Nach SUTHERLAND et al. (1931) wurden unter 393 Fällen der Mayo-Klinik 375 rein osteolytische, 5 gemischte und 13 osteoplastische Formen differenziert (dazu Abb. 398 u. 399).

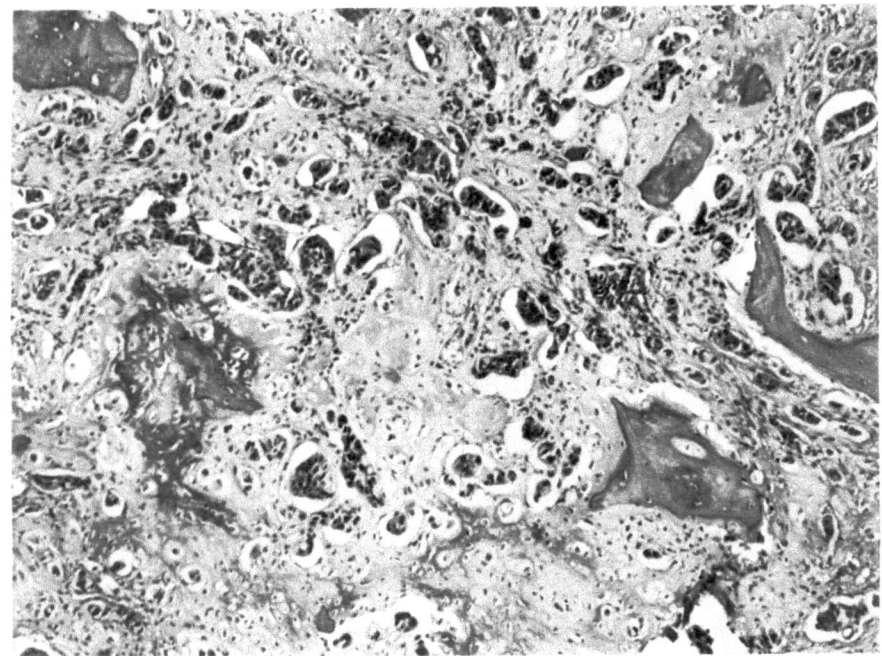

Abb. 400. Knochenmetastase mit osteoklastischen und chondroosteoplastischen Reaktionen bei Mammakarzinom. HE. Vergr. 230×

ββ) Osteoplastische Metastasen werden nach HAAGENSEN (1971) in 5–10% beobachtet. Homogene Formen mit gleichmäßig ausgeprägter Knochenapposition sind seltener, so daß hier wie bei den anderen Typen besser von einem Überwiegen der einen oder anderen Art gesprochen werden sollte. Die unregelmäßige Verdickung der Knochenbälkchen mit Ausbildung bizarrer breiter Trabekel führt zu einer Einengung der Markräume, die von Tumorzellkomplexen, Residuen des Knochenmarkes und in unterschiedlichem Ausmaß von einer Fibrose ausgefüllt sind (Abb. 400). Die Verdichtung der Knochensubstanz erklärt die wolkigen strahlenundurchlässigen Schattenbildungen auf dem Röntgenbild. Verdickungen des Periostes infolge Knochenanbaues rufen Vergröberungen der äußeren Knochenform und Volumenzunahmen hervor. Das Vorkommen von osteoplastischen und osteoplastischen Herden in einem Knochen ist häufig und kann als „Mischtyp" bezeichnet werden.

γγ) Intramedulläre Tumorzellembolien sind seltene Formen einer Generalisation des Mammakarzinoms, die nicht mit einer ossären Arrosion oder Apposition verbunden ist. Die im Mark eingebetteten, bevorzugt in den Sinus lokalisierten Tumorzellverbände verhalten sich gegenüber dem Knochengewebe gleichsam „neutral" und sind daher radiologisch nicht zu erfassen.

β) Pathogenese

Zur Entstehung der Knochenmetastasen beim Mammakarzinom ist festzustellen, daß sich in der Mehrzahl die Metastase in der Markhöhle ansiedelt und sekundär auf die Kompakta übergreift: „Knochenmetastasen sind fast immer Knochen*mark*metastasen" (WALTHER, 1948), wobei unterstrichen werden sollte, daß hier nur das rote, d.h. blutbildende Markgewebe gemeint ist. Die Geschwulstzellen gelangen auf dem Blutweg über die Aa. nutritiae in die Markhöhle und verteilen sich in den medullären Sinus, in denen die Strömungsgeschwindigkeit auf ein Minimum herabgesetzt ist, wodurch günstige Voraussetzungen für die Tumorzellvermehrung, für ein Durchdringen der Sinuswände und Einwachsen in das Markgewebe gegeben sind. Metastasen in den subkortikalen Zonen der Medulla ossea, in Kortikalis oder Periost deutet WALTHER (1948) als Absiedelungen über die kortikalen Seitenäste der Aa. nutritiae (Abb. 399). Für die hämatogene Metastasierung wirkt die metastasenhaltige Lunge als Quellgebiet. In den Fällen, in denen die Lunge aber keine Metastasen enthält, wohl aber das Knochengewebe, ergibt sich ein zweiter Weg: Bei einer Karzinose der Thoraxwand gelangen Tumorzellen über die Vv. intercostalis sowohl in die V. azygos wie über Anastomosen in die Venenplexus der Wirbelsäule, die in den kaudalen Anteilen stark ausgebildet sind, wodurch die hohe Frequenz der Metastasen in der unteren Brust- und Lendenwirbelsäule erklärt wird (HENRIQUES, 1962).

k) Metastasen in der Skeletmuskulatur

Wie bei den Metastasen maligner Geschwülste anderer Organe treten auch bei dem metastasierenden Mammakarzinomen Absiedelungen in der quergestreiften Muskulatur außerordentlich selten auf. Häufiger sind fortgeleitete mit dem Primärtumor in Zusammenhang stehende Karzinosen und lokale lymphangische Absiedelungen. Dabei dringen die Tumorzellen in das Sarkoplasma ein, dessen Sarkolemm erhalten bleiben kann (Abb. 401).

l) Metastasen im Zentralnervensystem

Die Beteiligung des Gehirns, des Rückenmarks und seiner Häute bei hämatogener Generalisation des Mammakarzinoms schwankt zwischen 6 und 29% (vgl. Tabelle 43). Im eigenen Untersuchungsgut wurden bei 141 Obduktionen in 19% intrakranielle Absiedelungen festgestellt. Dabei lagen 5 Metastasen in der Dura mater und 2mal eine leptomeningeale Karzinose vor.

α) Metastasen in Groß-, Kleinhirn und Hirnhäuten

Im älteren Schrifttum fand GRANT (1926) unter 49 Hirnmetastasen 15, die einem Mammakarzinom entstammen. DUNLAP (1932) berichtet über 95 Tochtertumoren im Gehirn, von denen 28 Metastasen eines Brustdrüsenkrebses waren. In neuerer Zeit hat GÄRTNER (1955) die Frage intrakranieller Geschwulstmetastasen anhand von 124 Fällen aus einem Zeitraum von 99 Jahren aufgegriffen und als Absiedelungen aus Mammakarzinomen in 15,3% intrakraniellen Metastasen festgestellt, davon in 10,4% Metastasen im Hirngewebe. Der Autor hebt hervor, daß auffällig häufig Durametastasen und von der Schädelkalotte übergreifende Metastasen beim Mammakarzinom beobachtet wurden. In einem Fall war das Kleinhirn der einzige Absiedelungsort. Die Zeit zwischen Ablatio mam-

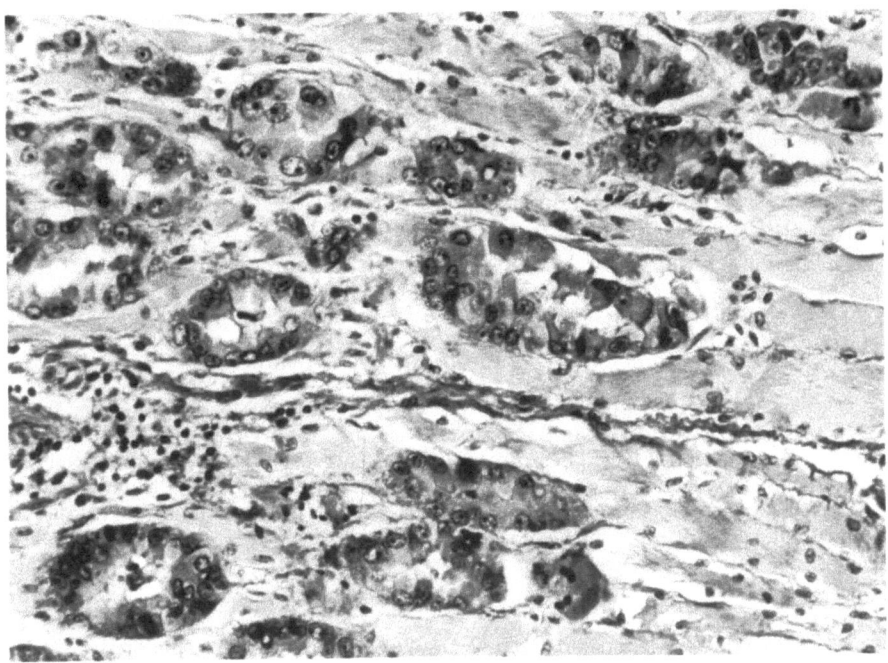

Abb. 401. Feinfleckige Karzinose im M. pectoralis major bei fortgeleitetem Mammakarzinom. Eindringen des Tumors mit drüsigen Zellgruppen in das Sarkoplasma. HE. Vergr. 240 ×

mae (1. Operation) und Beginn der durch Hirnmetastasen ausgelösten Symptome war 1–12 Jahre, im Mittel 2–3 Jahre. BAKER und WEYAND (1951) berichten über eine Spätmetastase im Gehirn 15 Jahre nach Operation des Mammakarzinoms.

In Übereinstimmung mit den eigenen Befunden ist nach GÄRTNER (1955) die rechte Hirnhemisphäre gegenüber links bevorzugt, wobei vor allem Frontal- und Parietallappen betroffen sind, an 3. Stelle liegt der Okzipitallappen, danach Hypophyse und Kleinhirn. Die Metastasen treten zumeist multipel auf. Bei einer Schnittdicke durch das Gehirn von 1 cm konnten 12mal multiple, 8mal Einzelmetastasen aufgedeckt werden, die überwiegend haselnußgroß sind, z.T. stecknadelkopf- und in 3 Fällen mandarinengroß waren.

In einem Fall fand sich eine diffuse Karzinose der Virchow-Robinschen Räume, in einem anderen Fall neben einer solitären Metastase der Dura eine haselnußgroße Metastase im Plexus chorioideus des Cornu posterius beider Seitenventrikel.

Eine *leptomeningeale Karzinose* wird nach neuen Studien von OLSEN et al. (1971, 1974) sowie von LITTLE et al. (1974) vorwiegend bei metastasierendem Mammakarzinom, sodann mit weit geringerer Häufigkeit bei malignen Lymphomen und Bronchialkarzinomen beobachtet. In der Regel handelt es sich um generalisierte Geschwulstleiden, nur selten um frühe Manifestationen mit neurologischer Symptomatik. Von 50 Fällen mit neurologischen Symptomen zeigten alle einen Krankheitsverlauf von mehr als 4 Jahren. Primäre Mammakarzinome fanden OLSON et al. (1974) in 36%; nach früheren Angaben von GRAIN und KARR in 14%. Diese Unterschiede erklären sich durch die Untersuchungsmethoden, die anzeigen, daß bei bestehenden klinischen Symptomen die pathohistologische Ausbeute größer ist. Systematische Studien an Hirnhäuten eines größeren Kollektivs von Mammakarzinomen liegen bislang nicht vor. Erst dadurch könnten exakte Ergebnisse über die Frequenz dieser Absiedelungen in Beziehung zum Ausbreitungsgrad und Krankheitsverlauf gewonnen werden. *Tumorzellen im Liquor* stellten die Autoren in 20–25% fest, dagegen lag eine Hypoglykorrhachie in 75% vor.

β) Mammakarzinom-Metastasen in Hirntumoren

Diejenigen Karzinome, die am häufigsten zu intrakraniellen Metastasen neigen, führen auch am ehesten zu Metastasen in Tumoren des Gehirns, seiner Häute und des Hirnanhanges. An erster Stelle steht neben dem Bronchial- und Nierenkarzinom der Krebs der Brustdrüse, dessen Absiedelungen in den Tumoren bevorzugt auftreten, die beim weiblichen Geschlecht dominieren, nämlich in Meningeomen und Akustikusneurinomen. Aus der Zusammenstellung von WESSEL und GERLACH (1973) werden für das Mammakarzinom nachstehende Daten entnommen (vgl. Tabelle 50).

Tabelle 50. Mammakarzinom-Metastasen in intrakraniellen Tumoren

Autor	Jahr	Ge-schlecht	Alter	…-tumor
BERNSTEIN	1933	♀	72	Meningeom
LAPRESLE et al.	1952	♀	45	Meningeom
WALLACH et al.	1959	♀	73	Akustikusneurinom
WONG et al.	1962	♀	48	Akustikusneurinom
HELPAP	1965	♀	54	Meningeom
STRANG	1965	♀	50	Oligodendrogliom
ANLYAN et al.	1970	♀	42	Meningeom
RICHARDSON et al.	1971	♀	70	eosinophiles Hypophysenadenom
VAN DE ZWAN et al.	1971	♀	73	chromophobes Hypophysenadenom
WESSEL et al.	1973	♀	47	Akustikusneurinom

Aus dieser Übersicht wird deutlich, daß die starke Generalisationsneigung von Mammakarzinomen die langsam wachsenden und präexistenten Hirntumoren in ihren Absiedelungsbereich einbezieht, ohne daß besondere örtliche Voraussetzungen (Vaskularisation, biochemische Einflüsse) gegeben sein müssen.

γ) Metastasen im Rückenmark

In den eigenen statistischen Erhebungen sind Rückenmark- und Gehirnmetastasen zusammengefaßt worden als „Metastasen im Gehirn". In zwei Fällen mit Metastasen im Rückenmark waren auch Gehirnmetastasen vorhanden, nicht jedoch auch Wirbelsäulenmetastasen, wie dies LENZ und FREID (1931) beobachteten. Die Metastasen fanden sich in der Medulla oblongata, in dem zweiten Fall als diffuse Karzinose im gesamten Rückenmark und der Cauda equina.

δ) Metastatische Karzinose der Nervenwurzeln

Treten bei einem Mammakarzinom Symptome einer Polyneuritis mit nicht systematisierten schlaffen Paresen, Hypästhesien und Parästhesien oder auch mit spastischen Lähmungszuständen auf, so kann die Ursache eine Metastasierung in den Nervenwurzeln oder Lymphschneiden der Nerven sein. Hier handelt es sich gewöhnlich um Teilbefunde einer Pachy- oder Leptomeningitis carcinomatosa bei hämatogener Metastasierung in das Gehirn, in die Hirnhäute oder der Schädelkalotte. Die Tumorzellen gelangen entweder lymphogen in die Nervenstämme oder auf dem Liquorweg in das Cavum leptomeningicum, wo sie sich wie die Zellen metastasierender hirneigener Gewächse ausbreiten und implantieren. In einer morphologischen Studie fand WUKETICH (1957) von 329 Mammakarzinomen in 11 Fällen eine „Polyradiculosis carcinomatosa", die mit einer Karzinose der Cauda equina verbunden war (Abb. 402). Entsprechend der Form dieser Absiedelungen unterscheidet WUKETICH (1957) einen nodulären, lentikulären, peri- und endoradikulären Typ der Metastasen, der zu degenerativen Veränderungen und zur Zerstörung des nervalen Gewebes führt und das klinische Bild erklärt. Mammakarzinome sind an dieser Metastasierungsform in 3,3% beteiligt, wobei die Zahl der makroskopisch nachgewiesenen Metastaseneinbrüche in den Liquorraum ein Verhältnis von Einbruch zu Caudametastasen von 2:1 ergab.

m) Metastasen im Auge

Nach dem neueren Schrifttum werden bei malignen Tumoren in 2–3% Geschwulstabsiedelungen im Auge festgestellt (ALBERT et al., 1967; KUNZE und WÜRGATSCH, 1972). Untersucht man nur die dorsale Bulbushälfte, so sinkt die Frequenz auf 0,9% ab (GÜTHERT et al., 1965). Bevorzugter Implantationsort ist die Chorioides im Makulagebiet und in Papillennähe sowie das Corpus ciliare, wo sich die Metastasen solitär oder multipel als flache, prominente grauweiße Herde erkennen lassen. Häufig ist ein bilateraler Befall (WÄTZOLD, 1927; SCHULTZ-BRAUNS, 1933 (ältere Lit.); BEDELL, 1943; BOEMKE, 1953; DICKSON, 1958; STEWART, 1960; HOLLWICH und LEMKE, 1965). Eine Seitenbevorzugung einseitiger Metastasen ist nicht bekannt. Neben dem Bronchialkarzinom als Primärtumor steht das Mammakarzinom als Ausgangsort mit ca. 65–88% an erster Stelle, wobei die Latenzzeit zwischen Auftreten der Primärgeschwulst und Metastasierung im Auge ca. 3 $^{1}/_{2}$ Jahre beträgt (HOLLWICH und LEMKE, 1965). Die Autoren beschreiben die Rückbildung beidseitiger Metastasen in der Chorioides bei einer 21 Jahre alten Frau mit bilateralem Mammakarzinom nach ablativer hormonaler Therapie. Über Mikrometastasen in der Augenmuskulatur berichten BEDFORD und DANIEL (1960). Metastasen im Fasciculus opticus wurden von NICHOLLS (1961) festgestellt.

n) Metastasen in der Haut und Cancer en cuirasse

Wenn ein Mammakarzinom aufgrund seines Umfangs oder seiner Wachstumsrichtung die Kutis erreicht, so treten die bekannten Phänomene des Ödems, der Peau d'orange der Ulzerationen auf (Abb. 306). Diese zeigen stets eine

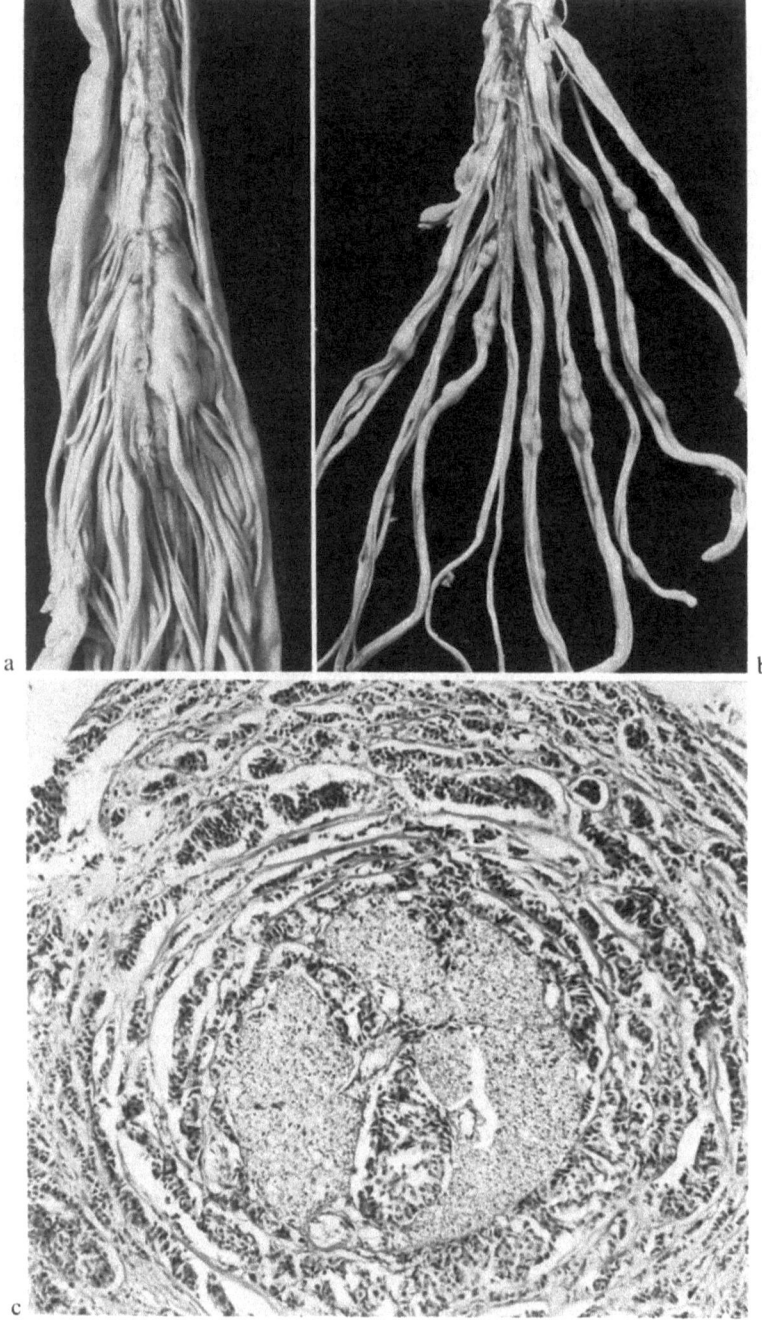

Abb. 402a–c. Noduläre, peri- und endoradikuläre metastatische Karzinose der Cauda equina bei Mammakarzinom (nach WUKETICH, 1957). (a) und (b) Makroskopischer Aspekt der nodulären Karzinose, (c) Querschnitt durch eine Nervenwurzel mit ringförmiger metastatischer Karzinose. HE. Vergr. 140×

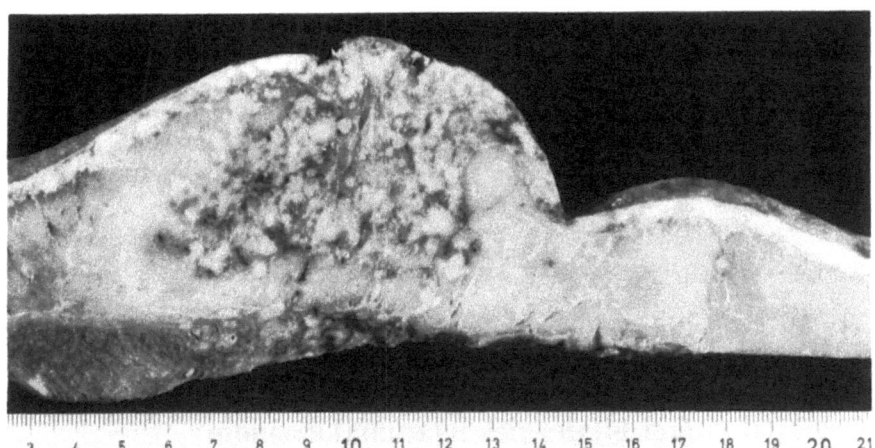

Abb. 403. Cancer en cuirasse der kontralateralen Thoraxwand und metastatische Karzinose der erhaltenen (abgebildeten) Mamma bei Zustand nach Ablatio mammae der rechten Seite. Diffuse und knotige Karzinose und Ödem der Haut des Thorax und multiple Metastasen in der Pektoralismuskulatur

starke örtliche Ausbreitungsneigung des Karzinoms an. Dementsprechend können auch nach erfolgter Mamma-Amputation in der Haut des Thorax, des Abdomens oder Rückens noduläre oder flächenhafte Metastasen festgestellt werden, die eine bedrohliche Generalisation des Tumors ausdrücken. Diese kann mit herdförmigen erysipelartigen Reaktionen verbunden sein, die an ein inflammatorisches Karzinom erinnern. Die Haut ist angeschwollen, gerötet und induriert, wobei sich herd- oder flächenförmige Infiltrate abzeichnen.

Unter 141 obduzierten Fällen wurden 24 (17%) mit Hautmetastasen gefunden, von denen in 19 Fällen auch die Haut der Extremitäten befallen war. In 10 von 19 Fällen war die Thoraxhaut allein erkrankt. In 46% lag zugleich ein Narbenrezidiv vor, ein Sachverhalt, der eine ausgedehnte lymphangische Karzinose des Integuments anzeigt. In 3 Beobachtungen wurden als alleiniger Manifestationsort in der Haut Absiedelungen nur in der Bauchhaut und in 5 Fällen in der Gesichts- und Halshaut festgestellt.

Sehr selten sind Metastasen im Bereich des *Nabels*. Von FALKINBURG und SAVRAN (1954) liegt eine Kasuistik unter Berücksichtigung des Schrifttums vor. Die Autoren betonen die Seltenheit von Metastasen, aber auch von Primärtumoren dieser Region. Dazu folgende eigene Kasuistik.

56 Jahre alte adipöse Frau mit einem daumendicken derben Knoten unmittelbar oberhalb des Nabels, der innerhalb kurzer Zeit auf Kindskopfgröße anwuchs. Pobeexcision ergab: Metastase eines Adenokarzinoms, vermutlicher Primärtumor: Mammakarzinom. Ein solches war klinisch nicht verifizierbar. Exitus 6 Monate später. Bei der Obduktion wurden in beiden Brustdrüsen Adenokarzinome festgestellt, von denen der eine als Primärtumor gedeutet wurde. Eine andere Geschwulst als Ausgangsort dieser Metastase am Nabel lag nicht vor.

Ein *Cancer en cuirasse* (VELPEAU, 1838) wurde im Sektionsgut bei 5 Fällen (4%) festgestellt. Der Tumor hatte große Flächen der Thoraxwand, zum Teil des Rückens eingenommen und war durch eine flächenhafte und plattenförmige Karzinose der Haut, der Subkutis, z.T. der Skeletmuskulatur gekennzeichnet (Abb. 403). Bei 2 Frauen, die eine Mastektomie abgelehnt hatten, fanden sich frühe Entwicklungsphasen eines Cancer en cuirasse. Es wurde ferner festgestellt, daß die zeitliche Ausbildung dieses Zustandes von 1–11 Jahren betrug und stark differierte. Das Vollbild dieser Tumorausbreitung wurde trotz Anwendung aller therapeutischen Möglichkeiten nicht lange überlebt.

WALTHER (1948) fand dieses Krankheitsbild bei 3,5% von operierten Frauen und in 12% bei Nichtoperierten.

VII. Tumormetastasen in der Mamma und bilaterales Mammakarzinom

Im Vergleich zur Häufigkeit primärer Geschwülste in der Brustdrüse werden Metastasen in diesem Organ bei der bioptischen Diagnostik in der Regel weder erwartet noch vermutet. Dazu kommt, daß die Mamma mit „großer Neigung zu protopathischer Geschwulstbildung" (VIRCHOW, 1863) nach früheren Vorstellungen so gut wie keine Tendenz zur Aufnahme oder Entwicklung von Absiedelungen epithelialer oder mesenchymaler Neoplasien zu haben scheint. Nach systematischen Studien zu dieser Frage an Brustdrüsen von Frauen, die an malignen Geschwülsten verstorben sind, konnten jedoch Tumormetastasen häufiger nachgewiesen werden als im älteren Schrifttum erkennbar und z.T. heute noch angenommen wird. Bioptische und autoptische Erfahrungen verdichten sich zu folgenden 4 pathogenetischen Möglichkeiten, wobei die Absiedelungen epithelialer Tumoren differentialdiagnostisch große Schwierigkeiten bereiten und häufig erst in Kenntnis anamnestischer und klinischer Angaben gedeutet werden können.

Ein auffälliger histologischer Tumorbefund mit unsicheren Klassifizierungsmerkmalen, mit ungewöhnlicher Umgebungsreaktion, Multiplizität der Herde oder dominierender lymphangischer Karzinose und entzündlicher Reaktion sollte stets zu einer Rückfrage und zur Prüfung nachstehender Gesichtspunkte Anlaß geben:

1. Teilbefunde von Systemkrankheiten des lympho-retikulären Gewebes und von Hämoblastosen
2. Metastasen extramammärer epithelialer Primärtumoren
3. Metastasen kontralateraler primärer Mammakarzinome
4. Primäres Zweitkarzinom der Mamma, sog. bilaterales Karzinom.

1. Teilbefunde von Systemkrankheiten des lymphoretikulären Gewebes und von Hämoblastosen

Erkrankungen der Brustdrüse bei Leukosen, malignen Lymphomen sowie bei Morbus Hodgkin und Plasmozytom bereiten diagnostisch keine großen

Schwierigkeiten und werden in Zusammenhang mit den Mammasarkomen in Kapitel U beschrieben. In der Regel handelt es sich bei diesen Krankheiten um herdförmige Manifestationen, die zumeist im Mantelgewebe lokalisiert sind und von hier aus auf das Parenchym und Stützgewebe übergreifen. Nur ganz vereinzelt sind primär Lymphosarkome und Lymphogranulomatosen in der Mamma beobachtet worden. In systematischen Untersuchungen an Brustdrüsen von Sektionsfällen fanden FRANTZ et al. (1951) unter 225 Fällen 4 mit leukämischen Infiltraten, SEIFERT (1952) beschreibt 33 Fälle; SANDISON (1962) unter 148 Fällen 3 Leukämien und 2 Lymphome; HAJDU und URBAN (1972) unter 4000 Operationspräparaten 16 maligne Lymphome, von denen 3 bilateral ausgeprägt waren. NIZZE (1968) stellte aus dem Schrifttum 19 Leukosen und 16 maligne Lymphome zusammen.

2. Metastasen extramammärer epithelialer Primärtumoren

Die Feststellung von Geschwulstmetastasen in einer Brustdrüse ist nur durch eine konsequente mikroskopische Bearbeitung möglich, da sich die metastatischen Tumoren häufig in ganz diskreter Form als lymphangische Karzinose oder in Gestalt kleiner Herde ausbilden, ohne auffällige klinische Symptome zu erzeugen. Dazu kommt, daß eine Mitbeteiligung der Mamma erst in Spätphasen eines Geschwulstleidens auftritt, so daß klinische Zeichen einer Brustdrüsenerkrankung mißdeutet werden oder keine Beachtung finden. Klinischer Ausdruck einer metastatischen Karzinose kann nach HAJDU und URBAN (1972) ein mit der Haut verbackenes und im subkutanen Binde- und Fettgewebe lokalisiertes multinoduläres Infiltrat sein, das unterschiedliche Dimensionen erreichen kann. Es werden Größenordnungen von 0,5–9 cm, im Mittel 4 cm, angegeben. Schmerzen, Hautretraktionen oder Einziehung der Mamille sind nicht beobachtet worden. In der Regel ist kurze Zeit nach Feststellung von Brustdrüsenmetastasen eine weitere rasch verlaufende Tumorpropagation mit Absiedelungen in Gehirn und Skelettsystem zu erwarten. Das heißt, die Metastasierung extramammärer Karzinome in die Brustdrüsen kündigt mit einer allgemeinen Generalisation der Geschwulst in der Vielzahl der Fälle einen fulminant tödlichen Krankheitsverlauf an.

In *Biopsiepräparaten* wurden metastatische Tumoren in einer Frequenz von 1,2% unter 4000 Fällen in 10 Jahren gesehen. *Autoptische Studien* ergaben ein anderes und unterschiedliches Bild: Von DAWSON (1936) wird das alte Schrifttum seit 1866 mit 10 Fällen referiert und eine eigene Beobachtung eines in beide Mammae metastasierenden Magenkarzinoms hinzugefügt, das zu einer ausgedehnten lymphangischen Karzinose geführt hatte. ABRAMS et al. (1950) fanden bei 1000 Obduktionen mit malignen Tumoren 50 (5%) Metastasen in der Mamma, von denen in 36 Fällen der Primärtumor in der kontralateralen Mamma lokalisiert war und von 823 Karzinomen anderer Organe hatten 14 (1,7%) zu Brustdrüsenmetastasen geführt. Davon waren 2 Ovarialkarzinome. FRANTZ et al. (1951) stellten von 225 Obduktionen ohne klinischen Befund an den Brustdrüsen in 6 Fällen (11,5%) Mammametastasen von 2 Karzinomen, je des Magens und der Zervix und 4 Lymphome fest. CHARACHE (1953) beobachtete von 10 Fällen 3 metastasierende Melanome, 2 Karzinome des Ovars, 2 Nierenkarzinome, je 1 Karzinom der Schilddrüse, des Magens und der Prostata. SANDISON (1959, 1962) stellte bei 1723 chirurgischen Exzisionen 1304 maligne Tumoren fest, von denen sich 7 als metastatische Mammageschwülste erwiesen. Das entspricht einem

Verhältnis von etwa 1:200. Autoptische Untersuchungen an 218 weiblichen und 139 männlichen Brustdrüsen ergeben bei Frauen in 13,8%, bei Männern in 7,2% metastatische Tumoren aus dem Magen-Darm-Kanal, Respirationstrakt, Lymphome und Leukämien. Im deutschen Schrifttum hat NIZZE (1968, Lit.) anhand von 5 eigenen Beobachtungen diese Fragen bearbeitet.

Zusammenfassend ist festzustellen, daß am häufigsten Uteruskarzinome (ca. 36 Fälle), *maligne Melanome* (ca. 40 Fälle) (Abb. 404), *Karzinome des Magens* (ca. 14 Fälle), *des Ovars* (ca. 13 Fälle) und des *Bronchialsystems* (ca. 10 Fälle) in die Mamma metastasieren. Einzelbeobachtungen liegen ferner vor von Nieren-, Nasopharynx- und Schilddrüsenkarzinomen, ferner von Haut-, Schweißdrüsen-, Leber-, Pankreas-, Parotis- und Harnblasenkarzinomen. Über eine metastatische „Mastitis carcinomatosa" der linken Mamma bei metastasierendem Magenkarzinom eines 46 Jahre alten Dachdeckers berichtete STAHR (1923).

Stellt man die bei systematischer Durchmusterung der Brustdrüsen von Autopsien gewonnenen Ergebnisse von FRANTZ et al. (1951), von SANDISON (1959) und von NIZZE (1968) zusammen, so wurden 9 metastasierende extramammäre Karzinome auf 199 Sektionsfälle festgestellt, das bedeutet eine Metastasierungsfrequenz von 4,5%. Hierzu sei ausdrücklich vermerkt, daß Reifegrad und Metastasierungsneigung der Primärgeschwülste für diese intramammären Absiedelungen von Bedeutung sind, ein Sachverhalt, der sich darin ausdrückt, daß in 36 Fällen 5–10 weitere Organe Metastasen aufwiesen. NIZZE (1968) erwähnt bei 5 eigenen Beobachtungen eine gleichzeitige Karzinose der Milz. Wie aus dem Schrifttum und aus den eigenen Beobachtungen hervorgeht, ist der Ausbreitungsmodus hämatogen, vor allem der Melanome und mammafernen Karzinome und bei einer großen Zahl lymphangisch. Das trifft für die Primärtumoren im Thorax und Oberbauch, vor allem für das Magenkarzinom, zu, ja sogar auch für das Ovarialkarzinom (CHARACHE, 1953; IBACH, 1964). SCHUMANN (1952) beschreibt bei einer 68 Jahre alten Frau eine kindskopfgroße Melanoblastomatose der rechten Mamma, die sich als Metastase eines kleinen Melanoms der Rückenhaut erwies. Nach DAS GUPTA und BRASFIELD (1964) werden bei Obduktionen von Melanoblastomen in ca. 20% Metastasen in den Brustdrüsen gefunden. Das *Alter* der betreffenden Frauen liegt unter dem Prädilektionsalter des primären Mammakarzinoms, zumeist unter dem 50. Jahr. Die in *Gravidität und Laktation* ausgebildete starke Vaskularisation der Brustdrüsen fördert die Intensität der Metastasierung wie aus einer eigenen Beobachtung einer Melanoblastomatose hervorgeht (Abb. 404). Der Vaskularisationsfaktor scheint sich auch darin auszudrücken, daß der *obere äußere Quadrant der Brustdrüse,* gleichartig wie bei den Primärtumoren, von Metastasen bevorzugt wird (NIZZE, 1968). Die *linke Mamma* ist mit 53% gegenüber der rechten Seite mit 39% Aufnahmeorgan (HAJDU und URBAN, 1972).

Über weitere 11 Fälle mit Mammametastasen (von 6 Melanomen, 3 Nasopharynxkarzinomen, 1 Magen- und 1 Ovarialkarzinom) berichten SILVERMAN und OBERMAN (1974). Ein angioblastisches Meningeom mit Metastasen in der Mamma beschreiben LOWDEN und TAYLOR (1974).

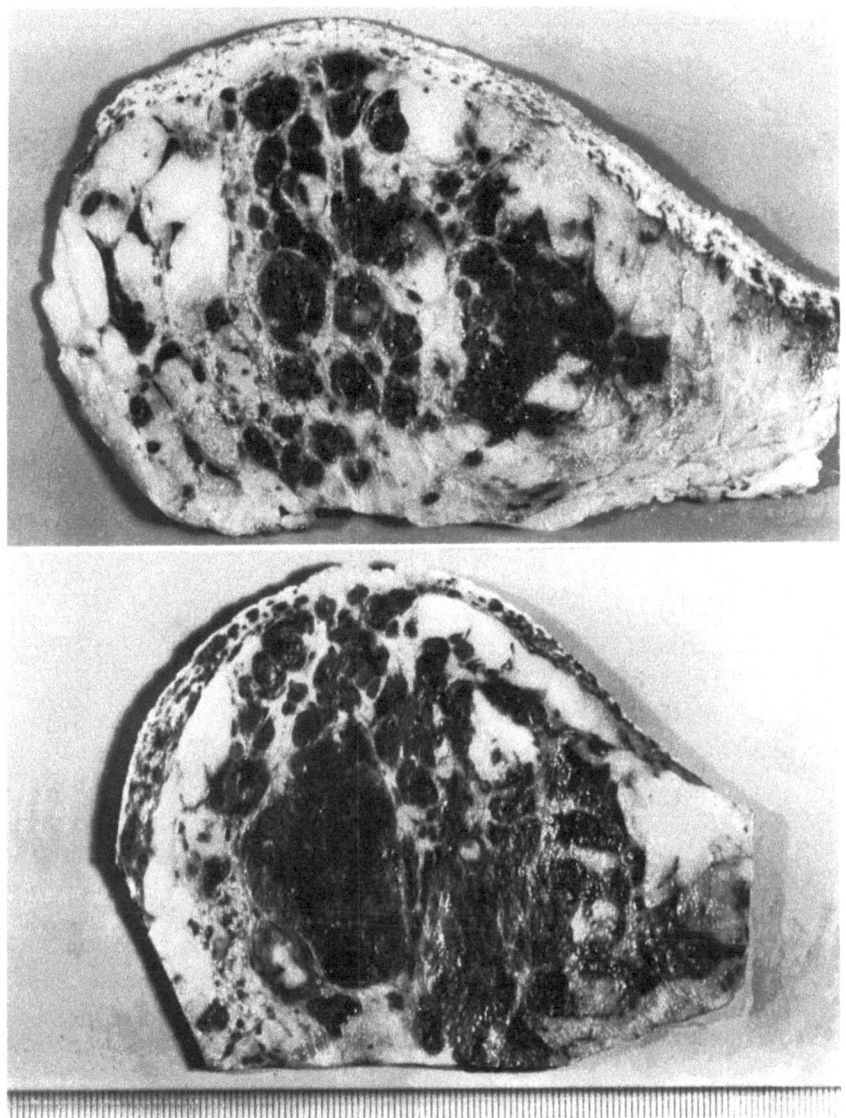

Abb. 404. Bilaterale Metastasen eines Melanoblastoms einer 41 Jahre alten Frau bei Status post partum

3. Metastasen kontralateraler primärer Mammakarzinome

Die Feststellung einer Karzinommetastase in der Brustdrüse der Gegenseite bei einem bestehenden oder bereits behandelten Mammakarzinom ist für die Prognose des Einzelfalles schwerwiegend und wirft zudem große diagnostische Probleme auf. Die auf S. 770 aufgeführten Kriterien können die Entscheidung

Tabelle 51. Häufigkeit primärer bilateraler Karzinome

Autor	Jahr	Gesamtzahl der Mamma-karzinome	Simultan bilateral (%)	Sukzedan bilateral (%)
KILGORE	1921	1 100	—	1,1
GREENOUGH	1921	639	0,7	1,6
MCWILLIAMS	1925	—	0,2	4,7
BERARD	1939	645	1,5	1,6
HARRINGTON	1946	6 559	1,0	3,4
DESAIVE	1949	1 259	0,7	3,6
SMITHERS	1952	1 777	0,6	2,4
REESE	1953	504	...	3,0
HUBBARD	1953	275	0,1	3,4
GUISS	1954	1 521	0,1	1,0
CARROLL u. SHIELDS	1955	173	0,6	4,6
FITTS u. PATTERSON	1955	724	1,8	5,7
KILGORE et al.	1956	1 999	—	2,6
MOERTZEL	1957	3 000	0,3	3,7
KOUNTZ u. ROGERS	1961	355	2,0	2,5
RUEF u. EHLERS	1962	1 200	0,3	1,5
ROBBINS u. BERG	1964	1 458	0,3	6,5
DONEGAN u. SPRATT	1967	704	1,0	2,0
URBAN[a]	1967	281	11,0	16,0
SCHRÖDER u. HÜTTNER	1968	400	—	1,5
NIZZE u. MÖBIUS	1969	328	-	2,7
LEIS	1970	...	3–5	~10,0
HAAGENSEN	1971	626	...	5,8
LEWINSON u. NETO	1971	490	1,7	6,9
Total		25 736	0,81	3,5

[a] Nach Biopsien vom oberen äußeren Quadranten der Gegenseite, daher in der Durchschnittsberechnung weggelassen.

zwischen Metastase und primärem Zweittumor erleichtern, wozu die von DE-SAIVE (1949) genannten Bedingungen hinzutreten.

1. Bei sonst völliger Metastasenfreiheit müssen die Tumoren in beiden Brustdrüsen auftreten.
2. Entwickelt sich der Zweittumor nach einem längeren Zeitintervall, so darf es 1 Jahr lang zu keiner Metastasierung kommen.

Es liegt auf der Hand, daß sich diese Fragen nur mit Vorbehalten beantworten lassen und der Ausschluß einer Metastasierung sicher nicht geführt werden kann. In jedem Fall ist es *für den Pathologen* bei der Beurteilung wichtig, die *genaue Anamnese* zu kennen und nach einer *lymphangischen Karzinose* zu fahnden, die *symptomlos und wesentlich häufiger* ist als die Ausbildung knotiger Metastasen.

NIZZE und MÖBIUS (1969) haben anhand von 5 eigenen Beobachtungen Schrifttum und eigenes Untersuchungsgut gesichtet, wonach sie im Eingangsmaterial in 2 Jahren in 4,3% doppelseitige Karzinome und in 1,5% Metastasen feststellten, die sich 7 Wochen bis 14 Monate nach der Erstoperation ausgebildet hatten. Im Obduktionsgut wurden von den Autoren in 11% kontralaterale Metastasen beobachtet. NIZZE (1968) stellte aus der Literatur der letzten 80 Jahre unter 368 in der Mamma aufgetretenen Tumorabsiedelungen verschiedener Primärtumoren 246 Metastasen eines kontralateralen Mammakarzinoms zusammen. Danach treten *Metastasen eindeutig häufiger als zweite Primärtumoren in der Mamma* auf (TEICHMANN, 1932; GJANCOVIC, 1939; BAUER, 1963; BAUMGARTNER und STAMM, 1966; KLEINERT, 1968). Nach den Angaben der Literatur ist die prozentuale Schwankungsbreite sehr groß und durch unterschiedliche Erfassungsmethoden zu erklären: *Mammographische* Studien von MISSAKIAN et al. (1965) geben Karzinommetastasen nur in 1,1% an, *klinische Untersuchungen* nach KILGORE (1921), GREENOUGH (1921), GUISS (1954) LEIS et al. (1965) erbrachten eine Häufigkeit von 2,2–6,2%, *bioptische Befunde* von BAUMGARTNER und STAMM (1966) und von KLEINERT (1968) 3,0–3,9%.

Die histologische Bearbeitung der Brustdrüsen *nach Obduktionen* und in Kenntnis des Sektionsbefundes wies demgegenüber einen beträchtlichen Frequenzanstieg positiver Befunde auf, der zwischen 2,9% (KULIG et al., 1964) und 30% nach SANDISON (1959, 1962) liegt, wobei von NIZZE und MÖBIUS (1969) ein Mittelwert von 11% gefunden wurde. Errechnet man den Durchschnittswert aus diesen Daten, so ergeben sich 6–7%.

4. Primäres Zweitkarzinom in der kontralateralen Mamma, sog. bilaterales Karzinom

Während primär multizentrische Karzinome in der Pathologie des Menschen als selten gelten, wird das Vorkommen eines zweiten Karzinoms in der kontralateralen Mamma wesentlich häufiger als in allen anderen paaren oder unpaaren, anatomisch oder funktionell verbundenen Organen beobachtet. Es erhebt sich daher die Frage, ob das Karzinom in der zweiten Mamma entstanden ist und einen echten zweiten Primärtumor darstellt, oder ob es sich lediglich um die Metastase eines ersten Tumors handelt. Lymphgefäße über die Mittellinie des Thorax und die Möglichkeit hämatogener Absiedelungen sind gegeben und erschweren die differentialdiagnostische Aussage im Einzelfall. Eine Urteilsbildung kann daher nur durch statistische und vergleichend klinisch-pathologische Untersuchungen gewonnen werden. Dazu die Übersicht s. S. 770.

Hier sind prinzipiell zwischen einem *simultan-bilateralen Karzinom,* d.h. gleichzeitig in der zweiten Brustdrüse befindlicher unabhängiger Primärtumor und dem *sukzedan-bilateralen Karzinom* zu unterscheiden, das etwas häufiger als die erste Form auftritt und nach einem *zeitlichen Intervall* von etwa 3–7 Jahren zur Entwicklung kommt.

Über die sorgfältigste klinische Analyse zu dieser Frage verfügt HAAGENSEN (1971) anhand von 626 Frauen mit Mammakarzinomen, die zwischen 1935–1957 in gleicher Weise operiert und nachbeobachtet wurden (dazu Tabelle 50). Davon hatten 36 Frauen (=5,8%) Karzinome in der kontralateralen Mamma. Bis auf 5 Frauen waren alle ein- oder beidseitig radikal mastektomiert worden. Das mittlere Alter der Frauen war 58,7 Jahre, das der Frauen mit bilateralem Karzinom 51,9 Jahre. Die *Häufigkeits-Erwartung* für ein Karzinom in der zweiten Mamma liegt danach *bei Frauen unter 50 Jahren 17mal* und *bei Frauen über 50 Jahren 6mal höher* als das der allgemeinen Frequenz für ein Mammakarzinom entspricht. Primär-bilaterale Karzinome stellten KESSLER et al. (1976) in 3,6% von 967 Patienten fest, davon in 26% bei familiärer Belastung.

Weiteren Autoren können summarische Angaben über die Frequenz der Bilateralität entnommen werden, ohne daß diese wegen fehlender Aufgliederung in simultane und sukzedane Tumoren in die Tabelle aufgenommen werden konnten: SATTELMACHER: 3,97% bilaterale Karzinome; SCHMITT-ÜBERREITER (1952) 3,02%; ROTH (1954) 4,8%; LAPIS und KISS (1956) 3,8%; WANKE (1958) 2–4%; LEWINSON 1,5%, LEIS (1959) 10%; FRICKE (1964) 2,6%; MOORE und LEWIS (1964) 9%; SCHWAIGER und HERFAHRT (1968) 2–4%. – Ferner BERNDT et al. (1970) 3,2%, sowie JAGLA und GEORGII (1975) mit 6,2% von primär multiplen Mammakarzinomen.

a) Zeitliches Intervall

Das zeitliche Intervall hat für die Diagnostik und Deutung dieser Zweitkarzinome große Bedeutung. Nach den Studien von NIZZE und MÖBIUS (1969), BERNDT et al. (1970) beträgt das Intervall im Mittel 3,1 Jahre, minimal 6 Monate und maximal 7 Jahre. Höhere Werte von 6,3 Jahren geben MOERTEL und SOULE (1957) und 7,3 Jahre KLEINERT (1968) an mit Maxima von 10 und 22 Jahren. Auch im älteren Schrifttum werden ähnliche Zeiträume genannt (SCHULTZ-BRAUNS, 1933; Lit.). Demgemäß liegt das Durchschnittsalter bei Auftreten des ersten Karzinoms niedriger, im Mittel 58,2 Jahre und bei Manifestation des Zweittumors bei 61,3 Jahre.

b) Familiäre Krebsbelastung

Die familiäre Krebsbelastung von Frauen mit bilateralen Karzinomen ist wesentlich höher als bei unilateralen malignen Tumoren, die bei 3% liegt. Nach WANKE (1955) wurde im Schrifttum eine familiäre Bindung von 25%, nach HAAGENSEN (1971) von 33% festgestellt.

c) Risiko für die Entwicklung eines zweiten Karzinoms

Das Risiko ist ein essentieller Bestandteil der Prognose und wird in der genannten Beobachtungsreihe mit 7mal höher als in der Vergleichspopulation angegeben. KILGORE (1921) schätzt ein 4mal und ROBBINS und BERG (1964) ein 5mal erhöhtes Risiko. Die jährliche Erwartungsrate wird im Mittel mit 2,1 bilateralen Brustdrüsenkarzinomen angegeben.

Hinsichtlich des Risikos für die Entwicklung eines bilateralen primären Mammakarzinoms stimmen die Ansichten der Autoren weitgehend überein: Nach HAYWARD (1970) neigen Frauen, die schon einmal an einem Mammakarzinom erkrankt waren, viel mehr dazu, ein zweites primäres Karzinom in der kontralateralen Mamma zu entwickeln als bisher brustdrüsengesunde Frauen. LEIS (1970) meint, daß das Risiko rund 5mal größer ist als bei der gesunden Vergleichspopulation. HAYWARD (1970) sieht diese Gefährdung unter hormonalen Aspekten und hebt hervor, daß auch nach einer Mastektomie die verbleibende Brustdrüse der endogenen Hormonstimulation unterliegt und das gleiche Risiko für die

Entwicklung eines Karzinoms habe. SCHRÖDER und HÜTTNER (1968) untersuchten 400 Frauen, die wegen eines histologisch gesicherten Mammakarzinoms einseitig radikal mastektomiert worden waren. Bei der Nachuntersuchung konnte in 15 Fällen ein Tumor der anderen Brustdrüse festgestellt werden. Dabei lagen 6 zweite Primärtumoren vor (1,5%), 6 Fälle einer Metastase des ersten Karzinoms, 2 Fibroadenome und 1 chronische Mastitis, die als Tumor imponierte. Im Vergleich zur Frequenz der Erstkarzinome ist das Zweitkarzinom nach vorangegangener Erkrankung an einem Brustdrüsenkrebs um etwa das 20fache häufiger als die Ersterkrankung. Über ein bilaterales Mammakarzinom bei einer 17 Jahre alten Frau mit zeitlichem Intervall von 2 Jahren und 5 Monaten berichten CLOSE und MAXIMOV (1965).

d) Histologische Typen der Zweitkarzinome

Zu den Karzinomen, die zur Bilateralität inklinieren, zählt das *lobuläre Karzinom der Mamma*, das im Mittel in 25–30% bilateral auftritt. Aus diesem Grunde wird bei Feststellung eines Tumors diesen Typs eine Probeexzision vom oberen äußeren Quadranten der kontralateralen Brustdrüse empfohlen. Die Untersuchungen von LEIS et al. (1965) nach prophylaktischer einfacher Mastektomie bestätigen diese Erfahrung, ebenso die Angaben von URBAN (1967) nach Biopsie der kontralateralen Mamma: In 60% seiner 281 Fälle führte er Probeexzisionen durch und fand unter 31 Karzinomen überwiegend ein Carcinoma lobulare in situ. Bei den sukzedanen Karzinomen entspricht der Typ des Zweittumors weitgehend dem Ersttumor bei Dominanz des skirrhösen Karzinoms (LEIS et al., 1965). Nach ROBBINS und BERG (1964) gehören hierzu ferner das Komedo-, das Kolloidkarzinom und das medulläre Karzinom.

Für die *Pathogenese der bilateralen Karzinome* gewinnen jene proliferativen Prozesse Bedeutung, die im Rahmen von Mastopathien, Fibroadenomen oder Adenosen auch beidseitig auftreten und mögliche Vorerkrankungen eines Karzinoms sind. Dadurch könnte auch die Multiplizität von Neoplasien erklärt werden. NIZZE (1973) hat kontralaterale Mastopathieformen bei Mammakarzinompatienten untersucht und in einer Häufigkeit von 5–28% proliferierende Mastopathien mit regulären und atypischen Zellproliferationen nachgewiesen.

e) Differentialdiagnose: Primärer Zweittumor — Metastase

Auch angesichts der detaillierten Angaben ist die Frage nicht zureichend beantwortet worden, welche pathomorphologischen und klinischen Kriterien im Einzelfall eine Entscheidung herbeiführen können, ob ein Tumor in der zweiten Brustdrüse als Metastase oder als unabhängiges zweites Karzinom aufzufassen ist. Eine solche Stellungnahme wird dann notwendig sein, wenn keine Mastektomie vorangegangen ist und Rückschlüsse nicht möglich sind. Richtlinien und Merkmale sind von einer Reihe von Autoren ausgearbeitet worden: DESAIVE (1949), GUISS (1954), CUTLER (1961), RUEF und EHLERS (1962) ROBBINS und BERG (1963), NIZZE (1974).

Folgende Kriterien sprechen für:

Primärer Zweittumor	Metastase
1. Primär simultanes Auftreten, keine Metastasen anderer Lokalisation	vorangehende Mastektomie wegen Karzinom, vorangegangene oder bestehende (Narben)-Rezidive oder lymphogene und hämatogene Metastasen
2. *ein* Knoten	*multiple* Knoten
3. lokalisiert im Drüsenkörper	keine gesetzmäßige Lokalisation. Vorkommen in Randzonen und im subkutanen Fettgewebe
4. bevorzugt: oberer äußerer Quadrant	Tumoren der äußeren und inneren Quadranten
5. Histologische Differenzierung	Histologische Differenzierung
6. Nicht-Identifikation mit Ersttumor	Identifikation mit Ersttumor
7. Zeitliches Intervall: 5 Jahre bei fehlender allgemeiner Metastasierung	zeitliches Intervall: bis 2 Jahre bei Metastasierung
8. Frequenz: ca. 1%	Frequenz: ca. 6–7%

f) Prognose

Was die Prognose von beidseitigen Mammakarzinomen betrifft, so sind die Autoren gleicher Meinung: Der metastatische Befall der zweiten Mamma beinhaltet zumeist eine infauste Prognose, da stets weitere Organmetastasen vorliegen. Anders dagegen sind jene Fälle zu beurteilen, bei denen die Karzinome in beiden Mammae als voneinander unabhängige Karzinome aufgetreten sind. Hier wird die Überlebenszeit vom Tumorstadium zur Zeit der Operation bestimmt. Die Prognose ist für diese Mammakarzinome die gleiche wie für das einseitige Mammakarzinom. Dies kommt bei einer Gegenüberstellung des unilateralen und des bilateralen, nicht gleichzeitigen Mammakarzinoms von HARRINGTON (1953) in Tabelle 52 zum Ausdruck.

Nach partieller Mastektomie fand CRILE (1975) die Frequenz neuer Karzinome kontralateral etwas höher als ipsilateral, insgesamt jedoch keine wesentliche Zunahme multizentrischer Tumoren.

Tabelle 52. Überlebensraten nach einer radikalen Mastektomie

Unilaterale Mammakarzinome		Bilaterale, sukzessive Mammakarzinome			
Jahre nach der Operation	Überlebensraten in Prozent	Überlebensrate nach der ersten Operation		Überlebensrate nach der zweiten Operation	
		Jahre	Prozent	Jahre	Prozent
15	25,1	15	35,1	15	19,4
20	17,6	20	24,1	20	15,8

VIII. Dystope (paramammäre) Mammakarzinome

Mit dem Begriff des „dystopen Mammakarzinoms" soll zum Ausdruck gebracht werden, daß Karzinome mit allen feingeweblichen Eigenschaften dieses Organs von dem gesamten embryologischen Terrain der Milchdrüse und nicht nur von der umschriebenen, dem Regeltyp entsprechenden Anlage ausgehen können. Aber auch diese entspricht keineswegs immer der Vorstellung eines Organs mit gleichmäßig abgerundeter Grundfläche, sondern zeigt in Abhängigkeit von der Entfaltung des Gangsystems, der Proliferation des Parenchyms und des Stromas unregelmäßige Fortsatzbildungen oder Inzisuren, die nur durch Präparationen oder Flachschnitte erkennbar sind (TESTUT und JACOB, 1905). Auf diese Weise kann die Kontur einer Mamma an ihrer Basis einen unregelmäßigen „Grundriß" gewinnen, dessen zungenförmige Fortsätze zur Axilla, in die Klavikularregion, zum Brustbein oder in das Epigastrium gerichtet sind. In der Arbeit von RAZEMON und BIZARD (1929) werden diese Fortsätze des Drüsenkörpers als Prolongement supéro-externe ou axillaire, supérieur ou sous-claviculaire, interne ou sternal, inféro-interne ou épigastrique, inféroexterne ou hypochondriaque bezeichnet. In einer neueren klinischen Studie von SCHMIDT-UEBERREITER (1954) an 346 Frauen werden 3 Fortsatzbildungen unterschieden: Processus axillaris, superior et inferior interior, die wir der Einheitlichkeit wegen besser als *Processus axillaris, clavicularis, sternalis* und *abdominalis* bezeichnen wollen (Abb. 405). Es liegt auf der Hand, daß bei einer verlängerten Wegstrecke für abfließendes Sekret eher die Möglichkeit von Retentionen und chronisch-entzündlichen Veränderungen in diesen Prozessus gegeben ist als in einem kürze-

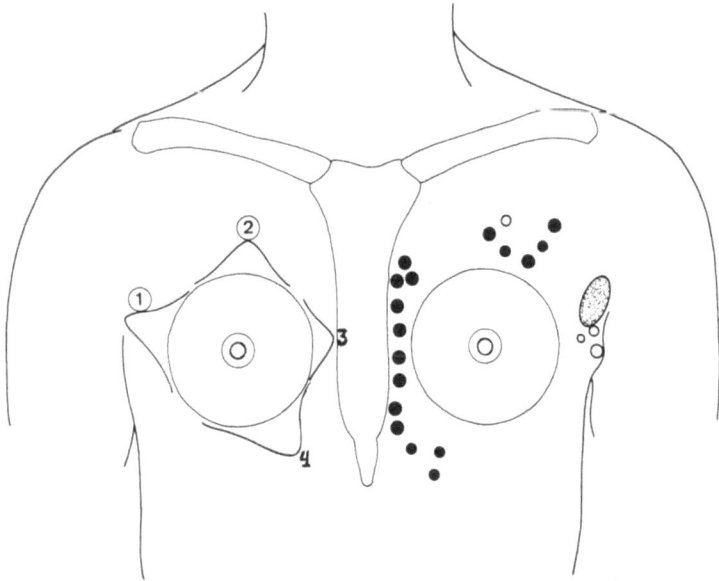

Abb. 405. Schematische Darstellung der Fortsatzbildungen des Drüsenkörpers auf der linken Seite als Proc. axillaris, clavicularis, sternalis und abdominalis. Rechte Bildseite zeigt Lokalisation primärer dystoper Mammakarzinome. Kleine Kreise sind eigene Beobachtungen. Ovale Markierung kennzeichnet Karzinom der Mamma aberrata

ren Gangsystem. Dazu kommt, daß sich hier auch hormonale Reizwirkungen intensiver äußern sollen als im Drüsenkörper (SCHMIDT-UEBERREITER, 1956). Diese Faktoren scheinen für das Auftreten von Dysplasien und Tumoren in diesen Prozessus pathogenetische Bedeutung zu haben.

1. Dystope Karzinome in den Processus mammae

Nicht selten werden im Untersuchungsgut des Pathologen überraschende Angaben zur Topik ubiquitärer Karzinome der Mamma gemacht, die entweder ganz in der Peripherie des Drüsenkörpers oder sogar außerhalb desselben lokalisiert sind. In kleineren Probeexzisionen ist zumeist nicht zu entscheiden, ob es sich um die Metastase eines bestehenden Mammakarzinoms handelt oder um einen dystopen Primärtumor. Für eine solche Annahme könnte nur sprechen, daß die Brustdrüse klinisch und radiologisch tumorfrei ist und das Karzinom in seinen Randgebieten Anteile eines erhaltenen Brustdrüsengewebes von einem derartigen Prozessus aufweist. Das ist jedoch häufig nicht der Fall, so daß eine Zuordnung dieser Tumoren große Schwierigkeiten bereiten kann und manchmal nur aus dem weiteren Verlauf oder anhand des Mastektomiepräparates möglich ist. Von 67 dystopen Mammatumoren, die von RAZEMOND und BIZARD (1929) zusammengestellt worden sind, waren 43 Karzinome und 24 benigne Geschwülste. Die Karzinome verteilen sich zu 65% auf axilläre, in 23% auf sternale und zu 17% auf infraklavikuläre Tumoren. In einer Untersuchung weiterer Fälle von 1930–1942 fand STREBER (1951) zusammen mit einer eigenen Beobachtung 9 axilläre Karzinome und 2 Fibroadenome in einem mittleren Alter von 45–49 Jahren (Abb. 405).

Karzinome des Processus clavicularis mammae beschreiben MASSABUAU et al. (1933) sowie RAVDIN (1934) mit später Metastasierung, ferner CHIARI (1958) mit insgesamt 6 Fällen.

In einer eigenen Beobachtung bemerkte eine 29 Jahre alte Frau einen kirschgroßen festen Knoten zwischen Brustdrüse und Klavikula, der seit einigen Wochen gering an Größe zugenommen hatte. Klinisch bestand kein Verdacht auf ein Tumorleiden der Brustdrüse. Die operative Entfernung dieses Knotens ergab ein undifferenziertes solides Karzinom.

Karzinome des Processus sternalis und abdominalis. Von RAZEMON und BIZARD (1929) wurden 10 Karzinome (23%) in dieser paramammären Region beobachtet. FALK (1950) beschrieb ein sternales Karzinom, das nach lokaler Exzision später rezidivierte und zu einer generalisierten Metastasierung führte. Aus dem deutschen Schrifttum liegen 3 Beobachtungen von ANDERSCH (1958) vor, bei denen intramammär, im Gebiet des Processus ensiformis, Knotenbildungen mit Ulzerationen aufgetreten waren, die sich als solide und skirrhöse Karzinome erwiesen und als dystope Primärtumoren bezeichnet wurden. Ein weiteres, nicht verhornendes Plattenepithelkarzinom in der Mamillarlinie unterhalb des Drüsenkörpers aus einer Mamma accessoria erwähnt dieser Autor bei einer 72 Jahre alten Frau mit Metastasen in den inguinalen Lymphknoten. Zusammen mit den Angaben von CHIARI (1958) liegen 10 Beobachtungen vor.

Karzinome des Processus axillaris. Während die dystopen Karzinome der Klavikular- und Brustbeinregion ebenso wie mögliche Tumoren des Epigastriums außerhalb der ursprünglichen Milchleiste lokalisiert und sehr selten sind, gehen die Tumoren des Processus axillaris und die einer Mamma aberrata aus der orthotopen embryonalen Anlage hervor und sind in dieser Gruppe am häufigsten. Zwischen beiden Örtlichkeiten eines außerhalb der Brustdrüse gelegenen Parenchyms besteht lediglich der morphologische, klinisch und prognostisch aber irrelevante Unterschied, daß der Processus kontinuierlich mit dem Drüsenkörper verbunden ist, die aberrierende Mamma dagegen nicht. Allerdings sei gesagt, daß morphologische Studien über „Brückenbildungen" aus dem Blastem der Milchleiste zu den aberrierenden oder akzessorischen Drüsen bislang nicht vorliegen, so daß die Frage der Kontinuität oder Diskontinuität nicht exakt zu beantworten ist.

Karzinome, die sich als Knoten in den lateralen, der Plica axillaris zugewandten Anteilen des Drüsenkörpers oder in den proximalen vorderen Abschnitten der Achselfalte ausbilden, können daher als Tumoren eines Processus axillaris aufgefaßt werden. Eine Abgrenzung von einer Neubildung aus einer Mamma aberrata ist zumeist nicht sicher möglich, es sei denn, diese war als Weichteiltumor in diesem Gebiet vorher bekannt oder so vom Drüsenkörper separiert, daß eine gewebliche Verbindung ausgeschlossen werden kann.

2. Karzinom der Mamma aberrata

Das Vorkommen von Tumoren in versprengten Drüsenanlagen wurde im Zusammenhang mit der Embryopathologie dieses Organs erwähnt (vgl. Kapitel A). An dieser Stelle ist hervorzuheben, daß die Mehrzahl (65% nach RAZEMON und BIZARD, 1929) dieser Neubildungen Karzinome darstellt, und im gegenwärtigen Schrifttum sind etwa 60 Fälle publiziert worden (GESCHICKTER, 1948; CHIARI, 1958).

Eindeutiges Symptom für ein Karzinom auf dem Boden einer Mamma aberrata sind rezidivierende Schwellungszustände des dystopen Drüsenparenchyms anläßlich vorangegangener Graviditäten und während der Menstruation. Dazu eine Kasuistik von STREBER (1951).

Der *Lokalisation* der aberrierenden Mamma entsprechend treten die Karzinome zumeist in der Axilla (43 von 60 Fällen) auf und zwar entlang der vorderen Axillarfalte am Rande des M. pectoralis major. Die linke Seite ist bevorzugt. Häufig löst die Knotenbildung Schmerzen aus (Abb. 405).

Das mittlere *Alter* wird von CHIARI (1958) mit 52 Jahren bei einer Schwankungsbreite von 28 (MEYER, 1909) bis 80 Jahren angegeben. Die Dauer der Symptome liegt zwischen 12 und 24 Monaten und betrifft die Feststellung eines Knotens, Zeichen des Wachstums und auch Schmerzen, die bis in den Arm ausstrahlen und damit Reizzustände des axillären Nervenplexus anzeigen. DIKKINSON (1940) erwähnt die kürzeste Anamnese von 7 Wochen.

Die *Größe dieser Tumoren* liegt zwischen 2 und 8 cm, wobei die Umgebungsreaktionen mit wachsendem Tumorumfang zunehmen. Die Oberfläche dieser Knoten ist glatt und höckerig, in kleinen Dimensionen von Lymphknoten oder Schweißdrüsentumoren nicht zu unterscheiden. Kleinknotige Tumoren der Oberfläche können jedoch mit großen Metastasen in den axillären Lymphknoten verbunden sein.

Differentialdiagnostisch ist bei diesen Knotenbildungen an das pathogenetisch breite Spektrum entzündlicher und nichtneoplastischer Lymphome, an Abszesse und Tumoren der axillären Schweißdrüsen, an Hautgeschwülste, Atherome, Lipome und vor allem an *Metastasen eines Mammakarzinoms* zu denken.

Pathohistologisch wurde in 15 Fällen ein skirrhöses Karzinom, 13mal ein Carcinoma solidum simplex, in 10 Beobachtungen ein Adenokarzinom und 3mal ein medulläres Karzinom nachgewiesen. Für die Diagnose ist entscheidend, daß die homolaterale Brustdrüse tumorfrei ist, aber auch andere Organe mit diesem Lymphabflußgebiet keine Neubildungen aufweisen, deren Metastasen ein derartiges dystopes Mammakarzinom vortäuschen. Schrifttum (OWEN et al., 1954) und Erfahrung besagen, daß aus gegebener Lokalisation und Morphologie des Karzinoms ein dysontogenetischer Tumor allerdings häufiger diagnostiziert wird als es histologisch durch den Nachweis eines dystopen Drüsenparenchyms sicher möglich ist. Metastasen in den benachbarten axillären Lymphknoten oder in der Haut stellten RAZEMON und BIZARD, 1929) sowie GESCHICKTER (1948) in 3 von 7 Fällen fest, einmal Absiedelungen in den supraklavikulären Lymphknoten. COGSWELL und CZERNY (1961) erwähnen ein Karzinom in aberrantem Drüsengewebe bei einem 26 Jahre alten Mann, ferner eine 40 Jahre alte Frau mit bilateraler axillärer Knotenbildung seit ihrer Pubertät. Regelmäßige Schwellungen zur Zeit der Menses wiesen auf eine beidseitige Mamma aberrata hin. Beide Seiten wurden operiert und rechts fand sich ein Adenokarzinom mit axillären Lymphknotenmetastasen. Zwei Jahre später starb die Frau an den Folgen einer hämatogenen Metastasierung in Skelett, Pleura, Nebennieren. In der Beobachtungsreihe von GESCHICKTER (1948) sind 4 von 7 Frauen an Metastasen bzw. Tumorrezidiven verstorben, das mittlere Zeitintervall zwischen Operation und Auftreten einer Absiedelung beträgt nach CHIARI (1958) 21 Monate.

Die *Prognose* dieser dystopen Mammakarzinome gilt übereinstimmend als ungünstig. Daher wird in allen diesen Fällen die radikale Mastektomie mit sorgfältiger Präparation der Axilla und Nachbestrahlung vorgeschlagen.

IX. Okkulte Mammakarzinome

Der auf HALSTED (1907) zurückgehende Terminus des „okkulten Karzinoms" soll besagen, daß vor Erkennung eines Primärtumors zuerst Metastasen oder besondere klinische Symptome das Geschwulstleiden anzeigen. Daher hat man auch von einem „hidden", „silent" oder „latent carcinoma" gesprochen. Nach bisherigen Erfahrungen liegen diesen okkulten Karzinomen zumeist sehr kleine oder physikalisch von dem umgebenden Gewebe nicht differenzierbare Primärtumoren zugrunde, die sich daher der klinischen Diagnostik entziehen und monate- oder jahrelang unerkannt bleiben, obgleich lymphangische oder hämatogene Metastasen untrüglicher Beweis für das Vorliegen eines Neoplasmas sind. Aus der „Silhouette der Metastasierung" kann dann – wie jeder Pathologe weiß – mit gewisser Wahrscheinlichkeit auf die Organlokalisation der primären Geschwulst rückgeschlossen werden. Diese Fragen gewinnen für das Mammakarzinom besondere Bedeutung, weil der häufigste und primäre Absiedelungsort, die axillären Lymphknoten, leicht zugänglich und wichtigster Indikator eines malignen Tumors in diesem Organ sind.

1. Häufigkeit, klinische Daten und Diagnostik

Die Frage der *Häufigkeit* des okkulten Karzinoms wird an Sektionsstatistiken durch 2 Untersuchungen beantwortet: SANDISON (1962) fand unter 776 ausgewerteten Sektionen 6 okkulte Mammakarzinome ohne klinische Symptome, das entspricht 0,77%. Davon waren 5 infiltrative Formen und 1 intraduktales Karzinom. Aus dem eigenen Arbeitskreis stellte TRAUTH (1974) unter 141 obduzierten Fällen mit metastasierenden Mammakarzinomen 7 Fälle mit einem okkulten Primärtumor fest. Dieser erwies sich in 4 Fällen als adenoides Karzinom, in je 1 Fall als medulläres, skirrhöses und solides Karzinom. Nach klinischen Angaben wird das okkulte Karzinom in weniger als 1% unter allen Mammakarzinomen gesehen. In der umfangreichsten Serie von OWEN et al. (1954) über 5451 operierte Brustdrüsenkarzinome lagen 27 nicht erkennbare Karzinome vor, das sind 0,5%. DAVIDOFF (1954) fand 0,8%.

Übersichten und kasuistische Darstellungen liegen ferner vor von: JACKSON (1948) 3 Fälle; COGSWELL (1949) 1 Fall; KLOPP (1950) 1 Fall; RUTKOWSKI (1950) 5 Fälle; WEINBERGER und STETTEN (1951) 5 Fälle; FITTS und HORN (1951) 16 Fälle; RABINOVITCH et al. (1953) 4 Fälle; KAPLAN und REINSTINE (1954) 6 Fälle und Lit. Übersicht über 43 Fälle; DAVIDOFF (1954) 6 Fälle; OWEN et al. (1954) 25 Fälle; ATKINS und WOLFF (1960) 9 Fälle; FEUERMAN et al. (1962) 7 histologisch bestätigte Fälle. LARSEN et al. (1964) 3 Fälle; MÖBIUS (1965) 3 Fälle; XIMENES et al. (1967), 2 Fälle; HAAGENSEN (1971) 18 Fälle; SMITH (1971) 1 Fall; WESTBROOK und GALLAGER (1971) 12 Fälle; ASHIKARI et al. (1976) 46 Fälle in 30 Jahren. Eigene Beobachtungen 8 Fälle. Insgesamt mehr als 150 Fälle.

Das mittlere *Alter* dieser Gruppe liegt in der 5. und 6. Dekade. Ganz überwiegend sind weiße Frauen erkrankt. Unter 25 Fällen von OWEN et al. (1954) fand sich ein okkultes Mammakarzinom bei einem Mann.

Das *klinische Bild* ist erwartungsgemäß uncharakteristisch und variabel, da die Symptome zumeist von der Metastase oder durch eine lymphangische Karzinose bestimmt werden. Daher klagen die Erkrankten über Schmerzen in Axilla und Arm, manchmal auch über Juckreiz der Areola. Es werden Anschwellungen der axillären Weichteile mit Hyperämie, Ödem und die infolge Metastasierung vergrößerten Lymphknoten festgestellt. Die mittlere Größe dieses axillären Tumors wird mit mehr als 2,5 cm im Durchmesser, häufig mit 5 cm angegeben. Hinweise auf den Primärtumor stellten FITTS und HORN (1951) zusammen und fanden unter 15 Fällen viermal Sekretion aus der Mamille, ebenso häufig einen Morbus Paget, Hautödem und Retraktionen. In einer Beobachtung ergab die Metastase in der Orbita, eine Karzinose des Peritoneums und des Perikards den Hinweis auf das Vorliegen eines metastasierenden Mammakarzinoms (KAPLAN und REINSTINE, 1954).
Die klinische *Diagnostik* hat auf diesem Gebiet durch die Mammographie eine große Hilfe erhalten, da sich die röntgenologischen Symptome der Karzinome einander ähnlich sind und auch hier als Wegweiser die bekannten Mikrokalzifikationen dienen. EGAN (1962) fand unter 2000 Mammographien in 4 Jahren 53 nicht erkannte Krebse. HOEFFKEN und LANYI (1973) beobachteten bis 1970 insgesamt 445 klinisch okkulte Karzinome, von denen 40% ausschließlich aufgrund der Mikrokalzifikationen festgestellt worden waren. Von diesen radiologisch auf ein Karzinom suspekten Symptomen wurden nach URBAN (1960) 50%, nach LANYI und LITTMANN (1970) etwa 33% und nach GERSHON-COHEN et al. (1958) nur 20% histologisch bestätigt. Eine exakte Lokalisation der zumeist kleinen Herde kann nur dann erfolgen, wenn das Operationspräparat geröntgt und danach gezielt ausgeschnitten wird. Zu diesen Fragen und zur differentialdiagnostischen Beurteilung anderer herdförmiger Kalzifikationen berichten PATTON et al. (1966). Über die erfolgreiche Erfassung von 11 okkulten Karzinomen durch eine pathomorphologische und radiologische Kooperation: ROSEN et al. (1970).

Für die Erkennung eines okkulten Mammakarzinoms ist neben der Wertung der genannten diskreten klinischen Befunde vor allem die *Pathomorphologie der axillären Lymphknoten* entscheidend. Das Spektrum krankhafter Veränderungen dieser Lymphknoten mit einer palpablen Vergrößerung wird aus folgender Untersuchungsreihe deutlich: PIERCE et al. (1957) stellten bei 222 axillären Lymphknotenbiopsien in 72 Fällen einseitige Veränderungen fest, die sich in 69,5% als unspezifisch-entzündliche Reaktionen, in 14% als Lymphome und in 6,9% (5 Fälle) als metastatische Karzinome erwiesen. Davon entstammten 3 der Mamma und zeigten okkulte Karzinome an, in 2 Fällen war der Primärtumor unbekannt. Das heißt, von 14 Biopsien der axillären Lymphknoten dieser Serie wies eine unerwarteterweise eine Karzinommetastase auf. Über weitere Ergebnisse zu diesen Fragen: WESTBROOK und GALLAGER (1971) sowie ASHIKARI et al. (1976).

Es besteht jedoch kein Zweifel darüber, daß die erforderliche Zuordnung einer Metastase zu einem bestimmten Primärtumor auch für den Erfahrenen schwerwiegende Probleme aufwerfen kann, die sich nicht nur auf die pathohistologische Differenzierung beschränken, sondern vor allem auch therapeutische Konsequenzen einbeziehen müssen. Diese bedeuten für das okkulte Mammakarzinom heute die radikale Mastektomie!

Zu diesen Fragen nehmen FEUERMAN et al. (1962) nach Untersuchung von 14 Frauen und 7 Männern mit Karzinommetastasen in den axillären Lymphknoten bei unbekanntem Primärtumor Stellung: Bei 10 Frauen wurde die Mastektomie vorgenommen und in 7 Fällen ein Primärtumor festgestellt, in 3 Fällen nicht. Bei den übrigen 4 Frauen lagen metastasierende Pankreas-, Magen- und Lungenkarzinome vor. Die Lymphknotenmetastasen der männlichen Patienten entstammten in 4 Fällen Karzinomen der Lunge und je einmal einem Magen- und Kolonkarzinom. Ferner kommen als Primärtumoren mit axillären Metastasen Schilddrüsen-, Leber- und Hautkarzinome infrage. Bei dem geringen Umfang der Mamma virilis ist es zwar unwahrscheinlich, daß ein Primärtumor in diesem Organ klinisch nicht erkannt werden kann, jedoch läßt sich auch diese Möglichkeit nicht ausschließen wie aus einer Beobachtung von OWEN et al. (1954) hervorgeht.

Das lymphogene und hämatogene *Metastasierungsmuster* der okkulten Karzinome weicht nach vergleichenden Studien von TRAUTH (1974) nicht wesentlich von dem bekannten Verteilungsschema aller Mammakarzinome ab. Differenzen ergaben sich nur in der etwas höheren Frequenz der Metastasen in den regionalen Abflußwegen im Thorax sowie im Abdomen. Ursachen einer Fehldeutung der Tumorerkrankung in 7 eigenen Beobachtungen waren kleine Primärtumoren in einer fettgewebsreichen Brustdrüse bei allgemeiner Adipositas, ein Karzinom in einer Mamma aberrata und eine irreführende Anamnese bei unzulänglicher klinischer Befunderhebung.

Der *Primärtumor in der Mamma* ist in diesen Fällen klein und hat einen mittleren Durchmesser von wenigen Millimetern (Streichholzkopf) bis zu etwa 1 cm. Diese „*Miniaturkarzinome*" gehören in der Regel dem undifferenzierten soliden oder adenomatösen Typ zu oder erweisen sich als kleine intraduktale Karzinome, die manchmal verkalkte Nekrosen enthalten. Wenn es mit Hilfe der Mammographie nicht gelingt, den Primärtumor zu lokalisieren, dann sollte die amputierte Brustdrüse nach Fixierung in parallele, wenige Millimeter breite Scheiben (Schneidemaschine!) zerlegt, von dem tumorverdächtigen Stellen ausgeschnitten und die Blöcke in Stufen untersucht werden. Auf diese Weise ist die Mehrzahl der kleinen Karzinome zu erkennen, die nach HAAGENSEN (1971) die mittlere subareoläre Region bevorzugen, in der Resistenzen palpatorisch schwer zu unterscheiden sind. In diesem Zusammenhang ist auch an tiefe, der Pektoralisfaszie benachbarte Karzinome zu denken. Hierzu die Kasuistik von COGSWELL (1949) über ein 9 mm großes Mammakarzinom in 7 cm Tiefe, das

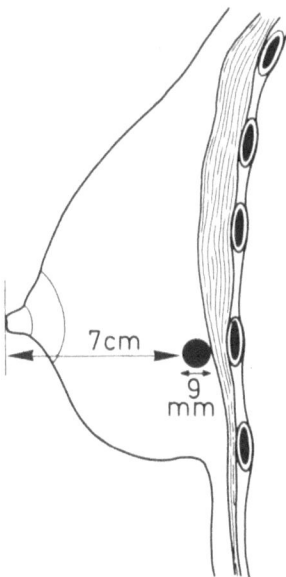

Abb. 406. Topik und Größe eines okkulten Mammakarzinoms mit axillären Lymphknotenmetastasen (Fall COGSWELL)

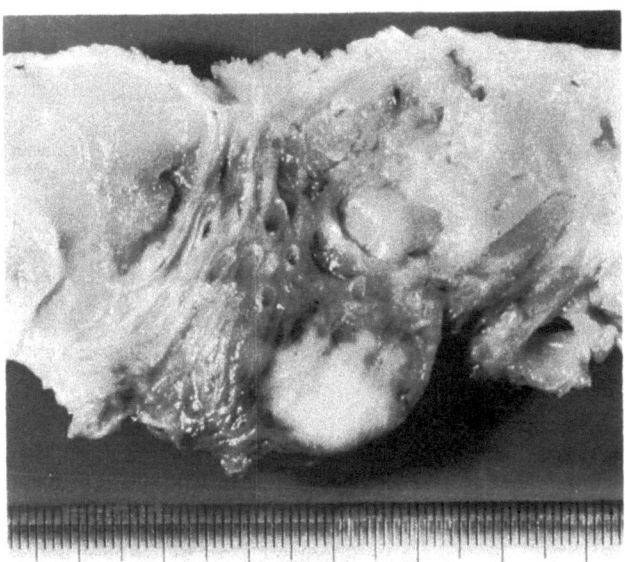

Abb. 407. Okkultes, in der Tiefe des Drüsenkörpers lokalisiertes Mammakarzinom ohne
klinisch erfaßbare Symptome

nicht diagnostizierbar war, aber zu Metastasen in den axillären Lymphknoten
geführt hatte (Abb. 406 und 407).

Diagnostische Schwierigkeiten erwachsen ferner bei voluminösen, fettgewebsreichen Brustdrüsen im Rahmen einer allgemeinen Adipositas oder bei lipomatö-

ser Makromastie und dann, wenn eine fibrös-zystische Mastopathie den Tumor maskiert (MÖBIUS, 1965). Systematische Studien an 40 Brustdrüsen zu dieser Frage von RUSH und KRAMER (1963) ergaben, daß alle Frauen über 70 Jahre mastopathische Veränderungen aufweisen und in 2 Fällen (10%) ein okkultes bilaterales Karzinom bei Mastopathia fibrosa cystica gefunden wurde.

Daß aber trotz sorgfältiger Untersuchungen in Einzelfällen der Primärtumor nicht feststellbar gewesen ist, zeigen die Angaben von KAPLAN und REINSTINE (1954; Fall 5), von OWEN et al. (1954) über 10 Fälle der Mayo Klinik von 1907–1952, ferner von ATKINS und WOLFF (1960) sowie von FEUERMAN et al. (1962) in 3 von 10 Fällen und WESTBROOK und GALLAGER (1971) in 3 von 12 Beobachtungen.

Von diagnostischer und prognostischer Bedeutung ist das *Zeitintervall* zwischen dem Auftreten der axillären Lymphknotenmetastasen als Erstmanifestation des Geschwulstleidens und dem in Erscheinung treten des intramammären Primärtumors. Die Angaben sind unterschiedlich und liegen zwischen mehreren Monaten und Jahren (Abb. 408). In der Mehrzahl wird 2–4 Wochen nach Feststellung der Lymphknotenmetastasen die Mastektomie vorgenommen, auch wenn klinische und radiologische Bemühungen den Primärtumor nicht erfassen konnten. In einem anderen Teil der Fälle, ohne Nachweis des Tumors in der Mamma, wurden örtliche Bestrahlungen durchgeführt. Hier zeigten sich nach 1–2 Jahren die Primärtumoren und wurden in den Mastektomiepräparaten nachgewiesen. Ungewöhnlich sind die Beobachtungen von JACKSON (1948), KLOPP (1950) und von SMITH (1971) mit mehrjährigen Laufzeiten. Über *erste* Metastasen *außerhalb* der axillären Lymphknoten berichten KAPLAN und REINSTINE (1954) und zwar in die kontralateralen supraklavikulären Lymphknoten; ATKINS und WOLFF (1960) in dem 5. Lendenwirbelkörper.

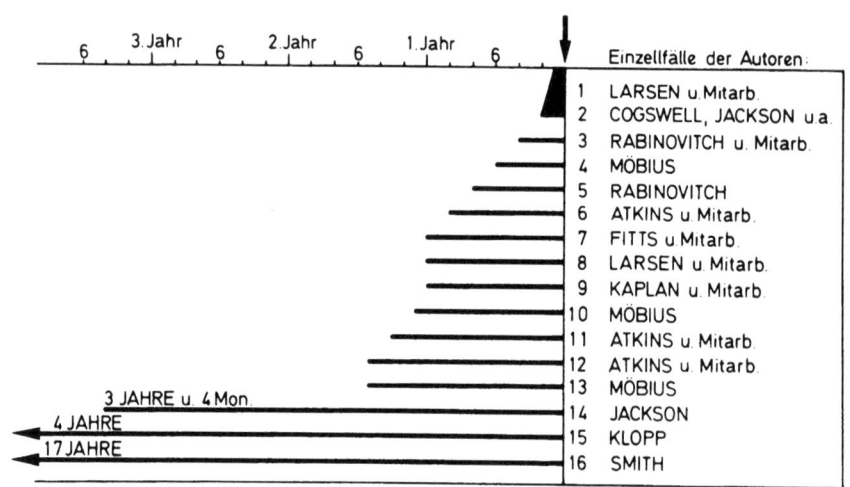

Abb. 408. Zeitintervall zwischen Auftreten axillärer Lymphknotenmetastasen und Erkennung des Primärtumors

2. Weitere Symptome

Unter den beschriebenen okkulten Mammakarzinomen stellte die Vielzahl undifferenzierte solide oder skirrhöse Formen dar. Über kleine intraduktale Karzinome berichten in je 4 Fällen FITTS und HORN (1951) sowie KILGORE et al. (1954), über weitere Beobachtungen verfügt HAAGENSEN (1971). Alle diese Fälle sind dadurch gekennzeichnet, daß eine *serös blutige Sekretion aus der Mamille* über mehrere Wochen und Monate bestand, ohne daß klinisch eine Neubildung nachweisbar geworden wäre. Es ist keine Frage, daß bei spontaner Sekretion zuerst an das Vorliegen eines Papilloms im Gangsystem zu denken ist. Hier führen Galaktographie und Zytologie häufig eine Entscheidung herbei. In den genannten Fällen jedoch war die Ursache der Sekretion und Blutung im Gangsystem ein klinisch nicht erfaßbares intraduktales Karzinom, das im Mastektomiepräparat aufgedeckt wurde. Ebenso können ein *Morbus Paget* oder ein *Hautödem* infolge lymphangischer Karzinose Ausdruck eines okkulten Tumors in der Brustdrüse sein.

3. Zur Prognose und Therapie

Die Angaben zur Prognose sind nicht einheitlich. OWEN et al. (1954) glaubten, daß die okkulten Mammakarzinome allgemein gesehen eine schlechtere Prognose als alle rechtzeitig erkennbaren Karzinome dieses Organs haben. KAPLAN und REINSTINE (1954) fanden eine mittlere Überlebenszeit von 4,8 Jahren, maximal bis 13 Jahre bei 48 zusammengestellten Beobachtungen. HAAGENSEN (1971) macht die Prognose von der Größe der axillären Metastasen und deren Beziehung zum umgebenden Gewebe abhängig. Sind die Metastasen beweglich, so wird in Übereinstimmung mit FEUERMAN et al. (1962), LARSEN et al. (1964) die radikale Mastektomie vorgenommen. Nach ASHIKARI et al. (1976) war in 6 von 46 Fällen die bilaterale Mastektomie indiziert gewesen. Sind die Lymphknotenpakete bereits verwachsen, dann wird als Methode der Wahl die Strahlenbehandlung vorgeschlagen.

Wenn auch in diesen Fällen der Primärtumor maskiert ist oder bleibt, andererseits ein fortschreitendes Tumorleiden besteht, gilt prinzipiell auch hier die Forderung einer frühen operativen Entscheidung, um weiteren lymphogenen oder hämatogenen Absiedelungen zuvorzukommen.

X. Symptomatologie und Diagnostik

1. Quantitative Relationen in der pathohistologischen Diagnostik

Statistische Untersuchungen über die Frequenz maligner und benigner Erkrankungen der weiblichen Brustdrüse haben gezeigt, daß vor 10 Jahren in den Vereinigten Staaten von Amerika jährlich 63 000 Neuerkrankungen bei 24 000 Todesfällen an Mammakarzinom registriert worden sind (DALTON und

ARTZ, 1964). Für die Bundesrepublik Deutschland stellten GRUNDMANN und
NIENHAUS (1975) 1,27⁰/₀₀ Neuerkrankungen bei Frauen über 35 Jahren fest,
dabei wird seit 1930 eine Zunahme an Mammakarzinomen von $0,05^0/_{00}$ beob-
achtet. Die Inzidenz steigt mit dem Lebensalter an, vor allem nach dem 30.
Jahr. 6% aller Brustdrüsenkrebse werden klinisch vor dem 40. Lebensjahr manifest. Im Spiegel des Einsendungsgutes eines Pathologischen Institutes in einem
Jahrzehnt (1960–1969) ergaben sich folgende quantitative Verhältnisse, die von
KREIENBERG (1971) und von SCHRAMM (1972) ermittelt worden sind: Von 4026
Einsendungen von Mammaexzisionen und Amputationspräparaten betrafen
68,2% benigne Tumoren und dysplastische Erkrankungen (Mastopathia cystica
fibrosa, sklerosierende Adenose u.ä.) und 27,3% maligne Tumoren. Am häufigsten waren Frauen zwischen 40 und 49 Jahren erkrankt. MCSWAIN und FLEMING
(1963) beschreiben einen Wandel dieser Mengenverhältnisse, da zwischen
1925–1945 maligne und benigne Tumoren je 50% ausmachten, 1956–1960 bei
starker Vermehrung der gesamten Untersuchungen jedoch nur 15,6% maligne
und 84,4% benigne Erkrankungen festzustellen waren. DALTON und ARTZ (1964)
geben 40:60% maligne zu benignen Neoplasien und Dysplasien an.
Setzt man die Gesamtheit der in den Altersklassen gestellten Diagnosen
von gut- und bösartigen Erkrankungen in Relation, so ergibt sich bei einer
Darstellung in Säulen, die jeweils 100% entsprechen, folgendes Bild (Abb. 409):
Die beiden gegenläufigen Säulengruppen entsprechen prozentualen Anteilen benigner Tumoren und dysplastischer Erkrankungen (schwarze Deckplatte). Karzinome und Sarkome zeigen eine weiße Deckplatte. Daraus ist zu entnehmen,
daß die Erkrankungshäufigkeit an benignen Tumoren und Dysplasien von dem
3. bis zum 9. Dezennium stark abfällt und die vom 3. Dezennium aufsteigende

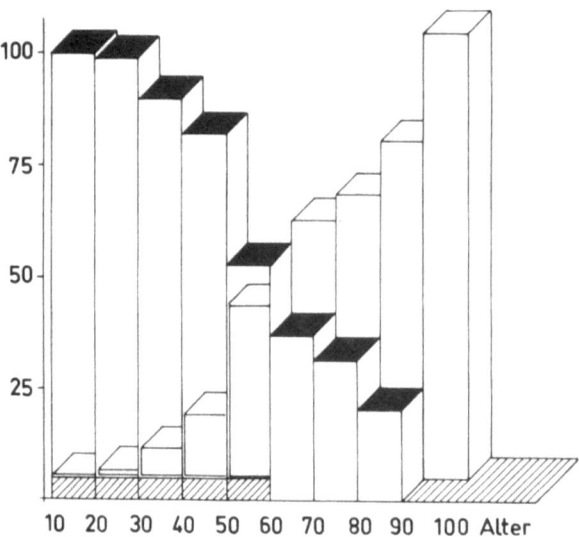

Abb. 409. Altersverteilung gut- und bösartiger Tumoren und Dysplasien der Mamma. Weiße
Säulengruppe stellt Karzinome und Sarkome dar, Säulen mit schwarzer Deckplatte benigne
Tumoren und Dysplasien

Säulengruppe der malignen Geschwülste zwischen der 6. und 7. Altersgruppe bei 50% schneidet. Das bedeutet, daß der Anteil der gutartigen Erkrankungen, der in der 1. und 2. Altersstufe 100% beträgt, mit höherem Lebensalter stark abnimmt, bei den 60–69 Jahre alten Frauen nur noch 36,4% beträgt und bei den über 90jährigen auf 0% zurückgeht; bezogen auf Diagnosen aus Exzisionsbiopsien.

In umgekehrter Weise verhalten sich die Säulenhöhen der bösartigen Erkrankungen der Mamma. In den ersten 5 Dezennien steigt ihr Anteil von 0% in den Altersgruppen von 0–9 Jahre und 10–19 Jahre bis auf 18,1% bei den 40–49jährigen Frauen. Bei den 50–59jährigen Patientinnen hatten 44,3% aller Einsendungen maligne Tumoren. Bei den 60–69 Jahre alten Frauen und den 70–79jährigen beträgt der Anteil bereits 63,6 bzw. 68,6% und gipfelt mit 80% bei Patientinnen über 80 Jahren. Von den 3 Fällen von Frauen über 90 Jahre weisen alle ein Karzinom auf.

2. Ergebnisse des klinischen und mammographischen Screenings

Angaben über Frequenzen krankhafter Brustdrüsenveränderungen aus klinischen Institutionen beziehen sich notwendigerweise auf Selektionen, da sich nur Frauen ärztlicher Untersuchungen unterziehen, die — bislang — hierfür einen besonderen Grund hatten. In den letzten Jahren hat sich im Sinne der Krebsvorsorge ein Wandel vollzogen, der zu genaueren Auffindungsraten krankhafte Veränderungen durch Screening-Verfahren geführt hat.

Klinische Studien aus einer nicht selektionierten Gruppe von 1000 werktätigen Frauen ergaben nach HEYDEN et al. (1974) folgende Werte: 73% der Frauen wiesen keinen pathologischen Befund auf; 11% oberflächliche Solitärzysten, 16% Mastopathia cystica fibrosa mit unterschiedlichen Zysten, 5% retrahierte Mamille. In 5% (34 Frauen von 1000) ergab die Biopsie 1 Karzinom, 6 Fälle mit proliferativer Mastopathie, 15 Fälle mit einfacher Mastopathie, 9mal Fibrose und Lipomatose, je 1 Papillom, Fibroadenom und Lipom. Von diesen Frauen konnten 81% eine Selbstpalpation zugemutet und erwartet werden, in 19% nicht. Diese Prozentsätze besagen, daß von 1000 nicht ausgewählten Frauen (mittleres Alter 40 Jahre) 156 (16%) krankhafte Brustdrüsenveränderungen zeigten, davon 1 Karzinom und 7 Präkanzerosen.

Das *mammographische Screening* ergab nach GRIESBACH (1969) bei 25 209 untersuchten Frauen in 31 Fällen ein Karzinom, davon war der Tumor in 12 Fällen nicht tastbar. Von 12 245 Fällen konnte in 0,15% ($n = 18$) ein Karzinom festgestellt und bioptisch verifiziert werden. STARK und WAY (1970) stellten klinisch und radiologisch in einer Risikogruppe von 850 Frauen 13 Karzinome fest; SILBERSTEIN und KJELSBERG (1971) kamen bei 8345 Frauen über 45 Jahre auf 1% Karzinom, ebenso VENET et al. (1971) sowie SHAPIRO et al. (1971). LEWIS et al. (1976) berichten über 19 928 Mammographien bei Frauen ohne Tumorsymptome. Auf Grund dieser und klinischer Untersuchungen wurden 554 Biopsien vorgenommen, von denen 162 (29%) ein Karzinom ergab. Als Ergebnis des Screening wurden in 65 von 316 Biopsien (21%) ein Karzinom nachgewiesen; in 97 von 238 Biopsien (41%) lagen klinische Symptome vor. Ähnliche Befunde wurden von PANOUSSOPOULOS et al. (1977) erhoben. — Die Autoren unterstreichen die Notwendigkeit einer Biopsie bei suspekten mammographischen Befunden, aber auch bei normalem Mammogramm und suspektem klinischen Untersuchungsergebnis.

3. Zur klinischen Diagnostik des Mammakarzinoms

Die klinische Symptomatologie, Untersuchungstechnik und der Einsatz apparativer Verfahren sind ausführlich von HAAGENSEN (1971) und im deutschen Schrifttum von WIDOW (1968), von ZINSER (1972) sowie von MAASS und LAX (1972) beschrieben worden. Klinisch orientierte Einzelarbeiten werden im folgenden nicht zitiert. Unter dem Aspekt der Pathomorphologie sollten nur einige wichtig erscheinende Fragen diskutiert werden, die sich vor allem auf den Krankheitsverlauf beziehen.

Über die Häufigkeit der wichtigsten *klinischen Erscheinungen* orientiert Tabelle 53. Lokale Symptome, die sich aus der Ausbreitung des Karzinoms ergeben, wurden in Kapitel II,7,d beschrieben.

Von großer Bedeutung für die Prognose sind Größe und Ausbreitung des Karzinoms. Diese Parameter stehen in enger Beziehung zu der feststellbaren Dauer der klinischen Symptome und der Zeit zwischen deren Erkennung und dem Beginn einer gezielten Therapie. Wenn man von den auch heute noch vorkommenden über faustgroßen exulzerierten Mammakarzinomen (Abb. 307) absieht, so ist unter dem Einfluß der Aufklärung über Krebsvorsorge und Schulung in der Selbstuntersuchung (ZINSER, 1972; CASTAÑO-ALMENDRAL, 1974; NAGEL et al., 1974) in dem Sinne eine Veränderung eingetreten, daß sich heutigentags Frauen mit Mammatumoren viel früher einer ärztlichen Untersuchung unterziehen. Bis zum Jahre 1950 kamen nach subjektiver Feststellung von Symptomen eines Mammakarzinoms innerhalb eines Monats etwa 16–18%, innerhalb von 6 Monaten etwa 60% der Frauen zur ärztlichen Untersuchung (BLOOM, 1950a, b; HAAGENSEN, 1971). Nach 1956 kamen 46% der Frauen innerhalb eines Monats und 80,9% in den ersten 6 Monaten zum Arzt (HAAGENSEN, 1971). Hier wird eine sinnfällige Verminderung der Verschleppungszeit deutlich, die sich auch in einer Verbesserung der 10-Jahres-Überlebenszeit äußert. Diese bleibt allerdings nach einer 3–6monatigen Verzögerung konstant.

Tabelle 53. Häufigkeit klinischer Symptome bei Mammakarzinom

Häufigste Symptome	TRUSCOTT (1947)	HARNETT (1948)	KAAE (1948)	SPRATT U. DONEGAN (1967)	RISSANEN (1969)	HAAGENSEN (1971)
schmerzloser Tumor	67,5%			66,0%	93,0%	75 80%
schmerzhafter Tumor	16,0%	77,4%	74,0%	11,0%	(7,7%)	10,4%
Sekretion aus Mamille	7,5%	2,2%	2,7%	9,0%	4,0%	11,5%
Warzenretraktion	3,0%	2,0%	4,2%	3,0%	3,2%	2,5%
lokales Ödem, Hyperämie, Induration				4,0%		2,0%
Ulzeration der Haut	0,5%		1,7%			0,4%

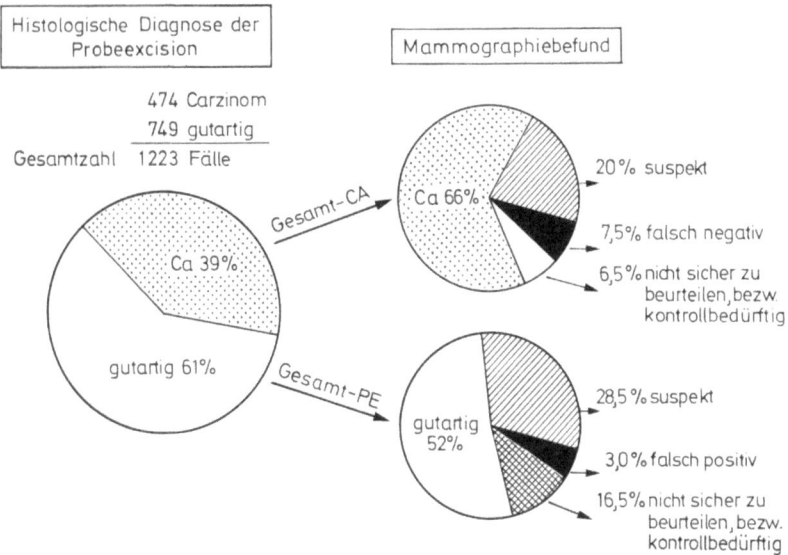

Abb. 410. Ergebnisse histologischer Untersuchungen von Mammatumoren in Gegenüberstellung zu dem dazu gehörigen Mammographiebefund. (Nach KAUFMANN, 1974)

Auswirkungen der *Verschleppungszeit* auf die Tumorgröße besagen, daß Frauen, die nach 3 oder 6 Monaten zur Untersuchung kommen, wesentlich häufiger kleinere Karzinome (2–3 cm im Durchmesser) haben als nach 12 und mehr Monaten. BLOOM (1950a, b, 1965) und HAAGENSEN (1971) stellten Karzinome bis 4 cm Größe in den ersten 3 Monaten in 36%, nach 6–11 Monaten in 65% fest. Demgemäß verhält sich das Spektrum axillärer Lymphknotenmetastasen: Bei 195 Fällen ergab die Untersuchung im 1. Monat in 37% mikroskopisch Metastasen, nach 23 Monaten in 59%. Entsprechend korreliert die Ausdehnung der Metastasen in diesen Zeitabschnitten: 14% nach 1 Monat; 25% nach 23 Monaten in mehr als in 3 Lymphknoten. Daraus ergibt sich, daß mit zunehmender Dauer der Tumorsymptome Tumorgröße und Metastasierungsfrequenz signifikant zunehmen und die Überlebenszeit herabsetzen. *Die Prognose wird wesentlich verbessert,* wenn Frauen mit Tumorsymptomen *innerhalb von 3 Monaten einer fachkundigen Diagnostik und Therapie zugeführt werden.*

Die große Bedeutung der *Mammographie,* der Galaktographie und Thermographie für die Diagnostik der Brustdrüsenerkrankungen geht aus den großen Erfolgen in der Anwendung dieser Verfahren hervor, die in den Atlanten und Monographien von BUTTENBERG und WERNER (1962), GROS (1963), EGAN (1964), BACLESSE und WILLEMIN (1965), WITT und BÜRGER (1968), GERSHON-COHEN (1970), SEIFERT (1971), HOEFFKEN und LANYI (1972), PICARD (1974) und BARTH (1977) ihren Ausdruck gefunden haben. Die Beziehungen zwischen Mammographiebefund und histologischer Diagnose zeigt eine Übersicht von KAUFMANN (1974) (Abb. 410) an 1223 untersuchten Fällen, aus denen die Treffsicherheit dieses Verfahrens aber auch die Notwendigkeit histologischer Abklärungen unsicherer Befunde abgelesen werden kann.

4. Histologische Untersuchungstechnik und Diagnostik

Die wichtigste Voraussetzung für die Therapie und Prognose der Brustdrüsenerkrankungen ist eine sichere pathohistologische Diagnostik. Wenn auch angesichts zahlreicher neuer und subtiler Untersuchungsverfahren große Fortschritte in der präoperativen Erkennung krankhafter Prozesse im Drüsenkörper erzielt worden sind, bleibt die endgültige Entscheidung dem Pathologen vorbehalten. In einer Zeit zunehmender Spezialisierungen, sich wandelnder Terminologien und wachsender diagnostischer Anforderungen hat sich auch auf dem Gebiet der Brustdrüsenpathologie eine Fülle neuer Aspekte ergeben, die in das diagnostische Repertoire einfließen. Hierbei handelt es sich vor allem um die Erfassung präinvasiver Stadien des Karzinoms mit den sich daraus ergebenden Konsequenzen. Es versteht sich aus der Sachlage von selbst, daß auch auf Grund breit gestreuter Erfahrungen unterschiedliche Auffassungen bestehen und vertreten werden. Für die Vielzahl unserer Untersuchungen haben die Elementaria der Tumorpathologie Gültigkeit behalten, wobei angesichts der heute angewendeten differenzierten Therapie genauere Angaben über Art, Ausmaß und Ausbreitung eines Tumors als in früheren Jahren verlangt werden.

Von *Probeexzisionen* werden stets mehrere Gewebsstücke eingebettet, in Abhängigkeit von der Größe des Präparates 2–5 Blöcke. Tumoren werden so eingebettet, daß Zentrum und Randzonen beurteilt werden können. Von allen Blöcken fertigen wir routinemäßig 3 Färbungen an (HE, Elastika-von Gieson und PAS), wodurch 3 aufeinanderfolgende Ebenen in kleinen Stufen untersucht werden können. Pro Objektträger liegen 3 Schnitte auf, so daß insgesamt 6–15 Schnitte beurteilt werden. Bei einer Schnittgröße von 1,5–2 cm im Quadrat gewinnt man eine ausreichende Übersicht. Großschnitte sind im Routinebetrieb für die Diagnostik nach meinem Dafürhalten entbehrlich, es sei denn mit dem Ziel wissenschaftlicher Fragestellungen.

Bei diesen Angaben ist allerdings mit Deutlichkeit zu sagen, daß es besser ist, wenige gute als viele Schnitte mit technischen Mängeln herzustellen, denn multiplizierte Unzulänglichkeit fördert die Einsicht nicht!

Von *Amputationspräparaten* werden stets die Umgebung der Exzisionswunde an mehreren Stellen, Teile des Drüsenkörpers, die Submamillarregion und die Mamille untersucht, nachdem das gesamte Präparat in parallelen 0,5–1 cm breiten Scheiben von medial nach lateral zerlegt worden ist. Man kann so die Scheiben, die an der Haut haften bleiben, wie die Blätter eines Buches bewegen und sich bei weiteren Exzisionen leicht orientieren.

Das *axilläre Fettgewebe* fixieren wir z.T. in Bouinscher Lösung, um die Lymphknoten leichter aufzufinden (Abb. 380). Nach Parallelschnitten werden die Lymphknoten entnommen und eingebettet.

Bei der Diagnostik geben wir beispielsweise an: „Von 8 Lymphknoten weisen 3 kleinherdige Metastasen auf, die übrigen zeigen eine starke Sinushistiozytose".

Schnellschnittuntersuchungen von der Brustdrüse nehmen gegenwärtig in nahezu allen Pathologischen Instituten quantitativ die erste Stelle bei diesem Verfahren ein. Die diagnostischen Prinzipien der intraoperativen Schnellschnittmethode sind von HERMANEK und BÜNTE (1972) und von KINDERMANN (1972) für die Mammapathologie so klar und eindringlich formuliert worden, daß der Autor auf diese Erfahrungen verweist. Dennoch sei unterstrichen, daß eine falsch-positive Aussage in der Regel zu einem irreversiblen Schaden bei dem Patienten führt, weshalb hier besondere Erfahrungen und Kritik unerläßliche Voraussetzungen sind. Es gilt auch bei dieser Methode, daß die Schnitt-Technik so gut sein muß, daß das Gewebe als eine Fläche beurteilt werden kann und nicht als zerrissene Teile. Besteht Unsicherheit, dann sollte stets erneut ausgeschnitten werden.

In Anlehnung an HERMANEK und BÜNTE (1972) ist bei zell- oder drüsenreichen karzinomverdächtigen Schnellschnitten an folgende differentialdiagnostischen Möglichkeiten zu denken:

1. Lobuläre (drüsenreiche) Hyperplasie in Gravidität und Laktation sowie bei Hormontherapie. Adenoma purum.
2. Sklerosierende Adenose, proliferierende Mastopathie mit sog. Pseudoinfiltration.
3. Chronische Mastitis mit Vortäuschung eines kleinzellig-anaplastischen oder skirrhösen Karzinoms.
4. Zellreiches Fibroadenom oder Cystosarcoma phylloides und Sarkom.

Demgegenüber haben falsch-negative Befunde keine schwerwiegende Bedeutung. Erweist sich der Prozeß im Paraffinschnitt dennoch als ein Karzinom, so kann die Mastektomie in wenigen Tagen nachgeholt werden. Handelt es sich um nicht-invasive Karzinome oder um Präkanzerosen, so sollte zur exakten Definition und Feststellung der Ausdehnung dieser Veränderungen ohnehin die Paraffineinbettung abgewartet werden. Das gilt vor allem für nicht-invasive duktale und lobuläre Karzinome.

Dasselbe trifft für Papillome und papilläre Karzinome zu. Die Differenzierung ist auch im Paraffinschnitt nicht immer leicht. Deshalb sollte auf Grund des Schnellschnittes keine Entscheidung getroffen werden.

Zusammenfassend sollte gesagt werden, daß nur die Eindeutigkeit eines Tumors im Schnellschnitt weitere operative Maßnahmen gestattet, *im Zweifel sollte stets der Paraffinschnitt abgewartet werden.*

Über Erfahrungen mit Hilfe der *Auflichtmikroskopie* zur Schnelldiagnose von Brustdrüsenerkrankungen haben mit guten Ergebnissen WALZ (1919, 1950, 1952), der Initiator dieser Methode, später WOLFF et al. (1971) berichtet. Dabei wird der Nativschnitt von ca. 3 mm Stärke mit Weigerts Eisenhämalaun angefärbt, kurz in Salzsäure-Alkohol differenziert und bei Lupenvergrößerung (32 ×) beurteilt.

5. Zytodiagnostik

Die Eigenschaft der Desquamation von Epithelzellen im Gangsystem oder im Drüsenläppchen während physiologischer Funktionsphasen und Erkrankungen der Brustdrüse ist zwar seit langem bekannt, aber erst in den letzten Dezennien für die Diagnostik genützt worden. Wichtige Voraussetzung hierfür ist ein Sekretstrom, der die abgelösten Epithel- oder Tumorzellen wie auch eingewanderte Histiozyten oder Leukozyten durch das Gangsystem an die Oberfläche der Mamille oder in die leicht ausdrückbaren Sinus trägt. Das Sekret ist unter physiologischen Bedingungen und bei Galaktorrhoe Kolostrum oder Milch, bei Mastitis ein eiweiß- oder leukozytenreiches Exsudat und bei Papillomen oder Karzinomen eine seröse oder sanguinolente Flüssigkeit von wechselndem Zellgehalt. Die Beurteilung desselben hat für die Tumordiagnostik große Bedeutung erlangt, die schon von NATHAN (1914), DEAVER und McFARLAND (1917), von ADAIR (1930), CHEATLE und CUTLER (1931) und GESCHICKTER (1945) erkannt wurde. Durch eine beträchtliche Zahl weiterer Untersuchungen von JACKSON und SEVERANCE (1945/46), SAPHIR (1950, 1951), JACOBSON (1950), EISEN und TAFT (1951), FIEBELKORN (1954), BRILL und KOPROWSKA (1955), HOLMQUIST und PAPANICOLAOU (1956), PAPANICOLAOU et al. (1958), KJELLGREN (1956, 1964), GIBSON und SMITH (1957/58), MOURIQUAND (1959), KRATOCHVIL (1961), JENNY (1961), RETSCH (1965), SOOST und RIES (1968), BOSCHANN (1970), HOFMANN und KERN (1970), DEGRELL und PONGRACZ (1970), BAJARDI und KASTNER (1971), DIEZEL und HEILMANN (1973), HÜBNER und HÖER (1973) und SCHÖNDORF (1977) verdichteten sich die Erfahrungen zu einer „Zytologie des Brustdrüsensekretes".

Die Beurteilung abgeschilferter Epithel- und Tumorzellen in einem spontan abgegebenen Sekret wird heute als *Exfoliativzytologie* (durch den direkten Ausstrich) bezeichnet und der *Aspirations- oder Punktatzytologie* gegenübergestellt. Eine weitere zytologische Methode ist das *„Abdruck- oder Abklatschverfahren"* von Schnittflächen (imprint method), das zur Ergänzung der zytomorphologischen Präzisierung des Schnellschnittes bei Mammatumoren und bei fibröscystischer Mastopathie angewendet wird.

Die *Entnahme des zellhaltigen Sekretes* von Ulzerationen der Oberfläche wie bei Morbus Paget erfolgt durch direkten Abstrich oder Abdruck. Bei sezernierender oder blutender Mamma wird die Brustdrüse zwischen Daumen und Zeigefinger unter vorsichtigem Druck mamillenwärts ausgepreßt, wodurch sich die Flüssigkeit aus der Warze entleert, die auf einen entfetteten Objektträger übertragen und ausgestrichen wird. Lufttrocknung führt zu einer Reihe von Artefakten, Naßfixierung mit Äthylalkohol (95%ig rein) oder zu gleichen Teilen mit Äther vermischt hat sich am besten bewährt (BOSCHANN, 1970), wobei die Objektträger zweckmäßigerweise waagerecht zu halten sind. Beim Eintauchen in Flüssigkeit besteht die große Gefahr des Abschwimmens von Zellen. Liegen 2 Ausstriche vor, so wird stets eine HE-Färbung und eine Papanicolaou- oder Giemsa-Färbung vorgenommen.

a) Zytomorphologie und -histochemie

Der Zellgehalt im Brustdrüsensekret bei Erkrankungen wie in der Milch ist different und wird von verschiedenen Faktoren bestimmt. Zumeist handelt es sich um Epithelzellen der Gänge, der Acini oder Alveolen, um Makrophagen, Histiozyten, Lympho- und Granulozyten sowie um proliferierte Zellen bei Mastopathie und Tumoren mit wechselhaften Atypiegraden.

α) Epithelzellen

Die Mehrzahl dieser Zellen entstammt den Milchgängen und besitzt einen kleinen, zumeist chromatinreichen Kern und einen schmalen Zytoplasmasaum. Das Kernchromatin ist dicht und körnig, ein Nukleolus tritt nicht hervor. In Ausstrichen können diese Gangepithelien jedoch auch gänzlich fehlen. HOFMANN und KERN (1970) stellten bei 200 Frauen mit Sekretion sogar in 32% zellfreie Ausstriche fest. Werden duktale Zellen beobachtet, so liegen sie in kleinen

Gruppen oder in zellreichen Verbänden vor, wenn das Material durch Punktion gewonnen worden war.

Während der Gravidität und in der Laktationsphase unterliegen diese Zellen, viel intensiver jedoch die Epithelien der Drüsenalveolen Transformationen, die ihre sekretorische Aktivität anzeigen. Neben einer Volumenzunahme treten Veränderungen der Kern-Plasma-Relation mit großen Kernen und aufgelockerter Chromatinstruktur hinzu. Im Zytoplasma bilden sich sekrethaltige Vakuolen aus, wodurch die Kerne verdrängt werden und zugleich entwickelt sich eine stärkere Basophilie als Ausdruck der Ergastoplasmavermehrung für die Proteinsynthese. Sofern apikale Zellpole differenziert werden können, handelt es sich um Fettvakuolen, die von einem Zytoplasmasaum umgeben sind. Häufig zeigen sich diese in Form runder Kügelchen in großer Zahl neben homogenen eiweißreichen Präzipitaten in den Ausstrichen. Diese vulnerablen Zellen unterliegen leicht regressiven Veränderungen und werden im Sekret mehr oder weniger aufgelöst. Studien zur exfoliativen Zytologie in Schwangerschaft und Laktation liegen von HOLMQUIST, PAPANICOLAOU (1955/56) und von SIMON et al. (1970) vor.

Plattenepithelzellen entstammen der Mamille oder den Mündungstrichtern der großen Milchgänge und imponieren als große blasse, häufig kernlose Schollen. In Direktabstrichen werden sie regelmäßig festgestellt.

Apokrine Epithelzellen (von Saarsche Epithelnester) werden gelegentlich bei fibrös-cystischer Mastopathie in Ausstrichen entdeckt.

β) Schaumzellen

Makrophagen sind durch ihre Größe und vor allem durch ein helles, feinvakuoläres (schaumiges) Zellplasma mit kleinen Kernen gekennzeichnet, die nahezu in allen Ausstrichen normaler Brustdrüsensekrete und in Schwangerschaft, Laktation wie während des Abstillens zu beobachten sind. (SOOST und RIES, 1968). Die wabige Beschaffenheit ist auf intracytoplasmatische Speicherungen zurückzuführen, die histochemisch unterschiedliche Eigenschaften haben: Die Sudanschwarz-Färbung ergibt eine intensive fein- oder grobschollige oder granulär-positive Reaktion und zeigt Lipide an, die PAS- und PAS-Diastase sowie Alzianblau-Färbung sind ebenfalls positiv (HOFMANN und KERN, 1970). Bei den Lipoiden handelt es sich nach DIEZEL und HEILMANN (1973) um Cholesterinnester und Neutralfette, ferner stellten die Autoren Schleimsubstanzen, gelegentlich das Lipopigment Ceroid und Hämosiderin fest. Die Chlorazetat-Esterase-Reaktion ergibt im Zellplasma eine unspezifisch bräunliche Anfärbung und einen dunkelblauen Kern (SIMON et al., 1970).

Diese Schaumzellen werden nicht nur zytologisch sondern auch histologisch häufig beobachtet und finden sich vor allem bei Sekretion und Resorption gebildeter Sekrete. Unter physiologischen Bedingungen in der Gravidität, Laktation und Involution, bei Galaktorrhoe (Abb. 411), Plasmazellmastitis (Gangektasie), und bei fibrös-cystischer Mastopathie. Hier liegen die Schaumzellen in Gruppen in den Lumina der Cysten oder am Rande derselben, von wo aus sie kontinuierlich bis in das angrenzende Bindegewebe zu beobachten sind. In diesen Gebieten ist das kubische Epithel entweder desquamiert oder selbst gänzlich transformiert, so daß nicht entschieden werden kann, ob es sich um

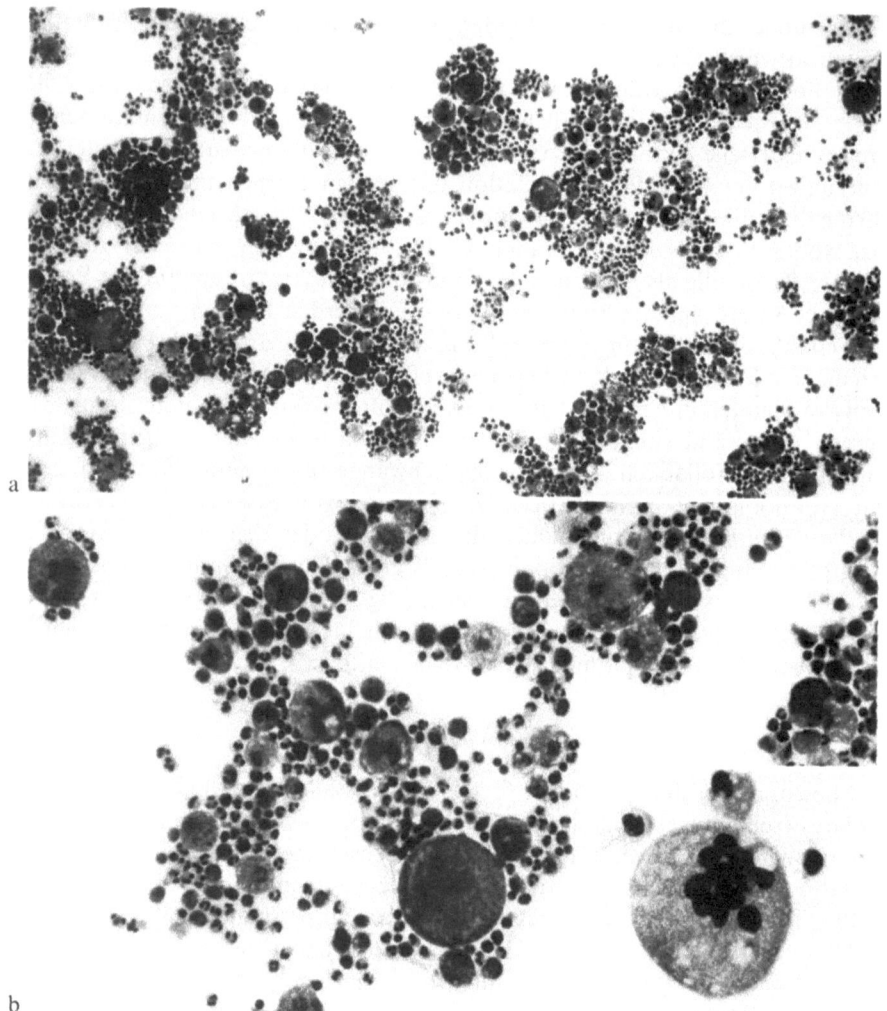

Abb. 411a u.b. Sekretzytologie der Mamma: Zellreiches Mamillensekret bei beidseitiger Galaktorrhoe von einjähriger Dauer. (a) Übersicht mit dichten Zellgruppen. (b) Neben Leukozyten, zahlreiche Schaumzellen unterschiedlicher Größe. Inset: Mehrkernige Riesenzelle. Pap.-Vergr.: 90 × und 240 ×

Zellen epithelialer Herkunft oder um resorbierende Mesenchymzellen handelt. Dieser Sachverhalt wie auch das Auftreten von Schaumzellen in den Lumina der Alveolen, deren Epithelzellen nicht schaumzellig umgewandelt sind, hat bis heute die Diskussion über deren Zytogenese in Gang gehalten. Morphologie und Zytochemie dieser weitgehend isomorphen gelegentlich mehrkernigen Zellen gestatten keine Differenzierung, so daß ihre Herkunft sowohl auf epitheliale (PAPANICOLAOU et al., 1958; KOSS, 1968), myoepitheliale (HAMPERL, 1972) und auf mesenchymale Zellen zurückgeführt wird.

Schaumzellen wurden zuerst als Donnesche Körperchen (1844/45) in Schwangerschaft, Laktation und Involution beschrieben und entsprechen den von HENLE (1841) so benannten sog. Kolostrumkörperchen, deren Zellkern durch Karyolyse oder Pyknose aufgelöst sein kann. Für die epitheliale Natur der Kolostrumkörper sprechen die Studien von FORSELL (1939) und ENGEL (1953), während CZERNY (1890) diese von imigrierten neutrophilen Granulozyten, WEATHERFORD und EMMEL (1926/27) von Lymphozyten, GRUBER (1924), GRYNFELTT (1937), SAPHIR (1950) von Histiozyten oder Wandzellen (VARRIER-JONES, 1924) ableiten.

Nach eigenen Beobachtungen setzt die Bildung von Schaumzellen in Milchgängen, Alveolen oder Zysten eine Sekretbildung und Stase voraus, die Anlaß zu einer resorptiven Aktivität wird. Da Epithelzellen der Alveolen oder Gänge die Fähigkeit der Rückresorption des von den Zellen selbst gebildeten Sekretes *nicht* haben, ist die Bildung von Schaumzellen nur denkbar, wenn Zellen während der Fett- und Proteinsynthese aus ihrem Verbande eliminiert und in die Lumina abgestoßen werden. Diese Formen sind dann eindeutig epithelialer Natur. Während der *resorptiven Phasen* infolge Sekretstauungen — wie bei der Mehrzahl krankhafter Reaktionen in der Mamma — können nur Zellen dieses lipidhaltige Sekret aufnehmen, die zu resorptiver Leistung befähigt sind. Das sind in erster Linie einwandernde Histiozyten beziehungsweise Makrophagen, die nach DAVIES (1974) der zirkumduktalen rundzelligen Infiltration entstammen. Ob die zwischen oberflächlicher Zellschicht und Basalmembran mit Lipiden beladenen Zellreihen Myoepithelzellen oder auch Makrophagen sind, ist bisher nicht geklärt worden. Besondere Speicherfunktionen des Myoepithels sind nicht bekannt.

γ) Blutzellen

Blutmonozyten treten in der Milch nach SIMON et al. (1970) nur spärlich auf und sind auf Grund ihres gelappten Kernes von Bohnenform mit lockerem Chromatin gut zu identifizieren. Zytochemisch zeigen die Monozyten eine schwach positive Naphthol-AS-D-Chloracetat-Esterase-Reaktion.

Lymphozyten sind in der Milch und bei pathologischer Sekretion ebenso selten und imponieren durch den runden Kern mit schmalem Zytoplasmasaum. Eine Identifikation dieser Zellen ist durch Zellkultur bei Zusatz von Phythämagglutinin möglich, da sich hier nur die Lymphozyten in große Blasten verwandeln.

Granulozyten erkennt man leicht an der Kernstruktur, histochemisch durch eine stark positive Naphthol-AS-D-Chloracetat-Esterase-Reaktion mit leuchtend roter Verfärbung. Physiologischerweise enthält die reife Milch in 2–14%, das Kolostrum in 45–85% Leukozyten und bei Mastitis wird in Abhängigkeit von der Dauer und Intensität der Entzündung ein hoher Leukozytengehalt von 5 000–40 000/mm^3 gefunden.

δ) Atypische Zellen

Die Erkennung von Zellen, die physiologischerweise in der Mamma nicht vorkommen, ist die wichtigste Aufgabe der Zytodiagnostik. Insbesondere geht es um Zellen maligner Tumoren, die Anschluß an das Gangsystem gewonnen haben oder von hier ausgehen und Zellen desquamieren. Wie in der Zytodiagnostik anderer Organe äußert sich auch hier die Atypie des Epithels durch Ausbildung von Kernveränderungen mit Hyperchromasie, Vergrößerung und Störung der Kern-Plasma-Relation, Chromatinverklumpung, Vergrößerung der Nukleoli

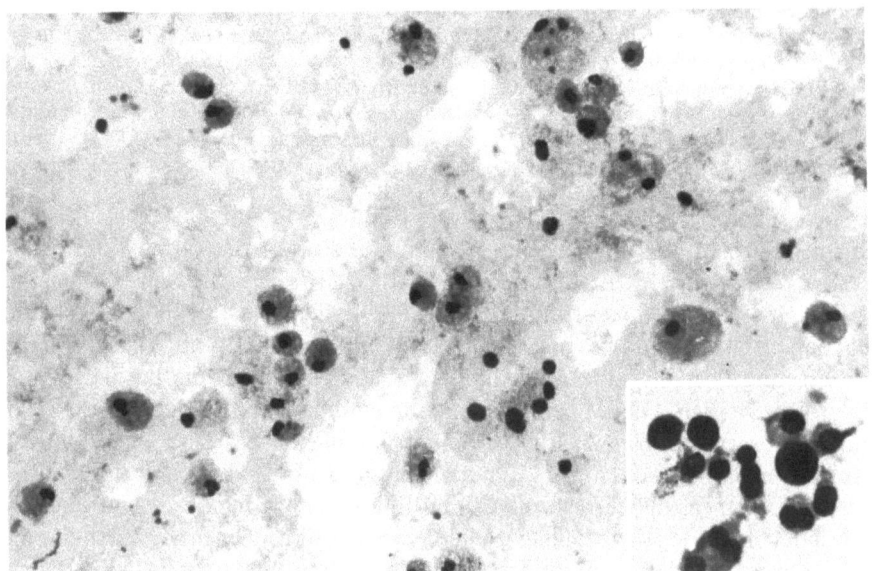

Abb. 412. Punktat-Zytologie der Mamma: Zystenpunktat bei proliferativer Mastopathie mit wolkigen Präzipitaten und Schaumzellen unterschiedlicher Größe. Inset: Atypische Zellgruppe. Pap.-Vergr. 240 ×

und sog. Engulfment, d.h. „Verschlingen" einer Zelle durch Nachbarzellen (Soost und Ries, 1968) (Abb. 416 und 417).

Neben derartig eindeutigen Befunden findet sich stets eine große Zahl von Übergangsformen mit vermehrtem Chromatingehalt des Kernes, Entrundung, ungleichmäßiger Zytoplasmastruktur, papillär-geformten Zellgruppen, die proliferative Prozesse anzeigen, aber eindeutige Atypien vermissen lassen.

Bei proliferativen Mastopathieformen und papillären Adenomen kann die Differenzierung gegenüber Karzinomen außerordentlich schwer sein, so daß eine Entscheidung durch die Exzisionsbiopsie herbeizuführen ist (Abb. 412).

b) Exfoliativzytologische Beurteilung und Auswertung

Das Untersuchungsergebnis kann verbal nach Art eines Befundberichtes fixiert werden oder in Analogie zur Zytodiagnostik anderer Organe in einer Gruppeneinteilung nach Papanicolaou. Nach Soost und Ries (1968), Hofmann und Kern (1970), Bajardi und Kastner (1971) ergaben sich diagnostische Kategorien, die in Anlehnung an Prechtel (1976) für die Exfoliativ- und Punktatzytologie in Tabelle 54 zusammengefaßt sind.

Hiervon abweichend geht Kjellgren (1964) mehr von klinischen und histologischen Gesichtspunkten aus und bildet 4 Gruppen unter der Kennzeichnung: „gutartig", „Papillom oder Atypie", „wahrscheinlich Karzinom", „Karzinom".

Maßstäbe der Beurteilung und Trefferquoten lassen sich nur teilweise vergleichen: Papanicolaou et al. (1958) stellten bei 438 Frauen ohne Tumorsymptome bei 613 Ausstrichen 1 unerwartetes Karzinom in situ fest, bei 510 Frauen mit

Symptomen in 45 Fällen primäre Karzinome, von denen 27 (60%) einen positiven Zellausstrich hatten. MASUKAWA et al. (1966) fanden bei 94 zytologischen Untersuchungen von 16 Karzinomen, 21 Papillomen, 33 Mastopathia chronica cystica und 24 weiteren benignen Erkrankungen 7 positive Befunde (6mal Karzinom, 1 Papillom), 35 unsichere und 52 negative Ergebnisse. Das heißt von 16 Karzinomen 2 falsch-negative und 8 unsichere Urteile (62%). SOOST und RIES (1968) studierten das Sekret von 163 Frauen anhand von 310 Ausstrichen und stellten durch 3 positive Befunde (1,8%) ein histologisch bestätigtes Karzinom fest. HOFMANN und KERN (1970) standen 200 Frauen mit pathologischer Sekretion zur Verfügung, wobei in 32% zellfreie Ausstriche vorlagen, in 18,5% wiederholungsbedürftige, in 42,5% negative, in 3% suspekte und in 4% positive Befunde zu erheben waren. Die Autoren verweisen vor allem auf die Gefahr falsch-negativer Aussagen bei zu geringem Zellgehalt oder zellfreien Ausstrichen, obgleich invasive Karzinome mit Einwachsen in Mamille und Gangsystem vorlagen. BAJARDI und KASTNER (1971) fanden bei 107 Mammasekreten 92 negativ befundete Fälle (Pap. I–II), entsprechend 85,9%, 14 verdächtige (13%) und 1 positiven Fall (0,9%). Histologische Kontrollen ergaben jedoch bei den negativ beurteilten Fällen 5 Karzinome! Die suspekten Fälle erwiesen sich als 2 Karzinome und 4 Papillomatosen.

Wenn auch die Erfassungsrate von Karzinomen durch zytologische Untersuchungen schwankt und von KRATOCHVIL (1963), RETSCH (1965) u.a. durch bessere Ergebnisse günstiger beurteilt wird, so besteht fraglos ein großer Unsicherheitsfaktor, der durch eine ganz unterschiedliche Desquamationsneigung der Tumorzellen und durch die Topik eines malignen Tumors, das heißt durch die kanalikuläre Verbindung zur Mamille gegeben ist.

α) Exfoliativzytologie in Gravidität und Laktation

Die korpuskulären Bestandteile der Milch haben die Anatomen schon seit Mitte des 19. Jahrhunderts interessiert. Aus dieser Zeit stammen die Bezeichnungen „Kolostrumkörper" (HENLE, 1841) und Nissensche Körper für ausgestoßene Zellkerne und -trümmer in den Drüsenlumina (NISSEN, 1886).

In gleicher Form wie in Gravidität und Laktation werden auch während der sog. Hexenmilchbildung im Neugeborenenalter Zellen desquamiert, die mit dem Sekret nach außen abgegeben werden können (DANESINO, 1952). Über die Zytologie der Frauenmilch berichten unter Einbeziehung entzündlicher Reaktionen VARRIER-JONES (1924), unter neuen zytomorphologischen Aspekten HOLMQUIST und PAPANICOLAOU (1955/56) und in Ergänzung durch histochemische und elektronenoptische Studien SIMON et al. (1970).

Zytologisch stehen Schaumzellen und Leukozyten im Vordergrund, ferner abgelöste Epithelzellen, Histio- und Lymphozyten. Von HOLMQUIST et al. (1955/56) werden die Epithelzellen in einen Typ A, B, C, D, E je nach Größe und Form mit zunehmender Kernvergrößerung, Mehrkernigkeit, Zytoplasmavakuolen eingeteilt, die in der Schwangerschaft und postpartal bei jungen Frauen bilateral vorkommen und als physiologisch zu gelten haben. Außerhalb der Gravidität jedoch wären diese Zelltypen als ungewöhnlich, ja sogar als atypisch zu bezeichnen, die an Teile von Milchgangspapillomen erinnern. Diese Tatsache gewinnt differentialdiagnostisch große Bedeutung.

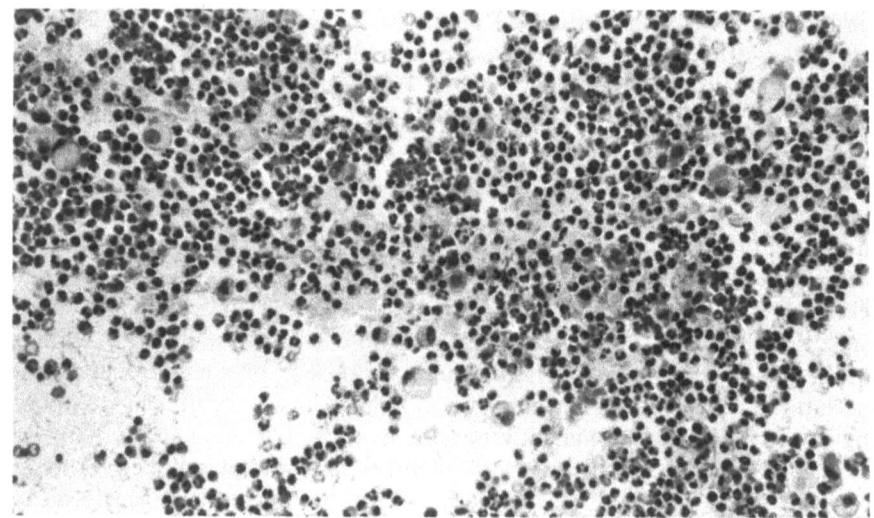

Abb. 413. Punktat-Zytologie der Mamma: Eitriges und zellreiches Exsudat aus tumorförmiger Resistenz der Mamma als Ausdruck einer eitrigen Mastitis. Pap.-Vergr.: 90 ×

Das Kolostrum unterscheidet sich von der reifen Milch durch einen hohen
Zellgehalt mit überwiegend mononukleären Zellen, die ein fein vakuolisiertes
Zytoplasma haben. In 56% wurden von SIMON et al. (1970) mehr als 6000
Zellen/mm³ gezählt, in 17% lagen über 10000 Zellen in 25% unter 2000 Zellen/
mm³ vor. Licht- und elektronenoptisch wurden ferner Epithelzellen und Granu-
lozyten beobachtet, nach Züchtung in der Zellkultur auch Lymphozyten.

In der *reifen Milch* treten nur wenige Zellen in einem differenzierbaren Erhaltungszustand auf, vor allem Epithelien, Granulozyten und Schaumzellen, häufiger leere Vakuolen und Zelltrümmer. In 55% der Proben lag der Zellgehalt
unter 2000 Zellen/mm³. Die Anzahl der mit der Milch ausgeschiedenen Granulozyten liegt nach SIMON et al. (1970) bei einer täglichen Milchmenge von 1000 ml
bei 3 × 10⁸ Zellen. Das entspricht einem täglichen Verbrauch an Granulozyten
von 150 × 10⁹ Zellen (TEIR und WIKSTRÖM, 1970).

Frauenmilch bei Mastitis ist durch einen hohen Granulozytengehalt bis zu
90% prozentualem Anteil gekennzeichnet, wobei die absoluten Werte etwa 10000
Zellen/mm³ betragen oder noch höher liegen. Die Zellen besitzen eine starke
Fermentaktivität und ihre Zahl reduziert sich mit der Dauer der Entzündung
und Verminderung der Keimzahl.

β) Spontane pathologische Sekretion und Blutung aus der Mamille

Histologische Studien an weiblichen Brustdrüsen zeigen, daß nahezu in jedem
Lebensalter diskrete Sekretionsvorgänge zu erkennen sind, wodurch Sekrettrop-
fen in den Drüsenläppchen oder in kleinen Milchgängen abgelagert werden.
Diese Fähigkeit der Sekretion bleibt bis etwa zum 60. Jahr erhalten und kann
vor allem durch hormonale und medikamentöse Einflüsse stimuliert werden.
Die Sekretion wird klinisch dann bemerkt, wenn das Sekret auf dem Wege

über die großen Milchgänge die Mamille erreicht und als „nipple discharge" in Erscheinung tritt. Bei Erkrankungen werden Sekretionsvorgänge mit Sekretabgabe aus der Mamille im Durchschnitt in 7–8% festgestellt; und zwar in etwa 10% bei benignen und in 3% bei malignen Prozessen (LEIS, 1970; KRATOCHVILL, 1970) (vgl. Abb. 411). Nach Untersuchungen von SACHS, DETMER und LOHBECK (1976) nimmt die *Frequenz* der Sekretion aus der Mamma bei Frauen zu, wobei sich die Häufigkeit der milchigen Sekretion in den letzten Jahren beträchtlich vermehrt hat. Bei der *Altersverteilung* wurde ein Gipfel zwischen dem 32. und 33. Jahr und ein Vorgipfel zwischen dem 20. und 24. Jahr festgestellt. Die Sekretionszunahme betrifft somit diejenige Altersgruppe, in der Kontrazeptiva bevorzugt eingenommen werden. Nach der Beschaffenheit des Sekretes werden unterschieden:

a) *Milchige Sekretion*: Gelblich-weißes Sekret, im Ausstrich eine fett- und eiweißreiche Flüssigkeit mit Fetttropfen, Schaumzellen und Zelldetritus. Vorkommend bei jungen Frauen als Ausdruck der „funktionellen Galaktorrhoe", zumeist beidseitig ausgelöst durch Kontrazeptiva oder die Prolaktinsekretion fördernden Medikamente (vgl. Kapitel E). Bei Karzinomen wurde keine milchige Sekretion nachgewiesen.

b) *Seröse Sekretion*: Weißliche, klare, teils gelbliche Flüssigkeit von geringerem Zellgehalt, zumeist Schaumzellen und Gangepithelien. Vorkommend vor allem bei Mastopathia cystica fibrosa, bei Milchgangspapillomen und selten bei Karzinomen. In der Mehrzahl einseitig. Zytologische Untersuchungen häufig, jedoch zumeist mit geringer Ausbeute.

Nach SACHS et al. (1976) wurden bei 239 Fällen mit seröser Sekretion zweimal atypische Zellen eines Karzinoms festgestellt (vgl. auch KATTNER, 1976).

c) *Sanguinolente (serosanguinolente) Sekretion*: Die bräunliche oder rötliche Flüssigkeit enthält Erythrozyten in unterschiedlichem Erhaltungszustand (Hämolyse), Schaumzellen mit Hämosiderose (Siderophagen) und duktale Epithelzellen sowie Tumorzellgruppen. Dieser Sekretionsform liegen papilläre Proliferationen bei Mastopathia cystica fibrosa, bei Gangektasien, häufig intraduktale Papillome, papilläre Adenokarzinome oder intraduktal sich ausbreitende Karzinome zugrunde. Nach SACHS et al. (1976) wurden bei 91 Fällen 6 Karzinome (4 durch atypische Zellen) im Sekret erkannt. DEGRELL (1965) fand bei 1026 Mammaoperationen in 78 Fällen eine vorangegangene blutige Sekretion, die 8mal durch ein Karzinom ausgelöst worden war (Tabelle 53 und 54).

Unter Berücksichtigung technischer Fehler und falsch-negativer Befunde können durch zytologische Untersuchungen pathologischer Sekrete in etwa 2–3% Karzinome entdeckt werden (SOOST und RIES, 1969; BOSCHANN, 1970). Bei 473 Frauen mit pathologischer Sekretion stellten SACHS et al. (1976) insgesamt 11 Karzinome (2,3%) fest; davon 4mal mit richtiger Diagnose, 2mal mit Tumorverdacht. Die Rate falsch-positiver Diagnosen geben die Autoren mit ca. 30% an.

Nach Untersuchungen von KATTNER (1976) ergab die zytologische Mammasekretuntersuchung bei 1252 Frauen in 85,2% ein negatives Ergebnis. 30 Frauen hatten einen suspekt/positiven Befund. Bei der in 22 Fällen vorgenommenen Exzisionsbiopsie lag in 9 Fällen ein Karzinom vor, d.h. in 9 von 30 suspekt/positiven Zellbefunden im Drüsensekret.

Tabelle 54. Häufigkeit blutiger Sekretionen bei Mammakarzinom

Autor	Jahr	Zahl der Mammakarzinome	Blutige Sekretion (%)
WOLPERS	1933	414	1
GESCHICKTER	1945	2393	4
NOHRMAN	1949	1042	5
HAAGENSEN	1956	546	2
HULTBORN u. TÖRNBERG	1960	517	2
		$n = 4912$	2,8% als Mittelwert

Zur Verdeutlichung der Frequenz von *Sekretion und Blutung* bei Karzinomen und der Häufung von Tumoren bei diesen Symptomen hat KJELLGREN (1964) eine Tabelle zusammengestellt, die die genannten Angaben erklären (Tabelle 54).

Weitere Zahlenwerte liegen von KRATOCHVIL (1961) mit 1,94% von FITTS et al. (1951) mit 7% sowie von COPELAND und HIGGINS (1960), MCLAUGHLIN und COE (1963) und von HASERT und LANGE (1972) vor.

Die Frequenz der Karzinome unter 956 Fällen mit sanguinolenter Sekretion schwankt zwischen 14 und 52%, der Mittelwert liegt bei 37%. (ADAIR, 1930; GRAYSWOOD, 1941; HINCHEY, 1941; CAMPBELL, 1946; NOHRMAN, 1949; KILGORE et al., 1953).

c) Aspirations- oder Punktatzytologie

Während die Exfoliativzytologie von Sekreten oder Oberflächen mehr den Rang eines Suchtestes einnimmt und für die Diagnostik maligner Neubildungen keine große Bedeutung gewinnen kann, erbringt die Aspirationszytologie von palpablen Tumoren, die von MARTIN und ELLIS (1930) entwickelt und imitiert wurde, ergiebigere diagnostische Aussagen. Deren Sicherheit wächst mit zunehmender Erfahrung und diese nimmt gleichlaufend mit der Zahl an punktionszytologischen Untersuchungen zu. Dennoch werden auch heute Fragen der Indikation der Aspirationsbiopsie, der Trefferquote und der sich daraus ergebenden therapeutischen Konsequenzen lebhaft diskutiert. Unter optimalen Bedingungen mit klinischer Befunderhebung, Gewebeentnahme und zytologischer Beurteilung kann es nach ZAJICEK (1973) gelingen, bei 95% aller palpablen Mammatumoren mit Hilfe der Punktionszytologie und ohne Probeexzision die richtige Diagnose zu stellen. Da aber derartig günstige Umstände wie im Karolinska Sjukhuset in Stockholm Ausnahmesituationen darstellen, steigt bei minderer Erfahrung in Entnahmetechnik und Untersuchung die Fehlerzahl beträchtlich an. Hier gilt wie bei der Exfoliativzytologie, daß ein negatives Ergebnis das Vorhandensein eines Karzinoms nicht ausschließt, ein positiver Befund aber als zuverlässig gewertet wird.

An dieser Stelle sei auf die vorzügliche Dokumentation der Aspirationszytologie der Mamma mit Atlas, Technik und Auswertung von SCHÖNDORF (1977) hingewiesen.

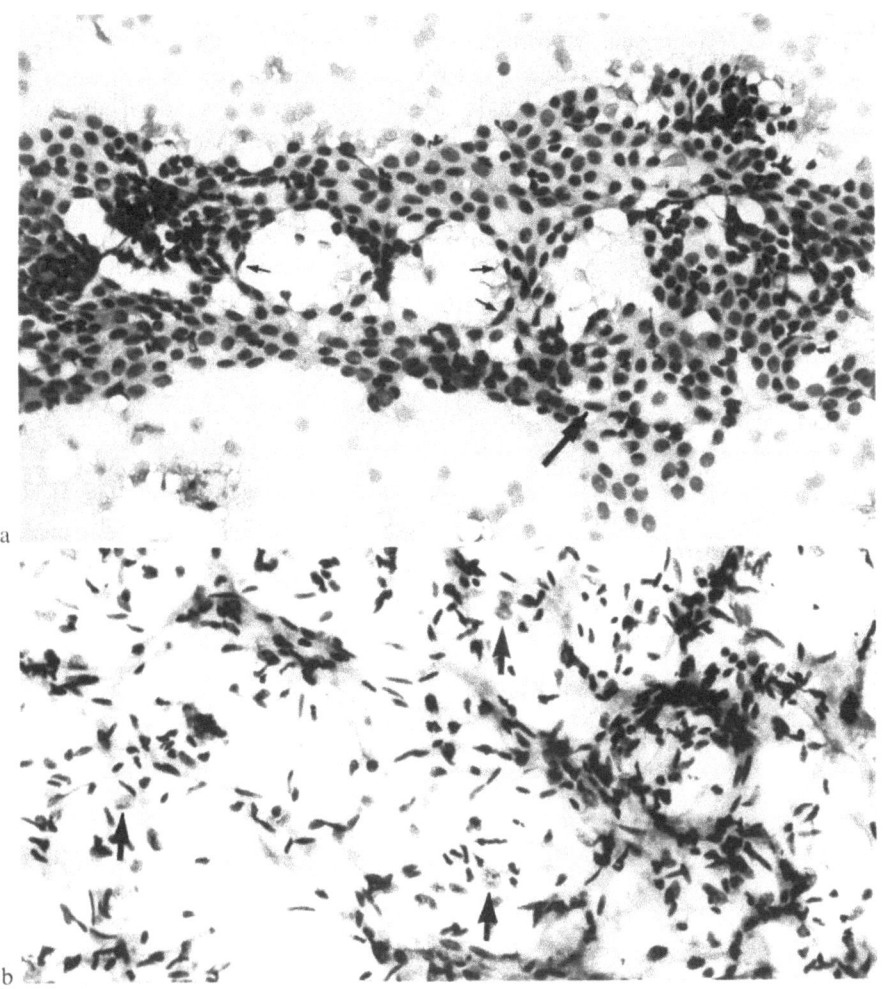

Abb. 414a u. b. Punktat-Zytologie der normalen Mamma. (a) Duktale Epithelzellgruppe. Tangentialschnitt eines kleinen Milchganges mit regulären Epithelzellen und kommaförmigen Myoepithelzellen (Pfeile). (b) Mesenchymale Strukturen mit Fettzellen und spindeligen Kernen und flach getroffenen Kernen (Pfeile). Pap.-Vergr. 260 ×

Entnahmetechnik: Mit Hilfe der von Franzén entwickelten Spritze mit einem Spezialgriff ist es möglich, die Punktion mit einer Hand auszuführen, während die zweite Hand den Tumor in der Mamma fixiert. So kann zwischen 1. und 2. oder 2. und 3. Finger die im Durchmesser 0,6 mm große Nadel in den Drüsenkörper eingeführt werden, aus dem nach einmaliger oder mehrmaliger fächerförmiger Punktion eines umschriebenen Gebietes Zellmaterial oder Flüssigkeit aspiriert wird. Ist die Flüssigkeitsmenge groß, so wird zentrifugiert und das Sediment ausgestrichen. Nach Lufttrocknung oder Alkoholfixierung Färbung nach HE, Papanicolaou oder Giemsa. Werden größere Partikel gewonnen, so können auch diese zerlegt und ausgestrichen oder in toto oder als Sediment in Paraffin eingebettet werden. Angaben zur Technik: Zajicek et al. (1967); Evers und Fischedick (1973); Geier et al. (1974). Zur Technik und Diagnostik: Boquoi und Kreuzer (1977) sowie Schöndorf (1977).

α) *Indikationsstellung*

Klinische Indikationen sind bei allgemeiner Inoperabilität oder dann gegeben, wenn die Erkrankten eine Exzisionsbiopsie ablehnen; ferner, wenn bei
einem klinisch sicheren Karzinom keine Mammaamputation, sondern eine Strahlentherapie angewendet werden soll. Bei rezidivierender Mastopathia fibrosa
cystica kann zur Vermeidung von wiederholten Probeexzisionen die Aspirationszytologie herangezogen werden und schließlich zur Abklärung von großen Zysten
(OPRI und BRANDENBURG, 1974) oder entzündlichen Prozessen. Wie aus diesen
Kriterien deutlich wird, ist ein umschriebener Tumor oder Verdichtungsherd
im Drüsenkörper wichtigste Voraussetzung für die Zellentnahme durch Punktion. Dazu kommen mammographische und thermographische Befunde, so daß
die Indikation hierzu durch klinische und radiologische Voruntersuchungen gestützt wird.

Die *Kombination von klinischen, mammographischen und zytologischen Befunden* zur Beurteilung von herdförmigen Brustdrüsenveränderungen bezeichnet
man als *Tripel-Diagnostik*, über deren gute Ergebnisse von KREUZER et al. (1973)
und von KREUZER und BOQUOI (1974) referiert wurde. RUPPIN et al. (1976)
erzielten mit dieser Methode in 89,8% richtige Diagnosen und betonen die
hohe Sicherheit bei diesem Verfahren. Weitere Ergebnisse von WOLF et al. (1976).

β) *Aspirationszytologische Beurteilung und Ergebnisse*

Die Auswertung lehnt sich teilweise an die Gruppendiagnostik nach PAPANI-
COLAOU an, z.T. werden nur 3 Kategorien gebildet. ZAJICEK (1969) unterscheidet
a) zellfreies Material oder benigne Zellen, b) Zellatypien, c) Karzinomverdacht
und d) Karzinom – wobei allerdings nach unserer Terminologie die Gruppen

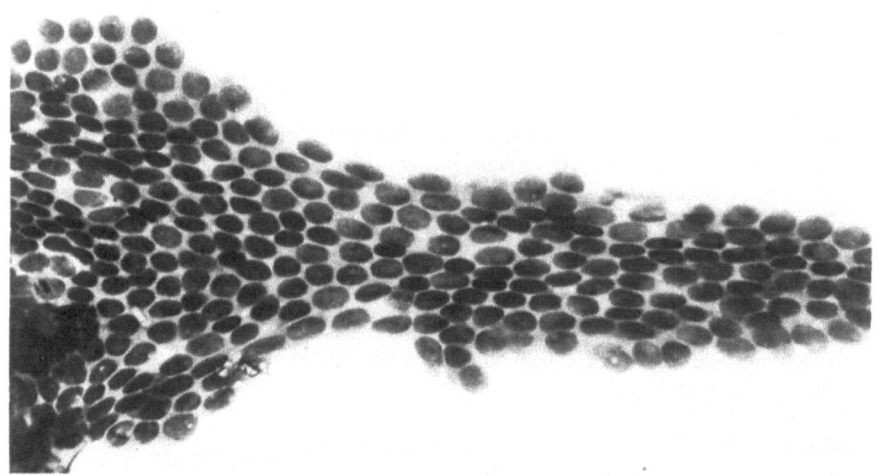

Abb. 415. Punktat-Zytologie aus einem Fibroadenom mit einer isomorphen Gruppe duktaler
Epithelzellen. Pap.-Vergr. 420 ×

Tabelle 55. Bewertungsmaßstab für die Zyto-Diagnostik der Mamma

Zyto-Gruppe	Definition	Zytologischer Befund
I	negativ	*Normaler Zellbefund*: regelmäßige, kleine (bipolare) duktale Epithelzellen
II	negativ	*Von der Norm abweichende Zellen* entzündlicher und degenerativer Art, dazu Schaumzellen, apokrine metaplastische Epithelzellen
III	zweifelhaft	*Ungewöhnliche Zellen* ohne wahrscheinliche Malignitätskriterien
IV	malignitäts-verdächtig	*Atypische Zellen* mit wahrscheinlichen Malignitätskriterien
V	positiv	*Hochgradig atypische Zellen*, mit an Sicherheit grenzender Wahrscheinlichkeit Karzinomzellen
0	nicht be-urteilbar	*Kein Zellmaterial*

b) und c) zu identifizieren sind oder der Begriff der „Atypien" durch Anomalien ersetzt werden könnte.

KREUZER et al. (1973) benennen 4 Gruppen als A) sichere Malignomzellen, B) malignomverdächtige Zellen, C) unverdächtige Zellen oder kein Material und D) nicht auswertbarer Befund. In Anlehnung an die allgemeinen zytodiagnostischen Kriterien schlagen FINSTERER, PRECHTEL und DOLMETSCHER (1973), PRECHTEL (1976) sowie BOTHMANN et al. (1974) 5 bzw. 4 Gruppen vor, denen wir wegen der Vergleichbarkeit mit anderen zytodiagnostischen Maßstäben den Vorzug geben (Tabelle 55). SCHÖNDORF (1977) verwendet nur 3 Gruppen und subsummiert als „zweifelhaft" (Gruppe 2) alle nicht eindeutigen zytologischen Ergebnisse.

Zur Illustration der zytomorphologischen Befunde vgl. Abb. 413 bis 417.

Sind zu wenig Epithelzellen im Ausstrich oder liegen starke Schädigungen derselben vor, so ist eine diagnostische Aussage nicht möglich. Auch dann ist wie bei unsicherem Befund eine Wiederholung oder die Exzisionsbiopsie angezeigt.

Die *Treffsicherheit* nimmt mit wachsender Erfahrung zu. Falschnegative Befunde werden aus 3 verschiedenen Gründen erhoben:

1. Der Tumor ist zu klein oder liegt zu tief im Drüsenkörper und wird von der Punktionsnadel nicht getroffen.
2. Der Tumor wird getroffen, aber es gelingt nicht, ausreichend Zellmaterial zu aspirieren, zum Beispiel bei faserreichen und zellarmen oder dissolut wachsenden skirrhösen Karzinomen.
3. Fehldeutung des zytologischen Befundes bei unterschiedlichen Differenzierungsgraden des Tumors. Hierzu beschreibt ZAJICEK (1973) selbst eine Reduktion falschnegativer Befunde nach 10jähriger Erfahrung von 10,8% auf 1,2%.

Die bisherigen *Ergebnisse in der Diagnostik des Mammakarzinoms* durch die Feinnadelbiopsie erbrachten im Vergleich mit der histologischen Untersuchung eine *Trefferquote von ca 70–90%* (dazu Abb. 416 und 417).

ZAJICEK (1969, 1973) stellte von 2111 histologisch verifizierten Mammaerkrankungen der Jahre 1955–1964 1009 benigne, 1068 maligne Erkrankungen und 34 Präkanzerosen fest. Zytologisch wurde in 77,1% „Karzinom", in 13,0% „Karzinomverdacht" diagnostiziert (zusammen 90,1%). Ein falsch-negatives Urteil lag in 9,9% vor. In einer Studie zur Klärung dieser Fälle von KREUZER und ZAJICEK (1972) wird dargelegt, daß die Zahl von falsch-negativen Diagnosen zwischen 7,4 und 23,8% schwankt und auf Lage und Größe des Primärtumors, auf einen zu geringen Zellgehalt im Aspirat bei stark kohärenten Gewebsformationen im Tumor und auf eine unzulängliche Erfahrung zurückzuführen ist. WINSHIP (1969) stellte bei 469 Mammakarzinomen in 92% eine zytologischpositive Diagnose. KREUZER et al. (1973) erzielten bei 142 malignen Tumoren in 73,2% positive Aussagen, in 7,8% war der zytologische Befund suspekt und in 17,6% lagen falsch-negative Befunde vor. EVERS und FISCHEDICK (1973) konnten in 88,2% tumorverdächtige Zellen feststellen, in 11,8% lagen falsch-negative Ergebnisse vor. FINSTERER et al. (1973) erkannten von 103 histologisch nachgewiesenen Karzinomen 92% zytologisch. BOTHMANN et al. (1974) kamen zu einer Treffsicherheit der Feinnadelbiopsie bei 58 Karzinomen von 91,3%.

Über große Erfahrungen in der Punktatzytologie berichten GEIER et al. (1975): Es wurden 974 Punktionen der Mamma ausgewertet. In 72 Fällen ergab die histologische Untersuchung ein Karzinom, das zytologisch in 79,2% als sicher, 15,2% als wahrscheinlich maligne diagnostiziert worden war. Falschpositiv sind 6,9%, falsch-negativ 4,2% beurteilt worden. Eine Übersicht des Schrifttums mit *6675 Mammapunktaten* ergibt *in 4,1% falsch-positive* und *in 14,8% falsch-negative Befunde.* PRECHTEL (1976) stellte 5590 Feinnadelbiopsien der Mamma zusammen und kommt auf 1,7% falsch-positive und 13,8% falschnegative Urteile, SCHÖNDORF (1977) auf jeweils 3%

Über kombinierte Studien mit Hilfe der *Zytomorphologie und Zytophotometrie* berichten ZAJICEK et al. (1970) sowie MOUBAYED (1976). Die Anwendung der Feinnadelpunktion zur Schnelldiagnose empfiehlt PEDIO (1976). Dabei wurden in 7,3% falsch-negative Diagnosen bei Tumoren und in 9,9% bei Mastektomie-Narbenknoten gestellt. Auf die Bedeutung der klinischen (palpatorischen) Feststellung eines Tumors für den Erfolg der zytologischen Untersuchung weisen in einer ausführlichen Studie RIMSTEN et al. (1975) hin.

Benigne Tumoren und Mastopathieformen ergeben nach ZINSER (1972) nur selten falsch-positive, dagegen häufiger suspekte zytologische Befunde, und die Mastopathia chronica cystica ist in 90% zytologisch zu diagnostizieren. Nach FINSTERER et al. (1973) konnte bei der einfachen Mastopathie zytologisch in

---

Abb. 416a–d. Punktat-Zytologie verschiedener Mammakarzinome. (a) Übersicht zelldichte Gruppen atypischer duktaler Epithelzellen mit hyperchromatischen Kernen von wechselnder Größe. Vergr. 260 ×. (b) Ausschnittvergrößerung zeigt Anisomorphie und Hyperchromasie der Kerne eines invasiven duktalen Karzinoms. (c) Gruppe atypischer Zellen eines invasiven duktalen Karzinoms mit granulär-scholliger Chromatinstruktur. (d) Einzelzellen mit unregelmäßigen Zellkernen eines anaplastischen duktalen Karzinoms. Pap.-Vergr. 420 ×

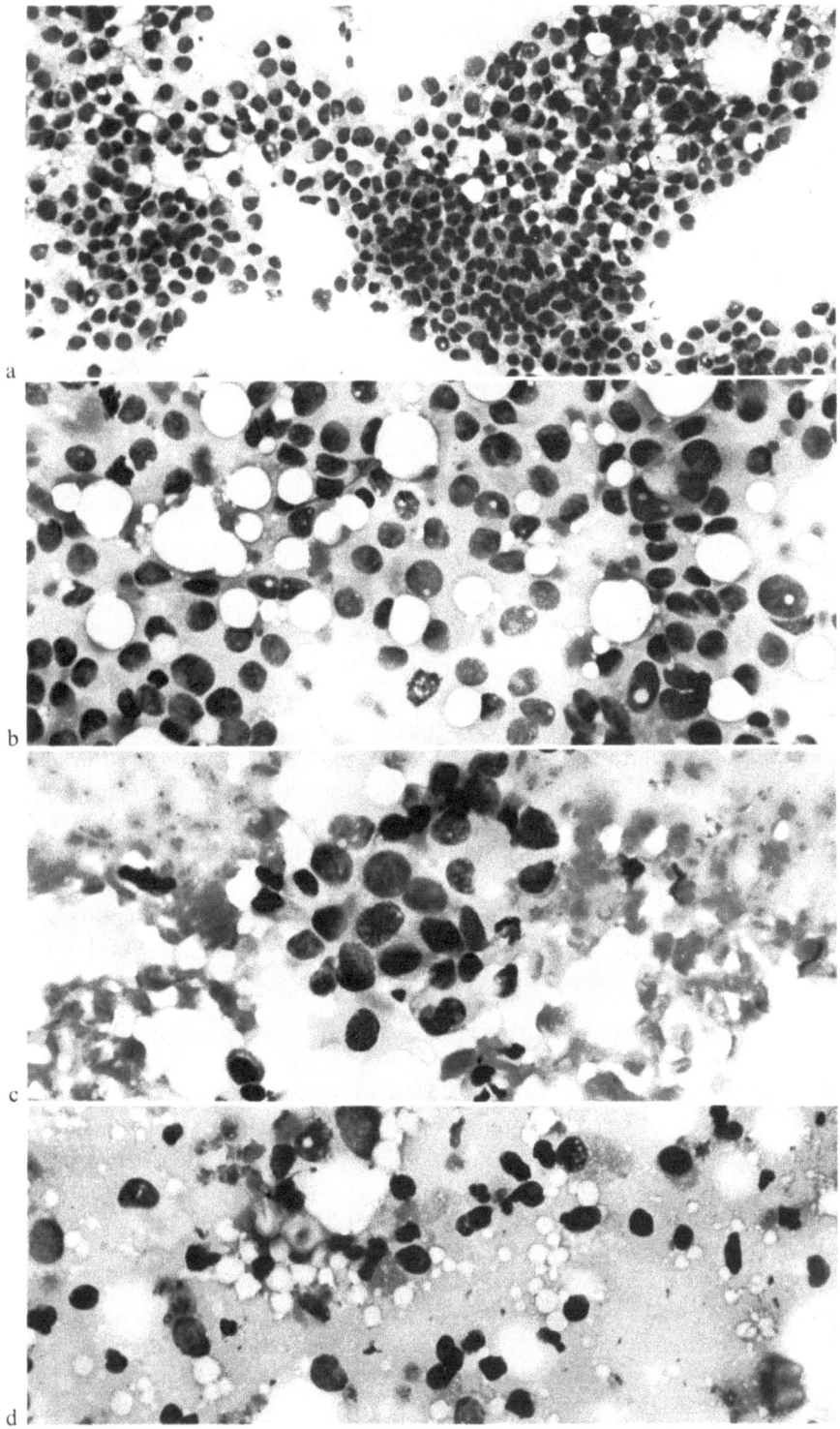

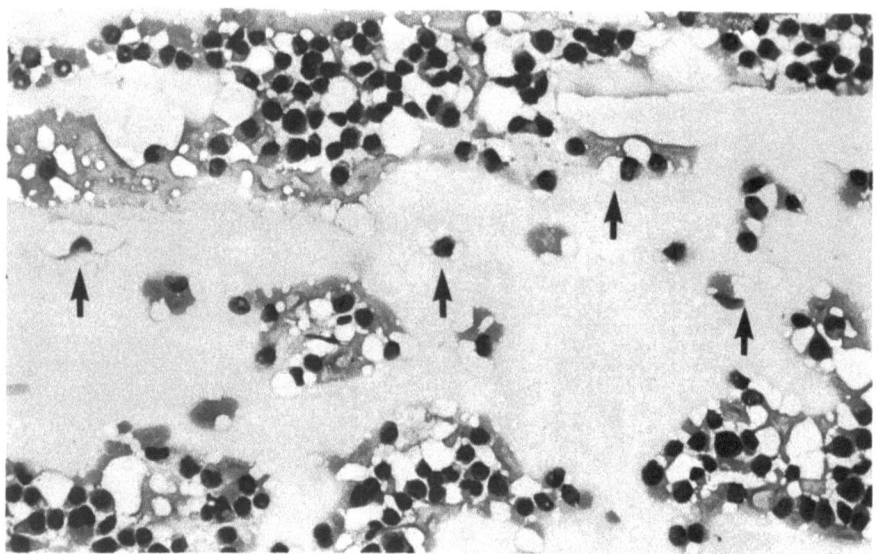

Abb. 417. Punktat-Zytologie eines muzinösen (gelatinösen) Karzinoms mit schleimbildenden Tumorzellen (Pfeile). Pap.-Vergr. 260 ×

92% Übereinstimmung mit dem histologischen Befund erzielt werden, jedoch
bei den proliferativen Formen mit und ohne Atypien (PRECHTEL, 1972) lag
keine sichere Korrelation bei einer Fehlerquote von ca. 10% vor (Abb. 412).
Fibroadenome sind nach ZINSER (1972) in 55–60% zytologisch zu erfassen.
Nach LINSK et al. (1972) anhand von 293 histologisch bestätigten Fällen konnte
die Diagnose zytologisch in 60,4% gestellt werden. Das Risiko falsch-positiver
Aussagen lag bei 2–4%. In 33,8% war in den Aspirationspräparaten reichlich
Stroma als wichtiger diagnostischer Hinweis zu sehen. Nackte Kerne lagen
in 25,2% vor, d.h. wesentlich mehr als bei Dysplasien (1,4%) (Abb. 415).

d) Abdruck- oder Abklatschzytologie

Der Abdruck von der Schnittfläche eines Gewebestückes auf einen Objektträger ist in der Tumordiagnostik der Mamma von MOURIQUAND (1959) angewendet
worden und dient als Ergänzung des Gefrier-(Schnell-)schnittes. Nach Lufttrocknung oder Alkoholfixierung können verschiedene Färbverfahren angewendet
werden (Giemsa, HE, Papanicolaou). Vorzüge dieses Verfahrens liegen in dem
Vergleich zum histologischen Präparat, in einer ausreichenden Gewinnung von
Zellmaterial und in einem geringen Zeitaufwand für die Suche nach Zellatypien.

Rückschauend auf das Schrifttum untersuchte TRIBE (1965) 311 Mammatumoren und fand im Vergleich zu Paraffinschnitten nach dem Gefrierverfahren
0 falsch-positive und 5 (= 1,6%) falsch-negative Urteile. Bei den Abklatschpräparaten 2 (= 0,65%) falsch-positive und 16 (= 5,15%) falsch-negative Befunde,
die überwiegend wenig differenzierte Karzinome betreffen. Es ist daher keine
Frage, daß die Abdruckmethode nur suppleierende Funktionen haben kann,

es sei denn, es sind keine Möglichkeiten einer intraoperativen histologischen Diagnostik gegeben und der Untersucher verfügt über ausreichende zytologische Erfahrungen. Mit diesem Verfahren haben sich hierzulande PRECHTEL und FINSTERER (1973) zur diagnostischen Beurteilung von Epithelproliferationen bei Mastopathia chronica cystica befaßt. Dabei sind von 40 Fällen proliferativer Formen 5mal positive Befunde erhoben worden, obgleich das erste Schnittbild nur mäßiggradige oder keine Atypien aufwies. Erst bei der weiteren Untersuchung konnten unter diesen 5 Fällen 3mal ein invasives Karzinom diagnostiziert werden. Dieser Sachverhalt unterstreicht die Bedeutung auch dieser Technik für die Tumordiagnostik.

In weiteren Studien von TSCHUBEL und HELPAP (1975) an 510 Fällen betrug die diagnostische Treffsicherheit im Vergleich mit dem Paraffinschnitt 95%. Ein hoher Zellgehalt als Ausdruck des Adhäsionsverlustes war kennzeichnend für Krebszellen. Gleiche Feststellungen liegen von TRIBE (1965) sowie PILAR und RUBENSTONE (1968) vor. Benigne Tumoren und Dysplasien haben in der Regel einen geringen Zellgehalt. Die Autoren unterstreichen, daß die Abklatschzytologie einen guten Kryostatschnitt nicht ersetzen kann, dessen Sicherheit bei 97,8% liegt (HERMANEK und BÜNTE, 1972). TSCHUBEL und HELPAP (1976) beschreiben runde zytoplasmatische Einschlüsse, die in 20,2% bei Karzinomen, aber nur in 0,43% bei benignen Prozessen nachweisbar waren. Diese Einschlüsse ergeben positive PAS- und Alzianblaufärbung und entsprechen offensichtlich den elektronenmikroskopisch erkennbaren intrazytoplasmatischen Lumina, die kürzlich von BATTIFORA (1975) sowie SPRIGGS und JEROME (1975) lichtoptisch dargestellt worden sind.

e) Vitalzytologie

Diese Untersuchungstechnik mit Hilfe des Phasenkontrastmikroskops ist für die Diagnostik von Brustdrüsenerkrankung zuerst von DOLFF und WEISSENFELS (1973) angewendet worden. Zur Materialgewinnung wird von dem Anschnitt des Tumors etwas Gewebe abgeschabt und nach Vermischung mit NaCl sofort beurteilt. Nach optischer Gewöhnung an das Zellbild lassen sich für die Diagnostik die gleichen Maßstäbe wie für die Zytologie gefärbter Präparate anwenden. Die Autoren fanden Übereinstimmung mit den Schnellschnittdiagnosen, besonders bei skirrhösen Karzinomen, weniger bei höher differenzierten Krebsen. Auch hängt der Erfolg von der Erfahrung der Untersuchenden ab. Neuere Ergebnisse der Phasenkontrastzytologie bei der intraoperativen Diagnostik teilen SCHNELL und HERTING (1975) mit.

Die Ergebnisse von zytologischen Untersuchungen von Mammakarzinomen besagen, daß die diagnostische Sicherheit auch dann wesentlich unter der der histologischen Diagnostik liegt, wenn besondere Erfahrungen und optimale Bedingungen der Untersuchungskombinationen gegeben sind. Jede falsch-negative Aussage birgt die Gefahr einer Tumorverschleppung und kann für den Träger schicksalhaft werden! Daher sollte die Aspirationszytologie nur bei besonderer Erfahrung in der technischen Durchführung der Punktion, bei Erfahrungen in der zytodiagnostischen Auswertung und bei bestimmten Indikationen Anwendung finden. Ein zytologisch negativer Befund schließt das Vorliegen eines malignen Tumors eben keineswegs aus.

Für die Praxis ergeben sich daraus folgende von PRECHTEL (1976) hervorgehobene Richtlinien: Bei einem *eindeutigen positiven Befund (Gruppe V)* und übereinstimmenden klinischen und mammographischen Tumorsymptomen kann auf eine histologische Abklärung vor der Mastektomie verzichtet werden, wenn eine Schnellschnittuntersuchung während der Operation nicht möglich ist, ein erhöhtes Operationsrisiko vorliegt und als Therapie lediglich bestrahlt oder hormonell behandelt werden soll.

Bei positivem zytologischen Befund aber widersprechenden oder uncharakteristischen klinischen und mammographischen Daten sollte stets eine Probeexzision vorgenommen werden. ,,Die Mammazytologie kann bei richtiger Anwendung ein wertvolles Hilfsmittel auf der Suche nach einem Karzinom sein; mehr darf und soll von ihr nicht erwartet werden".

6. Diagnostik durch Gewebestanzzylinder

Dieses Untersuchungsverfahren beruht auf dem Gewinn feiner Gewebezylinder durch eine 2 mm dicke Biopsienadel und stellt somit keine zytologische sondern eine histologische Methode an einem kontinuierlich zusammenhängenden Material dar. Nach ersten Erfahrungen von BARTH et al. (1971) erwies sich als Vorteil die histologische Beurteilung des Gewebes und für den Patienten eine schonende Entnahme ohne Operationsrisiko. Als Indikation wurden angegeben: Gut abgrenzbare Knoten von bestimmter Größe, vor allem bei oberflächlicher Lage.

Neuere Studien über diese Untersuchungsmethode von KINDERMANN und RUMMEL (1975a, b) an 276 Frauen besagen, daß die diagnostische Sicherheit von der Größe des zu untersuchenden Prozesses abhängt. Als wichtigste Indikationen werden angegeben: Histologische Sicherung von Hautmetastasen und von Rezidiven eines Karzinoms im Narbengebiet sowie von Primärtumoren bei nicht operablen oder nicht narkosefähigen Patientinnen. Für die primäre Diagnostik von Mammatumoren sind nach Meinung der Autoren die Exzisionsbiopsie und das Schnellschnittverfahren effektiver. Zur Aufklärung klinisch okkulter Erkrankungen im Drüsenkörper halten KINDERMANN und RUMMEL (1975) die Stanzbiopsie für ungeeignet und kontraindiziert. Über sehr gute Ergebnisse mit der ,,drill biopsy" an 557 Mammatumoren berichten SIEINSKI und DABSKA (1976) und erzielten 93,6% exakte Diagnosen.

XI. Prognose und Tumorgrading

1. Allgemeine Gesichtspunkte

Die zahlreichen Faktoren, die Entwicklung und Krankheitsverlauf des Mammakarzinoms prägen, wirken häufig auch nach einer lokalen oder allgemeinen Therapie weiter und bilden das prognostische Terrain dieses Geschwulstleidens. Die Untersuchungen zur Epidemiologie haben eine Reihe prospektiver Parameter aufgezeigt, von denen einige von geringer Bedeutung sind, während andere einen starken und im Hinblick auf die Lebenserwartung negativen Einfluß ausüben. Auf Grund jahrzehntelanger Erfahrungen und aus vergleichenden Verlaufsstudien wissen wir, daß unter allen prognostischen Faktoren die Metastasierung in die axillären Lymphknoten den ersten Rang einnimmt. Mit dieser regionalen Absiedelung stehen Größe und lokale Ausbreitung sowie histologischer Tumortyp des Primärtumors in enger Korrelation. An diesen Maßstäben entscheidet sich die Prognose des Mammakarzinoms, die als 5-Jahres-Überlebenszeit im Mittel bei Karzinomen ohne Metastasen 70–80% und bei regional metastasierenden Karzinomen 40–50% beträgt. Das bedeutet, daß von Frauen mit einem regional metastasierenden Mammakarzinom auch angesichts unserer heutigen therapeutischen Möglichkeiten jede 2. Frau tumorkrank bleibt!

Entsprechend verhält sich die 10-Jahres-Überlebenszeit, die für alle Stadien mit 30–35% angegeben wird.

Vergleicht man die Behandlungsergebnisse des Mammakarzinoms, die seit der Jahrhundertwende gewonnen worden sind, so ist unabhängig von der Methode eine kontinuierliche Verbesserung der Resultate festzustellen. Nach einer Übersicht von KAMMER und BRUNNER (1972) ist bei Anwendung der Radikaloperation nach HALSTED mit und ohne Nachbestrahlung (TAYLOR, 1949; BERKSON et al., 1957; HAAGENSEN, 1956, 1971) und der einfachen Mastektomie nach McWHIRTER (1955, 1964) in jedem Jahrzehnt von 1910–1954 eine Erhöhung der 5-Jahres-Überlebensrate um 7–10% erzielt worden. Dieser eindrucksvolle Wandel ist aber nicht nur auf eine methodische Verbesserung der chirurgischen oder radiologischen Behandlungsverfahren zurückzuführen, sondern geht vor allem mit dem wachsenden Anteil prognostisch günstiger Stadien des Mammakarzinoms zum Zeitpunkt des Therapiebeginnes parallel. So sank bei BERKSON et al. (1957) der Anteil der Fälle mit axillären Lymphknotenmetastasen von 67% (1910–1924) auf 48% (1950–1954), d.h. auf einen Durchschnittswert, der den heutigen Angaben über die Metastasenfrequenz bei Radikaloperationen entspricht. Der gegenwärtige Status der Behandlungserfolge und damit der Überlebenszeiten ist somit auf die Vermehrung von Erkrankten im klinischen wie im pathohistologischen Stadium I zurückzuführen, d.h. auf eine Zunahme sogenannter Frühfälle und ferner auf eine Verminderung der Verschleppungszeiten durch den Patienten wie auch durch den Arzt (GUMMEL et al., 1969).

Wenn sich auch angesichts dieser positiven Entwicklungen die Langzeitprognose des metastasierenden Mammakarzinoms nicht wesentlich verändert hat, so bleibt zu fragen, welche besonderen Faktoren ihren Einfluß auch nach einem symptomlosen Intervall von mehreren Jahren geltend machen und weshalb ein nach heutigen Regeln radikal behandeltes Geschwulstleiden nicht ausheilt? Offensichtlich bedarf die übliche Vorstellung, daß das Mammakarzinom einschließlich seiner regionalen Metastasen nicht nur ein lokalisierbarer sondern ein lokalisierter Prozeß ist, einer Korrektur. Dafür sprechen folgende Erfahrungen: Bei der histologischen Bearbeitung von Amputationspräparaten der Mamma sind häufig, und zwar in den Randgebieten des Primärtumors wie auch außerhalb desselben im Binde- und Fettgewebe des Drüsenkörpers und in der Axilla Zeichen einer lymphangischen Karzinose nachzuweisen. Da nicht angenommen werden kann, daß diese Tumorzellausbreitung durch die Operation ausgelöst

worden ist, sind wir der Meinung, daß es sich um ein latentes Symptom des
wachsenden und sich ausbreitenden Tumors handelt. Wenn alle diese Zellen
in den regionalen Lymphknoten abgefangen oder durch intakte immunologische
Prozesse zerstört würden, wäre das Mammakarzinom in der Tat ein lokalisiertes
Geschwulstleiden. Die Reduktion der 5-Jahres-Überlebenszeit um etwa die
Hälfte bei einer Ausbreitung des Karzinoms in die axillären Lymphknoten gegenüber nicht metastasierenden Mammakarzinomen (SPRATT und DONEGAN, 1967;
KAMMER und BRUNNER, 1972; ZINSER, 1972) zeigt aber an, daß eine Dissemination von Tumorzellen früher eintritt als es klinische Symptome erkennen lassen
und daß der Disseminationsgrad offensichtlich viel stärker ist als wir erwarten.
Dieser begründeten Annahme gegenüber ist festzustellen, daß wir auch heute
nicht in der Lage sind, diese entscheidende Phase des Geschwulstleidens zu
erfassen und daher auch nicht wirkungsvoll und rechtzeitig bekämpfen können.
KAMMER und BRUNNER (1972) sind im Hinblick auf die Fernmetastasierung
sogar der Ansicht, daß diese schon zum Zeitpunkt der klinischen Diagnosestellung entschieden ist und die Radikalität des lokalen Vorgehens dann in vielen
Fällen für das weitere Schicksal nicht die therapeutische Wirkung hat, die ihr
zugemessen wird. Die Gesetzmäßigkeiten der Metastasierung in diesen Fällen
werfen auch pathomorphologisch eine Reihe von Fragen auf, die bisher nicht
beantwortet worden sind. Eine Bedeutung für die Dissemination kommt den
weitverzweigten Lymphgefäßnetzen der Thoraxwand zu, insbesondere der Interkostalräume mit Anschluß an die Lymphknoten der A. thoracica interna. Eine
Rolle scheinen ferner Kurzschluß-Verbindungen zur Umgehung von Lymphknoten und lymphovaskulär-venöse Kommunikationen (LUDWIG, 1962) zu spielen,
wodurch Tumorzellen direkt in den Blutstrom gelangen können. Derartige Mechanismen sind auch von Veneneinbrüchen aus Lymphknotenmetastasen bekannt und können rasch eintretende haematogene Generalisationen erklären
(vgl. Kapitel T, V). Über experimentelle Ergebnisse zur Frage der translympho-
nodalen Passage von Tumorzellen und deren Bedeutung für die Metastasierung
berichten MADDEN und GYURE (1968). Diesen korpuskulär-orientierten Vorstellungen der Metastasierung gegenüber sind die humoralen und vor allem immunologischen Abwehrmechanismen zu nennen, deren Auswirkungen und deren
prognostische Bedeutung für das Mammakarzinom vordringlich zu erforschen
sind.

Zusammenfassend wurde über prognostische Faktoren in dem Symposion
von Cardiff verhandelt (FORREST und KUNKLER, 1968); ferner von LEIS (1970),
SLACK und BROSS (1971), und in dem Symposion in San Francisco unter besonderer Berücksichtigung der Tumor-Immunologie (CASTRO et al., 1974).

2. Absterberate und Überlebenszeit

Analysiert man die Absterberaten aller Ausbreitungsgrade, so ist festzustellen, daß diese seit langer Zeit unverändert geblieben sind (ZINSER, 1972). Aus
den in Abb. 418 dargestellten Kurvenläufen geht hervor, daß bis zum 3. Jahr
nach der Therapie etwa 35%, bis zum 5. Jahr weitere 12–15% und bis zum
10. Jahr noch einmal 10–15% der an Mammakarzinomen Erkrankten sterben.

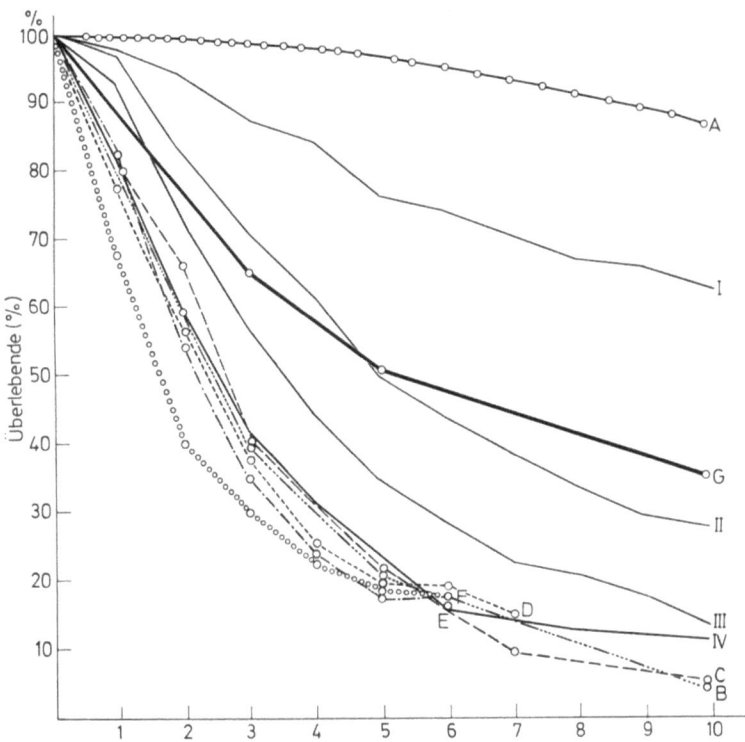

Abb. 418. Übersicht der 10-Jahres-Überlebensraten aller Stadien, dargestellt in der Kurve G. Natürliche Überlebensrate einer weiblichen Bevölkerungsgruppe (Alter: 52 Jahre) in Kurve A. I, II, III, IV bezieht sich auf einzelne Tumorstadien. B, C, D, E, F bezieht sich auf unbehandelte Karzinome. (Nach SHIMKIN et al., 1957; ZINSER, 1972)

Insgesamt erliegen 60–70% der erkrankten Frauen diesem Tumorleiden (ZINSER, 1972).

Die in Jahren gemessene Überlebenszeit nach der gezielten Tumorbehandlung gilt als verbindlicher Maßstab des Behandlungserfolges und der Prognose. Die Mehrzahl statistischer Studien bezieht sich auf die 5-Jahres-Grenze, die sich für den Gewinn eines objektiven Urteils über langfristig wirkende Maßnahmen und Aussagen allerdings nicht als zuverlässig erwiesen hat. Die 10-Jahres-Überlebenszeit korrigiert daher eher Unterschiede bei verschiedenen Autoren, Ungenauigkeiten der klinischen Klassifikation und zeitbedingte Modifikationen der Therapie. Hierbei ist festzustellen, daß nahezu in allen Stadien das 10-Jahres-Ergebnis gegenüber der 5-Jahres-Überlebenszeit um 15–20% abfällt und zwar weitgehend unabhängig vom Resultat nach 5 Jahren, vom Stadium und von der angewandten Therapie (KAMMER und BRUNNER, 1972). Die Autoren weisen ferner darauf hin, daß das entscheidende Kriterium der kurativen Therapie nicht mehr die Überlebensrate, sondern die sich nach 5 und 10 Jahren zeigende Rezidivquote sein sollte, die in regelmäßigen Kontrolluntersuchungen zu erfassen ist.

Eine Gegenüberstellung aller behandelten Tumorstadien in Abb. 418 nach
ZINSER (1972) über 1091 Fälle des Schrifttums ergibt, daß im Stadium I (Karzinom im Drüsenkörper ohne Metastasen) bis zum 5. Jahr ca. 25% der Frauen
verstorben sind. Danach ist die Absterbequote niedriger. Nach 10 Jahren beträgt
die Überlebenszeit 65%; nach HAAGENSEN (1971) im Stadium A 70,8%, wenn
er selbst operiert hat und 67,7% bei Operation durch einen Chirurgen seiner
Klinik bei Assistenz durch ihn selbst. In den Stadien II und III ist nach dem
ersten postoperativen Jahr ein kontinuierlicher Abfall der Überlebensrate erkennbar, so daß in Stadium II nach 10 Jahren noch 30%, im Stadium III
nur noch 15% am Leben sind. Stadium IV erreicht nach 6 Jahren schon einen
Tiefpunkt von ca 15%, nach 10 Jahren einen geringen weiteren Abfall auf
12%. Diese Werte ähneln weitgehend denen des unbehandelten Mammakarzinoms, von denen nach 5 Jahren noch 20–25% leben.

SPRATT und DONEGAN (1967) geben bei einer Studie 704 operierten Frauen
für das Stadium I 67,8% 5 Jahres- und 51% 10-Jahres-Überlebenszeit; für Karzinome mit axillären Metastasen 44%; nach 10 Jahren nur 26% an.

Auch unter Berücksichtigung der langfristigen Maßstäbe sind variable Faktoren in der Therapie nicht zu eliminieren. Dazu gehört auch die Indikationsstellung für bestimmte Behandlungsformen, die sich in einer *Selektion* von Fällen
äußert. Daher sind die Ergebnisse zahlreicher Chirurgen mit den Erfolgen von
HAAGENSEN (1971) nicht vergleichbar, weil er die Radikaloperation nach HAL-
STED — bei einer mittleren Operationsdauer von 5 Std — nur in solchen Fällen
vornimmt, in denen eine vorangegangene Tripel-Biopsie von Lymphknoten der
Mammaria-interna-Kette, der Supraklavikulargrube und aus der Apex axillae
keine Metastasen ergibt. In letzter Zeit hat HAAGENSEN (1971) die Biopsie der
Mammaria-interna-Lymphknoten aufgegeben, die anderen präoperativen Explo-
rationen aber beibehalten. Die mittlere 10-Jahres-Überlebensrate von 626 Fällen
liegt nach diesem Autor bei 57,3%, wobei die Ergebnisse der 5- und 10-Jahres-
Überlebensrate im Stadium A (CCC) 85%, beziehungsweise 70%, im Stadium
B (CCC) 60%, bzw. 41% betragen.

3. Verlaufsdauer des nicht behandelten Mammakarzinoms

Als erster untersuchte GREENWOOD (1926) diese Frage an 651 Patienten
aus London, Glasgow und Manchester. Die Lebenszeit vom Auftreten des ersten
Symptoms bis zum Tode betrug im Durchschnitt 38,3 Monate. DALAND (1927)
kam auf 40,5 Monate, ähnliche Werte ermittelten NATHANSON und WELCH
(1936), FORBER (1931) mit 39,3 Monaten und WADE (1946) mit 32,6 Monaten.
SHIMKIN (1951) fand bei Frauen über 75 Jahren mit unbehandelten Brustdrüsenkrebsen eine mittlere Überlebenszeit von 36 Monaten.

Von großer Bedeutung für die Beurteilung der natürlichen Verlaufsdauer
eines Mammakarzinoms sind die Untersuchungen von BLOOM et al. (1962) sowie
von BLOOM (1964) an 250 unbehandelten Fällen von Mammakarzinomen, die
im Middlesex Hospital in London vom Jahre 1805–1933 zusammengestellt worden sind. Die Erkrankten kamen zumeist im fortgeschrittenen Stadien mit flächenhafter Karzinose der gesamten Thoraxwand, mit Cancer en cuirasse, Ulzera-

tionen und Kavernisierung zur Krankenhausaufnahme, lediglich um dort zu sterben. So ergab sich, daß in 95% der Tumor und seine Metastasen die unmittelbare Todesursache waren, in 5% ein interkurrentes Leiden. Spontanheilungen wurden in keinem Fall beobachtet.

Bei *Zusammenfassung aller Beobachtungen* dieser Art und unter Einbeziehung der Fälle oben genannter Autoren ergeben sich aus 1091 unbehandelten Mammakarzinomen folgende Daten: Die mittlere Dauer der Symptome, d.h. vom ersten Auftreten krankhafter Veränderungen bis zur Klinikaufnahme, betrug 3,25 Jahre, die mittlere Lebensdauer 2,7 Jahre (44% lebten 3 Jahre, 18% 5 Jahre, 4% 10 Jahre). Die Verlaufsdauer wird auch hier vom Malignitätsgrad beeinflußt und differiert zwischen 22 Monaten bei Grad II und 47,3 Monaten bei Grad I (KRAFT und BLOCK, 1962). Ungewöhnliche Verläufe von 2 und 3 Dezennien sind nach dem Schrifttum in Tabelle 56 enthalten.

Tabelle 56. Zur Verlaufsdauer des Mammakarzinoms

Maximale Verlaufsdauer (Jahre)	Autor	Bemerkungen
13	DALAND (1927)	
15	NATHANSON u. WELCH (1936)	
19	BLOOM (1964)	
22	WADE (1946)	Verstorben im Alter von 72 Jahren
24	NEUMANN-REDLIN u. HORST-SCHÄFER (1975)	Cancer en cuirasse
30	HAAGENSEN (1971)	Tumorwachstum in 10 Jahren um 1 cm im Durchmesser
30	GREENWOOD (1926)	

Es ist keine Frage, daß für diese Überlebenszeiten der histologische Differenzierungsgrad, besondere Abwehrmechanismen und eine fehlende, verzögerte oder nur lokale Ausbreitung eine große Rolle spielen. Dazu kommt ein *Altersfaktor*, mit dessen Bedeutung sich SHIMKIN (1951), KRAFT und BLOCK (1962) sowie GREGL (1970) befaßt haben.

4. Prognose und Primärtumor

Die Tatsache, daß kleine Karzinome in der Regel viel seltener metastasieren als große Primärtumoren, trifft in besonderem Maße für die Brustdrüse zu und hat deshalb eine große prognostische Bedeutung erlangt. Die möglichst frühe Erkennung eines in Entwicklung begriffenen malignen Tumors ist die wirksamste Maßnahme für seine Behandlung. Auch angesichts der heutigen operativen und strahlentherapeutischen Möglichkeiten hat die Regel ihre Gültigkeit behalten: Je kleiner der Primärtumor, desto seltener Metastasen und desto besser die Lebenserwartung.

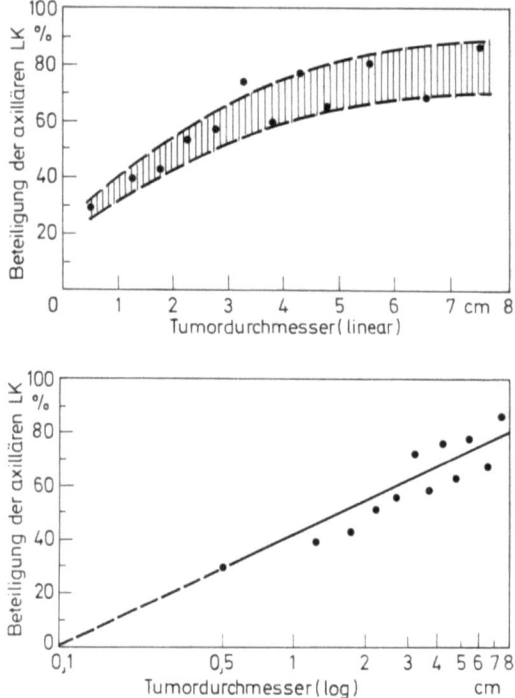

Abb. 419. Beziehungen zwischen Tumorgröße und Frequenz axillärer Lymphknotenmetastasen in linearer und logarithmischer Darstellung. (Nach SPRATT und DONEGAN, 1967)

Die Frequenz von Größenklassen der Primärtumoren, Fragen des minimal cancer und des sog. Frühkarzinoms sind in Abschnitt II (S. 535) erörtert worden. Wichtig ist in diesem Zusammenhang, daß auch sehr kleine Mammakarzinome axilläre Lymphknotenmetastasen aufweisen können, deren Frequenz bei Karzinomen bis zu 1 cm im Durchmesser zwischen 14 und 33% schwankt (KERN und MIKKELSEN, 1971; ZIPPEL und CITOLER, 1976). Korrelationen zwischen Tumorgröße und Häufigkeit der axillären Lymphknotenmetastasen gehen nach einer Zusammenstellung von SPRATT und DONEGAN (1967) aus Abb. 419 hervor. In der Tabelle 42 nach HAAGENSEN (1971) sind die Beziehungen zwischen Primärtumor und Frequenz der Lymphknotenmetastasen bei 922 Frauen mit Mammakarzinomen erfaßt. Diese Angaben liegen niedriger als die Kurven in Abb. 419 zeigen. Die Differenzen erklären sich durch die Tatsache, daß HAAGENSEN (1971) nur die Stadien A und B der CCC in die Tabelle aufgenommen hat, d.h. Karzinome ohne Hautödem, ohne Ulzerationen oder Fixierung mit der Thoraxwand. Es wird ferner deutlich, daß bei Karzinomen bis zu 3 cm im Durchmesser in ca. 30% Metastasen vorliegen, bei größeren Karzinomen in etwa 50%. Bestehen axillär Lymphknotenmetastasen bei einem Karzinom, so nimmt die Zahl der befallenen Lymphknoten in Abhängigkeit von der Tumorgröße zu.

   Aus der großen Zahl von weiteren Studien zu dieser Frage seien nur einige zitiert: ROBBINS und BROSS (1957) unter dem Aspekt der Verschleppungszeit

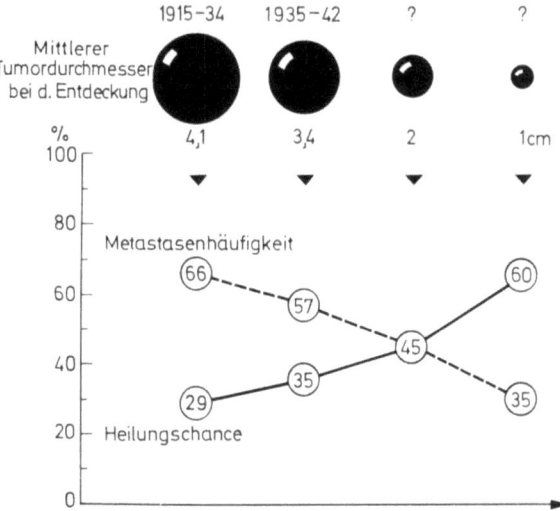

Abb. 420. Schematische Darstellung prognostischer Kriterien des Mammakarzinoms bei zunehmend verbesserter Früherfassung und Frühbehandlung. (Nach OESER, 1974)

zwischen erstem Symptom, Tumorgröße und Metastasierung: Zum Zeitpunkt der Operation wiesen Frauen mit einem Primärtumor kleiner als 2 cm in 40% axilläre Metastasen auf. ROBBINS (1962) beschreibt die Metastasierungsfrequenz und Prognose in Beziehung zu dem Befall der Level I, II und III (nach BERG, 1955). CUTLER et al. (1969) korrelieren die Tumorgröße und Metastasierungsfrequenz mit den Karzinomtypen und geben als prognostische Parameter für alle Typen des Mammakarzinoms eine 5-Jahres-Überlebenszeit von 65%, eine 10-Jahres-Überlebenszeit von 49% an (bezogen auf lokalisierte und metastasierende Formen). Unter den nichtmetastasierenden Karzinomen ist die Reihenfolge gemessen an der 5-Jahres-Überlebenszeit: muzinöses, papilläres, medulläres Karzinom und Komedokarzinom; bei metastasierenden Formen: muzinöses, papilläres, medulläres Karzinom und Komedokarzinom.

Über *Wandlungen im Spektrum der Größenordnungen* und Metastasierung berichten ROBBINS et al. (1959) und fanden in Kollektiven aus den Jahren 1940–1943 gegenüber 1950–1955 eine quantitative Vermehrung der Fälle mit Karzinomen bis 2 cm (20–28%), dagegen eine Abnahme der größeren Tumoren >4 cm von 33,3 auf 23%.

Vergleichende Studien von CADY (1962) über einen Zeitraum von 40 Jahren kamen zu gleichen Ergebnissen, nämlich zu einer Abnahme des mittleren Durchmessers der Primärtumoren (heute 2,5 cm, maximal 3,07 cm) und zu einer Zunahme metastasenfreier Fälle bei Vermehrung der Zahl untersuchter Lymphknoten in Operationspräparaten. Diese Wandlungen gehen anschaulich aus einer Darstellung nach OESER (1974) hervor (Abb. 420).

FISCHER et al. (1969) stellten bei 2 578 Mammakarzinomen (aus zahlreichen Kliniken) in 65% Karzinome >3,0 cm, in 28% >4,0 cm und in 5% <1 cm fest. Die Autoren nehmen kritisch zu den Ergebnissen über die bekannten Korrelationen Stellung und sind der Auffassung, daß die Tumorgröße keine bindende

Aussage über Früh- oder Spätphasen im Wachstum eines Tumors gestattet. DUNCAN und KERR (1976) untersuchten 982 Frauen mit lokalisierten, klinisch nicht metastasierenden Mammakarzinomen, die länger als 20 Jahre beobachtet wurden. Auch diese Langzeitanalyse ergab eine günstigere Prognose und bessere Kurabilität aller kleinen Karzinome bis zu 2 cm im Durchmesser. Allerdings wurde bei kleinen Karzinomen eine überraschend hohe Rezidivrate beobachtet.

Weitere *klinische Aspekte* ergaben nach ZINSER (1972), daß bei einer mittleren Größe der Mammakarzinome von 2–5 cm in 40–50% keine vergrößerten axillären Lymphknoten durch die Palpation festzustellen sind. In etwa 20–30% sind die Lymphknoten palpatorisch vergrößert, bei 60–70% kann man von der Größe des Primärtumors ausgehend mit der Wahrscheinlichkeit axillärer Lymphknotenmetastasen rechnen. Der große Primärtumor führt in Abhängigkeit von seiner Lage und von der Größe der Brustdrüse zu klinisch erfaßbaren Symptomen, die ein Übergreifen auf die äußere Haut oder auf die Thoraxwand signalisieren: Ödem der Haut, Erythem, Ulzerationen, Fixierung des Tumors auf seiner Unterlage. Fortgeschrittene Phasen eines *inkurablen Geschwulstleidens mit infauster Prognose* sind gekennzeichnet durch:

1. Chronisches, induriertes Ödem der Haut, häufig verbunden mit einer diffusen (plattenförmigen) lymphangischen Karzinose der Haut im Bereich der Mamma, der Thoraxwand, der Supraklavikular- und Cervikalregion.
2. Lenticuläre Metastasen der Haut, häufig in Verbindung mit Narbenrezidiven.
3. Cancer en cuirasse und inflammatorisches Karzinom.
4. Klinische Symptome supraklavikulärer und parasternaler Metastasen.
5. Fernmetastasen.

(Lit.: EHLERS, 1962; WIDOW, 1968; SCHWAIGER und HERFARTH, 1968).

5. Pathohistologische Kriterien

Differenzierungsgrad und Prognose der verschiedenen Formen des Mammakarzinoms sind im Zusammenhang mit der speziellen Tumorpathologie behandelt worden (Abschnitt IV), so daß an dieser Stelle nur einige allgemeine Gesichtspunkte erörtert werden. Die Frage einer Prognostizierung aufgrund des histologisch definierten Tumortyps stellt sich der Pathologe — bewußt oder unbewußt — indem er mit der Differentialdiagnostik des Karzinoms das wichtigere Kriterium, nämlich die Frage des invasiven oder des nicht invasiven Wachstums beantwortet. In einigen pathomorphologischen Klassifikationen ist diesen Korrelationen Rechnung getragen worden, wobei nach eigenen Untersuchungen im Prinzip davon ausgegangen werden sollte, daß *alle* als Mammakarzinom bezeichneten Geschwülste *die Potenz des invasiven Wachstums* in der Regel realisieren. Der Tatbestand des nichtinvasiven Wachstums oder der präinvasiven Phase bedarf des sicheren Beweises. Aus diesem Grunde sollte in der diagnostischen Terminologie auf ein solches Verhalten des Tumors besonders hingewiesen werden.

Eine prognostische Gliederung der verschiedenen Formen der Mammadysplasien im Sinn von Mastopathien im weiteren Sinne hat HAMPERL (1974) vorgelegt und den Grad der Epithelproliferation, die Ausbildung von Atypien und damit das Risiko für die Entwicklung eines invasiven Karzinoms zum Maßstab erhoben:

1. *Mastopathie ohne Epithelproliferation,*
   Krebsrisiko 1,1:1 bis 1,8:1.
   Sog. Mastopathie 1, Fibrose, Fibrosklerose, einfache Zysten, Gangektasien, ruhende Metaplasien, z.T. chronische Mastitis,
2. *Mastopathie mit regulären Epithelproliferationen,*
   Krebsrisiko 2,4:1 bis 4,5:1.
   Sog. Mastopathie II, proliferierende Mastopathie, Adenose, sklerosierende Adenose, Fibroadenose, Fibroadenome, intraduktale und intrazystische Papillome (Fibroepitheliome), Adenome, proliferierende Metaplasien.
3. *Mastopathie mit atypischen Epithelproliferationen,*
   Krebsrisiko 22:1, Präkanzerose.
   Sog. Mastopathie III, intraduktale, intraduktuläre, intraazinäre und intrapapilläre Epitheliosis, sog. Carcinoma lobulare in situ, atypische Papillome (Epitheliome), atypische, proliferierende Metaplasien.
4. *Präinvasives Karzinom,*
   Alle Karzinome innerhalb präformierter Drüsenteile, bei denen eine Stromainvasion histologisch ausgeschlossen wurde. Sog. Komedokarzinom, papilläres Karzinom, kribröses Karzinom, metaplastische Karzinome.

Eine Gruppeneinteilung der Mammakarzinome unter ähnlichen Gesichtspunkten nach KOUCHOUKOS et al. (1967) geht von ansteigenden Malignitätsgraden und von der wachsenden Metastasierungsfrequenz aus.

Typ I: *Nichtinvasive Karzinome (präinvasive Karzinome)*
Intraduktale Karzinome, papilläre Karzinome.
Morbus Paget, lobuläres Karzinom in situ

Typ II: *Invasive (spät metastasierende) Karzinome*
Gut differenzierte Adenokarzinome (i.S. v. TAYLOR und NORRIS, 1970)
Medulläres Karzinom mit lymphoidem Stroma
Reines gelatinöses Karzinom, papilläres und lobuläres Karzinom

Typ III: *Invasive Karzinome*
Invasive Adenokarzinome, invasive intraduktale Karzinome

Typ IV: *Invasive, nichtdifferenzierte Karzinome.*

Auch diese tabellarische Übersicht zeigt, daß bis auf eine kleine Gruppe von Neubildungen einer hohen Differenzierung und eines geringen Metastasierungsgrades prognostische Aussagen allein vom pathohistologischen Befund aus sehr problematisch sind. Von den invasiven Karzinomen haben bekanntermaßen die gelatinösen Karzinome, die medullären Formen mit Durchsetzung von Lymphocyten und Plasmazellen sowie die nichtinvasiven intraduktalen Karzinome eine günstigere Prognose. Weitere histologische Maßstäbe und prozentuale Angaben zur Überlebenszeit entnehmen wir einer in Tabelle 57 zusammengefaßten Darstellung von McDIVITT et al. (1968) sowie CHRISTOPHERSON (1969), wobei es sich stets um infiltrierende Karzinome handelt.

Tabelle 57. Prognose und histologischer Typ des Karzinoms

Nr.	Typ des Karzinoms	Lymphknoten-metastasen in %	5-Jahres-Überlebens-zeit in %	10-Jahres-Überlebens-zeit in %
1.	Duktales Karzinom (nichtdifferenziert, mit produkt. Fibrose)	60	54	38
2.	Invasives lobuläres Karzinom	60	50	32
3.	Medulläres Karzinom	44	63	50
4.	Muzinöses Karzinom (Ca.gelatinosum)	32	73	59
5.	Komedokarzinom	32	73	58
6.	Papilläres Karzinom	17	83	56

Tabelle 58. Prognose und Form des Karzinoms

	Unregelmäßig begrenztes Karzinom	Gut begrenztes (rundliches) Karzinom
1. Größe	~2,5 cm	3,3 cm
2. lymphozytäre Reaktion	selten	regelmäßig
3. herdförmig intraduktale Ausbreitung	regelmäßig	selten
4. drüsige Differenzierung	möglich	sehr selten
5. histologisches Muster	radiär ausbreitende Zellreihen und -nester	gut begrenzte und konzentrische Zellreihen
6. Zellatypien	weniger	häufig
7. axilläre Metastasen	65%	41%
8. Heilungsraten: ohne Metastasen mit Metastasen	67% 22%	82% 74%

Vor gut 15 Jahren haben LANE et al. (1961) einem anderen prognostischen Parameter Aufmerksamkeit geschenkt, der bislang weitgehend unbeachtet geblieben ist, nämlich der äußeren Form und Begrenzung des Karzinoms. So unterscheiden die Autoren 2 Typen, deren Einzelheiten aus Tabelle 58 hervorgehen. Wichtig ist, daß die Prognose des gut-begrenzten Karzinoms wesentlich günstiger als die des unregelmäßig konturierten Karzinoms ist.

Neben diesen makroskopischen und histologischen Maßstäben für die Prognose sind mehr und mehr zytomorphologische Kriterien in den Vordergrund getreten, die für das Mammakarzinom von STEGNER (1972) zusammengestellt worden sind (Tabelle 59) und damit die Verbindung zu dem folgenden Kapitel herstellen.

Tabelle 59. Prognose und Zytomorphologie des Karzinoms

	Günstig	Ungünstig
1.	Geringe Grade der Kernpolymorphie, Anisonukleose und Kernhyperchromasie Gleichförmige Kerne	Starke Grade der Kernpolymorphie, Anisonukleose und Kernhyperchromasie.
2.	Niedrige Mitosezahl	Hohe Mitosezahl
3.	Niedrige ^{3}H-Thymidin-Einbaurate	Hohe ^{3}H-Thymidin-Einbaurate
4.	Homogene Differenzierung der Tumorzellpopulation	Heterogene Differenzierung der Tumorzellpopulation
5.	Hohe zytoplasmatische Differenzierung (der Matrixzelle ähnliches Organellensortiment)	Geringe zytoplasmatische Differenzierung (Organellenarmut, mangelnde Spezialisierung)
6.	Abortive oder partielle zellspezifische Sekretion	Keine zelluläre „Berufsfunktion"
7.	Epitheloide Zellkohärenz	Zelldissemination
8.	Tubuläre oder azinäre Formationen	Keine Drüsenstrukturen.
9.	Bildung utramikroskopischer Basalmembranen	Fehlende ultramikroskopische Basalmembranen
10.	Lympho- und plasmazelluläre Randinfiltration	Fehlende zelluläre Begleitreaktion
11.	Geringe oder fehlende vaskuläre Invasion	Starke vaskuläre Invasion
12.	Produktiv-fibrosierende Prozesse (Pseudoencapsulation)	Übergreifen auf das extramammäre Gewebe

6. Grading des Mammakarzinoms

Zu den wichtigsten Gesichtspunkten bei der prognostischen Beurteilung des Mammakarzinoms zählt neben der Metastasierungsneigung die Abschätzung des Malignitätsgrades des Tumors. Als solchen verstehen wir die Resultante aus tumoreigenen aggressiven Faktoren und den Abwehrmechanismen des Tumorträgers oder Tumorterrains. Zu diesem Komplex treten weitere klinische, genetische und individualpathologische Aspekte, die in Kap. T, I. erörtert worden sind. Hier geht es um die pathomorphologische, insonderheit um die histologisch und zytologisch erfaßbare Malignität, die auf die Elemente der Tumorpathologie, auf die Frage der Differenzierung und Entdifferenzierung einer Geschwulst zurückgreift, für die David von HANSEMANN die beiden Begriffe der „Prosoplasie" und Anaplasie" inaugurierte. In der Arbeit über die asymmetrische Zellteilung (1890) definiert er seine Vorstellung: „Viele Zellen ... habe ich ‚anaplastische' genannt, d.h. sie sind von einem höher differenzierten Zustand in einen geringer differenzierten übergegangen". Die Anwendung dieser an Geschwülsten vieler Organe geprüften elementaren Erkenntnis ist *die* Voraussetzung für das „Tumorgrading" geworden, das erst Bestätigung von BRODERS (1920) am Lippenkarzinom fand: Wachsende Tumoranaplasie verschlechtert die Prognose und vermehrt die Zahl an Metastasen.

In der Pathologie des Mammakarzinoms hat erstmals SALOMON (1913) die Bedeutung der Anaplasie für die Prognose untersucht. Aber erst 1925 wurde die Konzeption von v. HANSEMANN in systematischer Bearbeitung von GREE-

NOUGH an 73 Mammakarzinomen unter Anwendung von 10 Kriterien studiert. Danach wird die Prognose vor allem von Drüsenbildung, Sekretion im Primärtumor, von Kernpolymorphie, Hyperchromatose und Mitoserate beeinflußt. Bei der Dreiergraduierung entfielen auf Grad I = 26%, Grad II = 45%, Grad III = 29% der Karzinome. Dabei erreichten 68% der Fälle mit niedrigem Malignitätsgrad die 5-Jahres-Überlebensgrenze, wohingegen kein Fall mit dem höchsten Malignitätsindex länger als 5 Jahre lebte. An diesem Prinzip orientierten sich weitere Untersucher, von denen WHITE (1927), PATEY und SCARFF (1928, 1929), HAAGENSEN (1933, 1956), SCARFF und HANDLEY (1938), GRICOUROFF (1948), BLOOM und RICHARDSON (1957), HULTBORN und TÖRNBERG (1960) sowie TOPOL und BERGSTEINOVA (1961) genannt seien.

Einen Fortschritt in diesen Bemühungen brachte die histologische Beurteilung von 154 Fällen durch HAAGENSEN (1933) mit den Kriterien des papillären oder intraduktalen Wachstums, der adenoiden Zellanordnung, Schleimbildung, Polymorphie, Hyperchromatose und Mitosegehalt. Bei einer Graduierung in 3 Stufen (gut – mittel – schlecht) lag die Überlebensrate nach 5 Jahren bei Grad I bei 80%, Grad II bei 66%, Grad III bei 13%. In einer weiteren Reihe des Autors an 1103 Karzinomen wurde eine Überlebensrate für die Grade I, II, III von 78, 48 und 33% gefunden, wobei die Zahl der Fälle pro Grad anstieg.

Während die Zuordnung von GICOUROFF (1948) nach der zellulär orientierten Typisierung von DELBET (1927) keine Verbreitung fand, hat sich das auf den genannten Voruntersuchungen basierende Tumorgrading nach den Untersuchungen von BLOOM (1950 a, b) von BLOOM und RICHARDSON (1957) als ein zweckmäßiges System erwiesen und mehr und mehr durchgesetzt.

Maßstab sind folgende histologische Merkmale:

1. *Hoher Differenzierungsgrad mit Tubulus- oder Acinusbildung* und Anordnung um ein mehr oder weniger zentrales Lumen.
   Cave Spaltbildungen oder Schrumpfungsartefakte!
   Bewertung: 1 Punkt: gut entwickelte (reife) Tubuli
                2 Punkte: modifizierte (unreife) Tubuli
                3 Punkte: fehlende oder geringgradige Differenzierung

2. *Pleomorphie der Zellkerne:* Größe, Form; optischer Eindruck – keine Maßangaben.
   Bewertung: 1 Punkt: weitgehende Isomorphie
                2 Punkte: Größen- und Form-Varianten
                3 Punkte: Stark wechselnde Größen und Formen (Riesenkerne u.ä.)

3. *Hyperchromasie und Mitosen:* Je stärker – desto ungünstiger! Vor allem im Gebiet der zellreichen Invasionszonen in der Tumorperipherie.
   Bewertung: 1 Punkt: Vereinzelt Hyperchromasie und Mitosen
                2 Punkte: 2 oder 3 Mitosen in den meisten Gesichtsfeldern
                3 Punkte: hohe Mitosenzahl, bizarre Kerne, Riesenzellbildung.

Beurteilung der pro Tumor zu addierenden Punkte:
Grad I   bei 3–5 Punkten = niedriger Malignitätsgrad
Grad II bei 6–7 Punkten = intermediärer Malignitätsgrad
Grad III bei 8–9 Punkten = hoher Malignitätsgrad.

Für den Untersuchungsgang ist zu beachten, daß ein Schnitt pro Tumor unzureichend ist. Die Autoren empfehlen 2 oder 3 Präparate, um Unterschiede in den Tumorregionen erfassen oder ausschließen zu können. HAAGENSEN (1933) fand bei 164 Fällen in 11% Differenzen mit Auswirkung auf das Grading. Axilläre Lymphknoten-Metastasen waren in 82% grading-identisch, Fernmetastasen ergaben auch nur geringfügige Unterschiede, so daß nach BLOOM und RICHARDSON (1957) aus diesem Verhalten eine bemerkenswerte Grading-Konstanz des Einzeltumors hervorgeht. Für die Karzinome ergeben sich je nach Differenzierungsgrad ganz wechselhafte Muster und es entspricht der klinischen Erfahrung, daß das reine Carcinoma gelatinosum (kolloides Karzinom) in etwa 70% dem Grad I oder II zuzuordnen ist, während das intraduktale und Comedokarzinom, je nach seiner Ausbreitungsneigung, viel häufiger zu Grad II und Grad III neigt als zu Grad I.

HULTBORN und TÖRNBERG (1960) geben in ihrem Grading mehr dem Tumorwachstum als dem Malignitätsgrad den Vorrang gegenüber histologisch-zytologischen Veränderungen, deren Ergebnisse Abb. 421 wiedergibt. Anhand von 641 Mammakarzinomen stellte SCHIØDT (1966) in einer gründlichen und vielseitigen Bearbeitung dieser Fragen in 20% den niedrigsten, in 56% den intermediären und in 24% den höchsten Malignitätsgrad fest. In der schematischen Darstellung (Abb. 421) sind einige Werte enthalten, die z.T. unterschiedliche Urteile widerspiegeln: Für Grad I fanden 3 Autoren Frequenzen von ca. 10%, SCHIØDT (1966) gibt 20% an und BLOOM und RICHARDSON (1957) auf Kosten des Grades II sogar 26%. Grad II liegt zwischen 50 und 60%, wobei HAAGENSEN (1956) zugunsten Grad III mit 38% am niedrigsten liegt und die eigenen Befunde das breiteste Band zeigen. Etwa ein Viertel oder ein Drittel der Karzinome entfällt auf Grad III.

Es wird hier eine Schwäche dieses Verfahrens deutlich, die in einem beträchtlichen Maß an subjektiv-bedingter Zuordnung zu den einzelnen Graden, vor allem zu Grad II besteht. Hier liegt ein „Sammeltopf" mit unscharfen Grenzen, der wahrscheinlich zu einem kleinen Teil auf technische Mängel (zu dicke Schnitte, nicht repräsentative Tumorbezirke) zurückzuführen ist. Zum anderen entsprechen die mit je 2 Punkten gewerteten Veränderungen in der Tat der Mehrzahl der Karzinome der Brustdrüse und deren Häufigkeit in den einzelnen Klassen.

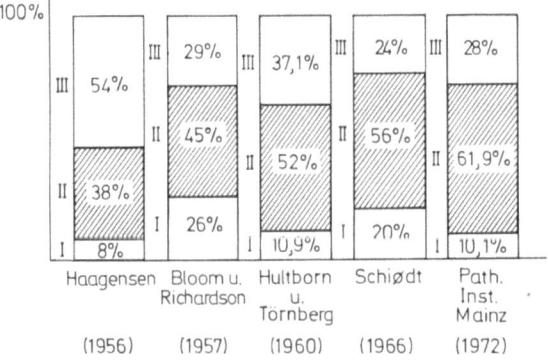

Abb. 421. Grading des Mammakarzinoms verschiedener Autoren

Tabelle 60. Literaturangaben zu Grading und 5-Jahres-Überlebenszeit

Untersucher	Zahl der Fälle	Grad I	Grad II	Grad III
GREENOUGH (1925)	73	68%	33%	—
HAAGENSEN (1933)	358	80%	38%	13%
HAAGENSEN (1956)	1 103	78%	48%	33%
BLOOM u. RICHARDSON (1957)	1 409	75%	53%	31%
HULTBORN u. TÖRNBERG (1960)	525	98%	78%	37%
SCHIØDT (1966)	641	88%	66%	37%

Weitere Studien zur histologischen Gradeinteilung an 876 Mammakarzinomen nach der Methode von SCARFF liegen von TOUGH et al. (1969) vor, die ebenfalls Beziehungen zwischen Grading und Prognose aufzeigten.

Da unseren Ergebnissen keine katamnestischen Untersuchungen zugrunde liegen, können wir auch keine Aussage über die Prognose, über die Überlebenszeit, über die Abhängigkeit bei Metastasenbildung und über weitere klinische Faktoren machen. Dies wurde jedoch unter anderen von HAAGENSEN (1956), von BLOOM und RICHARDSON (1957), von HULTBORN und TÖRNBERG (1960) und von SCHIØDT (1966) unternommen, die alle weitgehend übereinstimmend feststellten, daß die 5-Jahres-Überlebensrate bei Grad I am höchsten ist, dagegen bei Grad III am niedrigsten. Ebenso stellten sie fest, daß eine Abhängigkeit vom Malignitätsgrad und dem Prozentsatz der axillären Metastasenbildung zum Zeitpunkt der Operation besteht. Die Beziehungen zwischen Grading und 5-Jahres-Überlebenszeit gehen aus Tabelle 60 hervor und besagen, daß von dem jeweiligen Grad nach 5 Jahren n% leben.

Neben HAAGENSEN (1956) hat sich vor allem SCHIØDT (1966) mit weiteren Gesichtspunkten des Grading auseinandergesetzt und Relationen zur Metastasierung, zur Größe des Primärtumors, zum Alter der erkrankten Frauen, zur Mitosezahl im Tumor und zur Dauer der Symptome aufgestellt. Wichtige Ergebnisse sind hierzu in Tabelle 61 (nach HAAGENSEN, 1971) enthalten.

Einer prognostischen Typisierung des Mammakarzinoms anderer Art bedient sich FLORA HARTVEIT (1971, 1972) sowie MAEHLE und HARTVEIT (1973):

Typ I: schlechte Prognose.
Zytologisch unscharfe Zellgrenzen, unregelmäßige Kerne, helles Nukleoplasma, gelappte Kernkonturen.

Typ II: Intermediärtyp.
Zytologisch scharfe Zellgrenzen aber unregelmäßige Zellmembran

Typ III: gute Prognose.
Zytologisch scharfe Zellgrenzen, viel Zytoplasma, glatte Kernmembran. Höhere Differenzierung.

Die Prognose ist bei Typ I ungünstig, Überlebenszeit bis 5 Jahre; bei Typ III bis zu 69% Überlebenszeit von 10 Jahren. Im Vergleich zwischen bioptisch

Tabelle 61. Grading-Ergebnisse von undifferenzierten Mammakarzinomen nach radikaler Mastektomie. (Nach STOUT, Presbyterian Hospital, 1915–1942.)

Grading	Zahl der Fälle	Mittlere Größe des Tumors (cm)	% mit axillären Metastasen	5-Jahres-Überlebens-zeit in %	Standard-abweichung
Grad I					
ohne Metastasen	21	2,6		100,0	
mit Metastasen	20	4,4		65,0	± 10,7
Gesamt	41	3,4	48,8	82,9	± 5,9
Grad II					
ohne Metastasen	89	4,0		68,5	± 4,9
mit Metastasen	154	4,8		36,4	± 3,9
Gesamt	243	4,5	63,4	48,1	± 3,2
Grad III					
ohne Metastasen	147	4,1		62,6	± 4,0
mit Metastasen	335	5,8		19,1	± 2,1
Gesamt	482	5,3	69,5	32,4	± 2,1
Alle Grade					
ohne Metastasen	257	4,0		67,7	± 2,9
mit Metastasen	509	5,5		26,1	± 1,9
Gesamt	766	4,9	66,4	40,1	± 1,8

und autoptisch festgestellten Karzinomen war Typ III bei den chirurgischen Fällen in 1%, bei den obduzierten Fällen in 16% anzutreffen, woraus die Autorin (1973) schließt, daß die Prognose quoad vitam auch bei den differenzierten Krebsen ungünstig ist. Ein von TURNER und BERRY (1972) geführter Vergleich zwischen dem Grading von BLOOM und RICHARDSON (1957) und HARTVEIT (1971) ergab beträchtliche Differenzen in der 5- und 10-Jahres-Überlebenszeit bei den niedrigsten Malignitätsstufen von 14 bzw. 39% zu 0 bzw. 3% bei HARTVEIT und eine quantitative Verschiebung zu der höheren Malignitätsstufe.

Um subjektive Einflüsse zu vermindern, sollte man die histologisch-zytologische Durchmusterung für ein Grading wiederholen und/oder von einer zweiten Person kontrollieren lassen. Wie unterschiedlich die Ergebnisse allerdings ausfallen können, ergab die Studie von CHAMPION und WALLACE (1971) mit etwa 30% Differenzen!

Das Tumorgrading basiert auf der Vorstellung, daß Gewebe- und Zellbild eines Tumors prospektive Entwicklungen ausdrücken. Schrifttum und eigene Untersuchungen machen die vielfältigen Probleme und Unsicherheiten deutlich, die sich hieraus ergeben und seit Jahrzehnten diskutiert werden. Auch wenn die genannten Verfahren einfach und ohne komplizierte Apparaturen durchzuführen sind, hat sich das histologisch-zytologische Tumorgrading nicht recht durchsetzen können und nur vereinzelt Freunde und Anerkennung gewonnen. Das könnte sich ändern, wenn die prognostische Sicherheit durch Einbeziehung weiterer Parameter erhöht wird, wozu vor allem die histologische Klassifizierung, eine kritische klinische Stadieneinteilung und das Urteil über Abwehrmechanismen des Organismus zählen.

7. Prognose und Lymphknotenmetastasen

Nach chirurgischen und pathohistologischen Erfahrungen an 3 674 Fällen (Tabelle 62) mit radikaler Mastektomie werden in genau 50% axilläre Lymphknotenmetastasen gefunden. Diese Pauschalangabe bezieht alle Formen der Tumorabsiedelung ein, also auch Mikrometastasen von wenigen Tumorzellen oder Zellgruppen, die klinisch in keiner Weise erfaßbar sind. Des weiteren kennen wir Hyperplasien axillärer Lymphknoten bei Mammakarzinomen durch eine Sinushistiozytose und damit als Ausdruck eines reaktiven (Abwehr-) Prozesses. Daher ist häufig eine klinische Differenzierung zwischen reaktiver und neoplastisch-metastatischer Hyperplasie axillärer Lymphknoten durch eine Palpation nicht möglich. Aber gerade dieser Befund ist für die Klassifizierung des Tumors von großer Bedeutung. Nach klinischen Untersuchungen (ZINSER, 1972) werden in etwa 60% der Frauen mit Mammakarzinomen keine palpablen Lymphknoten festgestellt, in 36–38% tastbare, aber mobile axilläre Lymphknotenvergrößerungen. Nur in 3–4% findet der untersuchende Arzt wesentlich vergrößerte, fixierte und als Tumormetastasen eindeutig imponierende Veränderungen. Eine Übereinstimmung zwischen klinischem und histopathologischem Lymphknotenbefund wird in 65–70% erreicht, Diskrepanzen liegen in 30–35% vor. Von den Fällen mit histologisch nachgewiesenen Lymphknotenmetastasen wurden nach ZINSER (1972) 54% klinisch richtig diagnostiziert, bei negativem Palpationsbefund wurden mikroskopisch in 39% Lymphknotenmetastasen festgestellt.

Es ist unbestreitbar, daß die Frequenz axillärer Lymphknotenmetastasen mit der Größe des Primärtumors korreliert. Kombinierte klinische und histologische Untersuchungen an diesen Lymphknoten besagen, daß die Überlebensrate in denjenigen Fällen am höchsten ist, in denen beide Befunde negativ sind und positive klinische und histologische Ergebnisse eine beträchtliche Verminde-

Tabelle 62. Frequenz axillärer Lymphknotenmetastasen bei radikaler Mastektomie

Autor	Zeitraum	Zahl der radikalen Mastektomien	Frequenz axillärer Lymphknotenmetastasen
SPRATT u. DONEGAN	1967	704	56,7%
LEWISON	1946–1950	253	54,5%
BUTCHER	1950–1955	397	54,2%
MILLER	1951–1960	465	48,6%
HAAGENSEN	1935–1957	626	49,4%
DAHL-IVERSEN u. TOBIASSEN	1950–1955	425	41,1%
HANDLEY[a]	1946–1969	804	55,4%
	1935 ... 1969	3674	49,99%

[a]   Zit. nach HAAGENSEN (1971).

rung der Überlebenszeit ergeben. Zu gleichen Resultaten kamen DONEGAN (1967) sowie FISHER et al. (1969) an Hand von 2699 untersuchten Frauen: Mit wachsender Tumorgröße nehmen Lymphknotenmetastasen, Rezidivraten gleichwie Mortalität (5-Jahres-Raten) kontinuierlich zu, wobei die Zahl positiver Lymphknoten (1–3 oder mehr als 4) bei Primärtumoren bis 3,9 cm Durchmesser nicht nennenswert differierte. Beziehungen zwischen Lymphknotenmetastasen (nach radikaler Mastektomie) und 10-Jahres-Überlebenszeit nach HAAGENSEN (1971) ergaben folgendes: Im klinischen Stadium A (CCC) in 70% keine Metastasen bei einer Überlebenszeit von 76%; in 30% Metastasen, vorwiegend in 1–3 Lymphknoten, Überlebenszeit 70%. Im klinischen Stadium B: 24% keine Metastasen, Überlebenszeit 70%, in 76% Metastasen, Überlebenszeit 41%; im klinischen Stadium C: keine Metastasen in 19%, Überlebenszeit 45%; in 81% Metastasen, und zwar überwiegend in mehr als 8 Lymphknoten bei einer Überlebenszeit von 24%. Der Autor stellte somit bei 626 radikal Operierten eine mittlere 10-Jahres-Überlebenszeit von 49,4% fest.

Als prognostische Faktoren werden ferner Lymphknotenhyperplasien bezeichnet, die sich histologisch als Sinushistiocytose erweisen. In einem umfangreichen Schrifttum sind morphologische, immunologische und prognostische Fragen vor allem von BLACK et al. (1953–1960) sowie von CUTLER et al. (1963), CUTLER et al. (1969) diskutiert worden (vgl. Kapitel T, V, 6). Danach wird die Sinushistiozytose der axillären Lymphknoten als Ausdruck eines aktiven Abwehrmechanismus aufgefaßt. Frauen mit derartigen ein- oder beidseitigen Lymphknotenhyperplasien haben nach CUTLER et al. (1969) eine bessere Prognose als Frauen ohne Lymphknotenvergrößerung. Über Korrelationen zwischen Sinushistiozytose, Kerndifferenzierung in Tumorzellen (Größe, Form, Nukleoli, Zahl der Mitosen) berichten CUTLER et al. (1963) und in Verbindung mit lympho-plasmazellulären Tumorinfiltraten bei 900 Norwegerinnen (CUTLER et al., 1969). Die Autoren betonen unter dem Gesichtspunkt morphologisch erfaßbarer Abwehr- und Malignitätskriterien, daß ein medulläres Karzinom mit einem gewöhnlich ungünstigen Kerngrading prognostisch durch das starke lymphoplasmozelluläre Stromainfiltrat als Ausdruck besonderer Abwehrmechanismen kompensiert würde. Ferner wurde geschlossen, daß in Fällen mit günstigen prognostischen Parametern, das heißt mit kleinem Primärtumor, günstigem Kerngrading und Sinushistiozytose, das Vorkommen von Metastasen in weniger als in einem Drittel der axillären Lymphknoten keinen Einfluß auf die Überlebenszeit habe, dagegen, wenn 6 oder mehr Lymphknoten befallen sind. Zu ähnlichen Ergebnissen kamen auch FISHER et al. (1968), die an Operationspräparaten bei 1–3 mikroskopisch nachweisbaren Lymphknotenmetastasen eine 5-Jahres-Überlebenszeit von 62%, bei tumorfreien Lymphknoten eine solche von 76% feststellten.

Die prognostische Bedeutung der Sinushistiozytose wird allerdings in einer Reihe von Untersuchungen in Zweifel gestellt und kritisiert, da sich keine gesetzmäßigen Korrelationen zu Krankheitsverlauf, Überlebenszeit und zytomorphologischen Befunden ergeben haben; MOORE et al. (1960); DIRE und LAIVE (1963); SCHIØDT (1966); KISTER et al. (1969); SILVERBERG et al. (1970). In einer Studie von MAJMUDAR et al. (1971) an 239 Amputationspräparaten (nach HALSTED) wurde eine positive Korrelation der Sinushistiozytose zur Größe des Primärtumors von 1–4 cm Durchmesser beobachtet. 50% der operierten Frauen hatten keine Metastasen, in 20% lagen 1–3 axilläre Lymphknotenmetastasen vor, in 30% mehr als 4 Metastasen, wobei sich zeigte, daß eine Metastasierung in mehr als in 3 Lymphknoten prognostisch einen besonders negativen Einfluß hat.

Über die prognostische Bedeutung von *Mikro- und Makrometastasen* berichteten Huvos et al. (1971) in dem Sinne, daß feinherdige (Mikro-) Metastasen in jedem Falle günstiger als Makrometastasen zu beurteilen sind. Die Beziehung zu den topischen Verhältnissen in der Axilla nach Berg (1955) wurden bei den Lymphknotenmetastasen in Kapitel T, V, 2 besprochen.

Über die Prognose des disseminierten, das heißt hämatogen metastasierenden Mammakarzinoms an 920 Fällen referieren Cutler et al. (1969) und heben hervor, daß das Zeitintervall zwischen Feststellung des Primärtumors und der Generalisation von Bedeutung für den weiteren Krankheitsverlauf ist.

XII. Therapeutische Aspekte

Dieses Kapitel soll lediglich der Information für den Pathologen dienen. Es wird beabsichtigt, die wichtigsten Operationsverfahren und Maßnahmen der konservativen Therapie des Mammakarzinoms aufzuzeigen, wobei weniger auf Einzelarbeiten als auf zusammenfassende Darstellungen und Übersichten zurückgegriffen wird.

Die Tatsache, daß seit einigen Jahren zunehmend frühe Phasen des Karzinoms oder verhältnismäßig kleine Karzinome diagnostiziert werden und zur Behandlung kommen, hat dazu geführt, die Indikation für die klassischen, ausgedehnten Operationsverfahren, insonderheit der Halstedschen Radikaloperation, zu überdenken. Damit hat sich ein gewisser Wandel in der Indikation für diese Operation vollzogen, indem das Ausmaß des operativen Eingriffs mehr und mehr dem Tumorstadium angepaßt wird. Mit einer vertretbaren Einschränkung des Operationsverfahrens soll, ohne Verminderung der Heilungsquote, auch das Ausmaß der Nebenwirkungen herabgesetzt werden. Daher sind eine Reihe von Modifikationen der Halstedschen Operation entwickelt worden, die ebenso wie die einfache oder subkutane Mastektomie ohne oder mit Nachbestrahlung das Ziel haben, bei gleichen Überlebenschancen auch das funktionelle und kosmetische Ergebnis zu verbessern. Theoretisch werden diese Vorstellungen dadurch begründet, daß das Mammakarzinom zum Zeitpunkt der klinischen Feststellung nur bei einem Teil der Erkrankten als ein lokalisierter Prozeß gelten kann und daß die Dissemination und Bildung von latenten Metastasen eigene Wege geht und von einer radikalen Operation häufig nicht aufgehalten oder erfaßt werden kann.

In großer Zahl werden seit Jahrzehnten quantitative Angaben über Operationsergebnisse, Überlebenszeit, Rezidivfrequenz, Häufigkeit von Metastasen und andere prognostisch wichtige Fragen publiziert, die statistisch ausgewertet, gelegentlich zu ganz unterschiedlichen Resultaten führen und manchmal nahezu gegensätzliche Schlußfolgerungen gestatten könnten. In derartige Studien gehen viele variable Faktoren ein, die sich nicht nur auf das Problem der Vergleichbarkeit der Tumorstadien beziehen, sondern auf die Indikation zu einer bestimmten Therapieform. Wenn es durch Selektionen gelingt, weitgehend homogene Gruppen zu bilden, werden die Behandlungsergebnisse meßbar und unter verschiedenen Methoden komparabel (Lit.: HAAGENSEN et al., 1963). Beispiel für eine Selektion operabler Fälle durch bioptischen Ausschluß regionaler Metastasen und Probeexcision (Tripel-Biopsie) stellen die Kollektive von HAAGENSEN mit optimalen Ergebnissen dar. Wird bei gleicher Operationsmethode (Halstedsche Radikaloperation) auf eine präoperative Information über eine Metastasierung in den supraklavikulären und intrathorakalen Lymphknoten verzichtet, wie es allgemein die Regel ist, so ergeben sich naturgemäß prognostische Unterschiede und heterogene Gruppen. Diese Gesichtspunkte und eine Reihe weiterer Faktoren machen es nach KAMMER und BRUNNER (1972) unmöglich, aus retrospektiven Untersuchungen schlüssige Angaben über den Wert eines bestimmten Behandlungsverfahrens zu gewinnen. Die Autoren sind daher zu Recht der Überzeugung, daß nur durch prospektive und gut kontrollierte Studien mit einheitlicher Stadieneinteilung und festgelegter Indikation für die Therapie zuverlässige Vergleiche zwischen den heute angewandten Methoden möglich sind.

1. Chirurgische Behandlungsmethoden

a) Radikale Mastektomie (Radikaloperation, Ablatio mammae)

Die von HALSTED (1894) und von ROTTER (1896) inaugurierte Methode ist der Standardeingriff zur operativen Behandlung des Mammakarzinoms geworden. Die Ablatio mammae besteht aus der Monobloc-Abtragung des Drüsenkörpers, des M. pectoralis major, des Fettgewebes und der Lymphknoten der parapektoralen Region, der Axilla und Infraklavikulargrube. Der M. pectoralis minor wird nicht von allen Operateuren mitentfernt. (Übersichten: SCHWAIGER und HERFARTH, 1968; KREBS, 1975.)

Die Überlebensquoten nach Radikaloperationen sind in zahlreichen Untersuchungen geprüft worden und ergaben nach RUEF (1960) an 788 Fällen für Stadium I und II 55,5%; für alle Fälle 47,4%. BUTCHER (1963) fand bei 425 Fällen für alle Stadien eine 5-Jahres-Überlebenszeit von 60%; nach HAAGENSEN et al. (1963) bei 556 Fällen 72%; 10-Jahres-Überlebenszeit: 56%. DONEGAN (1967) fand bei 704 Fällen 54%; nach 10 Jahren 37%. WATSON (1959) kam bei insgesamt 1055 Fällen zu einer 5-Jahres-Überlebenszeit von 52%. Ergebnisse von 440 operierten Mammakarzinomen (modifiz. Radikaloperation mit M. pectoralis) ergaben nach ZIPPEL (1977) eine 10-Jahre-Überlebenszeit im Stadium I von 52,5%, im Stadium II von 33,3%, im Stadium III von 19,0%.

Wegen der auch heute als sicher geltenden Erfolgsaussichten wird die radikale Mastektomie am häufigsten vorgenommen. Dennoch ist die Tendenz unverkennbar, diese Methode auf weniger Indikationsgebiete zu begrenzen und bei kleinen Karzinomen den eingeschränkten Modifikationen der Radikaloperation den Vorrang zu geben. Zur Frage neuer Therapieprinzipien: LARGIADÈR (1977) und DURST (1977).

b) Erweiterte Radikaloperationen

Die klinischen und pathohistologischen Erfahrungen über die häufige Metastasierung des Mammakarzinoms in die Lymphknotenkette entlang der A. thoracica interna und in die Supraklavikulargrube haben zu Versuchen geführt, durch
eine Ausweitung der Radikaloperation auch diese Lymphknotengruppen chirurgisch zu entfernen. Es hat sich aber gezeigt, daß diese Methoden mit einer
hohen Morbidität und Mortalität belastet sind, so daß diese Verfahren zumeist
wieder aufgegeben worden sind oder nur unter bestimmten Voraussetzungen
angewendet werden.

α) Radikaloperation mit En-bloc-Resektion der Thoraxwand

Exstirpation der Lymphknoten der A. thoracica interna durch Spaltung des
Sternums und Resektion der 2.–5. Rippe bis zur Knorpelknochengrenze nach UR-
BAN (1961, 1967). Über Erfahrungen an 1213 Fällen der Jahre von 1948–1969
berichten BUCALOSSI et al. (1971) und fanden bei Vorliegen von axillären und
internen thorakalen Lymphknotenmetastasen eine 5-Jahres-Überlebenszeit von
28%.

Über Radikaloperationen mit Exstirpation der Mammaria-interna-Lymphknoten bei 59 Fällen berichten DAHL-IVERSEN und TOBIASSEN (1963; Serie I),
wobei eine mittlere 5-Jahres-Überlebenszeit von 51% erreicht wurde. Zu vergleichenden Untersuchungen der 5- und 10-Jahres-Ergebnisse zwischen dieser erweiterten Radikaloperation und der einfachen Mastektomie mit Nachbestrahlung
nach MCWHIRTER nehmen KAAE und JOHANSEN (1968) Stellung.

*β) Radikaloperation mit Exzision der supraklavikulären sowie
der internen thorakalen Lymphknoten nach DAHL-IVERSEN (1963, Serie II)*

Hierbei werden die thorakalen Lymphknoten extrapleural nach Inzision in
die Interkostalräume 2–4 am Brustbeinrand entfernt. Die 5-Jahres-Überlebens-
zeit von 366 operierten Fällen für alle Stadien betrug 70%. In Stadium A
und B wurden nur in 7 Fällen Metastasen in den Lymphknoten der Mammariakette festgestellt.

*γ) Radikaloperation mit Exzision der supraklavikulären, der internen thorakalen
sowie der mediastinalen Lymphknoten nach WANGENSTEIN und LEWIS (1960)*

Diese superradikale Methode ist nach den Autoren mit einer hohen Mortalität belastet (13% bei 50 operierten Frauen: LEWIS, 1953).

Die erweiterten Modifikationen der radikalen Mastektomie nach HALSTED
stellen nicht nur eine große Belastung für den Erkrankten dar, sondern erweisen
sich dann als nicht indiziert, wenn die Lymphknoten tumorfrei sind. Bei der
gegenwärtigen Entwicklung der Diagnostik und Erfassung früher Stadien des
Mammakarzinoms werden diese Verfahren nicht mehr oder nur ausnahmsweise
notwendig sein. Die Erweiterung des operativen Eingriffes wird heute besser
und schonender durch eine Strahlentherapie ersetzt.

c) Modifizierte Radikaloperation (nach PATEY)

Als ein funktionell und kosmetisch besseres, aber prognostisch gleichwertiges Operationsverfahren wie die radikale Mastektomie wurde von PATEY (1948), von HANDLEY und THACKRAY (1963) und von MADDEN (1965, 1972) eine Modifikation der Ablatio mammae eingeführt und erprobt. Dabei handelt es sich um eine Radikaloperation bei Belassung des M. pectoralis major oder um eine einfache Mastektomie mit Entfernung der axillären Lymphknoten und des M. pectoralis minor. Als Nachteile dieser Methode bezeichnet HAAGENSEN (1971) das Verbleiben der interpektoralen Lymphknotengruppe und die erschwerten Bedingungen bei der Revision der Axilla gegenüber der Halstedschen Mastektomie.

Die Ergebnisse sind nach HANDLEY und THACKRAY (1963) gut; die 5-Jahres-Überlebenszeit beträgt im Stadium A (CCC) 75%, in B = 57%, in C = 25%, Mittelwert 50%; das 10-Jahres-Ergebnis liegt für die Stadien A, B, C bei 61%, 25% und 15%. Als Operationsindikation werden kleine Karzinome ohne Metastasen und präkanzeröse Prozesse bezeichnet. Diese Methode wird in Europa mehr und mehr angewendet. Über vergleichende Untersuchungen verschiedener Formen der Mastektomie an 361 Fällen berichten BUSSMANN et al. (1969).

Eine Variante geben FORREST et al. (1976, 1977) als einfache Mastektomie mit pektoraler Lymphknotenbiopsie an, wobei der axilläre Anteil der Brustdrüse bis zur Axilla präpariert und zwischen M. pectoralis major und M. latissimus dorsi abgesetzt wird. Die Lymphknoten liegen im Processus axillaris der Mamma oder außerhalb an der Grenze zum axillären Fettkörper. In 87% werden Lymphknoten für die stets durchgeführten histologischen Untersuchungen gewonnen, ohne daß die Axilla vollständig ausgeräumt wird (CANT et al., 1975; Lit.).

d) Eingeschränkte Operationsverfahren

Die nichtradikalen Operationsmethoden bestehen in der Abtragung des Drüsenkörpers als *einfache Mastektomie* ohne Entfernung der axillären Lymphknoten, zum Teil aber auch mit intraoperativer Exploration der Axilla. Ferner werden Tumoren durch *Segment-* oder *Quadrantenexzisionen (Tylektomie)*, (ATKINS et al., 1972) vorgenommen und schließlich durch eine alleinige *Excision des Tumors* mit dem umgebenden Gewebe, die sog. *Tumorektomie oder Lumpektomie.*

Ziel dieser Untersuchungen um das dem jeweiligen Ausbreitungsstadium des Mammakarzinoms entsprechende Behandlungsverfahren ist, das Ausmaß einer Verstümmelung dort zu mindern, wo erweiterte Radikalität die Überlebenschancen ohnehin nicht verbessern kann (STEGNER, 1975). Hierbei handelt es sich nach diesem Autor um eine Verfeinerung, gleichsam um eine Individualisierung der Therapie, nicht aber um eine grundsätzliche Verbesserung quod sanationem. Die Nachteile dieser Operationsmethoden sind freilich auch scharf kritisiert worden (HAAGENSEN, 1971), vor allem deswegen, weil keine Information über das Vorliegen von Mikrometastasen in den Lymphknoten gewonnen wird und eine exakte Stadieneinteilung nicht erfolgen kann. Daher ergeben sich nach dem Autor auch erniedrigte Überlebensraten nach 10jähriger Beobachtungszeit und eine erhöhte Rezidivfrequenz. Über neue Ergebnisse zur Indikation dieser Verfahren berichten DURST et al. (1974).

α) Einfache Mastektomie

Seit Mitte der fünfziger Jahre wurde zuerst von dem Edinburger Radiologen McWHIRTER (1955, 1957) die *einfache Mastektomie mit Nachbestrahlung* für das Mammakarzinom propagiert und für die Stadien I und II eine 5-Jahres-Überlebenszeit von 58%, für die 10-Jahres-Überlebenszeit von 39% erzielt. KENNEDY und MILLER (1963) kamen für die 5-Jahres-Frist auf 62% für Stadium A und auf 41% für Stadium B (CCC). KAAE und JOHANSEN (1962, 1963, 1974) überprüften die Ergebnisse aus der Radiumstation in Kopenhagen von 1951–1957: Von insgesamt 666 operablen und inoperablen Fällen wurden 335 der erweiterten Radikaloperation zugeführt, 331 der einfachen Mastektomie mit Nachbestrahlung. (5000 rad in 5 Wochen) nach McWHIRTER. Die operable Gruppe umfaßte Stadium I und II, teilweise auch III, insgesamt 83%. Es wurden im Stadium I Überlebenszeiten von 72% nach 5 Jahren, von 54% nach 10 Jahren; im Stadium II jeweils 58% und 43% festgestellt. Gegenüber den radikal operierten Frauen ohne postoperative Bestrahlung wurden mit der Methode nach McWHIRTER sehr ähnliche Ergebnisse hinsichtlich der Überlebenszeiten erzielt, wobei posttherapeutische Komplikationen, insbesondere das Armödem, wesentlich seltener aufgetreten sind.

Die *einfache Mastektomie ohne Nachbestrahlung* wendet CRILE (1961, 1973) in Cleveland für das Stadium I an und führt eine intraoperative Stadieneinteilung nach Palpation der Lymphknoten der Axilla durch, die gegenüber der perkutanen (mit 30%) mit 7% falschen Ergebnissen belastet ist. Besteht nach diesem Befund Verdacht auf Metastasen, so werden nur die vergrößerten Lymphknoten exstirpiert, um unnötige Störungen im immun-onkologischen Abwehrsystem zu vermeiden. Teilweise führt CRILE die Lymphadenektomie später, d.h. nach einigen Monaten aus. Die 5-Jahres-Überlebensrate für das Stadium I liegt bei diesem Verfahren bei 71%, die 10-Jahres-Rate bei 42–43%, woraus hervorgeht, daß gegenüber der Radikaloperation keine sinnfälligen Unterschiede bestehen, ja, daß sogar vom 5. postoperativen Jahr an die Überlebensrate der einfachen Mastektomie höher liegt. Ob hierbei Selektionsfaktoren eine Rolle spielen, kann nicht entschieden werden. CRILE und HOERR (1971) berichten über 57 Fälle des Stadium I und II, die durch lokale Excision erfolgreich operiert wurden. Gegenüber den Fällen, die in dieser Serie durch Mastektomie behandelt wurden, betrug die Differenz der 5-Jahres-Überlebenszeit 1% (67% lokal, 68% bei Mastektomie). Zur Operationstechnik und Prognose: CRILE et al. (1973).

Die einfache Mastektomie ist ferner indiziert für das Stadium III und IV, entsprechend T_{1-4}, N_{1-3}, M_{0-1}, wenn eine Lymphadenektomie der Axilla zu spät kommt und ausgedehntere Eingriffe die Überlebensrate nicht beeinflussen (DURST et al., 1974).

β) Subkutane Mastektomie

Die Bedeutung dieser Methode besteht darin, daß der gesamte Drüsenkörper ohne Verstümmelung entfernt wird und die Brustdrüsenform entweder sofort oder zu einem späteren Zeitpunkt wiederhergestellt werden kann. Zur Indikation und Technik: BAUMEISTER und BOHMERT, 1975; STRÖMBECK, 1975. Indikationsgebiete für die subkutane Mastektomie sind vor allem Erkrankungen mit hohem Entartungsrisiko im Sinn einer therapeutischen und prophylaktischen Maßnahme, also proliferierende Mastopathia cystica fibrosa mit Atypien, eindeutig nicht-invasive (intraduktale) Karzinome, Carcinoma lobulare in situ. Hinzu kommen seltene Anlässe wie rezidivierende und narbenbildende Mastitiden und chronisch fortdauernde Umbauprozesse ohne Heilungstendenz. Weitere Erfahrungen zur Indikation und Technik: RIEBEN (1976).

γ) Partielle Mastektomie (Quadranten- oder Segmentresektion, Tylektomie)

Die Teilresektion der Mamma zur Karzinombehandlung ist eine zu Recht umstrittene Operationsmethode, die nur für ein ganz begrenztes Indikationsgebiet und unter bestimmten Bedingungen Anwendung finden sollte. Hierzu gehört beispielsweise die Ablehnung der Mastektomie durch die Patientin. Auch angesichts der naheliegenden Vorbehalte der unzulänglichen Radikalität und der Rezidivfrequenz liegen bei strenger Indikationsstellung günstige Erfahrungen vor, die von STEGNER (1975) tabellarisch zusammengestellt worden sind. Wichtigste Indikation ist das kleine Karzinom ($T_0 N_0 M_0$; $T_1 N_0 M_0$) „minimal cancer" bis 5 mm Durchmesser, das großzügig, das heißt mit einer breiten Manschette umschnitten werden und nachbestrahlt werden soll. ZIPPEL und CITOLER (1976) fanden bei 5 minimal cancers keine Tumorresiduen in der Mamma. Therapeutische Untersuchungen von CRILE (1972) an 40 peripheren Karzinomen bis 5 mm Durchmesser nach lokaler Exzision ergeben eine 5-Jahres-Überlebenszeit von 76% gegen 71% nach Mastektomie. ATKINS et al. (1972) fanden für Stadium I nach partieller Mastektomie mit Bestrahlung gegenüber radikaler Mastektomie keine Unterschiede; lediglich bei Tumorexzision eine erhöhte Rezidivrate. Gleiche Ergebnisse erzielten RISSANEN und HOLSTI (1974).

δ) Tumorektomie

Die Tumorenukleation oder Lumpektomie kleiner Karzinome wird wegen der Gefahr der unvollständigen Entfernung des Tumors und der damit verbundenen hohen Rezidiv- und Metastasierungsgefahr von chirurgischer Seite abgelehnt (KREBS, 1975). Unter dem Titel „pitfalls of local excision" weisen SHAH et al. (1973) ebenfalls auf die Gefahren dieser Methode an Hand von 508 Fällen hin. In 59% fand sich nach Tumorexcision ein Resttumor oder ein multizentrisches Karzinom. Es ergab sich eine Korrelation zwischen Primärtumorgröße, Frequenz des residualen Tumors und axillären Metastasen. Bilaterale Karzinome lagen in 22% vor. Die Autoren warnen daher vor Anwendung der lokalen Tumorexzision in der Therapie des Mammakarzinoms. Dafür sprechen auch Untersuchungen von GHOSSEIN et al. (1976) die von 36 Fällen (T_1 und T_2) mit Tumorektomie 19mal (50,3%) eine unvollständige Exzision nachweisen konnten.

Wenn auch über bemerkenswert hohe 5-Jahres-Überlebensraten berichtet wird (STEGNER, 1975) und kosmetisch gute Ergebnisse erzielt werden, ist aus der Sicht der Pathomorphologie dieser Methode die Zustimmung zu versagen, es sei denn, sie bleibt nur für ganz bestimmte Fälle reserviert, die dann einer entsprechenden Strahlentherapie und Nachsorge zugeführt werden. Vor allem ist erforderlich, die Patientin über mögliche Folgen bei eingeschränkten Operationsverfahren aufzuklären, wozu das prognostisch ungünstige Symptom eines Tumorrezidives gehört.

Im Hinblick auf die Langzeitergebnisse ist jedoch festzustellen, daß es *besser ist, die klassischen Operationsmethoden gekonnt auszuführen als mit derartig eingeschränkten Verfahren zu experimentieren.*

Über EKG-Veränderungen nach Mammaamputationen berichtet SCHNEIDER-BIBUS (1973).

2. Zur Strahlentherapie

Die Strahlenbehandlung stellt heute eine wichtige Maßnahme im Therapieplan des Brustdrüsenkrebses dar, die als postoperative Bestrahlung die chirurgische Behandlung ergänzt oder bei ausgedehnten Karzinomen sowie beim inflammatorischen Karzinom als alleinige Lokaltherapie angewendet wird. Die radiologischen Erfahrungen enthalten Übersichten von STENDER (1966), SCHEURLEN et al. (1969), RISSANEN (1969), FISHER et al. (1970), LÖHR et al. (1972), SACK und SCHERER (1972), BESSLER (1972), WIELAND und HYMMEN (1973).

Präoperative Bestrahlungen erwiesen sich nach den im Schrifttum niedergelegten Ergebnissen im Hinblick auf die erwünschte Lymphabflußblockade oder Zerstörung des Tumorgewebes als weitgehend wirkungslos. STENDER (1966) räumt dieser Methode ein spezielles Indikationsgebiet für schnell wachsende oder lokal fortgeschrittene Tumoren ein (vgl. S. 849).

Alleinige Bestrahlung des Mammakarzinoms kann in fortgeschrittenen Phasen zu befriedigenden Ergebnissen führen, wenn die Dosierung hoch genug gewählt wird. In einer Zusammenstellung von STENDER (1966) über Untersuchungsergebnisse mehrerer Autoren ergaben sich 5-Jahres-Überlebenszeiten für die Stadien I und II von 63–67%, für die Stadien III und IV Prozentsätze von 10–30%. Im Stadium IV wird in der Regel nur die Strahlentherapie ausgeführt, wobei die Dosis von der Tumorausbreitung und vom Ausmaß der Fernmetastasierung bestimmt wird.

Die primäre Strahlentherapie des Mammakarzinoms ist unter Megavoltbedingungen nach AMALRIC et al. (1971) der chirurgischen Behandlung nicht unterlegen. Die Autoren verwendeten eine Cäsium-137-Teletherapie und erzielten gute Erfolge.

Die *postoperative Strahlentherapie* steht im Vordergrund dieser Behandlungsmethoden und soll vermöge ihrer kanzeriziden Wirkungen die Operation ergänzen. Das Ziel ist die Zerstörung oder Devitalisierung von in situ verbliebenen Tumorresiduen, von lokalen Metastasen und damit die Verhinderung des Auftretens von Rezidiven des Mammakarzinoms. In einer umfangreichen Literatur sind die radiologischen und prognostischen Erfahrungen niedergelegt, deren Bedeutung bisher unumstritten war (LÖHR et al., 1972). Im neuen Schrifttum werden jedoch mehr und mehr radiogene immunsuppressive Effekte diskutiert (vgl. Kapitel I, 20), wenn Lymphknoten routinemäßig bestrahlt werden, bevor Rezidive oder Metastasen nachweisbar sind. Diese Bedenken sind bei einem

Vorliegen von Metastasen in den Lymphknoten bisher nicht aufgekommen. Der Wert einer Nachbestrahlung nach Radikaloperationen wird nach KAMMER und BRUNNER (1972) für streng lokalisierte Stadien ohne tastbare axilläre Lymphknoten ernsthaft in Frage gestellt, wobei sogar mit ungünstigen Effekten gerechnet werden muß. Daher erklärt sich die Tatsache, daß sich Karzinome in Stadium I mit und ohne postoperative Strahlentherapie etwa gleich verhalten. STENDER (1966) empfiehlt aber auch in diesen Fällen und zwar bei Tumorgrößen >2 cm und medialer Lage (Lymphknoten der Mammariakette) eine Nachbestrahlung.

Einen besonderen Rang hat die Strahlentherapie durch die Erfolge von MCWHIRTER gewonnen, wodurch nahezu dieselben prognostischen Ergebnisse durch einfache Mastektomie und Nachbestrahlung wie durch radikale Mastektomie erzielt worden sind. Ferner wurde festgestellt, daß die einer Radikaloperation folgende Strahlentherapie keine Vorteile bringt (EASSON, 1968; FORREST, 1977, Lit.). Wann die Bestrahlung nach einer Radikaloperation vorgenommen wird, ist ohne Einfluß auf die Überlebenszeit und auf die Frequenz lokaler Rezidive zum Zeitpunkt des Todes (EASSON, 1968). Positiv wirkt sich die postoperative Strahlentherapie auf Rezidive aus, die hierdurch eindeutig vermindert werden. Die Rezidive sprechen unabhängig vom Zeitpunkt des Auftretens gut auf die Strahlentherapie an. In zwei neuen radiotherapeutischen Studien von LEVITT, MCHUGH (1977) und von LEWITT et al. (1977) werden diese Beobachtungen bestätigt und im Hinblick auf die Folgen strahlengeschädigter Lymphknoten gesagt, daß ein negativer Effekt durch immunsuppressive Einflüsse (STJERNSWÄRD, 1974) auf die Überlebenszeit statistisch nicht ermittelt werden konnte.

Zur klinischen Anwendung: In Stadium II (T_2) wird bei verschieblichen axillären Lymphknoten generell intensiv nachbestrahlt, ebenso im Stadium III, in dem z.T. eine zusätzliche Vorbestrahlung empfohlen wird (BESSLER, 1972).

Im klinischen Stadium III (T_3): einfache Mastektomie und intensive Strahlentherapie bei Dosen bis 6000 rad. Im Stadium IV (T_4) wird nur bestrahlt (STENDER, 1966). LÖHR et al. (1972) geben summarisch nach einer kombiniert chirurgisch-radiologischen Therapie des Mammakarzinoms an 2000 Fällen folgende Überlebenszeiten für alle Stadien an: Nach 5 Jahren 53,8%; nach 10 Jahren 33,8%, nach 15 Jahren 22,9%. Hierbei ist bemerkenswert, daß von 378 verstorbenen Frauen, die ursprünglich dem klinischen Stadium I zugeordnet waren, 73% im Laufe von 15 Jahren an Metastasierungsfolgen verstorben sind. Das heißt, daß Operation und Strahlentherapie es nicht vermochten, eine Ausbreitung des Tumors zu verhindern.

3. Zur Hormontherapie

Im Vergleich zu der direkten Wirkung einer chirurgischen, radiologischen und chemotherapeutischen Behandlung auf das Karzinom und auf dessen Absiedelungen trifft die Hormontherapie in erster Linie das Tumormilieu und damit nur indirekt die Geschwulst selbst. Es handelt sich fast ausschließlich um palliative Maßnahmen, deren Wirkungsmechanismen bis heute nur ungenügend aufgeklärt sind. Die therapeutische Erfolgsquote dieser Verfahren liegt im Mittel bei 20–30%. Das bedeutet, daß 70–80% der Erkrankten den z.T. eingreifenden operativen Maßnahmen zur Ausschaltung endokriner Drüsen ohne therapeutischen Effekt ausgesetzt werden. Nebenwirkungen bei Behandlung durch Hormonzufuhr sind weitgehend reversibel, jedoch auch durch gefahrvolle und lebensbedrohende Komplikationen wie die Hyperkalzämie belastet. Die in der internistischen Onkologie gesammelten Erfahrungen sind monographisch von MARTZ (1968) zusammengefaßt worden. Weitere Ergebnisse liegen vor von DENOIX (1970), HAYWARD (1970), LABHART und MARTZ (1971), NAGEL et al. (1971), KAISER (1973), NOWAKOWSKI (1974), OBRECHT et al. (1974), ferner in einer aktuellen Beschreibung verschiedener therapeutische Aspekte von HEUSON et al. (1976).

Es werden unterschieden: 1. Die Therapie durch Hormonentzug, um eine möglichst vollständige Ausschaltung aller Wirkstoffe zu erreichen, die das Wachstum und die Ausbreitung des Tumors fördern, sog. *ablative Hormontherapie.*

2. Die Therapie durch Hormonzufuhr, sog. *additive Hormontherapie* mit der Absicht, das endokrine und metabolische Milieu des Tumors umzustimmen und auf diesem Wege eine Wachstumshemmung zu erreichen.

a) Ablative Hormontherapie

α) Ausschaltung der Ovarfunktion

Frauen mit metastasierendem Mammakarzinom in der Prämenopause gleichwie in den ersten 5 Jahren nach der Menopause reagieren auf eine therapeutische Oophorektomie in 30–40% mit einer objektiven Remission, die etwa 10 Monate anhält. Der Prozentsatz der Frauen mit Remissionen, die älter als 35 Jahre sind, ist größer als der jüngeren Frauen (NOWAKOWSKI, 1974). Dieses Verhalten des Tumors und seiner Absiedelungen zeigt an, daß es sich zumeist um hormonabhängige Karzinome handelt. Prognostisch und therapeutisch günstig reagieren diejenigen Frauen, deren freies Intervall zwischen Auftreten des Primärtumors und Metastasierung möglichst lang ist (MARTZ, 1968).

Die Kastration ist die erste Maßnahme dieser Behandlung, die als operative Oophorektomie mit einer schnelleren Wirkung verbunden ist (10–20 Tage) als eine Menolysebestrahlung mit dem Vorteil der geringeren Belastung. Die Wirkung tritt hierbei erst nach 3–6 Monaten ein (LABHART und MARTZ, 1971). Hierdurch werden radiologisch nachweisbare Rückbildungen der Metastasen und eine wesentliche Besserung des Allgemeinzustandes erreicht.

Die *prophylaktische Oophorektomie* bei Mammakarzinomen ohne Metastasen ist nicht gerechtfertigt und wird daher abgelehnt, zumal man sich einer wirkungsvollen Therapieform beim Auftreten von Metastasen beraubt (NOWAKOWSKI, 1974).

β) Hypophysektomie und Adrenalektomie

Ziel dieser Maßnahmen ist eine vollständige Elimination der Sexualhormone und verwandter Steroide, wobei die Ergebnisse nach vorangegangener Kastration am besten sind. Objektive Remissionen gelingen in 30–50%, subjektive Besserungen in 60–80% mit Remissionsdauer von 3–5 Jahren (LABHART und MARTZ, 1971; OBRECHT et al., 1974). Die Letalität bei transsphenoidaler Hypophysektomie beträgt weniger als 1%, bei Adrenalektomie etwa 10%. Am wenigsten

belastend ist die stereotaktische Isotopenimplantation oder die bipolare Elektro-
koagulation der Hypophyse. Die bilaterale Adrenalektomie ist demgegenüber
ein schwerwiegender Eingriff, der nach HARRIS und SPRATT jr. (1969) bei 64
Fällen in 33% zu Remissionen über 6 Monate geführt hat, allerdings sind
11 von 64 operierten Frauen innerhalb von 10 Tagen verstorben. Indikationsgebiete sind: früheres Ansprechen auf andere endokrine Behandlungsformen,
schmerzhafte Knochenmetastasen, wenig ausgedehnte viszerale Metastasen. Weitere Lit.: ATKINS et al. (1957), BARON et al. (1957/58), HELLSTRÖM und FRANKS-
SON (1959); WENSE (1969); NEWSOME et al. (1971) und FRACCHIA (1971). Der
pathomorphologische Erfolg einer kombinierten endokrin-ablativen Therapie
und zytostatischen Behandlung wird aus dem zu Abb. 429 u. 430 gehörigen
Beispiel mit flächenhafter Rekalzifizierung und Ossifizierung von ausgedehnten
Schädelmetastasen deutlich.

b) Additive Hormontherapie

α) Androgene

Aus umfangreichen Untersuchungen ist bekannt, daß das metastasierende
Mammakarzinom auf eine hochdosierte Testosteronpropionat-Therapie in ca.
20% mit objektiven Remissionen reagiert, wobei die Remissionsfrequenz mit
zunehmendem Alter in der Menopause ansteigt. Es sprechen vor allem lokale
und Weichteilmetastasen, ferner Knochenmetastasen und weniger viszerale Absiedelungen an. Die Remissionsdauer wird mit 7–10 Monaten angegeben (LAB-
HART und MARTZ, 1971). Als Nebenwirkungen sind schwerste, z.T. irreversible
Virilisationserscheinungen bekannt, die die Erkrankten auch psychisch schwer
belasten. Hinzu kommt die Natriumretention mit Auswirkungen auf Herz- und
Nicrenfunktion.

β) Östrogene

Frauen in der Postmenopause, d.h. länger als 5 Jahre nach der Menopause,
sprechen auch auf Östrogenbehandlung mit Remissionen an, die ebenso hoch
wie bei Androgenen (20%) (NOWAKOWSKI, 1974) oder sogar höher liegen und
nach MARTZ (1968) ca. 35% betragen. Rückbildung der Metastasen wird ca.
2 Monate nach Behandlungsbeginn festgestellt; die Dauer der Remissionen beträgt ca. 13 Monate. Hiervon werden vor allem die Weichteilmetastasen beeinflußt.

Es ist bekannt, daß Östrogene auch zu einer Exazerbation des Tumorleidens
führen, das sich klinisch sofort als Schmerzsensationen im Bereich der Metastasen äußert. Über die Hyperkalzämie als Folge und ernsthafte Komplikation
dieser Behandlung vgl. Kapitel XIII, 6.

γ) Weitere Hormonwirkungen

Die Bedeutung der Gestagene in der Karzinombehandlung ist noch nicht
geklärt. KAISER (1973) berichtet über Remissionen von 20–40% nach Gestagen-
Östrogen-Kombinationen im Rahmen einer Zusatztherapie. OBRECHT et al.

(1974) erzielten Remissionen viszeraler Metastasen bei jüngeren Frauen als Alternative zur Androgenbehandlung.

Kortikoide wirken sich günstig auf den Allgemeinzustand aus und sind in der Lage, Rückbildungen des Karzinoms und seiner Metastasen in ca. 15% hervorzurufen (OBRECHT et al., 1974).

Mit dem Ziel, den Östrogen-Rezeptormechanismus zu blockieren, finden *Anti-Östrogene* therapeutische Anwendung. HENNIGSEN und AMBERGER (1977) erzielten in 34% (n = 35) objektive Remissionen.

In der folgenden schematischen Darstellung sind die heute gültigen Prinzipien der Hormontherapie nach GALLMEIER et al. (1975) wiedergegeben (Abb. 422 u. 423).

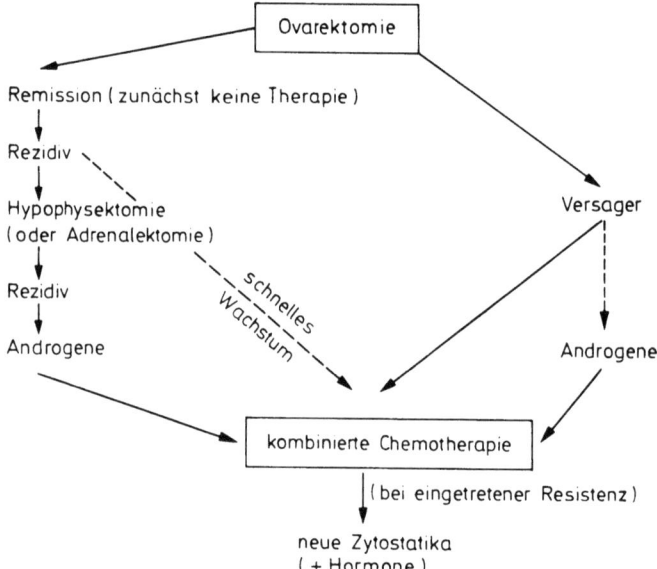

Abb. 422. Therapieschema des metastasierenden Mammakarzinoms vor und bis zu 5 Jahren nach der Menopause. (Nach GALLMEIER et al., 1975)

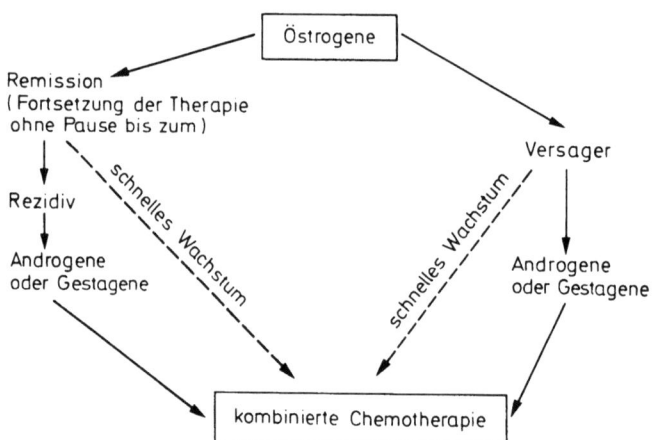

Abb. 423. Therapieschema des metastasierenden Mammakarzinoms mehr als 5 Jahre nach der Menopause. (Nach GALLMEIER et al., 1975)

4. Zur Chemotherapie

In der Behandlung des disseminierten Mammakarzinoms hat die antineoplastische Chemotherapie mit dem Ziel, die Qualität der Überlebenszeit zu verbessern und die Überlebenszeit selbst zu verlängern, zunehmend an Bedeutung gewonnen. Der Erfolg der Chemotherapie hängt vom Ausmaß der Tumorausbreitung zu Beginn der Behandlung ab und ist infolge Limitierung der applizierbaren Dosis umgekehrt proportional der Zahl der Tumorzellen (SCHMIDT und SEEBER, 1975). Es ist somit erforderlich, in einem Stadium der Generalisation die Behandlung zu beginnen, in dem eine „kritische Tumormasse" (SCHMIDT und SEEBER, 1975) noch nicht erreicht ist und die Chemotherapie erfolglos wird. Daher empfehlen die Autoren bei sensiblen Tumoren die „Frühtherapie", die eher zu Vollremissionen oder zu Heilungen führt, wenn sie sich zeitlich an lokale Maßnahmen (Operation, Strahlentherapie) anschließt. Über Entwicklung der klinischen Erfahrungen: KISTER (1971) und NAGEL (1977, Lit.).

Die Chemotherapie ist komplizierter als die Hormontherapie und von Alter, Ausmaß des Tumors und Zeitintervall zwischen Operation und Metastasierung unabhängig (BRUNNER, 1973, 1976). Gegenüber der Hormontherapie liegen die Remissionsquoten höher.

Die Wirksamkeit der verschiedenen Zytostatika in der Behandlung des metastasierenden Mammakarzinoms sind bekannt. Unter den alkylierenden Substanzen sind die Remissionsraten nach GALLMEIER et al. (1975) für Cyclophosphamid (Endoxan ®) 31%, für Stickstofflost 35%; unter den Antimetaboliten erreichen 5-Fluor-Uracil 29%, Methotrexat 33% und Vinblastin sowie Vincristin 20%. Da diese Substanzen verschiedene Angriffspunkte im Zellstoffwechsel haben, wurden Kombinationen dieser Substanzen erprobt, um den therapeutischen Index zu erhöhen und die Ausbildung einer Resistenz zu verzögern. Die Erfahrungen haben eindeutig gezeigt, daß die Polychemotherapie der Monochemotherapie überlegen ist, zumal eine additive Wirkung der Substanzen auf den Tumor nicht mit einer additiven Toxizität verbunden ist (BRUNNER, 1973, 1976). Nach diesem Autor erwiesen sich intermittierende Applikationen verschiedener Zytostatika am wirkungsvollsten und immunologisch günstiger als eine Dauerbehandlung. Für die Langzeit-Therapie werden gegenwärtig sequientelle Behandlungsschemata entwickelt.

Derzeit werden in der Polychemotherapie verwendet:

Als *Tripel-Therapie*: Endoxan + Methotrexat + Prednison (nach BRUNNER, 1969, 1973). Erzielte Remissionsraten 64%, nach GALLMEIER et al. (1975) 57%.

Als *Quintubel-Therapie* (*Cooper-Schema*, 1969): Endoxan + Methotrexat + 5-Fluoruracil, Vincristin und Prednison. Erzielte Remission nach BRUNNER et al. (1973): 75%; nach GALLMEIER et al. (1975) 64%.

Weitere Behandlungsschemata mit Hilfe der Polychemotherapie sind publiziert worden. Dazu zählen das CMF-Schema (Cyclophosphamid + Methotrexat + 5-Fluoruracil) nach BONADONNA (1976); das CMFP-Schema nach CANELLOS et al. (1974) mit Hinzufügung von Prednison und eine Reihe weiterer Kombinationen, die von LAUSCHNER et al. (1976) zusammengestellt worden sind.

Der Effekt dieser Behandlungsform ist weitgehend unabhängig vom Metastasierungstyp. Die besten Erfahrungen wurden von OBRECHT et al. (1974) bei lokaler Metastasierung in 85% erzielt. Bei viszeralen Metastasen wurden Remis-

sionen in 66%, bei Knochenmetastasen in 47% erreicht. Welchen Rang die
Chemotherapie in Zukunft einnehmen wird und ob sie andere Therapieformen
in der Behandlung des Mammakarzinoms nicht nur ergänzen sondern verdrängen kann, wird von der Weiterentwicklung wirksamer und verträglicher Substanzen abhängen.

XIII. Pathologie der Therapie, Tumorrezidiv und metabolische Störungen

1. Pathologie der chirurgischen Therapie

In Verbindung mit der Pathogenese der Fettgewebsnekrosen und traumatischen Veränderungen in den Brustdrüsen (Kapitel J) wurde dargelegt, daß im
Anschluß an eine Exzisionsbiopsie in der Regel ein Hämatom entsteht, das
unter Ausbildung eines Granulationsgewebes in etwa 2–3 Wochen resorbiert
wird. Daraus geht eine Narbe hervor, die die unvermeidlichen Nekrosen des
Fettgewebes in der Umgebung der Inzision einbezieht. Nach einfacher und
radikaler Mastektomie entwickelt sich ein flächenhaftes Granulations- und Narbenfeld, wodurch die äußere Haut auf der Thoraxwand fixiert wird. In Abb. 424a
ist eine regelrechte Hautnarbe nach einfacher Mastektomie abgebildet, die nur
an wenigen Stellen lymphozytäre Infiltrate aufweist. Ursache dieser Exzision
war ein unscharf begrenztes knotiges Infiltrat, das wegen Verdachtes auf ein
Karzinomrezidiv entfernt wurde. Histologisch liegt eine nichtfrische Fettgewebsnekrose vor, die mit Proliferation von Lipophagen, Ausbildung kleiner sog.
Ölzysten und eines unspezifischen Granulations- und Narbengewebes verbunden
ist (Abb. 424b). Diese Beobachtung zeigt die häufigste Indikation für eine Narben-
exzision, nämlich das tumorverdächtige knotige und derbe Infiltrat.

Differentialdiagnostisch ist bei derartigen Reaktionen im Narbenfeld nach
Mastektomien an folgende Möglichkeiten zu denken:

1. Rezidiv des Primärtumors
2. Fettgewebsnekrosen mit Narbenbildung
3. Fremdkörpergranulome um chirurgisches Nahtmaterial
4. traumatische Epithelzysten
5. Flächenhafte Hyperplasien des Rippenperiostes (chronische Periostitis)
6. Hyperplasien des Rippenknorpels und Chondrome.

Fragen der Wundinfektion und Heilungsstörungen werden in diesem Zusammenhang nicht erörtert.

a) Zeitintervall zwischen Biopsie und Mastektomie

Die Frage, ob eine der Mastektomie vorangehende Biopsie eine prognostische
Bedeutung habe, ist vor allem von HAAGENSEN und STOUT (1951) an 495 Operationen mit dem Ergebnis geprüft worden, daß eine Probeexzision bis zu 6 Tagen

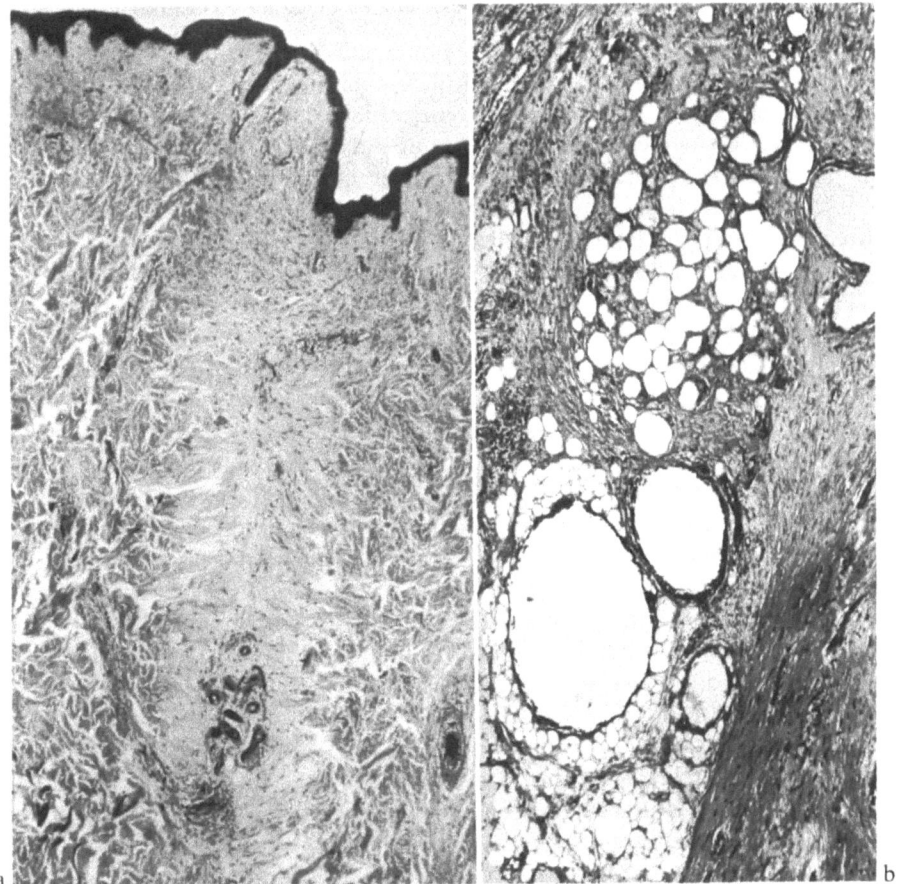

Abb. 424a u. b. Regelrechte Hautnarbe nach Mastektomie mit herdförmig geringgradiger Rundzellinfiltration (a). Fettgewebsnekrosen und Ölzysten mit resorptiver Entzündung im Bereich einer Mastektomienarbe (b). HE. Vergr. 90 ×

vor der Mastektomie keinen Einfluß auf den Krankheitsverlauf (5-Jahres-Überlebensrate) hat. Dagegen wirkt sich ein längeres Zeitintervall (über 12 Tage) ungünstiger aus. Zu gleichen Ergebnissen kam BURKHARDT (1959) unter Einschaltung einer anschließenden präoperativen Bestrahlung, die jedoch keine Verbesserung brachte. GREGL und THORWIRTH (1967) unterstreichen ebenfalls die Tatsache, die für zahlreiche Operateure ohne Möglichkeit einer sofortigen Schnellschnittuntersuchung von Bedeutung ist, daß ein Zeitintervall bis zu maximal 6 Tagen den weiteren Krankheitsverlauf nicht ungünstig beeinflußt. BAUMGARTNER und STAMM (1966) verglichen die 10-Jahres-Heilungsergebnisse von Frauen mit ambulanter Probeexzision und solche mit intraoperativer Schnellschnittdiagnose und konnten bei einem zeitlichen Intervall bis zur Radikaloperation der ersten Gruppe von 1–21 Tagen so gut wie keine Unterschiede feststellen. Gute Ergebnisse bei ambulanter Biopsie erzielten HUNT u. CRASS (1975) sowie BAKER (1977).

b) Karzinomrisiko nach Biopsie wegen benigner Erkrankung

Die Frage einer Antizipation des Mammakarzinoms nach vorangegangener Exzisionsbiopsie wird im aktuellen Schrifttum mit unterschiedlichen Standpunkten diskutiert. Es ist hierbei zu differenzieren, ob der Exzision als operativer Eingriff per se eine gefährdende Bedeutung zukommt oder ob sich das Risiko aus der Eigenart der bestehenden und daher operierten Erkrankung herleitet und schließlich, ob ein latenter Tumor erst post excisionem in Erscheinung getreten ist. Für die erste Möglichkeit liegen — wie bereits gesagt — keine Beweise vor, die dritte Frage ist auf Grund des pathohistologischen Befundes und im Vergleich zur ersten Exzision zu beantworten. Für die zweite Möglichkeit sei auf 3 Studien verwiesen: POTTER et al. (1968) fanden bei 110 Frauen, die wegen einer benignen Erkrankung biopsiert worden waren, nach 9 Jahren im Mittel 10 Mammakarzinome in der ipsi- und kontralateralen Mamma. Das entspricht dem 4,8fachen der normalen Erwartungsrate. Eine Aufschlüsselung der benignen Erkrankungen nach ihrem pathohistologischen Muster und Proliferationsgrad ergab überraschenderweise keine Korrelationen, da die Karzinomfrequenz in allen Gruppen nahezu gleich war, das heißt ein gleichhohes Risiko vorzuliegen scheint. DONNELLY et al. (1975) beschreiben 370 Frauen mit benignen Erkrankungen, die nach 13,5 Jahren in 3,8% ein Karzinom entwickelten. In der Gruppe von 40–49 Jahren lag die Tumorinzidenz 10mal höher als zu erwarten war. Eine besondere Bedeutung wird der Mastopathia cystica fibrosa zugeschrieben, weswegen alle Formen einer Langzeitbeobachtung von 10 Jahren unterzogen werden sollten. Einen kritischen und gegenteiligen Standpunkt zu dieser Frage vertritt DEVITT (1976) und fand bei 1059 erkrankten Frauen (älter als 15 Jahre) 131 Mammakarzinome, von denen nur 14 (= 11%) einer vorangegangenen Biopsie wegen einer benignen Erkrankung der Brustdrüse in früheren Jahren unterzogen worden waren. Von 163 Frauen mit früherer Biopsie waren später 14 (9%) an einem Mammakarzinom erkrankt. Dagegen erwies sich die Karzinominzidenz bei Frauen dieser Serie ohne Biopsie höher und betrug 13%. Diese Ergebnisse besagen, daß *eine Biopsie bei benignen Erkrankungen kein erhöhtes Krebsrisiko* für eine Frau darstellt. Es sei jedoch ausdrücklich vermerkt, daß hierbei intensiv-proliferative oder atypische Dysplasieformen auszuschließen sind, ein Sachverhalt, der unterschiedliche Auffassungen in dieser Frage sehr wohl erklärt.

2. Pathologie und Prognose des lokalen und regionalen Tumorrezidivs

Lokale und regionale Rezidive des Mammakarzinoms treten zumeist nach einem zeitlichen Intervall von 1–2 Jahren im Gebiet der vorangegangenen Operation auf und sind als *örtliche Rezidive* in den Operationsnarben, in der Haut und in der Thoraxwand lokalisiert. Nach Radikaloperation wird das Rezidivterrain medial vom Sternum, kranial von der Klavikula, lateral durch die Medioklavikularlinie begrenzt. Ausgeschlossen sind die Supraklavikularregion nach Radikaloperation und die Axilla nach einfacher Mastektomie. *Regionale Rezidive* sind vor allem in der Axilla und parasternal lokalisiert.

Rezidive sind prognostisch ungünstige Symptome, die eine Tumorgeneralisation signalisieren, welche sich quoad vitam darin ausdrückt, daß fast die Hälfte der an einem Rezidiv erkrankten Frauen innerhalb eines Jahres verstorben ist (DONEGAN, 1967).

a) Pathogenese

Rezidive des Mammakarzinoms haben verschiedene Ursachen, die alle darauf zurückzuführen sind, daß durch oder bei der Operation Tumorzellgruppen in das subkutane Wundgebiet verlagert und implantiert werden. Mechanische, operationstraumatische Einflüsse haben dann Bedeutung, wenn das Karzinom inzidiert wird, bei knapper Umschneidung im gesunden Gewebe oder wenn makroskopisch nicht erkennbare Ausläufer des Tumors in situ verbleiben. Das trifft für laterale oder dystope Positionen des Karzinoms zu, bei in der Tiefe lokalisierten Karzinomen und ist für ausgedehnte intraduktale oder lobuläre, bis in die Peripherie des Drüsenbaumes reichende Karzinome gültig. Neben dieser direkten Implantation spielen Tumorzellembolien aus eröffneten Lymphgefäßen oder Venen eine Rolle, die durch eine Lymphgefäßblockade mit retrograder Verschleppung begünstigt werden kann. Unvollständige Exstirpation axillärer Lymphknoten und eine okkulte lymphangische Karzinose des Fettgewebes werden in gleicher Weise zum Ausgangsort eines lokalen oder regionalen Rezidivs. Absiedelungen in den *supraklavikulären Lymphknoten* wurden vor allem bei erweiterten Radikaloperationen festgestellt und systematisch überprüft. DAHL-IVERSEN (1927, 1951, 1952) fand in einer ersten Untersuchungsreihe in 17% Metastasen in dieser Region, obgleich die Lymphknoten nicht tastbar waren. In einer größeren Serie von 274 Fällen war die Frequenz niedriger und ergab 8,4% Metastasen in den supraklavikulären und gleichzeitig in den axillären Lymphknoten. HAAGENSEN (1971) fand eine Koinzidenz von supraklavikulären und Mammaria-interna-Metastasen. *Rezidive nach Radikaloperation* wurden nach einer Zusammenfassung von 649 Fällen verschiedener Autoren *in den Lymphonodi supraclavicularis in 24%* nachgewiesen.

b) Häufigkeit, zeitliche Entwicklung und Beziehungen zum Primärtumor

In einer Reihe von Untersuchungen zur Rezidivfrage wurden prognostisch und therapeutisch wichtige Teilbefunde erhoben, wobei die Ergebnisse nicht exakt vergleichbar sind: CONWAY und NEUMANN (1949) fanden eine höhere Rezidivquote bei den Fällen mit Hauttransplantaten. Allerdings lagen hier auch vermehrt axilläre Metastasen vor, die diese Frequenz erklären könnten. COLLINS (1956) untersuchte 507 Frauen nach radikaler Mastektomie und beschreibt in 25% erste Rezidive in der Thoraxwand und Axilla der operierten Seite, wobei die Frequenz im Stadium I mit 10%, im Stadium II mit 30% angegeben wird. ZIMMERMAN et al. (1966) stellten nach prä- und postoperativer Strahlentherapie in 8% Rezidive fest. DONEGAN (1967) fand bei 704 Frauen nach radikaler Mastektomie innerhalb von 5 Jahren 17,4% Rezidive, jedoch ohne Unterschiede zwischen Fällen mit üblichem Wundverschluß und Hauttransplantation. Dagegen gibt HAAGENSEN (1971) anhand der von ihm operierten Fälle innerhalb von 10 überprüften Jahren eine Rezidivhäufigkeit von nur 6% an. Aus diesen

Angaben wird vor allem die *Korrelation zwischen Anzahl der erkrankten axillären Lymphknoten und klinischem Stadium zur Rezidivfrequenz* deutlich: Stadium A = 3,5%; B = 11,7%; C = 17%; D = 64% Rezidive bei 626 Fällen. PAWLIAS et al. (1958) unterstreichen diesen Sachverhalt durch eigene Ergebnisse, wonach die Rezidivquote bei axillären Metastasen um das Dreifache ansteigt.

Studien über das *Zeitintervall* nach radikaler Mastektomie von BOYD, ENTERLINE und DONALD (1954) besagen, daß 47% der Rezidive während des 1. postoperativen Jahres, 21% im 2. Jahr, 17% im 3. Jahr und 6,5% nach 5 Jahren beobachtet werden. MORTON und MORTON (1953) stellten 33 Fälle mit Rezidiven nach 15 und mehr Jahren zusammen; DANCKERS et al. (1960) fanden 55 Fälle mit Rezidiven nach 15 Jahren, davon 21 Fälle in der Operationsnarbe, 5 in der Haut und Subkutis und 6 in den regionalen Lymphknoten. In 14 Fällen lagen zugleich Fernmetastasen vor. Aus der Zusammenstellung von DONEGAN (1967) wird deutlich, daß Tumorrezidive jederzeit, d.h. auch viele Jahre nach einer Mastektomie auftreten können, aber eine *eindeutige Häufung in den ersten beiden Jahren nach der Operation* gegeben ist.

Es bestehen ferner *positive Korrelationen zur Größe des operierten Primärtumors:* Karzinome von 1–2 cm Größe neigen in 7,6% zu Rezidiven, Tumoren von 3–4 cm in 16%, Tumoren von 6–7 cm in 30,6% (DONEGAN, 1967). Mit einer höheren Rezidivfrequenz sind ferner diffus wachsende Karzinome verbunden, solche mit Fixation der Faszie und Ausbildung eines Hautödems, kurzum Tumoren, die schon auf Grund ihres Verhaltens in situ Zweifel an der vollständigen Entfernung und an einer günstigen Prognose aufkommen lassen. Von Bedeutung ist ferner der *Hautschnitt* bei der Operation, da bei einem schmaleren Saum als 3 cm von der Tumorgrenze entfernt die Rezidivrate ansteigt. Daher schlägt ZINSER (1972) vor, eine geeignete Umschneidungsfigur zu wählen, die ohne Einschränkung der örtlichen Radikalität eine spannungsfreie Vereinigung der Wundränder zuläßt.

c) Pathohistologie

Feingeweblich imponieren Narbenrezidive als ein indurierter grauweißer Bezirk mit unscharfer Begrenzung, der aus dicht verflochtenen, teilweise hyalinisierten Bändern des kollagenen Bindegewebes besteht. Das Karzinom erweist sich häufig als ein kleinzelliges Infiltrat, das im Corium der Haut und im subkutanen Binde- und Fettgewebe sowie in Narbenfeldern lokalisiert ist und bei flüchtiger Beurteilung manchmal mit einer lympho-histiozytär-entzündlichen Reaktion verwechselt werden könnte. In der Regel dringen die Tumorzellen bis in das subepitheliale Bindegewebe vor und lassen hier eine schmale Zone frei, in der sich lymphozytäre Einstreuungen befinden. Zumeist handelt es sich um Rezidive invasiver duktaler Karzinome, die als kleinzellige, anaplastische, dissoziierte Zellgruppen hervortreten (Abb. 425).

d) Prognose

Im Hinblick auf die Lebenserwartung fand DONEGAN (1967) bei 146 Frauen in 46% Todesfälle innerhalb eines Jahres nach Auftreten des Rezidives. Nur 4% lebten länger als 5 Jahre nach Stellung der Diagnose. HAAGENSEN (1971)

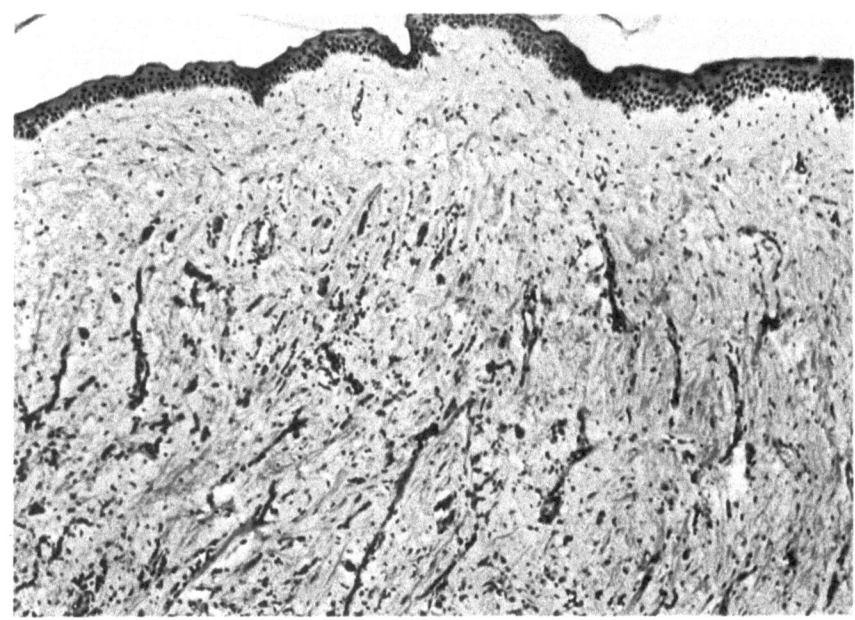

Abb. 425. Narbenrezidiv eines kleinzellig-anaplastischen Mammakarzinoms. HE. Vergr.
230 ×

erzielte etwas günstigere Ergebnisse: Von 556 durch Radikaloperation behandelten Fällen des Stadiums A und B starben 36% 1 Jahr nach Auftreten des
Rezidivs; 13% lebten länger als 5 Jahre. Als Behandlungsverfahren wird in
allen Fällen mit Rezidiven die *Strahlentherapie* vorgeschlagen.

An Hand von 141 Sektionsfällen fand TRAUTH (1974) in 13% Tumorrezidive
in den Amputationsnarben. Die Frauen waren an den Folgen einer hämatogenen
Metastasierung verstorben, ihr Durchschnittsalter betrug 60,7 Jahre. Die Reihenfolge — Rezidiv, Fernmetastasen — war in diesen Beobachtungen nur teilweise
erkennbar. Bei einigen Fällen lagen Rezidiv und Fernmetastasen gleichzeitig
vor, in anderen Fällen waren die Fernmetastasen vor dem Rezidiv diagnostiziert
worden. Häufiger als in dem Gesamtkollektiv wurde ein Zusammentreffen von
Narbenrezidiven und bilateralem Karzinom beobachtet.

3. Pathomorphologie der Mamma nach plastischen Operationen

a) Reduktions-(Verkleinerungs-)Plastiken

Die Behandlung der Makromastie unterschiedlicher Pathogenese (vgl. Kapitel K) ist mit der Gefahr traumatischer oder zirkulatorischer Ernährungsstörungen im Operationsgebiet und von Narben verbunden. Nach STRÖMBECK (1964)
treten bei plastischen Operationen in 8,5% Nekrosen im Fettgewebe auf, wobei
die Häufigkeit der Komplikation sowohl mit dem Grad der Lipomatose des
Drüsenkörpers wie mit dem Umfang der Resektion zunimmt. Nekrosen in der

Haut wurden in 5,4%, Hämatome und Wundheilungsstörungen in 8,2% beobachtet.

b) Augmentations-(Aufbau-, Vergrößerungs-)Plastiken

Bei ein- und beidseitiger Hypoplasie, bei Atrophie oder Involutionszuständen post partum und vor allem nach Mastektomie kann eine Vergrößerungsplastik angewandt werden. Die früheren Verfahren körpereigener Transplantationen wurden wegen mangelhafter Dauerresultate verlassen, da das übertragene Fett- und Bindegewebe starken Schrumpfungen unterliegt. Es traten Fettgewebsnekrosen, Zysten, unregelmäßig-knotige Deformationen auf, die zu einer Asymmetrie beider Organe führten. Mit Entwicklung synthetischer Kunststoffe für alloplastische Implantate wurden die autoplastischen Methoden mehr und mehr aufgegeben. Nach KÖHNLEIN (1974) werden mit körpereigenem Gewebe nur Rekonstruktionen nach Karzinomoperationen vorgenommen. Seit etwa 15 Jahren gelten für die alloplastischen Implantationen technische und biochemische Probleme als weitgehend gelöst, wofür die eindeutigen Erfolge auch bei großzügiger Indikationsstellung und die häufige Anwendung sprechen. KAMMER (1975) schätzt die Zahl von Implantationen von Mammaprothesen in der Schweiz auf 400–500 im Jahr.

In vielen Referaten werden die chirurgischen und klinischen Aspekte der Augmentationsplastiken diskutiert: CRONIN und GEROW (1963); SNYDERMAN und STARZYNSKI (1969); CRONIN und GREENBERG (1970); ASHLEY (1972); KAMMER (1972); FREEMAN (1973); KÖHNLEIN (1974).

Die dominierende *Indikation zur Ersatzplastik* stellt heute die *subkutane Mastektomie* dar, wodurch ohne nennenswerte Veränderungen des äußeren Aspekts der Drüsenkörper gegen ein entsprechendes Implantat gleichsam ausgetauscht wird. Wichtig ist nicht nur das ästhetische und momentane Ergebnis, sondern, bei Vermeidung akuter und chronisch-restriktiver Komplikationen, der bleibende Operationserfolg. Die Erfahrungen an Brustdrüsenerkrankungen mit einem gesteigerten Entartungsrisiko, insbesondere bei proliferativen Mastopathien mit atypischen Epithelproliferationen, haben die subkutane Mastektomie als Therapieform propagiert. Weitere Anwendungsgebiete betreffen Mastopathierezidive, häufig mit Zuständen nach mehrfachen Exzisionen und Vernarbungen, die eine klinische und radiologische Kontrolle nicht ermöglichen, ferner das Carcinoma in situ des Gangsystems oder der Drüsenläppchen als obligate Vorstufe eines invasiven Karzinoms. Zur Frage der klinischen Indikationen und operativer Verfahren berichtet zusammenfassend BOHMERT (1975); pathomorphologische Gesichtspunkte als Kriterium für eine subkutane Mastektomie bei Mastopathien beschreibt PRECHTEL (1975).

c) Morphologie der Kunststoffprothese in situ und der Faserkapsel (Eigene Beobachtungen)

α) Prothese in situ.

34 Jahre alte Artistin. Glomerulonephritische Schrumpfnieren. Herzhypertrophie. Chronische Niereninsuffizienz. Zustand nach Polyserositis. Rezidivierende Niereninsuffizienz. Zustand nach Hämodialyse. Beide Brustdrüsen auffällig prominent, symmetrisch. Bei der

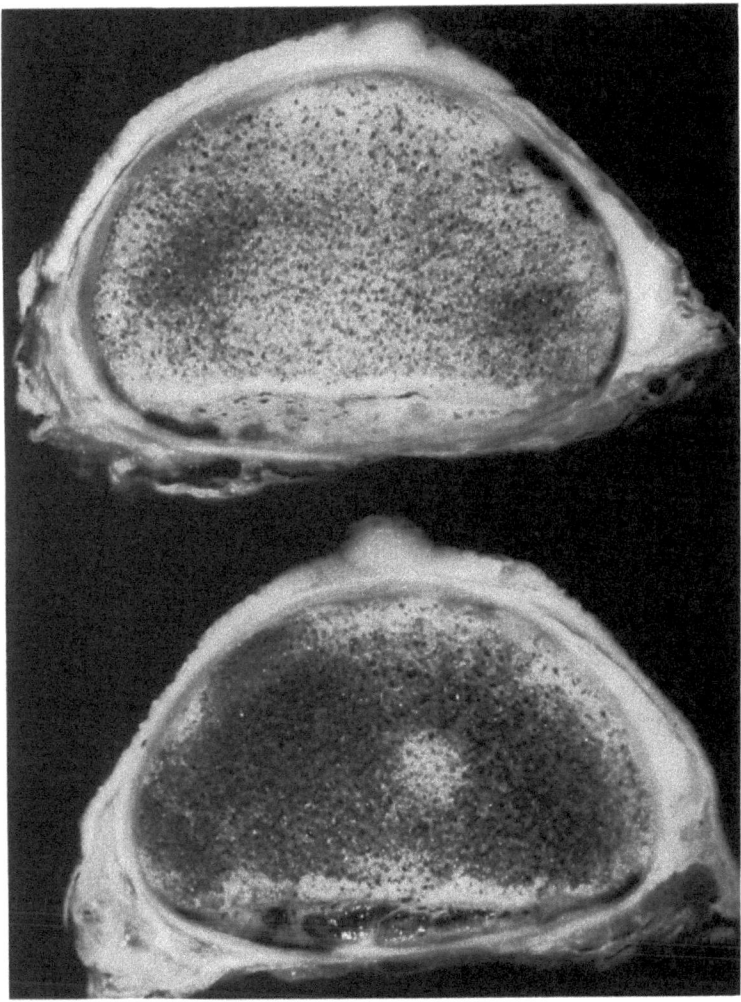

Abb. 426a. Mammaprothese in situ (Ivalon-Sponge) einer 34 Jahre alten Artistin mit einem geronnenen Erguß an der Basis des Implantats

Sektion wurde ein Zustand nach bilateraler Implantation von Mammaprothesen festgestellt (Abb. 426a).

Makroskopisch zeigen die sagittalen Schnittflächen ein ovales Implantat von schwammiger Beschaffenheit (wahrscheinlich ein sog. Ivalon-Sponge), das nach außen von einer homogenen Kunststoffkapsel und anschließend von einer weißen Faserkapsel umsäumt ist. Die Haut ist glatt und gespannt; nur am Rand kleine Residuen des Drüsenkörpers. Zwischen dorsaler Kapsel und „Rückseite" der Prothese ein abgesetztes fibrinreiches Exsudat.

Histologisch liegt um die Prothese eine breite Kapsel aus kollagenem Bindegewebe. Die Anteile des Drüsenkörpers zeigen ein dichtes Stützgewebe mit atrophischen Gängen und Lobuli, die durch die Prothese verdrängt und komprimiert sind. Herdförmig finden sich schüttere Infiltrate aus Lymphozyten. Keine floride Entzündung! Insbesondere liegt keine Fremdkörperreaktion vor. Vereinzelt treten in den Randzonen der schwammigen

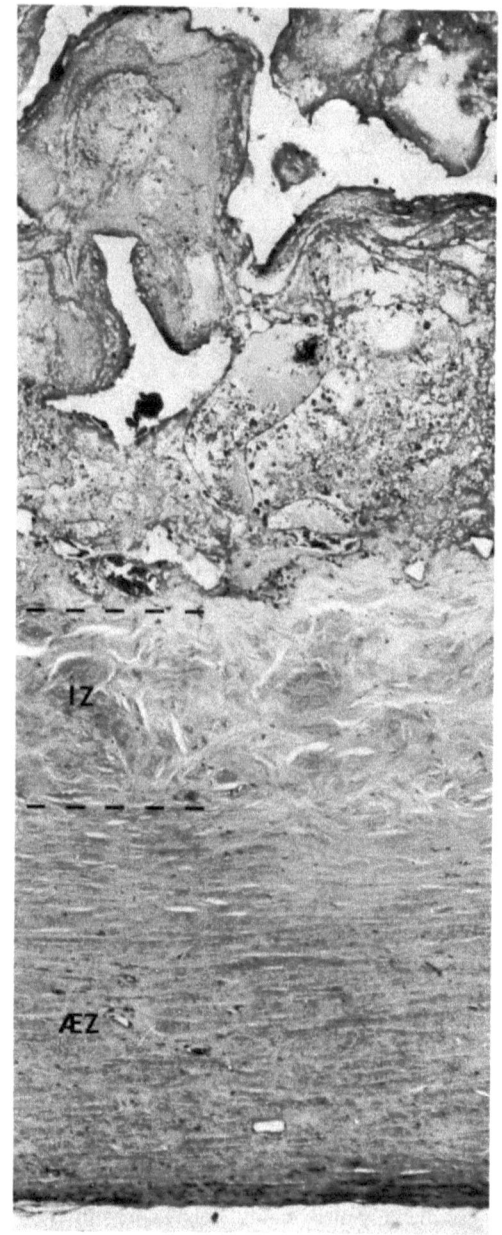

Abb. 426b. Ausschnitt aus der Prothese (obere Hälfte) mit einem unregelmäßigen Maschenwerk. Darunter Faserkapsel, bestehend aus einer inneren Zone (*IZ*) mit unregelmäßigen Faserverläufen und einer äußeren parallelisierten Faserschicht (*ÄZ*). Keine entzündlichen Reaktionen. HE, 70 ×

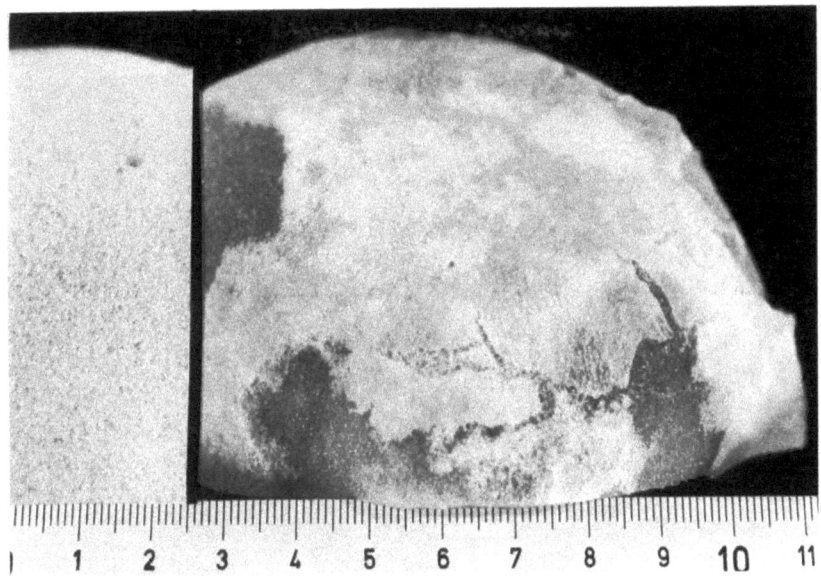

Abb. 427a. Linke Bildhälfte: Normale Oberfläche der Prothese vor Implantation. Rechte Bildhälfte: Nach Implantation mit flächenhaften, graugelblichen Auflagerungen

Prothese eingesprosste Kapillaren in Erscheinung, in ihrer Umgebung Histiozyten und Lymphozyten, in den Maschen des Schwamms eine eiweißhaltige Flüssigkeit mit Fibrinniederschlägen, in starkem Maß im rückwärtigen Spaltraum (Abb. 426b).

β) Reaktionen an der Prothesenoberfläche und Faserkapsel nach 4monatiger Implantation

53 Jahre alte Frau. Anläßlich der Untersuchung wegen eines Zeckenbisses in der linken Brustdrüse mit nachfolgender Entzündung, wurde in der rechten Mamma ein mastopathischer Pseudotumor diagnostiziert. Im oberen äußeren Quadranten befand sich ein etwa apfelgroßer, beweglicher Knoten von elastischer Konsistenz. Mammographie: beidseitige ausgeprägte fibröse Mastopathie, keine Mikrokalzifikation. Exzisionsbiopsie: Mastopathia fibrosa, ohne Epithelproliferationen. 15 Monate später tumorverdächtiger Knoten in der rechten Mamma. Subkutane Mastektomie und Implantation einer Ashley-Prothese. Komplikationslose Heilung. 3 Monate später bemerkt die Patientin eine Anisomastie mit Deszendenz der Prothese und Vorwölbung des oberen Prothesenrandes. Daher operativer Austausch gegen eine kleinere Prothese und Fixierung. Komplikationsloser Heilungsverlauf*.

Makroskopisch zeigt das entfernte Implantat bräunlichgraue und gelbliche Auflagerungen, die sich teilweise ablösen lassen. Konsistenz weich, bröckelig. Nach Entfernung wird die poröse Oberfläche der Prothese wieder erkennbar (Abb. 427a). Beigefügt waren Gewebsteile aus der Implantationshöhle.

Histologische Untersuchungen: Auflagerungen von der Prothese bestehen aus dünnen Membranen eines kollagenen Bindegewebes mit lockeren histiozytären und lymphozytären Infiltraten. Daneben eiweißhaltige Präzipitate und Übergang in ein schwammiges Mesenchym, das sich in die Porosität der Prothese fortsetzt.

Teile der *Implantationshöhle*, die sog. Kapsel, bestehen aus einem dichten, kollagenen Bindegewebe mit teils dichter, teils lockerer lymphozytärer Infiltration. Gut Begrenzung gegenüber dem angrenzenden Fettgewebe. Als Besonderheit finden sich hier zahlreiche

---

* Herrn Prof. Dr. Reitter, Fulda, danke ich für Überlassung dieser Beobachtung.

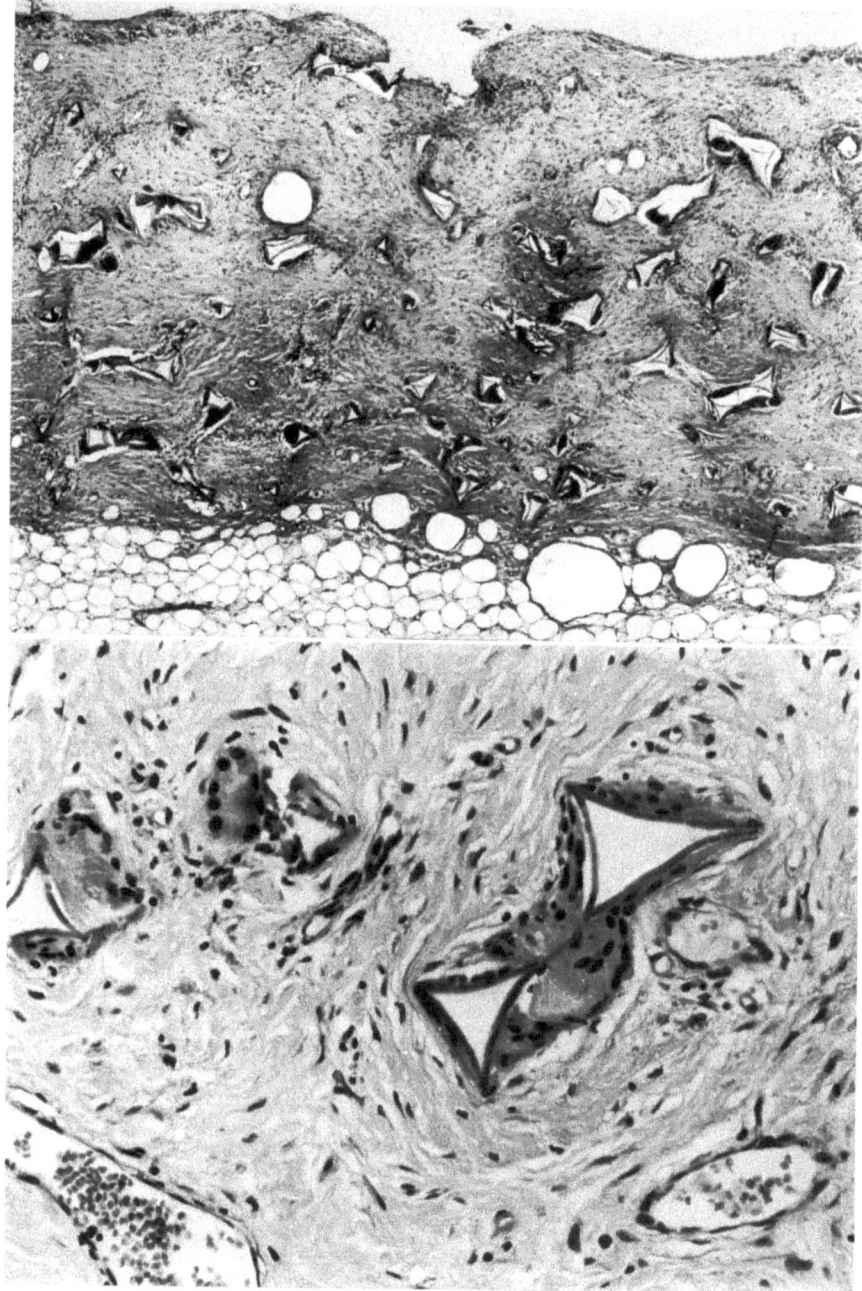

Abb. 427b. Teile der Implantationshöhle der Prothese mit kollagenem Bindegewebe und Granulationsgewebe, unter Einschluß multipler rhombischer Fremdkörper des Polyurethans. HE, Vergr. 70 × und 240 ×

polygonale, zumeist dreieckige oder rhombische Fremdkörper des Polyurethans, die von vielkernigen Riesenzellen umgeben sind (Abb. 427b).

Es handelt sich um Reaktionen des Bindegewebes auf Bestandteile des Implantats, die nur in dieser Faserkapsel enthalten sind, nicht aber im anhaftenden Fettgewebe. Die stärkere Entzündung ist als Ausdruck der Reizwirkung der Prothese infolge Lösung und Verschiebung aus der ursprünglichen Lage zu erklären.

Angesichts der häufigen Anwendung von Mamma-Ersatzplastiken sind Angaben über das gewebliche Verhalten des mesenchymalen Implantatbetts spärlich. Es ist selbstverständlich, daß das Hüllgewebe auch bei den „biologisch-inerten" Silikonprothesen morphologisch erfaßbaren Wandlungen unterliegt, die eine wesentliche Bedeutung für den Dauererfolg haben. Nach KAMMER (1975) handelt es sich um das zentrale Problem der Implantationschirurgie. Die eigenen Beobachtungen ergaben in der Umgebung des Ivalon-Sponge (1. Fall) eine breite homogene Faserkapsel, bestehend aus den in Abb. 426b dargestellten beiden Schichten kollagener Fasern, einer inneren Zone mit unregelmäßiger Anordnung und Verflechtung der Fibrillen, der nach außen eine parallelisierte Faserschicht folgt. Die innere Schicht bildet somit die eigentliche, unter der Implantatwirkung entstandene Kapsel, die äußere das präexistente Bindegewebe der Subkutis, bzw. der Pektoralisfaszie. Bemerkenswert ist die Tatsache, daß an keiner Stelle nennenswerte entzündliche Reaktionen festzustellen waren, lediglich an wenigen Stellen schüttere lymphozytäre Infiltrate! Das Schwammwerk der Prothese enthielt reichlich eiweißreiches Exsudat. An der Implantatbasis fand sich der in Abb. 426a dargestellte Erguß. Diese Veränderungen sind als Folge und Ausdruck der Glomerulonephritis und Polyserositis zu deuten.

Im zweiten Fall konnte Kapselgewebe eines Ashley-Implantats untersucht werden, das der porösen Oberfläche der Prothese entstammt und diese lamellär überkleidete. Die Kapsel besteht aus einem zellreichen, kollagenen Bindegewebe mit Histiozyten, Lymphozyten und zahlreichen polyzyklischen Polyurethanpartikeln, die von Fremdkörperriesenzellen umgeben sind (Abb. 427b). Offensichtlich hat die Dislozierung der Prothese zu einer verstärkten Reizwirkung auf die Kapsel geführt und die chronisch-fibroplastische Entzündung unterhalten. Ähnliche Fremdkörperreaktionen auf Bestandteile des Implantats beschrieben GURDIN und CARLIN (1967) sowie COCKE, et al. (1975) bei 2 von 8 Frauen mit Ashley-Prothesen, die wieder entfernt worden waren. Die Fremdkörperreaktionen auf Polyurethan entsprechen völlig unseren Befunden in Abb. 427b. Experimentelle Studien von IMBER, et al. (1974) zeigten, daß sich um das Polyurethanimplantat in ca. 12 Wochen eine Faserkapsel von unterschiedlicher Breite ausbildet.

Die Kapsel hat für die Prognose der Ersatzplastik eine besondere Bedeutung und soll das Implantat fixieren und so umhüllen, daß Form und Konsistenz unverändert bleiben und dem ursprünglichen Drüsenkörper entsprechen. Doch treten in ca. 10% der Ersatzplastiken (nach KAMMER, 1975) Fibrosierungen des kapsulären Bindegewebes auf, wodurch die Prothese umschnürt wird und sich prall-elastisch in Form einer „aufgepfropften Halbkugel oder wie ein kleines Matterhorn"(KAMMER, 1972)von der Thoraxwand abhebt. Nach den Erfahrungen dieses Autors werden Kapselfibrosen bei reinen Augmentationsplastiken seltener als nach subkutaner Mastektomie gesehen, weswegen die subpektorale

Implantation vorgeschlagen wird. Als Ursache der Kapselbildung und -schrump-
fung bezeichnen MONTANDON, et al. (1973) die Differenzierung „kontraktiler
Fibroblasten" aus dem Granulationsgewebe. Experimentelle Studien zur Kapselbildung bei THOMSON (1973); zur Prophylaxe durch Steroidinjektionen bei PETER-
SON und BURT (1974) sowie COURTISS, et al. (1974).

Über *Komplikationen* berichten KELLY, et al. (1966), GURDIN und CARLIN
(1967), GOLDWYN (1969), JOHNSON (1969) und DE CHOLNOKY (1970). Es wird
hervorgehoben, daß Komplikationen durch die exponierte Lage des Implantats
zu erklären sind, das in besonderem Maß Traumen und einer permanenten
Bewegung durch die Pektoralismuskulatur ausgesetzt ist.

Als häufigste Heilungsstörung werden genannt:
1. Exsudatbildung mit der Gefahr der postoperativen Infektion;
2. Blutungen in die Wundhöhle;
3. Verlagerung des Implantats (Deszension, Malposition) mit Erosion und Ulzeration der Haut;
4. Schrumpfung der Faserkapsel mit Ausbildung harter Ballone, Hautfalten
   und Asymmetrie beider Brustdrüsen.

Über eine flächenhafte Verkalkung bilateraler Fettgewebstransplantate nach
Augmentationsplastik berichten HERMANUTZ und MÜLLER (1970). Bei einer jungen Frau war im Alter von 24 Jahren eine Plastik durch Subkutisfettlappen vorgenommen worden, die 6 Jahre später starke Kalzifikationen zeigten. Daneben
hatte sich ein kleines Mammakarzinom entwickelt.

d) Ersatzplastik und Mammakarzinom

Von besonderer Bedeutung für Anwendung und Propagation dieser Methode
ist die Frage, ob Mammakarzinome als Folge einer Kunststoffimplantation
induziert werden können oder ob bei einem durch Mastektomie beseitigten
Karzinom Tumorrezidive vermehrt auftreten.

Nach bisherigen Untersuchungen an weit mehr als zehntausend Implantaten
wurde übereinstimmend festgestellt, daß die implantierten Kunststoffprothesen
keine kanzerogenen Eigenschaften haben. SYNDERMAN und LIZARDO (1960) fanden anhand statistischer Studien in 0,3% (7 Fälle von 2516) ein (unerwartetes)
Karzinom bei der Augmentationsplastik. HARRIS (1961) stellte bei 16 600 plastischen Operationen kein nachfolgendes Karzinom fest. PITANGUY und TORRES
(1964) wies eine Karzinominzidenz von 1,5% nach. Nach DE CHOLNOKY (1970)
beobachteten 265 Chirurgen an 10 941 Fällen mit Mammaprothesen in 0,22%
benigne und in 0,007% maligne Tumoren, die sich unabhängig von der Prothese
entwickelt hatten.

Wenn es zur Ausbildung eines Karzinoms im residualen Drüsengewebe nach
einer Ersatzplastik kommt, liegen zumeist sog. okkulte Mammakarzinome vor,
die vor der Operation nicht erfaßbar waren. Hierbei ist vor allem an proliferative
Mastopathieformen mit Zellatypien oder an Karzinome in situ zu denken, die
erst nach jahrelangen Intervallen die invasive Phase erreichen. Im einschlägigen
Schrifttum liegen folgende Beobachtungen vor:

1. CRIKELAIR und MALTON (1953): Feststellung eines Karzinoms bei Mammaplastik
wegen Hypertrophie; zwei Jahre später Metastasen in der kontralateralen Brustdrüse.

2. HOOPES, et al. (1967) berichten über 6 Fälle, bei denen in einem Intervall von 2 Monaten bis 6 Jahren nach Augmentationsplastik Karzinome auftraten, und zwar infiltrierende duktale und lobuläre Mammakarzinome. Bei den Neoplasien bestanden multiple Herde. Die Autoren geben zu bedenken, ob Frauen mit hohem Karzinomrisiko der bilateralen plastischen Operation zugeführt werden sollten.

3. BOWERS und RADLAUER (1969) beschreiben den Krankheitsverlauf einer 49 und 45 Jahre alten Frau, die nach subkutaner Mastektomie bei eingelegter Silastik-Prothese nach 2–3 Jahren ein infiltrierendes Karzinom aufwiesen. Tumoren und Prothese standen nicht in unmittelbarem Kontakt.

4. DALINKA et al. (1969): 48 Jahre alte Frau. Beidseitige Mastopathia cytica fibrosa. Bilaterale Mastektomie und Mammaplastik (Silastic-Prothesen). 3 Jahre unveränderter Befund; dann linksseitig kleines Karzinom.

5. PENNISI, et al. (1971) fanden zwei Fälle mit Karzinomen bei einer 44 und 48 Jahre alten Frau nach Implantation einer Prothese. Operationsindikation waren proliferative Mastopathie mit Adenose und Papillomatose, Erkrankungen, die ohnehin mit einem Karzinomrisiko belastet sind.

6. FRANTZ und HERBST (1975): 32 Jahre alte Frau. Zustand nach Röntgenbestrahlung des Thorax und der Mamma wegen angeborener Hämangiome. Radiogene Hypoplasie der linken Mamma. Daher 1972 Silastic-Prothese. 1973 Knotenbildung von 2 cm im Durchmesser im oberen äußeren Quadranten. Histologisch Adenokarzinom. Der Tumor war somit in einer vorbestrahlten Mamma, unmittelbar neben der Prothese entstanden, wobei das Zeitintervall von 2–3 Jahren für eine Induktion des Karzinoms *durch* die Ersatzplastik zu kurz ist.

Wenn es sich hierbei auch nur um wenige kasuistische Darstellungen handelt, so sollte doch darauf hingewiesen werden, daß Frauen, die entweder mit einem hohen Karzinomrisiko belastet sind oder eindeutig proliferative Erkrankungen mit Zelltypien im Mastektomiepräparat aufweisen, der Nachsorge unterliegen sollten, weil residuales Drüsengewebe unter den genannten Vorbedingungen aus okkulten Vorstufen zur Matrix eines Karzinoms werden kann.

4. Pathomorphologie der Strahlentherapie und der zytostatischen Behandlung

a) Allgemeine Aspekte

Die Strahlensensitivität der proliferierenden und sezernierenden Drüsenzelle der Mamma im Experiment wurde von TURNER und GOMEZ (1936) mit dem Ergebnis untersucht, daß Wachstum und Funktion dieses Organs durch entsprechend dosierte Röntgenbestrahlungen gehemmt oder aufgehoben werden können. Aus der Pathologie des Menschen sind radiogene Mammahypoplasien bekannt geworden, die in Kapitel A,III,3 beschrieben worden sind. Therapeutische Strahlenwirkungen auf das Karzinom sind nach histologischen Kriterien weder spezifisch noch gesetzmäßig in jedem bestrahlten Karzinom zu beobachten und abhängig von der Strahlendosis, vom Reifegrad des Tumors und der Auswirkung sekundärer Reaktionen auf das Geschwulstgewebe. Untersuchungen zur Pathohistologie des Mammakarzinoms nach Röntgenbestrahlung liegen aus dem älteren Schrifttum von ADAIR und STEWART (1935) und von ADAIR (1936) vor. Die Autoren konnten bei 200 kV eine Vernichtung des Tumorgewebes in der Brustdrüse in 35% und in der Axilla in 13% erreichen. HALLEY und MELNICK (1940) unterscheiden einen zweiphasigen Ablauf: eine primäre Radionekrose

sensibler Tumorzellen und einen sekundär mutagenen Effekt. Bei Anwendung
der fraktionierten Tumorbestrahlung fanden sie in 90% überlebende Tumorzellen und bei präoperativer Bestrahlung nach einem 4wöchigen Intervall prolife-
rende Tumorregenerate. In weiteren Studien von LUMB (1950/51) werden die
histologischen und zytomorphologischen Reaktionen beschrieben und den Dosierungen gegenübergestellt. Danach ist mit der höchsten Strahlendosis
(3000–4000 R) die größte Tumorvernichtungsrate korreliert. Bei 2500–3500 R
wurden gewebliche Strahlenschäden nachgewiesen, bei niedrigerer Dosis nicht.
WILLIAMS und CUNNINGHAM (1951) berichten ebenso über radiogene histologische Veränderungen an 18 Karzinomen und fanden, daß nur in einem Fall
bei 3000 und 3500 R kein vitales Tumorgewebe vorlag. Aus dem deutschen
Schrifttum referieren STENGER (1950), RÜHL (1954), HAMPERL et al. (1963), WI-
DOW (1961), WIDOW et al. (1964) insbesondere zur Wirkung präoperativer Bestrahlungen, ferner KLOOS und KALBFLEISCH (1965), GOWING (1966) und PETERS
(1967).
    Die vielen Mammakarzinomen eigenen unterschiedlichen Gewebsmuster und
die häufigen regressiven Veränderungen im Innern des Tumors sind bei der
Bewertung radiogener Einwirkungen stets in Rechnung zu stellen. Wie in den
Kapiteln zur allgemeinen und speziellen Pathologie beschrieben worden ist,
zeigen auch unbestrahlte Karzinome Ulzerationen der Haut, beträchtliche Unterschiede in Zellbild, Zellgehalt, Fibrosierungen, Elastosen und Nekrosen, die
auf fibroplastische Potenzen im Tumorstroma und auf nutritive Störungen in
expansiv wachsenden Geschwülsten zurückzuführen sind.
    Bestrahlte Mammakarzinome weisen in Abhängigkeit von der Strahlendosis
und vom Zeitintervall zwischen Radiotherapie und histologischer Untersuchung
in 30–60% zumeist kennzeichnende Alterationen des Tumorgewebes auf, deren
allgemeine Aspekte von ZOLLINGER (1960) beschrieben wurden. Die *Frequenz
morphogenetischer Strahlenwirkungen* im Karzinom wurde von WIDOW und
MAHNKE (1957), später von WIDOW et al. (1964) mit dem Ergebnis untersucht,
daß bei mittelhochdosierter Vorbestrahlung im Durchschnitt in 40% radiogene
Reaktionen im Tumor histologisch zu erfassen sind. Dabei wiesen 33% von
126 Fällen lediglich herdförmige Veränderungen auf. Die Autoren unterstreichen, daß bei Vorbestrahlung die zentral gelegenen Anteile stärkere Schäden
erkennen lassen als die Tumorperipherie, die auch spontan viel weniger zu
regressiven Veränderungen neigt. Die hier erhaltenen Zellen des Karzinoms
können somit nicht als „devitalisiert" angesprochen werden, d.h., daß eine komplette Tumorzerstörung in der überwiegenden Zahl der Fälle nicht erzielt wird
(RÜHL, 1954). KLOOS und KALBFLEISCH (1965) fanden bei kurativer Telekobaltbe-
strahlung von 74 Mammakarzinomen in 20,2% Strahlenresistenz, nur in 1,3%
eine vollständige Tumorzerstörung (Devitalisierung) und in den übrigen Fällen
verschiedene Regressionsstadien.
    Das *Zeitintervall* bis zum Maximum der Tumorregression ist abhängig von
Strahlenart, Dosis und vom histologischen Karzinomtyp. WILLIAMS und CUN-
NINGHAM (1951) sowie KLOOS und KALBFLEISCH (1965) geben 4 Wochen an.
RÜHL (1954) fand 6 Wochen nach Radiotherapie ein florides Adenokarzinom
ohne histologische, d.h. strahleninduzierte Besonderheiten. LUMB (1951) korre-
lierte Strahlendosis (2000–4000 R) mit dem histologisch erfaßbaren Erfolg und

fand eine Dosis von 2000 R allgemein als insuffizient, obgleich einige Karzinome auch bei dieser Dosierung Strahlensensibilität erkennen lassen. Bei 3500 R wurden keine unveränderten Tumorzellen gesehen.

b) Pathohistologische Beurteilung der Strahlenwirkung

Die vor 10–20 Jahren propagierte präoperative Bestrahlung des Mammakarzinoms hat eine wesentliche Bereicherung unserer morphologischen Kenntnisse in dieser Frage mit sich gebracht. Vor allem die Studien von HAMPERL et al. (1963) an 11 Fällen sowie von WIDOW et al. (1964) und die Ergebnisse bei postoperativer Bestrahlung von LUMB (1951), WILLIAMS und CUNNINGHAM (1951) sowie RÜHL (1954) ergaben eine Reihe degenerativer Zell- und Faserveränderungen: Die *Zellkerne* weisen Hyperchromatosen, Pyknosen und Karyorhexis auf, es werden Kernbröckel beobachtet, Riesenzellkerne mit teilweise bizzaren Kernformen und Vakuolisierung des Karyoplasmas. Die Zahl der Tumorzellen ist in der Regel vermindert und durch neu entstandene mesenchymale Anteile dissoziiert. Während der Strahlentherapie oder unmittelbar danach können frische Nekrobiosen und Nekrosen in herdförmiger Anordnung zu sehen sein (Abb. 428a), daneben treten dicht gelagerte, pyknotische Zellverbände hervor. Nach längerem Intervall werden Riesenzellen gesehen, deren Kerne ebenso vergrößert, hyperchromatisch oder gelappt sind (Abb. 428b). Des weiteren treten herdförmige Kalzifikationen in Erscheinung, deren Matrix das strahlengeschädigte oder nekrotische Gewebe ist (LUMB, 1951).

Als erste *mesenchymale Reaktion* zeigt sich eine kapilläre Hyperämie mit Kapillarektasien, der mit zunehmender Dauer der Behandlung und Abbau von Tumorzellen eine Mesenchymaktivierung mit Neubildung kollagener und elastischer Fasern folgt (Abb. 428c). Die kollagenen Fasern bilden breite homogene Bündel, es kommt zu Hyalinisierungen mit Einschluß obliterierter Blutgefäße und Milchgänge. In dem verdichteten Bindegewebe bilden sich eng verflochtene Netze elastischer Fasern, die flächenhaft homogenisiert sein können. Grobfasrige und ausgedehnte Hyalinosen stellte LUMB (1951) nach 2000–4000 R fest, azelluläre Fibrosierungen bei einer Dosierung über 3500 R. Über elektronenmikroskopische Befunde an bestrahlten Mammakarzinomen berichtet BUSCH (1970) und fand insbesondere eine Vermehrung von Zytolysosomen als Ausdruck der zytoplasmatischen Abbauvorgänge in den Tumorzellen.

Die mesenchymalen Umbauprozesse im Tumor können mit einer verstärkten Retraktionsneigung verbunden sein. Die Schnittflächen bestrahlter Karzinome weisen dann die in Abb. 428d dargestellte Fibrosierung mit flächenhafter Einziehung und Ulzeration der Haut auf. Histologisch lag in diesem Falle eine grobfasrige Fibrose, Hyalinose und Elastose unter Ausbildung von Riesenzellen, wie in Abb. 428b, vor.

Die *Strahlenreaktion der Lymphknoten* nach Vorbestrahlung ist nach WIDOW et al. (1964) geringer als im Primärtumor. Bei 19 metastasierenden Karzinomen wurden in 11 Fällen geringe und in 3 Fällen stärkere radiogene Alterationen gesehen. In der kleinen Serie von HAMPERL et al. (1963) ergaben weder Lymphknotenmetastasen noch eine Karzinose des umliegenden Fettgewebes regressive Veränderungen, die auf eine Strahlenbehandlung zurückgeführt werden konnten.

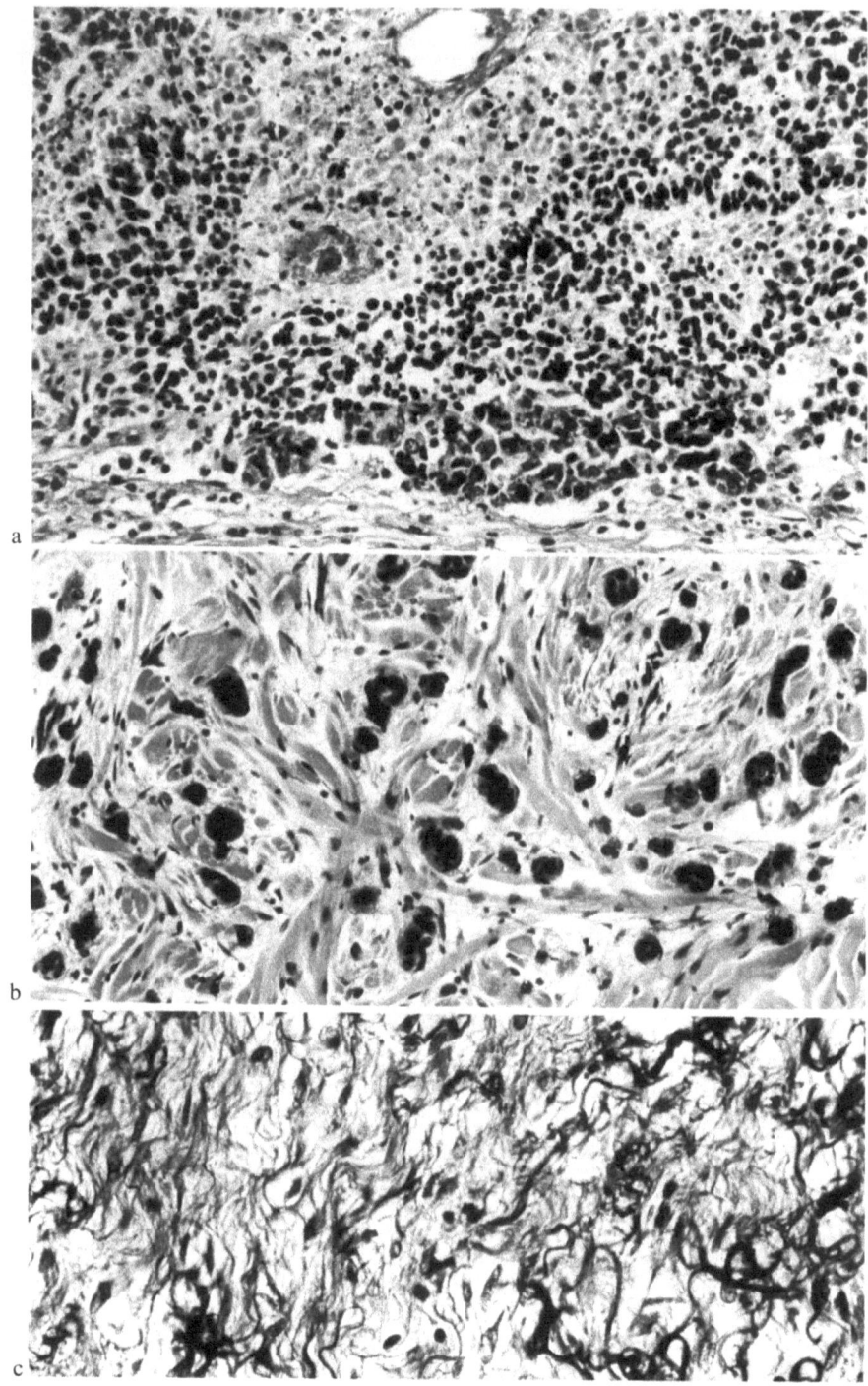

Abb. 428a–c. Mammakarzinom nach Röntgenbestrahlung. (a) Zustand nach frischer Bestrahlung mit herdförmigen Nekrosen und Zelltrümmerzonen. Erhaltenes Tumorgewebe am unteren Rand. (b) Riesenzellbildung und Fibrohyalinose nach Strahlentherapie. (c) Vermehrung elastischer Fasern im Bestrahlungsgebiet. HE., van Gieson und Resorzin, Vergr. 90 × und 230 ×

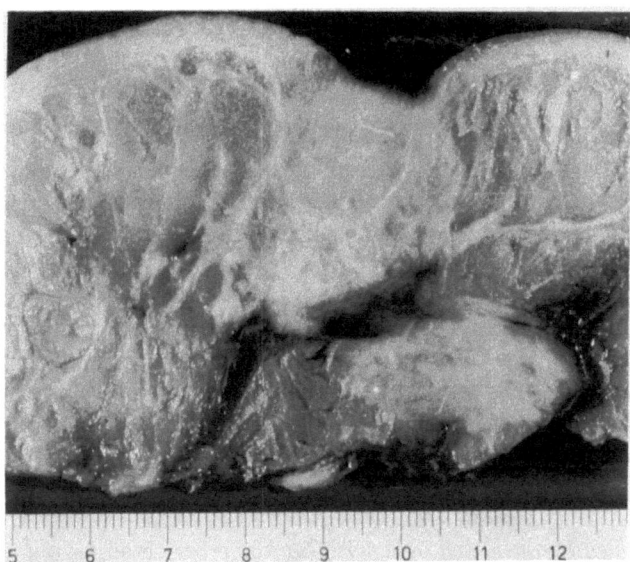

Abb. 428 d. Zentrales, in den M. pectoralis major eingewachsenes Mammakarzinom mit flächenhafter Retraktion der Mamillenregion nach Strahlentherapie. Dazugehörige histopathologische Befunde zeigt Abb. 428 b u. c

Histologische Studien an präoperativ bestrahlten axillären Lymphknoten von SCHREMMER (1975) zeigten eine zahlenmäßige Reduktion und Verkleinerung der Lymphknoten nach Telekobalt-Therapie.

Eine *Verödung von Lymphbahnen,* die häufig als Ausdruck einer Behinderung von Tumorzellabsiedelungen interpretiert wird, war mikroskopisch nicht festzustellen. Zum Teil sind sogar nach der Vorbestrahlung in weiten Lymphbahnen vitale Tumorzellembolie gesehen worden (WIDOW et al., 1964). Über Strahlenwirkung auf Lymphgefäße: GUMMEL et al. (1960).

c) Prognostische Bedeutung der präoperativen Bestrahlung

In zahlreichen klinischen und morphologischen Untersuchungen ist festgestellt worden, daß die aufgezeigten histologisch erfaßbaren radiogenen Schädigungen des Tumorgewebes durch eine Vorbestrahlung *keine* prognostische Bedeutung haben. Das Ziel einer Vorbestrahlung, nämlich eine Devitalisierung des Tumors, die Verödung von Lymphbahnen zur Vermeidung von Absiedelungen und die Zerstörung von okkulten Metastasen wird nach *übereinstimmenden Ergebnissen* klinischer und histologischer Untersuchungen *nicht* erreicht: WIDOW und HUBER (1960), WIDOW (1961); HUBER und WIDOW (1962); HAMPERL et al. (1963). Auch die 5-Jahres-Überlebenszeit ergibt keinen günstigeren Aspekt.

Weitere Lit.: ADAIR (1936), HALLEY und MELNICK (1940), WACHTLER (1960), MUNTEAN (1961). STENDER (1966) räumt der präoperativen Bestrahlung ein besonderes Indikationsgebiet „bei schnell wachsenden oder lokal fortgeschrittenen Karzinomen mit begrenztem Befall der Achsellymphknoten" ein.

Zur Pathohistologie des Mammakarzinoms des Hundes unter dem Einfluß von Radium-
strahlen berichten Möbius und Böhm (1969).

d) Extramammäre Strahlenreaktionen und Strahlenpneumonitis

Wenn auch heute durch Anwendung energiereicher Elektronen mit einer
begrenzten Reichweite eine weitgehende Schonung angrenzender oder tiefer gele-
gener Gewebe bei der Strahlentherapie des Mammakarzinoms erreicht wird,
sind eine Reihe typischer Gewebsschäden bekannt geworden. In einer Zusammenstellung von Frischbier und Lohbeck (1970) wurden bei 173 Frauen mit
Mammakarzinom nach Elektronenbestrahlung (prä- und postoperative Serien
von insgesamt 4 500–6 000 R OD mit 15-MeV-Betatron) folgende Schäden beobachtet: In etwa 5% chronische Ulzerationen der Haut, in 42,8% Armödeme,
in 10,4% Osteoradionekrosen der 1./2. Rippe sowie der Klavikula und in 33%
Lähmungen des Plexus brachialis, offensichtlich nicht durch eine direkte Insulta-
tion entstanden, sondern durch übergreifende Narbenbildungen des subkutanen
Fettgewebes.

Über *strahlentherapeutisch induzierte Sarkome* berichten Gregl und Kienle
(1967): 10 Jahre nach radikaler Mastektomie wegen eines Karzinoms mit Nachbestrahlung Fibrochondrosarkom der seitengleichen Thoraxwand und der Supraklavikularregion. Zimmermann (1968) beschreibt ein Chondrosarkom, das
18 Jahre nach Ablatio mammae wegen eines Karzinoms und intensiver Nachbestrahlung entstanden war.

Die *Strahlenpneumonitis* (Strahlenfibrose der Lunge) als Folgeerkrankung
hat in der radiologischen Therapie des Mammakarzinoms eine besondere Bedeutung gewonnen. Die Reaktionen des Lungengewebes auf ionisierende Strahlen
sind durch phasenartig ablaufende Veränderungen gekennzeichnet, die zu einer
Einteilung in mehrere aufeinanderfolgende Stadien geführt haben (Engelstad,
1934; Eger und Gregl, 1965, Lit.). Zur Pathogenese und Morphologie sind
die Untersuchungen von Lüdin und Werthemann (1930), von Zollinger
(1960), von Holsten (1963) sowie unter experimentellen und klinischen Aspekten die Monographie von Eger und Gregl (1965) zu nennen. Über elektronenmikroskopische Beobachtungen und radiologische Gesichtspunkte berichten
Bässler und Buchwald (1966a, b).

Die erste exsudative Phase wird durch radiogene Permeabilitätsstörungen
der Lungenkapillaren eingeleitet, der regressive Veränderungen der Alveolarepi-
thelien, chronisch-entzündliche Prozesse im Lungeninterstitium folgen, die in
die Strahlenfibrose übergehen. Es besteht eine Abhängigkeit dieser Reaktionen
von der Strahlenqualität im Hinblick auf den Ablauf, nicht aber auf die Reaktionsstärke bei verschiedenen Strahlenqualitäten (Holsten, 1963). Ferner bestehen
pathogenetische Beziehungen zur Höhe der Strahlendosis und zum Bestrahlungs-
modus. Makroskopisch ist die Strahlenpneumonitis bei Mammakarzinom durch
eine mantelförmige, zumeist mehrere Zentimeter breite Verdichtung des Lungen-
parenchyms charakterisiert, das eine feste Konsistenz und eine graurote Farbe
aufweist. Häufig ist die Grenze zum erhaltenen Lungengewebe scharf. Histologisch imponiert eine Fibrose des Alveolargerüstes mit unterschiedlichen Graden
einer interstitiellen chronischen Pneumonie sowie mit Dystelektasen und Atelek-

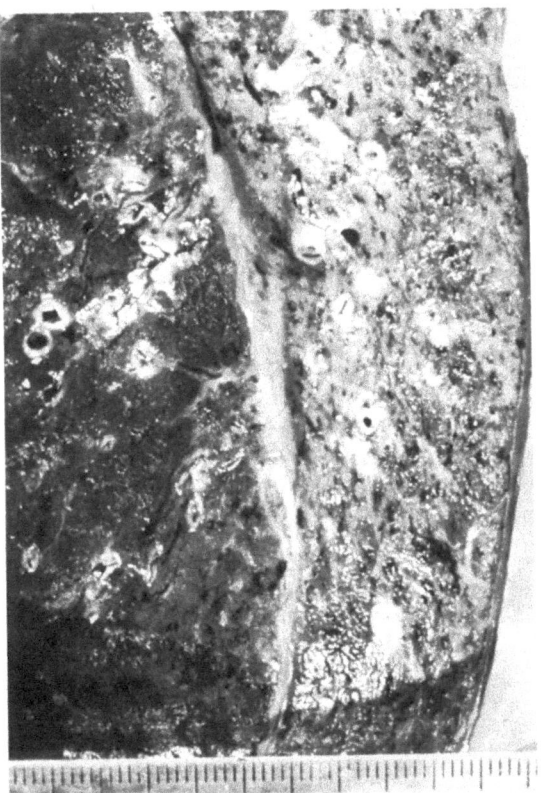

Abb. 429. Mantelförmige Strahlenfibrose der Lunge bei metastasierendem Mammakarzinom
mit flächenhafter grauweißer Induration

tasen (Abb. 429). Angaben zur Frequenz der Strahlenfibrose beim Mammakarzinom von EGER und GREGL (1965) an 1017 bestrahlten Frauen besagen, daß
nach alleiniger Nachbestrahlung die Häufigkeit 3,7%, nach Vor- und Nachbestrahlung die Frequenz 14,4% bei Bevorzugung des 6. und 7. Dezenniums beträgt.

e) Pathomorphologie der hormonalen und zytostatischen Therapie

Solange ein Mammakarzinom als ein lokalisierter Prozeß imponiert, ist
seine Therapie in erster Linie eine chirurgische beziehungsweise radiologische.
Disseminierte Karzinome werden, von operativen Verfahren zur Ausschaltung
endokriner Drüsen abgesehen, in der Regel medikamentös behandelt, wobei
wir wissen, daß diese Therapie eine fast ausschließlich palliative ist (LABHART
und MARTZ, 1975). Während Zytostatika auf das Tumorgewebe direkt wirken,
beeinflussen therapeutische Eingriffe in das Endokrinium das Karzinom nur
indirekt. Die Wirkungsmechanismen sind auch heute noch weitgehend unbekannt.

Mit Hilfe der *Steroidtherapie* des Mammakarzinoms werden objektive, wenn
auch nur temporäre Remissionen erzielt. Die Behandlungserfolge können sich

in einer völligen Rückbildung von Metastasen äußern und sind pathohistologisch durch degenerative Veränderungen in den Tumorzellen (Vakuolisierung des Zytoplasmas, Aberrationen der Kernstruktur) und durch Nekrosen und Nekrobiosen gekennzeichnet. Hinzu kommt eine Vermehrung des kollagenen Bindegewebes mit Hyalinose, so daß die Tumorzellgruppen wie kleine Inseln oder Bänder zwischen diesen proliferierten Faserstrukturen eingelagert sind (EMERSON et al., 1953; GOWING, 1966). Diese Fibrose des Tumorstromas entspricht den Reaktionen nach Strahlentherapie (Abb. 428) und macht Konsoldierungen und Wachstumsstillstände unter dem arretierenden Einfluß dieser Wirkstoffe verständlich. Ferner ist eine Verschiebung des Metastasierungsmusters mit Zunahme von Milzmetastasen nach Kortikosteroidbehandlung und von Metastasen des Magen-Darm-Kanals nach adrenalen Steroiden beschrieben worden (GOWING, 1966, Lit.).

Ergebnisse *zytostatischer Behandlungen* sind vergleichend von MOORE und PICKREN (1958) an Hand von Biopsien vor und nach der Therapie beurteilt worden. Die morphologischen Reaktionen auf alkylierende Substanzen zeigten sich in Ausbildung bizarrer Zellformen, Plattenepithelmetaplasien und Zyto-

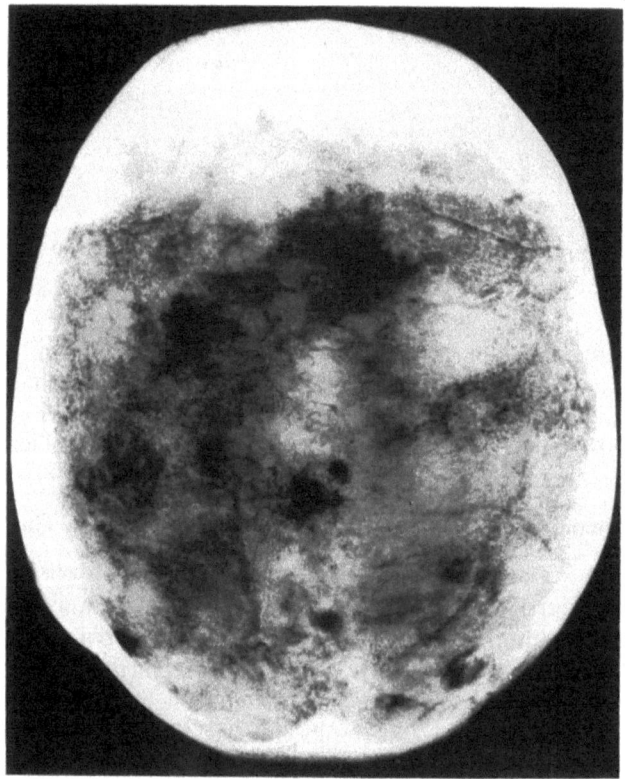

Abb. 430a. Röntgenaufnahme der Schädelkalotte einer 46 Jahre alten Frau mit metastasierendem Mammakarzinom und ausgeprägter Absiedelung im Skeletsystem. Zustand nach Hypophysektomie und zytostatischer Therapie mit Rückbildung der Metastasen und Rekalzifizierung

plasma-Vakuolisierung. Schon 72 Std nach Injektionsbehandlung sind diese Befunde erhoben worden, wobei die Autoren unterstreichen, daß die zytomorphologischen Veränderungen mit dem Grade der Remission nicht korrelieren. Die häufig vorkommenden, ungleichmäßig verteilten Tumornekrosen und spontanen regressiven Alterationen im Tumorparenchym und -stroma gestatten in der Regel nicht, unmittelbare pathomorphologisch-typische Einflüsse einer zytostatischen Behandlung zu erkennen und von Spontanveränderungen zu unterscheiden.

Über eine ungewöhnliche Folge einer zytostatischen Therapie (Cooper-Schema) eines metastasierenden Mammakarzinoms in Gestalt einer *Peliosis hepatis* berichtet HEBERLING (1976).

Der pathomorphologisch erfaßbare Erfolg einer kombinierten endokrin-ablativen und zytostatischen Therapie geht aus folgender Beobachtung hervor:

46 Jahre alte Frau mit metastasierendem Mammakarzinom der linken Seite. 1966 radikale Mastektomie. Ausbildung multipler Knochenmetastasen. 1968 Hypophysektomie und Endoxan-Behandlung. Subjektive und objektive Remission mit Rückbildung der Metastasen und Konsolidierung der Knochendefekte, insbesondere in der Schädelkalotte (Abb. 430a u. 430b). Anfang 1970 Gewichtsabnahme, Auftreten von Tumorrezidiven, Aszites, Ikterus. Hyponatriämie, Hyperkaliämie, Exitus.

Pathologisch-anatomische Diagnose (S.-Nr. 560/70 Mz): Zustand nach Amputation der linken Mamma und nach Hypophysektomie. Ausgedehnte metastatische Karzinose der Pleura, der Lungen, des Peritoneums mit Ausbildung eines Aszites. Osteoklastische Metastasen in den Wirbelkörpern, im Sternum und rechtem Femur. Handtellergroße osteoplastische Herde (Metastasen?) in der Schädelkalotte, bevorzugt in den Ossa parietalia, frontalia

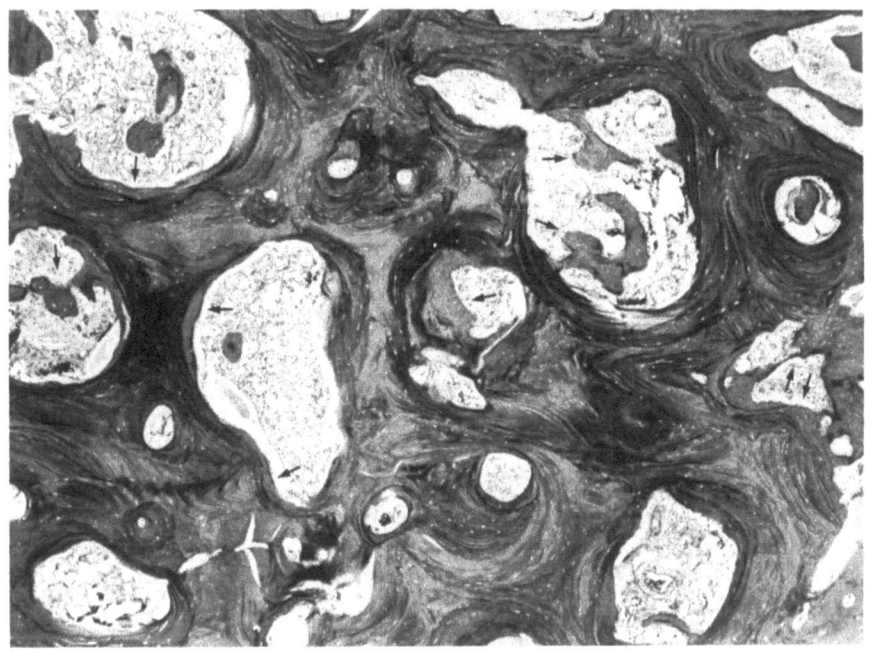

Abb. 430b. Ausschnitt aus dem konsolidierten Anteil der Kalotte mit einer verdichteten Diploe und neugebildeten Knochenbälkchen (Pfeile). Mark verfasert, z.T. Residuen des Karzinoms erhalten. Goldner. Vergr. 90 ×

et occipitales. Metastasen in der Milz, in Leber mit Ikterus und cholämischer Nephrose. Zustand nach zytostatischer Therapie mit Ausfall des Haupthaares. Männlicher Bartwuchs. Zeichen des Herz- und Kreislaufversagens.

Pathohistologie: Metastasierendes duktales Karzinom vom Typ des soliden und skirrhösen Karzinoms.

Als Ausdruck des therapeutischen Effektes fand sich auf Schnitten durch die Schädelkalotte eine unregelmäßig gestaltete Diploe mit osteoplastischem Knochenumbau, mit Entwicklung einer Markfibrose bei fast völliger Atrophie blutbildender Markanteile. In diesem Fasermark stellen sich neben lymphozytären Infiltraten Proliferationen von Fibroblasten dar, unterschiedliche Marksinus mit unauffälligem Endothel. Herdförmig sind hier nekrotische polygonale Zellgruppen zu erkennen, ferner schwer zu klassifizierende Einzelzellen mit großen Zellkernen, welche als Residuen des metastatischen Karzinoms aufzufassen sind (Abb. 430). Anteile eines erhaltenen Tumorgewebes liegen im Gegensatz zu anderen Lokalisationen der Metastasen nicht vor.

Die bis auf geringfügige nekrotische Reste komplette Rückbildung der Metastasen in der Schädelkalotte, die Markfibrose und Umbaureaktionen der Diploe zeigen eindrucksvoll den Behandlungserfolg an.

5. Lymphödem des Arms bei Mammakarzinom

Unter den klinischen Symptomen des Schweregefühls, der Kraftlosigkeit und Müdigkeit bildet sich nach Mammaamputationen, zumeist in Verbindung mit einer Strahlentherapie, ein Lymphödem des Armes aus, dessen Frequenz nach einer Literaturübersicht von GREGL et al. (1967) an 5125 Fällen mit 39,2% angegeben wird; nach eigenen Beobachtungen der Autoren mit 33%. Weitere Angaben: THOMPSON, 1967; KRIESSMANN et al., 1969; CLODIUS, 1970. Allerdings schwanken die Zahlenangaben beträchtlich, da die Intensität der ödematösen Schwellung sehr unterschiedlich ist. Nach lymphographischen Studien von KREEL und GEORGE (1966) ist ein subklinisches Lymphödem mit spider-förmigen ektatischen Lymphnetzen stets vorhanden, wobei auch eine Drainage in die kontralaterale Axilla nachgewiesen wurde. Diese „Elephantiasis chirurgica" (HALSTED, 1921) tritt in verschiedenen Formen in Erscheinung, die von GREGL et al. (1967) in 3 Schweregrade anhand von 1155 Fällen eingeteilt worden sind:

1. Leichter Grad: Umfangsdifferenz bis zu 2 cm, Frequenz 9,3%
2. Mittlerer Grad: Umfangsdifferenz 2–6 cm, Frequenz 16%
3. Schwerer Grad: Umfangsdifferenz über 6 cm, Frequenz 8,2%

Nach radikaler Mastektomie liegt die Häufigkeit des Armödems etwa um 10% höher als nach einfacher Mastektomie. DALAND (1950) gibt 45% für den Unterarm und 55% für den Oberarm an; DEATON und BRADSHAW (1953) 50%; TREVES (1957) anhand von 768 operierten Fällen 41%. Bei Karzinomen der Mamma virilis wurden in 12,5% Anschwellungen beobachtet. In einer ausführlichen Untersuchung von BRITTON und NELSON (1962) werden Schwankungen von 6,7 und 62,5% angegeben. Innerhalb des ersten Jahres treten 70% aller Armödeme auf (KRIESSMANN et al., 1969) und zwar nach GREGL et al. (1967) 40% in den ersten 4 Monaten post operationem, 68% nach 10 Monaten und

78% nach 3 Jahren. Häufig bildet sich die Anschwellung in relativ kurzer Zeit aus. Bevorzugt ist der rechte Arm mit 37,3%, gegenüber der linken Seite mit 30,5%. Es besteht eine positive Korrelation zwischen Ödemstärke und Zahl der von Metastasen befallenen Lymphknoten (GREGL et al., 1967).

Pathomorphologie: Den Untersuchungsergebnissen liegen zumeist Erfahrungen von Obduktionen und nur selten Präparate von Exartikulationen zugrunde. In allen Beobachtungen besteht ein Zustand nach Radikaloperation und Strahlentherapie, wobei in der Axilla ausgedehnte Metastasen, Narben oder chronischentzündliche Reaktionen festzustellen sind. Bei Präparation der Weichteile stellt sich das bekannte flächenhafte und polsterförmige Ödem des subkutanen Fettgewebes dar, dessen Wassereinlagerungen zu einer Dissoziation der einzelnen Fettläppchen führen (Abb. 431a). So breit diese ödematöse Schicht des Binde- und Fettgewebes auch sein mag, zeigen Skelettmuskulatur wie auch das Knochenmark keine auffälligen oder vergleichbaren Veränderungen. Histologisch imponiert die Transparenz des gesamten Binde- und Fettgewebes; die Fasern und Fettzellen sind auseinandergedrängt, die Fettzellen erscheinen vergrößert, ihre Zellmembranen verschmälert und eingerissen. Vor allem sind die Lymphgefäße stark erweitert, manchmal befinden sich in deren Umgebung lymphozytäre Infiltrate. In einer Beobachtung (Exartikulationspräparat bei metastasierendem Mammakarzinom mit hochgradiger Elephantiasis) wurden in den Lymphgefäßen des *Unter*armes multiple Tumorzellkomplexe festgestellt (Abb. 431b), die offensichtlich retrograd, bei axillärer Lymphblockade, dorthin gelangt sind. Das Epithel der Haut flacht sich unter dem Einfluß des Gewebsdruckes zunehmend ab und imponiert makroskopisch als eine dünne pergamentartige Hülle. Die Lokalisation des Lymphödems zeigt an, daß das oberflächliche Lymphsystem in der Axilla gestaut oder blockiert ist. Nach distal erweitern sich die Lymphgefäße, deren Klappen zunehmend insuffizient werden. Die Lymphostase ist radioaktiv oder durch Farbstoffinjektionen von Patentblau nachweisbar, wobei aus dem Grade der Verteilung oder des Abflusses auf eine Lymphostase geschlossen werden kann (KRIESSMANN et al., 1969). Es handelt sich somit um ein mechanisch-bedingtes Lymphödem, dessen Frequenz von ca. 12% aller Fälle dafür spricht, daß postoperativ neue Abflußwege der Armlymphe ausgebildet werden, die sich entlang der V. cephalica zu den supraklavikulären Lymphknoten öffnen. Werden diese Kollateralen auch verschlossen, so kommt es zum Lymphödem des Arms.

Pathogenetisch sind zahlreiche Faktoren angegeben worden, die für das Lymphödem des Armes verantwortlich sein sollen. Im Vordergrund stehen die Folgen der Operation und die der Nachbestrahlung. In einer Studie von REPSCHLÄGER (1973) an 222 Frauen mit Mastektomie waren bei 96 (43,1%) ein Lymphödem aufgetreten. Als begünstigende Faktoren werden benannt:

1. Entfernung des M. pectoralis major: Lymphödem in 49% gegenüber 38,5% ohne Entfernung des Brustmuskels.
2. Postoperative Strahlentherapie: 50,5% Lymphödem bei Bestrahlung; 15,2% Lymphödem, wenn keine Bestrahlung angewendet wurde. Pektoralisentfernung und Nachbestrahlung ergänzen sich somit in ihrer Wirkung auf die Pathogenese des Armödems.

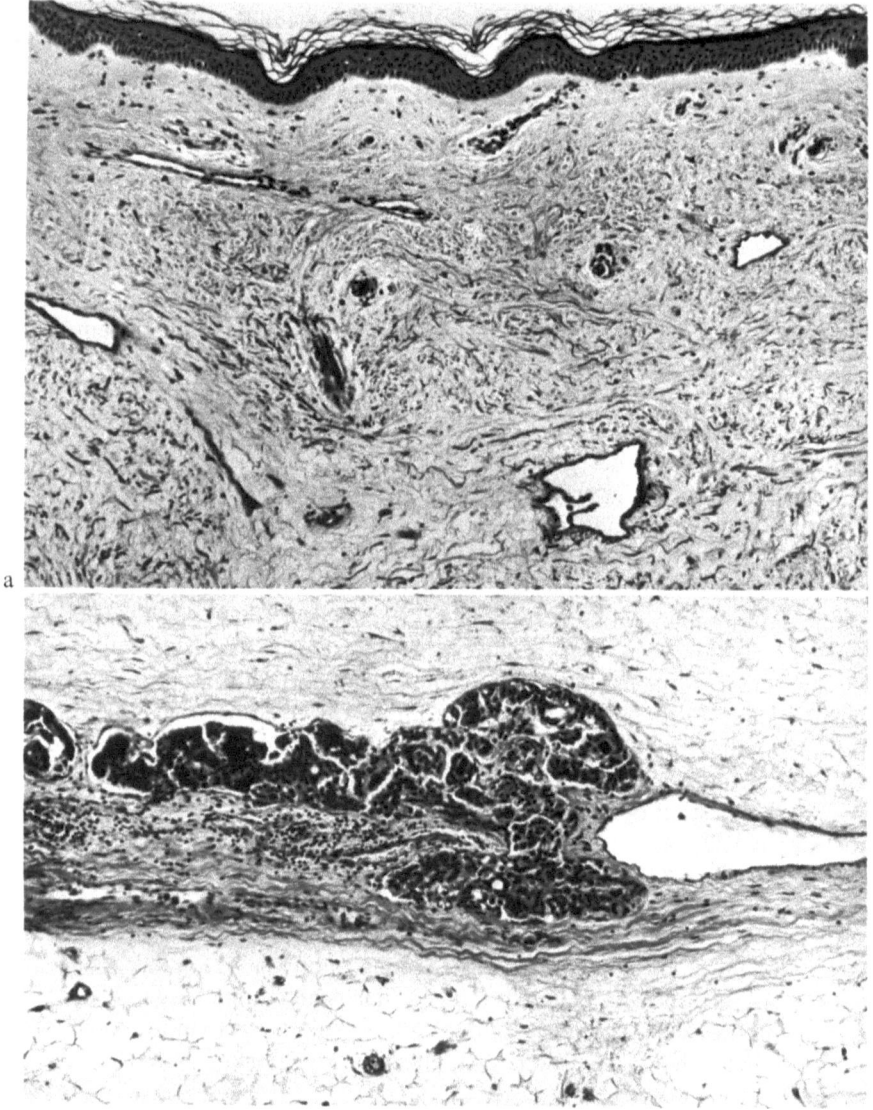

Abb. 431a u. b. Armödem nach Mastektomie und Strahlentherapie mit Lymphangiektasien und Dissoziation der subepithelialen Faserstrukturen (a). HE. Vergr. 70×. Lymphangische Karzinose aus demselben Präparat am Unterarm (b). HE. Vergr. 230×

Gegenüber diesen häufigen und wichtigsten Einflüssen können auch *Wundinfektionen* und chronisch-narbenbildende Entzündungen wirksam werden, ebenso Venenthrombosen oder Kompressionen bei axillären Lymphknotenmetastasen, über die zuerst von VEAL (1938) berichtet wurde. Neue Ergebnisse von Lympho- und Phlebogrammen ergaben in 64% bei Lymphödem normale Befunde, in 8% eine persistierende Venenblockade und in 28% intermittierende Abflußstörungen, so daß diesem Faktor keine kausale Bedeutung zugemessen wird. BOTSCH und SÖRENSEN (1977) fanden bei Phlebographien in 28% eine Abflußbehinderung des venösen Blutes und in 12% einen Venenverschluß.

Aus eindrucksvollen experimentellen Untersuchungen von CLODIUS und WIRTH (1974) an der hinteren Extremität von Hunden geht hervor, daß eine tiefe Blockade zu einem sekundären chronischen Lymphödem führt, das dem des postoperativen Armödems sehr ähnlich und durch hochgradige Lymphangiektasien gekennzeichnet ist.

Therapeutisch wird von THOMPSON (1967) sowie von CLODIUS (1970, 1971) ein Interpositionsverfahren eines deepitheliatisierten Hautlappens zwischen Beuge-Streckmuskulatur angegeben, um die tiefen Lymphgefäße des Armes als Lymphdrainage zu nützen. Weitere Angaben zur chirurgischen Therapie bei THOMPSON (1967).

6. Stewart-Treves-Syndrom:
(Lymph-)Angiosarkom nach Postmastektomie-Lymphödem

Mit zunehmender Dauer des Lymphödems kommt es durch Vermehrung retikulärer und kollagener Fasern zu einer Induration des subkutanen Binde- und Fettgewebes, so daß der Arm immer weniger bewegt werden kann und Gelenkversteifungen nach sich zieht. Die gefahrvollste Komplikation aber entwickelt sich auf dem Boden der gestauten Lymphgefäße in Gestalt eines Lymphangiosarkoms, das in etwa $^1/_2$% aller chronischen Lymphödeme nach Mastektomie beobachtet wird. Nach der ersten Beschreibung an 6 Fällen (1948) wird heute dieses nach klinischen wie pathomorphologischen Gesichtspunkten einheitliche Krankheitsbild als „Stewart-Treves-Syndrom: (Lymph)-Angiosarkom in einem Postmastektomie-Lymphödem" bezeichnet.

Ohne Zusammenhang mit einem Mammakarzinom sind Lymphangiosarkome auf dem Boden chronischer Lymphödeme an den unteren Extremitäten bekannt geworden (BAES, 1966; EBY et al., 1967 (Lit.); MACKENZIE, 1971; ZSCHOCH, 1975: Lit. über 20 Fälle). Es geht daraus hervor, daß die chronische Lymphostase der wichtigste Faktor für die Pathogenese des Sarkoms auf diesem Terrain ist.

Kasuistik: STEWART und TREVES (1948) 6 Fälle; MCCARTHY und PACK (1950) 1 Fall; FERRARO (1950) 1 Fall; CRUSE et al. (1951) 1 Fall; VOS (1952) 1 Fall; JESSNER et al. (1952) 1 Fall; FROIO und KIRKLAND (1952) 1 Fall; VOS (1952) 1 Fall; HILFINGER und EBERLE (1953) 2 Fälle; RAWSON und FRANK (1953) 1 Fall; HALL-SMITH und HABER (1954) 1 Fall; SOUTHWICK und SLAUGHTER (1955) 1 Fall; MARSHALL (1955) 1 Fall; NELSON und MORFIT (1956) 2 Fälle; BLOCK, FLEMING, GISH (1956) 1 Fall; BIRKE et al. (1957) 1 Fall; JANSEY et al. (1957) 1 Fall; DOREMUS und SALVIA (1958) 1 Fall mit Lit.-Übersicht über 20 Fälle; FRY et al. (1959) 1 Fall; STERNBY (1959) 1 Fall; MCCONNELL und HASLAM (1959) 5 Fälle; OGILVY et al. (1959) 1 Fall; LAFARGUE et al. (1960) 1 Fall; DEMBROW und ADAIR (1961) 1 Fall; GIANNARDI und PELU (1961) 1 Fall; TENTSCHOV et al. (1961) 1 Fall; RIDDELL (1961) 1 Fall; BOSS und URKA (1961) 1 Fall; KEEFER und VASTINE (1961) 4 Fälle; CONTE und RELLA (1962) 1 Fall; DELARUE (1962) 1 Fall; SALM (1963) 1 Fall; OETTLE und VAN BLERK (1963) 1 Fall bei einem Mann; HUME et al. (1963) 2 Fälle; WOLFF (1963) 1 Fall; BRUNNER (1963) 1 Fall; KHODADADEH und JOHNSON (1963) 2 Fälle; FISHER (1965) 4 Fälle; QUINN (1965) 1 Fall; GRAY et al. (1966) 1 Fall; KÄRCHER (1966) 2 Fälle; EBY et al. (1967) 2 Fälle; MACKH (1967) 1 Fall; HILDEN (1967) 1 Fall; BACHULIS et al. (1967) 1 Fall, in

Kombination mit Rektumkarzinom. DANESE et al. (1967) 1 Fall; KRÜCKEMEYER und SCHOLZ (1967) 1 Fall; KAPPEY (1967) 1 Fall; TOUJAS et al. (1968) 1 Fall; NEMOTO et al. (1969) 2 Fälle; BARNETT et al. (1969) 1 Fall; SCHIEMER (1971) 1 Fall; GLÄSER und FÖRSTER (1971) 1 Fall; SILVERBERG et al. (1971) 2 Fälle; MASSE und LE FUR (1972) 1 Fall: 80 Jahre alter Mann; Lit.-Übersicht 168 Fälle; JANSSEN (1972) 1 Fall; KLEEMANN und STIEHL (1972) 1 Fall; RYTTER, M. (1972) 1 Fall; BRIELER und MÜLLER-WIEFEL (1973) 1 Fall; ZSCHOCH (1975) 1 Fall; WÖCKEL (1977) 1 Fall; zitiert 136 Beobachtungen bis 1974.

a) Klinische Daten

Das *Alter* der Frauen bei Auftreten des Lymphangiosarkoms liegt zwischen 50 und 70 Jahren, Mittelwert 62 Jahre (EBY et al., 1967, ZSCHOCH, 1975). Vorkommen überwiegend bei weißen Frauen. Über das Stewart-Treves-Syndrom bei einem Mann berichten OETTLE und VAN BLERK (1963) sowie MASSE u. LE FUR (1972). Das *Zeitintervall* zwischen Mastektomie und Lymphangiosarkom beträgt im Mittel 10,5 Jahre (1,5–24 Jahre) (HERRMANN, 1965). Das Lymphödem tritt etwa 9 Jahre vor dem Tumor auf. Das Ödem nach Mastektomie ist bei 80% innerhalb eines Jahres, bei 20% später entstanden (ZSCHOCH, 1975).

Zur Klinik: Bevorzugt ist der linke Arm in 75%; hier vor allem die medialen Anteile des der Axilla zugewandten Oberarms, die Ellenbogenregion, in 13% der Unterarm, selten die Hand. Der Tumor imponiert als multizentrisch entstehende Knötchen und Infiltrate mit Ekchymosen in der Haut. Zumeist stehen diese im Anfang des Geschwulstleidens. Es kommt zu Satellitenknoten, zu Verfärbungen und Indurationen, so daß der makroskopische Aspekt an ein Kaposi-Sarkom, an ein malignes Melanom oder an ein Angiosarkom erinnert. Makroskopische Abbildungen: DEMBROW und ADAIR (1961); KEEFER und VASTINE (1961); KAPPEY (1967), DOERR (1976) (Abb. 432). Während das Kaposi-Sarkom die unteren Extremitäten bevorzugt und gehäuft bei Männern auftritt, ist das Lymphangiosarkom eine Erkrankung des weiblichen Geschlechts, unabhängig ob an der oberen oder selten auch an der unteren Extremität lokalisiert.

b) Pathomorphologie und Pathogenese

Der Tumor ist durch Neubildung zellreicher Gefäßspalten gekennzeichnet, die von einem hyperplastischen und atypischen Endothel ausgekleidet sind, welches zu dichten spongiösen und soliden Zellproliferationen neigt, Mitosen aufweist und durch ein invasives, destruktives Wachstum alle Merkmale der Malignität hervortreten läßt. Die Tumorzellen sind mit einem dichten Netz retikulärer Fasern verbunden, das je nach Umfang und Alter des Prozesses kollagenisiert. Das Sarkom wächst knotig und diffus infiltrierend im subkutanen Binde- und Fettgewebe und dringt gegen die Epidermis vor, die durchwachsen werden kann, ulzeriert und zu Blutungen neigt. Histopathologisch imponiert der Tumor als ein angioplastisches Sarkom, auf dessen Differentialdiagnose gegenüber einem Morbus KAPOSI von QUINN (1965) sowie von KRÜCKEMEYER und SCHOLZ (1967) und gegen pseudoangiomatöse Formen metastatischer Hautkarzinome von BRUNNER (1963) sowie von HILDEN (1967) hingewiesen wird. Daher ist auch der Standpunkt vertreten worden, daß dem Stewart-Treves-Syndrom lediglich sarkomatös transformierte Absiedlungen des Mammakarzinoms zugrundeliegen

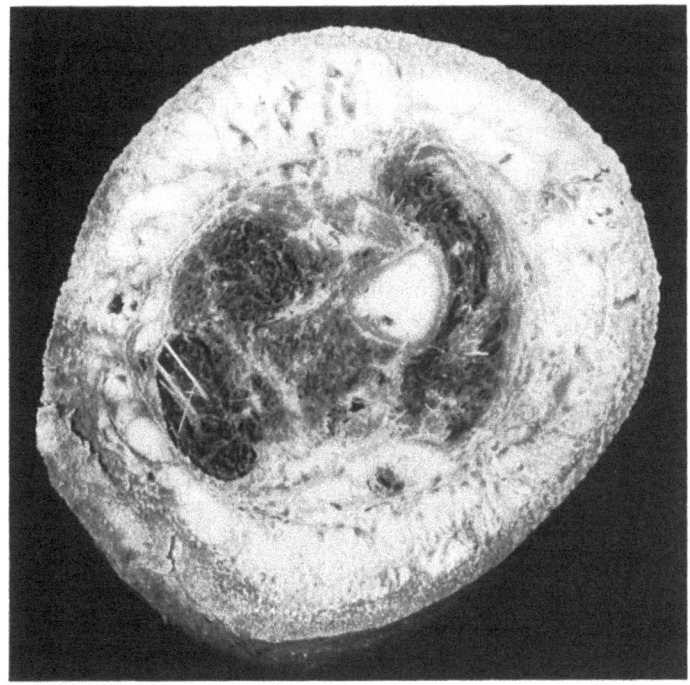

Abb. 432. Querschnitt aus dem Oberarm bei Stuart-Treves-Syndrom. Dunkel gefärbte Bezirke im Fettgewebe entsprechen dem Sarkom. (Aus DOERR: Organpathologie I, 1976)

(LAFARGUE et al., 1960; DELARUE, 1962), zumal transplantierte Mammakarzinome bei Mäusen eine solche Wandlung erkennen lassen. In Probeexzisionen können bei bestehenden Blutungen und Hämosiderose die Symptome eines hämangioblastischen Sarkoms hervortreten.

Elektronenmikroskopische Untersuchungen liegen von GRAY et al. (1966) sowie von SILVERBERG et al. (1971) mit dem Ergebnis vor, daß dieser Tumor nur als Angiosarkom bezeichnet werden sollte, da pathomorphogenetische Beziehungen eher zu Blutkapillaren — im Sinne eines Morbus Kaposi — als zu Lymphgefäßen bestehen.

Die Pathogenese läßt sich aus den Stadien der Vorerkrankung ableiten und wurde von McCONNELL und HASLAM (1958) sowie von NEMOTO et al. (1969) diskutiert:

Die *1. Phase* in der Entwicklung des Angiosarkoms ist das *prolongierte Lymphödem.*

Die *2. Phase* die *prämaligne Angiomatose der Haut* mit herdförmiger, plurifokaler Gefäßproliferation, Entwicklung kleiner Proliferationsinseln von 100 μ im Durchmesser. Dabei sollen auch kavernöse Angiome auftreten (McCONNELL und HASLAM, 1958). Es folgt Vermehrung des Bindegewebes mit Fibrosierungen.

Die *3. Phase* ist die Ausbildung des *malignen Angiosarkoms* als ein schnellwachsender Tumor mit Metastasierung in Thoraxwand, serösen Häuten und Lunge.

Der Beginn der Sarkomatose ist in die tiefen Haut- und Subkutisschichten zu lokalisieren, wobei die Muskulatur tumorfrei bleibt.

Gegen die Vorstellung eines metastatischen Mammakarzinoms spricht die Tatsache, daß in der Mehrzahl der Fälle das Mammakarzinom als geheilt bezeichnet wird und zumeist keine Metastasen vorliegen. Nach ZSCHOCH (1975) wurden von 65 Verstorbenen 26 obduziert, davon lagen nur bei 3 Frauen Metastasen des Mammakarzinoms, in 18 Fällen Metastasen des Sarkoms vor. Als Ursache des Sarkoms dachten STEWART und TREVES (1948) an einen die Entstehung des Mammakarzinoms und später die des Angiosarkoms auslösenden „karzinogenen Blutfaktor". Damit könnte auch das Vorkommen weiterer maligner Tumoren bei diesem Syndrom in Verbindung gebracht werden. Die Frequenz eines dritten Primärtumors liegt bei den Angiosarkomen bei 10% (allgemein etwa 5%) und betrifft bilaterale Mammakarzinome, Uterus-, Bronchuskarzinome (HERRMANN, 1965, Lit.). Kanzerogene Wirkungen sind vor allem der Lymphostase mit der hierdurch induzierten Proliferation des Endothels zuzuschreiben, obgleich Einzelfälle bekannt sind, bei denen das Ödem fehlte oder nur gering ausgeprägt war (JESSNER et al., 1952; MARSHALL, 1955).

c) Prognose

Die Prognose ist schlecht; die mittlere Überlebenszeit beträgt nach Feststellung des Sarkoms nicht einmal 2 Jahre: 16,8 Monate nach operativer Entfernung des Tumors durch Amputation oder Exartikulation und 18,8 Monate nach Bestrahlung. Nur SOUTHWICK und SLAUGHTER (1955) beschreiben einen Fall mit der längsten Überlebenszeit von 6 Jahren.

7. Störungen des Kalziummetabolismus

Die Pathophysiologie des Kalziumstoffwechsels bei Erkrankungen der Brustdrüse hat in den letzten Jahren zunehmend an Bedeutung gewonnen. Veränderungen der Kalziumhomöostase finden in 2 Formen ihren Ausdruck:

Als *lokalisierte, feinherdige Kalkablagerungen* bei Mastopathien und in Tumoren, die unter dem Terminus „Mikrokalzifikationen" in der mammographischen Diagnostik zu einem Leitsymptom geworden sind (vgl. Kapitel T II 4c).

Als *Hyperkalzämie unterschiedlicher Ätiologie bei metastasierendem Mammakarzinom.* Die Hyperkalzämie ist eine gefahrvolle Komplikation und erfahrungsgemäß ein Symptom der Tumorprogression, die bei dieser Erkrankung spontan in einer Frequenz von etwa 10% auftritt, nach Therapie mit Geschlechtshormonen in 20% (SZYMENDERA, 1970).

Untersuchungen des Serumkalziumspiegels bei 445 Frauen mit Mammakarzinomen von WOODARD (1953) ergaben in 9,4% eine Hyperkalzämie. Weitere Studien zu dieser Frage bei nicht ausgewählten Geschwulstleiden von MYERS (1956) und SZYMENDERA (1970) zeigten eine Dominanz des Mammakarzinoms von 52,3% unter 430 Tumorfällen gegenüber malignen Lymphomen mit 7,7%, Lungenkarzinomen mit 6,7% und Nierenkarzinomen mit 4,2%. Nur in 13% waren radiologisch keine Knochenveränderungen nachweisbar. Alle anderen

Fälle wiesen multiple Metastasen im Skelettsystem auf, die diese Hyperkalzämie erklären konnten. Aber ein Teil von Frauen mit metastasierenden Mammakarzinomen war mit demselben Symptom, jedoch ohne Tumorabsiedelungen im Knochensystem behaftet, so daß die metabolischen Störungen durch einen Knochenabbau nicht zu deuten sind. Und schließlich brachte die Androgen-Östrogen-Therapie die Erfahrung, daß sich unter diesem Einfluß ebenfalls eine Hyperkalzämie ausbilden kann. Die pathophysiologischen Beziehungen zwischen Mammakarzinomen mit und ohne osteoklastische Metastasen, Hormontherapie und möglicher Produktion eines tumoreigenen hyperkalzipoetischen Faktors, permanenter oder episodenhafter Erhöhung des Blutkalziums sind auch gegenwärtig nicht befriedigend geklärt. Dennoch lassen sich 3 pathogenetische Aspekte hervorheben:

a) Hyperkalzämie bei osteoklastischer Metastasierung

Abbauprozesse des Knochens führen häufig, jedoch nicht gesetzmäßig zu einer biochemisch und klinisch erfaßbaren Hyperkalzämie. Aus dem eigenen Beobachtungsgut von 33 Fällen lag in 10% eine Hyperkalzämie, in 50% eine Hyperkalzurie vor. Der für osteoklastische Metastasen typische Mineralverlust wurde zuerst von SCHILLING und LASZLO (1951, 1953), von LASZLO et al. (1952), später von GRAHAM et al. (1963) erwähnt, wobei sich zeigte, daß zwischen den Mineralfraktionen von Kalzium und Phosphor in Zeit und Intensität Differenzen bestehen. In einer radiologisch und biochemisch orientierten Studie hat sich SCHERMULY (1958, 1964) mit diesen Fragen auseinandergesetzt. In neueren Untersuchungen von GALASKO und BURN (1970) an 127 Frauen mit metastasiertem Mammakarzinom wurden in 49,5% Störungen der Kalziumhomöostase festgestellt, in 14% schwere Hyperkalzämien, wobei in einem Fall nur minimale Skelettmetastasen vorlagen. Aus dieser Serie überlebten nur 3 Patienten länger als ein Jahr die hyperkalzämischen Phasen. Nach ANGLESIO et al. (1963) ergaben die Nebenschilddrüsen sowohl bei osteoklastischen wie bei osteoplastischen Metastasen eine normale Funktion, woraus die Autoren schließen, daß die Hyperkalzämie einen hemmenden Einfluß auf die Epithelkörperchen ausübt. Die Tatsache, daß nur ein verhältnismäßig kleiner Teil der Erkrankten eine Hyperkalzämie entwickelt, ist bisher nicht geklärt worden, obgleich bei der Vielzahl osteolytischer Metastasen gleichartige Metabolismen zu erwarten sind. Einen Hinweis auf besondere Zusammenhänge ergeben Studien von KATZ et al. (1970), die bei 6 Frauen mit metastasierenden Mammakarzinomen als Ursache der Hyperkalzämie Veränderungen an den Epithelkörperchen fanden, davon in 2 Fällen eine Hyperplasie, die einmal alle Nebenschilddrüsen einbezogen hatte und einmal mit einem solitären Adenom verbunden war. Da SOMMERS (1952) anläßlich histologischer Untersuchungen endokriner Organe bei Frauen mit Mammakarzinomen in einigen Fällen Hyperplasien und in 2 Fällen Adenome der Glandula parathyreoidea feststellte, fügen sich die beschriebenen Befunde in dieses Bild ein. Daher sind die Autoren der Meinung, daß in Fällen mit Hyperkalzämie und Hypophosphatämie in erster Linie an einen *primären Hyperparathyreoidismus* zu denken ist, der möglicherweise durch den Tumor induziert wird. Über Metastasen in einem Epithelkörperchenadenom bei primärem Hyperparathyreoidismus: WOOLNER et al. (1958).

In zahlreichen biochemisch-klinischen Untersuchungen der letzten Jahre sind die Zusammenhänge zwischen diesem Geschwulstleiden und den Formen sowie Auswirkungen der Hyperkalzämie beschrieben worden, wonach dieses Symptom am häufigsten ohne Hormontherapie auftritt (GRAHAM et al., 1963). Weitere Literatur: SWYER et al. (1950); STUDER und QUINODOZ (1960); WEBBER (1960).

In einer Analyse von 59 hyperkalzämischen Phasen bei 33 unter 145 Frauen mit metastasierendem Mammakarzinom kamen JESSIMAN et al. (1963) zu folgendem Ergebnis: In 69% trat die Hyperkalzämie spontan auf, in 19% nach Hormontherapie, in 10% infolge allgemeiner Elektrolytstörungen und in 2% nach Oophorektomie. 11 Fälle dieser Hyperkalzämien verliefen tödlich.

b) Hyperkalzämie bei Hormontherapie

Die Entgleisung des Kalziumstoffwechsels unter der Behandlung mit Sexualhormonen gilt als gefährlichste Komplikation dieser Therapie. Nach MARTZ (1968) ist in ca. 10% mit einer hormonal induzierten Hyperkalzämie zu rechnen, die aber auch nach Kortikosteroidtherapie (MANNHEIMER, 1965), nach Anwendung von Progesteronacetat (KAUFMAN et al., 1964) oder Kastration und Adrenalektomie (WILSON et al., 1958) beobachtet worden ist. Die Pathogenese ist auch unter diesen Aspekten nicht geklärt, und es wird angenommen, daß die genannten Wirkstoffe zu einer Stimulation des Tumorwachstums führen. Zur Frage der androgen-induzierten Exazerbation des Mammakarzinoms in 4 Fällen: MYERS et al. (1956). Weitere klinische Beobachtungen mit Metastasierung in Skelett und Epithelkörperchen von BANKL et al. (1966); ferner DONOVAN et al. (1966).

In diesem Sinne könnten die Ergebnisse eigener experimenteller Studien gedeutet werden, wonach bei Ratten unter dem Einfluß von DHT eine Wachstumsstimulation des Milchdrüsenparenchyms und nach Vorbehandlung mit Östrogen und Progesteron eine Sekretion der Drüsenzellen erzielt werden konnte (BRANDT und BÄSSLER, 1972). Ferner ergab sich als Ausdruck einer Mobilisation des Kalziumstoffwechsels eine herdförmige Kalzinose der Mamma mit Kalkablagerungen an Lipoproteidmembranen im endoplasmatischen Retikulum und an Mitochondrien. Wenn osteolytische Sterole in Mammakarzinomen vorkommen (GORDON et al., 1966, 1967), dann könnten diese in der Lage sein, östrogenabhängige Mammakarzinome in ihrer Progression zu forcieren.

In diesem Sinne spricht eine weitere Beobachtung einer *Galaktorrhoea hypercalcaemica* bei einer 48 Jahre alten Frau und beidseitigen Zystennieren und tertiärem Hyperparathyreoidismus, Hyperkalzämie und metastatischer Kalzinose (vgl. Kap. E).

c) Hyperkalzämie als paraneoplastisches Syndrom

Die Beobachtung von Hyperkalzämien ohne osteolytische Metastasen hat zu der von anderen Tumoren bekannten Annahme geführt, daß Mammakarzinome in der Lage sein könnten, ein osteolytisches Sterol mit Parathormonähnlicher Wirkung zu synthetisieren. In der Tat ist es GORDON et al. (1966, 1967) gelungen, eine als $\triangle$-7-Sitosterolazetat bezeichnete Substanz zu gewinnen, die chemisch dem Vitamin D verwandt ist und in 11 von 12 Mammakarzinomen gebildet worden war. Wenn auch eine Bestätigung dieser Ergebnisse bisher nicht erfolgt ist, so scheinen derartige Wirkungsmechanismen zur Erklärung spontaner Hyperkalzämien zu bestehen. Dafür spricht auch das Vorkommen von osteolytischen Prozessen ohne Metastasen bei Mammakarzinomen, die nach GRAHAM et al. (1963) bei Biopsien aus dem Beckenkamm in 25 von 96 Fällen gefunden worden sind. Die Autoren nehmen auch hier eine tumoreigene osteolytische Substanz an, die einen Abbau an Knochensubstanz bewirkt. Im Zusammenhang mit Untersuchungen über die hyperkalzämische Aktivität des Walker-Karzinosarkoms kommen auch MINNE et al. (1971) zu dem Schluß, daß dem Hyperkalzämie-Syndrom die Sekretion eines osteolytisch wirksamen Faktors zugrundeliegt. Im neueren Schrifttum werden die noch lückenhaften Ergebnisse unterschiedlich interpretiert, da ausreichende statistische Unterlagen fehlen und die Einzelfälle angesichts der Variabilitäten von Verlauf und Ausprägung des metastatischen Mammakarzinoms schwerlich vergleichbar sind.

d) Hypokalzämie bei Mammakarzinom

Spontane Erniedrigungen des Kalziumspiegels im Blut sind von Lungenkarzinomen und erfolgreich behandelten Prostatakarzinomen sowie von Leukämien bekannt geworden. Für das Mammakarzinom stellt die Hypokalzämie eine sehr seltene Komplikation dar, die anzeigt, daß bei osteoplastischen Metastasen ein hoher Kalziumeinbau in das Knochengewebe vorliegt. Über 3 einschlägige Beobachtungen mit einem Kalziumblutspiegel unter 6 mg% berichteten HALL et al. (1966), von denen nur in 2 Fällen klinische Symptome bestanden. Von einem Syndrom der „hungry bones" sprechen in diesem Zusammenhang JOHNSTON et al. (1970). Aber auch bei diesem Syndrom ist an die Möglichkeit zu denken, daß der Tumor selbst eine Substanz produziert, die die Eigenschaft des Kalzitonins hat. Über eine Erhöhung des Kalzitonins bei Mammakarzinomen (in 13%) berichten DAMBACHER et al. (1977).

8. Hydroxyprolin-Ausscheidung bei Mammakarzinom

Wie bei der lakunären Knochenresorption durch Osteoklasten sind Knochenmetastasen des Mammakarzinoms befähigt, Bündel kollagener Fibrillen aus dem Knochengewebe abzubauen und enzymatisch aufzulösen. Morphologische Äquivalente dieses Vorgangs sind in den Tumorzellen bisher nicht nachgewiesen worden. Biochemisch ist es jedoch möglich, mit Hilfe der Bestimmung der Hydroxyprolin-Ausscheidungsrate auf einen Knochenabbau, das heißt auf das Vorliegen von Knochenmetastasen, zu schließen. In der Tat haben Frauen mit einer metastatischen Karzinose des Skeletsystems erhöhte Hydroxyprolinwerte oder eine erhöhte Relation von Hydroxyprolin zu Kreatinin, wodurch Knochenmetastasen schon in sehr frühen Stadien indirekt erkannt werden können (POWLES et al., 1975; POWLES et al., 1976). Im Vergleich zu normokalzämischen Frauen mit metastasierenden Mammakarzinomen fanden LEE und LLOYD (1971) bei Hyperkalzämie einen gleichzeitigen Anstieg der Hydroxyprolin-Ausscheidung, des Serumkalziums sowie der alkalischen Serumphosphatase. Die Autoren unterstreichen, daß der Kollagen- und Mineralstoffwechsel in hyperkalzämischen Phasen die Imbalancen zwischen Knochenabbau und -neubildung anzeigt.

9. Zyklische Nukleotide

Biochemische Untersuchungen am Verhalten zyklischer Nukleotide bei Frauen mit Mastopathien und Mammakarzinomen ergaben, daß spezifische Aktivitäten des zyklischen Adenosinmonophosphats (cAMP), der cAMP-abhängigen Proteinkinase und des cAMP-Bindungsproteins sowie weiterer abbauender Enzyme im Karzinomgewebe signifikant höher als in Mastopathien sind. Unter den Mastopathien verhalten sich biochemisch einige Formen wie Karzinome und lassen damit evidente Störungen in der regulativen Funktion der zyklischen Nukleotide bei der Zellvermehrung erkennen (SINGER et al., 1976; EPPENBERGER et al., 1976; TORHORST, 1976). Es könnte mit dieser Methode möglich sein, jene proliferativen und atypischen Mastopathien zu erfassen, denen eine Transformation in einen malignen Tumor innewohnt.

XIV. Paraneoplastische Syndrome

Neben den seit langem bekannten unspezifischen und allgemeinen Auswirkungen einer malignen Geschwulst auf den Organismus sind seit etwa 20 Jahren spezifische endokrine und metabolische Reaktionen bekannt geworden, die eine Synthese und Abgabe tumoreigener Stoffe anzeigen. Diese als paraneoplastische Syndrome bezeichneten Besonderheiten eines Tumorleidens wurden zuerst bei Bronchialkarzinomen mit Bildung von ACTH oder Wachstumshormon bekannt (STUDER et al., 1971, Lit.).

Bemerkenswerterweise verhält sich das Mammakarzinom in dieser Hinsicht weitgehend neutral. Auch angesichts der engen physiologischen und pathophysiologischen Verflechtung dieses Organs mit dem Endokrinium sind nur vereinzelt Reaktionen bekannt geworden, die auf eine ektopische Wirkstoffsynthese zurückgeführt werden könnten. Dazu gehört vor allem die Bildung von Sterolen mit Vitamin-D-ähnlichem Einfluß, die von GORDON et al. (1966) festgestellt worden ist und das Auftreten spontaner Hyperkalzämien erklären kann. Des weiteren wurden bei Mammakarzinomen Konzidenzen mit Dermatomyositis und amyotrophischer Lateralsklerose beobachtet.

Extramammäre Tumoren können bei Bildung von Gonadotropinen oder von Wachstumshormonen zu einer Hyperplasie der Mamma oder auch zu Galaktorrhoen führen. Hierzu zählen endokrinaktive Ovarial- und Nebennierenrindentumoren, die Galaktorrhoe bei Hyperparathyreoidismus und die große Zahl von Gynäkomastien bei Hodentumoren und Geschwülsten der endokrinen Drüsen des Mannes.

Im engeren Sinne gilt die *Gynäkomastie als paraneoplastisches Syndrom bei Bronchialkarzinomen,* wenn diese Tumoren Gonadotropine bilden, die über die interstitiellen Zellen des Hodens zu einer Östrogensynthese und damit zur Wachstumsstimulation der Mamma virilis Anlaß geben (FUSCO und ROSEN, 1966). Allerdings sind die Wirkstoffanalysen in diesen Fällen lückenhaft.

Auf die Koinzidenz von Lungentumoren und Gynäkomastie ist zuerst von ALTSCHUL (1938) sowie von del CASTILLO et al. (1941) hingewiesen worden und im folgenden Schrifttum wurde hierfür die Bezeichnung „Castillo-Syndrom" verwendet. Die Autoren untersuchten 3 Männer mit diesen Erscheinungen und stellten eine Rückbildung der Gynäkomastie nach Röntgenbestrahlung oder Resektion des Lungentumors fest (FISCHL, 1950). In der Mehrzahl lag gleichzeitig eine Osteoarthropathie hypertrophiante pneumique vor.

FUSCO und ROSEN (1966) beschreiben 4 Fälle mit einem anaplastischen, groß-zelligen Bronchialkarzinom, erhöhter Gonadotropin- und Östrogenausscheidung und Gynäkomastie. Endokrinologische Untersuchungen eines Falles durch BEK-KER et al. (1968) ergaben einen hohen Gonadotropinspiegel im Blutserum und im Urin, einen positiven immunfluoreszenzmikroskopischen Nachweis von Gona-dotropin im Lungentumor und in Nierenmetastasen, so daß die Autoren den Schluß ziehen, daß bei Vorliegen einer Gynäkomastie und pulmonalen Veränderungen an einen gonadotropinbildenden Tumor der Lunge zu denken ist. AZZOPARDI et al. (1970) berichten über 185 Bronchialkarzinome, von denen 16 (8,5%) endokrine Symptome aufwiesen, von denen 1 Fall mit Gynäkomastie bei einem gleichzeitig vorliegenden Oat-cell-Karzinom und Plattenepithelkarzi-nom verbunden war. Im Karzinom wurden chorion-gonadotropin-ähnliche Sub-stanzen nachgewiesen. OMENN und WILKINS (1970) untersuchten die verschiede-nen endokrinologischen Störungen bei Bronchialkarzinomen und fanden 6 Fälle mit ektopischer Gonadotropinbildung als Ursache dieses Syndroms. Über syste-matische Studien an 100 Bronchialkarzinomen berichtete POSTERNAK (1970) mit dem Ergebnis, daß 6 Tumoren mit einer echten und 14 Tumoren mit einer Pseudo-Gynäkomastie verbunden waren. In keinem Fall konnte eine abnorme Gonadotropinsekretion festgestellt werden. Statistisch ermittelte Korrelationen ergaben Syntropien der Gynäkomastie mit chronischer Bronchitis und Trommel-schlegelfingern, die die Autoren als Ausdruck allgemeiner broncho-pulmonaler Störungen deuten. STUDER et al. (1971) erwähnen das Zusammentreffen von Fibrosarkom der Pleura mit Osteoarthropathie und Gynäkomastie und vermuten eine exzessive Bildung von Gonadotropinen und Wachstumshormonen, die aller-dings biochemisch nicht nachgewiesen worden sind.

Über Gynäkomastie bei einem retroperitonealen Paragangliom berichten DELL'ACQUA und SENSI (1973).

U. Sarkome

I. Allgemeine Pathologie

Gemessen an der großen Zahl der Karzinome sind maligne mesenchymale Neubildungen der Brustdrüse selten und machen nur etwa 1% aller bösartigen Tumoren dieses Organs aus (Tabelle 63). Dabei gelingt es bei Probeexzisionen

Tabelle 63. Anteil der Sarkome an der Zahl maligner Mammatumoren

Autoren	Jahre	Gesamt-zahl der Tumoren	Zahl der malignen Tumoren	Zahl der Sarkome	% an Sar-komen
FINSTERER	1907	800		48	6
GEIST u. WILENSKY	1915	558		22	3,9
DAEVER u. MCFARLAND	1917	534		11	2,1
SCHREINER u. THIBAUDEAU	1932	1 395		7	0,5
FOX	1934	3 509	2 000	60	3
ROSE	1936		660	16	2,4
SAILER	1937		1 873	15	0,8
HILL u. STOUT	1942		1 900	28	1,2[a]
ADAIR u. HERRMANN	1946		5 499	30	0,5
FRUHLING u. LE GAL	1951		2 000	30	1,5
MONNOYER	1953		1 915	9	0,47
BRUCK u. LORBECK	1954		787	2	0,25
BURKHARDT	1956		1 432	14	1,0
SINNER	1961		2 379	22	0,9
OTT u. RUEF	1961		1 370	12	0,9
LAWLER u. RITCHIE	1967	3 608	885	7	
DONEGAN	1968		2 000	18	0,95
Eigenes Material: Lit.: KREIENBERG	1971	4 026	1 098	8	0,8
Absolute Zahlen			25 798	271	14,67
Mittelwert (seit 1934)					1,13

[a] Ohne Zystosarkome (15 Fälle) 0,4%.

oder anhand von Mastektomiepräparaten keineswegs und in jedem Falle, mit der gewünschten Sicherheit festzustellen, ob es sich um den Primärtumor oder um das Teilbild einer Systemkrankheit handelt. Hier wie bei einer Reihe anderer Erkrankungen der Mamma kann die Entscheidung häufig erst durch retro- und prospektive Beobachtungen gefällt werden. Unter diesem Aspekt werden die Mammasarkome eingeteilt in:

1. *Primäres Sarkom:*
   a) lokaler Tumor des Drüsenkörpers ohne und mit regionalen Metastasen, entsprechend $T_{1-4}N_{0.1}$;
   b) lokaler Tumor mit Generalisation, d.h. mit regionalen und Fernmetastasen, entsprechend T_{1-4}, N_1, M_1.

2. *Sekundäres Sarkom:*
   Lokaler Tumor oder multiple Tumoren im Drüsenkörper als Ausdruck eines metastasierenden Tumors andern Standorts oder einer Systemkrankheit des lymphoretikulären Gewebes.

1. Pathomorphogenese

Als Mutterboden der Sarkome kommen alle mesenchymalen Bestandteile der Mamma in Betracht, insbesondere das derbe kollagene Stützgewebe und das lockere Mantelgewebe der Drüsenläppchen. Dieses Mantelgewebe gleichwie die diesem entsprechenden zirkumduktulären Bindegewebsscheiden stellen eine besonders reagible Qualität des Drüsenmesenchyms dar, dessen hoher Kapillargehalt und dessen zellbildende Potenzen im Sinn eines „zytogenen Stromas" auch für die Entwicklung der Sarkome Bedeutung erlangt. Die hier lokalisierten, vorübergehenden Blutbildungsherde in der Brustdrüse des Neonatus, die intensiven und anhaltenden hämopoietischen Zellinfiltrate bei Erythroblastosen (s. S. 31 und Abb. 18) und die in jedem Lebensalter aufs neue hervortretende Fähigkeit zur Blutzellbildung bei Hämoblastosen (SEIFERT, 1952) legt in Analogie den Schluß nahe, daß das *Mantelgewebe Ausgangsort* primärer und sekundärer *Sarkome mit lymphoretikulärer Matrix* ist.

Das Mantelgewebe ist neben einer transparenten, flüssigkeitsreichen Grundsubstanz durch ein dichtes Netzwerk von Kapillaren ausgezeichnet, das den Lobulus z.T. korbartig umgibt. Diese anatomischen Verhältnisse konnten durch Gefäßinjektionen dargestellt werden (WEITZEL und BÄSSLER, 1971) und sind in der fertilen Phase der Frau, insbesondere während der Gravidität und Laktation, stark ausgebildet. Proliferationen dieser Kapillaren können das Mantelgewebe der Lobuli ausfüllen und bilden die zuletzt von HAMPERL (1973) beschriebenen lobulären Hämangiome. Eine eigene Beobachtung eines Lymphangioms der Mamma zeigt die gleiche Herkunft und Form und darüber hinaus ein kontinuierliches Einwachsen in das angrenzende Stützgewebe. Daher liegt es nahe, in dem kapillarreichen und zur Bildung von Angiomen neigenden Mantelgewebe auch den *Entstehungsort* der *angioplastischen Sarkome* zu sehen, obwohl sich auch diese Tumoren nahezu gleichmäßig, das heißt auch im Stützgewebe ausbreiten, ohne Prädilektionsorte hervortreten zu lassen. – Die in unterschiedlicher Form differenzierten spindelzelligen und fibroplastischen Neoplasien mit starker Faserbildung und langsamem Wachstum, ebenso wie die lipoplastischen Tumoren, sind als *Sarkome des Stützgewebes* zu deuten, wobei eine metaplastische Knorpel- und Knochenbildung hinzutreten kann. Die Vorstellung mesenchymaler Transformationen in Chondro- und Osteoblasten ist in einer histogenetischen Konzeption von HAMPERL (1970) dahingehend erweitert worden, daß es sich hierbei um Tumoren des Myoepithels handeln könne. Dieses der Mamma wie den Speicheldrüsen eigene Zellsystem sei in der Lage, als Tumor Eigenschaften zu verwirklichen, die seiner „Zwitterstellung" entsprechen. So *könnten* Chondroosteoidsarkome, maligne Mischtumoren, sog. Mesenchymome, und Karzinosarkome als epimyotheliale Neubildung interpretiert werden.

Ein weiterer Gesichtspunkt zur Pathogenese der Mammasarkome ist die Frage, ob diese Tumoren de novo entstehen oder ob *präsarkomatöse Veränderungen* im Sinne örtlicher Erkrankungen der Brustdrüse vorausgehen. Für die malignen Lymphome ist in Kenntnis des Schrifttums diese Frage zu verneinen. Dagegen erscheint es möglich, daß sich angioplastische Sarkome auf dem Boden eines klinisch nicht erkennbaren Angioms entwickeln. In der Mehrzahl der

spindelzelligen und fibroplastischen Sarkome konnten weder klinisch noch pathomorphologisch eindeutige Zeichen vorangegangener Erkrankungen nachgewiesen werden. Eine Ausnahme macht jedoch das Cystosarkomaphylloides, das
häufig aus einem präexistenten Fibroadenom hervorgeht. Wie häufig dieser
Tumor auch die Matrix eines Sarkoms von unterschiedlicher Gewebsreife ist,
konnte statistisch bisher nicht ermittelt werden. Die von OTT und RUEF (1961)
zum Ausdruck gebrachte Annahme, dem ubiquitären Fibroadenoma mammae
die Rolle einer Präsarkomatose zuzumessen, ist angesichts der Häufigkeit und
Altersverteilung dieser Tumoren sicher nicht gerechtfertigt, ein Sachverhalt, der
auch von SMITH und TAYLOR (1969) unterstrichen wird. Das Fibroadenom als
Vorerkrankung eines malignen Tumors könnte erst zur Zeit der Menopause
Bedeutung erlangen, wenn eine statistisch gesicherte Häufung von Cystosarkomen festzustellen ist (CURRAN und DODGE, 1962).

2. Klassifikation der Mammasarkome

Diese orientiert sich an bekannten Einteilungsprinzipien (SCHULTZ-BRAUNS,
1933), aus denen in neuerem Schrifttum die Rundzellsarkome herausgenommen und
durch die Auffassung ersetzt wurden, daß es sich hierbei um Lympho- bzw. Retikulumzellsarkome (heute: maligne Lymphome) handelt (MILLER und MACCARTY,
1939). Es wurde auch der Begriff der polymorphzelligen Sarkome fallen gelassen, so
daß sich nachstehende Einteilung ergibt:

Sarkome und Hämoblastosen der Mamma
1. Fibrosarkom unterschiedlicher Gewebsreife
    1.1. Stroma-Sarkom
    1.2. Dermatofibrosarcoma protuberans
2. Neurogenes Sarkom
3. Hämangiosarkom
4. Rhabdomyosarkom
5. Leiomyosarkom
6. Liposarkom
7. Maligne chondro- und osteoplastische Mischtumoren
8. Maligne und benigne Lymphome, Hämoblastosen
    8.1. Immunoblastisches Sarkom (Retikulumzellsarkom)
    8.2. Lymphosarkom
    8.3. Sog. benignes Lymphom der Mamma
    8.4. Morbus Hodgkin
    8.5. Plasmozytom
    8.6. Lymphoadenose und Myelose.

Die von anderen Organen bekannte morphologische Variabilität der Sarkome
hat auch in der Terminologie und Klassifikation ihren Niederschlag gefunden.
Eine zunehmende Differenzierung nach histogenetischen und histopathologischen Gesichtspunkten widerspricht allerdings der Neigung, einander ähnliche
Tumorformen zu Gruppen zusammenzufassen, wie es unter dem Begriff des
„Stroma-Sarkoms" von BERG et al. (1962) vorgeschlagen und im Tumoratlas
von McDIVITT et al. (1968) verankert worden ist. Dieser in der praktischen

Diagnostik anwendbare Terminus hat im Schrifttum zunächst Verwirrung gestiftet, weil weder für die bindegewebigen Bestandteile der Brustdrüse noch für die Wortkombination der Begriff „Stroma" geläufig ist. Nach BERG et al. (1962) ist das *Stromasarkom* ein *polymorphzelliger mesenchymaler Tumor* mit Anteilen eines Fibro-Lipo-Myxo-Neuro- und Myosarkoms und günstigerer Prognose als alle anderen Sarkomtypen. Von OBERMAN (1965) wird das Stromasarkom als spindelzellige und *polymorphe Variante des Fibrosarkoms* mit besonderer mitotischer Aktivität aufgefaßt und dort kategorisiert. Ferner ist für die Zuordnung der Mammasarkome die Tatsache von Bedeutung, daß im Unterhautbinde- und Fettgewebe entstehende Tumoren auf Randzonen des Drüsenkörpers übergreifen können. Daher werden Histiozytome und das Dermatofibrosarcoma protuberans von OBERMAN (1965) und von HAAGENSEN (1971) hier eingeordnet, obgleich deren Mutterboden nicht das Stützgewebe der Brustdrüse ist.

3. Häufigkeit, Geschlechts- und Altersverteilung

Häufigkeit: Wie eingangs erwähnt, gilt als Faustregel, daß etwa 1% aller malignen Tumoren der Brustdrüse Sarkome sind, wobei zu unterscheiden ist, daß hier auch das Cystosarcoma phylloides einbezogen wird. Nach den Angaben der älteren Literatur (SCHULZ-BRAUNS, 1933) liegen die in Tabelle 63 wiedergegebenen Prozentsätze höher und beruhen entweder in der Zuordnung des Cystosarkoms auf zu kleinen Kollektiven oder auf unterschiedlichen Bezugsgrößen (Mammatumoren insgesamt oder maligne Tumoren!). Die Übersicht macht die Frequenzschwankungen deutlich und ergibt bei einer von 1934 vergleichbar ermittelten Gesamtzahl von 25 798 malignen Mammatumoren 271 Sarkome und damit einen Satz von 1,13%.

Geschlechtsverteilung: In der statistischen Zusammenstellung von OTT und RUEF (1961) von 1 358 Mammakarzinomen der Frau und 18 Brustdrüsenkrebsen des Mannes wurden 12 Sarkome bei Frauen und 2 Sarkome bei Männern festgestellt. Danach beträgt die Sarkom-Karzinom-Relation bei der Frau 1 : 113, beim Mann 1 : 9. Das heißt, daß zahlenmäßig Sarkome in der Mamma virilis zwar seltener vorkommen, aber in der Relation häufiger als beim weiblichen Geschlecht. Nach SCHULZ-BRAUNS (1933) unterscheiden sich die histologischen Tumortypen bei beiden Geschlechtern nicht. Der aus dem Schrifttum deutlich werdende, verhältnismäßig hohe Anteil an Männern wird durch die auffällige Mitbeteiligung der Mamma virilis bei generalisierten Hämoblastosen beeinflußt. Gemessen an der Gesamtzahl auftretender Sarkome machen die Mammasarkome bei der Frau ca. 3% und beim Mann ca. 0,5% aus.

Altersverteilung: Das mittlere Erkrankungsalter an Sarkomen der Brustdrüse liegt einige Jahre vor dem an Mammakarzinom. Die Übersichten von HILL und STOUT (1942) benennen 45–50 Jahre, FOX (1934) 49,3 Jahre mit einem Häufigkeitsmaximum zwischen 36 und 65 (in 66,7%) Jahren. In diesem Sinn sprechen auch die Angaben von BOTHAM et al. (1958) sowie von NORRIS und TAYLOR (1968) mit Durchschnittswerten von 47–49 Jahren. Im Hinblick auf die Entwicklung von Sarkomen an anderen Organen tritt dieser Tumor in der Brustdrüse relativ spät auf und zeigt, von dem Cystosarcoma phylloides abgesehen, auch in diesem Entwicklungsabschnitt der Mamma keine Häufigkeitszunahme.

4. Zur Klinik, Prognose und Therapie

Sarkome imponieren als knotige, 1,5–15 cm im Durchmesser große oder als diffuse, manchmal das gesamte Organ einnehmende Neubildung, die vor allem bei Lympho- oder Retikulumzellsarkomen zu ein- oder beidseitiger Makromastie führen (Abb. 433). Die Konsistenz ist unterschiedlich und wird von der Erzeugung von Faserstrukturen oder Hartsubstanzen wesentlich bestimmt. In etwa einem Drittel der Fälle klagen die Erkrankten über

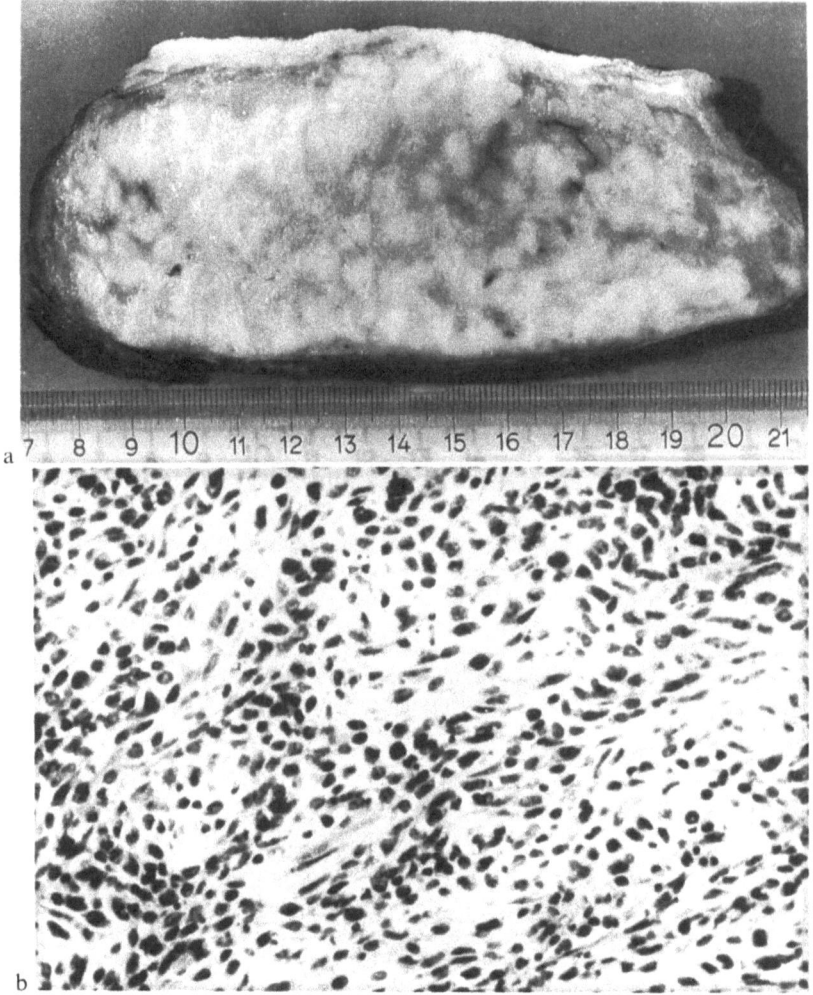

Abb. 433a u. b. Sog. Stromasarkom der Mamma mit diffuser Infiltration des gesamten Drüsenkörpers, des Fettgewebes und der Kutis unter dem klinischen Bilde einer Makromastie. (a) Übersicht. (b) Histologie. HE, Vergr. 230 ×

Schmerzen in der Brustdrüse, dagegen werden die von Karzinomen bekannten Erscheinungen der Hautfixierung, des Ödems, einer Peau d'orange oder Retraktion von Haut und Mamille nur selten gesehen. Der obere äußere Quadrant ist bevorzugter Ausgangsort der Sarkome, die jedoch häufig die Quadrantengrenzen überschreiten. Bei der Probeexzision kann durch Ausbildung einer bindegewebigen Kapsel der Eindruck eines benignen Tumors entstehen. In diesem Sinn sprechen die mammographischen Befunde, die als große runde oder polyzyklische Knoten mit kapselartigen Konturen imponieren und herdförmig bizarre Kalkabscheidungen aufweisen können (HOEFFKEN und LANYI, 1973).

Der *Krankheitsverlauf* ist bei diesen Sarkomen zumeist durch eine kontinuierliche Progredienz von etwa 30–55 Monaten Dauer gekennzeichnet. Ein mehrphasiges, von einem präformierten Tumor ausgehendes Wachstum trifft überwiegend für das Cystosarcoma phylloides auf dem Boden eines Fibroadenoms zu, weniger für die homogen aufgebauten malignen mesenchymalen Tumoren. Weder aus dem älteren noch aus dem neueren Schrifttum ergeben sich statistisch erhärtete pathogenetische Beziehungen zu vorangegangenen Traumen, chronischen Entzündungen oder dysplastischen Erkrankungen dieses Organs, gleichwie frühere oder bestehende Graviditäten oder Laktationsperioden keinen Einfluß zu haben scheinen (RISSANEN und HOLST, 1968).

Geographisch-pathologische Aspekte sind bisher nicht gewonnen worden.

Die *Prognose* der Mammasarkome wird weniger durch die örtliche als durch die *hämatogene Propagation* mit Metastasen in Lunge und Skelettsystem bestimmt. Bei der ersten klinischen Konsultation liegen nach OTT und RUEF (1961) bereits in 32,5% Metastasen vor, wobei die Autoren betonen, daß deren Frequenz stark vom histologisch definierten Tumortyp abhängt. Lymphknotenmetastasen bei Sarkomen sind allgemein selten und treten nach WARREN und MEYER (1938) in 5–10% aller Sarkome auf, mit Ausnahme von Lymphosarkomen, Melanosarkomen und Leiomyosarkomen des Uterus.

Axilläre Lymphknotenmetastasen bei Mammasarkomen sind selten und überwiegend in Kasuistiken vermerkt worden. Es liegen nur zwei Zusammenstellungen für das ältere und neuere Schrifttum vor: GEIST und WILENSKY (1915) stellten bei 435 Sarkomen der Brustdrüse aus der damaligen Literatur in 3% Lymphknotenabsiedelungen in der Axilla fest und ADAIR und HERRMANN (1946) fanden von 1915–1945 bei 678 Mammasarkomen in 3,2% Metastasen in den Lymphknoten. In Operationspräparaten nach radikaler Mastektomie erhöhte sich diese Zahl auf 4%, wobei die Absiedelungen von 3 Fibrosarkomen und von 1 Rundzellsarkom stammten.

Von Bedeutung ist ferner das Auftreten von *lokalen Tumorrezidiven*, die übereinstimmend dann nachzuweisen sind, wenn die Geschwulst durch unzureichende operative Maßnahmen, i.d.R. Tumorexzision, nicht aber durch Mastektomie oder Radikaloperation entfernt worden ist.

Die *mittlere Überlebenszeit* nach 5 und 10 Jahren liegt unter der der Karzinome. GESCHICKTER (1948) berichtet über 28% 5-Jahres-Heilungen. OTT und RUEF (1961) geben anhand von 14 Fällen 44% an; RISSANEN und HOLSTI (1968) fanden unter 16 eigenen Beobachtungen nach 5 Jahren 40% und nach 10 Jahren 35% lebende Frauen. Dagegen ist die 5-Jahres-Heilungsquote bei dem sog. Stromasarkom nach BERG et al. (1962) 60%. Als *Therapie* wird die radikale Mastektomie kombiniert mit prä- oder postoperativer Strahlenbehandlung vorgeschlagen. Über gute Ergebnisse der Radikaloperation mit Nachbestrahlung an 9 Mammasarkomen referieren PETRACIC et al. (1970). Die Strahlensensibilität unterliegt auch hier allgemeinen Gesetzen, wonach Lymphosarkome stärker als Lipo- und Myxosarkome reagieren.

II. Spezielle Pathologie

1. Fibrosarkome unterschiedlicher Gewebsreife

In dieser terminologisch weit gefaßten Gruppe maligner mesenchymaler Mammatumoren sollen alle diejenigen Formen kategorisiert werden, die von den zellreichen und faserarmen spindelzelligen Sarkomen bis zu den langsam wachsenden und zumeist gut begrenzten Fibrosarkomen reichen. Da nach histo-pathologischen Kriterien beträchtliche Unterschiede in der Zuordnung und

Deutung bestehen und ein einziger Tumor ein ganzes Spektrum differierender
Reifegrade realisieren kann, werden in diesem Zusammenhang auch die undifferenzierten Typen des Mammasarkoms beschrieben.

Wandlungen in der Auffassung zeichnen sich sinnfällig im älteren und neueren Schrifttum ab: Während von GEIST und WILLENSKY (1915) in einer Zusammenstellung von
435 Mammasarkomen das Spindelzellsarkom mit 31% vertreten ist und das Fibrosarkom
fehlt, zeigen Studien zu dieser Frage seit etwa 1935 ein umgekehrtes Verhältnis. SCHULTZ-
BRAUNS (1933) nimmt zu den Sarkomen höherer und niederer Gewebsreife anhand der
Literatur Stellung und erwähnt bei den spindelzelligen Sarkomen neben fibroblastischen
Formen auch solche, denen ein schnelles Wachstum mit infauster Prognose eigen ist. Daraus
ist zu schließen, daß Spindelzellsarkome in der Mamma zwar vorkommen, aber bei kritischer
Abwägung der Deskriptionen als selten gelten müssen. Ähnlich ist die Frequenz der ausgereiften Fibrosarkome zu beurteilen, so daß das Gros der hier in Rede stehenden Neubildungen
als *unterschiedlich zellreiche fibroblastische Sarkome* zu bezeichnen ist, die allesamt in
der angloamerikanischen Literatur als „Fibrosarkom" benannt werden. In diesem Sinne
spricht auch die Auffassung von OBERMAN (1965), wonach zwischen einem „gutdifferenzier-
ten" Fibrosarkom mit Spindelzellen und kollagenen Faserbündeln (Abb. 2) und dem Fibrosarkom mit polymorphkernigen und mitosereichen Spindelzellen (Abb. 3) unterschieden
wird, das dem Begriff des sog. „Stromasarkoms" entspricht. Als oberflächlich sich ausbrei-
tender Tumor ist hierzu das Dermatofibrosarcoma protuberans zu zählen.
   Die Gruppe der so definierten Fibrosarkome der Mamma ist gemessen an der Zahl
aller anderen Sarkome am größten. Die Autoren verfügen allerdings nur selten über mehr
als 10 Einzelbeobachtungen, so daß statistische Angaben nahezu fehlen. Im neueren Schrifttum berichten: FOX (1934) über 42 Fälle; SAILER (1937) über 2 Fälle und 8 unreife Geschwulsttypen; MILLER und MACCARTY (1939) über 9 Fälle; HILL und STOUT (1942) über
5 Fälle; ADAIR und HERRMANN (1946) über 2 Fälle; BOTHAM et al. (1958) über 14 Fälle;
OTT und RUEF (1961) über 5 Fälle; OBERMAN (1965) über 5 Fälle, DONEGAN (1968) über
5 Fälle und das eigene Untersuchungsgut über 4 Fälle.

Fibrosarkome treten zwischen dem 35. und 65. Jahr auf, sie imponieren
als knotige, zumeist feste Tumoren und können Fußballgröße und ein Gewicht
von 5,4 kg erreichen. Über einen gigantischen Tumor dieser Art bei einer
98 Jahre alten Frau mit multiplen Metastasen berichtete GRAVES (1920). Dabei
kann die Geschwulst jahrelang konstante Dimensionen halten und kurzzeitig
in eine akute Wachstumsphase umschlagen.
   Pathomorphologisch zeigen die Fibrosarkome Proliferationen spindeliger Zellen, Fibroblasten, Fibrozyten und als Zwischensubstanzen retikuläre und kollagene Fibrillen, deren Menge Reifegrad und Konsistenz des Tumors bestimmt
(Abb. 434). Die Spindelzellen enthalten gleichförmige Kerne, die Fibroblasten
ovale helle Kerne von geringer Polymorphie und Teilungsaktivität (Abb. 435).
Gewöhnlich fehlen Riesenzellen. Mit zunehmender Anaplasie vermehrt sich jedoch auch die Zahl der Riesenzellen, die bis zu 30 oder 40 Kerne enthalten
können (Abb. 435b). Die Grundsubstanz kann herdförmig oder diffus myxoid
verquollen sein, woraus sich Übergänge zu Fibromyxosarkomen ergeben. Während die faserreichen Tumoren in der Regel gut und kapselartig begrenzt sind
und überwiegend expansiv wachsen, weisen die zell- und mitosereichen Sarkome
die Zeichen der Destruktion mit Gefäßeinbrüchen auf. Rasche Wachstums-
schübe erklären unterschiedliche Invasionsphasen. Die Mehrzahl dieser Neubildungen ist im Drüsenkörper lokalisiert, der mehr und mehr von dem Tumor
durchwachsen oder verdrängt wird (Abb. 433). Bei marginaler oder tiefer Position dringt die Geschwulst in die Pektoralismuskulatur oder in die Thoraxwand

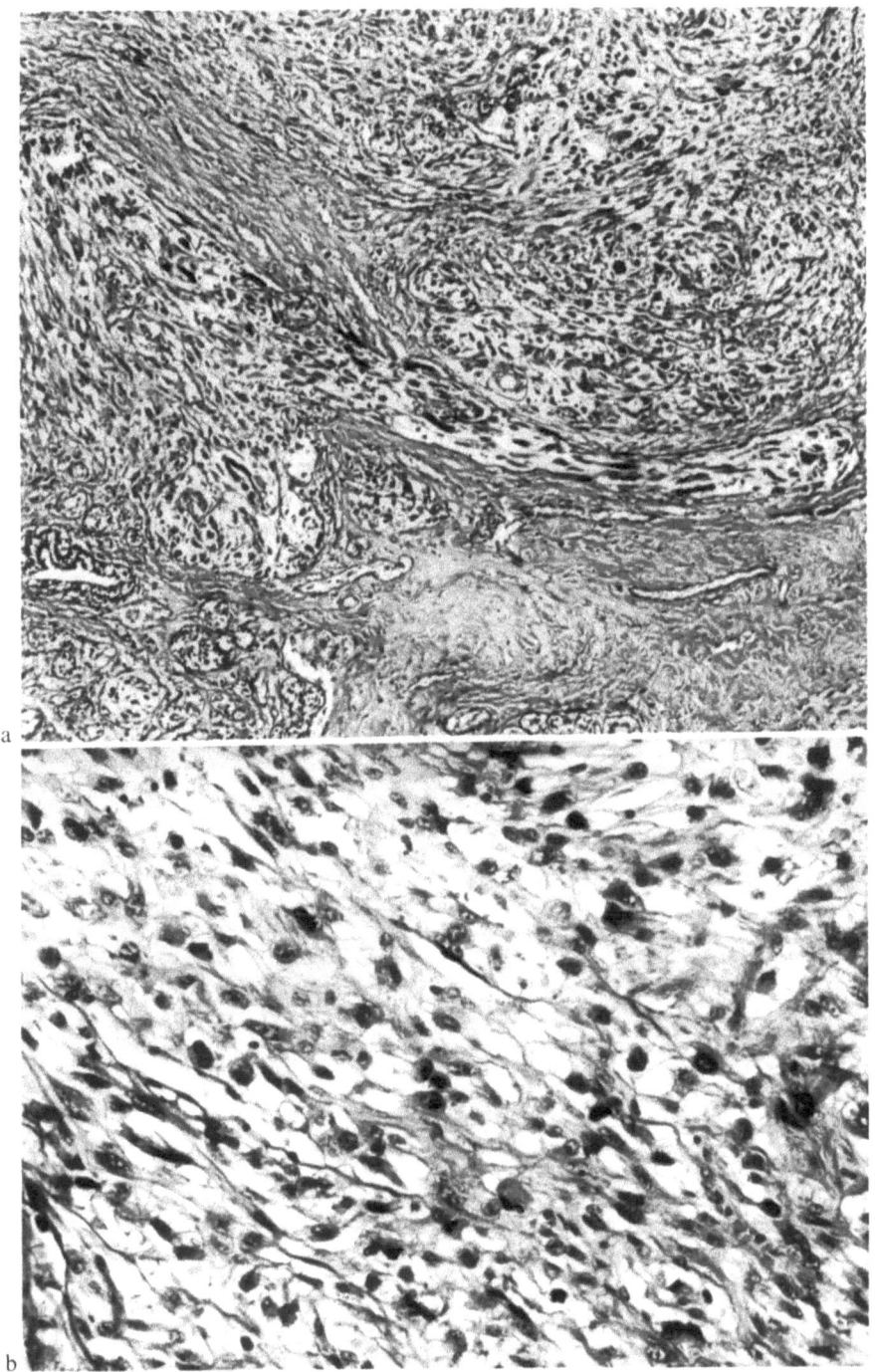

Abb. 434a u. b. Fibroblastisches (Stroma-) Sarkom der Mamma einer 48 Jahre alten Frau mit Tumorrezidiv in der Amputationsnarbe. (a) Übersicht mit Anteilen des erhaltenen Stützgewebes am unteren Rand. (b) Ausschnitt mit polymorphen Tumorzellen, Faserbildung und transparenter Grundsubstanz. HE, Vergr. 90× und 240×

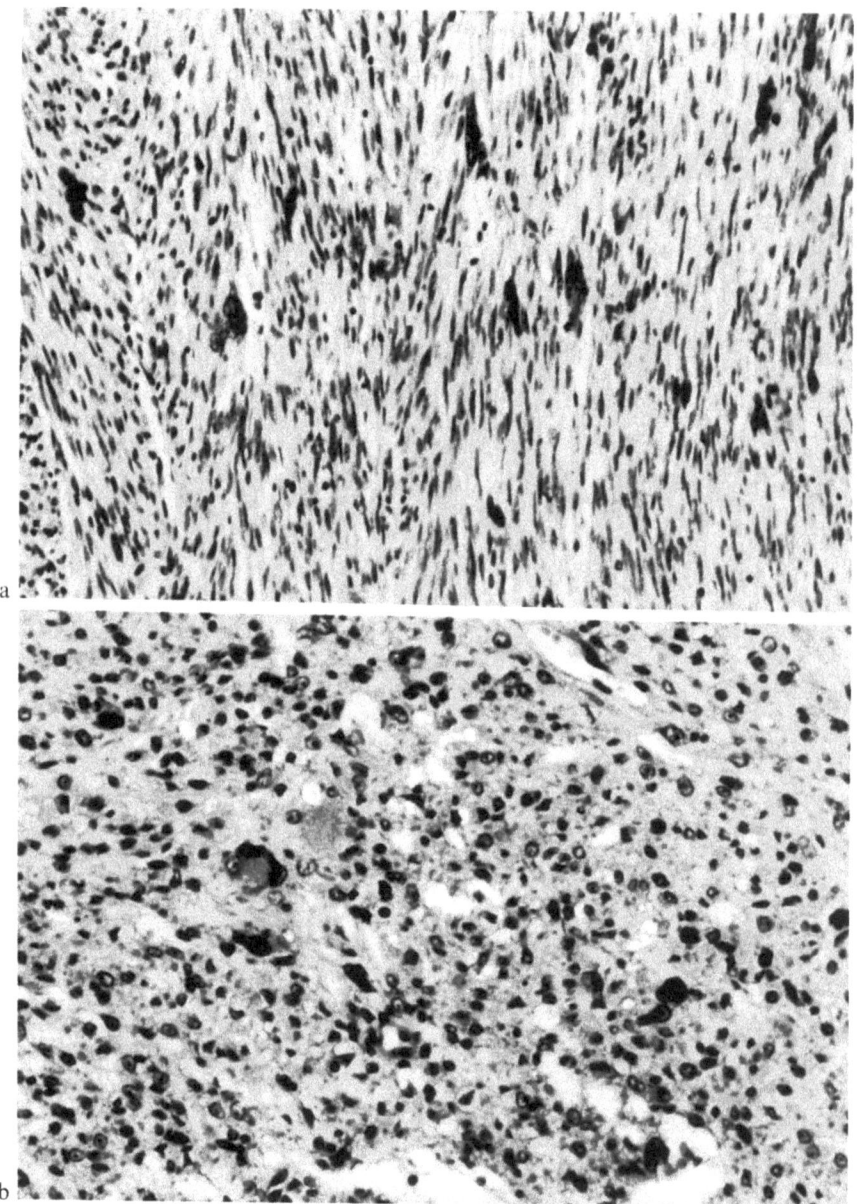

Abb. 435a u. b. Höher differenziertes Fibrosarkom mit Riesenzellbildung. (a) Längsge-
schnittene Faserzüge, (b) Querschnitte mit polymorphen Zellkernen. HE, Vergr. 230×

ein, wodurch die Gefahr der Metastasierung und weiterer Komplikationen
wächst.

Für die *histologische Differentialdiagnose* des Fibrosarkoms ist eine Abgrenzung von dem Cystosarcoma phylloides von Bedeutung. Als Regel hierfür kann
gelten, daß Fibrosarkome unterschiedlicher Feinstruktur frei von epithelialen

Anteilen sind, das heißt homogen mesenchymal entdifferenziert sind. Werden drüsige, von Epithel ausgekleidete Hohl- bzw. Spalträume nachgewiesen, so ist der Tumor als Cystosarcoma phylloides zu klassifizieren. Schwierigkeiten erwachsen daraus, daß maligne Varianten des Cystosarcoma phylloides als primäres Sarkom imponieren können und sich morphologisch und biologisch so verhalten. Hier können Untersuchungen der „ältesten" Tumorbezirke oder der Randgebiete den Primärtumor aufdecken oder anamnestisch aus der Mehrzeitigkeit eines grobknolligen Wachstums Rückschlüsse auf ein Cystosarcoma phylloides möglich sein (vgl. Kapitel Q).

a) Das sog. Stroma-Sarkom

Dieser Tumor ist als ein unterschiedlich zellreiches Sarkom mit stärkerer Kernpolymorphie, vermehrten Mitosen und Ausbildung von Fibro-, lipo-, myo-, myxo- und neuroblastischen Komponenten zu definieren (Abb. 433). Das durch seine Vielfalt gekennzeichnete Gewebemuster und das klinische Verhalten haben BERG et al. (1962) veranlaßt, diese Eigenheiten als Tumorentität zu konzipieren.

Nach den Autoren ist das mittlere *Erkrankungsalter* 48 Jahre (Schwankungsbreite 25–64 Jahre). Ganz überwiegend sind weiße Frauen betroffen, vereinzelt Negerinnen; 1 Stromasarkom wurde bei einem Mann festgestellt. Der mittlere Tumordurchmesser ist 6 cm, die Neubildung ist knotig, umschrieben. Es treten Haut- und Brustwarzenretraktionen auf. Nach BERG et al. (1962) wiesen von 25 Erkrankten 5 vergrößerte axilläre Lymphknoten aber ohne Metastasen auf.

Die Textur dieses Sarkoms ist auch angesichts ihrer Heterogenität von einem Cystosarcoma phylloides durch das Fehlen von epithelialen Bestandteilen abzugrenzen. Ferner enthält das Stromasarkom keine quergestreifte Muskulatur sowie kein Knorpel- und Knochengewebe. Im Vergleich zu malignen Zystosarkomen beschreiben die Autoren (1962) das Zellbild als weniger polymorph und anaplastisch und erblicken darin das Substrat für die verhältnismäßig günstige *Prognose* von 60% Fünfjahresheilungen gegenüber anderen Sarkomen und dem Karzinom.

Therapeutische Erfahrungen besagen, daß nach lokaler Tumorentfernung sehr häufig örtliche Rezidive auftreten. Diese sind nach Mastektomie vermeidbar.

Es bleibt abzuwarten, inwieweit sich dieser Tumor als eigenes Krankheitsbild erweisen wird und ob das klinische und prognostische Verhalten ausreicht, die Vielgestaltigkeit dieser Neoplasie als Einheit zu verstehen.

b) Dermatofibrosarcoma protuberans

In der Haut der Brustdrüse kommen gelegentlich erbs- bis haselnußgroße ovale und als Nodulus cutaneus imponierende Knotenbildungen vor, die sich häufig als *Histiozytome* erweisen. Diese Tumoren bereiten diagnostisch keine Schwierigkeiten und gewinnen klinische Bedeutung dann, wenn die Frage eines Tumorrezidivs oder einer Metastase nach vorangegangener Mastektomie zu beantworten ist.

Das *Dermatofibrosarcoma protuberans* hingegen bildet flächenhafte, teils knollige Infiltrate, die das Integument einbeziehen, sich vorwölben, ulzerieren und über das Corium und den Panniculus adiosus auf Randzonen des Drüsenkörpers übergreifen können. Das histologische Bild eines zell- und faserreichen Tumors entspricht einem Fibrosarkom geringen Malignitätsgrades, das örtlich infiltrierend, teils destruierend wächst und nur selten metastasiert (TAYLOR und HELWIG, 1962, Lit.). Thorax- und Schulterregion sind häufiger Ausgangsort dieses Tumors, der im Gebiet der weiblichen Brustdrüse in 2 Fällen von OBERMAN (1965) und in 3 Beobachtungen von HAAGENSEN (1971) bei einer 27, 33 und 64 Jahre alten Frau festgestellt worden ist. Über eine weitere zell- und mitosereiche Form im Sinne eines malignen fibrösen Histiozytoms berichtet dieser Autor in Anlehnung an derartige von O'BRIEN und STOUT (1964) beschriebene Formen.

Als *therapeutische Maßnahme* wird die lokale Exzision im gesunden Gewebe empfohlen, wobei auch bei früher Erkennung und Operation in 50% mit Rezidiven zu rechnen ist (TAYLOR und HELWIG, 1962).

2. Neurogene Sarkome

Vom Nervengewebe ausgehende Tumoren der Mamma werden von FOX (1934) und SAILER (1937) als grobknollige Neubildungen erwähnt, die vor allem im oberen äußeren Quadranten auftreten und von Nerven ihren Ausgang nehmen, die vom Plexus brachialis in dieser Region die Brustdrüse erreichen. Spindelzellen, zum Teil in Palisadenstellung der Kerne weisen auf eine neurolemmale Abkunft hin. Im deutschen Schrifttum hat VEITH (1955) über ein kirsch- und doppeltfaustgroßes Riesenzellsarkom der Brustdrüse berichtet, das wegen seines Faserbildes als maligne entartetes multiformes Neurom gedeutet wurde. Die Diagnose eines Neurosarkoms der Mamma bereitet hier wie in anderen Organen erheblich differentialdiagnostische Schwierigkeiten, und SCHULTZ (1933) stellte das Auftreten derartiger Sarkome in der Brustdrüse ganz in Frage. Eine wichtige diagnostische Hilfe ist jedoch das Vorkommen von multiplen Neurofibromen in der Haut. Als Teilbild einer v. Recklinghausenschen Neurofibromatose sind neurogene Sarkome auch in der Mamma beobachtet und von CUTLER (1961, Lit.) bei einem 14 Jahre alten Knaben, seiner 15 Jahre alten Schwester und bei zwei Frauen von 42 und 55 Jahren mit zum Teil großen Geschwülsten dieses Organs beschrieben worden.

3. Hämangiosarkom

Die unter den Synonyma metastasierende Hämangiome, maligne Hämangioendotheliome, angioplastische Sarkome, Angiosarkom bekannte Gruppe maligner mesenchymaler Mammatumoren ist durch ein sinnfälliges pathomorphologisches Substrat, durch eine kurze Krankheitsdauer und durch eine außerordentlich ungünstige Prognose gekennzeichnet.

a) Häufigkeits- und Altersverteilung

Die *Häufigkeitsrelation* läßt sich nur annähernd bestimmen. ENTICKNAP (1946) gibt 0,03% aller Brustdrüsengeschwülste an. STEWART (1950) schätzt 1 Angiosarkom auf 2000 Mammakarzinome und MACKENZIE (1961/62) kommt auf eine Relation von 1:1700. Zusammenfassende Arbeiten (BARBER et al., 1960, mit 20 gut dokumentierten Fällen der Literatur und 2 eigenen Beobachtungen) und Kasuistiken berichten über mehr als 50 Angiosarkome der Mamma. Die Literatur bis 1969 wurde tabellarisch von GULESSERIAN und LAWTON (1969) zusammengefaßt. Danach folgen die Studien von KESSLER und KOZENITZKY (1971), HAAGENSEN (1971, mit 4 Fällen), PAOLINI et al. (1971), SAHA et al. (1971), YORK (1972), NEVILLE (1972).

Die *erste* gut dokumentierte Beschreibung eines „metastasierenden Hämangioms" der Mamma liegt von BORRMANN (1907) vor. Zwanzig Jahre vorher berichtet SCHMIDT (1887) unter dem Terminus „Angiosarkom" über 11 Frauen mit malignen metastasierenden Brustdrüsengeschwülsten, die heute nicht sicher als solche klassifiziert werden würden.

Vorkommen im *fertilen Alter der Frau*; besonders im 3. und 4. Dezennium, wobei ein mittleres Alter von 29 Jahren (MACKENZIE, 1961/62) und von 39,5 Jahren von STEINGASZNER et al. (1965) ermittelt worden ist. Dieser zweite Wert deckt sich am besten mit den kasuistischen Angaben. Die jüngsten Erkrankten waren 14 Jahre (SHORE, 1957); 15 Jahre (SHACKELFORD, 1968), 17 Jahre (NEVILLE, 1972), 18 Jahre alt (ROBINSON und CASTLEMAN, 1936; McCLANAHAN und HOGG, 1954). In der *Mamma virilis* wurde ein Angiosarkom bisher nicht beobachtet. Es ist allerdings offen, ob der von PROCTER (1958) beschriebene Fall lediglich ein Hämangiom war.

b) Klinik

Symptome sind uncharakteristisch und werden als zumeist tief liegender, schmerzloser Tumor erwähnt, der in einem Zeitraum von 2 Wochen bis 12 Monaten bemerkt worden ist und infolge eines raschen, in kurzer Zeit erfolgenden Wachstums Anlaß zur ärztlichen Konsultation gab. In allen Quadranten der Mamma, neben und unter der Mamille wird das Angiosarkom beobachtet, wobei der obere äußere Quadrant und die rechte Brustdrüse bevorzugt sind. Diese Neubildung ist makroskopisch dann zu vermuten, wenn der Tumor bis unter die äußere Haut vorgedrungen ist und durch eine blaurote, manchmal eine Entzündung vortäuschende Farbe erkannt werden kann. Dann erst wird die Haut fixiert, die Mamille retrahiert. Das Integument kann von Petechien oder Ekchymosen übersät sein.

Entsprechend der Altersverteilung ist das Angiosarkom von ENTICKNAP (1946), von TIBBS (1953), von McCLANAHAN und HOGG (Fall 4; 1954), BATCHELOR (1959), KHANNA et al. (1964) bei jungen Frauen während der *Gravidität* festgestellt worden. Beide Brustdrüsen waren simultan in dem Fall von BATCHELOR (1959) erkrankt. Von STEINGASZNER et al. (1965) werden 8 weitere Fälle mit bilateralem Sarkom genannt, wobei es sich überwiegend um sukzedane Erkrankungen, das heißt um Metastasen auf der kontralateralen Seite handeln dürfte. Dabei ist der in 4 Fällen bestehenden Gravidität ein förderlicher Einfluß auf die Tumorausbreitung zuzuschreiben. Die fragliche Bedeutung *vorangehender Traumen* ist bei diesen Tumoren von STOUT (1943) und von PATRICK et al. (1957/58) im Hinblick auf die mit Gefäßsprossungen einhergehende Organisation von Hämatomen diskutiert worden.

Die *Krankheitsdauer* variiert zwischen 1,6 und 2,6 Jahren, im Mittel 2 Jahre. Die längste *Überlebenszeit* nach operativer Therapie war $5^1/_2$ Jahre (McCLANAHAN und HOGG, 1954; MACKENZIE, 1961/62), 7 und 14 Jahre bei kleinen Tumoren (STEINGASZNER et al., 1965).

Dazu folgende eigene Beobachtung: 24 Jahre alte Datentypistin bemerkte im Sommer 1972 einen kleinen Knoten in der linken Brustdrüse. Probeexzision ergab: mesenchymaler Tumor, wahrscheinlich Hämangiom ohne erkennbaren Hinweis für Malignität. Danach zunächst keine Symptome. Februar/März 1973 erneutes Wachstum eines Tumors in der linken Mamma. Daraufhin Ablatio. Histologische Diagnose: Hämangioma malignum oder Angiosarkom (Abb. 436a, b). August 1973 klinische Aufnahme bei Gravidität mens III–IV, allgemeiner Anämie und Metastasen in der rechten Mamma und in der Lunge. Plötzlich Hämoptoe, hämorrhagischer Schock, Exitus.

Pathologisch-anatomische Diagnose (S.-Nr. 890/73 Mz.): Zustand nach Ablatio mammae der linken Seite. Metastasierendes Hämangiosarkom mit Tumorrezidiv in der Mastektomienarbe und knotigen Metastasen im oberen äußeren Quadranten der rechten Brustdrüse, in Lunge (Abb. 437), Pleura visceralis bds., Hämatothorax li. (5 l). Atelektase der linken Lunge. Metastasen in Wirbelsäule und re. Femur. Gravidität mens III.

c) Pathomorphologie

Die unscharf vom Drüsenkörper, von Fett und Muskelgewebe abgrenzbaren blutreichen, zumeist schwammigen Tumoren werden in ganz unterschiedlicher Größe angetroffen und haben einen mittleren Durchmesser von 4,5 cm (1,5–8 cm). Herdförmig finden sich Nekrosen, Sklerosierungen und eine durch

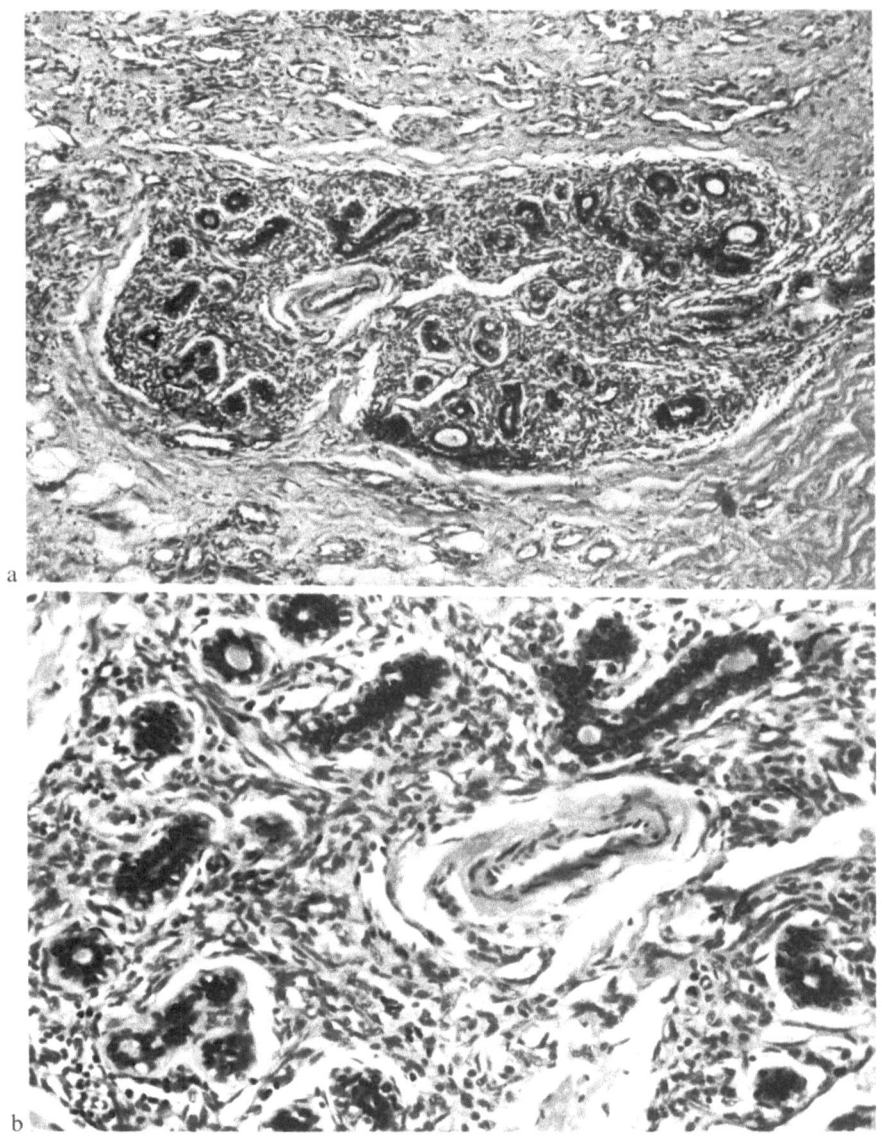

Abb. 436a u. b. Angiosarkom der Mamma. 24 Jahre alte Frau mit kleinem Tumor in der linken Brustdrüse und hämatogener Metastasierung ca. 1 Jahr später bei eingetretener Gravidität. (a) Angiosarkom, bevorzugt im Mantelgewebe eines Drüsenläppchens, (b) Ausschnittsvergrößerung. HE, Vergr. 70 × und 240 ×

rezidivierende Blutungen bedingte Hämosiderose. Das makroskopische Bild ist typisch.

Mikroskopisch kann das Angiosarkom verschiedene Aspekte hervortreten lassen, die zu Mißdeutungen Anlaß geben können: Vor allem in den Randzonen zeigt die Geschwulst kapilläre Gefäßspalten, die von schmalen Endothelzellen

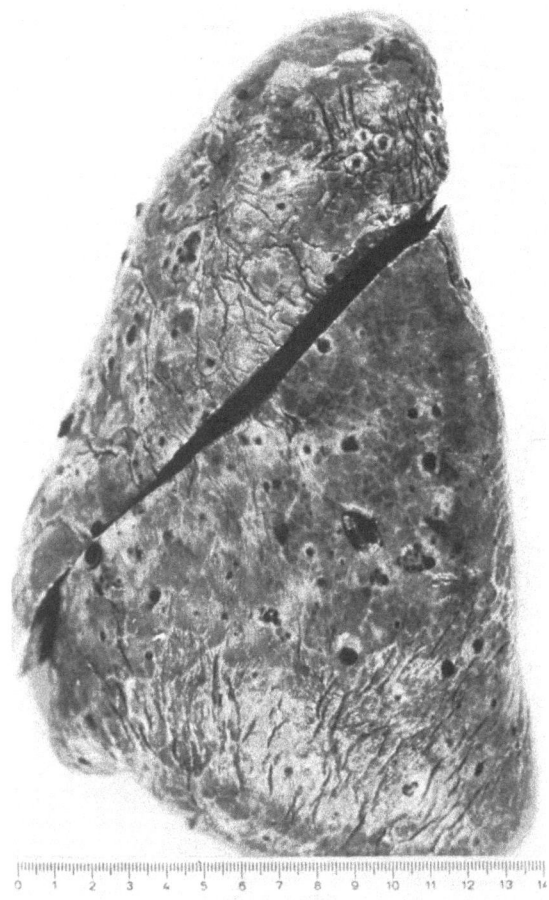

Abb. 437. Multiple Lungenmetastasen des Angiosarkoms dieses Falles

ausgekleidet sind und ohne grobe Destruktionen in das Binde- und Fettgewebe vordringen. Hier ist es ohne weiteres möglich, ein benignes Hämangiom zu diagnostizieren. Es ist bei Probeexzisionen daher erforderlich, sich über die Ausdehnung eines solchen Tumors, über die makroskopisch erfaßbare Beschaffenheit und klinischen Parameter des Wachstums zu informieren, bevor man die Möglichkeit eines Angiosarkoms ausschließt. Das tritt in Form unregelmäßiger Gefäßspalten mit Sprossung von Endothelzellen, Perithelien und Ausbildung solider oder retikulärer Gewebsmuster hervor, es zeigt Blutungen und die Merkmale des invasiven und destruktiven Wachstums (Abb. 438a, b). Neben retikulären Fibrillen werden kollagene, nicht aber neugebildete elastische Fasern beobachtet, es treten Nekrosen und Sklerosierungen auf. Große Gefäße können von Thromben verschlossen sein. In den Gebieten, in denen der Tumor durch zellreiche spongiöse oder solide, manchmal papillär anmutende Proliferationen imponiert, sind vor allem die Zellkerne vergrößert und hyperchromatisch (Abb. 438c). Hier finden sich reichlich Mitosen. Zählungen derselben von STEIN-

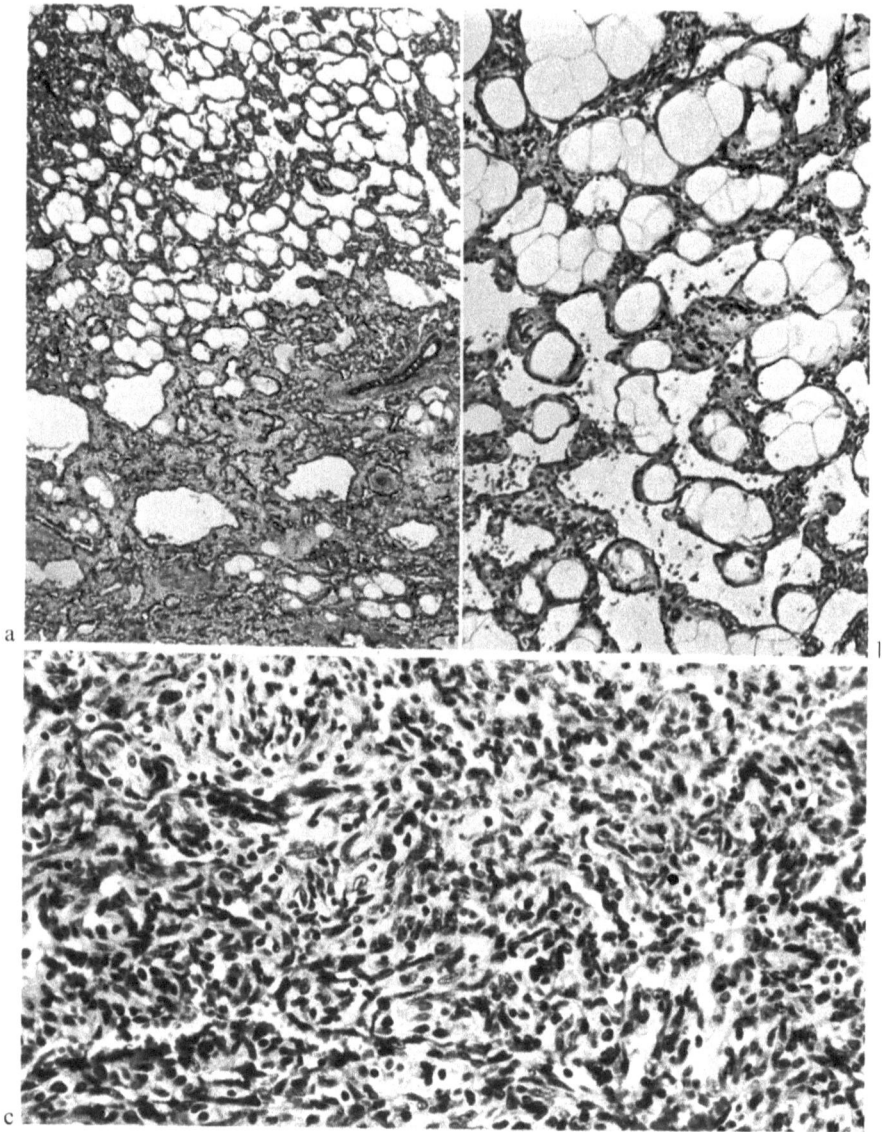

Abb. 438a–c. Angiosarkom der Mamma mit verschiedenen Aspekten aus Probeexzision der linken Brustdrüse bei einer 19 Jahre alten Frau. (a) Übersicht, (b) Angiosarkom des Fettgewebes, (c) weitgehend solide endotheliomatöse Bezirke des Angiosarkoms. Vergr. 40 ×, 70 ×, 240 ×

GASZNER et al. (1965) ergeben, daß bei einer Häufung von 25–60 Mitosen pro Gesichtsfeld die Überlebenszeit der Tumorträger eindeutig gegenüber einer um das Fünffache geminderten Mitosezahl abnimmt. Insofern kommt dieser Eigenschaft in Verbindung mit dem Differenzierungsgrad des Angiosarkoms eine gewisse prognostische Bedeutung zu. Im Stroma des Tumors konnten histochemisch durch die genannten Autoren hyaluronidase-labile Mukopolysaccharide nachgewiesen werden, ferner Mastzellen. Nur in den Metastasen eines Angiosarkoms fanden STEINGASZNER et al. (1965) und zwar in Ovarien, Lunge, Knochen, Milz und Leber Merkmale einer von primitiven endothelialen Zellen vermutlich ausgehenden extramedullären Hämotopoese.

d) Prognose und Therapie

Das Angiosarkom der Mamma wird wegen seiner starken Invasionsneigung und der hohen Rezidiv- und Metastasierungsrate zu den prognostisch ungünstigen Neoplasien dieses Organs gerechnet. Der kurze Krankheitsverlauf von einigen Monaten bis zu 2 Jahren kennzeichnet diesen Sachverhalt, wobei auch hier die Früherkennung eines kleinen Tumors die Lebenserwartung erhöht. In der Serie von STEINGASZNER et al. (1965) sind 4 Frauen mit Tumoren bis 3 cm Größe enthalten, die nach der Operation 3–14 Jahre überlebt haben, wovon 1 Erkrankte nach 4 Jahren an generalisierten Metastasen verstorben ist. In den fortgeschrittenen Fällen treten multiple klein- und großherdige Metastasen in der Haut auf (TIBBS, 1953), es finden sich Absiedelungen in Lunge, Leber, Milz, Knochensystem (KESSLER und KOZENITZKY, 1971), ferner in Zunge, Larynx, Magen, Darm, Uterus, Konjunktiva. Häufig führt die Blutung aus einer dieser Metastasen zum Tode. Es wird angenommen, daß hormonale Einflüsse (Gravidität, Laktation) auf die Tumorgeneralisation stimulierend wirken. Angesichts des Verteilungsmusters und der in einem Fall festgestellten gleichen Größe der Absiedelungen ist von WATANABE und NAKANO (1973) die Frage eines primär-multizentrisch entstehenden Tumors aufgeworfen worden.

Die axillären Lymphknoten sind zumeist tumorfrei. Daher wird der einfachen Mastektomie oder bei ausgedehnten Angiosarkomen als palliative Maßnahme der Tumorexzision der Vorzug gegeben. Auch die Strahlentherapie hat wegen der geringen Radiosensibilität nur geringen Wert und verändert den klinischen Verlauf nicht.

4. Rhabdomyosarkom

Dieser seltene und feingeweblich ungewöhnliche Tumor ist in der Mamma in 16 Fällen bekannt geworden: Die erste Beobachtung stammt von BILLROTH (1860) bei einem 16 Jahre alten Mädchen, das einen zunächst langsam, dann rasch wachsenden Tumor der linken Brustdrüse zeigte, der bei der Operation die Dimension eines Kindskopfes hatte. Der Nachweis quergestreifter Muskelfasern und feingranulierter Myoblasten rechtfertigte diese Diagnose. Weitere Kasuistiken: Von SAILER (1937) 1 Fall einer 38 Jahre alten Frau mit Rezidiv nach Operation und ausgedehnter Metastasierung; von GOVAN (1945) 2 maligne Mischtumoren mit Rhabdomyoblasten und Spindelzellen; von EVANS (1953) 41 Jahre alte Frau mit einem $4 \times 6 \times 12$ cm messenden Mammatumor mit Metastasen im Arm nach Mamma-Amputation. Ferner von TONI (1957) 1 Fall; von BOTHAM et al. (1958) 4 Fälle; von OBERMAN (1965) 3 Fälle; von HAAGENSEN (1971) 2 Fälle; von ELHENCE et al. (1972) 1 Fall.

Aus den wenigen Mitteilungen können keine epidemiologischen Aspekte gewonnen werden. Die jüngste Patientin war 16, die älteste 84 Jahre alt. In der Mehrzahl der Beschreibungen wird auf ein rasches Wachstum mit Ausbildung großer, unscharf begrenzter Tumoren hingewiesen, die alle regional oder hämatogen metastasiert haben. Die Prognose ist somit infaust.

Die *pathohistologische Diagnostik* bereitet wegen des unterschiedlichen Aufbaues und der Neigung zur Anaplasie vor allem dann Schwierigkeiten, wenn es nicht gelingt, quergestreifte Muskelfasern zu erkennen. Trichromfärbungen und Versilberungen sind hierbei nützlich. Die weniger ausgereiften Rhabdomyosarkome sind durch Entwicklung von polymorphen Riesenzellen mit eosinophilem Zytoplasma und randständigen großen Kernen gekennzeichnet, wobei Riesenkerne, multiple Zellkerne und herdförmig Schaumzellen auftreten können. Diese unterschiedlichen Zellgebilde sind als „racquet-cells" oder „strap-cells" bezeichnet worden (BOTHAN et al., 1958; OBERMAN, 1965). Ausdruck des intensiven Wachstums sind Häufung von Mitosen, Tumornekrosen, Destruktionen und die hohe Metastasierungsfrequenz.

Es ist bei diesem Tumor wiederholt die Frage aufgeworfen worden, ob es sich um einen autochthonen Mammatumor handelt oder um eine von der quergestreiften Muskulatur des Thorax ausgehende Neoplasie. SAILER (1937) denkt an eine dysontogenetische Geschwulst. Dagegen wird die Vorstellung entwickelt, daß die Rhabdomyosarkome in Organen ohne quergestreifte Muskulatur (Prostata, Vagina, Gallengänge) von indifferenten und pluripotenten Mesenchymzellen einer subepithelialen Kambiumzone (BÄSSLER und VOTH, 1962) ausgehen und in Einzelfällen einen hohen Differenzierungsgrad erreichen.

5. Leiomyosarkom

Bis auf zwei kasuistische Darstellungen von DRETZKA (1929) und von HAAGENSEN (1971) liegen keinerlei Angaben über maligne Tumoren der glatten Muskulatur in der Brustdrüse oder der Areola vor. Bei dem zuletzt erwähnten Fall handelt es sich um eine 77 Jahre alte Frau mit einem im Durchmesser 8 cm großen Tumor der linken Mamma, der aus spindeligen Zellen und Faserzügen aufgebaut war und reichlich Mitosen sowie Riesenzellen enthielt.

6. Liposarkom

Liposarkome zählen nicht nur in der Brustdrüse, sondern auch an den häufigeren Entstehungsorten, im Retroperitonealraum und an den Extremitäten, zu den besonderen mesenchymalen Tumoren, die von R. VIRCHOW (1863) zuerst beschrieben wurden und deren Textur beträchtliche Unterschiede aufweisen kann. Nach den Untersuchungen von STOUT (1944), ENTERLINE et al. (1960) sowie von ENZINGER und WINSLOW (1962) an 103 Fällen verschiedener Standorte sind unter Berücksichtigung klinischer und pathomorphologischer Aspekte 4 histologische Erscheinungsformen dieses Tumors herausgestellt worden. Diese Varianten werden auch bei den Liposarkomen der Mamma beobachtet und als:

1. myxoides Liposarkom
2. rundzelliges Liposarkom
3. hochdifferenziertes (lipomartiges) Liposarkom
4. pleomorphes Liposarkom

bezeichnet.

Der myxoide Typ tritt in der Brustdrüse am häufigsten auf. Diese Form gleichwie die hochdifferenzierten Liposarkome haben eine viermal höhere Fünfjahresheilung als die anderen Sarkomtypen (ENZINGER und WINSLOW, 1962).

Das *Schrifttum über das Liposarkom* der Mamma verfügt über 36 zumeist kasuistische Mitteilungen: SCHULTZ-BRAUNS (1933) hat einige Fälle der älteren Literatur zusammengefaßt. Von MICHALANY (1951) wurden seit 1862 insgesamt 20 Beobachtungen gesammelt. Dazu kommen die Fälle von BRECKENRIDGE (1954), CUTHBERTSON (1957), MACFARLANE (1957), BOTHAM et al. (1958), MCGREGOR (1960), ENTERLINE et al. (1960), HOMES und LEIS (1962), JACKSON (1962), CARPANELLI (1963), HUMMER und BURKHART (1967), HAAGENSEN (5 Fälle, 1971) und von ANDERSON und KAFROUNI (1972).

a) Symptomatologie

Klinisch imponiert diese Geschwulst als nicht schmerzhafter, rundlicher und umschriebener Knoten, in der Regel gegenüber der Unterlage und Haut verschieblich und weist eine gelbliche Farbe auf. Die Vielzahl dieser Sarkome wird nach der Menopause beobachtet, wobei eine Altersspanne von 16 Jahren (CARPANELLI, 1963) bis zu 76 Jahren besteht. Bis auf die Mitteilung von NEAL (1933) über ein Liposarkom bei einem 47 Jahre alten Mann tritt der Tumor nur bei Frauen auf, wobei über *bilaterale Liposarkome* von LIFVENDAHL (1930) bei einer 41 Jahre alten Frau während der Laktation und von HUMMER und BURKART (1967) bei einer 75 Jahre alten Frau mit hochdifferenziertem Liposarkom ohne axilläre Lymphknotenmetastasen berichtet wird. Die Symptomdauer variiert zwischen mehreren Wochen und 1-2 Jahren. HAAGENSEN (1971) gibt bei 2 Fällen die ungewöhnlich lange Entwicklung von 5 und 7 Jahren an. Unter den 4 Beobachtungen von ADAIR und HERRMANN (1946) war ein Fall mit lymphatischer Leukämie kombiniert und MCGREGOR (1960) fand ein gleichzeitig bestehendes skirrhöses Karzinom.

b) Pathomorphologie

Es handelt sich um walnuß- bis hühnereigroße, zumeist weiche Tumoren, die nach DE NAVASQUEZ und HORTON (1947) bis $10 \times 6,5$ cm Größe erreichen können. Innerhalb kurzer Zeitspannen nehmen die Liposarkome stark an Volumen zu, wodurch die bedeckende Haut gedehnt, induriert und wie bei Karzinomen exulzeriert wird. In der Umgebung des Primärtumors können sich Tochterknoten entwickeln, die in der Mitteilung von LIFVENDAHL (1930) beide Brustdrüsen bis zu 6 cm im Durchmesser durchsetzt hatten. Aus einem Vergleich der anamnestischen Daten, der Operationsbefunde und der beschriebenen Tumoren ist zu entnehmen, daß die Vielzahl der Liposarkome in der Mamma de novo aus dem Stützgewebe heraus entsteht (Fall von STOUT und BERNANKE, 1946). Die unterschiedlichen Reaktionsformen des Drüsenmesenchyms mit seinen mukoiden Verquellungen im Mantelgewebe, in Fibroadenomen, die Potenz zur Metaplasie in Cystosarkomen und Mischgeschwülsten unterstreichen diese Auffassung.

Wie bei anderen Sarkomtypen wird auch über einige Fälle berichtet, in denen das Liposarkom auf dem Boden eines präexistenten Fibroadenoms entstanden ist (DE NAVASQUEZ und HORTON, 1947; JACKSON, 1962). Aber auch das *Cystosarcoma phylloides* kann *Matrix eines Liposarkoms* sein, dessen Entwicklung durch eine Metaplasie des Tumors zu erklären ist (ARONSON, 1966) (Abb. 439b). STOUT und BERNANKE (1946) berichten über 2 einschlägige Fälle, von denen der Fall BINKERT (1924) einen 3 kg schweren Tumor mit Metastasen

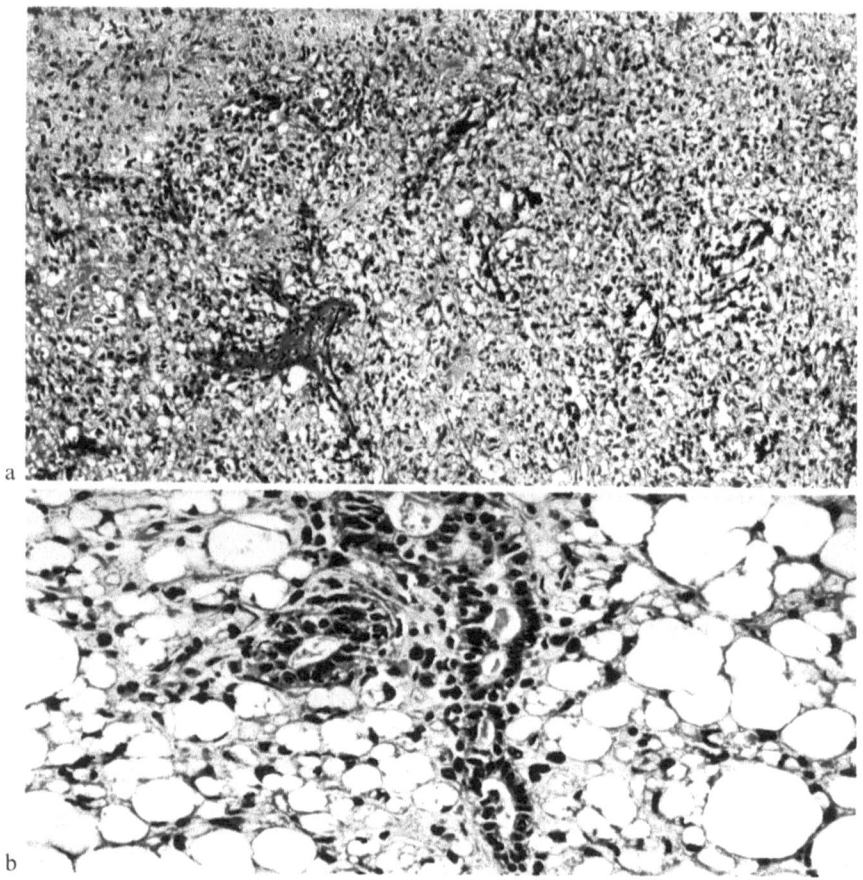

Abb. 439a u. b. Liposarkom der Mamma. (a) Anteile aus einem myxoiden und hochdifferenzierten Tumor mit einer chondroiden Komponente (Präp. Prof. Hienz. HE, Vergr. 90 ×.) (b) Lungenmetastase eines Liposarkoms der Mamma, hervorgegangen aus einem metastasierenden malignen Cystosarkoma phylloides (Präp. Prof. Kracht. HE, Vergr. 230 ×)

in beiden axillären Lymphknoten betrifft. Es liegt nahe, daß diese Geschwülste je nach dem dominierenden Anteil sowohl bei den Liposarkomen wie auch bei dem Cystosarcoma phylloides kategorisiert oder als Mischtumoren bezeichnet werden können.

Das *histologische Muster* ist auch innerhalb eines Tumors verschieden. Dennoch sollten die genannten Merkmale für eine Zuordnung angewendet werden. In den *hochdifferenzierten Liposarkomen* liegen ausgereifte Fettzellen neben Lipoblasten und Sklerosierungszonen vor (Abb. 439). Hier sind die Beziehungen zum regelrechten Fettgewebe am nächsten. Die *myxoide Form* (Abb. 439a) weist undifferenzierte Fettzellen mit dem Merkmal einer kleintropfigen Lipogenese auf und enthält polyzyklische Tumorzellen in einer myxomatösen Grundsubstanz. Hier erinnert das Bild an embryonales oder atrophisches Fettgewebe (Enzinger und Winslow, 1962). Die verschiedenen Gewebsmuster eines myxoi-

den Liposarkoms werden in einer neuen Kasuistik von MENON und VAN VELTHO-
VEN (1974) aufgezeigt.

Das *rundzellige Liposarkom* ist durch eine dichte Lagerung uniformer Rund-
zellen mit myxomatöser Interzellularsubstanz und durch plurivakuoläre Lipoblasten gekennzeichnet. Der *pleomorphe Tumor* weist zahlreiche multinukleäre Riesenzellen mit Lipidtropfen im Zellplasma auf (MACFARLANE, 1957/58), die auch
an ein pleomorphes Rhabdomyosarkom erinnern.

Die *Prognose* wird infolge der starken Wachstums- und Metastasierungsneigung der Liposarkome übereinstimmend als ungünstig bezeichnet. Der Tumor
führt häufig und innerhalb von wenigen Monaten nach lokaler Exzision zu
örtlichen Rezidiven, zu Lymphknotenmetastasen und zu hämatogener Generalisation (BRECKENRIDGE, 1954; JACKSON, 1962). Zurückhaltender äußern sich NOR-
RIS und TAYLOR (1968), da die metastatische Potenz der verschiedenen Typen
dieser Geschwulst variiert. Bei fehlenden axillären Lymphknotenmetastasen halten sie die einfache Mastektomie für ausreichend.

7. Maligne chondro- und osteoplastische Mischtumoren

In dieser Gruppe werden alle diejenigen Geschwülste der Brustdrüse zusammengefaßt, die als besondere mesenchymale Qualität Knorpel, Osteoid und
Knochen bilden und in einem Teil der Fälle gleichzeitig epitheliale Bestandteile,
ja sogar Karzinome unterschiedlicher Gewebsreife enthalten. Art und Quantität
der einzelnen Komponenten, Verlaufsformen mit raschen Wachstumsphasen
und Metastasierung sollen den Oberbegriff eines „malignen Mischtumors" rechtfertigen, der im Einzelfall in ein osteo-chondro-fibro-myxoplastisches Sarkom,
Osteosarkom der Mamma oder Karzinosarkom aufgelöst werden kann. Im Vergleich zur histologischen Diagnostik erwachsen vor allem bei der pathogenetischen Deutung dieser Neubildungen vielfältige, keineswegs befriedigend geklärte
Probleme, zumal eine Anzahl dieser Mischtumoren auf vorbestehende Fibroadenome und Cystosarkome zurückgeführt wird.

a) Häufigkeit

Angaben hierzu von JERNSTROM et al. (1963) besagen, daß unter 3 309 malignen Mammatumoren aus einem Zeitraum von 18 Jahren nur 1 Osteosarkom dieses Organs festzustellen
war, das entspricht 0,24% von allen Mammasarkomen und 12,5% der Osteosarkome unter
allen Sarkomen. Ähnliche Werte liegen auch von CURRAN und DODGE (1962) vor. Metaplastische Knorpel- und Knochenbildung fanden CLERICI und VERONESI (1954) in 0,15% von
4 720 Brustdrüsengeschwülsten.

In einer sorgfältigen Analyse des Schrifttums seit 1 700 haben ROTTINO und WILLSON
(1945) alle durch Bildung von Hartsubstanzen gekennzeichneten mesenchymalen Mammatumoren erfaßt und unter Berücksichtigung klinischer und morphologischer Aspekte kurz
beschrieben. Das Spektrum umfaßt von den „Mammae osseae in virgine ..." (BONET,
1700) 104 Fälle nachstehender Ordnung: 7 Enchondrome, 21 Chondrosarkome, 8 Osteo-
chondrome, 12 Osteochondrosarkome, 5 Osteosarkome, 25 riesenzellhaltige Osteoidsar-
kome, 6 Mischtumoren, 9 osteo-chondroplastische Riesenzelltumoren mit gleichzeitigem
Karzinom und Karzinosarkome. Ein Chondrosarkom der Mamma beschrieb THINNES
(1927).

Weitere Beobachtungen: SUN (1952, Lit.); URBANEK (1952); CLERICI und VERONESI (1955); BURCKHARDT (1956); BOTHAM et al. (1958; 5 Fälle); ROBB und MCFARLANE (1958); LUSSON (1958/59; 29 Fälle, Lit.); GEORGACOPULO und STANCANELLI (1960); WESTER und FINLAY-JONES (1960); NEVES et al. (1961; 102 Fälle, Lit.); CHROME und GRUMBACH (1962); SMITH und TAYLOR (1969; 35 Fälle); CHAVES et al. (1970); AUBREY und ANDREWS (1971); GUNTHER (1972); ANANI und BAUMANN (1972). Danach sind einschließlich des neuen Schrifttums etwa 160 Fälle publiziert worden.

b) Klinik

Die Mehrzahl der Tumoren tritt vor und nach der Menopause bis ins hohe Alter auf, wobei eine Amplitude von 12–89 Jahren angegeben wird. Die Tumorgröße reicht von der einer Kirsche oder Walnuß bis zu 8–16 cm im Durchmesser. ROTTINO und WILLSON (1945) beschrieben ein riesenzellhaltiges Osteoidsarkom von $30 \times 28 \times 18$ cm Umfang und 4500 g Gewicht. Die Neubildungen sind zumeist gut begrenzt und imponieren klinisch durch ihre Härte. Entsprechend werden mammographisch herdförmige oder diffuse Einlagerungen von Knochensubstanz gesehen. Zur Arteriographie des Osteoidsarkoms: REINHARDT (1973). Von Bedeutung sind die prognostisch allgemein ungünstigen Verlaufsformen, die entweder zweiphasig sind oder kontinuierlich einphasig unter dem Bilde einer allgemeinen Metastasierung enden. Die vorbestehenden Resistenzen im Drüsenkörper erwiesen sich häufig als Fibroadenome. In der Kasuistik von JERNSTROM et al. (1963) stand eine Knotenbildung mit einer früher abgelaufenen puerperalen Mastitis und einem späteren schmerzhaften Hämatom im Zusammenhang.

c) Pathomorphologie

Die Mischtumoren sind gut konturiert und stellen derbe, grobfaserige Geschwülste von weißgrauer Farbe dar, die ausgedehnte Hyalinisationen, teilweise Erweichungen, Nekrosen und herdförmige Einlagerungen von Knorpel, Osteoid oder Knochengewebe aufweisen (Abb. 440 u. 441). In den mesenchymalen Anteilen liegen neben den erwähnten Sklerosierungen auch Anteile eines unveränderten Drüsenkörpers mit Lobuli vor (SCHULTZ-BRAUNS, 1933) oder es finden sich zelldichte Partien eines Stromas, das Bestandteil eines Fibroadenoms oder Cystosarcoma phylloides ist (ANANI und BAUMANN, 1972). Zwischen einer solchen Matrix und einem differenzierten lamellären Knochen liegt eine große Variationsbreite pathohistologischer Reaktionen mit Proliferation von Spindelzellen, Fibro-, Chondro- und Osteoblasten und Abscheidung einer diesen Zellformen zugehörenden Grundsubstanz. Neben einem chondroblastenreichen Knorpel treten undifferenzierte, von Osteoblasten durchsetzte Knochenbälkchen hervor (Abb. 441) und nur selten gewinnt das Knochengewebe eine hohe Entwicklungsstufe mit Ausbildung eines blutbildenden Markgewebes (JERNSTROM et al., 1963).

Das Feingewebsbild wird noch komplizierter, wenn zu den mesenchymalen Tumoren *Anteile von Karzinomen* hinzutreten, sei es als Kollisionstumor unterschiedlichen Entstehungsortes (WESTER und FINLEY-JONES, 1960) oder gleichen Standortes. Von ROTTINO und WILLSON (1945) wurden 9 derartige Tumorkombinationen zusammengestellt, die überwiegend aus einem Karzinom und aus einem Osteoid- oder Osteosarkom bestanden. Besonders eindrucksvoll sind die Beobachtungen von BUDD und BRESLIN (1937) und eine Kasuistik von LLOMBART-BOSCH und PEYDRO (1975) eines elektronenmikroskopisch untersuchten Mischtumors (Adenokarzinom mit malignem chondro-osteoplastischen Tumor) einer

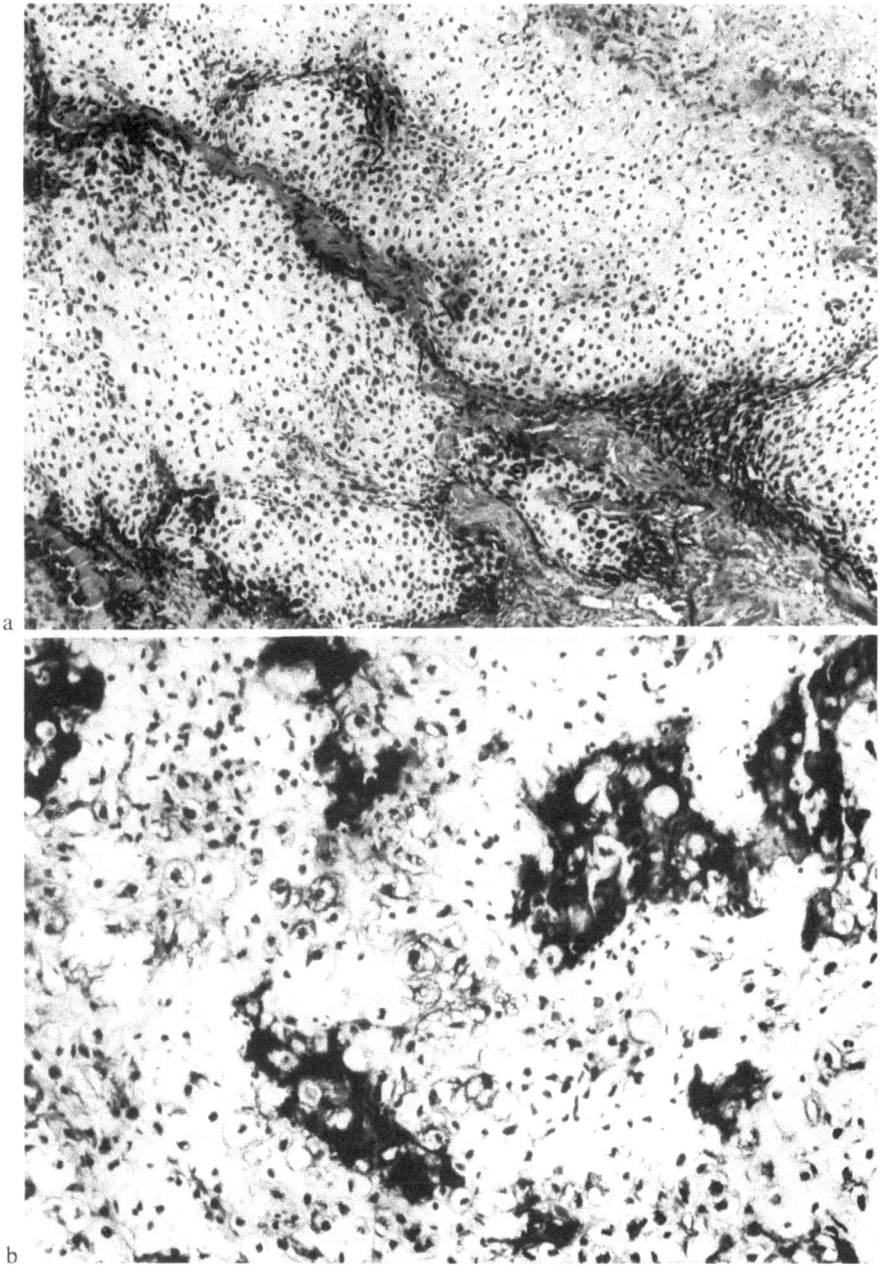

Abb. 440a u. b. Chondro-osteoplastisches Sarkom der Mamma einer 65 Jahre alten Frau
(a) Chondroplastische Bezirke mit Ausbildung eines zellreichen hyalinen Knorpels und
Anteilen des Stützgewebes am unteren Rand und als Septum. (b) Osteoplastische Anteile
bei stark alterierten und anaplastischen Bezirken, des knorpelbildenden Sarkoms. HE, Vergr.
70 × und 240 ×

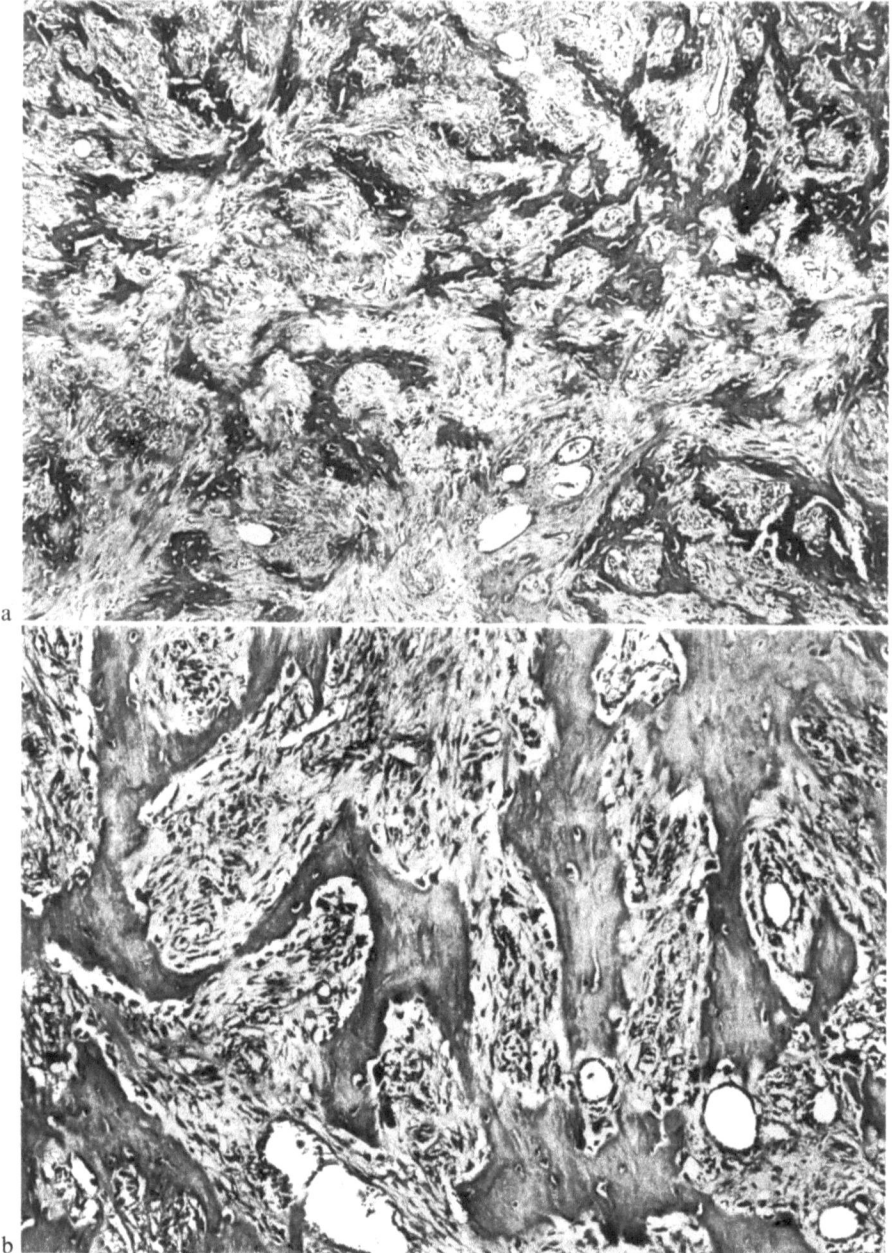

Abb. 441 a u. b. Osteoplastisches Sarkom der Mamma einer 61 Jahre alten Frau mit einem
gut mandarinengroßen harten Tumorknoten. (a) Übersicht, (b) Ausschnittsvergrößerung
mit Ausbildung unregelmäßig angeordneter Knochenbälkchen von lamellärem Aufbau und
einem zelldichten, verfaserten Stroma. HE, Vergr. 70 ×, 240 ×

40 Jahre alten Frau. Lymphknotenmetastasen wurden in diesen Fällen nicht beobachtet.

Im älteren Schrifttum werden diese Neubildungen summarisch als Mischtumoren bezeichnet (SAILER, 1937; HILL und STOUT, 1942). Der Begriff des *„malignen Mischtumors der Mamma"* wird auch identifiziert mit dem des *„Karzinosarkoms"*, wenn eine — gewöhnlich riesenzellhaltige — sarkomatöse Komponente mit einem Karzinom verbunden ist (Abb. 442). Hierbei stellt sich stets die Frage, ob der Prozeß aus zwei Tumoren mit eigener Pathogenese entstanden ist oder ob das Stroma des Karzinoms sarkomatös transformiert worden ist.

d) Riesenzellsarkome oder maligne Osteoklastome

Die Geschwülste sind durch eine das mikroskopische Bild beherrschende Proliferation mehrkerniger, epulisartiger Riesenzellen gekennzeichnet, die mit einem dichten, zumeist spindelzelligen Stroma verbunden sind, das die Fähigkeit zur Osteoid- oder Knochenbildung verwirklicht (Abb. 443). Pathogenetisch liegen diesen Tumoren in einem Teil der Beobachtungen nachgewiesene Fibroadenome zugrunde, die über viele Jahre oder Jahrzehnte bestehend durch ein plötzlich einsetzendes Wachstum eine Metaplasie ihres Stromas anzeigen. Hier bilden sich zumeist Inseln eines osteoiden Gewebes („Osteoidsarkom", SPEER, 1939) und selten ein lamellärer Knochen (FRY, 1927). Diese Hartsubstanzen werden durch Ausbildung polynukleärer Riesenzellen resorbiert, und zwar in einer ähnlichen, mit Blutungen verbundenen Form wie es von der Epulis, den Knochenzysten und von der Ostitis fibrosa Recklinghausen bekannt ist. Je mehr Osteoid und Knochen aufgebaut sind, desto einheitlicher wirkt das Bild des Riesenzelltumors in diesem Organ. Außer den genannten Autoren berichten HARTMANN et al. (1933) über 3 Fälle; GUERIN (1936) über 1 Fall; ENGELBRETH-HOLM über 2 Beobachtungen dieser Tumoren, die auf dem Boden von Fibroadenomen entstanden sind, wobei in einem Fall das Fibroadenom 19 Jahre lang bestanden hatte und innerhalb von einem Jahr gewachsen und sarkomatös entartet war. Aus dem neueren Schrifttum liegt die Kasuistik von WOJNEROWICZ (1963) vor.

e) Pathogenese

Eine pathogenetische Deutung ist nahezu bei allen diesen ungewöhnlichen Neubildungen versucht worden und sollte davon ausgehen, daß gerade in der Brustdrüse Epithel und Bindegewebe in gleicher Weise hormonalen Impulsen unterliegen und unter pathologischen Bedingungen eine Reihe von metaplastischen Texturänderungen hervorbringen. Diese werden schon geringgradig im bindegewebigen Anteil des Fibroadenoms deutlich, sie treten stärker und häufiger im Cystosarcoma phylloides hervor und werden von BERG et al. (1962) auch im Stromasarkom genannt. Es bedarf daher gedanklich nur eines kleinen Schrittes, in der Potenz dieser mesenchymalen Matrix, die Voraussetzung für die wesensähnliche Entstehung von Mischtumoren zu erblicken, in denen Knorpel, Osteoid und Knochengewebe gebildet werden. Diese Komponenten können herdförmig ausgebildet sein, ohne die biologische Eigenschaft des Tumors zu beeinflussen oder qualitativ und quantitativ so dominieren, daß sie deshalb als mesenchymale Neoplasie zu klassifizieren ist. Nur in einigen Fällen ist es

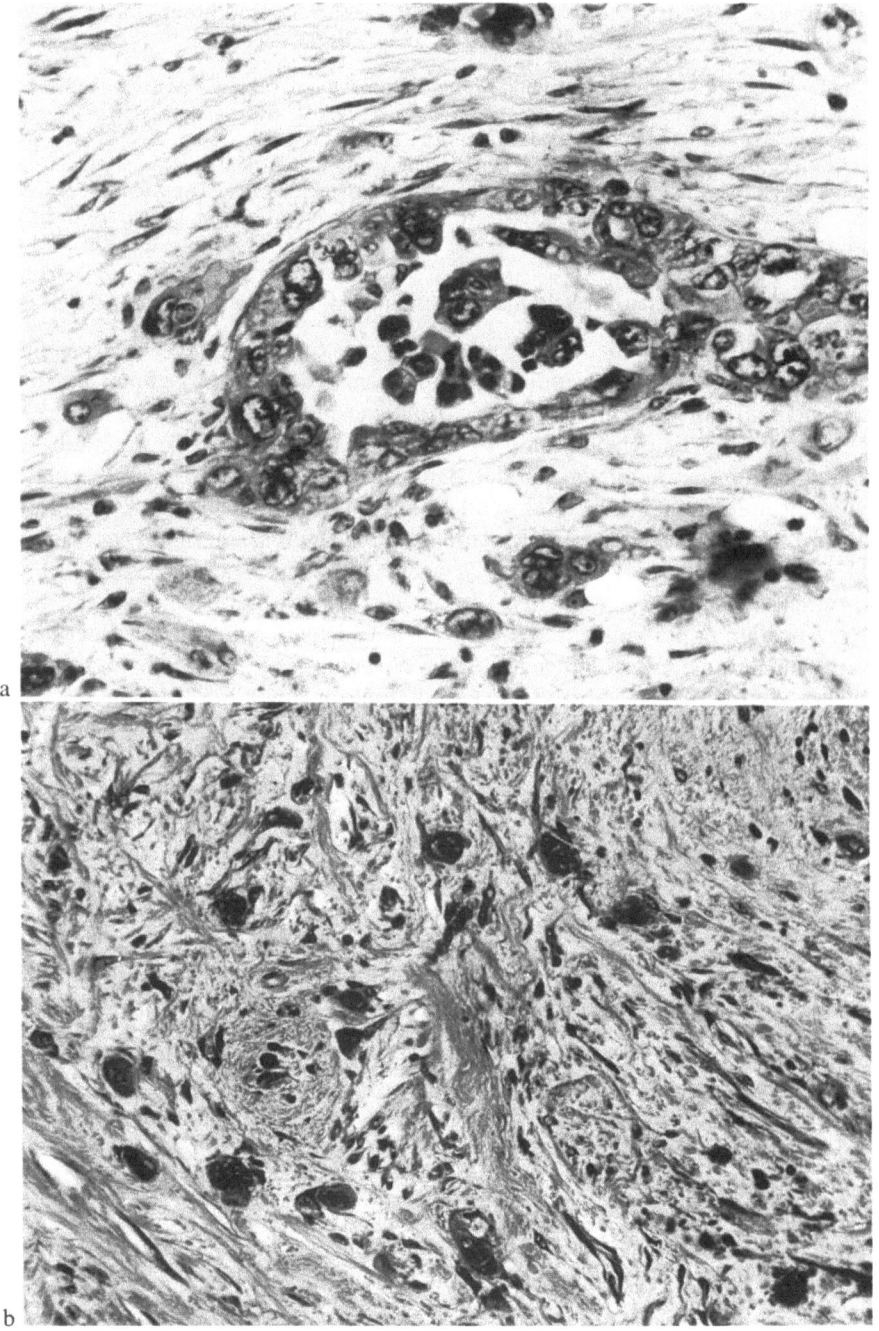

Abb. 442a u. b. Karzinosarkom der Mamma einer 61 Jahre alten Frau mit Schwellung der linken Brustdrüse. Tumor kurz nach einem Trauma bemerkt. (a) Anaplastische Epithelgruppen in einem präexistenten oder neuentstandenen Drüsengang und ebensolche Zellgruppen in dem umgebenden Stroma. (b) Überwiegend mesenchymale Anteile dieser Neubildung mit Fibroplasie und unter Ausbildung polymorpher Einzelzellen. HE, Vergr. 230×

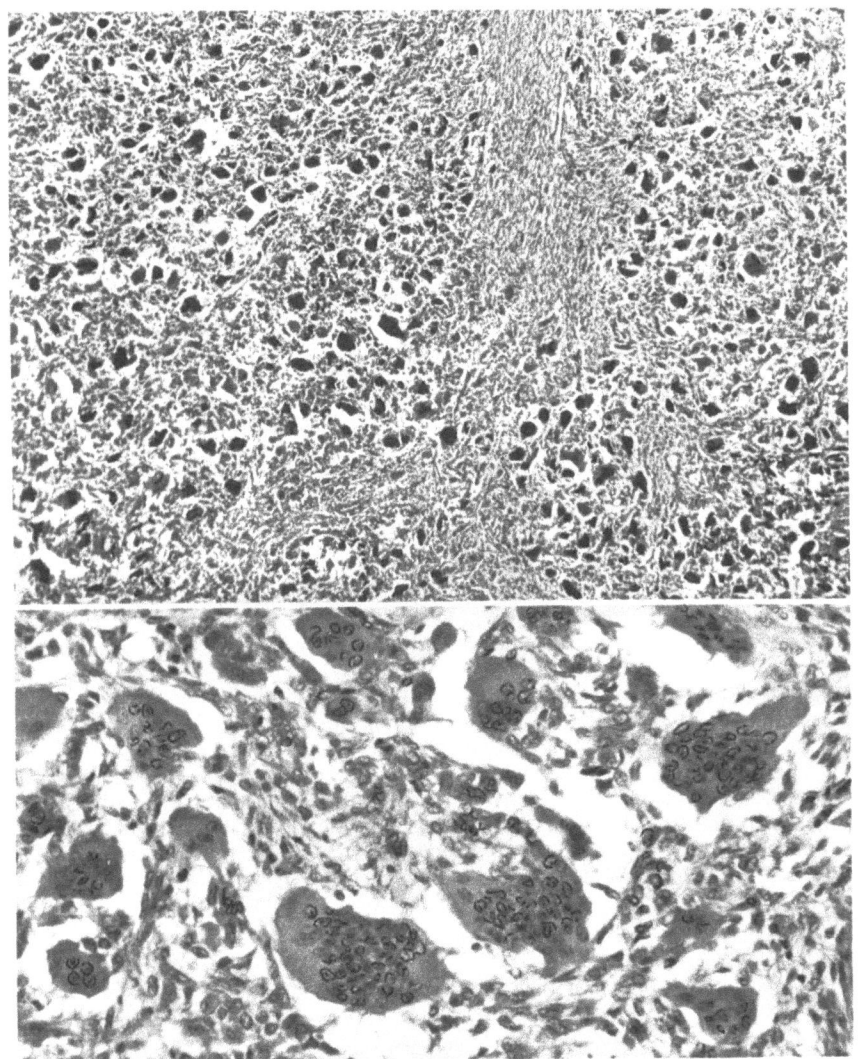

Abb. 443. Riesenzellsarkom der Mamma oder malignes Osteoklastom unter Ausbildung vielkerniger epulisartiger Riesenzellen. Daneben eine zellreiche retikuläre Faserkomponente. HE. Vergr. 70× und 240× (Präp. Prof. BOHLE, Tübingen)

möglich gewesen, als Mutterboden des Mischtumors ein Fibroadenom nachzu-weisen (ROTTINO und WILLSON, 1945). In einer weiteren Studie von ROTTINO und HOWLEY (1945) wird zum Ausdruck gebracht, daß bei osteo- und chondro-plastischen Mammatumoren in 40% präexistenter Fibroadenome vorlägen. Eine neue Studie von ANANI und BAUMANN (1972) unterstreicht ebenfalls diese Zusam-menhänge. Aufgrund elektronenmikroskopischer Untersuchungen an 2 Fällen maligner chondro-osteoplastischer Mischtumoren halten LLOMBART-BOSCH und PEYDRO (1975) eine maligne Stammzelle mit ambivalenter Differenzierung und Onkogenese für wahrscheinlich.

Zur Pathogenese wurden folgende Vorstellungen entwickelt:

α) These der mesenchymalen Metaplasie

Mehr- und einphasiges Entstehen und Vorkommen dieser Tumoren vor und nach der Menopause läßt an hormonal induzierte und zellulär-fixierte Regulationsstörungen der undifferenzierten Stromazellen denken. Nach Untersuchungen von SMITH und TAYLOR (1969) an 35 Tumoren ist die Knorpel- und Knochenbildung in sog. Mischtumoren, im Cystosarcoma phylloides und Stromasarkom auf eine Metaplasie dieser Stromazellen zurückzuführen, wobei die Prognose von dieser Gewebsumwandlung nicht beeinflußt wird. Hierbei handelt es sich jedoch nur um Teilbefunde in diesen Neubildungen.

Anders liegen die Verhältnisse bei den malignen Tumoren, die sowohl morphologisch wie auch klinisch Eigenschaften des Sarkoms im Primärtumor und in den Metastasen annehmen (NORRIS und TAYLOR, 1968). Für die Diagnostik kann als Regel gelten, daß bei diesen Tumoren ein Fehlen epithelialer Bestandteile rechtfertigt, die Geschwulst als Sarkom zu definieren.

β) Hypothese einer Metaplasie des Drüsenepithels

Die Hypothese einer Metaplasie des Drüsenepithels mit dem Gewinn mesenchymaler, Knorpel und Knochen produzierender Eigenschaften wird von GONZALEZ-LICEA et al. (1967) aufgrund des elektronenmikroskopischen Nachweises von Desmosomen und der Bildung von Kollagen und Grundsubstanz durch undifferenzierte Tumorzellen diskutiert. Die Autoren sind der Meinung, daß diesen Eigenschaften, inklusive der Knochenbildung, auch Tumorzellen epithelialer Herkunft nicht widersprechen. Ähnlich werden ossäre Metaplasien in Karzinomen von PLENGE (1955) und von SMITH und TAYLOR (1969) gedeutet, wobei die Autoren davon ausgehen, daß es sich primär um Karzinome mit direkter Umwandlung der Tumorzellen handelt. Die Prognose wird durch diese Metaplasien jedoch nicht beeinflußt. In seiner Konzeption über die Pluripotenz der myoepithelialen Zellen nimmt HAMPERL (1970) zur Pathogenese der Mischtumoren in Speicheldrüsen und Mamma Stellung: Dieses bivalente Zellsystem ist danach imstande, sowohl epitheliale als auch mesenchymale Eigenschaften bei Tumorwachstum zu verwirklichen und könnte die Diskrepanz im Bemühen um eine einheitliche Deutung dieser Neubildungen überbrücken. Dann wäre von einer epithelio-mesenchymalen Metaplasie die Rede.

γ) Dysontogenetische Gesichtspunkte

Schließlich sind dysontogenetische Gesichtspunkte in der Vorstellung diskutiert worden, daß im Drüsenkörper pluripotente embryonale Zellen, Knorpel- oder Knochenanlagen aus benachbarten Teilen des Skeletsystems eingeschlossen würden. Die Tatsache, daß in der *gesamten* Mammapathologie bisher über kein einziges Teratom dieses Organs referiert wurde und als Fehlbildungen nur quantitative und topische Störungen (vgl. Kapitel A) bekannt sind, macht diese Annahme unwahrscheinlich. Die von MCIVER (1923) beschriebene „teratoide Mischgeschwulst" ist nach den histologischen Details als benignes Osteochondrom zu bezeichnen.

8. Maligne und benigne Lymphome, Hämoblastosen

Unter dem im älteren Schrifttum häufiger und auch heute gelegentlich angewendeten Begriff des „Lymphoms der Mamma" werden summarisch Neoplasien des lympho-retikulären Gewebes verstanden, die entweder als primäre Tumoren aus dem Stroma der Brustdrüse hervorgehen oder im Rahmen von Systemerkrankungen dieses Organ sekundär befallen. Beide Möglichkeiten sind gegeben bei

Retikulumzell- und Lymphosarkomen. In der Mehrzahl beginnen beide Erkrankungen mit multizentrischen Herden, wobei sich nach erfolgter Generalisation ein primärer Herd zumeist nicht mehr bestimmen läßt. Seltener nehmen diese Sarkome von einem umschriebenen Primärtumor ihren Ausgang. Gewebespezifische Begleitreaktionen unterschiedlichen Ausmaßes treten ferner bei Lymphadenosen, Myelosen, selten bei Morbus Hodgkin und Plasmozytom auf. Es ist verständlich, daß sich eine Reihe epidemiologischer Fragen aus der Pathologie dieser Grundleiden ergibt, auf die in diesem Zusammenhang nicht eingegangen werden soll. Dazu kommt, daß eine uneinheitliche Klassifizierung dieser Tumoren im älteren Schrifttum weder eine exakte Differenzierung noch eine genaue Häufigkeitsangabe ermöglicht. Nur in der neuen Studie von WISEMAN und LIAO (1972) wurde festgestellt, daß von 160 Mammasarkomen 10% primäre Lymphome sind, das sind 0,53% aller malignen Mammatumoren dieser Untersuchungsreihe.

a) Immunoblastisches Sarkom (Retikulumzellsarkom)

In der neueren Literatur seit 1938 sind von LAWLER und RICHIE (1967) 61 Fälle, von OBERMAN (1966) 2 weitere Beobachtungen und aus dem japanischen Untersuchungsgut von YOSHIDA (1970) 13 Fälle zu entnehmen. Mit 9 weiteren Retikulumzellsarkomen von WISEMAN und LIAO (1972) und einer Kasuistik von ADLER und KEIDERLING (1973) liegen 86 Beobachtungen vor, von denen das Sarkom in 5 Fällen bilateral aufgetreten war: STRINGER (1960); CHAVES (1972); WISEMAN und LIAO (1972); eigene Beobachtungen (1974/75).

α) Alter und Symptomatologie

Hinsichtlich der *Altersverteilung* wird übereinstimmend gesagt, daß das 5. und 6. Dezennium bevorzugt ist, aber Retikulumzellsarkome auch im Kindesalter (9. und 12. Jahr) sowie im hohen Alter bis zum 84. Jahr auftreten (KAY, 1955; LAWLER und RICHIE, 1967). In 3 Fällen war die Mamma virilis Ausgangsort dieses Tumors (DOCIMO, 1959; SINNER, 1961; BETTINI und SAINT OMER, 1964).
Klinisch ist die Ausbildung von solitären knotigen Infiltraten nicht von einem Karzinom zu unterscheiden. Die Sarkome sind lange Zeit schmerzlos, gelegentlich finden sich multiple Knoten, vereinzelt kommt es zu Haut- oder Brustwarzenretraktion, nicht aber zu Sekretionsvorgängen. Die Größe des Primärtumors wird mit Bohne, Nuß, Orange angegeben, wobei auch flächenhafte Infiltrate mit Tumorplatten von 13 × 23 cm mit ausgedehnten Ulzerationen beschrieben worden sind (ADLER und KEIDERLING, 1973). Die Symptomendauer beträgt Wochen bis mehrere Monate. Die rechte Mamma ist häufiger als die linke Seite erkrankt. Über ein bilaterales Retothelsarkom einer 25 Jahre alten Frau unter dem Bilde einer Graviditätsmakromastie berichten DAMMINGER und WOLFMÜLLER (1967).

β) Pathomorphologie

Diese Tumoren imponieren als gelbgraue, teils bräunliche, zumeist zirkumskripte Infiltrate von wechselnder Konsistenz, die auch innerhalb eines Sarkoms infolge von Blutungen, Nekrosen und Sklerosierungen erheblich differieren kann. Je nach dem Umfang des Prozesses werden Panniculus adiposus und Haut einbezogen (Abb. 444).
Mikroskopisch treten die bekannten Merkmale zelldichter Proliferationen

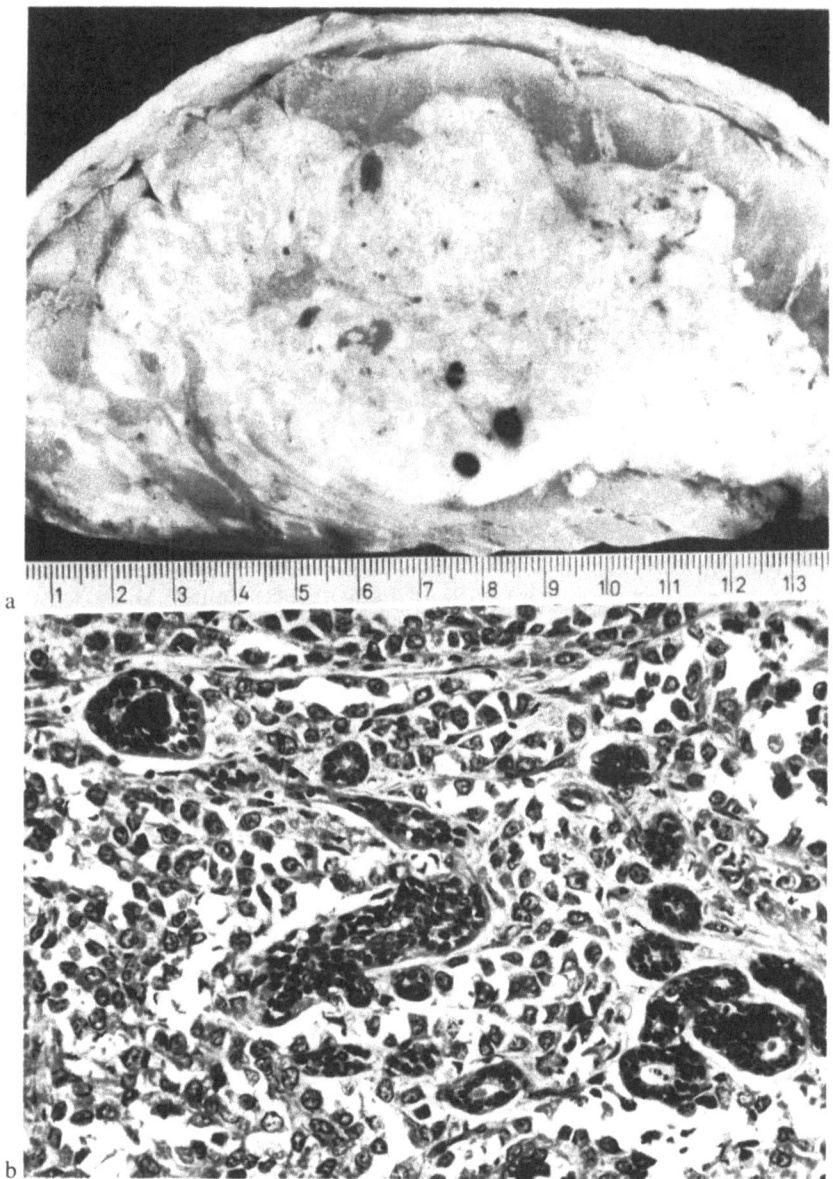

Abb. 444a u. b. Sukzedan bilaterales immunoblastisches Sarkom der Mamma unterschiedlichen Reifegrades mit diffuser Infiltration großer Teile des Drüsenkörpers. (a) Tumor
überwiegend in der rechten Bildhälfte, (b) polymorphe Tumorzellen mit retikulären Fasern.
Fibrose und Hyalinose eingeschlossener kleiner Milchgänge. 53 Jahre alte Frau. HE, Vergr.
230×

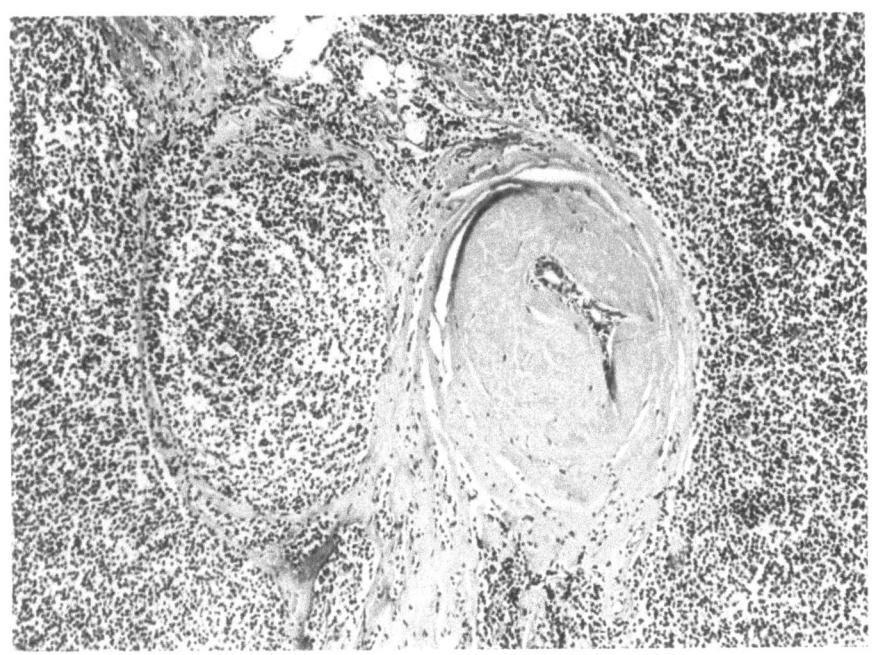

Abb. 445. Immunoblastisches Sarkom der Mamma mit diffuser Infiltration des gesamten Drüsenkörpers bei weitgehender Zerstörung der präformierten Strukturen. Tumorinfiltrat mit Fibrose eines eingeschlossenen Ganges. HE, Vergr. 90×

ovaler oder polyzyklischer Tumorzellen mit Mitosen und Entwicklung eines Gitterfasernetzes auf (Abb. 444b, 445). Die Anordnung der Infiltrate in Drüsenläppchen und zirkumduktalem Bindegewebe macht wahrscheinlich, daß der Tumor hier seinen Ausgang nimmt und sich kontinuierlich oder herdförmig auf das Stützgewebe fortsetzt. Die starke Generalisationsneigung findet in der häufigen Miterkrankung der axillären Lymphknoten ihren Ausdruck.

Für die *Diagnostik* ist wichtig, daß es nicht immer möglich ist, ein derartiges Sarkom von einem kleinzelligen undifferenzierten Karzinom zu unterscheiden (YOSHIDA, 1970; HAAGENSEN, 1971). Vor allem beim *Gefrierschnitt* treten hier große Schwierigkeiten auf, die durch eine Beurteilung der Lymphknotenmetastasen nach Paraffineinbettung zumeist überwunden werden können.

Über ein Retikulumzellsarkom nach Feststellung einer periduktalen Mastitis berichtete DYSON, 1961. WISEMAN und LIANO (1972) fanden ein Retikulumzellsarkom, das sich 7 Jahre nach Operation eines Karzinoms auf der kontralateralen Seite entwickelt hatte.

Einheitliche Gesichtspunkte zur *Prognose und Therapie* lassen sich dem Schrifttum nicht entnehmen und sind darauf zurückzuführen, daß es im Einzelfall nicht möglich sein kann zu klären, ob der Tumor die Organgrenzen überschritten hat. Auch hier bringt eine frühe Erfassung der Geschwulst die besten therapeutischen Ergebnisse. Alle fortgeschrittenen Fälle haben eine ungünstige Prognose. Es werden Radikaloperationen mit und ohne Nachbestrahlung ange-

wendet oder alleinige Strahlentherapie mit zusätzlicher zytostatischer Chemotherapie. Dadurch ist es möglich, symptomfreie Überlebenszeiten von mehreren
Jahren zu erzielen.

b) Lymphosarkom

Das Lymphosarkom tritt als primärer Tumor ein- und beidseitig auf, häufiger
im Rahmen eines generalisierten Prozesses. In dem ersten Bericht von ELSBERG
(1914) wird über ein beidseitiges Lymphosarkom mit multiplen Knoten berichtet.
Danach folgen die Kasuistiken von BREUCKEN und SCHLEITER (1926), THÜR
(1927), SEIDEMANN (1928) und Einzelfälle aus den Untersuchungsreihen von
D'ANNOY und WRIGHT (1930), SCHREINER und THIBAUDEAU (1932), FOX (1934),
HARRINGTON und MILLER (1940) und die über 5 Fälle berichtende Arbeit von
ADAIR und HERRMANN (1944). Ferner die zusammenfassenden Darstellungen
der neueren Literatur von: KAY (1955), BELLINI (1956), DE COSSE et al. (1962)
über 14 Fälle mit 7 Retikulumzellsarkomen; von OBERMAN (1966) über 4 Fälle,
2 Retikulumzelltumoren und 2 lymphoide Pseudotumoren; von HAAGENSEN
(1971) 9 Fälle und von WISEMAN und LIAO (1972) über 16 Fälle mit 11 Lymphosarkomen.

α) Primäre Lymphosarkome

Primäre Lymphosarkome der Brustdrüse sind beschrieben worden von: JERN-
STROM und SETHER (1967) bei 3 Fällen; von HOFMAN und GOODMAN (1968),
FREEDMAN et al. (1971) bei 2 Fällen mit Ausbildung von Tumorinfiltraten in
der zweiten Brustdrüse nach 8 und 10 Jahren, ferner von PERREAU, GARDAIS
und PITHON (1972) bei einer 31 Jahre alten Frau mit Generalisation des Tumors
am Ende der Gravidität. Weitere Kasuistik von ROSS und ELEY (1975) mit
8jährigem Verlauf bei einer 68 Jahre alten Frau.

β) Sekundäre Lymphosarkome

Sekundäre Lymphosarkome der Mamma werden nach Reihenuntersuchungen an Lymphosarkomen von SUGARBAKER und CRAVER (1940) bei disseminierten Erkrankungen in etwa 1% nachgewiesen, primäre Formen in 0,5%. TWEE-
DALE und MAHR (1964) nehmen zu dieser Frage Stellung und unterscheiden,
daß bei einer *synchronen* Erkrankung der Brustdrüse vor allem *multiple* Infiltrate
zu erwarten sind.

γ) Symptomatologie

Das klinische Bild diffuser und herdförmiger schmerzloser, zum Teil multipler Tumorinfiltrate entspricht dem des Retikulumzellsarkoms, wobei DE COSSE et al. (1962) hierbei
größere Herde feststellten. Bevorzugt sind die rechte Seite und der obere äußere Quadrant.
Mittlere Alter: 57 Jahre (32–74 Jahre). Die Symptomendauer geben die Autoren mit 47 Tagen im Durchschnitt an, wobei das Zeitintervall zwischen Feststellung einer Neubildung
und Behandlungsbeginn nur 3 Wochen betrug. Über ein simultan vorhandenes Lymphosarkom und Karzinom berichtete JUDSON (1937).

δ) Pathomorphologie

Die Lymphosarkomatose ist ähnlich wie die Lymphadenose durch multiple
zelldichte Infiltrate im Mantelgewebe der Drüsenläppchen charakterisiert, wo-

durch es zu örtlichen Dissoziationen der epithelialen Strukturen kommt. Die
Infiltrate sind zumeist monomorph und feinnodulär angeordnet (Abb. 446). Der
Tumor breitet sich konfluierend und diffus im Stütz- und Fettgewebe aus und
bildet umfangreiche Infiltrate, die infolge von Kreislaufstörungen zu einer Verfärbung der Brustdrüse und als Ausdruck einer Volumenzunahme zu einer Makromastie führen. Die Ausbildung von Lymphfollikeln, gemischtzelligen Infiltraten und myoepithelialen Zellinseln spricht dagegen mehr für eine chronische
Entzündung. Zirkumduktal angeordnete Tumorinfiltrate können eine periduktale Mastitis, vor allem in kleinen Probeexzisionen, vortäuschen! Das Zellbild
ist von DE COSSE et al. (1962) im Hinblick auf die Prognose untersucht worden,
wobei kleinzellige (lymphozytäre) Lymphosarkome zur Bildung umschriebener
Infiltrationen neigen und eine längere Überlebenszeit haben als lymphoblastische
Formen. Diesen histologischen Typen wird eine größere prognostische Bedeutung beigemessen als der Beteiligung der axillären Lymphknoten.

Prognostische Angaben und therapeutische Erfahrungen besagen, daß weder die Größe
des Primärtumors noch Lymphknotenmetastasen die Lebenserwartung wesentlich beeinflussen. Nach der empfohlenen Radikaloperation mit Nachbestrahlung konnten bei lokalisierten
Lymphosarkomen in 64% eine 5-Jahres- und in 54% eine 10-Jahres-Überlebenszeit erreicht
werden. Frühe Diagnose und histologischer Tumortyp lassen danach gut in der Hälfte
dieser Fälle einen günstigen Verlauf erwarten. Nach WISEMAN und LIAO (1972) ist die
Prognose pessimistisch zu beurteilen, da von 16 Fällen nur 3 die 5-Jahres-Grenze erreicht
hatten. Die unterschiedlichen Auffassungen werden dadurch verständlich, daß bei systembe-
zogenen Erkrankungen, auch dann wenn sie atypisch lokalisiert sind, die wahre Ausdehnung
des Prozesses nicht erfaßbar ist.

Wenn in der Mamma Herde eines malignen Lymphoms auftreten, dann
sollte *zuerst* an das Teilbild einer Sarkomatose gedacht und diagnostisch sowie
therapeutisch in dieser Richtung vorgegangen werden.

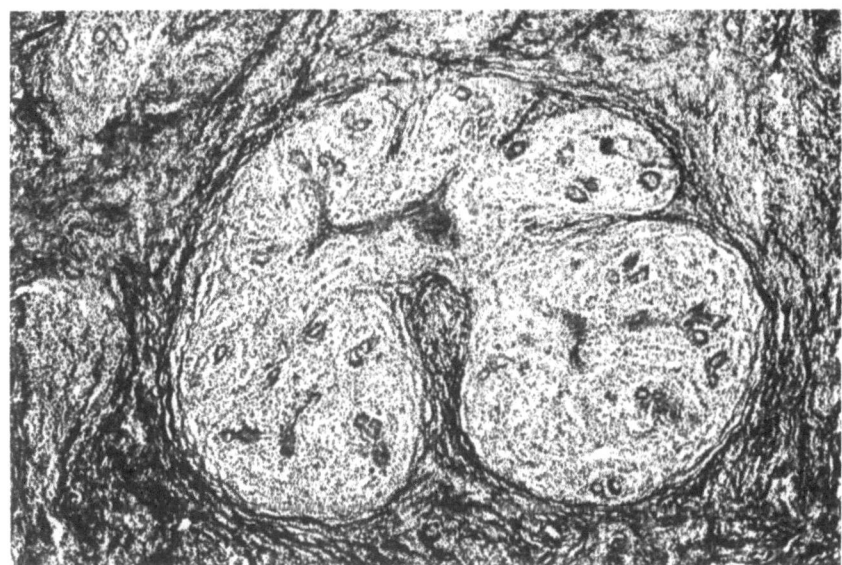

Abb. 446. Lymphosarkomatose mit diffuser Infiltration des Stütz- und Mantelgewebes bei
generalisierter Erkrankung, 51 Jahre alte Frau. HE, Vergr. 70×

c) Das sog. benigne Lymphom der Mamma

Unter diesem Terminus als „Lymphocytoma mammae" (POHL, 1948) oder
als „benigne lymphoide Hyperplasie" (WISEMAN et al., 1972) verfügt das Schrifttum über vier ungewöhnliche Beobachtungen von tumorförmigen lymphozytären
Infiltraten der Brustdrüse.

Bei dem *Fall Pohl* handelt es sich um eine 30 Jahre alte Frau mit einem nußgroßen
Tumor der linken Mamma, der sich histologisch als ein reifzelliges, isomorphes Infiltrat
von kleinen Lymphozyten erwies. Die Infiltrate erinnerten an eine Mikulicz-Krankheit
der Speicheldrüsen. 7 Wochen später traten Lokalrezidiv und Mediastinalmetastasen auf.
Trotz Strahlentherapie erfolgte Generalisation und Exitus nach 5 Monaten.
    Der *Fall Wiseman und Liao* (1972) betrifft eine 27 Jahre alte Frau mit einem 4 × 3 × 3 cm
messenden Tumor des oberen äußeren Quadranten der linken Mamma von graurötlicher
Farbe. Histologisch ein zelldichtes lymphatisches Infiltrat mit Ausbildung multipler Reaktionszentren. Diese sind von dichten Lymphozytenmänteln umgeben und weisen eine starke
Phagozytose auf. Wegen Verdachtes eines beginnenden malignen Tumors Strahlentherapie.
Nach 10 Jahren kein Rezidiv und keine Metastasen.
    Fall Leppien (pers. Mitt.): 36 Jahre alte Frau. Seit 3–4 Jahren als „Retikulose" bezeichnete Hauterkrankung. Zur Zeit ein flaches knotiges Hautinfiltrat am Schulterblatt, das
sich histologisch als zentrozytisches Lymphom erwies. Jetzt tumorförmiges Infiltrat der
linken Mamma. Histologisch ein zellreiches Lymphom von vorwiegend follikulärem Wachstumstyp. Weitgehende Verdrängung und Überlagerung der präformierten Drüsenstrukturen.
Diagnose[1]: Zentroblastisch-zentrozytisches Lymphom (syn.: Germinoblastom, Morbus
Brill-Symmers) (Abb. 447).
    Fall Adair und Herrmann (1944): Kursorische Mitteilung eines Falles von „follikulärem
Lymphosarkom" (Morbus Brill-Symmers) der Mamma.

Angesichts der unterschiedlichen Formen dieser „benignen Lymphome" der
Mamma wird die Problematik dieses Begriffes deutlich: Im Fall POHL mit homogenen lymphatischen Infiltraten ist nach der Tumorexzision der deletäre Verlauf
in Gang gekommen. Daher ist anzunehmen, daß das Lymphom Teilbild einer
maskierten Systemkrankheit im Sinne einer Lymphadenose (-sarkomatose) war.
Die Fälle WISEMAN und LIAO sowie LEPPIEN mit einer lymphoiden Hyperplasie
unter Entwicklung von Keimzentren erweisen sich als ein *zentroblastisch-zentrozytisches Lymphom,* das dem früheren Morbus Brill-Symmers entspricht und
nach der neuen Terminologie als „low grade malignant lymphoma" zu klassifizieren ist (STEIN, 1976). Hier ist die Beobachtung von ADAIR und HERRMANN
einzuordnen.
    In diesem Zusammenhang ist auf den Begriff des „lymphoiden Pseudotumors" hinzuweisen, den OBERMANN (1966) für chronisch-entzündliche Reaktionen in der Mamma mit Entwicklung follikelhaltiger lymphatischer Infiltrate
mit heterogenem Zellbild verwendet. Derartige Infiltrate gewinnen differentialdiagnostische Bedeutung und kommen auch unter der Areola mammae vor.
    Lymphome der Areola mammae: Lymphomatöse Infiltrate der Brustwarzenregion ohne erkennbare Beteiligung des Drüsenkörpers sind sehr selten. KREITNER
und ULM (1950) beschreiben ein Lymphozytom der Regio areolaris bei einer
65 Jahre alten Frau, das nach Strahlenbehandlung völlig abheilte. Von GÖGL
(1948) wurde ein derartiges Infiltrat als chronisch-entzündlicher Prozeß aufgefaßt. Die Beobachtung von KREITNER und ULM (1950) mit dichten Zellansamm-

---

[1] Herrn Prof. Dr. LENNERT, Kiel, sei für diagnostische Beratungen vielmals gedankt.

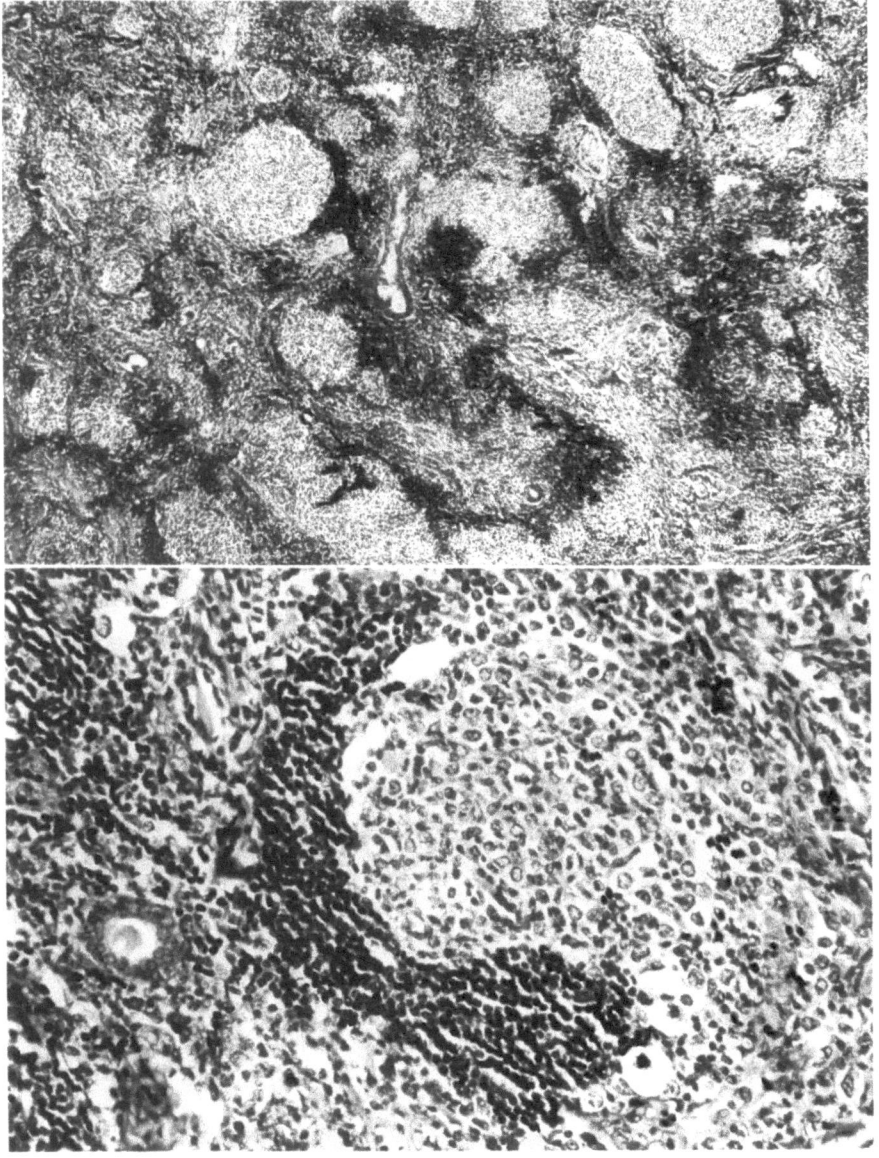

Abb. 447. Centroblastisch-centrocytisches Lymphom der Mamma (Morbus Brill-Symmers) mit follikulären Infiltraten und Ausbildung großer und multipler Keimzentren. HE, Vergr. 70 × und 260 ×

lungen von Lymphozyten und Lymphoblasten mit Ausbildung von Keimzentren entspricht dem Bilde der *Lymphadenosis benigna cutis* BÄFVERSTEDT. Zu der von ZIPPEL (1974) beschriebenen Beobachtung fügen wir einen weiteren Fall zu, der durch das in Abb. 448 hervortretende Infiltrat der Areola mammae gekennzeichnet ist. Auch hier waren herdförmig Keimzentren ausgeprägt.

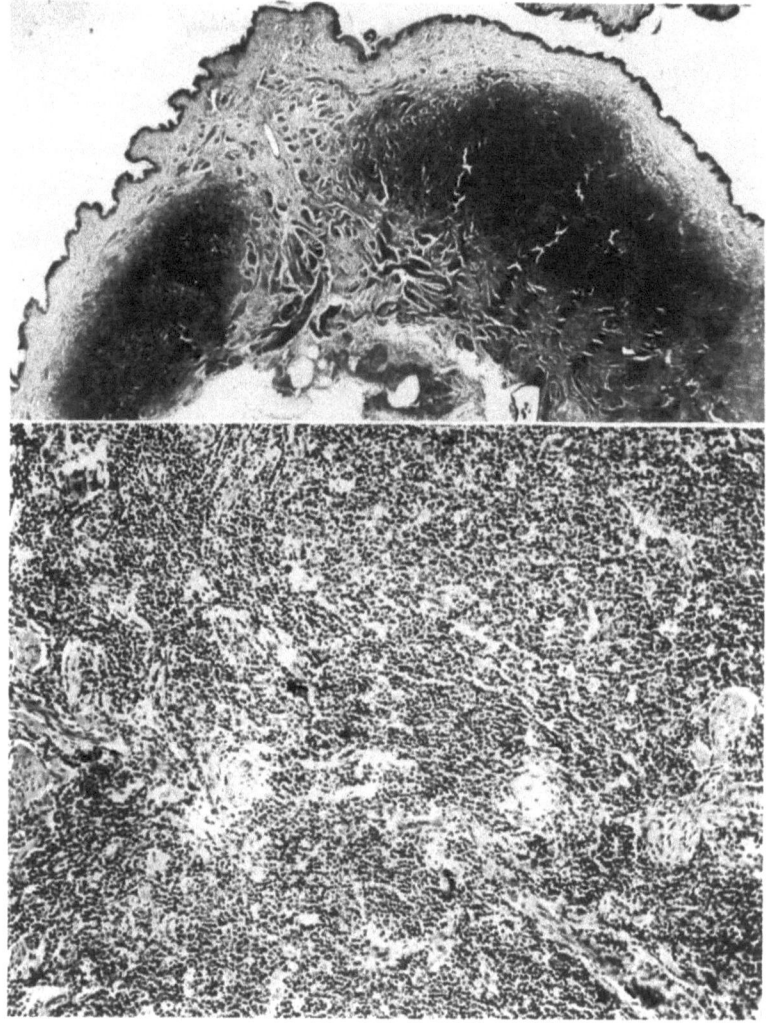

Abb. 448. Lymphadenosis benigna cutis Bäfverstedt der Areola mammae mit dichten tumorförmigen Infiltraten unter Ausbildung kleiner Keimzentren. HE, Vergr. 15× und 260×

d) Morbus Hodgkin

Die Feststellung einer Lymphogranulomatose der Brustdrüse im heutigen Untersuchungsgut ist außerordentlich selten und bei ausgedehnten, von Axilla oder Thoraxwand übergreifenden Prozessen zu erwarten. Häufigkeitskorrelationen von ADAIR et al. (1945) ergaben von 406 Lymphogranulomatosen 5 Fälle mit Beteiligung der Mamma, das sind 1,25%. Das Durchschnittsalter liegt bei 22,5 Jahren, 3 Frauen waren im 7. Dezennium erkrankt. Die rechte Mamma ist bevorzugt. Nach der ersten Beschreibung von KÜCKENS (1928) gibt SCHULTZ (1933) eine instruktiv-illustrierte Zusammenfassung der älteren Literatur. Danach folgten die Publikationen von DALMARK (1942); BERTRAND und LATAIX

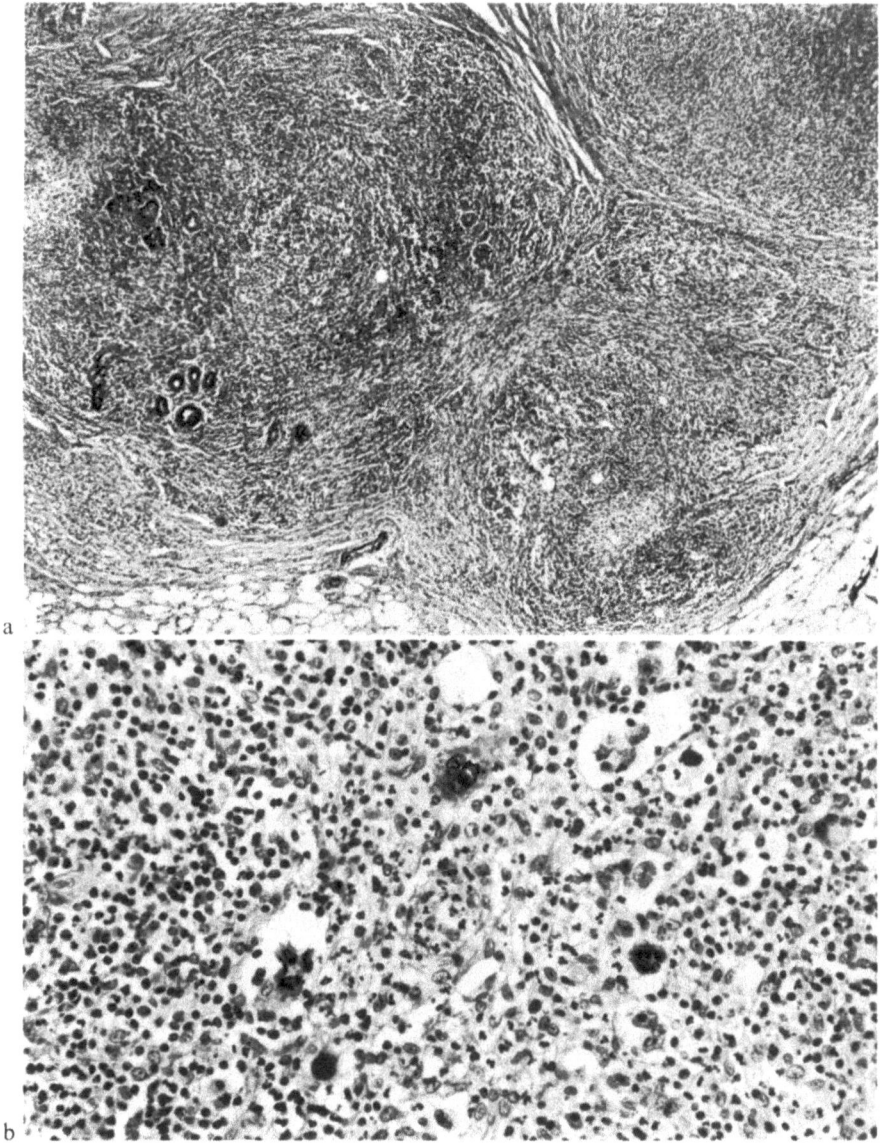

Abb. 449a u. b. Lymphogranulomatose der Mamma einer 25 Jahre alten Frau bei bekanntem Morbus Hodgkin[1]. Tumorförmige Infiltrate in beiden Brustdrüsen. (a) Übersicht mit großen Granulomen und weitestgehender Zerstörung des Parenchyms. (b) Ausschnittsvergrößerung mit Riesenzellen und Hodgkinzellen. HE, Vergr. 40 × und 230 ×

(1952), RANDALL und SPALDING (1955) und McGREGOR (1960). In beiden zuletzt genannten Studien war der Morbus Hodgkin als Tumor während der Gravidität und Laktation gewachsen und hatte ein Karzinom oder infolge entzündlicher Reaktionen eine puerperale Mastitis vorgetäuscht.

[1]   Herrn Prof. Dr. KÖSSLING, Bremen, danke ich für Überlassung dieses Falles.

Eigene Beobachtung: 25 Jahre alte Frau mit generalisierter Lymphogranulomatose. Plötzlich auftretende knotige Infiltrate in den Brustdrüsen erwiesen sich bei der Probeexzision als eine Mischform eines floriden Morbus Hodgkin (Abb. 449).

Eine *primäre Lymphogranulomatose der Mamma* beschreiben RANDALL und SPALDING (1945) und zitieren 4 weitere Fälle primärer Erkrankungen dieser Art. In der genannten Beobachtung lag intramammär bereits ein Hodgkinsarkom vor, während in den axillären Lymphknoten das Lymphogranulom noch zu identifizieren war. KRÜCKEMEYER (1974) fand bei einer 23 Jahre alten Frau eine lokale und primäre Lymphogranulomatose in Form eines haselnußgroßen, von einer derben Faserkapsel umgebenen Knotens mit den eindeutigen histologischen Kriterien für diese Krankheit. In einer zweijährigen Nachbeobachtungszeit wurden keinerlei Zeichen einer Generalisation festgestellt.

Bilaterale multinoduläre Infiltrate treten beim *Burkitt-Tumor,* vor allem während der Gravidität auf und führen zu bilateralen Makromastien (SHEPHERD und WRIGHT, 1967). Von 17 Fällen waren die Brustdrüsen einseitig zweimal, symmetrisch fünfmal miterkrankt.

e) Plasmozytom

Plasmazelluläre Infiltrate werden in der Brustdrüse bei chronischer mit Gangektasie und Sekretretention verbundener Entzündung als sog. Plasmazellmastitis festgestellt (vgl. Kapitel J). Ganz ungewöhnlich sind tumorförmige Infiltrate als Teilbild eines multiplen Myeloms. Die erste Beobachtung liegt von CUTLER (1934) von einer 49 Jahre alten Frau mit Infiltraten in der linken Mamma und im Larynx vor. JNNES und NEWALL (1961) beschreiben einen bilateralen Brustdrüsentumor bei Plasmozytom und ROSENBERG et al. (1963) ein bilaterales Plasmozytom der Mamma als Erstmanifestation des Tumorleidens. Über einen weiteren Fall eines 13 Jahre alten Mädchens mit knotigen Infiltraten in beiden Mammae und im subkutanen Fettgewebe, die sich bei der Obduktion als extramedullär lokalisierte Herde eines stark ausgebreiteten Plasmozytoms erwiesen, berichten im Zusammenhang mit weiteren Fällen im Kindesalter MAEDA et al. (1973). Ein isoliertes Plasmozytom der Mamma bei einer 63 Jahre alten Frau beschreiben PROCTOR et al. (1975).

f) Myelose und Lymphadenose

Leukämische Infiltrate in der Mamma werden bei systematischer mikroskopischer Bearbeitung wesentlich häufiger gesehen als klinisch durch eine Anschwellung oder subjektiv durch eine Volumenzunahme festgestellt werden kann. Die Blutkrankheiten manifestieren sich als unterschiedlich ausgeprägte Infiltrate im Bindegewebe und werden als umschriebene Tumoren im frühen Kindesalter und in der Mamma virilis sichtbar (Abb. 450). Blutungen und örtliche Kreislaufstörungen rufen eine livide Verfärbung hervor, die in Unkenntnis der Ursache als Mastitis, als Abszeß (GELIN et al., 1952) oder als inflammatorisches Karzinom verkannt werden kann. Bei ausgedehnter Infiltration sind beide Organe beteiligt und stark vergrößert. Übersichten bei SEIFERT (1952) und SEILLE et al. (1962).

Die Zellinfiltrate bei leukämischen Blutkrankheiten treten bevorzugt im Mantelgewebe der Drüsenläppchen und kleinen Gänge auf, das durch eine zellbildende Potenz ausgezeichnet ist. Diese äußert sich unter physiologischen Bedingungen beim Neonatus oder in viel stärkerem Ausmaß bei Erythroblastose durch die Fähigkeit der Hämatopoese, die sich in der Regel post partum spontan zurückbildet. In diesem Terrain treten bei Leukämien zuerst Infiltrate auf, die die Lobuli umgeben und auf das zirkumduktale Bindegewebe übergreifen. Hierbei ist festzustellen, daß unter den Myelosen die akuten Formen stärkere Infiltrate als die chronischen Erkrankungen hervorbringen und häufiger zu einer

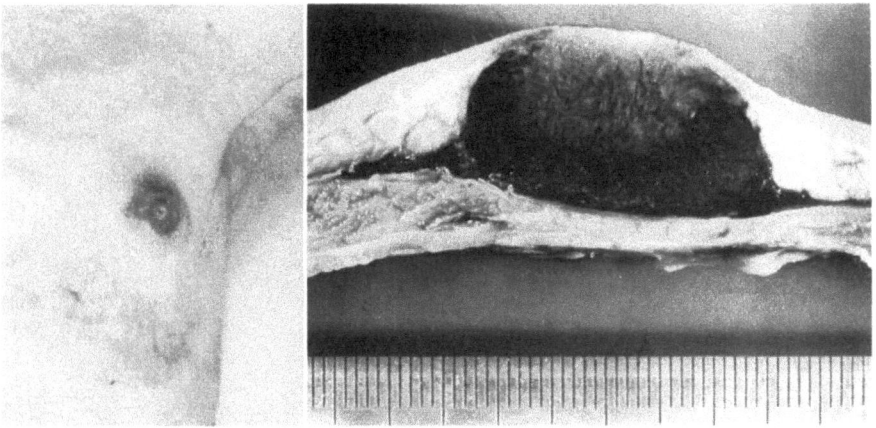

Abb. 450. Tumorförmiges leukämisches Infiltrat bei akuter Myelose der linken Mamma. 8 Jahre altes Mädchen. Auf der Schnittfläche, schwarz gefärbt, ausgedehnte Blutungen im Drüsenkörper und in dem Spaltraum zwischen Fettgewebe und M. pectoralis

Beteiligung der Brustdrüse führen als Lymphadenosen. In der Kindheit, in den ersten Dezennien und während der Gravidität und Laktation reagiert das Mantelgewebe am stärksten und zeigt damit eine Abhängigkeit von hormonalen Regulationen an, die sich auch in der Intensität leukämischer Reaktionen widerspiegeln. Anhand von 33 Fällen hat SEIFERT (1952) in systematischen Untersuchungen diese Gesetzmäßigkeit mit dem Ergebnis aufgezeigt, daß es sich hierbei nicht um eingeschwemmte Zellen, sondern um den Ausdruck einer autochthonen, metaplastischen Myelopoese handelt. Dafür spricht die Tatsache, daß die Infiltrate einen organoiden Aufbau mit Entwicklung eines eigenen Gitterfasernetzes annehmen und in blastomatöse Reaktionen umschlagen können, die unter Zerstörung des Drüsengewebes auch die Organgrenzen überschreiten.

α) Myeloische Leukämien

Myeloische Leukämien bilden herdförmige oder diffuse Infiltrate, die aus dem Mantelgewebe der Lobuli hervorgehen (Abb. 451). Durch Konfluenz und Massenzunahme der Infiltrate können Anschwellungen oder diffuse Hyperplasien des Drüsenkörpers auftreten, die häufig mit Kreislaufstörungen (livide Verfärbung, Blutungen) verbunden sind. Über Miterkrankungen der Mamma bei Myelosen berichten BERBLINGER (1922); WOLFF (1927); SEIFERT (1952); BLACKWELL (1963); GRALNICK und DITTMAR (1969) und PASCOE (1970) sowie LIU et al. (1973). Die Manifestation der Leukämie in den Brustdrüsen ist häufig mit gleichzeitigen Infiltraten in den Ovarien, in Uterus oder Vagina verbunden (HILL und LÖHR, 1973; LIU et al., 1973).

β) Das Myelosarkom

Das Myelosarkom stellt eine besondere Qualität leukämischer Reaktionen dar, das durch Ausbildung von tumorförmigen, ein- oder beidseitigen Infiltraten

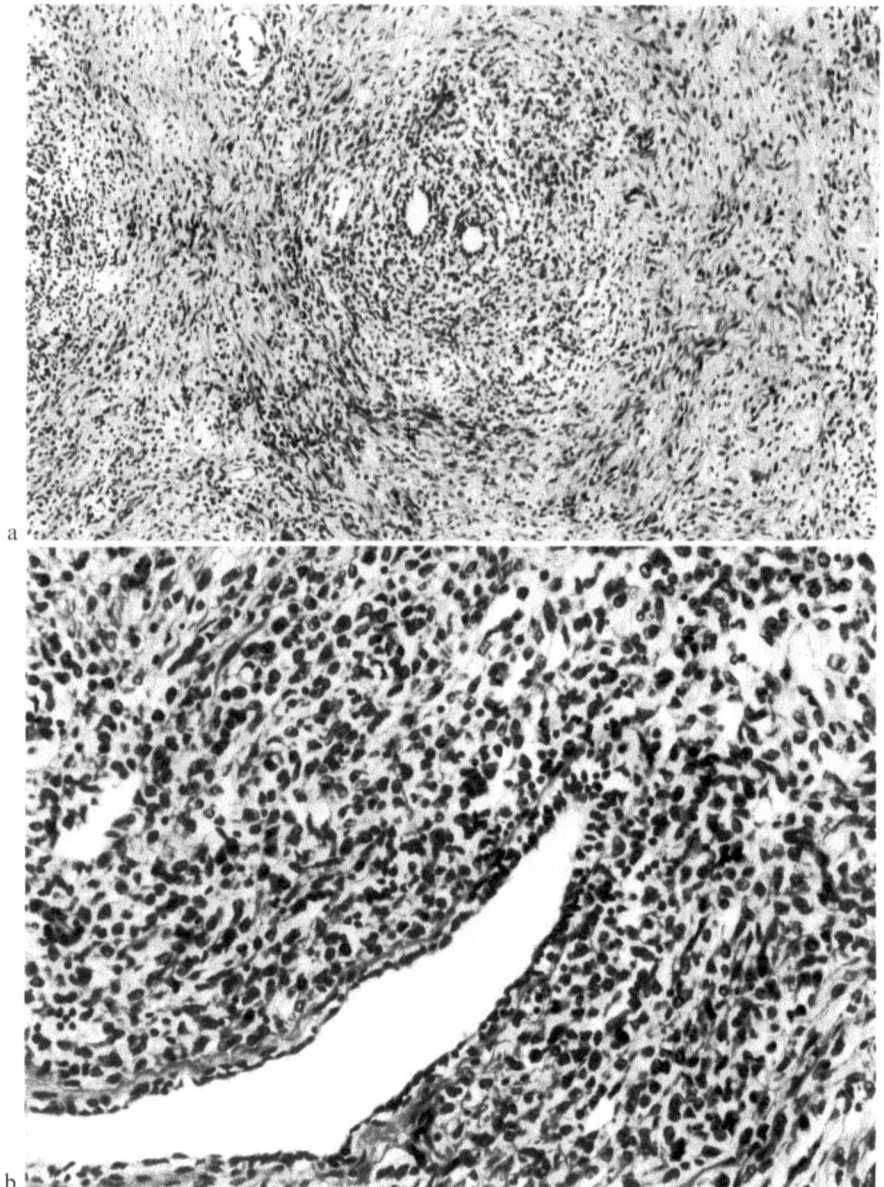

Abb. 451a u. b. Mamma bei akuter Myelose einer 33 Jahre alten Frau mit diffusen Infiltraten unter Bevorzugung des Mantelgewebes. (a) Übersicht mit dichten Infiltraten im Mantelgewebe. (b) Ausschnittsvergrößerung mit Anschnitt eines kleinen Milchganges. HE, Vergr. 40 × und 225 ×

in der Brustdrüse gekennzeichnet ist. Gemessen an der Häufigkeit leukämischer Infiltrate wird die sarkomatöse Form nach LIU et al. (1973) in 6,8% angetroffen. Synonym werden die Termini Myeloblastom, granulozytäres Sarkom und bei

Ausbildung eines grünlich färbenden Porphyrins Chlorom verwendet (ROTTER und BÜNGELER, 1955).

Über *tumorförmige leukämische Infiltrate bei akuten Myelosen* wird in der überwiegenden Zahl der kasuistischen Darstellungen berichtet, die von MACHACEK (1975) zusammengestellt worden sind. Hierzu zählen die Beobachtungen von SIMON (1912), von REID (1915) über ein beidseitiges tumorförmiges Chlorom in beiden Brustdrüsen bei aleukämischem Blutbild, von BERBLINGER (1922), SEIFERT (1952) mit myelosarkomatösen Formen und monomorphem Zellbild. BLACKWELL (1961/62) beschreibt einen im Durchmesser 10 cm großen Tumor der linken Mamma, der sich als myeloblastisches Infiltrat bei einer bis zum Zeitpunkt der Operation nicht erkannten Leukämie erwies. Unter der Annahme eines Karzinoms war die Mastektomie vorgenommen worden, wobei aus der frischen Wunde eine profuse Blutung eintrat. Über ein Myeloblastom mit einseitiger Makromastie bei einem 13 Jahre alten Mädchen berichten GRALNICK und DITTMAR (1969); ferner WIERNICK und SERPICK (1970). Ein ähnlicher Befund bei akuter Myelose bei einem 8 Jahre alten Mädchen mit einseitiger Makromastie und Weichteilblutung geht aus Abb. 450 hervor.

Tumorförmige leukämische Infiltrate bei chronischer Myelose sind seltener und wurden bei einer 38 und 40 Jahre alten Frau von PASCOE (1970) beschrieben. Der Autor hebt in diesem Zusammenhang die differentialdiagnostischen Fragen gegenüber undifferenzierten Karzinomen hervor, die nur durch den Nachweis von eosinophil granulierten Vorstufen der Markzellen zu entscheiden sind. Eine Klärung kann ferner durch Abklatschpräparate und Giemsa-Färbung sowie durch den positiven Ausfall der Naphthol-ASD-Chlorazetatesterase-Reaktion (LEDER, 1974) erzielt werden. Anhand einer kasuistischen Darstellung von MACHACHEK (1975) sind diagnostische Kriterien und pathogenetische Zusammenhänge erneut aufgezeigt worden: 46 Jahre alte Frau mit jahrelangen Menstruationsstörungen und Amenorrhoe. Im Anschluß an eine Gravidität chronische Myelose und später bilateraler Mammatumor, der sich als *Myelosarkom* erwies (Abb. 452). Für dessen beidseitige Ausbildung werden die seit 15 Jahren vorhandenen hormonalen Regulationsstörungen diskutiert, denen ein lokalisierender Einfluß in der Mamma zugeschrieben wird.

γ) Lymphatische Leukämien

Über Infiltrate bei akuten und chronischen lymphatischen Leukämien berichten erstmals McWILLIAMS und HANES (1912). Dem von SCHULTZ (1933) zusammengetragenen Schrifttum folgen die Studien von HARAM (1937), GELIN et al. (1952); FRUHLING et al. (1953); ROBINSON (1957); NETTER und BRUNET (1958); KENNEDY et al. (1970); HOERNI-SIMON et al. (1972). Die Manifestationen in der Brustdrüse sind weniger stark und zumeist uncharakteristisch. Nur in einem Teil der untersuchten Fälle konnte SEIFERT (1952) lymphoidzellige Infiltrate im Mantel- und Stützgewebe nachweisen. KENNEDY et al. (1970) berichten über ein 15 Jahre alt gewordenes Mädchen mit akuter lymphatischer Leukämie und Infiltraten in beiden Brustdrüsen, die sich im Rahmen einer therapeutisch erzielten Remission weitgehend zurückgebildet hatten.

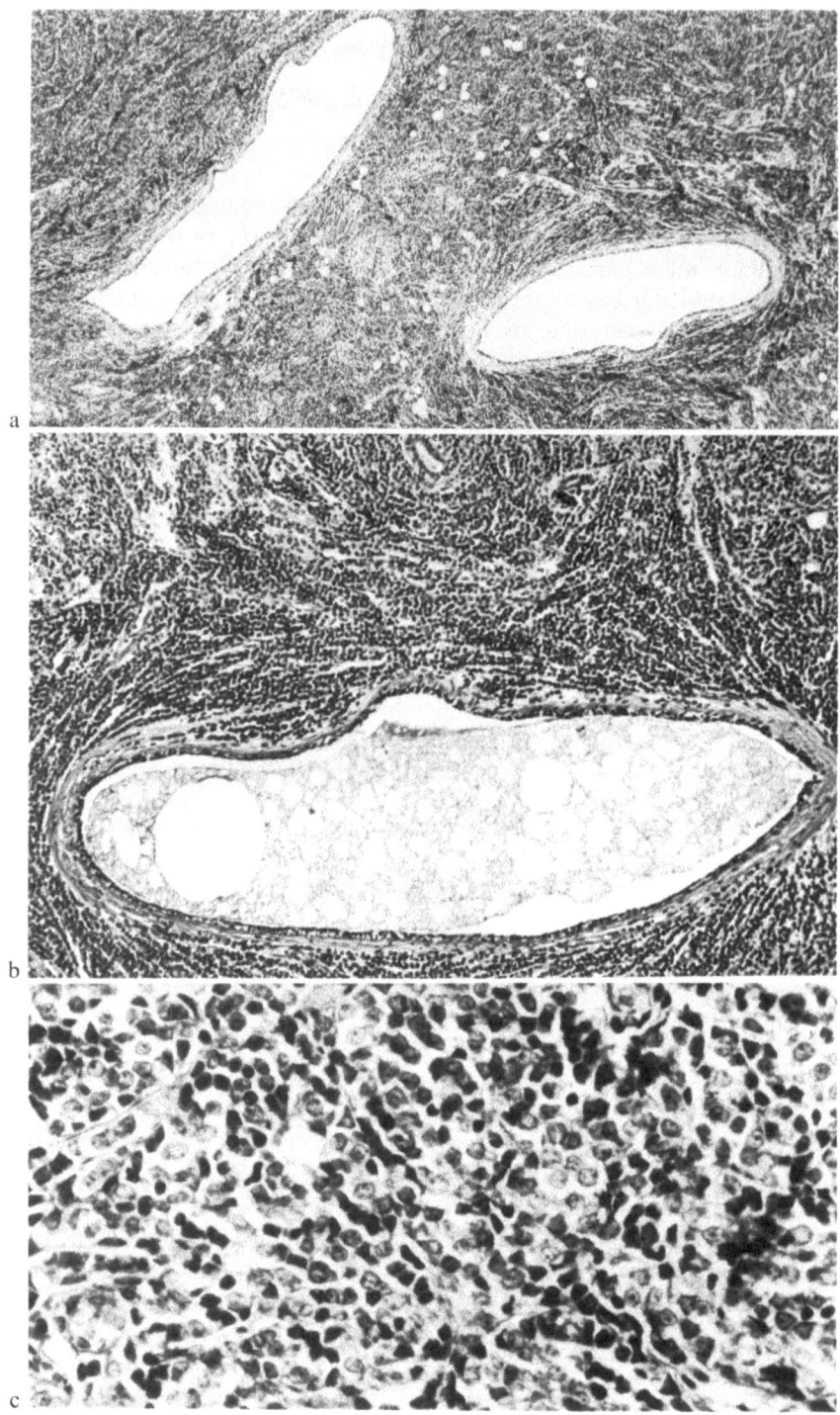

Abb. 452a–c. Bilaterales Myelosarkom der Mamma einer 46 Jahre alten Frau. Mammatumor im Anschluß an eine Gravidität entdeckt. Diffuse myeloische Infiltrate in Mantel-
und Stützgewebe mit Atrophie des Parenchyms. (a) und (b) Übersichten, (c) Ausschnitt
mit großen polygonalen Tumorzellen. (Präp. Dr. MACHACEK, Wien). HE, PAS, Vergr.
14×, 90×, 280×

V. Die männliche Brustdrüse

In systematischen Untersuchungen an der Mamma virilis ist von Moszco-
wicz (1927), v. Gusnar (1928), Pfaltz (1949), Graumann (1952, 1953) und
von Dabelow (1957) der physiologische Strukturwandel dieses Organs in verschiedenen Lebensaltern aufgezeigt worden. Daraus geht hervor, daß die Brustdrüse des Mannes kein zeitlebens „ruhendes" Organ darstellt, sondern hormonalen Proliferationsimpulsen unterliegt. Sinnfällig zeigen sich diese geweblichen
Reaktionen in den ersten Tagen post partum, zur Zeit der Hexenmilchsekretion,
während der sich männliche und weibliche Brustdrüsen völlig gleichartig verhalten, ferner im Verlauf der Geschlechtsreife und im höheren Lebensalter. Den
gewöhnlich reversiblen, teilweise aber auch persistierenden Organvergrößerun-
gen liegen Proliferationen des Gangsystems mit Ausbildung von Adventivsprossen zugrunde. Dazu kommt eine Vermehrung und Differenzierung des
Mesenchyms in ein lockeres zirkumkanalikuläres Mantelgewebe und in ein dicht
verflochtenes kollagenes Bindegewebe als den dominierenden und formbestim-
menden Anteil des Stromas.

I. Normale Anatomie, Histologie und Elektronenmikroskopie

1. Makroskopische Anatomie

Die Brustdrüse des Mannes hat auf Sagittalschnitten die Form eines Kegelstumpfes
mit dem M. pectoralis major zugewandter Basis und halsartiger Verschmälerung des Drüsenkörpers am Übergang zum Korium. Die Breite mißt etwa 1 cm, die Tiefe des Organs
1,0–1,5 cm. Die seitlichen Ränder sind scharf begrenzt, wohingegen die Basis des kompakten
und faserdichten Körpers durch Einlagerung von Fettläppchen aufgelockert ist. Die Randgebiete sind durch schmale bindegewebige Septen mit dem Korium verbunden und entsprechen
den Cooperschen Bändern der weiblichen Brustdrüse (Abb. 453). Mamille und Areola sind
klein, flach und weniger pigmentiert als bei der weiblichen Mamma. Wenn der kleine
Drüsenkörper beim Mann vom Panniculus adiposus umgeben ist, kann er nur mit Mühe
als eine unscharf begrenzte und verschiebliche Resistenz palpiert werden. Eine Größen-
oder Konsistenzzunahme und das Auftreten von Schmerzreizen bei der Untersuchung weisen
auf eine Proliferation des Drüsengewebes hin. Das Alters- und Wachstumsprofil der Mamma
ist bis zum Beginn der Geschlechtsreife bei beiden Geschlechtern hinsichtlich der Größe
und des mikroskopischen Aufbaues gleichartig.
Mit Beginn der Pubertät wird der erste Proliferationsimpuls deutlich, der zu einer
Volumenzunahme dieses Organs führt (Pfaltz, 1949). Graumann (1952) konnte Durchmesser der juvenilen Mamma von 7–26 mm feststellen und schließt auf eine Massenzunahme
um das 10–20fache gegenüber der Brustdrüse im Kindesalter. Die in der Pubertät gemessenen
mittleren Durchmesser von 15 mm können 30 mm überschreiten und auch dann noch zu
dem normalen Bild gehören (Graumann, 1953). Weber (1950) gibt Größenordnungen
von 10–20 mm an. Aus diesen Werten wird das Verhalten des Drüsenkörpers unter hormonalen Einflüssen deutlich, das sich feingeweblich in einer dichotomen und sympodialen Teilung
und Sprossung des Gangsystems äußert. Dabei kommt es zu Adventivsprossen an den
Gängen und zu kurzgestielten Endsprossen ohne Ausbildung von Läppchen (Pfaltz, 1949;
Dabelow, 1957).

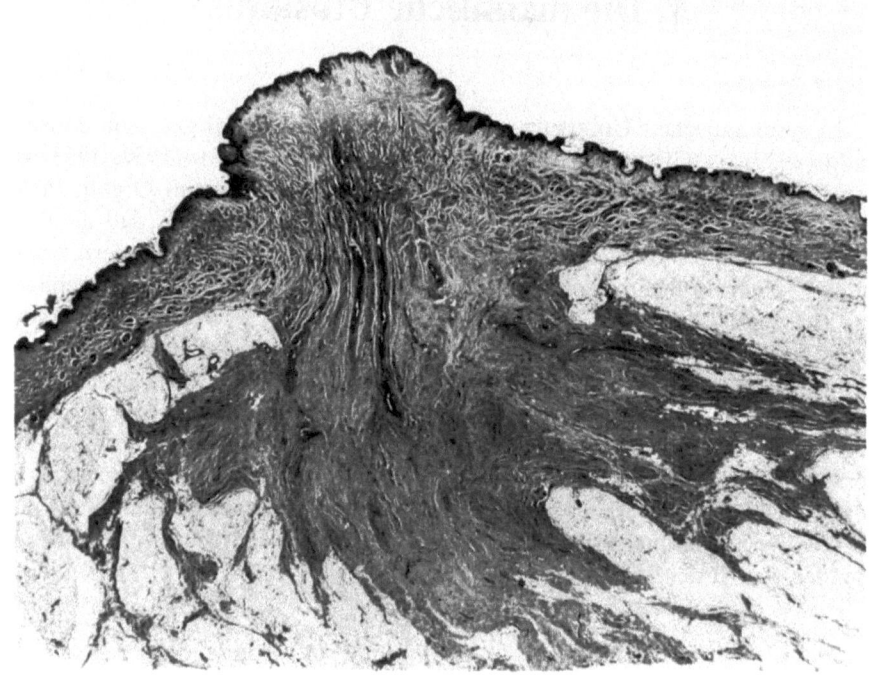

Abb. 453. Mamma virilis in einem physiologischen Entwicklungszustand eines 61 Jahre alten Mannes mit einem dichten fibrösen Drüsenkörper und schmalem Gangsystem. In der breiten Basis eingelagerte Fettläppchen; v. GIESON, Vergr. 6 ×

Im Lichte neuer Reihenuntersuchungen von NYDICK et al. (1961) bildet sich die in der Pubertät gewonnene Hyperplasie des Drüsenkörpers in 1–2 Jahren spontan zurück und nur 7,7% persistieren über 3 Jahre. Diese Involutionen sind geweblich so zu verstehen, daß die vermehrte Durchblutung und Durchsaftung des Bindegewebes mit Ausbildung eines Mantelgewebes rückläufig sind, ebenso die mit Sekretionsvorgängen verbundene Ektasie des Gangsystems. Dagegen bleibt der Arborisationstyp der Drüsen erhalten, und das Mesenchym bildet schließlich nur ein homogenes Stützgewebe, das die Gänge und Sprossen umhüllt. Dabei kann der gesamte Drüsenkörper im Mannesalter unterschiedliche Dimensionen haben. Die bleibende Form einer männlichen Brustdrüse ist daher viel eher auf den in der Pubertät gewonnenen Zustand zurückzuführen als auf ein physiologisches fortdauerndes Wachstum (v. GUSNAR, 1928; PFALTZ, 1949).

Vom 3.–5. Jahrzehnt bleiben Größe und Feinstruktur der Mamma virilis in der Regel konstant. Von der 2. Hälfte des 5. Dezennium an und mehr noch im 6./7. Jahrzehnt kann eine neuerliche, mit Sprossungen am Gangsystem und Anschwellung des bindegewebigen Drüsenkörpers verbundene Größenzunahme der Brustdrüsen festgestellt werden (PFALTZ, 1949), die von MOSZKOWICZ (1927) als Mastopathia senescentium bezeichnet worden ist. Ursächlich wird eine Verminderung der Androgenproduktion bei Fibrosis testis und ein Überwiegen der Östrogene verantwortlich gemacht.

Auch dieser 2. Wachstumsimpuls wirkt sich unterschiedlich im Hinblick auf seine Stärke und Häufigkeit aus und widerspricht der Vorstellung, daß die männliche Mamma im Alter generell involuiere. Die Wirkstoffe mit östrogenem Effekt können zu intensiver Sprossung und Sekretion führen, wobei auch abortive Lobulusbildungen beschrieben worden sind (GRAUMANN, 1953). Hierbei ergeben sich jedoch fließende Übergänge zu tubulären und lobulären Gynäkomastieformen.

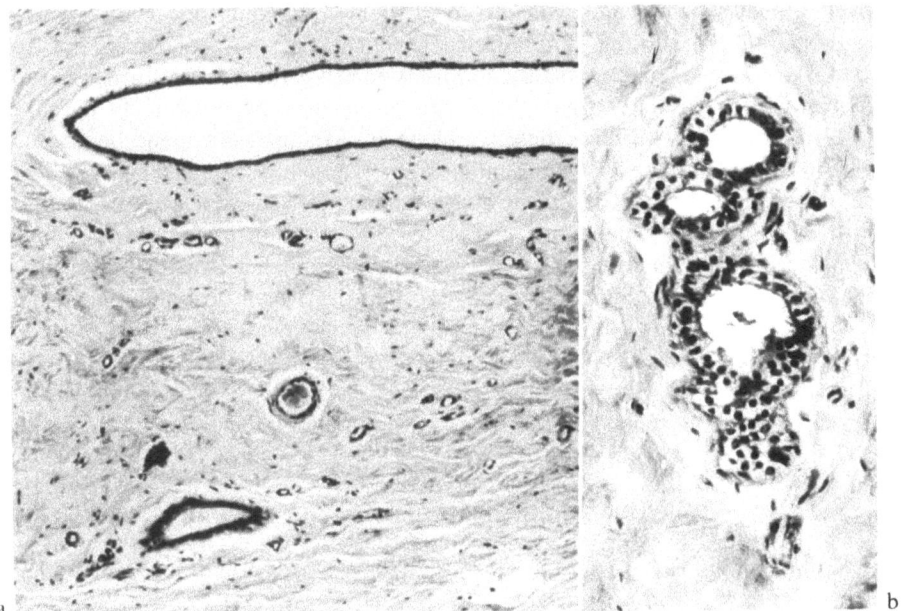

Abb. 454a u. b. Drüsenkörper der männlichen Brustdrüse mit kollagenem Stützgewebe und schmalen sowie erweiterten Gängen mit lineärem Zellbelag (a). Gangsegment mit „hellem Epithel" (b). HE, Vergr. 90 × und 230 ×

2. Histologie

Gangsystem und Drüsensprossen der Brustdrüse im Mannesalter werden von einem zweireihigen Epithel ausgekleidet, dessen oberflächliche Zellreihe prismatische Form und radiär gestellte Kerne hat und von einer basalen Reihe kubischer Zellen unterschichtet ist. In dieser Zone liegen schmal und langgestreckt die Myoepithelien, deren eosinophile Filamente an Schrägschnitten auch in der Mamma virilis mühelos erkannt werden können. Einer lineären Basalmembran folgt außen eine schmale lockere und kapillarführende Bindegewebsschicht, die, allerdings nicht immer lichtmikroskopisch nachweisbar, dem Mantelgewebe entspricht. Daran schließt sich ein kollagenes in der Regel ganz gleichmäßig aufgebautes und zellarmes Bindegewebe an (Abb. 454a, b).

Als Sonderformen der Drüsenepithelien sind lichtmikroskopisch von GRAUMANN (1952, 1953) sog. „helle Epithelien" bezeichnet worden, die einen Quellungszustand des Zytoplasmas anzeigen und in der Zeit der Geschlechtsreife und später als Ausdruck einer östrogenen Reizwirkung gedeutet worden sind (Abb. 454b). Diese chromophoben Zellformen sind mit den in der weiblichen Brustdrüse gelegentlich auftretenden „Lamprozyten" nach SKORPIL (1943) vergleichbar, die eine pflanzenzellartige Struktur und ein wasserhelles Zytoplasma infolge Glykogeneinlagerung besitzen. Die Transformation von Drüsenzellen in Lamprozyten beginnt jedoch stets in der oberflächlichen Zellschicht und kann schließlich ganze Läppchen erfassen. Die v. Saarschen prismatischen Epithelzellen unterscheiden sich von diesen „hellen Epithelien" durch ihre Affinität zu sauren Farbstoffen und durch die Dichte des Zytoplasmas, die auf eine starke Vermehrung von Mitochondrien zurückgeführt wird. In der männlichen Brustdrüse treten v. Saarsche Zellen physiologischerweise nicht auf; nur bei Gynäkomastie werden diese apokrinen Metaplasieformen beobachtet (Abb. 464d). VOGLER (1947), ein Schüler FEYRTERS, hat weitere „blasse Zellen" beschrieben und dem Helle-Zellen-Organ zugeordnet. Gegenüber der Vielfalt lichtmikroskopischer Beobachtungen sind die zytomorphologischen Unterschiede der Epithelzellen regelrecht entwickelter männlicher Brustdrüsen in elektronenmikroskopischer Sicht nur gering, so daß die Vermutung nahe liegt, daß die von den genannten Autoren beschriebene unterschiedliche Transparenz im Zytoplasma der Epithelien Ausdruck passagerer intrazellulärer Änderungen des Zellstoffwechsels ist. Mit Ausnahme der v. Saarschen Zellen haben die hellen oder blassen Epithelzellen bislang keine pathohistologische Bedeutung erlangt.

3. Elektronenmikroskopische Morphologie

Zytomorphologisch besteht das Epithel der Drüsengänge aus 3 Zellreihen (Abb. 455):

a) Zellen der oberflächlichen Reihe

Die Zellen der oberflächlichen Reihe haben eine prismatische Form und enthalten umfangreiche schräg oder radiär zum Lumen orientierte Zellkerne von geringerem Ribonukleoproteidgehalt als die basale Schicht. Die runden oder ovalen, nicht gelappten Kerne besitzen ein lockeres, transparentes Nukleoplasma mit schmaler Kernschale. Die Nukleoli sind rund oder polygonal, ihre Anschnitte ergeben netzartige Muster von differenter Dichte. Das helle Zytoplasma enthält in weitgehend gleichmäßiger Verteilung Ribosomengruppen und Polysomen, daneben feine Faserfilze, die sich in der Nähe der Zellmembranen oder des Kernes verdichten. Mitochondrien liegen häufig in Gruppen und weisen eine transparente Matrix, wenige Cristae, aber teilweise lamelläre und mikrozystische Einschlüsse auf. Häufig werden Lysosomen gesehen, die entweder einen homogen grauen, feingranulären Inhalt oder runde und konstrastreiche Einlagerungen erkennen lassen. Es werden fokale Degradationen mit Einschluß von Membranen und Ribosomen beobachtet, vereinzelt auch Fetttropfen. Die an die Drüsenlichtung grenzenden Zellen haben durch Ausbildung und Weitstellung des endoplasmatischen Retikulums eine aufgelockerte Zytoplasmabeschaffenheit und enthalten Golgifelder. Auch der zirkumnukleäre Raum ist häufig zisternenartig erweitert. Im Vergleich zur basalen Zellschicht sind die Zellmembranen durch Digitationen und Desmosomen verfugt, zwischen denen helle und wechselnd weite Interzellularräume entstanden sind. Die Zelloberfläche ist wellig oder trägt Mikrovilli in unregelmäßiger Verteilung und Größe.

An der oberflächlichen Zellreihe, die lichtmikroskopisch durch kuppen- oder keulenförmige Fortsatzbildungen nach dem Lumen gekennzeichnet sein kann, wurden elektronenoptisch regelmäßig pseudopodienartige Vorwölbungen eines hellen und flüssigkeitsreichen Zytoplasmas beobachtet (Abb. 456). Mechanismen einer *Sekretbildung* oder -abgabe konnten weder an Organellen der Drüsenepithelien noch an der Zelloberfläche oder im Lumen festgestellt werden. Der an eine Syntheseleistung der Zelle und an die Abgabe des Sekretionsproduktes aus der Zelle gebundene Begriff der „Sekretion" ist daher für diese Vorgänge in der Mamma virilis nicht anwendbar. Die *lichtoptisch als „apokrine" Sekretion gedeuteten Veränderungen* erweisen sich *elektronenmikroskopisch lediglich als Abschnürung* oder *Extrusion von Zytoplasmateilen*. Diese wölben sich zungenförmig in die Drüsenlichtung vor und werden in Höhe der ursprünglichen Zellmembran, am Halse der Protuberanz, abgeschnürt (Abb. 456). Damit sind die lichtmikroskopischen Kriterien der apokrinen Sekretion nach

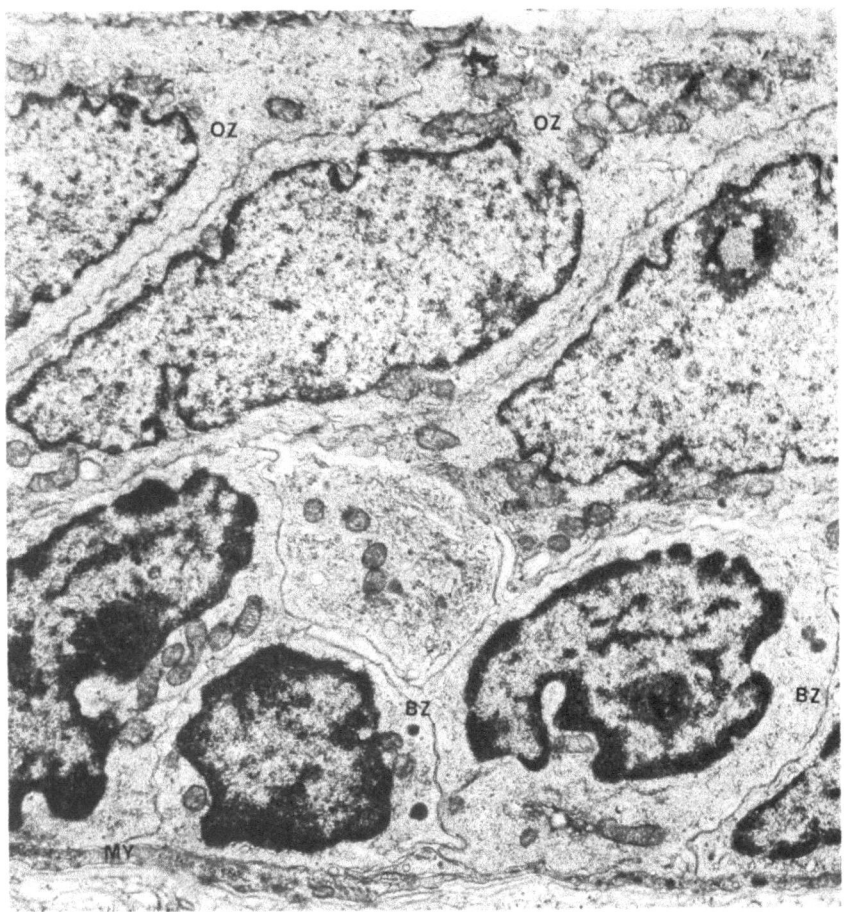

Abb. 455. Elektronenmikroskopische Übersicht des Drüsenepithels der Mamma virilis eines 57 Jahre alten Mannes mit kleinen Basalzellen (*BZ*), einer hellen oberflächlichen Zellreihe (*OZ*) und angeschnittenen Myoepithelzellen (*MY*). Vergr. 11 500 ×

elektronenmikroskopischer Nachprüfung auch bei der männlichen Brustdrüse nicht gegeben. Diese Beobachtungen entsprechen der kritischen Stellungnahme zur Sekretionsmorphologie von BARGMANN et al. (1961).

Der Abgabe von Teilen der Einzelzelle steht die *Desquamation der Oberflächenepithelien* gegenüber. Das Auftreten von pyknotischen oder chromatolytischen Zellkernen und angeschwollenen Mitochondrien, Ribosomen und Membranstrukturen in der Drüsenlichtung setzt Vorgänge dieser Art voraus, wobei die Zytolyse zumeist im marginalen Zytoplasma erfolgt. Die Zellmembran bleibt dann mit ihren Haftpunkten an den Nachbarzellen fixiert, während Kern und Zytoplasma partiell oder gänzlich aufgelöst und in die schmalen Drüsenlichtungen abgegeben werden. Die lichtmikroskopisch erfaßbaren flockiggranulären Präzipitate im Lumen sind Folgen dieser Zelldesquamation.

Der ständige Verlust an Bestandteilen intakter Epithelzellen durch „Extrusions"-Vorgänge und die fortdauernde Desquamation und Zytolyse an der luminalen Oberfläche des Drüsentubulus erklärt die Notwendigkeit eines von Lebensalter und Proliferationsreiz abhängigen Zellersatzes. In diesem Sinne ist die Ausbildung von Organellengruppen, insbesondere von Polysomen in der oberflächlichen Zellreihe zu deuten, die der intrazellulären

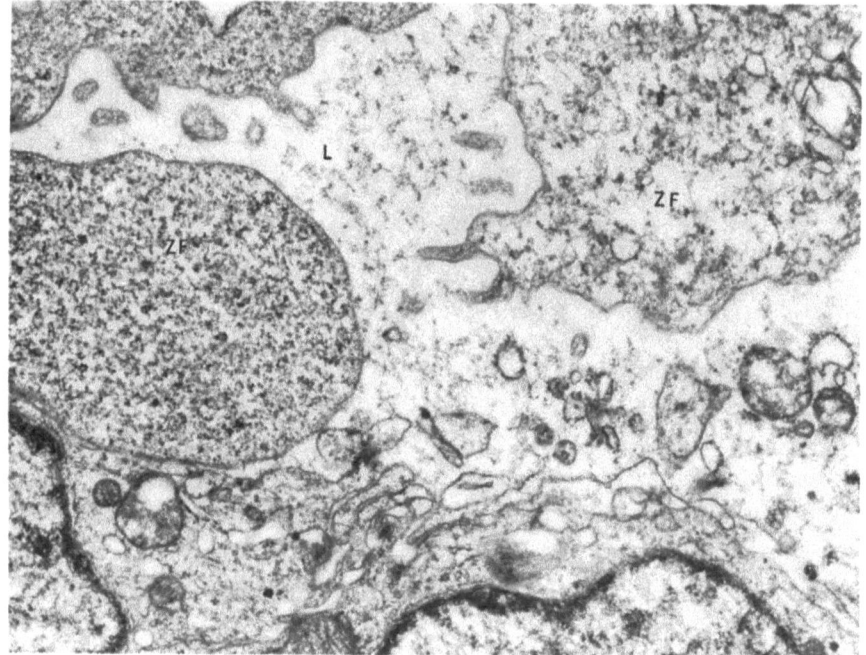

Abb. 456. Epitheloberfläche mit pseudopodienartigen Zellfortsätzen (*ZF*), mit eiweißhaltigen Präzipitaten und zytoplasmatischen Bestandteilen im Lumen (*L*). Vergr. 22400 ×

Eiweiß- und Enzymsynthese dienen. Lysosomengruppen und fokale Degradationen weisen andererseits auf intrazelluläre Ab- und Umbauvorgänge hin, die in der Mamma virilis Ausdruck einer zwar permanenten, aber offensichtlich langsam ablaufenden Zellerneuerung sind (BÄSSLER und SCHÄFER, 1969).

b) Basalzellen

Die Basalzellen sind kubisch und besitzen ein gleichmäßig helles Zytoplasma mit relativ wenigen Organellen. Der Kern dieser Schicht unterscheidet sich durch einen stärkeren, vor allem marginalen Ribonukleoproteidgehalt von den Kernen der oberflächlich gelegenen Zellen und ist kleiner. Der zirkumnukleäre Raum ist stellenweise erweitert und bildet umschriebene Zisternen. Das zumeist transparente Zytoplasma enthält in der Umgebung der Kerne feine Filamente von 50–80 Å Durchmesser, die dichte Faserbündel oder wirbelartige Geflechte bilden. Zwischen diesen Filamenten und im faserfreien Zytoplasma liegen nahezu gleichmäßig verteilt Ribosomengruppen. Ein endoplasmatisches Retikulum fehlt in diesen basalen Zellen weitgehend. Golgifelder sind ausgebildet, Sekretionsprodukte nicht nachweisbar. Die Mitochondrien besitzen eine helle und wolkig-graue Matrix, deren Cristae gewöhnlich bis zu zwei Dritteln in den intramitochondrialen Raum vorragen. Die Mitochondrien bilden häufig Gruppen und grenzen flächenhaft aneinander. Gelegentlich sieht man feine von der Mitochondrienmembran umgebene Matrixprolapse. Die wenigen Lysosomen der basalen Zellreihe haben runde oder ovale Form und weisen eine gleichmäßige Innenstruktur mit geringfügigen Verdichtungen auf. Die Zellmembranen verlaufen wellig und zeigen keine stärkeren Verzahnungen oder Desmosomen.

c) Myoepithelzellen

Von den Basalzellen unterscheiden sich auch in der Mamma virilis die Myoepithelzellen, die flächenhaft an die basale Zellreihe grenzen und durch langgestreckte Zytoplasmafortsätze mehrere Zellen des Tubulus umgreifen und damit ihre potentielle Wirkungsrichtung markieren (Abb. 455). Parallel zur Basalmembran sind dichte Filamentbündel angeordnet, die ein breites Flechtwerk bilden, das über basale Zytoplasmafortsätze hinweg geradlinig, einer Sekante vergleichbar, verläuft. Der mittlere Durchmesser der Filamente mißt 50–90 Å. Unter der Wirkung eines Proliferationsreizes bei Gynäkomastie nehmen auch die Myoepithelien an Größe und Filamentbestand zu, wobei es zur Ausbildung kontrastreicher, an Z-Membranen erinnernder Bänder, zur filamentären Bündelung und zu Hemidesmosomen an der Basalmembran kommt (BÄSSLER und SCHÄFER, 1969).

d) Bindegewebe

Das Stützgewebe der Mamma besteht elektronenoptisch aus einem dichten Flechtwerk kollagener Fasern mit Fibrozyten. Nur in einer schmalen zirkumtubulären Zone befindet sich ein lockeres fibrillenarmes Stroma, das einem Mantelgewebe entspricht. Zwischen den Faseranschnitten liegen feinnetzige Präzipitate oder strukturlose Lücken. Die Umgebung

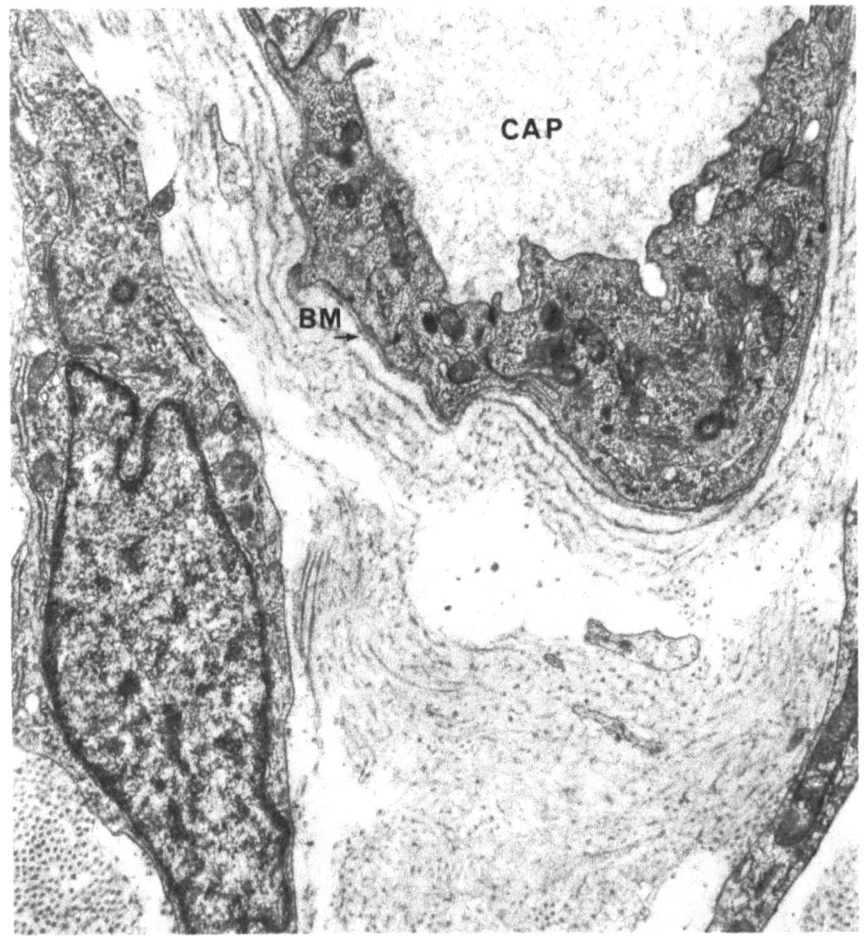

Abb. 457. Zirkumtubuläres Mantelgewebe der männlichen Brustdrüse mit einem Fibrozyten, einer Kapillare (*CAP*) und konzentrischen Schichten eines Basalmembran-Materials (*BM*). In dem lockeren Mesenchym wolkige Niederschläge. Vergr. 16560 ×

der Kapillaren zeigt zumeist konzentrische lineare Ablagerungen eines feinpräzipitierten Materials der Basalmembranen. Dieses kann mehr flächenhaft oder auch in mehrfacher Schichtenfolge gesehen werden, wobei gelegentlich und der basalen Zellmembran folgend, arkadenartige Strukturen ausgebildet sind (Abb. 457).

II. Pathologie der Mamma virilis

Erkrankungen der männlichen Brustdrüse äußern sich klinisch als einseitige oder bilaterale, gleichmäßige oder knotige Vergrößerung des Drüsenkörpers, die von schmerzhaften Sensationen begleitet sein kann. Selten kommt es zur Abgabe eines Sekretes aus der Mamille. Eine durch Vermehrung des subkutanen Fettgewebes vorgetäuschte Drüsenvergrößerung wird als „Pseudogynäkomastie" bezeichnet, die bei allgemeiner Adipositas älterer Männer gegenwärtig sehr häufig ist (Abb. 458). Der „echten" Hyperplasie der Mamma virilis liegt in der

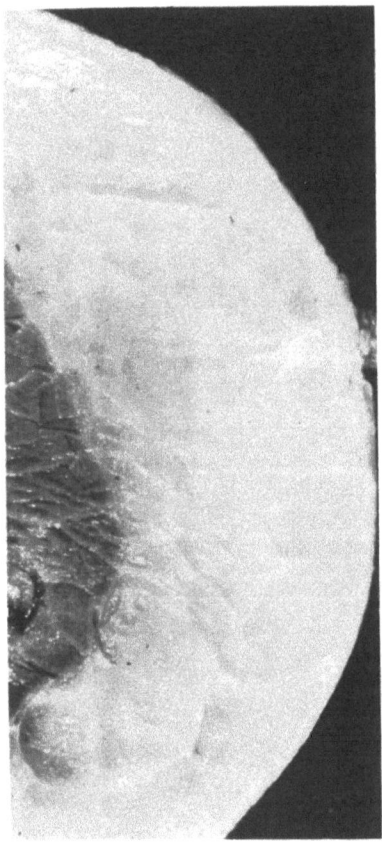

Abb. 458. Pseudogynäkomastie bei allgemeiner Adipositas. Kleiner von einem Fettpolster umgebener Drüsenkörper

Vielzahl eine sogenannte Gynäkomastie zugrunde, selten sind maligne Tumoren und Entzündungen. Da sich benigne und maligne Neoplasien im Stadium einer diffusen oder nodösen Hyperplasie dieses Organs allein klinisch nicht unterscheiden lassen, sollten alle Formen einer Vergrößerung der männlichen Brustdrüse im Mannesalter histologisch untersucht werden.

Übersichten des älteren Schrifttums besagen, daß in der Mamma virilis nahezu alle Erkrankungen wie in der weiblichen Brustdrüse vorkommen. Diese Feststellung ist nach heutiger Auffassung und im Hinblick auf die jetzige Terminologie nicht mehr gültig, da wir beispielsweise keine Parallele zu der Mastopathia cystica fibrosa, zu dem typischen Fibroadenom oder zu einer Reihe von Karzinomtypen in der männlichen Mamma kennen. Die Gesamtheit dysplastischer und hyperplastischer Prozesse des männlichen Drüsenkörpers wird deskriptiv als ‚Gynäkomastie' bezeichnet, wobei mit diesem Begriff auch bestimmte histologische Qualitäten ausgedrückt werden. Diese können Teilbilder einer fibrös-zystischen Mastopathie, einer Adenofibromatose oder Fibrose aufweisen.

Die *Frequenz* der Dysplasien und Tumoren der Mamma virilis gegenüber entsprechenden Veränderungen in der weiblichen Brustdrüse liegt nach NEAL (1933) 1:31; nach HORSLEY (1939) 1:23; nach GESCHICKTER (1949) 1:40 und nach THORSRUD (1950) 1:12,5, wobei die niedrige Proportion durch eine Häufung operativ behandelter Gynäkomastien zu erklären ist. Absolute Zahlenwerte gehen aus Tabelle 64 hervor.

Tabelle 64

Autor	Jahr	Gesamt-zahl der Tumoren	Tumoren der Mamma virilis	Reife Tumoren und Gynäko-mastien	Karzinome	Sarkome
NEAL u. SIMPSON	1930, 1933	9279	308(3,3%)	248	50(16,3%)	10(3,25%)
ROSE	1934	745	18	4	12	2
HORSLEY	1939	944	41	37	4	—
NANAY	1940	1313	16	5	11	—
GESCHICKTER	1948	5855	150	117	30	8
THORSRUD	1950	4845	388	371	17(13,1%)	—
JÄÄSKELÄINEN	1951	—	221	194(88%)	22(10%)	2(1%)

1. Entzündungen und Granulome

Akute eitrige und abszedierende Mastitisformen der Mamma virilis sind sehr selten und die Folge äußerer Verletzungen, eines fortgeleiteten Prozesses oder septischer Metastasen bei Septikopyämien. Dabei treten auch nekrotisierende Mastitiden auf (ANDREWS und KAMPMEIER, 1927; NEAL und SIMPSON, 1930; GESCHICKTER, 1948).

Chronische Entzündungen können aus diesen akuten Formen hervorgehen, Begleitreaktion bei Infektionskrankheiten (Typhus, Mumps, Lues) sein oder durch lympho-plasmazelluläre Zellinfiltrate im zirkumduktalen Bindegewebe bei Gynäkomastien repräsentiert werden. So ist die Häufigkeit von 30,9% chronischer Mastitis beim Mann von NEAL und SIMPSON (1930) zu verstehen. Auch die Feststellung von HORSLEY (1939) bei 23 Fällen fügt sich hier ein, wobei zu bemerken ist, daß früher die Gynäkomastie und die Pubertätsmakromastie (sog. Adoleszentenmastitis) als „chronisch-indurative oder sklerosierende Mastitis" gedeutet wurden.

Spezifische Entzündungen: Über *Mastitis tuberculosa* bei 11 Fällen berichten SWAN und FRY (1926), über weitere Beobachtungen des älteren Schrifttums MORGAN (1931) sowie MOORE (1934). JÄÄSKELÄINEN (1951) fand in seinem Untersuchungsgut eine bakteriologisch verifizierte *Aktinomykose* in einer männlichen Brustdrüse.

Lipophage Granulome in der männlichen Mamma nach Schutzimpfungen gegen Typhus sind in 9 Fällen beobachtet worden.

Zysten werden zumeist bei Gynäkomastien infolge von Sekretretention in Gangsegmenten festgestellt. Sehr viel seltener sind heute Zysten als Folge narbiger Gangstenosen nach Mastitis. Ferner kommen Zysten der Hautanhangsgebilde (Epidermoidzysten, Retentionszysten der Schweiß- und Talgdrüsen) vor, die von der äußeren Haut auf das subkutane Fettgewebe im Bereich des Drüsenkörpers übergreifen (NEAL und SIMPSON, 1930; GESCHICKTER, 1948).

2. Benigne Tumoren

Unter den reifen Tumoren stehen im älteren Schrifttum die als perikanalikuläre Fibroadenome oder als fibroadenomatöse Hypertrophien bezeichneten Neubildungen an erster Stelle, wobei es sich nach heutigen Kriterien ganz überwiegend um Gynäkomastien, das heißt um Hyperplasien des gesamten Drüsenkörpers und nicht um abgrenzbare Tumoren auf einem unveränderten Terrain handelt. Dieser Sachverhalt wird durch eine Übersicht von DE CHOLNOKY (1935) an 102 benignen fibrösen Tumoren der männlichen Brustdrüse deutlich. Etwa die Hälfte dieser Fälle wurde als „Fibroadenoma" oder als „chronische Mastitis" bezeichnet. Alterskurve und histologisches Bild entsprechen aber ganz der Verteilung der Gynäkomastie im heutigen Sinne. Weitere Angaben zu dieser Frage und Differentialdiagnose: ROSE (1936), NANAY (1940), THORSRUD (1950), MILLO und CALZAVARA (1960). Im eigenen umfangreichen Untersuchungsgut konnte kein benigner Tumor der Mamma virilis beurteilt werden, der einem typischen peri- oder intrakanalikulären Fibroadenom der weiblichen Brustdrüse entsprochen hätte.

a) Papilläre Adenome

Im Gegensatz zu den häufigen pseudopapillären Epithelproliferationen bei Gynäkomastien sind papilläre Adenome der männlichen Brustdrüse sehr selten. Diese Adenome sind in den Milchgängen oder in der Mamille lokalisiert und in Einzelfällen mit einem Morbus Paget verbunden (BURDICK et al., 1965): Die Autoren beschreiben einen 53 Jahre alten Mann mit rezidivierenden, seit Jahren auftretenden Blutungen aus der Mamille, mit Anschwellung der Brustwarze und Ulzeration. Die Exzisionsbiopsie ergab ein Adenom der Mamille von papil-

lär-kribriformem Aufbau „with low grade malignant change". Weitere Beobachtungen von *Adenomen der Mamille* beim Mann liegen von SHAPIRO und KARPAS
(1965), von MILLER und BERNIER (1965), von TAYLOR und ROBERTSON (1965)
mit 3 Fällen; von MAILLARD et al. (1970) sowie RICHARDS et al. (1973) vor.
Über eine floride Papillomatose der Mamille nach 10jähriger Behandlung eines
Prostatakarzinoms mit Diäthylstilboestral (5 mg/d) bei einem 83 Jahre alten
Mann berichten WALDO et al. (1975). Weitere Einzelfälle des älteren Schrifttums
(7 Papillome, 1 Adenom) enthalten die Zusammenstellungen von de CHOLNOKY
(1935) sowie JÄÄSKELÄINEN (1951).

Klinisch verhalten sich diese Tumoren wie ihre Pendants in der weiblichen
Brustdrüse mit Blutungen und Sekretion aus der Brustwarze. Hinzu kommen
Anschwellungen der Mamille unter dem Bilde einer einseitigen Gynäkomastie,
ferner Erosionen und Ulzerationen, die klinisch wie auch gelegentlich histologisch einem Morbus Paget entsprechen. Bei dieser Koinzidenz (Fall BURDICK
et al., 1965) ist jedoch wahrscheinlich, daß es sich um ein hochdifferenziertes
intraduktales (papilläres) Karzinom im Bereich der Mamille handelt, das zu
dem Morbus Paget geführt hat.

Vereinzelt wurden *Papillome der Milchgänge* beschrieben (NEAL, 1938; NA-
NAY, 1940; GESCHICKTER, 1948), die bei Gynäkomastie infolge fortdauernder
Epithelproliferationen in den Gängen entstehen. THORSRUD (1950) beobachtete
bei 3 seiner Patienten im Alter von 58, 71 und 73 Jahren langsam wachsende
Gangpapillome, die zu einer starken Vergrößerung des Drüsenkörpers geführt
hatten.

b) Mesenchymale Tumoren

Cystosarcoma phylloides: Der vor allem durch ein zellreiches Stroma sowie
durch Spalten und Zysten gekennzeichnete Tumor kommt in der Mamma virilis
außerordentlich selten vor. Nach Mitteilungen von LEE und PACK (1931) haben
REINGOLD und ASCHER (1970) ein typisches benignes Cystosarcoma phylloides
bei einem 64 Jahre alten Mann diagnostiziert. Der knotige Tumor hatte eine
Größe von 6 × 4 cm und habe seit 20–30 Jahren bestanden. Histologisch fanden
sich die bekannten Merkmale, daneben eine lobulär-differenzierte Gynäkomastie
als Ausdruck einer besonderen hormonalen Stimulation.

Hämangiom und Lymphangiom: Benigne Gefäßtumoren der männlichen Brustdrüse werden von de CHOLNOKY (1935) in 1 Fall und JÄÄSKELÄINEN (1951) in 5 Fällen erwähnt,
in denen Hämangiome vorlagen. JOHNSTON (1936) beschreibt ein kapilläres Hämangiom
von 4 cm Durchmesser bei einem 51 Jahre alten Mann und GHOSH (1953) ein kavernöses
Hämangiom. PROCTER (1958) beobachtete bei einem 17 Jahre alten Afrikaner ein einseitiges,
über faustgroßes Hämangiom mit raschem Wachstum, das klinisch als Angiosarkom imponierte. Histologisch fand sich ein kavernöses Hämangiom (vermutlich ein Hämangioendo-
theliom) ohne invasives Wachstum und ohne Lymphknotenmetastasen. Über ein kavernöses
Lymphangiom bei einem 3 Jahre alten Knaben berichtet FINSTERER (1906), über eine weitere
Beobachtung NEAL und SIMPSON (1930).

Lipome werden häufiger im Drüsenkörper (JÄÄSKELÄINEN, 1951) oder in dessen Umgebung gesehen. Es sollte hierbei zwischen Lipomen als begrenzte, von einer Kapsel umgebene
Tumoren und der diffusen Lipomatose der Mamma sowie des Panniculus adiposus unterschieden werden, die als Pseudogynäkomastie imponieren. NEAL und SIMPSON (1930) beschrieben 6 Fälle, davon 1 Fall mit Fettgewebsnekrosen.

Granuläre Myoblastome wurden in der Brustdrüse von TÓTH (1972) in 92 Fällen beschrieben. In der männlichen Mamma fand sich dieser Tumor bisher siebenmal. Die klinischen und pathohistologischen Charakteristika sind dieselben wie bei den Myoblastomen in der weiblichen Brustdrüse. Lit. bei PEISON und BIGELOW (1964); UMANSKY und BULLOCK (1968); VIDYARTHY (1969) und TÓTH (1972) (s. S. 324).

Ferner kommen in der Mamma virilis *Myxome, Myxofibrome, Myome* und weitere Mischformen mesenchymaler Tumoren vor (SCHUCHARDT, 1891; FINSTERER, 1906).

3. Gynäkomastie

Die häufigste Erkrankung der männlichen Brustdrüse ist die sog. Gynäkomastie, die morphologisch durch eine Hyperplasie und Differenzierung der epithelialen wie auch der mesenchymalen Bestandteile des Drüsenkörpers gekennzeichnet ist. Aus zahlreichen Untersuchungen wissen wir, daß die Gynäkomastie ein polyätiologisches Symptom darstellt, dem pathologisch gesteigerte endogene oder exogene Wachstumsimpulse zugrunde liegen. Art und Stärke dieser Impulse sind in der Lage, das Feingewebsbild zu prägen, so daß histologisch die häufigste *tubuläre Form* (*Gynaecomastia tubularis*) von dem seltenen *lobulären Typ* (*Gynaecomastia lobularis*) unterschieden werden kann. Erst bei einer Ausbildung von Drüsenläppchen und vor allem bei einer hinzutretenden sekretorischen Aktivität des Epithels wäre der Terminus „Gynäkomastie" gerechtfertigt und das Postulat des PAULUS AEGINETA erfüllt: „Qui muliebres mammas habet." Es ist jedoch die Regel, jede Massenzunahme des gesamten Drüsenkörpers als Gynäkomastie zu bezeichnen. Abzugrenzen sind umschriebene Tumoren, insbesondere das Karzinom, die sich hinter diesem Symptom verbergen können und jene flächenhaften und polsterförmigen Anschwellungen der Regio mammaria ohne Hyperplasie des Drüsenkörpers. Deren Ursache ist gewöhnlich eine Vergrößerung des Panniculus adiposus bei allgemeiner Fettleibigkeit, weswegen diese Form „*Pseudogynäkomastie*" genannt wird (Abb. 458). Die auffällig vergrößerte männliche Brustdrüse ist in der Kunst — bewußt oder nicht bewußt — im Bild oder als Plastik häufig dargestellt worden und hat vor allem dann, wenn es zu einer Laktation kam, eine literarische Würdigung gefunden (TREVES, 1958, Lit.; WENNER, 1966, und Kapitel E, 3, f).

Gegenüber der kaum übersehbaren ätiologischen Vielfalt ist das histologische Reaktionsvermögen der Mamma virilis verhältnismäßig ausdrucksarm, wobei der terminologische Akzent im Laufe der Jahrzehnte häufig gewechselt hat: BERTELS (1913) Mastitis chronica cystica; CONSTEN (1921) diffuse Fibromatose und Mastitis adolescentium; BAILEY (1924) diffuse fibromatöse Hyperplasie und chronisch-interstitielle Mastitis; ANDREWS und KAMPMEIER (1927) Mastitis chronica; MOSZKOWICZ (1927) Mastopathia adolescentium et senescentium und Mastopathie bei endokrinen Störungen; v. GUSNAR (1928) diffuse Mammafibrose gegenüber Gynäkomastie mit Drüsenproliferation; SEMB (1928) in Anlehnung an seine Terminologie der weiblichen Mammaerkrankungen: Fibroadenomatosis mammae; DE CHOLNOKY (1935) Fibroadenom, chronische Mastitis; KOCH (1948) zirkumkanalikuläre Fibrose beziehungsweise Fibroadenom; NORDMANN (1948), BOEMKE und BIRKLE (1949) sowie RITSCHEL und SCHULTZ-JENA (1950): Fibrosis mammae virilis, wodurch auf den Proliferationszustand der mesenchymalen Bestandteile des Drüsenkörpers hingewiesen werden soll (Abb. 462).

In neueren Studien wird von BANNAYAN und HAJDU (1972) ähnlich wie WILLIAMS (1963) zwischen einer *floriden Form* von kurzer Entwicklungszeit und einem *fibrösen Typ* mit langer Dauer unterschieden, wobei die pubertalen und hormoninduzierten Gynäkomastien häufiger bilateral und diffus ausgebildet sind. In diesem Sinne differenziert HAMER (1975) zwischen der typischen „Gynäkomastie" und einer „Mammaplasie" als kleinen subareolären Knoten.

a) Häufigkeit

Angaben über die Frequenz der Gynäkomastie liegen nur in Beziehung zu bestimmten Kollektiven vor, die keine verbindliche Aussage gestatten. Hinzu kommt die Tatsache, daß eine Gynäkomastie symptomlos entstehen und involvieren kann, ohne daß durch eine ärztliche Befunderhebung diese Fälle erfaßt werden. Reihenuntersuchungen an Soldaten der Kriegs- und Nachkriegszeit bilden zwar auch eine Selektion, aber zugleich ein weitgehend homogenes Beobachtungsgut. Bezogen auf je 100000 Soldaten der US-Navy fanden WEBSTER (1944) Gynäkomastien in 0,007–0,01‰; KARSNER (1946) in 0,1%; SPANCUS und GRANT (1947) in 0,01%; LENSON (1951) 0,139% (später 0,076%). Ergebnisse an nichtausgewählten Gruppen ergaben nach WEITZ (1950) unter 14000 untersuchten Brustdrüsen in 0,57% Gynäkomastien. RUPP et al. (1951) geben 0,01% auf 100000 Patienten an; MEYER-LAACK (1952) 2,2% auf 896 Patienten. In einer Studie über die Pubertätsgynäkomastie an 1890 Knaben vom 10.–16. Jahr wurden in 38,7% vergrößerte Brustdrüsen mit einem Häufigkeitsgipfel zwischen 14 und 14,5 Jahren festgestellt (NYDICK et al., 1961). Zur Frage des Häufigkeitswandels der Gynäkomastie beobachteten PETER und LÖBNER (1967), daß in den Jahren von 1930–1939 bei 20574 Einsendungen in 0,05% und von 1945–1963 bei 122019 Einsendungen in 0,28% die Diagnose Gynäkomastie gestellt worden ist. Dieser Anstieg gehe in den Nachkriegsjahren zu Lasten der Männer jenseits des 40. Lebensjahres und steht nach Meinung der Autoren mit der Ausbreitung der Virushepatitis in Zusammenhang. Aus dem eigenen Arbeitskreis haben KREIENBERG (1971) und SCHRAMM (1972) aus der Zeit von 1960–1969 insgesamt 109495 bioptische Einsendungen zusammengestellt, davon 4026 (= 3,8%) Mammabiopsien, von denen 172 Gynäkomastien waren. Bezogen auf die Gesamtzahl der Biopsien sind es 0,16%; auf die Mammabiopsien ($n =$ 4026) 4,2%.

Der Anstieg der *Gynäkomastiefrequenz* im pathohistologischen Untersuchungsgut steht in den letzten Jahren in Korrelation zu der allgemeinen Zunahme bioptischer Untersuchungen. Anders ist der Frequenzanstieg in der Nachkriegszeit zu verstehen, auf den von NORDMANN (1948), KOCH (1948), WÄTJEN (1948), BOEMKE und BIRKLE (1949), BÜSING (1949), WEBER (1950), SCHARSACH (1953), TREVES (1958) hingewiesen wurde. Alle Untersucher stellten eine starke Zunahme der Gynäkomastie im klinischen wie in pathohistologischen Beobachtungsgut in der Zeit von 1945–1955 fest und führen diesen Sachverhalt ätiologisch auf die ernährungspathologischen Umstände (kalorische Unterernährung, Eiweißmangel, Vitaminmangel) mit Rückwirkungen auf das Endokrinium zurück. Über Gynäkomastie im Sektionsgut an 447 Fällen berichtet WILLIAMS (1963) und unterscheidet eine floride und eine ruhende Form der Gynäkomastie.

b) Altersverteilung

Die Gynäkomastie kann in Hinblick auf die ätiologische Konstellation zwar in jedem Lebensalter auftreten, sie zeigt aber regelmäßig und bei allen Reihen-

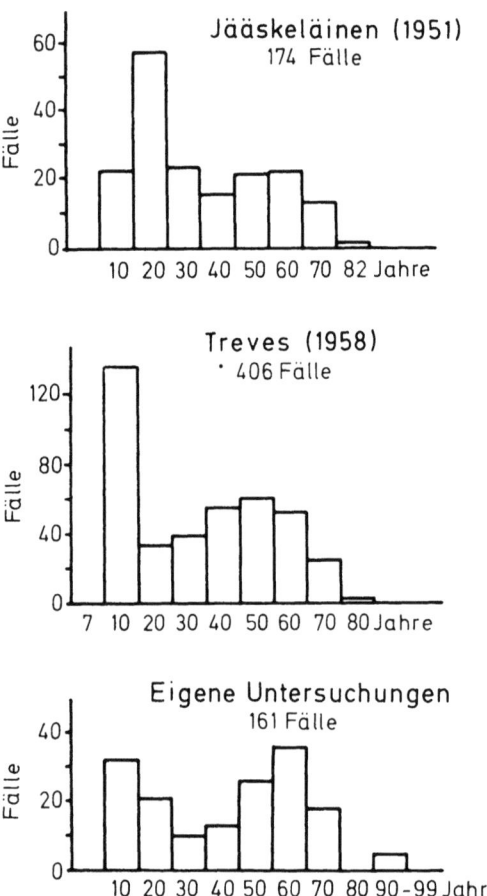

Abb. 459. Schematische Darstellung der Altersverteilung der Gynäkomastie mit einem zweigipfeligen Anstieg in der Pubertät und im höheren Alter der eigenen Beobachtungen (nach
WEISSENBORN, 1971)

untersuchungen zwei unterschiedlich stark ausgeprägte Maxima: Der Hyperplasie des 10.–19. Jahres entspricht die *Pubertätsgynäkomastie* als eine zumeist
reversible Proliferation, die in 50% (MAIER, 1955) und in 73–100% (JUNG und
SHAFTON, 1935) bei Knaben des Reifungsalters auftritt (vgl. Kapitel B, II).
Ein zweiter Gipfel zwischen dem 60. und 69. Jahr wurde von WÄTJEN (1948),
von SIRTORI und VERONESI (1957), von TREVES (1958) und im eigenen Untersuchungsgut von WEISSENBORN (1972) festgestellt (Abb. 459). Keinen bemerkenswerten Anstieg fand MENVILLE (1933) und JÄÄSKELÄINEN (1951). In dieser Serie
sind auch die Gruppen zwischen 30. und 60. Jahr stärker repräsentiert. Diese
„Involutions- oder Altersgynäkomastie" (Mastopathia senescentium, MOSZKO-
WICZ, 1927) stellt ebenso wie ihr Pendant im Reifungsalter einen physiologischen
Proliferationsprozeß dar, als dessen Ursache eine direkte Östrogenwirkung angenommen wird (KLEY et al., 1974). Im Gegensatz zur Pubertätsmakromastie bildet
sich diese Form spontan nicht zurück.

c) Klinik und Diagnostik

Die Gynäkomastie imponiert klinisch als ein- oder beidseitige Vergrößerung der Mamma virilis von unterschiedlicher Form und Größe. Pubertätsgynäkomastien werden in 23% unilateral, in 77% bilateral beobachtet (NYDICK et al., 1961). Die vergrößerte Mamma wölbt sich in der Regel flach, scheibenförmig oder halbkugelig vor, wobei der Panniculus adiposus die eigentliche Größe und Form maskieren kann. Bei fehlendem oder gering entwickeltem subkutanen Fettgewebe ist die Beurteilung am leichtesten. Hier modelliert sich die Gynäkomastie als rundlicher, kirsch- bis mandarinengroßer, halbkugeliger Drüsenkörper aus und liegt verschieblich auf der Pektoralismuskulatur und Thoraxwand. Die Größenzunahme ist gewöhnlich – vor allem in der Pubertät – mit schmerzhaften Sensationen, Hyperästhesie der Haut und Hyperämie verbunden. HALL (1959) teilt die Größenklassen in 3 Grade ein. Grad I: palpatorisch feststellbare Vergrößerung des Drüsenkörpers, die auf Fotos nicht oder kaum zu erfassen ist. Grad II: auf Fotos gut erkennbare Gynäkomastie. Grad III: Hyperplasie von Größe und Form der Mamma eines adoleszenten Mädchens. Heute sollte man jedoch den Durchmesser metrisch festlegen. Bei allgemeiner Adipositas kann die Differentialdiagnose gegenüber einer Pseudogynäkomastie schwierig sein. Da die Gynäkomastie am häufigsten bei Hypogonadismus vorkommt, sollten zuerst die Testes genau untersucht und ihre Größe bestimmt werden. Der Untersuchungsgang ist von KLEY und KRÜSKEMPER (1975) aufgezeigt worden (Tabelle 65) und lenkt auf die verschiedenen pathogenetischen Gesichtspunkte als Voraussetzung einer ätiologischen Kärung hin.

Tabelle 65

Anamnese:
Genitale: Hypogonadismus, Orchitis, Kryptoorchismusbehandlung, Vita sexualis
Familiäre Gynäkomastie
Schilddrüsenerkrankungen
Neurologische Erkrankungen
Pharmaka: Psychopharmaka: Phenothiazine, Meprobamate, Butyrophenone
Antihypertensiva: α-Methyldopa, Rauwolfia-Alkaloide
Steroide und Gonadotropine
Spironolacton
Digitalis

Befund:
Mamma: Größe, Galaktorrhoe, Mammakarzinom
Genitale: Hypogonadismus (Klinefelter-Syndrom), Tumor
Allgemeinbefund: Dystrophie, konsumierende Erkrankung
Lebererkrankung: Hepatitis, Leberzirrhose
Nierenerkrankung: terminale Niereninsuffizienz, Dialyse
Neurologische Erkrankung

Röntgenuntersuchung:
Schädel, Hypophysen- bzw. intrazerebraler Tumor
Thorax: Bronchialkarzinom, Mediastinaltumor, Tuberkulose, Sarkoidose
Vitium cordis

Hormonanalysen:
HCG (Urin): Chorionepitheliom, Teratokarzinom, Mischtumor
LH (Plasma): ektopisches Gonadotropin-Syndrom, Hypophysentumor
Östrogene: feminisierender Nebennierenrindentumor, Leydig-Zell-Tumor
Androblastom, Seminom, Chorionepitheliom
Prolactin: Hypophysen-Hypothalamus-Tumor
Thyroxin: Über- und Unterfunktion der Schilddrüse

Mamma:
Probeexstirpation bei Karzinomverdacht

Als mittlere Erkrankungsdauer gibt LENSON (1951) 19,02 Monate bei einer Schwankung von 1–10 Jahren an.

Spontane Involutionen der Gynäkomastie sind von der Pubertätsform bekannt, wonach nur 27% länger als 2 Jahre und 7,7% länger als 3 Jahre persistieren. Die Mehrzahl bildet sich in 1-2 Jahren zurück. Beziehungen zur Morphologie und Dauer untersuchten NICOLIS, MODLINGER und GABRILOVE (1971) mit dem Ergebnis, daß nach 2- und mehrjähriger Dauer eine hyaline Fibrose des Stromas dominiert und die epithelialen Anteile involvieren, obgleich der hormonale Stimulus unverändert fortwirkt. Rückbildungen werden sich dann einstellen, wenn der auslösende Faktor durch Operation des endokrin-aktiven Tumors oder nach Absetzen einer Hormontherapie fortfällt. Auch JÄÄSKELÄINEN (1951) beobachtete eine Verfestigung des Stromas mit zunehmender Dauer der Gynäkomastie. Zu gleichen Ergebnissen kamen auch BANNAYAN und HAJDU (1972).

Die *linke Brustdrüse* erkrankt — ähnlich wie bei Mammakarzinomen — etwas häufiger als die rechte Seite (WÄTJEN, 1948; THORSRUD, 1950; SIRTORI und VERONESI, 1957; TREVES, 1958). *Bilaterale Gynäkomastien* wurden von MENVILLE (1933) in 12,8%, von GESCHICKTER (1948) in 20% und von KARSNER (1946) nur in 4,6% beobachtet.

d) Pathomorphologie

Makroskopisch zeigt die Mamma virilis bei Gynäkomastie einen mittleren Durchmesser von 2–4 cm, eine weiße Farbe und eine mittelfeste, häufig eine weiche Konsistenz. Auf dem Anschnitt wölbt sich dieses Gewebe vor und ist vorwiegend seitlich gut vom Unterhautfettgewebe abgegrenzt. An der Basis befinden sich strängige, oftmals unscharf begrenzte Ausläufer, die sich teilweise auch nach lateral und apikal als Coopersche Bänder fortsetzen (Abb. 460). Selten erkennt man Gangektasien und Zysten, ausnahmsweise sieht man eine Galaktostase mit „Käsezysten" wie in Abb. 470 nach Hormonbehandlung eines Prostatakarzinoms.

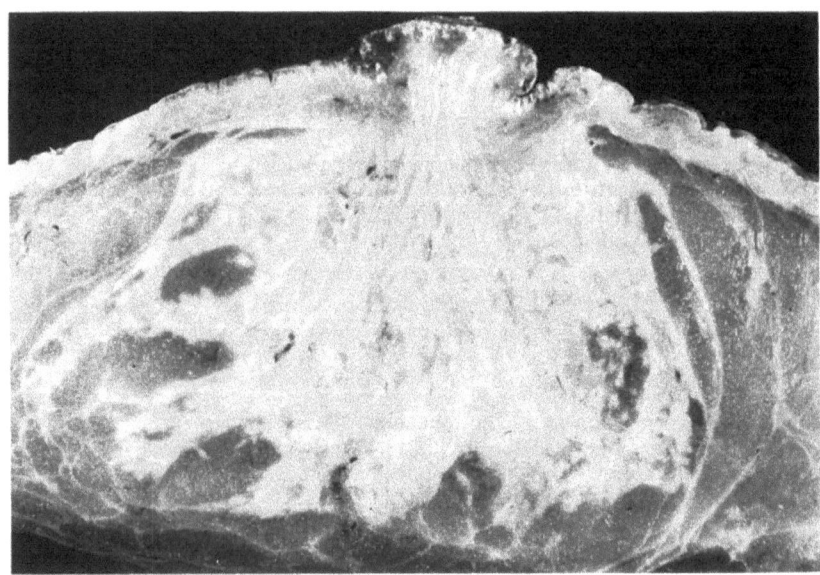

Abb. 460. Gynäkomastie vom tubulären Typ mit rundlicher Hyperplasie des gesamten Drüsenkörpers. Vergr. 2 ×

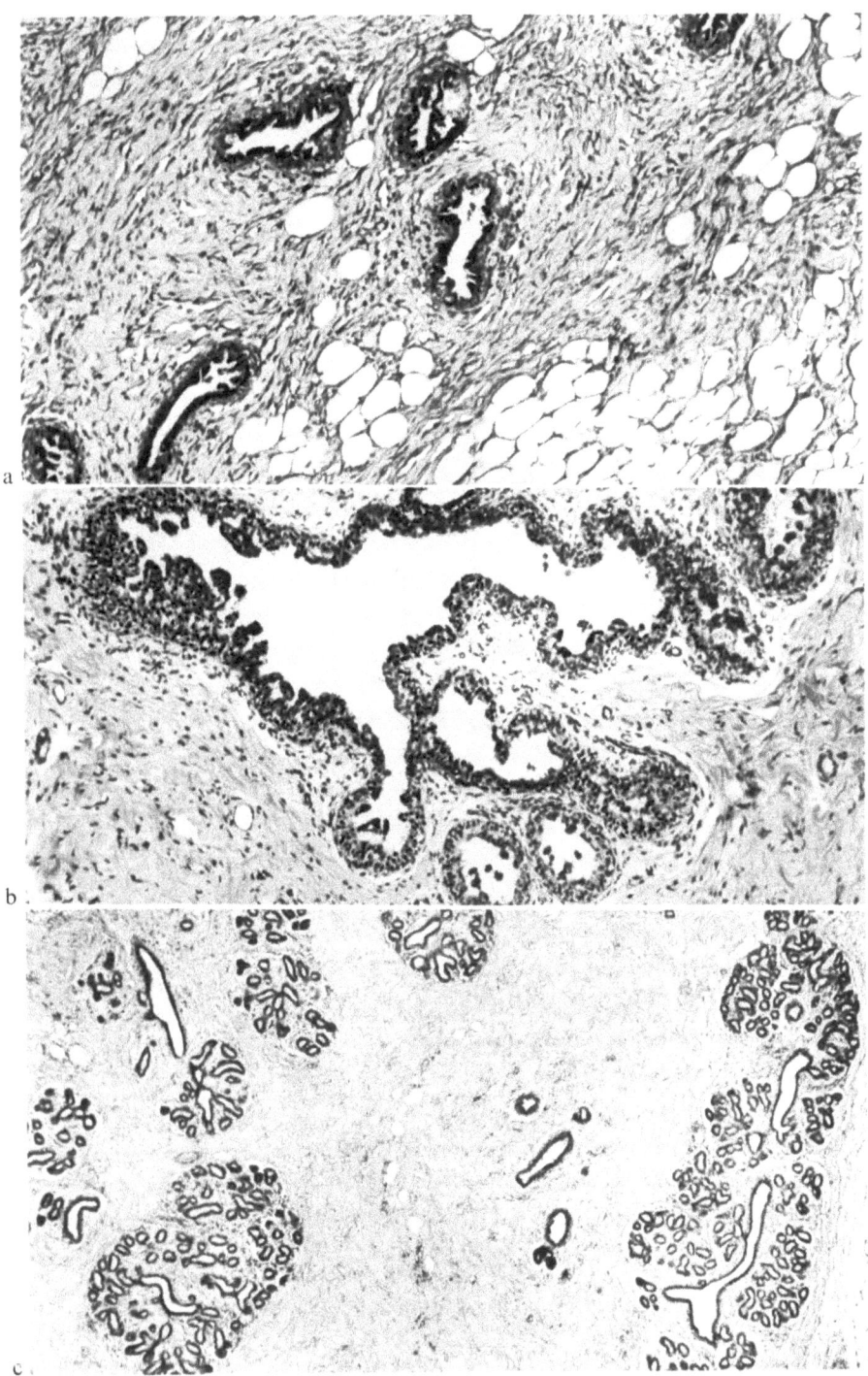

Abb. 461a–c. Histologische Typen der Gynäkomastie: (a) Gynaecomastia tubularis mit pseudopapillärer Epithelhyperplasie und geringgradiger Differenzierung eines Mantelgewebes (Pubertätsgynäkomastie). (b) Stark proliferierende Gynäkomastie vom tubulären Typ mit Ausbildung von Adventivsprossen. (c) Gynaecomastia lobularis. HE, Vergr. 90 × und 230 ×

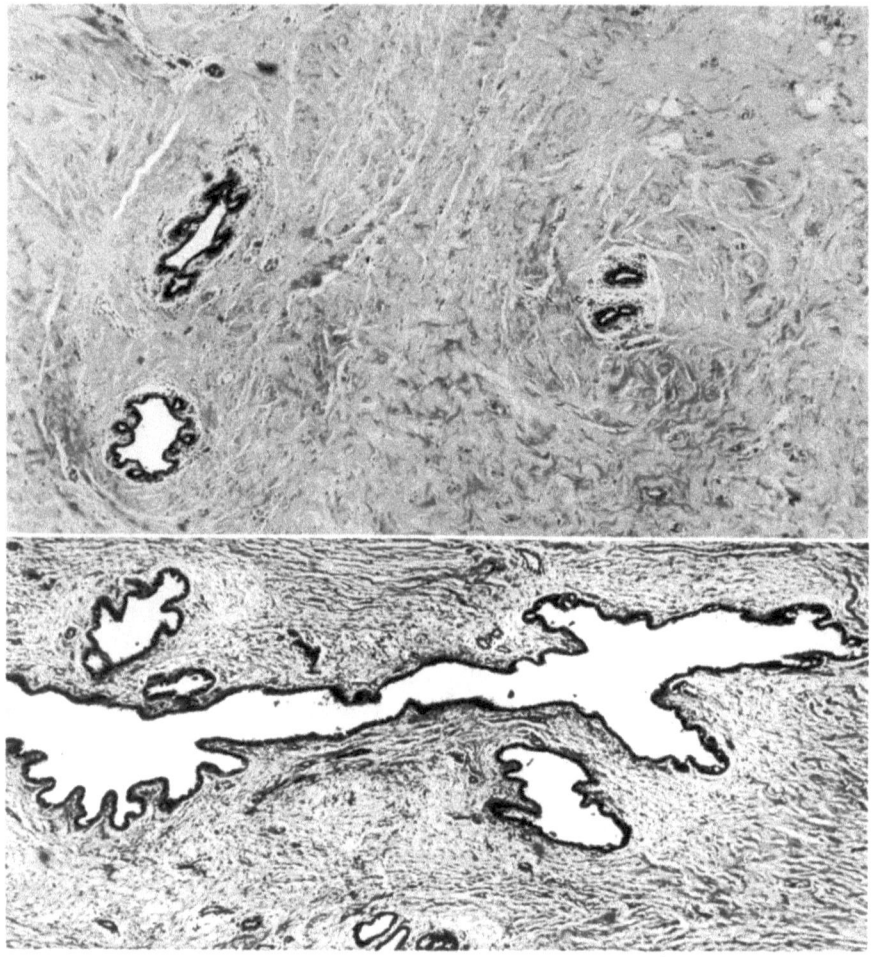

Abb. 462. Tubulärer Typ der Gynäkomastie mit homogener Fibrose des Stützgewebes im Sinne einer Fibrosis mammae virilis. Längsschnitt des Ganges zeigt die Ektasie und Adventivsprossen. HE, Vergr. 70× und 160×

Mikroskopisch ist die Gynäkomastie durch eine Proliferation des Gangsystems mit Ausbildung von Adventivsprossen, durch eine Hyperplasie des Drüsenepithels und durch eine Vermehrung sowie durch eine Differenzierung des Stromas gekennzeichnet. In Abhängigkeit von Intensität und Dauer der hormonalen Stimulation bilden sich unterschiedliche Arborisationstypen des Drüsenbaumes aus, die zumeist in einer tubulären Form, selten als lobulärer Typ in Erscheinung treten. Daher: *Gynaecomastia tubularis et lobularis* (BÄSSLER und SCHÄFER, 1968, 1969).

Pathogenetisch handelt es sich um fortdauernde Sprossungen des Gangsystems, welches etwas erweitert und von einem mehrreihigen, in der Regel pseudopapillär-hyperplastischen Epithel ausgekleidet ist. Die neugebildeten Adventivknospen des Epithels erweitern sich und werden in den zentrifugal wachsenden

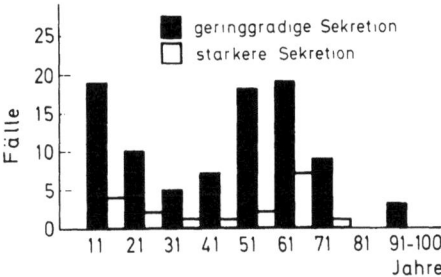

Abb. 463. Schematische Darstellung der Frequenz, Stärke und Altersverteilung der Sekretion
bei Gynäkomastie

Gang einbezogen, so daß sich terminale Gangverzweigungen und aus Tochter-
knospen schließlich Läppchen entwickeln. Dieser Prozeß entspricht der Evolution einer weiblichen Brustdrüse während der Geschlechtsreife und ist vor allem
an Aufhellungspräparaten von DABELOW (1957) untersucht worden. In Abb.
461a, c sind diese histologischen Typen der Gynäkomastie abgebildet, wobei
Abb. 461 b eine intensive Proliferationsform mit peripherer Sproßbildung und
starker Epithelhyperplasie zeigt. Gleichförmige, einer ruhenden weiblichen
Mamma entsprechende Läppchen zeigt die in Abb. 461 c dargestellte Gynäkomastie. Einen ungewöhnlichen lobulären Proliferationsgrad mit permanenter Sekretion und Sekretretention, das heißt mit den Kriterien einer Laktation und Milchstauung nach Hormonbehandlung, zeigt Abb. 470. Einer „Fibrosis mammae
virilis" entspricht die in Abb. 462 dargestellte Form einer Gynäkomastie mit
Gangektasien.

α) Drüsenepithel

Das Epithel der normalen männlichen Brustdrüse ist schmal und weist eine
oberflächliche, eine basale Zellreihe und Myoepithelzellen auf (ERDHEIM, 1928;
VON GUSNAR, 1928; KARSNER, 1946). Im Vergleich hierzu ist das Epithel bei
Gynäkomastie mehrreihig und durch pseudopapilläre Wucherungen charakteri-
siert. Die Zellkerne sind rund und oval, von mittelgradigem Chromatingehalt.
Mitosen sind selten und werden *bei besonders proliferierenden Formen* beobachtet
(Abb. 464a). KARSNER (1946) fand bei 284 Gynäkomastien 37mal Zellteilungsfor-
men. In den Lumina treten häufig kleine Sekrettropfen auf, ferner desquamierte
Zellen und nur selten ein eiweiß- und fetthaltiges Sekret als Ausdruck einer
Milchsynthese im Epithel.

Elektronenmikroskopisch besteht das Drüsenepithel aus 4–6 Zellagen, die in dicht gelagerten Epithelverbänden die Gänge umsäumen und teilweise einengen. Die Hyperplasie
des Epithels führt zu örtlichen Kompressionen, wodurch die intermediären und oberflächlichen Zellen zu schmalen und langen, radiär zur Ganglichtung orientierten Epithelien
verformt werden und kolbenförmige Zytoplasmazungen mit dichten Mikrovillirasen vor-
schieben. Diese durch ein helles Zytoplasma ausgezeichneten und dominierenden „Hauptzellen" sind zytomorphologisch weitgehend konstant. Sie entsprechen der oberflächlichen
Schicht der epithelialen Gangauskleidung der Mamma virilis. Die runden oder mehr kubischen Basalzellen sind dagegen nicht verformt und durch zahlreiche Desmosomen miteinander verbunden. Zwischen diesen Haftpunkten sind die Interzellularräume spaltförmig oder
auch zisternenartig erweitert, wodurch eine vermehrte Durchsaftung dieses Epithels ange-

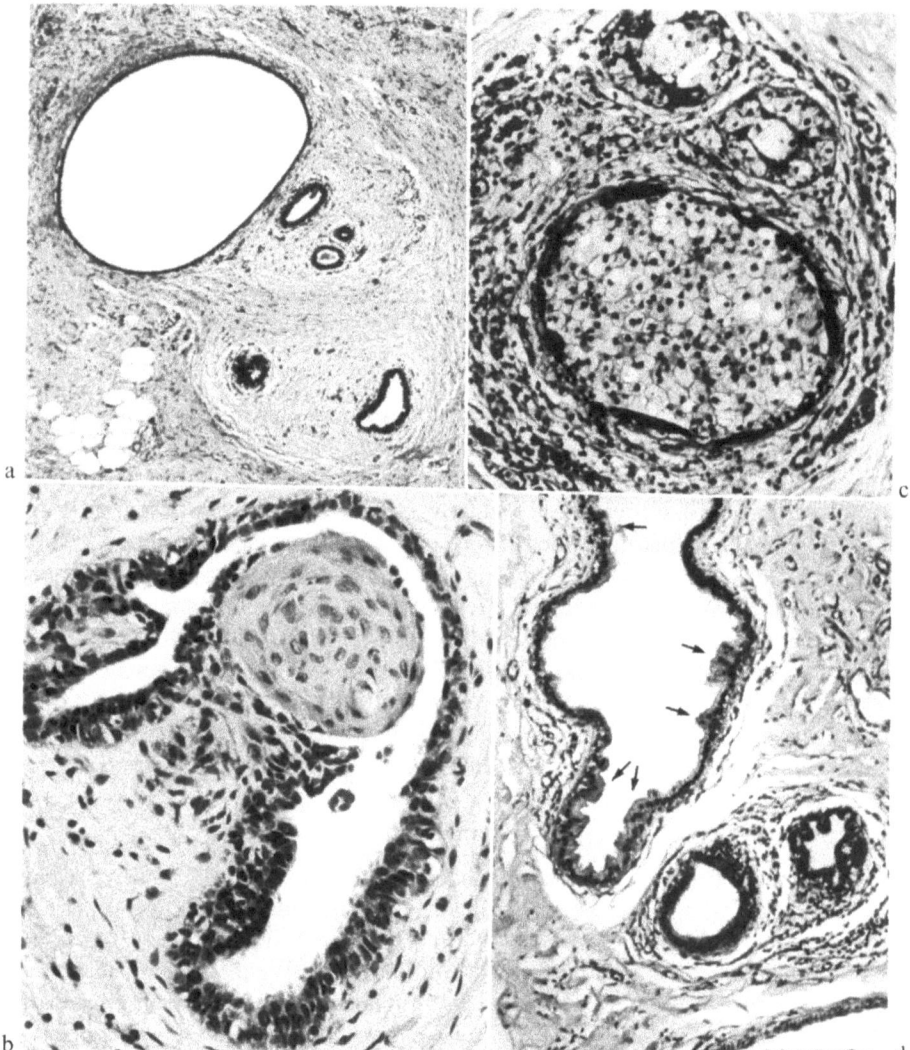

Abb. 464a–d. Histologische Besonderheiten bei Gynäkomastie: (a) Zystenbildung, (b) Plattenepithelmetaplasie, (c) Sekretretention mit Bildung von Schaumzellen und zirkumduktaler Mastitis, (d) apokrine Metaplasie in einem ektatischen Gang. HE, Vergr. 120× und 240×

nommen werden kann. Die Superfizialschicht weist gegenüber den tieferen Lagen unterschiedliche Grade regressiver Veränderungen des Zytoplasmas und des Kernes auf. Diese sind mit der lichtmikroskopisch erfaßbaren Vakuolisierung des Zytoplasmas und zugleich mit einer Kondensation von Zellbestandteilen verbunden.

Die Dehydration dieser Zellen erklärt den Kontrastgewinn durch Schrumpfung und Kompression ihrer Bestandteile, woraus zugleich der Mechanismus der physiologischen Desquamation deutlich wird (Abb. 465b): Die proliferierenden „jugendlichen" Zellen schieben die „alte", regressiv veränderte Zelle ganz an die Oberfläche des Zellverbandes, so daß bei Ablösung dieser Zelle keine Kontinuitätsunterbrechung im Epithelverband eintreten kann. Aus der Vielzahl der „dunklen" Superfizialzellen (Abb. 465) und „heller" Hauptzellen kann das Ausmaß des Zellersatzes bei Gynäkomastie abgelesen werden. Daraus geht ferner

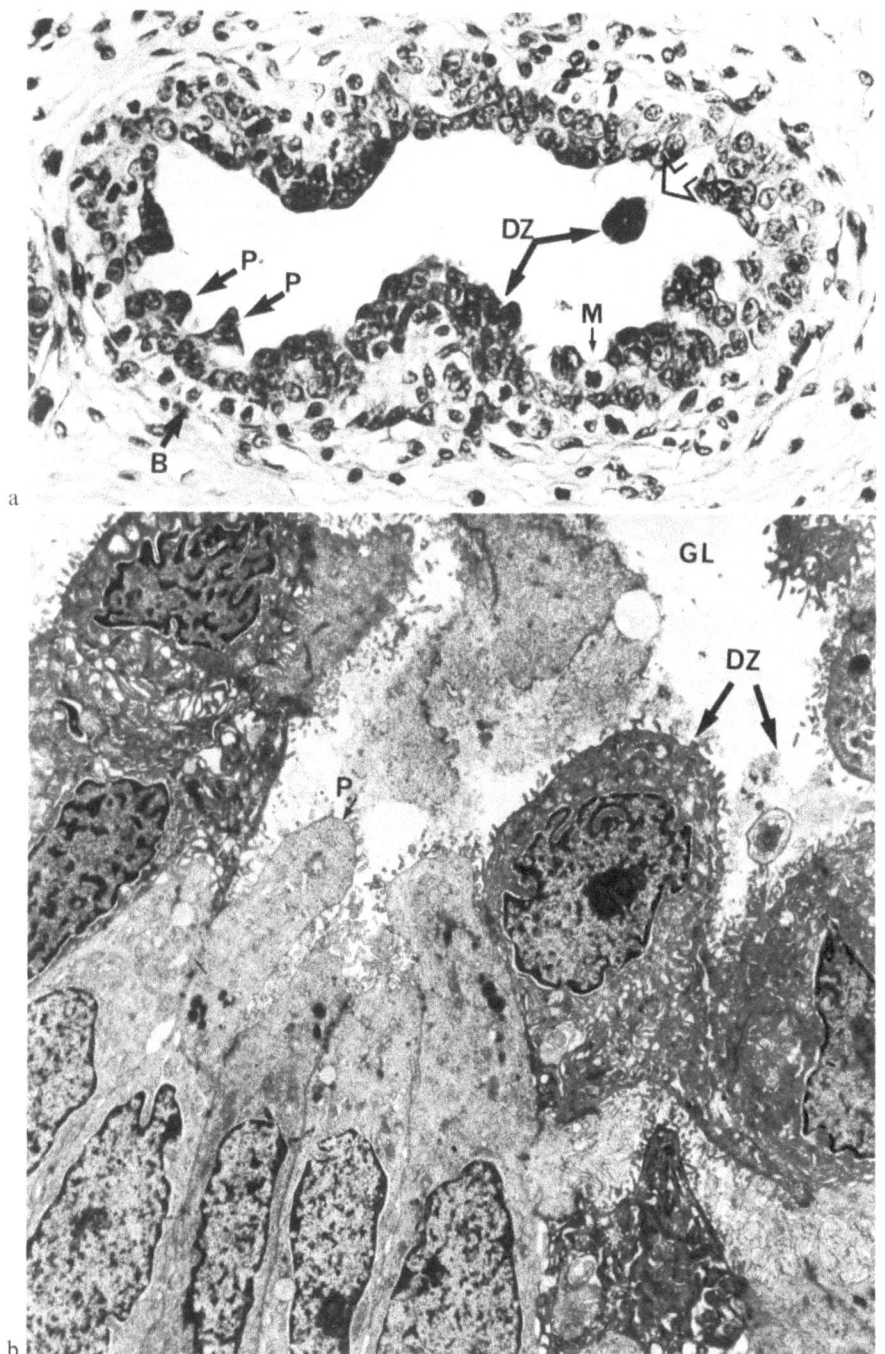

Abb. 465a u. b. Epithelproliferation und -desquamation bei Gynäkomastie. (a) Gangsegment mit starker Epithelproliferation und Mitosen (*M*), Pseudopapillen (*P*), Desquamation (*DZ*), helle Basalzellen (*B*). (b) Elektronenmikroskopische Darstellung mit hellen Epithelzellen, Pseudopodien (*P*) und desquamierenden Zellen (*DZ*). Ganglichtung (*GL*). EM, Vergr. 5525 ×

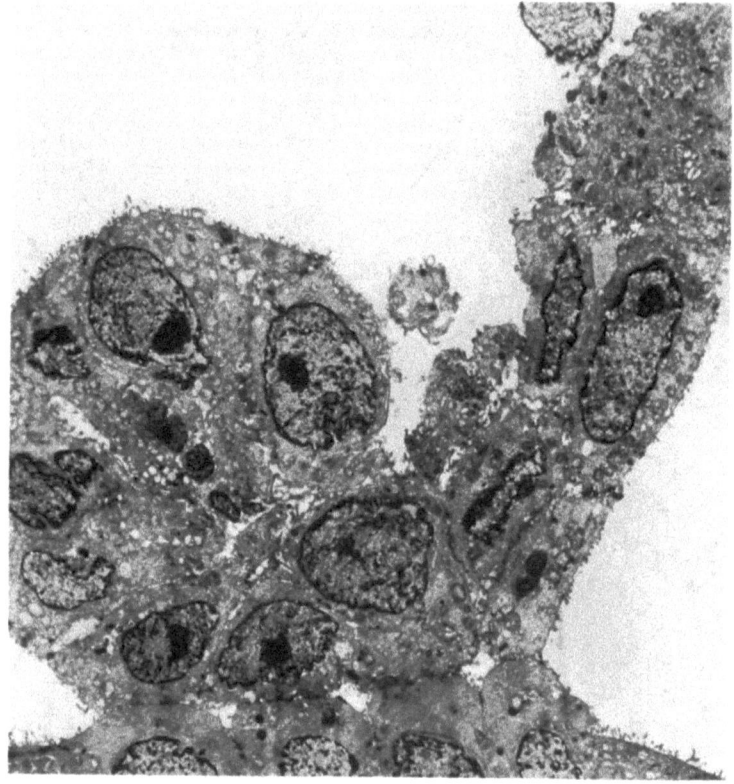

Abb. 466. Epithelknospe bei Gynäkomastie mit aufgelockertem Zellverband und weiten Interzellularräumen. Vergr. 3 600 ×

hervor, daß die (dunklen) „*Superfizialzellen*" *regressiv veränderte* (*helle*) „*Hauptzellen*" darstellen. Schematisiert sind diese Vorgänge in Abb. 469 wiedergegeben.

Als zytomorphologische Merkmale werden ferner stets Zentriole, zum Teil mit zeltförmigen Satelliten und in deren Umgebung sog. Rootlets mit segmentaler Querstreifung beobachtet (BÄSSLER und SCHÄFER, 1969).

Die Myoepithelzellen sind bei Gynäkomastie wesentlich stärker als in der normalen männlichen Brustdrüse entwickelt. Dafür sprechen die lichtmikroskopischen Befunde von KARNAUCHOW (1964), der diesen Zellen eine große Bedeutung für die Gang- und Epithelhyperplasie beimißt. Elektronenmikroskopisch zeigt das Myoepithel die beschriebenen morphologischen Kriterien, wobei dichte Fibrillenbündel und zahlreiche Hemidesmosomen bei Gynäkomastie wie auch bei anderen Dysplasieformen der weiblichen Brustdrüse in gleicher Form ausgebildet sind.

Pseudopapilläre Proliferationen wurden im eigenen Untersuchungsgut in 68,9% beobachtet, wobei die Frequenz dieser Epithelreaktionen der altersbezogenen Häufigkeit parallel verläuft. Das bedeutet, daß diese papillären Epithelwucherungen unabhängig vom Lebensalter auftreten.

Elektronenmikroskopisch sind die knospen- oder brückenförmigen Proliferationen in Abb. 466 abgebildet. Die dem Hauptzelltyp zugehörenden Epithelien sind durch Desmosomen untereinander verbunden und zeigen zumeist keine oder gering ausgeprägte regressive Veränderungen. Nur in peripheren oder oberflächlichen Zellschichten werden die beschriebenen Alterationen desquamierender Zellen oder Sequestrationen von Zellbestandteilen beobachtet. Die ektatischen Interzellularräume könnten auch in diesen, dem Blutstrom fernen Epithelproliferationen eine Bedeutung für Ernährung und Stoffaustausch haben. Über atypische Epithelproliferationen als Ausdruck einer Präkanzerose berichtet KRÜCKEMEYER (1968).

Sekretion: Im älteren Schrifttum wie auch in neueren Arbeiten wird hervorgehoben, daß die Gynäkomastie mit einer apokrinen Sekretion verbunden sein kann. Sekretionsprodukt ist das eosinophile homogene Präzipitat in den Lichtungen, der Sekretionsvorgang selbst zeige sich in der kuppenförmigen (apokrinen) Protrusion der Epithelzellen. Elektronenmikroskopisch erweisen sich diese Vorwölbungen als Pseudopodien des Zytoplasmas — jedoch ohne sekretorische Aktivität, so daß der an eine Syntheseleistung der Zelle gebundene Begriff der „Sekretion" hierfür nicht angewendet werden sollte (BARGMANN et al., 1961). Es handelt sich hierbei um Abschnürungen der Zytoplasmazungen des Epithels mit Extrusion in die Ganglumina, die sich auflösen zu einer elektronenoptisch inhomogenen Flüssigkeit (Abb. 465 b). Dieser Mechanismus trifft auf die Mehrzahl der Gynäkomastien des tubulären Typs mit geringer „Sekretion" zu. Starke Absonderungen einer milchigen Flüssigkeit bei lobulären Formen sind das Ergebnis einer echten Sekretionsleistung mit entsprechenden zytomorphologischen Korrelaten.

Im eigenen Untersuchungsgut an 161 Fällen war in 55,5% eine geringe und in 11,1% eine stärkere Sekretion vorhanden. Die Altersverteilung wie die Stärkegrade gehen aus Abb. 463 hervor.

Gangektasien und Zysten: Erweiterung der Drüsengänge sind ein Regelbefund der Gynäkomastie und wurden im eigenen Material in 93% festgestellt. Zysten als lokale und rundliche Ektasien lagen in 42,2% vor; in 23,6% fanden sich zugleich Zysten und Zeichen einer Sekretion, wobei diese und die Häufigkeit einer Weitstellung des Gangsystems korrelierten (WEISSENBORN, 1972). Diese Feststellungen besagen, daß — wie in der weiblichen Mamma — zystische Gangektasien die Folge einer Sekretretention sind. Abb. 462 zeigt die häufigste Form einer Ektasie, Abb. 464a eine kleine Zyste. Die Form und Frequenz dieser Veränderungen sind von v. GUSNAR (1928), KARSNER (1946), BOEMKE und BIRKLE (1948) sowie von JÄÄSKELÄINEN (1951) beschrieben worden, wobei dieser Autor bei 185 Fällen in 86% Zysten fand. SIRTORI und VERONESI (1957) gaben 105 Zysten bei 218 Gynäkomastien an.

Apokrine Metaplasien: In wenigen Fällen ist das von der Mastopathia chronica cystica der Frau bekannte eosinophile Epithel auch bei der Gynäkomastie beobachtet worden. KARSNER (1946) und GRAUMANN (1953) sowie SIRTORI und VERONESI (1957) beschreiben derartige Epithelmetaplasien als Ausdruck besonderer hormonaler Reaktionen. In einigen eigenen Beobachtungen (Abb. 464d) konnte das Vorkommen des eosinophilen Epithels bestätigt werden. Es ergaben sich hierbei keine besonderen Korrelationen zu Typ oder Ätiologie der Gynäkomastie.

Plattenepithelmetaplasien: Sehr selten werden Plattenepithelinseln im Drüsenepithel festgestellt, die als rundliche zwiebelschalenförmige Knötchen imponieren und sich in die Ganglichtungen wie in Abb. 464b vorwölben. Im Hinblick

auf ähnliche Reaktionen in der Prostata nach Hormonbehandlung ist auch
hier an besondere hormonale und wahrscheinlich östrogene Stimuli als Ursache
dieser Wandlungen im Drüsenepithel zu denken. Beschreibungen liegen von
KARSNER (1946) sowie von SIRTORI und VERONESI (1957) vor.

Atrophie: Nicht in allen Fällen zeigt das Drüsenepithel eine Proliferation.
In 27 von 161 Fällen waren die Drüsenlichtungen zu haarfeinen Spalten verengt
und von einem schmalen Epithel ausgekleidet. Das kann sowohl für das ganze
Präparat zutreffen, als auch einen Partialbefund darstellen neben nicht verengten
Lichtungen verschiedener Weite. Ursache der Verengung der Lichtungen und
der Epithelatrophie sind Quellungsreaktionen im Stroma ähnlich wie in Fibroadenomen der weiblichen Mamma. Diese wirken komprimierend auf den Ort
des geringsten Widerstandes, den die Drüsenlichtungen darstellen. Vgl. Abb. 214 b.

β) Mesenchymale Bestandteile

Der dominierende Anteil der männlichen Brustdrüse ist das als „Stützgewebe" bezeichnete dicht verflochtene kollagene Bindegewebe, das die Form
dieses Organs wesentlich bestimmt. Um die Drüsenschläuche zeichnet sich ein
lockerer Mesenchymsaum ab, der Kapillaren und gelegentlich einige Lymphozyten enthält (ERDHEIM, 1928; v. GUSNAR, 1928). Elektronenmikroskopisch ist
dieser zirkumtubuläre Mesenchymsaum durch ein lockeres Flechtwerk kollagener Fasern, durch Abscheidung von Basalmembranmaterial und durch eine
Vermehrung der Grundsubstanz charakterisiert (BÄSSLER und SCHÄFER, 1969 a;
vgl. Abb. 457). Diese Hülle entspricht in der weiblichen Mamma dem intralobulären Bindegewebe, das als „Mantelgewebe" nach BERKA (1911) bezeichnet wird.

Mantelgewebe: Das mesenchymale Symptom der Gynäkomastie ist die Ausbildung eines breiten zirkumtubulären Mantelgewebes, das den proliferierenden
Drüsengang wie die Scheide eines Säbels umgibt. Im Gebiet der peripheren
Proliferationsknospe eilt eine mesenchymale Metaplasie dem vordringenden
Drüsengang voraus, indem das Fettgewebe in Mantelgewebe umgewandelt wird,
so daß der epitheliale Sproß stets von Bindegewebe umhüllt bleibt. Wie unter
physiologischen Bedingungen des Wachstums dringt der sprossende Milchgang
nicht ohne eigenes Mesenchym in das Fettgewebe vor. Das Mantelgewebe bei
Gynäkomastie ist elektronenoptisch von dem umgebenden Stützgewebe durch
den geringeren Gehalt an kollagenen Fasern durch einen vermehrten Kapillar-
und Zellgehalt und schließlich durch wolkige, graue Abscheidungen der Grundsubstanz zu unterscheiden (Abb. 467). Die Kapillaren sind von konzentrischen
Ringen einer Basalmembran umgeben. Gleichartige Strukturen wurden auch
in der normalen männlichen Mamma beobachtet. Daneben enthält das Mantelgewebe aktive Fibroblasten und Mastzellen.

Histochemisch fanden FISHER und CREED (1956) eine gegenüber der normalen
Brustdrüse eindeutig vermehrte Grundsubstanz, in der als Mukopolysaccharid
Hyaluronsäure ähnlich wie im Fibroadenom der weiblichen Brustdrüse nachzuweisen war. CRAXI (1957) hält sogar die Einlagerung an Hyaluronsäure für
die wesentliche Ursache der Brustdrüsenvergrößerung beim Mann.

Die quantitativen Relationen des Mantelgewebes bei verschiedenen Formen
der Gynäkomastie und in verschiedenen Lebensaltern sind unterschiedlich und

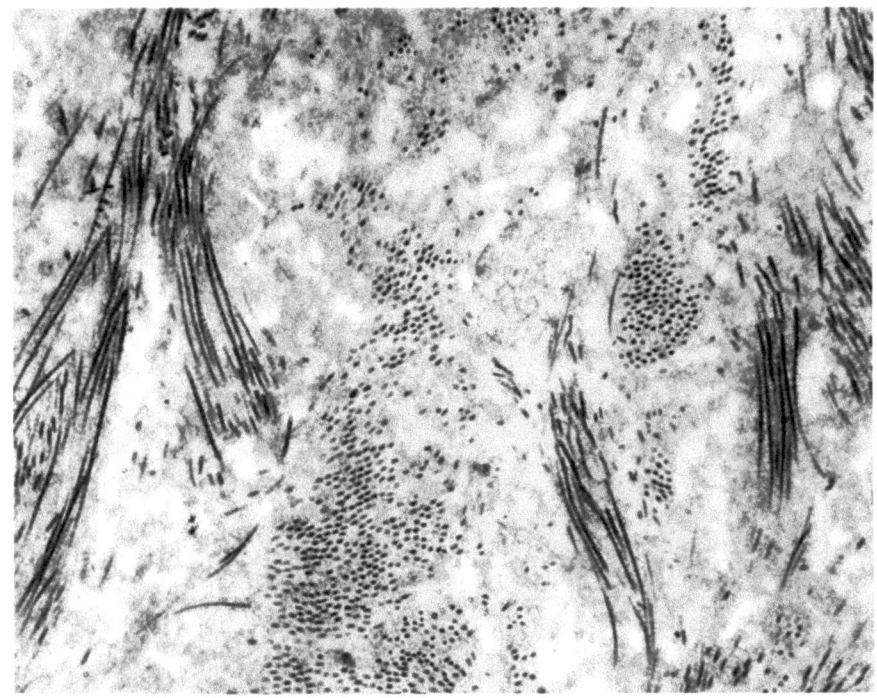

Abb. 467. Elektronenmikroskopische Darstellung des Mantelgewebes bei Gynäkomastie
mit kollagenen Faserbündeln und wolkigen Präzipitaten der Grundsubstanz. Vergr. 15040 ×

widersprüchlich beurteilt worden. Nach eigenen Studien zu dieser Frage ergab
sich folgendes Bild:

Betrachtet man die absoluten Fallzahlen dieser Untersuchung ($n = 161$) für
die einzelnen Altersstufen, so fällt auf, daß die Zahl der Fälle mit breitem
Mantelgewebe mit zunehmendem Alter zunimmt. Das 7. Dezennium ist mit
$9,9\% = 16$ Fällen vertreten. Zu den jüngeren Jahrgängen fällt die Kurve ab,
um schließlich bei den 11–20jährigen nur noch $0,6\% = 1$ Fall zu zeigen (Abb.
468). Das bedeutet, daß *im Pubertätsalter* das Mantelgewebe *weniger und unein-*

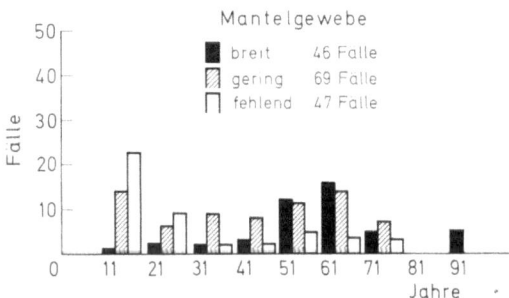

Abb. 468. Darstellung unterschiedlicher Quantitäten des Mantelgewebes bei Gynäkomastie.
Vermehrung des Mantelgewebes bei den im höheren Alter auftretenden Formen

heitlich entwickelt ist, aber *im höheren Lebensalter* (Involutionsgynäkomastie) *regelmäßig und stark* hervortritt. Zur Statistik und histologischen Differenzierung: THEELE und BÄSSLER, 1978/79.

Zu ähnlichen Ergebnissen kamen SIRTORI und VERONESI (1957). Dagegen konnte JÄÄSKELÄINEN (1951) keine Altersbezogenheit des Mantelgewebes feststellen.

Stützgewebe: Dieses Gewebe ist im wesentlichen das Stroma der normalen männlichen Brustdrüse und unterscheidet sich häufig nur in Menge und Ausmaß an hyaliner Fibrose von dem Bindegewebsanteil bei Gynäkomastie. Histologisch sieht man neben kollagenen Fasern in lockerer oder dichter Lagerung homogene eosinophile Einlagerungen, die einer gleichförmigen und zellarmen hyalinen Fibrose entsprechen. Diese Reaktionen fanden sich in 58% der Fälle in eigenem Untersuchungsgut (WEISSENBORN, 1972) und zeigten eine Zunahme im höheren Lebensalter mit dem Gipfel im 7. Dezennium, das heißt zur Zeit der Involutionsgynäkomastie.

JÄÄSKELÄINEN (1951) stellte bei 66% = 115 von 174 untersuchten Fällen zellarmes Stützgewebe und in 76,3% = 133 von 174 Fällen hyaline Degeneration fest. Diese tritt derartig häufig auf, daß der Verfasser die Meinung äußert, man könne sie als essentiellen Bestandteil bei der Gynäkomastie betrachten. Bemerkenswert war in den eigenen Untersuchungen das häufige Vorkommen von *Lymphgefäßen*, zum Teil mit Lymphangiektasien, die in 18,9% und zwar unabhängig vom Alter festzustellen waren.

γ) *Histochemische Untersuchungen*

Nach JENSEN (1973) sind Dehydrogenasen vorwiegend im Epithel der Gynäkomastie lokalisiert und geringfügig in Fibroblasten. Die alkalische Phosphatase zeigt eine starke Reaktion in den Myoepithelzellen, dagegen nicht im Stroma. Glukose-6-Phosphat-Dehydrogenase ist wie bei Fibroadenomatose der weiblichen Mamma niedrig, aber von Biopsie zu Biopsie unterschiedlich. Laktatdehydrogenase ergibt eine starke Reaktion im Epithel, dagegen sind Sukzinodehydrogenasen, α-Glyzerophosphat-Dehydrogenase wie auch die saure Phosphatase schwach und nur im Epithel lokalisiert. Die Reaktionsausfälle sind bei Gynäkomastien weitgehend gleich und entsprechen den Enzymaktivitäten bei Fibroadenomatose der Frau, woraus der Autor auf eine Östrogenabhängigkeit schließt, die für beide Erkrankungen dieses Organs besteht. Die Fibroblasten erwiesen sich jedoch als weitgehend hormonunabhängig.

e) **Pathogenese und endokrinologische Aspekte**

Experimentelle Untersuchungen an männlichen Ratten sollten dem Vergleich dienen, wie sich unter dem Einfluß von Geschlechtshormonen der Drüsenbaum entwickelt. Aus bisherigen experimentellen Studien ist bekannt, daß die Tierspezies auf Geschlechtshormone unterschiedlich reagieren. Für die Fragestellung wurde die Wirkung von Östrogenen geprüft, die bei Ratten, bei Maus und Kaninchen als einer gleichartig reagierenden Tiergruppe Gangwachstum und geringgradige Alveolenbildung hervorrufen. Nach dem Ergebnis der eigenen Untersuchungen weisen die schmalen Tubuli der männlichen juvenilen Mamma unter der Wirkung von Östrogenen ein charakteristisches Gangwachstum ohne Adventivsprossungen auf. Kastrierte Tiere, in denen der Antagonismus durch

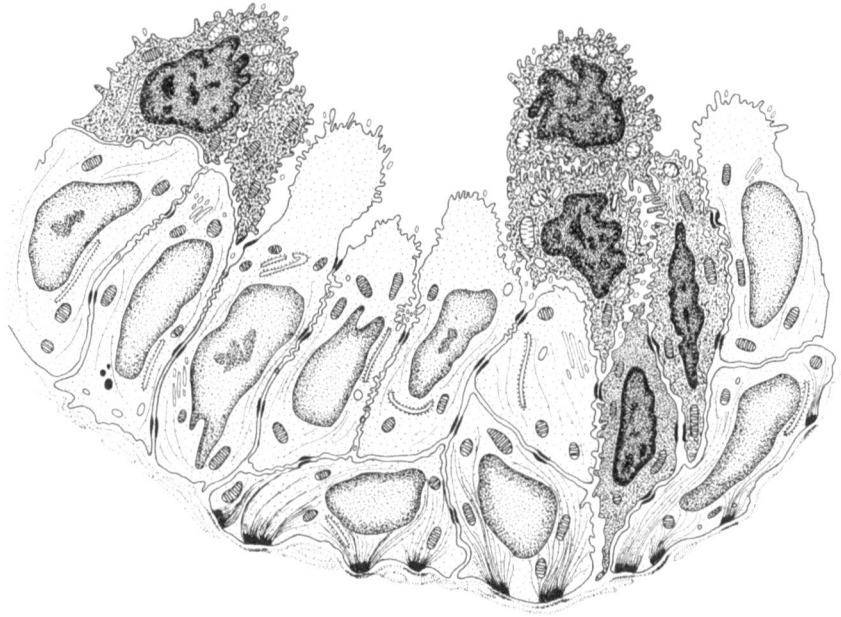

Abb. 469. Schematische Darstellung des Drüsenepithels in elektronenmikroskopischer Sicht bei Gynäkomastie mit hellen proliferierten und dunklen desquamierenden Zellen

Testosteron fortfällt, zeigen dagegen intensive Sproßbildungen mit kleinen Alveolen, ein Effekt, der dem der weiblichen Brustdrüse ähnelt (Abb. 470). Das Prinzip der Entfaltung der Mamma erlaubt eine Übertragung auf die hormonal stimulierte Arborisation bei Gynäkomastie, der ein relatives oder absolutes Überwiegen von Östrogenen oder von Wirkstoffen mit östrogenem Effekt zugrunde liegt (BÄSSLER und SCHÄFER, 1968).

Die Ergebnisse licht- und elektronenmikroskopischer sowie experimenteller Untersuchungen bei Gynäkomastie zeigen, daß unter dem Einfluß hormonaler, insbesondere östrogener Impulse, eine Proliferation und Differenzierung des Drüsenepithels einsetzt, die Zellformen hervorbringt, die denen der weiblichen Brustdrüse entsprechen. Die Zunahme des Chromatingehaltes der Zellkerne, die Vermehrung zytoplasmatischer Ribosomen mit lokaler Entwicklung eines Ergastoplasma sind als Ausdruck der gesteigerten Proliferation zu verstehen. Diese ist mit Entwicklung von Filamenten im Zytoplasma (Tono- und Myofibrillen) verbunden. Es ist in Analogie zur weiblichen Mamma leicht vorzustellen, daß bei fortdauernder Stimulierung und durch ein Zusammenwirken weiterer mammotroper und laktogener Wirkstoffe eine Sekretion mit der Synthese von Fett- und Eiweißkörpern induziert wird.

Für die Pathogenese stehen nach KLEY und KRÜSKEMPER (1975) heute folgende endokrinologische Gesichtspunkte im Vordergrund:

1. *Lokalmammäre Faktoren* als Ausdruck einer vermehrten Ansprechbarkeit des Gewebes bei normalem Hormonplasmaspiegel. Rezeptoren für Östrogene oder Prolaktin sind in der Mamma virilis bisher nicht nachgewiesen worden. Für eine individuell erhöhte Sensibilität gegenüber Hormonen spricht die Tatsache, daß von Männern in Betrieben mit Östrogenexposition nur wenige an

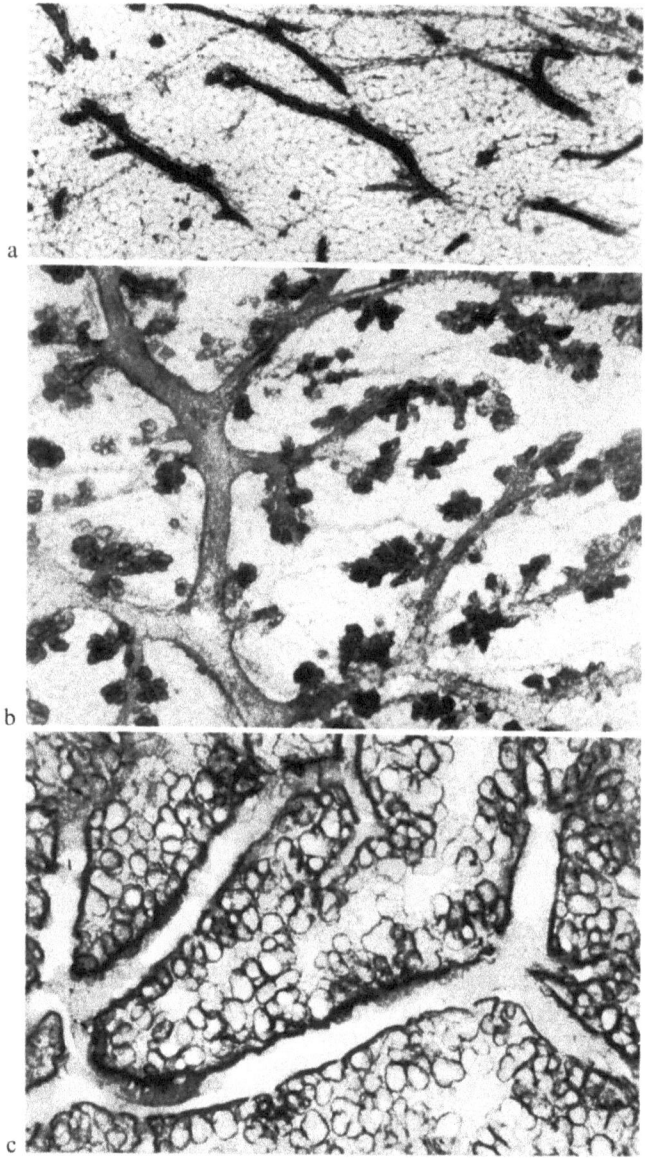

Abb. 470a-c. Mamma männlicher Ratten im Dickschnitt nach Aufhellung. (a) Kontrolltier, nicht kastriert, (b) kastrierte Ratte nach 5tägiger, (c) nach 10tägiger Östrogenbehandlung mit tubulo-alveolärer Entfaltung des Drüsenbaumes. Östrogendosis: 10 γ/d (nach BÄSSLER und SCHÄFER, 1968)

Gynäkomastie erkranken, und daß familiär gehäufte Gynäkomastien beobachtet werden. (WALLACH und GARCIA, 1962; VAGUE et al., 1965.)

2. *Hypophysäre Faktoren:* Obgleich TURKINGTON (1972) bei östrogeninduzierter Gynäkomastie keinen erhöhten Prolaktinspiegel feststellen konnte, scheinen hypothalamisch-hypophysäre Einflüsse im Zusammenwirken mit anderen mam-

motropen Hormonen eine Bedeutung für die Gynäkomastie zu haben, insbesondere bei Hypophysentumoren (MOEHLIG, 1929; MacCULLAGH et al. (1956) mit Laktation.

Die Zusammenhänge sind im Vergleich zur weiblichen Brustdrüse weniger untersucht worden und noch nicht geklärt. Den seltenen Gynäkomastien bei Tuberkulose und Sarkoidose könnten derartige pathogenetische Mechanismen zugrunde liegen.

Eine Bedeutung haben diese Faktoren ferner bei der *Galaktorrhoe des Mannes*, z.T. in Verbindung mit Gynäkomastie, bei denen ein erhöhter Serumprolaktinspiegel festzustellen ist (FRANTZ et al., 1972). FINN und MOUNT (1971) beschreiben einen Mann mit Galaktorrhoe bei Hypophysentumor, VOLPÉ et al. (1972) einen jungen Mann mit Galaktorrhoe bei leichtem Hypogonadismus. In neueren Untersuchungen über Galaktorrhoe an 235 Fällen haben KLEINBERG, NOEL und FRANTZ (1977) an Hand von 13 Fällen bei Männern zu diesen Fragen Stellung genommen: Bei 6 Männern lagen Hypophysentumoren z.T. mit Akromegalie vor, 7mal wurde die Milchsekretion auf Medikamente zurückgeführt und in 2 Fällen fand sich eine idiopathische Galaktorrhoe. Der Prolaktinspiegel war zweimal auf 220 und 250 ng/ml erhöht.

Zur Pathophysiologie der Galaktorrhoe vgl. Kapitel E.

3. *Steroid-Faktor:* Für die Pathogenese der Gynäkomastie durch mammotrope Steroide kommen 3 Möglichkeiten in Frage, wobei als Östrogenquellen beim Manne Nebennierenrinde, Gonaden und eine periphere Konversion aus Androgenen gelten (KLEY und KRÜSKEMPER, 1975, Lit.).

a) *Absolute Erhöhung der Östrogene* im Blut bewirken Tumoren der Nebennierenrinde (selten) und der Gonaden, vor allem Leydig-Zell-Tumoren, Androblastome, Seminome, Chorionepitheliome und Teratome.

b) *Relative Östrogenerhöhung* im Vergleich zu Androgenen kommt bei primärem Hypogonadismus und Klinefelter-Syndrom vor; ferner bei Folgen entzündlicher Schädigungen des Hodens wie Mumpsorchitis und lepröse Orchitis, bei Pseudohermaphroditismus masculinus, nach Bestrahlung und bei neuromuskulären Erkrankungen (Friedreichsche Ataxie, Dystrophia congenita, Paraplegie, Syringomyelie).

c) *Erhöhung der freien (wirksamen) Östrogene* im Plasma, vorkommend bei gesunden alten Männern (Involutionsgynäkomastie) und bei Leberzirrhose. Pathophysiologisch sind beide Formen durch einen Anstieg von Östradiol und Östron mit Vermehrung des sexualhormonbindenden Globulins bei Verminderung des Testosterons gekennzeichnet. Ursache des Hyperöstrogenismus bei Leberzirrhose ist nach KLEY et al. (1976) eine gesteigerte Konversion von Androgenen in Östrogene in der Peripherie, das heißt nicht in der Leber.

Kerngeschlechtsbestimmungen bei Gynäkomastie von BARADNAY und MÓNUS (1965) an 50 Fällen sowie von BERGER et al. (1972) an 33 Fällen ergaben keine Störung der Geschlechtsdifferenzierung.

Zur Frage *Gynäkomastie und Mammakarzinom* s.S. 957ff.

f) Ätiologie und Formen der Gynäkomastie

Die Gynäkomastie als Krankheitssymptom hat nach den Untersuchungsergebnissen der letzten 3 Jahrzehnte ätiologisch nicht nur ein breites, sondern ein außerordentlich heterogenes Spektrum gewonnen, dessen endokrinologische und metabolische Ursachen und Wechselbeziehungen nur z.T. aufgeklärt sind. Lit.: BREDT (1932); SCHULTZ (1933; älteres Schrifttum), BRONSTEIN et al. (1946, 1950); OVERZIER (1959, 1961); HALL (1959); LABHART et al. (1971).

α) *Physiologische Formen der Gynäkomastie*

αα) *Sog. Neugeborenen-,,Gynäkomastie" (Hexenmilchsekretion)*

Der passagere, einer „Lactation en miniature" vergleichbare Schwellungs- und Sekretionszustand der Brustdrüse Neugeborener ist Ausdruck der sog. Schwangerschaftsreaktionen und wird vor allem auf Einflüsse mütterlicher Hormone zurückgeführt. Der hierfür teilweise angewendete Begriff der „Gynäkomastie" ist falsch und nur als symptomatische Beschreibung zu verstehen (zur Klinik, Morphologie und Physiologie vgl. Kapitel B).

ββ) *Pubertätsgynäkomastie*

Die während der Geschlechtsreife auftretende Hyperplasie der Mamma virilis stellt in der Regel eine reversible Makromastie dar, die in der Größenordnung von einem flachen subareolären Knoten bis zu Walnußgröße und mehr variieren kann. Korrelationen zwischen Drüsengröße und allgemeiner Entwicklung liegen von TANNER (1962) vor, Ergebnisse an Reihenuntersuchungen über Frequenz, Alter, zeitliche Entwicklung und Involution vor allem von NYDICK et al. (1961). Zur Morphologie: STIEVE und STIEDA (1927); ERDHEIM (1928); zur Klinik: BRONSTEIN und CASSORLA (1946); BORDASCH (1951); KESSEL et al. (1963) und FREILINGER et al. (1971) (vgl. Kapitel B).

Die Pubertätsgynäkomastie ist histologisch durch einen tubulären Proliferationszustand des Gangsystems gekennzeichnet, dessen Stroma zumeist keine oder nur eine geringgradige Differenzierung an Mantelgewebe erkennen läßt. Pathogenetisch wird diese Form auf eine besondere Sensibilität des Drüsengewebes bei einem raschen Anstieg der hypophysären und steroidalen Hormone zurückgeführt (KLEY und KRÜSKEMPER, 1975).

γγ) *Involutionsgynäkomastie*

Die im Alter oder im Klimakterium virile sich ausbildende Gynäkomastie korreliert mit allgemeinen Involutionssymptomen, insbesondere der Hoden und wurde von MOCZKOWICZ (1927); SPENCE (1954); BÜRGI und HEDINGER (1959); HALL (1959) sowie von MOWAKOWSKI und SCHMIDT (1959) untersucht. Mit Verminderung der Leydig-Zellen nehmen Testosteron im Blutplasma und Urin ab, Östradiol und Östron steigen an, wodurch sich die Ausbildung einer zumeist symmetrischen Gynäkomastie erklärt (KLEY und KRÜSKEMPER, 1975, Lit.).

Pathohistologisch liegt eine Gynäkomastia tubularis, zumeist mit pseudopapillärer Epithelproliferation und Ausbildung eines breiten Mantelgewebssaumes vor. Dieses lockere Mesenchym grenzt sich bei alten Männern von einem hyalinisierten homogenen Stützgewebe durch eine ringförmige und zellreiche Textur gelegentlich scharf ab (Abb. 471). Das histologische Bild dieser Form ist damit in seinen epithelialen wie mesenchymalen Reaktionen durch eine Östrogenwirkung charakterisiert.

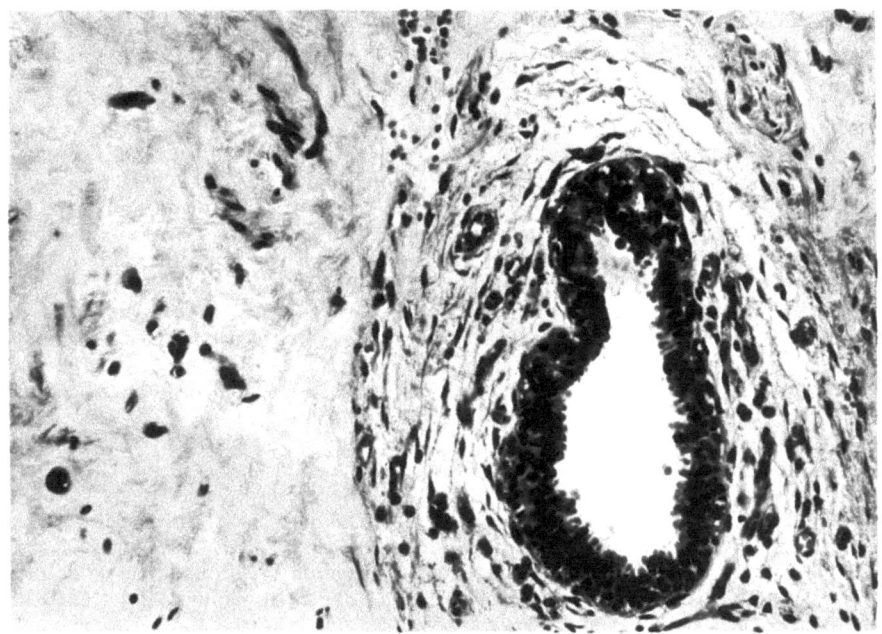

Abb. 471. Involutionsgynäkomastie mit einem zellreichen, lockeren, zirkumtubulären Mantelgewebe in der rechten Bildhälfte und einem Teil des präexistenten Drüsenkörpers links. HE, Vergr. 240 ×

β) Gynäkomastie bei Endokrinopathien

αα) Hodentumoren

Chorionepitheliom. Von allen Hodentumoren ist das Chorionepitheliom am häufigsten von einer Gynäkomastie begleitet. Diese Koinzidenz wurde zuerst von COOKE (1915) beschrieben. Er fand unter 47 Fällen von Chorionepitheliom zwei Fälle mit sezernierender Brustdrüsenhyperplasie. Je einen weiteren Fall erwähnen HERZENBERG (1927) und HEIDRICH, FELS und MATHIAS (1930). GILBERT (1940) stellte aus der Literatur 123 Fälle von Chorionepitheliom zusammen, die in der Mehrzahl eine *bilaterale Gynäkomastie mit Sekretion* aufwiesen. Der Verfasser spricht daraufhin vom Syndrom der „choriogenen Gynäkomastie". Weitere Beobachtungen: BONN und EVANS (1942) sowie MARTIN und CARDEN (1963) an 2 Fällen mit einem Obduktionsbericht.

Über die *Pathogenese* der Gynäkomastie bei Chorionepitheliom liegen unterschiedliche Angaben vor: BONN und EVANS (1942) halten die Geschlechtshormone, die sie in hohen Dosen im Urin und im Tumorgewebe der Patienten fanden, für die auslösenden Faktoren der Gynäkomastie. Von HALL (1959) wird die Frage aufgeworfen, ob entweder der Tumor Choriongonadotropin in so hohen Dosen sezerniert, daß dadurch die Leydig-Zellen zur Produktion östrogener oder auch androgener Substanzen angeregt werden, oder ob der Tumor selbst Östrogen produziert. Hormonanalysen von MARTIN und CARDEN (1963) ergaben hohe Östrogen- und Östronspiegel, ebenso einen Anstieg des Gonadotropins. Die Gynäkomastie wird als Östrogenwirkung aufgefaßt, die durch eine choriogene Gonadotropinstimulation der Leydig-Zellen gedeutet wird.

Histologisch liegt eine Gynaecomastia lobularis vor, die mit Sekretion und Abgabe eines Kolostrums verbunden sein kann.

Interstitialzelltumor. Klinische und pathoanatomische Erfahrungen besagen, daß Interstitialzelltumoren gewöhnlich benigne sind, endokrine Aktivität besitzen und bei Erwachsenen eine Gynäkomastie verursachen können.

Kasuistiken finden sich bei: HUNT und BUDD (1939), MAYERS (1952), DAALGARD und HESSELBERG (1957), EISENSTODT und PETRY (1957), HERRMANN et al. (1958), MEDRAS (1968), NIESCHLAG und ROHR (1970). Die genannten Autoren beschreiben die Gynäkomastie als erstes Symptom des Zwischenzelltumors, das in der Zeit von 6 Monaten bis zu 2 Wochen vor Entdeckung des Tumors stets bilateral auftritt und von schmerzhaften Sensationen begleitet sein kann. Gleichzeitig mit oder kurz nach Beginn der Brustdrüsenvergrößerung wird von den Patienten ein Nachlassen von Libido und Potenz bemerkt. Der von HERRMANN et al. (1958) untersuchte Patient gab gelegentliche Sekretion der Mamma an.

Nach der operativen Entfernung des Tumors wurde stets ein Rückgang der Gynäkomastie beobachtet. In einigen Fällen war der Zustand der Brustdrüse schon nach 4 Wochen normal (NIESCHLAG und ROHR, 1970). In anderen Fällen zog sich die Regression über 9–12 Monate hin (MAYERS, 1952; HERRMANN et al., 1958).

Die biochemischen Untersuchungen erbrachten subnormale bis leicht erhöhte Werte von 17-Ketosteroiden sowie nur leicht erhöhte Werte für Östrogen im Urin. Nach HERRMANN et al. (1958) produziert der von den Leydig-Zellen ausgehende Tumor Östrogene und unterdrückt damit die normale endokrine Hodenfunktion. Nach Ansicht der Verfasser spricht für die östrogene Aktivität des Tumors die Ausbildung einer Gynäkomastie sowie die Inhibition des tubulären Apparates mit der Senkung von Libido und Spermatogenese. Über ein Karzinom der männlichen Brustdrüse bei Interstitialzelltumor und Klinefelter-Syndrom berichten DODGE et al. (1969).

Seminom. In seltenen Fällen ist bei Patienten mit einem Seminom des Hodens eine Gynäkomastie festgestellt worden. Je ein Fall wird erwähnt bei HERZENBERG (1927) und HALL (1959). Da diesen Arbeiten keine ausreichenden histologischen Untersuchungen hinsichtlich der Klassifizierung des Hodentumors zugrunde liegen, ist zu vermuten, daß diese Geschwülste Inseln eines hormonproduzierenden Teratoms enthalten haben. Über Gynäkomastie bei einem *Sertolizelltumor* berichtet TEILUM (1949).

ββ) Nebennierenrindentumor

Feminisierende Nebennierenrindentumoren werden von HALL (1959) als sehr selten bezeichnet. Beschreibungen solcher Tumoren in Verbindung mit einer Gynäkomastie liegen vor von: LISSER (1936), SIMPSON und JOLL (1938), ROHOLM und TEILUM (1942), ÖSTERGAARD (1947), ARMSTRONG und SIMPSON (1948), HENNIG (1948), GUINET et al. (1956), HIGGINS, BROWNLEE und MANTZ Jr. (1956), WALLACH et al. (1957), TREVES (1958), LEMAIRE und THERET (1960).

Das Alter der Patienten lag zwischen 26 und 49 Jahren. Bei der Mehrzahl war die Gynäkomastie das erste Symptom vor dem Verlust an Libido und Potenz. Zwischen dem Beginn der Brustdrüsenvergrößerung und der Entdeckung der Nebennierenrindentumoren vergingen bis zu 3 Jahre. Die Größe der Brustdrüsenschwellung entspricht nach ROHOLM und TEILUM (1942) der Größe einer halben Orange, nach ARMSTRONG und SIMPSON (1948) beträgt sie bis zu $7,5 \times 8$ cm. Die Brustwarzen sind meistens stark pigmentiert, Sekretion einer milchigen Flüssigkeit wurde beobachtet.

Bezüglich der *Pathogenese* wird eine Überfunktion der Nebennierenrinde angeschuldigt. Die Gynäkomastie ist hier Folge der mammogenen Wirkung von Östrogen, das vom Tumor selbst produziert wird (ÖSTERGAARD, 1947; HIGGINS et al., 1956; WALLACH et al., 1957; LEMAIRE und THERET, 1960).

Die biochemischen Untersuchungen erbrachten stark erhöhte Werte für

Östrogen im Urin bei meist normalen Gonadotropin- und 17-Ketosteroid-Werten. Nach operativer Entfernung der Tumoren trat eine Normalisierung aller Werte ein.

γγ) Hyperthyreose

Die Koinzidenz zwischen Gynäkomastie und Hyperthyreose ist wesentlich häufiger als bisher angenommen wurde und hat den Rang eines Krankheitssymptoms eingenommen, das sich regelmäßig zurückbildet, wenn der euthyreote Zustand wieder hergestellt worden ist. Nach STOKES (1962) hat BASEDOW (1848) selbst auf den Zusammenhang zwischen Gynäkomastie und gesteigerter Schilddrüsenfunktion hingewiesen. In späteren klinischen Studien von FREEMAN (1916), MENVILLE (1933), STARRI (1935), BALLINGER (1947) sowie HALL (1959) mit 26 zusammengestellten Beobachtungen wurden pathogenetische und zeitliche Beziehungen aufgezeigt, wonach heute simultane und sukzedane Formen der stets bilateralen Gynäkomastie bekannt sind (STARR, 1935; BERSON und SCHREIBER, 1953). Die Gynäkomastie kann sogar das erste Symptom einer Schilddrüsenerkrankung sein.

Endokrinologische und biochemische Untersuchungen von ROSENTHAL und LEES (1958), STOKES (1962), LARSSON et al. (1963) sowie von BECKER et al. (1968) ergaben keine einheitlichen Befunde, d.h. keine überzeugenden Abweichungen des Gonadotropinspiegels oder der Ausscheidung von Östrogenen und 17-Ketosteroiden im Urin. ASHKAR et al. (1970) führen die Gynäkomastie auf den Einfluß des „long-acting thyreoid stimulator" (LATS) zurück, der bei Hyperthyreose mit Gynäkomastie und Exophthalmus regelmäßig stark erhöht ist. Weitere Daten: BERCOVICI und MAUVAIS-JARVIS (1972). Zur Pathogenese der Gynäkomastie wird die Vorstellung vertreten, daß die exzessive Hormonproduktion in der Schilddrüse die Mamma gegenüber einem normalen Östrogenspiegel besonders sensibiliert, so daß sich in etwa der Hälfte der Fälle eine Gynäkomastie entwickelt.

Angaben zur *Frequenz* der Gynäkomastie nach ASHKAR et al. (1970) besagen, daß von 430 Patienten mit Hyperthyreose 40 Männer waren, von denen 15 (37,5%) eine Gynäkomastie aufwiesen. Nach Therapie des Grundleidens bildete sich die Brustdrüsenvergrößerung innerhalb eines Jahres zurück. Die Autoren erwähnen ferner als Pendant eine Makromastie einer 38 Jahre alten Frau bei Hyperthyreose, die wegen ihrer Größe mastektomiert worden ist.

Histologische Untersuchungen der Brustdrüsen während des Krankheitsverlaufes und während der Behandlung von BECKER et al. (1968) an 3 Fällen und von BECKER et al. (1974) an 18 Fällen ergaben in 83,3% ($n=15$) eine histologisch verifizierte Gynäkomastie, die keine Korrelationen zur Schwere und Dauer der Hyperthyreose erkennen ließ. In den ersten Studien (1968) haben die Autoren den Gestaltwandel der Gynäkomastie von der hyperthyreoten Phase (floride Form) zum euthyreoten Zustand (ruhende sklerosierte Form mit Epithelatrophie) beschrieben.

Über mögliche Beziehungen zwischen Gynäkomastie, Mammahypertrophie und Myxödem (Hypothyreose): ALEXANDER (1929) und MENVILLE (1933).

δδ) Hypogonadismus, Leberzirrhose, Mangelernährung und Wiederauffütterungs-Gynäkomastie

Eine Gynäkomastie tritt nur bei primärem Hypogonadismus mit Störung der germinativen Hodenfunktion auf, dagegen nicht nach einer Kastration. Die-

ser Sachverhalt weist nach KLEY und KRÜSKEMPER (1975) auf die Notwendigkeit
gonadaler Hormone für die Ausbildung einer Gynäkomastie hin. Für die endokrinologische Pathogenese dieser Formen ist die relative Erhöhung der Östrogene
im Verhältnis zu den Androgenen entscheidend. Hierzu zählen die Gynäkomastien bei *präpuberalem Hypogonadismus*, über die HALL (1959) in 11 Fällen
berichtet und die sich zwischen dem 14. und 21. Jahr entwickelt hatten, ferner
das *Klinefelter-Syndrom* und diesem ähnliche Erkrankungen (OVERZIER, 1961,
Lit.).

Eine relative Östrogenerhöhung bei Androgenverminderung liegt bei *sekundären Hodenatrophien* vor. GOODMANN (1937) berichtet über eine bilaterale Gynäkomastie nach *mehrfacher traumatischer Hodenschädigung* und bilateraler Orchitis in der Kindheit.

Leberzirrhose. Aus den Beobachtungen von CORDA (1925) und SILVESTRINI
(1926) wurde die Erkenntnis hergeleitet, daß bei Leberzirrhose eine Hodenatrophie und Gynäkomastie auftreten können. Die Kombination dieser drei Erscheinungen wird seitdem *Silvestrini-Corda-Syndrom* genannt. Angaben über Gynäkomastie bei Leberzirrhose: PAULA (1930), BERGONZI (1934), EDMONDSON et al.
(1939), LLOYD und WILLIAMS (1947), MITHOEFER und BEAN (1949), BENNET et
al. (1950), GLASS (1950), KARK et al. (1951), HEDINGER (1953), SIRTORI und
VERONESI (1957), TREVES (1958), ANGSTRÖM (1959). Insgesamt beschreiben diese
Autoren 60 Fälle von Gynäkomastie bei Leberzirrhose. Eine Hodenatrophie
konnte dabei nicht in allen Fällen festgestellt werden. Nach BENNET et al. (1950)
liegt eine solche in 50% der Fälle bei Leberzirrhose vor.

Nach klinischen Untersuchungen zeigen Männer mit Leberzirrhose in
30–50% Symptome einer gesteigerten Wirkung weiblicher Sexualhormone, als
deren Ursache die gestörte Leberfunktion mit Hyperöstrogenismus und Hypoge-
nitalismus angesehen wird. Nach bisherigen Vorstellungen büßt die zirrhotische
Leber ihre inaktivierende Funktion im Östrogenmetabolismus ein (MITHOEFER
und BEAN, 1949; BENNET et al., 1950; RUPP et al., 1951, Lit.). Biochemische
Studien über den Steroidstoffwechsel ergaben einen veränderten Metabolismus
besonders dann, wenn die Zirrhose mit einer Cholostase kombiniert war. Der
Östrogenanstieg ist nach neuen Untersuchungen nicht durch eine vermehrte
Synthese in den Testes zu erklären, sondern durch eine Konversion von Androge-
nen in Östrogene, die jedoch nicht in der erkrankten Leber stattfindet. Für
die klinisch erfaßbaren Wirkungen von Sexualhormonen ist ein Hyperöstrogenis-
mus allein nicht anzuschuldigen, sondern eher die in der Peripherie veränderte
Relation von Östrogenen zu Androgenen (KLEY et al., 1976, Lit.). Denn bei
Leberzirrhose findet sich, ähnlich wie bei der Involutionsgynäkomastie alter
Männer, nicht nur ein Abfall von Testosteron im Blut und Urin sondern zugleich
ein Anstieg von Östradiol und Östron mit Zunahme des sexualhormon-binden-
den Globulins im Plasma. Bei beiden Gynäkomastieformen stellten KLEY und
KRÜSKEMPER (1975) ähnliche Plasmahormonwerte als pathophysiologischen
Faktor für die Ausbildung einer Brustdrüsenhyperplasie fest.

Die *Gynäkomastie bei einem Hepatom* beschreiben SUMMERSKILL und ADSON
(1962) und bei primärem Leberzellkarzinom BERNSTEIN (1948).

Mangelernährung. Die Gynäkomastie tritt häufig als Folge eines länger-
dauernden Hungerzustandes oder nach Mangelernährung auf. Für diese Er-

scheinung sind zwei Gründe zu nennen: Durch die Mangelernährung wird direkt oder indirekt über die Hypophyse die Androgenproduktion gehemmt. Hierdurch entsteht ein Ungleichgewicht der Hormone zugunsten des Östrogens, aus dem sich eine Gynäkomastie entwickeln kann. Die zweite Ursache ist eine inanitorische Leberparenchymschädigung (Eiweiß- und Vitamin-B-Mangel) mit Störung im Steroidmetabolismus bei Verminderung der Androgene und relativem Anstieg der Östrogene.

In klinischen und endokrinologischen Untersuchungen an 300 amerikanischen Soldaten nach $3^{1}/_{2}$jähriger Gefangenschaft fanden KLATSKIN et al. (1947) sowie SALTER et al. (1947) bei 48 Gefangenen eine Gynäkomastie, die in einem Drittel während der Unterernährung, zu zwei Drittel nach Besserung der Ernährungslage aufgetreten war. Während nach normaler Verpflegung bis zu 3 Monaten die Gynäkomastie überwiegend unverändert blieb oder sogar zunahm, trat nach 5-7 Monaten in nahezu allen Fällen Rückbildung ein. Biochemisch wurden erniedrigte 17-Ketosteroide und Östrogenspiegel bei einem normalen Östrogen/Androgenverhältnis nachgewiesen. Pathogenetisch führen die Autoren die Gynäkomastie primär auf die Unterernährung sowie auf die damit in Zusammenhang stehenden Funktionsstörungen der Leber zurück. JACOBS (1948) untersuchte 300 Fälle mit Gynäkomastie nach Unterernährung, die bei etwa 10% aller Gefangenen aufgetreten war. In 50% lag eine bilaterale Form vor, die in 90% schmerzhaft und in 3% mit Sekretion verbunden war. Die Gynäkomastien entwickelten sich in 1–8 Wochen und bildeten sich in 1–24 Monaten zurück, nachdem durch Rot-Kreuz-Pakete die Ernährung gebessert wurde. Waren die Soldaten 40 Monate in Gefangenschaft, so trat in ca. 50% die Gynäkomastie bei Wiederauffütterung auf, nach 2jähriger Unterernährung nur in ca. 10%. Bemerkenswerterweise bildete sich die Gynäkomastie bei erneuter Unterernährung nicht zurück und ebenso dann, wenn durch eine Aufbaukost die Leberfunktion normalisiert wurde. Mammakarzinome sind in dieser Zeit nicht aufgetreten. Weitere Studien zur Pathogenese der Gynäkomastie bei Mangelernährung liegen von FROMME und v. ZIMMERMANN (1946) sowie von KOCH (1948), von WÄTJEN (1948) und von RITSCHEL und SCHULTZE-JENA (1950) vor und zwar mit dem Hinweis auf eine besondere Disposition für die Ausbildung der Gynäkomastie, die nur in einem Teil unter größeren Kollektiven bei gleicher Exposition zu beobachten ist.

Über die Koinzidenz von Gynäkomastie, Parotisschwellung und Pankreatitis bei allgemeiner Inanition berichten TRAUTMANN und KANTHER (1947) und über Gynäkomastie bei paradoxer Fettsucht OVERZIER (1949). In einer gründlichen Studie zu diesem Problem sieht der Autor einen kausalen Zusammenhang zwischen beiden Symptomen der Unterernährung, die sich nach einer relativen Besserung einer noch unterwertigen Kost einstellen und auf eine Hormonentgleisung in der Nebenniere zurückgeführt werden.

Wiederauffütterungsgynäkomastie. In Untersuchungen von Soldaten nach 34monatiger Gefangenschaft mit Mangelernährung stellte HIBBS (1947) ein epidemieartiges Auftreten der Gynäkomastie zu einem Zeitpunkt fest, als die Qualität der Ernährung gerade zugenommen hatte. Der Verfasser beschreibt 500 Fälle von Gynäkomastie nach schwerer prolongierter Mangelernährung. Die Männer waren durchweg zwischen 20 und 30 Jahre alt. Sie hatten kurz vor Ausbruch der Gynäkomastie eine Gewichtszunahme bis zu 50 Pfund zu verzeichnen. Die Ernährung bot inzwischen 1 400 Cal., außerdem hatten die Soldaten eine Zeitlang täglich Vitaminkapseln erhalten. 2–3 Wochen nach der Verbesserung der Ernährungslage kam es zur Ausbildung von Gynäkomastie bei 10% der Lagerinsassen. Haare, Stimme und Potenz blieben unverändert. Die Hoden wiesen bei der Palpation keine Veränderungen im Sinne einer Atrophie auf.

Ähnlich wie JACOBS (1948) sind auch WEITZ (1950) und GRUBER (1951) der Ansicht, daß mit Einsetzen einer besseren Ernährung mehr Östrogen gebildet wird und dieses in der geschädigten Leber nicht in ausreichendem Maße metabolisiert werden kann. Weitere Angaben zur Pathogenese von KARK et al. (1951), von SCHARSACH (1953), sowie von SIRTORI und VERONESI (1957). BORDASCH (1951) nimmt einen Zusammenhang mit der gesteigerten Zufuhr von Karotinoiden (Vitamin A) an. Daß auch *psychische Faktoren* bei der Ausbildung der Gynäkomastie eine Rolle spielen können, betonen BANSI (1947), WÄTJEN (1948) und SCHARSACH (1953).

γ) Gynäkomastie bei nicht endokrinen Erkrankungen

αα) Bronchialkarzinom

Die Gynäkomastie bei Bronchialkarzinom stellt ein paraneoplastisches Syndrom dar, das auf eine Gonadotropinbildung im Tumor zurückgeführt wird. Diese Koinzidenz ist zuerst von DEL CASTILLO et al. (1941) beschrieben worden (Castillo-Syndrom). Als weiteres Symptom eines Bronchialkarzinoms kann eine Osteoarthropathie hypertrophiante vorliegen.

Angaben über die *Frequenz* dieses Syndroms fehlen weitgehend. Bei 100 an Bronchialkarzinom Erkrankten fand POSTERNAK (1970) in 6 Fällen eine Gynäkomastie, in 14 Fällen eine Pseudogynäkomastie aufgrund des mammographischen Befundes. Insgesamt geben AZZOPARDI et al. (1970) endokrine Symptome bei diesem Karzinom in 8,5% an. Nach FUSCO und ROSEN (1966) waren zu dieser Zeit 60 Beobachtungen publiziert worden.

Klinisch kann die Gynäkomastie als erstes Symptom eines Geschwulstleidens auftreten oder auch anderen folgen und sich nach Tumorexstirpation wieder zurückbilden (HARDY, 1960; OMENN und WILKINS, 1970). Der ektopischen Hormonproduktion liegen zumeist Oat-cell-Karzinome zugrunde, gelegentlich Plattenepithelkrebse und nach FUSCO-ROSEN (1966) auch ein großzellig-anaplatisches Karzinom in 4 Fällen.

Endokrinologisch stellten diese Autoren sowie BECKER et al. (1968) erhöhte Gonadotropinwerte im Blutserum wie im Urin fest, ferner mit Hilfe der Immunfluoreszenz auch in den Tumorzellen selbst, die die Syntheseorte dieser Wirkstoffe darstellen. Gleiche Ergebnisse durch radioimmunologische Blutuntersuchungen erzielten OMENN und WILKINS (1970). Die Gonadotropine stimulieren die interstitiellen Zellen des Hodens, deren vermehrte Östrogensekretion zu dieser „Gynaecomastie isolée" führt.

Über Gynäkomastie bei einem renalen Mischtumor und Hodenatrophie berichten HURXTHAL und MUSULIN (1944) und als paraneoplastisches Syndrom bei einem retroperitonealen Paragangliom DELL'ACQUA und SENS (1973).

ββ) Chronische Hämodialyse bei Niereninsuffizienz

Ungeklärt ist bisher der Zusammenhang zwischen der chronischen Hämodialysebehandlung bei Nierenversagen und der Gynäkomastie, wie er von Lindsay et al. (1967), Freeman et al. (1968), Schmitt et al. (1968) und als „Gynecomastia in chronic Renal Failure" (1969) beschrieben wird. Über Störungen im endokrinen System bei chronischer Hämodialyse berichten Hrubesch et al. (1975). Bei den sechs von Lindsay et al. (1967) untersuchten Fällen trat die Gynäkomastie 1–2 Monate nach Beginn der Hämodialysebehandlung auf. Gleichzeitig nahmen Libido und Potenz nach vorherigem Rückgang wieder zu. Schmitt et al. (1968) stellten bei 6 von 7 Patienten mit chronischem Nierenversagen und Hämodialysebehandlung eine vorübergehende bilaterale Gynäkomastie fest. Diese setzte $1/2$–1 Monat nach Beginn der Behandlung ein und dauerte 1–10 Monate. Es wird vermutet, daß es sich hier um eine Gynäkomastie vom „refeeding"-Typ handelt. Ihr Entstehen wird als Folge der wiedereinsetzenden Gonadotropinsekretion und der damit verbundenen erhöhten Östrogensekretion durch die Leydig-Zellen gedeutet.

γγ) Lepra

In Untersuchungen an 842 Leprakranken ermittelt Baptista (1937) ein Auftreten der Gynäkomastie in 8,6%. Muir (1947) äußert die Ansicht, daß die am weitesten verbreitete Ursache der Gynäkomastie die Lepra sei. Er berichtet in seiner Arbeit über einen Fall mit Brustdrüsen, die größer als bei einer graviden Multipara waren. Bronstein und Shadaksha-Rappa (1950) stellten fest, daß die Brustdrüsen bei Leprakranken größer als die von Schwangeren werden können. Die von ihnen untersuchten Patienten klagten über Schmerzen in den betroffenen Brustdrüsen. Es war ein Nachlassen der Lipido sowie eine Hodenatrophie festzustellen. Die Gynäkomastie bei Lepra tritt 2–10 Jahre nach Beginn der Erkrankung auf. Ursache der Gynäkomastie ist ein Hypogonadismus infolge Zerstörung des Hodenparenchyms mit Hodenatrophie durch eine granulomatöse lepröse Orchitis, die nach Gross (1956) von einer Hydrozele begleitet sein kann. Das Endstadium und dessen endokrine Störungen entspricht nach Grabstald und Swan (1952) sowie nach Hall (1959) einem „erworbenen Klinefelter-Syndrom des Erwachsenenalters".

δδ) Lungentuberkulose

Gynäkomastie im Zusammenhang mit Tuberkulose ist vereinzelt beschrieben worden; die Ursache ist nicht geklärt (Woodham, 1938; Wheeler et al., 1954; Hall, 1959). Nach Isoniacid-Therapie der Lungentuberkulose fanden Borsella und Merelli (1957) sowie Koang et al. (1957) eine Gynäkomastie.

εε) Traumatische Paraplegie

Nach Studien von Cooper und Hoen (1949) sowie von Cooper, et al. (1950) kommt die Gynäkomastie auch bei Paraplegie vor, die kausal in Verbindung mit Mangelernährung und metabolischen Leberstörungen gebracht worden ist. Dabei können endokrinologische Symptome auftreten, die einem traumatisch bedingten Klinefelter-Syndrom entsprechen.
Über Gynäkomastie nach Immobilisation im Gipsverband bei 4 Verletzten berichtet Kaminsky (1969) und führt die Proliferation des Drüsenkörpers auf eine lokale Irritation der Haut zurück, da die Verbände bis zu 5 cm an die Mamille heranreichten.

δ) Medikamentös bedingte Gynäkomastie

In zahlreichen Beobachtungen der vergangenen Jahre ist festgestellt worden, daß nicht nur applizierte Östrogene, sondern eine Reihe weiterer Medikamente

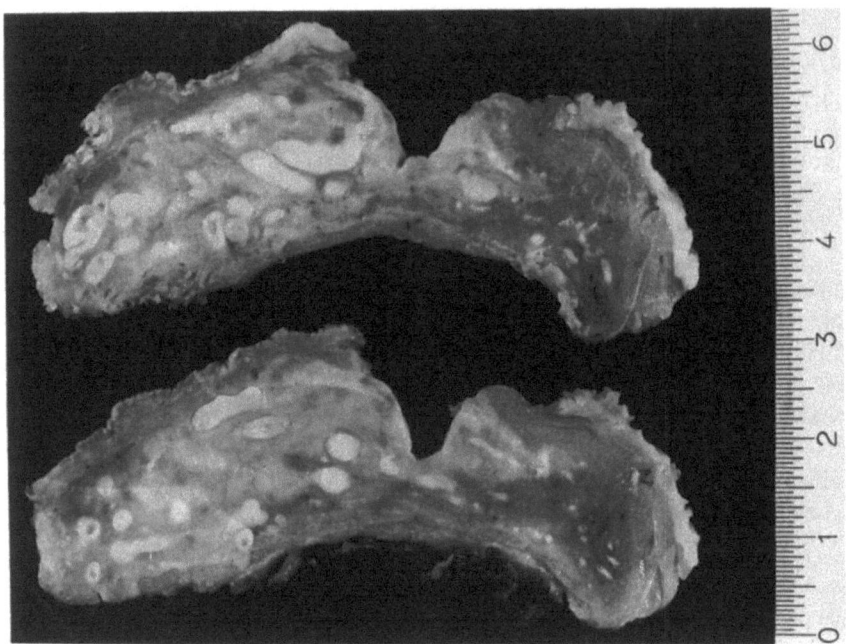

Abb. 472. Gynaecomastia lobularis mit starker Sekretion und Ausbildung sog. Käsezysten nach Hormonbehandlung eines Prostatakarzinoms

in der Lage ist, eine Gynäkomastie zu induzieren. Am bekanntesten und am häufigsten sind diese Nebenwirkungen bei der Behandlung des Prostatakarzinoms.

αα) *Gynäkomastie bei hormonal behandeltem Prostatakarzinom*

Die Östrogentherapie dieses Tumors wirkt auf die männliche Brustdrüse wie ein Wachstumsexperiment mit hochdosierten und über lange Zeit applizierten Wirkstoffen, die zu einer intensiven Entwicklung von Adventivsprossen an den proliferierten Gängen und zur Ausbildung von Drüsenläppchen führen, d.h. zu einer Gynaecomastia lobularis. Die Läppchen entstehen zuerst in der Drüsenperipherie und können zur Sekretion gebracht werden. So bilden sich große parenchymreiche Brustdrüsen mit Gangektasien, Sekretretentionen und Zysten aus (Abb. 472, 473), die im Vergleich zu der tubulären Form eindeutig auf besondere, zumeist medikamentöse Stimulationen hinweisen. SCHWARTZ und WILENS (1963) fanden bei 65 Gynäkomastien (30 bei Leberzirrhose und 28 bei Prostatakarzinomen) in 8 Fällen eine Azinusentwicklung nach 1–5 Jahre langer Diäthylstilböstrol-Behandlung. In Fällen ohne Östrogentherapie wurde keine Lobulusdifferenzierung beobachtet. Über experimentelle Untersuchungen an männlichen Kaninchen: BENGTSSON und NORGREN (1961) sowie SCHWARTZ und WILENS (1963); an männlichen Ratten: BÄSSLER und SCHÄFER (1968).

Klinische und weitere Daten liegen von GARDINI (1948); SCHULTZE-JENA (1950), SIRTORI und VERONESI (1957) sowie von ZINGG und HEINZEL (1968) vor.

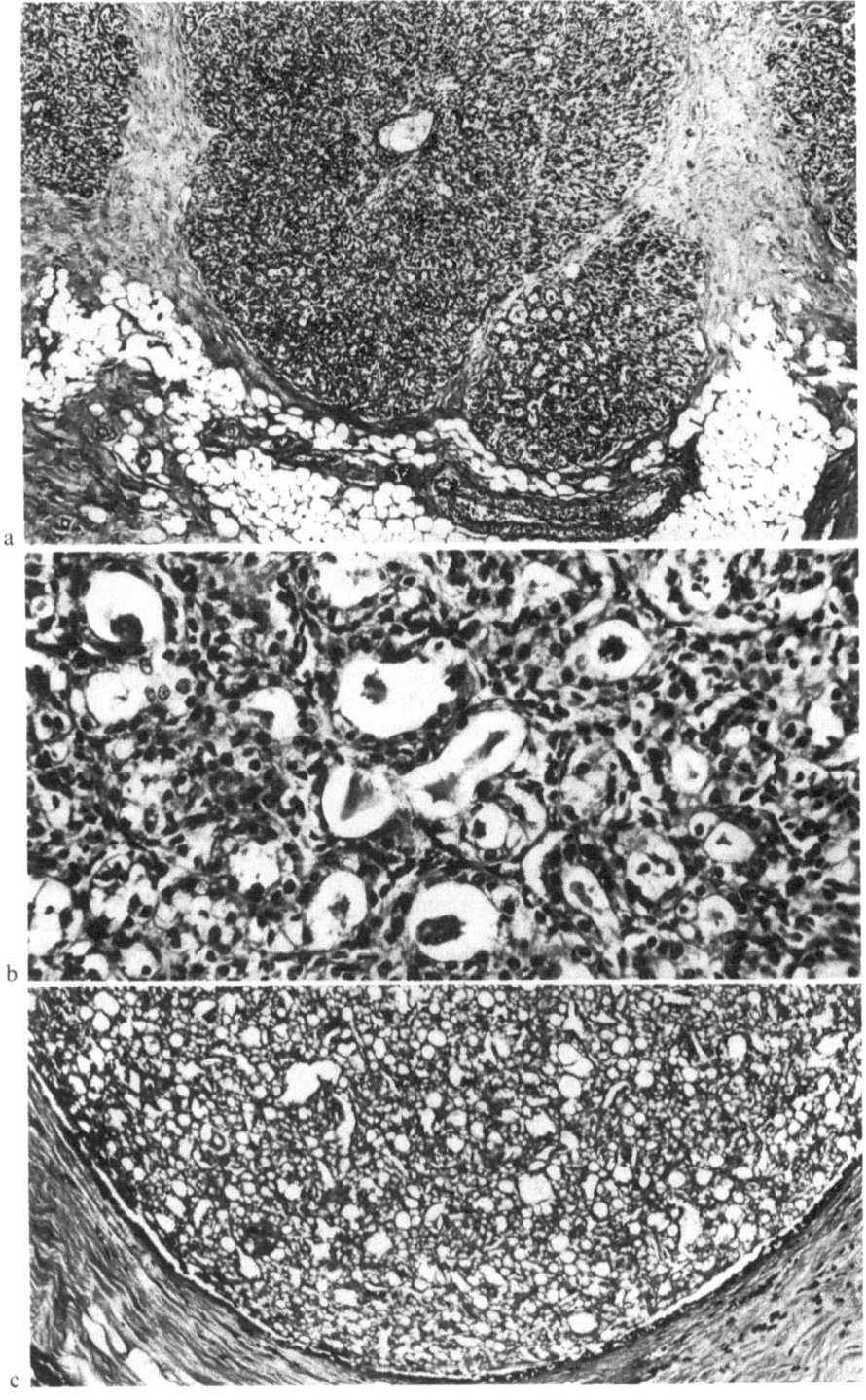

Abb. 473a–c. Stark ausgebildete lobuläre Gynäkomastie (a). Drüsenläppchen mit Sekretion, einer laktierenden Mamma entsprechend (b). Ektatischer Milchgang mit retinierten Sekret (c). HE, Vergr. 70 × und 230 ×

Durch eine *Röntgen-Vorbestrahlung* kann nach ZINGG und HEINZEL (1968) sowie nach HAURI und ZINGG (1970) die Frequenz dieser Gynäkomastie vermindert werden, vor allem dann, wenn die Strahlentherapie vor der Hormonapplikation erfolgt.

ββ) Östrogene

Als Nebenwirkung einer Östrogenbehandlung bei Hypersexualität (DUNN, 1940), bei Magenulzera (MORGUTTI, 1950) sowie bei Akne vulgaris (KORTING, 1961, Lit.; TOYOSI und SCHIRREN, 1970) ist die Gynäkomastie nach HENDRICKSON und ANDERSON (1970) ebenfalls durch den lobulären Typ gekennzeichnet. Über exogene Einflüsse aus Betrieben, in denen Stilböstrol hergestellt wird, berichteten SCARFF und SMITH (1942) sowie FITZSIMONS (1944), über transferierte Hormonwirkungen von der Arbeitskleidung auf Kinder PROUTY (1953) und HALL (1959). Gynäkomastie nach Östromonsalbenanwendung beobachtete GOEBEL (1959). Als „Gynaecomastia factitia" beschreiben ARNER et al. (1960) eine Form, die sich bei einem 17 Jahre alten Jungen nach Verzehr von Östrontabletten ausgebildet hatte. Gynäkomastie nach Gestagenbehandlung der Sklerodermie mit Lobulusbildung und Sekretion beobachteten LACHNER et al. (1970).

FRENKEL (1953) sah 3 Fälle von Gynäkomastie nach Transfusion von Blut, das von Frauen mit hohem Östrogenspiegel stammte. Ferner sind Gynäkomastien nach Genuß von Hühnerfleisch bekannt. Die Hühner waren mit Hilfe von Stilbenpräparaten gemästet worden (KORTING, 1961, Lit.).

γγ) Weitere Hormone

Androgene. Gynäkomastie nach Anwendung von *Methyl-Testosteron* wird beschrieben von MACCULLAGH und ROSSMILLER (1941) sowie von PRATT (1942) und HALL (1959). Die Gynäkomastie tritt nicht regelmäßig und meist erst nach langdauernder Anwendung des Medikaments auf. Sie läßt sich gelegentlich schon durch einen Wechsel des Anwendungsmodus beseitigen.

Choriongonadotropin. Über die Entstehung der Gynäkomastie nach Injektion von Choriongonadotropin liegen nur wenige Angaben vor, und zwar von MADDOCK und NELSON (1952) und HALL (1959). Als Ursache der Gynäkomastie in diesem Zusammenhang wird eine Stimulation der Leydig-Zellen durch das Choriongonadotropin angenommen. Die Zellen steigern daraufhin ihre Östrogenproduktion. Es handelt sich also um eine indirekte Wirkung des Choriongonadotropins auf das Brustdrüsengewebe mit Erhöhung der 17-Ketosteroide im Urin.

Nebennierenrindenhormone. Zur Behandlung des Morbus Addison haben sich natürliche und synthetische Nebennierenrindenhormone bewährt. Diese können eine Gynäkomastie verursachen. Dazu: EDWARDS et al. (1938), LAWRENCE (1943), RAHLEY und PHILIPSBORN JR. (1944).

δδ) Medikamente

Digitalis. Ein kausaler Zusammenhang zwischen Applikation von Digitalispräparaten bei Herzinsuffizienz und Gynäkomastie wird von LEWINN (1953), PLICHET (1955), RUHRMANN (1956) sowie von HALL (1959) angenommen. Die Gynäkomastie tritt gewöhnlich im Stadium der Besserung der kardialen Beschwerden auf. Sie erfährt nach Absetzen der Therapie eine schnelle Rückbildung und tritt bei Wiederbeginn der Therapie erneut auf. Das Erscheinungsbild der Gynäkomastie ist unabhängig von Dosierung und Dauer der Digitalisbehandlung (HALL, 1959). KUROCK und SCHNIEP (1974) beobachteten eine Gynäkomastie nach 3wöchiger Therapie mit β-Azetyldigoxin.

Zur Pathogenese der Gynäkomastie unter Digitalisbehandlung gibt LE WINN (1953) an Hand von 14 Fällen die beste Erklärung. Der Verfasser weist auf die Ähnlichkeit der Digitalisaglykone mit einem Radikal der Steroidhormone hin. Durch eine molekulare Umwandlung der Digitaliskörper bei einer Fehlsteuerung in der Leber entstehen Steroide mit Östrogeneffekt als Ursache der Gynäkomastie. Kritik an dieser Deutung äußern HOFMANN et al. (1975) aufgrund experimenteller Studien und Untersuchungen an Frauen und Mädchen.

Über Gynäkomastie nach *Phenothiazin*-Therapie berichten MARGOLIS und GROSS (1967); nach *Spironolactone* (Spirolakton) SMITH (1962) sowie CORVOL (1976) mit der Bemerkung, daß Gynäkomastie in etwa 30% der Behandelten auftritt und auf eine Verminderung der Testosteronproduktion zurückzuführen sei. Nach *Aureomyzin* bei Verbesserung der Ernährungslage fand HUBBLE (1955) eine beidseitige Gynäkomastie. Bei *Aldaktone*-Behandlung eines kombinierten Mitralfehlers bei einem 57jährigen Mann wurde eine Gynäkomastie gesehen (eigene Beobachtung). Über weitere medikamentöse Formen berichtet an Hand des Schrifttums KORTING (1961) und fand als auslösende Substanzen: Vitamin D_2, Urethan, Lostpräparate, Honvan, Benzedrin und Reserpin.

ε) *Familiäre und hereditäte Gynäkomastie*

Das gehäufte Vorkommen einer Gynäkomastie bei Vater und Söhnen oder bei Brüdern gleichen oder ungleichen Alters hat zu der Vorstellung familiärgebundener oder vererbbarer pathogenetischer Faktoren geführt. In diesen Fällen kann die Gynäkomastie kombiniert mit Fehlbildungen des Genitale oder isoliert, d.h. ohne morphologische oder endokrinologische Abweichungen vom Regeltyp, auftreten. Der Vererbungsmodus wird von FERRIMAN (1954) als rezessiv, von FETSCHER (1926) und von LJUNGBERG (1960) als autosomaldominant bezeichnet.

Familiäre Formen beschreiben KUHNKE (1949) mit Gynäkomastie bei Vater und bei beiden Söhnen; PETERS et al. (1955) bei 3 Männern einer Familie und definieren das Attribut „familiär" als gehäuftes Vorkommen einer spontan rückbildungsfähigen und in der Adoleszenz auftretenden Gynäkomastie bei nahen Verwandten. In einem Teil dieser Fälle kann Hypogonadismus vorliegen und die Pathogenese sowie Heredität erklären. WALLACH und GARCIA (1962) fanden Gynäkomastie bei Vater und Onkel sowie bei 2 Söhnen ohne biochemische Abweichungen. Über die Erkrankung bei 3 Brüdern ohne Genitalstörungen berichten VAGUE et al. (1965, Lit.).

Hereditäre Formen beobachteten LAURENT (1890) und FETSCHER (1926). MOSZKOWICZ (1927) bejaht das Vorkommen vererbbarer Gynäkomastien. EISENSTODT (1952) fand diese bei 12 eineiigen Zwillingen und WUNGBERG (1960) 4 Fälle in einer Familie, vor allem zur Zeit der Pubertät. PETER (1971) untersuchte eine Familie, in der seit 4 Generationen Gynäkomastien, zuletzt bei einem 2 Jahre und 3 Monate alten Jungen vorkamen, hier im Sinne einer infantilen Hyperplasie, jedoch ohne morphologische oder biochemische Stigmata. Weitere Beobachtungen von BONHOF (1962) sowie ROSEWATER et al. (1965) und von SAEZ et al. (1971) über familiärem Pseudohermaphroditismus mit Gynäkomastie bei einem testikulären 17-Ketosteroid-Reduktasedefekt.

ζ) *Zur Therapie*

Bei ausbleibender spontaner Rückbildung, aus kosmetischen Gründen bei auffälliger Hyperplasie („Weiberbrust"), bei Schmerzen, bei Sekretion und Deformierungen und nicht zuletzt aus psychischen Motiven ist die Exstirpation des Drüsenkörpers das Verfahren der Wahl. Bei der Operationsindikation sollte jedoch bedacht werden, daß die Pubertätsgynäkomastie eine hohe spontane Involutionsrate hat.

Nach WEBSTER (1946), v. KESSEL et al. (1963) sowie nach LETTERMANN und SCHURTER (1969) erfolgt die Mastektomie durch eine semizirkuläre intraareoläre Inzision; bei sehr großen Gynäkomastien die Mastektomie durch die Inzision in der inframammären Falte nach *Bardenheuer*. Die Hormontherapie erwies sich als wirkungslos, eine Röntgenbestrahlung wird wegen der Gefahr von Nebenwirkungen abgelehnt.

4. Karzinom

Das Karzinom der männlichen Brustdrüse tritt gegenüber der häufigsten Erkrankung der Mamma virilis, der Gynäkomastie, und im Vergleich zum Mammakarzinom der Frau quantitativ weit zurück. Gemessen an der Frequenz aller Karzinome der Brustdrüsen kommt dieses Geschwulstleiden beim männlichen Geschlecht in etwa 1% vor. Das macht verständlich, daß auch in große Kliniken jährlich etwa 1 Fall zur Beobachtung kommt und daß das Auftreten von Karzinomen in der männlichen Brustdrüse keineswegs allgemein bekannt ist. Daher werden inzipiente Karzinome, noch bevor eine Metastasierung begonnen hat, nur sehr selten erfaßt. Die Regel ist dagegen, daß die an Mammakarzinom erkrankten Männer bei der Erstuntersuchung oder Klinikaufnahme in mehr als 50%, teilweise in 80% Lymphknotenmetastasen aufweisen. Nur etwa ein Fünftel der Erkrankten mit Metastasen haben eine Überlebenszeit von 10 Jahren.

a) Häufigkeit und geographische Pathologie

Die Inzidenz dieses Tumors unterliegt ähnlich wie das Mammakarzinom der Frau beträchtlichen geographischen Schwankungen. Europa und Nordamerika haben eine nahezu gleiche Häufigkeit von 1,2% bezogen auf die Zahl der Karzinome in der weiblichen Brustdrüse.

Aus Übersichten großer Serien von SACHS (1941) über 205 Fälle, HUGGINS und TAYLOR (1955) über 75 Fälle; TREVES und HOLLEB (1955) über 146 Fälle; MOSS (1964) über 507 Fälle; KELLER (1967) über 181 Fälle; HOLLEB et al. (1968) über 198 Fälle; NORRIS und TAYLOR (1969) über 113 Fälle und von SCHEIKE (1973) über 257 Fälle sowie aus zahlreichen weiteren, aber kleineren Kollektiven ($n = 175192$) geht dieser Mittelwert hervor. Maxima beschreiben mit 2,4% NORRIS und TAYLOR (1969) sowie ROUSSEL et al. (1958) mit 2,25% für Frankreich. Dabei hat sich die Häufigkeit von 1881–1971 nicht verändert. SCHEIKE (1973) erwartet pro Jahr 10 Neuerkrankungen bei einer Bevölkerung in Dänemark von 4,5 Millionen.

Geographisch und epidemiologisch stellten SCHOTTENFELD und LILIENFELD (1963) fest, daß in USA Juden und Neger häufiger als Weiße und Angehörige anderer Religionsgemeinschaften erkranken und die Nordstaaten eine stärkere Exposition haben als der Süden der Vereinigten Staaten. Bezogen auf die Länder ergibt sich ein ähnliches Verhalten wie beim Mammakarzinom der Frau mit Bevorzugung in den Ländern um Nordsee und Atlantik und mit der niedrigsten Frequenz in Japan, Neuseeland und Finnland. Zur Frage der Verteilung nach Rasse und Religion: TREVES und HOLLEB (1955).

Dagegen ist die *hohe Inzidenz* dieses Karzinoms *in Indien, Südamerika und in den Ländern Afrikas* bemerkenswert, die etwa das 10fache der Häufigkeitsraten für Europa beträgt: MARSDEN (1955) 10,0% für Ostafrika, EL GAZAZERLI und ABDELAZIZ (1963) 6,4% für Ägypten mit einem Durchschnittsalter von 41 Jahren (!) und BHAGWANDEEN (1972) für Zambia. Die Autoren führen die Häufigkeit des männlichen Brustdrüsenkrebses auf parasitäre (Bilharziose: EL GAZAZERLI et al., 1963), nutritive und toxische Leberschäden zurück, die zu einem chronischen Hyperöstrogenismus führen, wodurch das Epithel der Brustdrüse in einem permanenten Reiz- oder Proliferationszustand gehalten wird.

b) Altersspektrum und epidemiologische Daten

Das Mammakarzinom des Mannes tritt allgemein zwischen dem 55. und 70. Jahr auf und liegt mit seinem Häufigkeitsgipfel etwa 10–15 Jahre später als der Brustdrüsenkrebs der Frau. Das mittlere Alter ist nach den Angaben des Schrifttums 59,5 Jahre; TREVES und HOLLEB (1955) fanden einen wesentlich früheren Gipfel von 52,2 Jahren. Mammakarzinome sind ganz vereinzelt auch bei Knaben beobachtet worden: HARTMANN und MAGRISH (1955) beschreiben einen 6 Jahre alten Knaben mit einem metastasierenden Adenokarzinom. Ein relativer Anstieg ist zur Zeit der Pubertät festzustellen (vgl. Tabelle 15 mit weiteren Beobachtungen). Eigene Studien zur Altersverteilung an 698 wegen Mammakarzinom verstorbenen Männern von 1962–1968 ergaben den in Abb. 474 dargestellten Kurvenverlauf mit einem Maximum zwischen 65 und 70 Jahren.

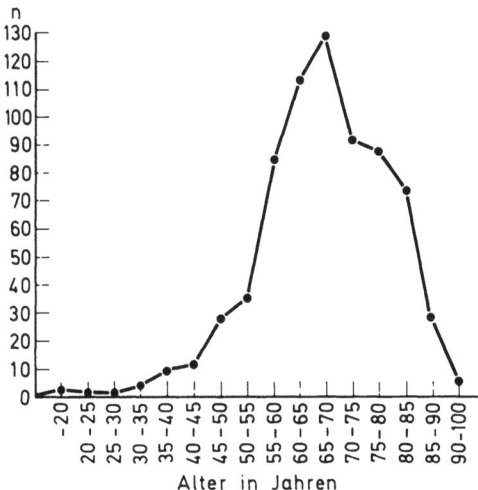

Abb. 474. Altersverteilung der Mammakarzinome von 698 Fällen aus der Zeit von 1962–1968

Die *Mortalitätsrate* ist auch bei Männern niedriger, wenn sie verheiratet sind. Das heißt, daß ähnlich wie beim weiblichen Geschlecht, alleinstehende Männer oder hohes Alter bei der ersten Verehelichung gleichwie hormonale Störungen und Erkrankungen des Genitale (Orchitis, Orchiektomie), Hormontherapie, familiäre Belastung, Vorerkrankungen mit Mammarisikofaktoren darstellen (SCHOTTENFELD und LILIENFELD, 1963; ZIPPIN, 1969).

Die Todesraten der an männlichen Mammakarzinomen Verstorbenen, auf 100000 Einwohner der Bundesrepublik Deutschland bezogen, ist seit 1952 ebenfalls konstant geblieben. Der Mittelwert von 8 aufeinanderfolgenden Jahren bis 1967 liegt nach eigenen Untersuchungen für das männliche Mammakarzinom bei 0,3 und für das Mammakarzinom der Frau bei 23,95 Verstorbenen auf 100000 Einwohner.

Bemerkenswerterweise decken sich die *Todesraten am männlichen Mammakarzinom* von 20 Ländern der Erde, bezogen auf 100000 Lebende mit der geographisch und ethnisch bedingten Todesrate der Mammakarzinome der Frau.

c) Klinik und Diagnostik

Ein- oder beidseitige Vergrößerungen der männlichen Brustdrüse werden um so früher bemerkt werden, je stärker sie sich vom Thoraxniveau abheben und schmerzhafte Sensationen auslösen oder mit der Abgabe eines Sekretes verbunden sind. Liegt die männliche Mamma bei allgemeiner Adipositas in einem stark ausgebildeten Panniculus adiposus, dann kann sich in diesem ein Tumor viel eher verbergen als bei einem Astheniker, dessen vergrößerte Mamma viel früher erkannt wird und mechanischen Reizen oder Insultationen stärker ausgesetzt ist. Die klinischen Erscheinungen bei männlichen Mammakarzinomen sind ähnlich wie beim Brustdrüsenkrebs der Frau. Die Frequenz der Symptome ist unterschiedlich und geht aus Tabelle 66 hervor. Weitere Angaben enthalten die Arbeiten von ADAM et al. (1956), GREGL et al. (1969), CORTESE und CORNELL (1971), WÜST und HERMES (1971) sowie SCHEIKE (1973).

Die mittlere *Dauer der Symptome* wird nach SCHEIKE (1973) mit 6 Monaten angegeben; MOSS (1964) fand 5 Monate; HOLLEB et al. (1968) 7 Monate; STEPHENSEN und GORDON (1969) 8 Monate. Es bestehen allerdings starke Schwankungen, die bis zu mehreren Jahren reichen, so daß GREGL et al. (1969) einen hohen Mittelwert von 2,54 Jahren fanden. Die zunehmende Aufklärung wird auch hier zu einer Verbesserung durch Selbstkontrolle führen. Die *Größe des Primärtumors* wird im Durchschnitt mit 2-4 cm angegeben. Symptomendauer und Größe der Geschwulst stehen in signifikanter Beziehung. Im Vordergrund steht der im Zentrum lokalisierte und palpable Tumor, der zur Zeit der Krankenhausaufnahme in 44% zu einer Fixierung der Haut, in 33% zu einer Retraktion und in 17% zu einem Vordringen bis zur Pektoralisfaszie geführt hat. In 5% lag eine Fixierung des Tumors mit der Thoraxwand vor. Dagegen stellten HUGGINS und TAYLOR (1955) sogar in 30% dieses Symptom fest.

Tabelle 66. Prozentuale Häufigkeit der wichtigsten klinischen Symptome beim Karzinom der Mamma virilis

Symptome	SACHS (1941)	TREVES und HOLLEB (1955)	SINNER (1967)	NORRIS und TAYLOR (1969)	SCHEIKE (1973)	
					Initial-symptome	bei stat. Aufnahme
Knoten	—	67,4	74	87	71	87
Retraktion oder Fixierung der Haut oder Mamille	33,1	8,3	18	62	4	33
Sekretion aus Mamille bzw. Blutung	14,6	9,8	11,1	27	4	8
Ulzeration	20,6	5,2	7,4	19	4	27
Schmerzen, Hyperästhesie	38,1	—	29	36	8	13
Axilläre Lymphknoten	48,3	2,3	—	61	—	40
Gesamtzahl der Fälle	205	132	27	113	257	

Untersuchungen zur *Seitenlokalisation* ergaben ein Überwiegen der linken Brustdrüse (GILBERT, 1933; SACHS, 1941; SINNER, 1961; TRISKA, 1962; GREGL et al., 1969).

Nach der *TNM-Klassifikation* befanden sich bei 144 Fällen nach SCHEIKE (1973) 32% im Stadium I, 19% im Stadium II, 35% im Stadium III, 14% im Stadium IV. Im Vergleich zu früheren Angaben (SINNER, 1961; GREENING und AICHROTH, 1965; RISSANEN, 1968) ist die Zahl der Fälle des Stadiums I in den letzten Jahren beträchtlich angestiegen.

Im 1. Jahr wird die Diagnose in 56% und im 2. Jahr in 73% gestellt (SCHEIKE, 1973), andere Untersucher kamen jedoch auf höhere Werte. Zur Frage der *Sekretion und Blutung aus der Mamille* stellten MARTIN (1930), TREVES et al. (1956) in 14% Sekretion, in 11% Blutungen fest; SCHEIKE (1973) gibt 8% beziehungsweise 4% bei Blutungen an.

Koinzidenzen mit anderen Karzinomen werden in 10% gefunden, insbesondere mit Magen-, Prostata-, Rektum- und Basalzellkarzinom.

Bilaterale Mammakarzinome erwähnt SACHS (1941): von 205 Mammakarzinomen waren 3 bilateral; SCHACHTER (1947) gibt 1,05% bilaterale Karzinome an, TREVES und HOLLEB (1955) 2,7% und KELLER (1967) unter 175 Fällen 3,5%. Ein simultanes bilaterales primäres Mammakarzinom bei einem Mann beschreiben WOLLOCH et al. (1972).

Geschlechtschromatin bei Mammakarzinom des Mannes. Nach Untersuchungen von HIENZ (1959) und TRISKA (1962) sind die Karzinome der Mamma virilis kernmorphologisch als männlich zu klassifizieren. Nur bei Klinefelter-Syndrom und in einer von TRISKA (1962) zitierten Beobachtung sind Barr-Körper nachgewiesen worden.

Über Hormonanalysen berichtet RAMSTAD (1962).

d) Pathomorphologie

Die Karzinome der männlichen Brustdrüse befinden sich zum Zeitpunkt ihrer histologischen Beurteilung gewöhnlich in einem Entwicklungszustand, in dem der Drüsenkörper im ganzen oder teilweise zerstört ist und der Tumor in Form knotiger oder flächenhafter Infiltrate bis zur Mamille reicht, das anhaftende Fettgewebe durchsetzt oder nach der Tiefe bis zu dem M. pectoralis major vorgedrungen ist. Die mittlere Größe dieser Karzinome von 2–4 cm wird in seltenen Fällen überschritten, wobei Durchmesser von 8–10 cm mit halbkugeliger Prominenz gemessen worden sind. Die submamilläre und subareoläre Lage dominiert mit etwa 75%. Daneben werden duktale Karzinome auch in der Peripherie der Mamma beobachtet, die von hier aus in die Tiefe und in die lateralen Anteile der Regio pectoralis einwachsen, wie eine eigene Beobachtung zeigt (Abb. 475). Dabei wird der Tumor von Fettgewebe weitgehend umhüllt und zeigt in der Grenzzone zwischen diesen beiden Geweben eine auffällige dunkelgelbe Verfärbung des Fettgewebes, wie sie von gleichen Tumoren der weiblichen Brustdrüse bekannt ist (Abb. 476).

α) Histopathologie

In der Mamma virilis treten dieselben Karzinomformen wie in der weiblichen Brustdrüse auf, wobei HAAGENSEN (1971) darauf hinweist, daß die Mammakarzinome des Mannes häufig gut differenzierten Geschwulsttypen zugehören. Aufgrund der relativ kleinen Zahl eigener Beobachtungen kann zu dieser Frage nicht Stellung genommen werden. Es könnte jedoch erwartet werden, daß sich bei der heutigen Klassifikation der Karzinome das Spektrum früherer Untersuchungsreihen weiter auffächern ließe. Die folgende Tabelle (Tabelle 67) der histologisch differenzierten Geschwulsttypen gibt einen aktuellen Überblick.

Weitere Angaben zur Histologie enthalten die Zusammenstellungen von

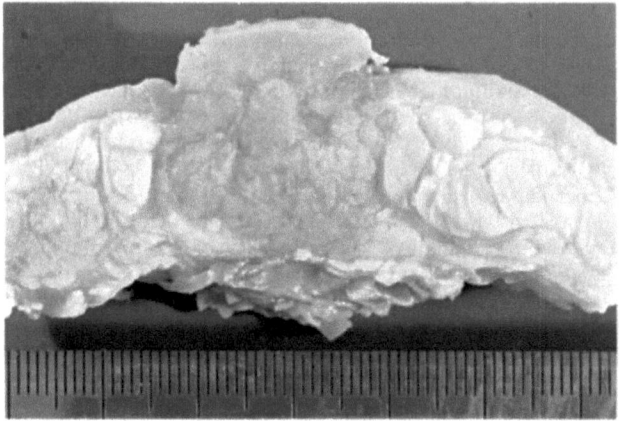

Abb. 475. Karzinom der Mamma virilis mit völliger Zerstörung des Drüsenkörpers und Einwachsen in die Pektoralismuskulatur eines 77 Jahre alten Mannes

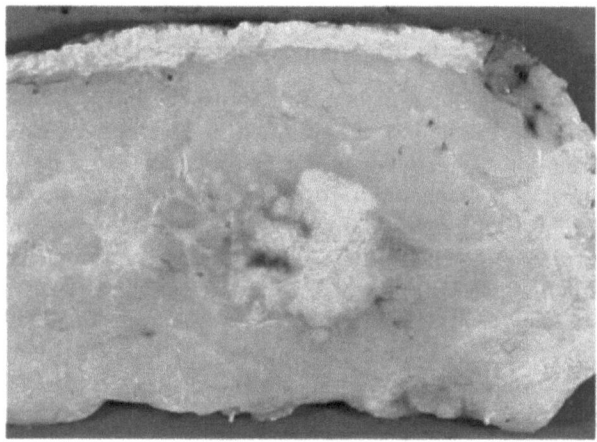

Abb. 476. In der Tiefe des Drüsenkörpers lokalisiertes Mammakarzinom von Kirschgröße mit gelbem Lipochromsaum bei Vorliegen einer Involutionsgynäkomastie. 82 Jahre alter Mann

WAINWRIGHT (1927), GILBERT (1933), SINNER (1961) und TRISMA (1967). Im Vordergrund steht die große Gruppe der invasiven duktalen Karzinome, die in früheren Arbeiten in solide, skirrhöse und adenomatöse Formen aufgeschlüsselt worden sind (SCHMITT und SCHEFFLER, 1971). Eine prognostische Bedeutung haben diese histologischen Typen erfahrungsgemäß nicht. Die Frequenz der intraduktalen Gruppe schwankt stark, ein Sachverhalt, der auf Definition und Zuordnung beruht. Mit wenigen Prozenten sind alle anderen Typen des Karzinoms beteiligt, wobei ein Teil ohne genaue Angaben in die Tabelle 67 nicht aufgenommen wurde.

Tabelle 67. Prozentuale Verteilung histologisch verifizierter Karzinome der Mamma virilis

Tumortypen	SACHS (1941)	TREVES u. HOLLEB (1955)	NORRIS u. TAYLOR (1969)	HAAGEN-SEN (1971)	VISFELDT u. SCHEIKE (1973)
Invasives duktales Karzinom	74,3%	66% (+28%)	80%	42%	83%
Intraduktales Karzinom			7%	21%	2,7%
Morbus Paget	1,1%	1%		2%	1,7%
Papilläres Karzinom		3,7%	8%	15%	2,7%
Mukoides Karzinom	0,56%		1%		2,7%
Sonderformen	0,56%	1%	1%	4,2%	2,2%
Gesamtzahl (n)	178	146	113	47	187

Über ein *adenoid-zystisches* Karzinom bei einem 78 Jahre alten Mann berichten VERANI und BEL-KAHN (1973), ein *tubuläres Karzinom* beschreibt TAXY (1975), ein *Basalzellkarzinom* WYATT (1965). *Kleinzellige Karzinome* werden von NORRIS und TAYLOR (1969) sowie von HAAGENSEN (1971) erwähnt und sind in 2 Fällen von GIFFLER und KAY (1976) sowie von YOGORE und SAHGAL (1977) mit elektronenmikroskopischen Befunden beschrieben worden. Da ein lobuläres Karzinom (in situ) in der männlichen Brustdrüse nicht bekannt ist, gewinnen diese Beobachtungen als Invasionsformen dieses Typs besondere Bedeutung. Die Autoren unterstreichen die Tatsache, daß das kleinzellige Karzinom auch ohne präexistierendes Carcinoma in situ entstehen kann. Angesichts dieser pathogenetischen Vorstellung ist das kleinzellige Karzinom nicht notwendigerweise die Invasionsphase des lobulären Karzinoms, zumal es in der Mamma virilis vom Gangsystem ausgeht.

Das *inflammatorische Karzinom (Carcinoma erysipelatosum)* ist bei Männern von ROTTER (1936) und von TREVES (1953, Lit.) beschrieben worden. Über ein *papilläres Karzinom* der Mamille berichtet WILLIS und GOLDIE (1959); über die Koinzidenz von Karzinom und Tuberkulose der Mamma sowie der axillären Lymphknoten ZAPPALA (1959).

Unter den eigenen Beobachtungen fanden sich 5 invasive duktale Karzinome vom Typ des soliden und skirrhösen Karzinoms (Abb. 477a), des Adenokarzinoms (Abb. 477b). Daneben ein intraduktales papilläres Karzinom (Abb. 477c), ein invasives intraduktales Karzinom (Abb. 478) und ein Morbus Paget (FERIDUNI, 1971).

Tumorgrading: Untersuchungen an kleinen Gruppen liegen von WILLIAMS (1942), von GREENING und AICHROTH (1965) mit 5mal Grad I, 16mal Grad II, 5mal Grad III und von LIECHTY et al. (1967) mit sehr ähnlichen Proportionen vor. VISFELDT und SCHEIKE (1973) fanden bei 150 Fällen Grad I in 29,3%, Grad II in 54% und Grad III in 16,7%. Entsprechend verhielt sich die 5-Jahres-Überlebenszeit mit: 58%, 37% und 5%.

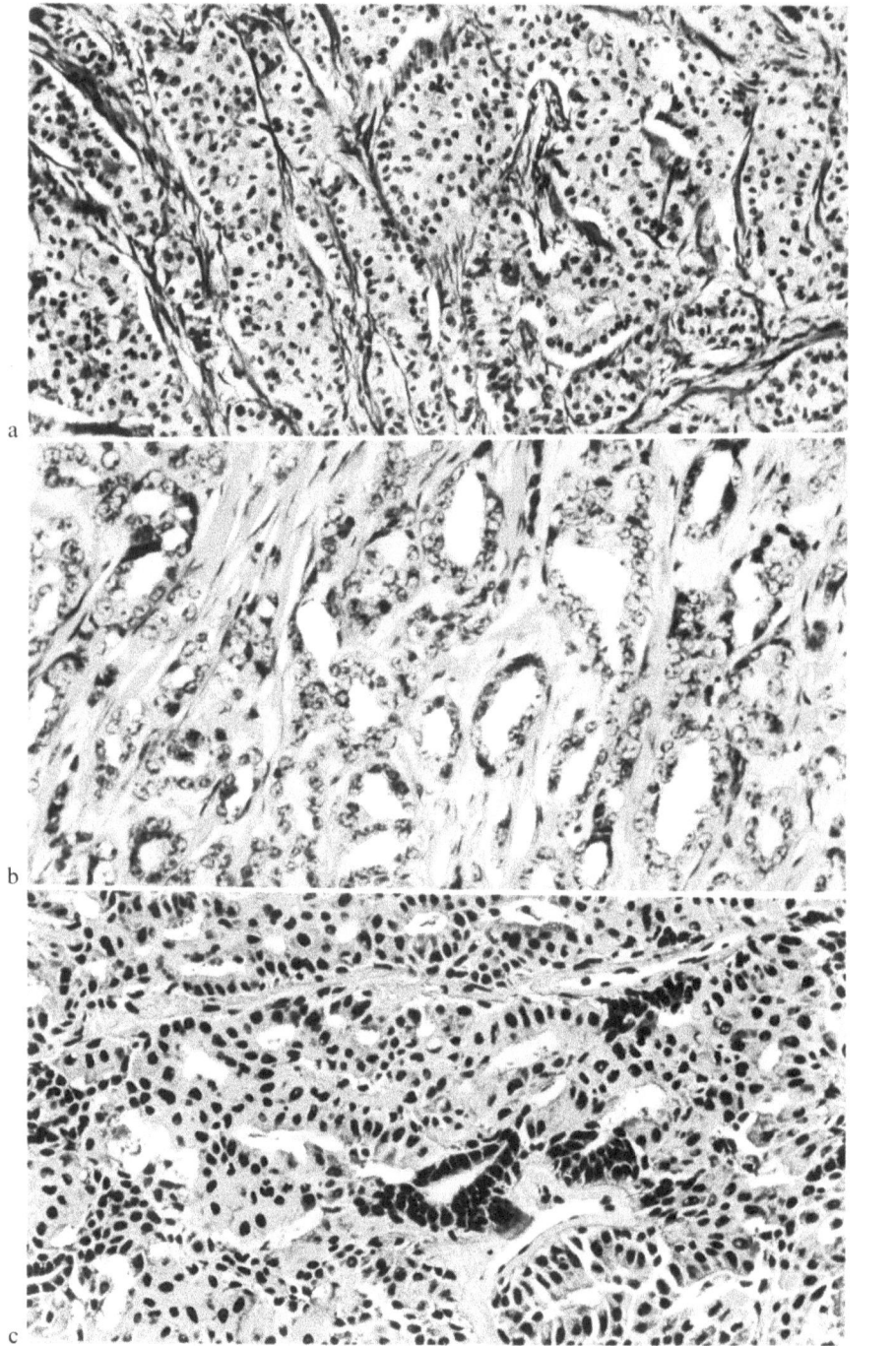

Abb. 477a-c. Histologische Typen des männlichen Mammakarzinoms: (a) Invasives duktales Karzinom vom Typ eines soliden Karzinoms, (b) invasives Adenokarzinom, (c) papilläres
intraduktales Karzinom, invasiv wachsend. HE, Vergr. 160 × und 240 ×

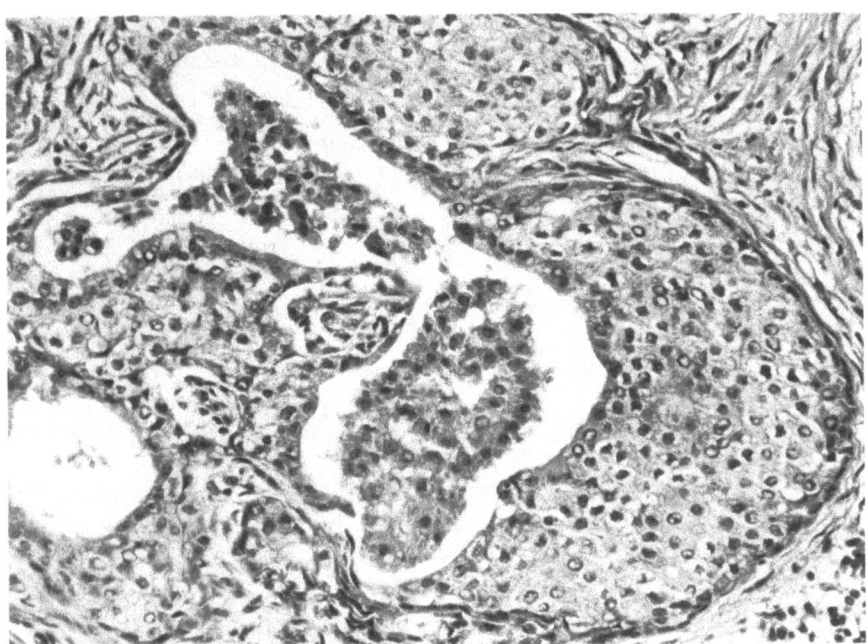

Abb. 478. Intraduktales männliches Mammakarzinom vom Typ eines Komedokarzinoms mit invasivem Wachstum. HE, Vergr. 230 ×

β) Rezidive und Metastasierung

Tumorrezidive treten auch beim männlichen Mammakarzinom in der Mehrzahl im ersten postoperativen Jahr auf. Lokale Rezidive fand GILBERT (1933) in 40,4%, SACHS (1941) in 26% zwei Jahre nach Mastektomie.

Die topisch nahen Beziehungen eines malignen Tumors in der männlichen Brustdrüse zur Thoraxwand mit ihren Lymph- und Blutgefäßen erklärt die bemerkenswert *starke Metastasierungsneigung* und damit die wesentlichen Ursachen der schlechten Prognose. Nach NORRIS und TAYLOR (1969) ist die Kette der Lymphknoten entlang der A. mammaria interna häufiger als bei Frauen betroffen. Die Mortalität bei Bestehen von axillären Lymphknotenmetastasen ist nach den gleichen Autoren 80%, in metastasenfreien Fällen nur 14%.

Der Mittelwert der *axillären Lymphknotenmetastasen* von 451 Mammakarzinomen beträgt 57% (HUGGINS und TAYLOR, 1955; TREVES und HOLLEB, 1955; GREENING und AICHROTH, 1965; TRISKA, 1962). WAINWRIGHT (1927) gibt 68%, SACHS (1941) 48,3% an. Ebenso wie SACHS (1941), fand HAAGENSEN (1971) nur 59% der Fälle (Stadium A und B der CCC) in einem operablen Zustand. Aus einer Zusammenstellung von GREGL et al. (1969) über 632 Karzinome ergab sich ein *Mittelwert von 57% axilläres Lymphknotenmetastasen*.

Fernmetastasen werden klinisch in 46% festgestellt, wobei vor allem Pleura und Lungen sowie das Knochensystem bevorzugter Sitz der Absiedelungen ist (Tabelle 68). In postmortalen Untersuchungen von SACHS (1941) sind detaillierte Verteilungsmuster der hämatogenen Metastasierung zusammengestellt worden.

Tabelle 68. Hämatogene Metastasen beim männlichen Mammakarzinom (nach SACHS) aus SCHMITT und SCHEFFLER (1971)

Organ	Metastasierungsrate in %	
	nach SACHS (1941)	übrige Literatur
Lungen	62,5	35,3
Pleura	33,5	17,6
Rippen	29,2	5,9 } 17,7 11,8
Axilläre Lymphknoten	48,3	
Leber	25	35,3
Wirbelsäule	25	11,8
Beckengürtel	20	–
Generalisierung	20,8	11,8

Über Spätmetastasierungen nach 13 und $14^{1}/_{2}$ Jahren bei 2 Männern berichtet HAAGENSEN (1971).

e) Morbus Paget der männlichen Brustdrüse

Die Pagetsche Erkrankung der Mamma virilis entspricht in ihrem klinischen Erscheinungsbild wie in ihrem pathomorphologischen Substrat ganz ihrem Gegenstück in der weiblichen Brustdrüse. Beim Manne ist der Morbus Paget sehr selten und soll nach MARSDEN (1954) in 1,5% aller Karzinome der männlichen Brustdrüse festzustellen sein.

Im Schrifttum sind 29 Einzelbeobachtungen verzeichnet, wobei ein Teil der älteren Fälle nur klinisch diagnostiziert worden ist (FORREST, 1880; GAUCHER und BICOUT, 1912; SEKIGUCHI, 1917; ARCHIBALD, 1922; RUBENSTEIN, 1930), eine andere Deutung gestattet (JONAS, 1910) oder im Zusammenhang mit dem Karzinom der Mamma virilis lediglich Erwähnung findet (SACHS, 1941; JÄÄSKELAINEN, 1951; MARSDEN, 1963; SMITH und PANTER, 1963). Im deutschen Schrifttum wurden von FRIEDRICH (1956) 2 Fälle beschrieben und die Literatur bis 1956 zusammengefaßt. In neueren Studien von SARASON und PRIOR (1952), TREVES (1954), SANDISON (1956), SINKLER und COOPER (1959), CIPRUT et al. (1961), HUTCHIN und HOULIHAN (1964) sowie von CRICHLOW und CZERNOBILSKY (1969) werden Klinik, Verlaufsformen und Pathomorphologie verifizierter Formen des Morbus Paget aufgezeigt. COLEY und KUEHN (1972) beschreiben 4 unilaterale und 1 bilaterale Erkrankung. Weitere Kasuistik und Zusammenfassung von 22 Fällen: SATIANI et al. (1977).

Klinisch wird der Morbus Paget beim Mann vom 6. Dezennium an beobachtet (Altersgrenzen vom 35.–80. Jahr). Zwischen dem Auftreten der ersten Symptome und der ärztlichen Konsultation liegen im Mittel 8 Monate. Die Erkrankung äußert sich in umschriebener Anschwellung und Erosion der Mamille mit dem Nachweis eines submamillären Knotens. Häufig sind Blutungen und Sekretion aus der Mamille. Zytomorphologisch gelingt es, in diesem Sekret und Zelldetritus Paget-Zellen nachzuweisen. Daneben werden Exkoriationen und Geschwürsbildungen beschrieben. Die Indolenz der Kranken, der langsame Verlauf und die Geringfügigkeit der Symptome erklären, daß in der Vielzahl Metastasen in den axillären Lymphknoten nachgewiesen wurden.

Pathomorphologisch liegt zumeist ein invasives duktales Karzinom oder Adenokarzinom, vereinzelt ein skirrhöses Karzinom vor, das den Ausgangsort der intraepithelialen Karzinome darstellt (TREVES, 1954; HUTCHIN und HOULIHAN,

1964; CRICHLOW und CZERNOBILSKY, 1969). Einen Morbus Paget in Verbindung mit einem papillären Adenom der Mamille erwähnen BURDICK et al. (1965). Unter dem Einfluß einer Diäthylstilböstrol-Behandlung eines Prostatakarzinoms bei einem 77 Jahre alten Mann hatte sich nach O'GRADY und McDIVITT (1969) ein lobuläres und duktales Karzinom mit einem Morbus Paget der Mamille ausgebildet.

Zytomorphologisch und histochemisch verhalten sich die Paget-Zellen in der männlichen wie in der weiblichen Brustdrüse gleich. *Differentialdiagnostisch* ist der Morbus Paget von einem Melanoblastom abzugrenzen, da auch Paget-Zellen gelegentlich Melaninkörnchen enthalten können. Schließlich kann eine Unterscheidung von Morbus Bowen durch kohlehydrathistochemische Reaktionen erforderlich sein: Die Paget-Zellen enthalten färbbare Muzine und sind PAS-positiv und diastaseresistent. Auch ist die Aldehydfuchsin-Färbung positiv; Melanome und Morbus Bowen bleiben ohne Färbeeffekt (NEUBECKER und BRADSHAW, 1961).

Therapeutisch haben CRICHLOW et al. (1969) die radikale Mastektomie mit Nachbestrahlung bei dem Vorliegen von Lymphknotenmetastasen in der Axilla durchgeführt, in 2 Fällen ohne Metastasen nur eine Mastektomie. HAAGENSEN (1971) betont, daß die therapeutischen Ergebnisse im allgemeinen ungünstig sind und Langzeitbeobachtungen bisher nicht vorliegen.

f) Ätiologie und Pathogenese

Ähnlich wie für die Entstehung des Karzinoms der weiblichen Brustdrüse werden eine Reihe pathogenetischer Faktoren für die Induktion wie für die Realisation des männlichen Mammakarzinoms verantwortlich gemacht:

α) *Genetische Faktoren*

In neuen Untersuchungen von LI und FRAUMENI (1975) sowie von EVERSON et al. (1976) an 6 Familien mit gehäuftem Vorkommen von Karzinomen wurde bei männlichen Zwillingen je ein Karzinom im Alter von 30 und 32 Jahren, bei einem anderen Angehörigen im Alter von 36 Jahren entdeckt. Eine prophylaktische Mastektomie bei einem Mann aus einer weiteren belasteten Familie (3 männliche Mammakarzinome) ergab auffällige intraduktale Epithelproliferationen, ferner erhöhte Östron- und Östradiolausscheidungen. Daraus geht hervor, daß auch für das männliche Geschlecht genetisch fixierte Dispositionen für ein Karzinom gegeben sein können, die noch nicht näher bestimmt werden konnten (chromosomale Anomalien, Immundefekte?).

β) *Trauma*

Exogene Faktoren haben nach den Erfahrungen der Kriege oder durch sportliche (Boxer) oder berufliche (Schuhmacher) Expositionen keinen Einfluß auf die Pathogenese des männlichen Mammakarzinoms (SCHACHTER, 1947; SINNER, 1961).

γ) *Hormonale Faktoren — Gynäkomastie*

Von der weiblichen Brustdrüse sind einige Erkrankungen mit gesteigerter Epithelproliferation und mit Ausbildung von Zellatypien bekannt, die die Eigenschaft einer Präkanzerose haben. Für die Mamma virilis liegen keine exakten Angaben vor. Da das männliche Karzinom den Drüsenkörper zumeist vollkommen zerstörend durchwächst, konnte die Frage einer Vor- oder Begleiterkrankung zumeist nicht beantwortet werden. Als solche kennen wir nur die Gynäkomastie, deren Bedeutung für die Pathogenese des Karzinoms heute viel diskutiert wird. Im Hinblick auf das breite ätiologische Spektrum der Gynäkomastie scheinen nur diejenigen Formen in diesem Zusammenhang wichtig, denen eine *permanente hormonale Stimulation bei bestimmter Disposition* zugrundeliegt. In *diesen* Fällen wird die Gynäkomastie zum Symptom und Mittler in der Karzinogenese.

Es ist jedoch nicht gerechtfertigt, *jedweder* Form einer Gynäkomastie den Rang einer Präkanzerose zuzuerkennen. Die Gynäkomastie als reaktive Hyperplasie der Mamma virilis kann jahrelang *ohne* Kanzerisierung fortbestehen oder sich zurückbilden, wovon besonders die juvenilen Formen zeugen. Nach den bisherigen Erfahrungen stellt die *Kanzerisierung einer Gynäkomastie eine Ausnahme* dar. Dafür spricht, daß atypische Epithelproliferationen und Mitosen im Sinne prämaligner Reaktionen (KRÜCKEMEYER, 1968) bei Gynäkomastie selten sind.

Untersuchungen zur Frage der *Koinzidenz von Gynäkomastie und Mammakarzinom* ergaben nach GILBERT (1933) in 19% Gynäkomastie bei Karzinom. HUGGINS und TAYLOR (1955) fanden 1 auf 75 Fälle; LIECHTY et al. (1967) 7 auf 40 Mammakarzinome (17,5%), HOLLEB et al. (1968) 2 auf 198 Fälle; NORRIS und TAYLOR (1969) in 5% Gynäkomastie; aus dem deutschen Schrifttum: MEYER-LAACK (1952). In einer Studie von SCHEIKE und VISFELDT (1973) an 265 Mammakarzinomen wurden in der Vorgeschichte 10 homolaterale Gynäkomastien gefunden, davon waren 5 bilateral und 5 in der Adoleszenz mit 2 Rezidiven. In allen Fällen lagen atypische Zellproliferationen vor. Die Autoren deuten die Gynäkomastie als prämaligne Erkrankung, da sie in diesen Fällen zusammen mit dem Karzinom gesehen wurde und zeitlich zumeist vor dem Altersgipfel des Karzinoms liegt. Im gleichen Sinne äußert sich MARSDEN (1955). KANTHER (1962) berichtet dazu über einen 62jährigen Mann mit postdystrophischer Leberzirrhose und Gynäkomastie, auf deren Boden nach 5 Jahren ein Karzinom entstanden war.

αα) Mammakarzinom und Hodenatrophie

In epidemiologischen Untersuchungen von SCHOTTENFELD et al. (1963) konnte nachgewiesen werden, daß von 53 Männern mit Mammakarzinom in 4 Fällen eine Orchitis unbekannter Ätiologie vorausgegangen war. Weitere Studien von TREVES (1959) an Hoden von 40 Mammakarzinom-Patienten, die zum Zwecke der Kastration entfernt worden waren, ergaben in 24 Fällen Zeichen der Atrophie und dreimal eine Hyperplasie der Leydigschen Zwischenzellen. In diesem Sinne spricht auch die kasuistische Mitteilung über das Auftreten eines Mammakarzinoms etwa 35 Jahre nach Mumpsorchitis mit einseitig starker Hodenatrophie von NICOLIS et al. (1973). Vier Jahre vor Feststellung des Karzinoms sei die Brustdrüse zunehmend größer geworden, so daß anzunehmen ist, daß sich der Tumor auf dem Boden einer Gynäkomastie entwickelt hat. Der

Sachverhalt weist darauf hin, daß Karzinome der männlichen Brustdrüse pathogenetisch mehr Beziehungen zu vorangehenden Hodenerkrankungen haben als zu abnormen Karyotypen wie beim Klinefelter-Syndrom. Ferner gewinnt unter diesen Aspekten die Gynäkomastie die Bedeutung einer prädisponierenden Erkrankung, wenn eine besondere endokrinologische Konstellation vorliegt.

ββ) *Mammakarzinom bei Klinefelter-Syndrom und Intersexualität*

Untersuchungen zur Syntropie der Erkrankungen gehen auf SANDISON (1965) und auf JACKSON et al. (1965) zurück, die unter 21 Erkrankten mit Karzinom der Mamma virilis 3 Fälle mit chromatin-positivem Klinefelter-Syndrom fanden. Über weitere Beobachtungen berichten CUENCA und BECKER (1968); ferner DODGE et al. (1969) von einem 75 Jahre alten Mann mit metastasierendem Mammakarzinom, Leydigzelltumor des Hodens und karyotypischer XXY-Konstellation. Urinausscheidungen von Östriol stark erhöht, von Androgen erniedrigt. Es wird angenommen, daß eine ungewöhnliche hormonale Stimulierung zur Entstehung des Mamma- und Hodentumors geführt hat.

Die Neigung, an einem Mammakarzinom zu erkranken, ist beim Klinefelter-Syndrom etwa dieselbe wie bei der Frau und beträgt das 66,5fache der Frequenz von (chromatin-negativen) Männern. Über ein bilaterales Mammakarzinom bei Klinefelter-Syndrom referieren COLY et al. (1971).

Zur Frage des Mammakarzinoms bei *Intersexualität* beschreibt SYMMERS (1968) 2 Männer (chromatin-negativ), die sich feminisierenden Operationen mit Kastration und Hormonbehandlungen mit Östrogen unterwarfen. Die Hormone wurden per injectionem in Haut und Mamma lokal verabreicht. Etwa 5 Jahre nach Sexualumkehr traten metastasierende Mammakarzinome auf. MORIARTRY (1944) stellte bei echtem Hermaphroditismus mit rechtsseitigem Ovotestis und femininem Typ ein primäres Adenokarzinom der linken Brustdrüse fest.

γγ) *Zur Frage der hormonalen Induktion des männlichen Mammakarzinoms*

Die Anwendung des Follikelhormons bei verschiedenen Erkrankungen hat zur einer Reihe von Nebenwirkungen geführt, zu denen vor allem die Reaktionen in der männlichen Brustdrüse zählen.

Mammakarzinome nach Langzeitbehandlung eines *Ulcus ventriculi et duodeni* mit Cyren-B-forte-Injektionen beschreiben BAIERL (1953) und LIEBESKIND (1955). In diesem Falle war eine radiogene Hodenatrophie vorausgegangen. Vier beziehungsweise 6 Jahre nach der Behandlung war das Karzinom aufgetreten, das als primäres und hormonal-induziertes aufzufassen ist.

Mammakarzinome bei hormonal-behandeltem Prostatakarzinom. Über die Formen der Gynäkomastie bei dieser Therapie wurde berichtet. Karzinome beschreiben LIEBEGOTT (1952) nach Ovozyklin-Implantaten. MCCLURE und HIGGINS (1951) fanden ein bilaterales Mammakarzinom, das in 126 Tagen nach 1 770 mg Östrogen-Therapie entstanden war. Nach 6jähriger Östrogentherapie fanden O'GRADY und MCDIVITT (1969) bei einem 77jährigen Mann eine der weiblichen Mamma in der Gravidität entsprechende lobuläre Hyperplasie des Drüsenkörpers, wobei sich auf der einen Seite ein Karzinom vom Komedotyp und ein Morbus Paget sowie ein sekundäres lobuläres Karzinom entwickelt hatten. Weitere Beobachtungen: REIMANN-HUNZIKER (1948), GLEICHMANN (1953), LOME und AUSTEN (1970).

In einer kritischen Literaturübersicht hat BENSON (1957) anläßlich einer eigenen Beobachtung zu der Frage Stellung genommen, ob das Karzinom der männlichen Brustdrüse bei hormonbehandelten Prostatakarzinomen in der Tat ein primäres Karzinom darstellt oder lediglich die Metastase des Prostatakrebses ist. Nur durch vergleichende histologische Untersuchungen von Mamma und Prostata vor und nach der Therapie, beziehungsweise ante et post mortem, ist diese Frage sicher zu beantworten. Diese Kriterien erfüllen aber nur die Untersuchungen von CAMPBELL und CUMMINS (1951) sowie von SCHWEIN-GRUBER (1956). Daher sind die pathomorphologischen Deutungen der Mammatumoren unterschiedlich, wobei in der Mehrzahl die Mammaveränderungen als sekundär, das heißt als Metastasen aufgefaßt werden. Entscheidungen im Einzelfall können durch vergleichende Untersuchungen der Biopsie vor, während oder nach einer Hormontherapie getroffen werden und durch den histochemischen Nachweis der für das Prostatakarzinom kennzeichnenden sauren Phosphatase. Darüber hinaus ist bei einem hämatogen metastasierten Prostatakarzinom mit Absiedelungen in den Brustdrüsen auch dann eine Metastase wahrscheinlich, wenn der histologische Geschwulsttyp dem des Prostatakarzinoms entspricht oder multiple Tumorinfiltrate in einer Brustdrüse aufschießen, ohne daß der Ausgangsort nachweisbar ist. Die Mamma virilis hat erfahrungsgemäß als Absiedelungsort von Geschwulstleiden keinerlei Bedeutung. Wenn bei einem hormonal behandelten Prostatakarzinom Tumoren, das heißt Metastasen oder primäre Karzinome in der männlichen Brustdrüse auftreten, so ist ein prädisponierendes Verhalten dieses Organs zu postulieren, das in der Entwicklung der hormonal-induzierten Gynäkomastie mit den zahlreichen ektatischen Blut- und Lymphgefäßen im Mantel- und Stützgewebe zu erblicken ist.

g) Prognose und Therapie

Aufgrund katamnestischer Untersuchungen wird übereinstimmend hervorgehoben, daß das männliche Mammakarzinom durch eine schlechte Prognose gekennzeichnet ist. Das wird darauf zurückgeführt, daß die Tumoren bei Stellung der Diagnose weitgehend fortgeschritten sind und therapeutischen Maßnahmen der erwünschte Erfolg versagt bleibt. Prognostisch negativ wirken sich in der Regel lange Verschleppungszeiten (14–30 Monate!) aus, ferner die ungünstigen anatomischen Gegebenheiten in der Thoraxwand und schließlich das zumeist hohe Lebensalter der erkrankten Männer (BARTEL et al., 1971). Prognostische Parameter sind ebenso wie in der weiblichen Mamma der Differenzierungsgrad des Karzinoms — je höher desto günstigere Heilungschancen — Symptomendauer, Tumorgröße und Metastasierungsgrad. Die Erfahrung besagt, daß nur ca. 19% im Stadium I (nach STEINTHAL) und ca. 81% im Stadium II und III (nach STEINTHAL) zur ersten klinischen Behandlung kommen (TREVES und HOLLEB, 1955; BRUCK und LORBECK, 1955; BARTEL et al., 1971; CORTESE und CORNELL, 1971).

Ergebnisse zur Überlebenszeit sind in Tabelle 69 zusammengestellt.

Tabelle 69

Autor	5-Jahres-Überlebenszeit in %	10-Jahres-Überlebenszeit in %	Zahl der Fälle
TRISKA (1966/67)	25,5		48
SOMMERVILLE (1951)	27,4		19
STEPHENSEN u. GORDON (1969)	30		20
GREENING u. AICHROTH (1965)	36		28
MOSS (1966/67)	41	24	507
SINNER (1966/67)	45	10	27
LIECHTY et al. (1967)	46	9	40
SACHS (1941)	48		205
NORRIS u. TAYLOR (1969)	52		113
CORTESE u. CORNELL (1971)	54		31
TREVES (1959)	55,7	29,1	42
HAAGENSEN (1971)		47 (Stadium A u. B) 38 (Stadium C u. D)	49
SLACK (1975)		43 für 7 Jahre (Mittelwert)	56
Mittelwert	41,9%	~23%	1185

Wichtigstes Kriterium für die Prognose ist das Vorliegen *axillärer Lymphknotenmetastasen*, die *im Mittel in 57%* festzustellen sind. Gegenüber dem Karzinom der weiblichen Mamma liegt beim Mann eine um ca. 9% ungünstigere Überlebenszeit nach 5 Jahren vor (MOSS, 1964). Die Unterschiede bei lokalisierten Tumoren sind 59% (δ):72% ($\female$); bei regionaler Metastasierung 39%:42%; bei Fernmetastasen 16%:3%. Die Überlebenszeit im 1. Jahr liegt nach dem Autor bei 78%, nach 5 Jahren bei 41%, nach 10 Jahren bei 24%. In einer neuen Studie von SLACK (1975) wird unterstrichen, daß die Prognose des männlichen Mammakarzinoms ungünstiger als die für alle weiblichen Karzinome der Brustdrüse ist, wobei die Überlebensrate bei Männern unter 65 Jahren besser als bei älteren Männern beurteilt wird.

Zur Therapie. Übersichten und statistische Ergebnisse zur operativen, radiologischen, hormonalen und zytostatischen Behandlung liegen vor von HUGGINS (1956), TREVES (1959), SINNER (1961), MOSS (1964), McLAUGHLIN et al. (1965), HAAGENSEN (1971) und aktuelle Übersichten aus dem deutschen Schrifttum von SCHMITT und SCHEFFLER (1971), von WÜST und HERMES (1971) und von BECKER und FASSBENDER (1972).

Die *radikale Mastektomie* der Stadien I und II hat die besten Ergebnisse. HAAGENSEN (1971) erzielte eine Heilungsquote nach 10 Jahren von 47% bei 49 Patienten; TREVES und HOLLEB (1955) geben 55,7% Fünfjahresheilungen ohne und 29% mit Metastasen an. Die *Strahlentherapie* im Sinne einer postoperativen Nachbestrahlung im Stadium I und II wird unter Einbeziehung der supraklavikulären und parasternalen Lymphknotenkette durchgeführt, im Stadium III und IV kommt eine Bestrahlung mit oder ohne vorherige Mastektomie in Betracht (SCHMITT und SCHEFFLER, 1971). Die *hormonale Therapie* wird ablativ oder additiv durch Applikation von Geschlechtshormonen und Kortikosteroiden durchgeführt.

Orchiektomie bei metastasierendem Mammakarzinom führt nach TREVES (1949, 1959) in 68% zu Remissionen, vor allem zu Reossifikationen pathologischer Frakturen, ferner in 75% zu subjektiven Besserungen, die etwa 2 Jahre anhalten. Bei Rezidiven wird die

Adrenalektomie und schließlich die *Hypophysektomie* vorgeschlagen. Die Erfahrungen sind bei diesen Methoden gering. Lit.: HUGGINS und DAO (1953), DAO (1955), TREVES (1959), MCLAUGHLIN et al. (1965) und LI et al. (1970). In der additiven Therapie werden Östrogene und Progesteron angewendet (MARTZ, 1968), die zytostatische Behandlung erfolgt nach den beim Mammakarzinom der Frau gewonnenen Erfahrungen.

5. Sarkome

Häufigkeit und Vorkommen: Die malignen mesenchymalen Geschwülste stehen zahlenmäßig weit hinter den Karzinomen zurück und machen bei beiden Geschlechtern etwa 0,3–3% aller malignen Neoplasien der Brustdrüsen aus (OTT und RUEF, 1961). Das Verhältnis zwischen Sarkom und Karzinom beim Mann ist nach diesen Autoren 1:9, bei der Frau 1:113, wobei die Mammasarkome unter allen vorkommenden Sarkomen beim Mann 0,5%, bei der Frau 3,1% einnehmen. Im älteren Schrifttum hat MITTERSTILLER (1915) an Hand von 60 Mammasarkomen beim Mann die Frequenz mit 2,3% gegenüber den Karzinomen angegeben, NEAL (1933) kommt auf 3,2% Sarkome, ROSE (1936) auf 2,4%, SCHULTZ-BRAUNS (1933) auf 8% und STUCKE (1947) auf 10,5%. Freilich ist bei diesen Werten zu berücksichtigen, daß der einzelne Autor nur ein kleines Untersuchungsgut überblickt, so daß diesen Zahlenangaben keine allzu große oder allgemeine Bedeutung beizumessen ist.

Das *Durchschnittsalter* der Sarkomträger liegt 10–20 Jahre vor dem Häufigkeitsmaximum der männlichen Mammakarzinome und wird von FINSTERER (1906; bei 3 Fällen) mit 45,6 Jahren, von MITTERSTILLER (1915) mit 43,6 Jahren, nach NEAL (1933) mit 39,7 Jahren angegeben.

Die *Tumorgröße* variiert von 2–7 cm im Durchmesser. Es werden *multiple und bilaterale Sarkome* beschrieben (GESCHICKTER, 1945; STUCKE, 1947), wobei differentialdiagnostisch stets an Manifestationen von Systemkrankheiten des retikuloendothelialen Systems, insonderheit an Lymphadenosen und Lymphosarkome zu denken ist.

Die *histologische Klassifizierung* der Sarkome entspricht gänzlich denen der weiblichen Brustdrüse, wobei die im Schrifttum als Fibrosarkome bezeichneten Formen überwiegen. Des weiteren kommen undifferenzierte Spindelzell- und Rundzellsarkome sowie polymorphzellige Sarkome (FINSTERER, 1906; ROSE, 1936; OTT und RUEFF, 1961) vor. STUCKE (1947) beschreibt einen 66 Jahre alten Landwirt mit einem metastasierenden Rundzellsarkom von der linken zur rechten Mamma und in die regionalen Lymphknoten, wobei die Mammatumoren als multipel-bilateral imponierten und synchron entstanden waren. NEAL und SIMPSON (1930) und GESCHICKTER (1945) stellten differenzierte Formen zusammen, von denen in der Mamma virilis Lymphosarkom, Retikulumzellsarkome (SINNER, 1961), Liposarkome, Chondrosarkome und ein pseudozystisches fibroblastisches Sarkom genannt werden.

Literatur

Monographien und Zusammenfassungen

Ackerman, L.V., del Regato, A.J.: Cancer. Diagnosis, treatment and prognosis. 3rd ed. St.Louis: C.V. Mosby Co. 1962

Albertini, A. v.: Histologische Geschwulstdiagnostik, 2. neubearbeitete und erweiterte Aufl. ergänzt und bearbeitet v. F.C. Roulet. Stuttgart: G. Thieme 1974.

Baclesse, F., Willemin, A.: Atlas of Mammography. Paris: Libraire des Facultés 1967.

Bässler, R.: The morphology of hormone induced structural changes in the female breast. Curr. Topics in Pathology **53**, 1–89 (1970).

Bardeleben, K. von: Harn- und Geschlechtsorgane. In: Handb. der Anatomie des Menschen, Bd. VII, Teil 1. Jena: G. Fischer 1902.

Barth, V.: Atlas der Brustdrüsenerkrankungen. Stuttgart: Enke 1977

Bauer, K.H.: Das Krebsproblem. Berlin-Göttingen-Heidelberg: Springer 1963.

Berde, B.: Recent progress in oxytocin research. Amer. Lect. Series. Springfield, Ill.: C.C. Thomas, Publ. 1959.

Böhmig, R.: (1) Form- und Wachstumsgesetze drüsenbildender Karzinome. Stuttgart: Thieme 1950.

Böhmig, R.: (2) Mastopathia fibrosa cystica, ihre Epithelproliferationen und deren Beziehung zum Carcinom. Ergebn. allg. Path. **45**, 39–116 (1964).

Bonnet, R.: Die Mammarorgane im Lichte der Ontogenie und Phylogenie. Ergebn. Anat. u. Entwickl.-Gesch. **2**, 604–658 (1892/93).

Bonser, G.M., Dossett, J.A., Jull, J.W.: Human and experimental breast cancer. London: Pitman Med. Publ. Co Ltd. 1961.

Borst, M.: Die Lehre von den Geschwülsten mit einem mikroskopischen Atlas. In 2 Bänden. Wiesbaden: J.F. Bergmann 1902.

Buttenberg, D., Werner, K.: Die Mammographie. Stuttgart: Schattauer 1962.

Castro, J.R., Meyler, T.S., Baker, D.G. (Hrsg.): Current concepts in breast cancer and tumor immunology. Proc. of the San Francisco Cancer Symposion of 1973. Bern-Stuttgart-Vienna: H. Huber Publ. 1974.

Cheatle, G.L., Cutler, M.: Tumors of the breast; their pathology, symptoms, diagnosis and treatment. Philadelphia, Pa.: J.B. Lippincott Company 1931.

Cooper, A.: Illustrations of the diseases of the breasts. London: Longmans, Rees & Co. 1829. – Krankheiten der Brust (deutsch). Weimar 1836.

Cooper, A.: On the anatomy of the breast. London 1840.

Cutler, M.: Tumors of the breast. Their pathology, symptoms, diagnosis and treatment. London-Philadelphia: Pitman Med. Publ. Co. Ltd. and J.B. Lippincott Comp. 1961.

Dabelow, A.: Die Milchdrüse. In: Handb. mikr. Anatomie des Menschen, hrsg. W.v. Moellendorf und W. Bargmann. Haut- und Sinnesorgane. Ergänz. zu Bd. 3/1, S. 277.f. Berlin-Göttingen-Heidelberg: Springer 1957.

Daever, J.B., McFarland, J.: The breast: Its anomalies, its disease and their treatment. London: W. Heinemann, Ltd. 1918.

Delbet, P. et Mendaro: Les cancers du sein. Paris: Masson & Cie. 1927.

Denoix, P.: Treatment of malignant breast tumors. Recent Results in Cancer Research, No. 31. Berlin-Heidelberg-New York: Springer 1970.

Dietrich, A., Frangenheim, P.: Die Erkrankungen der Brustdrüse. In: Neue Deutsche Chirurgie, Bd. **35**, 1–309 (1926). Stuttgart: F. Enke.

Egan, R.L.: Mammography. Springfield: Thomas 1964.

Eggeling, H. v.: Die Milchdrüse. In: Handb. der mikroskop. Anat. des Menschen von v. Moellendorf, Bd. 1. Berlin: Springer 1927.

Ewing, J.: Neoplastic diseases 3rd ed., 1928; 4th ed. Philadelphia-London: W.B. Saunders Co. 1940.

Fisher, E.R., Gregorio, R.M., Fisher, B.: The pathology of invasive breast cancer. Cancer (Philad.) **36**, 1–85 (1975).

Folley, S.J.: The physiology and biochemistry of lactation. Edinburgh-London: Oliver and Boyd 1956.

Forrest, A.P.M., Kunkler, P.H. (Hrsg.): Prognostic factors in breast cancer. Proc. of first Tenovus Symposion Cardiff 12th–14th April 1967. Edinburgh and London: E. and S. Livingstone Ltd. 1968.

Gallager, H.S. (ed.):Early breast cancer. Detection and treatment. New York-London-Sydney-Toronto: John Wiley&Sons 1975.

Gershon-Cohen, J.: Atlas of Mammography. Berlin: Springer 1970.

Geschickter, C.F.: Diseases of the breast. Philadelphia-London-Montreal: J.B. Lippincott Comp. 1945, Neudruck, 1948.

Gögl, H., Lang, F.J.: Geschlechtsorgane. In: Lehrbuch der speziellen patholog. Anatomie, Bd. II/1. Hrsg. von E. Kaufmann und M. Staemmler. Berlin: Walter de Gruyter 1957.

Griem, M.L., Jensen, E.V., Ultmann, J.E., Wissler, R.W. (eds.): Breast cancer: A challenging problem. Rec. Results in Cancer Res. Berlin-Heidelberg-New York: Springer 1973.

Gros, Ch.M.: Les maladies du sein. Paris: Masson et Cie 1963.

Gummel, H., Widow, W. (Hrsg.): Symposium über den Brustdrüsenkrebs. Abhandl. der Akad. der Wissenschaften der DDR. Berlin: Akademie-Verlag 1973.

Haagensen, C.D.: Diseases of the breast. Philadelphia-London-Toronto: W.B. Saunders Co., 1st ed. 1956; 2nd ed. 1971.

Haagensen, C.D., Feind, C.R., Herter, F.P., Slanetz, C.A., Weinberg, J.A.: The lymphatics in cancer. Philadelphia-London-Toronto: W.B. Saunders Co. 1972.

Hamperl, H.: The myothelia (myoepithelial cells). Curr. Topics in Pathology **53**, 161–220 (1970).

Hamperl, H.: Praecancerose und Carcinoma in situ. In: Handb. allg. Path., hrsg. von H.W. Altmann, F. Büchner, H. Cottier, E. Grundmann, G. Holle, E. Letterer, W. Masshoff, H. Meessen, F. Roulet, G. Seifert und G. Siebert, Bd. 6, Teil 5, S. 350–415. Berlin-Heidelberg-New York: Springer 1974.

Handley, W.S.: Cancer of the breast, 2nd ed. London: John Murray 1922.

Hansemann, v., D.: Die mikroskopische Diagnose der bösartigen Geschwülste, 2. Aufl. Berlin: Hirschwald 1902.

Hayward, J.: Hormones and human breast cancer. Recent Results in Cancer Research, No. 24. Berlin-Heidelberg-New York: Springer 1970.

Heidrich, H.J., Renk, W.: Krankheiten der Milchdrüse bei Haustieren. Berlin u. Hamburg: P. Parey 1963.

Hermanek, P., Bünte, H.: Die intraoperative Schnellschnittuntersuchung. Methoden und Konsequenzen. München-Berlin-Wien: Urban & Schwarzenberg 1972.

Heuson, J.-C., Mattheiem, W.H., Rozencweig, M.: Breast cancer: Trends in research and treatment. New York: Raven Press 1976.

Hoeffken, W. and Lanyi, M.: Röntgenuntersuchung der Brust. Stuttgart: Thieme 1973.

Hoffmann, F.: Die Sexualhormontherapie in der Gynäkologie, 3. Aufl. Leipzig: J.A. Barth 1959.

Hultborn, K.A., Törnberg, B.: Mammary carcinoma. The biologic character of mammary carcinoma studied in 517 cases by a new form of malignancy grading. Acta radiol. (Stockh.), Suppl. **196**, 1–143 (1960).

Ingleby, H., Gershon-Cohen, J.: Comparative anatomy, pathology and roentgenology of the breast. Philadelphia: University of Pennsylvania Press 1960.

Jaschke, R.T. v.: Die weibliche Brust. In: Seitz, L. und A.J. Amreich, Biologie und Pathologie des Weibes, Vol. V/2, p. 773. Berlin-Innsbruck-Wien: Urban & Schwarzenberg 1953.

Kaiser, R.: Gestagenanwendung bei Genital- und Mammatumoren. Grundlagen, Prophylaxe, Therapie. Stuttgart: G. Thieme 1973.

Kiaer, W.: Relation of fibroadenomatosis ("chronic mastitis") to cancer of the breast. Copenhagen: E. Munksgaard 1954.

Kon, S.K., Cowie, A.T.: Milk. The mammary gland and its secretion, Vol. I and II. New York and London: Academic Press 1961.

Konjetzny, G.E.: (1) Pathologie, Klinik und Behandlung der Mastopathie. Stuttgart: F. Enke 1942.

Konjetzny, G.E.: (2) Mastopathie und Milchdrüsenkrebs. Stuttgart: F. Enke 1954.

Korfsmeier, K.H.: Die Mammainvolution. Enzymhistochemie, Elektronenmikroskopie und Autoradiographie. Progr. Histochem. Cytochem., Vol. 9, No. 2 (1976).

Kuru, H.: Beiträge zur Geschwulstlehre. IV. Beiträge zur Pathologie der Mammageschwülste mit bes. Berücksichtigung der karzinomatösen Umwandlung des Fibroadenoms.
Dtsch. Z. Chir. **98**, 415–463 (1909).

Kuzma, J.F.: Breast. In: W.A.D. Andersen, Pathology, Vol. 2, pp. 1578–1605. St. Louis:
C.V. Mosby Comp. 1971.

Larson, B.L., Smith, V.R. (eds.): Lactation, a comprehensive treatise, Vol. I–III. New
York-London: Academic Press 1974.

Leaf, C.H.: Cancer of the breast: Clinically considered. London: Constable 1912.

Leis, H.P.: Diagnosis and treatment of breast lesions. Flushing, New York: Medical Examination Publishing Co. Inc. 1970.

Lewison, E.F.: Breast cancer and its diagnosis and treatment. Baltimore: The Williams
& Wilkins Comp. 1955.

Martz, G.: Die hormonale Therapie maligner Tumoren. Heidelberger Taschenbücher. Berlin-Heidelberg-New York: Springer 1968.

Masson, P.: Tumeurs humaines, 2nd ed. Paris: Maloine 1956.

McDivitt, R.W., Ellis, J.T.: Diseases of the breast. In: Concepts of Disease. A Textbook
of Human Pathology, ed. by J.G. Brunson and E.A. Gall. New York-London-Toronto:
The Macmillan Comp. 1971.

McDivitt, R., Stewart, F.W., Berg, J.W.: Tumors of the breast. Atlas of Tumor Pathology,
2nd ser., Fasc. 2, publ. by Armed Forces Institute of Pathology. Bethesda 1968.

Müller, J.: Über den feineren Bau und die Formen der krankhaften Geschwülste. Berlin:
G. Reimer 1838.

Overzier, C.: Die Intersexualität. Stuttgart: Thieme 1961.

Ozello, L.: Ultrastructure of the human mammary gland. Path. Ann. **6**, 1–59 (1971).

Picard, J.-D.: Le sein. The breast. Paris: Expansion Scientifique 1974.

Ribbert, H.: Geschwulstlehre, 2. Aufl. Bonn: Friedrich Cohen 1914.

Robbins, S.L.: Pathology, 3rd ed. Philadelphia-London: W.B. Saunders Co. 1967.

Rouvière, H.: Anatomie des lymphatiques de l'homme. Paris: Masson & Cie. 1932.

Sandison, A.T.: An autopsy study of the adult human breast. With special reference to
proliferative epithelial changes of importance in the pathology of the breast. National
Institute Monograph No. 8, 1962. US. Dept. of Health, Education and Welfare, Bethesda, 14, Maryland.

Saner, F.D.: The breast. Structure, function, disease. Baltimore: The Williams and Wilkins
Comp. 1950.

Sappey, M.P.C.: Traité d'anatomie descriptive, 4th ed. Paris: A. Delahaye et E. Lacrosnier
1888.

Sappey, M.P.C.: Anatomie, physiologie, pathologie des vaisseaux lymphatiques considéréres
chez l'homme et les vertébrés. Paris: A. Delahaye et E. Lacrosnier 1874/1885.

Scarff, R.W., Torloni, H.: Histological typing of breast tumors. Internat. Histological
Classification of Tumors, No. 2. Geneva: WHO 1968.

Schiødt, T.: Breast carcinoma. A histologic and prognostic study of 650 followed-up cases.
Copenhagen: Munksgaard 1966.

Schmermuly, W.: Knochenmetastasen des Mammakarzinoms. Diagnose und Hormonbehandlung. München-Berlin: Urban & Schwarzenberg 1964.

Schöll, A.: Therapieergebnisse bei Mammakarzinom nach Androgenbehandlung und Ovarektomie. In: Normale and pathologische Anatomie, Heft 30, hrsg. von W. Bargmann
und W. Doerr. Stuttgart: Thieme 1975.

Schöndorf, H.: Die Aspirationszytologie der Brustdrüse. Stuttgart-New York: Schattauer
1977.

Schultz, A.: Pathologische Anatomie der Brustdrüse. In: Handbuch spez. path. Anat.
u. Histol., hrsg. von O. Lubarsch und F. Henke, Bd. 7, Teil 2, S. 1–208. Berlin:
J. Springer 1933.

Schultz-Brauns, O.: Die Geschwülste der Brustdrüse. In: Handbuch spez. path. Anat.
u. Histol., hrsg. v. O. Lubarsch und F. Henke, Bd. 7, Teil 2, S. 209–398. Berlin:
J. Springer 1933.

Schwaiger, M., Herfarth, C.: Erkrankungen der Brustdrüse. In: Klinik der Frauenheilkunde
und Geburtshilfe, hrsg. von H. Schwalm und G. Döderlein, Bd. VII, S. 559–636. München-Berlin-Wien: Urban & Schwarzenberg 1968.

Seifert, J.: Das Mammogramm und seine Deutung. Darmstadt: D. Steinkopff 1971.

Shackleford, R.T.: Diagnosis of surgical disease. Philadelphia: W.B. Saunders Co. 1968.

Spratt, J.S., Donegan, W.L.: Cancer of the breast. Philadelphia and London: W.B. Saunders Co. 1968.

Stahl, J., Englert, H.-J.: Die Brustdrüsenerkrankungen. Leipzig: VEB Thieme 1952.

St-Arneault, G., Band, P., Israël, L.: Breast cancer: a multidisciplinary approach. Rec. Res. in Cancer Research, Vol. 57. Berlin-Heidelberg-New York: Springer 1976.

Stegner, H.-E.: Erkrankungen der Brustdrüse, Histopathologie der Mammatumoren. In: Gynäkologie und Geburtshilfe, hrsg. O. Käser, V. Friedberg, K.G. Ober, K. Thomsen und J. Zander, Bd. III, S. 696–720. Stuttgart: Thieme 1972.

Steinbeck, H.: Die Wirkung der verschiedenen Gestagene auf Morphologie und Funktion der Milchdrüsen. In: Handb. exp. Pharmakologie, Neue Serie, Hrsg. K. Junkmann, Bd. XXII/2, 341–425 (1969).

Stewart, F.W.: Tumors of the breast. Atlas of Tumor Pathology, Sect. IX, Fasc. 34. Washington, D.C.: Armed Forces Institute of Pathology 1950.

Stoll, B.A.: Hormonal management in breast cancer. London: Pitman Med. Publ. Comp. Ltd. 1969.

Stoll, B.A.: Endocrine therapy in malignant disease, ed. by Stoll, B.A. London-Philadelphia: Saunders Comp. 1972.

Stratz: (1) Der Körper des Kindes, 2. Aufl. Stuttgart 1904.

Stratz: (2) Die Rassenschönheiten des Weibes, 14. Aufl. Stuttgart 1923.

Tanner, J.M.: (1) Growth at adolescence, 2nd ed. Oxford: Blackwell Scientific Publ. 1963.

Tanner, J.M.: (2) Growth and development in adolescence Symp. Dtsch. Ges. Endokrin. 16, 117–130 (1970). Berlin-Heidelberg-New York: Springer.

Testut, J.L.: Traité d'anatomie humaine, ed. 8. Paris: Gaston Doin 1928–1931.

Thomas, C.: Morphologie und Pathogenese der Mammatumoren bei der Ratte. In: Handbuch allg. Path., hrsg. von H.W. Altmann, F. Büchner, H. Cottier, E. Grundmann, G. Holle, E. Letterer, W. Masshoff, H. Meessen, F. Roulet, G. Seifert, G. Siebert, Bd. 6, Teil 7, S. 391–500. Berlin-Heidelberg-New York: Springer 1975.

TNM-Klassifizierung der malignen Tumoren und allgemeine Regeln zur Anwendung des TNM-Systems, 2. Aufl. Berlin-Heidelberg-New York: Springer 1976.

Velpeau, A.: (1) Maladies du sein. Paris 1854.

Velpeau, A.: (2) A treatise on the diseases of the breast and the mammary region, translated by Mitchell Henry. London: Sydenham Society 1856.

Veröffentlichungen des statistischen Bundesamtes Wiesbaden. Fachserie A: Bevölkerung und Kultur, 1968. Reihe 7: Gesundheitswesen. Stuttgart u. Mainz: Kohlhammer 1968.

Virchow, R.: Die krankhaften Geschwülste, Bd. 1. Berlin: Hirschwald 1863.

Vorherr, H.: The breast. Morphology, physiology, and lactation. New York-San Francisco-London: Academic Press 1974.

Walther, H.E.: Krebsmetastasen. Basel: B. Schwabe & Co. 1948.

Werder, K. v.: Wachstumshormone und Prolaktinsekretin des Menschen. Physiologie und Pathophysiologie. München-Berlin-Wien: Urban & Schwarzenberg 1975.

Widow, W.: Atlas zur klinischen Diagnostik des Brustdrüsenkrebses. Berlin: Akademie Verlag 1968.

Willis, R.A.: Pathology of tumors, 2nd, 3rd, 4th ed. London: Butterworth & Co. Ltd. 1948, 1967.

Witt, H., Bürger, H.: Mammadiagnostik im Röntgenbild. Berlin: Walter de Gruyter 1968.

Witten, D.M.: The breast. Atlas of Tumor-Radiology. Chicago: Year Book Medical Publishers. Inc. 1969.

Wolff, J.: Die Lehre von der Krebskrankheit, 2. Aufl., Teil 1 u. 2. Jena: G. Fischer 1911 bzw. 1929.

Zaks, M.G.: The motor apparatus of the mammary gland, ed. by A.T. Cowie. Edinburgh and London: Oliver and Boyd 1962.

Zinser, H.-K.: Mammakarzinom. Diagnose und Differentialdiagnose. Stuttgart: Thieme 1972.

Einzelarbeiten

Abiss, J.W., MacIntosh, O.C.: Note on a degenerative lesion of breast arteries. Canad. med. Ass. J. **65**, 147–148 (1951).

Aboumrad, M.H., Horn, R.C., Fine, G.: Lipidsecreting mammary carcinoma. Report of a case associated with Paget's disease of the nipple. Cancer (Philad.) **16**, 521–525 (1963).

Abraham, S., Hirsch, P.F., Chaikoff, I.L.: The quantitative significance of glycolysis and non-glycolysis in glucose utilization by rat mammary gland. J. biol. Chem. **211**, 31–38 (1954).

Abraham, G.: Hormone und Brustdrüse. Ein experimenteller Beitrag zur Frage der Sexualinkrete. Med. Klin. **26**, 164 (1930).

Abrams, H.L., Spiro, R., Goldstein, N.: Metastasis in carcinoma. Cancer (Philad.) **3**, 74–85 (1950).

Abramson, D.J.: Mammary duct ectasia, mamillary fistula and subareolar sinuses. Ann. Surg. **169**, 217–226 (1969).

Abramson, W., Warshawsky, H.: Cancer of the male breast secondary to oestrogenic administration. J. Urol. (Baltimore) **59**, 76–82 (1948).

Abrikossoff, A.: Über die spontan auftretende Fettgewebsnekrose und Fettgranulome. Zbl. allg. Path. path. Anat. **38**, 542–546 (1926).

Abrikossoff, A.J.: (1) Über Myome, ausgehend von der quergestreiften willkürlichen Muskulatur. Virchows Arch. path. Anat. **260**, 215–233 (1926).

Abrikossoff, A.J.: (2) Weitere Untersuchungen über Myoblastenmyome. Virchows Arch. path. Anat. **280**, 723–740 (1931).

Ackerman, L.V.: Seminar on lesions of the breast (case 20). In: Proc. 22nd Seminar of Amer. Soc. clin. Path. Amer Soc. of clin. Pathologists, Chicago, pp. 65–70, 1957.

Ackerman, L.V., Rosai, J.: Breast. In: Surgical pathology, 5th ed., pp. 865–945. St. Louis: C.V. Mosby 1974.

Ackermann, L.V., Katzenstein, A.L.: The concept of minimal breast cancer and the pathologists role in the diagnosis of "early carcinoma". Cancer (Philad.) **39**, 2755–2763 (1977).

Adair, F.E.: Gumma of the breast; its differential diagnosis from carcinoma. Ann. Surg. **79**, 44–54 (1924).

Adair, F.E.: Sanguineous discharge from the nipple and its significance in relation to cancer of the breast—study of 108 cases. Ann. Surg. **91**, 197–209 (1930).

Adair, F.E.: Plasma cell mastitis—a lesion simulating mammary carcinoma. Arch. Surg. **26**, 735–749 (1933).

Adair, F.E.: The effect of preoperative irradiation in primary operable cancer of the breast. Amer. J. Roentgenol. **35**, 359–370 (1936).

Adair, F.E., Craver, L.F., Herrmann, J.B.: Hodgkin's disease of the breast. Surg. Gynec. Obstet. **80**, 205–210 (1945).

Adair, F.E., Herrmann, J.B.: Primary lymphosarcoma of the breast. Surgery **16**, 836–853 (1944).

Adair, F.E., Herrmann, J.B.: Sarcoma of the breast. Surgery **19**, 55–73 (1946).

Adair, F.E., Munzer, J.T.: Fat necrosis of the female breast. Report of one hundred ten cases. Amer. J. Surg. **74**, 117–128 (1947).

Adair, F.E., Pack, G.T., Farrior, J.H.: Lipomas. Amer. J. Cancer **16**, 1104–1120 (1932).

Adair, F.E., Stewart, F.W.: The value of preoperative irradiation in breast cancer. Ann. Surg. **102**, 254–260 (1935).

Adam, W., Nikolowski, W., Wiehl, R.: Über Carcinoma mammae virile spontaneum. Arch. klin. exp. Derm. **203**, 1–14 (1956).

Adams, J.B.: Studies on the mucin derived from human colloid breast carcinoma. Biochem. J. **94**, 368–377 (1965).

Adler, C.P., Keiderling, W.: Retikulumzellsarkom der Mamma. Med. Welt **24**, 1331–1334 (1973).

Aeginata, P.: Medicinae totius enchiridion septem libris universam recte medendi rationem complectus. Opera Basileae. 1556, lib. VI, chap. XLVI, p. 225.

Agliozzo, C.M., Reingold, I.M.: Scalene lymph nodes in necropsies of malignant tumors. Cancer (Philad.) **20**, 2148–2153 (1967).

Ahmed, A.: (a) The myoepithelium in human breast carcinoma. J. Path. **113**, 129–135 (1974).

Ahmed, A.: (b) Electron microscopic observations of scirrhous and mucin-producing carcinomas of the breast. J. Path. **112**, 117–181 (1974).

Ahmed, A.: Calcification in human breast carcinomas – ultrastructural observations. J. Path. **117**, 247–251 (1975).

Ahrén, K.: (a) The effect of various doses of oestrone and progesterone on mammary glands of castrated hypophysectomized rats injected with insulin. Acta endocr. (Kbh.) **30**, 435–458 (1959).

Ahrén, K.: (b) Mammary gland development in hypophysectomized rats injected with anterior pituitary hormones and testosterone. Acta endocr. (Kbh.) **31**, 228–240 (1959).

Ahrén, K., Etienne, M.: Stimulation of mammary glands in hypophysectomized male rats treated with ovarian hormones and insulin. Acta endocr. (Kbh.) **28**, 89–102 (1958).

Ahrén, K., Etienne, M.: The effect of testosterone alone and combined with insulin on the mammary glands of castrated and hypophysectomized rats. Acta endocr. (Kbh.) **30**, 109–136 (1959).

Ahrén, K., Hamberger, L.: Direct action of testosterone propionate on the rat mammary gland. Acta endocr. (Kbh.) **40**, 265–276 (1962).

Ahrén, K., Jacobsohn, D.: Mammary gland growth in hypophysectomized rats injected with ovarian hormones and insulin. Acta physiol. scand. **37**, 190–203 (1956).

Ahrén, K., Jacobsohn, D.: The action of cortison on the mammary glands of rats under various states of hormonal imbalance. Acta physiol. scand. **40**, 254–274 (1957).

Ahumada, J.C., del Castillo, E.B.: Sobre un caso de galactorrea y amenorrea. Bol. Soc. Obstet. Ginec. B. Aires **9**, 64–72 (1932).

Alderson, M.R., Hamlin, I., Staunton, M.D.: The relative significance of prognostic factors in breast carcinoma. Brit. J. Cancer **25**, 646–656 (1971).

Aldrete, J.S., Bohrod, M.G.: Adrenal metastases in cancer of the breast. Amer. Surg. **33**, 174–178 (1967).

Alexander, R.: The reaction of carcinogens with macromolecules. Advanc. Cancer Res. **2**, 2–72 (1954).

Alexander, R.F., Spriggs, A.I.: The differential diagnosis of tumor cells in circulating blood. J. clin. Path. **13**, 414–424 (1960).

Alexander, W.: Myxedema following mammary hypertrophy in childhood. Brit. med. J. **1**, 349–350 (1929).

Allaben, G.R., Owen, S.E.: Adenocarcinoma of the breast coincidental with strenuous estrogen therapy. J. Amer. med. Ass. **112**, 1933–1934 (1939).

Allen, A.C.: So-called mixed tumors of the mammary gland of dog and man. With special reference to the general problem of cartilage and bone formation. Arch. Path. **29**, 589–624 (1940).

Altman, K., Greengard, O.: Correlation of kynurenine excretion with liver tryptophan pyrrolase levels in disease and after hydrocortisone induction. J. clin. Invest. **45**, 1527–1534 (1966).

Altmann, H.W.: Der Zellersatz, insbesondere an den parenchymatösen Organen. Verh. dtsch. Ges. Path. **50**, 15–51 (1966).

Altschul, A.: Gynecomastia in lung tumor: associated with pulmonary tuberculosis. N.Y. St. J. Med. **38**, 637–640 (1938).

Amadei, A.: Fibro-angioma cavernoso della mammella „Cavernous fibro-angioma of the breast". Riv. Anat. pat. oncol. Parma **2**, 875–882 (1949).

Amadori, D., Tessari, R.: L'associazione di cancro e tuberculosi della mammella. Chir. Triv. **10**, 513–528 (1970).

Amalric, R., Robert, F., Pollet, J.F., Spitalier, J.-M., Ayme, Y., Brandone, H.: Cesium-therapie curative des carcinomes mammaires operables. Radiaz. alta Energia **10**, 83–110 (1971).

Amerson, J.R.: Cystosarcoma phyllodes in adolescent females. A report of seven patients. Ann. Surg. **171**, 849–858 (1970).

Anacker, H., Gaul, A., Bernett, P.: Die Arteriographie des Mammakarzinoms. Fortschr. Röntgenstr. **113**, 448–456 (1970).

Anani, P.A., Baumann, R.P.: Osteosarcoma of the breast. Virchows Arch. Abt. A. **357**, 213–218 (1972).

Andersch, H.: Beitrag zur Geschwulstentwicklung in den Überschußbildungen der Brustdrüse. Zbl. Chir. **83**, 1871–1877 (1958).

Andersen, J.A.: (a) Lobular carcinoma in situ: a long-term follow up in 52 cases. Acta path. microbiol. scand. A **82**, 519–533 (1974).

Andersen, J.A.: (b) Lobular carcinoma in situ: a histological study of 52 cases. Acta path. microbiol. scand. A **82**, 735–741 (1974).

Andersen, J.A.: (c) The basement membrane and lobular carcinoma in situ of the breast. A light microscopical study. Acta path. microbiol. scand. A **83**, 245–250 (1975).

Andersen, R.R.: Endocrinological control. In: Lactation, ed. by B.L. Larson and V.R. Smith, Vol. I, p. 97. New York and London: Academic Press 1974.

Andersen, V., Bendixen, G., Schiødt, T.: An in vitro demonstration of cellular immunity against autologous mammary carcinoma in man. Acta med. scand. **186**, 101–103 (1969).

Andersen, V., Bjerrum, O., Bendixen, G., Schiødt, T., Dissing, I.: Effect of autologous mammary tumour extracts on human leucocyte migration in vitro. Int. J. Cancer **5**, 357–363 (1970).

Anderson, D.K., Kafrouni, G.I.: Mammary liposarcoma. Int. Surg. **57**, 67–69 (1972).

Andreassen, M., Dahl-Iversen, E., Soerensen, B.: (a) Extended exeresis of the regional lymph nodes at operation for carcinoma of the breast and the results of a five-year follow-up of the first 98 cases with removal of the axillary as well as the supraclavicular glands. Acta chir. scand. **107**, 206–213 (1954).

Andreassen, M., Dahl-Iversen, E., Soerensen, B.: (b) Glandular metastases in carcinoma of the breast; results of a more radical operation. Lancet **1954**, 176–178.

Andres, A.G., Milonov, B.V.: Die alkalische Glycerophosphatase in Krebsen, präcancerösen Veränderungen und gutartigen Geschwülsten der Brustdrüse des Menschen. Arch. Pat. **13**, 39–46 (1951).

Andretta, O.: Sui lipomi e pseudolipomi della mammella. Arch. ital. Pat. **6**, 103–117 (1963).

Andrews, E., Kampmeier, O.F.: Swellings of the male breast. Surg. Gynec. Obstet. **44**, 30–38 (1927).

Angelis, E. de, Altschul, R.: Über Anisomastie mit einseitiger homolateraler Hypertrophie der Mamma bei halbseitigem Basedow; Ursache einseitiger Hyperfunktion des Sympathicus. Dtsch. Z. Nervenheilk. **112**, 165–176 (1930).

Anglesio, E., Calciati, A., Pianarosa, M.: Changes of calcium, phosphorus, citrate and alkaline phosphatases in metastatic breast cancer. Helv. med. Acta **30**, 116–125 (1963).

Angström, T.: Gynekomasti vid Levercirrhos. Särtryck ur Nord. Med. **61**, 678–684 (1959).

Anhyan, F.H., Heinzen, B.R., Carras, R.: Metastasis of tumour to second different tumour; collision tumours. J. Amer. med. Ass. **212**, 2124 (1970).

Anson, B.J., Wright, R.: Blood supply of the mammary gland surgery. Gynec. and Obstet. (Chic.) **69**, 468–477 (1939).

Anthony, P.P., James, P.D.: Adenoid cystic carcinoma of the breast: prevalence, diagnostic criteria, and histogenesis. J. clin. Path. **28**, 647–655 (1975).

Apostolakis, M., Kapetanakis, S., Lazos, G., Madena-Pyrgaki, A.: Plasma prolactin activity in patients with galactorrhoea after treatment with psychotropic drugs. In: Lactogenic hormones, ed. by Wolstenholme, G.E.W., and Knight, J., pp. 349–354. Edinburgh and London: Churchill, Livingstone 1972.

Arão, A., Abrão, A.: Estudo anatómico da cadeia ganglionar mamária interna em 100 casos. Rev. paul. Med. **45**, 317 (1954).

Archer, F.L., Beck, J.S., Melvin, J.M.O.: Localisation of smooth muscle protein in myoepithelium by immunofluorescence. Amer. J. Path. **63**, 109–118 (1971).

Archer, F.L., Kao, V.C.: Immunohistochemical identification of actomyosin in myoepithelium of human tissues. Lab. Invest. **18**, 669–674 (1968).

Archer, F., Omar, M.: (1) Pink cell metaplasia in a fibroadenoma of the human breast: Electronmicroscope observations. Amer. J. Path. **99**, 119–124 (1969).

Archer, F., Omar, M.: (2) The fine structure of fibroadenoma of the human breast. J. Path. **99**, 114–117 (1969).

Archibald, R.G.: A case of Paget's disease associated with carcinomatous infiltration of the breast of a male native of the sudan. Amer. J. trop. Med. **2**, 133 (1922).

Arffmann, E., Hjgaard, K.: Squamous carcinoma of the breast. J. Path. Bact. **90**, 319–320 (1965).

Argonz, J., Del Castillo, E.B.: A syndrome characterized by estrogenic insufficiency, galactorrhea and decreased urinary gonadotropin. J. clin. Endocr. **13**, 79–87 (1953).

Ariel, L.: Skeletal metastases in cystosarcoma phylloides. Arch. Surg. **82**, 275–280 (1961).

Armstrong, C.N., Simpson, J.: Adrenal feminism due to carcinoma of the adrenal cortex. Brit. med. J. **1**, 782–784 (1948).

Arner, B., Ekwall, B., Fürst, E.: Gynecomastia factitia. Acta med. scand. **168**, 105–108 (1960).

Arnold, J.: Die Morphologie der Milch- und Colostrumsekretion. Beitr. path. Anat. **38**, 421–448 (1905).

Aronson, W.: Malignant Cystosarcoma phylloides with liposarcoma. Wis. med. J. **65**, 184–187 (1966).

Arthes, F.G., Sartwell, P.E., Lewison, E.F.: The pill, estrogens and the breast. Epidemiological aspects. Cancer (Philad.) **28**, 1391–1394 (1971).

Asch, M.J., Wiedel, P.D., Habif, D.V.: Gastrointestinal metastases from carcinoma of the breast. Arch. Surg. **96**, 840–851 (1968).

Ashikari, R., Farrow, J.H., O'Hara, J.: Fibroadenomas in the breast of juveniles. Surg. Gynec. Obstet. **132**, 259–262 (1971).

Ashikari, R., Hajdn, S.J., Robbins, S.F.: Intraductal carcinoma of the breast. Cancer (Philad.) **28**, 1182–1187 (1971).

Ashikari, R., Huvos, A.G., Snyder, R.E., Lucas, J.C., Hutter, R.V.P., McDivitt, R.W., Schottenfeld, D.: A clinicopathologic study of atypical lesions of the breast. Cancer (Philad.) **33**, 310–317 (1974).

Ashikari, R., Huvos, A.G., Urban, J.A., Robbins, G.F.: Infiltrating lobular carcinoma of the breast. Cancer (Philad.) **31**, 110–116 (1973).

Ashikari, R., Rosen, P.P., Urban, J.A., Senoo, T.: Breast cancer presenting as an axillary mass. Ann. Surg. **183**, 415–417 (1976).

Ashkar, F.S., Smoak, W.M., Gilson, A.J., Miller, R.: Gynecomastia and mastoplasia in Graves' disease. Metabolism **19**, 946–951 (1970).

Ashley, F.L.: Further studies on the naturaly breast prothesis. Plast. reconstr. Surg. **49**, 414–419 (1972).

Askanazy, M.: Über Amyloid in der Mamma und die Abhängigkeit der Amyloidablagerung von der Organfunktion. Beitr. path. Anat. **71**, 583–594 (1923).

Askanazy, M.: Die Cystenmamma (Morbus Reclus) und ihr latenter Zustand. Schweiz. med. Wschr. **55**, 1017–1021 (1925).

Askanazy, M.: Die Beziehungen der gutartigen Erkrankungen der Brustdrüse zum Mammakarzinom. Beitr. path. Anat. **87**, 396–424 (1931).

Astwood, E.B., Geschickter, C.F.: Changes in mammary gland of rat produced by various glandular preparations. Arch. Surg. **36**, 672–697 (1938).

Astwood, E.B., Geschickter, C.F., Rausch, E.O.: Development of the mammary gland of the rat. A study of normal, experimental and pathologic changes and their endocrine relationships. Amer. J. Anat. **61**, 373–405 (1937).

Atkins, H.J.B.: Fibroadenosis. Brit. J. Surg. **38**, 147–163 (1950/51).

Atkins, H.J.B.: Mammillary fistula. Brit. med. J. **2**, 1473–1474 (1955).

Atkins, H.J.B., Falconer, M.A., Hayward, J.L., MacLean, K.S.: Adrenalectomy and hypophysectomy for advanced cancer of the breast. A comparative study. Lancet **1957**, 489–499.

Atkins, H., Hayward, J.L., Klugman, D.J., Wayte, A.B.: Treatment of early breast cancer: A report after ten years of a clinical trial. Brit. med. J. **2**, 423–429 (1972).

Atkins, H., Wolff, B.: The malignant gland in the axilla. Guy's Hosp. Rep. **109**, 1–6 (1960).

Attiyeh, F.F., Jensen, M., Huvos, A.G., Fracchia, A.: Axillary micrometastasis and macrometastasis in carcinoma of the breast. Surg. Gynec. Obstet. **144**, 839–842 (1977).

Aubrey, D.A., Andrews, G.S.: Mammary osteogenic sarcoma. Brit. J. Surg. **58**, 472–474 (1971).

Auchincloss, H., Haagensen, C.D.: Cancer of the breast possibly induced by estrogenic substance. J. Amer. med. Ass. **114**, 1517–1523 (1940).

Aufdermaur, M.: Präkanzeröse Veränderungen der weiblichen Brustdrüse mit besonderer Berücksichtigung der Zystenmamma. Schweiz. med. Wschr. **99**, 1779–1784 (1969).

Austin, W.E., Fidler, H.K.: Carcinoma developing in fibroadenoma of the breast. Amer. J. clin. Path. **23**, 688–690 (1953).

Aymerich, G.: Hypertrophie der Mamma während der Schwangerschaft. Riv. ital. Ginec. **4**, 505 (1926).

Azzopardi, J.G., Freeman, E., Poole, G.: Endocrine and metabolic disorders in bronchial carcinoma. Brit. med. J. **4**, 528–530 (1970).

Azzopardi, J.G., Laurini, R.N.: Elastosis in breast cancer. Cancer (Philad.) **33**, 174–183 (1974).

Bachman, A.L., Sproul, E.E.: Correlation of radiographic and autopsy findings in suspected metastases in the spine. Bull. N.Y. Acad. Med. **31**, 146 (1955).

Bachmann, F.F.: Granulosa- und Thekazelltumor des Ovariums mit einem Mammakarzinom. Zbl. allg. Path. path. Anat. **101**, 351–354 (1960).

Bachulis, B.L., Old, J.W., James, A.G.: Postmastectomy lymphangiosarcoma in a patient with carcinoma of the rectum. Amer. J. Surg. **113**, 289–291 (1967).

Bacic, V.: Erfahrungen zum Problem des Sexchromatins. Wien. klin. Wschr. **76**, 873–877 (1964).

Baclesse, F.: Les localisations sus-mammaires du cancer du sein. Traitement et résultats. Radiol. clin. (Basel) **32**, 349–352 (1963).

Bader, E., Isaacson, C.: Bilateral malignant cystosarcoma phyllodes. Brit. J. Surg. **48**, 519–521 (1961).

Baes, H.: Angiosarcoma in a chronic lymphoedematous leg. Dermatologica (Basel) **134**, 331–336 (1967).

Bässler, R.: Zur Pathologie der kindlichen Brustdrüsen. Beitr. path. Anat. **118**, 390–406 (1957).

Bässler, R.: Beiträge zur Morphologie der kindlichen Brustdrüse. Frankfurt. Z. Path. **69**, 37–52 (1958).

Bässler, R.: Elektronenmikroskopische Beobachtungen bei experimenteller Milchstauung. Frankfurt. Z. Path. **71**, 398–422 (1961).

Bässler, R.: Mechanismen der Sekretbildung in der Milchdrüse. Fortschr. Med. **83**, 787–790 (1965).

Bässler, R.: Formen der Makromastie. Beitr. path. Anat. **133**, 430–460 (1966).

Bässler, R.: Neuere Aspekte der normalen und pathologischen Feinstruktur der Mamma. Hippokrates (Stuttg.) **39**, 237–244 (1968).

Bässler, R.: Das sogenannte lobuläre Carcinom der Mamma. Dtsch. med. Wschr. **94**, 108–113 (1969).

Bässler, R.: Pathomorphologische Häufigkeitsverteilung und Klassifizierungsfragen des Mammakarzinoms. Verh. dtsch. Ges. Path. **57**, 422 (1973).

Bässler, R.: Pathologie der weiblichen Genital- und Mammatumoren in Kindesalter und Adoleszenz. Gynäkologe **6**, 49–65 (1973).

Bässler, R.: Aktuelle Beiträge zur Pathomorphologie des Mammakarzinoms. Strahlentherapie **147**, 350–359 (1974).

Bässler, R.: Zur Definition und Dignität des Carcinoma in situ der Brustdrüse. Öst. Z. Onkologie **2**, 125–136 (1975).

Bässler, R., Brethfeld, V.: Enzymhistochemische Studien an der Milchdrüse. Gravidität, Laktation, Involution und experimentelle Stauung mit besonderer Berücksichtigung myoepithelialer Zellen. Histochemie **15**, 270–286 (1968).

Bässler, R., Buchwald, W.: (a) Experimentelle Entzündung und Fibrose des Lungengerüstes durch ionisierte Strahlen. Licht- und elektronenmikroskopische Untersuchungen. Fortschr. Röntgenstr. **104**, 192–206 (1966).

Bässler, R., Buchwald, W.: (b) Lungenfibrose nach Röntgenbestrahlung. Radiologie, Klinik und Untersuchungen zur Pathomorphogenese. Radiologe **6**, 95–103 (1966).

Bässler, R., Flörchinger, J.: (a) Histometrische Studien an der laktierenden Milchdrüse. I. Mitteilung: Lactation und physiologische Involution. Arch. Gynäk. 203, 366–399 (1966).

Bässler, R., Flörchinger, J.: (b) Histometrische Studien an der lactierenden Milchdrüse. II. Mitteilung: Experimentelle Milchstauung und vermehrtes Flüssigkeitsangebot durch Peristoninfusionen. Arch. Gynäk. 203, 400–422 (1966).

Bässler, R., Forssmann, W.: Experimenteller Strukturwandel der Drüsenzelle durch Hormonwirkung. Verh. dtsch. Ges. Path. 48, 240–244 (1964).

Bässler, R., Grillmaier, H.: Der Einfluß von Äthionin auf Struktur und Funktion der Milchdrüse. Licht-elektronenoptische und papierchromatographische Untersuchungen an der Mamma laktierender Ratten. Beitr. path. Anat. 127, 1–24 (1962).

Bässler, R., Grillmaier, H.: Äthioninschädigung der laktierenden Mamma im elektronenmikroskopischen Bild. Verh. dtsch. Ges. Path. 46, 247–250 (1962).

Bässler, R., Kreienberg, R., Scheidt, E.: Ergebnisse pathohistologischer und differentialdiagnostischer Untersuchungen an 4000 Probeexzisionen der Mamma. Arch. Gynäk. 211, 48–51 (1971).

Bässler, R., Paek, S.: Histochemisches Enzymmuster der Mamma unter dem experimentellen Einfluß von Geschlechtshormonen. Histochemie 13, 29–44 (1968).

Bässler, R., Schäfer, A.: Elektronenmikroskopische und experimentelle Untersuchungen zur Morphologie der Gynäkomastie. Verh. dtsch. Ges. Path. 52, 491–498 (1968).

Bässler, R., Schäfer, A., Paek, S.: Elektronenmikroskopische und histochemische Untersuchungen zur Morphologie und Funktion myoepithelialer Zellen. Verh. dtsch. Ges. Path. 51, 301–307 (1967).

Bässler, R., Schäfer, A.: Elektronenmikroskopische Zytomorphologie der männlichen Brustdrüse. Z. Zellforsch. 101, 355–366 (1969).

Bässler, R., Schäfer, A.: Elektronenmikroskopische Zytomorphologie der Gynäkomastie. Virchows Arch. Abt. A 348, 356–373 (1969).

Bässler, R., Schulze, G., Schriever, D.: Histochemische Untersuchungen am Bindegewebe der hormonal stimulierten Mamma. Experimentelle Beiträge zur Pathogenese von Fibrosierungen in der Brustdrüse. Beitr. path. Anat. 140, 212–236 (1970).

Bahrmann, E.: Über eine saumartige dunkle Verfärbung des Fettgewebes im Bereiche von Karzinomen, besonders der Mamma. Langenbecks Arch. klin. Chir. 279, 109–111 (1954).

Baierl, W.: Zur Frage der Mammakarzinom-Manifestierung nach Cyren-B-Behandlung beim Mann. Med. Klin. 48, 1284–1286 (1953).

Bailar, J.C.: The incidence of independent tumors among uterine cancer patients. Cancer (Philad.) 16, 842–853 (1963).

Bailey, H.: Studies in the male breast. Lancet 1924, 1258–1260.

Bajardi, F., Kastner, H.: Zytologische Untersuchungen der nichtlaktierenden, sezernierenden Mamma. Wien. klin. Wschr. 83, 306–309 (1971).

Baker, E.M.: Simple adenoma of the breast. Virginia med. Mth. 74, 505–508 (1947).

Baker, G.S., Weyand, R.D.: Metastatic tumor of the brain fifteen years after resection of primary tumor of the breast. Proc. Mayo Clin. 26, 250–252 (1951).

Baker, R.R.: Out-patient breast biopsis. Ann. Surg. 185, 543–547 (1977).

Balch, F.G.: Foreign body in the breast. J. Amer. med. Ass. 141, 129 (1949).

Baldwin, R.L., Martin, R.J.: Protein and nucleic acid synthesis in rat mammary glands during early lactation. Endocrinology 82, 1209–1216 (1968).

Balinsky, B.I.: (a) On the prenatal growth of the mammary gland rudiment in the mouse. J. Anat. (Lond.) 84, 227–235 (1950).

Balinsky, B.I.: (b) On the developmental processes in mammary glands and other epidermal structures. Trans. roy. Soc. Edin. 62, 1–31 (1950).

Ballinger, J.: The co-existence of hyperthyroidism and prepuberal eunuchoidism in a male. J. clin. Endocr. 7, 566–573 (1947).

Baltimore, D.: RNA-dependent DNA polymerase in virions of RNA tumor viruses. Nature (Lond.) 226, 1209 (1970).

Bamberger, Dr.: Totalgangrän der Mamma als Teilerscheinung puerperaler Sepsis. Münch. med. Wschr. 59, 2680–2681 (1912).

Banerjee, M.R., Banerjee, D.N.: Hormonal regulation of RNA-synthesis and membrane ultrastructure in mouse mammary gland. Exp. Cell Res. **64**, 307–316 (1971).

Banerjee, M.R., Walker, R.J.: Variable duration of DNA-synthesis in mammary gland cells during pregnancy and lactation of C3H/HE mouse. J. Cell Physiol. **69**, 133–142 (1967).

Bankl, H., Geyer, G., Jesserer, H., Keibl, E., Kucsko, L., Kotzaurek, R.: Hyperkalzämische Krise und hypokalzämische Tetanie während der Sexualhormonbehandlung bei einem Fall von Carcinoma mammae mit Metastasierung in Skelett und Nebenschilddrüsen. Klin. Wschr. **78**, 697–703 (1966).

Bankoff, G.: Breast hypertrophy and pregnancy. J. Obstet. Gynec. Brit. Emp. **55**, 646 (1948).

Bannayan, G.A., Hajdu, S.J.: Gynecomastia: Clinicopathologic study of 351 cases. Amer. J. clin. Path. **57**, 431–437 (1972).

Bansi, H.W.: Die Mangelfettsucht (Lipophile Form der Dystrophie). Med. Klin. **10**, 397–403 (1947).

Baptista, L.: A Gynecomastia na Lepra. Rev. bras. Leprol. **5**, 53, 193 (1937).

Baradnay, G., Mónus, Z.: Sexchromatin-Untersuchungen in Fällen von Gynäkomastie. Zbl. allg. Path. path. Anat. **108**, 240–241 (1965).

Barber, K.W., Dockerty, M.B., Clagett, O.T.: Inflammatory carcinoma of the breast. Surg. Gynec. Obstet. **112**, 406–410 (1961).

Barber, K.W., Harrison, E.G., Clagett, O.T., Pratt, J.H.: Angiosarcoma of the breast. Surgery **48**, 869–878 (1960).

Bardeleben, K.: Massenuntersuchungen über Hyperthelien beim Manne. Verh. dtsch. anat. Ges. **7**, 171–185 (1893).

Bargmann, W., Fleischhauer, K., Knoop, A.: Über die Morphologie der Milchsekretion. II. Zugleich eine Kritik am Schema der Sekretionsmorphologie. Z. Zellforsch. **53**, 545–568 (1961).

Bargmann, W., Knoop, A.: Über die Morphologie der Milchsekretion. I. Licht- und elektronenmikroskopische Studien an der Milchdrüse der Ratte. Z. Zellforsch. **49**, 344–388 (1959).

Barker, J.L., Nelson, A.J., Montague, E.D.: Inflammatory carcinoma of the breast. Radiology **121**, 173–176 (1976).

Barker, J.R., Richmond, C.: Human breast carcinoma culture: The effects of hormones. Brit. J. Surg. **58**, 732–734 (1971).

Barnes, J.P.: Bilateral lobular carcinoma in situ of the breast. Tex. St. J. Med. **55**, 581–584 (1959).

Barnett, W.O., Hardy, J.D., Hendrix, J.H.: Lymphangiosarcoma following post-mastectomy lymphoedema. Ann. Surg. **169**, 960–968 (1969).

Baron, D.N., Gurling, K.J., Smith, E.J.: The effect of hypophysectomy in advanced carcinoma of the breast. Brit. J. Surg. **45**, 593–606 (1957/58).

Barr, M.L., Bertram, E.G.: A morphological distinction between neurones of the male and female and the behaviour of the nucleolar satellite during accelerated nucleoprotein synthesis. Nature (Lond.) **163**, 676–677 (1949).

Bartak, V.: Einige Bemerkungen über die theoretische und klinische Problematik der Gynäkomastie. Endokrinologie **33**, 22–38 (1955).

Bartel, J.: Fall von echter doppelseitiger Hypertrophie der weiblichen Brustdrüse. Z. Heilk. **21**, 207 (1900).

Bartel, M., Wagner, W., Adam, G.: Zur Prognose des männlichen Mammakarzinoms. Zbl. Chir. **96**, 1163–1169 (1971).

Barth, V.: Zur Bedeutung der Galaktographie für die Frühdiagnostik des Mammakarzinoms. Dtsch. med. Wschr. **101**, 388–389 (1976).

Barth, V.: Sinn und Unsinn radiologischer Untersuchungen der Mamma. Dtsch. med. Wschr. **103**, 3–4 (1978).

Barth, V., Heuck, F.: Der Wert der Galaktographie zur Früherkennung des Mammakarzinoms. Dtsch. Ärztebl. 1976, 1929–1938.

Barth, V., Kraus, B., Deininger, H.K.: Zur Diagnostik von Mammatumoren mit Hilfe von Gewebsstanzzylindern. Dtsch. med. Wschr. **96**, 2005–2009 (1971).

Batchelor, G.B.: Haemangioblastoma of the breast associated with pregnancy. Brit. J. Surg. **46**, 647–649 (1959).

Batchelor, H.T.: Absence of mammae in a woman. Brit. med. J. **1888 II**, 876.

Battifora, H.: Intracytoplasmic lumina in breast carcinoma. A helpful histopathologic feature. Arch. Path. **99**, 614–617 (1975).

Battle, W.H., Mayburg, B.: Primary epithelioma of the nipple in a girl aged eleven. Lancet **1913 I**, 1521–1522.

Bauer, F.W., Robbins, S.L.: An autopsy study of cancer patients. I. Accuracy of the clinical diagnoses (1955 to 1965) Boston City Hospital. J. Amer. med. Ass. **221**, 1471–1474 (1972).

Bauer, W.H., Fox, R.A.: Adenomyoepithelioma (Cylindroma) of palatal mucous glands. Arch. Path. **39**, 96–102 (1945).

Baumeister, R.G., Bohmert, H.: Methoden der Wiederherstellung der Brustform nach subkutaner Mastektomie. In: Bohmert, H., Plastische Chirurgie des Kopf- und Halsbereichs und der weiblichen Brust, pp. 175–184. Stuttgart: Thieme 1975.

Baumgartner, H., Stamm, H.: Das Problem der Mammatumoren. Fortschr. Geburtsh. Gynäk. **27**, 60–111 (1966).

Baumgartner, H., Stamm, H.: Fibrosing adenosis. In: Das Problem der Mammatumoren. Bibl. gynaec. (Basel) Fasc. **39**, 65–66 (1966).

Bayliss, P.F.C., van't Hoff, W.: Amenorrhoea and galactorrhoea associated with hypothyroidism. Lancet **1969**, 1399–1400.

Bayon, A.: Ciste epidermoide della mammella muliebre. Boll. Mem. Soc. tosco-umbra Chir. **12**, 131–138 (1950).

Beatson, G.T.: On treatment of inoperable cases of carcinoma of mammae; suggestion for a new method of treatment with illustrative cases. Lancet **1896 II**, 104, 162.

Becker, G., Fassbender, C.W.: Das Brustdrüsenkarzinom des Mannes. Strahlentherapie **143**, 21–26 (1972).

Becker, K.L., Cottrell, J., Moore, C.F., Winnacker, J.L., Matthews, M.J., Katz, S.: Endocrine studies in a patient with a gonadotropin-secreting bronchogenic carcinoma. J. clin. Endocr. **28**, 809–818 (1968).

Becker, K.L., Winnacker, J.L., Matthews, M.J., Higgins, G.A.: (a) Gynecomastia and hyperthyroidism. An endocrine and histological investigation. J. clin. Endocr. **28**, 277–285 (1968).

Becker, K.L., Winnacker, J.L., Matthews, M.J., Higgins, G.A., Mohamadi, M.: (b) Histologic evidence of gynecomastia in hyperthyroidism. Arch. Path. **98**, 257–260 (1974).

Becker, Th.: (1) Über subkutane Strangbildungen der Thoraxwand und ihre unfallärztliche Beurteilung. Mschr. Unfallheilk. **57**, 332–338 (1954).

Becker, Th.: (2) Die Mondor'sche Krankheit. Dtsch. med. Wschr. **82**, 258–259 (1957).

Bedell, A.J.: Bilateral metastatic carcinoma of the chorioid. Arch. Ophthal. **30**, 25–37 (1943).

Bedford, P.D., Daniel, P.M.: Discrete carcinomatous metastases in the extrinsic ocular muscles. Amer. J. Ophthal. **49**, 723–726 (1960).

Bell, J.W.: Supernumery breast near labium. Amer. J. Obstet. Gynec. **11**, 507 (1926).

Bellini, D.F.: Linfosarcoma e reticolosarcoma della mammella (Contributo casistico). Tumori (Milano) **42**, 737–741 (1956).

Benedetti, E.L., Bartoszewicz, W.: Overdruk elfde Jaarboek van Kankeronderzoek en Kankerbestrijding in Nederland, pp. 149–156 (1961). Zit. n. Hollmann, 1974.

Ben-David, M., Dikstein, S., Sulman, F.G.: Production of lactation by non-sedative phenothiazine derivates. Proc. Soc. exp. Biol. (N.Y.) **118**, 265–270 (1965).

Benfield, J.R., Fingerhut, A.G., Warner, N.E.: Lobular carcinoma of the breast. Arch. Surg. **99**, 129–131 (1969).

Bengtsson, B., Norgren, A.: Interactions of oestrone and testosterone on mammary glands of male rabbits. Acta endocr. (Kbh.) **36**, 141–156 (1961).

Bennet, H.S., Baggenstoss, A.H., Butt, H.R.: The testis, breast and prostate of men who die of cirrhosis of the liver. Amer. J. clin. Path. **20**, 814–828 (1950).

Benson, G.K., Cowie, A.T., Cox, C.P., Flux, D.S., Folley, S.J.: Studies on the hormonal induction of mammary growth and lactation in the goat. II. Functional and morphological studies of hormonally developed udders with special reference to the effect of "triggering" doses of oestrogen. J. Endocr. **13**, 46–58 (1955).

Benson, G.K., Cowie, A.T., Cox, C.P., Folley, S.J., Hosking, Z.D.: Relative efficiency of hexoestrol and progesterone as oily solutions and as crystalline suspensions in inducing mammary growth and lactation in early and late ovariectomized goats. J. Endocr. **31**, 157–164 (1965).

Benson, G.K., Cowie, A.T., Cox, C.P., Goldzveig, S.A.: Effects of oestrone and progesterone on mammary development in guinea-pig. J. Endocr. **15**, 126–144 (1957).

Benson, G.K., Cowie, A.T., Folley, S.J., Tindal, J.S.: Recent developments in endocrine studies on mammary growth and lactation. In: Recent progress in the endocrinology of reproduction (C.W. Lloyd, ed.), pp. 457–490. New York: Academic Press 1959.

Benson, G.K., Folley, S.J.: (a) Oxytocin as stimulator for the release of prolactin from the anterior pituitary. Nature (Lond.) **177**, 700 (1956).

Benson, G.K., Folley, S.J.: (b) Retardation of mammary involution in the rat by oxytocin. J. Endocr. **14**, 42 (1957).

Benson, G.K., Folley, S.J.: (c) The effect of oxytocin on mammary gland involution in the rat. J. Endocr. **16**, 189–201 (1957).

Benson, W.R.: Carcinoma of the prostate with metastases to breasts and testis. Cancer (Philad.) **10**, 1235–1245 (1957).

Berblinger, W.: Zur Frage der akuten Leukämie. Klin. Wschr. **1**, 1449–1453 (1922).

Bercovici, J.P., Manvais-Jarvis, P.: Hyperthyroidism and gynecomastia. Metabolic studies. J. clin. Endocr. **35**, 671–677 (1972).

Berde, B., Cerletti, A.: Über die Wirkung pharmakologischer Oxytocindosen auf die Milchdrüse. Acta endocr. (Kbh.) **34**, 543–557 (1960).

Berg, A. v.d.: Rezidivierende Fibroadenome der Vulva bei Mammahypertrophie. Zbl. allg. Path. path. Anat. **110**, 419–423 (1963).

Berg, H.J. van den: Can cancer be an inherited family disease? J. Mich. med. Soc. **49**, 1185–1188 (1950).

Berg, J.W.: (a) The significance of axillary node levels in the study of breast carcinoma. Cancer (Philad.) **8**, 776–778 (1955).

Berg, J.W.: (b) Sinus histiocytosis: A fallacious measure of host resistance to cancer. Cancer (Philad.) **9**, 935–939 (1956).

Berg, J.W.: (c) Inflammation and prognosis in breast cancer – a search for host resistance. Cancer (Philad.) **12**, 714–720 (1959).

Berg, J.W.: (d) Morphological evidence for immune response to cancer. A historical review. Cancer (Philad.) **28**, 1453–1456 (1971).

Berg, J.W., De Crosse, J.J., Fracchia, A.A., Farrow, J.: Stromal sarcomas of the breast. A unified approach to connective tissue sarcomas other than cystosarcoma phyllodes. Cancer (Philad.) **15**, 418–424 (1962).

Berg, J.W., Hutter, R.V.P., Foote, F.W.: The unique association between salivary gland cancer and breast cancer. J. Amer. med. Ass. **204**, 771–774 (1968).

Bergdahl, L., Bergman, F., Rais, O., Westling, P.: Bilateral adenoma of nipple. Acta chir. scand **137**, 583–586 (1971).

Berger, A., Simma, W., Fischer, P.: Kerngeschlechtsbestimmungen bei der idiopathischen Gynäkomastie. Wien. klin. Wschr. **84**, 699–701 (1972).

Berger, H.: Beitrag zur elektronenoptischen Zelldifferenzierung des soliden Mammakarzinoms und der Mastopathia cystica des Menschen. Z. Krebsforsch. **66**, 73–86 (1964).

Berger, L., Mandelbaum, H.: Tuberculosis of the breast. Ann. Surg. **103**, 57–66 (1936).

Berger, S.M.: Inflammatory carcinoma of the breast. Amer. J. Roentgenol. **88**, 1109–1113 (1962).

Bergner, E.: A case of a milk cyst in the labium majus. Acta obstet. gynec. scand. **14**, 205–206 (1934).

Bergonzi, M.: Gynäkomastie und Lebercirrhose. Virchows Arch. path. Anat. **293**, 697–723 (1934).

Berk, F.: Beitrag zur Kenntnis der ersten Anlage der menschlichen Brustdrüse. Med. Inaug.-Diss. Greifswald 1913.

Berka, F.: Die Brustdrüse verschiedener Altersstufen und während der Schwangerschaft. Frankfurt. Z. Path. **8**, 203–256 (1911).

Berkson, J., Harrington, S.W., Clagett, O.T., Kirklin, I.W., Dockerty, M.B., McDonald, J.R.: Mortality and survival in surgically treated cancer of the breast: A statistical summary of some experience of the Mayo Clinic. Proc. Mayo Clin. **32**, 645–670 (1957).

Berle, P., Apostolakis, M.: (a) Prolaktinkonzentration im menschlichen Plasma während Schwangerschaft und Wochenbett. Acta endocr. (Kbh.) **67**, 63–69 (1971).

Berle, P., Apostolakis, M.: (b) Prolaktinkonzentrationen unter physiologischen und pathologischen Bedingungen. Arch. Gynäk. **211**, 220 (1971).

Berle, P.: (c) Prolaktin und seine Bedeutung für die Laktation beim Menschen und beim Tier. Zbl. Gynäk. **94**, 1681–1686 (1972).

Berle, P., Voigt, K.D.: (a) Evidence of plasma prolactin levels in patients with breast cancer. Amer. J. Obstet. Gynec. **114**, 1101–1102 (1972).

Berle, P., Voigt, K.D.: (b) Plasmaprolaktinkonzentrationen beim Mammakarzinom der Frau. Schweiz. Z. Gynäk. Geburtsh. **3**, 113–120 (1972).

Bernard, E., Delarierre, Ph., Israel, L.: La tuberculose mammaire. Ses divers aspects cliniques et anatomiques. Rev. Tuberc. **25**, 366–375 (1961).

Berndt, H.: Über die Zuverlässigkeit des Tastbefundes und der klinischen Stadieneinteilung des Brustdrüsenkrebses. Arch. Geschwulstforsch. **29**, 54–66 (1967).

Berndt, H., Borrmann, C., Klein, K.: Zweitkarzinom der Brustdrüse. Das Risiko eines zweiten Mammakarzinoms nach erfolgreicher Behandlung eines Brustdrüsenkrebses. Arch. Geschwulstforsch. **36**, 55–63 (1970).

Berndt, H., Friedrichs, W., Gummel, H.: Der Einfluß der Tumorgröße auf die Prognose des Mammakarzinoms. Krebsarzt **17**, 1–9 (1962).

Berndt, H., Gütz, H.J., Jacobasch, K.-H., Prahl, B., Schremmer, C.-N., Strohwig, R., Wildner, G.P., Wolff, G.: Vorschlag zur pathologisch-anatomischen Klassifikation des Brustdrüsenkrebses nach dem TNM-System. Arch. Geschwulstforsch. **41**, 146–163 (1973).

Berndt, H., Lattermann, K.: Mammakarzinom und Menopause. Arch. Geschwulstforsch. **33**, 55–65 (1969).

Berndt, H., Landmann, R.: Zwei epidemiologische Typen des Mammakarzinoms. Arch. Geschwulstforsch. **33**, 157–168 (1969).

Berndt, H., Titze, U.: TNM-clinical stage classification of breast cancer. Int. J. Cancer **4**, 837–844 (1969).

Bernhard, C.M.: Paget's disease (cancer of the breast). Clinical discussion and report of 3 cases. Ann. Surg. **163**, 931–936 (1966).

Bernhard, W.: (a) Die Anwendung des Elektronenmikroskopes zum Studium zellularpathologischer Vorgänge. Verh. Ges. dtsch. Naturf. u. Ärzte **99**, 131–141 (1957).

Bernhard, W.: (b) Electron microscopy of tumor cells and tumor viruses. A review. Cancer Res. **18**, 491–509 (1958).

Bernhard, W.: (c) The detection and study of tumor viruses with the electron microscope. Cancer Res. **20**, 712–727 (1960).

Berniczei, M., Lapis, K.: Beiträge zur Klinik und Pathologie des Brustdrüsenfibroadenoms. Zbl. Chir. **84**, 1405–1410 (1959).

Berning, H., Brücker, J.: Mastopathia cystica (apokrine Drüsencysten) und Carcinom. Virchows Arch. path. Anat. **298**, 728–742 (1937).

Bernstein, M.H.: Gynecomastia associated with primary liver cell carcinoma. Sth. med. J. (Bgham, Ala.) **41**, 1111–1114 (1948).

Bernstein, S.A.: Über Karzinommetastase in einem Duraendotheliom. Zbl. allg. Path. path. Anat. **58**, 163–166 (1933).

Berson, A., Schreiber, S.C.: Gynecomastia and hyperthyroidism. J. clin. Endocr. **13**, 1126–1128 (1953).

Berswordt-Wallrabe, R. v.: (a) Die Hemmung der Galaktopoese der Albinomaus durch Dienöstroldiacetat und ihre Auswirkungen auf das inkretorische System. Arch. Gynäk. **190**, 549–618 (1958).

Berswordt-Wallrabe, R. v.: (b) Versuch einer theoretischen Erklärung der Hemmung der Galaktopoese der Albinomaus durch Dienöstroldiacetat. Arch. Gynäk. **190**, 619–637 (1958).

Berswordt-Wallrabe, R. v., Turner, C.W.: (a) Mammogenesis in ovary-thyro-parathyroidectomized rats. Proc. Soc. exp. Biol. (N.Y.) **103**, 536–537 (1960).
Berswordt-Wallrabe, R. v., Turner, C.W.: (b) Dihydrotachysterol (AT 10) and mammogenesis in ovary-thyro-parathyroidectomized rats. Proc. Soc. exp. Biol. (N.Y.) **104**, 599–602
  (1960).
Bertini, B., Ber, A.: The ethnologic and endocrinological aspects of breast cancer and
  cystic mastopathy in Israel. Cancer (Philad.) **17**, 438–449 (1964).
Bertkau, F.: Ein Beitrag zur Anatomie und Physiologie der Milchdrüse. Anat. Anz. **30**,
  161–180 (1907).
Bertrand, J., Lataix, P.: Localisation mammaire de la lymphogranulomatose maligne. Presse
  méd. **60**, 1383–1384 (1952).
Bertschi, H.: Pathologische Anatomie und Prognose der Zystenmamma, Mastitis chronica
  cystica und Fibrosis mammae. Inaug.-Diss. Zürich, 1935.
Besser, G.M., Lynne Parke, Edwards, C.R.W., Forsyth, J.A., McNeilly, A.S.: Galactor-
  rhoea: Successful treatment with reduction of plasma prolactin levels by brom-ergocryp-
  tine. Brit. med. J. **16**, 669–672 (1972).
Bessler, W.: Die Strahlentherapie des Mammakarzinoms. Schweiz. Rdsch. Med. (Praxis)
  61, 1024–1029 (1972).
Bessman, S.P., Lucas, J.C.: Galactocele in a male infant. Pediatrics **11**, 109–112 (1953).
Best, B.D.: Case of granulosa-cell-carcinoma of the left ovary in a child of six years.
  Canad. med. Ass. J. **33**, 658 (1935).
Bettini, U., Saint Omer, F.B.: Reticulosarcoma della mammella. Arch. de Vecchi Anet.
  pat. **43**, 291–326 (1964).
Beuthe, D.: Klinik, Pathologie und Therapie der Mastodynie. Med. Klin. **1960**, 575–577.
Bhagwandeen, S.B.: Carcinoma of the male breast in Zambia. E. Afr. med. J. **49**, 89–93
  (1972).
Biasi, W. di: Über Krebsmetastasen in der Milz. Virchows Arch. path. Anat. **261**, 885–918
  (1926).
Biebl, M.: Das Mammasarkom und seine Beziehungen zur Fibrosis mammae wie zu den
  gutartigen Mammageschwülsten. Bruns' Beitr. klin. Chir. **140**, 52–74 (1927).
Biedermann, K.: Das Verhalten des Genitalapparates weiblicher Ratten bei langdauernder
  Follikelhormonzufuhr. Arch. Gynäk. **167**, 465–476 (1938).
Bignazzi, A.B., D'Amico, P., Veronesi, U.: La funzionalita thyreoidea nelle pazienti affete
  da carcinoma mammaria. Tumori **51**, 199–206 (1965).
Billroth, C.H.: Jahresberichte u. Arb. der II. chir. Klinik zu Wien **7**, 258–260 (1876).
Billroth, T.: Die Cylindergeschwulst (Cylindroma) in Untersuchungen über die Entwicklung
  der Blutgefäße, nebst Beobachtungen an der königlichen chirurgischen Univ.-Klinik
  zu Berlin. S. 55–69. Berlin: G. Reimer 1856.
Billroth, T.: Untersuchungen über den feineren Bau und die Entwicklung der Brustdrüsenge-
  schwülste. Virchows Arch. path. Anat. **18**, 69–81 (1860).
Billroth, R.: Die Krankheiten der Brustdrüse. Deutsche Chirurgie, Lieferung 41. Stuttgart:
  Enke 1880.
Binder, A.: Mißbildungen des Muskelsystems. In: Die Morphologie der Mißbildungen,
  hrgg. v. E. Schwalbe u. G.B. Gruber, III. Teil, Abt. III, S. 1–80. Jena: G. Fischer 1927.
Binder, A.: Über einfache und adenomatöse Epithelbefunde in Lymphknoten. Zbl. Gynäk.
  62, 1581–1585 (1938).
Binkert, M.: Fibrolipoma intracanaliculare sarcomatodes xanthomatodes mammae. Frank-
  furt. Z. Path. **30**, 498–511 (1924).
Binkley, J.S.: Relapsing febrile nodular nonsuppurative panniculitis. J. Amer. med. Ass.
  113, 113–116 (1939).
Birdsall, C.J., Dockerty, M.B., Pratt, J.H.: Mammary carcinoma to uterine myoma. Obstet.
  and Gynec. **23**, 229–231 (1964).
Birge, R.R., Peisen, C.J., Thornton, F.E., Powell, L.D.: Angiosarcoma in postmastectomy
  lymphedema. J. Iowa med. Soc. **47**, 491 (1957).
Birkenfeld, W.: Beitrag zur Zwillingspathologie der Mamma. Langenbecks Arch. klin.
  Chir. **168**, 568–576 (1932).
Birks, D.M., Crawford, G.M., Ellison, L.G., Johnstone, F.R.C.: Carcinoma of the breast
  in women 30 years of age or less. Surg. Gynec. Obstet. **137**, 21–25 (1973).

Bittner, J.J.: Some possible effects of nursing on mammary gland tumor incidence in mice. Science **84**, 162 (1936).

Bittner, J.J.: Genetic concepts in mammary cancer in mice. Ann. N.Y. Acad. Sc. **71**, 943–975 (1958).

Black, A., Kleiber, M., Butterworth, E.M., Brubacher, G.B., Kaneko, J.J.: The pentose cycle as a pathway for glucose metabolism in intact lactating dairy cows. J. Biochem. Chem. **227**, 537–550 (1957).

Black, M.M., Kerpe, S., Speer, F.D.: (a) Lymph node structure in patients with cancer of the breast. Amer. J. Path. **29**, 505–521 (1953).

Black, M.M., Opler, S.R., Speer, F.D.: (b) Microscopic structure of gastric carcinomas and their regional lymph nodes in relation to survival. Surg. Gynec. Obstet. **98**, 725–734 (1954).

Black, M.M., Opler, S.R.: (c) Survival in breast cancer cases in relation to the structure of the primary tumor and regional lymph nodes. Surg. Gynec. Obstet. **100**, 543–551 (1955).

Black, M.M., Opler, S.R., Speer, F.D.: (d) Periductal lymphoid infiltrations in mammary tissue. Arch. Path. **60**, 457–461 (1955).

Black, M.M., Speer, F.D.: (e) Nuclear structure in cancer tissues. Surg. Gynec. Obstet. **105**, 97–102 (1957).

Black, M.M., Speer, F.D.: (f) Sinus histiocytosis of lymph nodes in cancer. Surg. Gynec. Obstet. **106**, 163–175 (1958).

Black, M.M., Asire, A.J.: (g) Palpable axillary lymph nodes in cancer of the breast. Structural and biologic considerations. Cancer (Philad.) **23**, 251–259 (1969).

Black, M.M., Asire, A.J., Leis, H.P., Jr.: (h) Cellular responses to autologous breast cancer tissue. Correlation with stage and lymphoreticuloendothelial reactive. Cancer (Pilad.) **28**, 263–273 (1971).

Blackwell, B.: Acute leukaemia presenting as a lump in the breast. Brit. J.Surg. **50**, 769–771 (1962/68).

Blackwinkel, K., Jackson, A.S.: Some features of breast cancer and thyreoid deficiency. Report of 280 cases. Cancer (Philad.) **17**, 1174 (1964).

Blair, P.B.: The mammary tumor virus (MTV). Curr. Top. Microbiol. **45**, 1–69 (1968).

Blair, P.B., Lavrin, D.H., Dezfulian, M., Weiss, D.W.: Identification in vitro of mouse antibodies against the mouse mammary tumor virus (MTV). Cancer Res. **26**, 647 (1966).

Blanc, B., Isliker, H.: (a) Isolement et caractérisation de la proteine rouge siderophile du lait maternel; La lactotransferrine. Bull. Soc. Chim. biol. (Paris) **43**, 929–943 (1961).

Blanc, B., Isliker, H.: (b) Transfer of ^{59}Fe from ferriproteins to tissue and biological fluids (serum and milk). Helv. physiol. pharmacol. Acta **21**, 259–275 (1963).

Blaxter, K.L.: Lactation and the growth of the young. In: Kon, S.K., Cowie, A.T., Milk, Vol. II, p. 305–361. New York and London: Academic Press. 1961.

Blaydes, R.M., Kinnebrew, C.A.: Massive breast hyperplasia complicating pregnancy. Obstet. and Gynec. **12**, 601 (1958).

Blichert-Toft, M., Hansen, J.P.H., Hansen, O.H., Schiødt, T.: Clinical course of cystosarcoma phylloides related to histologic appearance. Surg. Gynec. Obstet. **140**, 929–932 (1975).

Blickenstorfer, E.: Biologie, Endokrinium und Psychologie in ihrer Bedeutung für Laktation und Mütterlichkeit. Schweiz. med. Wschr. **82**, 865–869 (1952).

Bloch, K.: Zur Pathogenese der Mammahypertrophie bei der Digitalisapplikation. Z. Kreisl.-Forsch. **50**, 591–595 (1961).

Block, G.E., Zlatnik, P.: Giant fibroadenomata of the breast in a prepubertal girl. A case report with observations of hormone influences. Arch. Surg. **80**, 665–669 (1960).

Block, M.A., Fleming, J.L., Gish, J.R.: Lymphangiosarcoma occurring in postmastectomy lymphedema. Henry Ford Hosp. med. Bull. **4**, 63–67 (1956).

Blodgett, A.N.: Cancer of breast in a child. Boston med. surg. J. **136**, 611 (1897).

Blond, K.: Beitrag zur Lehre von der Mammahypertrophie. Med. Klin. **17**, 497–499 (1921).

Bloodgood, J.C.: The clinical picture of dilated ducts beneath nipple frequently to be palpated as a doughy worm-like mass—the varicocele tumor of the breast. Surg. Gynec. Obstet. **36**, 486–495 (1923).

Bloodgood, J.C.: (1) Senile parenchymatous hypertrophy of female breast. Its relation to cyst formation and carcinoma. Surg. Gynec. Obstet. **3**, 721–730 (1906).

Bloodgood, J.C.: (2) The Pathology of chronic cystic mastitis of the female breast, with special consideration of the blue-domed cyst. Arch. Surg. **3**, 445–542 (1921).

Bloodgood, J.C.: (3) Benign tumors of the breast. Ann. Surg. **79**, 172–197 (1924).

Bloodgood, J.C.: (4) The blue-domed cyst in chronic cystic mastitis. J. Amer. med. Ass. **93**, 1056–1059 (1929).

Bloodgood, J.C.: (5) Borderline breast tumors. Ann. Surg. **93**, 235–249 (1931).

Bloodgood, J.C.: (6) Borderline breast tumors. Amer. J. Cancer **16**, 103–176 (1932).

Bloodgood, J.C.: (a) The treatment of tumors of the breast during pregnancy and lactation. Arch. Surg. **18**, 2079–2098 (1929).

Bloodgood, J.C.: (b) Comedocarcinoma (or comedoadenoma) of the female breast. Amer. J. Cancer (N.Y.) **22**, 842–853 (1934).

Bloom, H.J.G.: (a) Prognosis in carcinoma of the breast. Brit. J. Cancer **4**, 259–288 (1950).

Bloom, H.J.G.: (b) Further studies in prognosis of breast carcinoma. Brit. J. Cancer **4**, 347–367 (1950).

Bloom, H.J.G.: (c) The influence of delay on the natural history and prognosis of breast cancer. Brit. J. Cancer **19**, 228–262 (1965).

Bloom, H.J.G., Richardson, W.W.: Histologic grading and prognosis in breast cancer. A study of 1409 cases of which 359 have been followed for 15 years. Brit. J. Cancer **11**, 359–377 (1957).

Bloom, H.J.G., Richardson, W.W., Field, J.R.: Host resistance and survival in carcinoma of breast—Study of 104 cases of medullary carcinoma in a series of 1411 cases of breast cancer followed for 20 years. Brit. med. J. **3**, 181–188 (1970).

Blümel, G., Turcic, G., Regele, H., Vagacs, H.: Zur Frage des Geschlechtsdimorphismus der Tumorzellen beim Mammakarzinom. II. Örtliches Rezidiv und zellkernmorphologisches Tumorgeschlecht. Wien. klin. Wschr. **75**, 41–43 (1963).

Bluestein, D.D., Wall, G.H.: Persistent neonatal breast hypertrophy. Amer. J. Dis. Child. **105**, 292–294 (1963).

Blume, G.: Morphologische und histometrische Untersuchungen an der Brustdrüse der Ratte bei hormonaler Stimulation und Involution. Inaug.-Diss. Mainz, 1970.

Boas, H.: Über das Vorkommen der Mammae accessoriae. Hautarzt **6**, 253–256 (1955).

Bobbio, P., Peracchia, G., Pellegrino, F.: Anatomia radiografica del sistema linfatico ascellare e sopraclaveare. Ateneo parmense **33** (Suppl.) 95 (1962).

Böck, P.: Elektronenmikroskopischer Nachweis von Na^+, Ca^{++} und Cl^- in der laktierenden Milchdrüse des Meerschweinchens. Cytobiologie **2**, 68–82 (1970).

Böhmig, R.: Die Epithelproliferationen bei der Mastopathia fibrosa cystica. Zbl. allg. Path. path. Anat. **89**, 297–313 (1952).

Böhmig, R.: Bildungsarten, Entwicklungsstadien und Wachstumsstufen des Karzinoms am Beispiel der Epithelproliferationen der Brustdrüse. Z. Krebsforsch. **59**, 11–27 (1953).

Boemke, F.: Karzinommetastasen im Auge. Zbl. allg. Path. path. Anat. **90**, 269–272 (1953).

Boemke, F., Birkle, K.: Zur Ätiologie der Fibrosis Mammae virilis. Klin. Wschr. **27**, 93–96 (1949).

Boenheim, F.: Über das Vorkommen überzähliger Mamillen und Kombination derselben mit anderen Degenerationszeichen. Anat. H. **57**, 583–609 (1919).

Börger, P.: Ein Beitrag seltener kombinierter Mißbildungen. Ann. paediat. (Basel) **181**, 161–172 (1953).

Börner, P., Heidenreich, W., Majewski, A.: Zur Therapie von Carcinomata in situ der Mamma. Zbl. Gynäk. **35**, 837–845 (1975).

Boersma, D., Engler, H.: Gangrenous breast from venous thrombosis. Surgery **54**, 876–879 (1963).

Boffi, L., Massimo, C.: La mastite a plasmacellule intesa non come entità patologica a sè ma come varietà evolutiva della malattia secretoria della mammella. Arch. De Vecchi Anat. pat. **28**, 343–355 (1958).

Bogardus, G.M., Finley, J.W.: Breast cancer and thyroid disease. Surgery **49**, 461–468 (1961).

Bohle, A.: (a) Beitrag zur Frage der Elastika-Vermehrung in Mammatumoren unter besonderer Berücksichtigung skirrhöser Krebse. Frankfurt. Z. Path. **62**, 167–183 (1951).

Bohle, A., Fischbach, H., Bürger, E., Schöll, A.: (b) Die Bedeutung des Barr'schen Körperchen beim Mammacarcinom. Langenbecks Arch. klin. Chir. **313**, 392–399 (1965).

Bohmert, H. (Hrg.): Plastische Chirurgie des Kopf- und Halsbereiches und der weiblichen Brust. 5. Tagung der Vereinigung der Deutschen Plastischen Chirurgen, München 1974. Stuttgart: Thieme 1975.

Bolt, H.M.: Die Bedeutung der Östrogenrezeptoren in der Pharmakotherapie des Mammakarzinoms. Münch. med. Wschr. **117**, 333–336 (1975).

Bomhard, D. v., Sandersleben, J. v.: Über die Feinstruktur von Mammamischtumoren der Hündin. I. Das Vorkommen von Myoepithelzellen in myxoiden Arealen. Virchows Arch. Abt. A **359**, 87–96 (1973).

Bomhard, D. v., Sandersleben, J. v.: II. Das Vorkommen von Myoepithelzellen in chondroiden Arealen. Virchows Arch. Abt. A **362**, 157–167 (1974).

Bomhard, D. v., Sandersleben, J. v.: III. Die Anfangsstadien der myoepithelialen Proliferation. Virchows Arch. Abt. A **367**, 219–229 (1975).

Bomhard, D. v., Sandersleben, J. v., Raddatz, R.: Elektronenmikroskopische Untersuchungen an soliden Mammakarzinomen der Hündin. Z. Krebsforsch. **83**, 129–143 (1975).

Bonadonna, G.: Combination chemotherapy as an adjuvant treatment in operable breast cancer. New Engl. J. Med. **294**, 405–410 (1976).

Bondi, R., Cariati, A., Ambrosi, L.: Cytochemical studies in two cases of Paget's disease of the breast. Arch. De Vecchi Anat. Path. **36**, 817–850 (1962).

Bonhoff, H.: Über Ursache und familiäres Auftreten von Gynäkomastie. Z. Konstit.-Lehre (Berl.) **12**, 528–532 (1962).

Bonn, H.K., Evans, N.: Extragenital chorioepithelioma in male with associated gynecomastia, report of a case. Amer. J. Surg. **58**, 125–132 (1942).

Boquoi, E., Kreuzer, G.: Zytologische Diagnostik. In: Frischbier, H.-J., und Lohbeck, H.U.: Frühdiagnostik des Mammakarzinoms. Stuttgart: Thieme 1977.

Borchardt, M., Jaffé, R.: Zur Kenntnis der Zystenmamma. Beitr. klin. Chir. **155**, 481–514 (1932).

Bordasch, F.: Die Gynäkomastie. Zbl. Chir. **4**, 245–258 (1951).

Borrmann, R.: Metastasenbildung bei histologisch gutartigen Geschwülsten (Fall von metastasierendem Angiom). Beitr. path. Anat. **40**, 372–393 (1907).

Borsella, C., Merelli, B.: Sulla comparsa di ginecomastia in ammalati di tuberculosi polmonare in corso di terapia con isoniazide. G. Clin. med. **38**, 1744–1758 (1957).

Boschann, H.W.: Zytodiagnostik bei Mammaerkrankungen. Fortschr. Med. **88**, 1003–1008 (1970).

Boss, J.H., Urka, J.: Stewart-Treves-Syndrome. Amer. J. Surg. **101**, 248–252 (1961).

Botham, R.J., McDonald, J.R., Clagett, O.T.: Sarcoma of the mammary gland. Surg. Gynec. Obstet. **107**, 55–61 (1958).

Bothmann, G., Rummel, H., Kubli, F.: Zur Stellung der Aspirationszytologie bei der Frühdiagnostik des Mammakarzinoms. Geburtsh. u. Frauenheilk. **34**, 287–293 (1974).

Botsch, H., Sörensen, R.: Armödem nach behandeltem Mammakarzinom: Stellenwert der Phlebographie. Strahlentherapie **153**, 17–20 (1977).

Bottomley, A.C., Folley, S.J.: Effect of androgenic substances on growth of teat and mammary gland in immature male guinea pig. Proc. roy. Soc. **126**, 224–241 (1939).

Bourg, R., Brabandere, de L.: Tumeurs de Krukenberg, révélation d'un cancer primitif du sein. Acta chir. belg. **51**, 55–70 (1952).

Bousquet, M., Fléchon, J.E., Denamur, R.: Aspects ultrastructuraux de la glande mammaire de lapine pendant la lactogénèse. Z. Zellforsch. **96**, 418–436 (1969).

Bowers, C.D., Radlauer, C.B.: Breast cancer after prophylactic subcutaneous mastectomies and reconstruction with silastic prothesis. Plast. reconstr. Surg. **44**, 541–544 (1969).

Boyar, R.M., Kapen, S., Finkelstein, J.W., Perlow, M., Sassin, J.F., Fukushima, D.K., Weitzman, E.D., Hellmann, L.: Hypothalamic-pituitary function in diverse hyperprolactinemic states. J. clin. Invest. **53**, 1588–1598 (1974).

Boyd, A.K., Enterline, H.T., Donald, J.G.: Carcinoma of the breast; a surgical follow-up study. Surg. Gynec. Obstet. **99**, 9–21 (1954).

Bradley, T.R., Cowie, A.T.: (a) The effects of hypophysectomy on the in vitro metabolism of mammary gland slices from lactating rats. J. Endocr. **14**, 8–15 (1956).

Bradley, T.R., Clark, P.M.: (b) The response of rabbit mammary glands to locally administered prolactin. J. Endocr. **14**, 28–36 (1956).

Brandes, D., Anton, E.: (a) The role of lysosomes in cellular lytic processes. Lab. Invest. **15**, 987–1006 (1966).

Brandes, D., Anton, E., Barnard, S.: (b) Lysosomes and cellular regressive changes in rat mammary gland involution. Lab. Invest. **20**, 465–475 (1969).

Brands, Th., Schütz, J.: Kongenitale einseitige Aplasie der linken Mamma. Med. Welt **6**, 382–386 (1968).

Brandt, G., Bässler, R.: (1) Pathomorphogenese experimenteller Verkalkungen in der weiblichen Brustdrüse. Ein Beitrag zur Calciphylaxie. Virchows Arch. Abt. A **348**, 139–154 (1969).

Brandt, G., Bässler, R.: (2) Die Wirkung der experimentellen Hyperkalzämie durch Dihydrotachysterin auf Drüsenfunktion und Verkalkungsmuster der Mamma. Licht-elektronenmikroskopische und chemisch-analytische Untersuchungen. Virchows Arch. Abt. A **356**, 155–172 (1972).

Braun-Falco, O.: (1) Über strangförmige oberflächliche Phlebitiden. Derm. Wschr. **127**, 506–518 (1953).

Braun-Falco, O.: (2) Zur Klinik, Histologie und Pathogenese der strangförmigen oberflächlichen Phlebitiden. Dermat. Wschr. **132**, 705–715 (1955).

Braun-Falco, O.: (3) Die Mondorsche Krankheit. Dtsch. med. Wschr. **82**, 257–258 (1957).

Braunstein, A.L., Woolsey, R.D.: Gummatous mastitis. Amer. J. Syph. **24**, 43–47 (1940).

Breckenridge, R.L.: Liposarcoma of the breast. Amer. J. clin. Path. **24**, 954–956 (1954).

Bredt, H.: Über Wesen und Formen der Gynäkomastie. Z. Konstit.-Lehre **17**, 29–54 (1932).

Bresciani, F.: DNA-synthesis in alveolar cells of the mammary gland: Acceleration by ovarian hormones. Science **146**, 653–655 (1964).

Bresciani, F.: Effect of ovarian hormones on duration of DNA synthesis in cells of the C3H mouse mammary gland. Exp. Cell Res. **38**, 13–32 (1965).

Brethfeld, V.: Enzymhistochemische Studien an der Mamma. Inaug.-Diss. Mainz 1966

Breucken, A.J., Schleiter, H.G.: Lymphosarcoma involving both breasts. Atlantic med. J. **29**, 693–696 (1926).

Brewer, G.E.: Carcinoma of the breast at sixteen. Amer. Surg. **46**, 143–145 (1907).

Brezina, K.: Gemeins. Tagg. Bayer. Ges. Geburtsh. u. Frauenheilk., Österr. Ges. Gynäkol. u. Geburtsh., München, 21.–23. 6. 1973. Zit. Praxis-Kurier, 1973, Aug. S. 6.

Brightmore, T.: Bilateral douple nipples. Brit. J. Surg. **59**, 55–57 (1972).

Brill, R., Koprowska, I.: Diagnosis of early carcinoma of breast by Papanicolaou technique. Amer. J. Surg. **90**, 1016–1019 (1955).

Brissaud, A.: Anatomie pathologique de la maladie cystique des mamelles. Arch. physiol. norm. et path. **3** (1884).

Britton, R.C., Nelson, P.A.: Cancer and treatment of postmastectomy lymphedema of the arm. J. Amer. med. Ass. **180**, 95 (1962).

Broca, P.: Traité des tumeurs, Bd. 1. Paris: Asselin 1866.

Broders, A.C.: (a) Squamous cell epithelioma of the lip. A study of 537 cases. J. Amer. med. Ass. **74**, 656–664 (1920).

Broders, A.C.: (b) Carcinoma. Grading and practical application. Arch. Path. **2**, 376–381 (1926).

Broders, A.C.: Carcinomas in situ contrasted with benign penetrating epithelium. J. Amer. med. Ass. **99**, 1670–1674 (1932).

Brodie, C.: Brodie's tumor; lecture on sero-cystic tumors of breast. London M. Gaz. **25**, 808–814 (1840). Reprinted in M. Classics **2**, 941–954 (1938).

Brody, H., Cullen, M.: Carcinoma of the breast seventeen years after mammography with thorotrast. Surgery **42**, 600–606 (1957).

Broman, I.: Normale und abnorme Entwicklung des Menschen. Wiesbaden: J.F. Bergmann 1911

Broman, I.: Die Entwicklung des Menschen vor der Geburt. München: J.F. Bergmann 1927.

Bronstein, J.P., Cassorla, E.: Breast enlargement in pediatric practice. Med. Clin. N. Amer. **30**, 121–133 (1946).

Bronstein, J.P., Shadaksharappa, K.S.: Gynecomastia. Aus: S. Soskin, Progr. clin. Endocr., pp. 448–454. New York 1950.

Brouha, H.: Recherches sur les diverses phases du développement et de l'activité de la mamelle. Arch. Biol. (Liège) 21, 459–605 (1905).

Brown, I.M.: Histological modification of fibroadenoma of the breast associated with oral hormonal contraceptives. Med. J. Austr. 1, 276–277 (1970).

Brown, P.W., Silverman, J., Owens, E., Tator, D.C., Terz, J.J., Lawrence, W.: Intraductal, 'noninfiltrating' carcinoma of the breast. Arch. Surg. 111, 1063–1067 (1976).

Bruce, J.M.: On supernumerary nipples and mammae; with an account of sixty-five instances observed. J. Anat. Physiol. 13, 425–448 (1879).

Bruck, H., Corbeck, W.: Der Brustkrebs beim Mann. Langenbecks Arch. klin. Chir. 281, 96–100 (1955).

Brummelkamp, R.: Plasmazellige Mastitis. Arch. chir. neerl. 3, 68–71 (1951).

Bruni, J.E., Montemurro, D.G.: Effect of hypothalamic lesions on the genesis of spontaneous mammary gland tumors in the mouse. Cancer Res. 31, 854–863 (1971).

Brunner, K.: Was ist optimale Therapie des Mammakarzinoms. Vortrag z. 163. Sitzung der Niederrheinisch-Westfälischen Ges. Gynäkologie u. Geburtshilfe, Köln, 1976.

Brunner, K.W.: Erfahrungen mit einer zytostatischen Kombinationstherapie beim hormonresistenten metastasierenden Mammakarzinom. Schweiz. med. Wschr. 99, 1298–1303 (1969).

Brunner, K.W.: Die internistische Behandlung des metastasierenden Mammakarzinoms. Schweiz. med. Wschr. 103, 1406–1413 (1973).

Brunner, K.W., Martz, G., Senn, H.J., Obrecht, P., Alberto, P., Melchert, F.: Kontrollierte Untersuchungen über cytostatische Kombinationstherapien beim metastasierenden Mammakarzinom. Internist (Berl.) 14, 643–652 (1973).

Brunner, U.: Über das angioplastische Sarkom bei chronischem Lymphödem (Stewart-Treves-Syndrom). Schweiz. med. Wschr. 93, 949–957 (1963).

Bryant, R.C.: Carcinoma of the breast in a 14-year old boy. Surg. Gynec. Obstet. 18, 545–546 (1914).

Bucalossi, P., Veronesi, U.: Some observations on cancer of the breast in mothers and daughters. Brit. J. Cancer 11, 337–347 (1957).

Bucalossi, P., Veronesi, U., Pandolfi, A.: Il problema dell'ereditarieta neoplastica nell'uomo. 2. Il cancro della mammella. Tumori 40, 365–402 (1954).

Bucalossi, P., Veronesi, U., Zingo, L., Cantu, C.: Enlarged mastectomy for breast cancer; review of 1213 cases. Amer. J. Roentgenol. 111, 119–122 (1971).

Buchheim, W.: (1) Zur Struktur der Hülle von Milchfettkügelchen. Naturwissenschaften 57, 672–673 (1970).

Buchheim, W.: (2) Der Verlauf der Fettkristallisation in den Fettkügelchen der Milch. Elektronenmikroskopische Untersuchungen mit Hilfe der Gefrierätztechnik. Milchwissenschaft 25, 65–70 (1970).

Buchholz, R., Nocke, L., Nocke, W.: Untersuchungen über den Wirkungsmechanismus von Äthinylnortestosteron bei der Unterdrückung der Ovulation. Geburtsh. u. Frauenheilk. 22, 923–927 (1962).

Buchwald, W.: Die röntgenologische, thermometrische und nuklearmedizinische Diagnostik von Erkrankungen der weiblichen Brustdrüse. Habil.-Schrift, Mainz, 1969.

Buckwalter, J.A., Wohlwend, E.B., Colter, D.C., Tidrick, R.T., Knowler, L.A.: AB0 blood groups and disease. J. Amer. med. Ass. 162, 1210–1215 (1956).

Budd, J.W., Breslin, F.J.: Carcino-osteogenic sarcoma. Amer. J. Cancer 31, 207–211 (1937).

Buell, P.: Cancer mortality of selected sites in racial groups of California. Chronic Disease Quarterly, Suppl. 6 (1965).

Buell, P.: Changing incidence of breast cancer in Japanese-American women. J. Nat. Cancer Inst. 51, 1479–1483 (1973).

Buell, Ph., Dunn, J.E.: Cancer mortality among Japanese Issei and Nisei of California. Cancer (Philad.) 18, 656–664 (1965).

Büngeler, W., Dontenwill, W.: Über den Begriff der Präkanzerose unter besonderer Berücksichtigung der Mastopathie und des atypischen Portioepithels. Med. Klin. 49, 1589–1601 (1954).

Bürger, M.: Geschlecht und Krankheit. München: J.F. Lehmann 1958.

Bürger, M.: Altern und Krankheit als Problem der Biomorphose, 4. Aufl. Leipzig: VEB G. Thieme 1960.

Bürgi, H., Hedinger, Chr.: Histologische Hodenveränderungen im hohen Alter. Schweiz. med. Wschr. **47**, 1236–1239 (1959).

Büsing, C.W.: Zur Frage der Intumescentia mammae virilis. Zbl. allg. Path. path. Anat. **85**, 71–77 (1949).

Buhl-Jørgensen, S.E., Fischermann, K., Johansen, H., Petersen, B.: Cancer risk in intraductal papilloma and papillomatosis. Surg. Gynec. Obstet. **127**, 1307–1312 (1968).

Bulbrook, R.D.: Endocrine, genetic and viral factors in the etiology of breast cancer. Proc. roy. Soc. Med. **65**, 646–648 (1972).

Bulbrook, R.D., Greenwood, F.C., Hayward, J.L.: (a) Selection of breast cancer patients for adrenalectomy or hypophysectomy by determination of urinary 17-hydroxycorticosteroids and aethiocholanolone. Lancet **1960 I**, 1154–1157.

Bulbrook, R.D., Greenwood, F.C., Spicer, C.C., Thomas, B.S.: (b) Abnormal excretion of urinary steroids by women with early breast cancer. Lancet **1962 II**, 1238–1240.

Bulbrook, R.D., Greenwood, F.C., Hayward, J.L.: (c) Abnormal urinary steroid excretion and subsequent breast cancer. Lancet **1967 I**, 519.

Bulbrook, R.D., Greenwood, F.C., Hayward, J.L.: (d) Excretion of urinary 17-hydroxycorticosteroids and 11-deoxy-17-oxysteroids by women using steroidal contraceptives. Lancet **1969 II**, 1033.

Bullock, W.K., Hirst, A.E.: Metastatic carcinoma of the adrenal. Amer. J. Med. **226**, 516–521 (1953).

Bunker, M.L., Peters, M.V.: Breast cancer associated with pregnancy or lactation. Amer. J. Obstet. Gynec. **85**, 312–321 (1963).

Bunting, H.: The distribution of acid mucopolysaccharides in the mammalian tissues as revealed by histochemical methods. Ann. N.Y. Acad. Sc. **52**, 977–982 (1950).

Bunts, F.E.: A clinical discussion of tumors of the breast. Surg. Clin. N. Amer. **4**, 871–883 (1924).

Burdick, D., Chanatry, F.: Central New York Surgical Society survey on breast carcinoma, 1920 to 1952. Cancer (Philad.) **7**, 47–53 (1954).

Burdick, M.C., Rinehart, C.R.M., Matsumoto, M.T., O'Connell, M.T.J., Heisterkamp, M.C.W.: Nipple adenoma and Paget's disease in a man. Arch. Surg. **91**, 835–838 (1965).

Burger, R.A., Marcuse, P.M.: Fibroadenoma of vulva. Amer. J. clin. Path. **24**, 965 (1954).

Burghard, A., Böttger, E.: Das Riesenfibroadenom der Mamma. Fortschr. Röntgenstr. **117**, 607–609 (1972).

Burghardt, E.: Histologische Frühdiagnose des Zervixkrebses. Stuttgart: Thieme 1972.

Burkhardt, G.: Metaplastische Vorgänge durch Noxine im Osteoidsarkom der Mamma als sekundäre Strukturen malignen Gewebes. Arch. Geschwulstforsch. **10**, 22–34 (1956).

Burkhardt, G.: Die Bedeutung der diagnostischen Exstirpation für das Mammakarzinom. Zbl. Chir. **84**, 2081–2089 (1959).

Burkhardt, M.: Die gutartigen Erkrankungen der Mamma der Chirurgischen Klinik Zürich in den Jahren 1935–1955. Oncologia **11**, 42–64 (1958).

Burnet, F.M.: The clonal selection theory acquired immunity. Cambridge: Cambridge Univ. Press 1959.

Burrows, H.: Pathological changes induced in the mamma by oestrogenic compounds. Brit. J. Surg. **23**, 191–213 (1935/36).

Burry, V.F., Beezley, M.: Infant mastitis due to gram negative organisms. Amer. J. Dis. Child. **124**, 736–737 (1972).

Burschel, Ch.: Histometrische Untersuchungen am lobulären Parenchym der weiblichen Brustdrüse unter physiologischen Bedingungen und bei Einnahme von Kontrazeptiva. Inaug. Diss. Marburg. 1978.

Burslem, R.W., Dewhurst, C.J.: Massive hypertrophy of the breasts in pregnancy. J. Obstet. Gynec. Brit. Emp. **59**, 380–381 (1952).

Burstein, N.A., Law, L.W.: Neonatal thymectomy and non-viral mammary tumors in mice. Nature (Lond.) **231**, 450–452 (1971).

Burton, J.L., Cunliffe, W.J., Shuster, S.: Increased sebum excretion in patients with breast cancer. Brit. med. J. 1970 I, 665.

Busch, W.: Elektronenmikroskopische Untersuchungen an bestrahlten Mammakarzinomen der Frau. Z. Geburtsh. Gynäk. 173, 250–265 (1970).

Busch, W., Merker, H.J.: (a) Elektronenmikroskopische Untersuchung an menschlichen Mammakarzinomen. Virchows Arch. Abt. A 344, 356–371 (1968).

Busch, W., Merker, H.J.: (b) Elektronenmikroskopische Untersuchungen an der Tumor-Bindegewebsgrenze beim Mammakarzinom der Frau. Virchows Arch. Abt. A 346, 15–28 (1969).

Busk, Th.: Some observations on heredity in breast cancer and leukemia. Ann. Eugen. (Lond.) 14, 213–229 (1947–1949).

Busk, Th., Clemmesen, J.: Frequencies of left- and right-sided breast cancer. Brit. J. Cancer 1, 345–351 (1947).

Bußmann, J., Fürstenberg, H., Manegold, B.: Die einfache Mastektomie mit Achselhöhlen-ausräumung in der Behandlung der bösartigen Mammatumoren. Bruns' Beitr. klin. Chir. 217, 289–294 (1969).

Bußmann, J.F., Loewe, K.R., Fürstenberg, H.S.: Gutartige Mammatumoren und Krebsent-wicklung. Bruns' Beitr. klin. Chir. 218, 393–402 (1971).

Bussolati, G., Pich, A.: Mammary and extramammary Paget's disease. Amer. J. Path. 80, 117–124 (1975).

Bussolati, G., Pich, A., Alfani, V.: Immunfluorescence detection of casein in human mammary dysplastic and neoplastic tissue. Virchows Arch. path. Anat. Abt. A 365, 15–21 (1975).

Butcher, H.R.: Effectiveness of radical mastectomy for mammary cancer; analysis of mortalities by methods of probits. Ann. Surg. 154, 383–396 (1961).

Butcher, H.R.: Radical mastectomy for mammary carcinoma. Ann. Surg. 157, 165–166 (1963).

Butcher, H.R., Seaman, W.P., Eckert, C., Saltzestein, S.: An assessment of radical mastectomy and postoperative irradiation therapy in the treatment of mammary cancer. Cancer (Philad.) 17, 480–485 (1964).

Butenandt, A., Dannenberg, H.: Die Biochemie der Geschwülste. In: Handb. allg. Path. Hrsg. v. F. Büchner, E. Letterer und F. Roulet, Bd. 6, Teil 3, S. 107–241. Berlin-Göttingen-Heidelberg: Springer 1956.

Butler, J.E.: Immunglobulins of the mammary secretions. In: Lactation, a comprehensive treatise, ed. by B.L. Larson and V.R. Smith, Vol. III, p. 217. New York-London: Academic Press 1974.

Butler, T.P., Pearson, O.H.: Regression of prolactindependent rat mammary carcinoma in response to antihormone treatment. Cancer Res. 31, 817–820 (1971).

Butlin, H.J.: On a minute anatomy of two breasts, the areolae of which had been the seat of a long-standing-eczema. Med. Chir. Tr. London 59, 107 (1876).

Buzanowski-Konakry, K., Harrison, E.G., Payne, W.S.: Lobular carcinoma arising in fibroadenoma of the breast. Cancer (Philad.) 35, 450–456 (1975).

Bynum, G.A., Rowe, E.B.: Plasma cell mastitis. Amer. Surg. 18, 836–841 (1952).

Byrne, J.J., Dean, M.A.: Granular cell myoblastoma of the breast. Amer. J. Surg. 100, 98–102 (1960).

Cady, B.: Changing patterns of breast cancer. Arch. Surg. 104, 266–269 (1972).

Cahan, W.G., Castro, El.B., Huvos, A.G.: Primary breast and lung carcinoma in the same patient. J. thorax cardiovasc. Surg. 68, 546–555 (1974).

Cain, H.: Die pneumonische Form der karzinomatösen Lungenmetastasen. Virchows Arch. path. Anat. 323, 194–205 (1953).

Cain, H.: Hypophysenmetastasierung bei Mammakarzinoma mit Besonderheiten im Hypo-thalamus. Frankfurt. Z. Path. 64, 142–152 (1953).

Calov, W.L., Whyte, H.M.: Oedema and mammary hypertrophia: a toxic effect of digitalis leaf. Med. J. Aust. 41, 556–557 (1954).

Camiel, M.R., Bolker, H.: Carcinoma erysipelatodes. Surg. Gynec. Obstet. 72, 635–641 (1941).

Campbell, H.: Breast cancer in Wales. In: Prognostic factors in breast cancer, ed. by A.P.M. Forrest and P.B. Kunkler. Edinburgh and London: Livingstone Ltd. 1968.

Campbell, J.H., Cummins, S.D.: Metastases simulating mammary cancer in prostatic carcinoma under estrogenic therapy. Cancer (Philad.) **4**, 303–311 (1951).

Campbell, O.J.: Relationship between cystic disease of breast and carcinoma. Arch. Surg. **28**, 1001–1056 (1934).

Campbell, O.J.: The bleeding nipple. Surgery **19**, 40–46 (1946).

Campiche, P., Lazarus-Barlow, W.S.: Malignant diseases of the breast. Statistical study of the records of the Middlesex Hospital. Anh. Middx Hosp. **5**, 83 (1905).

Candar, Z., Ritchie, A.C., Hopkirk, J.F., Long, R.C.: The prognostic value of circulating tumor cells in patients with breast cancer. Surg. Gynec. Obstet. **115**, 291–294 (1902).

Canellos, G.P., De Vita, V.T., Gold, G.L., Chabner, B.A., Schein, P.S., Young, R.C.: Cyclical combination chemotherapy for advanced breast carcinoma. Brit. med. J. **1974**, 218–220.

Caniggia, A.: Un raro disturbo acuto di circolo della ghiandola mammaria. Fol. cardiol. (Milano) **12**, 1–11 (1953).

Cant, E.L.M., Shivas, A.A., Forrest, A.P.M.: Lymph node biopsy during simple mastectomy. Lancet **1975 I**, 995–997.

Carache, H.: Metastatic tumors in the breast with a report of ten cases. Surgery **33**, 385–390 (1953).

Carella, A., Barnaba, A., Mossa, A., Spadetti, V.: Un caso di mammella soprannumeraria associata a malformazione vertebrale multipla. Acta neurol. (Napoli) **26**, 136–142 (1971).

Carey, R.W., Holland, J.F., Sheehe, P.R., Graham, S.: Association of cancer of the breast and acute myelocytic leucaemia. Cancer (Philad.) **20**, 1080–1088 (1967).

Carinci, M.P.: La tuberculosi della mammella femminile. Contributo casistico e considerazioni. Arch. ital. Anat. Istol. pat. **30**, 325–337 (1956).

Carnett, J.B., Widmann, B.P., Howell, J.C.: Carcinoma of the breast in a 14 year old girl. Surg. Clin. N. Amer. **13**, 1363 (1932).

Carpanelli, J.B.A.: Sobre un caso de liposarcoma de glandula mammaria. Semana Med. **123**, 321–322 (1963).

Carroll, K.K., Gammal, E.B., Plunkett, E.R.: Dietary fat and mammary cancer. Canad. med. Ass. J. **98**, 590 (1968).

Carstens, H.B.: Ultrastructure of human fibroadenoma Arch. Path. **98**, 23–32 (1974).

Carstens, H.B., Huvos, A.G., Foote, F.W., Ashikari, R.: Tubular carcinoma of the breast. A clinicopathologic study of 35 cases. Amer. J. clin. Path. **58**, 231–238 (1972).

Carter, D., Yardley, J.H., Shelley, W.M.: Lobular carcinoma of the breast. An ultrastructural comparison with certain duct carcinomas and benign lesions. John Hopk. med. J. **125**, 25–43 (1969).

Casper, J.: Incidence of uterine cancer among different ethnic groups. Schweiz. Z. allg. Path. **18**, 764–774 (1955).

Cassel, E.E., Meites, J., Welsch, C.W.: Effects of ergocornine and ergocryptine on growth of 7,12-dimethylbenzanthracene-induced mammary tumors in rats. Cancer Res. **31**, 1051–1053 (1971).

Cassie, G.F.: Plasma-cell mastitis. Brit. J. Surg. **40**, 505–508 (1953).

Castaño-Almendral, A.: Die Untersuchung der weiblichen Brust. Schweiz. Rdsch. Med. (Praxis) **63**, 89–92 (1974).

del Castillo, E.B., de la Balze, F.A., Membrives, R.J.: Ginecomastia y cáncer del pulmón. Sem. méd. (Paris) **48**, 1419–1423 (1941).

Catchpole, H.R., Lyons, W.R.: The lactation hormone of the hypophysis. Anat. Rec. **55**, 48–49 (1933).

Catchpole, H.R., Lyons, W.R., Regan, W.M.: Induction of lactation in heifers with the hypophyseal lactogenic hormone. Proc. Soc. exp. Biol. (N.Y.) **31**, 301–303 (1933).

Catucci, G.: Su un caso di condroma puro della mammella. Policlinico, Sez. prat. **71**, 457–463 (1964).

Cavanzo, F.J., Taylor, H.B.: Adenoid cystic carcinoma of the breast. An analysis of 21 cases. Cancer (Philad.) **24**, 740–745 (1969).

Ceriani, R.L.: (1) Fetal mammary gland differentiation in vitro in response to hormones. I. Morphological findings. Develop. Biol. **21**, 506–529 (1970).

Ceriani, R.L., Pitelka, D.R., Bern, H.A., Colley, V.B.: (2) Ultrastructure of rat mammary-gland anlagen in vivo and after culture with hormones. J. exp. Zool. **174**, 79–99 (1970).

Cetin, E.T., Ang, O.: Infections dues à 3 souches de ‹Salmonella dublin› isolées du pus et des urines. Path. et Biol. **12**, 322–324 (1964).

Chabon, A.B., Takeuchi, S., Sommers, S.C.: Histologic differences in breast carcinoma of japanese and american women. Cancer (Philad.) **33**, 1577–1579 (1974).

Chalkley, H.W.: Method for the quantitative morphologic analysis of tissues. J. nat. Cancer Inst. **4**, 47–53 (1943).

Chalstrey, L.J., Benjamin, B.: High incidence of breast cancer in thyroid cancer patients. Brit. J. Cancer **20**, 670–675 (1966).

Chamberlain, R.H., Egan, R.L., Harvey, R.A., Hempelmann, L.H., Stein, J.J.: Report and commentary: the carcinogenic hazard of radiation to the breasts. (zit. n. Papaíoannou, 1974).

Chamberlin, T.L., Gardner, W.U., Allen, E.: Local responses of the sexual skin and mammary glands monkeys to cutaneous applications of estrogen. Endocrinology **28**, 753–757 (1941).

Champion, H.R., Wallace, I.W.J.: Breast cancer grading. Brit. J. Cancer **25**, 441–448 (1971).

Champion, H.R., Wallace, I.W.J., Prescott, R.J.: Histology in breast cancer prognosis. Brit. J. Cancer **26**, 129–138 (1972).

Charney, J., Moore, D.H.: Neutralization of murine mammary tumor virus by sera of women with breast cancer. Nature (Lond.) **229**, 627–628 (1971).

Charney, J., Pallinger, B.D., Moore, D.H.: Development of an infectivity assay for mouse mammary tumor virus. J. nat. Cancer Inst. **43**, 1289 (1969).

Chaudhury, R.R., Walker, J.M.: Rate of disappearance of injected oxytocin from the blood. J. Physiol. (Lond.) **138**, 50–61 (1957).

Chaurel, M.M., Renaud, M.: Cancer du sein à marche rapide, ayant la structure d'un épithélioma à végétations dendritiques, observé chez une jeune fille. Bull. Soc. anat. Paris **91**, 245–248 (1921).

Chaves, E.: Bilateral lymphoreticular sarcoma of the breast histologically. Arch. ital. Pat. **15** (1–4), 3–12 (1972).

Chaves, E., Farias, M., Arruda, I.T.: Osteogenic sarcoma of the breast. Arch. ital. Pat. **8** (3–4), 159–168 (1970).

Cheatle, G.L.: Hyperplasia of epithelial and connective tissues in the breast: its relation to fibroadenoma and other pathological conditions. Brit. J. Surg. **10**, 436–455 (1922/23).

Cheatle, G.L.: Paget's disease of the nipple. Brit. J. Surg. **11**, 295–318 (1924).

Cheatle, G.L., Cutler, M.: Gelatinous carcinoma of the breast. Arch. Surg. **20**, 569 (1930).

Cheatle, G.L., Cutler, M.: Paget's disease of the nipple. Arch. Path. **12**, 435–466 (1931).

Chen, Th.T., Johnson, R.E., Lyons, W.R., Li, C.H., Cole, D.R.: Hormonally induced mammary growth and lactation in the absence of the thyroid. Endocrinology **57**, 153–174 (1955).

Chentsov, Y., Chentsov, S.: Electron microscopy of rat mammary, glands on lactation, hormonal stimulation and in the case of postradiation fibroadenoma. Acta Un. int. Cancr. **200**, 1377–1378 (1964).

Chester, S.T., Bell, H.G.: Intraductal and intracystic papilloma of the breast. West. J. Surg. **59**, 603–609 (1951).

Chiappa, de Yoldi, S.G.C., Veronesi, U.: Internal mammary phlebography. In: Vascular roentgenology, by Shobinger, R.A., F.F. Ruzicka, pp. 513–520, 1964.

Chiari, H.: : Feingewebliches Bild und Prognose des Mammakarzinoms. Langenbecks Arch. klin. Chir. **269**, 247–263 (1951).

Chiari, H.: Zur Frage des Karzinoms in aberrantem Brustdrüsengewebe. Bruns' Beitr. klin. Chir. **197**, 307–314 (1958).

Cho-Chung, Y.S., Gullino, P.M.: Mammary tumor regression. V. Role of acid ribonuclease and cathepsin. J. biol. Chem. **248**, 4743–4749 (1973).

Cho-Chung, Y.S., Gullino, P.M.: VI. Synthesis and degradation of acid ribonuclease. J. biol. Chem. **248**, 4750–4755 (1973).

Choi, S.H., Sheehan, F.R., Pickren, J.W.: Metastatic involvement of the stomach by breast cancer. Cancer (Philad.) **17**, 791–797 (1964).

Cholnoky, T. de: Benigne fibrous tumors of the male breast. Amer. J. Surg. **30**, 298–304 (1935).

Cholnoky, T. de: Benign tumors of the breast. Arch. Surg. **38**, 79–98 (1939).

Cholnoky, T. de: Supernumerary breast. Arch. Surg. **39**, 926–941 (1939).

Cholnoky, T. de: Paraffinoma of male breast. Amer. J. Surg. **44**, 649–653 (1939).

Cholnoky, T. de: Mammary cancer in youth. Surg. Gynec. Obstet. **77**, 55–60 (1943).

Cholnoky, T. de: Accessory tissue in the axilla. N.Y. J. Med. **51**, 2245–2248 (1951).

Cholnoky, T. de: Augmentation mammaplastic. Survey of complicatións in 10941 patients by 265 Surgeons. Plast. reconstr. Surg. **45**, 573–577 (1970).

Chopra, H.C., Bogden, A.E., Zelljadt, I., Jensen, E.M.: Virus particles in a transplantable rat mammary tumor of spontaneous origin. Europ. J. Cancer **6**, 287–290 (1970).

Chretien, P.B., Crowder, W.L., Gertner, H.R., Sample, W.F., Catalona, W.J.: Correlation of preoperative lymphocyte reactivity with the clinical course of cancer patients. Surg. Gynec. Obstet. **136**, 380–384 (1973).

Chris, S.M.: Inflammatory carcinoma of the breast. A report of 20 cases and a review of the literature. Brit. J. Surg. **38**, 163–174 (1950/51).

Christopherson, W.M.: Prognosis of breast cancer based on pathologic type. Cancer (Philad.) **24**, 1179–1181 (1969).

Chrome, J., Grumbach, L.: Sarcome heterologue complexe du sein a forme osteogenique. Gynéc. et Obstét. **61**, 114–122 (1962).

Chu, T.M., Nemoto, T.: Evaluation of carcinoembryonic antigen in human mammary carcinoma. J. nat. Cancer Inst. **51**, 1119–1122 (1973).

Ciprut, S., Roberts, T.W., Volk, H.: Paget's carcinoma of the male breast: a case report. Ann. Surg. **154**, 1001–1004 (1961).

Citoler, P.: Die Frühveränderungen im einzelnen − Mikrokalzifikationen. In: Mitteilungsdienst der Ges. zur Bekämpfung der Krebskrankheit in Nordrhein-Westfalen **4**, 7 (1976).

Citoler, P., Broer, K.-H., Zippel, H.J.: Doppelseitiges Adenom der Mamille. Geburtsh. u. Frauenheilk. **33**, 729–731 (1973).

Citoler, P., Zippel, H.H.: Carcinombefall der Mamille bei Mammakarzinom. Gynäkologe **7**, 186–189 (1974).

Citoler, P., Zippel, H.H.: Das Carcinoma in situ der Mamma. Verh. dtsch. Ges. Path. **59**, 549 (1975).

Citoler, P., Zippel, H.H., Baldus, F.: Histologische Befunde in der Mamille beim Mammakarzinom. Verh. dtsch. Ges. Path. **56**, 622 (1972).

Citoler, P., Zippel, H.H.: Morphologische Beobachtungen zur Differenzierung von Vor- und Frühstadien des Mamma-Karzinoms. Arch. Gynäk. **244**, 518 (1977).

Clagett, O.T., Plimpton, N.C., Root, G.T.: Lesions of breast; relationship of benign lesions to carcinoma. Surgery **15**, 413–419 (1944).

Clemmens, J.A., Shaar, C.J.: Inhibition by ergotamine of initiation and growth of 7,12-dimethylbenzanthracene-induced mammary tumors in rats. Effect of tumor size. Proc. Soc. exp. Biol. (N.Y.) **139**, 659 (1972).

Clemmesen, J.: Carcinoma of the breast. Symposium. I. Results from statistical research. Brit. J. Radiol. **21**, 583–590 (1948).

Clemmesen, J.: The status of genetical studies in human cancer. Brit. J. Cancer **3**, 474–484 (1949).

Clemmesen, J.: On cancer incidence in Denmark and other countries. In: Report on Oxford Symposion 1950. Intern. Union against Cancer **7**, 24–51 (1951).

Clemmesen, J., Nielsen, A.: The incidence of malignant diseases in Denmark 1943 to 1947. Acta Un. Int. Cancr. **8**, 140–159 (1952).

Clerici, E., Veronesi, U.: I tumori mammari a componente osteocartilaginea. Atti Soc. lombarda Sci. med.-biol. **9**, 181–186 (1954).

Clerici, E., Veronesi, U.: Il profilo anatomo-istologico e la patogenesi dei tumori a componente osteocartilaginea della mammella, in base ad otto osservazioni personali. Tumori **41** (1), 29–63 (1955).

Clinical Oncology, A manual for students and doctors. Ed. by the Committee on Professional Education of UICC. International Union against Cancer. Berlin-Heidelberg-New York: Springer 1973.

Clodius, L.: (a) Die Therapie des Lymphödems des Armes nach Mammaamputation. Schweiz. Rdsch. Med. (Praxis) **59**, 1053–1055 (1970).

Clodius, L.: (b) Die chirurgische Behandlung des Armlymphödems nach Mammaamputation. Chir. Praxis 15, 273–281 (1971).

Clodius, L., Wirth, W.: (c) A new experimental model for chronic lymphoedema of the extremities (with clinical considerations). Chir. plastica (Berl.) 2, 115–132 (1974).

Close, M.B., Maximow, N.C.: Carcinoma of breast in young girls. Arch. Surg. 91, 386–389 (1965).

Cocke, W.M., Leathers, H.K., Lynch, J.B.: Foreign body reactions to polyurethane covers of some breast protheses. Plast. reconstr. Surg. 56, 527–530 (1975).

Cogswell, H.D.: Hidden carcinoma of the breast. Arch. Surg. 58, 780–789 (1949).

Cogswell, H.D., Czerny, E.W.: Carcinoma of aberrant breast of the axilla. Amer. Surg. 27, 388–390 (1961).

Cohen, R.B.: Glukose-6-phosphate dehydrogenase activity in hyperplastic and neoplastic lesions of the breast. A histochemical study. Cancer (Philad.) 17, 1069–1072 (1964).

Cohn, L.C.: Chronic lactation mastitis, suppurative and non-suppurative. Amer. J. Cancer 16, 487–501 (1932).

Colberg, J.E., Hubay, C.A.: Granular cell myoblastoma – a problem in diagnosis. Surgery 53, 226–237 (1963).

Colcock, B.P., Sommers, S.C.: Prognosis in Paget's disease of the breast. Surg. Clin. 34, 773–783 (1954).

Cole, H.A.: The mammary gland of the mouse, during the oestrous cycle, pregnancy and lactation. Proc. roy. Soc. B 114, 136–161 (1934).

Cole, P.: Epidemiology of human breast cancer. J. invest. Derm. 63, 133–137 (1974).

Cole, P., MacMahon, B.: (a) Oestrogen fractions during early reproductive life in the aetiology of breast cancer. Lancet 1969 I, 604.

Cole, P., MacMahon, B.: (b) Urinary oestrogen profiles and aetiology of breast cancer. Lancet 1970 II, 153.

Coleman, M.: Skleroderma simulating carcinoma of the breast. Brit. J. Surg. 25, 61–63 (1937).

Coley, G.M., Kuehn, P.G.: Paget's disease of the male breast. Amer. J. Surg. 123, 444–450 (1972).

Coley, G.M., Otis, R.D., Clark, W.E.: Multiple primary tumors including bilateral breast cancers in a male with Klinefelter syndrome. Hartford Hosp. Bull. 26, 236–244 (1971).

Collins, V.P.: Breast cancer: The influence of treatment that fails to cure. Cancer (Philad.) 9, 1177–1181 (1956).

Collins, V.P.: Time of occurrence of pulmonary metastasis from carcinoma of colon and rectum. Cancer (Philad.) 15, 387–395 (1962).

Collins, V.P., Loeffler, R.K., Tirey, H.: Observations on growth rates of human tumors. Amer. J. Roentgenol. 76, 988–1000 (1956).

Congdon, G.H., Dockerty, M.B.: Malignant lesions of the nipple exclusive of Paget's disease. Surg. Gynec. Obstet. 103, 185–192 (1956).

Conklin, E.F.: Some unusual complications of metastatic carcinoma of the breast. Ann. Surg. 159, 489–495 (1964).

Conolly, J.E.: Massive hypertrophy of the breasts. Stanf. med. Bull. 13, 393 (1955).

Consiglio, V., Filotico, M., Consiglio, L.: L'infarto della ghiandola mammaria funzionante. Arch. ital. Chir. 93, 580–593 (1967).

Consolandi, G.: Il problema del cancero gelatinoso della mammella. I. Gli epiteli mucipari nella mammella umana normale. Lav. Ist. Anat. Univ. Perugia 6, 35–76 (1947).

Consten, A.: Über diffuse Fibromatose der Brustdrüse beim Manne. Dtsch. Z. Chir. 167, 264–281 (1921).

Conte, A.J., Rella, A.J.: Angiosarcoma in lymphedema following mastectomy. N.Y. St. med. J. 62, 3966 (1962).

Conway, H., Neumann, C.C.: Evaluation of skin grafting in the technique of radial mastectomy in relation to local recurrence of carcinoma. Surg. Gynec. Obstet. 88, 45–49 (1949).

Cook, D.C., Dent, O., Hewitt, D.: Breast cancer following multiple chest fluoroscopy: the Ontario experience. Canad. med. Ass. J. 111, 406–410 (1974).

Cook, G.B.: A comparison of single and multiple primary cancers. Cancer (Philad.) 19, 959–966 (1966).

Cooke, J.V.: Chorio-epithelioma of the testicle. Bull. Johns Hopk. Hosp. **26**, 215–221 (1915).

Cooper, D.J.: Mucin histochemistry of mucous carcinomas of breast and colon and non-neoplastic breast epithelium. J. clin. Path. **27**, 311–314 (1974).

Cooper, I.S., MacCarty, C.S., Rynearson, E.H.: Gynecomastia in paraplegic males. J. Neurosurg. **7**, 364–367 (1950).

Cooper, I.S., Hoen, T.I.: Gynecomastia in paraplegic males. Report of seven cases. J. clin. Endocr. **9**, 457–461 (1949).

Cooper, R.: Combination chemotherapy in hormone resistant breast cancer. Proc. Amer. Ass. Cancer Res. **10**, 15 (1969).

Cooper, W.G., Ackermann, L.V.: Cystosarcoma phylloides. With a consideration of its more malignant variant. Surg. Gynec. Obstet. **77**, 279–283 (1943).

Copeland, M.M.: Bone metastases; study of 334 cases. Radiology **16**, 198–210 (1931).

Copeland, M.M.: Newer aspects of benign tumors of the breast. Arch. Surg. **55**, 590–606 (1947).

Copeland, M.M., Geschickter, C.F.: Diagnosis and treatment of premalignant lesions of the breast.Surg. Clin. N. Amer. **30**, 1717–1741 (1950).

Copeland, M.M., Higgins, T.G.: Significance of discharge from nipple in non-puerperal mammary conditions. Ann. Surg. **151**, 638–648 (1960).

Coppitz, G.C.A.: Contributo alla conoscenza del quadro isto-patologico della tuberculosi e delle reazioni produttive aspecifiche dei connettivi mammari. (Basi della diagnosi differenziale istologica tra le due affezioni.) Arch. „De Vecchi" (Firenze) **40**, 405–449 (1950).

Corda, L.: Sulla c.d. reviviscenza delle mammella maschile nella cirrosi epatica (Nota preventiva). Minerva med. 1067–1069 (1925).

Cornil, V., Ranvier, L.: Manuel d'histologie Pathologique, pp. 1167–1170. Paris: Germer Bailliere 1869.

Cornog, J.L., Mobini, J., Steiger, E., Enterline, H.T.: Squamous carcinoma of the breast. Amer. J. clin. Path. **55**, 410–417 (1971).

Cortese, A.F., Cornell, G.N.: Carcinoma of the male breast. Ann. Surg. **173**, 275–280 (1971).

Corvol, P.: Effets sexuels secondaries des spirolactones. Nouv. Press. med. **5**, 691–693 (1976).

Cotchin, E.: Mammary neoplasms of the bitch. J. comp. Path. **68**, 1–22 (1958).

Cottier, H.: Zur hormonalen Wirkung des Chorionepithelioma ovarii auf den kindlichen Organismus. Schweiz. Z. Path. Bakt. **20**, 104–109 (1957).

Cottier, P.: Nebenwirkungen der oralen Kontrazeptiva. Schweiz. med. Wschr. **102**, 821–828 (1972).

Courtiss, E.H., Webster, R.C., White, M.F.: Selection of alternatives in augmentation mammaplasty. Plast. reconstr. Surg. **54**, 552–557 (1974).

Cowie, A.T.: The realtive growth of the mammary gland in normal, gonadectomized and adrenalectomized rats. J. Endocr. **6**, 145–147 (1949).

Cowie, A.T.: Recent studies on the endocrine control of the mammary development and milk secretion. Colloq. int. Cent. nat. Rech. sci., **32**, 45–57 (1951).

Cowie, A.T.: The hormonal control of milk secretion. In: Milk: The mammary gland and its secretion, ed. by S.K. Kon and A.T. Cowie, Vol. I. New York and London: Academic Press 1961.

Cowie, A.T., Folley, S.J.: Parathyroidectomy and lactation in the rat. Nature (Lond.) **156**, 719–721 (1945).

Cowie, A.T., Folley, S.J.: The mammary gland and lactation. In: Sex and internal secretions, ed. by W.C. Young and G.W. Corner, Vol. II, pp. 590–642. Baltimore: The Williams & Wilkins Co. 1961.

Cowie, A.T., Folley, S.J., Cross, B.A., Harris, G.W., Jacobsohn, D., Richardson, K.C.: Terminology for use in lactational physiology. Nature (Lond.) **168**, 421 (1951).

Cowie, A.T., Folley, S.J., Malpress, F.H., Richardson, K.C.: Studies on the hormonal induction of mammary growth and lactation in the goat. J. Endocr. **8**, 64–88 (1952).

Cowie, A.T., Lyons, W.R.: Mammogenesis and lactogenesis in hypophysectomized, ovarectomized, adrenalectomized rats. J. Endocr. **19**, 29–32 (1959).

Cowie, A.T., Tindal, J.S., Yokoyama, A.: The induction of mammary growth in the hypophysectomized goat. J. Endocr. **34**, 185–195 (1966).

Craciun, E.C., Aslan, A., Caffé, L.: Cirrhose atrophique néoplasique secondaire. Ann. Anat. path. **8**, 1089–1112 (1931).

Craig, J.M.: Leiomyoma of the female breast. Arch. Path. **44**, 314–317 (1947).

Crawford, E.S., De Bakey, M.E.: Granular cell myoblastoma. Two unusual cases. Cancer (Philad.) **6**, 786–789 (1953).

Craxi, P.: The histogenetic analogy of various forms of dysplasia fibrosa of the male breast. Schweiz. med. Wschr. **87**, 61–63 (1957).

Creyssel, J., Bérard, M., Sournia, G.: Gangréne massive spontanée du sein. Abcès gangréneux pulmonaire consécutif. Lyon chir. **41**, 615–617 (1946).

Crichlow, R.W., Czernobilsky, B.: Paget's disease of the male breast. Cancer (Philad.) **24**, 1033–1040 (1969).

Crikelair, G.F., Malton, S.D.: Mammoplasty and occult breast malignancy: case report. Plast. reconstr. Surg. **23**, 601 (1959).

Crile, G.: Simplified treatment of cancer of the breast. Early results of a clinical study. Ann. Surg. **153**, 745–761 (1961).

Crile, G.: The case for local excision of breast cancer in selected cases. Lancet **1972**, 549–551.

Crile, G.: Multicentric breast cancer. The incidence of new cancers in the homolateral breast after partial mastectomy. Cancer (Philad.) **35**, 475–477 (1975).

Crile, G., Esselstyn, C.B., Hermann, R.E., Hoerr, S.D.: Partial mastectomy for carcinoma of the breast. Surg. Gynec. Obstet. **136**, 929–933 (1973).

Crile, G., Hoerr, S.O.: Results of treatment of carcinoma of the breast by local excision. Surg. Gynec. Obstet. **132**, 780–782 (1971).

Crile, G., Jr.: Wieviel Chirurgie beim Mammakarzinom? Medizin **16**, 9–19 (1973).

Cromar, C.D.L., Dockerty, M.B.: Plasma-cell mastitis. Proc. Mayo Clin. **16**, 775–783 (1951).

Cronin, T.D., Gerow, F.J.: Augmentation mammaplasty: a new "natural feel" prothesis. Internat. Kongr. Plast. Chirurgie. Washington 1963, pp. 41–49.

Cronin, T.D., Greenberg, R.L.: Our experiences with the silastic gel breast prothesis. Plast reconstr. Surg. **46**, 1–7 (1970).

Cronkite, A.E., Dockerty, M.B., Waugh, J.M.: Mixed adenocarcinoma and fibromyxosarcoma arising in fibroadenoma of the breast. S. Clin. N. Amer. **29**, 1137–1140 (1949).

Crosby, C.H., Barclay, T.H.C.: Carcinoma of the breast: Surgical management of patients with special conditions. Cancer (Philad.) **28**, 1628–1636 (1971).

Cross, R.G., O'Connor, M.H., Holland, P.D.J.: Placental metastasis of a breast carcinoma. J. Obstet. Gynec. Brit. Emp. **58**, 810–811 (1951).

Cruikshank, W.C.: The anatomy of the absorbing vessels of the human body. London: G. Nicol 1786.

Cruse, R., Fisher, W.C., Usher, F.C.: Lymphangiosarcoma in postmastectomy lymphedema. Surgery **30**, 565–569 (1951).

Cubilla, A.L., Woodruff, J.M.: Primary carcinoid tumor of the breast. A report of eight patients. Amer. J Surg. Path. **1**, 283–292 (1977).

Cucin, R.L., Guthrie, R.H., Deschner, E.E.: Lymphatic drainage of the breast on and through the pectoral muscles: importance in breast cancer. Cancer (Philad.) **35**, 260–262 (1975).

Cuenca, C.R., Becker, K.L., Klinefelter's syndrome and cancer of the breast. Arch. intern. med. **121**, 159–162 (1968).

Culberson, J.C., Horn, F.C.: Paget's disease of the nipple. Review of 25 cases with special reference to melanin pigmentation. Arch. Surg. **72**, 224–231 (1956).

Curran, R.C., Dodge, O.G.: Sarcoma of the breast, with particular reference to its origin from fibroadenoma. J. clin. Path. **15**, 1–16 (1962).

Curtiss, C.: Factors influencing lobulo-alveolar development and mammary secretion in the rat. Endocrinology **45**, 284–295 (1949).

Cussen, L.J.: Metastasis of malignant tumors to the adrenal gland. Med. J. Aust. **9**, 39–41 (1960).

Cuthbertson, A.N.: Liposarcoma of the breast. Postgrad. Med. **20**, 160 (1957).

Cutler, C.W.: Plasma-cell tumor of the breast with metastases. Ann. Surg. **100**, 392–394 (1934).

Cutler, E.C.: Apoplexy of the breast. J. Amer. med. Ass. **82**, 1763–1764 (1924).

Cutler, M.: Plasma-cell mastitis. Brit. med. J. **1**, 94–96 (1949).

Cutler, S.J., Asire, A.J., Taylor, S.G.: Classification of patients with disseminated cancer of the breast. Cancer (Philad.) **24**, 861–869 (1969).

Cutler, S.J., Black, M.M., Goldenberg, J.S.: (a) Prognostic factors in cancer of the female breast. An investigation of some interrelations. Cancer (Philad.) **16**, 1589–1597 (1963).

Cutler, S.J., Zippin, C., Asire, A.J. (b) The prognostic significance of palpable lymph nodes in cancer of the breast. Cancer (Philad.) **23**, 243–250 (1969).

Cutler, S.J., Black, M.M., Mork, T., Harrei, S., Freeman, C.: Further observations on prognostic factors in cancer of the female breast. Cancer (Philad.) **24**, 653–667 (1969).

Cutler, S.J., Haenszel, W.M.: The magnitude of the cancer problem. Publ. Hlth Rep. (Wash.) **69**, 333–339 (1954).

Czernobilsky, B: Intracystic carcinoma of the female breast. Surg. Gynec. Obstet. **124**, 93–98 (1967).

Czerny, A.: Über das Kolostrum. Prag. med. Wschr. **15**, 401–402 (1890).

Dabelow, A.: Entfaltungsmechanismen der Mamma. I. Das Verhalten von Gefäßsystem und Drüsenbaum während der Laktationsentwicklung der Mamma bei Maus, Ratte, Meerschweinchen und Kaninchen. Morph. Jb. **73**, 69–99 (1933).

Dabelow, A.: Vergleichende Untersuchung zur Entwicklung einiger Drüsen, ihrer Gefäßbäume und ihrem Verhalten zum umgebenden Gewebe. Verh. anat. Ges. **78**, 165–185 (1934).

Dabelow, A.: Entfaltungsmechanismen der Mamma. II. Die postnatale Entwicklung der menschlichen Milchdrüse und ihre Korrelationen. (Hauptsächlich dargestellt in Färbungen im dicken Schnitt.) Morph. Jb. **85**, 361–416 (1941).

Dabelow, A.: Die Entwicklung der Fettorgane (Wassermann) im subkutanen Gewebe menschlicher Feten (nach Untersuchungen an dicken Schnitten mit Gefäßinjektionen). Verh. anat. Ges. **54** (1957).

Dahl-Iversen, E.: (a) Examen ultérieur de 109 malades ayant subi l'opération radicale du cancer du sein, concernant essentiellement le rapport entre la découverte microscopique et la fréquence de la récidive. Lyon chir. **24**, 648–666 (1927).

Dahl-Iversen, E.: (b) Recherches sur les métastases microscopiques des ganglions lymphatiques parasternaux dans le cancer du sein. J. int. Chir. **11**, 492 (1951).

Dahl-Iversen, E.: (c) Recherches sur les métastases microscopiques des cancers du sein dans les ganglions lymphatiques parasternaux et sus-claviculaires. Mém. Acad. Chir. **78**, 651 (1952).

Dahl-Iversen, E.: (d) An extended radical operation for cancer of the breast. J. roy. Coll. Surg. (Edinb.) **8**, 81–90 (1963).

Dahl-Iversen, E.: Intramammary angioma. Hospitalstidende **76**, 653–659 (1933).

Dahl-Iversen, E., Tobiassen, T.: Radical mastectomy with parasternal and supraclavicular dissection for mammary carcinoma. Ann. Surg. **157**, 170–173 (1963).

Dahme, E., Weiss, E.: Zur Systematik der Mammatumoren des Hundes. Dtsch. tierärztl. Wschr. **65**, 458–461 (1958).

Daland, E.M.: Some unusual aspects of cancer of the breast. New Engl. J. Med. **233**, 515–519 (1945).

Daland, E.M.: The incidence of swollen arms after radical mastectomy and suggestions for prevention. New Engl. J. Med. **242**, 497–502 (1950).

Dalgaard, J.B., Hesselberg, F.: Interstitial cell tumors of the testis. Two cases and survey. Acta path. microbiol. scand. **41**, 219–234 (1957).

Dalinka, M.K., Rockett, J.F., Karth, R.J.: Carcinoma of the breast following simple mastectomy and mammoplasty. Radiology **93**, 914 (1969).

Dalmark, G.: ‹Lymphogranulomatose bénigne: un cas avec des altérations mammaires. Comme seul symptome›. Acta chir. scand. **86**, 169–178 (1942).

Dall'Olmo, C.A., Ponka, J.L., Horn, R.C., Riu, R.: Lobular carcinoma of the breast in situ. Arch. Surg. **110**, 537–542 (1975).

Dalton, A.J.: Micromorphology of murine tumor viruses and of affected cells. Fed. Proc. **21**, 936–941 (1962).

Dalton, M.L., Artz, C.P.: Benign breast lesions. Postgrad. Med. (Minn.) **35**, 337–344 (1964).

Dambacher, M.A., Hunziker, W., Fischer, J.A.: Die Bedeutung des Plasma-Calcitonins für die klinische Diagnostik. Dtsch. med. Wschr. **102**, 1191–1193 (1977).

Damminger, R., Wolfmüller, H.: Puerperale Mammavergrößerung bei Retothelsarkom. Geburtsh. Frauenheilk. **27**, 414–418 (1967).

Damon, A.: Host factors in cancer of the breast and uterine cervix and corpus. J. nat. Cancer Inst. **24**, 483–516 (1960).

Danckers, U.F., Hamann, A., Savage, J.L.: Postoperative recurrence of breast cancer after 32 years: a case report and review of the literature. Surgery **47**, 656 (1960).

Danese, C.A., Grishman, E., Oh, C., Dreiling, D.A.: Malignant vascular tumors of the lymphedematous extremity. Ann. Surg. **166**, 245–253 (1967).

Danesino, V.: Aspetti morfologici delle cellule esfoliate della mammella dei neonati. Arch. Ostet. Ginec. **57**, 213–223 (1952).

Daniel, C.: Hypertrophie mammaire énorme chez une filletre de 12 ans. Bull. Mem. Soc. Roum. d'Endocr. **4**, 79 (1940).

Daniels, A.C.: A method of biopsy useful in diagnosing certain intrathoracic diseases. Dis. Chest **16**, 360–366 (1949).

Daniels, W.B.: Superficial thrombophlebitis. Amer. J. med. Sci. **183**, 398 (1932).

D'Annoy, R., Wright, R.W.: Sarcome of the breast. Ann. Surg. **92**, 1059–1066 (1930).

Danowski, T.S.: Clinical endocrinology, vol. I. Baltimore: The Williams & Wilkins Comp. 1962.

Dao, T.L.Y.: Cancer of the male breast treated by Adrenalectomy. Surg. Clin. N. Amer. **35**, 1663–1667 (1955).

Dao, T.L., Huggins, C.: Metastatic cancer of the breast treated by adrenalectomy. Evaluation and five year results. J. Amer. med. Ass. **165**, 1793–1797 (1969).

Dargent, M., Mayer, M.: De l'influence de la castration dans l'apparition du cancer du sein chez la femme. Ann. Endocr. (Paris) **10**, 107 (1949).

Darier, J.: Sur une nouvelle forme de psorospermiose cutane: la maladie de Paget du mamelon. C.R. Soc. Biol. (Paris) **1**, 294 (1889).

Das Gupta, T., Brasfield, R.: Metastatic melanoma. A clinicopathological study. Cancer (Philad.) **17**, 1323–1339 (1964).

David, H., Mangakis, N.: Zur Frage des invasiv-infiltrativen Wachstums von Krebszellen. Arch. Geschwulstforsch. **22**, 92–105 (1963).

David, L.M.: Bilateral enlargement of the areola of the breast in a girl of $13^1/_2$ years. Med. Proc. **1**, 109–111 (1955).

David, T.J.: Nature and etiology of the Poland-Syndrome. New. Engl. J. Med. **287**, 487–489 (1972).

Davidoff, R.B.: Occult carcinoma of the breast. Geriatrics **9**, 128–129 (1954).

Davies, A.L.: Primary actinomycosis of the breast. Brit. J. Surg. **38**, 378–381 (1950/51).

Davies, J.D.: Hyperelastosis, obliteration and fibrous plaques in major ducts of the human breast. J. Path. **110**, 13–26 (1973).

Davies, J.D.: Human colostrum cells: Their relation to periductal mononuclear inflammation. J. Path. **112**, 153–160 (1974).

Davies, W.L., Moncrieff, A.: Composition of the milk from the breasts of newly-born infants. Biochem. J. **32**, 1238–1240 (1938).

Davis, A.B., Patchefsky, A.S.: Basal cell carcinoma of the nipple. Cancer (Philad.) **40**, 1780–1781 (1977).

Davis, C.E., Wiley, W.B., Faulconer, R.J.: Necrosis of the female breast complicating oral anticoagulant treatment. Ann. Surg. **175**, 647–656 (1972).

Davis, C.H., Carter, B.: Gynecology and Obstetrics, Vol. 1–3. Hagerstown/Maryland: W.F. Prior Comp. 1956.

Davis, H.H., Neis, D.D.: Distribution of axillary lymph node metastases in carcinoma of the breast. Ann. Surg. **136**, 604–609 (1952).

Davis, H.H., Simons, M.: (1) Cystic disease of breast. Arch. Surg. **70**, 414–417 (1955).

Davis, H.H., Simons, M., Davis, J.B.: (2) Cystic disease and carcinoma of breast. Bull. Soc. int. Chir. **19**, 506–514 (1960).

Davis, H.H., Simons, M., Davis, J.B.: Cystic disease of the breast; relationship to carcinoma. Cancer (Philad.) **17**, 957–978 (1964).

Davis, H.L., Brown, R.R., Leklem, M.S., Carlson, I.H.: Tryptophan metabolism in breast cancer correlation with urinary steroid excretion. Cancer (Philad.) **31**, 1061–1064 (1973).

Dawson, E.K.: Sweat gland carcinoma of the breast. Edinb. med. J. **39**, 409–411 (1932).

Dawson, E.K.: (1) Carcinoma in the mammary lobule and its origin. Edinb. med. J. **40**, 57–82 (1933).

Dawson, E.K.: (2) The genesis and spread of mammary cancer. Ann. roy. Coll. Surg. Engl. **2**, 241–247 (1948).

Dawson, E.K.: Metastatic tumor of the breast, with report of a case. J. Path. Bact. **43**, 53–60 (1936).

Dawson, E.K.: Precancerous conditions of the breast. Brit. J. Radiol. **21**, 590–594 (1948).

Dawson, E.K.: Fibrosing adenosis. Edinb. med. J. **61**, 391–401 (1954).

Dawson, J.M.P.: Enzyme systems at cellular level. Progr. clin. Cancer **3**, 31–50 (1950).

Deaton, W.R., Bradshaw, H.H.: Postmastectomy edema of the arm. Ann. Surg. **66**, 641–645 (1953).

DeCosse, J.J., Berg, J.W., Fracchia, A.A., Farrow, J.H.: Primary lymphosarcoma of the breast. Cancer (Philad.) **15**, 1264–1268 (1962).

Dega, F.J., Hunder, G.G.: Vasculitis of the breast. An unusual manifestation of polyarteritis. Arthr. and Rheum. **17**, 973–976 (1974).

Degner, W., Dörffel, E.W.: β-Therapie bei kindlichen Hämangiomen. Radiobiol. Radiother. **1**, 248–254 (1960).

Degos, R., Civatte, J., Delzant, O., Belaich, S.: Adénomatose du mamelon. Bull. Soc. franç. Derm. Syph. **71**, 47 (1964).

Degrell, I.: Blutende Mamma und Karzinom. Bruns' Beitr. klin. Chir. **210**, 172–182 (1965).

Degrell, I.: Die Bedeutung des Retraktionsphänomens für die Frühdiagnose des Mammakarzinoms. Strahlentherapie **217**, 252–259 (1969).

Degrell, I., Pongrácz, G.: Über die Cytodiagnostik der sezernierenden Mamma. Chirurg **41**, 135–138 (1970).

Delarue, J.: Les récidives brachioles de cancer du sein; et les prétendus lymphangiosarcomes des bras lymphoedemateux après mammectomie. Mem. Acad. Chir. **88**, 98–105 (1962).

Delarue, J., Chomette, G., Pinaudeau, Y., Brocheriou, C., Auriol, M.: Les métastases hypophysaires. Etude histopathologique. Arch. Anat. path. **12**, 179 182 (1964).

Delarue, J., De Brux, J., Kerneis, J.P.: Les formes anatomo-cliniques de la tuberculose mammaire. (Le galactophoride tuberculeuse.) Ann. Anat. path. **2**, 146–165 (1947).

Delarue, J., Redon, H.: Les infarctus des fibro-adénomes mammaires. Sem. Hôp. (Paris) **25**, 2991–2996 (1949).

Delavierre, Ph.: Le tuberculose mammaire. France méd. **25**, 95–100 (1962).

Delbet, P., Herrenschmidt, A.: Note sur un cas de cancer hémophile. Bull. Ass. franç. Cancer **12**, 664–670 (1923).

Dell'Acqua, G.B., Sensi, S.: Paraneoplastisches endokrines Syndrom bei einem retroperitonealen Paragangliom. Münch. med. Wschr. **115**, 1171 (1973).

Dellweg, H.: Antibiotica und Hormone — ihre Wirkung auf die Biosynthese von Nucleinsäuren und Proteinen. In: Molekularbiologie, hrg. von T. Wieland und G. Pfleiderer, S. 83–94. Frankfurt/M.: Umschau-Verlag 1967.

Dembrow, V.D., Adair, F.E.: Lymphangiosarcoma in the postmastectomy lymphoedematous arm. Cancer (Philad.) **14**, 210–212 (1961).

De Minjer, A.: Elastisch weefsel in mammacarcinoom. Ned. T. Geneesk. **3**, 2928–2930 (1949).

Dempsey, E.W., Bunting, B., Singer, H., Wislocki, G.W.: The dye-binding capacity and other chemohistotopical properties of mammalian mucopolysaccharides. Anat. Rec. **98**, 417–429 (1947).

Dempsey, E.A., Bunting, H., Wislocki, G.B.: Observations on the chemical cytology of the mammary gland. Amer. J. Anat. **81**, 309–341 (1947).

De Navasquez, S., Horton, R.E.: Liposarcoma of the breast. Guy's Hosp. Rep. **96**, 57–59 (1947).

Denck, H., Olbert, F.: Die Angiographie der weiblichen Brust. Radiol. clin. biol. **41**, 90–98 (1972).

Denoix, P.F., Moine, M.: Relations entre l'activité génitale et la fréquence des décès par cancer de l'utérus et du sein. Bull. Inst. nat. Hyg. **6**, 585–589 (1951).

Desaire, P.: Le cancer mammaire bilatérale. J. Radiol. Electrol. **30**, 335–338 (1949).

Desaire, P., Betz, H.: A propos de la succession, sur le même sein, ou sur l'un et l'autre sein, d'un épithélioma glandulaire et d'une maladie de Paget. Acta chir. belg. **48**, 773–793 (1959).

Deutsch, M., Altomare, F.J., Mastrian, A.S., Chervenak, J.P.: Carcinoma of the male breast following thymic irradiation. Radiology **116**, 413–414 (1975).

Devitt, J.E.: Fibrocytic disease of the breast is not premalignant. Surg. Gynec. Obstet. **134**, 803–806 (1972).

Devitt, J.E.: Breast cancer and preceding clinical benign breast disorders. A chance association. Lancet **1976 I**, 793–795.

De Waard, F., Baanders-van Halewijn, E.A., Huizinga, J.: The bimodal age distribution of patients with mammary carcinoma: Evidence for the existence of two types of human breast cancer. Cancer (Philad.) **17**, 141–151 (1964).

De Waard, F., De Laive, J.W.J., Baanders-van Halewijn, E.A.: On the bimodal age distribution of mammary carcinoma. Brit. J. Cancer **14**, 437–448 (1960).

Dickinson, A.: Carcinoma of the axillary tail of the breast. Amer. J. Surg. **49**, 515–517 (1940).

Dickson, R.J.: Chorioidal metastases from carcinoma of the breast. Amer. J. Ophthal. **46**, 14–18 (1958).

Diczfalusy, E., Tillinger, K.-G., Westman, A.: Studies on oestrogen metabolism in new-born boys. Acta endocr. (Kbh.) **26**, 303–312 (1957).

Diczfalusy, E., Tillinger, K.-G., Westman, A.: Studies on oestrogen metabolism in new-born boys. Acta endocr. (Kbh.) **26**, 313–321 (1957).

Dieckmann, H.: Über die Histologie der Brustdrüse bei gestörtem und ungestörtem Menstruationsablauf. Virchows Anh. path. Anat. **256**, 321–356 (1925).

Dietel, F.: Ein Fall von echter doppelseitiger Mammahypertrophie. Bruns' Beitr. klin. Chir. **33**, 535 (1902).

Diethelm, L., Buchwald, W., Haas, J.-P., Wolf, R.: Erweiterung der Diagnostik des Mammakarzinoms mit Hilfe von Isotopen. Strahlentherapie **131**, 69–78 (1966).

Diethelm, L., Goldhammer, F., Brat, H.: Spätergebnisse der Radiumbehandlung von Hämangiomen nach mehr als 10jähriger Beobachtungszeit unter besonderer Berücksichtigung des kosmetischen Effekts. Strahlentherapie **86**, 263–270 (1952).

Diethrich, E.B., Hammond, W.W., Jr., Holtz, F.: Intraductal papillomatosis of the breast. Report of a case in a ten year old girl. Amer. J. Surg. **112**, 80–82 (1966).

Dietrich, A.: Rückbildungsvorgänge, Fibromatose und Krebs der Brustdrüse. Dtsch. Z. Chir. **195**, 145–156 (1926).

Dietrich, E.: Untersuchungen über das Verhalten der menschlichen Brustdrüsen im ersten Lebensjahr. Virchows Arch. path. Anat. **264**, 486–497 (1927).

Diezel, P.B., Heilmann, K.: Zytologische und zytochemische Untersuchungen am Mamillensekret. Verh. dtsch. Ges. Path. **57**, 347–350 (1973).

DiRe, J.J., Lane, N.: The relation of sinus histiocytosis in axillary lymph nodes to surgical curability of carcinoma of the breast. Amer. J. clin. Path. **40**, 508–515 (1963).

Dittrich, M.: Beiträge zur Pathomorphologie des medullären Karzinoms der Mamma. Inaug.-Diss. Marburg 1978.

Djojosoebagio, S., Turner, C.W.: (a) The effect of crystalline dihydrotachysterol on milk secretion in thyroparathyroidectomized lactating rats. Proc. Soc. exp. Biol. (N.Y.) **116**, 909–912 (1964).

Djojosoebagio, S., Turner, C.W.: (b) Effects of parathyroid extract calciferol, hytakerol and crystalline dihydrotachysterol on feed consumption in normal lactating rats. Proc. Soc. exp. Biol. (N.Y.) **116**, 646–648 (1964).

Djojosoebagio, S., Turner, C.W.: (c) Effects of parathyroid extract, dihydrotachysterol (hytakerol) and calciferol on milk secretion in rats. Endocrinology **74**, 554–558 (1964).

Dmochowski, L.: (a) The milk agent in the origin of mammary tumors in mice. In: Advances in Cancer Res. Vol. 1, pp. 104–172, ed. by Greenstein, J.B., Haddow, A. New York: Academic Press 1953.

Dmochowski, L., Haagensen, C.D., Moore, D.H.: (b) Studies of sections of normal and malignant cells of high- and lower-cancer strain mice by means of electron microscopy. Acta Un. int. Cancer. **11**, 640–645 (1955).

Dmochowski, L., Haagensen, C.D., Moore, D.H.: (c) Some recent studies on mouse tumor viruses: The Bittner mammary tumor virus and the gross leucemia virus. Atti Accad. Anat. Chir. **54**, 752–771 (1963).

Dmochowski, L., Langford, P.L., Williams, C.W., Liebelt, A.G., Liebelt, R.A.: (d) Electron microscopic and biassay studies on milk from mice of high and low mammary cancer and high and low leucemic strains. J. nat. Cancer Inst. **40**, 1339–1358 (1968).

Dmochowski, L., Seman, G., Myers, B., Gallager, S.H.: (e) Relationship of viruses to the origin of human breast cancer. Med. Rec. Ann. **61**, 384–387 (1968).

Dmochowski, L., Seman, G., Gallager, H.S.: (f) Viruses as possible etiologic factors in human breast cancer. Cancer (Philad.) **24**, 1241–1249 (1969).

Dobson, L.: Problem of bilateral nonsimultaneous breast cancer. Stanf. med. Bull. **13**, 456–459 (1955).

Dobszay, V. v.: Künstliche Erzeugung der Mastitis physiologica neonatorum. Dtsch. med. Wschr. Nr. 3, 1314 (1935).

Docimo, C.: Varianti morfologiche e prolifo anatomoclinico del sarcoma della mamella. Riv. Anat. pat. **15**, 749–804 (1959).

Dockerty, M.B., Harrington, S.W.: Preclinical Paget's disease of the nipple. Surg. Gynec. Obstet. **93**, 317–320 (1951).

Dodge, O.G., Jackson, A.W., Muldal, S.: Breast cancer and interstitial cell tumor in a patient with Klinefelter's syndrome. Cancer (Philad.) **24**, 1027–1032 (1969).

Döring, G.: Mammaatrophie, Fragen aus der Praxis. Dtsch. med. Wschr. **99**, 481 (1974).

Döring, G.K.: Über Veränderungen des Brustvolumens im Zyklus. Anh. Gynäk. **184**, 51–58 (1953).

Doerr, W.: Über lymphoepitheliale Geschwülste Schmincke-Regaud. Ärztl. Wschr. **11**, 169–182 (1956).

Doerr, W.: Organpathologie, Bd. I, S. 1-133. Stuttgart: Thieme 1976.

Doetsch, A.: Ein Beitrag zu dem Atavismen der menschlichen Brustdrüse. Ärztl. Wschr. **1948**, 271–276.

Dolff, J.J.C., Weißenfels, E.: Zur Vitalzytologie des Mammakarzinoms. Münch. med. Wschr. **24**, 1139–1140 (1973).

Doll, R., Payne, P., Waterhouse, J.: Cancer incidence in five continents. A technical report. International Union against cancer. Berlin-Heidelberg-New York: Springer 1966.

Domanig, E.: Eitrige Mastitis durch Friedländer-Bazillen hervorgerufen. Wien. klin. Wschr. **40**, 877-839 (1927).

Domanig, E., Jr.: Über das intrafollikuläre Wachstum von metastatischen Krebsen in der Schilddrüse. Z. Krebsforsch. **62**, 302–307 (1958).

Domres, B., Gruenagel, H.H., Hempel, V.: Zur Pathogenese der Kumarinnekrosen. Med. Welt **20**, 1984–1986 (1969).

Donegan, W.: Staging and end results. In: J.S. Spratt and W.L. Donegan, Cancer of the breast. Philadelphia and London: W.B. Saunders Co. 1968.

Donegan, W.L.: Epidemiology of mammary cancer. In: Cancer of the breast, ed. by Spratt, J.S., Donegan, W.L. Philadelphia and London: W.B. Saunders Co. 1967.

Donegan, W.L.: Local and regional recurrence. In: Spratt, J.S., Donegan, W.L.: Cancer of the breast, p. 190. Philadelphia and London: W.B. Saunders Co. 1967.

Donegan, W.L., Perez-Mesa, C.M.: Lobular carcinoma – an indication for elective biopsy of the second breast. Ann. Surg. **176**, 178-187 (1972).

Donné, A.: Du lait et enparticulier de celui des nourrices. Paris 1837.

Donné, A.: Cours de microscopie. Paris: Bailliére 1844/45.

Donnelly, P.K., Carney, J.A., O'Fallon, W.M.: Benign breast lesions and subsequent breast carcinoma in Rochester, Minnesota. Mayo Clin. Proc. **50**, 650–656 (1975).

Donovan, A.J., Bethune, T.V., Berne, T.V.: Hypercalcemia in patients with advanced mammary cancer and osseous metastases. Effect of hormone therapy and schedule of treatment. Amer. Surg. **32**, 673–680 (1966).

Donovan, B.T., Jacobsohn, D.: Testosterone and the growth of mammary glands and other tissues of hypophysectomized rats treated with thyroxine, insulin and cortisone. Acta endocr. (Kbh.) **33**, 214-229 (1960).

Dontenwill, W.: Zur Frage der Bedeutung der Hyaluronidase für das Tumorwachstum. Z. Krebsforsch. **60**, 473–475 (1955).

Dontenwill, W.: Die Bedeutung des Follikelhormons für die Entstehung des Mammakarzinoms und die Beziehungen der hormonell ausgelösten Mastopathie zum Krebs der Brustdrüse. Z. Krebsforsch. **60**, 476–481 (1955).

Dontenwill, W.: Die endokrinen Regulationen hyperplastischer und maligner Gewebsproliferationen. Verh. dtsch. Ges. Path. **45**, 74-88 (1961).

Doremus, W.P., Saliva, G.A.: Lymphangiosarcoma in the postmastectomy lymphoedematous am. Amer. J. Surg. **96**, 576–579 (1958).

Dorn, H.F.: The statistical approach to the epidemiology of cancer. Proc. nat. Cancer Conf. **2**, 1103–1108 (1952).

Dorn, H.F.: Incidence of primary cancer of liver in Negro in Africa and United States. Schweiz. Z. allg. Path. path. Anat. **18**, 648-653 (1955).

Dorn, H.F., Cutler, S.J.: Morbidity from cancer in the United States; I. Variation in incidence by age, sex, race, marital status and geographic region. Publ. Hlth Monogr. Nr. 29, U.S. Dept. of Health, Educ. and Welfare, Washington 1955.

Dossett, J.A.: The nature of breast secretion in infancy. J. Path. Bact. **80**, 93–99 (1960).

Draper, J., Jones, C.: Thermal patterns of the female breast. Brit. J. Radiol. **42**, 401–410 (1969).

Drennan, J.M.: Alkaline phosphatase in breast carcinomas. Brit. J. Surg. **39**, 458–461 (1951/52).

Dresch, C., Arnal, M., Prader, A.: Etude de 22 cas de dévelopement prématuré isolé des seins ou ‹prémature thelarche›. Helv. paediat. Acta **15**, 585–593 (1960).

Dretzka, L.: An unusual recurrant mammary tumor: with pathological opinions. Amer. J. Surg. **7**, 693-695 (1929).

Drewes, J., Poche, R.: Das primäre Karzinom der Brustwarze. Chir. praxis **13**, 33–39 (1969).

Driak, F., Sternberg, H.: Über Myome der Brustdrüse. Dtsch. Z. Chir. **207**, 352–359 (1927).

Droulias, C.A., Sewell, C.W., McSweeney, M.B., Powell, R.W.: Inflammatory carcinoma of the breast: A correlation of clinical, radiologic and pathologic findings. Ann. Surg. **184**, 217–222 (1976).

Dubois, J.: Méthode d'évolution quantitative du dévelopement de la glande mammaire chez la souris traitée par des corps oestrogènes. C.R. Soc. Biol. (Paris) **138**, 149–151 (1944).

Dubrauszky, V.: Gestielte Zystenmamma auf der Basis einer Brustdrüsenanlage in der rechten großen Schamlippe. Zbl. Gynäk. **82**, 558–561 (1960).

Duchenne, L.W.: Metastatic carcinoma in the pituitary gland and hypothalamus. J. Path. Bact. **91**, 347-355 (1966).

Dumont, J.N.: Prolactin-induced cytologic changes in the mucosa of the pigeon crop during crop-"milk" formation. Z. Zellforsch. **68**, 755–782 (1965).

Duncan, J.T., Walker, J.: Staphylococcus aureus in the milk of nursing mothers and the alimentary canal of their infants. J. Hyg. (Cambr.) **42**, 474–484 (1942).

Duncan, W., Kerr, G.R.: The curability of breast cancer. Brit. med. J. **2**, 781–783 (1976).

Dunkel-Lazar, J.: Histochemisches Verhalten oxidativer Enzyme in Dysplasien und Tumoren der menschlichen Brustdrüse. Inaug.-Diss. Mainz. 1975.

Dunlap, H.-T.: Metastatic malignant tumors of the brain. Ann. intern. Mcd. **5**, 1274–1288 (1932).

Dunn, B.H., Elrod, B.A.: The selection of axillary lymph nodes in radical-mastectomy specimens. Cancer (Philad.) **10**, 687–689 (1957).

Dunn, C.W.: Stilbestrol-induced gynecomastia in the male. Amer. J. med. Sci. **115**, 2263–2264 (1940).

Dunn, J.E., Jr.: Epidemiology and possible identification of high-risk groups that could develop cancer of the breast. Cancer (Philad.) **23**, 775–780 (1969).

Durand, P., Borrone, C., Scarabicchi, S., Razzi, A.: Hyperpigmentation der Mamillen und äußeren Genitalien und Gynäkomastie nach Griseofulvintherapie. Minerva med. **55**, 2422 (1964).

Durso, E.A.: Carcinoma arising in a fibroadenoma. Radiology **102**, 565 (1972).

Durst, J.: Ist die klassische Radikaloperation nach Rotter-Halsted zur kurativen Behandlung des Mammakarzinoms noch erforderlich. Zbl. Chir. **102**, 1251–1255 (1977).

Durst, J., Geisbe, H., Koslowski, L.: Zur Indikation und Technik der eingeschränkten Mammakarzinomoperation. Dtsch. med. Wschr. **99**, 1462–1464 (1974).

Dyer, N.H., Bridger, J.E., Taylor, R.S.: Cystosarcoma phylloides. Brit. J. Surg. **53**, 450–455 (1966).

Dyson, B.C.: Periductal mastitis associated with reticulum cell sarcoma in the breast. Surgery **50**, 634–638 (1961).

Dyx, W.: Über argentaffine, markrophage Körnchenzellen. Inaug.-Diss. Danzig, 1941.

Earley, T.K., Gallagher, J.Q., Chapman, K.E.: Carcinoma of the breast in women under 30 years of age. Amer. J. Surg. **118**, 832–834 (1969).

Easson, E.A.: Postoperative Radiotherapy in breast cancer. In: Prognostic factors in breast cancer, ed. by Forrest, A.P.M., Kunkler, P.B. Edinburg and London: Livingstone Ltd. 1968.

Eberlein, W.E., Bongiovanni, A.M., Jones, J.B., Yakovac, W.C.: Ovarian tumors and cysts associated with sexual precocity. J. Pediat. **57**, 484–497 (1960).

Ebner, K.E., Schaubacher, F.L.: Biochemistry of lactose and related carbohydrates. In: Lactation, a comprehensive treatise, ed. by Larson, B.L., and Smith, V.R., Vol. II. New York and London: Academic Press 1974.

Eby, C.S., Brennan, M.J., Fine, G.: Lymphangiosarcoma: a lethal complication of chronic lymphedema. Arch. Surg. **94**, 223–230 (1967).

Eckert, M., Hammann, H.J.: Mammaektopie am Rücken. Dtsch. med. Wschr. **100**, 1395–1396 (1975).

Eckles, N.E., Ehni, G., Kirschbaum, A.: Induction of lactation in the human female by pituitary stalksection. Anat. Rec. **130**, 295 (1958).

Edelstyn, G.A., Cyons, A.R., Welbourn, R.B.: Thyreosid function in patients with mammary cancer. Lancet **1958 I**, 670.

Edmondson, H.A., Glass, S.J., Soll, S.N.: Gynecomastia associated with cirrhosis of the liver. Proc. Soc. exp. Biol. (N.Y.) **42**, 97–99 (1939).

Edwards, A.S., Holland, J.F.: Metastatic carcinoma to adrenal glands with cortical hypofunction. Cancer (Philad.) **7**, 1242 (1954).

Edwards, C.R.W., Forsyth, I.A., Besser, G.M.: Ammenorrhoa, galactorrhoa, and primary hypothyroidism with high circulation levels of prolactin. Brit. med. J. **3**, 462–464 (1971).

Edwards, R.A., Shimkin, M.B., Shaver, J.S.: Hypertrophy of breast due to injections of adrenal cortex extract in man with Addison's disease. Amer. J. med. Sci. **111**, 412–414 (1938).

Edynak, E.M., Hirshant, Y., Bernhard, M., Trampe, G.: Fluorescent antibody studies of human breast cancer. J. nat. Cancer Inst. **48**, 1137–1143 (1972).

Edynak, E.M., Lardis, P.L., Vrana, M.: Antigenic changes in human breast neoplasia. Cancer (Philad.) **28**, 1457–1461 (1971).

Egan, R.L.: Experience with mammography in tumor institution: Evaluation of 1000 studies. Radiology **75**, 894–900 (1960).

Egan, R.L.: Fifty-three cases of carcinoma of the breast, occult until mammography. Amer. J. Roentgenol. **88**, 1095–1101 (1962).

Eger, W., Gregl, A.: Die Strahlenpneumonitis. Experimentelle Grundlagen. Klinik und Therapie. Stuttgart: Hippokrates 1965.

Eggeling, H. v.: Über die Drüsen des Warzenhofes beim Menschen. Jena. Z. Naturwiss. **39**, 423–444 (1905).

Ehlers, P.N.: Diagnose und Prognose des Mammakarzinoms. Zbl. Chir. **84**, 1991–1999 (1962).

Ehlers, P.N., Hienz, H.A.: Zellkernmorphologisches Geschlecht und hormonelle Beeinflußbarkeit des Mammakarzinoms. Langenbecks Arch. klin. Chir. **288**, 485–498 (1958).

Ehlers, P., Nuri, M., Hochberg, C.: An der Chirurgischen Univ.-Klinik gesammelte Erfahrungen in der Behandlung des Mammakarzinoms unter besonderer Berücksichtigung
des Sexchromatins. Wien. klin. Wschr. **76**, 870–871 (1964).

Ehrenbrand, F.: (a) Beiträge zur Orthologie der laktierenden Milchdrüse. Teil I. Acta
histochem. (Jena) **18**, 1–50 (1964).

Ehrenbrand, F.: (b) Beiträge zur Orthologie der laktierenden Milchdrüse. Teil II. Acta
histochem. (Jena) **19**, 104–158 (1964).

Eicke, W.J.: Über ein primär doppelseitiges Gallertcarcinom der Mamma mit sekundärer
Verkalkung (Carcinoma psammosum). Z. Krebsforsch. **47**, 498–508 (1938).

Eickhoff, H.: Myoblastenmyom und Karzinom. Virchows Arch. path. Anat. **304**, 432–441
(1939).

Eisen, M.J.: The occurence of benign and melignant mammary lesions in rats treated
with crystalline estrogene. Cancer Res. **2**, 632–644 (1942).

Eisen, M., Taft, R.: Cytological diagnosis of mammary cancer associated with incipient
Paget's disease of the nipple. Cancer (Philad.) **4**, 150–153 (1951).

Eisenstodt, H.B., Petry, J.L.: Testicular interstitial cell tumor with feminization in the
adult male. J. Urol. (Baltimore) **78**, 428–434 (1957).

Eisenstodt, L.W.: Mastectomy by mammaplasty for gynecomastia. Gynecomastia in identi-
cal twins. J. int. Coll. Surg. **18**, 1–14 (1952).

Eklund-Grell, K.: Mastitis puerperalis, Vortrag zur Oesterr. Ges. f. Geburtshilfe und Gynäkologie am 8.10.1975 in Dornbirn. Selecta 5/1976, 392.

El Etreby, M.F., Günzel, P.: Prolactinzell-Tumoren im Tierexperiment und beim Menschen.
Arzneimittel-Forsch. **23**, 1768–1790 (1973).

El-Gazayerli, M.M., Abdel-Aziz, A.-S.: Bilharziasis and male breast cancer in Egypt:
A preliminary report and review of the literature. Brit. J. Cancer **17**, 566–571 (1963).

Elhence, I.P., Mital, V.P., Upadhayaya, S.C., Rani Elhence, B.: Rhabdomyosarcoma of
breast. Indian J. Cancer **9**, 171–174 (1972).

Elias, J.J.: Effect of insulin and cortisol on organ cultures of adult mouse mammary
gland. Proc. Soc. exp. Biol. (N.Y.) **101**, 500–502 (1959).

Ellerker, A.G.: Thyroid disorders in breast cancer, a causal connection? Med. Press **235**,
280 (1956).

Elliot, J.R., Turner, C.W.: (a) Observations of a spreading factor present in mammary
gland extracts. Proc. Soc. exp. Biol. (N.Y.) **75**, 384–387 (1950).

Elliot, J.R., Turner, C.W.: (b) Some hormones involved in elaboration or activation of
the mammary spreading factor. Proc. Soc. exp. Biol. (N.Y.) **77**, 320–323 (1951).

Ellis, D.L.,, Teitelbaum, S.L.: Inflammatory carcinoma of the breast. Cancer (Philad.)
33, 1045–1047 (1974).

Elsberg, C.A.: Multiple lymphosarcoma of both breasts. Ann. Surg. **60**, 767–772 (1914).

Elsner, B.: Adenoid cystic carcinoma of the breast. Review of the literature and clinicopathologic study of seven patients. Path. europ. (Brüssel) **5**, 357–364 (1970).

Elsner, B., Harper, F.B.: Disseminated Wegener's granulomatosis. Pathology and review
of the literature. Arch. Path. **58**, 533–553 (1954).

Elsner, B., Harper, F.B.: Disseminated Wegener's granulomatosis with breast involvement.
Arch. Path. **87**, 544–547 (1969).

Emerson, W.J., Kennedy, B.J., Graham, J.N., Nathanson, J.T.: Pathology of primary
and recurrent carcinoma of the human breast after administration of steroid hormones.
Cancer (Philad.) **6**, 641–670 (1953).

Emge, L.A.: Estrogenic hormones and carcinogenesis. Surg. Gynec. Obstet. **68**, 472–479
(1939).

Emson, H.E., Kirk, H.: (1) Desoxyribonucleic-acid content of breast lesions. Lancet **1966 I**,
905–907.

Emson, H.E., Kirk, H.: (2) Value of desoxyribonucleic acid (DNA) in evolution of carcinoma of the human breast. Cancer (Philad.) **20**, 1248–1252 (1967).

Engel, S.: An investigation of the origin of the colostrum cells. J. Anat. (Lond.) **87**,
362–366 (1953).

Engel, St.: Anatomy of the lactating breast. Brit. J. Child. Dis. **38**, 14-21 (1941).

Engelbreth-Holm, J.: Giant-cell tumours of the breast. Acta path. microbiol. scand. **17**, 506-523 (1940).

Engelbreth-Holm, J.: On Hyppigheden af dobbeltsidig Brystkraeft og on Brystkraeftens Sammentraef med andre Kraeftformer. Ugeskr. Laeg. **104**, 456-461 (1942).

Engell, H.C.: (a) Cancer cells in the circulating blood. Acta chir. scand., Suppl. **201**, 1-70 (1955).

Engell, H.C.: (b) Cancer cells in the circulating blood: A 5 to 9 year follow up study. Ann. Surg. **149**, 457-461 (1959).

Engelsman, E., Persijin, J.P., Korsten, C.B., Cleton, F.J.: Oestrogen receptor in human breast cancer tissue and response to endocrine therapy. Brit. med. J. **2**, 750 (1973).

Engelstad, R.B.: Über die Wirkungen der Röntgenstrahlen auf die Lunge. Acta radiol. (Stockh.), Suppl. **19** (1934).

Engländer, B.: Ein Fall von einseitiger diffuser Brustdrüsenhypertrophie bei einer Frau. Wien. klin. Wschr. **3**, 65 (1901).

Enterline, H.T., Culberson, J.D., Rochlin, D.B., Brady, L.W.: Liposarcoma – a clinical and pathological study of 53 cases. Cancer (Philad.) **13**, 932-950 (1960).

Enterline, H.T., Schoenberg, H.W.: Carcinoma (cylindromatous type) of trachea and bronchi and bronchial adenoma. A comperative study. Cancer (Philad.) **7**, 633-670 (1954).

Enticknap, J.B.: Angioblastoma of the breast complicating pregnancy. Brit. med. J. **2**, 51 (1946).

Enzinger, F.M., Winslow, D.J.: Liposarcoma. Virchows Arch. path. Anat. **335**, 367-388 (1962).

Eppenberger, U., Preisz, J., Almendral, A., Wyss, H., Torhorst, J., Huber, P., Bechtel, E., Talmadge, K.: Cyclic AMP-levels and protein kinase activity in human breast cancer. Proc. III. Int. Symp.: Detection and Prevention of Cancer. New York 1976.

Erb, H., Kallenberger, A.: The action of an oral high-dosed oestrogen-progestagen combination on the human breast. Acta endocr. (Kbh.) **70**, 143-155 (1972).

Erdheim, S.: (1) Über Graviditätshypertrophie der Mamma und der akzessorischen Brustdrüsen. Wien. klin. Wschr. **1913**, Nr. 39.

Erdheim, S.: (2) Über Gynekomastie. Dtsch. Z. Chir. **208**, 181-225 (1928).

Erdmann, J.F.: Bilateral pneumococcus mastitis. Ann. Surg. **53**, 726 (1911).

Erlandson, R.A., Carstens, P.H.: Ultrastructure of tubular carcinoma of the breast. Cancer (Philad.) **29**, 987-995 (1972).

Ernst, M.: Die physiologischen Rückbildungserscheinungen in der weiblichen Brustdrüse nach Gravidität und Menstruation. Frankfurt Z. Path. **31**, 500-506 (1925).

Ernst, M.: Experimentelle Untersuchungen und klinische Beobachtungen über Entnervung der weiblichen Brustdrüse. Deutsch. Z. Chir. **215**, 302-308 (1929).

Erwald, R.: Mammary carcinoma and pregnancy. Acta obstet. gynec. scand. **46**, 316-326 (1967).

Eskin, B.A.: Iodine metabolism and breast cancer. Trans. N.Y. Acad. Sci., Ser. 2, **32**, 911-947 (1970).

Eskin, B.A., Bartuska, D.G., Dunn, M.R., Jacob, G., Dratman, M.D.: Mammary gland dysplasia in iodine deficiency studies in rats. J. Amer. med. Ass. **200**, 691-695 (1967).

Essex, W.B., Rigg, B.M.: Squamous cell carcinoma of the breast. Report of a case. Aust. N.Z.J. Surg. **34**, 207-210 (1965).

Estes, A.C., Phillips, C.: Papilloma of lacteal duct. Surg. Gynec. Obstet. **89**, 345-348 (1949).

Eufemio, G., Villaflor, V.V.: Adenosid-cystic carcinoma (cylindroma) of the breast. Acta med. philipp. **1**, 212-214 (1965).

Eusebi, V., Azzopardi, J.G.: Vascular infiltration in benign breast disease. J. Path. (Edinb.) **118**, 9-16 (1976).

Evans, R.: Rhabdomysarcoma of breast. J. clin. Path. **6**, 140-144 (1953).

Evers, R., Fischedick, O.: Die Punktionsbiopsie des Mammakarzinoms. Fortschr. Röntgenstr. **118**, 466-472 (1973).

Everson, T.C., Cole, W.H.: Spontaneous regression in cancer. 1966.

Everson, R.B., Fraumeni, J.F., Wilson, R.E., Li, F.P., Fishman, J., Stont, D., Norris, H.J.: Familial male breast cancer. Lancet **1976**, 9–12.

Ewing, J.: Classification of mammary cancer. Ann. Surg. **102**, 249 (1935).

Factor, S., Biempica, L., Ratner, J., Ahuja, K.K., Biempica, S.: Carcinoma of the breast with multinucleated reactive stromal giant cells. Virchows Arch. A Path. Anat. and Histol. **374**, 1–12 (1977).

Failes, D., Posney, K.: Systemic nocardiosis presenting as a breast abscess. Med. J. Aust. **52**, 342–344 (1965).

Falk, V.S.: Carcinoma in aberrant breast tissue. Wis. med. J. **49**, 1007 (1950).

Falkinburg, L.W., Savran, J.: Adenocarcinoma of the umbilicous secondary to carcinoma of the breast. Amer. J. Surg. **87**, 795–797 (1954).

Fanger, H., Barker, B.E.: Histochemistry of breast diseases. I. Phosphatases. Arch. Path. **67**, 293–305 (1959).

Fanger, H., Barker, B.E.: Phosphorylase and amylo-1,6-glucosidase in breast tissue. J. nat. Cancer Inst. **24**, 691–697 (1960).

Fanger, H., Barker, B.E.: Capillaries of normal and diseased breast. Arch. Path. **69**, 67–76 (1960).

Fanger, H., Jung Ree, H.: Cyclic changes of human mammary gland epithelium in relation to the menstrual cycle — an ultrastructural study. Cancer (Philad.) **34**, 574–585 (1974).

Faraci, R.P., Schour, L.: Radical treatment of recurrent cystosarcoma phylloides. Ann. Surg. **180**, 796–798 (1974).

Farrow, J.H.: Thrombophlebitis of the superficial veins of the breast and anterior chest wall. Surg. Gynec. Obstet. **101**, 1 (1956).

Farrow, J.H.: Clinical considerations and treatment of in situ lobular breast cancer. Amer. J. Roentgenol. **102**, 652–656 (1968).

Farrow, J.H.: Discussion on the detection of early cancer of the breast. Cancer (Philad.) **23**, 821 (1969).

Farrow, J.H.: Current concepts in the detection and treatment of the earliest of the early breast cancers. Cancer (Philad.) **25**, 468–477 (1970).

Farrow, J.H., Ashikara, H.: Breast lesions in yong girls. Surg. Clin. N. Amer. **49**, 261–269 (1969).

Fasold, H.: Ein Teratom des Ovars mit chorionepitheliomähnlichen Metastasen als Ursache einer Pubertas praecox mit positiver Schwangerschaftsreaktion. Z. Kinderheilk. **51**, 519 (1931).

Fasske, E., Fetting, R., Morgenroth, K.: Morphology and development of viruses in mammary carcinoma of mice. Oncology **21**, 93–104 (1967).

Fauvet, E.: Zur Klinik des Disgerminoms. Zbl. Gyn. **60**, 675–686 (1933).

Fauvet, E.: Vergleichende Untersuchungen über die Entwicklung und die Funktion der Milchdrüsen. (a) I. Das Verhalten der Milchdrüsen des Kaninchens im Verlauf der Schwangerschaft. Arch. Gyn. **168**, 127–150 (1939).

Fauvet, E.: (b) IV. Das Verhalten der Milchdrüsen der weißen Ratte im Verlauf der Schwangerschaft. Arch. Gyn. **170**, 238–243 (1941).

Fauvet, E.: (c) V. Experimentelle Untersuchungen über den Einfluß der Ovarialhormone auf die Mildrüsen der Ratten. Arch. Gyn. **170**, 244–257 (1941).

Fauvet, E.: (d) VI. Experimentelle Untersuchungen über die hormonalen Ursachen der Schwangerschaftsentwicklung der Milchdrüsen des Kaninchens. Arch. Gyn. **170**, 400–412 (1940).

Fauvet, E.: (e) VII. Untersuchungen über den Einfluß einer Schwangerschaft auf die Lactation. Arch. Gyn. **171**, 328–341 (1941).

Fauvet, E.: (f) VIII. Experimentelle Untersuchungen über die Wirkung der Follikelhormonzufuhr auf die Milchdrüse säugender Ratten. Arch. Gyn. **171**, 342–366 (1941).

Fauvet, E.: (g) Die Theorie der Laktation. Arch. Gyn. **178**, 104–133 (1950).

Favre, M.: La phlébite «fil de fer». Notes de pathologie veineuse. Presse méd. **61**, 579–580 (1953).

Féaux de Lacroix, W., Klein, P.J., Klein, H.O., Lennartz, K.J.: Vergleichende autoradiographische Untersuchungen an einem teils differenzierten und einem anaplastischen transplantablen Mammakarzinom der Maus. Beitr. Path. **150**, 287–297 (1973).

Féaux de Lacroix, W., Löhrs, U., Lennartz, K.J., Eder, M.: DNS-Synthesezeit und mittlere Generationsdauer der Mammaepithelien der Ratten in Abhängigkeit vom Brunstzyklus. Autoradiographische Untersuchungen. Naturwissenschaften **57**, 308–309 (1970).

Fechner, R.E.: Ductal carcinoma involving the lobule of the breast. A source of confusion with lobular carcinoma in situ. Cancer (Philad.) **28**, 274–281 (1971).

Fechner, R.E.: (1) Fibroadenoma in patients receiving oral contraceptives: a clinical and pathologic study. Amer. J. clin. Path. **53**, 857–864 (1970).

Fechner, R.E.: (2) Benign breast disease in women on estrogen therapy. A pathologic study. Cancer (Philad.) **29**, 273–279 (1972).

Fechner, R.E.: Epithelial alterations in the extralobular ducts of breasts with lobular carcinoma. Arch. Path. **93**, 162–171 (1972).

Fechner, R.E.: Infiltrating lobular carcinoma without lobular carcinoma in situ. Cancer (Philad.) **29**, 1539–1545 (1972).

Fechner, R.E.: Benign breast disease in women on estrogen therapy. A pathologic study. Cancer (Philad.) **29**, 273–279 (1972).

Fechner, R.E.: Histologic variants of infiltrating lobular carcinoma of the breast. Hum. Path. **6**, 373–378 (1975).

Fehr, A.M.: Brustkrebs und Schwangerschaft. Wien. klin. Wschr. **82**, 462–465 (1970).

Feichtiger, H.: Ein Beitrag zur Mastodynie unter besonderer Berücksichtigung ihrer Entstehungsursache. Zbl. Gynäk. **72**, 1153–1159 (1950).

Feinleib, M., Garrison, R.J.: Interpretation of the vital statistics of breast cancer. Cancer (Philad.) **24**, 1109–1116 (1969).

Feldman, J.D.: Fine structure of the cow's udder during gestation and lactation. Lab. Invest. **10**, 216–222 (1961).

Feldman, S., Mahl, M., Friedman, D., Dunewitz, A.L.: Mondor's disease. N.Y. St. J. Med. **54**, 387 (1954).

Feldmann, F., Habif, D., Fleming, R., Kanter, I., Seaman, W.: Arteriography of the breast. Radiology **89**, 1053–1061 (1967).

Feller, W.F., Chopra, H.C., Bepko, F.: (a) Studies on the possible viral etiology of human breast cancer. Surgery **62**, 750 755 (1967).

Feller, W.F., Chopra, H.C., Bepko, F.: (b) A small virus-like particle observed in human breast cancer by means of electron microscopy. J. nat. Cancer Inst. **40**, 1359–1373 (1968).

Feller, W.F., Chopra, H.C., Bepko, F.: Studies of human milk in relation to the possible viral etiology of breast cancer. Cancer (Philad.) **24**, 1250–1254 (1969).

Fenoglio, C., Lattes, R.: Sclerosing papillary proliferations in the female breast. A benign lesion often mistaken for carcinoma. Cancer (Philad.) **33**, 691–700 (1974).

Ferene, H.: Ketoldalı, örökletes emlöhiany. Orv. Hetil. **104**, 554–557 (1963).

Fernandez, B.B., Hernandez, F.J.: Amyloid tumor of the breast. Arch. Path. **95**, 102–105 (1973).

Ferrara, A.: La mastite brucellare. Spunti di patologia mammaria e note istologiche sulla flogosi da brucella. Arch. De Vecchi Anat. path. **13**, 267–285 (1949).

Ferrero, L.R.: Lymphangiosarcoma in postectomy lymphedema. Cancer (Philad.) **3**, 511–514 (1950).

Ferriman, D.G.: Gynecomastia in two brothers. Brit. med. J. **2**, 685–686 (1954).

Fetscher, R.: Zur Vererbung der Gynäkomastie. Z. Sex.-wiss. (Berl.) **13**, 208–210 (1926).

Feuerman, L., Attie, J.N., Rosenberg, B.: Carcinoma in axillary lymph nodes as an indicator of breast cancer. Surg. Gynec. Obstet. **114**, 5–8 (1962).

Feyrter, F.: (a) Über die These von den peripheren endokrinen Drüsen. II. Die übrigen Fundorte der hellen Zellen. Wien. Z. inn. Med. **10**, 9–38 (1946).

Feyrter, F.: (b) Über die peripheren endokrinen (parakrinen) Drüsen des Menschen. Wien-Düsseldorf: W. Maudrich 1953.

Feyrter, F., Hartmann, G.: Über die carcinoide Wuchsform des Carcinoma mammae, insbesondere des Carcinoma solidum (gelatinosum) mammae. Frankf. Z. Path. **73**, 24–35 (1963).

Fibiger, J.: Über das Vorkommen von Krebs und Geschwülsten in Grönland. Ergebnisse der vom dänischen Cancerkomitee bewerkstelligten Untersuchungen. Z. Krebsforsch. **20**, 148–187 (1923).

Fick, K.: Über die Kombination von Tuberkulose und Karzinom der Mamma. Zbl. allg. Path. path. Anat. **85**, 232 (1949).

Ficke, K.H., Reissig, G.: Zur Altersverteilung der Brustkrebspatientinnen. Arch. Geschwulstforsch. **12**, 379–385 (1956).

Fiebelkorn, H.J.: Ist die Diagnose des Mammakarzinoms zytologisch möglich? Strahlentherapie **95**, 587–593 (1954).

Fierz, U., Hedinger, C.: Geschlechtschromatinkörper in Mammatumoren verschiedener Differenzierungsgrade. Klin. Wschr. **44**, 375–380 (1966).

Fiessinger, N., Mathieu, P.: Thrombo-Phlébites des veines de la paroi thoraco-abdominale. Bull. Soc. méd. Hôp. Paris **46**, 352–357 (1922).

Fink, M.A., Feller, W.F., Sibal, L.R.: Methods for detection of antibody to the mammary tumor virus. J. nat. Cancer Inst. **41**, 1395 (1968).

Finley, R.K.: Granulomatous mastitis. Benign lesion with looks malignant. Ohio St. med. J. **67**, 818–820 (1971).

Finn, J.E., Mount, L.A.: Galactorrhoea in males with tumors in the region of the pituitary gland. J. Neurosurg. **35**, 723–727 (1971).

Finsterer, H., Prechtel, K., Doletschek, Ch.: Vergleichende zyto- und histomorphologische Untersuchungen umschriebener krankhafter Brustdrüsenveränderungen. Geburtsh. u. Frauenheilk. **33**, 173–180 (1973).

Finsterer, J.: Zur Pathologie der männlichen Brustdrüse mit besonderer Berücksichtigung der Tumoren. Dtsch. Z. Chir. **84**, 202–233 (1906).

Finsterer, J.: Über das Sarkom der weiblichen Brustdrüse. Dtsch. Z. Chir. **86**, 352–381 (1906/1907).

Fiocchi, E., Pistacchi, E.: Un caso di tuberculosi della mammella nel sesso maschile. Arch. ital. Anat. Istol. pat. **35**, 145–154 (1961).

Fischer, A.W., Hamperl, H.: Über die klinische Stadieneinteilung und Mitteilung von Behandlungsergebnissen bei malignen Tumoren der Mamma. Zbl. Chir. **85**, 185–197 (1960).

Fischer, G.: Steatonécrose aiguë diffuse du sein. Étude anatomo-pathologique de 2 cas. Ann. Anat. path. **6**, 387–409 (1961).

Fischer, W.: Einiges über Lymphknotentuberkulose. Dtsch. Gesundh.-Wes. **2**, 501–502 (1947).

Fischl, J.R.: Severe hypertrophic pulmonary osteoarthropathy; report of case due to carcinoma of lung with operation and recovery. Amer. J. Roentgenol. **64**, 42–46 (1950).

Fisher, B., Ravdin, R.G., Ausman, R.K., Slack, N.H., Moose, G.E., Noer, R.J.: Surgical adjuvant chemotherapy in cancer of the breast: results in a decade of cooperative investigation. Ann. Surg. **168**, 337–356 (1968).

Fisher, B., Saffer, E.A., Fisher, E.R.: Studies concerning the regional lymph node in cancer: VII. Thymidin uptake by cells from nodes of breast cancer patients relative to axillary location and histopathologic discriminants. Cancer (Philad.) **33**, 271–279 (1974).

Fisher, B., Slack, N.H.: Number of lymph nodes examined and the prognosis of breast carcinoma. Surg. Gynec. Obstet. **131**, 79–88 (1970).

Fisher, B., Slack, N.H., Bross, I.D.J.: Cancer of the breast: Size of neoplasm and prognosis. Cancer (Philad.) **24**, 1071–1080 (1969).

Fisher, B., Slack, N.H., Cavanaugh, P.J., Gardner, B., Ravdin, R.G.: Postoperative radiotherapy in the treatment of breast cancer: Results of the NSABP clinical trial. Ann. Surg. **172**, 711–730 (1970).

Fisher, E.R.: Ultrastructure of the human breast and its disorders. Amer. J. clin. Path. **66**, 291–375 (1976).

Fisher, E.R., Creed, D.L.: Nature of periductal stroma in gynecomastia. Lab. Invest. **5**, 267–275 (1956).

Fisher, E.R., Fisher, B.: Lobular carcinoma of the breast: On Overview. Ann. Surg. **185**, 377–385 (1977).

Fisher, E.R., Fisher, B.: Role of mast cells in tumor growth. Arch. Path. **79**, 185–191 (1965).

Fisher, E.R., Fisher, B., Saffer, E.: The regional lymph node in cancer. Arch. Path. Lab. Med. **101**, 152–155 (1977).

Fisher, E.R., Reidbord, H., Fisher, B.: Studies concerning the regional lymph node in cancer. V. Histologic and ultrastructural findings in regional and nonregional nodes. Lab. Invest. **28**, 126–133 (1973).

Fisher, E.R., Wechsler, H.: Granular cell myoblastoma – a misnomer. Cancer (Philad.) **15**, 936–954 (1962).

Fisher, J.H.: Fibroadenoma of supernumery mammary tissue in vulva. Amer. J. Obstet. Gynec. **53**, 335 (1947).

Fisher, J.H.: Postmastectomy lymphangiosarcoma in the lymphedematous arm. A review of four cases. Canad. J. Surg. **8**, 350–357 (1965).

Fiske, S.W.C., Courtecuisse, V., Haguenau, F.: High resolution antoradiographic study of normal lactating mammary gland and mammary tumors of the mouse: preliminary report. J. nat. Cancer Inst. **39**, 209–229 (1967).

Fitts, W.T., Horn, R.C.: Occult carcinoma of the breast. J. Amer. med. Ass. **147**, 1429–1433 (1951).

Fitts, W.T., Maxwell, J.D., Horn, R.C.: The significance of nipple discharge. Ann. Surg. **134**, 29–39 (1951).

Fitzgerald, P.H., Pickering, A.F., Ferguson, D.N.: Depressed lymphocyte response to P.H.A. in long-term users of oral contraceptives. Lancet **1973I**, 615.

Fitzsimons, M.P.: Gynecomastia in stilbestrol-workers. Brit. J. industr. Med. **1**, 235–237 (1944).

Fitzwilliams, D.C.L.: Carcinoma of the breast and its method of spread: embolisme or permeation. Brit. J. Surg. **12**, 650–662 (1925).

Fleming, J.A.: Tumor cells in the blood in carcinoma of the breast. Proc. roy. Soc. Med. **56**, 497–500 (1963).

Flörchinger, J.S.: Histometrische Studien an der laktierenden Milchdrüse. Inaug.-Diss. Mainz, 1964.

Flood, E.P., Redish, M.H., Bociek, S.J., Shapiro, S.: Thrombophlebitis migrans disseminata: Report of a case in which gangrene of breast occured. Observations on therapeutic use of dicumarol. N.Y. St. J. Med. **43**, 1121 (1943).

Flux, D.S.: (a) Effect of 17-vinyltestosterone on the mammae, uteri, thymus an adrenal glands of spayed female mice. Proc. Soc. exp. Biol. (N.Y.) **85**, 16–18 (1954).

Flux, D.S.: (b) The effect of adrenal steroids on the growth of the mammary glands, uteri, thymus and adrenal glands of intact, ovariectomized and oestrone-treated ovariectomized mice. J. Endocr. **11**, 238–254 (1954).

Flux, D.S.: Mammary gland growth in male mice of the CHI strain after hypophysectomy and castration. J. Endocr. **17**, 300–306 (1958).

Flux, D.S., Munford, R.E.: The effect of adrenocorticotropin on the mammary glands of intact nature female mice of the Chi strain. J. Endocr. **14**, 343–347 (1957).

Fobe, H.: Les galactorrhées. Ther. Umsch. **24**, 238–242 (1967).

Födisch, H.J.: Die akute hämorrhagische Total- (oder Teil-) Nekrose der weiblichen Brustdrüse. Zbl. allg. Path. path. Anat. **111**, 361–377 (1968).

Födisch, H.J., Örtli, P.: Eine seltene Antikoagulantienkomplikation: Die totale Mammanekrose. Wien. klin. Wschr. **79**, 675–684 (1967).

Foged, J.: Symptomatologien ved Mammahypertrofi. Ugeskr. Laeg. **115**, 439–451 (1953).

Folley, S.J.: Lactation. Biol. Rev. **15**, 421–458 (1940).

Folley, S.J.: (a) Endocrine control of the mammary gland. Mammary development. Brit. med. Bull. **5**, 130–134 (1947).

Folley, S.J.: (b) Lactation. Brit. med. Bull. **5**, 135–141 (1947).

Folley, S.J.: Some effects of steroids on the mammary gland. In: Ciba foundation Colloquia on Endocrinology, ed. by G.E.W. Wolstenholme, vol. I, pp. 69–86. London: J.&A. Churchill 1952.

Folley, S.J.: Hormones in mammary and function. Brit. med. Bull. **11**, 145–150 (1955).

Folley, S.J., Greenbaum, A.I.: Changes in the arginase and alkaline phosphatase contents of the mammary gland and liver of the rat during pregnancy, lactation and mammary involution. Biochem. J. **41**, 261–269 (1947).

Folley, S.J., Gutkelch, A.N., Zuckerman, S.: The mammary gland of the rhesus monkey and normal and experimental conditions. Proc. roy. Soc., London, Biol. Sci. **126**, 469–491 (1939).

Folley, S.J., McNaught, M.L.: Biosynthesis of milkfat. In: Milk, the mammary gland and its secretion, ed. by S.K. Kon and A.T. Cowie, vol. 1, pp. 441–479. New York and London: Academic Press 1961.

Folley, S.J., Young, F.G.: Prolactin as a specific lactogenic hormone. Lancet **1941**, 380–381.

Foote, F.W., Stewart, F.W.: Lobular carcinoma in situ; a rare form of mammary cancer. Amer. J. Path. **17**, 491–496 (1941).

Foote, F.W., Stewart, F.W.: Comparative studies of cancerous versus noncancerous breasts. I. Basic morphologic characteristics. Ann. Surg. **121**, 6–53 (1945).

Foote, F.W., Stewart, F.W.: II. Role of so called chronic cystic mastitis in mammary carcinogenesis influenced of certain hormones on human breast structure. Ann. Surg. **121**, 197–222 (1945).

Foote, F.W., Stewart, F.W.: A histologic classification of carcinoma of the breast. Surgery **19**, 74–99 (1946).

Foote, F.W., Jr., Frazell, E.L.: Tumors of major salivary glands. Cancer (Philad.) **6**, 1065–1133 (1953).

Foote, N.C.: A simpler classification of mammary tumors. Arch. Path. **33**, 905–916 (1942).

Foote, N.C., Moore, S.W.: A fatal case of deepseated epidermoid carcinoma of the breast with widespread metastasis. Amer. J. Cancer **34**, 226–233 (1938).

Foraker, A.G.: A histochemical study of breast carcinoma. Surg. Gynec. Obstet. **102**, 1–8 (1956).

Forbes, A.P., Henneman, P.H., Griswald, G.C., Albright, F.: A syndrome, distinct from acromegaly, characterized by spontaneous lactation, amenorrhea, and low folliclestimulating hormone excretion. J. clin. Endocr. **11**, 749 (1951).

Forbes, A.P., Henneman, P.H., Griswald, G.C., Albright, F.: Syndrome characterized by galactorrhoea, amenorrhoea and low urinary FSH: Comparison with acromegaly and normal lactation. J. clin. Endocr. **14**, 265–271 (1954).

Forbes, T.R.: Factor of age in the rate of absorption of, and in mammary stimulation by, testosterone monopropionate pellets in rats. Endocrinology **30**, 765–766 (1942).

Forbes, T.R.: Witch' milk and witches' marks. Yale J. Biol. Med. **22**, 219–225 (1949/50).

Forconi, P., Mostacci, A.: Di un caso di lipoma mammario. Riv. Anat. Pat. Oncol. Parma **1**, 210–220 (1948).

Forrest, A.P.M.: Die Behandlung des Mammakarzinoms. Münch. med. Wschr. **119**, 607–610 (1977).

Forrest, A.P.M., Caut, R.E., Shivas, A.A.: Simple mastectomy and pectoral node biopsy. Brit. J. Surg. **63**, 569–575 (1976).

Forrest, R.W.: Case of cancer of the mamma in the male, preceded by so-called eczema of the mammary areola, Pagets' disease of the nipple. Glasg. med. J. **14**, 457 (1880).

Forssell, P.: Klinische und histologische Untersuchungen über die sog. Hexenmilchsekretion. Inaug.-Diss., Acta paediat. **23**, Supp. I (1938).

Forssell, P.: Über die Kolostrumkörperchen. Mschr. Kinderheilk. **77**, 215–227 (1939).

Forssmann, W.: Elektronenmikroskopische Morphologie der Sekretion des Taubenkropfes unter dem Einfluß von Prolaktin. Inaug.-Diss. Mainz, 1964.

Forssmann, W.G.: Elektronenmikroskopische Morphologie der Sekretion des Taubenkropfes unter dem Einfluß von Prolaktin. Frankfurt. Z. Path. **74**, 512–533 (1965).

Fortuine, R.: Characteristics of cancer in the Eskimos of Southwestern Alaska. Cancer (Philad.) **23**, 468–474 (1969).

Fournier, v., D., Kuttig, H., Kubli, F., Prager, P., Stolpe, H., Maier, A., Hüter, J.: Wachstumsgeschwindigkeit des Mammakarzinoms und röntgenologische „Frühdiagnosen". Strahlentherapie **151**, 318–332 (1976).

Fowler, R.H.: Carcinoma of the young. Report of cases. Med. Rec. **87**, 730–732 (1915).

Fox, S.L.: Sarcoma of the breast. Ann. Surg. **100**, 401–421 (1934).

Frable, W.J., Kay, S.: Carcinoma of the breast. Histologic and clinical features of apocrine tumors. Cancer (Philad.) **21**, 756–763 (1968).

Fracchia, A.A.: Indications for castration and adrenalectomy for advanced breast cancer. Cancer (Philad.) **28**, 1699–1701 (1971).

Fraenkel, A.: Ist das Fibroadenom der Mamma ein Blastom? Frankfurt. Z. Path. **46**, 195–201 (1934).

France, C.J., O'Connell, J.P.: Osseous metaplasia in the human mammary gland. Arch. Surg. **100**, 238–240 (1970).

Frank, R.T.: Premature sexual development in children due to malignant ovarial tumors. Amer. J. Dis. Child. **43**, 942–947 (1932).

Frantz, A.G., Kleinberg, D.L., Noel, G.L.: Studies on prolactin in man. Recent Progr. Hormone Res. **28**, 527–573 (1972).

Frantz, P., Herbst, C.A., Jr.: Augmentation mammoplasty, irradiation, and breast cancer. Cancer (Philad.) **36**, 1147–1150 (1975).

Frantz, V.K., Pickren, J.W., Melcher, G.W., Auchincloss, H.: Incidence of chronic cystic disease in so-called "normal breasts". A study based on 225 post mortem examinations. Cancer (Philad.) **4**, 762–783 (1951).

Franz, G.: Die Mastopathie. Zbl. Gynäk. **89**, 1009–1015 (1967).

Franzas, F.: Über die Mastopathia cystica latenta und andere bemerkenswerte Veränderungen in klinisch symptomfreien weiblichen Brüsten. Arb. path. Inst. Univ. Helsingfors **9**, 401–530 (1936).

Fraser, F.C.: Dominant inheritance of absent nipples and breasts. Novant' anni delle leggi mendeliane. Roma, Istituto Gregorio Mendel, **1956**, 360–362.

Fraser, J.: A study of the malignant breast by whole section and key block section methods. Surg. Gynec. Obstet. **45**, 266 (1927).

Fraumeni, J.F., Lloyd, J.W., Smith, E.M., Wagoner, K.J.: Cancer mortality among nuns: role of marital status in etiology of neoplastic disease. J. nat. Cancer Inst. **42**, 455–468 (1968).

Freedman, S.I., Kagan, A.R., Friedman, N.B.: Bilaterality in primary lymphosarcoma of the breast. J. clin. Path. **55**, 82–87 (1971).

Freeman, B.S.: Subcutaneous mastectomy for central tumors of the breast, with immediate reconstruction. Plast. reconstr. Surg. **51**, 263–267 (1973).

Freeman, K.J.: Hyperthyroidosis associated with gynecomastia. Therap. Gaz. **40**, 9 (1916).

Freeman, R.M., Lawton, R.L., Fearing, M.O.: Gynecomastia an endocrinologic complication of hemodialysis. Ann. intern. Med. **69**, 67–72 (1968).

Freilinger, G., Howanietz, L., Rath, F., Waldhäusl, W.: Pubertätsgynäkomastie. Dtsch. med. Wschr. **96**, 1744–1749 (1971).

Frenkel, M.: Eine bislang unbekannte Ursache der Gynäkomastie. Münch. med. Wschr. **95**, 653–654 (1953).

Fricke, E.: Spätergebnisse nach Operation des Mammakarzinoms 1952–1962. Langenbecks Arch. klin. Chir. **307**, 106–124 (1964).

Friedel, R.: Ein Fibroadenom einer Nebenbrustdrüse im rechten Labium majus. Virchows Arch. path. Anat. **286**, 62–69 (1932).

Friedell, G.H., Betts, A., Sommers, S.C.: The prognostic value of blood vessel invasion and lymphocytic infiltrates in breast carcinoma. Cancer (Philad.) **18**, 164–166 (1965).

Friedman, B.A., Oberman, H.A.: Adenoid-cystic carcinoma of the breast. Amer. J. clin. Path. **54**, 1–14 (1970).

Friedman, R.M., Hurwitt, E.S.: Granular cell myoblastoma of the breast. Amer. J. Surg. **112**, 76–79 (1966).

Friedman, S., Goldfien, A.: (a) Breast secretions in normal women. Amer. J. Obstet. Gynec. **104**, 846–849 (1969).

Friedman, S., Goldfien, A.: (b) Amenorrhoa and galactorrhoea following oral contraceptive therapy. J. Amer. med. Ass. **210**, 1888–1891 (1969).

Friedmann, A.K., Askovitz, S.J., Berger, S.M.: A cooperative evaluation of mammography in seven teaching hospitals. Radiology **86**, 886–891 (1966).

Friedrich, H.W.: Paget der männlichen Brust. Bericht über 2 Fälle. Zbl. Chir. **31**, 1293–1296 (1956).

Friesen, H., Webster, B.R., Hwang, P., Guyda, H., Munro, R.E., Read, L.: Prolactin synthesis and secretion in a patient with the Forbes-Albright-syndrome. J. clin. Endocr. **34**, 192–199 (1972).

Frischbier, H.-J., Lohbeck, H.U.: Strahlschäden nach Elektronentherapie beim Mammakarzinom. Strahlentherapie **139**, 684–694 (1970).

Frischbier, H.-J., Lohbeck, H.U.: Die Strahlenbehandlung des Mammakarzinoms im Stadium I. Strahlentherapie **147**, 365–369 (1974).

Fritze, D., Fritze, J., Kaufmann, M., Drings, P.: Immunodiagnostische Aspekte beim Mammakarzinom. Das Phänomen der Leukocyten-Adhärenz-Inhibition. Dtsch. med. Wschr. **103**, 306–308 (1978).

Fritzsche, R.: Über Metastasen von Mammakarzinom im Magen. Z. Krebsforsch. **17**, 175–185 (1945).

Fromme, A., Zimmermann, B. v.: Über in der Kriegs- und Nachkriegszeit eingetretene Veränderungen im chirurgischen Krankengut und ihre Ursachen. Ärztl. Wschr. **15/16**, 233–243 (1946).

Frommel, E.: La macromastie. La corrélation avec la tuberculose et les glandes endocrines. Rev. franç. Endocr. **4**, 24 (1926).

Frommel, R.: Über puerperale Atrophie des Uterus. Z. Geburtsh. Gynäk. **7**, 305–313 (1881).

Fruhling, L., Roger, S., Joband, P.: La lymphomatose diffuse non totale à localisation glandulare symétrique. Sang **24**, 301–337 (1953).

Fry, H.J.B.: Osteoclastoma (Myeloid Sarcoma) of the human female breast. J. Path. Bact. **30**, 529–536 (1927).

Fry, W.J., Campbell, D.A., Coller, F.A.: Lymphangiosarcoma in postmastectomy lymphoedematous arm. Arch. Surg. **79**, 440–446 (1959).

Fuchs, R.: Beitrag zur Pathogenese und Symptomatologie des Morbus Mondor. Derm. Wschr. **129**, 640 (1954).

Fuhrmann, W., Mösseler, U., Neuss, H.: Zur Klinik und Genetik des Poland-Syndroms. Dtsch. med. Wschr. **96**, 1076–1078 (1971).

Fumagalli, P.: Folliculoma bilaterale e carcinoma mammario. Riv. Anat. pat. **5**, 21–36 (1952).

Fuller, C.J., Smith, R.W.: Precocious puberty due to granulosa cell tumor of ovary. J. Obstet. Gynec. Brit. Emp. **48**, 513 (1941).

Furniss, A.L.: Leproma in female breast presenting as carcinoma. Indian med. Gaz. **87**, 304 (1952).

Furth, J., Lorenz, E.: Carcinogenesis by ionizing radiation. In: Radiation biology, ed. by A. Hollaender. New York: McGraw-Hill Book 1954.

Fusco, F.D., Rosen, S.W.: Gonadotropin-producing anaplastic large-cell carcinomas of the lung. New Engl. J. Med. **275**, 507–515 (1966).

Gaabe, G.: Der Gallertkrebs der Brustdrüse. Bruns' Beitr. klin. Chir. **60**, 760–807 (1908).

Gabler, G., Peckholz, I.: Die Metastasierung des Bronchialkarzinoms. Beitr. path. Anat. **122**, 452–494 (1960).

Gabuniya, U.A.: Glycogen histochemistry in tumours of the breast. Arkh. Patol. **23**, 23–31 (1961) (russ.).

Gad, A., Azzopardi, J.G.: Lobular carcinoma of the breast: A special variant of mucin-secreting carcinoma. J. clin. Path. **28**, 711–716 (1975).

Gärtner, J.: Über intrakranielle Geschwulstmetastasen. Zbl. allg. Path. path. Anat. **93**, 171–183 (1955).

Gagnon, F.: Contribution to study of etiology and prevention of cancer of cervix of uterus. Amer. J. Obstet. Gynec. **60**, 516–522 (1950).

Gaines, J.A.: Massive puberty hypertrophy of the breasts. Amer. J. Obstet. Gynec. **34**, 130–136 (1937).

Le Gal, Y.: Adenomas of the breast: its relationship of adenofibromas to pregnancy and lactation. Amer. Surg. **27**, 14–22 (1961).

Galante, M.: Minimal breast cancer. – A surgeon's dilemma. Cancer (Philad.) **28**, 1516–1518 (1971).

Galasko, C.S.B.: Skeletal metastases and mammary cancer. Ann. roy. Coll. Surg. Engl. **50**, 3–28 (1972).

Galasko, C.S.B., Burn, J.I.: Hypercalcaemia in patients with advanced mammary cancer. Brit. med. J. **3**, 573–577 (1971).

Gallager, H.S.: Newer understanding of pathology of breast cancer. In: Current concepts in breast cancer and tumor immunology, ed. by J.R. Castro, T.S. Meyler and D.G. Baker. Bern-Stuttgart-Wien: Huber 1974.

Gallager, H.S., Martin, J.E.: (a) Early phases in the development of breast cancer. Cancer (Philad.) **24**, 1170–1178 (1969).

Gallager, H.S., Martin, J.E.: (b) An orientation to the concept of minimal breast cancer. Cancer (Philad.) **28**, 1505–1507 (1971).

Gallmeier, W.M., Bruntsch, U., Schmidt, C.G.: Die Chemotherapie des metastasierenden Mammakarzinoms. Indikation und Ergebnisse. Dtsch. med. Wschr. **100**, 35–41 (1975).

Galloway, J.A., Perloff, W.H.: Addison's disease secondary to adrenocortical destruction by metastatic carcinoma of the breast. Amer. J. Med. **28**, 156–158 (1960).

Galloway, J.R., Woolner, L.B., Clagett, O.T.: Adenoid cystic carcinoma of the breast. Surg. Gynec. Obstet. **122**, 1289–1294 (1966).

Gambrell, R.D., Greenblatt, R.B., Mahesh, V.B.: Post-pill and pill-related amenorrhoea-galactorrhea. Amer. J. Obstet. Gynec. **110**, 838–841 (1971).

Gander, G.: L'adénome pur de la mamelle. Arquivo Pat. **27**, 90–100 (1955).

Ganz, E.: Ist der Brustkrebs bei ledigen oder verheirateten Frauen häufiger? Strahlentherapie **61**, 190–193 (1938).

Garancis, J.C., Komorowski, R.A., Kuzma, J.F.: Granular cell myoblastoma. Cancer (Philad.) **25**, 542–550 (1970).

Garcia, C.R., Pincus, G., Rocamora, H., Wallach, E.E.: Long term effects with a progestin-estrogen combination. In: Proceeding of the VITH-Pan-American Congress of Endocrinology (Int. Congr. Ser. No. 112). Excerpta med. (Amst.) **1965**, 138.

Gardais, J., de Poncheville, G.: Lymphopathies malignes et cancer du sein. A propos de 3 observations. Sem. Hôp. (Paris) **51**, 2781–2789 (1975).

Gardini, F.: Ginecomastia con degenerazione cancerigna in prostatico dopo trattamento estrogeno. Oncologia (Basel) **1/3**, 129–142 (1948).

Gardner, B., Gordan, G.S.: Does urinary calcium excretion reflect growth or regression of disseminated breast cancer? J. clin. Endocr. **22**, 627–630 (1962).

Gardner, B., Graham, W.P., Gordan, G.S., Loken, H.F., Thomas, A.N., Teal, J.S.: Calcium and phosphate metabolism in patients with disseminated breast cancer: effect of androgens and of prednisone. J. clin. Endocr. **23**, 1115–1124 (1963).

Gardner, L.J., Walton, R.L.: Plasma 17-Ketosteroid of full-term and premature infants. J. clin. Invest. **33**, 1642 (1954).

Gardner, W.U.: Inhibition of mammary growth by large amounts of estrogen. Endocrinology **28**, 53–61 (1941).

Gardner, W.U., Strong, L.C.: The normal development of the mammary glands of virgin female mice of ten strains varying in susceptibility to spontaneous neoplasms. Amer. J. Cancer **25**, 282–290 (1935).

Garfinkel, L., Craig, L., Seidman, H.: An appraisal of left and right breast cancers. J. nat. Cancer Inst. **23**, 617–631 (1959).

Garret, R., Ada, A.E.W.: Epithelial inclusion cysts in an axillary lymph node. Cancer (Philad.) **10**, 173–178 (1957).

Garrett, J.R., Harrison, J.D.: Alkaline-phosphatase and adenosine-triphosphatase. Histochemical reactions in the salivary glands of cat, dog and man, with particular reference to the myoepithelial cells. Histochemie **24**, 214–229 (1970).

Gaston, E.A.: Plasma cell mastitis. Surgery **21**, 208–217 (1947).

Gatchell, F.G., Dockerty, M.B., Clagett, O.T.: Intracystic carcinoma of the breast. Surg. Gynec. Obstet. **106**, 347–352 (1958).

Gates, R.B., Friesen, H., Samaan, N.A.: Inappropiate lactation and amenorrhoea: Pathological and diagnostic considerations. Acta endocr. (Kbh.) **72**, 101–114 (1973).

Gauchet et Bricout: Maladie de Paget du mamelon gauche avec noyaux secondaire de la peau et enhavissement ganglionaire chez un homme. Bull. Soc. franç. Derm. Syph. **23**, 148 (1912).

Gedigk, P.: Die funktionelle Bedeutung des Eisenpigmentes. Ergebn. allg. Path. path. Anat. **38**, 1–45 (1958).

Geier, G., Schuhmann, R., Kraus, H.: Mammapunktionszytologie. Beitr. Path. **156**, 223–240 (1975).

Geist, S.H., Wilensky, A.O.: Sarcoma of the breast. Ann. Surg. **62**, 11–21 (1915).

Gelderen, van: Histologische Veränderungen im subkutanen Bindegewebe nach subkutaner Paraffininjektion. Virchows Arch. path. Anat. **257**, 807–814 (1925).

Gélin, G., Gomez, F., Gross, G.: Leucose tumorale simulant un abcès du sein. Bull. Soc. méd. Hôp. Paris **9–10**, 376–379 (1952).

Gelinsky, P., Hirche, U., Kosin, D.: Die röntgenologische Diagnostik des Mammakarzinoms. Chirurg **46**, 541–547 (1975).

Gennes, de L., Bricaire, H., Guiot, J.-M.: Les Gynécomasties. Presse méd. **61**, 786–790 (1955).

Georgacopulo, P., Stancanelli, V.: Un caso di osteocondrosarcoma della mammella. Minerva chir. **15**, 619–621 (1960).

Georgiades, D., Anezyris, N.: Primary actinomycosis of the breast (griech.). Acta chir. hellenica **8**, 803–810 (1961).

Gerota, D.: Zur Technik der Lymphgefäßinjektion. Anat. Anz. **12**, 216–224 (1896).

Gerota, D.: Nach welchen Richtungen kann sich der Brustkrebs weiter verbreiten? Langenbecks Arch. klin. Chir. **54**, 280–288 (1897).

Gershon-Cohen, J., Berger, S.M., Klickstein, H.S.: Roentgenography of breast cancer moderating concept of biologic predeterminism. Cancer (Philad.) **16**, 961–964 (1963).

Gershon-Cohen, J., Ingleby, H., Moore, L.: Can mass X-ray surveys be used in detection of early cancer of the breast? J. Amer. med. Ass. **161**, 1069 (1956).

Geschickter, C.F.: Gelatinous mammary cancer. Ann. Surg. **108**, 321–346 (1938).

Geschickter, C.F.: The endocrine aspects of chronic cystic mastitis. Sth. Surg. **10**, 457–486 (1941).

Geschickter, Ch.F., Hartman, C.G.: Mammary response to prolonged estrogenic stimulation in the monkey. Cancer (Philad.) **12**, 767–781 (1959).

Geschickter, C.F., Lewis, D.: Pregnancy and lactation changes in fibro-adenoma of the breast. Brit. med. J. **1**, 499–504 (1938).

Geschickter, C.F., Lewis, D., Hartman, C.G.: Tumors of the breast related to oestrin hormone. Amer. J. Cancer **21**, 828–859 (1934).

Ghosh, B.C.: Cavernous angioma arising from male breast. Indian med. Gaz. **88**, 447–448 (1953).

Ghosh, N.: A case of diffuse hypertrophy of the breast. Indian med. Gaz. **61**, 395 (1926).

Ghossein, N.A., Stacey, P., Alpert, S., Ager, P.J., Krishnaswamy, V.: Local control of breast cancer with tumorectomy plus radiotherapy or radiotherapy alone. Radiology **121**, 455–459 (1976).

Giannardi, G.F., Pelu, G.: On the so-called Stewart and Treves-syndrome. Radiol. clin. (Basel) **30**, 201–208 (1961).

Gibson, A., Smith, G.: Aspiration biopsy of breast tumors. Brit. J. Surg. **45**, 236–239 (1957/58).

Gibson, L.M.: A comparative study of the life history of the female mammary gland in two strains of albino mice. J. Cancer Res. **14**, 570–578 (1930).

Giffler, R.F., Kay, S.: Small cell carcinoma of the male mammary gland. A tumor resembling infiltrating lobular carcinoma. Amer. J. clin. Path. **66**, 715–722 (1976).

Gilbert, J.: Carcinoma of the male breast. Surg. Gynec. Obstet. **57**, 451–466 (1933).

Gilbert, J.B.: Studies in malignant testis tumors: Syndrome of choriogenic gynecomastia. Report of 6 cases and review of 129. J. Urol. (Baltimore) **44**, 345–357 (1940).

Gilbertsen, V.A., Kjelsberg, M.K.: Detection of breast cancer by periodic utilization of methods of physical diagnosis. Cancer **28**, 1552–1554 (1971).

Gillespie, J.B., Hurter, A.J.: Virginal hypertrophy of the breast. J. Pediatr. **35**, 240–243 (1949).

Gilliam, A.G.: Fertility and cancer of breast and of uterine cervix; comparisons between rates of pregnancy in women with cancer at these and other sites. J. nat. Cancer Inst. **12**, 287–304 (1951).

Gillis, S.A., Dockerty, M.B., Clagett, O.T.: Preinvasive intraductal carcinoma of the breast. Surg. Gynec. Obstet. **110**, 555–562 (1960).

Giordano, J.M., Klopp, C.T.: Lobular carcinoma in situ: Incidence and treatment. Cancer (Philad.) **31**, 105–109 (1973).

Giorgi, E.: Dannose pratiche empiriche e il cosidetto „latte della strega". Arte ostetr. (Milano) **50**, 305–307 (1936).

Girardie, J.: (1) Fonction catabolique de l'epithélium mammaire. Étude histochimique et ultrastructurale. Z. Zellforsch. **80**, 385–412 (1967).

Girardie, J., Wolff, E.: (2) Localisation optique et ultrastructurale de l'activité phosphatasique alcaline dans l'epithélium mammaire. C.R. Acad. Sci. (Paris) **264**, 2064–2067 (1967).

Girardie, J.: (3) Histocytomorphologie de la glande mammaire de la souris C_3H et de trois autres rongeurs. Z. Zellforsch. **87**, 478–503 (1968).

Gjancovic, H.: Über den doppelseitigen Krebs der weiblichen Brustdrüse. Langenbecks Arch. klin. Chir. **194**, 298–311 (1939).

Gläser, A., Reding, R.: Die Bedeutung der zellkernmorphologischen Geschlechtsbestimmung für die Hormonbehandlung des Mammakarzinoms. Bruns' Beitr. klin. Chir. **209**, 326–329 (1964).

Glass, S.J.: The influence of the liver on sex endocrine functions. Aus: S. Soskin, Progr. clin. Endocr., pp. 498–503. New York 1950.

Glazman, H., Salwa, J., Harłozinska, A.: Humoral immunologic response in patients with tumors of the breast. Arch. Immunol. Ther. exp. (Warsz.) **21**, 175–184 (1973).

Gleichmann, H.G.: Die Beziehungen zwischen Gynäkomastie und Karzinom der Mamma. Z. ges. inn. Med. **8**, 567–570 (1953).

Glock, G.E., McLean, P.: Levels of enzymes of the direct oxydative pathway of carbohydrate metabolism in mammalian tissues and tumors. Biochem. J. **56**, 171–175 (1954).

Glomset, D.A.: The incidence of metastasis of malignant tumors to the adrenals. Amer. J. Cancer **32**, 57–61 (1938).

Gnirs, L.: Die Proliferation der sog. Sinusendothelien in den regionären Lymphknoten bei Mastopathia chronica cystica und Mammakarzinom. Z. Krebsforsch. **60**, 94–114 (1954).

Godlewski, H.G.: Histochemical studies of phosphorylases in cancerous and precancerous lesions in the uterine cervix and mammary gland. Int. J. Cancer **20**, 706–709 (1964).

Godwin, J.T.: Chronology of lobular carcinoma of the breast. Cancer (Philad.) **5**, 259–266 (1952).

Goebel, M.: Mamillenhypertrophie mit Pigmentierung nach lokaler Östrogentherapie im Kindesalter. Hautarzt **11**, 521 (1969).

Gögl, H.: Die tumorbildende chronische Entzündung des Warzenhofes (Areolitis chronica). Wien, med. Wschr. **98**, 29–31 (1948).

Göksel, H.A.: (a) Postradical-mastectomy parasternal mass. Turk. J. Pediat. **6**, 175 (1964).

Göksel, H.A.: (b) Axillary lymph nodes i carcinoma of the breast. Turk. J. Pediat. **6**, 250 (1964).

Goessner, W.: Histochemischer Nachweis hydrolytischer Fermente mit Hilfe der Azofarbstoffmethoden. Z. Zellforsch. **1**, 48–97 (1959).

Gogas, J., Skalkeas, G.: Prognosis of mammary carcinoma in young women. Surg. **78**, 339–342 (1975).

Gold, R.H., Main, G., Zippin, C., Annes, G.P.: Infiltration of mammary carcinoma as an indicator of axillary node metastasis. A preliminary report. Cancer (Philad.) **29**, 35–40 (1972).

Goldberg, D.M., Pitts, J.F., Ayre, H.A.: Nucleases, adenosine deaminase, and dehydrogenases in malignant and non-malignant lesions of the female breast. Brit. J. Cancer **21**, 312–321 (1967).

Goldenberg, V.E., Goldenberg, N.S., Sommers, S.C.: Comparative ultrastructure of atypical ductal hyperplasia, intraductal carcinoma and infiltrating ductal carcinoma of the breast. Cancer (Philad.) **24**, 1152–1169 (1969).

Goldenberg, V.E., Mottet, N.K., Wolff, M.: Atypical features in breast carcinoma in patients on oral contraceptives. Amer. J. clin. Path. **50**, 635 (1968) (Abstr.).

Goldenberg, V.E., Wiegenstein, L., Mottet, N.K.: Florid breast fibroadenoma in patients taking hormonal oral contraceptives. Amer. J. clin. Path. **49**, 52–59 (1968).

Goldenring, H., Crelin, E.S.: Mother and daughter with bilateral congenital amastia. Brief Yale Report. Yale J. Biol. Med. **33**, 466–467 (1960/61).

Goldman, R.L., Friedman, N.B.: Carcinoma of the breast arising in fibroadenomas; with emphasis on lobular carcinoma. Cancer (Philad.) **23**, 544–550 (1969).

Goldschmidt, V., Hueck, W.: Über die Architektonik der Mastopathia cystica. Virchows Arch. path. Anat. **324**, 193–201 (1953).

Goldwyn, R.M.: An unusual complication of the use of the Cronin implant for augmentation mammaplasty. Brit. J. plast. Surg. **22**, 167–168 (1969).

Good, R.A.: Relation between immunity and malignancy. Proc. nat. Acad. Sci. (Wash.) **69**, 1026 (1972).

Goodall, A.L., Curran, R.C.: A case of cystosarcoma phyllodes. Brit. J. Surg. **40**, 479–481 (1953).

Goodman, B.A.: Gynecomastia with concomitant testicular atrophy. Amer. J. Surg. **35**, 121–124 (1937).

Gomez, E.T., Turner, C.W.: Hypophysectomy and replacement therapy in relation to the growth and secretory of the mammary gland. Mo. Agric. Exp. Sta. Res. Bull. Nr. **259** (1937).

Gonzales-Licea, A., Yardley, J.H., Hartmann, W.H.: Malignant tumor of the breast with bone formation. Studies by light and electron microscopy. Cancer (Philad.) **20**, 1234–1247 (1967).

Gordan, G.S., Cantino, T.J., Erhardt, L., Jansen, J., Lubich, W.: (a) Osteolytic sterol in human breast cancer. Science **151**, 1226–1228 (1966).

Gordan, G.S., Fitzpatrick, M.E., Lubich, W.P.: (b) Identification of osteolytic sterols in human breast cancer. Trans. Ass. Amer. Phys. **80**, 183–189 (1967).

Gordon, V.H., Marvin, H.N.: Theca-cell-tumor of ovary in child one year of age. J. Pediat. **39**, 133–143 (1951).

Goston, G., Linell, F.: Malignant tumors and sarcoid reactions in regional lymph nodes. Acta radiol. (Stockh.) **47**, 381–392 (1957).

Gottman, A.W.: A report of one hundred three autopsies on Alaskan Natives. Arch. Path. **70**, 117–124 (1960).

Gould, V.E., Miller, J., Jao, W.: Ultrastructure of medullary, intraductal, tubular and adenocystic breast carcinomas. Amer. J. Path **78**, 401–416 (1975).

Gould, V.E., Rogers, D.R., Sommers, S.C.: Epithelial-nerve intermingling in benign breast lesions. Arch. Path. **99**, 596–598 (1975).

Govan, A.D.: Two cases of mixed malignant tumour of the breast. J. Path. Bact. **57**, 397–404 (1945).

Gowing, N.F.C.: Histological changes in response to therapy. Clin. evaluation in breast cancer, ed. by Hayward, J.L. and R.D. Bulbrook. London-New York: Academic Press 1966.

Gozzetti, G., Vio, A.: Contributo allo studio degli emangiomi intramammari. Ateneo parmense **34**, 205–236 (1963).

Grabstald, H., Swan, L.L.: Genitourinary lesions in leprosy; with special reference to problem of atrophy of testes. Amer. J. med. Sci. **149**, 1287–1291 (1952).

Graf, R., Marzoli, G.P.: Das zellkernmorphologische Geschlecht von Tumoren endokrin beeinflußter Organe. Bruns' Beitr. klin. Chir. **202**, 242–252 (1961).

Graham, W.P., Gardner, B., Thomas, A.N., Gordan, G.S., Loken, H.F., Goldman, L.: Hypercalcemia in carcinoma of the female breast. Surg. Gynec. Obstet. **117**, 709–714 (1963).

Graham, W.P., Goldman, L.: Gastrointestinal metastases from carcinoma of the breast. Ann. Surg. **159**, 477–480 (1964).

Graham-Campbell, R.: Polythelia. Brit. med. J. **1**, 471 (1936).

Grain, G.O., Karr, J.P.: Diffuse leptomeningeal carcinomatosis: Clinical and pathological characteristics. Neurology (Minneap.) **5**, 706–722 (1955).

Gralnick, H.R., Dittmar, K.: Development of myeloblastoma with massive breast and ovarian involvement during remission in acute leukemia. Cancer (Philad.) **24**, 746–749 (1969).

Grant, F.C.: Concerning intracranial malignant metastases, their frequency and value of surgery in their treatment. Ann. Surg. **84**, 635–646 (1926).

Grant, R.N., Tabah, E.J., Adair, F.E.: The surgical significance of the subareolar lymph plexus in cancer of the breast. Surgery **33**, 71–78 (1953).

Granzow, J.: Experimenteller Beitrag zur Frage der Mammatuberkulose. Zbl. Gynäk. **53**, 499–450 (1929).

Grattarola, R.: The premenstrual endometrial pattern of women with breast cancer. A study of progestational activity. Cancer (Philad.) **17**, 1119–1122 (1964).

Graumann, W.: Entwicklung des Milchstreifens. Z. Anat. Entwickl.-Gesch. **114**, 500–510 (1950).

Graumann, W.: Mikroskopische Anatomie der männlichen Brustdrüse. 1. Kindheit und Pubertät. Z. mikr.-anat. Forsch. **58**, 358–380 (1952).

Graumann, W.: Mikroskopische Anatomie der männlichen Brustdrüse. 2. Mannesalter und Senium. Z. mikr.-anat. Forsch. **59**, 523–557 (1953).

Grausman, R.I., Goldman, M.L.: Tuberculosis of the breast. Report of nine cases including two cases of co-existing carcinoma and tuberculosis. Amer. J. Surg. **67**, 48–56 (1945).

Graves, T.C.: Mammary sarcoma in old age. Brit. Med. J. **1**, 81 (1920).

Gray, G.F., Gonzales-Licea, A., Hartmann, W.H., Woods, A.C.: Angiosarcoma in lymphedema. An unusual case of Stewart-Treves-syndrom. Bull. J. Hopk. Hosp. **119**, 117–128 (1966).

Gray, H.K., Wood, G.A.: Significance of mammary discharge in cases of papilloma of the breast. Arch. Surg. **42**, 203 (1941).

Gray, S.H., Gruenfeld, G.E.: Myoblastoma. Amer. J. Cancer **30**, 699–708 (1937).

Grechi, G.: Carcinoma della mammella in adolescente di sesso maschile. Arch. de Vecchi **47**, 979–1000 (1966).

Greenbaum, A.L., Slater, T.F.: Studies on the particulate components of rat mammary gland. II. Changes in the levels of the nucleic acids of the mammary glands of rats during pregnancy, lactation and mammary involution. Biochem. J. **66**, 155–161 (1957).

Greenbaum, A.L., Slater, T.F., Wang, D.Y.: (a) Lysosomal-like particles in the rat mammary gland. Nature (Lond.) **188**, 318–320 (1960).

Greenbaum, A.L., Slater, T.F., Wang, D.Y.: (b) Lysosomal enzyme change in enforced mammary gland involution. Biochem. J. **97**, 518–522 (1965).

Greenblatt, R.B., Gambrill, R.D.: The increasing recognition of galactorrhoea. Curr. med. Dig. **39**, 1036–1037 (1972).

Greenberg, M.W.: Granular cell myoblastoma of the breast. Arch. Surg. **94**, 739–740 (1967).

Greene, H.J.: Adenocarcinoma of supernumery breasts of the labia majora in a case of epidermoid carcinoma of the vulva. Amer. J. Obstet. Gynec. **31**, 660–663 (1936).

Greening, W.P., Aichroth, P.M.: Cancer of the male breast. Brit. J. Cancer **19**, 92–100 (1965).

Greenough, R.B.: Varying degrees of malignancy in cancer of the breast. J. Cancer Res. **9**, 453–462 (1925).

Greenough, R.B., Simmons, C.C.: Papillary cystadenoma of the breast. Ann. Surg. **45**, 188–196 (1907).

Greenough, R.B., Simmons, C.C.: Results of conservative treatment of cystic disease of breast. Ann. Surg. **60**, 42–56 (1914).

Greenough, R.B., Simmons, C.C., Barney, J.D.: End results of 376 primary operations for carcinoma of the breast at the Massachusetts General Hospital between Jan. 1., 1894 and Jan. 1., 1904. Ann. Surg. **46**, 20–27 (1907).

Greenwood, S.M., Minkowitz, S.: Paget's disease in meastatic breast carcinoma. Arch. Derm. (Chic.) **104**, 312–315 (1971).

Gregg, W.I.: Galactorrhoea after contraceptive hormones. New Engl. J. Med. **274**, 1432–1433 (1966).

Gregl, A.: Gutartige Tumoren der menschlichen Brustdrüse. Med. Klin. **64**, 1127–1132 (1969).

Gregl, A.: Der Brustkrebs im höheren Lebensalter. Dtsch. med. Wschr. **95**, 2180–2184 (1970).

Gregl, A., Heitmann, D., Krack, U., Pascoe, M.: Mammogramm und Alter. Fortschr. Röntgenstr. **127**, 299–308 (1977).

Gregl, A., Kienle, J.: Lymphangiographie beim peripheren Lymphödem. Fortschr. Röntgenstr. **105**, 622–635 (1966).

Gregl, A., Kienle, J.: Sarkom des Schultergürtels nach radikaler Mastektomie und Röntgen-bestrahlung. Strahlentherapie **132**, 546–551 (1967).

Gregl, A., Krack, U., Timmermann, D.Yu.S., Stankovic, P., Wellmer, H.-K.: Brustkrebs und Schwangerschaft. Dtsch. med. Wschr. **95**, 1951–1955 (1970).

Gregl, A., Poppe, H., Pöhls, H., Kienle, J., Schwartz, T., Stelzner, J.: Häufigkeit, Patho-genese und klinische Symptomatik des Armödems beim Mammakarzinom. Strahlenther-apie **133**, 499–515 (1967).

Gregl, A., Schuster, R.: Die Symptomatik der chronischen Mastopathie und ihre Beziehun-gen zum Brustkrebs. Chirurg **34**, 337–340 (1963).

Gregl, A., Thorwirth, V.: Die Bedeutung der Biopsie für die Prognose des Mammakarzi-noms. Vergleichende Untersuchung zwischen Schnellschnittuntersuchung und der Pro-beexzision. Dtsch. med. Wschr. **92**, 2160–2165 (1967).

Gregl, A., Weiss, J.W.: Mammahypoplasie nach Röntgenbestrahlung eines Haemangioms im Säuglingsalter. Fortschr. Röntgenstr. **94**, 244–247 (1961).

Gregl, A., Yu, D., Stankovic, P., Nadrau, C.: Klinische Symptomatik des Brustkrebses beim Mann. Med. Welt (N.F.) **20**, 179–222 (1969).

Greig, D.M.: On puerperal mammary hypertrophy. Edinb. med. J. **28**, 153–156 (1922).

Grewe, H.E.: Die Mondor'sche Krankheit. Dtsch. med. Wschr. **81**, 1058–1059 (1956).

Grewe, H.E.: Die Makromastie. Chir. Praxis **14**, 269–275 (1970).

Gricouroff, G.: Du prognostic histologique dans le cancer du sein. Bull. Ass. franç. Cancer **35**, 275–290 (1948).

Gricouroff, G., Zajdela, A., Herrera-Bendana, B.: Le cylindrome mammaire. Bull. Ass. franç. Cancer **51**, 277–282 (1964).

Griesbach, W.A.: Screening for breast carcinoma. Oncology **23**, 167–171 (1969).

Griffith, D.R., Turner, C.W.: Thyroxine and mammary gland growth in rat. Proc. Soc. exp. Biol. (N.Y.) **106**, 873–874 (1961).

Griffith, D.R., Turner, C.W.: Normal and experimental involution of rat mammary gland. Proc. Soc. exp. Biol. (N.Y.) **107**, 668–670 (1961).

Grillmaier, H., Bässler, R.: Die Wirkung parenteraler Methionin- und Äthioningaben auf die Laktation der Ratte. Biometrische, chromatographische, licht- und elektronenmikro-skopische Studien. Z. ges. exp. Med. **137**, 299–320 (1963).

Gropp, H., Hein, B., Wolf, U.: Kerngröße und Sex-Chromatinhäufigkeit beim Mammacar-cinom. Z. Krebsforsch. **68**, 123–130 (1966).

Gropp, H., Wolf, W.: Über den zytogenetischen Zusammenhang zwischen Sex-Chromatin und Chromosomenstatus beim Mammakarzinom. Langenbecks Arch. klin. Chir. **313**, 400–405 (1965).

Gropp, H., Wolf, U., Pera, F.: Barr bodies and chromosomal status of patients with carcinoma of the breast. Dtsch. med. Wschr. **90**, 637–642 (1965).

Gros, C.M., Girardie, J.: Aspect histochimique et ultrastructural d'un cancer mucipare mammaire chez la femme. Bull. Cancer **54**, 225–246 (1967).

Gros, C.M., Keiling, R.: Aplasie d'un sein après roentgenthérapie profonde pour un sarcome médiastinal. J. Radiol. Électr. **39**, 636–637 (1958).

Groshong, L.E.: Adenoid-cystic carcinoma of the breast. Arch. Surg. **92**, 424–427 (1966).

Gross, F., Mahringer, W., Trebbin, H., Bohle, H.: Zur Bedeutung der Barrschen Zell-kernkörper beim Brustkrebs der Frau. Dtsch. med. Wschr. **89**, 1215–1217 (1964).

Gross, G.W.: Gynäkomastie infolge Orchitis bei lepromatöser Lepra. Dtsch. med. Wschr. **81**, 202 (1956).

Gross, S.W.: A contribution to the study of true adenoma of the mamma. Amer. J. med. Sci. **78**, 459–468 (1879).

Gross, U.: Über Mammahyperplasie. Med. Welt **39**, 1978–1982 (1963).

Grow, J.L., Lewison, E.F.: Superficial thrombophlebitis of the breast. Surg. Gyn. Obst. **116**, 180–182 (1963).

Gruber, G.B.: Infarktbildung in der Mamma. Münch. med. Wschr. **58**, 2328–2329 (1911).

Gruber, G.B.: (1) Über die Milchdrüsenschwellung bei Neugeborenen. Z. Kinderheilk. **30**, 336–362 (1921).

Gruber, G.B.: (2) Beiträge zur Histologie und Pathologie der Mamma. Virchows Arch. path. Anat. **248**, 396–426 (1924).

Gruber, G.B.: Verödendes Fibroadenom, scirrhöser Krebs und örtliche Venen-Elastose der Mamma bei einer Greisin. Zbl. allg. Path. path.Anat. **84**, 177–181 (1948).

Gruber, G.B.: Sul problema della intumescentia mammae dolorosa virilis. Arch. De Vecchi Anat. pat. **16**, 1–5 (1951).

Grumbrecht, P.: Pathologische Auswirkungen des Follikelhormones. Arch. Gynäk. **170**, 1–59 (1941).

Grundmann, E.: (a) Mechanismen der Onkogenese. Verh. dtsch. Ges. inn. Med. **78**, 34–45 (1972).

Grundmann, E.: (b) Precancer-histology—trends and prospects. Z. Krebsforsch. **85**, 1–11 (1976).

Grunert, H.: Kasuistischer Beitrag zum Karzinom einer Nebenmamma. Zbl. Chir. **73**, 811–816 (1948).

Grynfeltt, M.J.: Sur le cycle menstruel de la mamella chez la femme. Comm. au Cong. des Soc. Savantes Montpellier 301–306 (1936).

Grynfeltt, M.J.: Etude du processus cytologique de la secretion mammaire. Arch. micr. Morph. exp. **33**, 177–208, 209–250 (1937).

Günther, H.: Das subkutane Fettpolster als konstitutionelles Merkmal und seine endokrinen und neurovegetativen Regulationen. Endokrinologie **33**, 9–22 (1956).

Günther, R.: Myoepitheliale Wucherungen in der Brustdrüse. Virchows Arch. path. Anat. **300**, 449–455 (1937).

Güss, H.: Mammahypertrophie und ein Beitrag zu ihrer Differentialdiagnose. Med. Welt **32**, 1622–1626 (1960).

Güthert, H.: Der organoide Charakter des Fibroadenoms der Mamma. Langenbecks Arch. klin. Chir. **194**, 312–325 (1938).

Güthert, H., Jänisch, W., Roßbach, K.: Über die Häufigkeit der Augenmetastasen. Münch. med. Wschr. **107**, 939–941 (1965).

Guiss, L.W.: The problem of bilateral dependent mammary carcinoma. Amer. J. Surg. **88**, 171–177 (1954).

Gulesserian, H.P., Lawton, R.L.: Angiosarcoma of the breast. Cancer (Philad.) **24**, 1021–1026 (1969).

Gummel, H., Widow, W., Huber, R.: (a) Kritische Betrachtungen zur präoperativen Bestrahlung des Brustdrüsenkrebses. Dtsch. Gesundh.-Wes. **15**, 329–337 (1960).

Gummel, H., Widow, W.: (b) Zur präoperativen Bestrahlung des Brustdrüsenkrebses. Zbl. Chir. **89**, 1473–1480 (1964).

Gummel, H., Wildner, G.P.: Probleme zur Diagnostik des Brustdrüsenkrebses und seine Beziehungen zur Mastopathia chronica cystica. Dtsch. Gesundh.-Wes. **10**, 789–802 (1955).

Gummel, H., Zahnert, R., Oloffs, J., Schöpp, R.: Untersuchungen der alkalischen Phosphataseaktivität im Cysteninhalt bei Mastopathie III (großcystische Mastopathie). Chirurg **30**, 444–447 (1959).

Gunther, J.: Myxochondroosteosarkom der Mamma. Zbl. Gynäk. **94**, 1450–1455 (1972).

Gupta, R.K., Schuster, R.: Isoantigens A, B and H in benign and malignant lesions of breast. Amer. J. Path. **72**, 253–260 (1973).

Gurdin, M., Carlin, G.A.: Complications of breast implantations. Plast. reconstr. Surg. **40**, 530–533 (1967).

Gurling, K.J., Scott, G.B.D., Baron, D.N.: Metastases in pituitary tissue removed at hypophysectomy in women with mammary carcinoma. Brit. J. Cancer **11**, 519–522 (1957).

Gusnar, K. v.: (1) Fibrosis mammae diffusa beim Manne. Dtsch. Z. Chir. **199**, 171–183 (1926).

Gusnar, K. v.: (2) Histologische Untersuchungen an männlichen Brustdrüsen. Langenbecks Arch. klin. Chir. **153**, 253–281 (1928).

Guthorn, P.J.: Carcinoma of the male breast; a report of 15 cases. Milit. Surg. **109**, 110–114 (1951).

Gutzeit, W.: Vergleichende Untersuchungen über Alterswandlungen und Pathologie der weiblichen Brustdrüse. Morphologische, röntgenologische und statistische Studien. Inaug.-Diss. Mainz, 1967.

Guy, C.C.: Breast tumors in children. Amer. J. Surg. **33**, 135–140 (1936).

Haagensen, C.D.: Xanthoma of the breast. Amer. J. cancer **16**, 1077–1103 (1932).

Haagensen, C.D.: The basis for the histologic grading of carcinoma of the breast. Amer.
J. Cancer **19**, 285–327 (1933).

Haagensen, C.D.: Mammary duct ectasia. A disease that may simulate carcinoma. Cancer
(Philad.) **4**, 749 761 (1951).

Haagensen, C.D.: Lobular carcinoma of the breast. Clin. Obstet. Gynec. **5**, 1093–1101
(1962).

Haagensen, C.D., Bhonslay, S.B., Guttmann, R.J., Habif, D.T., Kister, S.J., Markowitz,
A.M., Sanger, G., Tretter, P., Wiedel, P.D., Cooley, E.: Metastasis of carcinoma of
the breast to the periphery of the regional lymph node filter. Ann. Surg. **169**, 175–190
(1969).

Haagensen, C.D., Cooley, E.: Radical mastectomy for mammary carcinoma. Ann. Surg.
157, 166–169 (1963).

Haagensen, C.D., Cooley, E., Kennedy, C.S., Miller, E., Handley, R.S., Thackray, A.C.,
Butcher, H.R., Dahl-Iversen, E., Tobiassen, T., Williams, I.G., Curwen, M.P., Kaac,
S., Johansen, H.: Treatment of early mammary carcinoma. A cooperative international
study. Ann. Surg. **157**, 157–179 (1963).

Haagensen, C.D., Lane, N., Lattes, R.: Neoplastic proliferation of the epithelium of the
mammary lobules. Adenosis, lobular neoplasia, and small cell carcinoma. Surg. Clin.
N. Amer. **52**, 497–524 (1972).

Haagensen, C.D., Stout, A.P.: Carcinoma of the breast; criteria of operability. Ann. Surg.
118, 1032 (1943).

Haagensen, C.D., Stout, A.P.: Granular cell myoblastoma of the mammary gland. Ann.
Surg. **124**, 218–227 (1946).

Haagensen, C.D., Stout, A.P.: Carcinoma of the breast. III. Results of treatment 1935–1942.
Ann. Surg. **134**, 151–172 (1951).

Haagensen, C.D., Stout, A.P., Philipps, J.S.: The papillary neoplasms of the breast. I.
Benign intraductal papilloma. Ann. Surg. **113**, 18–36 (1951).

Habbe, K.: Beitrag zur Frage über Granulosazelltumoren. Zbl. Gynäk. **55**, 1088–1108 (1931).

Habibi, M.: Deux cas de cancer du sein chez deux fillettes, l'une de 7 ans et l'autre
de 9 ans. Bull. Ass. franç. Cancer **34**, 75–77 (1947).

Hachmeister, U., Fahlbusch, R., Werder, K.v.: Ultrastructural identity of pituitary adenoma
cells in Forbes-Albright-syndrome and of adenohypophyseal pregnancy cells. Acta endocr. (Kbh.), Suppl. **159**, 42 (1972).

Hadfield, G.: Fat necrosis of the breast. Brit. J. Surg. **17**, 673 682 (1930).

Hadfield, J.: Excision of the major duct system for benign disease of the breast. Brit.
J. Surg. **47**, 472 477 (1960).

Hägerstrand, I., Schönbeck, J.: Metastases to the pituitary gland. Acta path. microbiol.
scand. **75**, 64–70 (1969).

Haenisch, G.F.: Über die Wachstumsschädigung des Knochens und die Entwicklungshemmung der weiblichen Brustdrüse nach Röntgenbestrahlung in kindlichem und jugend-
lichem Alter. Fortschr. Röntgenstr. **50**, 78-86 (1934).

Haenszel, W.: Cancer mortality among the foreign-born in the United States. J. nat. Cancer
Inst. **26**, 37–132 (1961).

Haenszel, W., Kurihara, M.: Studies of Japanese migrants. I. Mortality from cancer and
other diseases among Japanese in the United States. J. nat. Cancer Inst. **40**, 43–68
(1968).

Hafner, C.D., Mezger, E., Wylie, J.H.: Cystosarcoma phyllodes of the breast. Surg. Gynec.
Obstet. **115**, 29–34 (1962).

Haggard, W.D., Douglass, H.L.: Tumors of the breast; a study of two hundred and
fifty-five cases. J. Amer. med. Ass. **80**, 445–448 (1923).

Haggitt, R.C., Booth, J.L.: Bilateral fibromatosis of the breast in Gardner's syndrome.
Cancer (Philad.) **25**, 161–166 (1970).

Haguenau, F.: (a) Le cancer mammaire de la souris et de la femme étude comparative
an microscope électronique. Path. et Biol. **7**, 989–1015 (1959).

Haguenau, F.: (b) Les myofilaments de la cellule myoepithélial. Etude au microscope
électronique. C.R. Acad. Sci. (Paris) **249**, 182–184 (1959).

Haguenau, F., Arnoult, J.: Le cancer du sein chez la femme. Bull. Ass. franç. Cancer **46**, 177-211 (1959).

Hahn, E.: Die cystische Mamma und ihre Vorstufen bei jungen Frauen. Virchows Arch. path. Anat. **262**, 531-564 (1926).

Hain, A.M.: An unusual case of precocious puberty associated with ovarian dysgerminoma. J. clin. Endocr. **9**, 1349-1358 (1949).

Hajdu, S.I., Urban, J.A.: Cancer metastatic to the breast. Cancer (Philad.) **29**, 1691-1696 (1972).

Hall, P.F.: Gynecomastia. Sidney 1959.

Hall, T.C., Griffiths, C.T., Petranek, J.R.: Hypocalcemia – an unusual metabolism complication of breast cancer. New Engl. med. J. **275**, 1474-1477 (1966).

Haller, J.: Haben hormonale Contraceptiva einen Einfluß auf das Geschwulstwachstum? Gynäkologe **5**, 150-158 (1972).

Halley, E., Melnick, P.J.: Preoperative irradiation in carcinoma of the breast. Radiology **35**, 430-438 (1940).

Hall-Smith, S.P., Haber, H.: Lymphangiosarcoma in postmastectomy lymphoedema (Stewart-Treves-Syndrome). Proc. roy. Soc. Med. **47**, 174-175 (1954).

Halpert, B., Parker, J.M., Thuringer, J.M.: Plasma cell mastitis. Arch. Path. **46**, 313-319 (1948).

Halpert, B., Young, M.O.: Lipoma of the mammary gland. Arch. Path. **42**, 641-643 (1947).

Halpert, B., Young, M.O.: Carcinosarcoma of the mammary gland. Surgery **23**, 289-292 (1948).

Halsell, J.T., Smith, J.R., Bentlage, C.R., Park, O.K., Humphrey, J.W.: Lymphatic drainage of the breast demonstrated by vital dye staining and radiography. Ann. Surg. **162**, 221-226 (1965).

Halsted, W.S.: The results of radical operations for the cure of carcinoma of the breast. Ann. Surg. **46**, 1-19 (1907).

Halsted, W.S.: Diagnostic sign of gelatinous carcinoma of the breast. J. Amer. med. Ass. **64**, 1653 (1915).

Halsted, W.S.: The swelling of the arm after operations for cancer of the breast – elephantiasis chirurgica – its cause and prevention. Bull. Johns Hopk. Hosp. **32**, 309 (1921).

Halverson, J.D., Hori Robaina, J.M.: Cardiac metastasis from a cytosarcoma phylloides. Case report. Missouri Med. **69**, 923-925 (1972).

Halverson, J.D., Hori Robaina, J.M.: Cystosarcoma phylloides of the breast. Amer. Surg. **40**, 295-301 (1974).

Hamada, H., Neumann, F., Junkmann, K.: Intrauterine antimaskuline Beeinflussung von Rattenfeten durch ein stark gestagen wirksames Steroid. Acta endocr. (Kbh.) **44**, 380-388 (1963).

Hamberger, L., Ahrén, K.: Influence of the adrenal cortex on growth processes in the rat mammary gland. J. Endocr. **30**, 171-179 (1964).

Hamer, D.B.: Gynaecomastia. Brit. J. Surg. **62**, 326-329 (1975).

Hamlin, J.M.: Possible host resistance in carcinoma of the breast: A histological study. Brit. J. Cancer **22**, 383-401 (1968).

Hamperl, H.: Die Fluoreszenzmikroskopie menschlicher Gewebe. Virchows Arch. path. Anat. **292**, 1-51 (1934).

Hamperl, H.: (1) Über die Myothelien (myo-epithelialen Elemente) der Brustdrüse. Virchows Arch. path. Anat. **305**, 171-215 (1939).

Hamperl, H.: (2) The myothelia (myoepithelial cells). Normal state; regressive changes; hyperplasia, tumors. C.T. in Pathology **53**, 161-220 (1970).

Hamperl, H.: Onkozyten und Onkozytome. Virchows Arch. path. Anat. **335**, 452-483 (1962).

Hamperl, H.: Oncocytomas of different organs. Acta Un. int. Cancr. **20**, 854-859 (1964).

Hamperl, H.: Zur Frage der pathologisch-anatomischen Grundlagen der Mammographie. Geburtsh. u. Frauenheilk. **28**, 901-917 (1968).

Hamperl, H.: Über fluoreszierende Mesenchymzellen (Fluorozyten). Leitz-Mitt. Wissenschaft u. Technik **4**, 243-246 (1969).

Hamperl, H.: Beiträge zur pathologischen Histologie der Mamma. I. Zellabschilferung in den Ausführungsgängen. Geburtsh. u. Frauenheilk. **32**, 25–27 (1972).

Hamperl, H.: II. Herdförmige Epithelnekrose und Mikroverkalkung. Geburtsh. u. Frauenheilk. **32** 28–31 (1972).

Hamperl, H.: III. Onkozyten und hyaline Einschlüsse in der menschlichen Mamma. Virchows Arch. Abt. B **10**, 88–92 (1972).

Hamperl, H.: IV. „Satellitengänge" in der Mamma bei proliferierender Mastopathie. Beitr. path. Anat. **146**, 339–350 (1972).

Hamperl, H.: V. Kenntnis des sog. Carcinoma lobulare in situ der Mamma. Z. Krebsforsch. **77**, 231–245 (1972).

Hamperl, H.: VI. Hämangiome der menschlichen Mamma. Geburtsh. u. Frauenheilk. **33**, 13–17 (1973).

Hamperl, H.: VII. Epithelzotten und Epithelnetze. Virchows Arch. Abt. B **12**, 104–111 (1973).

Hamperl, H.: VIII. Zur Frage des Carcinoma tubulare der Mamma und der Einteilung der Mammacarcinome des Menschen. Z. Krebsforsch. **81**, 181–191 (1974).

Hamperl, H.: IX. Epimyotheliale Inseln. Virchows Arch. Abt. B **16**, 89–93 (1974).

Hamperl, H.: X. Sekretionserscheinungen in der mastopathischen Brustdrüse. Virchows Arch. Abt. B **18**, 73–81 (1975).

Hamperl, H.: Das sogenannte Schweißdrüsencarcinom der Mamma. Z. Krebsforsch. **88**, 105–119 (1977).

Hamperl, H.: Das lobuläre Carcinoma in situ der Mamma. Histogenese, Wachstum, Übergang in infiltrierendes Karzinom. Dtsch. med. Wschr. **96**, 1585–1588 (1971).

Hamperl, H.: Praecancerose und Carcinoma in situ. In: Handbuch allg. Pathologie. Geschwülste I. Bd. 6, Teil 5, ed. v. E. Grundmann. Berlin-Heidelberg-New York: Springer 1974.

Hamperl, H., Huhn, F.O., Kaufmann, C., Ober, K.-G.: Histologische Untersuchungen präoperativ bestrahlter Mammakarzinome. Dtsch. med. Wschr. **88**, 616–620 (1963).

Handley, R.S., Thackray, A.C.: Invasion of internal mammary lymph nodes in carcinoma of the breast. Brit. med. J. **1**, 61–63 (1954).

Handley, R.S., Thackray, A.C.: Adenoma of the nipple. Brit. J. Cancer **16**, 187–194 (1962).

Handley, R.S., Thackray, A.C.: Conservative radical mastectomy (Patey's operation). Ann. Surg. **157**, 162–164 (1963).

Handley, W.S.: On Paget's disease of the nipple. Brit. J. Surg. **7**, 183–194 (1919/20).

Handley, W.S.: Parasternal invasion of thorax in breast cancer and its suppression by use of radium tubes as operative precaution. Surg. Gynec. Obstet. **45**, 721–728 (1927).

Hannemüller, K., Landois, F.: Pagets disease of the nipple. Bruns' Beitr. klin. Chir. **60**, 296–312 (1908).

Hansemann, D. von: Über asymmetrische Zellteilung in Epithelkrebsen und deren biologische Bedeutung. Virchows Arch. path. Anat. **119**, 299–326 (1890).

Hansemann, D. von: Über die Anaplasie der Geschwulstzellen und die asymmetrische Mitose. Virchows Arch. path. Anat. **129**, 436–449 (1892).

Hansemann, D. von: Studien über die Spezifität, den Altruismus und die Anaplasie der Zellen mit besonderer Berücksichtigung der Geschwülste. Berlin: Hirschwald 1893.

Hansen, R.G., Carson, D.M.: General biochemistry of mammary tissue. In: Milk, the mammary gland and its secretion, ed. by S.K. Kon and A.T. Cowie, Vol. 1, pp. 371–388. New York and London: Academic Press 1961.

Happel, J.S.: Mastitis in the male – a rare complication of mumps. Brit. med. J. **2**, 1041 (1965).

Haram, B.J.: Lymphatic leucemia with bilateral mammary changes. Lancet **232**, 1277–1279 (1937).

Harbitz, H.F.: Lipogranuloma – a foreign body inflammation often suggesting a tumor. Acta chir. scand. **76**, 401–426 (1935).

Harcourt-Webster, J.N., Truman, R.F.: An enzyme histochemical study of some dehydrogenases in abnormal human mammary tissue. J. Path. **99**, 105–112 (1969).

Hardy, J.D.: Gynecomastia associated with lung cancer. Amer. J. med. Sci. **30**, 1462–1465 (1960).

Hardy, M.H.: The development in vitro of the mammary glands of the mouse. J. Anat. (Lond.) **84**, 388–393 (1950).

Harms, C.: Entwicklungshemmung der weiblichen Brustdrüse durch Röntgenbestrahlung. Strahlentherapie **19**, 586–588 (1925).

Harnett, W.L.: A statistical report on 2529 cases of cancer of the breast. Brit. J. Cancer **2**, 212–239 (1948).

Harrington, S.W.: Unilateral carcinoma of the breast treated by surgical operation and radiation. Surg. Gynec. Obstet. **60**, 499–504 (1935).

Harrington, S.W.: Carcinoma of the breast. Results of surgical treatment when the carcinoma occured in the course of pregnancy or lactation and when pregnancy occured subsequent to operation (1910–1933). Ann. Surg. **106**, 690–700 (1937).

Harrington, S.W.: Results of radical mastectomy in 5026 cases of carcinoma of the breast. Pennsylvania med. J. **43**, 413–417 (1940).

Harrington, S.W.: Fifteen-year to forty-year survival rates following radical mastectomy for cancer of the breast. Ann. Surg. **137**, 843–849 (1953).

Harrington, S.W., Miller, J.M.: Intramammary squamous-cell carcinoma. Proc. Mayo Clin. **14**, 484–487 (1939).

Harrington, S.W., Miller, J.M.: Malignant changes in fibro-adenoma of the mammary gland. Surg. Gynec. Obstet. **70**, 615–619 (1940).

Harrington, S.W., Miller, J.M.: A mixed tumor (carcinosarcoma) of the breast. Surgery **7**, 122–128 (1940).

Harrington, S.W., Miller, J.M.: Fibrosarcoma of the mammary gland. Surgery **7**, 129–132 (1940).

Harrington, S.W., Miller, J.M.: Lymphosarcoma of the mammary gland. Amer. J. Surg. **48**, 346–352 (1940).

Harris, H.J.: Survey of breast implants from the point of view of carcinogenesis. Plast. reconstr. Surg. **28**, 81–83 (1961).

Harris, H.S., Spratt, J.S.: Bilateral adrenalectomy in metastatic mammary cancer. An analysis of sixty-four cases. Cancer (Philad.) **23**, 145–151 (1969).

Harris, R.H.: Carcinomatous ovarian teratoma. Surg. Gynec. Obstet. **4**, 191–196 (1925).

Hart, D.: Intracystic papillomatous tumors of the breast, benign and malignant. Analysis of one hundred and twenty-four cases. Arch. Surg. **14**, 793–835 (1927).

Hartman, A., Magrish, P.: Carcinoma of breast in children. Ann. Surg. **141**, 792–798 (1955).

Hartmann, W.H., Sherlock, P.: Gastroduodenal metastases from carcinoma of the breast. An adrenal steroid-induced phenomenon. Cancer (Philad.) **14**, 426–431 (1961).

Hartveit, F.: (a) Prognostic typing in breast cancer. Brit. med. J. **4**, 253–257 (1971).

Hartveit, F.: (b) Breast cancers that kill. A pilot study. Cytological typing in infiltrating scirrhous, duct and adenocarcinomas of the breast. Beitr. Path. **146**, 180–186 (1972).

Hartveit, F.: Medullary carcinoma of the breast. Type I and type III tumors. Acta path. microbiol. scand., Sect. A **82**, 319–325 (1974).

Harvald, B., Hauge, M.: Hereditary of cancer elucidated by a study of unselected twins. J. Amer. med. Ass. **186**, 749–753 (1963).

Hasert, V., Lange, H.: Bedeutung der pathologischen Sekretion für die Diagnostik des Mammakarzinoms. Zbl. Gynäk. **94**, 1768–1771 (1972).

Hasson, J., Pope, C.H.: Mammary infarcts associated with pregnancy presenting as breast tumors. Surgery **49**, 313–316 (1961).

Hathaway, J.H.: Occurence of supernumerary nipples in the male, based on an examination of college students. Anat. Rec. **3**, 265–267 (1909).

Haubelt, U.: Pathologie des Fibroadenoms und verwandter Tumoren der weiblichen Brustdrüse. Inaug.-Diss. Mainz, 1972.

Haupt, R.: Primärtumor und Metastasen im histologischen Bild. Zbl. allg. Path. path. Anat. **113**, 179–186 (1970).

Hauri, D., Zingg, E.: Mamillenbestrahlung bei Hormonbehandlung des Prostatakarzinoms. Schweiz. med. Wschr. **101**, 571–572 (1971).

Hausen, G.: Karzinommetastase in der Epiphyse. Zbl. allg. Path. path. Anat. **93**, 357–360 (1955).

Heberling, D.: Symptomatische Peliosis hepatis. Inn. Med. **3**, 414–422 (1976).

Hecker, D.: Enzymhistochemische Untersuchungen zur Frage des invasiven Tumorwachstums. Acta histochem. (Jena) 43, 132–152 (1972).

Heckmann, U., Popp, L., Uhlmann, G.: Zur Häufigkeit Barrscher Zellkernkörper beim Mammakarzinom. Geburtsh. u. Frauenheilk. 25, 482–486 (1965).

Hedinger, Ch.: Zur Pathologie der Hämochromatose. Hämochromatose als Syndrom. Helv. med. Acta., Suppl. 32, 1–109 (1953).

Hedinger, Chr.: Mondorsche Krankheit. Schweiz. med. Wschr. 92, 177–180 (1962).

Hedrén, G.: Sarkocarcinom der Mamma. Zbl. allg. Path. path. Anat. 26, 265–269 (1915).

Heiberg, B., Heiberg, P.: Some investigations into the occurence of carcinoma of the breast with special reference of the ovarian function. Acta chir. scand. 83, 479–496 (1940).

Heidenreich, W.: Mammakarzinome bei Kindern und Jugendlichen. Med. Klin. 71, 307–312 (1976).

Heidrich, L., Fels, E., Mathias, E.: Testikuläres Chorionepitheliom mit Gynäkomastie und mit einigen Schwangerschaftserscheinungen. Bruns' Beitr. klin. Chir. 150, 349–384 (1930).

Heim, R.R., Lange, H.-J., Stark, G., Strauss, G.: Ergebnisse der Behandlung von Mamma-Carcinomen in 12 Jahren. Arch. Gynäk. 205, 236–250 (1968).

Heinonen, O.P., Shapiro, S., Tuominen, L., Turunen, M.I.: Reserpine use in relation to breast cancer. Lancet 1974I, 675–677.

Heller, E.L., Fleming, J.C.: Fibrosing adenomatosis of the breast. Amer. J. clin. Path. 20, 141–150 (1950).

Hellström, I., Franksson, C.: Nebennierenexstirpation beim metastasierenden Mammakarzinom. Bruns' Beitr. klin. Chir. 199, 117–126 (1959).

Hellström, I., Hellström, K.E., Pierce, G.E., Yang, J.P.S.: (a) Cellular and humoral immunity to different types of human neoplasms. Nature (Lond.) 220, 1352–1354 (1968).

Hellström, K.E., Hellström, I.: (b) Cellular immunity against tumor antigens. Adv. Cancer Res. 12, 167–223 (1969).

Hellström, I., Hellström, K.E., Sjögren, H.O., Warner, G.A.: (c) Demonstration of cell-mediated immunity to human neoplasms of various histological types. Int. J. Cancer 7, 1–16 (1971).

Hellström, I., Sjögren, H.O., Warner, G., Hellström, K.E.: Blocking of cell-mediated immunity by sera from patients with growing neoplasms. Int. J. Cancer 7, 226–237 (1971).

Hellström, I., Hellström, K.E., Sjögren, H.O., Warner, G.A.: Serum factors in tumor-free patients cancelling the blocking of cell-mediated tumor immunity. Int. J. Cancer 8, 185–191 (1971).

Helman, P., Kliman, M.: Paget's disease of the nipple. Brit. J. Surg. 43, 481–488 (1956).

Helminen, H.J., Ericsson, J.L.E.: Studies on mammary gland involution. (1) On the ultrastructure of the lactating mammary gland. J. Ultrastruct. Res. 25, 193–213 (1968).

Helminen, H.J., Ericsson, J.L.E.: (2) Ultrastructural evidence for auto- and heterophagocytosis. J. Ultrastruct. Res. 25, 214–227 (1968).

Helminen, H.J., Ericsson, J.L.E.: (3) Alterations outside auto- and heterophagocytic pathways for cytoplasmic degradation. J. Ultrastruct. Res. 25, 228–239 (1968).

Helminen, H.J., Ericsson, J.L.E., Orrenius, S.: Histochemical and biochemical observations on alterations in lysosomes and lysosomal enzymes. J. Ultrastruct. Res. 25, 240–252 (1968).

Helminen, H.J., Ericsson, J.L.E.: (1) Quantification of lysosomal enzyme changes during enforced mammary gland involution. Exp. Cell Res. 60, 419–426 (1970).

Helminen, H.J., Ericsson, J.L.E.: (2) Effects of enforced milk stasis on mammary gland epithelium, with special reference to changes in lysosomes and lysosomal enzymes. Exp. Cell Res. 68, 411–427 (1971).

Helpap, B.: Mammakarzinom-Metastase in einem Meningeom. Zbl. all. Path. path. Anat. 107, 242–245 (1965).

Hems, G.: Epidemiological characteristics of breast cancer in middle and late age. Brit. J. Cancer 24, 226–231 (1970).

Hems, G., Stuart, A.: Breast cancer rates in populations of single women. Brit. J. Cancer 31, 118–123 (1975).

Hendrick, J.C., Franchimont, P.: Radioimmunoassay of casein in the serum of normal subjects and of patients with various malignancies. Europ. J. Cancer **10**, 725–730 (1974).

Hendrick, J.W.: Results of treatment of carcinoma of breast; 5 to 18 years. Ann. Surg. **146**, 728-750 (1957).

Hendrick, J.W.: Intraductal papilloma of the breast. Surg. Gynec. Obstet. **105**, 215–223 (1957).

Hendrickson, D.A., Anderson, W.R.: Diethylstilbestrol therapy. Gynecomastia. Amer. J. med. Sci. **213**, 468 (1970).

Hendrix, R.C., Behrman, S.J.: Adenocarcinoma arising in a supernumary mammary gland in the vulva. Obstet. and Gynec. **8**, 238-241 (1956).

Hennig, E.: Über heterosexuelle Umstimmung bei einem Mann mit Nebennierenrindentumor. Z. ges. inn. Med. **21/22**, 358–360 (1948).

Hennigsen, B., Amberger, H.: Antiöstrogene Therapie des metastasierenden Mammakarzinoms. Dtsch. med. Wschr. **102**, 713–716 (1977).

Henriques, C.: The veins of the vertebral column an their role in the spread of cancer. Ann. roy. Coll. Surg. Engl. **31**, 1–22 (1962).

Henry, L., Ross, A.P.: Chromoblastomycosis (possibly cladosporium) of the breast in an english woman. J. clin. Path. **20**, 124-127 (1967).

Heppner, G.H.: Is there evidence that immunity influences tumor-host balance in breast cancer? In: Breast cancer, a challenging problem, ed. by Griem, M.L., Jensen, E.V., Ultman, J.E., and Wissler, R.W. Rec. Results in Cancer Res. No. 42. S. 63 Berlin-Heidelberg-New York: Springer 1973.

Heppner, G.H., Wood, P.C., Weiss, D.W.: Studies on the role of the thymus in viral tumorigenesis. II. Effect of thymectomy on induction of hyperplastic alveolar nodulus in BALB/c mice infected with mammary tumor virus at various ages. Israel J. med. Sci. **4**, 1204–1209 (1968).

Herczel, E.: Fall von Mammahypertrophie. Zbl. Gynäk. **18**, 1150 (1894).

Hermanutz, D., Müller, R.: Mammakarzinom und verkalkte Fettgewebstransplantate nach beidseitiger Mammavergrößerungsplastik. Fortschr. Röntgenstr. **113**, 530–533 (1970).

Hermanutz, K.D., Thelen, M., Thurn, P.: Die Diagnose des Mammakarzinoms unter dem Aspekt der Wachstumsrate. Fortschr. Röntgenstr. **123**, 162 167 (1975).

Herold, L., Effkemann, G.: Beziehungen des Follikelhormons zu patho-physiologischen Wachstumsvorgängen der Brustdrüse. Arch. Gynäk. **163**, 85–93, 94–101, 309–315 (1936).

Herrell, W.E.: The relative incidence of oophorectomy in women with and without carcinoma of the breast. Amer. J. Cancer **29**, 659–665 (1937).

Herrmann, J.B.: Lymphangiosarcoma of the chronically edematous extremity. Surg. Gynec. Obstet. **121**, 1107–1115 (1965).

Herrmann, J.B.: Treatment of in situ mammary carcinoma. Int. Surg. **57**, 127–129 (1972).

Herrmann, W.L., Buckner, F., Buskin, A.: Interstitial cell tumor of the testis with gynecomastia. J. clin. Endocr. **18**, 834–842 (1958).

Hertel, B.F., Zaloudek, C., Kempson, R.L.: Breast adenomes. Cancer (Philad.) **37**, 2891–2905 (1976).

Hertz, A.L.: The problem of possible effects of oral contraceptives on cancer of the breast. Cancer (Philad.) **24**, 1140–1145 (1969).

Hertz, R.: Accidental ingestion of oestrogens by children. Pediatrics **21**, 203–206 (1958).

Herzenberg, H.: Beiträge zur Lehre von der Gynäkomastie mit besonderer Berücksichtigung ihrer Beziehung zum Chorionepitheliom beim Manne. Virchows Arch. path. Anat. **263**, 781–799 (1927).

Hesling, G.: Breast changes in fibrocystic disease. Lancet **1955 II**, 1246.

Hess, F.: Die Strahlentherapie. In: Therapie maligner Tumoren. Hrsg.: E. Holder, F. Meythaler und R. du Mesnil de Rochemont, Bd. 3, S. 144. Stuttgart: F. Enke 1969.

Hesselvik, L.: Signs of sexual precocity in male infant due to estrogenic ointment. Acta paediat. (Uppsala) **41**, 177-185 (1952).

Hessler, C.: Cystic lymphangioma of the breast. First roentgen description. Radiology **88**, 135-137 (1967).

Heuverswyn, J. van, Folley, S.J., Gardner, W.U.: Mammary growth in male mice receiving androgens, estrogens and desoxycorticosterone acetate. Proc. Soc. exp. Biol. (N.Y.) **41**, 389–392 (1939).

Heyden, S., Amgwerd, R., Gloor, F., Wild, R., Bruderer, E., Metzler, B.: Ergebnisse von Mammavorsorgeuntersuchungen bei 1000 berufstätigen Frauen im Kanton St. Gallen. Schweiz. med. Wschr. **104**, 1525–1529 (1974).

Heyn, A.: Über diffuse Mammahypertrophie im Pubertätsalter. Zbl. Gynäk. **47**, 263–265 (1923).

Hibbs, R.E.: Gynecomastia associated with vitamin deficiency disease. Amer. J. med. Sci. **213**, 176–177 (1947).

Hibbs, R.G.: (a) The fine structure of human eccrine sweat glands. Amer. J. Anat. **103**, 201–209 (1958).

Hibbs, R.G.: (b) Electron microscopy of human apocrine sweat glands. J. invest. Derm. **38**, 77–84 (1962).

Hienz, H.A.: Die zellkernmorphologische Geschlechtserkennung in Theorie und Praxis. Heidelberg: Hüthig 1959.

Hienz, H.A.: (a) Ergebnisse zellkernmorphologischer und chromosomenmorphologischer Untersuchungen unter besonderer Berücksichtigung der Frauenheilkunde. Geburtsh. u. Frauenhk. **23**, 891–915 (1963).

Hienz, H.A.: (b) Persönl. Mitt. (1975).

Hienz, H.A., Ehlers, P.N.: Das zellkernmorphologische Geschlecht von Mamma- und Prostatacarcinomen. Klin. Wschr. **35**, 985 (1957).

Hieronymi, G.: Über das Vorkommen und Verteilung saurer Mukopolysaccharide in Geschwülsten. Frankfurt. Z. Path. **65**, 409–434 (1954).

Higgins, G.A., Brownlee, E.W., Mantz, F.A., Jr.: Feminizing tumors of the adrenal cortex. Amer. Surg. **22**, 56–79 (1956).

Higginson, J.F., McDonald, J.R.: Apocrine tissue, chronic cystic mastitis and sweat gland carcinoma of the breast. Surg. Gynec. Obstet. **88**, 1–10 (1949).

Higuchi, K.: Die Gewebsmastzelle in der Mamma. Fol. haemat. (Lpz.) **40**, 401–414 (1930).

Hilden, H.: Über das Stewart-Treves-Syndrom. (Ref.) Zbl. allg. Path. path. Anat. **110**, 178 (1967).

Hilfinger, M.F., Eberle, R.D.: Lymphangiosarcoma in postmastectomy lymphedema. Cancer (Philad.) **6**, 1192–1199 (1953).

Hill, K., Löhr, J.J.: Zur histologischen und cytologischen Diagnostik von Myelosarkomen. Verh. dtsch. Ges. Path. **57**, 403 (1973).

Hill, R., Dumas, K.: The use of dogs for studies of toxicity of contraceptive hormones. Acta endoc. (Kbh.) Suppl. 185, **75**, 74–89 (1974).

Hill, R.P., Miller, F.N.: Adenomas of the breast. With case report of carcinomatous transformation in an adenoma. Cancer (Philad.) **7**, 318–324 (1954).

Hill, R.P., Stout, A.P.: Sarcoma of the breast. Arch. Surg. **44**, 723–759 (1942).

Hinchey, P.R.: Nipple discharge. A clinicopathologic study. Ann. Surg. **113**, 341–349 (1941).

Hirayama, T., Wynder, E.L.: A study of the epidemiology of cancer of the breast. II. The influence of hysterectomy. Cancer (Philad.) **15**, 28–38 (1962).

Hirst, J.C.: The influence of female sex hormone upon blood coagulation of the newborne. Amer. J. Obstet. **26**, 217–224 (1933).

Hobbs, J.R., Salik, H., Flax, H., Brander, W.: Prolactin dependence among human breast cancers. In: Human prolaction, hrg. v. Pasteels, J.L., Robyn, F.J., Ebling, G.: Excerpta med. (Amst.) American Elsevier, New York, 1973, p. 249.

Hodge, J., Surver, J., Aponte, G.G.: Relationship of fibrocystic disease to carcinoma of breast; study based on 876 cases. Arch. Surg. **79**, 670–678 (1959).

Höhn, E.O.: The effect of oestrone on the mammary gland of adrenalectomized guinea-pigs. J. Endocr. **16**, 227–230 (1957).

Hoeland, H.: Über die Hexenmilch und die histologischen Veränderungen in den Brüsten des Neugeborenen. Mschr. Geburtsh. **77**, 114–120 (1927).

Hörmann, G., Lemtis, H.: Zur Frage der diaplazentaren Metastasierung maligner Blastome der Mutter. Z. Geburtsh. Gynäk. **164**, 1–8 (1965).

Hœrni-Simon, G., Hœrni, B., Chauvergne, J., Durand, M.: Localisations mammaires d'une leućemie aiguë lymphoblastique. Acta haemat. (Basel) **48**, 251–255 (1972).

Hörz: Mastitis obliterans. Bruns' Beitr. klin. Chir. **70**, 682–694 (1910).

Hoffmann, F.: Über die Wirkung des Follikelhormons auf den histologischen Aufbau der menschlichen Brustdrüse. Zbl. Gynäk. **63**, 422–426 (1939).

Hofmann, P., Häffele, R., Buchholz, Ch.: Zur östrogenen Wirksamkeit von Herzglykosiden. Fortschr. Med. **93**, 1274–1276 (1975).

Hofmann, S., Neidhart, M.: Hormonaktive Tumoren im Kindesalter. 88. Tagg dtsch. Ges. Chir. München, 1971. Praxis Kurier 1971, Nr. 39, 16.

Hofmann, W.-D., Boschbach, F.W.: Die fibrosierende Adenose der weiblichen Brustdrüse. Klinik, Pathologie und Ergebnisse von Nachuntersuchungen nach Knotenexstirpation. Geburtsh. u. Frauenheilk. **30**, 40–48 (1970).

Hofmann, W.D., Kern, G.: Die mikroskopische Untersuchung von Brustdrüsensekreten. Geburtsh. u. Frauenheilk. **30**, 526–536 (1970).

Hofman, W.I., Goodman, M.L.: Primary lymphosarcoma of the breast. Arch. Surg. **96**, 410–413 (1968).

Hofstetter, C.: Fibroadenoma mammae mit maligner Entartung. Inaug.-Diss. Basel (1965).

Hoge, R.H.: Precocious puberty in girls. Amer. J. Obstet. Gynec. **57**, 388–390 (1949).

Hohenwallner, W.: Serum-Enzymtest auf Prostata- und Mammakarzinome. Diagnostik **8**, 577–580 (1975).

Holger, R.: Über Fibroadenom der Mamma bei Männern. Zentr.-Org. ges. Chir. **19**, 275 (1923).

Holleb, A.I., Farrow, J.H.: (a) The relation of carcinoma of the breast and pregnancy in 283 patients. Surg. Gynec. Obstet. **115**, 65–71 (1962).

Holleb, A.I., Farrow, J.H.: (b) Breast cancer and pregnancy. Acta Un. int. Cancr. **20**, 1480–1482 (1964).

Holleb, A.I., Freeman, H.P., Farrow, J.H.: Cancer of the male breast. N.Y. St. J. Med. **68**, 544–553 (1968).

Hollenberg, H.G.: Bleeding from the nipple. Arch. Surg. **64**, 159–167 (1952).

Hollmann, K.H.: La cytologie de la glande mammaire au microscope électronique. Bull. Soc. roy. belge Gynéc. Obstét. **30**, 353–358 (1960).

Hollmann, K.H.: (1) L'ultrastructure de la glande mammaire normale de la souris en lactation. J. Ultrastruct. Res. **2**, 423–443 (1959).

Hollmann, K.H.: (2) La cytologie de la glande mammaire au microscope électronique. Bull. Soc. roy. belge Gynéc. Obstét. **30**, 353–358 (1960).

Hollmann, K.H.: (3) Sur des aspects particuliers des protéines élaborées dans la glande mammaire. Étude au microscope électronique chez la lapine en lactation. Z. Zellforsch. **69**, 395–402 (1966).

Hollmann, K.H.: (4) A morphometric study of sub-cellular organization in mouse mammary cancers and normal lactating tissue. Z. Zellforsch. **87**, 266–277 (1968).

Hollmann, K.-H.: Ist das Mammakarzinom der Frau virusbedingt? Dtsch. med. Wschr. **97**, 620–626 (1972).

Hollmann, K.H.: Cytology and fine structure of the mammary gland. In: Lactation, a comprehensive treatise, ed. by Larson, B.L., and Smith, V.R., Vol. I, pp. 1–95. New York and London: Academic Press 1974.

Hollmann, K.H., Verley, J.M.: Individualisation au microscope optique des grains de protéines secretes par la glande mammaire. Z. Zellforsch. **75**, 601–604 (1966).

Hollmann, K.H., Verley, J.M.: La régression de la glande mammaire à l'arrêt de la lactation. II. Étude au microscope électronique. Z. Zellforsch. **82**, 222–238 (1967).

Hollwich, F., Lemke, L.: Karzinommetastasen in der Aderhaut. Dtsch. med. Wschr. **90**, 329–333 (1965).

Holmquist, D.G., Papanicolaou, G.N.: The exfoliative cytology of the mammary gland during pregnancy and lactation. Ann. N.Y. Acad. Sci. **63**, 1422–1435 (1955/56).

Holsten, D.R.: Lunge. In: Strahlenpathologie der Zelle. Hrsg. v. E. Scherer und H.S. Stender. Stuttgart: Thieme 1963.

Holt, J.E., Lee, Y.N.: Peripheral lymphocyte counts and results of therapeutic castration for advanced mammary cancer. Ann. Surg. **175**, 403–408 (1972).

Holtermann, H.W.: Über die physiologische Brustdrüsenschwellung der Neugeborenen. Zbl. Gynäk. **82**, 1258–1263 (1960).

Holzner, J.H.: Histochemische Befunde am Epithel der Mamilla. Verh. dtsch. Ges. Path. **45**, 133–135 (1961).

Holzner, J.H., Kaufmann, F.: Histochemische Untersuchungen über das Verhalten der Phosphastasen bei der zystischen Mastopathie, beim Fibroadenom und Karzinom der menschlichen Brustdrüse. Krebsarzt **20**, 185–192 (1965).

Homes, R.S., Leis, H.P.: Liposarcoma of the female breast, review of the literature and report of a case. J. Amer. Genat. Soc. **10**, 455–459 (1962).

Honig, C., Rado, R.: Mondor's disease – superficial phlebitis of the chest wall. Ann. Surg. **153**, 589–591 (1961).

Hooper, J.H., Welch, V.C., Shackleford, R.T.: Abnormal lactation associated with tranquilizing drug therapy. J. Amer. med. Ass. **178**, 506–507 (1961).

Hoopes, J.E., Edgerton, M.T., Shelley, W.: Organic synthetics for augmentation mammaplasty: Their relation to breast cancer. Plast. reconstr. Surg. **39**, 263–270 (1967).

Hornebeck, W., Deroneth, J.C., Brechemier, D., Adnet, J.J., Robert, L.: Elastogenesis and elastinolytic activity in human breast cancer. Biomedicine **26**, 48–52 (1977).

Horsley, J.S.: Benign and malignant lesions of the male breast. Ann. Surg. **109**, 912–920 (1939).

Horvath, T.J., Schindler, A.E.: Ovarialmetastasen beim Mammakarzinom. Fortschr. Med. **95**, 358–360 (1977).

Hoshino, K.: Development and growth of mammery glands of CBA mice prenatally exposed to progesterone. Anat. Rec. **154**, 360 (1966).

Howard, M.A., Rosenblatt, M.S.: Management of intraductal papilloma. Its relationship to cancer of the breast. Amer. J. Surg. **92**, 142–150 (1956).

Howard, R.H., Grosjean, W.A.: Bilateral mammary carcinoma in the male coincident with prolonged stilboestrol therapy. Surgery **25**, 300–303 (1949).

Howard, W.R., Helwig, E.B.: Angiolipoma. Arch. Derm. (Chic.) **82**, 924–931 (1960).

Hrubesch, M., Wagner, H., Loew, H., Hauss, W.H.: Veränderungen des endokrinen Systems unter chronischer Hämodialyse. Mat. Med. Nordm. **27**, 304–326 (1975).

Hubbard, T.B.: Nonsimultaneous bilateral carcinoma of the breast. Surgery **34**, 706–723 (1953).

Hubble, D.: Aureomycin, improved nutrition, and gynaecomastia. Lancet **1955 II**, 1246–1247.

Huber, H.: Die intra- und extragenitale Tumormultiplizität bei Genitalkarzinom. Z. Krebsforsch. **58**, 103–162 (1951).

Huber, H.: Die Bedeutung der primären Tumormultiplizität im Rahmen der nachgehenden Karzinomfürsorge. Geburtsh. u. Frauenheilk. **12**, 974–985 (1952).

Huber, H.: (a) Das „Systemkarzinom" am weiblichen Genitale. Dtsch. med. Wschr. **77**, 1559–1562 (1952).

Huber, H.: (b) Genitalkarzinom und Mammakarzinom als Multiplizitätstumoren. Strahlentherapie **92**, 130–140 (1953).

Huber, R., Widow, W.: Zur Problematik der Vorbestrahlung des operablen Brustdrüsenkrebses. Dtsch. med. Wschr. **87**, 2304–2311 (1962).

Hübener, A.W.: Zur Kasuistik der echten beiderseitigen Mammahypertrophie. Dtsch. Z. Chir. **181**, 42–47 (1923).

Hübner, G., Höer, P.W.: Vergleichende histologische und zytologische Untersuchungen an Mammabiopsien. Verh. dtsch. Ges. Path. **57**, 353–356 (1973).

Hüttner, J., Berndt, H., Eichhorn, H.-J.: (1) Der Beitrag der Mammographie zur klinischen Stadienklassifikation des Mammakarzinoms nach dem TNM-System. Arch. Geschwulstforsch. **34**, 221–226 (1969).

Hüttner, J., Berndt, H., Eichhorn, H.-J.: (2) The value of mammography for clinical TNM-staging of breast cancer. Arch. Geschwulstforsch. **41**, 228–231 (1973).

Huggins, C., Dao, T.L.Y.: Adrenalectomy and oophorectomy in treatment of advanced carcinoma of the breast. J. Amer. med. Ass. **151**, 1388–1394 (1953).

Huggins, C., Hodges, C.V.: (a) Studies on prostatic cancer. Cancer Res. **1**, 293–297 (1941).

Huggins, C., Bergenstal, D.M.: (b) Inhibition of human mammary and prostatic cancers by adrenalectomy. Cancer Res. **12**, 134–141 (1952).

Hughes, E.S.R.: The development of the mammary gland. Ann. roy. Coll. Surg. Engl. **6**, 99–119 (1950).

Hughes, E.S.R.: Sclerosing peri-angeitis of the lateral thoracic wall. Aust. N.Z. J. Surg. **22**, 17–24 (1952).

Hughes, L.E., Cytton, B.: Antigenic properties of human tumors: Delayed cutaneous hypersensitivity reactions. Brit. med. J. **1**, 209–212 (1964).

Hughes, N.R.: Serum concentration of γG, γA and γM in patients with carcinoma, melanoma and sarcoma. J. nat. Cancer Inst. **46**, 1015–1028 (1971).

Hughes, P., Gillespie, A., Dewhurst, C.J.: Amenorrhoea and galactorrhea. Obstet. Gynec. **40**, 147–151 (1972).

Huguie, A., Lorrain, M.: Hypertrophie mammaire gravidique. Bull. Soc. anat. (Paris) **89**, 141 (1914).

Huhn, F.O.: Drüseneinschlüsse im Beckenlymphknoten der Frau. Virchows Arch. path. Anat. **335**, 84–100 (1962).

Huhn, F.O.: Die axillären Lymphknoten beim Mammakarzinom. Geburtsh. u. Frauenheilk. **26**, 165–179 (1966).

Huhn, F.O., Stock, G.: Über das Vorkommen von epitheloiden Glomusstrukturen in den untersuchten Lymphknoten operierter Mammakarzinome. Beitr. Path. **159**, 186–194 (1976).

Hultborn, K.A., Larsson, L.G., Ragnhult, J.: The lymph drainage from the breast to the axillary and parasternal lymph nodes, studied with the aid of colloidal Au^{198}. Acta radiol. (Stockh.) **43**, 52–71 (1955).

Humbold, A.v.: Aus: Reise in die Aequinoktialgegenden. Ges. Werke, Bd. 5, 230 (1889).

Hume, H.A., Erb, W.H., Stevens, L.W.: Lymphangiosarcoma following radical mastectomy. Surg. Gynec. Obstet. **116**, 117–120 (1963).

Hummer, Ch.D., Burkart, T.J.: Liposarcoma of the breast. Amer. J. Surg. **113**, 558–561 (1967).

Humphrey, L.J.: Large duct epithelial hyperplasia and carcinoma of the breast. Arch. Surg. **97**, 592–594 (1968).

Humphrey, L.J., Swerdlow, M.: Relationship of benign breast disease to carcinoma of the breast. Surgery **52**, 841–846 (1962).

Humphrey, L.J., Swerdlow, M.: The relationship of breast disease to thyreoid disease. Cancer (Philad.) **17**, 1170–1173 (1964).

Hunt, V.C., Budd, J.W.: Gynecomastia associated with interstitial cell tumor of the testicle. J. Urol. (Baltimore) **42**, 1242–1249 (1939).

Hunt, T.K., Crass, R.A.: Breast biopsies on outpatients. Surg. Gynec. Obstet. **141**, 591–594 (1975).

Hurst, E.E.: Malignant tumors in Alaskan eskimos-unique predominance of carcinoma of the esophagus in Alsakan eskimo women. Cancer (Philad.) **17**, 1187–1196 (1964).

Hurxthal, L.M., Musulin, N.: Gynecomastia. A case associated with mixed tumor of renal origin. Lahey Clin. Bull. **4**, 38–44 (1944).

Huseby, R.A., Thomas, L.B.: Histologic and histochemical alterations in normal breast tissue of patients with advanced breast cancer being treated with estrogenic hormones. Cancer (Philad.) **7**, 54–74 (1954).

Husemann, F.: Hormonale Kontrazeption. Das wissenschaftliche Taschenbuch (1970).

Hutchin, P., Houlihan, R.K.: Paget's disease of the male breast: a case report and a review of the literature. Ann. Surg. **159**, 305–309 (1964).

Hutchinson, J.G.P.: Breast abscess as a threat to surgical units in a general hospital. Brit. med. J. **2**, 277–279 (1959).

Hutchinson, W.B., Kiriluk, L.B.: Internal mammary node investigation in carcinoma of the breast. Amer. J. Surg. **92**, 151–155 (1956).

Hutter, R.V.P.: The Pathologist's role in minimal breast cancer. Cancer (Philad.) **28**, 1527–1536 (1971).

Hutter, R.V.P., Foote, F.W.R.: (1) Lobular carcinoma in situ. Long term follow-up. Cancer (Philad.) **24**, 1081–1085 (1969).

Hutter, R.V.P., Snyder, R.E., Lucas, J.C., Foote, F.W., Jr., Farrow, J.H.: (2) Clinical and pathologic correlation with mammographic findings in lobular carcinoma in situ. Cancer (Philad.) **23**, 826–839 (1969).

Hutter, R.V.P., Foote, F.W., Jr., Farrow, J.H.: (3) In situ lobula carcinoma of the female breast. 1939–1968. In: Breast cancer early and late, p. 201. Chicago/Ill.: Year Book Medical Publ. Inc. 1970.

Huvos, A.G., Hutter, R.V.P., Berg, J.W.: Signifiance of axillary macrometastases and micrometastases in mammary cancer. Ann. Surg. **173**, 44–46 (1971).

Hytten, F.E.: Clinical and chemical studies in human lactation. VI. Brit. med. J. **1**, 912–915 (1954).

Hytten, F.E., Thomson, A.M.: Nutrition of the lactating woman. In: Kon, S.K., Cowie, A.T., Milk, Vol. II, p. 1–46. New York and London: Academic Press 1961.

Ibach, J.R.: Carcinoma of the ovary metastatic to breast. A case report and review of the literature. Arch. Surg. **88**, 410–414 (1964).

Ichinose, R.R., Nandi, S.: Influence of hormones in lobulo-alveolar differentiation of mouse mammary glands in vitro. J. Endocr. **35**, 331–340 (1966).

Ihikawa, H.: Ein Fall von Hypertrophia mammae diffusa vera. Arch. jap. Chir. (Kyoto) **17**, 670 (1940).

Ihnen, M., Perez-Tamayo, R.: Breast stroma; morphological and histochemical study. Arch. Path. **56**, 46–67 (1953).

Iknayan, H.F.: Carcinoma associated with irradiation of the immature breast. Radiology **114**, 431–433 (1975).

Imbach, P.: Athelie und Amastie mit dysplastischem Schultergürtel. Kasuistische Mitteilung. Helv. paediat. Acta **26**, 14–18 (1971).

Imber, G., Schwager, R.G., Guthrie, R.H., Gray, G.F.: Fibrous capsule formation after subcutaneous implantation of synthetic materials in experimental animals. Plast. reconstr. Surg. **54**, 183–186 (1974).

Immich, H.: Assoziation zwischen Reserpin-Medikation und Brustkrebs. Dtsch. Ärztebl. **1974**, 2997–2999.

Ingier, A.: Über obliterierende Mastitis. Virchows Arch. path. Anat. **198**, 338–345 (1910).

Ingleby, H.: (1) Relation of fibroadenoma and chronic mastitis to sexual cycle changes in the breast. Arch. Path. **14**, 21–41 (1932).

Ingleby, H. (2) Normal and pathologic proliferation in the breast with special reference to cystic disease. Arch. Path. **33**, 573–588 (1942).

Ingleby, H. (3) Changes in breast volume in a group of normal young women. Bull. int. Ass. med. Mus. (Toronto) **29**, 87–92 (1949).

Inglis, K. (1) Paget's disease of the nipple and its relation to surface cancers and precancerous states in general. London: Oxford University Press 1936.

Inglis, K.: (2) Paget's disease of the nipple with special reference to the changes in the ducts. Amer. J. Path. **22**, 1–22 (1946).

Innes, J., Newall, J.: Myelomatosis. Lancet **1961**, 239–245.

Innocenti, M.: Gli angio-amartomi e gli angio-blastomi della mammella. Rare osservazioni di angioma cavernoso, di fibroemangioma e di linfangioendotelioma della ghiandola mammaria. Arch. De Vecchi Anat. path. **13**, 525–556 (1949).

István, D.: Acut totalis emlö-necrosis. Orv. Hetil. **16**, 926–928 (1975).

Ito, I.: Histopathologic studies on chronic cystic mastitis, with special reference to malignant degeneration. Tohuku J. exp. Med. **63**, 229–239 (1956).

Iwai, T.V.: A statistical study on the polymastia of the Japanese. Lancet **1907 a II**, 753–759.

Izsak, F.G., Mauldin, W.P.: Cancer of the breast in an adolescent girl. Harefuah **75**, 464 (1968).

Izǔo, M., Okagaki, T., Richart, R.M., Lattes, R.: (a) DNA content in 'aprocrine metaplasia' of fibrocystic disease of the breast. Cancer (Philad.) **27**, 643 650 (1971).

Izǔo, M., Okagaki, T., Richart, R.M., Lattes, R.: (b) Nuclear DNA content in hyperplastic lesions of cystic disease of the breast with special reference to malignant alteration. Cancer (Philad.) **28**, 620–627 (1971).

Izǔo, M., Okagaki, T., Richart, R.M., Lattes, R. (c) Nuclear DNA content of acinar cells of the human breast during lactation Amer. J. clin. Path. **56**, 443–447 (1971).

Jablon, S., Belsky, J.L., Tachikawa, K., Steer, A.: Cancer in Japanese exposed as children to atomic bombs. Lancet **1971**, 927–932.

Jackson, A.S.: Carcinoma of the breast in the absence of clinical breast findings. Ann. Surg. **127**, 177–179 (1948).

Jackson, A.V.: Metastasising liposarcoma of the breast arising in a fibro-adenoma. J. Path. Bact. **83**, 582–584 (1962).

Jackson, A.W., Muldal, S., Ockey, C.H., O'Connor, P.J.: Carcinoma of male breast in association with Klinefelter Syndrome. Brit. med. J. **1**, 223–225 (1965).

Jackson, D., Severance, A.O.: The plateau test in breast carcinoma. Tex. St. J. Med. **40**, 328 (1944).

Jackson, D., Severance, A.O.: Cytological study of nipple secretions; aid in diagnosis of breast lesions. Tex. St. J. Med. **41**, 512–514 (1945/46).

Jackson, J.G., Orr, J.W.: The ducts of the carcinomatous breasts, with particular reference to connective-tissue changes. J. Path. Bact. **74**, 265–273 (1957).

Jackson, W.P.U.: Postthyroidectomy, hypothyroidism, hypoparathyroidism, exophthalamus and galactorrhoea with normal menstruation. Metabolic response to probenecid. J. clin. Endocr. **16**, 1245–1250 (1956).

Jacobaeus, H.C.: Paget's disease und sein Verhältnis zum Milchdrüsenkarzinom. Virchows Arch. path. Anat. **178**, 124–142 (1904).

Jacobs, E.C.: Gynecomastia following severe starvation. Ann. intern. Med. **28**, 792–797 (1948).

Jacobs, L.S., Daughaday, W.H.: Prolactin secretion in pituitary and hypothalamic disease. In: Human prolactin. Eds. J.L. Pasteels and C. Robyn. Amsterdam: Exc. med. 1973.

Jacobsen, O.: Heredity in breast cancer. A genetic and clinical study of two hundred probands. Copenhagen and London: Nyt Nordisk Fortay. Lewis Ltd. 1946.

Jacobsohn, D.: Action of estradiol monobenzoate on the mammary glands of hypophysectomized rabbits. Acta physiol. scand. **32**, 304–313 (1954).

Jacobsohn, D.: Thyroxin and the reaction of the mammary glands to ovarian steroids in hypophysectomized rats. J. Physiol. (Proc. Physiol. Soc.) **148**, 10–11 (1959).

Jacobsohn, D.: Effects of thyroxine on growth of mammary glands, whole body, heart and liver in hypophysectomized rats treated with insulin, cortisone and ovarian steroids. Acta endocr. (Kbh.) **35**, 107–134 (1960).

Jacobsohn, D.: Hormonal regulation of mammary gland growth. In: Milk, The mammary gland and its secretion by Kon, S.K. and A.T. Cowie, Vol. 1, pp. 127–160. New York and London: Academic Press 1961.

Jacobsohn, D.: Modification by oestrogens of the reaction of the rat's mammary gland to androgens. Acta endocr. (Kbh.) **41**, 88–100 (1962).

Jacobsohn, D., Norgren, A.: Estrogens and corticoids in relation to mammary gland growth in male rats. Proc. Soc. exp. Biol. (N.Y.) **118**, 1106–1109 (1965).

Jacobson, B.D.: Early diagnosis of carcinoma of breast by cytologic technique with report of case. J. med. Soc. N.J. **47**, 337–338 (1950).

Jäämeri, K.E.U.: De l'endocrinologie des glandes mammaires à propos d'un cas d'hypertrophie mammaire gravidique. Ann. Chir. Gynaec. Fenn. **37**, 10–22 (1948).

Jääskeläinen, V.: On tumors of the male breast, survey of material operated on in Finland. Ann. med. exp. Fenn. **29** (Suppl.4) 1–115 (1951).

Jaffe, H.L.: Tumours and tumourous conditions of the bones and joints. Philadelphia: Lea and Febiger 1958.

Jagla, K., Georgii, A.: Multizentrische Karzinome und atypische Hyperplasie in der Brustdrüse. Öst. Z. Onkologie **2**, 145–147 (1975).

Jakobovits, A.: Extrapuerperale Milchabsonderung nach Kastration. Zbl. Gynäk. **82**, 438–441 (1960).

James, T.G.J., Treip, C.: Squamous-celled carcinoma of the breast. Brit. J. Surg. **42**, 650–654 (1955).

Jansey, F., Szanto, P.B., Wright, A.: Postmastectomy lymphangiosarcoma in elephantiasis chirurgica. Quart. Bull. Northw. Univ. med. Sch. **31**, 301 (1957).

Janssen, H.H.: Postoperative Schäden – aus der Sicht des Pathologen. Verh. dtsch. Ges. Path. **56**, 233–252 (1972).

Jao, W., Recant, W., Swerdlow, M.A.: Comparative ultrastructure of tubular carcinoma and sclerosing adenosis of the breast. Cancer (Philad.) **38**, 180–186 (1976).

Jawetz, E., Melnick, J.L., Adelberg, E.A.: Medizinische Mikrobiologie, 3. Aufl. Berlin-Heidelberg-New York: Springer 1973.

Jeanneney, G., Magendie, J.: Hypertrophie mammaire de la puberté. Gynec. et Obstet. **44**, 404 (1944/45).

Jeffers, K.R.: (a) Cytology of the mammary gland of the albino rat. I. Pregnancy, lactation and involution. Amer. J. Anat. **56**, 257–277 (1935).

Jeffers, K.R.: (b) The cytology of the mammary gland of the bat Myotis griscaclus. Amer. J. Anat. **67**, 1–18 (1940).

Jellinghaus, C.: Über akute septische Gangrän der hypertrophischen Mamma. Zbl. Gynäk. **57**, 2122–2124 (1933).

Jenness, R.: The composition of milk. In: Lactation, ed. by Larson, B.L., Smith, V.R., Vol. III. New York and London: Academic Press 1974.

Jenny, J.: Der cytologische Abstrich als Hilfsmittel bei der Diagnose des Mammacarcinoms. Gynaecologia (Basel) **152**, 114–117 (1961).

Jensen, E.V., De Sombre, E.R., Jungblut, P.W.: Estrogen receptors in hormone-responsive tissues and tumors. In: Endogenous factors influencing host-tumor balance, ed. by. Wissler, R.W., Dao, D.L., Wood, S., Jr. Chicago: University of Chicago Press 1967.

Jensen, H.: Fibroadenomatosis and breast carcinoma. Encyme-histochemical studies. Acta path. microbiol. scand., Sect. A **78**, 421–431 (1970).

Jensen, H.: Gynecomastia. Enzyme-histochemical and histological investigations with a correlation of enzyme activities in gynecomastia and fibroadenomatosis. Acta path. microbiol scand., Sect. A **81**, 543–551 (1973).

Jensen, H., Schiødt, T.: Stromal response in breast carcinoma and fibroadenomatosis, estimated by the acid of alkaline phosphatase activity. Acta path. microbiol. scand., Sect. A **79**, 321–339 (1971).

Jernstrom, P., Fry, K.: (a) Granular-cell myoblastoma of the mammary gland. Report of a case. Amer. J. clin. Path. **26**, 1055–1060 (1956).

Jernstrom, P., Lindberg, A.L., Meland, O.N.: (b) Osteogenic sarcoma of the mammary gland. Amer. J. clin. Path. **40**, 521–526 (1963).

Jernstrom, P., Sether, J.M.: (c) Primary lymphosarcoma of the mammary gland. J. Amer. med. Ass. **201**, 503–506 (1967).

Jessiman, A.G., Emerson, K., Shah, R.C., Moore, F.D.: Hypercalcemia in carcinoma of the breast. Ann. Surg. **157**, 377–393 (1963).

Jessing, A.: Excessiv mammahypertrofi i graviditatem, behandlet med androgent hormon. Nord. Med. **63**, 237–245 (1960).

Jessner, M., Zak, F.G., Rein, C.R.: Angiosarcoma in postmastectomy lymphedema (Stewart-Treves-syndrom). Arch. Derm. Syph. (Chic.) **65**, 123–129 (1952).

Jewell, K.J., Diniz, C.R., Mueller, G.C.: Early effects of estradiol on nuclei acid metabolism in the rat uterus. J. biol. Chem. **231**, 945–948 (1958).

Jick, H., Slone, D., Shapiro, S., Heinonen, O.P., Hartz, S.C., Miettinen, O.S., Vessey, M.P., Lawson, H., Miller, R.R.: Reserpine and breast cancer. Lancet **1974**, 669–671.

Jönsson, G., Linell, F., Sandblom, Ph.: Subcutaneous cords on the trunk. Acta chir. scand. **108**, 351–367 (1955).

Joffe, N.: Metastatic involvement of the stomach secondary to breast carcinoma. Amer. J. Roentgenol. **123**, 512–521 (1975).

Johansson, H., Terenius, L., Thorén, L.: The binding of estradiol-17β to human breast cancers and other tissues in vitro. Cancer Res. **30**, 692–698 (1970).

John, C.: Über akzessorische Milchdrüsen und Warzen, insbesondere über milchdrüsenähnliche Bildungen in der Achselhöhle. Arch. Gynäk. **126**, 691-708 (1925).

Johnson, H.A.: Silastic breast implants; Coping with complications. Plast. reconstr. Surg. **44**, 588–591 (1969).

Johnson, R.: Some clinical aspects of carcinoma of breast. Brit. J. Surg. **12**, 630–649 (1925).

Johnson, R.M., Meites, J.: Effects of cortisone, hydrocortisone and ACTH on mammary growth and pituitary prolactin content of rats. Proc. Soc. exp. Biol. (N.Y.) **89**, 455–458 (1955).

Johnson, R.M., Meites, J.: The effects of cortisone on lactation in rats. J. Anim. Sci. **15**, 1288 (1956).

Johnson, R.M., Meites, J.: Effects of cortisone on lactation and involution of mammary glands in rats. J. Dairy Sci. **40**, 625 (1957).

Johnson, R.M., Meites, J.: Effects of cortisone acetate on milk production and mammary involution in parturient rats. Endocrinology **63**, 290–294 (1958).

Johnson, W.C., Wallrich, R., Helwig, E.B.: Superficial thrombophlebitis of the chest wall. J. Amer. med. Ass. **180**, 103–108 (1962).

Johnston, M.J., Lipsett, J.A., Donovan, A.J.: Osseous metastasis in mammary cancer. Arch. Surg. **101**, 578–581 (1970).

Jonas, E.: Paget's disease of the nipple: report of an interesting case. Inter State med. J. **17**, 674–682 (1910).

Jones, D.B.: Florid papillomatosis of the nipple ducts. Cancer (Philad.) **8**, 315–319 (1955).

Jones, E.L.: Primary squamous-cell carcinoma of breast with pseudosarcomatous stroma. J. Path. Bact. **97**, 383–385 (1969).

Jouanneau, P., Laumonier, R.: Adénome intracanaliculaire et kyste hémorrhagique géant du sein. Arch. Anat. path. **32**, 307–308 (1956).

Jovino, R., Santangelo, M., Schönauer, M.: Una rara complicazione della terapia anticoagulante: La gangrena emorragia della mamella. (Considerazioni su un caso). Policlinico, Sez. prat. **71**, 214–218 (1964).

Judd, E.S.: Intracanalicular papillomas of the breast. Lancet **37**, 141 (1917).

Judson, H.A.: Simultaneous lymphosarcomatosis and carcinoma of the breast in the same individual. Radiology **29**, 578–581 (1937).

Jull, J.W., Dossett, J.A.: Hormone excretion studies of gynaecomastia of puberty. Brit. med. J. **2**, 795–797 (1964).

Jung: Disseminierte Gilchristsche Blastomykose und Sporotrichom der Mamma mit Bild und Kulturdemonstration. Arch. Derm. Syph. (Berl.) **191**, 482–484 (1950).

Jung, F.T., Shafton, A.L.: The mammary gland in the normal adolescent male. Proc. Soc. exp. Biol. (N.Y.) **33**, 455–458 (1935/36).

Junge, W.: Über die Beziehung zwischen Fibrosis cystica, den gutartigen Tumoren und dem Karzinom der Brustdrüse. Beitr. path. Anat. **88**, 595–650 (1932).

Junkmann, K.: Die physiologische Chemie der inneren Sekretion. In: Flaschenträger-Lehnartz, Handbuch der physiologischen Chemie, Bd. II. Der Stoffwechsel, 2. Teil/Bandteil 6, S. 485–488. Berlin-Göttingen-Heidelberg: Springer 1957.

Juret, P., Couette, J.E., Brune, D., Vernhes, J.C.: Age at first birth: an equivocal factor in human mammary carcinogenesis. Europ. J. Cancer **10**, 591–594 (1974).

Kaae, S.: The prognostic significance of early diagnosis in breast cancer. Acta radiol. (Stockh.) **29**, 475–492 (1948).

Kaae, S., Johansen, H.: Breast cancer. Five year results. Two random series of simple mastectomy with postoperative irradiation versus extended radical mastectomy. Amer. J. Roentgenol. **87**, 82–88 (1962).

Kaae, S., Johansen, H.: Simple mastectomy plus postoperative irradiation by the method of McWhirter for mammary carcinoma. Ann. Surg. **157**, 175–179 (1963).

Kaae, S., Johansen, H.: Simple versus radical mastectomy in primary breast cancer. In: Prognostic factors in breast cancer, ed. by Forrest, A.P., Kunkler, P.B., pp. 93–102. Edinburgh: E.S. Livingston 1968.

Kaae, S., Johansen, H.: Ablatio mammae und postoperative Strahlentherapie des Mammakarzinoms. Strahlentherapie **147**, 375–380 (1974).

Kändler, H.: Brustdrüsenschwellung des Neugeborenen und mütterlicher Hormoneinfluss. Ärztl. Wschr. **13**, 988–990 (1958).

Kärcher, K.H.: Klinik und Therapie des angioblastischen Sarkoms am ödematösen Arm Mastektomierter. (Stewart-Treves-Syndrom). Strahlentherapie **131**, 255–263 (1966).

Kaiser, P., Karrer, K.: (1) Steinthal- oder TNM-System beim Mammakarzinom. Z. Krebsforsch. **77**, 274–278 (1972).

Kaiser, P., Karrer, K.: (2) Zur Prognosebeurteilung und Stadieneinteilung bei Mammakarzinom. Acta chir. Austr. **5**, 49–54 (1973).

Kaiser, R.: Endokrine Schutzmechanismen gegen Endometrium- und Mammakarzinome. Dtsch. med. Wschr. **94**, 2467–2472 (1969).

Kaiser, R., Grässel, G., Berger-Lang, R.: Über die uterine Blutung neugeborener Mädchen. Dtsch. med. Wschr. **99**, 1769–1771 (1974).

Kajama, Y., Schroderus, M., Wallenius, M., Wichmann, S.E.: Das Vorkommen überzähliger Milchdrüsen bei der Bevölkerung in Finnland. Acta Soc. Med. "Duodeciv" **2**, 1–163 (1921).

Kaldor, I., Ezekiel, E.: Iron content of mammalian breast milk: Measurements in the rat and in a marsupial. Nature (Lond.) **196**, 175 (1962).

Kallenberger, A.: Geschlechtschromatin bei Mammakarzinomen. Schweiz. med. Wschr. **94**, 1450–1458 (1964).

Kallenberger, A., Hagmann, A., Meyer-Ruge, W., Descoeudres, Cl.: Beziehungen zwischen Sexchromatinvorkommen, Kerngröße und DNS-Werten in Mammatumoren und ihre Bedeutung für die Überlebenszeit. Schweiz. med. Wschr. **97**, 678–682 (1967).

Kallenberger, A., Wenner, R.: Sex chromatin in mammary carcinoma. Schweiz. med. Wschr. **96**, 80–84 (1966).

Kallmann, F., Wessels, N.K.: Periodic repeat units of epithelial cell tonofilaments. J. Cell Biol. **32**, 227–231 (1969).

Kaminsky, H.H.: Gynecomastia in patients immunobilized in spica casts. J. Amer. med. Ass. **210**, 2395–2396 (1969).

Kammer, G.: Ersatzplastiken bei subkutanen Mastektomien. Schweiz. Rdsch. Med **61**, 999–1000 (1972).

Kammer, G.: Pers. Mitt., 1975 u. 1976.

Kammer, G., Brunner, K.W.: Neuere Aspekte der kurativen Behandlung des Mammakarzinoms. Schweiz. med. Wschr. **102**, 1646–1653 (1972).

Kamoi, M.: Statistical study on relation between breast cancer and lactation period. Third Report: Study through liability. Tohoku J. exp. Med. **72**, 72–77 (1960).

Kampmeier, R.H.: Syphilis of the breast; chancre and gumma. Amer. Practit. **1**, 395–398 (1947).

Kanther, R.: Mamma-Karzinom nach dystrophischer Gynäkomastie. Med. Welt **14**, 766–767 (1962).

Kapdi, C.C., Wolfe, J.N.: Breast cancer. Relationships to thyroid supplements for hypothyroidism. J. Amer. med. Ass. **236**, 1124–1127 (1976).

Kaplan, J.W., Reinstine, H.: Occult carcinoma of the breast. Amer. Surg. **20**, 575–582 (1954).

Kaplan, L., Walts, A.E.: Benign chondrolipomatose tumor of the human female breast. Arch. Pathol. Lab. Med. **101**, 149–151 (1977).

Kaplan, M.H., Armstrong, D., Rosen, P.: Tuberculosis complicating neoplastic disease: a review of 201 cases. Cancer (Philad.) **33**, 850–858 (1974).

Kappey, F.: Das angioblastische Sarkom bei chronischem Lymphödem nach Ablatio mammae (Stewart-Treves-Syndrom). Chirurg **38**, 59–60 (1967).

Kark, R.M., Morey, G.R., Paynter, C.R.: Re-feeding gynecomastia in cirrhosis of liver, clinical observation. Amer. J. med. Sci. **222**, 154–161 (1951).

Karlan, M., Traphagen, D.: Superficial phlebitis of breast. Amer. J. Surg. **94**, 981–983 (1957).

Karpas, C.M., Leis, H.P., Oppenheim, A., Mersheimer, W.L.: Relationship of fibrocystic disease to carcinoma of the breast. Ann. Surg. **162**, 1–8 (1965).

Karsner, H.T.: Human pathology, 4th ed. Philadelphia and London 1934.

Karsner, H.T.: Gynecomastia. Amer. J. Path. **22**, 235–315 (1946).

Kasilag, F.B., Rutledge, F.N.: Metastatic breast carcinoma in the ovary. Amer. J. Obstet. Gynec. **74**, 989–992 (1957).

Kattner, W.: Mammasekretzytologie – Ergebnisse eines Einsendelaboratoriums. Geburtsh. u. Frauenheilk. **36**, 121–126 (1976).

Katz, A., Kaplan, L., Massry, S.G., Heller, R., Plotkin, D., Knight, J.: Primary Hyperparathyroidism in patients with breast carcinoma. Arch. Surg. **101**, 580–585 (1970).

Katz, H.: Symmetrische Nekrose beider Brustwarzen im Wochenbett. Zbl. Gynäk. **48**, 175–178 (1924).

Kaufman, R.J., Rothschild, E.O., Escher, G.C., Myers, W.P.L.: Hypercalcemia in mammary carcinoma following the administration of a progestational agent. J. clin. Endocr. **24**, 1235–1243 (1964).

Kaufmann, C.: Subkutane Phlebitis der Mamma (Mondor'sche Krankheit). Geburtsh. u. Frauenheilk. **28**, 933–934 (1968).

Kaufmann, C.: Die Bedeutung der Erkrankungen der Mamma in der frauenärztlichen Praxis. Gynäkologe **7**, 180–185 (1974).

Kaufmann, C., Hamperl, H., Baldus, F., Ki, B.D.: Das lobuläre Carcinoma in situ der Mamma. Diagnose, Klinik, Therapie. Dtsch. med. Wschr. **96**, 1582–1585 (1971).

Kaufmann, E.: Lehrbuch der spez. patholog. Anatomie, 7./8. Aufl. Berlin u. Leipzig: W. de Gruyter u. Co. 1922.

Kaufmann, R.: Artères de la glande mammaire chez la femme. Ann. Anat. path. **10**, 925–931 (1933).

Kay, S.: Lymphosarcoma of the female mammary gland. Arch. Path. **60**, 575–579 (1955).

Kay, S.: Evaluation of Rotter's lymph nodes in radical mastectomy specimens as a guide to prognosis. Cancer (Philad.) **18**, 1441–1444 (1965).

Kay, S.: Paget's disease of the nipple. Surg. Gynec. Obstet. **123**, 1010–1014 (1966).

Kay, S.: Light and electron microscopic studies of a malignant cystosarcoma phylloides featuring stromal cartilage and bone. Amer. J. clin. Path. **55**, 770–776 (1971).

Kayser, F.: Achselhöhlenbrüste bei Wöchnerinnen. Arch. Gynäk. **85**, 459–482 (1908).

Keefer, G.P., Vastine, J.H.: Lymphangiosarcoma in the lymphedematous arm after mastectomy. Radiology **77**, 722–727 (1961).

Kehrer: Fall von Polymastia axillaris. Zbl. Gynäk. Nr. 42, 1061 (1896).

Keller, J.: Mammakarzinom nach Stilbenbehandlung eines Prostatakarzinoms. Zschr. ärztl. Fortbild. **47**, 584–586 (1953).

Kellet, H.S., Martin, F.R.R.: Carcinoma of breast arising in a fibroadenoma. Brit. J. Surg. **45**, 620–622 (1957/58).

Kellner, B., Gáti, E.: Brustdrüsenveränderungen in jungem Alter. Zbl. allg. Path. path. Anat. **101**, 76–83 (1960).

Kelly, A.P., Jacobson, H.S., Fox, J.I., Jenny, H.: Complications of subcutaneous mastectomy and replacement by the cronin silastic mammary prothesis. Plast. reconstr. Surg. **37**, 438–445 (1966).

Kenk, B., Bacic, V.: Beiträge zum Studium des Kerngeschlechts beim Mammakarzinom. Zbl. allg. Path. path. Anat. **103**, 501–510 (1962).

Kennedy, B.J., Bornstein, R., Brunning, R.D., Oines, D.: Breast involvement in acute lymphatic leukemia Daunorubicine-induced remission: Pneumocystis carinii pneumonia. Cancer (Philad.) **25**, 693–696 (1970).

Kennedy, C.S., Miller, E.: Simple mastectomy for mammary carcinoma. Ann. Surg. **157**, 161–162 (1963).

Kermarec, J., Plouvier, S., Duplay, H., Daniel, R.: Tumeur mammaire a cellules myoépithéliales. Étude ultrastructurale. Arch. Anat. path. **21**, 225–231 (1973).

Kern, W.H., Brooks, R.N.: Atypical epithelial hyperplasia associated with breast cancer and fibrocystic disease. Cancer (Philad.) **24**, 668–675 (1969).

Kern, W.H., Mikkelsen, W.P.: Small carcinomas of the breast. Cancer (Philad.) **28**, 948–955 (1971).

Kessel, F.v., Pickrell, K.L., Huger, W.E., Matton, G.: Surgical treatment of gynecomastia: An analysis of 275 cases. Ann. Surg. **157**, 142–151 (1963).

Kesseler, H.J., Grier, W.R., Seidman, J., McJjveen: Bilateral primary breast cancer. J. Amer. med. Ass. **236**, 278–280 (1976).

Kessinger, A., Foley, J.F., Lemon, H.M., Miller, D.M.: Metastatic cystosarcoma phylloides. A case report and review of the literature. J. Surg. Oncol. **4**, 131–147 (1972).

Kessler, E.: Ein Beitrag zur Klinik und Epidemiologie des Brustkrebses. Krebsarzt **23**, 187–194 (1968).

Kessler, E., Kozenitzky, I.L.: Haemangiosarcoma of breast. J. clin. Path. **24**, 530–532 (1971).

Kessler, E., Wolloch, Y.: Granulomatous mastitis. A lesion clinically simulating carcinoma. Amer. J. clin. Path. **58**, 642–646 (1972).

Kett, K., Lukács, L., Varga, G.: Stadieneinteilung des Mammakarzinoms in Abhängigkeit von der Lymphographie. Strahlentherapie **217**, 544–549 (1969).

Kett, K., Varga, G., Lukács, L.: Direct lymphography of the breast. Lymphology **3**, 1–12 (1970).

Keynes, G.: Chronic mastitis. Brit. J. Surg. **11**, 89–121 (1923).

Keyser, L.D.: Massive hypertrophy of the breast. Surg. Gynec. Obstet. **33**, 607 (1921).

Khanna, S.D., Manchanda, R.L., Saigal, R.K., Rathee, A.S.: Hemangioendothelioma (angiosarcoma) of the breast. Arch. Surg. **88**, 807–809 (1964).

Khanolkar, V.R.: Cancer in India. Acta Un. int. Cancr. **6**, 881–890 (1950).

Khanolkar, V.R.: Habits and customs as causal factors of cancer. Schweiz. Z. allg. Path. **18**, 423–428 (1955).

Khodadadeh, M., Johnson, R.: Lymphangiosarcoma arising from postmastectomy lymphoedema. J. Amer. med. Ass. **186**, 1097–1099 (1963).

Kiaer, W.: Relation of fibroadenomatosis ("chronic mastitis") to cancer of the breast. Copenhagen: Munksgaard 1954.

Kickelhayn, R.: Zum Krankheitsbild der echten diffusen Mammahypertrophie. Med. Klin. **37**, 349–351 (1941).

Kier, L.C., Hickey, R.C., Keettel, W.C., Womack, N.A.: Endocrine relationships in benign lesions of the breast. Ann. Surg. **135**, 782–790 (1952).

Kilgore, A.R.: Tumor and tumor-like lesions of the breast in association with pregnancy and lactation. Arch. Surg. **18**, 2079–2098 (1929).

Kilgore, A.R., Bell, H.G., Ahlquist, R.E.: Cancer in the second breast. Amer. J. Surg. **92**, 156–161 (1956).

Kilgore, A.R., Fleming, R.: Abscesses of the breast. Recurring lesions in the subareolar area. Calif. med. J. **77**, 190–191 (1952).

Kilgore, A.R., Fleming, R., Ramos, M.M.: The incidence of cancer with nipple discharge an the risk of cancer in the presence of papillary disease of the breast. Surg. Gynec. Obstet. **96**, 649–660 (1953).

Kimel, V.M.: Clinical-cytological correlations of mammary carcinoma based upon sex-chromatin counts. Cancer (Philad.) **10**, 922–927 (1957).

Kimmel, G.C.: Sexual precocity and accelerated growth in a child with a follicular cyst of the ovary. J. Pediat. **30**, 686–690 (1947).

Kindermann, G.: Intraoperative histologische Schnellschnittdiagnostik bei Erkrankungen der weiblichen Brust und Genitalorgane. In: Hermanek, P. und Bünte, H., die intraoperative Schnellschnittuntersuchung. München-Berlin-Wien: Urban & Schwarzenberg 1972.

Kindermann, G., Rummel, W.: Das Adenom der Mamille. Eine Übersicht über Klinik und Morphologie. Geburtsh. u. Frauenheilk. **33**, 724–728 (1973).

Kindermann, G., Rummel, W.: (a) Zum Wert der Stanzbiopsie für die histologische Diagnostik von Mammaerkrankungen. Geburtsh. u. Frauenheilk. **35**, 905–908 (1975).

Kindermann, G., Rummel, W.: (b) Zur Stellung der Stanzbiopsie und Schnellschnittuntersuchung für die histologische Diagnose von Mammaerkrankungen. Arch. Gynäk. **219**, 134–136 (1975).

Kipen, C.S.: Gangrene of the breast; a complication of anticoagulant therapy. Report of two cases. New Engl. J. Med. **265**, 638–640 (1961).

Kirchheim, L.: Über die sog. diffuse wahre Mammahypertrophie (Billroth) und ihr Verhältnis zum Fibrom. Langenbecks Arch. klin. Chir. **68**, 582–626 (1902).

Kirkham, W.R., Turner, C.W.: Introduction of mammary growth in rats by estrogen and progesterone. Proc. Soc. exp. Biol. (N.Y.) **87**, 139–141 (1954).

Kirschner, H.: Über einen Fall von maligne entartetem Myoblastom der Mamma. Bruns' Beitr. klin. Chir. **204**, 87–93 (1962).

Kister, S.J.: The chemotherapy of breast cancer. In: Haagensen, C.D., Diseases of the breast, pp. 769–778. Philadelphia-London-Toronto: W.B. Saunders 1971.

Kister, S.J., Haagensen, C.D.: Paget's disease of the breast. Amer. J. Surg. **119**, 606–609 (1970).

Kister, S.J., Sommers, S.C., Haagensen, C.D., Cooley, E.: Reevaluation of blood vessel invasion as a prognostic factor in carcinoma of the breast. Cancer (Philad.) **19**, 1213–1216 (1966).

Kister, S.J., Sommers, S.C., Haagensen, C.D., Friedell, G.H., Cooley, E., Varma, A.: Nuclear grade and sinus histiocytosis in cancer of the breast. Cancer (Philad.) **23**, 570-575 (1969).

Kitain, H.: Zur Kenntnis der Häufigkeit der Lokalisation von Krebsmetastasen mit besonderer Berücksichtigung ihres histologischen Baues. Virchows Arch. Path. Anat. **238**, 289-307 (1922).

Kjellgren, O.: (a) Cytologic studies of nipple discharge. Acta radiol. scand. **46**, 765-767 (1956).

Kjellgren, O.: (b) The cytologic diagnosis of cancer of the breast. Acta cytol. (Philad.) **8**, 216-223 (1964).

Klaften, E.: Maligner Granulosazelltumor und sexuelle Frühreife. Zbl. Gynäk. **58**, 204-215 (1934).

Klatskin, G., Salter, W.T., Humm, F.D.: Gynecomastia due to malnutrition. 1. Clinical studies. Amer. J. med. Sci. **213**, 19-30 (1947).

Kleibel, F.: (a) Beziehungen der Mastopathie zum Brustkrebs. Therapiewoche **52**, 7824-7828 (1975).

Kleibel, F.: (b) Beziehungen zwischen Pathohistologie und Prognose des Mammakarzinoms. Therapiewoche **52**, 7833-7840 (1975).

Kleibel, F.: (c) Epidemiologische und ätiologische Faktoren des Mammakarzinoms. Therapiewoche **52**, 7840-7850 (1975).

Kleibel, F.: (d) Probleme der klinischen Diagnostik des Mammakarzinoms. Therapiewoche **52**, 7855-7861 (1975).

Klein, A., Szatkowska, R.: Cystosarcoma phylloides of the breast. Sparing procedures or amputation (engl. Titel). Pol. Tyg. Lek. **27**, 1401-1403 (1972).

Klein, B.: Histochemisches Muster hydrolytischer Enzyme in Dysplasien und Tumoren der Brustdrüse. Inaug.-Diss. Mainz, 1976.

Klein, F., Bandžák, J.: Über angiogene Leiomyofibrome. Schweiz. Z. allg. Path. **13**, 199-205 (1950).

Klein, G.: Tumor specific transplantation antigens: G.H.A. Clowes Memorial lecture. Cancer Res. **28**, 625-635 (1968).

Klein, H.O., Lennartz, K.J., Gross, R., Eder, M., Fischer, R.: In-vivo- und In-vitro-Untersuchungen zur Zellkinetik und Synchronisation menschlicher Tumorzellen. Dtsch. med. Wschr. **97**, 1273-1282 (1972).

Klein, U.: Karyometrische und zytophotometrische Untersuchungen über den Kernstoffwechsel (DNS-PO$_4$ $^-$-Gruppen) der Milchdrüse bei hormonaler Stimulation. Inaug.-Diss. Mainz, 1971.

Kleinberg, D.L., Nocl, G.L., Frantz, A.G.: Galactorrhoea: a study of 235 cases, including 48 with pituitary tumors. New Engl. J. Med. **296**, 589-600 (1977).

Kleinert, H.: Häufigkeit primärer doppelseitiger Mammakarzinome. Med. Klin. **63**, 674-679 (1968).

Kleinfeld, F., Bässler, R.: Klinik und Pathomorphologie traumatischer Ölimpressionen, sogenannter „grease gun injury". Chirurg **46**, 362-367 (1975).

Kleinfeld, G.: Chronic subareolar breast abscess. J. Fla med. Ass. **53**, 21-26 (1966).

Kleiss, E.: Zum Problem der zyklischen Veränderungen in der weiblichen Brustdrüse. Gegenbaurs morph. Jb. **104**, 609-630 (1963).

Kley, H.K., Krüskemper, H.L.: (a) Gynäkomastie Dtsch. med. Wschr. **100**, 2612-2617 (1975).

Kley, H.K., Wiegelmann, W., Nieschlag, E., Krüskemper, H.L.: (b) Lebercirrhose und Hyperoströgenismus. Dtsch. med. Wschr. **101**, 1295-1298 (1976).

Kley, H.K., Nieschlag, F., Bidlingmaier, H., Krüskemper, L.: Possible age-dependent influence of estrogens on the binding of testosterone in plasma of adult men. Horm. Metab. Res. **6**, 213-215 (1974).

Klingenstein, P.: Cystic disease of breast. Ann. Surg. **101**, 1144-1152 (1935).

Klinkerfuss, G.H.: Four generations of polymastia J. Amer. med. Ass. **82**, 1247-1248 (1924).

Kloos, K., Kalbfleisch, H.: Die Aufgaben der histologischen Diagnostik beim Mammakarzinom. Dtsch. med. J. **16**, 277-280 (1965).

Klopp, C.T.: Metastatic cancer of axillary lymph node without a demonstrable primary lesion. Ann. Surg. **131**, 437–439 (1950).

Klossner, A.R.: Über die Brustdrüsentuberkulose. Eine pathologisch-anatomische und klinische Studie. Acta chir. scand. Supp. 85. **90**, 1–181 (1944).

Knaebel, A.: Kasuistischer Beitrag zur Frage der Genese der Mammae accessoriae und der sogenannten Achselhöhlenbrüste ohne Warze und Ausführungsgang bei Wöchnerinnen. Mschr. Geburtsh. Gynäk. (Berlin) **31**, 547–555 (1910).

Knibbe, H.J.: Betrachtung der alters- und funktionsmäßig bedingten Veränderungen der weiblichen Brustdrüse als Grundlage für eine pathogenetische Untersuchung der Mastopathia cystica. Med. Inaug.-Diss. Tübingen, 1947.

Knight, J.C.S., Nolan, B.: Breast abscess. Brit. med. J. **1**, 1224–1226 (1959).

Knoche, H.: Histologische Beobachtungen an den sensiblen Endorganen der Mamille des Menschen. Z. mikr.-anat. Forsch. **62**, 316–325 (1956).

Knoop, E., Wortmann, A.: Zur Größenverteilung der Caseinteilchen in Kuhmilch, Ziegenmilch und Frauenmilch. Milchwissenschaft **15**, 273–281 (1960).

Koang, N.K., Hu Tseng-Chi, Tsch'eng Chia-Lun, Chu Teh Huei.: Endocrine function during treatment of pulmonary tuberculosis with I.NH. Chin. med. J. **75**, 100–109 (1957).

Koch, W.: Zur Häufung der Gynäkomastie. Klin. Wschr. **13/14**, 221 (1948).

Kocsis, S.: Über die Häufigkeit von Mehrfachtumoren beim Mammakarzinom. Strahlentherapie **147**, 470–472 (1974).

Koechlin, H.: Un cas rare de gigantomastie a marche rapide. Praxis **47**, 818 (1958).

Köhler, R.: Hypertrophie der Mamma. Langenbecks Arch. klin. Chir. **47**, 522–538 (1919).

Köhlmeier, W., Kreitner, H.: Blastomykose der Mamma. Wien. klin. Wschr. **65**, 13 15 (1953).

Köhnlein, H.E.: Chirurgischer Mammaersatz. Med. Klin. **69**, 1647–1657 (1974).

Koelliker, A.: Mikroskopische Anatomie oder Gewebelehre des Menschen, Bd. 2. Spezielle Gewebelehre. Leipzig: Engelmann 1852.

Koelliker, Th.: Beiträge zur Kenntnis der Brustdrüse. Verh. physik.-med. Ges. Würzburg. **14**, 141 (1880).

König, F.: Mastitis chronica cystica (interstitielle Mastitis, Cystadenoma mammae, Maladie de Reclus etc.). Zbl. Chir. **20**, 49–53 (1893).

König, H.: Maligne Doppeltumoren der Frau. Arch. Geschwulstforsch. **32**, 380–390 (1968).

Körbler, J.: Die Krebserkrankung der Brustwarze. Krebsarzt (Wien) **10**, 205–208 (1955).

Koischwitz, D., Helpap, B.: Chondrom der Mamma. Fortschr. Röntgenstr. **125**, 190–191 (1976).

Kokalj-Kovalevska, B.: Über einseitige Mamma-Atrophie bei lungenkranken Frauen. Wien. klin. Wschr. **42**, 1410–1411 (1929).

Kolar, J., Bek, V., Vrabec, R.: Hypoplasia of the growing breast. After contact x-ray therapy for cutaneous angiomas. Arch. Derm. **96**, 427 430 (1967).

Kolbow, H.: Über Mastitis neonatorum und ihre Folgen. Zbl. Gynäk. Nr. 31, 1821–1824 (1936).

Kolodny, R.C., Jacobs, L.S., Daughaday, W.H.: Mammary stimulation causes prolactin secretion in non-lactating women. Nature (Lond.) **238**, 284 286 (1972).

Komori, M.: Über einen Fall von Gumma der Brustdrüse. Zbl. Chir. **66**, 1441–1445 (1939).

Konjetzny, G.E.: Über ein primäres cholesteatomhaltiges Plattenepitheliom der Brustdrüse von eigenartigem Bau. Beitr. klin. Chir. **78**, 504–520 (1912).

Korb, G., Weiss, R.: Sarcomatös strukturierte Metastase eines Mammakarzinoms. Ein Beitrag zum Carcinosarkom der Mamma. Z. Krebsforsch. **83**, 251–253 (1975).

Korenman, S.G., Dukes, B.A.: Specific estrogen binding by the cytoplasm of human breast carcinoma. J. clin. Endocr. **30**, 639–645 (1970).

Korpassy, B.: Systematische Untersuchungen über Epithelveränderungen in der weiblichen Brustdrüse in ihren Beziehungen zum Alter des Individuums und zum Krebs der Mamma. Virchows Arch. Path. Anat. **299**, 793–810 (1937).

Korting, G.: Leitsymptom: Gynäkomastie. Hautarzt **12**, 529–533 (1961).

Korting, G.: Fehlbildungen der Haut und Hautveränderungen bei Fehlbildungssyndromen. In: Handbuch d. Haut- u. Geschlechtskrankheiten, Bd. 3, Teil 1, hrsg. v. H.A. Gottron, pp. 375–464. Berlin-Göttingen-Heidelberg: Springer 1963.

Kosowski, J., Stojanow, G., Hiewa, W.: Amenorrhoe-Galactorrhoe nach Anwendung von Ovosiston. Zbl. Gynäk. **95**, 851–854 (1973).

Koss, L.G.: Diagnostic cytology, 2nd ed. Philadelphia-Toronto: Lippincott Comp. 1968.

Koss, L.G., Brannan, C.D., Ashikari, R.: Histologic and ultrastructural features of adenoid cystic carcinoma of the breast. Cancer (Philad.) **26**, 1271–1279 (1970).

Kouchoukos, N.T., Ackerman, L.V., Butcher, H.R. Jr.: Prediction of axillary nodal metastases from the morphology of primary mammary carcinomas. Cancer (Philad.) **20**, 948–960 (1967)

Kouwenaar, W.: On cancer incidence in Indonesia. J. nat. Cancer Inst. **11**, 642–643 (1950-1951).

Kowlessar, M., Orti, E.: Complete breast absence in siblings. Amer. J. Dis. Child. **115**, 91–92 (1968).

Koyama, H.: Microspectrophotometrial studies on the amount of nuclear DNA in the tissue of mastopathia and breast cancer. (Jap.). Osaka Univ. med. J. **17**, 105–116 (1965).

Kracht, J., Hachmeister, U., Breustedt, H.J., Zimmermann, H.-D.: Immunhistologische Hormonlokalisation im Hypophysenvorderlappen des Menschen. Materia Medica Nordmark **19**, 224–238 (1967).

Kracht, J., Tamm, J.: Bilaterale kleinknotige Adenomatose der Nebennierenrinde bei Cushing-Syndrom. Virchows Arch. path. Anat. **333**, 1–9 (1960).

Kraft, R.O., Block, G.E.: Mammary carcinoma in the aged patient. Ann. Surg. **156**, 981–985 (1962).

Krajinovic, S., Ducic, S.: Breast cancer mortality in Yugoslavia. Arch. Geschwulstforsch. **38**, 34–39 (1971).

Kratochvil, K.: (a) Die pathologische Sekretion der weiblichen Brustdrüse und ihre Bedeutung in der Früherkennung des Brustkrebses. Krebsarzt **16**, 362–368 (1961).

Kratochvil, K.: (b) Zur Frühdiagnose des Mammakarzinoms. Zbl. Chir. **88**, 1753–1770 (1963).

Kratochvil, K.: Die blutende Mamma. Wien klin. Wschr. **82**, 592–594 (1970).

Kraus, E.J.: Zur Pathogenese der Galaktorrhoe. Arch. Gynäk. **159**, 380–394 (1935).

Kraus, F.T., Neubecker, R.D.: The differential diagnosis of papillary tumors of the breast. Cancer (Philad.) **15**, 444–455 (1962).

Krauss, K.: Das Adenoma solidum gelatinosum der Brustdrüse. Beitr. path. Anat. **110**, 209–233 (1949).

Krauss, L.W., Kline, B.S.: Carcinoma of both breasts in a woman under twenty years of age. Amer. J. Surg. **40**, 277–280 (1926).

Kraussold, E.: Genese und Behandlung der Mastodynie. Dtsch. Gesundh.-Wes. **16**, 1479–1485 (1960).

Krebs, H.: Richtlinien zur operativen Behandlung des Mammakarzinoms. Chirurg **46**, 548–553 (1975).

Kreel, L., George, P.: Post-mastectomy lymphangiography. Detection of metastases and edema. Ann. Surg. **163**, 470–477 (1966).

Kreibig, W.: Zur Kenntnis seltener Geschwulstformen der weiblichen Brustdrüse. Virchows Arch. path. Anat. **256**, 649–665 (1925).

Kreienberg, R.: Quantitative Untersuchungen an Operationspräparaten menschlicher Brustdrüsen und deren pathohistologische Beurteilung. Inaug.-Diss. Mainz, 1971.

Kreitner, H., Ulm, R.: Einfaches lokales Lymphom der Mamma (Lymphozytom der Mamma). Krebsarzt (Wien) **5**, 212–215 (1950).

Kresbach, H.: Beobachtungen bei der antithrombotischen Behandlung einer Patientin mit Varico-Thrombophlebitis. Z. Haut- u. Geschl.-Kr. **18**, 263–267 (1955).

Kreuzer, G., Boquoi, E.: Die Tripeldiagnostik gut- und bösartiger Mammatumoren (Klinik, Mammographie, Zytologie). Geburtsh. u. Frauenheilk. **34**, 279–286 (1974).

Kreuzer, G., Boquoi, E., Meyer, R.-D.: Die Diagnostik gut- und bösartiger Mammatumoren. Dtsch. med. Wschr. **98**, 691–698 (1973).

Kreuzer, G., Zajicek, J.: Cytologic diagnosis of mammary tumors from aspiration biopsy smears. III. Studies on 200 carcinomas with fals negative or doubtful cytologic reports. Acta cytol. (Philad.) **16**, 249–252 (1972).

Kriessmann, A., Nuri, M., Horchberg, K.: Das Armödem nach radikaler Mastektomie. Actuelle chir. **4**, 87–94 (1969).

Kriesten, K.: Über den Funktionswandel des Milchdrüsenepithels bei der weißen Maus. Inaug.-Diss. Köln, 1965.

Krohn, K.H.: Über Paraffinome der Mamma. Zbl. Chir. **57**, 2772–2781 (1930).

Krokowski, E.: Betrachtung zur Dynamik des Geschwulstwachstums. Krebsforsch. Krebsbekämpfung **5**, 189–192 (1964).

Krompecher, E.: (a) Zur Histogenese und Morphologie der Cystenmamma (Maladie kystique Reclus, Cystadenoma Schimmelbusch, Mastitis chronica cystica König) des intrakanalikulären Kystadenoms und der Kystadenokarzinome der Brustdrüse (Hidrokystoma, Hidrokystadenoma, Hidrokystadenocarzinoma mammae). Beitr. path. Anat. **62**, 403–472 (1916).

Krompecher, E.: (b) Zur Kenntnis der Basalzellenkrebse der Nase, der Nebenhöhlen, des Kehlkopfes und der Trachea. Arch. Laryng. Rhin. (Berl.) **31**, 443–460 (1918).

Krompecher, E.: (c) Weitere Beiträge über das Polycystoma mammae und dessen Beziehungen zu den Geschwülsten. Virchows Arch. path. Anat. **250**, 495–516 (1924).

Krone, H.A., Englert, R.G.: Metastasen eines Mammakarzinoms im Endometrium. Zbl. Gynäk. **24**, 969–972 (1959).

Krückemeyer, K.: Dysplasien des Drüsenepithels bei Fibrosis mammae virilis. Münch. med. Wschr. **48**, 2798–2801 (1968).

Krückemeyer, K.: Dysplasien des Brustdrüsenepithels und ihre Beziehungen zum Mammakarzinom. Zbl. Gynäk. **91**, 993–1001 (1969).

Krückemeyer, K.: Lokale Lymphogranulomatose als Mammatumor. Isolierter Morbus Hodgkin und seine prognostische Problematik. Ärztl. Prax. **26**, 4063–4064 (1974).

Krückemeyer, K., Scholz, H.: Über ein angioblastisches Sarkom bei chronischem Lymphödem nach Mamma-Radikal-Operation (Stewart-Treves-Syndrom). Zbl. Gynäk. **89**, 229–237 (1967).

Krug, G.: Erhebungen über das Karzinom der weiblichen Brustdrüse und der Gebärmutter in Österreich. Krebsarzt **17**, 320–336 (1962).

Kruschwitz, S., Schubel, H.W.: Zur histologischen Diagnostik und Therapie seltener Mammatumoren. Zbl. Gynäk. **97**, 552–562 (1975).

Kubik, St.: Farbphoto-Atlas der topographischen Anatomie mit klinischen Aspekten, Bd. 3. Stuttgart: Thieme 1968.

Kudr, J., Brzek, V.: Oboustranná symetrická snêt prsů. Lék. Listy (Brno) **7**, 349–352 (1952).

Kübler, E.: Über die Differentialdiagnose des pathologischen Mamma-Bildes. Fortschr. Röntgenstr. **82**, 789–799 (1955).

Kückens, H.: Über die Fibrosis mammae und die mit ihr zusammenhängenden Geschwulstbildungen. Beitr. path. Anat. **80**, 40–115 (1928).

Kückens, H.: Ein lokales Lymphogranulom der Brust in Form eines Mammatumors. Beitr. path. Anat. **80**, 135–139 (1928).

Kückens, H.: Zur Frage der zyklischen Veränderungen der Mamma und des menschlichen Scheidenepithels. Z. Geburtsh. **96**, 55–76 (1929).

Küttner, H.: Beiträge zur Pathologie des Mammakarzinoms. a) Eine bisher unbekannte Form des Mamma- und Mamillenkarzinoms, b) Erysipelas carcinomatosum. Beitr. klin. Chir. **131**, 1–9 (1924).

Kuhnke, I.: Über Ursachen und therapeutische Beeinflußbarkeit der Gynäkomastie. Dtsch. med. Wschr. **42**, 1260–1263 (1949).

Kulig, A., Jaszcz, W., Perski, R.: Malignant tumors in the autopsy material of the department of pathological anatomy of the medical academy in Cracow in the years 1939–1958; part II. Acta med. pol. **2**, 139–166 (1964).

Kumaresan, P., Turner, C.W.: Effect of growth hormone and thyroxine on mammary gland growth in the rat. J. Dairy Sci. **48**, 592–595 (1965).

Kunert, J.: Die Wirkung hoher Dosen örtlich verabreichten Follikelhormons auf die männliche Brustdrüse und das endokrine System. Experimentelle Studie zum Gynäkomastieproblem. Frankfurt. Z. Path. **62**, 373–383 (1951).

Kunsmüller, K.: Ein Karzinosarkom der Mamma. Inaug.-Diss. Breslau, 1920.

Kunze, P., Würgatsch, P.: Pathologisch-anatomische Untersuchungen über die Frequenz intraokularer Tumormetastasierung. Arch. Geschwulstforsch. **40**, 315–319 (1972).

Kurock, W., Schniep, K.: Zur Differentialdiagnose und Therapie der Gynäkomastie. Therapiewoche **1974**, 2106–2110.

Kurosomi, K., Kobayashi, Y., Baba, N.: The fine structure of mammary glands of lactating rats, with special reference to the apocrine secretion. Exp. Cell Res. **50**, 177–192 (1968).

Kuru, H.: Beiträge zur Pathologie der Mammageschwülste mit besonderer Berücksichtigung der carcinomatösen Umwandlung des Fibroadenoms. Dtsch. Z. Chir. **98**, 415–462 (1909).

Kusama, S., Ooshiro, I., Kanazawa, K., Hojo, K., Tomiyama, J., Adachi, H.: Growth rates of breast cancer. In: Symposion on Patholog. Features of breast cancer and its metastasis to the lymph nodes. Gan no Rinsho **13**, 356–362 (1967).

Kusama, S., Spratt, J.S., Donegan, W.L., Watson, F.R., Cunningham, C.: The gross rates of growth of human mammary carcinoma. Cancer (Philad.) **30**, 594–599 (1972).

Kussmaul, A.: Über geschlechtliche Frühreife. Würzb. med. Z. **3**, 321 (1862).

Kuzma, J.: Myoepithelial proliferations in the human breast. Amer. J. Path. **19**, 473–489 (1943).

Kwa, H.G., De Jong-Bakker, M., Engelsman, E., Cleton, F.J.: Plasma prolactin in human breast cancer. Lancet **1974**, 433–435.

Labhart, A.: Klinik der inneren Sekretion, 2. Aufl. Berlin-Heidelberg-New York: Springer 1971.

Labhart, A., Hedinger, C., Kistler, G., Müller, J., Prader, A., Töndury, G.: Testis. In: Klinik der inneren Sekretion. Hrsg. v. A. Labhart, 2. Aufl., S. 451–522. Berlin-Heidelberg-New York: Springer 1971.

Labhart, A., Martz, G.: Grundzüge der Hormontherapie nicht endokriner Krankheiten. In: Labhart, A., Klinik der inneren Sekretion, 2. Aufl., S. 1096–1103. Berlin-Heidelberg-New York: Springer 1971.

Lacassagne, A.: Appearance of mammary cancer in the male mouse injected with folliculin. C. R. Acad. Sci. (Paris) **195**, 630 (1932).

Lachner, H., Holzmann, H., Korting, G.W.: Zur Frage der Gestagentherapie bei der progressiven Sklerodermie des Mannes (Hoden- und Brustdrüsenveränderungen). Arch. klin. exp. Derm. **237**, 690–702 (1970).

Läwen, C.H.: Zur frühzeitigen Erfassung des Mammakarzinoms. Dtsch. med. Wschr. **60**, 707–710 (1934).

Lafargue, P., Pinet, F., Le Go, R.: Syndrome de Stewart et Treves. Press. méd. **68**, 1506–1508 (1960).

Lahm, W.: Ein Cholesteatoma carcinomatosum der Mamma. Mschr. Geburtsh. Gynäk. **39**, 496–501 (1914).

Lambird, P.A., Shelly, W. M.: The spatial distribution of lobular in situ mammary carcinoma. Implications for size and site of breast biopsy. J. Amer. med. Ass. **210**, 689–693 (1969).

Landauer, L.: Supernumerary nipples, congenital hemihypertrophy and congenital hemiatrophy. Hum. Biol. **11**, 447–472 (1938).

Lande, van de, J.L., Lichtveld, P.: Hypoplasia mammae, een psychosociaal lijden. Ned. T. Genesk. **116**, 428–431 (1972).

Landolt, R., Mürset, G.: Vorzeitige Pubertätsmerkmale als Folge unbeabsichtigter Östrogenverabreichung. Schweiz. med. Wschr. **98**, 638–641 (1968).

Lane, N., Goksel, H., Salerno, R.A., Haagensen, C.D.: Clinico-pathologic analysis of the surgical curability of breast cancers: A minimum ten-year study of a personal series. Ann. Surg. **153**, 483–498 (1961).

Lane-Claypon, J.E.: A further report on cancer of the breast with special reference to the associated antecedent conditions. Ministry of Health Reports on Public Health and Medical Subjects, No. 32. London, England; His Majesty's Stationery Office 1926.

Lange, F.: Der Gallertkrebs der Brustdrüse. Beitr. klin. Chir. **16**, 1–60 (1896).

Langer, C. v.: Über den Bau und die Entwicklung der Milchdrüse bei beiden Geschlechtern. Denkschr. ksl. Akad. Wiss. Wien., Math.-naturw. Kl. **3**, 25 (1851).

Langer, E., Huhn, S.: Der submikroskopische Bau der Myoepithelzelle. Z. Zellforsch. **47**, 507–516 (1958).

Langer, E., Keiditsch, E., Strauch, L., Hannig, K.: Die Kollagenaseaktivität im Carcinoma solidum simplex mammae. Verh. dtsch. Ges. Path. **52**, 438–441 (1968).

Langhans, Th.: Zur pathologischen Histologie der weiblichen Brustdrüse. Virchows Arch. path. Anat. **58**, 132–160 (1873).

Lani, K.: Enzymhistochemische und morphologische Untersuchungen über die Prolaktin-wirkung auf die Mamma. Inaug.-Diss. Mainz, 1967.

Lanyi, M., Littman, I.: Die Entdeckung des klinisch okkulten Brustdrüsenkarzinoms mit der Mammographie. Chirurg **41**, 169–174 (1970).

Lanzerotti, R.H., Gullino, P.M.: Activities and quantities of lysosomal enzymes during mammary tumor regression. Cancer Res. **32**, 2679–2685 (1972).

Lapresle, J., Netsky, M.G.: Metastasis of neoplasms to the central nervous system and meninges. Arch. Neurol. Psychiat. (Chic.) **72**, 133–153 (1954).

Laqueur, G.L.: Effects of testosterone propionate on the mammary glands of female albino rats. Endocrinology **32**, 81–86 (1943).

Laqueur, G.L., Fluhmann, C.F.: Effects of testosterone propionate in immature and adult female rats. Endocrinology **30**, 93–101 (1942).

Largiadèr, F.: Neue Behandlungsgrundsätze des Mammakarzinoms. Schweiz. Rundschau Med. (Praxis) **66**, 415–418 (1977).

Larsen, R.R., Sawyer, K.C., Sawyer, R.B., Torres, R.C.: Occult carcinoma of the breast. Amer. J. Surg. **107**, 553–555 (1964).

Larsson, O., Sundbom, C.M., Åstedt, B.: Gynecomastia and diseases of the thyroid. Acta endocr. (Kbh.) **44**, 133–138 (1963).

Laska, E.M., Siegel, C., Meisner, M., Fischer, S., Wanderling, J.: Matched-pairs study of reserpine use and breast cancer. Lancet **1975**, 296–310.

Laszlo, D., Schilling, A., Bellin, J., Gottesmann, E.D.: Effect of testosterone on patients with bone metastases. J. Amer. med. Ass. **148**, 1502–1504 (1952)

Laszlo, D., Schulman, C.A., Bellin, J., Gottesman, E.D., Schilling, A.: Mineral and protein metabolism in osteolytic metastases. J. Amer. med. Ass. **148**, 1027–1032 (1952).

Lattes, R., Haagensen, C.D.: Proceedings of II. Internat. Symp. on Mammary Cancer at University of Perugia, Italy, 189–201 (1957).

Laumonier, R., Chomette, G.: Histologie der seltenen Geschwülste beim Menschen — Beziehungen zur allgemeinen Pathologie der Geschwülste. In: Handb. allg. Pathologie; Geschwülste, Tumors I. Red. v. E. Grundmann, pp. 579–637. Berlin-Heidelberg-New York: Springer 1974.

Laurent, E.: De l'heredité des gynecomastes. Ann. Hyg. publ. (Paris) **24**, 43–55 (1890).

Laurent, T.C.: Sterical interaction between polysaccharides and other macromolecules. The transport of substance in polysaccharide media. In: Structure and function of connective and skeletal tissues. S.F. Jackson, Ed., pp. 252–255. London: Butterworth & Co. Ltd. 1965.

Lauritzen, C.: (a) Östrogene und Gestagene beim Menschen. Naturw. Rdsch. **18**, 7–16 (1965).

Lauritzen, C., Lehmann, W.-D.: (b) Untersuchungen zur Ausscheidung von Hormonen mit der Muttermilch. Arch. Gynäk. **207**, 212–213 (1967).

Lauschner, E., Achterrath, W., Jüptner, J.: Polychemotherapie des metastasierenden Mammakarzinoms. Kombinations- und Dosierungsschemata. Remissionsraten. Lederle Arzneimittel 1976.

Lawler, M.R., Richie, R.E.: Reticulum cell sarcoma of the breast. Cancer (Philad.) **20**, 1438–1446 (1967).

Lawler, M.R., Riddell, D.H.: Hodgkin's disease of the breast. Arch. Surg. **93**, 331–334 (1966).

Lawrence, R.D.: Gynecomastia produced by Desoxycorticosterone Acetate (DOCA). Brit. med. J. **1**, 12 (1943).

Leaf, C.H.: Cancer of the breast: Clinically considered. London: Constable 1912.

Leborgue, R.: Esteatonecrosis quistica calcificada de la mama. Tórax **16**, 172 (1967).

Lebowich, R.J., Lenz, G.: Primary fibromyoma of the breast. Amer. J. Cancer **38**, 73–75 (1940).

Leclercq, G., Henson, J.C., Deboel, M.C., Mattheiem, W.H.: Oestrogen receptors in breast cancer: a changing concept. Brit. med. J. **1975**, I, 185–189.

Leder, L.D.: Über die selektive fermentzytochemische Darstellung von neutrophilen myeloischen Zellen und Gewebsmarkzellen im Paraffinschnitt. Klin. Wschr. **42**, 553 (1964).

Ledermann, J.M., Wallace, A.C., Hildes, J.A.: Arteriosklerosis and neoplasms in Canadian Eskimos. U.S. Army Med. Res. Lab. Report 474 9/1/ 115–122 (1961).

Lee, B.J.: Carcinoma of the breast in the young. Arch. Surg. **23**, 85–110 (1931).

Lee, B.J., Hauser, H., Pack, G.T.: Gelatinous carcinoma of the breast. Surg. Gynec. Obstet. **59**, 841–857 (1934).

Lee, B.J., Pack, G.T.: Giant intracanalicular fibroadenomyxoma of the breast. The so-called cystosarcoma phyllodes mammae of Johannes Müller. Amer. J. Cancer **15**, 2583–2609 (1931).

Lee, B.J., Pack, G.T., Scharnagel, J.: Sweat gland cancer of the breast. Surg. Gynec. Obstet. **56**, 975–995 (1933).

Lee, B.J., Tannenbaum, N.E.: Inflammatory carcinoma of the breast; a report of 28 cases from the breast clinic of the Memorial Hospital. Surg. Gynec. Obstet. **39**, 580–595 (1924).

Lee, C.A., Lloyd, H.M.: Bone collagen and calcium metabolism in normocalcemic and hypercalcemic patients with breast cancer. Cancer (Philad.) **27**, 1099–1105 (1971).

Lee, C.S., Lascelles, A.K.: The histological changes in involuting mammary glands of ewes in relation to the local allergic response. Aust. J. exp. Biol. med. Sci. **47**, 613–623 (1969).

Lee, W.E., Floyd, W.R.: Tuberculosis of the breast. Ann. Surg. **99**, 753–759 (1934).

Leffall, L.D.Jr., Ewing, J.B., White, J.E.: Cancer of the breast in young Negro patients. Amer. J. Surg. **109**, 404–405 (1965).

Le Gal, Y.: Adenomas of the breast: Relationship of adenofibromas to pregnancy and lactation. Amer. Surg. **27**, 14–22 (1961).

Le Gal, Y., Gros, C.M., Bader, P.: L'adénomatose érosive du mamelon. Ann. Anat. path. **4**, 292–304 (1959).

Léger, L.: Phlébite en cordon de la paroi antérolatérale du thorax. Maladie de Mondor. Presse méd. **55**, 849–851 (1947).

Leichtenstern: Über das Vorkommen und die Bedeutung supernumärer (akzessorischer) Brüste und Brustwarzen. Virchows Arch. path. Anat. **73**, 222–256 (1878).

Leis, H.P. Jr., Mersheimer, W.L., Black, M.M., Chabon, A.D.: The second breast. N.Y. J. Med. **65**, 2460–2468 (1965).

Leis, H.P. Jr., Mersheimer, W.L., Varadi, J., Hirose, T.: Breast cancer in the ninth and tenth decades. J. Amer. Geriat. Soc. **12**, 527–537 (1964).

Lemaire, A., Theret, C.: Cortico-surrénalome gynécomastiant avec récidive. Étude anatomo-pathologique et histochimique. Sem. Hôp. Paris **8**, 289–302 (1960).

Lendrum, A.C.: On the pink epithelium of the cystic breast and the staining of its granules. J. Path. Bact. **57**, 267–270 (1945).

Lennert, K.: Lymphknoten, Diagnostik in Schnitt und Ausstrich. Bandteil A Cytologie und Lymphadenitis. In: Hdb. spez. path. Anatomie u. Histologie v. O. Lubarsh u. F. Henke, hrsg. v. E. Uehlinger, Bd. I., Teil 3. Berlin-Göttingen-Heidelberg: Springer 1961.

Lennox, B.: Das Kerngeschlecht der Tumoren. In: Overzier, C., Die Intersexualität, S. 463–475. Stuttgart: Thieme 1961.

Lenson, N.: Enlargement of the male breast in naval personnel. Amer. J. Surg. **82**, 325–327 (1951).

Lentle, B.C., Burns, P.E., Dierich, H., Jackson, F.J.: Bone scintiscanning in the initial assessment of carcinoma of the breast. Surg. Gynec. Obstet. **141**, 43–47 (1975).

Lenz, M., Freid, J.R.: Metastases to the selection brain and spinal cord from cancer of the breast and the effect of radiotherapy. Ann. Surg. **93**, 278–293 (1931).

Leonard, S.L.: Stimulation of mammary glands in hypophysectomized rats by estrogen and testosterone. Endocrinology **32**, 229–237 (1943).

Leonard, S.L., Reece, R.P.: Failure of steroid hormones to induce mammary growth in hypophysectomized rats. Endocrinology **30**, 32–36 (1942).

Leonardelli, G.B., Pizzetti, F.: „I cylindromi", contributo alla conoscenca istopatologica, istochimica e clinica dei, cylindromi' e della neoplasie „cylindromatosimili". Arch. ital. Otol. **64**, 318–346 (1953).

Leonardo, R.A.: Cancer of the breast. Amer. J. Surg. **90**, 37–43 (1955).

Lepper, E.H., Weaver, M.O.: Generalised distension of the duct of the breast by fatty secretion. J. Path. Bact. **45**, 465–467 (1937).

Lerner, L.J., Hief, R.: Biological activities of steroids and their relationship to breast cancer therapy. In: Current concepts of breast cancer, p. 80, ed. by Segaloff, A., Meyer, K.K., De Bakey, S. Baltimore: Williams and Wilkins 1967.

Leroux, R., Ameline, A., Gauthier-Villars, P.: Hématome mammaire à foyers multiples. Press. méd. **57**, 24–25 (1949).

Leroux, R., Perrot, M.: (1) Pronostique histologique des cancers du sein. Bull. Ass. franç. Cancer **19**, 439–448 (1930).

Leroux, R., Perrot, M.: (2) Classification pronostique des cancers du sein. Bull. Ass. franç. Cancer **21**, 37–73 (1932).

Lesnick, G.J.: Detection of breast cancer in young women. J. Amer. med. Ass. **237**, 967–969 (1977).

Lester, J., Stout, A.P.: Cystosarcoma phyllodes. Cancer (Philad.) **7**, 335–353 (1954).

Letterer, E.: Die Morphologie der hormonell bedingten Veränderungen des Endometriums und der weiblichen Brustdrüse. Ärztl. Wschr. **1948**, 230–236.

Lettermann, G., Schurter, M.: The surgical correction of gynecomastia. Amer. Surg. **35**, 322–325 (1969).

Leun, J.: Weitere enzymhistochemische Untersuchungen physiologischer Funktionsphasen der Mamma. Inaug.-Diss. Mainz, 1974.

Leung, B.S., Krippaehne, W.W., Fletscher, W.S.: Prognostic value of estrogen receptor to endocrine ablation in cancer of the breast. Surg. Gynec. Obstet. **139**, 525–528 (1974).

Leuschner, U.: Über die Lokalisation von Mukopolysacchariden und Mastzellen in scirrhösen Karzinomen der Mamma. Acta histochem. (Jena) **34**, 126–137 (1969).

Leutenegger, M., Andibert, A., Caron, J., Renard, A.: Les galactorrhées de la femme. Schweiz. Rdsch. Med. **61**, 762–766 (1974).

Lever, W.F., Castleman, B.: Clear-cell myoepithelioma of the skin. Amer. J. Path. **28**, 691–699 (1952).

Levin, M.L., Haenszel, W., Carroll, B.E., Gerhardt, P.R., Handy, V.H., Ingraham, S.C.: Cancer incidence in urban and rural areas of New York State. J. nat. Cancer Inst. **24**, 1243–1257 (1960).

Levin, M.L., Sheehe, P.R., Graham, S., Glidewell, O.: Lactation and menstrual function as related to cancer of the breast. Amer. J. publ. Hlth **54**, 580–587 (1964).

Levine, H.J., Bergenstal, M.D., Thomas, L.B.: Persistant Lactation: Endocrine and histologic studies in 5 cases. Amer. J. med. Sci. **243**, 118–128 (1962).

Levings, A.H.: Carcinoma of the mammary gland in a girl 12 years old. Amer. J. Surg. **31**, 29–32 (1917).

Lewicka-Kuš, L., Kostowiecki, M.: Musculo-elastic elements in the senile mammary papilla. Z. mikr.-anat. Forsch. **80**, 41–64 (1969).

Levitt, S.H., McHugh, R.B.: Radiotherapy in the postoperative treatment of operable cancer of the breast. Part I. Critique of the clinical and biometric aspects of the trial. Cancer (Philad.) **39**, 924–932 (1977).

Levitt, S.H., McHugh, R.B., Song, C.W.: Part II: A re-examination of Stjernwärd's application of the Mantel-Haenszel statistical method. Evaluation of the effect of the radiation on immune response and suggestions of postoperative radiotherapy. Cancer (Philad.) **39**, 933–940 (1976).

Lewinn, E.B.: Gynecomastia during digitalis therapy. New Engl. J. Med. **248**, 316–320 (1953).

Lewis, A.A., Gomez, E.T., Turner, C.W.: Mammary gland development with mammogen in the castrate and the hypophysectomized rat. Endocrinology **30**, 37–47 (1942).

Lewis, A.A., Turner, C.W.: Effect of stilbestrol on the mammary gland of the mouse, rat, rabbit and goat. J. Dairy Sci. **24**, 845–860 (1941).

Lewis, A.A., Turner, C.W.: (a) Growth of the male guinea pig mammary gland with diethylstilbestrol. Endocrinology **30**, 585–590 (1942).

Lewis, A.A., Turner, C.W.: (b) Mammogen and unilateral mammary growth in the rabbit. Endocrinology **30**, 985–989 (1942).

Lewis, D., Geschickter, C.F.: (1) Ovarian hormones in relation to chronic cystic mastitis. Amer. J. Surg. **24**, 280–304 (1934).

Lewis, D., Geschickter, C.F.: (2) Gynecomastia, virginal hypertrophy and fibroadenoma of the breast. Ann. Surg. **100**, 779–795 (1934).

Lewis, D., Geschickter, C.F.: (3) Comedocarcinoma of the breast. Arch. Surg. **36**, 225–244 (1938).

Lewis, D., Geschichter, C.F.: (4) The relation of chronic mastitis to carcinoma of the breast. Surg. Gynec. Obstet. **66**, 300–307 (1938).

Lewis, J.D., Milbrath, J.R., Shaffer, K.A., Darin, J.C., De Cosse, J.J.: Which breast to biopsy: an expanding dilemma. Ann. Surg. **184**, 253–257 (1976).

Lewis, R.J., Beal, J.M.: Mammolymphangio adenography: direct radiographic visualisation of the breast lymphatics. Surg. Forum **14**, 112–114 (1963).

Lewis, R.M.: A study of the effects of theelin on gonorrheal vaginitis in children. Amer. J. Obstet. Gynec. **26**, 593–598 (1933).

Lewison, E.F.: The surgical treatment of breast cancer. Surgery **34**, 904–953 (1953).

Lewison, E.F.: Breast cancer developing in a patient with virilizing adrenal hyperplasia. Cancer (Philad.) **9**, 160–164 (1956).

Lewison, E.F.: Lobular carcinoma in situ of the breast: The feminine mystique. Milit. Med. **129**, 115–123 (1964).

Lewison, E.F.: Lobular carcinoma in situ of the breast. Amer. Surg. **31**, 787–789 (1965).

Lewison, E.F., Allen, L.W.: Antecedent factors in cancer of breast. Ann. Surg. **138**, 39–50, (1953).

Lewison, E.F., Chambers, R.C.: Clinical significance of nipple discharge. J. Amer. med. Ass. **147**, 295 (1951).

Lewison, E.F., Finney, G.G.: Lobular carcinoma in situ of the breast. Surg. Gynec. Obstet. **126**, 1280–1284 (1968).

Lewison, E.F., Jones, G.S., Trimble, F.H., Da Costa Lima, L.: Gigantomastia complicating pregnancy. Surg. Gynec. Obstet. **110**, 215–223 (1960).

Lewison, E.F., Lyons, J.G.: Relationship between benign breast disease and cancer. Arch. Surg. **66**, 94–114 (1953).

Lewison, E.F., Montague, A.W., Kuller, L.: Breast cancer treated at the Johns Hopkins Hospital 1951–1956. Review of international ten-year survival rates. Cancer (Philad.) **19**, 1359–1368 (1966).

Lewison, E.F., Neto, A.S.: Bilateral breast cancer at the Johns Hopkins Hospital. Cancer (Philad.) **28**, 1297–1301 (1971).

Leypold, F., Carniel, M.: Nil nocere! Hautnekrosen als Komplikation bei Behandlung und Antikoagulantien. Münch. med. Wschr. **103**, 1675 (1961).

Li, C.H.: Recent knowledge of the chemistry of lactogenic hormones. In: Lactogenic hormones, ed. by Wolstenholme, G.E.W. and Knight, J. A Ciba Symposion in memory of Professor S.J. Folley. Edinburgh and London: Churchill Livingstone 1972.

Li, C.H., Liu, W.K., Dixon, J.S.: Human pituitary growth hormone. XII. The aminoacid sequence of the hormone. J. Amer. chem. Soc. **88**, 2050–2051 (1966).

Li, F.P., Fraumeni, J.F., Jr.: Soft-tissue-sarcomas, breast cancer, and other neoplasms. Ann. intern. Med. **71**, 747–752 (1969).

Li, F.P., Fraumeni, J.F., Jr.: Familial breast cancer, soft-tissue sarcomas and other neoplasms. Ann. intern. Med. **83**, 833–834 (1975).

Li, M.C., Janelli, D.E., Kelly, E.J., Kashiwabara, H., Kim, R.H.: Metastatic carcinoma of the male breast treated with bilateral adrenalectomy and chemotherapy. Cancer (Philad.) **25**, 678–681 (1971).

Libcke, J.H.: Leiomyoma of the breast. J. Path. **98**, 89–91 (1969).

Liebegott, G.: Follikelhormon und Mammakarzinom. Beitr. path. Anat. **112**, 235–242 (1952).

Lieber, K.: Über die Myome der Haut. Beitr. path. Anat. **60**, 449 484 (1915).

Liebeskind, R.: Mammakarzinom beim Mann und Östrogentherapie. Zbl. Chir. **15**, 586–588 (1955).

Liechty, R., Davis, J., Gleysteen, J.: Cancer of the male breast. Forty cases. Cancer (Philad.) **20**, 1617–1624 (1967).

Liedberg, N.: Über Mastopathia cystica. Acta chir. scand. **68**, 369–424 (1931).

Lieser, H.: Beiträge zur Histologie und Feinstruktur der Mamma unter dem Einfluß von Geschlechtshormonen. Diss. Mainz 1964.

Lilienfeld, A.M.: The epidemiology of breast cancer. Cancer Res. **23**, 1503–1513 (1963).

Limburg, H.: Zur Frage der Thekazelltumoren des Ovariums und ihrer hormonalen Funktion. Z. Gynäk. Geburtsh. **129**, 186–202 (1947).

Lindfors, A.O.: Über primäre Geschwulstbildungen der Brustwarze und des Warzenhofes. Mschr. Geburtsh. Gynäk. **11**, 763–779 (1900).

Lindgren, J., Elomaa, E.: A cytological study on the sex chromatin in carcinoma mammae. Acta path. microbiol. scand. **64**, 50–54 (1965).

Lindgren, M., Borgström, S., Landberg, T.: Preoperative radiotherapy in operable breast cancer. In: Prognostic factors in breast cancer, ed. by Forrest, A.P.M and Kunkler, P.B., pp. 103–117. Edinburgh-London: E.u.S. Livingstone Ltd. 1968.

Lindgren, S.: On mastopathia cystica; its frequency at post mortem examination and possibility of its spontaneous regression. Acta chir. scand. **79**, 119–140 (1937).

Lindsay, R.M., Briggs, J.D., Luke, R.G., Boyle, I.T., Kennedy, A.C.: Gynecomastia in chronic renal failure. Brit. med. J. **4**, 779–780 (1967).

Line, S.E., Archer, F.L.: The postnatal development of myoepithelial cells in the rat submandibular gland. An immunohistochemical study. Virchows Arch. Abt. B **10**, 253–262 (1972).

Ling, E.R., Kon, S.R., Porter, J.W.G.: The composition of milk and the nutritive value of its components in milk. In: Milk: The mammary gland and its secretion, ed. by Kon, S.K. and Cowie, A.T., Vol. II. New York and London: Academic Press 1961.

Ling, W.H.G.M., Stewart, I.S.: A bony tumour of the breast. Brit. med. J. **2**, 364 (1955).

Link, K.: Über ein sarkomatös entartetes Fibrom der virginellen Brustdrüse. Zbl. Chir. **86**, 954–960 (1961).

Linquette, M.: Les syndromes amenorrhée-galactorrhée du post partum. Rev. franç. Gynéc. **71**, 173–177 (1976).

Linsk, J., Kreuzer, G., Zajicek, J.: Cytologic diagnosis of mammary tumors from aspiration biopsy smears. II. Studies on 210 fibroadenomas and 210 cases of benign dysplasia. Acta cytol. (Philad.) **16**, 130–138 (1972).

Lintzel, W.: Milchdrüse und Milch. In: Physiologische Chemie, hrsg. von Flaschenträger, B. und Lehnartz, E.: Der Stoffwechsel, Bd. 2, Teil 2, Bandteil B, p. 326. Berlin-Heidelberg-New York: Springer 1957.

Linzell, J.L.: (a) The silver staining of myoepithelial cells, particulary in the mammary gland, and their relation to the ejection of milk. J. Anat. (Lond.) **86**, 49–57 (1952).

Linzell, J.L.: (b) Some observations on the contractile tissue of the mammary glands. J. Physiol. (Lond.) **130**, 257–267 (1955).

Linzell, J.L.: Physiology of the mammary glands. Physiol. Rev. **39**, 534–576 (1959).

Linzell, J.L., Peaker, M.: Mechanism of milk secretion. Physiol. Rev. **51**, 564–597 (1971).

Linzell, J.L.: Mammary blood flow and methods of identifying and measuring precursors of milk. In: Lactation, a comprehensive treatise, ed. by Larson, B.L. and Smith, V.R., Vol. 1. New York and London: Academic Press 1974.

Lisa, J.R., Pack, G.T., Gioia, J.D.: Multicentric mammary cancer developing in previously irradiated breast. Amer. J. Roentgenol. **68**, 452–456 (1952).

Lisser, H.: A case of adrenal cortical tumor in an adult male causing gynecomastia and lactation. Endocrinology **20**, 567–569 (1936).

Liszka, G., Balogh, J., Nyul-Tòth, P.: A nöi emlö tuberculosisáról (Über die Tuberkulose der weiblichen Brust). Orv. Hetil. **115**, 2308–2309 (1974).

Liszka, G., Decker, J.: Einen Tumor imitierender Fremdkörper (Nähnadel) in der Brust. Fortschr. Röntgenstr. **107**, 569–570 (1967).

Litten, L.: Die histologischen Grundlagen der Sekretion nichtgravider Mammae. Virchows Arch. path. Anat. **259**, 126–146 (1926).

Little, J.R., Dale, A.J.D., Okazaki, H.: Meningeal carcinomatosis. Clinical manifestations. Arch. Neurol. (Chic.) **30**, 138–143 (1974).

Liu, P.I., Ishimaru, T., McGregor, D.H., Okada, H., Steer, A.: Autopsy study of granulocytotic sarcoma (chloroma) in patients with myelogenous leukemia, Hiroshima-Nagasaki 1949–1969. Cancer (Philad.) **31**, 948–955 (1973).

Livendahl, R.A.: Liposarcoma of the mammary gland. Surg. Gynec. Obstet. **50**, 81–84 (1930).

Ljundberg, T.: Hereditary gynecomastia. Acta. med. scand. **168**, 371–379 (1960).

Llewellyn, H.D.: A giant adenosarcoma of the breast. Brit. J. Surg. **35**, 214–215 (1947).

Llombart-Bosch, A., Peydro, A.: Malignant mixed osteogenic tumours of the breast. An ultrastructural study of two cases. Virchows Arch. Abt. A **366**, 1–14 (1975).

Löhr, H., Heß, F., Karnahl, H.M., Wurche, K.D.: Postoperative Strahlenbehandlung des Mammakarzinoms. Ja oder nein? Chirurg **43**, 119–126 (1972).

Löhr, H., Huber, H.: Mammakarzinom und Genitalkarzinom als Multiplizitätstumoren. Strahlentherapie **115**, 257–264 (1961).

Loeschke, H.: Untersuchungen über die Zystenmamma. Verh. dtsch. Ges. Path. **25**, 309–314 (1930).

Loeser, A.: A new therapy for prevention of postoperative recurrence in genital and breast cancer; 6 years study of prophylactic thyroid treatment. Brit. med. J. **2**, 1380–1383 (1954).

Logan, W.P.D.: Marriage and childbearing in relation to cancer of breast and uterus. Lancet **1953 II**, 1199–1206.

Logie, J.W.: Mastopathia cystica and mammary carcinoma. Cancer Res. **2**, 394–397 (1942).

Loh, T.-T.: Iron in the lactating mammary gland of the rat. Proc. roy. Soc. exp. Biol. (N.Y.) **134**, 1070–1072 (1970).

Lombard, H.L., Potter, E.A.: Environmental factors in etiology of cancer. Acta Un. int. Cancr. **6**, 1325–1333 (1950).

Lome, L.G., Austen, G. Jr.: Metastatic breast carcinoma of prostatic origin. Amer. J. Surg. **120**, 113–115 (1970).

Lonbejac, A.M.: Cancer de la mamma en la mujer y folliculina. Bull. Soc. Cirurg. Urug. **15**, 28 (1944).

Long, L., Roberts, S., McGrath, R., McGrew, E., Cole, W.H.: Cancer cells in the blood stream. Arch. Surg. **80**, 639–645 (1960).

Longcope, W.T., Freiman, D.G.: A study of sarcoidosis. Medicine (Baltimore) **31**, 1 (1952).

Lopez-Martinez, E.: Carcinoma in situ of the breast. Simple versus radical-mastectomy. J. int. Coll. Surg. **43**, 411–415 (1965).

Lorenz, E.: Some biologic effects of long continued irradiation. Amer. J. Roentgenol. **63**, 176–185 (1950).

Lotti, G.: Tubercolosi e cancro della mammella umana. Lav. Ist. Anat. Univ. Perugia **15**, 289–296 (1955).

Louvet, M., Le Gal, Y.: Les sarcomes endothéliaux primitifs de la mammelle. (A propos de 3 observations). Ann. Anat. path. **10**, 21–28 (1965).

Lowbeer, L.: Granular cell myoblastomas. Amer. J. Path. **29**, 611 (1953).

Lowden, R.G., Taylor, H.B.: Angioblastic meningioma with metastasis to the breast. Arch. Path. **98**, 373–375 (1974).

Lowell, D.M., Martinean, G.B., Luria, S.B.: Carcinoma of the male breast. Report of a case occuring 35 years after radiation therapy of unilateral prepubertal gynecomastia. Cancer (Philad.) **22**, 585–586 (1968).

Lucassen, E., Zierott, C.: Behandlungsergebnisse des Mammakarzinoms. Statistische Auswertung nach dem TNM-System. Langenbecks Arch. klin. Chir. **307**, 213–220 (1964).

Lucey, J.J.: Spontaneous infarction of the breast. J. clin. Path. **28**, 937–943 (1975).

Luchsinger y Centeno, J.: Über die zyklischen Veränderungen der weiblichen Brustdrüse. Beitr. path. Anat. **78**, 594–617 (1927).

Luckey, T.D., Mende, T.J., Pleasants, J.: The physical and chemical characterisation of rat's milk. J. Nutr. **54**, 345–359 (1954).

Ludwig, A.S., Okagaki, T., Richart, R.M., Lattes, R.: Nuclear DNA content of lobular carcinoma in situ of the breast. Cancer (Philad.) **31**, 1553–1560 (1973).

Ludwig, J.: Über Kurzschlußwege der Lymphbahnen und ihre Beziehungen zur lymphogenen Krebsmetastasierung. Path. Microbiol. **25**, 329–334 (1962).

Lübschitz, K.: A case of plasmacell mastitis. Acta radiol. (Stockh.) **24**, 403–410 (1943).

Lüchtrath, H., von Essen, H., Schmitz-Formes, V., Weis, J.: Barrsche Körperchen und Tumorgeschlecht beim Mammakarzinom. Strahlentherapie 137, 128–136 (1969).

Lüdin, M., Werthemann, A.: Lungenveränderungen nach experimenteller Röntgenbestrahlung. Strahlentherapie 38, 684–701 (1930).

Lukowsky, A.: Über die diffuse Fibromatose der Mamma und ihren Übergang in Karzinom. Dtsch. Z. Chir. 167, 81–115 (1921).

Lull, C.B.: Pubertes praecox due to ovarian tumors. Amer. J. Obstet. Gynec. 41, 445–453 (1941).

Lumb, G.: Changes in carcinoma of the breast following irradiation. Brit. J. Surg. 38, 82–93 (1950/51).

Lumb, G., Mackenzie, D.H.: The incidence of metastases in adrenal glands and ovaries removed for cancer of the breast. Cancer (Philad.) 12, 521–526 (1959).

Lundmark, C.: Breast cancer and elastosis. Cancer (Philad.) 30, 1195–1201 (1972).

Lunger, P.D., Lucas, J.C., Shipkey, F.H.: The ultramorphology of milk fractions from normal and breast cancer patients. Cancer (Philad.) 17, 549–557 (1964).

Lunn, C.M., Potter, J.M.: Mondor's disease (subcutaneous phlebitis of the breast region). Brit. med. J. 1074 (1951).

Lusson, L.F.: Reporte de un case de sarcoma osteogenico de la mamma con revision de la literatura. Bol. Liga Cáncer (Habana) 33–34, 135–147 (1958/59).

Lustig, H.: Zur Entwicklungsgeschichte der menschlichen Brustdrüse. Arch. mikr. Anat. 87, 38–59 (1915).

Luttinger, P.: Malignant growths in children. Cancer (Philad.) 2, 27–33 (1949).

Lynch, H.T., Guirgis, H.A., Albert, S., Brennan, M., Lynch, J., Kraft, C., Pocekay, D., Vaughns, C., Kaplan, A.: Familial association of carcinoma of the breast and ovary. Surg. Gynec. Obstet. 138, 717–724 (1974).

Lynch, H.T., Guirgis, H., Brodkey, F., Maloney, K., Lynch, P.M., Rankin, L., Lynch, J.: Early age of onset in familial breast cancer. Genetic and cancer control implications. Arch. Surg. 111, 126–131 (1976).

Lynch, H.T., Krush, A.J.: The cancer family syndrome and cancer control. Surg. Gynec. Obstet. 132, 247–250 (1971).

Lynch, H.T., Krush, A.J., Guirgis, H.: Genetic factors in families with combined gastrointestinal and breast cancer. Amer. J. Gastroent. 59, 31–40 (1973).

Lyons, M.J., Moore, D.H.: Isolation of the mouse mammary tumor virus: chemical and morphological studies. J. nat. Cancer Inst. 35, 549–565 (1965).

Lyons, W.R.: The hormonal basis for "witches milk". Proc. Soc. exp. Biol. (N.Y.) 37, 207–209 (1938).

Lyons, W.R.: The direct mammotrophic action of lactogenic hormone. Proc. Soc. exper. Biol. (N.Y.) 51, 308–311 (1942).

Lyons, W.R.: Lobulo-alveolar mammary growth in the rat. Colloq. int. Cent. nat. Rech. sci. No. 32, 29–38 (1951).

Lyons, W.R., Catchpole, H.R.: (a) "Assay with the guinea pig of the lactogenic hypophyseal hormone". Proc. Soc. exp. Biol. (N.Y.) 31, 299–301 (1933).

Lyons, W.R., Catchpole, H.R.: (b) "Availability of the rabbit for assay of the hpyophyseal lactogenic hormone. Proc. Soc. exp. Biol. (N.Y.) 31, 305–309 (1933).

Lyons, W.R., Catchpole, H.R., Li, C.H., Johnson, R.E.: Localaction of pituitary and ovarian hormones on the mammary glands of hypophysectomized-oophorectomized rats. Anat. Rec. 127, 432–433 (1957).

Lyons, W.R., Catchpole, H.R., Li, C.H., Johnson, R.E.: The hormonal control of mammary growth and lactation. Recent Progr. Hormone Res. 14, 219–254 (1958).

Lyons, W.R., Johnson, R.E., Cole, R.D., Li, C.H.: Mammary growth and lactation in male rats. In: The hypophyseal growth hormone, nature and actions (eds. R.W. Smith, O.A. Gaebler and C.N.H. Long), pp. 461-472. New York: The Blakiston Division 1955.

Lyons, W.R., McCinty, D.A.: Effects of estrone and progesterone on male rabbit mammary gland. I. Varying doses of progesterone. Proc. Soc. exper. Biol. (N.Y.) 48, 83–86 (1941).

Maass, H.: (a) Das Mammakarzinom. Geburtsh. u. Frauenheilk. 28, 823–848 (1968).

Maass, H.: (b) Epidemiologie und Klinik des Mammakarzinoms. Dtsch. Ärztebl. 68, 1–6 (1971).

Maass, H., Sachs, H., Pauka, B.: (c) Epidemiologische Untersuchungen bösartiger Neubildungen in Hamburg 1960-1962. Z. Krebsforsch. **73**, 1-45 (1969).

Maass, H., Trams, G., Sachs, H.: (d) Das Mammakarzinom. Gynäkologe **3**, 6-17 (1970).

Maass, H., Sachs, H.: (e) Epidemiologie des Mammakarzinoms. Internist (Berl.) **13**, 326-331 (1972).

Maass, H., Engel, B., Nowakowski, H., Stolzenbach, G., Trams, G.: Estrogen receptors in human breast cancer and clinical correlations. In: McGuire, W.L., Carbone, P.P., Vollmer, E.P. (eds.), Estrogen receptors in human breast cancer, pp. 175-188. New York: Raven Press 1975.

Maass, H., Trams, G., Nowakowski, H.: Östrogenrezeptoren in Mammakarzinomen und endokrine Therapie. Strahlentherapie **147**, 381-387 (1974).

Macanlay, R.A.A., Mitchinson, M.J.: Lobular carcinoma in situ of the breast. Brit. J. Surg. **60**, 527-529 (1973).

MacCarty, W.C.: Factors which influence longevity in cancer. A study of 293 cases. Ann. Surg. **76**, 9-12 (1922).

MacCullagh, E.P., Alivisatos, J.G., Schaffenburg, G.A.: Pituitary tumor with gynecomastia and lactation. J. clin. Endocr. **16**, 397-405 (1956).

MacCullagh, E.P., Rossmiller, H.R.: Methyltestosterone. 1.: Androgenic effects on the production of gynecomastia and oligospermia. J. clin. Endocr. **1**, 496-502 (1941).

Macdonald, I.: The natural history of mammary carcinoma. Amer. J. Surg. **111**, 435-442 (1966).

Macdonald, I., Wilcox, N.E.: Prognosis of mammary carcinoma in young women. Cancer (Philad.) **9**, 281-287 (1956).

MacDonald, P.C., Rombault, R.P., Siiteri, P.K.: Plasma precursor of estrogen. I. Extent of conversion of plasma 4-androstendione to estrone in normal males and non pregnant normal, castrate, and adrenalectomized female. J. clin. Endocr. **27**, 1103-1111 (1967).

Mace, J.W., Kaplan, J.M., Schanberger, J.E.: Poland's syndrome: report of seven cases and review of the literature. Clin. Pediat. (Phila.) **11**, 98-102 (1972).

MacFarlane, A.: Liposarcoma of the breast. Brit. J. Surg. **45**, 106-107 (1957/58).

MacFee, W.F.: Filarial lymphatic varix of the breast. Ann. Surg. **94**, 135-139 (1931).

MacGillivray, J.B.: The problem of 'chronic mastitis' with epitheliosis. J. clin. Path. **22**, 340-347 (1969).

Machacek, E.: Myelosarkom der Mamma bei chronischer myeloischer Leukämie. Zbl. allg. Path. path. Anat. **119**, 175-178 (1975).

Mackenzie, D.H.: Angiosarcoma (haemangioblastoma) of the breast. Brit. J. Surg. **49**, 140-143 (1961/62).

Mackenzie, D.H.: Lymphangiosarcome arising in chronic congenital and idiopathic lymphoedema. J. clin. Path. **24**, 524-529 (1971).

Mackenzie, J.: Breast cancer following multiple fluoroscopies. Brit. J. Cancer **19**, 1-8 (1965).

MacKenzie, K.: A huge fibro-adenoma of the breast. Brit. J. Surg. **23**, 234 (1935).

Mackh, G.: Stewart-Treves-syndrom. Bruns' Beitr. klin. Chir. **214**, 235-244 (1967).

Macklin, M.T.: Comparison of the number of breast cancer deaths observed in relatives of breast cancer patients, and the number expected on the basis of mortality rates. J. nat. Cancer Inst. **22**, 927-951 (1959).

MacMahon, B., Cole, P.: (a) Endocrinology and epidemiology of breast cancer. Cancer (Philad.) **24**, 1146-1151 (1969).

MacMahon, B., Austin, J.A.: (b) Association of carcinoma of the breast and corpus uteri. Cancer (Philad.) **23**, 275-280 (1969).

MacMahon, B., Cole, P., Brown, J.: (c) Etiology of human breast cancer. A review. J. nat. Cancer Inst. **50**, 21-42 (1973).

MacMahon, B., Cole, P., Brown, J.B., Aoki, K., Lin, T.M., Morgan, R.W., Woo, N.C.: Oestrogen profiles of Asian and North American women. Lancet **1971 II**, 900-902

MacMahon, B., Cole, P., Lin, T.M., Lowe, C.R., Mirra, A.P., Ravnihar, B., Salber, E.J., Valaoras, V.G., Yuasa, S.: Age at first birth and breast cancer risk. Bull. Wld Hlth Org. **43**, 209-221 (1970).

MacMahon, B., Feinleib, M.: Breast cancer in relation to nursing and menopausal history. J. nat. Cancer Inst. **24**, 733-753 (1960).

MacMahon, B., Lin, T.M., Lowe, C.R., Mirra, A.P., Ravnihar, B., Salber, E.J., Trichopoulos, D., Valaoras, V., Yuasa, S.: Lactation and cancer of the breast. A summary
of international study. Bull. Wld Hlth Org. **42**, 185–194 (1970).

MacMahon, B., Morrison, A.S., Ackerman, L.V., Lattes, R., Taylor, H.B., Yuasa, S.:
(a) Histologic characteristics of breast cancer in Boston and Tokyo. Int. J. Cancer
11, 338–344 (1973).

Macy, I.G., Kelly, H.J.: Human milk and cow's milk in infant nutrition. In: Kon, S.K.,
Cowie, A.T., Milk: Vol. II, p. 265-304 New York and London: Academic Press 1961.

Madalin, H.E., Clagett, O.T., McDonald, J.R.: Lesions of the breast associated with discharge from the nipple. Ann. Surg. **146**, 751–763 (1957).

Madden, J.L., Kandalaft, S., Bourque, R.-A.: Modified radical mastectomy. Ann. Surg.
175, 624–634 (1972).

Madden, R.E., Gyure, L.: Translymphnodal passage of tumor cells. Oncology **22**, 281–289
(1968).

Madding, G.F., Hershberger, L.R.: Hemangioma of the breast; report of a case. Surgery
26, 685–687 (1949).

Maddock, W.O., Nelson, W.C.: Effects of chorionic gonadotropin in adult men: Increased
estrogen and 17-ketosteroid excretion, gynecomastia, leydig cell stimulation and semini-
ferous tubule damage. J. clin. Endocr. **12**, 985–1007 (1952).

Maeda, K., Abesamis, C.M., Kuhn, M., Hyun, B.H.: Multiple myeloma in childhood.
Amer. J. clin. Path. **60**, 552–558 (1973).

Maeder, L.M.A.: Changes in the mammary gland of the albino rat (Mus norvegicus albus)
during lactation and involution. Amer. J. Anat. **31**, 1–26 (1922/23).

Maehle, B.O., Hartveit, F.: Prognostic typing in breast cancer. Further investigation of
a necropsy series compared with recent surgical specimens. J. clin. Path. **26**, 784–791
(1973).

Maggi, L.: Inquadramento di alcuni problemi di fisiopatologia mammaria, sullo spunto
di una osservazione di displasia fibro-epiteliale e carcinoma controlaterale, in un giov-
inetto quattordicenne. Arch. De Vecchi Anat. pat. **25**, 395–426 (1956).

Mahesh, V.B., Dalla Pria, S., Greenblatt, R.B.: Abnormal lactation with Cushing's syndrome—a case report. J. clin. Endocr. **29**, 978–981 (1969).

Maier, E.: Die physiologische Brustdrüsenschwellung des Jugendlichen. Münch. med.
Wschr. **97**, 522–524 (1955).

Maier, W.P., Rosemond, G.P., Harasym, E.L., Al-Saleem, T.I., Tassoni, E.M., Schor,
S.S.: Paget's disease in the female breast. Surg. Gynec. Obstet. **128**, 1253-1263 (1969).

Maier, W.P., Rosemond, G.P., Wittenberg, P., Tassoni, E.M.: Cystosarcoma phylloides
mammae. Oncology **22**, 145–158 (1968).

Maillard, G.F., Hessler, Ch., Ruedi, B., Delacrétaz, J.: Adenome intragalactophorique
du mamelon chez un homme. Schweiz. med. Wschr. **100**, 751–754 (1970).

Maioli, M.: Tumore a cellule granulose della mammella. Arch. ital. Anat. Istol. pat. **27**,
162–173 (1954).

Majewski, C., Kubiak, E., Szalc, H.: Les mucopolysaccharides acides du tissu conjonctif
dans le carcinome de mamelle. Acta histochem. (Jena) **15**, 78–86 (1963).

Mäkelä, V., Rapola, J., Saxen, L.: Histological changes in the breast after the use of
oral contraceptives. Scand. J. clin. Lab. Invest. **23**, Suppl. 108, 70 (1969).

Malarkey, W.B., Johnson, J.C.: Pituitary tumors and hyperprolactinemia. Arch. intern.
Med. **136**, 40–44 (1976).

Maliniac, J.W.: Arterial blood supply of the breast. Arch. Surg. **47**, 329–343 (1943).

Maliniac, J.W.: Breast deformities and their repair. New York 1950.

Maltzeff, N.: L'eterocromatina sessuale nei tumori della mammella: i carcinomi a 'sesso
cromosomico indeterminato'. Lav. Ist. Anat. Univ. Perugia **18**, 107–117 (1958).

Mandel, M.A., De Palma, R.G., Vogt, C., Reagan, J.W.: Cystosarcoma phylloides, treatment by subcutaneous mastectomy with immediate prosthetic implantation. Amer. J.
Surg. **123**, 718–720 (1972).

Manegold, B.C., Bussmann, J.F., Fürstenberg, H.S.: Klinischer Beitrag zum Peutz-Jeghers-
Syndrom mit Befall des Magendarmtraktes, der oberen Luftwege sowie beider Mammae.
Med. Welt **25**, 1435-1440 (1969).

Mannheimer, E.: Pubertas praecox due to dextrolateral granulosa cell tumor of the ovary in a 4 year old girl. Amer. J. Pediat. **12**, 350–356 (1938).

Mannheimer, I.: Hypercalcemia of breast cancer. Management with corticosteroids. Cancer (Philad.) **18**, 670–699 (1965).

Manoil, L.: Plasma cell mastitis. Amer. J. Surg. **83**, 711–714 (1952).

Marcus, D.M.: Immunologic aspects of cancer of the breast. Amer. J. clin. Path. **64**, 786–791 (1975).

Marcus, G.H.: Untersuchungen über die arterielle Blutversorgung der Mamille. Langenbecks Arch. klin. Chir. **179**, 361–369 (1934).

Marcuse, P.M.: Fibrocystic disease of the breast. Correlations of morphologic features with the clinical course. Amer. J. Surg. **103**, 428–431 (1962).

Margolis, J.B., Gross, G.C.: Gynecomastia during phenothiazine therapy. J. Amer. med. Ass. **199**, 942–944 (1967).

Margottini, M., Bucalossi, P.: Le metastasi linfoghiandolari mammarie interne nel cancro della mammella. Oncologia (Roma) **23**, 70–76 (1949).

Marie, M.P.: Mamelon supernumeraire transmis hereditement dans une famille. Bull. Soc. méd. Hôp. Paris **10**, 457–461 (1893).

Markin, K.E., Wolst, M.D.: A comparative controlled study of hormones used in the prevention of postpartum breast engorgement and lactation. Amer. J. Obstet. Gynec. **80**, 128–137 (1960).

Markowitz, B., Howell, H.L.: Rapid growth of a large breast fibroma in a young girl. J. Amer. med. Ass. **107**, 1043–1044 (1936).

Marmorstone, J.L., Crowley, J.L., Myers, S.M., Stern, E., Hopkins, C.E.: II. Urinary excretion of estron, estradiol and estriol by patients with breast cancer and benign breast disease. Amer. J. Obstet. Gynec. **15**, 447–459 (1965).

Marsden, A.T.H.: The etiology of carcinoma of the male breast. Schweiz. Z. allg. Path. **18**, 728–730 (1955).

Marsden, A.T.H.: Carcinoma of the male breast. A case report and review of literature. Postgrad. med. J. **39**, 152–153 (1963).

Marshall, J.F.: Lymphangiosarcoma of the arm following radical mastectomy. Ann. Surg. **142**, 871–874 (1955).

Marshall, W.K., Lieberman, D.M.: A rare complication of chlorpromazine. Lancet **1956 I**, 162.

Martel, A., Sommers, S.C.: Endocrine correlations in mammary adenofibrosis and chronic cystic mastitis. Ann. Surg. **145**, 326–333 (1957).

Martin, B.: Blutende Mamma beim Manne. Zbl. Chir. **57**, 130–132 (1930).

Martin, F.J.R., Garden, A.B.G.: Gynecomastia in chorionepithelioma. Estrogen levels and probable pathogenesis. Acta endocr. (Kbh.) **43**, 203–212 (1963).

Martin, H.E., Ellis, E.B.: Biopsy by needle puncture and aspiration. Ann. Surg. **92**, 169–181 (1930).

Martin, J.F., Feroldi, J., Garneau, R.: Contribution à l'étude des pseudo-tumeurs à cellules granuleuses. Rev. Canad. Biol. **13**, 435–445 (1954).

Martin, J.E., Gallager, H.S.: Mammographic diagnosis of minimal breast cancer. Cancer (Philad.) **28**, 1519–1526 (1971).

Martinez, C.: Effect of early thymectomy on development of mammary tumors in mice. Nature (Lond.) **203**, 1188 (1964).

Martischnig, E., Swoboda, W.: Arthrogryposis multiplex congenita und Pterygiumsyndrom. (Ein Fall von Pterygoarthromyodysplasia congenita.) Mschr. Kinderheilk. **100**, 22–25 (1951).

Martynova, R.P.: Studies in the genetics of human neoplasms. Cancer of the breast, based upon 201 family histories. Amer. J. Cancer **29**, 530–540 (1937).

Martz, G.: Die hormonale Therapie maligner Tumoren. Berlin-Heidelberg-New York: Springer 1968.

Maruchi, N., Annegers, J.F., Kurland, L.T.: Hashimoto's thyroiditis and breast cancer. Mayo Clin. Proc. **51**, 263–265 (1976).

Marx, E., Schulz, H., Maecker, R.: Klinische Bewertung der Epithelproliferation in gutartigen Mammatumoren und Mastopathien. Bruns' Beitr. klin. Chir. **217**, 220–231 (1969).

Marzotko, F.: Primär multiple Karzinome in der Gynäkologie. Zbl. Gynäk. **91**, 1632–1641 (1969).

Mascagni, P.: Vasorum lymphaticorum corporis humani historia et ichnographia. Siena: P. Carli 1787.

Mason, J.R.: Haemorrhage-induced breast gangrene. Brit. J. Surg. **57**, 701-702 (1970).

Mason, L.W.: Precocious puberty. J. Pediat. **34**, 730–740 (1949).

Massabuau, E.A., Guibal, H., Guibert, H.: Cancer aberrant du sein. Bull. Soc. Gynéc. Obstét. **22**, 765–771 (1933).

Masse, H.R., Le Fur, J.-M.: Le syndrome de Stewart Treves. Un nouveau cas rapporté. Revue de la littérature. Bull. Cancer (Paris) **63**, 269-300 (1972).

Masshoff, W.: Die physiologische Regeneration. In: Handb. allg. Path., Bd. VI/1, S. 489 von Büchner, F., Letterer, E., u. Roulet, F. Berlin-Göttingen-Heidelberg: Springer 1955.

Massopust, L.C., Gardner, W.D.: Infrared photographic studies of the superficial thoracic veins in the female. Surg. Gynec. Obstet. **91**, 717–727 (1950).

Masukawa, T., Lewison, E.F., Frost, J.K.: The cytologic examination of breast secretions. Acta cytol. (Philad.) **10**, 261-265 (1966).

Matsunaga, E., Ebbing, H.C.: Über Ohrschmelztypen bei Deutschen und Japanern, Häufigkeit und Vererbung, Anwendbarkeit in der Vaterschaftsbegutachtung. Z. menschl. Vererb.- u. Konstit.-Lehre **33**, 404–408 (1956).

Matti, H.: Über die primären Brustdrüsenkrebse in der Achselhöhle. Schweiz. med. Wschr. **66**, 1159–1160 (1936).

Mavligit, G.M., Gutterman, J.U., Hersch, E.M.: Immunological aspects of human cancer. In: Current concepts in breast cancer and tumor immunology. Proceedings of the San Francisco Cancer Symposion 1973, ed. by Castro, J.R., Meyler, T.S., Baker, D.G., pp. 237-247. Bern-Stuttgart-Vienna: H. Huber 1974.

Mayer, G., Klein, M.: Histology and cytology of the mammary gland. In: Milk: The mammary gland and its secretion, ed. by S.K. Kon and A.T. Cowie, Vol. I, pp. 47–126. New York and London: Academic Press 1961.

Mayers, M.M.: Interstitial cell tumors of the testicle; Report of three cases. J. Urol. (Baltimore) **68**, 834-844 (1952).

McCarty, D.J., Imbrigia, J., Hung, J.K.: Vasculitis of the breasts. Arthr. and Rheum. **11**, 796–801 (1968).

McCarthy, W.D., Pack, G.T.: Malignant blood vessal tumors. A report of 56 cases of angiosarcoma and Kaposi sarcoma. Surg. Gynec. Obstet. **91**, 465–482 (1950).

McClanahan, J., Hogg, L.: Angiosarcoma of the breast. Cancer (Philad.) **7**, 586–594 (1954).

McClure, J.A., Higgins, C.C.: Bilateral carcinoma of male breast after estrogen therapy. J. Amer. med. Ass. **146**, 7–9 (1951).

McConnell, E.M., Haslam, P.: Angiosarcoma in postmastectomy lymphoedema: A report of 5 cases and a review of the literature. Brit. J. Surg. **46**, 322–332 (1959).

McCullagh, E.P., Alivisatos, J.G., Schaffenburg, C.A.: Pituitary tumor with gynecomastia and lactation. J. clin. Endocr. **16**, 397–405 (1956).

McDivitt, R.W., Holleb, A.J., Foote, F.W., Jr.: Prior breast disease in patients treated for papillary carcinoma. Arch. Path. **85**, 117-124 (1968).

McDivitt, R.W., Hutter, R.V.P., Foote, F.W., Stewart, F.W.: In situ lobular carcinoma. A prospective follow-up study indicating cumulative patient risks. J. Amer. med. Ass. **201**, 82–86 (1967).

McDivitt, R.W., Stewart, F.W.: Breast carcinoma in children. J. Amer. med. Ass. **195**, 388–390 (1966).

McDivitt, R.W., Stewart, F.W., Berg, J.W.: Tumors of the breast. Atlas of tumor pathology, Sec. Ser., Fasc. 2. Tumors of the breast. Washington D.C.: Armed Forc. Inst. of Pathology 1967.

McDivitt, R.W., Stewart, F.W., Farrow, J.H.: Breast carcinoma arising in solitary fibroadenomas. Surg. Gynec. Obstet. **125**, 572–576 (1967).

McDivitt, R.W., Urban, J.A., Farrow, J.H.: Cystosarcoma phyllodes. Bull. John's Hopk. med. J. **120**, 33–45 (1967).

McDonald, J.R., Harrington, S.W.: Giant fibro-adenoma of the breast—"cystosarcoma phyllodes." Ann. Surg. **131**, 243–251 (1950).

McDonald, G.J., Reece, R.P.: Quantitative response of rat mammary glands to mammogens I. Estrogen alone with progesterone. Proc. Soc. exp. Biol. (N.Y.) 110, 647–649 (1962).

McEuen, C.S., Selye, H., Collip, J.B.: Some effects of prolonged administration of oestrin in rats. Lancet 1936 I, 775–776.

McEuen, C.S., Selye, H., Collip, J.B.: Role of pituitary in effect of testosterone on the mammary gland. Proc. Soc. exper. Biol. (N.Y.) 36, 213–215 (1937).

McFarland, J.: Residual lactation acini in the female breast. Their relation to chronic cystic mastitis and malignant disease. Arch. Surg. 5, 1–64 (1922).

McFarland, J.: Adenofibroma and fibroadenoma of the female breast. Surg. Gynec. Obstet. 45, 729–746 (1927).

McFarland, J.: Mammary gland situated on the labium majus. Arch. Path. 11, 236 (1934).

McGregor, J.K.: Liposarcoma of the breast. Canad. med. Ass. J. 82, 781–783 (1960).

McGregor, J.K., McGregor, D.D.: Paget's Disease of the breast. Surgery 45, 562–568 (1959).

McGuire, W.L.: Estrogen receptors in human breast cancer. J. clin. Invest. 52, 73–77 (1973).

McGuire, W.L., Carbone, P.P., Sears, M.E., Escher, G.C.: Estrogen receptors in human breast cancer: An overview. In: McGuire, W.L., Carbone, P.P., Vollmer, E.P. (eds.), Estrogen receptors in human breast cancer, pp. 1–30. New York: Raven Press 1975.

McGuire, W.L., Carbone, P.P., Vollmer, E.P. (eds.): Estrogen receptors in human breast cancer. New York: Raven Press 1975.

McJver, M.A.: Teratoid mixed tumors of the breast: report of a case. Ann. Surg. 77, 354–357 (1923).

McKeown, K.C., Wilkinson, K.W.: Tuberculous disease of the breast. Brit. J. Surg. 39, 420–429 (1952).

McLaughlin, J.C.W., Coe, J.D.: A study of nipple discharge in the nonlactating breast. Ann. Surg. 157, 810–816 (1963).

McLaughlin, J.C.W., Schenken, J.R., Tamisiea, J.X.: A study of precancerous epithelial hyperplasia and noninvasive papillary carcinoma of the breast. Ann. Surg. 153, 735–744 (1961).

McLaughlin, J.S., Hull, H.C., Oda, F., Buxton, R.W.: Metastatic carcinoma of the male breast. Remission by adrenalectomy. Ann. Surg. 162, 9–14 (1965).

McLellan, P.G., Tennant, R., Sarokhan, J.: Adenoid cystic carcinoma of the breast. Report of a case with unusual features. Surgery 33, 905–908 (1953).

McNair, T.J., Dudley, H.A.F.: Axillary lymph nodes in patients without breast carcinoma. Lancet 1960, 713–715.

McPershon, V.A., MacKanzie, W.C.: Lesions of the breast associated with nipple discharge; prognosis after local excision of benign lesions. Canad. J. Surg. 5, 6–11 (1962).

McSwain, B., Fleming, J.H.: Tumors of the breast. Ratio of benign to malignant tumors; decrease in percentage of axillary metastases. Cancer (Philad.) 16, 681 (1963).

McWhirter, R.: (1) Cancer of the breast. Amer. J. Roentgenol. 62, 335–340 (1949).

McWhirter, R.: (2) Simple mastectomy and radiotherapy in the treatment of breast cancer. Brit. J. Radiol. 28, 128–139 (1955).

McWhirter, R.: (3) Die Stellung der Strahlentherapie in der Behandlung des Brustkrebses. Strahlentherapie 102, 456–465 (1957).

McWhirter, R.: (4) Some factors influencing prognosis in breast cancer. J. Fac. Roentgenol. 8, 220 (1957).

McWhirter, R.: (5) Should more radical treatment be attempted in breast cancer? Amer. J. Roentgenol. 92, 3–13 (1964).

McWhirter, R.: (6) Cancer of the breast. J. de Radiol. 48, 768–769 (1967).

McWilliams, C.A., Hanes, F.M.: Leukemic tumors of the breast mistaken for lymphosarcoma. Amer. J. med. Sci. 163, 518–525 (1912).

Medici, A.: Tuberculose mammaire bilatérale à développement simultané et symétrique. Minerva chir. 22, 1057–1063 (1954).

Medraś, K., Andreasik, Z., Zawirska, B., Kornobis, J., Chmiel-Nocen, A.: Interstitioma testis feminisans. Zbl. allg. Path. path. Anat. 111, 501–508 (1968).

Meek, E.S.: The cellular distribution of desoxyribonucleic acid in primary and secondary growth of human breast cancer. J. Path. Bact. **82**, 167–176 (1961).

Meier-Ruge, W.: (a) Die diagnostische Bedeutung des Sexchromatingehaltes in Relation von Enzymhistochemie, DNS-Gehalt und Mitoseindex beim Mammakarzinom. Verh. dtsch. Ges. Path. **50**, 330–335 (1966).

Meier-Ruge, W., Kallenberger, A.: (b) Das Mammakarzinom in seiner Relation zum pathologisch-anatomischen Bild und Sexchromatingehalt. Med. Welt **18**, (N.F.) 871–875 (1967).

Meites, J.: Induction of lactation in rabbits with reserpine. Proc. Soc. exp. Biol. (N.Y.) **96**, 728–730 (1957).

Meites, J.: (a) Mammary growth and lactation. In: Reproduction in domestic animals, ed. by H.H. Cole and P.T. Cupps, Vol. I, pp. 539–593. New York and London: Academic Press 1959.

Meites, J.: (b) Induction and maintenance of mammary growth and lactation in rats with acetylcholine or epinephrine. Proc. Soc. exp. Biol. (N.Y.) **100**, 750–754 (1959).

Meites, J.: Farm animals: hormonal induction of lactation and galactopoesis. In: Milk: The mammary gland and its Secretion, ed. by S.K. Kon and A.T. Cowie. New York: Academic Press 1961.

Meites, J.: Maintenance of the mammary lobuloalveolar system in rats after adrenoorchidectomy by prolactin and growth hormone. Endocrinology **76**, 1220–1223 (1965).

Meites, J.: Effects of altering the balance between prolactin and ovarian hormones on initiation of lactation in rabbits. Endocrinology **55**, 530–534 (1954).

Meites, J.: Relation of prolactin and estrogen to mammary tumorigenesis in the rat. J. nat. Cancer Inst. **48**, 1217 (1972).

Meites, J.: Control of mammary growth and lactation. In: Martini, W., and Ganong, W.F. (eds.), Neuroendocrinology, Vol. I. New York and London: Academic Press 1966.

Meites, J., Nicoll, C.S.: Adenohypophysis: Prolactin. Ann. Rev. Physiol. **28**, 57–88 (1966).

Meites, J., Sgouris, J.T.: Can the ovarian hormones inhibit the mammary response to the prolactin? Endocrinology **53**, 17–23 (1953).

Meites, J., Turner, C.W.: The induction of lactation during pregnancy in rabbits on the specifity of the lactogenic hormone. Amer. J. Physiol. **150**, 394–399 (1947).

Melamed, M.R., Robbins, G.F., Foote, F.W.: Prognostic significance of gelatinous mammary carcinoma. Cancer (Philad.) **14**, 699–704 (1961).

Melnick, P.J.: Fibromyoma of the breast. Arch. Path. **14**, 794–798 (1932).

Melnick, P.J.: (a) Enzyme patterns of tumors demonstrated histochemically in cryostat sections. Ann. N.Y. Acad. Sci. **125**, 689–715 (1965).

Melnick, P.J., Bullock, W.K.: (b) Histochemical study of breast neoplasm. Amer. J. Path. **35**, 706–707 (1959).

Mendelsohn, M.L., Dethlefsen, L.A.: Cell kinetics of breast cancer: The turnover of nonproliferating cells. In: Breast cancer, a challenging problem, ed. by Griem, M.L., Jensen, E.V., Ultman, J.E., Wissler, R.W. Rec. Results Cancer Res. **42**, 73–86 (1973).

Mengert, W.F.: Supernumerary mammary gland tissue on labia minora. Amer. J. Obstet. Gynec. **29**, 891–892 (1935).

Mengert, W.F.: Precocious puberty due to an ovarian cyst in a 5 year old girl. Amer. J. Obstet. Gynec. **37**, 485–489 (1939).

Menon, M., van Velthoven, P.C.M.: Liposarcoma of the breast. A case report. Arch. Path. **98**, 370–372 (1974).

Menville, J.G.: Gynecomastia. Arch. Surg. **26**, 1054–1083 (1933).

Menville, J.G., Bloodgood, J.C.: (1) Subcutaneous angiomas of the breast. Ann. Surg. **97**, 401–409 (1933).

Menville, J.G.: (2) Fatty tissue tumors of the breast. Amer. J. Cancer **24**, 797–806 (1935).

Menville, J.G.: (3) Simple dermoid cysts of the breast. Ann. Surg. **103**, 49–56 (1936).

Mercier, J., Redon, H.: Le valeur diagnostique des écoulements par le mamelon. Sem. Hôp. Paris Ann. chir. **13**, 745 (1959).

Merriam, J.C., Sommers, S.C.: Mammary periductal hyalin in diabetic women. Lab. Invest. **6**, 412–420 (1957).

Mersheimer, W.L., Ringel, A., Eisenberg, H.: Some characteristics of multiple primary cancers. Ann. N.Y. Acad. Sci. **114**, 896–921 (1964).

Merz, W.R.: Brustdrüsenschwellung des Neugeborenen. Schweiz. med. Wschr. **76**, 213–217 (1946).

Mestwerdt, W.: Die Tuberkulose der weiblichen Brustdrüse. Gegenwärtige Gesichtspunkte zur Diagnostik und Therapie. Zbl. Gynäk. **94**, 541–546 (1969).

Mettler, F.A., Hempelmann, L.H., Dutton, A.N.: Breast neoplasms in women treated with x-rays for acute postpartum mastitis. A pilot study. J. nat. Cancer Inst. **43**, 803–811 (1969).

Meyer, A.C., Dockerty, M.B., Harrington, S.W.: Inflammatory carcinoma of the breast. Surg. Gynec. Obstet. **87**, 417–424 (1948).

Meyer, K.K.: (a) Radiation-induced lymphocyte-immune deficiency: a factor in the increased visceral metastases and decreased hormonal responsiveness of breast cancer. Arch. Surg. **101**, 114–120 (1970).

Meyer, K.K., Boswelli, B.D., Weaver, D.R., Luft, W.C.: (b) Cellular immune response to mastectomy and radiation. Curthie Clin. Bull. **40**, 48–57 (1970).

Meyer, K.K., Weaver, D.R., Luft, W.C., Boswelli, B.D.: (c) Lymphocyte immune deficiency following irradiation for carcinoma of the breast. Front. Radiat. Ther. Oncol. **7**, 179–198 (1972).

Meyer, P.: Über das Vorkommen von myoepithelialen Tumoren bzw. von Fibrosing adenosis der Brustdrüse bei Frauen von 20-35 Jahren. Beobachtungen der Jahre 1938–1954 des Pathologischen Instituts Basel. Oncologia **10**, 254–271 (1957).

Meyer, R.: Epitheliale Hohlräume in Lymphdrüsen. Z. Geburtsh. Gynäk. **49**, 554–556 (1903).

Meyer, R.: Myoblastentumoren („Myoblastenmyome *Abrikossoff*"). Virchows Arch. path. Anat. **287**, 55–81 (1932).

Meyer, W.: Cancer of the breast. Amer. J. Surg. **23**, 77 (1909).

Meyer-Burg, J.: Die Lymphographie der retrosternalen Lymphbahnen. Schweiz. med. Wschr. **103**, 999–1002 (1973).

Meyer-Burg, J., Wilhelmi, U.: Die Lymphbahnen der Brustdrüse. Ein Beitrag zur Problematik der Mammakarzinommetastasierung unter besonderer Berücksichtigung der Lymphdrainage in die prästernalen Lymphknoten. Geburtsh. u. Frauenheilk. **31**, 1043–1048 (1971).

Meyer-Laack, H.: Männliche Mammakarzinome und ihre Beziehung zur Gynäkomastie. Strahlentherapie **87**, 67–76 (1952).

Michael, J.G., Ringenback, R., Hottenstein, S.: The antimicrobial activity of human colostral antibody in the newborn. J. infect. Dis. **124**, 445–448 (1971).

Micolonghi, Th., Pineda, E., Stanley, M.M.: Metastatic carcinomatous cirrhosis of the liver. Arch. Path. **65**, 56–62 (1958).

Miller, C.A., Seidman, J., Smith, G.A.: Granulomatous mastitis. N.Y. St. J. Med. **71**, 2194–2195 (1971).

Miller, E.B.: Five-year review of carcinoma of the breast. Analysis according to Columbia classification. Ann. Surg. **163**, 629–633 (1966).

Miller, E.M., Lewis, D.: The significance of a serohemorrhagic or hemorrhagic discharge from the nipple. J. Amer. med. Ass. **81**, 1651–1653 (1923).

Miller, G., Bernier, L.: Adenomatose erosive du mamelon. Canad. J. Surg. **8**, 261–266 (1965).

Miller, H.W., Jr., Kay, S.: Infiltrating lobular carcinoma of the female mammary gland. Surg. Gynec. Obstet. **102**, 661–667 (1956).

Miller, J.F.A.P.: Lymphocyte interactions in antibody response. Int. Rev. Cytol. **33**, 77–130 (1972).

Miller, J.M., MacCarty, W.C.: Pathologic considerations of sarcoma of the mammary gland. Surgery **6**, 746–761 (1939).

Miller, R.D., Dockerty, M.B., Bennett, W.A.: Mammary carcinoma followed after twenty eight years by primary malignant pleura mesothelioma. Arch. Surg. **76**, 160–163 (1958).

Millis, R.R., Thynne, G.S.J.: In situ intraduct carcinoma of the breast: a long term follow-up study. Brit. J. Surg. **62**, 957–962 (1975).

Millo, L., Calzavara, M.: Le neoplasie della mammella maschile nell'istoteca dell'Istituto di Anatomia ed Istologia Patologica dell'Universita di Modena. Clinica (Bologna) 20, 241–252 (1960).

Mills, E.S., Topper, Y.J.: Mammary alveolar cells: effect of hydrocortisone on ultrastructure. Science 165, 1127–1128 (1969).

Milward, T.M., Gough, M.H.: Granulomatous lesions in the breast presenting as carcinoma. Surg. Gynec. Obstet. 130, 478–482 (1970).

Minkowitz, S., Zeichner, M., DiMaio, V., Nicastri, A.D.: Cystosarcoma phyllodes: a unique case with multiple unilateral lesions and ipsilateral axillary metastasis. J. Path. Bact. 96, 514–517 (1968).

Minne, H., Ziegler, R., Schmitt, W., Hilgard, P.: Die hyperkalzämische Aktivität des Walker-Karzinosarkoms 256 bei der Ratte. Schweiz. med. Wschr. 101, 481–483 (1971).

Minton, J.P.M., Dickey, R.P.: Prolactin, FSH and LH in breast cancer: effect of levodopa and oophorectomy. Lancet 1972 I, 1069.

Misfeldt, D.S., Cardiff, R.D., Wellings, S.R.: The ultrastructural distribution of several phosphatase enzymes in mouse mammary tumor system. Lab. Invest. 23, 640–648 (1970).

Missakian, M.M., Witten, D.M., Harrison, E.G.: Mammography after mastectomy. Usefulness in search for recurrent carcinoma of breast. J. Amer. med. Ass. 192, 1045–1048 (1965).

Mithoefer, J., Bean, W.B.: Gynecomastia in cirrhosis of the liver. Surgery 25, 911-915 (1949).

Mitterauer, Ch., Prenner, K.: Zellkernmorphologische und strahlenbiologische Befunde bei Geschwülsten der Brust. Krebsarzt 18, 269–276 (1963).

Mitterstiller, S.: Ein Fall von Mammasarkom beim Mann (mit Bemerkungen zur Frage des Myosarkoms). Dtsch. Z. Chir. 134, 446–474 (1915).

Mixner, J.P.: Influence of environmental temperature on growth of mammary lobule-alveolar system. Proc. Soc. exp. Biol. (N.Y.) 48, 443–445 (1941).

Mixner, J.P.: Role of estrogen in the stimulation of mammary lobule-alveolar growth by progesterone and by the mammogenic lobule-alveolar growth factor of the anterior pituitary. Endocrinology 30, 591–597 (1942).

Mixner, J.P.: The mammogenic hormones of the anterior pituitary. II. The lobule-alveolar growth factor. Res. Bull. Mo. agric. Exp. Sta. 378 (1943).

Mixner, J.P.: Strain differences in response of mice to mammary gland stimulating hormones. Proc. Soc. exp. Biol. (N.Y.) 95, 87–89 (1957).

Mixner, J.P., Turner, C.W.: Growth of the lobule-alveolar system of the mammary gland with pregneninolone. Proc. Soc. exp. Biol. (N.Y.) 47, 453–456 (1941).

Mixner, J.P., Turner, C.W.: Progesterone-like activity of some steroid compounds and of diethylstilbestrol in stimulating mammary lobule-alveolar growth. Endocrinology 30, 706–710 (1942).

Mixner, J.P., Turner, C.W.: Influence of thyroxin upon mammary lobule-alveolar growth. Endocrinology 31, 345–348 (1942).

Miyawaki, H.: Histochemistry and electron microscopy of iron-containing granules lysosomes and lipofuscin in mouse mammary gland. J. nat. Cancer Inst. 34, 601–624 (1965).

Möbius, G.: Versteckte Mammakarzinome. Dtsch. med. Wschr. 90, 1707–1711 (1965).

Möbius, G., Konrath, M.: Zur Geschlechtsbestimmung des Mammakarzinoms. Zbl. Chir. 86, 504–507 (1961).

Möbius, G., Nizze, H.: Mastopathia fibrosa cystica und Epithelproliferationen in weiblichen Brustdrüsen des Sektionsgutes. Frankfurt. Z. Path. 75, 297–305 (1966).

Möbius, G., Wittstock, G.: Zum biologischen Verhalten des Mammakarzinoms in Abhängigkeit von histologischen Typ. Frankfurt. Z. Path. 74, 659–669 (1965).

Möbius, W., Böhm, W.: Über die Strahlenwirkung auf das Mammakarzinom des Hundes. Arch. Geschwulstforsch. 33, 5–17 (1969).

Moehlig, R.G.: Pituitary tumor associated with gynecomastia. Endocrinology 13, 529–532 (1929).

Mörl, F.: Die Bedeutung des sternalen Lymphstranges für die Metastasierung des Mammakarzinoms. Chirurg 23, 228–230 (1952).

Moertel, C.G.: Multiple primary malignant neoplasms. Recent results in cancer research. Berlin-Heidelberg-New York: Springer 1966.

Moertel, C.G., Elveback, L.R.: The association between salivary gland cancer and breast cancer. J. Amer. med. Ass. **210**, 306–308 (1969).

Moertel, C.G., Soule, E.H.: The problem of the second breast: a study of 118 patients with bilateral carcinoma of the breast. Ann. Surg. **146**, 764–771 (1957).

Moeschlin, S., Rohr, K.: Klinische und morphologische Gesichtspunkte zur Auffassung der Myelose als Neoplasma. Ergebn. inn. Med. **57**, 723 (1939).

Mohr, H.J.: Morphologie und submikroskopische Struktur der spontanen Mammacarcinome bei NMRI'- und Prag-Mäusen. Frankfurt. Z. Path. **72**, 331–352 (1963).

Mohr, H.J., Gieseking, R.: Virus bei induziertem Tumor der Maus. Frankfurt. Z. Path. **71**, 144–160 (1961).

Mohrmann, J.E.: Zur Diagnostik und Therapie gutartiger Veränderungen der weiblichen Brust. Med. Welt (N.F.) **1962**, 2075–2079.

Moll, H.: Granulosazelltumor einer Pseudopubertas praecox bei einem 4jährigen Kind. Mschr. Kinderheilk. **109**, 506 (1961).

Mondor, H.: (1) Tronculite sous-cutanée subaige de la paroi thoracique antérolatérale. Mém. Acad. Chir. **65**, 1271–1278 (1939).

Mondor, H.: (2) Phlébite en cordon de la paroi thoracique. Mém. Acad. Chir. **70**, 96–98 (1944).

Mondor, H., Bertrand, J.: Thrombophlébites et periphlébites de la paroi thoracique antérieure. Presse méd. **59**, 1533–1536 (1951).

Monis, B., Nachlas, M.M., Seligman, A.M.: Histochemical study of 3 dehydrogenase systems in human tumors. Cancer (Philad.) **12**, 1238–1247 (1959).

Monro, J.A., Markham, N.P.: Staphylococcal infection in mothers and infants. Maternal breast abscesses and antecedent neonatal sepsis. Lancet **1958 II**, 186–190.

Monroe, C.W.: Lymphatic spread of carcinoma of the breast. Arch. Surg. **57**, 479–486 (1948).

Montandon, D., Gabbiani, G., Ryan, G.B., Majno, G.: The contractile fibroblast, its relevance in plastic surgery. Plast. reconstr. Surg. **52**, 286–290 (1973).

Moon, F.D., Woodrow, S.I., Aliapoulios, M.A., Wilson, R.E.: Carcinoma of the breast. New Engl. J. Med. **277**, 293–296 (1967).

Moon, R.C.: Mammary gland cell content during various phases of lactation. Amer. J. Physiol. **203**, 939–941 (1962).

Moon, R.C., Griffith, D.R., Turner, C.W.: Normal and experimental growth of rat mammary gland. Proc. Soc. exp. Biol. (N.Y.) **101**, 788–790 (1959).

Moon, R.C., Turner, Ch.W.: Thyroid hormone and mammary growth in the rat. Proc. Soc. exp. Biol. (N.Y.) **103**, 149–151 (1960).

Moore, D.H.: The milk agent. In: Tumors induced by viruses. Ed. by Dalton, A.J., Haguenau, F. New York: Acad. Press. Inc. 1962.

Moore, D.H., Charney, J., Kramarsky, B., Lasfargues, E.Y., Sakar, N.H., Brennan, M.J., Burrows, J.H., Sirsat, S.M., Paymaster, J.C., Vaidya, A.B.: Search for a human breast cancer virus. Nature (Lond.) **229**, 611 (1971).

Moore, D.H., Sarkar, N.H., Kelly, C.E., Pillsbury, N., Charney, J.: Type B-particles in human milk. Tex. Rep. Biol. Med. **27**, 1027–1039 (1969).

Moore, G.E., Pickren, J.W.: Response of breast cancer to triethylene thiosphosphoramide. Arch. Path. **65**, 98–103 (1958).

Moore, J.T.: Carcinoma and other tumors of the male breast. Amer. J. Surg. **24**, 305–315 (1934).

Moore, K., Barr, M.: The sex chromatin in human malignant tissues. Brit. J. Cancer **11**, 384–390 (1957).

Moore, O.S., Foote, F.W., Jr.: The relatively favorable prognosis of medullary carcinoma of the breast. Cancer (Philad.) **2**, 635–642 (1949).

Moore, P.J., Taylor, R.D., Coreorau, A.C.: Incidence of coexistent essential hypertension and malignant neoplastic diseases. Amer. J. med. Sci. **232**, 555–559 (1956).

Moore, R.D., Chapnick, R., Schoenberg, M.D.: Lymph nodes associated with carcinoma of the breast. Cancer (Philad.) **13**, 545–549 (1960).

Moore, R.O., Nelson, W.L.: Some oxidative enzyme systems of mammary gland tissue. Arch. Biochem. **36**, 178–194 (1952).

Moore, S.W., Lewis, R.J.: Carcinoma of the breast in women 30 years of age and under. Surg. Gynec. Obstet. **119**, 1253–1255 (1964).

Moore, S.W., Pearce, J., Ring, E.: Intraductal papilloma of breast. Surg. Gynec. Obstet. **112**, 153–158 (1961).

Moore, W.J., Hamilton, J.F.: Tuberculosis of the mammary gland. J. int. Coll. Surg. **20**, 29–36 (1953).

Moran, C.S.: Fibroadenoma of the breast during pregnancy and lactation. Arch. Surg. **31**, 688–708 (1935).

Morato, P.: Rev. Obstet. Ginec. S. Paulo **3**, 269 (1939). Zit. n. Thomas, Innersekretor. Krankheiten des Kindes. Stuttgart: Enke 1951.

Morgan, M.: Tuberculosis of the breast. Surg. Gynec. Obstet. **53**, 593–605 (1931).

Morgutti, L.: Histologische Veränderungen der männlichen Brustdrüse durch Östrogen und Androgen. Tumori **36**, 221–227 (1950).

Mori, M., Sugimura, M., Matsumura, T., Kawashima, H.: (c) Histochemical study of the localization of glucose-6-phosphate-dehydrogenase in human tumors. Gann **54**, 433–442 (1963).

Mori, M., Sakamoto, T., Shiba, R., Kawamoto, T.: (a) Histochemical comparison of dehydrogenases related to glucose metabolism in human tumors: localization and activity of lactate, glucose-6-phosphate, and 6-phosphogluconate dehydrogenases. Gann **57**, 627–636 (1966).

Mori, M., Sugimura, M., Matsuura, H.: (b) Histochemical observations of monamine oxidase activity in human tumors. An. Histochim. **15**, 97–111 (1970).

Moriarty, J.D.: True hermaphroditism. Report of a case with mammary carcinoma. Amer. J. Path. **20**, 799–803 (1944).

Morin, J.E., Goldenberg, J.S.: Breast problems and oral contraceptives. A clinical note. Conn. Med. **30**, 569 (1966).

Morris, J.M., Scully, R.E.: The endocrine pathology of the ovary. St. Louis: Mosby 1958.

Morse, D.P.: The hereditary aspect of breast cancer in mother and daughter. Cancer (Philad.) **4**, 745–748 (1951).

Morton, J.I., Morton, J.H.: Cancer as a chronic disease. Ann. Surg. **137**, 683 (1953).

Moschkowitz, A.V.: Vestigial mastitis. Ann. Surg. **98**, 855–867 (1933).

Mosimann, W.: Das Volumen der Zellkerne im Epithel der Milchdrüse in Abhängigkeit vom Funktionszustand und bei Stilboestrol-Zufuhr. Z. mikr.-anat. Forsch. **63**, 303–316 (1957).

Moss, N.H.: Cancer of the male breast. Ann. N.Y. Acad. Sci. **114**, 937–950 (1964).

Moss, W.M.: Gigantomastia with pregnancy. Arch. Surg. **96**, 28–32 (1968).

Moszkowicz, L.: Über den monatlichen Zyklus der Brustdrüse. Langenbecks Arch. klin. Chir. **142**, 374–418 (1926).

Moszkowicz, L.: Sexual cycle mastopathy and tumor growth in the breast. Langenbecks Arch. klin. Chir. **144**, 138–161 (1927).

Moszkowicz, L.: Mastopathie der männlichen Brustdrüse. Langenbecks Arch. klin. Chir. **148**, 553–591 (1927).

Moubayed, A.P.: Zytomorphologische, zytophotometrische und histologische Diagnostik an Mammabiopsien. Geburtsh. u. Frauenheilk. **36**, 905–911 (1976).

Moulonguet, P.: Papillomatose bourgeonnante du mamelon. Mém. Acad. Chir. **86**, 458–467 (1960).

Mouriquand, J.: Cytologie mammaire. Rev. franç. Gynéc. **54**, 427–441 (1959).

Mühlbock, O.: Hormonal aspects in genesis of mammary cancer. Cancer (Philad.) **10**, 731–733 (1957).

Mühlbock, O.: (a) The hormonal genesis of mammary cancer. Advanc. Cancer Res. **4**, 371–391 (1956).

Mühlbock, O.: (b) Hormones in the genesis of cancer. Acta Un. int. Cancr. **15**, 62–66 (1959).

Mühlbock, O., van Ebbenhorst Tengbergen, W.: Development et involution de la glande mammaire chez des souris femelles de differentes lignees consanguines. Ann. Endocr. (Paris) **17**, 538–542 (1956).

Mühlmann, E.: Zur Kasuistik der Röntgenschädigung von Brustdrüse und Lunge. Strahlentherapie **18**, 451–456 (1924).

Müller, D.: Ursachen und Bedeutung unterschiedlicher Wachstumsgeschwindigkeiten menschlicher Tumoren. Dtsch. med. Wschr. **94**, 970–973 (1969).

Müller, M., Großmann, H.: (a) An antigen in human breast cancer sera related to the murine mammary tumor virus. Nature (Lond.) **231**, 116 (1972).

Müller, M., Zotter, St., Großmann, H., Kemmer, Ch.: Immunologische Kreuzreaktion zwischen Brustkrebs und Mastopathie des Menschen sowie virusproduzierenden Mammakarzinomen der Maus. Arch. Geschwulstforsch. **40**, 285–299 (1972).

Müller, M., Kemmer, C., Zotter, St., Großmann, H., Micheel, B.: (c) Kreuzreaktion zwischen Brustkrebs und Mastopathie des Menschen sowie murinen Mammakarzinomen: Lokalisation des Antigens im Bereich der A-Partikel des Mammatumorvirus. Arch. Geschwulstforsch. **41**, 100–106 (1973).

Müllerheim, R.: Ovarialtumoren bei Greisinnen mit Hypertrophie der Mammae und des Uterus und mit uterinen Blutungen. Zbl. Gynäk. **52**, 689 (1928).

Muir, E.: Gynecomastia. Brit. med. J. **1**, 234 (1947).

Muir, G.G., Fawcett, A.N.: Levels of phosphohexose isomerase in carcinomatous breast tissue in relation to histological grading. Brit. J. Cancer **19**, 274–277 (1965).

Muir, R.: Paget's disease of the nipple and its relationships. J. Path. Bact. **30**, 451–471 (1927).

Muir, R.: The pathogenesis of Paget's disease of the nipple and associated lesions. Brit. J. Surg. **22**, 728–737 (1935).

Muir, R.: Further observations on Paget's disease of the nipple. J. Path. Bact. **49**, 299–312 (1939).

Muir, R.: The evolution of carcinoma of the mamma. J. Path. Bact. **52**, 155–172 (1941).

Muir, R., Aitkenhead, A.: The healing of intraduct carcinoma of the mamma. J. Path. Bact. **38**, 117–127 (1934).

Mulcare, R.: Granular cell myoblastoma of the breast. Ann. Surg. **168**, 262–268 (1968).

Munford, R.E.: (a) The effect of cortisol acetate on oestrone-induced mammary growth in immature ovariectomized albino mice. J. Endocr. **16**, 72–79 (1957).

Munford, R.E.: (b) Changes in the mammary glands of rats and mice during pregnancy, lactation and involution. 1. Histological structure. J. Endocr. **28**, 1–15 (1963).

Munford, R.E. (c) Changes in the mammary glands of rats and mice during pregnancy, lactation and involution. 2. Levels of deoxyribonucleic acid, and alkaline and acid phosphatases. J. Endocr. **28**, 17–34 (1963).

Munford, R.E.: (d) A review of anatomical and biochemical changes in the mammary gland with particular reference to quantitative methods of assessing mammary development. Dairy Sci. Abstr. **26**, 293–304 (1964).

Munson, P.L.: Studies on the role of the parathyroids in calcium and phosphorus metabolism. Ann. N.Y. Acad. Sci. **60**, 776–795 (1955).

Munteau, E.: Die präoperative Röntgenbestrahlung des Mammakarzinoms. Stuttgart: Thieme 1961.

Murad, T.M.: Ultrastructural study of rat mammary gland during pregnancy. Anat. Rec. **167**, 17–36 (1970).

Murad, T.M.: (a) Ultrastructure of ductular carcinoma of the breast (in situ and infiltrating lobular carcinoma) Cancer (Philad.) **27**, 18–28 (1971).

Murad, T.M.: (b) Cytologic differentiation of carcinoma of the breast by electron microscopy. Acta cytol. (Philad.) **15**, 400–409 (1971).

Murad, T.M., Scarpelli, D.G.: (c) The ultrastructure of medullary and scirrhous mammary duct carcinoma. Amer. J. Path. **50**, 335–360 (1967).

Murad, T.M., van Haam, E.: (d) Ultrastructure of myoepithelial cells in human mammary gland tumors. Cancer (Philad.) **21**, 1137–1149 (1968).

Murad, T.M., Greider, M.H., Scarpelli, D.G.: The ultrastructure of human mammary fibroadenoma. Amer. J. Path. **51**, 663–679 (1967).

Murad, T.M., von Haam, E.: (a) Transformation of myoepithelial cells into epithelial cells in pregnancy. Proc. 25th Ann. Meeting of the Electron Micr. Soc. of America, pp. 62–63 (1967).

Murad, T.M., von Haam, E.: The ultrastructure of fibrocystic disease of the breast. Cancer (Philad.) **22**, 587–600 (1968).

Musgrove, J.E.: Subcutaneous phlebitis of the breast (Mondor's disease). Canad. med. Ass. J. **85**, 36–37 (1961).

Myers, J.A.: Studies on the mammary gland. 1. The growth and distribution of the milk ducts and development of the nipple in the albino rat from birth to ten weeks of age. Amer. J. Anat. **19**, 353 (1916).

Myers, J.A.: 2. The foetal development of the mammary gland in the female albino rat. Amer. J. Anat. **22**, 195 (1917).

Myers, J.A.: 7. The distribution of the subcutaneous fat and its relation to the developing mammary glands in male and female albino rats from birth to ten weeks of age. Anat. Rec. **16**, 159–160 (1919).

Myers, J.A., Myers, F.J.: Gross changes in mammary gland in female albino rat during the period of involution. Anat. Rec. **21**, 74 (1921).

Myers, M.B., Kaplan, J.W.: Bleeding from the nipple in infancy due to cystic ductal hyperplasie of the breast. Ann. Surg. **143**, 557–560 (1956).

Myers, W.P.L.: Hypercalcaemia in neoplastic disease. Cancer (Philad.) **9**, 1135–1140 (1956).

Myers, W.P.L., West, C.D., Pearson, O.H., Karnofsky, D.A.: Androgen induced exacerbation of breast cancer measured by calcium excretion. J. Amer. med. Ass. **161**, 127–131 (1956).

Myhill, J., Reeve, T.S., Hales, I.B.: Thyroid function in breast cancer. Acta endocr. (Kbh.) **51**, 290–300 (1966).

Myrden, J.A., Hiltz, J.E.: Breast cancer following multiple fluoroscopies during artificial pneumothorax treatment of pulmonary tuberculosis. Canad. med. Ass. J. **100**, 1032–1034 (1969).

Nachtigall, C.: Verlaufsbeobachtungen über die physiologische Brustdrüsenschwellung der Neugeborenen. Mschr. Kinderheilk. **113**, 497–498 (1965).

Nadel, E., Ackerman, L.V.: Lesions resembling Boecks sarcoid in lymph nodes during draining an area containing a malignant neoplasm. Amer. J. clin. Path. **20**, 952–957 (1950).

Nagasawa, H., Meites, J.: Suppression by ergocornine and iproniazid of carcinogeninduced mammary tumor in rats: effects on serum and pituitary prolactin level. Proc. Soc. exp. Biol. (N.Y.) **135**, 469–472 (1970).

Nagashima, Y.: Über die Beteiligung der Brustdrüsen des Weibes bei der Tuberkulose der inneren Organe insbesondere bei der disseminierten Miliartuberkulose. Virchows Arch. path. Anat. **254**, 184–202 (1925).

Nagel, A.: Das elastisch-muskulöse System der Brustwarze und seine funktionelle Bedeutung. Morph. Jb. **87**, 216–253 (1942).

Nagel, G.A.: Therapie des metastasierenden Mammakarzinoms. Dtsch. med. Wschr. **102**, 1823 (1977).

Nagel, G.A., Geiger, Ch.: Krebs und Immunität. Schweiz. med. Wschr. **101**, 1605–1620 (1971).

Nagel, G.A., Obrecht, J.P., Mayr, A.C.: Die Selbstuntersuchung der weiblichen Brust. Schweiz. Rdsch. Med. (Praxis) **63**, 93–97 (1974).

Nagel, G.A., Senn, H.J., Renner, K.H.: Fortschritte in der Behandlung des metastasierenden Mammakarzinoms. Schweiz. Rdsch. Med. (Praxis) **60**, 1460–1468 (1971).

Nambiar, R., Kannan-Kutty, M.: Giant-fibro-adenoma (cystosarcoma phyllodes) in adolescent females – a clinicopathological study. Brit. J. Surg. **61**, 113–117 (1974).

Nanay, A.v.: Die Geschwülste der männlichen Brustdrüse. Bruns Beitr. klin. Chir. **171**, 415–436 (1940).

Nance, F., DeLoach, D.H., Welsh, R.A., Becker, W.F.: Paget's disease of the breast. Ann. Surg. **171**, 864–874 (1970).

Nandi, S.: (a) Role of somatotropin in mammogenesis and lactogenesis in C_3H/He CRGL mice. Science **128**, 772–774 (1958).

Nandi, S.: (b) Endocrine control of mammary gland development and function in the C_3H/He CRGL mouse. J. nat. Cancer Inst. **21**, 1939–1963 (1958).

Nandi, S.: (c) Hormonal control of mammary gland development and function in the C_3H/He CRGL mice. Science **128**, 772–774 (1958).

Nathan, M.: Nipple secretion in the lactating breast. Clinique (Paris) **60**, 38–42 (1914).

Nathanson, I.T., Welch, C.E.: Life expectancy and incidence of malignant disease – carcinoma of the breast. Amer. J. Cancer **28**, 40 (1936).

Nayer, H.R.: Cylindroma of the breast with pulmonary metastases. Dis. Chest **31**, 324–327 (1957).

Nazari, A., Benitez, L., Robbins, S., Byrne, J.J.: In situ lobular cancer of the breast. Int. Surg. **47**, 140–143 (1967).

Neal, M.P.: Malignant tumors in the male breast. Arch. Surg. **27**, 427–465 (1933).

Neal, M.P., Simpson, B.T.: Diseases of the male breast. J. Mo. med. Ass. **27**, 565–570 (1930).

Needham, D.M., Shoenberg, C.F.: Proteins of the contractile mechanism of mammalian smooth muscle and their possible location in the cell. Proc. roy. Soc. B **160**, 517–522 (1964).

Neimeier, R., Hauser, G.A., Keller, M., Labhardt, F., Wenner, R., Stampfli, V.: Die pathologische Laktation. Schweiz. med. Wschr. **89**, 442–445 (1959).

Nelson, M.M., Evans, H.M.: Dietary requirements for lactation in the rat and other laboratory animals. In: Kon, S.K., Cowie, A.T., Milk, Vol. II, p. 137. New York and London: Academic Press 1961.

Nelson, R.W., Morfit, H.M.: Lymphangiosarcoma in the lymphedematous arm after radical mastectomy. Cancer (Philad.) **9**, 1189–1194 (1956).

Nelson, W.L., Heytler, P.G., Ciaccio, E.I.: Guinea pig mammary gland growth changes in weight, nitrogen and nucleic acids. Proc. Soc. exp. Biol. (N.Y.) **109**, 373–375 (1962).

Nelson, W.O.: (a) Growth of mammary gland following local application of estrogenic hormone. Amer. J. Physiol. **133**, 397–398 (1941).

Nelson, W.O.: (b) Production of sex hormones in the adrenals. Anat. Rec., Suppl. 1, **81**, 97 (1941).

Nelson, W.O., Merckel, C.G.: Effects of androgenic substances in the female rat. Proc. Soc. exp. Biol. (N.Y.) **36**, 823–825 (1937).

Nemanic, M.K., Pitelka, D.R.: A scanning electron microscope study of the lactating mammary gland. J. Cell Biol. **48**, 410–415 (1971).

Nemoto, T., Stubbe, N., Gaeta, J., Dao, T.: Pathogenesis of lymphangiosarcoma following mastectomy and irradiation. Surg. Gynec. Obstet. **128**, 489–494 (1969).

Netter, A., Brunet, P.: Un cas de leucosarcomatose mammaire. C.R. Soc. franç. Gynéc. **6**, 354–356 (1958).

Neubecker, R.D., Bradshaw, R.P.: Mucin, melanin, and glycogen in Paget's disease of the breast. Amer. clin. Path. **36**, 49–53 (1961).

Neumann, D.: Kasuistischer Beitrag zur malignen Ureterstenose. Med. Welt (N.F.) **1969**, 1581–1582.

Neumann, F.: Gestagene: Chemische Konstitution und pharmakologische Wirkung. Die Gestagene II. Handb. exp. Pharmakologie, Neue Serie, hrsg. von O. Eichler, A. Farah, H. Herken, A.D. Welch, Bd. VI. Berlin-Heidelberg-New York: Springer 1969.

Neumann, F.: Sexualhormone, in Endokrinologie II und Fortpflanzung von F. Neumann, G. Döring und C. Hossfeld: Physiologie des Menschen, Bd. 17, hrsg. v. Gauer, Kramer u. Jung. München-Berlin-Wien: Urban & Schwarzenberg 1972.

Neumann, F., Elger, W.: The effect of the anti-androgen 1,2α-Methylene-6-Chloro-Δ4,6-Pregnandiene-17α-ol-3,20-Dione-17α-Acetate (Cyproterone Acetate) on the development of the mammary glands of male foetal rats. J. Endocr. **36**, 347–352 (1966).

Neumann, F., Elger, W.: Steroid stimulation of mammary glands in prenatally feminized male rats. Europ. J. Pharmacol. **1**, 120–123 (1967).

Neumann, F., Elger, W., Berswordt-Wallrabe, R.V.: The structures of the mammary glands and lactogenesis in feminized male rats. J. Endocr. **36**, 353–356 (1966).

Neumann, F., Steinbeck, H., Elger, W.: Milchdrüsendifferenzierung. In: Endokrinologie der Entwicklung und Reifung. 16. Symp. Dtsch. Ges. Endokrinologie, pp. 58-72. Berlin-Göttingen-Heidelberg: Springer 1970.

Neumann, H.O., Oing, M.: Polymastie und Polythelie. Eine klinische Studie mit einem entwicklungsgeschichtlich-historischen Beitrag. Arch. Gynäk. **13**, 494–542 (1929).

Neumann-Redlin, E., Horstschäfer, W.: Ein seltener Fall von Cancer en cuirasse bei einem seit 24 Jahren unbehandelten Mammakarzinom. Zbl. Gynäk. **97**, 568-572 (1975).

Neves, L. de O., Maltez, W., Silvany Filho, A.M.: Sarcoma of the female breast with osseous and cartilaginous metaplasia. Arq. Oncol. **4**, 134–152 (1961).

Newbould, F.H.S.: Microbial diseases of the mammary gland. In: Lactation, a comprehensive treatise, ed. by Larson, B.L. and Smith, V.R., Vol. II, pp. 269–316. New York and London: Academic Press 1974.

Newcombe, R.: Basal-cell breast carcinoma. Brit. J. clin. Path. **21**, 363–365 (1967).

Newill, V.A.: Distribution of cancer mortality among ethnic subgroups of the white population of New York City, 1953–1958. J. nat. Cancer Inst. **26**, 405–417 (1961).

Newman, J., Kahn, L.B.: Infarction of fibroadenoma of the breast. Brit. J. Surg. **60**, 738–740 (1973).

Newman, W.: In situ lobular carcinoma of the breast. Report of 26 women with 32 cancers. Ann. Surg. **157**, 591–599 (1963).

Newman, W.: Lobular carcinoma of the female breast. Report of 73 cases. Ann. Surg. **164**, 305–314 (1966).

Newsome, J.F., Timmons, R.L., Van Wyk, J., Dugger, G.S.: Pituitary stalk section for metastatic carcinoma of the breast. Ann. Surg. **174**, 769–773 (1971).

Newton, N.C.: Plasma cell mastitis. A report of two cases. Aust. N. Z. J. Surg. **19**, 152–155 (1949).

Nichini, F.M., Goldman, L., Lapayowker, M.S., Levy, W.M., Maier, W., Rosemond, G.P.: Inflammatory carcinoma of the breast in a 12-year-old girl. Arch. Surg. **105**, 505–508 (1972).

Nicholls, J.V.: Metastatic carcinoma of the optic nerve. Trans. Canad. ophthal. Soc. **24**, 18–23 (1961).

Nichols, F.C., Dockerty, M.B., Judd, E.S.: Florid papillomatosis of nipple. Surg. Gynec. Obstet. **107**, 474–480 (1958).

Nicolis, G.L., Modlinger, R.S., Gabrilove, J.L.: A study of the histopathology of human gynecomastia. J. clin. Endocr. **32**, 173–178 (1971).

Nicolis, G.L., Sabetghadam, R., Hsu, C.C.S., Sohval, A.R., Gabrilove, J.L.: Breast cancer after mumps orchitis. J. Amer. med. Ass. **223**, 1032–1033 (1973).

Nicoll, C.S., Meites, J.: Prolactin secretion in vitro: Effects of thyroid hormones and insulin. Endocrinology **72**, 544–551 (1963).

Niedobitek, C., Niedobitek, F.: Eine besondere Form von metastatischer Karzinose der Milz bei Brustdrüsenkarzinom. Virchows Arch. path. Anat. Abt. A **350**, 288–292 (1970).

Nielsen, A., Clemmesen, J.: Twin studies in the Danish cancer registry, 1942–1955. Brit. J. Cancer **11**, 327–336 (1957).

Nieschlag, E., Rohr, M.: Gynäkomastie und Potenzverlust als Leitsymptom bei 4 Fällen von Leydig-Zell-Tumor. Therapiewoche **51**, 3351–3356 (1970).

Nissen, F.: Über das Verhalten der Kerne in den Milchdrüsenzellen bei der Absonderung. Arch. mikr. Anat. **26**, 337–342 (1886).

Nissen-Meyer, R., Vogt, J.H.: (a) Castration as part of the primary treatment for operable female breast cancer. Acta radiol. (Stockh.) Suppl. **249**, (1965).

Nissen-Meyer, R., Vogt, J.H.: (b) The role of prophylactic castration in the therapy of human mammary cancer. Europ. J. Cancer **3**, 395–403 (1967).

Nizze, H.: Über Tumormetastasen in der weiblichen Brustdrüse. Zbl. allg. Path. path. Anat. **111**, 431–443 (1968).

Nizze, H.: (1) Zur Biomorphose des Mantelbindegewebes der weiblichen Brustdrüse. Virchows Arch. path. Anat. A. **356**, 249–258 (1972).

Nizze, H.: (2) Zum morphologischen Verhalten des Mantelbindegewebes bzw. Stromas in verschiedenen Brustdrüsenveränderungen. Arch. Geschwulstforsch. **40**, 320–334 (1972).

Nizze, H.: (3) Zum morphologischen Verhalten des erhaltenen Brustdrüsengewebes in Fibroadenomen, fibrosierenden Adenosen, Epithelproliferationen und Mammakarzinomen. Arch. Geschwulstforsch. **41**, 34–42 (1973).

Nizze, H.: Fibrous cystic mastopathy and epitheliosis in the opposite breast of mammary carcinoma patients. Oncology **28**, 319–330 (1973).

Nizze, H.: Erkrankungsrisiko der kontralateralen Brustdrüse von Mammakarzinompatientinnen. Zbl. Chir. **99**, 385–394 (1974).

Nizze, H., Möbius, G.: Zur Metastasierung des Mammakarzinoms in die kontralaterale Brustdrüse. Arch. Geschwulstforsch. **33**, 375–382 (1969).

Noack, H.: Die Mastitis puerperalis in der Penicillinära. Beobachtungen an 1100 Fällen aus der Stadt Leipzig. Geburtsh. u. Frauenheilk. **15**, 224–246 (1955).

Nöcker, D.: Fremdkörper in der Mamma unter dem Bild einer malignen Zyste. Fortschr. Röntgenstr. **119**, 488–490 (1973).

Nohrman, B.A.: Cancer of the breast — a clinical study of 1042 cases treated at Radiumhemmet 1936–1941. Acta radiol. (Stockh.) Suppl. **77** (1949).

Nolan, J.J.: Gigantomastie. Report of a case. Obstet. and Gynec. **19**, 526–529 (1962).

Nordmann, M.: Studien an Lymphknoten bei akuten und chronischen Allgemeininfektionen. Virchows Arch. path. Anat. **267**, 158–203 (1928).

Nordmann, M.: Fibrosis mammae virilis. Klin. Wschr. **13/14**, 220–221 (1948).

Noronha, A.J.: Cystic disease in supernumerary breasts. Brit. J. Surg. **24**, 143–146 (1936).

Norris, H.J., Taylor, H.B.: Prognosis of nucinous (gelatinous) carcinoma of the breast. Cancer (Philad.) **18**, 879–885 (1965).

Norris, H.J., Taylor, H.B.: Relationship of histologic features to behavior of cystosarcoma phyllodes. Analysis of ninety-four cases. Cancer (Philad.) **20**, 2090–2099 (1967).

Norris, H.J., Taylor, H.B.: Sarcomas and related mesenchymal tumors of the breast. Cancer (Philad.) **22**, 22–28 (1968).

Norris, H.J., Taylor, H.B.: Carcinoma of the male breast. Cancer (Philad.) **23**, 1428–1435 (1969).

Norris, H.J., Taylor, H.B.: Carcinoma of the breast in women less than thirty years old. Cancer (Philad.) **26**, 953–956 (1970).

Nosanchuk, J.S.: Silicone granuloma in breast. Arch. Surg. **97**, 583–585 (1968).

Notley, R.G., Griffiths, H.J.L.: Bilateral malignant cystosarcoma phyllodes. Brit. J. Surg. **52**, 360–362 (1965).

Novak, E.: Granulosa cell ovarian tumors as a cause of precocious puberty. Amer. J. Obstet. Gynec. **26**, 505–519 (1933).

Novak, E.: The constitutional type of female precocious puberty with a report of nine cases. Amer. J. Obstet. Gynec. **47**, 20–42 (1944).

Nowakowski, H.: Die endokrine und zytostatische Behandlung des metastasierenden Mammakarzinoms der Frau. Strahlentherapie **147**, 388–400 (1974).

Nowakowski, H., Schmidt, H.: Die Hodenveränderungen beim alternden Mann und deren klinische Bedeutung. Schweiz. med. Wschr. **46**, 1204–1211 (1959).

Nowinski, R.C., Sarkar, N.H., Old, L.J., Moore, D.H., Scheer, D.J., Hilgers, J.: (a) Characteristics of the structural components of the mouse mammary tumor virus. II. Viral proteins and antigens. Virology **46**, 21–38 (1971).

Nowinski, R.C., Edynak, E., Sarkar, N.H.: (b) Serological and structural properties of Mason-Pfizer monkey virus isolated from the mammary tumor of a rhesus monkey. Proc. nat. Acad. Sci (Wash.) **68**, 1608 (1971).

Nudelman, H.L., Kempson, R.L.: Necrosis of the breast. A rare complication of anticoagulant therapy. Amer. J. Surg. **111**, 728–733 (1966).

Nunn, L.L.: Cancer of the breast in the young. Northw. Med. **36**, 301 (1937).

Nydick, M., Bustos, J., Dale, J.H., Chester, P., Rawson, R.W.: Gynecomastia in adolescent boys. J. Amer. med. Ass. **178**, 449–454 (1961).

Nyirjesy, I.: Galactorrhea without amenorrhea. Obstet. and Gynec. **32**, 52–57 (1968).

Nylander, P.E.A.: Ein Beitrag zu den Gefäßerkrankungen an der Brustwand. Wien. med. Wschr. **91**, 955 (1941).

Oberbeck, L., Bethge, H.: Die Tuberkulose der weiblichen Brustdrüse. Z. Geburtsh. Gynäk. **160**, 266–283 (1963).

Oberhelman, H.A.: Chronic cystic mastitis and cancer of breast. Postgrad. Med. **10**, 237–240 (1951).

Oberman, H.A.: Cystosarcoma phyllodes. Cancer (Philad.) **18**, 697–710 (1965).

Oberman, H.A.: Sarcomas of the breast. Cancer (Philad.) **18**, 1233–1243 (1965).

Oberman, H.A.: Primary lymphoreticular neoplasms of the breast. Surg. Gynec. Obstet. **123**, 1047–1051 (1966).

Oberman, H.A.: Hormonal contraceptives and fibroadenomas of breasts. New Engl. J. Med. **284**, 984 (1971).

Oberman, H.A., French, A.J.: Chronic fibrocystic disease of the breast. Surg. Gynec. Obstet. **112**, 647–652 (1961).

Oberman, H.A., Nosanchuk, J.S., Finger, J.E.: Periductal stromal tumors of breast with adipose metaplasia. Arch. Surg. **98**, 385–387 (1969).

Oberman, H.A., Oneal, R.M.: Fibrosarcoma of the chest wall following resection and irradiation of carcinoma of the breast. Amer. J. clin. Path. **53**, 407–412 (1970).

Oberman, H.A., Stephens, P.J., Carcinoma of the breast in childhood. Cancer (Philad.) **30**, 470–474 (1972).

Oberste-Lehn, H., Kühl, M.: Zur Kenntnis der Mamillarhyperkeratosen. Z. Haut- u. Geschl.-Kr. **15**, 345–347 (1953).

Obiditsch-Mayer, J., Salzer-Kuntschik, M.: Malignes, gekörntzelliges Neurom, sogenanntes „Myoblastenmyom des Oesophagus". Beitr. path. Anat. **125**, 357–373 (1961).

Obrecht, J.P., Nagel, G.A., Mayr, A.C.: Die Hormon- und Chemotherapie des metastasierenden Mammakarzinoms der Frau. Schweiz. Rdsch. Med. (Praxis) **63**, 109–114 (1974).

O'Brien, J.E., Stout, A.P.: Malignant fibrous xanthomas. Cancer (Philad.) **17**, 1445–1455 (1964).

Oelsner, L.: Anatomische Untersuchungen über die Lymphwege der Brust mit Bezug auf die Ausbreitung des Mammakarzinoms. Langenbecks Arch. klin. Chir. **64**, 134–158 (1901).

Oeser, H.: Krebsbekämpfung: Hoffnung und Realität. Stuttgart: Thieme 1974.

Oeser, H.: Krebs als Risiko der medizinischen Strahlenexposition. Münch. med. Wschr. **117**, 1257–1264 (1975).

Oeser, H., Koeppe, P., Rach, K.: Das vermeintliche Krebsrisiko der Mammographie. Eine Entgegnung zu Behauptungen. Fortschr. Röntgenstr. **125**, 487–490 (1976).

Östergaard, E.: Feminizing tumor of the testis. J. clin. Endocr. **7**, 438–445 (1947).

Oettgen, H.F.: Immunologische Aspekte des Krebses. In: Handb. der allg. Pathologie, hrsg. von H.W. Altmann, F. Büchner, u.a., Bd. 6, Teil 5, Geschwülste I., red. v. E. Grundmann, pp. 639–710. Berlin-Heidelberg-New York: Springer 1974.

Oettgen, H.-F.: Beiträge der Immunologie zur Kenntnis der Krebskrankheiten. Internist (Berl.) **16**, 199–205 (1975).

Oettle, A.G., van Blark, P.J.P.: Postmastectomy lymphostatic endothelioma of Stewart and Treves in a male. Brit. J. Surg. **50**, 736 (1963).

O'Fallon, W.M., Labarthe, D.R., Kurland, L.T.: Rauwolfia derivates and breast cancer. Lancet **1975 I**, 292–306.

Ogilvy, W.L., Franklin, R.H., Aird, I.: Angioblastic sarcoma in postmastectomy lymphoedema. Canad. J. Surg. **2**, 195 (1959).

O'Grady, W.P., McDivitt, R.W.: Breast cancer in a man treated with diethylstilbestrol. Arch. Path. **88**, 162–165 (1969).

Okamoto, Y.: Stromal response in relation to invading forms of tumors: a histochemical and histopathological study. Gann **57**, 563–576 (1966).

O'Kell, R.T.: Adenoid-cystic carcinoma of the breast. Missouri Med. **61**, 855–858 (1964).

Olch, I.Y.: The menopausal age in women with cancer of the breast. Amer. J. Cancer **30**, 563–566 (1937).

Oldfield, M.C.: Mondor's disease. A superficial phlebitis of the breast. Lancet **1962 I**, 994–995.

Oliver, R.L.: Metaplasia in the breast. Arch. Surg. **41**, 714–722 (1940).

Oliver, R.L., Major, R.C.: Cyclomastopathy; a physiopathological conception of some benign breast tumors, with analysis of 400 cases. Amer. J. Cancer **21**, 1–85 (1934).

Olivi, M., Barbieri, G.: La mastopatia fibrocistica. VI. Ricerca sistematica sulla metachromasia stromale e sulle mastzellen nelle mastopatia fibrocistica, con riferimento alla mammella normale e al carcinoma mammario. Lav. Ist. Anat. Univ. Perugia **12**, 311–323 (1952).

Olson, M.E., Chernik, N.L., Posner, J.B.: Leptomeningeal metastasis from systemic cancer: A report of 47 cases. Trans. Amer. neurol. Ass. **96**, 291–293 (1971).

Olson, M.E., Chernik, N.L., Posner, J.B.: Infiltration of the leptomeninges by systemic cancer. Arch. Neurol. **30**, 122–137 (1974).

Omenn, G.S., Wilkins, E.W.: Hormone syndromes associated with bronchogenic carcinoma. J. thorac. cardiovasc. Surg. **6**, 877–881 (1970).

Oppenheim, H.: Lehrbuch der Nervenkrankheiten, VII. Aufl.: Karger 1923.

Oppermann, A., Philippe, E., Weber, B.: Granulome lipophagique prémammaire bilatéral. Ann. Anat. path. **9**, 379–383 (1964).

Opri, F., Brandenburg, H.: Die Aspirationspunktion in der Diagnostik von Mammaerkrankungen. Geburtsh. u. Frauenheilk. **34**, 312–318 (1974).

Orcel, L., Douvin, D.: Contribution à l'étude histogénétique des fibro-adénomes mammaires. Ann. Anat. path. **18**, 255–276 (1973).

Orr, J.W., Parish, D.J.: The nature of the nipple changes in paget's disease. J. Path. Bact. **84**, 201–208 (1962).

Ortega, P., Malamud, N., Shimkin, M.B.: Metastasis to the pineal body. Arch. Path. **52**, 518–528 (1951).

Ott, G., Ruef, J.: Sarkome der Brustdrüse. Langenbecks Arch. klin. Chir. **297**, 557–583 (1961).

Otto, K.: Der Wert der Laboruntersuchungen zur Feststellung von Metastasen beim Mammakarzinom. Med. Welt (N.F.) **36**, 2122–2126 (1967).

Ottow, B.: Über solitäre gestielte Fibrome der Brustwarzen. Zbl. Gynäk. **63**, 503–504 (1939).

Overzier, C.: Gynäkomastie bei paradoxer Fettsucht – ein Beitrag zum Gynäkomastie-Problem. Ärztl. Wschr. 1/2, 4–10 (1949).

Overzier, C.: Gynäkomastie. In: Klinik der Gegenwart, Bd. IX. München-Berlin-Wien: Urban & Schwarzenberg 1959.

Overzier, C., Linden, H.: Echter Agonadismus (Anorchismus) bei Geschwistern. Gynaecologia (Basel) **142**, 215–233 (1956).

Owens, F.M., Adams, W.E.: Giant intracanalicular fibroadenoma of the breast. Arch. Surg. **43**, 588–598 (1941).

Owen, H.W., Dockerty, M.B., Gray, H.K.: Occult carcinoma of the breast. Surg. Gynec. Obstet. **98**, 302 (1954).

Ozzello, L.: Epithelial-stromal junction of normal and dysplastic mammary glands. Cancer (Philad.) **25**, 586–600 (1970).

Ozzello, L.: Ultrastructure of intraepithelial carcinomas of the breast. Cancer (Philad.) **28**, 1508–1515 (1971).

Ozzello, L.: Electron microscopic study of functional and dysfunctional human mammary glands. J. invest. Derm. **63**, 19–26 (1974).

Ozzello, L., Sanpitak, P.: Epithelial-stromal junction of intraductal carcinoma of the breast. Cancer (Philad.) **26**, 1186–1198 (1970).

Ozzello, L., Speer, D.: The mucopolysaccharids in the normal and diseased breast. Amer. J. Path. **34**, 993–1010 (1958).

Pack, G.T.: Editorial- argument for bilateral mastectomy. Surgery **29**, 929–931 (1951).

Pack, G.T., Adair, F.E.: Tertiary syphilis of the breast. Arch. Derm. **20**, 806–810 (1929).

Pack, G.T., Le Fevre, R.G.: The age and sex distribution and incidence of neoplastic diseases at the Mamarial Hospital, New York City, with comments on "cancer ages". J. Cancer Res. **14**, 167–294 (1930).

Paek, S.: Histochemisches Enzymmuster der Mamma unter dem Einfluß von Geschlechtshormonen. Inaug.-Diss. Mainz 1967.

Paget, J.: On disease of the mammary areola preceeding cancer of the mammary gland. St. Bart. Hosp. Rep. **10**, 87–89 (1874).

Paget, J.: The morton lecture on cancer and cancerous diseases. Brit. med. J. **2**, 1091–1094 (1887).

Pakdaman, P., Stein, A.A.: Enzyme histochemical studies on surgically resected breasts. Arch. Surg. **86**, 593–595 (1963).

Pallot, G.: Recherches histologiques sur la mamelle prémenstruelle. Bull. histol. appl. **12**, 378–399 (1935).

Pambakian, H., Tighe, J.R.: Breast involvement in Wegener's granulomatosis. J. clin. Path. **24**, 343–347 (1971).

Pambakian, H., Tighe, J.R.: Mammary infarction. Brit. J. Surg. **58**, 601–602 (1971).

Panoussopoulos, D., Chang, J., Humphrey, L.J.: Screening for breast cancer. Ann. Surg. **186**, 356–362 (1977).

Paolini, A., Casella, M., Moraldi, A.: Gli angiosarcomi della mammella. (Descrizione di un caso a locallizzazione bilaterale.) Arch. Chir. Torac. Cardiovasc. **28**, 225–239 (1971).

Papadrianos, E., Haagensen, C.D., Cooley, E.: Cancer of the breast as a familial disease. Ann. Surg. **165**, 10–19 (1967).

Papaioannou, A.N., Urban, J.A.: Scalene node biopsy in locally advanced primary cancer of questionable operability. Cancer (Philad.) **17**, 1006–1011 (1964).

Papanicolaou, G.N., Holmquist, D.G., Bader, G.M., Falk, E.A.: Exfoliative cytology of the human mammary gland and its value in the diagnosis of cancer and other diseases of the breast. Cancer (Philad.) **11**, 377–409 (1958).

Papatestas, A.E., Kark, A.E.: Peripheral lymphocyte counts in breast carcinoma. Lit. n. Papaioannou, 1973.

Parks, A.G.: The micro-anatomy of the breast. Ann. roy. Coll. Surg. Engl. **24**, 235–251 (1959).

Parks, J.: Granulosa cell tumors of the ovary with precocious puberty. Amer. J. Obstet. Gynec. **36**, 674 (1938).

Parsons, W.H., Henthorne, J.C., Clark, R.L.: Plasma cell mastitis. Report of five additional cases. Arch. Surg. **49**, 86–90 (1944).

Parsons, W.H., McCall, E.F.: The role of estrogenic substances in the production of malignant mammary lesions. Surgery **9**, 780–786 (1941).

Pascoe, H.R.: Tumors composed of immature granulocytes occurring in the breast in chronic granulocytic leukemia. Cancer (Philad.) **25**, 697–704 (1970).

Pasteels, J.L.: Morphology of prolactin secretion, in: Lactogenic hormones, a Ciba foundation symposion in memory of Professor S.J. Folley ed. by Wolstenholma, G.E.W. and Knight, J. Edinburgh and London: Churchill Livingstone 1972.

Pasternak, J.G., Wirth, J.E.: Adenoacanthoma sarcomatodes of the mammary gland. Amer. J. Path. **12**, 423–435 (1936).

Patellani, E.: A proposito di 3 casi di mastite plasmacellulare neoplastiforme (granuloma mammario plasmacellulare). Tumori **41**, 505–523 (1955).

Patey, D.H., Scarff, R.W.: The position of histology in the prognosis of carcinoma of the breast. Lancet **1928 I**, 801–804.

Patey, D.H., Scarff, R.W.: Further observations on the histology of carcinoma of the breast. Lancet **1929**, 492–494.

Patey, D.H., Thackray, A.C.: Pathology and treatment of mammary-duct fistula. Lancet **1958 I**, 871–873.

Patil, S.D., Joshi, B.G., Datar, K.G.: Amyloid deposit in the carcinoma of breast. Indian J. Cancer **7**, 60–62 (1970).

Patrick, R.S., Jarvie, J., Miln, D.C.: Haemangioblastoma of breast. Brit. J. Surg. **45**, 188–193 (1957/58).

Patt, H.H., Dorfman, H.D.: An unusual case of Mondor's disease simulating a primary breast tumor. Sinai Hosp. J. (Baltimore) **11**, 28–31 (1962).

Patton, R.B., Poznanski, A.K., Zylak, C.J.: Pathologic examination of specimens containing nonpalpable breast cancers discovered by radiography. Amer. J. clin. Path. **46**, 330–334 (1966).

Paula, F.: Gynäkomastie und Lebercirrhose. Dtsch. Arch. klin. Med. **169**, 83–99 (1930).

Pauli, H.K.: Die Epidemiologie der Mammaerkrankungen. Therapiewoche **23**, 2286–2291 (1973).

Pauli, H.K., Schmid, V.: Psychosomatische Aspekte bei der klinischen Manifestation von Mamma-Karzinomen – eine psychosomatische Untersuchung. Z. Psychother. med. Psychol. **22**, 76–80 (1972).

Pauli, H.K., Trotnow, S.: Zur Epidemiologie des Mammakarzinoms. Arch. Gynäk. **213**, 271–282 (1973).

Pautrier, L.M.: Paget's Disease of the nipple. Arch. Derm. Syph. (Chic.) **17**, 767–790 (1928).

Pawlias, K.T., Dockerty, M.B., Ellis, F.H.: Late local recurrent carcinoma of the breast. Ann. Surg. **148**, 192–198 (1958).

Paymaster, J.C.: Cancer and its distribution in India. Cancer (Philad.) **17**, 1026–1034 (1964).

Payne, R.L., Strauss, A.F., Glasser, R.D.: Mastitis obliterans. Surgery **14**, 719–727 (1943).

Pearl, M., Chow, T.F., Friedmann, E.: Poland'syndrome. Radiology **101**, 619–623 (1971).

Pearse, A.G.E.: Carcinoid of the breast-fact or figment. (Editorial.) Amer. J. Surg. Path. **1**, 303–304 (1977).

Pearson, O.H., Ray, B.S.: Results of hypophysectomy in the treatment of metastatic mammary carcinoma. Cancer (Philad.) **12**, 85–92 (1959).

Peck, C.H., White, W.C.: Tumors of breast; benign and malignant; review of 331 cases. Ann. Surg. **75**, 641–651 (1922).

Peckholz, J., Böhm, W.: Geschwulstzellen im Leichenblut. Dtsch. med. Wschr. **83**, 1486–1488 (1958).

Pedio, G.: Diagnose und Schnelldiagnose der Brustdrüsentumoren durch Feinnadelpunktion. Schweiz. med. Wschr. **106**, 477–480 (1976).

Pedowitz, P., Felmus, L.B., Mackas, A.: Precocious pseudopuberty due to ovarian tumors. Surg. Gynec. Obstet. **10**, 633–653 (1965).

Peison, B., Bigelow, B.: Granular cell myoblastoma of the male breast. N.Y. J. Med. **64**, 1753–1754 (1964).

Peller, S.: Cancer and it's relation to pregnancy, to delivery, and to marital and social status. I. Cancer of the breast and genital organs. Surg. Gynec. Obstet. **71**, 1 (1940).

Pelletriere, E.V.: The clinical and pathologic aspects of papillomatous disease of the breast: A follow-up study of 97 patients treated by local excision. Amer. J. clin. Path. **55**, 740–748 (1971).

Peloux, Y., Franco, R.: L'adénomatose érosive du mamelon. Med. Trop. (Marseille) **25**, 71 (1965).

Penman, H.G.: The effect of oral contraceptives on the histology of carcinoma of the breast. J. Path. **101**, 66–68 (1970).

Pennisi, V.R., Capozzi, A., Walsh, J., Christensen, N.: Obscure breast carcinoma encountered in subcutaneous mastectomies. Plast. reconstr. Surg. **47**, 17–20 (1971).

Penrose, L.S., Mackenzie, H.J., Karn, M.N.: Genetical study of human mammary cancer. Brit. J. Cancer **2**, 168–176 (1948).

Perez-Mesa, C.M.: Pathology of mammary carcinoma. In: Spratt, J.S. and Donegan, W.L. Cancer of the breast. Philadelphia and London: W.B. Saunders 1968.

Pernkopf, E., Ferner, H.: Atlas der topographischen und angewandten Anatomie des Menschen in zwei Bänden. München u. Berlin: Urban & Schwarzenberg 1963.

Pernoll, M.L.: Diagnosis and treatment of galactorrhoea. Postgrad. Med. **49**, 76–82 (1971).

Perreau, P., Gardais, J., Pithon, G.: Lymphosarcome mammaire primitif bilateral de la femme jeune. J. Gynec. Obstet. Biol. Reprod. **1**, (3), 273–280 (1972).

Perry, M.: Evaluation of breast tumor sex chromatin (Barr body) as an index of survival and response to pituitary ablation. Brit. J. Surg. **59**, 731–734 (1972).

Persaud, V., Talerman, A., Jordan, R.: Pure Adenoma of the breast. Arch. Path. **86**, 482–484 (1968).

Perzin, K.H., Lattes, R.: Papillary adenoma of the nipple (florid papillomatosis, adenoma, adenomatosis). Cancer (Philad.) **29**, 996–1009 (1972).

Péter, K.: Dominansan öröklödö familiaris gynecomastia. Gyermekgyogyaszat **22**, 415–418 (1971).

Peter, L., Löbner, K.: Häufigkeitswandel der Gynäkomastie. Zbl. allg. Path. path. Anat. **110**, 428–432 (1967).

Peters, F., Breckwoldt, M.: Neue Aspekte bei der Behandlung der puerperalen Mastitis. Dtsch. med. Wschr. **102**, 1754–1758 (1977).

Peters, H.J., Sieber, W.K., Davis, N.: Familial gynecomastia associated with genital abnormalities; report of a family. J. clin. Endocr. Metab. **15**, 182–198 (1955).

Peters, M.V.: Carcinoma of the breast associated with pregnancy. Radiology **78**, 58 (1962).

Peters, M.V.: Wedge resection and irradiation. J. Amer. Med. Ass. **200**, 134 (1967).

Peters, M.V., Meakin, J.W.: The influence of pregnancy in carcinoma of the breast. New York: Grune & Stratton, Inc., Progr. clin. Cancer 1965.

Petracic, B., Mörl, F.K., Bähr, R., Wenzel, R.: Mammasarkome. Langenbecks Arch. Chir. **326**, 239–245 (1970).

Petrakis, N.L.: Cerumen genetics and human breast cancer. Science **173**, 347–349 (1971).

Petrakis, N.L., Molohon, K.T., Tepper, D.J.: Cerumen in American Indians: Genetic implications of sticky and dry types. Science **158**, 1192–1193 (1967).

Pfahler, G.E., Widmann, B.P.: Statistical study of radiation therapy in eight hundred and one cases of carcinoma of the breast. Amer. J. Roentgenol. **14**, 550–562 (1925).

Pfaltz, C.R.: Das embryonale und postnatale Verhalten der männlichen Brustdrüse beim Menschen. II. Das Mammaorgan in Kindes-, Jünglings-, Mannes- und Greisenalter. Acta anat. (Basel) **8**, 293–327 (1949).

Philipp, E.: Die Schwangerschaftsveränderungen der Genitalorgane beim weiblichen Neugeborenen. Zbl. Gynäk. **62**, 1–9 (1938).

Philipp, H.: Schwangerschaftsveränderungen bei Neugeborenen. Klin. Wschr. **17**, 797–799 (1938).

Philippe, E., Le Gal, Y.: Growth of seventy-eight recurrent mammary cancers. Cancer (Philad.) **21**, 461–467 (1968).

Piccagli, S.: Carcinoma mammario aberrante. Ann. ital. Chir. **17**, 241–254 (1938).

Pickens, J.C., Zehner, H., Jaffurs, W.J.: Granular cell myoblastoma of the breast. Amer. J. Surg. **115**, 567–569 (1968).

Pickren, J.W.: (1) Lymph node metastases in carcinoma of female mammary gland. Roswell Park Mem. Inst. Bull. **1**, 79–90 (1956).

Pickren, J.W.: (2) Significance of occult metastases. A study of breast cancer. Cancer (Philad.) **14**, 1266–1271 (1961).

Pier, W.J., Garancis, J.C., Kuzma, J.F.: Fine structure of tranquilizer-induced changes in rat mammary gland. Amer. J. Path. **60**, 119–130 (1970).

Pier, W.J., Garancis, J.C., Kuzma, J.F.: The ultrastructure of apocrine cells. In intracystic papilloma and fibrocystic disease of the breast. Arch. Path. (Chic.) **89**, 446–452 (1970).

Pierce, E.H., Gray, H.K., Dockerty, M.B.: Surgical significance of isolated axillary adenopathy. Ann. Surg. **145**, 104–107 (1957).

Pierce, E.H., Kirklin, J.W., McDonald, J.R., Gage, R.P.: Carcinoma in the medial and lateral halves of the breast. Surg. Gynec. Obstet. **103**, 759–764 (1956).

Pierce, V.K., Slaughter, D.P.: The association of breast and pelvic disease. Cancer (Philad.) **1**, 468–471 (1948).

Pilar, P.B., Rubenstone, A.I.: A correlation of breast imprints (stained by the method of Papanicolaou) and tissue sections. Acta cytol. (Philad.) **12**, 462–472 (1968).

Pilch, Y.H., Golub, S.H.: Lymphocyte-mediated immune responses in neoplasia. Amer. J. clin. Path. **62**, 184–211 (1974).

Pilch, Y.H., Riggins, R.S.: Antibodies to spontaneous and methylcholanthrene-induced tumors in inbred mice. Cancer Res. **26**, 871–875 (1966).

Pimrose, T., Trembley, P.: Studies on the suppression of lactation by hormones. Amer. J. Obstet. Gynec. **73**, 1218–1224 (1957).

Pinkus, H., Mehregan, A.H.: Tumoren der Haut. In: Haut und Anhangsgebilde, red. v. U.W. Schnyder. Spezielle pathologische Anatomie hrsg. von Doerr, W., Seifert, G. und Uehlinger, E., Bd. 7. Berlin-Heidelberg-New York: Springer 1973.

Pirquet, C.: Allergie des Lebensalters. Leipzig: G. Thieme 1930.

Pitanguy, J., Torres, E.T.: Histopathological aspects of mammary gland tissue in cases of plastic surgery of breast. Brit. J. plast. Surg. **17**, 297–302 (1964).

Platt, R., Sears, H.T.N.: Reserpine in severe hypertension. Lancet **1956 I**, 401–403.

Plenge, K.: Über Knochenbildung in Karzinomen. Zbl. allg. Path. path. Anat. **93**, 160–167 (1955).

Plichet, A.: La Gynécomastie consécutive a un traitement digitalique. Presse méd. **61**, 784–785 (1955).

Plummer, S.C., Bump, W.S.: Massive hypertrophy of the breasts. Ann. Surg. **85**, 61–66 (1927).

Poche, R.: Über Karzinommetastasen der Milz. Z. Krebsforsch. **57**, 95–104 (1950).

Pohl, W.: Über eine histologisch zunächst gutartige Geschwulst der Mamma mit sehr malignem Verlauf (Lymphozytoma mammae). Klin. Med. (Wien) **3**, 863–869 (1948).

Polano, O.: Untersuchungen über die zyklischen Veränderungen der weiblichen Brust während der Geschlechtsreife. Z. Geburtsh. Gynäk. **87**, 363–373 (1924).

Polk, H.C., Camp, F.A., Walker, A.W.: Dysphagia and esophageal stenosis. Cancer (Philad.) **20**, 2002–2007 (1967).

Poluektov, Y.A.: The difference between thrombophlebitis of the superficial cutaneous veins in the thoracoepigastric region and intracutaneous metastases of breast cancer. (Russian) Vop. Onkol. **11**, 88–94 (1965).

Pontara, G.: Su di un caso di adenoma puro della mamella. Riv. Anat. path. **8**, 738–748 (1954).

Porter, J.C.: Hormonal regulation of breast development and activity. J. invest. Derm. **63**, 85–92 (1974).

Portmann, U.V.: Clinical and pathological criteria as a basis for classifying cases of primary cancer of the breast. Cleveland Clin. Quart. **10**, 41 (1943).

Post, R.H.: Breast cancer, lactation and genetics. Eugen. Quart. **13**, 1–29 (1966).

Posternak, F.: Gynécomastie et cancer bronchique: syndrome paraneoplasique ou non? Schweiz. med. Wschr. **100**, 501–506 (1970).

Potter, J.F., Slimbaugh, W.P., Woodward, S.C.: Can breast carcinoma be anticipated? Ann. Surg. **167**, 829–838 (1968).

Power, D.: True adenoma of the breast. Trans. Path. Soc. **36**, 411 (1884).

Powles, T.J., Leese, C.L., Bondy, P.K.: Hydroxyproline excretion in patients with breast cancer and response to treatment. Brit. med. J. **2**, 164–166 (1975).

Powles, T.J., Rosset, G., Leese, C.L., Bondy, P.K.: Early morning hydroxyproline excretion in patients with breast cancer. Cancer (Philad.) **38**, 2564–2566 (1976).

Prader, A.: Wachstum und Entwicklung. In: Labhart, A., Klinik der inneren Sekretion, 2. Aufl. Berlin-Heidelberg-New York: Springer 1971.

Prader, A.: Störungen der Geschlechtsdifferenzierung (Intersexualität). In: Labhart, A., Klinik der inneren Sekretion, 2. neubearb. Aufl. Berlin-Heidelberg-New York: Springer 1971.

Pratap, V.K., Saxena, H., Samuel, K.C.: Tuberculosis mastitis. Indian J. Tuberc. **18**, 92–95 (1971).

Pratt, J.P.: Personal note on methyltestosterone in hypogonadism. J. clin. Endocr. **2**, 460–464 (1942).

Pratt-Thomas, H.R.: Erosive adenomatosis of the nipple. J. S. C. med. Ass. **64**, 37–40 (1968).

Pray, L.G.: Sexual precocity in females; report of 2 cases with arrest of precocity in McCune-Albright-Syndrome after removal of cystic ovary. Pediatrics **8**, 684–692 (1951).

Prechtel, K.: Ovulationshemmer und Brustdrüsenveränderungen bei Frauen mit geschlechtsreifem Alter. Münch. med. Wschr. **111**, 2443–2447 (1969).

Prechtel, K.: Altersabhängiger Strukturwandel der weiblichen Brustdrüse (Flächenprozentbestimmung). Verh. dtsch. Ges. Path. **54**, 393–397 (1970).

Prechtel, K.: Mastopathie und altersabhängige Brustdrüsenveränderungen. Fortschr. Med. **89**, 1312–1315 (1971).

Prechtel, K.: Beziehungen der Mastopathie zum Mammakarzinom. Fortschr. Med. **90**, 43–45 (1972).

Prechtel, K.: Allgemeine Erläuterungen zur Histomorphologie von Brustdrüsenerkrankungen. Fortschr. Med. **92**, 374–380 (1974).

Prechtel, K.: Die Indikation zur subkutanen Mastektomie aus der Sicht des Pathologen. In: Bohmert, H., Plastische Chirurgie des Kopf- und Halsbereiches und der weiblichen Brust. 5. Tagung der Vereinigung der Deutschen Plastischen Chirurgen, München 1974. S. 158–163 Stuttgart: Thieme 1975.

Prechtel, K.: Zytologische Diagnostik des Mammakarzinoms. Med. Welt **27** (N.F.) 1028–1031 (1976).

Prechtel, K., Gehm, O.: Morphologisch faßbare Vorstadien des Mammakarzinoms. Verh. dtsch. Ges. Path. **59**, 498 (1975).

Prechtel, K., Pöschl, M.: Erläuterungen zur Morphologie der Mastopathie und der Mammaverkalkungen für die Röntgenuntersuchung der Mamma. Fortschr. Röntgenstr. **118**, 455–466 (1973).

Prechtel, K., Seidel, H.: Brustdrüsenveränderungen nach Langzeitbehandlung mit sogenannten Ovalationshemmern. Verh. dtsch. Ges. Path. **56**, 529–532 (1972).

Prechtel, K., Seidel, H.: Der Einfluß oraler Steroidkontrazeptiva auf das Fibroadenom der Mamma. Dtsch. med. Wschr. **98**, 698–702 (1973).

1064   Literatur

Prehn, R.T.: Immunsurveillance regeneration and oncogenesis. Progr. exp. Tumor Res. (Basel) **14**, 1–24 (1971).

Pretl, K.: Über die Beziehungen zwischen Lebensalter und histolog. Aufbau der Brustdrüsenadenome des Weibes. Klin. Med. (Wien) **2**, 109–115 (1947).

Pribram, B.O.: Die polyzystische Brustdrüsendegeneration und die Entstehung der Karzinome. Dtsch. med. Wschr. **45**, 1075–1078 (1919).

Procter, D.S.C.: Angioma of a male breast with malignant characteristics. S. Afr. med. J. **1958**, 407–409.

Proctor, N.S.F., Rippey, J.J., Shulman, C., Cohen, C.: Extramedullary plasmocytoma of the breast. J. Path. **116**, 97–100 (1975).

Prouty, M.: Gynecomastia with pigmentation in a four year old male following stilbestrol exposure. Pediatrics **9**, 55–59 (1952).

Prouty, M.: Gynecomastia with pigmentation in a four year old male following stilbestrol exposure. Zbl. Haut- u. Geschl.-Kr. **85**, 196 (1953).

Provenzano, S.D., Quiroga, E.: Hiperqueratosis idiopática pigmentada de pezones. Pren. méd. argent. **1951**, 1367–1370.

Puente Duany, N., Ramirez, G.C.: Cáncer de la mama en los niños. (A proposito de une observacion de 11 años de edad.) Arch. cuba. Cancer. **10**, 36–58 (1951).

Puente Duany, N., Marinelle Vidaurreta, Z.: Epitheliome sudoripare de la peau du pli mammaire inférieur. Bull. Ass. franç. Cancer **45**, 258–265 (1958).

Pugh, J.I., Rigg, B.M., Murley, R.S.: Granularcell myoblastoma of the breast. Brit. J. Surg. **54**, 590–594 (1967).

Purres, R., Hadley, J.A.: Accessory breasts in the labia majora. Brit. J. Surg. **15**, 279 (1927).

Putti, F.: Ricerche anatomiche sui linfonodi mammari interni. Chir. ital. **7**, 161–168 (1953).

Puxkandl, H., Ratzenhofer, M.: Untersuchungen über die Gewebsflüssigkeit aus gut- und bösartig veränderten Brustdrüsen und aus anderen Geweben. (II. Über den Elektrolytgehalt der Gewebsflüssigkeit). Virchows Arch. path. Anat. **326**, 248–256 (1954).

Pyrah, L.N.: Hormones in the treatment of cancer of the breast and prostate. Brit. J. Surg. **44**, 69–92 (1956).

Qizilbash, A.H.: Cystosarcoma phyllodes with liposarcomatous stroma. Amer. J. clin. Path. **65**, 321–327 (1976).

Qualheim, R.E., Gall, E.A.: Breast carcinoma with multiple sites of origin. Cancer (Philad.) **10**, 460–468 (1957).

Quervain de: Über die fibroepithelialen Veränderungen der Mamma und ihre maligne Entartung. Verh. dtsch. Ges. Chir. **37**, 135–137 (1908).

Rabinovitch, J., Rabinovitch, P., Pines, B.: Silent carcinomas of the breast. Amer. J. Surg. **85**, 179–183 (1953).

Radnor, C.J.P.: Myoepithelium in the prelactating and lactating mammary glands of the rat. J. Anat. (Lond.) **112**, 337–353 (1972).

Radnor, C.J.P.: Myoepithelium in involuting mammary glands of the rat. J. Anat. (Lond.) **112**, 355–365 (1972).

Rahn, J.: a) Das Mastion: I. Normale Anatomie, Physiologie und Biomorphose. Zbl. allg. Path. path. Anat. **115**, 326–334 (1972). b) II. Zur pathologischen Anatomie unter besonderer Berücksichtigung des Mantelbindegewebes. – Zbl. allg. Path. path. Anat. **116**, 22–25 (1972).

Raimondi, E., Gallippi, G.B.: Sul cilindroma della mammella e gli aspetti cilindromatosi in varie mastopatie. Arch. de. Vecchi Anat. pat. **47**, 361–373 (1966).

Raleigh, G.W., Philipsborn, H.F. Jr.: Addison's disease with partial absence of adrenal cortex and gynecomastia. Arch. Path. **37**, 213–215 (1944).

Ramadan, M.A., Salah, M.M., Eid, S.Z.: The effect of breast infection on the composition of human milk. J. Reprod. Med. **9**, 84–87 (1972).

Ramanath, B.R., Meyer, J.S.: Progesterone receptor in cystosarcoma phyllodes. Arch. Surg. **112**, 620–622 (1977).

Ramirez, G., Ansfield, F.J.: Carcinoma of the breast in children. Arch. Surg. **96**, 222–225 (1968).

Ramos, C.V., Taylor, H.B.: Lipid-rich carcinoma of the breast. A clinicopathologic analysis of 13 examples. Cancer (Philad.) **33**, 812–819 (1974).

Ramstad, K.R.: Carcinoma mammae hos menn ved hormonale forstyrrelser. Nord. Med. **67**, 549–550 (1962).

Randall, K.J., Spalding, J.E.: Primary Hodgkin's disease of the breast. Guy's Hosp. Rep. **94**, 137–141 (1945).

Rapoport, S.M.: Medizinische Biochemie. Berlin: VEB Verlag Volk und Gesundheit 1962.

Rapp, F., Melnick, J.L.: Papovavirus SV40, adenovirus and their hybrids: Transformation, complementation, and transcapsidation. Progr. med. Virol. **8**, 349–399 (1966).

Rasch, C.: Carcinoma erysipelatodes. Brit. J. Derm. Syph. **43**, 351–354 (1931).

Ratzenhofer, M.: Zum Verhalten des Mesenchyms bei chronischer Mastopathie und Mammakarzinom. Wien. med. Wschr. **101**, 681–686 (1951).

Ratzenhofer, M.: Vorkommen und Bedeutung freier Gewebsflüssigkeit in der weiblichen Brustdrüse. Geburtsh. u. Frauenheilk. **18**, 893–906 (1958).

Ratzenhofer, M.: Beitrag zur Genese der Hypogalaktie. Verh. dtsch. Ges. Path. **51**, 385–390 (1967).

Ratzenhofer, M., Schauenstein, E.: Über den Nachweis von Albuminen in Gewebssaft bei krebsig entarteter Mastopathie. Z. Krebsforsch. **58**, 198–206 (1952).

Ratzenhofer, M., Schauenstein, E.: Weitere biophysikalische Untersuchungen des Gewebssaftes bei Mammakarzinom. Z. Krebsforsch. **58**, 707–710 (1952).

Ratzkowski, E., Hochman, A.: Survival of patients with "recurrent" or inoperable carcinoma of the breast with special consideration of the effect of hormonal treatment. – A study of 338 cases. Cancer (Philad.) **14**, 300–307 (1961).

Rausch, L.: Erkennung und Behandlung von Strahlenschäden. Hess. Ärztebl. **36**, 36–55 (1975).

Ravdin, J.S.: Carcinoma arising in accessory mammary tissue. S. Clin. N. Amer. **19**, 139 (1934).

Ravina, M., Jamain, M.: Le gangréne du sein pendant la lactation. Gynéc. et. Obstét. **48**, 49–56 (1949).

Ravnihar, B., Macmahon, B., Lindtner, J.: Epidemiologic features of breast cancer in Slovenia, 1965–1967. Europ. J. Cancer **7**, 295–306 (1971).

Raw, N.: Tuberculosis of the breast. Brit. med. J. **1**, 657 (1924).

Rawlinson, H.E.: (a) Iron deposition in spontaneous tumors in DBA mice. Acta Un. int. Cancr. **6**, 744–748 (1949).

Rawlinson, H.E.: (b) The use of an iron stain for the study of alveolar development in the mouse mammary gland. Canad. J. Res. **28**, 1–4 (1950).

Rawlinson, H.E.: (c) The relation between the mammary gland and apocrine sweat glands. Abstr. Intern. Anat. Congr. Oxford, p. 157, 1950.

Rawlinson, H.E.: (d) The iron content of the mammary glands of normal and tumor-bearing C3H mice. Acta Un. int. Cancr. **12**, 711–717 (1956).

Rawlinson, H.E., Hankinson, H.W.: (e) Stainable iron deposits in the epithelium of the mammary glands of mice. Anat. Rec. **102**, 55–62 (1948).

Rawlinson, H.E., Pierce, G.B.: (f) Iron content as a quantitative measurement of the effect of previous pregnancies on the mammary glands of mice. Endocrinology **46**, 426–433 (1950).

Rawlinson, H.E., Pierce, G.B.: (g) Differences in mammary gland development among different mouse strains as measured by the iron content of the gland. Proc. Amer. Ass. Cancer Res. **12**, 289 (1952).

Rawlinson, H.E., Pierce, G.B.: (h) Visible intra-epithelial iron in the mammary glands of various species. Science **117**, 33–34 (1953).

Rawlinson, H.E.: (i) Relation of iron content of mouse mammary gland to estrogenic factors. Canad. Cancer Conf. **2**, 242–247 (1957).

Rawson, A.J., Frank, J.L.: Treatment by irradiation of lymphangiosarcoma in postmastectomy lymphoedema. Report of a case. Cancer (Philad.) **6**, 269–272 (1953).

Raynaud, A.: (a) Effet des injections d'hormones sexuelles à la souris gravide, sur le développement des ébauches de la glande mammaire des embryons. I. Action des substances androgènes. Ann. Endocr. (Paris) **8**, 248–253 (1947).

Raynaud, A.: (b) II. Action de fortes doses des substances oestrogènes. Ann. Endocr. (Paris) **8**, 318–329 (1947).

Raynaud, A.: (c) Morphogenesis of the mammary gland. In: Milk. The mammary gland and its secretion, ed. by Kon, S.K. and A.T. Cowie, Vol. I, pp. 1–46. New York and London: Academic Press 1961.

Raynaud, A., Frilley, M.: (d) Etat de développement des ébauches mammaires et du cordon vaginal chez les foetus mâles et femelles de souris, dont les ébauches des glandes génitales ont été détruites par une irradiation au moyen des rayons X, a l'âge de treize jours. C. R. Acad. Sci. (Paris) 225, 1380–1382 (1947).

Raynaud, A.: (e) Le développement embryonnaire de la glande mammaire de la souris après destruction au moyen des rayons X des glandes génitales de l'embryon. Bull. Soc. zool. France 74, 156–159 (1949).

Raynaud, A., Raynaud, J.: (f) La production expérimental de malformations mammaires chez les foetus de souris par l'action des hormones sexuelles. Ann. Inst. Pasteur 90, 39–219 (1956).

Razemon, P., Bizard, G.: Des tumeurs mammaires aberrantes. Rev. Chir. (Paris) 67, 226–262 (1929).

Reclus, P.: La maladie kystique des mamelles. Bull. Soc. anat. Paris 58, 428–433 (1883).

Reece, R.P., Leathem, J.H.: Growth of mammary glands of hypophysectomized rats following estrogen and lactogen administration. Proc. Soc. exp. Biol. (N.Y.) 59, 122–124 (1945).

Reece, R.P., Leonard, S.L.: Lobule-alveolar growth of mammary glands of hypophysectomized female rats. Proc. Soc. exp. Biol. (N.Y.) 49, 660–662 (1942).

Reece, R.P., Mixner, J.P.: Effect of testosterone on pituitary and mammary gland. Proc. Soc. exp. Biol. (N.Y.) 40, 66–67 (1939).

Rees, T.D., Dupuis, C.C.: Unilateral mammary hypoplasia. Plast. reconstr. Surg. 41, 307–310 (1968).

Refetoff, S., Block, M.B., Ehrlich, E.N., Friesen, H.G.: Chiari-Frommel-syndrome in a patient with primary adrenocortical insufficiency. New Engl. J. Med. 287, 1326–1328 (1972).

Regele, H.: Das zellkernmorphologische Geschlecht im Mammakarzinom. Klin. Med. (Wien) 17, 8–13 (1962).

Regele, H.: Zur Frage des Sexchromatins im Mammakarzinom. Chirurg 35, 316–318 (1964).

Regele, H., Kaufmann, F., Wasle, H.: Zur Problematik des „Sex-Chromatins" in Tumoren. Krebsarzt 19, 11–17 (1964).

Regele, H., Vagacs, H., Blümel, G., Turcic, G.: Zur Frage des Geschlechtsdimorphismus der Tumorzellen beim Mammakarzinom. Wien. klin. Wschr. 73, 649–654 (1961).

Reich, F.: Über ein monströses Fibromyxosarkom der Mamma. Zbl. Chir. 77, 566–571 (1952).

Reichle, R.: Das Mammakarzinom in heutiger Sicht. Münch. med. Wschr. 110, 1679–1686 (1968).

Reid, M.: Über ein doppelseitiges myeloides Chlorom der Mamma. Beitr. klin. Chir. 95, 47–55 (1915).

Reimann, S.P., Seabold, P.S.: Correlation of X-ray picture with histology in certain breast lesions. Amer. J. Cancer 17, 34–41 (1933).

Reimann-Hunziker, G.: Brustdrüsenkarzinom nach Ovozyklinbehandlung eines Prostatakarzinoms. Helv. chir. Acta 15, 242–248 (1948).

Rein, G.: Untersuchungen über die embryonale Entwicklungsgeschichte der Milchdrüse. Arch. mikr. Anat. 20, 431–501 (1882); 21, 678–694 (1882).

Reingold, J.M., Ascher, G.S.: Cystosarcoma phyllodes in a man with gynecomastia. Amer. J. clin. Path. 53, 852–856 (1970).

Reinhardt, K.: Arteriographischer Befund bei einem zystischen Osteoidsarkom der Mamma. Fortschr. Röntgenstr. 118 (2), 212–219 (1973).

Reinhardt, K.: Die Mammaarteriographie. Fortschr. Röntgenstr. 121, 340–351 (1974).

Reisner, D.: Boeck's sarcoid and systemic sarcoidosis: a study of 35 cases. Amer. Rev. Tuberc. 39, 437–462 (1944).

Relkin, R.: Galactorrhoea: A review. N.Y. St. J. Med. 65, 2800–2807 (1965).

Remold, F.: Mamma-Ca und Schwangerschaft. Strahlentherapie 87, 65–66 (1952).

Rennaes, S., Holan, L.: Opptreden av brystkreft hos kvinner i forhold til alder, ekteskap og barnetall. Nord. Med. 50, 967–969 (1953).

Renner, H.: Gefahren bei plastischen Operationen an der Brust. Zbl. Chir. **79**, 931–934 (1954).

Rennes, S.: Carcinoma of the breast and skeletal metastasis in a clinico-roentgenologic series. Acta chir. scand. **103**, 363–369 (1952).

Repert, R.W.: Breast carcinoma study: relation to thyreoid disease and diabetes. J. Mich. med. Soc. **51**, 1315 (1952).

Repschläger, M.: Das Lymphödem nach Ablatio mammae. Inaug.-Diss. Marburg, 1973.

Retsch, H.H.: Die Zytodiagnostik des Mammakarzinoms. Geburtsh. u. Frauenheilk. **25**, 563 (1965).

Reuss, A.: Physiologie und Pathologie des Neugeborenen. Aus Seitz-Amreich, Biologie und Pathologie des Weibes, 2. Aufl., Bd. X, S. 428–433. München und Berlin: Urban & Schwarzenberg 1955.

Rewell, R.E., Whitehouse, W.L.: Malignant metastasis to the placenta from carcinoma of the breast. J. Path. Bact. **91**, 255–256 (1966).

Reynolds, M.: Disorders of lactation and the mammary gland. In: Assali, N.S., Brinkman, C.R., Pathophysiology of gestation, Vol. I. New York and London: Academic Press 1972.

Ribbert, H.: Über den Pagetkrebs. Dtsch. med. Wschr. **31**, 1218–1220 (1905).

Richards, G.J., Lewison, E.F.: Inflammatory carcinoma of the breast. Surg. Gynec. Obstet. **113**, 729–732 (1961).

Richards, A.T., Jaffe, A., Hunt, J.A.: Adenoma of the nipple in a male. S. Afr. med. J. **47**, 581–583 (1973).

Richards, R.C., Benson, G.K.: Ultrastructural changes accompanying involution of the mammary gland in the albino rat. J. Endocr. **51**, 127–135 (1971).

Richards, R.C., Benson, G.K.: Structural changes associated with inhibition of involution of the mammary gland in the albino rat. J. Endocr. **51**, 137–148 (1971).

Richardson, J.F., Katayama, J.: Neoplasm to neoplasm metastasis. An acidophil adenoma harbouring metastatic carcinoma. A case report. Arch. Path. **91**, 135–139 (1971).

Richardson, K.C.: (a) Some structural features of the mammary tissues. Brit. med. Bull. **5**, 123–129 (1947).

Richardson, K.C.: (b) Contractile tissues in the mammary gland with special reference to myoepithelium in the goat. Proc. roy. Soc. B **136**, 30–45 (1949).

Richardson, K.C.: (c) Measurement of the total area of secretory epithelium with lactating mammary gland of the goat. J. Endocr. **9**, 170–184 (1953).

Richardson, K.C.: (d) Mammary tumors and mammary gland development in normal and oestrogentreated F_1 hybrids of strains C_3H/J and R III/An mice. J. nat. Cancer Inst. **36**, 1167–1187 (1966).

Richardson, K.C.: (e) The acinar pattern in the mammary glands of virgin mice at different ages. J nat. Cancer Inst. **38**, 305–315 (1967).

Richardson, W.W.: Medullary carcinoma of the breast. A distinctive tumor type with a relative good prognosis following radical mastectomy. Brit. J. Cancer **10**, 415–423 (1956).

Richarz, A.: Entwicklungshemmung der weiblichen Brustdrüse durch Röntgenbestrahlung. Fortschr. Röntgenstr. **33**, 586–588 (1925).

Richter, B., Rausch, L.: Gegenüberstellung von Nutzen, Risiko und Kosten der Mammographie. In: Strahlenschutz in Forschung und Praxis. Stuttgart: Thieme 1977.

Richter, G.O., Dockerty, M.B., Clagett, O.T.: Diffuse infiltrating scirrhous carcinoma of the breast. Special considerations of the single-filing carcinoma. Cancer (Philad.) **20**, 363–370 (1967).

Richters, A., Kaspersky, C.L.: Surface immunoglobulin positive lymphocytes in human breast cancer tissue and homolateral axillary lymph nodes. Cancer (Philad.) **35**, 129–133 (1975).

Rickert, R.R., Rajan, S.: Localized breast infarcts associated with pregnancy. Arch. Path. **97**, 159–161 (1974).

Riddell, R.J.: Lymphangioendothelioma of the arm following radical mastectomy for carcinoma of the breast. Aust. N. Z. J. Surg. **30**, 228 232 (1961).

Riddle, O.: Prolactin in vertebrate function and organization. J. nat. Cancer Inst. **31**, 1039–1110 (1963).

Riddle, O., Bates, R.W., Dykshorn, S.W.: A new hormone of the anterior pituitary. Proc. Soc. exp. Biol. (N.Y.) **29**, 1211–1212 (1932).

Riddle, O., Braucher, P.F.: Studies on the physiology of reproduction in birds. XXX. Control of the special secretion of the crop-gland in pigeons by an anterior pituitary hormone. Amer. J. Physiol. **97**, 617–625 (1931).

Rieben, W.: Subkutane Mastektomie. Indikation und Technik. Schweiz. Rdsch. Med. (Praxis) **65**, 1521–1529 (1976).

Rieche, K., Arndt, A.: Immunologische Diagnostik beim Brustdrüsenkrebs. In: Symposium über den Brustdrüsenkrebs. Abh. d. Akad. d. Wissenschaften der DDR Berlin, 1973, S. 39–42.

Riedel, G.: Die Entwicklung und Entartung des elastischen Gewebes in der senilen Mamma. Virchows Arch. path. Anat. **256**, 423–467 (1925).

Rigler, R.J.: Microfluorometric characterisation of intercellular nucleic acids and nucleo-proteins by acridin orange. Acta physiol. scand. **67** (Suppl.) 267, 1–123 (1966).

Rimsten, Å., Johannsson, H., Stenkvist, B.: Preoperative diagnosis of axillary lymph nodes in cancer of the breast. Surg. Gynec. Obstet. **139**, 551–554 (1974).

Rimsten, Å., Stenkvist, B., Johannson, H., Lindgren, A.: The diagnostic accuracy of palpation and fine-needle biopsy and an evaluation of their combined use in the diagnosis of breast lesions. Ann. Surg. **182**, 1–8 (1975).

Ringertz, N.: Cancer incidence in Finland, Iceland, Norway and Sweden. Acta path. microbiol. scand. Sect. A, Suppl. 224 (1971).

Risel, E.: Fall von primärer Aktinomykose der Mamma. Verh. dtsch. Ges. Path. **13**, 322–326 (1909).

Rissanen, P.M.: Cancer of the male breast. Radiol. clin. biol. **37**, 129–140 (1968).

Rissanen, P.M.: (a) Carcinoma of the breast during pregnancy and lactation. Brit. J. Cancer **22**, 663–668 (1968).

Rissanen, P.M.: (b) Pregnancy following treatment of mammary carcinoma. Acta radiol. (Stockh.) **8**, 416–422 (1969).

Rissanen, P.M.: A comparison of conservative and radical surgery combined with radiotherapy in the treatment of stage I carcinoma of the breast. Brit. J. Radiol. **42**, 423–426 (1969).

Rissanen, P.M.: Cancer of the breast in women. A retrospective clinical study of 2416 cases. Strahlentherapie **137**, 393–406 (1969).

Rissanen, P.M., Holsti, P.: A retrospective study of sarcoma of the breast and the results of treatment. Oncology **22**, 258–268 (1968).

Rissanen, P.M., Holsti, P.: Paget's disease of the breast. Oncology **23**, 210–216 (1969).

Rissanen, P.M., Holsti, P.: Vergleich zwischen konservativer und radikaler Chirurgie, kombiniert mit Strahlentherapie, bei Behandlung des Brustkrebses im Stadium I. Strahlentherapie **147**, 370–374 (1974).

Ritis, G., De, De Martino, F., Mesiti, T.: Su di un caso di mastite tubercolare monolaterale clinicamente isolata. Riv. Tuberc. **18**, 116–124 (1970).

Ritschel, E., Schultze-Jena, B.S.: Über das vermehrte Auftreten der Fibrosis mammae virilis (sog. Gynäkomastie) in der Nachkriegszeit. Frankfurt. Z. Path. **61**, 476–485 (1950).

Rix, D.B., Tredwell, J.J., Forward, A.D.: Cystosarcoma phylloides (cellular intracanalicular fibroadenoma): clinical-pathological relationships. Canad. J. Surg. **14**, 31–37 (1971).

Robb, P.M., McFarlane, A.: Two rare breast tumors. J. Path. Bact. **75**, 293–298 (1958).

Robbins, G.F.: (a) Long-term survivals among primary operable breast cancer patients with metastatic axillary lymph nodes at level III. Acta Un. int. Cancr. **18**, 864–867 (1962).

Robbins, G.F., Bross, I.D.J.: (b) The significance of delay in relation to prognosis of patients with primary operable breast cancer. Cancer (Philad.) **10**, 338–344 (1957).

Robbins, G.F., Berg, G.F., Bross, I.D.J., De Padua, C., Sarmiento, A.P.: (c) The significance of early treatment of breast cancer. Cancer (Philad. **12**, 688–692 (1959).

Robbins, G.F., Berg, J.W.: (d) Bilateral primary breast cancers. A prospective clinico-pathological study. Cancer (Philad.) **17**, 1501–1527 (1964).

Robert, F., Hardy, J.: Prolactin-secreting adenomas. A light and electron microscopical study. Arch. Path. **99**, 625–633 (1975).

Roberts, M.M.: Lymphocyte function in breast cancer. Europ. Surg. Res. **6**, 11–17 (1974).

Roberts, M.M., Bass, E.M., Wallace, I.W.J., Stevenson, A.: Local immunoglobulin production in breast cancer. Brit. J. Cancer **27**, 269–275 (1973).

Roberts, M.M., Bathgate, E.M., Stevenson, A.: Serum immunoglobulin levels in patients with breast cancer. Cancer (Philad.) **36**, 221–224 (1975).

Roberts, M.M., Jones-Williams, W.: The delayed hypersensitivity reaction in breast cancer. Brit. J. Surg. **61**, 549–552 (1974).

Robin, G.C., Lewin, S.M., Freund, M.: Breast haemorrhage and gangrene during anticoagulant therapy. Brit. J. Surg. **50**, 773–774 (1963).

Robinson, D.W.: Breast carcinoma associated with pregnancy. Observations on 1128 cases of breast carcinoma. Amer. J. Obstet. Gynec. **92**, 658–666 (1965).

Robinson, J.M., Castleman, B.: Benign metastasizing hemangioma. Amer. Surg. **104**, 453–459 (1936).

Robinson, R.H.O.B., Spencer, H.: A cancellous osteoma in the breast. Brit. J. Surg. **37**, 481–482 (1950).

Robitaille, Y., Seemayer, T.A., Thelmo, W.L., Cumberlidge, M.C.: Infarction of the mammary region mimicking carcinoma of the breast. Cancer (Philad.) **33**, 1183–1189 (1974).

Robnett, A.H., Jones, Th.E., Hazard, J.B.: Carcinoma of the breast. Recurrence and survival in 203 patients. Cancer (Philad.) **3**, 757–772 (1950).

Roccamonte, G.: Rara Localizzazzione mammaria di un mioblastomioma granulocellulare. Rass. int. Clin. Ter. **45**, 544 (1965).

Rodman, J.S., Ingleby, H.: Plasmacellmastitis Ann. Surg. **109**, 921–930 (1939).

Rönsberg, D.: Histochemischer Cholinesterase-Nachweis in der postnatalen Entwicklung der Milchdrüse bei der Ratte. Z. mikr.-anat. Forsch. **86**, 119–139 (1972).

Rössle, R.: Stufen der Malignität. Ber. dtsch. Akad. Wiss. Berlin, Math.-nat. Kl. Nr. V, Berlin, 1949.

Rogers, C.S., Fitts, W.T.: Inflammatory carcinoma of the breast; critique of therapy. Surgery **39**, 367–370 (1956).

Roholm, K., Teilum, G.: Feminizing tumors of the suprarenal cortex, with description of a case. Acta med. scand. **111**, 190–211 (1942).

Rohr, H., Seitter, U., Schmalbeck, J.: Voraussetzungen und derzeitige Grenzen der quantitativen elektronenmikroskopischen Autoradiographie bei Kinetikstudien an Drüsenzellen. Z. Zellforsch. **85**, 376–397 (1968).

Rolland, R., Schellekens, A., Lequin, R.M.: Successful treatment of galactorrhoea and amenorrhoea and subsequent restoration of ovarian function by a new ergot alkaloid 2 Brom-α-ergocryptine. Clin. Endocr. Metab. **3**, 155–165 (1974).

Romano, N., Provenzano, S.D.: Tuberculosis de la glandula mammaria masculina. Pren. méd argent. **1950**, 2435–2444.

Routier, M.: Hypertrophie unilaterale et grossesse. Ann. Gynéc. Obstét. **1904**, 39.

Rose, A.M., Hennig, H.: Karzinommetastasen in der Hypophyse. Arch. Geschwulstforsch. **34**, 58–60 (1967).

Rose, D.P.: (a) The influence of oestrogens on tryptophan metabolism in man. Clin. Sci. **31**, 265–272 (1966).

Rose, D.P.: (b) The influence of sex, age and breast cancer on tryptophan metabolism. Clin. chim. Acta **18**, 221–225 (1967).

Rose, E.: Gefährliche Spätfolgen von Paraffininjektionen. Bruns' Beitr. klin. Chir. **134**, 244–264 (1925).

Rose, J.: Die Sarkome der weiblichen und die Geschwülste der männlichen Brustdrüsen nach dem Material der chirurgischen Klinik zu Leipzig. Dtsch. Z. Chir. **246**, 151–187 (1936).

Rose, K.: Über die Mastopathia chronica cystica und das Fibroadenoma mammae und ihre Umwandlung in Carcinom und Sarkom. Frankfurt. Z. Path. **57**, 62–83 (1942).

Rose, T.F.: Difficulties in diagnosis of breast carcinoma in presence of large breast cysts. Med. J. Aust. **1**, 708–710 (1954).

Rosemond, G.P.: (a) Carcinoma of the breast during pregnancy. Clin. Obstet. Gynec. **6**, 994–997 (1963).

Rosemond, G.P.: (b) Management of patients with carcinoma of the breast in pregnancy. Ann. N.Y. Acad. Sci. **114**, 851–856 (1964).

Rosen, P., Snyder, R.E., Foote, F.W., Wallace, T.: Detection of occult carcinoma in the apparently benign breast biopsy through specimen radiography. Cancer (Philad.) **26**, 944–952 (1970).

Rosen, S.W., Gahres, E.E.: Nonpuerperal galactorrhoea and the contraceptive pill. Obstet. and Gynec. **29**, 730–731 (1967).

Rosenburg, A.: (1) Über menstruelle, durch das Corpus luteum bedingte Mammaveränderungen. Frankfurt. Z. Path. **27**, 466–506 (1922).

Rosenburg, A.: (2) Zu der Arbeit Dieckmanns: „Über die Histologie der Brustdrüse bei gestörtem und ungestörtem Menstruationsablauf". Dieses Archiv Bd. 256, H. 2. S. 321. Virchows Arch. path. Anat. **262**, 288–303 (1926).

Rosenberg, B., Attie, J.N., Mandelbaum, H.L.: Breast tumor as the presenting sign of multiple myeloma. New Engl. J. Med. **269**, 359–361 (1963).

Rosenberg, H., Pots, P.: Vergleichende Untersuchungen über den laktationshemmenden Effekt der Sexualhormone und des Paraoxypropiophenons. Z. Geburtsh. Gynäk. **158**, 104–113 (1962).

Rosenthal, F.D., Lees, F.: Thyreotoxicosis with glycosuria and adrenocortical hyperactivity. Lancet **1958 II**, 340–343.

Rosewater, S., Gwinup, G., Hamwi, G.J.: Familial gynecomastia. Ann. intern. Med. **63**, 377–385 (1965).

Ross, C.F., Eley, A.: Lymphosarcoma of the breast. Brit. J. Surg. **62**, 651–652 (1975).

Ross, D.E.: Cystosarcoma phyllodes (giant intracanalicular myxoma). Amer. J. Surg. **84**, 728–733 (1952).

Ross, D.E.: Malignancy occuring in cystosarcoma phylloides. Amer. J. Surg. **88**, 243–247 (1954).

Ross, W.L.: The magnitude of the breast cancer problem in the U.S.A. Cancer (Philad.) **24**, 1106–1108 (1969).

Roth, F.: (a) Bericht über 124 Fälle von Mammakarzinom. Geburtsh. u. Frauenheilk. **14**, 773–785 (1954).

Roth, F.: (b) Kritische Auswertung und vergleichende Betrachtung der 1374 Karzinomfälle aus den Jahren 1926–1946. Schweiz. med. Wschr. **85**, 747–751, 770–774 (1955).

Roth, V.: Zystisches Adenofibrom auf der Basis einer persistierenden Brustdrüsenanlage in der linken großen Schamlippe. Z. Geburtsh. **112**, 245–255 (1936).

Rotter, H.: Über Carcinoma erysipelatodes. Arch. Derm. Syph. (Berl.) **174**, 421–430 (1936).

Rotter, W., Büngeler, W.: Systemhyperplasien der blutbildenden Parenchyme; myeloide und lymphoide Systemreaktionen, leukämoide Reaktionen, Leukämien, Leukosen. In: Kaufmann und Staemmler, Lehrbuch spez. path. Anat., Bd. I, 1. Hälfte. Berlin: W. de Gruyter 1955.

Rotter-Pool, P.: Einseitige Mammahypertrophie nach doppelseitiger Leucotomie. Zbl. Gynäk. **76**, 1708–1710 (1954).

Rottino, A., Willson, K.: Osseous, cartilaginous and mixed tumors of the human breast. Arch. Surg. **51**, 184–193 (1945).

Rottino, A., Howley, C.P.: Osteoid sarcoma of the breast: A complication of fibroadenoma. Arch. Path. **40**, 44–50 (1945).

Rottmann, K.: Fall von Mammahypertrophie. Zbl. Gynäk. **1896**, Nr. 27, 704.

Roulet, F.: (1) Der Tuberkelbazillus und das tuberkulöse Granulom. Klin. Wschr. **27**, 41–44 (1949).

Roulet, F.: (2) Die infektiösen „spezifischen" Granulome. Handb. allg. Path., Bd. VII/1, hrsg. v. F. Büchner, E. Letterer und F. Roulet. Berlin-Göttingen-Heidelberg: Springer 1956.

Roussel, J., Schoumacher, P., Permot, M., Gaucher, R.A.: A propos de 18 observation de cancer du sein chez l'homme. Rev. méd. Nancy **83**, 409–415 (1958).

Roux, M., Delavierre, Ph., Hureau, J., Vayre, P., Freyer, M., Bastian, D.: La tuberculose mammaire et juxta-mammaire. Sem. Hôp. Paris **49**, 2034–2037 (1973).

Rowinska-Zakrewska, E., Lazar, P., Burtin, P.: Dosage immunglobuline dans le sérum des cancéreux. Ann. Immunol. (Poznań) **119**, 621 (1970).

Rubenstein, M.W.: Paget's disease of the male nipple and areola. Arch. Derm. Syph. (Chic.) **22**, 281–300 (1930).

Rübe, W.: Hypoplasia mammae unilateralis durch Radiumbestrahlung eines Haemangioms. Strahlentherapie **94**, 561–565 (1954).

Rüder, F.B.: Zur Frage des Erysipelas carcinomatosum bzw. subepidermoidalen Karzinoms der Mamma. Zbl. Gynäk. **52**, 236–240 (1928).

Ruef, J.: Ergebnisse bei der Behandlung von 1200 Mammakarzinomen von 1943–1959. Langenbecks Arch. klin. Chir. **294**, 483–496 (1960).

Rüegg, P., Sulser, H.: Cystosarcoma phylloides mammae. Analyse von 58 Fällen. Schweiz. med. Wschr. **105**, 1346–1355 (1975).

Rühl, R.: Die morphologischen Veränderungen der vorbestrahlten Mammakarzinome. Langenbecks Arch. klin. Chir. **279**, 124–129 (1954).

Ruhrmann, H.: Gynäkomastie nach Applikation von Herzglykosiden. Endokrinologie **33**, 38–45 (1956).

Ruiz, U., Babeu, S., Schwartz, M.S., Soto, E., McAuley, R.A., Friedell, G.H.: Blood vessel invasion and lymph node metastasis: Two factors affecting survival in breast cancer. Surgery **73**, 185–190 (1973).

Rupp, J.A., Cantarow, A., Rakoff, A.E., Paschkis, K.E.: Hormone excretion in liver disease and in gynecomastia. J. clin. Endocr. **11**, 688–699 (1951).

Ruppin, E., Kindermann, L., Chelius, H.H., Eberhard, F., Hussted, W.: Die Tripeldiagnostik und die Probeexzision in der Mammadiagnostik, ein Vergleich. Geburtsh. u. Frauenheilk. **36**, 33–39 (1976).

Rush, B.F., Kramer, W.M.: Proliferative histologic changes and occult carcinoma in the breast of the aging female. Surg. Gynec. Obstet. **117**, 425–432 (1963).

Rutkowski, J.: Carcinoma mammae latens. J. int. Chir. (Brux.) **10**, 415–419 (1950).

Ryan, J.A., Coady, C.J.: Intraductal epithelial proliferation in human breast; comparative study. Canad. J. Surg. **5**, 12–19 (1962).

Rydell, J.R., Jennings, W.K., Smith, E.T.: Postmastectomy lymphoedema. Calif. Med. **89**, 390–393 (1958).

Saacke, R.G., Heald, C.W.: Cytological aspects of milk formation and secretion. In: Lactatin, a comprehensive treatise ed. by Larson, B.L. and Smith, V.R., Vol. II. New York and London: Academic Press 1974.

Saameli, K.: Untersuchungen über den Blutspiegel und die Abbaugeschwindigkeit von Oxytocin. Gynaecologia (Basel) **152**, 329–332 (1961).

Saar, v., G.: Über Cystadenoma mammae und Mastitis chronica cystica. Langenbecks Arch. klin. Chir. **84**, 223–279 (1907).

Sachs, H.: (a) Zytophotometrische Untersuchungen bei Präkanzerosen der Mamma. Beitr. Path. **143**, 360–377 (1971).

Sachs, H., Maas, H.: (b) Beitrag zur Epidemiologie des Mamma- und Kollumkarzinoms. Mitteilungsdienst d. Gesellschaft z. Bekämpfung der Krebskrankh. in Nordrhein-Westf. **3**, 743–788 (1965).

Sachs, H., Maass, H.: (c) Zur Epidemiologie des Brustdrüsenkarzinoms der Frau. Dtsch. med. Wschr. **96**, 1701–1707 (1971).

Sachs, H., Detmer, U., Lohbeck, H.: Pathologische Sekretion der Brustdrüsen. Zytologische und klinische Beobachtungen bei 473 Patientinnen aus den Jahren 1968–1973. Med. Welt **27** (N.F.), 53–60 (1976).

Sachs, H., Mayer, B., Bahnsen, J.: Carcinoma lobulare in situ der Mamma. Med. Welt **27**, 1819–1825 (1976).

Sachs, M.D.: Carcinoma of the male breast. Radiology **37**, 458–467 (1941).

Sack, H., Scherer, E.: Klinisch-methodische Überlegungen zur postoperativen Strahlenbehandlung des Brustkrebses mit konventionellen und Hochvoltmethoden. Strahlentherapie **143**, 473–484 (1972).

Saeger, W.: Hypophysenadenome bei Galaktorrhoe. Licht- und elektronenmikroskopische Untersuchungen. Virchows Arch. Abt. A. **368**, 123–139 (1975).

Saez, J.M., Peretti, E., Morera, A.M., David, M., Bertrand, J.: Familial male pseudohermaphrodism with gynecomastia due to a testicular 17-ketosteroid-reductase defect. I. Studies in vivo. J. clin. Endocr. **32**, 604–610 (1971).

Sagebiel, R.W.: Ultrastructural observations on epidermal-cells in Paget's disease of the breast. Amer. Path. **57**, 49–64 (1969).

Saha, S.P., Thompson, R., Still, R.: Angiosarcoma of the breast. Sth. med. J. (Bgham, Ala.) **64**, 1376–1385 (1971).

Sahagian-Edwards, A., Holland, J.F.: Metastatic carcinoma to the adrenal glands with cortical hypofunction. Cancer (Philad.) **7**, 1242–1245 (1954).

Sailer, S.: Sarcoma of the breast. Amer. J. Cancer **31**, 183–206 (1937).

Sailer, S., Wagner, K.: Thrombosen unter der Behandlung mit Anticoagulantien. Wien. klin. Wschr. **72**, 152–155 (1960).

Salembier, Y., Lenfant, P., Plumecocq, G.: Nécrose aiguë de la mamelle. Gynéc. et Obstét. **3**/2 (Suppl.), 261–262 (1951).

Salih, H., Flax, H., Brander, W., Hobbs, J.R.: Prolactin dependence in human breast cancers. Lancet **1972 II**, 1103–1105.

Salkin, D., Pavis, E.W.: Lactation following thoracoplastic and pneumonectomy. J. thorac. Surg. **18**, 580–590 (1949).

Salm, R.: Epidermoid metaplasia in mammary fibro-adenoma with formation of keratin cyst. J. Path. Bact. **74**, 221–222 (1957).

Salm, R.: Massive epidermoid metaplasia with keratin cyst formation in a giant fibro-adenoma of breast. J. Path. Bact. **77**, 297–299 (1959).

Salm, R.: The nature of the so-called postmastectomy lymphangiosarcoma. J. Path. Bact. **85**, 445–456 (1963).

Salmon, M.: Les artères de la glande mammaire. Ann. Anat. path. **16**, 477–500 (1939).

Salomon, A.: Beiträge zur Pathologie und Klinik der Mammakarzinome. Brun's Beitr. klin. Chir. **101**, 573–668 (1913).

Salter, J., Best, C.H.: Insulin as a growth hormone. Brit. med. J. **2**, 353–359 (1953).

Salter, W.T., Klatskin, G., Humm, F.D.: Gynecomastia due to malnutrition. 2. Endocrine Studies. Amer. J. med. Sci. **213**, 31–36 (1947).

Salzmann, P.: Paraffin-mamma. Med. Welt **17**, 203–204 (1966).

Sandblom, Ph., Löfgren, F.O.: Diagnosis and treatment of the discharging nipple in the absence of a palpable tumor. Acta chir. scand. **103**, 81–92 (1952).

Sandborn, E., Koen, P.F., McNabb, J.D., Moore, D.: Cytoplasmic microtubules in mammalian cells. J. Ultrastruct. Res. **11**, 123–138 (1964).

Sandison, A.T.: Paget's disease of the male breast with report of a case accompanying carcinoma of breast with metastases to bones and pituitary. Brit. J. Surg. **44**, 330–333 (1956).

Sandison, A.T.: A study of surgically removed specimens of breast, with special reference to sclerosing adenosis. J. clin. Path. **11**, 101–109 (1958).

Sandison, A.T.: Metastatic tumors in the breast. Brit. J. Surg. **47**, 54–58 (1959).

Sandison, A.T., Walker, J.C.: Inflammatory mastitis mammary duct ectasia, and mammillary fistula. Brit. J. Surg. **50**, 57–64 (1962).

Sandison, A.T., Walker, J.C.: Diseases of the adolescent female breast. A clinicopathological study. Brit. J. Surg. **55**, 443–448 (1968).

Sandritter, W., Federlin, K., Pfeiffer, E.F.: Quantitative histochemical studies on islet cells. In: The structure and metabolism of the pancreatic islets. Proc. 3rd Internat. Symp. Stockholm, 1963. Oxford-London-Edinburgh-New York-Paris-Frankfurt: Pergamon Press 1964.

Sandritter, W., Kiefer, G., Kiefer, R., Salm, R., Moore, G.W., Grimm, H.: DNA in heterochromatin cytophotometric pattern recognition image analysis among cell nuclei in duct epithelium and in carcinoma of the human breast. Beitr. Path. **151**, 87–96 (1974).

Sandritter, W., Mittermayer, C., Kiefer, G.: Growth of single mammalian cancer cells. In: Prognostic factors in breast cancer, ed. by Forrest, A.P.M. and Kunkler, P.B., pp. 257–266. Edinburgh and London: Livingstone Ltd. 1968.

Saphir, O.: Mucinous carcinoma of the breast. Surg. Gynec. Obstet. **72**, 908–914 (1941).

Saphir, O.: (a) Cytologic examination of breast secretions. Amer. J. clin. Path. **20**, 1001–1010 (1950).

Saphir, O.: (b) Early diagnosis of breast lesions. J. Amer. med. Ass. **150**, 859–861 (1952).

Saphir, O., Parker, M.L.: Intracystic papilloma of the breast. Amer. J. Path. **16**, 189–210 (1940).

Saphir, O., Parker, M.: Metastasis of primary carcinoma of the breast. Arch. Surg. **42**, 1003–1018 (1941).

Saphir, O., Voss, A.: Carcinosarcoma. Amer. J. Cancer **33**, 331–361 (1938).

Sarason, E.L., Prior, J.T.: Paget's disease of the male breast. Ann. Surg. **135**, 253–261 (1952).

Sarkar, N.H.: The role of electron microscopy in mammary cancer research. Symposium on mammary neoplasia, Cherry Hill, N.J., USA, 11.–13. Nov. 1971.

Sarkar, N.H., Moore, D.H.: On the possibility of a human breast cancer virus. Nature (Lond.) **236**, 103 (1972).

Sarkar, N.H., Moore, D.H.: Electron microscopy in mammary cancer research. J. nat. Cancer Inst. **48**, 1051–1058 (1972).

Sarkar, N.H., Moore, D.H.: Viral transmission in breast cancer. In: Breast cancer: a challenging problem, ed. by Griem, M.L., Jensen, E.V., Ultmann, J.E., Wissler, R.W. Recent Res. in Cancer Res. **42**, 15–27 (1973).

Sartwell, P.E., Arthes, A.G., Tonascia, J.A.: Epidemiology of benign breast lesions: lack of association with oral contraceptive use. New Engl. J. Med. **288**, 551–554 (1973).

Satiani, B., Powell, R.W., Mathews, W.H.: Paget disease of the male breast. Arch. Surg. **112**, 587–592 (1977).

Sato, T., Inoue, H., Koizumi, T., Hara, T.: A case of breast cancer in youth. (17 year old girl). Jap. J. Cancer Clin. **15**, 1003–1006 (1969).

Sattelmacher, P.G., Jürgens, G.: Über die Altersabhängigkeit des Mammakarzinoms. Münch. med. Wschr. **97**, 1021–1023 (1955).

Sauer, R., Hartweg, H.: Zur Bedeutung der Systemdiagnostik vor der postoperativen Strahlentherapie des Mammakarzinoms. Strahlentherapie **145**, 619–625 (1973).

Sauer, R., Hartweg, H., Fridrich, R.: Zur Diagnostik klinisch okkulter Skelettmetastasen bei Therapiebeginn des Mammakarzinoms. Schweiz. med. Wschr. **104**, 1942–1946 (1974).

Savel, H.: Effect of autologous tumor extracts on cultured human peripheral blood lymphocytes. Cancer (Philad.) **24**, 56–63 (1969).

Savino, A., Koss, L.G.: The evaluation of sex chromatin as a prognostic factor in carcinoma of the breast. Acta cytol. (Baltimore) **15**, 372–374 (1971).

Sawyer, C.D., Walker, P.H.: A bacteriologic and clinical study of breast abscess. Surg. Gynec. Obstet. **99**, 368–372 (1954).

Scadding, J.G.: Sarcoidosis. London: Eyre u. Spottiswoode 1967.

Scarff, R.W., Handley, R.S.: Prognosis in carcinoma of the breast. Lancet **1938 II**, 582–583.

Scarff, R.W., Smith, C.P.: Proliferative and other lesions of the male breast with notes on 2 cases of proliferative mastitis in stilboestrol workers. Brit. J. Surg. **29**, 293–396 (1942).

Schachner, S.H.: Galactorrhoea subsequent to contraceptive hormones. New Engl. J. Med. **275**, 1138–1140 (1966).

Schachter, M.: Das Mammakarzinom beim Manne. Ars. Med. (Liestal) **37**, 238–244 (1947).

Schadler, W.H.: Epidemiologische und ätiologische Aspekte des Mammakarzinoms in heutiger Sicht. Inaug.-Diss. Mainz, 1972.

Schäfer, A.: Intranukleäre virusähnliche Partikeln in einem Mammakarzinom. Experientia (Basel) **25**, 729–732 (1969).

Schäfer, A., Bässler, R.: Vergleichende elektronenmikroskopische Untersuchungen am Drüsenepithel und am sog. lobulären Carcinom der Mamma. Virchows Arch. Abt. A **346**, 269–286 (1969).

Schaefer, G.: Tuberculosis of the breast. A review with the additional presentation of ten cases. Amer. Rev. Respir. Dis. **72**, 810–824 (1955).

Schaefer, O.: Incidence of neoplastic disease in Canadian eskimos (Letter to Editor). Canad. med. Ass. J. **82**, 280–281 (1960).

Schairer, E.: Kernmessungen und Chromosomenzählungen an menschlichen Geschwülsten. Z. Krebsforsch. **43**, 1–38 (1936).

Schallock, G.: Chronische Folgen traumatischer Schädigungen an den Fasern und Grundsubstanzen des Bindegewebes. Verh. dtsch. Ges. Path. **43**, 12–26 (1959).

Schallock, G., Lindner, J.: Beitrag zur Frage der Entmischungszustände in den Grundsubstanzen des Bindegewebes. Medizinische **1957**, 12–20.

Scharf, G., Lyons, Wm., R.: Effects of estrone and progesterone on male rabbit mammary glands. II. Varying doses of estrone. Proc. Soc. exp. Biol. (N.Y.) **48**, 86–89 (1941).

Scharsach, F.: Beitrag zur Frage der Gynäkomastie. Z. ärztl. Fortbild. **47**, 262–268 (1953).

Schauder, H.: Über Leiomyome der Brustdrüse. Dtsch. Z. Chir. **205**, 58–68 (1927).

Scheel, O.: Über Neubildungen des elastischen Gewebes in Karzinomen, besonders der Mamma. Beitr. path. Anat. **39**, 187–198 (1906).

Scheibe, O. (Hrsg.): Die Klassifizierung der malignen Tumoren nach dem TNM System. Berlin-Heidelberg-New York: Springer 1970.

Scherer, F.: Über die Tuberkulose der Brustdrüse. Ein differentialdiagnostischer Beitrag. Dtsch. Z. Chir. **258**, 40–41 (1943).

Scheurlen, H., Immich, H., Kuttig, H.: Ergebnisse der postoperativen Bestrahlung des Mammakarzinoms. Strahlentherapie **138**, 257–266 (1969).

Schidlovsky, G., Ahmed, M., Slattery, S., Lowry, G.: Electron microscopy of cell transformation by R-35 rat virus and comparative morphology with other oncogenic viruses. J. nat. Cancer Inst. **48**, 1067–1075 (1972).

Schiefferdecker, P.: Die Hautdrüsen des Menschen und der Säugetiere, ihre biologische und rassenanatomische Bedeutung, sowie die Muscularis sexualis. Biol. Zbl. **37**, 534–562 (1917).

Schiemer, H.-G.: Vergleichende histologische und zytometrische Untersuchungen an menschlichen Mammakarzinomen. Fortschr. Med. **88**, 739–744 (1970).

Schiemer, H.G.: Zum Stewart-Treves-Syndrom; ein Fall von beidseitigem Mammacarcinom und Lymphangiosarkom eines Armes: Verh. dtsch. Ges. Path. **55**, 566–571 (1971).

Schiemer, H.G., Bleyl, U., Rossner, J.A.: Korrelationspathologische Untersuchungen an Mammakarzinomen. Med. Welt **20** (N.F.) 2408–2411 (1969).

Schilling, A., Laszlo, D.: (1) Rate of urinary calcium excretion following its intravenous administration as an indicator of bone metastases. Proc. Soc. exp. Biol. (N.Y.) **78**, 286–289 (1951).

Schilling, A., Laszlo, D.: (2) Investigative tools in the study of calcium metabolism in man: balance studies in the calcium tolerance test, radioactive calcium and complexing agents. Oral. Surg. **6**, 139–143 (1953).

Schilling, J.: Ein Fall von ungewöhnlich großem Hautpapillom der Mamma. Dtsch. Z. Chir. **254**, 64–66 (1940).

Schimmelbusch, C.: Das Cystadenom der Mamma. Langenbecks Arch. klin. Chir. **44**, 117–134 (1892).

Schinz, H.R.: Das TNM-System bei den wichtigsten Krebslokalisationen und dessen Ausbau. Krebsforsch. u. Krebsbekämpfung, hrsg. v. H. Martins u. H. Hartl, Bd. VIII, S. 320–322. München u. Berlin: Urban & Schwarzenberg 1959.

Schinz, H.R., Botsztejn, Ch.: El cancer mamario en Zürich. Dia. méd. **20**, 1617–1625 (1948).

Schinzinger, A.: Über Carcinoma mammae. Verh. dtsch. Ges. Chir. **18**, 28–29 (1889).

Schiødt, T.: Lobulaert carcinoma in situ mammae. Nord. Med. **85**, 45–49 (1971).

Schiødt, T., Jensen, H., Nielsen, M., Ranløv, P.: On the nature of amyloid-like duct wall changes in carcinoma of the breast. Acta path. microbiol. scand., Sect. A **80**, Suppl. **233**, 151–157 (1972).

Schipp, R.: Der Feinbau filamentärer Strukturen im Endothel peripherer Lymphgefäße. Acta anat. (Basel) **71**, 341–351 (1968).

Schlagenhaufer, F.: Karzinom und Riesenzellsarkom derselben Mamma. Zbl. Allg. Path. path. Anat. **17**, 385–388 (1906).

Schlegel, L., Warm, R.: Über den Einfluß zur Geburtseinleitung parenteral zugeführter Östrogene auf die Laktation. Zbl. Gynäk. **85**, 964–970 (1963).

Scheike, O.: Male breast cancer. 5. Clinical manifestations in 257 cases in Denmark. Brit. J. Cancer **28**, 552–561 (1973).

Scheike, O., Visfeldt, J.: Male breast cancer. 4. Gynecomastia in patients with breast cancer. Acta path. microbiol. scand. A **81**, 359–361 (1973).

Schlom, J.: RNA-dependent DNA polymerase activity in viruslike particles isolated from human milk. Symposium on mammary neoplasia. Cherry Hill, N.J., USA, 11.–13. Nov. 1971.

Schmähl, D.: Allgemeine Tumorätiologie. Endogene Krebsforschung. In: Käser, O., Friedberg, V., Ober, K.G., Thomsen, K., Gynäkologie und Geburtshilfe, Bd. III, S. 201 ff. Stuttgart: Thieme 1971.

Schmermuly, W.: Kalziumstoffwechseländerungen beim metastasierenden Mammakarzinom unter besonderer Berücksichtigung der Hyperkalzaemie. Strahlentherapie 105, 551–559 (1958).

Schmid, H.H.: Brustkrebs und Schwangerschaft. Z. Geburtsh. u. Frauenheilk. 157, 275–295 (1961).

Schmidt, C.G., Seeber, S.: Neue Perspektiven für eine adjuvante Chemotherapie bei soliden Tumoren. Dtsch. med. Wschr. 100, 2342–2348 (1975).

Schmidt, D.G., Buchheim, W.: Elektronenmikroskopische Untersuchungen der Feinstruktur von Caseinmizellen in Kuhmilch. Milchwissenschaft 25, 596–600 (1970).

Schmidt, E., Ambler, J., Wroth, R.: Multiple granular cell myoblastomas. Maryland med. J. 8, 287 (1959).

Schmidt, G.B.: Über das Angiosarkom der Mamma. Langenbecks Arch. klin. Chir. 26, 121–127 (1887).

Schmidt, Hugo: Über normale Hyperthelie menschlicher Embryonen und über die erste Anlage der menschlichen Milchdrüsen überhaupt. Schwalbes morph. Arb. 7, 157–199 (1897).

Schmitt, Heinrich: Über die Entwicklung der Milchdrüsen und die Hyperthelie menschlicher Embryonen. Schwalbes morph. Arb. 8, 236–303 (1898).

Schmidt, M.B.: Die Verteilungswege der Karzinome und die Beziehung generalisierter Sarkome zu den leukämischen Neubildungen. Jena: G. Fischer 1903.

Schmidt-Hermes, H.J., Loskant, G.: Verkalkte Fettgewebsnekrose der weiblichen Brust. Med. Welt 26 (N.F.), 1179–1180 (1975).

Schmidt-Ueberreiter, E.: Processus axillaris mammae. Med. Klin. 49, 847–849 (1954).

Schmidt-Voigt, J.: Brustdrüsenschwellungen bei männlichen Jugendlichen des Pubertätsalters (Pubertätsmakromastie). Z. Kinderheilk. 62, 590–606 (1941).

Schmidt-Voigt, J.: Das Körperbild im Reifungsalter. Ergebn. inn. Med. Kinderheilk. 64, 995–1080 (1945).

Schmincke, A.: Hypertrophia vera mammae. Münch. med. Wschr. 71, 61 (1924).

Schmitt, G., Scheffler, J.: Das Karzinom der männlichen Brustdrüse. Dtsch. med. Wschr. 96, 931–937 (1971).

Schmitt, G.W., Shehadeh, J., Sawin, C.T.: Transient gynecomastia in chronic renal failure during chronic intermittend hemodialysis. Ann. intern. Med. 69, 73–79 (1968).

Schmitz, W.: Soziale Faktoren im Krebsgeschehen (untersucht am Magen-, Bronchial-, Collum- und Mammakarzinom). Öff. Gesundh.-Wes. 35, 289–307 (1973).

Schmuckert, K.: Adeno-Fibrom der Mamma übergehend in Adeno-Sarkom. Inaug.-Diss. München, 1904.

Schneider, G., Gießauf, W.: Verkalkungen der Mammagefäße bei chronischer Niereninsuffizienz. Fortschr. Röntgenstr. 122, 339–341 (1975).

Schneider, J., Jänisch, W., Schreiber, D.: Zur Häufigkeit von Hypophysenmetastasen. Pathologisch-anatomische Untersuchungen. Zbl. allg. Path. path. Anat. 115, 74–77 (1972).

Schneider-Bibus, L.: EKG-Veränderungen nach Mammaamputation. Med. Welt 24 (N.F.), 1804–1809 (1973).

Schnell, J.D., Herting, W.: Die Phasenkontrastzytologie bei der intraoperativen Diagnose des Mammakarzinoms. Geburtsh. u. Frauenheilk. 35, 450–458 (1975).

Schnurbusch, F.: Untersuchungen über die Morphologie der männlichen Brustdrüsen. Frankfurt. Z. Path. 62, 402–418 (1952).

Schöll, A., Fischbach, H., Mörl, F., Rieckert, H., Bohle, A.: Ergebnisse der Behandlung des Mamma-Karzinoms der Frau mit gegengeschlechtlichen Hormonen unter Berücksichtigung der Barr'schen Zellkörper. Verh. dtsch. Ges. Path. 52, 426–429 (1968).

Schöll, A., Fischbach, H., Rieckert, H., Bohle, A.: Der Geschlechtstyp der Mammakarzinomzellen. Hess. Ärztebl. 28, Heft 10 (1967).

Schoenberg, B.S., Greenberg, R.A., Eisenberg, H.: Occurence of certain multiple primary cancers in females. J. nat. Cancer Inst. **43**, 15–32 (1969).

Scholz, H.: Indikation, Methodik und Ergebnisse der hormonalen Laktationshemmung und -unterdrückung. Med. Welt (N.F.) **18**, 1617–1619 (1967).

Scholz, W.: Über das Verhalten der Milchgänge im Mammakarzinom. Frankfurt. Z. Path. **43**, 102–113 (1932).

Schoorl, R., de la Rivière, A.B., von dem Borne, A.E.G., Feltkamp-Vroom, T.M.: Identification of T and B lymphocytes in human breast cancer with immunohistochemical techniques. Amer. J. Path. **84**, 529–544 (1976).

Schottenfeld, D., Lilienfeld, A.M.: Some epidemiological features of breast cancer among males. J. chron. Dis. **16**, 71–81 (1963).

Schottenfeld, D., Lilienfeld, A.M., Diamond, H.: Some observations on the epidemiology of breast cancer among males. Amer. J. publ. Hlth **53**, 890–897 (1963).

Schramm, H.: Pathologie und Epidemiologie gutartige Tumoren und Dysplasien der weiblichen Brustdrüse mit besonderer Berücksichtigung der Adenofibromatose. Inaug.-Diss. Mainz, 1972.

Schreiner, B.F.: Primary carcinoma of the nipple. Buffalo med. J. **68**, 509–512 (1912/1913).

Schreiner, B.F., Thibaudeau, A.A.: Sarcoma of the breast. Ann. Surg. **95**, 433–439 (1932).

Schreiner, E.: Ovar. In: Labhart, A. Klinik der inneren Sekretion, 2. Aufl. Berlin-Heidelberg-New York: Springer 1971.

Schremmer, C.-N.: Größe der axillären Lymphknoten beim Brustdrüsenkrebs der Frau. Zbl. Chir. **99**, 1427–1432 (1974).

Schremmer, C.-N.: Die Größe der axillaren Lymphknoten beim Brustdrüsenkrebs der Frau nach präoperativer Bestrahlung mittels Telekobalt. Zbl. Chir. **100**, 862–867 (1975).

Schriever, D.H.: Histochemische Untersuchungen am Bindegewebe der Mamma während physiologischer Funktionsphasen. Inaug.-Diss. Mainz, 1969.

Schröder, H., Hüttner, J.: Über Zweitkarzinome in der gesunden Brust bei Zustand nach Mammaradikaloperation. Fortschr. Röntgenstr. **109**, 770–775 (1968).

Schubert, K.: Hormonal-bedingte Auslösung und Förderung des Krebswachstums. Arch. Geschwulstforsch. **15**, 142–158 (1959).

Schubert, K., Bacigalupo, G.: (1) Steroidstoffwechsel bei Mastopathie unter Östradioleinwirkung. Arch. Geschwulstforsch. **17**, 207–217 (1961).

Schubert, K., Bacigalupo, G.: (2) Der Steroidstoffwechsel nach intramuskulärer Injektion von Hydrocortisonazetat bei Mastopathie. Arch. Geschwulstforsch. **19**, 224–229 (1962).

Schubert, K., Bacigalupo, G., Frankenberg, G.: (3) Der Corticosteroidspiegel des Blutes bei Mastopathie und Brustkrebs unter ACTH-Belastung. Arch. Geschwulstforsch. **17**, 108–118 (1961).

Schüssler, F.: Über die Hypertrophie der weiblichen Brustdrüse. Langenbecks Arch. klin. Chir. **43**, 403–428 (1892).

Schulenberg, C.A., Pepler, W.J.: Adenoidcystic carcinoma of the breast. Brit. J. Surg. **56**, 395–396 (1969).

Schultz, A.: Über das Vorkommen von Eisen in der Milchdrüse bei Ratte und Maus. Arch. Gynäk. **155**, 479–489 (1934).

Schultze-Jena, B.S.: Über die Tuberkulose der Brustdrüse in der Nachkriegszeit. Zbl. allg. Path. path. Anat. **88**, 52–60 (1951).

Schulz, K.-D.: (a) Prolaktin im Organismus der Frau. Übersicht. Geburtsh. u. Frauenheilk. **34**, 475–487 (1974).

Schulz, K.-D., Ahrens, J.: (b) Vergleichende tierexperimentelle Untersuchungen zur Effektivität verschiedener endokriner Behandlungsmethoden beim hormonabhängigen Mammakarzinom. Arch. Gynäk. **214**, 296–297 (1973).

Schulz, K.-D., Wittwer, J., Hektor, V.: (c) Short time effect of 2 Br-α-ergocryptine on hormone-dependent rat mammary cancer. Acta endocr. (Kbh.) Suppl. **177**, 25 (1973).

Schulze, G.: Histochemische Untersuchungen am Bindegewebe der hormonal stimulierten Mamma. Inaug.-Diss. Mainz, 1968.

Schumann, E.A.: A study of carcinoma mastitoides. Ann. Surg. **54**, 69 (1911).

Schumann, H.D.: Retrograde Melanommetastasen der Mamma. Zbl. Chir. **77**, 1886–1888 (1952).

Schwaiger, M., Herfarth, C.: Das Mammakarzinom. Übersicht. Actuelle chir. 3, 161–168 (1969).

Schwartz, D., Denoix, P.F., Rouquette, C.: Enquête sur l' étiologic des cancers génitaux de la femme; I. cancer du sein. Bull. Ass. franç. Cancer 45, 476–493 (1958).

Schwartz, E.E., Rothstein, J.D.: Fibrosarcoma following radiation therapy. J. Amer. med. Ass. 203, 296–298 (1968).

Schwartz, G.F.: Solid circumscribed carcinoma of the breast. Ann. Surg. 169, 165–173 (1969).

Schwartz, I.S., Wilens, S.L.: The formation of acinar tissue in gynecomastia. Amer. J. Path. 43, 797–807 (1963).

Schwartz, R., Wagner-Kolb, D.: Hämangiom der Mamille. Kasuistischer Beitrag. Geburtsh. u. Frauenheilk. 35, 304–306 (1975).

Schwarz, H., Freund, G.: Statistische Beiträge zu den Erkrankungen der Brustdrüse. Z. Krebsforsch. 42, 497–509 (1935).

Schweingruber, B.: Prostatakarzinom mit Metastasen in beiden Brustdrüsen nach Hormonbehandlung. Schweiz. med. Wschr. 86, 314–315 (1956).

Schweitzer, L.: Zur Kasuistik der Paraffinome. Zbl. Chir. 76, 642–646 (1951).

Schweitzer, R.J.: Keynote: Breast cancer 1973. In: Current concepts in breast cancer and tumor immunology, ed. by J.R. Castro, T.S. Meyler und D.S. Baker, pp. 17–23. Bern-Stuttgart-Wien: Huber 1974.

Schwenk, A.: Physiologie u. Pathologie der Pubertät. In: Hb. d. Kinderheilkunde, Bd. I/1, hrsg. von H. Opitz und F. Schmid. Berlin-Heidelberg-New York: Springer 1971.

Scott, R.B.: The sarcoidosis of Boeck. Brit. J. Med. 1938/2, 777–781.

Searcy, G.H., Pack, G.T.: A case of paramammary adenofibroma. J. Amer. med. Ass. 91, 566 (1928).

Sears, H.F., Gerber, F.H., Sturtz, D.L., Fouty, W.J.: Liver scan and carcinoma of the breast. Surg. Gynec. Obstet. 140, 409–411 (1975).

Sears, J., Schlesinger, M.: Carcinoma of the breast in a ten-year-old girl. New Engl. J. Med. 223, 760–761 (1940).

Sebening, W.: Zur Physiologie und Pathologie der Brustdrüse. (Die menstruellen Veränderungen der weiblichen Brustdrüse. – Das Krankheitsbild der schmerzhaften Knotenbildung. Mastitis chronica cystica). Langenbecks Arch. klin. Chir. 134, 464–485 (1924).

Seebach, H.B. v., Müller, H.-A.: Barrkörperchen und Chromatin-Strukturen in benignen und malignen Mamma-Tumoren Z. Krebsforsch. 68, 25–41 (1966).

Segi, M.: Geographical and racial distribution of cancer of breast. Schweiz. Z. allg. Path. 18, 668–685 (1955).

Segi, M.: Cancer mortality statistics in Japan, 1953–1955. Tohoku University School of Medicine, Department of Public Health. Sendai, Japan, 1957.

Segi, M.: Cancer mortality for selected sites in 24 countries (1950–1957). Tohoku University School of Medicine, Department of Public Health, Sendai, Japan, 1960.

Segi, M., Kurihara, M.: Cancer mortality for selected sites in 24 countries, No. 2. Tohoku University School of Medicine, Department of Public Health. Sendai, Japan, 1962.

Segi, M., Kurihara, M.: Cancer mortality for selected sites in 24 countries. No. 4 (1962–1963). Tohoku University School of Medicine, Department of Public Health. Sendai, Japan, 1966.

Segschneider, P.P.: Zur Behandlung der Mastodynie. Zbl. Gynäk. 84, 513–518 (1962).

Sehrt, E.: Die primäre Aktinomykose der Brustdrüse. Beitr. klin. Chir. 55, 589–598 (1907).

Seidemann, H.: Seltener Mammatumor. Mschr. Geburtsh. Gynäk. 78, 310–313 (1928).

Seidman, H.: Cancer of the breast. Statistical and epidemiological data. Cancer (Philad.) 24, 1355–1378 (1969).

Seifert, G.: Über Gewebsreaktionen der menschlichen Brustdrüse bei Leukämien. Virchows Arch. path. Anat. 322, 336–358 (1952).

Seifert, G., Geiler, G.: Zur Pathologie der kindlichen Kopfspeicheldrüsen. Beitr. path. Anat. 116, 1–38 (1956).

Seifert, G., Geiler, G.: Vergleichende Untersuchungen der Kopfspeichel- und Tränendrüsen zur Pathogenese des Sjögren-Syndroms und der Mikulicz-Krankheit. Virchows Arch. path. Anat. 330, 402–424 (1957).

Seifert, G., Schäfer, H.-J., Schulz, A.: Die Bedeutung des intrazellulären Calciumtransportes für die Zellfunktion. Dtsch. med. Wschr. **100**, 1854–1862 (1975).

Seiler, H.H., Clagett, O.T., McDonald, J.R.: Pulmonary resection for metastatic malignant lesions. J. Thorac. Surg. **19**, 655–675 (1950).

Seillé, G., De Brux, J.: L'ectasie galactophorique sécrétante. Presse méd. **76**, 2051–2053 (1958).

Sekhri, K.K., Pitelka, D.R., de Ome, K.B.: Studies of mouse mammary glands. 1. Cytomorphology of the normal mammary gland. J. nat. Cancer Inst. **39**, 459–490 (1967).

Sekiguchi, S.: Hypophysial disorder in mammary cancer and its relation to diabetes insipidus. Ann. Surg. **63**, 297–304 (1916).

Sekiguchi, S.: Studies on Paget's disease of the nipple and its extramammary occurrence. Ann. Surg. **65**, 175–198 (1917).

Selberg, W.: Gutartige Geschwülste und entzündliche Krankheitsprozesse der Brustdrüse. Chirurg **42**, 385–390 (1971).

Selye, H.: (a) Activity of progesterone in spayed females not pretreated with estrin. Proc. Soc. exp. Biol. (N.Y.) **43**, 343 (1940).

Selye, H.: (b) Effect of chronic progesterone overdosage on the female accessory sex organs of normal, ovarectomized and hypophysectomized rats. Anat. Rec. **78**, 253–271 (1940).

Selye, H.: (a) Stress and lactation. Rev. canad. Biol. **13**, 377–384 (1954).

Selye, H.: (b) The effect of cortisol upon the mammary glands. Acta endocr. (Kbh.) **17**, 394–401 (1954).

Selye, H.: Calciphylaxis. Chicago. Chicago Univ. Press 1962.

Seman, G., Dmochowski, L.: Electron microscope observation of virus-like particles in comedocarcinoma of the human breast. Cancer (Philad.) **32**, 822–829 (1973).

Semb, C.: Pathologico-anatomical and clinical investigations of fibroadenomatosis cystica mammae and its relation to other pathological conditions in the mamma, especially cancer. Acta chir. scand. (Suppl. 10) **64**, 1–484 (1928).

Sen Gupta, P.C., Chatterjee, S.N., Mukherjee, A.M., Mitra, N.K.: Filarial granuloma of the breast. Calcutta med. J. **60**, 221–225 (1963).

Senn, E.: Therapie des Mammakarzinoms. Schweiz. Rdsch. Med. (Praxis) **64**, 887–891 (1975).

Severance, A.O., van Anken, H.A.: Fibrous xanthoma (dermatofibroma of skin and subcutaneous tissue) of mammary region. Tex. St. J. Med. **60**, 439–440 (1964).

Severi, L.: Die Beziehungen zwischen Mastopathia chronica cystica und Fibroadenom der Mamma zum Mammakarzinom. Z. Krebsforsch. **59**, 679–686 (1954).

Shackelford, R.T.: Diagnosis of surgical disease, Vol. I. Philadelphia-London-Toronto: W.B. Saunders Comp. 1968.

Shah, J.P., Rosen, P.P., Robbins, G.F.: Pitfalls of local excision in the treatment of carcinoma of the breast. Surg. Gynec. Obstet. **136**, 721–725 (1973).

Shapiro, L., Karpas, C.M.: Florid papillomatosis of the nipple. Amer. J. clin. Path. **44**, 155–159 (1965).

Shapiro, S., Strax, P., Venet, L.: Periodic breast cancer screening in reducing mortality from breast cancer. J. Amer. med. Ass. **215**, 1777–1785 (1971).

Shapiro, S., Strax, P., Venet, L., Fink, R.: The search for risk factors in breast cancer. Amer. J. publ. Hlth. **58**, 820–835 (1968).

Sharan, U.K.: An ectopic breast tissue mass in the axilla. J. Indian med. Ass. **50**, 119–120 (1968).

Shearman, R.P.: Amenorrhoea after treatment with oral contraceptives. Lancet **1966 II**, 1110.

Sheehan, V., Geoghegan, F.: Plasma cell mastitis. Irish. J. med. Sci. **298**, 464–469 (1950).

Shellabarger, C.J., Cronkite, E.P., Bond, V.P., Lippincott, S.W.: (a) The occurrence of mammary tumors in the rat after sublethal whole-body irradiation. Radiat. Res. **6**, 501–506 (1957).

Shellabarger, C.J., Schmidt, R.W.: (b) Mammary neoplasia following in vitro X-irradiation of mammary tissue. Nature (Lond.) **218**, 192 (1968).

Shellito, J.G., Bartlett, W.C.: Bilateral carcinoma of the breast. Arch. Surg. **94**, 489–494 (1953).

Shepherd, J.J., Wright, D.H.: Burkitt's tumour presenting as bilateral swelling of the breast in women of child-bearing age. Brit. J. Surg. **54**, 777–780 (1967).

Sherman, A.J.: Puerperal breast abscess. I. Report of an outbreak at Philadelphia General Hospital. Obstet. and Gynec. **7**, 268–273 (1956).

Shimkin, M.D.: Duration of life in untreated Cancer. Cancer (Philad.) **4**, 1–8 (1951).

Shimkin, M.R., Lucia, E.L., Stonie, R.S., Glenn Bell, H.: Cancer of the breast. Analysis of frequency, distribution and mortality at the University of California Hospital 1918 to 1947, Inclusive. Surg. Gynec. Obstet. **94**, 645–661 (1952).

Shimoji, S.: Electronmicroscopic studies on mastopathy. Sapporo med. J. **24**, 423–448 (1963).

Shipley, A.M., Spencer, H.R.: Tuberculosis of the mammary gland. Ann. Surg. **83**, 175–181 (1926).

Shivas, A.A., Douglas, J.G.: The prognostic significance of elastosis in breast carcinoma. J. roy. Coll. Surg. Edinb. **17**, 315–320 (1972).

Shmoulevitch, P., Robinson, E.: Cancer of the breast in twin sisters. Oncology **30**, 192–196 (1974).

Shore, J.H.: Haemangiosarcoma of the breast. J. Path. Bact. **74**, 289–292 (1957).

Short, R.H.D.: Alveolar epithelium in relation to growth of the lung. Phil. Trans. B **235**, 35–86 (1951).

Sibley, S.W.: A contribution to the statistics of cancer, collected from the cancer records of the Middlesex Hospital. Med.-chir. Trans. roy. med. chir. Soc. London **42**, 111–152 (1859).

Sicard, A.: La fréquence des metastases ovariennes des cancers du sein. Presse méd. **56**, 606 (1948).

Sicher, K., Waterhouse, J.A.H.: Thyroid function in relation to mammary cancer. Brit. J. Cancer **15**, 45–50 (1961).

Siebner, H.: Zur Bedeutung der Barrschen Zellkernkörper beim Brustkrebs der Frau. Med. Klin. **60**, 1078–1079 (1965).

Siegler, A.M., Gordon, R.: Fibroadenom in a supernumerary breast of the vulva. Amer. J. Obstet. Gynec. **62**, 1367–1369 (1951).

Sieinski, W., Dabska, M.: Usefulness of drill biopsy in the diagnosis of breast tumors. Cancer (Philad.) **38**, 2567–2569 (1976).

Siemens, H.W.: Über die Form der weiblichen Brust, insonderheit den Descensus mammae. Virchows Arch. path. Anat. **322**, 101–118 (1952).

Silverberg, S.G., Chitale, A.R.: Assessment of significance of proportions of intraductal and infiltrating tumor growth in ductal carcinoma of the breast. Cancer (Philad.) **32**, 830–837 (1973).

Silverberg, S.G., Chitale, A.R., Hind, A.D., Frazier, A.B., Levitt, S.H.: Sinus histiocytosis and mammary carcinoma. Cancer (Philad.) **26**, 1177–1185 (1970).

Silverberg, S.G., Kay, S., Chitale, A.R., Levitt, S.H.: Colloid carcinoma of the breast. Amer. J. clin. Path. **55**, 355–363 (1971).

Silverberg, S.G., Kay, S., Koss, L.G.: Postmastectomy lymphangiosarcoma: ultrastructural observations. Cancer (Philad.) **27**, 100–108 (1971).

Silverman, E.M., Overman, H.A.: Metastatic neoplasms in the breast. Surg. Gynec. Obstet. **138**, 26–28 (1974).

Silvestrini, R.: La reviviscenza mammaria nell'uomo affetto da cirrosi del Laennec. Rif. med. **13**, 701–704 (1926).

Simmons, R.R.: Adenocarcinoma of the breast occuring in a boy of 13. J. Amer. med. Ass. **68**, 1899 (1917).

Simon, C., Balzer, K., Welsch, U., Stutte, H.J.: Zur Zytologie der menschlichen Milch. Schweiz. med. Wschr. **38**, 1603–1610 (1970).

Simon, M.A.: Granular cell myoblastoma. Amer. J. clin. Path. **17**, 302–313 (1947).

Simon, W.V.: Myeloische Chloro-leukämie (Chlorom) unter dem Bilde eines malignen Mammatumors. Berl. klin. Wschr. **49**, 893–897 (1912).

Simpson, S.L., Joll, C.A.: Feminization in a male adult with carcinoma of the adrenal cortex. Endocrinology **22**, 595–604 (1938).

Simpson, W.L.: Mucolytic enzymes and invasion by carcinomas. Ann. N.Y. Acad. Sci. **52**, 1125–1132 (1950).

Singer, A.L., Sherwin, R.P., Dunn, A.S., Appleman, M.M.: Cyclic nucleotide phosphodiesterases in neoplastic and nonneoplastic human mammary tissues. Cancer Res. **36**, 60–66 (1976).

Singh, D.V., Albert, S., Halmi, L., Calhoun, L.: Ferrokinetics in mammary glands of Balb/c mice. Endokrinologie **61**, 297–306 (1973).

Singhakowinta, A., Potter, H.G., Buroker, T.R., Samal, B., Brooks, S.C., Vaitkevicius, V.K.: Estrogen receptor and natural course of breast cancer. Ann. Surg. **138**, 84–88 (1976).

Sinkler, W.H., Cooper, T.J.: Paget's disease of the male breast. Amer. J. Surg. **98**, 623–624 (1959).

Sinner, W.: Karzinome der männlichen Brustdrüse. Beobachtungen an 27 Fällen. Zürcher Erfahrungen 1919–1960. Strahlentherapie **115**, 522–547 (1961).

Sippel, A.: Form und Häufigkeit lymphozytärer Randreaktionen bei verschiedenen Typen des Mammakarzinoms. Ein pathohistologischer Beitrag zur Tumorimmunologie. – Inaug. Diss. Marburg. 1978.

Sirsat, M.V., Vakil, V.V.: Granular-cell myoblastoma of the breast. Indian J. Path. Bact. **7**, 174–176 (1964).

Sirtori, C., Morano, E.: Unita subvivali e difese immunitarie nel cancro mammario umano con particolare riguardo al carcinoma di paget. Studio ultrastrutturale. Gaslini **3**, 105–117 (1971).

Sistrunk, W.E., MacCarty, W.C.: Life expectancy following radical amputation for carcinoma of the breast – a clinical and pathological study of 218 cases. Ann. Surg. **75**, 61–69 (1922).

Sirtori, C., Veronesi, U.: Gynecomastia. A Review of 218 Cases. Cancer (Philad.) **10**, 645–654 (1957).

Skalkeas, Gr., Gogas, J., Katsikas, D., Agelidis, N.: Carcinoma of the breast in young women. Int. Surg. **54**, 286–289 (1970).

Skandalakis, J.E., Gray, St.W., Macris, A., Mitchell, W.E., Nicolson, W.P., McRae, F.W.: Carcinoma of the breast. Surgery **45**, 912–929 (1959).

Sklaroff, D.M., Charkes, N.D.: Bone metastases from breast cancer at the tissue of radical mastectomy. Surg. Gynec. Obstet. **127**, 763–768 (1968).

Škorpil, F.: Über das Vorkommen von sog. hellen Zellen (Lamprozyten) in der Milchdrüse. Beitr. path. Anat. **108**, 378–393 (1943).

Slack, N.H., Bross, I.D.J.: Analysis of prognostic factors in patients with primary breast carcinoma. J. Med. (Basel) **2**, 93–111 (1971).

Slack, R.W.: The survival rate of man with carcinoma of the breast. Brit. J. Surg. **62**, 963–965 (1975).

Sledziewski, H.G.: (1) Trajet des vaisseaux efférent des ganglions lymphatiques diaphragmatiques dans les médiastins. C. R. Ass. Anat. **26**, 467–471 (1931).

Sledziewski, H.G.: (2) Les metastases du cancer de l'estomac et les metastases, croisées du cancer du sein aux ganglions lymphatiques de la base du cou, au point de vue de l'anatomie normale. Arch. Anat. (Strasbourg) **24**, 199–208 (1937).

Slooten, van, E.A., Hampe, J.F.: „Mastopathie" en carcinom; een klinisch-pathologische confrontatie. Ned. T. Geneesk. **117**, 188–193 (1973).

Sloss, P.T., Bennett, W.A., Clagett, O.T.: Incidence in normal breasts of features associated with chronic cystic mastitis. Amer. J. Path. **33**, 1181–1191 (1957).

Smith, B.H., Taylor, H.B.: The occurrence of bone and cartilage in mammary tumors. Amer. J. clin. Path. **51**, 610–618 (1969).

Smith, E.J., Kron, S.D., Gross, P.R.: Erosive adenomatosis of the nipple. Arch. Derm. **102**, 330–332 (1970).

Smith, G.H.: The 2 independent foci of intraduct carcinoma of the breast, one with a fibroadenoma. J. Path. Bact. **61**, 121–124 (1949).

Smith, G.M.R.: Occult carcinoma of the breast. Brit. med. J. **4**, 598–599 (1971).

Smith, G.S., Bartlett, M.K.: Malignant tumors of the female breast. Surg. Gynec. Obstet. **48**, 314–320 (1929).

Smith, G.V., Painter, R.W.: Carcinoma of the male breast. Amer. Surg. **29**, 133–137 (1963).

Smith, J.A., King, R.J., Megitt, B.F., Allen, L.N.: Biochemical studies on human and rat breast tissues. Brit. J. Cancer **20**, 335–344 (1966).

Smith, J.H.: Giant intracanalicular fibroadenomyxoma of the breast. Amer. J. Surg. **30**, 545–547 (1935).

Smith, L.W., Mason, R.: The occurence of tuberculosis and cancer of the breast. Surg. Gynec. Obstet. **43**, 70–72 (1926).

Smith, R.E., Farquhar, M.G.: Lysosome function in the regulation of the secretory process in cells of the anterior pituitary gland. J. Cell Biol. **31**, 319–347 (1966).

Smith, R.L.: Recorded and expected mortality among Japanese of United States and Hawaii, with special reference to cancer. J. nat. Cancer Inst. **17**, 459–473 (1956).

Smith, T.C.: The action of relaxin on mammary gland growth in the rat. Endocrinology **54**, 59–70 (1954).

Smith, T.C.: The effect of estrogen and progesterone on mammary gland growth in the rat. Endocrinology **57**, 33–43 (1955).

Smith, Th., Richterich, B.: Patterns of succinodehydrogenase, cytochrome oxidase, nucleic acids and other constituents in mammary glands of pregnant and lactating rats. Arch. Biochem. **74**, 398–407 (1958).

Smith, Th.C., Richterich, B.: Action of estrogen and progesterone on mammary nucleic acids and enzymes in rats. Endocrinology **65**, 51–55 (1959).

Smith, W.G.: Spironolactone and gynecomastia. Lancet **1962 II**, 886.

Smithcors, J.F., Leonard, S.L.: Limited effects of certain steroid hormones on mammary glands of hypophysectomized rats. Proc. Soc. exp. Biol. (N.Y.) **54**, 109–111 (1943).

Smithers, D.W.: Family histories of 459 patients with cancer of the breast. Brit. J. Cancer **2**, 163–167 (1948).

Smithers, D.W.: Cancer of the breast and the menopause. J. Fac. Radiol. (Lond.) **4**, 89–96 (1952).

Smithers, D.W., Rigby-Jones, P.: Clinical evidence of parasternal lymph node involvement in neoplastic disease. Acta radiol. (Stockh.) Suppl. **188**, 235–247 (1959).

Smithers, D.W., Rigby-Jones, P., Galton, D.A.C., Payne, P.M.: Cancer of the breast – a review. Brit. J. Radiol. Suppl. **4**, (1952).

Smithline, F., Sherman, L., Kolodny, H.D.: Prolactin and breast carcinoma. New Engl. J. Med. **292**, 784–792 (1975).

Smithy, H.G., Charleston, S.C.: Mixed malignancy of the breast. Case report of a combined carcinoma and sarcoma in a child with review of the literature. Surgery **16**, 854–864 (1944).

Smout, M.S., French, A.J.: Prognosis of pseudoadenomatous basal-cell-carcinoma, cylindroma, adenoid-cystic carcinoma. Arch. Path. **72**, 107–112 (1961).

Smulders, J., Smets, W.: Les metastases des carcinomas mammaires. Fréquence des metastases hypophysaires. Bull. Ass. franç. Cancer **47**, 434–456 (1960).

Snaedal, G.: Cancer of the breast. A clinical study of treated and untreated patients in Iceland 1911–1955. Acta chir. scand., Suppl. **338**, 1–100 (1964).

Snell, L., Graham, S.: Social trauma as related to cancer of the breast. Brit. J. Cancer **25**, 721–734 (1971).

Snyder, R.E.: Mammography and lobular carcinoma in situ. Surg. Gynec. Obstet. **122**, 255–260 (1966).

Snyder, W.H., Chaffin, L.: Main duct papilloma of the breast. Arch. Surg. **70**, 680–685 (1955).

Snyderman, R.K., Lizardo, J.G.: Statistical study of malignancies found before, during, or after routine breast plastic operations. Plast. reconstr. Surg. **25**, 253 (1960).

Snyderman, R.K., Starzynski, T.E.: Breast reconstruction. Surg. Clin. N. Amer. **49**, 303–311 (1969).

Soemarwoto, J.N., Bern, A.H.: The effect of hormones on the vascular pattern of the mouse mammary gland. Amer. J. Anat. **103**, 403–435 (1958).

Soerensen, B.: Recherches sur la localisation des ganglions lymphatiques parasternaux par rapport aux espaces intercostaux. Int. J. de Chir. **11**, 501–509 (1951).

Soerensen, F.: Histologische Untersuchungen einiger Östrinbehandelter Fälle von Fibroadenomatosis Mammae. Acta path. microbiol. scand. **15**, 332–357 (1938).

Soerensen, F.: Die Fibroadenomatosis mammae und ihre Behandlung. Thesis. Aarhus,
1941.

Soerensen, M.S., Soerensen, P.L.: The proteins in whey. C. R. Lab. Carlsberg. Sér. Chim.
23, 55 (1939).

Solheim, O.: Pagets sykdom i papilla mammae. Nord. Med. **64**, 1442–1446 (1960).

Solowey, A.C., Rapaport, F.T.: Immunologic responses in cancer patients. Surg. Gynec.
Obstet. **121**, 756–760 (1965).

Soltau, D.H.K., Hatcher, G.W.: Some observations on the aetiology of breast abscess
in the puerperium. Brit. med. J. **1960**, 2, 1603–1607.

Solth, K., Löhr, H.: Mastopathie und Mammakarzinom. Dtsch. med. Wschr. **84**, 2298–2299
(1960).

Solth, K., Löhr, H., Schmidt, M., Saurbier, I.: Gibt es Warnzeichen für die Mammakarzi-
nom-Trägerinnen in der Individual- und Familiengeschichte? Z. Krebsforsch. **63**,
122–128 (1959).

Sommers, S.: Histologic changes in incipient carcinoma of the breast. Cancer (Philad.)
23, 822–825 (1969).

Sommers, S.C.: Ovarian stromal hyperplasia in breast cancer. Arch. Path. **53**, 160–166
(1952).

Sommers, S.C.: Endocrine abnormalities in women with breast cancer. Lab. Invest. **4**,
160–174 (1955).

Sommerville, P.: Carcinoma of the male breast. Brit. J. Surg. **39**, 296–303 (1951/52).

Sonntag, E.: Über Geschwulstbildung in versprengtem Brustdrüsengewebe. Bruns' Beitr.
klin. Chir. **127**, 627–640 (1922).

Soost, H.J., Ries, P.: Die Zytologie der Brustdrüsensekrete und ihre Bedeutung für die
Früherkennung des Mammakarzinoms. Geburtsh. u. Frauenheilk. **28**, 919–927 (1968).

Sophian, L.H.: Adrenofibrosarcoma of the breast. Arch. Path. **9**, 1007–1014 (1930).

Southwick, H.E., Slaughter, D.P.: Lymphangiosarcoma in postmastectomy lymphoedema.
Five-year survival with irradiation treatment. Cancer (Philad.) **8**, 158–160 (1955).

Spalding, J.E.: Adenolipoma and lipoma of the breast. Guy's Hosp. Rep. **94**, 80–82 (1945).

Spampinato, V.: La tubercolosi della mammella maschile. Contributo casistico e rassegna
bibliografica. Arch. ital. Anat. Istol. path. **23**, 333–351 (1950).

Spancus, W.H., Grant, G.S.: Gynecomastia. J. clin. Endocr. **7**, 586–601 (1947).

Speer, V.: Über „Osteoidsarkom" der Mamma. Frankfurt. Z. Path. **53**, 39–45 (1939).

Speert, H.: Supernumerary mammae, with special reference to the rhesus monkey. Quart.
Rev. Biol. **17**, 59–68 (1942).

Speert, H.: Corpus-cancer – clinical, pathological and etiological aspects. Cancer (Philad.)
1, 584–603 (1948).

Speert, H.: The normal and experimental development of the mammary gland of the
rhesus monkey with some pathological correlations. Contr. Embryol. Carneg. Instn.
32, 9–65 (1948).

Speert, H.: Johann Chiari, Richard Frommel, and the Chiari-Frommel syndrome, pp.
385–391. In: Obstetric and gynecologic milestones. New York: Macmillan 1958.

Spellacy, W.N., Carlson, K.L., Schade, S.L.: Human growth hormone studies in patients
with galactorrhea (Ahumada-Del Castillo Syndrome). Amer. J. Obstet. Gynec. **100**,
84–89 (1968).

Spence, A.W.: The male climacteric: Is it an entity? Brit. med. J. **12**, 1353–1355 (1954).

Spencer, H.: Pathology of the lung, 2nd ed. Oxford-New York-Toronto-Sydney-Braun-
schweig: Pergamon Press 1973.

Spicer, S.S., Neubecker, R.D., Warren, L., Henson, J.G.: Epithel mucins in lesions of
the human breast. J. nat. Cancer Inst. **29**, 963–970 (1962).

Spiegelman, S., Burny, A., Das, M.R., Keydar, J., Travnicek, M., Watson, K.: (a) Characterisation of the products of RNA-directed DNA polymerases in oncogenic RNA viruses.
Nature (Lond.) **227**, 563 (1970).

Spiegelman, S.: (b) DNA-directed DNA polymerase activity in oneogenic RNA viruses.
Nature (Lond.) **227**, 1029 (1970).

Spigolon, G.: Considerazioni critiche, morfologiche ed istopatogenetiche sulla mastopatia fibrocistica. Mastopatia fibrocistica e carcinoma mammario. Arch. ital. Anat. Istol. pat. **24**, 473–515 (1950).

Spriggs, A.I., Jerrome, D.W.: Intracellular mucous inclusions. J. clin. Path. **28**, 929–936 (1975).

Spuler, A.: Abriß der Entwicklungsgeschichte der Milchdrüse. In: Handb. d. Gynäkologie, hrsg. v. W. Stoeckel, Bd. 1, S. 490–510. Berlin: Bergmann 1930.

Squartini, F., Lotti, G., Biancifiori, C.: Fibroadenoma e cancro della mammella. II. Il 'Cancro ex fibroadenoma'. Lav. Ist. Anat. Univ. Perugia **13**, 201–229 (1953).

Stabler, F., Thomsen, J.: Granulosa cell tumor with precocious sexual development in a child aged 6. J. Obstet. Gynec. Brit. Emp. **47**, 199 (1940).

Staehelin, H., Burckhardt-Vischer, B., Vischer, B., Fluckinger, E.: Rat mammary cancer inhibition by a prolactin suppressor 2-bromo-α-ergo kryptine (CB 154). Experientia (Basel) **27**, 915–916 (1971).

Stahl, V.: Pathohistologische Kriterien des Mammakarzinoms. Beiträge zur Klassifikation, Häufigkeitsverteilung und zur Beurteilung des sog. Grading. Inaug.-Diss. Mainz, 1972.

Stahr, H.: Plastische Mastitis bei Magenkrebs („Mastitis carcinomatosa"). Z. Krebsforsch. **19**, 231–244 (1923).

Staley, C.J.: Skeletal metastases in cancer of the breast. Surg. Gynec. Obstet. **102**, 683–688 (1956).

Stallard, H.B., Tait, C.B.V., Lond, B.S.: Boeck's sarcoidosis. A case record. Lancet **1939 I**, 440–442.

Stamm, H.: Über das Schicksal gutartiger Mammatumoren. Fortschr. Geburtsh. Gynäk. **10**, 905–916 (1957).

Stanley, M.A., Bigham, D.A., Cox, R.J., Kirkland, J.A., Opit, L.J.: Sex chromatin anomalies in female patients with breast carcinoma. Lancet **1966 I**, 690–691.

Stapley, L.A., Dockerty, M.B., Harrington, S.W.: Comedocarcinoma of the breast. Surg. Gynec. Obstet. **100**, 707–715 (1955).

Stark, A.M., Way, S.: Screening for breast cancer. Lancet **1970 II**, 407–412.

Starr, P.: Gynecomastia during hyperthyroidism. Amer. J. med. Ass. **104**, 1988–1990 (1935).

Staszewski, J.: Age at menarche and breast cancer. J. nat. Cancer Inst. **47**, 935–940 (1971).

Staszewski, J., Haenszel, W.: Cancer mortality among the Polish—born in the United States. J. nat. Cancer Inst. **35**, 291–297 (1965).

Steber, J.: Beitrag zur Geschwulstbildung bei Mamma aberrata mit besonderer Berücksichtigung eines Falles aus dem St. Johannis-Hospital Bonn. Inaug. Diss. Bonn, 1951.

Stegner, H.-E.: Pathologisch-anatomische Aspekte der organerhaltenden (konservierenden) Therapie bei Karzinom-Frühstadien der Mamma. Öst. Z. Onkologie (Wien) **2**, 136–144 (1975).

Stegner, H.-E., Pape, C.: Beitrag zur Feinstruktur der sogenannten Mikrokalzifikation in Mammatumoren. Zbl. allg. Path. path. Anat. **115**, 106–112 (1972).

Stegner, H.-E., Pape, C., Studt, B.: Mikrocalcifikation bei Mammaerkrankungen. Histologische und ultrastrukturelle Aspekte. Arch. Gynäk. **212**, 358–379 (1972).

Stein, A.A.: Carcinoma in situ of the breast: A review. Path. Ann. **2**, 47–75 (1967).

Stein, H.: Klassifikation der malignen Non-Hodgkin-Lymphome. Immunität u. Infektion **4**, 52–69, 95–109 (1976).

Stein, L.: Granular cell myoblastoma of the breast. Arch. Surg. **87**, 703–708 (1963).

Stein, O., Stein, Y.: Formation of milk glycerides in lactating mice, studied by electron microscopic antoradiography. Israel J. med. Sci. **2**, 773–778 (1966).

Stein, R.J.: Fibroleiomyom of the breast. Arch. Path. **33**, 72–74 (1942).

Steinbrecher, J.S., Silverberg, S.G.: Signet-ring-cell carcinoma of the breast. The mucinous variant of infiltrating lobular carcinoma? Cancer (Philad.) **37**, 828–840 (1976).

Steinfeld, A.D., Ross, W.M.: Bronchogenic carcinoma following postmastectomy irradiation. Radiology **119**, 215–216 (1976).

Steingaszner, L.C., Enzinger, F.M., Taylor, H.B.: Hemangiosarcoma of the breast. Cancer (Philad.) **18**, 352–361 (1965).

Steinthal, C.F.: Zur Dauerheilung des Brustkrebses. Beitr. klin. Chir. **47**, 226–239 (1905).

Steinthal, C.F.: Weitere Mitteilungen über operative Dauerheilungen beim Mammakarzinom. Beitr. klin. Chir. **78**, 669–680 (1912).

Stemmermann, G.N.: Extrapelvic carcinoma metastatic to uterus. Amer. J. Obstet. Gynec. **82**, 1261–1266 (1961).

Stemmermann, G.N., Lipkovic, P.: Carcinoma of the breast in Japanese women living in Hawaii. Gann **60**, 181–186 (1969).

Stender, H.St.: Probleme der Strahlenbehandlung des Mammakarzinoms. Radiologe **6**, 1–9 (1966).

Stenger, E.: Pathologisch-anatomische Untersuchungen beim präoperativ bestrahlten Brustkrebs. Chirurg **5**, 292–297 (1950).

Stephenson, H.E., Gross, S., Gumport, S.L., Meyer, H.W.: Cystosarcoma phyllodes of the breast. Ann. Surg. **136**, 856–865 (1952).

Stephenson, T.R., Gordon, H.E.: Primary carcinoma of the male breast. Arch. Surg. **99**, 529–530 (1969).

Sternby, N.H.: Lymphangiosarkom efter mastektomi. Nord. med. **61**, 291 (1959).

Stewart, A.M., Nixon, D., Zamcheck, N., Aisenberg, A.: Carcinoembryonic antigen in breast cancer patients: Serum levels and disease progress. Cancer (Philad.) **33**, 1246–1252 (1974).

Stewart, D.S.: Progress of metastatic carcinoma of the chorioid, secondary to mammary neoplasm. Brit. J. Ophthal. **44**, 53–58 (1960).

Stewart, T.H.M.: (a) The immunologic reactivity of patients with cancer – a preliminary report. Canad. med. Ass. J. **99**, 342–347 (1968).

Stewart, T.H.M.: (b) The presence of delayed hypersensitivity reactions in patients toward cellular extracts of their malignant tumors. 1. The role of tissue antigen, nonspecific reactions to nuclear material, and bacterial antigen as a cause of this phenomenon. Cancer (Philad.) **23**, 1368–1379 (1969).

Stewart, T.H.M.: (c) 2. A correlation between histologic picture of lymphocyte infiltration of the tumor stroma, the presence of such a reaction, and a discussion of the significance of this phenomenon. Cancer (Philad.) **23**, 1380–1387 (1969).

Stibbe, P.: The internal mammary lymphatic glands. J. Anat. (Lond.) **52**, 257–264 (1918).

Stieda, H.: Beitrag zur histologischen Kenntnis der sog. Gynäkomastie. Bruns' Beitr. klin. Chir. **14**, 179–198 (1895).

Stieve, F.: Angaben zur Strahlenexposition des Menschen. In: Umweltradioaktivität und Strahlenbelastung. Jahresbericht 1972.

Stieve, H., Stieda, A.: Über den Bau der vergrößerten männlichen Brustdrüse. Z. mikr.-anat. Forsch. **9**, 609–639 (1927).

Stirling, J.W., Chandler, J.A.: (a) The fine structure of the normal, resting terminal ductal-lobular unit of the female breast. Virchows Arch. Abt. A **372**, 205–226 (1976).

Stirling, J.W., Chandler, J.A.: (b) Ultrastructural studies of the female breast. Cilia in myoepithelial cells. Anat. Rec. **186**, 413–416 (1976).

Stirling, J.W., Chandler, J.A.: (c) The fine structure of ducts and subareolar ducts in the resting gland of the female breast. Virchows Arch. Abt. A **373**, 119–132 (1977).

Stjernswärd, J., Joudal, M., Vánsky, F., Wigzell, H., Sealy, R.: Lymphopenia and change in distribution of human B and T lymphocytes in peripheral blood, induced by irradiation for mammary carcinoma. Lancet **1972 I**, 1352.

Stjernswärd, J.: Decreased survival related to irradiation postoperatively in early operable breast cancer. Lancet **1974 II**, 1285–1286.

Stockinger, L., Zarzicki, J.: Elektronenmikroskopische Untersuchungen der Milchdrüse des laktierenden Meerschweinchens mit Berücksichtigung des Saugaktes. Z. Zellforsch. **57**, 106–123 (1962).

Stocks, P.: Social status in relation to carcinoma of breast. Schweiz. allg. Path. **18**, 706–717 (1955).

Stocks, P.: Cancer mortality in relation to national consumption of cigarettes, solid fuel, tea and coffee. Brit. J. Cancer **24**, 215–225; 633–643 (1970).

Stöcker, E.: (a) Autoradiographische Untersuchungen zur Deutung der funktionellen Kernschwellung am exokrinen Pankreas. Z. Zellforsch. **57**, 47–62 (1962).

Stöcker, E.: (b) Autoradiographische Untersuchungen mit 12H^3 und 5C^{14} markierten Aminosäuren zur Größe des nukleolären und zytoplasmatischen Eiweißstoffwechsels bei verschiedenen Zellarten von Maus und Ratte. Z. Zellforsch. **70**, 419–448 (1966).

Stokes, J.F.: Unexpected gynecomastia. Lancet **3**, 911–913 (1962).

Stolecke, H.: Prämature Thelarche und Gynäkomastie. Med. Welt **22** (N.F.), 1801–1804 (1971).

Stoll, B.: Brain catecholamines and breast cancer, a hypothesis. Lancet **1972 I**, 431.

Stoll, B.A.: Breast cancer and hypothyroidism. Cancer (Philad.) **18**, 1431–1436 (1965).

Storry, J.E.: Reviews of the progress of dairy science. Section A. Physiology. Ruminant metabolism in relation to the synthesis and secretion of milk fat. J. Dairy Res. **37**, 139–169 (1970).

Stout, A.P.: Hemangio-endothelioma: A tumor of blood vessels featuring vascular endothelial cells. Ann. Surg. **118**, 445–464 (1943).

Stout, A.P.: Liposarcoma – the malignant tumor of lipoblasts. Ann. Surg. **119**, 86–107 (1944).

Stout, A.P., Bernanke, M.: Liposarcoma of the female mammary gland. Surg. Gynec. Obstet. **83**, 216–218 (1946).

Sträuli, P.: Die supraclaviculären Lymphknoten als Zentrum der lymphogenen Krebsmetastasierung. Schweiz. med. Wschr. **1960**, 529–534.

Strang, R.R.: Metastasis of a breast carcinoma to an intracerebral oligodendroglioma. Zbl. Neurochir. **25**, 200–210 (1965).

Stratz, C.H.: Der Körper des Kindes und seine Pflege, 12. Aufl. Stuttgart 1941.

Strauss, G.: Ungewöhnliche Mammakarzinom-Metastasen am Genitale. Geburtsh. u. Frauenheilk. **22**, 479 (1962).

Strauss, G.: Zur Beurteilung der Prognose des Mammakarzinoms aus den Reaktionen der regionären Lymphknoten. Arch. Gynäk. **211**, 65–67 (1970).

Strauss, J.S., Pochi, P.E.: The human sebaceaus gland: its regulation by steroidal hormones and its use as an end organ for assaying androgenity in vivo. Recent Progr. Hormone Res. **19**, 385–435 (1963).

Stricker, P.: Recherches expérimentales sur les fonctions du lobe antérieur de l'hypophyse: influence des extraits du lobe antérieur sur l'appareil génital de la lapine et sur la montée laiteuse. Presse méd. **37**, 1268–1271 (1929).

Stricker, P., Grueter, F.: Action du lobe antérieur de hypophyse sur la montée laiteuse. C.R. Soc. Biol. (Paris) **99**, 1978–1980 (1928).

Stringa, U.: Sui tumori delle ghiandole mammarie aberranti. Minerva chir. **6**, 349–358 (1951).

Stringer, P.: Reticulosarcoma of both breasts. Brit. J. Surg. **47**, 51–52 (1960).

Strömbeck, O.: Makromastia in women and its surgical treatment. A clinical study based on 1042 cases. Acta chir. scand., Suppl. **341**, 1–128 (1964).

Strong, E.W., McDivitt, R.W., Brasfield, R.D.: Granular cell myoblastoma. Cancer (Philad.) **25**, 415–422 (1970).

Strong, L.W.: Leiomyoma of the Breast. Amer. J. Obstet. **68**, 53–55 (1913).

Stroud, C.E., Heppleston, A.G.: Breast changes in fibrocystic disease of the pancreas. Lancet **1956 I**, 514.

Stucke, K.: Doppelseitiges Brustdrüsensarkom beim Mann. Chirurg **17/18**, 273–277 (1947).

Studer, H., Quinodoz, J.M.: Hypercalcémie et cancer du sein. Schweiz. med. Wschr. **90**, 126–132 (1960).

Studer, H., Staub, J.J., Wyss, F.: Klinische und metabolische Fernwirkungen maligner Tumoren. Schweiz. med. Wschr. **101**, 446–451 (1971).

Suchenwirth, R., Bues, E.: Galaktorrhoe als Leitsymptom bei Hypophysenadenomen. Endokrinologie **41**, 67–75 (1961).

Sümegi, I., Rajka, G.: Amyloid-like substance surrouding mammary cancer and basal cell carcinoma. Acta path. microbiol. scand., Sect. A **80**, 185–192 (1972).

Suetina, J.A., Chentsov, S., Chentsov, Y., Smirnova, J.O., Samoïlov, W.J.: Action mechanism of estrogens and progesteron on the mammary glands. Arh. Pat. (Moskva) **28**, 16–22 (1966).

Sugarbaker, E.D., Craver, L.F.: Lymphosarcoma. A study of 196 cases with biopsy. J. Amer. med. Ass. **115**, 17–23 u. 112–117 (1940).

Sulman, F.G., Winnik, H.Z.: Hormonal effects of chlorpromazine. Lancet **1956 I**, 161–162.

Summerskill, W.H.J., Adson, M.A.: Gynecomastia as a sign of hepatoma. Amer. J. dig. Dis. **7**, 250–254 (1962).

Sun, P.Y.: Osteogenic sarcoma of the breast; review of the literature and report of case. Chin. med. J. **70**, 47–53 (1952).

Šusteršič, Z.: Über eine spontane beiderseitige Nekrose der Mamma. Chirurg **33**, 485–486 (1962).

Sutherland, C.G., Decker, F.H., Cilley, E.I.L.: Metastatic malignant lesions in bone. Amer. J. Cancer **16**, 1457–1488 (1932).

Swan, R.H.J., Fry, H.J.B.: Tuberculosis of the male breast. Brit. J. Surg. **14**, 234–235 (1926).

Swerdlow, M., Humphrey, L.J.: The relationship of breast disease to gynecologic disease. Cancer (Philad.) **17**, 1165–1169 (1964).

Swyer, A.J., Berger, J.S., Gordon, H.M., Laszlo, D.: Hypercalcemia in osteolytic metastatic cancer of the breast. Amer. J. Med. **8**, 724–732 (1950).

Sykes, J.A., Recher, Z., Jernstrom, P.H., Whitescarver, J.: Morphological investigation of human breast cancer. J. nat. Cancer Inst. **40**, 195–223 (1968).

Sylven, B.: Über die Elektivität und Fehlerquellen der Schleimfärbung mit Mucicarmin im Vergleich mit metachromatischer Färbung. Virchows Arch. path. Anat. **303**, 280–394 (1938).

Sylvén, B.: Mechanisms of invasion in cancer, ed. by P. Denoix, Vol. 6. pp. 47–60. Berlin-Heidelberg-New York: Springer 1967.

Symes, M.O.: Tumour immunology. Brit. J. Surg. **61**, 929–938 (1974).

Symmers, W.St.C.: Localized tuberculoid granulomas associated with carcinoma. Amer. J. Path. **27**, 493–522 (1951).

Symmers, W.St.C.: Carcinoma of breast in trans-sexual individuals after surgical and hormonal interference with the primary and secondary sex characteristics. Brit. med. J. **1968**, II, 83–85.

Szegvary, M., Szegvary, Z., Ormos, J.: In die Gebärmutter metastasierender Brustkrebs. Arch. Geburtsforsch. **21**, 208–213 (1962).

Szymendera, J.: Bone mineral metabolism in cancer. Rec. Results in Cancer Research. Vol. 27, S. 42–92. Berlin-Heidelberg-New York: Springer 1970.

Tabar, L., Kett, K., Nemeth, A.: Tuberculosis of the breast. Radiology **118**, 587–589 (1976).

Taiana, J.A., Starace, C.J.: Echinococcosis of the breast. Report of a case. Arch. Surg. **44**, 760–763 (1942).

Takahashi, N.: Electron microscopic studies on the ectodermal secretory glands in man. II. The fine structures of the myoepithelium in the human mammary and salivary glands. Bull. Tokyo med. dent. Univ. **5**, 177–192 (1958).

Talbot-Dery, F., Bonenfant, J.L.: Étude des cancers et de la distribution des metastases. Bull. Ass. franç. Cancer **48**, 666–671 (1961).

Talwalker, P.K.: Mammary lobulo-alveolar growth in adreno-ovariectomized rats following transplantation of "mammotropic" pituitary tumor. Proc. Soc. exp. Biol. (N.Y.) **117**, 121–124 (1964).

Talwalker, P.K., Meites, J.: Mammary lobulo-alveolar growth induced by anterior pituitary hormones in adreno-ovariectomized and adreno-ovariectomized-hypophysectomized rats. Proc. Soc. exp. Biol. (N.Y.) **107**, 880–883 (1961).

Talwalker, P.K., Meites, J., Mizuno, H.: Mammary tumor induction by estrogen or anterior pituitary in ovarectomized rats given 7-12-Dimethyl-1,2-Benzanthracene. Proc. Soc. exp. Biol. (N.Y.) **116**, 531–534 (1964).

Talwalker, P.K., Nicoll, C.S., Meites, J.: Induction of mammary secretion in pregnant rats and rabbits by hydrocortisone acetate. Endocrinology **69**, 802–808 (1961).

Tamarin, A.: Myoepithelium of the rat submaxillary gland. J. Ultrastruct. Res. **16**, 320–338 (1966).

Tanaka, H., Moore, D.H.: Electron microscopic localization of viral antigens in mouse mammary tumors by ferritin-labeled antibody. I. The homologous systems. Virology **33**, 197–214 (1967).

Tanaka, Y., Oota, K.: A stereomicroscopy study of the mastopathic human breast. I. Three-dimensional structures of abnormal duct evolution and their histologic entity. Virchows Arch. Abt. A **349**, 195–214 (1970).

Tanaka, Y., Oota, K.: II. Peripheral type of duct evolution and its relation to cystic disease. Virchows Arch. Abt. A **349**, 215–228 (1969).

Tandler, B.: Ultrastructure of the human submaxillary gland. Z. Zellforsch. **68**, 852–863 (1965).

Tannenbaum, M., Weiss, M., Marx, A.J.: Ultrastructure of the human mammary ductule. Cancer (Philad.) **23**, 958–978 (1969).

Tanner, J.M.: (1) Growth at adolescence. 2nd ed. Oxford: Blackwell Sci. Publ. 1962.

Tanner, J.M.: (2) Growth and development at adolescence. Symp. Dtsch. Ges. Endokrin. **16**, 117–130 (1970).

Taxy, J.B.: Tubular carcinoma of the male breast. Cancer (Philad.) **36**, 462–465 (1975).

Taylor, G.W.: Cancer of the breast. Int. Abstr. Surg. **55**, 1–23 (1932).

Taylor, G.W.: Carcinoma of the breast in young women. New Engl. J. Med. **215**, 1276–1278 (1936).

Taylor, G.W.: Treatment and results in cancer of the breast. Amer. J. Roentgenol. **62**, 341–344 (1949).

Taylor, G.W., Meltzer, A.: Inflammatory carcinoma of the breast. Amer. J. Cancer **33**, 33–49 (1938).

Taylor, H.B., Helwig, E.B.: Dermatofibrosarcoma protuberans. Cancer (Philad.) **15**, 717–725 (1962).

Taylor, H.B., Norris, H.J.: Epithelial invasion of nerves in benign diseases of the breast. Cancer (Philad.) **20**, 2245–2249 (1967).

Taylor, H.B., Norris, H.J.: Well-differentiated carcinoma of the breast. Cancer (Philad.) **25**, 687–692 (1970).

Taylor, H.B., Robertson, A.G.: Adenoma of the nipple. Cancer (Philad.) **18**, 995–1002 (1965).

Taylor, H.C.: The coincidence of primary breast and uterine cancer. Amer. J. Cancer **15**, 277–279 (1931).

Taylor, H.C.: (a) The relation of chronic mastitis to certain hormones of the ovary and pituitary and to coincident gynecological lesions. Surg. Gynec. Obstet. **62**, 129–148 (1936).

Taylor, H.C.: (b) The relation of chronic mastitis to certain hormones of the ovary and pituitary and to coincident gynecological lesions. Surg. Gynec. Obstet. **62**, 562–584 (1936).

Taylor, H.C.: The endocrine aspects of chronic mastitis. Surg. Gynec. Obstet. **74**, 326–342 (1942).

Taylor, H.C., Waltman, C.A.: Hyperplasias of the mammary gland in the human being and in the mouse. Arch. Surg. **40**, 733–820 (1940).

Tedeschi, C.G.: Mammary lipoma. Arch. Path. **46**, 386–397 (1948).

Tedeschi, L.G., Ahari, S., Byrne, J.J.: Involutional mammary duct ectasia and periductal mastitis. Amer. J. Surg. **106**, 517–521 (1963).

Tedeschi, L.G., Ouzounian, G., Byrne, J.J.: The role of ductal obstruction and hormonal stimulation in mammary duct ectasia. Surg. Gynec. Obstet. **114**, 741–744 (1962).

Teel, P., Sommers, S.C.: Vascular invasion as a prognostic factor in breast carcinoma. Surg. Gynec. Obstet. **118**, 1006–1008 (1964).

Teichmann, Th.: Über den doppelseitigen Brustkrebs. Dtsch. Z. Chir. **235**, 523–527 (1932).

Teichmann, W., Knapp, A., Teichmann, E.: Tryptophanstoffwechseluntersuchungen beim Mammakarzinom. Zbl. Chir. **101**, 16–18 (1976).

Teilum, G.: Estrogen-producing Sertoli cell tumors of human testis and ovary; homologous ovarian and testicular tumors. J. clin. Endocr. **9**, 301–318 (1949).

Teir, H., Wikström, S.: Milz und Granulozytenhaushalt. In: Die Milz/The Spleen, hrsg. v. K. Lennert und D. Harms, S. 317–329. Berlin-Heidelberg-New York: Springer 1970.

Tellem, M., Nedwich, A., Amenta, P.S., Imbriglia, J.E.: Mucin-producing carcinoma of the breast. Cancer (Philad.) **19**, 573–584 (1966).

Tellem, M., Plotkin, H.R., Meranze, D.R.: Studies of blood group antigens in benign and malignant human breast tissue. Cancer Res. **23**, 1528–1531 (1963).

Tellem, M., Prive, L., Meranze, D.R.: Four-quadrant study of breasts removed for carcinoma. Cancer (Philad.) **15**, 10–17 (1962).

Temin, H.M., Mizutani, S.: RNA-dependent DNA-polymerase in virions of Rous sarcoma virus. Nature (Lond.) **226**, 1209 (1970).

Tenhaeff, D.: Gezielter Einsatz von Ovulationshemmern. Ärztl. Prax. **23**, 3351–3357 (1971).

Tentschov, G., Andreev, V., Raitschev, R., Kristev, B.: Lymphangiosarcoma bei Lymphödem nach Ablatio mammae (Stewart-Treves-Syndrom). Hautarzt **12**, 399–402 (1961).

Terenius, L., Johansson, H., Rimsten, A., Thosén, L.: Malignant and benign human mammary disease: estrogen binding in relation to clinical data. Cancer (Philad.) **33**, 1364–1368 (1974).

Testut, L., Jacob, O.: Traité d'anatomie topographique. Paris: Octave Doin 1905.

Thamdrup, E.: Precocious sexual development. A clinical study of 100 children. Copenhagen: Munksgaard 1961.

Theele, W., Bässler, R.: Histochemische Untersuchungen am Mantelgewebe bei Gynäkomastie (in Vorbereitung).

Thiel, H.G.: Über Ursachen und Pathomorphogenese der gutartigen Mammahypertrophie, sog. Makromastie. Inaug.-Diss. Mainz, 1965.

Thin, G.: On the connection between diseases of the nipple and areola and tumors of the breast. Tr. path. Soc. Lond. **32**, 218 (1881).

Thinnes, H.: Über einen Fall von Chondrosarkom der weiblichen Brustdrüse. Virchows Arch. path. Anat. **264**, 150–157 (1927).

Thölen, H.: Das embryonale und postnatale Verhalten der männlichen Brustdrüse beim Menschen. 1. Das Mammaorgan beim Embryo und Säugling. Acta anat. (Basel) **8**, 201–235 (1949).

Thomas, G.G., Fox, M.: Depression of immune responsiveness in breast and large-bowel tumors as measured by heterophile antibody activity. Brit. J. Surg. **60**, 352–355 (1973).

Thomas, G.W.: Carcinoma among Labrador Eskimos and Indians. Canad. J. Surg. **4**, 465–468 (1961).

Thompson, N.: The surgical treatment of chronic lymphoedema of the extremities. Surg. Clin. N. Amer. **47**, 445–503 (1967).

Thompson, W.H.: Case of adeno-carcinoma of the breast in girl aged 11 years. Brit. med. J. **2**, 502 (1908).

Thomson, H.G.: The fate of the pseudosheath pocket around silicone implants. Plast. reconstr. Surg. **51**, 667–671 (1973).

Thomssen, R., Bandlow, G., Stanković, P.: (a) Virusähnliche Partikel im Mammagewebe bei Mammakarzinom und Mastopathia chronica cystica. Dtsch. med. Wschr. **97**, 219–221 (1972).

Thomssen, R., Bandlow, G., Stanković, P.: (b) Untersuchungen über die Häufigkeit B-Partikel-ähnlicher Strukturen in benigne und maligne verändertem menschlichen Mammagewebe. Dtsch. med. Wschr. **98**, 162–164 (1973).

Thorén, L.: On nature and pathogenosis of socalled Abrikossoff tumor. Upsala Läk.-Fören Förh. **55**, 127–145 (1950).

Thorsrud, G.: Breast tumors in men. Acta path. scand. **27**, 142–151 (1950).

Thür, W.: Zur Kenntnis seltener Geschwulstformen der weiblichen Brustdrüse. (Lymphosarkom, Spindelzellensarkom.) Virch. Arch. path. Anat. **265**, 96–102 (1927).

Thurner, J., Hasenöhrl, K.: Zur Mondorschen Krankheit. Klin. Med. (Wien) **12**, 151–157 (1957).

Tibbs, D.: Metastasizing haemangiomata. Brit. J. Surg. **40**, 465–470 (1953).

Tice, G.I., Dockerty, M.B., Harrington, S.W.: Comedomastitis. A clinical and pathologic study of data in 172 cases. Surg. Gynec. Obstet. **87**, 525–540 (1948).

Tietze, A.: Über Epithelveränderungen in der senilen weiblichen Mamma. Dtsch. Z. Chir. **75**, 117–130 (1904).

Tietze, K.: Klinisch-anatomische Studien am Ovarialtumor. Material der Kieler Frauenklinik. Arch. Gynäk. **146**, 197–231 (1931).

Tinckler, L.F., Stock, F.E.: Paraffinoma of the breast. Aust. N.Z.J. Surg. **25**, 142–145 (1955).

Tobon, H., Price, H.M.: Lobular carcinoma in situ. Some ultrastructural observations. Cancer (Philad.) **30**, 1082–1091 (1972).

Tobon, H., Salazar, H.: Ultrastructure of the human mammary gland. I. Development of the fetal gland throughout gestation. J. clin. Endocr. **39**, 443–456 (1974).

Török, G. v., Wittelshöfer, R.: Statistik des Mammakarzinoms. Langenbecks Arch. klin. Chir. **25**, 873–895 (1880).

Toews, H.A., Katayama, K.P., Matsukawa, T., Lewison, E.F.: Chromosomes of benign and malignant lesions of the breast. Cancer (Philad.) **22**, 1296–1307 (1968).

Toker, C.: Some observations on Paget's disease of the nipple. Cancer (Philad.) **14**, 653–672 (1961).

Toker, C.: Lactiferous duct fistula. J. Path. Bact. **84**, 143–146 (1962).

Toker, C.: (a) Observations on the ultrastructure of a mammary ductule. J. Ultrastruct. Res. **21**, 9–25 (1967).

Toker, C.: (b) Further observations on Paget's disease of the nipple. J. nat. Cancer Inst. **38**, 79–92 (1967).

Toker, C.: Cystosarcoma phylloides. An ultrastructural study. Cancer (Philad.) **21**, 1171–1179 (1968).

Toker, C.: Clear cells of the nipple epidermis. Cancer (Philad.) **25**, 601–610 (1970).

Toker, C.: Small cell dysplasia and in situ carcinoma of the mammary ducts and lobules. J. Path. **114**, 47–52 (1974).

Tolio, A.: Mioblastoma della mammella. Osped. maggiore (Milan) **1949**, 37 (142–145).

Tolis, G., Somma, M., Campenhout, J. van., Friesen, H.: Prolactin secretion in sixty-five patients with galactorrhoea. Amer. J. Obstet. Gynec. **118**, 91–101 (1974).

Toni, G.: Su un raro caso di rabdomiosarcoma mammario. Arch. ital. Pat. **1**, 174–179 (1957).

Topol, O., Bergsteinová, V.: Versuch einer Prognosebestimmung von Brustkrebs auf Grund des histologischen Aufbaues des Tumors. Radiobiol. Radiother. (Berl.) **2**, 23–30 (1961).

Torhorst, J.: Aufgaben der Pathologie bei der Frühentfernung und Behandlung des Mammakarzinoms. Schweiz. Rdsch. Med. (Praxis) **65**, 636–640 (1976).

Torloni, H., da Silva Neto, J.B.: Contribuição à incidencia e patogenia da doença de Paget da mama. Rev. Ass. méd. bras. **4**, 342–348 (1958).

Tóth, J.: Das granularzellige Myoblastom der Mamma. Zbl. allg. Path. path. Anat. **115**, 366–371 (1972).

Tóth, J.: Benign human mammary myoepithelioma. Virchows Arch. A Path. Anat. and Histol. **374**, 263–269 (1977).

Tough, C.K., Carter, D.G., Fraser, J., Bruce, J.: Histological grading in breast cancer. Brit. J. Cancer **23**, 294–301 (1969).

Toujas, L., Ferrand, B., Guelfi, J., Illes, J.: Syndrome de Stewart-Treves: étude ultrastructurale d'un cas. C.R. Ass. Anat. **139**, 1150–1159 (1968).

Tow, S.H., Shanmugaratnam, K.: Supernumerary mammary gland in the vulva. Brit. med. J. **10**, 1234–1236 (1962).

Toyosi, J.O., Schirren, H.: Gynäkomastie nach Östrogengaben bei Akne juvenilis. Andrologie **2**, 41–44 (1970).

Traurig, H.: (1) Cell proliferation in the mammary gland during late pregnancy and lactation. Anat. Rec. **157**, 489–504 (1967).

Traurig, H.: (2) A radioautographic study of cell proliferation in the mammary gland of the pregnant mouse. Anat. Rec. **159**, 239–248 (1967).

Trauth, H.A.: Beiträge zur Pathologie der hämatogenen Metastasierung des Mammakarzinoms. Untersuchungen an 141 obduzierten Fällen. Inaug.-Diss. Mainz, 1974.

Trautmann, F., Kanther, R.: Über Partisschwellungen, Pankreatitis, Gynäkomastie. Erörterung des Zusammenhangs und Inanitionsdystrophie, Malaria, Leberschädigungen. Z. ges. inn. Med. **1**, 582–587 (1947).

Tremblay, G.: Elastosis in tubular carcinoma of the breast. Arch. Path. **98**, 302–307 (1974).

Trempe, F.: Actinomycose mammaire primitive. Canad. J. Surg. **1**, 210–211 (1958).

Trentin, J.J., Turner, C.W.: Effect of adrenalectomy on the mammary gland of the castrated and estrogen treated male rat. Endocrinology **41**, 127–134 (1947).

Trentin, J.J., de Vita, J., Gardner, W.U.: Effect of moderate doses of estrogen and progesterone on mammary growth and hair growth in dogs. Anat. Rec. **113**, 163–172 (1952).

Treves, N.: Castration as a therapeutic measure in cancer of the male breast. Cancer (Philad.) **2**, 191–222 (1949).

Treves, N.: Inflammatory cancer of the breast in the male patient. Surgery **34**, 810–820 (1953).

Treves, N.: Paget's disease of the male mamma. Cancer (Philad.) **7**, 325–330 (1954).

Treves, N.: An evaluation of the etiological factors of lymphedema following radical mastectomy. An analysis of 1,007 cases. Cancer (Philad.) **10**, 444–459 (1957).

Treves, N.: Gynecomastia. Cancer (Philad.) **6**, 1083–1102 (1958).

Treves, N.: The treatment of cancer, especially inoperable cancer of the male breast by ablative surgery (orchiectomy, adrenelectomy, and hypophysectomy) and hormone therapy (estrogens and corticosteroids). An analysis of 42 patients. Cancer (Philad.) **12**, 820–832 (1959).

Treves, N.: The inoperability of inflammatory carcinoma of the breast. Surg. Gynec. Obstet. **109**, 240–242 (1959).

Treves, N.: A study of cystosarcoma phyllodes. Ann. N.Y. Acad. Sci. **114**, 922–936 (1964).

Treves, N., Finkbeiner, J.A.: An evaluation of therapeutic surgical castration in the treatment of metastatic recurrent and primary inoperable mammary carcinoma in women. Cancer (Philad.) **11**, 421–438 (1958).

Treves, N., Holleb, A.J.: Cancer of the male breast. Cancer (Philad.) **8**, 1239–1250 (1955).

Treves, N., Holleb, A.I.: A report of 549 cases of breast cancer in women 35 years of age or younger. Surg. Gynec. Obstet. **107**, 271–283 (1958).

Treves, N., Robbins, G.F., Amoroso, W.L.: Serous and serosanguineous discharge from the male nipple. Arch. Surg. **73**, 319–329 (1956).

Treves, N., Sunderland, D.A.: Cystosarcoma phyllodes of the breast; a malignant and a benign tumor. A clinicopathological study of 77 cases. Cancer (Philad.) **4**, 1286–1332 (1951).

Tribe, C.R.: Cytological diagnosis of breast tumors by the imprint method. J. clin. Path. (Lond.) **18**, 31–39 (1965).

Trichopoulos, D., MacMahon, B., Cole, P.: Menopause and breast cancer risk. J. nat. Cancer Inst. **48**, 605–613 (1972).

Trier, W.C.: Complete breast absence. Plast. reconstr. Surg. **36**, 430–439 (1965).

Triska, H.: Das Karzinom der männlichen Brustdrüse. Wien. med. Wschr. **112**, 335–337 (1962).

Truscott, B.M.: Carcinoma of the breast. Brit. J. Cancer **1**, 129–145 (1947).

Tsakraklides, V., Anastassiades, O.T., Kersey, J.H.: Prognostic significance of regional lymph node histology in uterine cervical cancer. Cancer (Philad.) **31**, 860–868 (1973).

Tsakraklides, V., Tsakraklides, E., Good, R.A.: An autopsy study of human axillary lymph node histology. Amer. J. Path. **78**, 7–22 (1975).

Tschubel, K., Helpap, B.: (a) Zur simultanen Anwendung von intraoperativer Schnellschnitthistologie und Abklatschzytologie an der Mamma. Z. Krebsforsch. **84**, 271–279 (1975).

Tschubel, K., Helpap, B.: (b) Intrazytoplasmatische Einschlüsse in Abklatschpräparaten von der Mamma und ihre diagnostische Verwertbarkeit. Virchows Arch. Abt. A path. Anat. **371**, 265–271 (1976).

Tuaillon, P., Bourgeois, M., Dargent, M., Mayer, M.: Les metastases surreraliennes dans le cancer du sein. Bull. Ass. franç. Cancer **50**, 139–158 (1963).

Tuba, J., Rawlinson, H.E., Shaw, L.G.: Oxygen uptake of rat mammary tissue slices. Canad. J. Res. **28**, 217–221 (1950).

Tucker, H., Reece, R.: (a) Nucleic acid content of mammary glands of pregnant rats. Proc. Soc. exp. Biol. (N.Y.) **112**, 370–372 (1963).

Tucker, H., Reece, R.: (b) Nucleic acid content of mammary glands of pregnant rats. Proc. Soc. exp. Biol. (N.Y.) **112**, 409–412 (1963).

Tucker, A., Reece, R.: (c) Nucleic acid content of mammary glands of rats lactating 41 and 61 days. Proc. Soc. exp. Biol. (N.Y.) **112**, 688–690 (1963).

Tucker, H., Reece, R.: (d) Nucleic acid content of rat mammary glands during postlactational involution. Proc. Soc. exp. Biol. (N.Y.) **112**, 1002–1004 (1963).

Turkington, R.W.: Hormone-induced synthesis of DNA by mammary gland in vitro. Endocrinology **82**, 540–546 (1968).

Turkington, R.W.: Serum prolactin levels in patients with gynecomastia. J. clin. Endocr. **34**, 62–66 (1972).

Turkington, R.W.: Prolactin secretion in patients treated with various drugs. Phenothiazines, tricyclic antidepressants, reserpine, and methyldopa. Arch. intern. Med. **130**, 349–354 (1972).

Turkington, R.W.: Human prolactin. An ancient molecule provides new insights for clinical medicine. Amer. J. Med. **53**, 389–394 (1972).

Turkington, R.W., Underwood, L.E., van Wyk, J.J.: Elevated serum prolactin levels after pituitarystalk section in man. New Engl. J. Med. **285**, 707–710 (1971).

Turksoy, N.: Ovarian metastasis of breast carcinoma; a surgical surprise. Obstet. and Gynec. **15**, 573–577 (1960).

Turner, C.W.: The mammary gland. Missouri: Lucas Brothers, Publishers, Columbia 1952.

Turner, C.W.: Regulation of lactation. Conf. on Radioact. Isotopes in Agriculture Un. States Atomic Energy Commission, 1956, East Lansing.

Turner, C.W., Gomez, E.T.: The radiosensitivity of the cells of the mammary gland. Amer. J. Roentgenol. **36**, 79–93 (1936).

Turner, C.W., Yamamoto, H., Ruppert, H.L.: The experimental induction of growth of the cow's udder and the initiation of milk secretion. J. Dairy Sci. **39**, 1717–1729 (1956).

Turner, D.R., Berry, C.L.: A comparison of two methods of prognostic typing in breast cancer. J. clin. Path. (Lond.) **25**, 1053–1055 (1972).

Turner, J.W., Jaffe, H.L.: Metastatic neoplasms, clinical and roentgenological study of involvement of sceleton and lungs. Amer. J. Roentgenol. **43**, 479–488 (1940).

Turner-Warwick, R.T.: The lymphatics of the breast. Brit. J. Surg. **46**, 574–582 (1959).

Tweeddale, D.N., Mahr, M.M.: Secondary lymphosarcoma of the breast in pregnancy. Obstet. and Gynec. **24**, 584–586 (1964).

Tweedie, F.J.: Precocious puberty of ovarian origin with report of two cases. Amer. J. Obstet. Gynec. **75**, 964–969 (1958).

Uebermuth, H.: Klinische Beurteilung der Mastopathie. Med. Klin. **52**, 664–656 (1957).

Umansky, C., Bullock, K.W.: Granular cell myoblastoma of the breast. Ann. Surg. **168**, 810–817 (1968).

Underwood, G.B., Gaul, L.E.: Disfiguring sequelae from radium therapy. Results of a treatment of a birthmark adjacent to the breast in a female infant. Arch. Derm. Syph. (Chic.) **57**, 918–919 (1948).

Underwood, J.C.E.: A morphometric analysis of human breast carcinoma. Brit. J. Cancer **26**, 234–237 (1972).

Undeutsch, W., Lehmann, E.: Erysipelas carcinomatosum und karzinomatöse Mastitis. Med. Welt (N.F.), **1965**, 2153–2160.

Unger, E.: Beiträge zur Anatomie und Physiologie der Milchdrüse. Anat. H. Nr. 10, 153–225 (1898).

Unna, P.G.: Histopathologie der Hautkrankheiten. Berlin: Hirschwald 1894.

Upshaw, B.Y., Montgomery, H.: Hereditary anhidrotic ectodermal dysplasia. Arch. Derm. Syph. (Chic.) **60**, 1170 (1949).

Urban, J.A.: The treatment of early cancer of the breast. Postgrad. Med. **27**, 389–393 (1960).

Urban, J.A.: Bilaterality of cancer of the breast. Biopsy of the opposite breast. Cancer (Philad.) **20**, 1867–1870 (1967).

Urban, J.A.: Bilateral breast cancer. In: Breast cancer – early and late, p. 263. Chicago, Year Book Medical Publ. Inc. 1970.

Urban, J.A., Adair, F.E.: Sclerosing adenosis. Cancer (Philad.) **2**, 625–634 (1949).

Urban, J.A., Marjani, M.A.: Significance of internal mammary lymph node metastases in breast cancer. Amer. J. Roentgenol. **111**, 130–136 (1971).

Urbanek: Zystische Hyperplasic der Brustdrüse bei einem 8 Tage alten Mädchen. Wien. klin. Wschr. **54**, 561 (1941).

Urbanek, K.: Über Knochenbildung in einem Mammakarzinom. Krebsarzt 7, 18–21 (1952).

Uriburu, J.V., Yoel, J.: Polimastia axilar. Pren. méd. argent. **36**, 2398–2401 (1949).

Vague, J., Nicolino, J., Carrigues, J.C., Berthet, J., Marriq, Roux, H.: Les gynecomasties familiales. Ann. Endocr. (Paris) **26**, 129–136 (1965).

Vaidya, R.A., Vaidya, A.B., van Woert, M., Kase, N.G.: Galactorrhoea and Parkinson-like syndrome. An adverse effect of α-methyl-dopa. Metabolism 19, 1068–1070 (1970).

Vakil, V.V., Sirsat, M.V.: An unusual lesion of the nipple of the breast. J. Path. Bact. 8, 72–76 (1965).

Vance, S.F., Hudson, R.P.: Granular cell myoblastoma. Clinicopathologic study of forty-two patients. Amer. J. clin. Path. 52, 208–211 (1969).

Van Wagenen, G., Folley, S.J.: Effect of androgens on mammary gland of female rhesus monkey. J. Endocr. 1, 367–372 (1939).

Varrier-Jones, P.C.: The cellular content of milk: Variations met with under physiological and pathological conditions. Lancet 207, 537–542 (1924).

Vassar, P.S., Culling, C.F.A.: Fibrosis of the breast. Arch. Path. 67, 128–133 (1959).

Veal, J.R.: Pathologic basis for swelling of arm following radical amputation of breast. Surg. Gynec. Obstet. 67, 752–760 (1938).

Veith, G.: Über das sogenannte Riesenzellensarkom der Mamma. Zbl. allg. Path. path. Anat. 93, 72–76 (1955).

Vellios, F.: Tumors of breast; their occurence in Thailand (Siam). Schweiz. Z. allg. Path. 18, 722–724 (1955).

Velpeau, A.A.: Leçons orales de clinique chirurgicale faites a l'hospital de la charité. Vol. 12. Paris 1840/41.

Velpeau, M.: Memoire sur les tumeurs adenoides de la mamelle. Rev. méd.-chir. Paris 9, 205 (1851).

Venet, L., Strax, P., Venet, W., Shapiro, S.: Adequacies and inadequacies of breast examination by physicians in mass screening. Cancer (Philad.) 28, 1546–1551 (1971).

Verani, R.R., Bel-Kahn, v.d., J.: Mammary adenoid cystic carcinoma with unusual features. Amer. J. clin. Path. 59, 653–658 (1973).

Verley, J.M., Hollmann, K.H.: (1) Synthèse et réabsorption des proteines dans la glande mammaire en stase, étude autoradiographique au microscope électronique. Z. Zellforsch. 75, 605–610 (1966).

Verley, J.M., Hollmann, K.H.: (2) Le régression de la glande mammaire à l'arrêt de la lactation. Z. Zellforsch. 82, 212–221 (1967).

Vero Bo, A.: Su di un caso di tumori di Johan-Müller della mamella in una ragazza di 14 anni (contributo anatomo-clinico). Riv. Anat. pat. oncol. (Parma) 2, 600–616 (1949).

Veronesi, U., Candiani, M.A.: La glandula mammaia muliebre nella sene scenca. Biol. lat. (Milano) 8, 7–100 (1955).

Veronesi, U., Gennari, L.: Il carcinoma gelatinoso della mammella. Tumori 46, 119–155 (1960).

Veronesi, U., Gennari, L., Preda, F.: La mastite plasmacellulare. Tumori 52, 443–449 (1966).

Veronesi, U., Giarrusso, A., Guarino, M.: Il carcinoma papillifero della mammella. Tumori 50, 421–429 (1964).

Veronesi, U., Pizzocaro, G.: Breast cancer in women subsequent to cystic disease of the breast. Surg. Gynec. Obstet. 126, 529–532 (1968).

Veronesi, U., Rabotti, G.: La diagnosi citologica nella malattia di Paget del capezzolo. Tumori 40, 204–212 (1954).

Veronesi, U., Rabotti, G.C., Sirtori, C.: Il carcinoma intraduttale epidermotropo della mammella (cosidetto morbo di Paget). Tumori 41, (Suppl.) 1955.

Verschuer, O. von: (1) Die Frage der Erblichkeit bei Infektionskrankheiten und malignen Tumoren. Dtsch. med. Wschr. 21, 1029–1035 (1961).

Verschuer, O. von: (2) Maligne Tumoren. In: Humangenetik, hrsg. v. P.E. Becker, Bd. III/1, S. 671–692. Stuttgart: Thieme 1964.

Vessey, M.P., Doll, R., Sutton, P.M.: Investigation of the possible relationship between oral contraceptives and benign and malignant breast disease. Cancer (Philad.) 28, 1395–1399 (1971).

Vet, B.J.C. de, Gool, J. van: Lactoferrin and iron absorption in the small intestine. Acta med. scand. 196, 393–402 (1974).

Vicari, F.: Contributo alla conoscenza della cisti di echinococco della mammella. Arch. ital. Anat. Istol. path. patol. 31, 354–359 (1957).

Vidyarthi, S.C.: Granular cell myoblastoma of the breast. Arch. Surg. **98**, 662–667 (1969).

Vieritz, H.D.: Die Tuberkulose der Brustdrüse. Zbl. Chir. **96**, 986–995 (1971).

Vigneaud, P.G. du, Ressler, C., Swan, J.M., Roberts, C.W., Katsoyamis, P.G., Gordon, S.: The synthesis of an octapeptide amide with the hormonal activity of oxytocin. J. Amer. chem. Soc. **75**, 4879–4880 (1953).

Vigneaud, V. du. Lawler, H.C., Popenoe, E.A.: Enzymatic clearage of glycinamide from vasopressin and a proposed structure for this pressor-antidiuretic hormone of the posterior pituitary. J. Amer. chem. Soc. **75**, 4880–4881 (1953).

Villard, E., Martin, J.F.: Coexistence de cancer et de tuberculose du sein et dei ganglions axillaires. Bull. Cancer **22**, 128–139 (1933).

Visfeldt, J., Scheike, O.: Male breast cancer. I. Histologic typing and grading of 187 Danish cancers. Cancer (Philad.) **32**, 985–990 (1973).

Vitagliano, G.: Il granuloma lipofagio della mammella maschile. Tumori **41**, 262-269 (1955).

Vogler, E.: Über das basilare Helle-Zellen-Organ der menschlichen Brustdrüse. Klin. Med. (Wien) **2**, 159–168 (1947).

Vogt-Hoerner, G.: (a) Propagations intramammaires dans les cancers du sein et rapports avec l'envahissement des ganglions lymphatiques axillaires. Bull. Cancer **7**, 279–290 (1960).

Vogt-Hoerner, G., Contesso, G.: (b) Localisation anatomique du premier ganglion axillaire métastasique de cancer du sein. J. de Chir. **86**, 37–42 (1963).

Vogt-Hoerner, G., Gérard-Marchant, G.: Technique anatomo-pathologique de recherche et d'examen des ganglions lymphatiques. Bull. Cancer **45**, 446–453 (1958).

Voigt, G.E.: Ein neuer histotopochemischer Nachweis des Calcium (mit Naphthalhydroxamsäure). Acta histochem. (Jena) **4**, 122–131 (1957).

Volkmann, H.: Zahlen und Daten zur Funktion der Milchdrüsen. Zusammenstellung und Tabelle (Beilage). Med. Klin. 39 (1951).

Volkmann, R.: Brustkrebse. Beiträge zur Chirurgie, anschließend an einen Bericht über die Thätigkeit der chirurg. Universitätsklinik zu Halle im Jahre 1873. Beitr. zur Chir. (Leipzig) 1875, 319–334.

Volpé, R., Killinger, D., Bird, C.: Idiopathic galactorrhea and mild hypogonadism in a young adult male. J. clin. Endocr. **35**, 684–692 (1972).

Vos, P.A.: Lymphangiosarcoma in postmastectomy lymphoedema. Arch. chir. neerl. **4**, 197–201 (1952).

Voss, H.E.: Die hormonale Regelung der Laktation. Dtsch. med. Wschr. **83**, 288–291, 328–331 (1958).

Vorherr, H.: Catecholamine antagonism to oxytocininduced milk-ejection. Acta endocr. (Kbh.) **67**, Suppl. 154, 5–38 (1971).

Waaler, G.H.M.: Über die Erblichkeit des Krebses. Skr. norske Vidensk.-Akad., I. Mat.-nat. Kl., No. 2 (1931). Abstr. in Cancer Rev. **7**, 464–470 (1932).

Wachstein, M.: Histochemistry of enzymes in tumors. In: Handb. der Histochemie, Bd. VII/2, hrsg. v. W. Graumann und K. Neumann. Stuttgart: Gustav Fischer 1962.

Wachtler, F.: Strahlentherapeutische Probleme bei der Behandlung des Mammakarzinoms. Krebsarzt **15**, 1–22 (1960).

Wacker, B., Miles, C.P.: Sex chromatin incidence and prognosis in breast cancer. Cancer (Philad.) **19**, 1651–1654 (1966).

Wada, H., Turner, C.W.: Effect of relaxin on mammary gland growth in the female rat. Proc. Soc. exp. Biol. (N.Y.) **102**, 568–570 (1959).

Wätjen, J.: Über die Gynäkomastie und ihr gehäuftes Auftreten in den Nachkriegsjahren. Z. ges. inn. Med. **21/22**, 635–642 (1948).

Wagner, R., Vent, J.: Tumortige Verkalkung und metastatische Verkalkung bei tertiärem Hyperparathyreoidismus. Dtsch. med. Wschr. **100**, 869–898 (1975).

Wahl, H.M.: Development of the blood vessel of the mammary gland in the rabbit. Amer. J. Anat. **18**, 515–525 (1915).

Wainwright, J.M.: Carcinoma of the male breast. Clinical and pathologic study. Arch. Surg. **14**, 836–859 (1927).

Wainwright, J.M.: A comparison of conditions associated with breast cancer in Great Britain and America. Amer. J. Cancer **15**, 2610–2645 (1931).

Walchshofer, E.: Über Rückbildungsvorgänge in der alternden Mamma. Dtsch. Z. Chir. **224**, 137–149 (1930).

Wald, M., Kakulas, B.A.: Apocrine gland carcinoma (sweat gland carcinoma) of the breast. Aust. N. Z. J. Surg. **33**, 200–204 (1964).

Waldo, E.D., Sidhu, G.S., Hu, A.W.: Florid papillomatosis of male nipple after diethylstilbestrol therapy. Arch. Path. **99**, 364–366 (1975).

Walker, F.C., Hamer, J.D.: A foreign body in the female breast. Brit. J. Surg. **49**, 687–689 (1961/62).

Walker, J.C., Sandison, A.T.: Mammary-duct ectasia. Brit. J. Surg. **51**, 350–355 (1964).

Wallace, I.W., Champion, H.R.: Axillary nodes in breast cancer. Lancet **1972 I**, 217–218.

Wallach, E.E., Garcia, C.R.: Familial gynecomastia without hypogonadism: a report of three cases in one family. J. clin. Endocr. **22**, 1201–1206 (1962).

Wallach, J.B., Edberg, S.: Metastasis of cancer to primary intracranial tumor. Arch. Neurol. (Chic.) **1**, 191–194 (1959).

Wallach, St.: Adrenocortical carcinoma with gynecomastia. J. clin. Endocr. **17**, 945–958 (1957).

Wallart, J.: Ein Fall von Gangrän der Mamillae im Puerperium nach Anwendung von Orthoform. Wien. klin. Rdsch. **22**, 177–178 (1908).

Walther, E.: Zur formalen und kausalen Genese der Brustmuskel- und Brustdrüsen-Defekte. Virchows Arch. path. Anat. **212**, 68–118 (1913).

Walz, K.: (a) Über pathologisch-histologische Momentdiagnose. Zbl. allg. Path. path. Anat. **30**, 442–443 (1919).

Walz, K.: (b) Die Auflichtmikroskopie, ein Hilfsmittel zur raschen Diagnostik an Operationspräparaten. Dtsch. med. Wschr. **75**, 1559–1561 (1950).

Walz, K.: (c) Die Schnelldiagnostik von Operationspräparaten mit Hilfe des Auflichtmikroskops. Dtsch. med. Wschr. **77**, 180–181 (1952).

Wanebo, C.K., Johnson, K.G., Sato, K., Thorslund, T.W.: Breast cancer after exposure to the atomic bombings of Hiroshima and Nagasaki. New Engl. J. Med. **279**, 667–671 (1968).

Wanebo, H.J., Huvos, A.G., Urban, J.A.: Treatment of minimal breast cancer. Cancer (Philad.) **33**, 349–357 (1974).

Wang, C.: Management of inflammatory carcinoma of the breast. J. Amer. med. Ass. **201**, 123 (1967).

Wanke, R.: Aktuelle Probleme der Therapie des Mamma-Karzinoms. Strahlentherapie **96**, 279–289 (1955).

Wanke, R.: Mamma-Karzinom. Dtsch. med. Wschr. **83**, 118–120 (1958).

Wanke, R., Graf, R., Marzoli, G.P.: Grundsätzliches zur endokrinen Chirurgie und Therapie maligner Tumoren. Langenbecks Arch. klin. Chir. **295**, 96–101 (1960).

Ward, W.: A case of diffuse bilateral hypertrophy of the female breasts. N.Y. Path. Soc. **7**, 157 (1907).

Warner, N.E.: Lobular carcinoma of the breast. Cancer (Philad.) **23**, 840–846 (1969).

Warren, J.C.: Surgeon and pathologist; plea for reciprocity as illustrated by consideration of classification and treatment of benign tumors of breast. J. Amer. med. Ass. **45**, 149–165 (1905).

Warren, S.: (1) The relation of 'chronic mastitis' to carcinoma of the breast. Surg. Gynec. Obstet. **71**, 257–273 (1940).

Warren, S.: (2) The prognosis of benign lesions of the female breast. Surgery **19**, 32–39 (1946).

Warren, S.: A radiation-induced breast cancer. Cancer (Philad.) **32**, 991–993 (1973).

Warren, S., Meyer, R.W.: Lymph node metastasis of sarcoma. Amer. J. Path. **14**, 605–619 (1938).

Warren, S., Witham, E.M.: Studies on tumor metastasis. The distribution of metastasis in cancer of the breast. Surg. Gynec. Obstet. **57**, 81–85 (1933).

Wartman, W.B.: Sinus cell hyperplasia of lymph nodes regional to adenocarcinoma of the breast and colon. Brit. J. Cancer **13**, 389–397 (1959).

Wassink, W.F.: Cancer et hérédité. Genetica 17, 103–144 (1935).

Watanabe, H., Nakano, S.: An autopsy case of malignant hemangioendothelioma of the breast with numerous visceral foci. Acta path. jap. 23, 591–600 (1973).

Watne, A.L., Sandberg, A.A., Moore, G.E.: The prognostic value of tumor cells in the blood. Arch. Surg. 83, 190–195 (1961).

Watrous, J.B., Ahearn, R.E., Carvalho, M.A.: Lactation inhibition by deladumone injected during labor or just after delivery. J. Amer. med. Ass. 169, 246–249 (1959).

Watson, A.J.: Diffuse intrasinusoidal metastatic carcinoma of the liver. J. Path. Bact. 69, 207–217 (1955).

Waugh, D., van der Hoeven, E.: Fine structure of the human adult female breast. Lab. Invest. 11, 220–228 (1962).

Waugh, T.R.: Bilateral mammary arteriitis. Amer. J. Path. 26, 851–861 (1950).

Weatherford, H.L.: A cytological study of the mammary gland: Golgi apparatus, trophospongium, and other cytoplasmatic canaliculi, mitochondria. Amer. J. Anat. 44, 199–281 (1929).

Weatherford, H.L., Emmel, V.E.: Leucocytes and lactation. Amer. J. Anat. 38, 1–39 (1926/27).

Weaver, R.J., Petry, T.N.: Mumps mastitis in the nursing female; with a case report. J. Indiana med. Ass. 51, 644–645 (1958).

Webber, B.M.: Hypercalcemic syndrome in breast cancer. Syndrome, often overlooked, can usually be controlled by simple therapeutic measures. R. I. med. J. 48, 421–423/426 (1965).

Weber, A.T., Kitchell, R.L., Sautter, I.H.: Mammary gland studies. I. The identity and charakterization of the smaller lobule unit in the udder of the dairy cow. Amer. J. vet. Res. 16, 255–263 (1955).

Weber, F.P.: Carcinoma teleangiectaticum. Int. Clin. 3, 145–148 (1935).

Weber, H.G., Uebel, H.: Fibroadenoma intracanaliculare phyllodes mammae (Cystosarcoma phyllodes). Chirurg 37, 390–393 (1966).

Weber, H.W.: Über anatomische Befunde bei männlicher Brustdrüsenvergrößerung. Frankfurt. Z. Path. 61, 547–556 (1950).

Weber, W.: Zur Histologie und Zytologie der Kropfmilchbildung der Taube. Z. Zellforsch. 56, 247–276 (1962).

Webster, C.S.: Tuberculosis of the breast. Amer. J. Surg. 45, 557–562 (1939).

Webster, G.V.: (a) Gynecomastia in the Navy. Milit. Surg. 95, 375–379 (1944).

Webster, J.P.: (b) Mastectomy for gynecomastia through a semicircular intraareolar incision. Ann. Surg. 124, 557–575 (1946).

Wegener, F.: Metastatisch-krebsige Lebercirrhose. Acta hepato-splenol. (Stuttg.) 8, 14–24 (1961).

Wegener, K., Zahnert, R.: Bericht über pathologisch-anatomische und autoradiographische Untersuchungen an 9 Fällen menschlicher Thorotrastose. Virchows Arch. Abt. A path. Anat. 351, 316–332 (1970).

Weidman, A.I., Zimany, A., Kopf, A.W.: Underdevelopment of the human breast after radiotherapy. Arch. Derm. 93, 708–710 (1966).

Weidner, W.: Immunhistologische Untersuchungen zur Lokalisation von STH und LTH im Hypophysenvorderlappen verschiedener Species. Beitr. Path. 145, 168–203 (1972).

Weilemann, L.: Elektronenmikroskopische Untersuchungen verschiedener Typen des Mammakarzinoms des Menschen. Inaug.-Diss. Mainz, 1971.

Weinberger, H.A., Stetten, De Witt: Extensive secondary axillary lymph node carcinoma without clinical evidence of primary breast lesion. Surgery 29, 217–222 (1951).

Weiner, H.A.: Paget's disease of the skin and its relation to carcinoma of the apocrine sweat glands. Amer. J. Cancer 31, 373–403 (1937).

Weissenborn, C.: Beiträge zur Morphologie und Pathogenese der sog. Gynäkomastie. Inaug.-Diss. Mainz, 1972.

Weitz, G.: Über die Brustdrüsenschwellung beim Manne. Dtsch. med. Wschr. 19, 643–646 (1950).

Weitz, W.: Studien an eineiigen Zwillingen. Z. klin. Med. 101, 115–154 (1925).

Weitzel, D.: Beiträge zur Angioarchitektur der weiblichen Brustdrüse. Inaug.-Diss. Mainz, 1969.

Weitzel, D., Bässler, R., Meyer, W.: Beiträge zur Angioarchitektur der weiblichen Brustdrüse. Z. Anat. Entwickl.-Gesch. **133**, 73–88 (1971).

Weitzel, D., Meyer, W.: Methodik der Darstellung der Gefäße der weiblichen Mamma. Präparator **16**, H. 3/4 (1970).

Wellings, S.R., de Ome, K.B., Pitelka, D.R.: (1) Electron microscopy of milk secretion in the mammary gland of the C3H/Crgl mouse. I. Cytomorphology of the prelactating and the lactating gland. J. nat. Cancer Inst. **25**, 393–421 (1960).

Wellings, S.R., Grunbaum, B.W., de Ome, K.B.: (2) Electron microscopy of milk secretion in the mammary gland of the C3H/Crgl mouse. II. Identification of fat and protein particles in milk and tissue. J. nat. Cancer Inst. **25**, 423–437 (1960).

Wellings, S.R., de Ome, K.B.: (3) Milk protein droplet formation in the Golgi apparatus of the C3H/Crgl mouse mammary epithelial cells. J. biophys. biochem. Cytol. **9**, 479–485 (1961).

Wellings, S.R., Philp, J.R.: (4) The function of the Golgi apparatus in lactating cells of the BALB/cCrgl mouse. An electron microscopic and autoradiographic study. Z. Zellforsch. **61**, 871–882 (1964).

Wellings, S.R., Nandi, S.: (5) Electron microscopy of induced secretion in mammary epithelial cells of hypophysectomised-ovarectomised-adrenal-ectomised Balb/Crgl mouse. J. nat. Cancer Inst. **40**, 1245–1258 (1968).

Wellings, S.R.: (6) In: Lactogenesis, ed. by M. Reynolds and S.J. Folley. Philadelphia: Univ. Pennsylvania Press 1969.

Wellings, S.R., Jensen, H.M.: On the origin and progression of ductal carcinoma in the human breast. J. nat. Cancer Inst. **50**, 1111–1118 (1973).

Wellings, S.R., Jensen, H.M., Marcum, R.G.: An atlas of subgross pathology of the human breast with special reference to possible precancerous lesions. J. nat. Cancer Inst. **55**, 231–273 (1975).

Wellings, S.R., Roberts, P.: Electron microscopy of sclerosing adenosis and infiltrating duct carcinoma of the human mammary gland. J. nat. Cancer Inst. **30**, 269–287 (1963).

Wells, H.G.: Relation of clinical to necropsy diagnosis in cancer and value of existing cancer statistics. J. Amer. med. Ass. **80**, 737–740 (1923).

Wenner, R.: Physiologische und pathologische Laktation. Arch. Gynäk. **204**, 171–206 (1966).

Wense, G.: Ergebnisse der Radiohypophysektomie beim metastasierenden Mammakarzinom mit Berücksichtigung des Geschlechtschromatins. Langenbecks Arch. klin. Chir. **323**, 339–344 (1969).

Werner, H.: Maladie de Mondor. Presse méd. **57**, 14 (1949).

Wernicke, M.: Pathologic evaluation of breast carcinoma. Amer. J. Surg. **123**, 274–277 (1972).

Werthemann, A.: Pathologische Anatomie des Mammakarzinoms. Helv. chir. Acta **28**, 240–266 (1961).

Wessel, H., Gerlach, H.: Mammakarzinommetastasen in einem Akustikusneurinom. Zbl. allg. Path. path. Anat. **117**, 146–151 (1973).

West, J.P., Nickel, W.F., Jr.: Paget's disease of the nipple. Ann. Surg. **116**, 19–25 (1942).

West, T.L., Weiland, L.H., Clagett, O.T.: Cystosarcoma phyllodes. Ann. Surg. **173**, 520–528 (1971).

Westberg, S.V.: Prognosis of breast cancer for pregnant and nursing women; clinical-statistical study. Acta obstet. gynec. scand. **25**, 1–227 (1946).

Wester, J.G., Finley-Jones, L.R.: Osteogenic sarcoma of the breast. Trop. geogr. Med. **12**, 222–228 (1960).

Wheeler, C.E., Cawley, E.P., Gray, H.T., Curtis, A.C.: Gynecomastia: A review and analysis of 160 cases. Ann. intern. Med. **40**, 985–1004 (1954).

Wheeler, J.E., Enterline, H.T., Roseman, J.M., Tomasulo, J.P., McHvaine, C.H., Fitts, W.T., Kirshenbaum, J.: Lobular carcinoma in situ of the breast. Cancer (Philad.) **34**, 554–563 (1974).

Whitaker, H.T., Moore, R.M.: Gumma of the breast. Surg. Gynec. Obstet. **98**, 473–477 (1954).

White, J.J., Holgersen, L.F., Simon, L.F., Miller, R.E.: Superior vena cava obstruction caused by metastatic breast carcinoma. Cancer (Philad.) **26**, 935–937 (1970).

White, M.M.: Case of granulosa-cell-tumor in a girl of 11 years. Proc. roy. Soc. Med. **32**, 773 (1938).

White, R.J.: Fibroadenoma in an accessory breast. Amer. J. Surg. **8**, 830–831 (1930).

White, T.T.: Carcinoma of the breast and pregnancy. Analysis of 920 cases collected from the literature and 22 new cases. Ann. Surg. **139**, 9–18 (1954).

White, T.T.: Prognosis of breast cancer for pregnant and nursing women analysis of 1413 cases. Surg. Gynec. Obstet. **100**, 661–666 (1955).

White, T.T., White, W.C.: Breast cancer and pregnancy; report of 49 cases followed 5 years. Ann. Surg. **144**, 384–393 (1956).

White, W.C.: Late results of operation for carcinoma of the breast. Ann. Surg. **86**, 695–701 (1927).

Whittaker, M.G., Rees, K., Clark, C.G.: Reduced lymphocyte transformation in breast cancer. Lancet **1971 I**, 892–893.

Wider, J.R., Marshall, J.R., Ross, G.T.: Familial galactorrhea in three sisters with oligoovulation. J. Amer. med. Ass. **209**, 669–671 (1969).

Widow, W.: (a) Über den Wert der Vorbestrahlung beim Brustdrüsenkrebs. Fortschr. Med. **79**, 579–581 (1961).

Widow, W., Mahnke, P.F.: Ergebnisse der Mammakarzinomvorbestrahlung unter Verwertung histologischer Befunde. Langenbecks Arch. klin. Chir. **285**, 601–612 (1957).

Widow, W., Marx, G., Schubert, G., Schwarz, G., Huber, R.: (b) Zur prognostischen Bedeutung morphologischer Veränderungen am Mammakarzinomgewebe nach präoperativer Bestrahlung. Chirurg, **35**, 337–344 (1964).

Wiedemann, H.-R., Harms, D., Zierott, G.: Linksseitige idiopathische Gynäkomastie bei einem 2¹/₂ jährigen Knaben. Helv. paediat. Acta **28**, 413–419 (1973).

Wiegenstein, L., Tank, R., Gould, V.E.: Multiple breast fibroadenomas in women on hormonal contraceptives. New Engl. J. Med. **284**, 676 (1971).

Wieland, C., Hymmen, U.: Zur Strahlentherapie beim Mammakarzinom. Ther. d. Gegenw. **112**, 1558–1574 (1973).

Wierig, A.: Über Spätschädigung durch Röntgenstrahlung des menschlichen Körpers im Entwicklungsalter. Fortschr. Röntgenstr. **34**, 297–301 (1926).

Wiernick, P.H., Serpick, A.A.: Granulocytotic sarcoma (Chloroma). Blood **35**, 361–369 (1970).

Wilflingseder, P., Probst, A., Mikuz, T.: Konstriktive Fibrose infolge Silikonimplantation. Verh. 10. Jahrestagg. Österr. Ges. für Plast. Chirurgie, Wien, 1973.

Wilkins, L.: A feminizing adrenal tumour causing gynecomastia in a boy of five years contrasted with a virilizing tumour in a five-year-old girl. J. clin. Endocr. **8**, 111–132 (1948).

Wilkinson, L., Green, O.W.: Infarction of breast lesions during pregnancy and lactation. Cancer (Philad.) **17**, 1567–1572 (1964).

Williams, B.V., Diamonon, J.: Carcinosarcoma of the breast. Sth. med. J. (Bgham, Ala.) **57**, 462–464 (1964).

Williams, G.A.: Thoraco-epigastric phlebitis producing dyspnoe. J. Amer. med. Ass. **96**, 2196–2197 (1931).

Williams, I.G.: Carcinoma of the male breast. Lancet **1942 I**, 701.

Williams, I.G.: Cancer in childhood. Brit. J. Radiol. **19**, 182–197 (1946).

Williams, I.G., Cunningham, G.J.: Histologic changes in irradiated carcinoma of the breast. Brit. J. Radiol. **24**, 123–133 (1951).

Williams, M.J.: Gynecomastia. Its incidence, recognition and host characterization in 447 autopsy cases. Amer. J. Med. **34**, 103–112 (1963).

Williams, P.C.: Massive hypertrophy of the breasts and axillary breasts in successive pregnancies. Amer. J. Obstet. Gynec. **74**, 1326–1329 (1957).

Williams, R.: Mammary variations per defectum. J. Anat. Physiol. (Lond.) **25**, 304–315 (1891).

Williams, R., Turner, C.W.: Growth of the calf udder using DNA as an index. J. Dairy Sci. **44**, 1721–1724 (1961).

Willis, R.A.: The spread of tumors in the human body. London 1934.

Willis, R.A.: Squamous-cell mammary carcinoma of predominantly fibrosarcoma-like structure. J. Path. Bact. **76**, 511–515 (1958).

Willis, R.A., Gredie, W.: Papillary intraepidermal carcinoma of the nipple and skin of the male breast. J. Path. Bact. **78**, 565–567 (1959).

Wilson, R.E., Jessiman, A.G., Moore, F.D.: Severe exacerbation of cancer of the breast after oophorectomy and adrenalectomy. Report of four cases. New Engl. J. Med. **258**, 312–317 (1958).

Wilson, R.G., Buchan, R., Roberts, M.M., Forrest, A.P.M., Boyns, A.R., Cole, E.N., Griffiths, K.: Plasma prolactin and breast cancer. Cancer (Philad.) **33**, 1325–1327 (1974).

Wilson, T.S., MacGregor, J.W.: The diagnosis and treatment of tuberculosis of the breast. Canad. med. Ass. J. **89**, 1118–1124 (1963).

Wilson, W.B., Spell, J.P.: Adenoid cystic carcinoma of the breast. Ann. Surg. **166**, 861–864 (1967).

Wiman, L.G., Skogh, M.: Exfoliative cytodiagnosis in four cases of Paget's disease of the nipple. Acta derm.-venereol. (Stockh.) **43**, 32–38 (1963).

Windeyer, B.W.: Cancer of the breast. Amer. J. Roentgenol. **62**, 345 (1949).

Winkler, E.: Deformitäten der weiblichen Brust und Indikation zur Operation. Bruns' Beitr. klin. Chir. **197**, 24–38 (1958).

Winkler, H.: Über eine seltene Form der wahren, diffusen Mammahypertrophie. Mschr. Geburtsh. Gynäk. **102**, 144–149 (1936).

Winship, T.: Aspiration biopsy of breast cancers by the pathologist. Amer. J. clin. Path. **52**, 438–440 (1969).

Winship, T., Godwin, B.: Breast papillomas. Mississippi Doct. **30**, 296–298 (1953).

Wiseman, C., Liao, K.T.: Primary lymphome of the breast. Cancer (Philad.) **29**, 1705–1712 (1972).

Wislocki, G.B., Bunting, H., Dempsey, E.W.: Metachromasia in mammalian tissues and its relationship to mucopolysaccharids. Amer. J. Anat. **81**, 1–37 (1947).

Wisshaupt, F.: Ein Fall von Hypertrophie der Brustdrüse in der Gravidität. Prag. med. Wschr. **33**, 359 (1908).

Witten, D.M., Thurber, D.L.: Mammography and clinical examination for detecting breast cancer. Amer. J. Roentgenol. **92**, 14–20 (1964).

Wöckel, W.: Postmastektomie – Lymphangiosarkom. Dtsch. med. Wschr. **102**, 1698 (1977).

Wojnerowicz, C.: A case of giant cell sarcoma of the mammary gland. (Osteoclastoma malignum.) Oncologia **16**, 64–74 (1963).

Wolf, G., Kucera, H., Ulm, R., Kubista, E., Müller-Tyl, E., Szekely, E.: Unsere Erfahrungen mit Mammographie, Plattenthermographie und Zytologie als Tripel-Diagnostik. Strahlentherapie **152**, 248–253 (1976).

Wolff, E.K.: Kasuistischer Beitrag zur Frage der sarkomatös-leukämischen Erkrankungen. Virchows Arch. path. Anat. **264**, 158–171 (1927).

Wolff, G.: Über das Wachstum menschlicher Geschwülste. Arch. Geschwulstforsch. **29**, 98–108 (1967).

Wolff, K.: Das Stewart-Treves-Syndrom. Arch. klin.-exp. Derm. Syph. **216**, 468–496 (1963).

Wolff, M., Walz, W., Gundlach, H.: Die auflichtmikroskopische Untersuchung von Mammatumoren. Zbl. Gynäk. **93**, 1641–1651 (1971).

Wolfmüller, H.: Die Bestimmung des Kerngeschlechtes bei hormonabhängigen Tumoren. Fortschr. Med. **85**, 73–76 (1967).

Wolloch, Y., Zer, M., Dintsman, M., Kozenitzky, I.: Simultaneous bilateral primary breast carcinoma in the male: Israel J. med. Sci. **8**, 158–162 (1972).

Wolowelsky, A.: Über Mammahypertrophie. Schweiz. med. Wschr. **5**, 104–106 (1926).

Wolpers, C.: Die blutende Mamma. Langenbecks Arch. klin. Chir. **174**, 447–474 (1933).

Wolstenholme, G.E.W., Knight, J. (ed.): Lactogenic hormones. A Ciba foundation symposion in memory of Professor S.J. Folley. Edinburgh and London: Churchill Livingstone 1972.

Wong, T.W., Bennington, L.J.: Metastasis of a mammary carcinoma to an acoustic neuroma. J. Neurosurg. **19**, 1088–1093 (1962).

Wood, D.A., Darling, H.H.: A cancer family manifesting multiple occurrences of bilateral carcinoma of the breast. Cancer Res. **3**, 509–514 (1943).

Woodard, H.Q.: Changes in blood chemistry associated with carcinoma metastatic to bone. Cancer (Philad.) **6**, 1219–1227 (1953).

Woodham, C.W.B.: Hyperplasia of the male breast accompanying malignant disease of the testis treated by x-rays. Lancet **235**, 307–308 (1938).

Wooding, F.B.P.: The structure of the milk fat globule membrane. J. Ultrastruct. Res. **37**, 388–400 (1971).

Wooding, F.B.P., Peaker, M., Linzell, J.L.: Theories of milk secretion: Evidence from the electron microscopic examination of milk. Nature (Lond.) **226**, 762–764 (1970).

Woolner, L.B., Keating, F.R., Black, B.M.: Primary hyperparathyroidism and metastatic breast carcinoma: a case in which breast carcinoma metastasized to a parathyroid adenoma. Cancer (Philad.) **11**, 975–979 (1958).

Woyke, S., Domagala, W., Olzewski, W.: Fine structure of mammary adenoid cystic carcinoma. Polish med. J. **9**, 1140–1148 (1970).

Wüst, G.P., Hermes, G.: Das metastasierende Mammakarzinom des Mannes und seine Behandlung. Med. Welt (N.F.) **22**, 249–254 (1971).

Wuketich, St.: Die metastatische Carcinose der Nervenwurzeln, insbesondere der Cauda equina. Beitr. path. Anat. **117**, 165–201 (1957).

Wuketich, St.: Über die epitheloidzelligen tuberkuloiden Reaktionen in Lymphknoten bei malignen Geschwülsten. Frankfurt. Z. Path. **70**, 187–200 (1959).

Wuketich, St.: Das Erscheinungsbild der Lebermetastasen und seine differentialdiagnostische Bedeutung. Beitr. path. Anat. **122**, 363–380 (1960).

Wuketich, St.: Zur Frage der metastatischen Milzkarzinose. Verh. dtsch. Ges. Path. **45**, 245–249 (1961).

Wulsin, H.J.: Large breast tumors in adolescent females. Ann. Surg. **152**, 151–159 (1960).

Wulsin, J.H., Schreiber, J.T.: Improved prognosis in certain patterns of carcinoma of the breast. Arch. Surg. **85**, 791–799 (1962).

Wunderlich, M., Bergner, R.: Carcinoma in situ der weiblichen Brust. Zbl. Chir. **99**, 409–414 (1974).

Wyatt, A.P.: Basal cell carcinoma of the breast. Proc. roy. Soc. Med. **58**, 509–510 (1965).

Wyk, J.J., van, Grumbach, M.M.: Syndrome of precocious menstruation and galactorrhea in juvenile hypothyroidism: an example of hormonal overlap in pituitary feedback. J. Pediat. **57**, 416–435 (1960).

Wylie, W.: Case of entire absence of borth mammae in a female, aged 21 years. Brit. med. J. **2**, 235 (1888).

Wynder, E.L.: Identification of woman at high risk for breast cancer. Cancer (Philad.) **24**, 1235–1240 (1969).

Wynder, E.L., Bross, I.J., Hirayama, T.: A study of epidemiology of cancer of breast. Cancer (Philad.) **13**, 559–601 (1960).

Wynder, E.L., Hoffman, D.: Nutrition and cancer. The prevention of cancer. Ed.: R.W. Raven and F.J.C. Roe. London: Butterworth 1967.

Wynder, E.L., Kajitani, T., Kuno, J., Lucas, J.C., De Palo, A., Farrow, J.: A comparison of survival rates between American and Japanese patients with breast cancer. Surg. Gynec. Obstet. **117**, 196–200 (1963).

Wyss, H.I., Krauer, F., Vetter, L.: Die Galaktorrhöe. Schweiz. Z. Gynäk. Geburtsh. **2**, 117–124 (1971).

Ximenes, J., Brown, H., Goodsitt, E.: Occult carcinoma of the breast. Two case reports and review of the literature. Int. Surg. **47**, 159–165 (1967).

Yamamoto, H., Turner, C.W.: Experimental mammary gland growth in rabbits by estrogen and progesterone. Proc. Soc. exp. Biol. (N.Y.) **92**, 130–132 (1956).

Yogo, H., Sasaki, T., Yamaoka, T., Matsuoka, K., Negoro, H., Goto, T.: A study on hormone dependency of breast cancer. Nagoya J. med. Sci. **34**, 79–87 (1971).

Yogore, M.G., Sahgal, S.: Small cell carcinoma of the male breast. Cancer (Philad.) **39**, 1748–1751 (1977).

Yokohata, T.: Über die mikroskopischen Krebsmetastasen in der Milz. Z. Krebsforsch. **25**, 32–61 (1927).

Yonemoto, R.H., Keating, J.L., Byron, R.L., Riihimaki, D.U.: Inflammatory carcinoma of the breast treated by bilateral adrenalectomy. Surgery **268**, 461–467 (1970).

York, N.G.: Malignant haemangioendothelioma of the breast. Med. J. Aust. **2**, 24, 1361–1363 (1972).

Yoshida, Y.: Reticulum cell sarcoma of the breast. Cancer (Philad.) **26**, 94–99 (1970).

Young, B., Samuel, E.: Large solitary cystic lesions of the breast. Cancer (Philad.) **17**, 1254–1257 (1964).

Yuasa, S., MacMahon, B.: Lactation and reproductive histories of breast cancer patients in Tokyo. Japan. Bull. Wld Hlth Org. **42**, 192 (1970).

Zängl, A.: Gutartige Geschwülste und entzündliche Krankheitsprozesse der Brustdrüse. Chirurg **42**, 394–398 (1971).

Zajicek, J.: Zytologische Untersuchung von Punktaten in der Diagnostik der Brustdrüse. Schweiz. med. Wschr. **99**, 1271–1273 (1969).

Zajicek, J.: Zytologische Untersuchung von Punktaten in der Diagnostik der Mammakarzinome. Verh. dtsch. Ges. Path. **57**, 165–167 (1973).

Zajicek, J., Caspersson, T., Jakobsson, P., Kudynowski, J., Linsk, J., Us-Krašovec, M.: Cytologic diagnosis of mammary tumors from aspiration biopsy smears. Comparison of cytologic and histologic findings in 2111 lesions and diagnostic use of cytophotometry. Acta cytol. **14**, 370–376 (1970).

Zajicek, J., Franzen, S., Jakobsson, P., Rubio, C., Unsgaard, B.: Aspiration biopsy of mammary tumors in diagnosis and research – A critical review of 2,200 cases. Acta cytol. **11**, 169–175 (1967).

Zanella, E., Peracchia, A., Chiampo, L.: Über die Bedeutungslosigkeit des Geschlechtschromatins für die Behandlung von Tumoren hormonabhängiger Organe. Z. Krebsforsch. **64**, 83–87 (1961).

Zappala, L.: Su di un caso di associazione di tubercolosi e cancro della mamella maschile. Acta chir. ital. **15** (Suppl.) 1053–1061 (1959).

Zarukow, H.: Zwei Fälle von Mammahypertrophie bei Schwangeren. Zbl. Gynäk. **25**, 585–587 (1901).

Zarzycki, J., Klubiúska, B., Hajac, T., Zak, K.: Histochemische Untersuchungen über den Involutionsmechanismus der Milchdrüse. Histochemie **18**, 314–320 (1969).

Zeitlhofer, J.: Über Fettgranulome der Brustdrüse (nebst Bemerkungen über die Ätiologie der sog. spontanen Formen derselben). Langenbecks Arch. klin. Chir. **277**, 385–393 (1953).

Zeitlhofer, J.: Über eine eigenartige „knotige" Form von Graviditätshypertrophie der Brustdrüse. Klin. Med. (Wien) **9**, 492–499 (1954).

Zeppa, R.: Vascular response of the breast to estrogen. J. clin. Endocr. **29**, 695–700 (1969).

Ziegenbein, R., Schremmer, C.-N.: LDH-Isoenzyme in Mamma-Karzinomgeweben unterschiedlicher Reifegrade. Z. exp. Chir. **7**, 228–234 (1974).

Ziegler, F.: Über ungewöhnliche Metastasenbildung in der Leber bei Carcinoma mammae. Z. Krebsforsch. **16**, 427–441 (1919).

Zimmermann, G.: Chondrosarkom der Skapula nach Ablatio mammae und Röntgenbestrahlung. Münch. med. Wschr. **110**, 1647–1651 (1968).

Zimmerman, K.W., Montague, E.D., Fletcher, G.H.: Frequency, anatomical distribution and management of local recurrences after definitive therapy for breast cancer. Cancer (Philad.) **19**, 67–74 (1966).

Zingg, E., Heinzel, F.: Verhütung der Gynäkomastie beim hormonbehandelten Prostatacarcinom-Patienten durch Röntgenbestrahlung der Mamilla (Mamma virilis). Urologe **7**, 96–97 (1968).

Zippel, H.-H.: Die Lymphadenosis benigna cutis Bäfverstedt in der Mamille. Geburtsh. und Frauenheilk. **34**, 988–990 (1974).

Zippel, H.-H., Citoler, P.: Klinische und morphologische Untersuchungen bei Patientinnen mit proliferierender Mastopathie und Papillomatose. Geburtsh. u. Frauenheilk. **33**, 282–288 (1973).

Zippel, H.-H., Citoler, P.: Häufigkeit des lokal begrenzten Wachstums von Mammakarzinomen. Dtsch. med. Wschr. **101**, 484–486 (1976).

Zippel, H.H.: Überlebenszeiten beim Mammakarzinom nach radikaler Mastektomie und Nachbestrahlung. Verlaufsbeobachtungen bei 440 Patientinnen der UFK Köln. Med. Welt **28**, 1270–1272 (1977).

Zippin, C.: The epidemiology of breast cancer. Oncology **23**, 93–98 (1969).

Zippin, C., Petrakis, N.L.: Identification of high risk groups in breast cancer. Cancer (Philad.) **28**, 1381–1387 (1971).

Zollinger, H.U.: Radio-Histologie und Radio-Histopathologie. In: Handb. allg. Path., hrsg. von F. Büchner, E. Letterer und F. Roulet. Bd. 10 (Strahlung und Wetter), S. 127–287. Berlin-Göttingen-Heidelberg: Springer 1960.

Zondek, B., Bromberg, Y.M., Rozin, S.: An anterior pituitary hyperhormonotrophic syndrome (Excessive uterine bleeding, galactorrhoea, hyperthyroidism). J. Obstet. Gynec. Brit. Emp. **58**, 525–537 (1951).

Zondek, S.G.: Inhibiting influence of essential hypertension on malignant growth and rheumatoid arthritis. Acta med. scand. **152**, 231–238 (1955).

Zotter, St., Kemmer, Ch., Müller, M., Micheel, B.: Immunologische Kreuzreaktionen zwischen virusproduzierenden und einem nicht virusproduzierenden murinen Mammakarzinom. Arch. Geschwulstforsch. **40**, 23–34 (1972).

Zschoch, H.: Zur Pathologie der sogenannten Mondorschen Krankheit. Zbl. allg. Path. path. Anat. **98**, 263–270 (1958).

Zwan, A. van der, Luydendijk, W., Bots, G.T.: Metastasis of mammary carcinoma in a chromophob adenoma of the hypophysis. Psychiat. Neurol. Neurochir. (Amst.) **74**, 369–377 (1971).

Zucali, R., Uslenghi, C., Kenda, R., Bonadonna, G.: Natural history and survival of inoperable breast cancer treated with radiotherapy and radiotherapy followed by radical mastectomy. Cancer (Philad.) **37**, 1422–1431 (1976).

Zucotti, A.S., Copello, A.R., Acquavella, J.J.: Mioma mioblástico de mama. Tumor de Abrikossoff. Sem. Méd. (B. Air.) **56**, 959–962 (1949).

Zuska, J.J., Crile, G., Ayres, W.W.: Fistulas of lactiferous ducts. Amer. J. Surg. **81**, 312–317 (1951).

Sachverzeichnis

Die *kursiven* Seitenzahlen verweisen auf die Seiten, auf denen das betreffende Stichwort ausführlich behandelt wird.

Spezielle pathologische Anatomie

Ein Lehr- und Nachschlagewerk.

Herausgeber: W. Doerr;
G. Seifert; E. Uehlinger

Gesamtübersicht:

1. Band
G. Seifert, K. Häupl, H. Riedel
**Mundhöhle, Mundspeicheldrüsen, Tonsillen und Rachen.
Zähne und Zahnhalteapparate**
1966. 406 Abbildungen.
XV, 580 Seiten
Gebunden DM 145,–;
US $ 72.50
ISBN 3-540-03666-0

2. Band

1. Teil
H. Chiari, M. Wanke
Oesophagus. Magen.
1971. 474 Abbildungen in
675 Einzeldarstellungen.
XVII, 1077 Seiten
Gebunden DM 420,–;
US $ 210.00
ISBN 3-540-05249-6

2. Teil
**Darm und Peritoneum.
Hernien.**
Von H.F. Otto, G. Töndury,
M. Wanke, J. Zeitlhofer
1976. 393 zum Teil farbige
Abbildungen, 139 Tabellen.
XX, 989 Seiten
Gebunden DM 480,–;
US $ 240.00
ISBN 3-540-05308-5

3. Band
H.U. Zollinger
**Niere und ableitende
Harnwege**
1966. 738 zum Teil farbige
Abbildungen. XV, 1034 Seiten
Gebunden DM 260,–;
US $ 130.00
ISBN 3-540-03667-9

4. Band
K. Köhn, B. Walthard,
C. Froboese
**Nase und Nasennebenhöhlen.
Kehlkopf und Luftröhre. Die
Schilddrüse. Mediastinum.**
1969. 275 Abbildungen in
365 Einzeldarstellungen.
XVIII, 655 Seiten
Gebunden DM 180,–;
US $ 90.00
ISBN 3-540-04710-7

5. Band
F. Henschen, B. Maegraith
**Grundzüge einer historischen
und geographischen Pathologie. Pathological Anatomy,
of Mediterranean and Tropical
Diseases.**
1966. 186 Abbildungen.
XX, 586 Seiten (208 Seiten in
Englisch)
Gebunden DM 145,–;
US $ 72.50
ISBN 3-540-03668-7

6. Band
V. Becker
Bauchspeicheldrüse
Inselapparat ausgenommen.
1973. 296 Abbildungen in
379 Einzeldarstellungen.
X, 586 Seiten
Gebunden DM 270,–;
US $ 135.00
ISBN 3-540-05859-1

Band 7 (in 2 Teilen)
Histopathologie der Haut

Teil 1
Dermatosen
von G. Achten, E. H. Bautner,
T. P. Chorzelski, S. Jablonska,
O. Nale, T. Nasemann,
U.W. Schnyder, F. Vakilzadeh,
J. Wanet, H. Zaun
Redigiert von U. W. Schnyder
2., neubearbeitete und erweiterte Auflage.
1978. 279 Abbildungen in
400 Einzeldarstellungen.
Etwa 480 Seiten
Gebunden etwa DM 198,–;
etwa US $ 99.00
ISBN 3-540-08636-6
In Vorbereitung

Teil 2
**Stoffwechselkrankheiten und
Tumoren**
in Vorbereitung

8. Band
Tropical Pathology
By H. Spencer, A.D. Dayan,
J.B. Gibson, R.G. Huntsman,
M.S.R. Hutt, G.C. Jenkins,
F. Köberle, B.G. Maegraith,
K. Salfelder
1973. 539 figures.
XV, 765 pages
Cloth DM 230,–; US $ 115.00
ISBN 3-540-06100-2

9. Band
W. Schätzle, J. Haubrich
Pathologie des Ohres
1975. 129 Abbildungen.
X, 258 Seiten
Gebunden DM 120,–;
US $ 60.00
ISBN 3-540-07042-7

10. Band
F. Bolck, G. Machnik
Leber und Gallenwege
1978. 346 zum Teil farbige
Abbildungen (8 farbige Abbildungen, 2 Farbtafeln),
69 Tabellen. XVIII, 1002 Seiten
Gebunden DM 440,–;
US $ 220.00
ISBN 3-540-08304-9

Preisänderungen vorbehalten

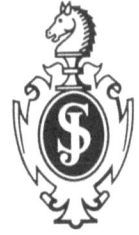

Springer-Verlag
Berlin
Heidelberg
New York

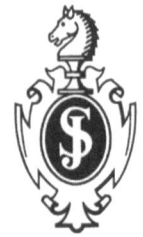